默里及纳达尔呼吸医学

Murray & Nadel's Textbook of Respiratory Medicine

第6版 下卷

总主编　V. Courtney Broaddus

主　编　Robert J. Mason　　Joel D. Ernst
　　　　Talmadge E. King, Jr.　　Stephen C. Lazarus
　　　　John F. Murray　　Jay A. Nadel
　　　　Arthur S. Slutsky　　Michael B. Gotway

主　译　李为民　程德云

主　审　王　辰

人民卫生出版社

图书在版编目（CIP）数据

默里及纳达尔呼吸医学/（美）V.考特尼·布罗德斯
（V. Courtney Broaddus）主编；李为民，程德云主译.
—北京：人民卫生出版社，2018
　　ISBN 978-7-117-27304-6

　　Ⅰ.①默…　Ⅱ.①V…②李…③程…　Ⅲ.①呼吸系
统疾病-诊疗　Ⅳ.①R56

　　中国版本图书馆 CIP 数据核字(2018)第 191282 号

| 人卫智网 | www.ipmph.com | 医学教育、学术、考试、健康，购书智慧智能综合服务平台 |
| 人卫官网 | www.pmph.com | 人卫官方资讯发布平台 |

版权所有,侵权必究!

默里及纳达尔呼吸医学

（上、下卷）

主　　译：李为民　　程德云

出版发行：人民卫生出版社（中继线 010-59780011）

地　　址：北京市朝阳区潘家园南里 19 号

邮　　编：100021

E – mail：pmph @ pmph.com

购书热线：010-59787592　010-59787584　010-65264830

印　　刷：人卫印务（北京）有限公司

经　　销：新华书店

开　　本：889×1194　1/16　　总印张：101

总 字 数：4450 千字

版　　次：2019 年 3 月第 1 版　2019 年 3 月第 1 版第 1 次印刷

标准书号：ISBN 978-7-117-27304-6

定价（上、下卷）：998.00 元

打击盗版举报电话：010-59787491　E-mail：WQ @ pmph.com

（凡属印装质量问题请与本社市场营销中心联系退换）

默里及纳达尔呼吸医学

Murray & Nadel's Textbook of Respiratory Medicine

第6版 下卷

总 主 编　V. Courtney Broaddus

主　　编　Robert J. Mason　Joel D. Ernst
　　　　　Talmadge E. King, Jr.　Stephen C. Lazarus
　　　　　John F. Murray　Jay A. Nadel
　　　　　Arthur S. Slutsky　Michael B. Gotway

主　　译　李为民　程德云

主　　审　王　辰

编译委员会

四川大学华西医院:李为民　程德云　罗凤鸣　范　红　梁宗安　刘春涛
　　　　　　　　　文富强　冯玉麟　唐向东
广州呼吸疾病研究所:陈荣昌
上海交通大学医学院附属瑞金医院:瞿介明
复旦大学附属中山医院:白春学
中日友好医院:曹　彬
北京大学人民医院:高占成
中南大学湘雅医院:胡成平
中国医科大学附属第一医院:康　健
陆军军医大学新桥医院:钱桂生
浙江大学医学院附属第二医院:沈华浩
江苏省人民医院:王　虹

人民卫生出版社

ELSEVIER

Elsevier(Singapore)Pte Ltd.

3 Killiney Road

#08-01 Winsland House I

Singapore 239519

Tel:(65) 6349-0200

Fax:(65) 6733-1817

注　意

译者名单(以姓氏汉语拼音为序)

白春学(复旦大学附属中山医院)

曹 彬(中日友好医院)

车国卫(四川大学华西医院)

陈勃江(四川大学华西医院)

陈德才(四川大学华西医院)

陈 红(四川省医学科学院·四川省人民医院)

陈佳怡(四川大学华西医院)

陈 洁(中南大学湘雅医院)

陈 磊(四川大学华西医院)

陈荣昌(广州呼吸疾病研究所)

陈雪芹(四川大学华西医院)

陈雪融(四川大学华西医院)

程德云(四川大学华西医院)

程 越(四川大学华西医院)

代水平(四川大学华西医院)

邓 娟(四川大学华西第四医院)

刁凯悦(四川大学华西医院)

杜 文(四川大学华西第四医院)

范 红(四川大学华西医院)

冯玉麟(四川大学华西医院)

甘芸翠(四川大学华西医院)

高占成(北京大学人民医院)

郭 璐(四川省医学科学院·四川省人民医院)

何成奇(四川大学华西医院)

何亚萍(四川大学华西基础医学与法医学院)

何彦琪(四川大学华西医院)

何 杨(四川大学华西医院)

贺建清(四川大学华西医院)

胡成平(中南大学湘雅医院)

胡丹婧(四川大学华西医院)

胡月红(四川大学华西医院)

黄 娜(成都医学院第一附属医院)

黄 燕(四川大学华西医院)

黄媛媛(四川大学华西医院)

蒋 莉(南充市中心医院)

金 洪(四川大学华西医院)

金 晶(四川大学华西医院)

康 健(中国医科大学附属第一医院)

雷 飞(四川大学华西医院)

雷 弋(四川大学华西医院)

李 丹(四川大学华西医院)

李 红(四川大学华西医院)

李 佳(四川大学华西医院)

李 镭(四川大学华西医院)

李 林(四川大学华西医院)

李桃美(四川大学华西医院)

李为民(四川大学华西医院)

李晓欧(四川大学华西医院)

李晓倩(四川大学华西医院)

梁国鹏(四川大学华西医院)

梁宗安(四川大学华西医院)

刘春涛(四川大学华西医院)

刘 丹(四川大学华西医院)

刘海霞(复旦大学附属华山医院)

刘 坤(四川大学华西医院)

刘伦旭(四川大学华西医院)

刘思彤(四川大学华西医院)

刘焱斌(四川大学华西医院)

刘 毅(四川大学华西医院)

刘 展(四川大学建筑与环境学院)

刘真真(四川大学华西医院)

罗凤鸣(四川大学华西医院)

罗汶鑫(四川大学华西医院)

罗 燕(四川大学华西医院)

罗 壮(昆明医科大学第一附属医院)

骆 建(四川大学华西医院)

吕晓菊(四川大学华西医院)

马 林(四川大学华西医院)

毛 辉(四川大学华西医院)

莫显明(四川大学华西医院)

倪越男(四川大学华西医院)

聂 玲(四川大学华西医院)

牛 挺(四川大学华西医院)

蒲 丹(四川大学华西医院)

钱桂生(陆军军医大学新桥医院)

郤明蓉(四川大学华西第二医院)

邱志新(四川大学华西医院)

瞿介明(上海交通大学医学院附属瑞金医院)

任 蓉(四川大学华西医院)

沈华浩(浙江大学医学院附属第二医院)

宋 娟(四川大学华西医院)

谭 璐(四川大学华西医院)

汤小菊(四川大学华西医院)

唐 红(四川大学华西医院)

唐向东(四川大学华西医院)

田攀文(四川大学华西医院)

童　翔（四川大学华西医院）

王　博（四川大学华西医院）

王成弟（四川大学华西医院）

王　虹（江苏省人民医院）

王　可（四川大学华西医院）

王　蕾（四川大学华西医院）

王　覃（四川大学华西医院）

王维雯（四川大学华西医院）

王晓辉（四川大学华西医院）

王　业（四川大学华西医院）

王怡唯（四川大学华西医院）

文富强（四川大学华西医院）

吴　波（四川大学华西医院）

席　雯（北京大学人民医院）

肖　丹（中日友好医院）

肖　敏（四川大学华西医院）

谢　敏（四川大学华西医院）

谢　薇（四川大学华西医院）

徐明韬（中国医科大学附属第一医院）

薛　晖（四川大学华西医院）

杨　丹（四川大学华西医院）

杨家印（四川大学华西医院）

杨金荣（四川大学华西医院）

杨　婧（四川大学华西医院）

杨　澜（四川大学华西医院）

杨　丽（四川大学华西医院）

杨　闵（四川大学华西医院）

杨小东（四川大学华西医院）

杨韵沁（四川大学华西医院）

杨志刚（四川大学华西医院）

姚伟龙（中南大学湘雅医院）

叶茂松（复旦大学附属中山医院）

易　棵（四川大学华西第二医院）

易　群（四川大学华西医院）

应斌武（四川大学华西医院）

于东豪（中日友好医院）

余　何（四川大学华西医院）

袁兴娅（四川大学华西第四医院）

曾　静（四川大学华西医院）

张　瑞（四川大学华西医院）

张　润（四川大学华西医院）

张　雯（陆军军医大学新桥医院）

张　怡（四川大学华西医院）

赵佳驹（四川大学华西医院）

赵立强（四川大学华西第四医院）

赵　爽（四川大学华西医院）

周慧君（四川大学华西医院）

周家青（四川大学华西第四医院）

周俊英（四川大学华西医院）

周　敏（四川大学华西第四医院）

周　萍（四川大学华西医院）

周　桥（四川大学华西医院）

周永召（四川大学华西医院）

朱迎钢（复旦大学附属华山医院）

秘　书　陈勃江（四川大学华西医院）

李　镭（四川大学华西医院）

邱志新（四川大学华西医院）

何彦琪（四川大学华西医院）

编者名单

Lewis Adams, PhD

Professor of Physiology, School of Allied Health Sciences, Griffith University, Gold Coast, Queensland, Australia

第29章 呼吸困难

Dan Elie Adler, MD

Division of Pneumology, University Hospital of Geneva, Geneva, Switzerland

第102章 无创通气

Alvar Agusti, MD, PhD, FRCPE

Professor, Hospital Clinic Universitat de Barcelona, Institut Clinic del Torax, Barcelona, Spain

第43章 COPD:发病机制和自然病史

Evangelia Akoumianaki, MD

Intensive Care Unit, University Hospital of Geneva, Geneva, Switzerland

第102章 无创通气

Anthony J. Alberg, PhD, MPH

Blatt Ness Professor, Department of Public Health Sciences, Medical University of South Carolina, Associate Director of Cancer Prevention and Control, Hollings Cancer Center, Medical University of South Carolina, Charleston, South Carolina

第52章 肺癌的流行病学

Kurt H. Albertine, PhD

Professor of Pediatrics, Adjunct Professor of Medicine, and Neurobiology & Anatomy, University of Utah School of Medicine, Editor-in-Chief, The Anatomical Record, Salt Lake City, Utah

第1章 肺解剖

Barbara D. Alexander, MD, MHS

Professor of Medicine and Pathology, Division of Infectious Diseases, Director, Transplant Infectious Disease Services, Head, Clinical Mycology Laboratory, Duke University, Durham, North Carolina

第38章 机会性真菌病

Paul H. Alfille, MD

Assistant Professor, Department of Anesthesia, Harvard Medical School, Chief, Division of Neuro, Vascular and Thoracic Anesthesia, Department of Anesthesia, Critical Care and Pain Medicine,

Massachusetts General Hospital, Boston, Massachusetts

第27章 术前评估

Devanand Anantham, MBBS, MRCP

Senior Consultant, Department of Respiratory and Critical Care Medicine, Singapore General Hospital, Assistant Professor of Medicine, Duke-NUS Graduate Medical School, Singapore

第20章 超声检查

Douglas A. Arenberg, MD, FACP, FACCP

Associate Professor of Medicine, Division of Pulmonary & Critical Care Medicine, University of Michigan School of Medicine, Ann Arbor, Michigan

第55章 转移性恶性肿瘤
第56章 肺部良性肿瘤

Najib T. Ayas, MD, MPH

Associate Professor of Respiratory Medicine, Head, Division of Critical Care Medicine, University of British Columbia, Vancouver, British Columbia, Canada

第5章 呼吸系统力学及动力学

Aranya Bagchi, MBBS

Clinical Fellow in Anesthesia, Department of Anesthesia, Critical Care and Pain Medicine, Harvard Medical School, Massachusetts General Hospital, Boston, Massachusetts

第27章 术前评估

John Randolph Balmes, MD

Professor of Medicine, Division of Occupational and Environmental Medicine, University of California San Francisco, San Francisco, California; Professor of Environmental Health Sciences, University of California, Berkeley School of Public Health, Berkeley, California

第74章 室内外空气污染

Niaz Banaei, MD

Assistant Professor, Departments of Pathology and Medicine (Division of Infectious Diseases and Geographic Medicine), Stanford University School of Medicine, Stanford, California; Director, Clinical Microbiology Laboratory, Stanford University Medical Center, Palo Alto, California

第17章 肺部感染的微生物学诊断

Christopher F. Barnett, MD, MPH

Assistant Professor of Medicine, Division of Cardiology, University of California San Francisco, San Francisco, California

第 59 章　肺部疾病相关的肺动脉高压

Robert P. Baughman, MD

Professor of Medicine, Department of Internal Medicine, University of Cincinnati College of Medicine, Cincinnati, Ohio

第 66 章　结节病

Margaret R. Becklake, MBBCh, MD

Professor Emeritus of Medical and Epidemiology, Biostatistices and Occupational Health, McGill University, Honorary Physician, McGill University Health Centre, Montreal Chest Hospital Pavilion, Montréal, Québec, Canada

第 73 章　尘肺

Joshua O. Benditt, MD

Professor of Medicine, Division of Pulmonary and Critical Care Medicine, University of Washington School of Medicine, Director, Respiratory Care Services, University of Washington Medical Center, Seattle, Washington

第 97 章　呼吸系统和神经肌肉疾病

Neal L. Benowitz, MD

Professor of Medicine, Chief, Division of Clinical Pharmacology and Experimental Therapeutics, University of California San Francisco, Departments of Medicine and Bioengineering and Therapeutic Sciences, San Francisco General Hospital Medical Center, San Francisco, California

第 46 章　吸烟的危害和戒烟

Nirav R. Bhakta, MD, PhD

Assistant Professor of Medicine, Pulmonary, Critical Care, Allergy and Sleep Medicine, University of California San Francisco, San Francisco, California

第 41 章　哮喘:发病机制和表型

Anant D. Bhave, MD

Associate Professor, Department of Radiology, University of Vermont College of Medicine, Burlington, Vermont

第 19 章　胸部影像学:侵入性诊断和影像引导下的介入技术

Paul D. Blanc, MD, MSPH

Professor of Medicine, Endowed Chair in Occupational and Environmental Medicine, University of California San Francisco, Chief, Division of Occupational and Environmental Medicine, UCSF Medical Center, San Francisco, California

第 75 章　毒物暴露的急性反应

Eugene R. Bleecker, MD

Thomas H. Davis Professor of Medicine, Division of Pulmonary, Critical Care, Allergy and Immunologic Diseases, Director, Center for Genomics and Personalized Medicine Research, Wake Forest School of Medicine, Winston-Salem, North Carolina

第 45 章　哮喘和 COPD:遗传学

Alfred A. Bove, MD, PhD

Professor Emeritus, Department of Medicine, Cardiology Section, Temple University School of Medicine, Philadelphia, Pennsylvania

第 78 章　潜水医学

T. Douglas Bradley, MD

Professor and Director of the Division of Respirology and of the Centre for Sleep Medicine and Circadian Neurobiology, University of Toronto, The Cliff Nordal Chair in Sleep Apnea and Rehabilitation Research Medicine, University Health Network Toronto Rehab Foundation, and the University of Toronto, Director of the Sleep Research Laboratories, University Health Network Toronto Rehabilitation Institute and Toronto General Hospital, Toronto, Ontario, Canada

第 89 章　中枢型睡眠呼吸暂停

Elisabeth Brambilla, MD, PhD

Professor of Pathology, INSERM/Université Joseph Fourier, Department of Pathology, Hôpital Michallon, Grenoble, France

第 54 章　罕见原发性肺肿瘤

V. Courtney Broaddus, MD

John F. Murray Distinguished Professor of Medicine, University of California San Francisco, Chief, Division of Pulmonary and Critical Care Medicine, San Francisco General Hospital, San Francisco, California

第 79 章　胸腔积液
第 82 章　胸膜肿瘤

Laurent Brochard, MD

Interdepartmental Division Director for Critical Care Medicine, Faculty of Medicine, University of Toronto, Full Professor, Clinician Scientist, Department of Medicine, Keenan Research Center for Biomedical Science, Saint Michael's Hospital, Toronto, Ontario, Canada

第 102 章　无创通气

Malcolm V. Brock, MD

Associate Professor of Surgery, Department of Surgery, Division of Thoracic Surgery, Johns Hopkins Medical Institutions, Baltimore, Maryland

第 52 章　肺癌的流行病学

Kevin K. Brown, MD

Professor and Vice Chair, Department of Medicine, National Jewish

Health,Denver,Colorado；Professor of Medicine,University of Colorado,Denver School of Medicine,Aurora,Colorado

第 60 章　肺血管炎

Paul G. Brunetta,MD

Adjunct Associate Professor,Division of Pulmonary and Critical Care Medicine,University of California San Francisco,Fontana Tobacco Treatment Center,Mt. Zion Medical Center,San Francisco,California

第 46 章　吸烟的危害和戒烟

Jacques Cadranel,MD,PhD

Professor of Respiratory Medicine,Université Pierre et Marie Curie,Department of Respiratory Medicine,CHU Paris Est-Hôpital Tenon,Paris,France

第 54 章　罕见原发性肺肿瘤

Bartolome Celli,MD

Professor of Medicine,Harvard Medical School,Division of Pulmonary and Critical Care Medicine,Brigham and Women's Hospital,Boston,Massachusetts

第 105 章　肺疾病的康复

Edward D. Chan,MD

Professor of Medicine,University of Colorado Denver Anschutz Medical Campus,Staff Physician,Department of Medicine,Denver Veterans Affairs Medical Center,Staff Physician,Department of Academic Affairs,National Jewish Health,Denver,Colorado

第 48 章　支气管扩张症

Richard N. Channick,MD

Associate Professor of Medicine,Harvard Medical School,Director,Pulmonary Hypertension and Thromboendarterectomy Program,Massachusetts General Hospital,Boston,Massachusetts

第 58 章　肺动脉高压

Jean Chastre,MD

Professor,Service de Réanimation Médicale,Institut de Cardiologie,Groupe Hospitalier Pitié-Salpêtrière,Paris,France

第 34 章　呼吸机相关性肺炎

Guang-Shing Cheng,MD

Assistant Professor of Medicine,Division of Pulmonary and Critical Care Medicine,University of Washington School of Medicine,Assistant Member,Clinical Research Division,Fred Hutchinson Cancer Research Center,Seattle,Washington

第 83 章　纵隔肿瘤和囊肿

第 84 章　纵隔积气和纵隔炎

Kelly Chin,MD,MSCS

Director,Pulmonary Hypertension Program,Internal Medicine,Pulmonary Division,UT Southwestern,Dallas,Texas

第 58 章　肺动脉高压

Kian Fan Chung,MD,DSc,FRCP

Professor of Respiratory Medicine,Head of Experimental Studies Medicine,National Heart & Lung Institute,Imperial College London,Consultant Physician,Royal Brompton & Harefield NHS Trust,London,United Kingdom

第 30 章　咳嗽

Pr Christine Clerici

Physiologie-Explorations Fonctionnelles,Hopitaux Universitaires Paris Nord Val de Seine,INSERM U1152,UFR de Médecine Paris Diderot,Paris 7,France

第 9 章　肺泡上皮与体液转运

Thomas V. Colby,MD

Geraldine C. Zeiler Professor of Cytopathology,Laboratory Medicine and Pathology,Mayo Clinic,Scottsdale,Arizona

第 63 章　特发性间质性肺炎

Harold R. Collard,MD

Associate Professor of Clinical Medicine,University of California San Francisco,Director,Interstitial Lung Disease Program,UCSF Medical Center,San Francisco,California

第 67 章　肺泡出血和罕见的浸润性疾病

Carlyne D. Cool,MD

Clinical Professor of Pathology,Department of Pathology,University of Colorado,Denver School of Medicine,Aurora,Colorado；Division of Pathology,National Jewish Health,Denver,Colorado

第 60 章　肺血管炎

Jean-François Cordier,MD

Professor of Respiratory Medicine,Claude Bernard University,Department of Respiratory Medicine,Louis Pradel University Hospital,Lyon,France

第 54 章　罕见原发性肺肿瘤

第 68 章　嗜酸性粒细胞性肺病

Ricardo Luiz Cordioli,MD,PhD

Medical Staff,Intensive Care,Albert Einstein Hospital,Medical Staff,Intensive Care,Oswaldo Cruz Hospital,São Paulo,Brazil

第 102 章　无创通气

Tamera J. Corte,MBBS,FRACP

Associate Professor,Department of Medicine,University of Sydney Medical School,Consultant Respiratory Physician,Interstitial Lung Disease Clinic,Royal Prince Alfred Hospital,Sydney,Australia

第 65 章　结缔组织病

Vincent Cottin, MD, PhD

Professor of Respiratory Medicine, Université Claude Bernard Lyon 1, Reference Center for Rare Pulmonary Diseases, Hospices Civils de Lyon, Louis Pradel Hospital, Lyon, France

第 68 章　嗜酸性粒细胞性肺病

Mark S. Courey, MD

Professor of Clinical Otolaryngology, Department of Otolaryngology—Head and Neck Surgery, University of California San Francisco, Director of Laryngology, Medical Director, Voice and Swallowing Center, UCSF Medical Center, San Francisco, California

第 49 章　上气道疾病

Robert L. Cowie, MD

Professor, Departments of Medicine and of Community Health Sciences, University of Calgary Faculty of Medicine, Respirologist, Department of Medicine, Alberta Health Services, Calgary, Alberta, Canada

第 73 章　尘肺

Kristina Crothers, MD

Associate Professor of Medicine, Division of Pulmonary and Critical Care Medicine, University of Washington School of Medicine, Seattle, Washington

第 90 章　HIV 感染的肺部并发症

Gerard F. Curley, MB, MSc, PhD, FCAI

Assistant Professor, Department of Anesthesia, University of Toronto Faculty of Medicine, Associate Scientist, Keenan Research Centre for Biomedical Science of St. Michael's Hospital, Staff Anesthesiologist, St. Michael's Hospital, Toronto, Ontario, Canada

第 86 章　低碳酸血症和高碳酸血症

Charles L. Daley, MD

Professor and Head, Division of Mycobacterial and Respiratory Infections, National Jewish Health, Denver, Colorado; Professor of Medicine, Division of Pulmonary and Critical Care Medicine and Infectious Diseases, University of Colorado, Denver, Aurora, Colorado

第 36 章　非结核分枝杆菌感染

J. Lucian Davis, MD, MAS

Associate Professor, Division of Pulmonary and Critical Care Medicine, Department of Medicine, University of California San Francisco, San Francisco General Hospital, San Francisco, California

第 16 章　病史和体格检查

Teresa De Marco, MD, FACC

Professor, Clinical Medicine and Surgery, R. H. and Jane G. Logan Endowed Chair in Cardiology, Director, Advanced Heart Failure and Pulmonary Hypertension, Medical Director, Heart Transplantation, University of California San Francisco, San Francisco, California

第 59 章　肺部疾病相关的肺动脉高压

Stanley C. Deresinski, MD

Clinical Professor, Department of Medicine (Division of Infectious Diseases and Geographic Medicine), Stanford University School of Medicine, Stanford, California

第 17 章　肺部感染的微生物学诊断

Christophe Deroose, MD, PhD

Associate Professor, Department of Nuclear Medicine & Molecular Imaging, Catholic University Leuven, Leuven, Belgium

第 21 章　正电子发射断层扫描

Leland G. Dobbs, MD

Adjunct Professor of Medicine and Pediatrics, University of California San Francisco, Cardiovascular Research Institute at UCSF, San Francisco, California

第 8 章　肺泡上皮和肺表面活性物质

Christophe Dooms, MD, PhD

Assistant Professor, Department of Pneumology, Catholic University Leuven, Leuven, Belgium

第 21 章　正电子发射断层扫描

Gregory P. Downey, MD

Executive Vice President, Academic Affairs, Department of Medicine, National Jewish Health, Professor, Department of Medicine and Integrated Department of Immunology, University of Colorado Denver, Aurora, Colorado

第 15 章　损伤与修复

Roland M. du Bois, MD, FRCP, FCCP

Emeritus Professor of Respiratory Medicine, Imperial College London, London, United Kingdom

第 65 章　结缔组织病

Megan M. Dulohery, MD

Instructor of Medicine, Department of Internal Medicine, Division of Pulmonary and Critical Care, Mayo Clinic, Rochester, Minnesota

第 71 章　药物相关性肺病

Richard M. Effros, MD

Clinical Professor, Department of Medicine, LA Biomed /Harbor-UCLA Medical Center, Torrance, California; Professor Emeritus, Department of Medicine, Medical College of Wisconsin, Milwaukee, Wisconsin

第 7 章　酸碱平衡

Mark D. Eisner, MD, MPH

Senior Group Medical Director, Product Development, Genentech, South San Francisco, California

第 74 章　室内外空气污染

Brett M. Elicker, MD

Associate Professor of Clinical Radiology, Department of Radiology and Biomedical Imaging, University of California San Francisco, San Francisco, California

第 18 章　胸部影像学: 非侵入性诊断

Armin Ernst, MD, MHCM

President and CEO, Reliant Medical Group, Professor of Medicine, Tufts University School of Medicine, Boston, Massachusetts

第 20 章　超声检查

Joel D. Ernst, MD

Director, Division of Infectious Diseases and Immunology, Jeffrey Bergstein Professor of Medicine, Professor of Medicine, Pathology and Microbiology, New York University School of Medicine, NYU Langone Medical Center, New York, New York

第 35 章　肺结核

John V. Fahy, MD, MSc

Professor of Medicine, Pulmonary, Critical Care, Allergy and Sleep Medicine, Cardiovascular Research Institute, University of California San Francisco, San Francisco, California

第 41 章　哮喘: 发病机制和表型

Peter F. Fedullo, MD

Professor of Medicine and Chief of Staff, Division of Pulmonary and Critical Care Medicine, University of California San Diego School of Medicine, UCSD Medical Center, San Diego, California

第 57 章　肺血栓栓塞症

David Feller-Kopman, MD, FACP

Associate Professor of Medicine, Department of Pulmonary & Critical Care Medicine, Director, Bronchoscopy & Interventional Pulmonology, Johns Hopkins Hospital, Baltimore, Maryland

第 22 章　支气管镜诊断学
第 23 章　支气管镜治疗学

Brett E. Fenster, MD, FACC, FASE

Associate Professor of Medicine, Division of Cardiology, Director, Pulmonary Hypertension Center, National Jewish Health, Denver, Colorado

第 31 章　胸痛

Tasha E. Fingerlin, MS, PhD

Associate Professor, Departments of Epidemiology & Biostatistics and Informatics, University of Colorado Anschutz Medical Campus, Aurora, Colorado

第 3 章　肺部疾病遗传学

Andrew P. Fontenot, MD

Henry N. Claman Professor of Medicine, University of Colorado Anschutz Medical Campus, Aurora, Colorado

第 13 章　获得性免疫

Stephen K. Frankel, MD, FCCM, FCCP

Professor of Medicine, Chief Medical Officer, National Jewish Health, Denver, Colorado; Professor of Medicine, University of Colorado, Denver School of Medicine, Aurora, Colorado

第 60 章　肺血管炎

Joe G. N. Garcia, MD

Senior Vice President for Health Sciences, Department of Medicine, University of Arizona, Tucson, Arizona

第 6 章　肺循环和体液平衡的调节

G. F. Gebhart, PhD

Professor of Anethesiology, Medicine, Neurobiology and Pharmacology, Director, Center for Pain Research, University of Pittsburgh, Pittsburgh, Pennsylvania

第 31 章　胸痛

Daniel Lee Gilstrap, MD

Medical Instructor, Department of Medicine, Duke University Medical Center, Durham, North Carolina

第 42 章　哮喘: 临床诊断和管理

Nicolas Girard, MD, PhD

Professor of Respiratory Medicine, Claude-Bernard University, Department of Respiratory Medicine, Louis Pradel Hospital, Hospices Civils de Lyon, Lyon, France

第 54 章　罕见原发性肺肿瘤

Mark T. Gladwin, MD

Professor of Medicine, Division of Pulmonary, Allergy, and Critical Care Medicine, Director, Heart, Lung, Blood and Vascular Medicine Institute, University of Pittsburgh School of Medicine, Division Chief, Pulmonary, Allergy and Critical Care Medicine, University of Pittsburgh Medical Center, Pittsburgh, Pennsylvania

第 94 章　血液疾病的肺部并发症

Robb W. Glenny, MD

Professor, Departments of Medicine and of Physiology and Biophysics, Division of Pulmonary and Critical Care Medicine, University of Washington School of Medicine, Seattle, Washington

第 26 章　临床运动试验

Warren M. Gold, MD

Professor of Medicine Emeritus, Senior Staff, Cardiovascular Research

Institute, University of California San Francisco, Attending Physician, Division of Pulmonary, Sleep and Critical Care, Department of Medicine, Moffitt-Long Hospitals, San Francisco, California

第 25 章　肺功能检查

Michael B. Gotway, MD

Professor of Radiology, Mayo Clinic, Scottsdale, Arizona; Clinical Associate Professor, Diagnostic Radiology/Biomedical Imaging and Pulmonary/Critical Care Medicine, Department of Radiology and Biomedical Imaging, University of California San Francisco, San Francisco, California; Clinical Professor, University of Arizona College of Medicine, Phoenix, Arizona; Adjunct Professor, Department of Biomedical Informatics, Ar izona State University, Tempe, Arizona

第 18 章　胸部影像学:非侵入性诊断

Giacomo Grasselli, MD

Department of Health Sciences, School of Medicine, University of Milan-Bicocca, Emergency Department, Ospedale San Gerardo, Monza, Italy

第 103 章　气体交换的体外支持

James M. Greenberg, MD

Professor of Pediatrics, Director, Division of Neonatology, University of Cincinnati College of Medicine, Co-Director, Perinatal Institute, Cincinnati Children's Hospital Medical Center, Cincinnati, Ohio

第 2 章　肺的生长和发育

David E. Griffith, MD

William A. and Elizabeth B. Moncrief Distinguished Professorship in Comprehensive Heart and Lung Disease, Director of the Pulmonary and Critical Care Division, University of Texas Health Science Center, Professor of Medicine, University of Texas Health Science Center, Tyler, Texas; Medical Director, Texas Center for Infectious Disease, Assistant Medical Director, Heartland National Tuberculosis Center, San Antonio, Texas

第 36 章　非结核分枝杆菌感染

James F. Gruden, MD

Associate Professor of Radiology, Mayo Clinic, Scottsdale, Arizona

第 18 章　胸部影像学:非侵入性诊断

MeiLan King Han, MD, MS

Associate Professor of Medicine, Division of Pulmonary and Critical Care Medicine, University of Michigan School of Medicine, Ann Arbor, Michigan

第 44 章　COPD:临床诊断和管理

William Henderson, MD, FRCPC

Assistant Professor, Division of Critical Care Medicine, Vancouver General Hospital, Vancouver, British Columbia, Canada

第 5 章　呼吸系统力学及动力学

Nicholas S. Hill, MD

Chief, Division of Pulmonary, Critical Care and Sleep Medicine, Tufts Medical Center, Professor of Medicine, Tufts University School of Medicine, Boston, Massachusetts

第 99 章　急性通气衰竭

Wynton Hoover, MD

Associate Professor of Pediatrics, Division of Pulmonary and Sleep Medicine, University of Alabama at Birmingham, Birmingham, Alabama

第 47 章　囊性纤维化

Philip C. Hopewell, MD

Professor of Medicine, Director, Curry International TB Center, University of California San Francisco, San Francisco General Hospital, San Francisco, California

第 35 章　肺结核

Jennifer L. Horan-Saullo, MD, PharmD

Instructor, Department of Medicine, Division of Infectious Diseases, Duke University, Durham, North Carolina

第 38 章　机会性真菌病

Richard L. Horner, PhD

Professor, Departments of Medicine and Physiology, University of Toronto, Canada Research Chair in Sleep and Respiratory Neurobiology, Toronto, Ontario, Canada

第 85 章　睡眠期间呼吸运动和上气道的控制

Laurence Huang, MD, MAS

Professor of Medicine, University of California San Francisco, Chief, HIV/AIDS Chest Clinic, San Francisco General Hospital, San Francisco, California

第 90 章　HIV 感染的肺部并发症

Gérard Huchon, MD

Professor of Medicine (Respiratory Diseases), Service de Pneumologie, Université Paris 5 René Descartes, Paris, France

第 93 章　腹部疾病的肺部并发症

Yoshikazu Inoue, MD, PhD

Director, Department of Diffuse Lung Diseases and Respiratory Failure, National Hospital Organization Kinki-Chuo Chest Medical Center, Sakai, Osaka, Japan

第 69 章　淋巴管平滑肌瘤病

Michael D. Iseman, MD, FACP, FCCP

Professor of Medicine, Divisions of Pulmonary Medicine and Infectious Diseases, University of Colorado Anschutz Medical Campus,

Staff Physician, Division of Mycobacterial and Respiratory Infections, National Jewish Health, Denver, Colorado
第 48 章　支气管扩张症

James E. Jackson, MBBS, MRCP, FRCR
Consultant Radiologist, Department of Imaging, Hammersmith Hospital, London, United Kingdom
第 61 章　肺血管病

Claudia V. Jakubzick, PhD
Assistant Professor, Department of Pediatrics, Integrated Department of Immunology, National Jewish Health, Denver, Colorado
第 12 章　固有免疫

Julius P. Janssen, MD, PhD
Department of Pulmonary Diseases, Canisius Wilhelmina Hospital, Nijmegen, The Netherlands
第 24 章　胸腔镜检查

James R. Jett, MD, FCCP
Professor of Medicine (Oncology), Director, Clinical and Translational Research Section, National Jewish Health, Denver, Colorado
第 53 章　肺癌的临床相关

Kirk Jones, MD
Professor of Medicine, Department of Pathology, University of California San Francisco, San Francisco, California
第 50 章　细支气管炎及其他气道疾病

Marc A. Judson, MD
Chief, Division of Pulmonary and Critical Care Medicine, Albany Medical Center, Albany, New York
第 66 章　结节病

Midori Kato-Maeda, MD, MS
Associate Professor of Medicine, University of California San Francisco, San Francisco General Hospital, San Francisco, California
第 35 章　肺结核

Brian P. Kavanagh, MB, FRCPC
Professor, Departments of Anesthesia, Physiology & Medicine, University of Toronto Faculty of Medicine, Dr. Geoffrey Barker Chair of Critical Care Medicine, Hospital for Sick Children, Toronto, Ontario, Canada
第 86 章　低碳酸血症和高碳酸血症

Shaf Keshavjee, MD, MSc, FRCSC, FACS
Surgeon-in-Chief, Sprott Department of Surgery, Toronto General Hospital, Director, Toronto Lung Transplant Program, University Health Network, Director, Latner Thoracic Research Laboratories, University Health Network, Professor, Division of Thoracic Surgery & In-

stitute of Biomaterials and Biomedical Engineering, University of Toronto, University Health Network, Toronto, Onta-rio, Canada
第 106 章　肺移植

Kami Kim, MD
Professor, Departments of Medicine, Microbiology & Immunology, and Pathology, Albert Einstein College of Medicine, Bronx, New York
第 39 章　寄生虫感染

R. John Kimoff, MD, FRCP (C), ABIM (Sleep)
Director, Sleep Laboratory, Respiratory Division, McGill University Health Centre, Montreal, Quebec, Canada
第 88 章　阻塞型睡眠呼吸暂停

Talmadge E. King, Jr., MD
Julius R. Krevans Distinguished Professorship in Internal Medicine, Chair, Department of Medicine, University of California San Francisco, San Francisco, California
第 63 章　特发性间质性肺炎
第 67 章　肺泡出血和罕见的浸润性疾病

Jeffrey S. Klein, MD, FACR
A. Bradley Soule and John P. Tampas Green and Gold Professor of Radiology, University of Vermont College of Medicine, Editor, RadioGraphics, Radiological Society of North America, Burlington, Vermont
第 19 章　胸部影像学:侵入性诊断和影像引导下的介入技术

Laura L. Koth, MD
Associate Professor of Clinical Medicine, Director, Adult Pulmonary Function Laboratory, Cardiovascular Research Institute, Attending Physician, Division of Pulmonary, Sleep, and Critical Care, Department of Medicine, Moffitt-Long Hospitals, San Francisco, California
第 25 章　肺功能检查

Robert M. Kotloff, MD
Chairman, Department of Pulmonary Medicine, Respiratory Institute, Cleveland Clinic, Cleveland, Ohio
第 106 章　肺移植

Monica Kraft, MD
Professor of Medicine, Division of Pulmonary and Critical Care Medicine, Duke University Medical Center, Durham, North Carolina
第 42 章　哮喘:临床诊断和管理

Elif Küpeli, MD, FCCP
Associate Professor of Medicine, Baskent University School of Medicine, Pulmonary Department, Ankara, Turkey
第 22 章　支气管镜诊断学

John G. Laffey, MD, MA, FCAI

Anesthesiologist-in-Chief, Department of Anesthesia, Keenan Research Centre for Biomedical Science of St. Michael's Hospital, Professor, Departments of Anesthesia and Physiology, University of Toronto Faculty of Medicine, Toronto, Ontario, Canada
第 86 章　低碳酸血症和高碳酸血症

Stephen E. Lapinsky, MBBCh, MSc, FRCPC
Professor, Department of Medicine, University of Toronto, Site Director, Intensive Care Unit, Mount Sinai Hospital, Toronto, Ontario, Canada
第 96 章　产科和妇科疾病的肺部表现

Stephen C. Lazarus, MD
Professor of Medicine, Division of Pulmonary, Critical Care, Allergy & Sleep Medicine, Director, Training Program in Pulmonary & Critical Care Medicine, Associate Director, Adult Pulmonary Laboratory, Senior Investigator, Cardiovascular Research Institute, University of California San Francisco, San Francisco, California
第 44 章　COPD：临床诊断和管理
第 50 章　细支气管炎及其他气道疾病

Frances Eun-Hyung Lee, MD
Assistant Professor of Medicine, Division of Pulmonary and Critical Care Medicine, Director, Emory Asthma, Allergy, Immunology Program, Emory University School of Medicine, Atlanta, Georgia
第 32 章　病毒感染

Jarone Lee, MD, MPH
Instructor in Surgery, Harvard Medical School, Division of Trauma, Emergency Surgery, Surgical Critical Care, Massachusetts General Hospital, Boston, Massachusetts
第 76 章　胸部创伤和爆震伤

Y. C. Gary Lee, MBChB, PhD, FRACP, FCCP, FRCP
Winthrop Professor of Respiratory Medicine, Centre for Asthma, Allergy, and Respiratory Research, School of Medicine and Pharmacology, University of Western Australia, Consultant, Department of Respiratory Medicine, Director of Pleural Services, Sir Charles Gairdner Hospital, Perth, Australia
第 81 章　气胸、乳糜胸、血胸和纤维胸

Warren L. Lee, MD, PhD, FRCP(C)
Assistant Professor of Medicine, Division of Respirology and the Interdepartmental Division of Critical Care Medicine, University of Toronto, Attending Physician, Medical-Surgical Intensive Care Unit, St. Michael's Hospital, Staff Scientist, Keenan Research Centre, Li Ka Shing Knowledge Institute, St. Michael's Hospital, Toronto, Ontario, Canada
第 100 章　急性低氧呼吸衰竭和急性呼吸窘迫综合征

Teofilo L. Lee-Chiong, Jr., MD

Professor of Medicine, National Jewish Health, University of Colorado, Denver, Colorado; Chief Medical Liaison, Philips Respironics, Monroeville, Pennsylvania
第 31 章　胸痛

Catherine Lemière, MD, MSc
Professor of Medicine, Université de Montréal Faculty of Medicine, Chest Physician, Department of Medicine, Hôpital du Sacré-Coeur de Montréal, Montréal, Québec, Canada
第 72 章　职业相关性哮喘

Richard W. Light, MD
Professor of Medicine, Division of Allergy, Pulmonary, and Critical Care Medicine, Vanderbilt University School of Medicine, Nashville, Tennessee
第 79 章　胸腔积液
第 80 章　胸腔感染
第 81 章　气胸、乳糜胸、血胸和纤维胸

Andrew H. Limper, MD
Annenberg Professor of Pulmonary Research, Associate Chair for Research, Department of Internal Medicine, Director, Thoracic Diseases Research Unit, Mayo Clinic College of Medicine, Rochester, Minnesota
第 71 章　药物相关性肺病

Robert Loddenkemper, MD
Professor of Medicine, Charité University Medicine, Former Director and Chief of Department of Pneumology, HELIOS-Klinikum Emil von Behring, Berlin, Germany
第 24 章　胸腔镜检查

Njira Lugogo, MD
Assistant Professor of Medicine, Duke Asthma, Allergy and Airway Center, Duke University Medical Center, Durham, North Carolina
第 42 章　哮喘：临床诊断和管理

Maurizio Luisetti, MD
Professor of Respiratory Disease, Department of Molecular Medicine, University of Pavia, Head, Pneumology Section, San Matteo Hospital Foundation, Pavia, Italy
第 70 章　肺泡蛋白沉积症

Andrew M. Luks, MD
Associate Professor of Medicine, Division of Pulmonary and Critical Care Medicine, University of Washington School of Medicine, Seattle, Washington
第 26 章　临床运动试验
第 77 章　高原病

Charles-Edouard Luyt, MD, PhD

Service de Réanimation Médicale, Institut de Cardiologie, Groupe Hospitalier Pitié-Salpêtrière, Paris, France
第 34 章　呼吸机相关性肺炎

Roberto F. Machado, MD
Associate Professor of Medicine, Division of Pulmonary, Critical Care Medicine, Sleep and Allergy, Department of Medicine, University of Illinois, Chicago, Chicago, Illinois
第 94 章　血液疾病的肺部并发症

Neil R. MacIntyre, MD
Professor of Medicine, Department of Medicine, Duke University, Durham, North Carolina
第 101 章　机械通气

William MacNee, MB, ChB, MD, FRCP(G), FRCP(E)
Professor of Respiratory and Environmental Medicine, Honorary Consultant Physician, University of Edinburgh, Edinburgh, United Kingdom
第 43 章　COPD:发病机制和自然病史

David K. Madtes, MD
Member, Clinical Research Division, Fred Hutchinson Cancer Research Center, Associate Professor Medicine, University of Washington, Seattle, Washington
第 91 章　干细胞及实体器官移植的肺部并发症

Lisa A. Maier, MD, MSPH, FCCP
Chief, Division of Environmental and Occupational Health Sciences, National Jewish Health, Professor of Medicine, Division of Pulmonary Sciences and Critical Care Medicine, Department of Environmental/Occupational Health, Colorado School of Public Health, University of Colorado, Denver, Denver, Colorado
第 28 章　呼吸残损与残疾评定

Fabien Maldonado, MD
Assistant Professor of Medicine, Division of Pulmonary and Critical Care Medicine, Mayo Clinic College of Medicine, Rochester, Minnesota
第 71 章　药物相关性肺病

Atul Malhotra, MD
Kenneth M. Moser Professor of Medicine, Chief of Pulmonary and Critical Care Medicine, Director of Sleep Medicine, University of California San Diego, La Jolla, California
第 85 章　睡眠期间呼吸运动和上气道的控制
第 87 章　睡眠扰乱的结局

Thomas R. Martin, MD
Global Head, Respiratory Therapeutic Area, Development, Novartis Pharmaceuticals, East Hanover, New Jersey

第 12 章　固有免疫

Nick A. Maskell, DM, FRCP
Reader in Respiratory Medicine, School of Clinical Sciences, University of Bristol, Bristol, United Kingdom
第 80 章　胸腔感染

Robert J. Mason, MD
Cetalie & Marcel Weiss Chair in Pulmonary Medicine, Department of Medicine, National Jewish Health, Denver, Colorado; Professor of Medicine, University of Colorado Denver Health Sciences Center, Aurora, Colorado
第 8 章　肺泡上皮和肺表面活性物质

Pierre P. Massion, MD
Professor of Medicine and Cancer Biology, Department of Medicine, Vanderbilt University School of Medicine, Director of the Thoracic Program, Vanderbilt-Ingram Cancer Center, Nashville, Tennessee
第 51 章　肺癌的生物学

Michael A. Matthay, MD
Professor, Departments of Medicine and Anesthesia, University of California San Francisco, San Francisco, California
第 9 章　肺泡上皮与体液转运
第 62 章　肺水肿

Richard A. Matthay, MD
Professor Emeritus and Senior Research Scientist in Medicine, Section of Pulmonary, Critical Care and Sleep Medicine, Yale University School of Medicine, New Haven, Conneticut
第 31 章　胸痛

Annyce S. Mayer, MD, MSPH
Associate Professor of Medicine, Division of Environmental and Occupational Health Sciences, National Jewish Health, Department of Environmental/Occupational Health, Colorado School of Public Health, University of Colorado, Denver, Colorado
第 28 章　呼吸残损与残疾评定

Stuart B. Mazzone, PhD
Senior Research Fellow, Laboratory of Respiratory Neuroscience and Mucosal Immunity, The University of Queensland School of Biomedical Sciences, St. Lucia, Queensland, Australia
第 30 章　咳嗽

F. Dennis McCool, MD
Professor of Medicine, Division of Pulmonary and Critical Care Medicine, Alpert Medical School of Brown University, Providence, Rhode Island; Memorial Hospital of Rhode Island, Pawtucket, Rhode Island
第 97 章　呼吸系统和神经肌肉疾病

第 98 章　呼吸系统和胸壁疾病

Francis Xavier McCormack, MD

Taylor Professor and Director, Division of Pulmonary, Critical Care and Sleep Medicine, University of Cincinnati, Cincinnati, Ohio

第 69 章　淋巴管平滑肌瘤病

Atul C. Mehta, MBBS, FACP, FCCP

Department of Pulmonary Medicine, Respiratory Institute, Cleveland Clinic, Professor of Medicine, Lerner College of Medicine, Cleveland, Ohio

第 22 章　支气管镜诊断学
第 23 章　支气管镜治疗学

Rosario Menéndez, MD, PhD

Pulmonologist, Directora del Área de Enfermedades Respiratorias, Hospital Universitario La Fe, Valencia, Spain

第 33 章　细菌性肺炎与肺脓肿

Adam S. Morgenthau, MD

Assistant Professor of Medicine, Division of Pulmonary, Critical Care and Sleep Medicine, Icahn School of Medicine at Mount Sinai, New York, New York

第 66 章　结节病

Alison Morris, MD, MS

Associate Professor of Medicine and Immunology, Division of Pulmonary, Allergy, and Critical Care Medicine, University of Pittsburgh School of Medicine, Pittsburgh, Pennsylvania

第 90 章　HIV 感染的肺部并发症

Timothy A. Morris, MD, FCCP

Professor of Medicine and Clinical Service Chief, Division of Pulmonary and Critical Care Medicine, University of California, San Diego School of Medicine, UCSD Medical Center, San Diego, California

第 57 章　肺血栓栓塞症

Aaron R. Muncey, MD

Clinical Fellow, Department of Anesthesiology, Brigham and Women's Hospital, Boston, Massachusetts

第 87 章　睡眠扰乱的结局

John F. Murray, MD, FRCP, DSc（Hon）

Professor Emeritus, Department of Medicine, University of California San Francisco, San Francisco General Hospital, San Francisco, California

第 16 章　病史和体格检查
第 62 章　肺水肿

Jeffrey L. Myers, MD

A. James French Professor of Pathology, Director, Divisions of Anatomic Pathology and MLabs, University of Michigan School of Medicine, Ann Arbor, Michigan

第 56 章　肺部良性肿瘤

Jay A. Nadel, MD, DSc（Hon）, DLaw（Hon）

Professor of Medicine, Physiology, and Radiology, Division of Pulmonary and Critical Care Medicine, Cardiovascular Research Institute, University of California San Francisco, San Francisco, California

第 10 章　气道上皮细胞与黏液分泌

Catherine Nelson-Piercy, MBBA, MA, FRCP, FRCOG

Professor of Obstetric Medicine, Women's Health Academic Centre, King's Health Partners, Consultant Obstetric Physician, Women's Health, Guy's & St. Thomas' Foundation Trust, Consultant Obstetric Physician, Queen Charlotte's and Chelsea Hospital, Imperial College Healthcare Trust, London, Great Britain

第 96 章　产科和妇科疾病的肺部表现

Tom S. Neuman, MD

Professor Emeritus, Department of Emergency Medicine, University of California, San Diego, San Diego, California

第 78 章　潜水医学

Joshua D. Nosanchuk, MD

Professor of Medicine and Microbiology & Immunology, Assistant Dean of Students, Albert Einstein College of Medicine, Bronx, New York

第 37 章　地方性真菌病

Thomas G. O'Riordan, MD

Clinical Associate Professor of Medicine, Division of Pulmonary & Critical Care Medicine, University of Washington School of Medicine, Senior Director of Clinical Research, Gilead Sciences Inc., Seattle, Washington

第 11 章　气溶胶的沉积与清除

Victor Enrique Ortega, MD

Assistant Professor of Medicine, Center for Genomics and Personalized Medicine Research, Wake Forest School of Medicine, Winston-Salem, North Carolina

第 45 章　哮喘和 COPD：遗传学

Prasad M. Panse, MD

Assistant Professor of Radiology, Mayo Clinic, Scottsdale, Arizona

第 18 章　胸部影像学：非侵入性诊断

William Pao, MD, PhD

Cornelius Abernathy Craig Professor of Medical & Surgical Oncology, Medicine, Vanderbilt University School of Medicine, Director, Personalized Cancer Medicine, Vanderbilt-Ingram Cancer Center,

Nashville，Tennessee
第 51 章　肺癌的生物学

Peter A. Paré，MD

Professor，Departments of Respiratory Medicine and Pathology，University of British Columbia，James Hogg Research Centre，Institute for Heart + Lung Health，St. Paul's Hospital，Vancouver，British Columbia，Canada
第 5 章　呼吸系统力学及动力学

David R. Park，MD

Professor，Division of Pulmonary and Critical Care Medicine，Adjunct Professor，Department of Global Health，University of Washington School of Medicine，Seattle，Washington
第 83 章　纵隔肿瘤及囊肿
第 84 章　纵隔积气和纵隔炎

Nicholas J. Pastis，MD，FCCP

Assistant Professor of Medicine，Division of Pulmonary and Critical Care，Medical University of South Carolina，Charleston，South Carolina
第 53 章　肺癌的临床相关

Nicolò Patroniti，MD

Associate Professor of Anesthesiology，Department of Health Sciences，School of Medicine，University of Milan-Bicocca，Emergency Department，Ospedale San Gerardo，Monza，Italy
第 103 章　气体交换的体外支持

Karen C. Patterson，MD

Clinical Instructor，Division of Pulmonary，Allergy and Critical Care，University of Pennsylvania Perelman School of Medicine，Philadelphia，Pennsylvania
第 64 章　过敏性肺炎

Antonio Pesenti，MD

Professor of Anesthesiology，Department of Health Sciences，University of Milan-Bicocca，Director，Emergency Department，Ospedale San Gerardo，Monza，Italy
第 103 章　气体交换的体外支持

Allan Pickens，MD

Assistant Professor of Surgery，Emory University School of Medicine，Director of Minimally Invasive Surgery and Thoracic Oncology，Section of Cardiothoracic Surgery，Emory University Hospital，Atlanta，Georgia
第 55 章　转移性恶性肿瘤

Benjamin A. Pinsky，MD，PhD

Assistant Professor，Departments of Pathology and Medicine（Division of Infectious Diseases and Geographic Medicine），Stanford University School of Medicine，Director，Clinical Virology Laboratory，Stanford University Medical Center，Stanford，California
第 17 章　肺部感染的微生物学诊断

Steven D. Pletcher，MD

Associate Professor of Clinical Otolaryngology，Department of Otolaryngology—Head and Neck Surgery，University of California San Francisco，San Francisco，California
第 49 章　上气道疾病

Frank L. Powell，PhD

Professor of Medicine，University of California，San Diego School of Medicine，La Jolla，California
第 4 章　肺通气、血流及气体交换

Loretta G. Que，MD

Associate Professor of Medicine，Division of Pulmonary and Critical Care Medicine，Duke University School of Medicine，Durham，North Carolina
第 42 章　哮喘：临床诊断和管理

Elizabeth F. Redente，PhD

Assistant Professor，Department of Pediatrics，Division of Cell Biology，National Jewish Health，Denver，Colorado
第 12 章　固有免疫

David W. H. Riches，PhD

Professor，Division of Pulmonary Sciences and Critical Care Medicine，Departments of Medicine and Immunology，University of Colorado Denver School of Medicine，Aurora，Colorado；Professor and Division Head，Program in Cell Biology，National Jewish Health，Denver，Colorado
第 12 章　固有免疫

Bruce W. S. Robinson，MBBS，MD，FRACP，FRCP，DTM&H，FCCP

Consultant Respiratory Physician，UWA School Of Medicine，Sir Charles Gairdner Hospital，Perth，WA，Australia
第 82 章　胸膜肿瘤

Roberto Rodriguez-Roisin，MD，PhD，FRCP（Edinburgh）

Professor，Department of Medicine，Universitat de Barcelona，School of Medicine，Senior Consultant Physician，Thorax Institute（Respiratory Medicine），Hospital Clinic，Barcelona，Spain
第 93 章　腹部疾病的肺部并发症

Cecile S. Rose，MD，MPH

Director，Occupational Medicine Program，Department of Medicine，National Jewish Health，Denver，Colorado；Professor of Medicine，Division of Pulmonary Sciences and Critical Care，University of Colorado，Denver，Aurora，Colorado

第 64 章 过敏性肺炎

John M. Routes,MD

Professor of Pediatrics,Medicine,Microbiology and Molecular Genetics,Medical College of Wisconsin,Chief,Section of Allergy and Clinical Immunology,Children's Hospital of Wisconsin,Milwaukee,Wisconsin

第 92 章 原发性免疫缺陷的肺部并发症

Steven M. Rowe,MD,MSPH

Associate Professor of Medicine,Division of Pulmonary,Allergy,and Critical Care,University of Alabama at Birmingham,Birmingham,Alabama

第 47 章 囊性纤维化

Clodagh M. Ryan,MB,BCh,BAO,MD,FRCPC

Assistant Professor of Medicine,University of Toronto,University Health Network,Toronto General Hospital and Toronto Rehabilitation Institute Toronto,Ontario,Canada

第 89 章 中枢型睡眠呼吸暂停

Jay H. Ryu,MD

Professor of Medicine,Division of Pulmonary and Critical Care Medicine,Mayo Clinic College of Medicine,Rochester,Minnesota

第 63 章 特发性间质性肺炎

Jonathan M. Samet,MD,MS

Professor and Flora L. Thornton Chair,Department of Preventive Medicine,University of Southern California,Los Angeles,California

第 52 章 肺癌的流行病学

Christian E. Sandrock,MD,MPH,FCCP

Associate Professor of Medicine,Pulmonary and Critical Care Medicine,University of California,Davis,School of Medicine,Sacramento,California

第 40 章 生物恐怖主义

Robert B. Schoene,MD

Clinical Professor of Medicine,Division of Pulmonary and Critical Care Medicine,University of Washington School of Medicine,Seattle,Washington;East Bay Regional Pulmonary and Critical Care Medicine Associates,Berkeley,California

第 77 章 高原病

David A. Schwartz,MD

Professor of Medicine and Immunology,Robert W. Schrier Chair of Medicine,University of Colorado Anschutz Medical Campus,Aurora,Colorado

第 3 章 肺部疾病遗传学

Richard M. Schwartzstein,MD

Ellen and Melvin Gordon Professor of Medicine and Medical Education,Harvard Medical School,Executive Director,Carl J. Shapiro Institute for Education and Research,Associate Chief,Division of Pulmonary,Critical Care,and Sleep Medicine,Beth Israel Deaconess Medical Center,Vice President for Education,Beth Israel Deaconess Medical Center,Boston,Massachusetts

第 29 章 呼吸困难

Marvin I. Schwarz,MD

Professor of Medicine,Anschutz Medical Campus,University of Colorado,Aurora,Colorado

第 67 章 肺泡出血和罕见的浸润性疾病

Moisés Selman,MD

Director of Research,Instituto Nacional de Enfermedades Respiratorias,Mexico City,Mexico

第 63 章 特发性间质性肺炎

Lecia V. Sequist,MD,MPH

Associate Professor of Medicine,Harvard Medical School,Medical Oncologist,Center for Thoracic Cancers,Massachusetts General Hospital,Boston,Massachusetts

第 51 章 肺癌的生物学

John M. Shannon,PhD

Professor of Pediatrics,University of Cincinnati College of Medicine,Cincinnati Children's Hospital Medical Center,Cincinnati,Ohio

第 2 章 肺的生长和发育

Claire L. Shovlin,PhD,FRCP

Senior Lecturer in Respiratory Medicine,Imperial College London,Faculty of Medicine,National Heart & Lung Institute,London,United Kingdom

第 61 章 肺血管病

Gerard A. Silvestri,MD,MS,FCCP

Professor of Medicine,Division of Pulmonary and Critical Care Medicine,Medical University of South Carolina,Charleston,South Carolina

第 53 章 肺癌的临床相关

Philip L. Simonian,MD

Associate Professor of Medicine,University of Colorado Anschutz Medical Campus,Aurora,Colorado

第 13 章 获得性免疫

Jonathan P. Singer,MD,MS

Assistant Professor of Medicine,Division of Pulmonary,Critical Care,Allergy and Sleep Medicine,University of California San Francisco,San Francisco,California

第 50 章 细支气管炎及其他气道疾病

Arthur S. Slutsky, MD

Keenan Chair in Medicine, Professor of Medicine, Surgery and Biomedical Engineering, University of Toronto, Vice President (Research), St. Michael's Hospital, Keenan Research Centre for Biomedical Science, Li Ka Shing Knowledge Institute, Toronto, Ontario, Canada

第 100 章　急性低氧呼吸衰竭和急性呼吸窘迫综合征

Gerald C. Smaldone, MD, PhD

Chief, Division of Pulmonary, Critical Care and Sleep Medicine, Stony Brook University Medical Center, Professor of Medicine, Physiology and Biophysics, State University of New York at Stony Brook, Stony Brook, New York

第 11 章　气溶胶的沉积与清除

George M. Solomon, MD

Assistant Professor of Medicine, Division of Pulmonary, Allergy, and Critical Care, University of Alabama at Birmingham, Birmingham, Alabama

第 47 章　囊性纤维化

Eric J. Sorscher, MD

Professor of Medicine, Director, Gregory Fleming James Cystic Fibrosis Research Center, University of Alabama at Birmingham, Birmingham, Alabama

第 47 章　囊性纤维化

Erik R. Swenson, MD

Professor, Departments of Medicine, and Physiology and Biophysics, University of Washington School of Medicine, Puget Sound Veterans Health Care System, Seattle, Washington

第 7 章　酸碱平衡
第 77 章　高原病

Nichole T. Tanner, MD, MSCR, FCCP

Assistant Professor of Medicine, Division of Pulmonary and Critical Care Medicine, Medical University of South Carolina, Staff Pulmonologist, Department of Medicine, Ralph H. Johnson Veteran Affairs Hospital, Charleston, South Carolina

第 53 章　肺癌的临床相关

Herbert B. Tanowitz, MD

Professor of Pathology, Division of Parasitology and Tropical Medicine, Professor of Medicine, Division of Infectious Diseases, Albert Einstein College of Medicine, Professor, Pathology, Albert Einstein College of Medicine, Bronx, New York

第 39 章　寄生虫感染

Antoni Torres, MD, PhD, FERS

Professor of Medicine (Pulmonology), Universidad de Barcelona, Director of Respiratory Intensive Care Unit, Institut Clínic de Pneumologia i Cirurgia Toràcica, Hospital Clínic de Barcelona Ciberes, Barcelona, Spain

第 33 章　细菌性肺炎与肺脓肿

Bruce C. Trapnell, MD

F. R. Luther Professor of Medicine and Pediatrics, University of Cincinnati College of Medicine, Cincinnati Children's Hospital Medical Center, Cincinnati, Ohio

第 70 章　肺泡蛋白沉积症

William David Travis, MD

Attending Thoracic Pathologist, Department of Pathology, Memorial Sloan Kettering Cancer Center, New York, New York

第 14 章　病理学：恶性肿瘤和间质性肺疾病

John J. Treanor, MD

Professor of Medicine, Microbiology and Immunology, University of Rochester School of Medicine, Chief, Infectious Diseases Division, Department of Medicine, University of Rochester Medical Center, Rochester, New York

第 32 章　病毒感染

George E. Tzelepis, MD

Professor of Medicine, University of Athens Medical School, Athens, Greece

第 98 章　呼吸系统和胸壁疾病

Olivier Vandenplas, MD, PhD

Professor of Medicine, Université Catholique de Louvain, Faculté de Médecine et Médecine Dentaire, Brussels, Belgium; Department of Chest Medicine, Centre Hospitalier Universitaire de Mont-Godinne, Yvoir, Belgium

第 72 章　职业相关性哮喘

Johan F. Vansteenkiste, MD, PhD

Professor of Medicine, Catholic University Leuven, Head of Clinic, Respiratory Oncology Unit and Trial Unit, University Hospital KU Leuven, Leuven, Belgium

第 21 章　正电子发射断层扫描

Thomas K. Varghese, Jr., MD, MS

Director of Thoracic Surgery, Harborview Medical Center, Associate Professor of Surgery, Division of Cardiothoracic Surgery, University of Washington School of Medicine, Seattle, Washington

第 83 章　纵隔肿瘤及囊肿
第 84 章　纵隔积气和纵隔炎

Jørgen Vestbo, DMSc, FRCP

Professor of Respiratory Medicine, Department of Respiratory Medicine, Gentofte Hospital and University of Copenhagen, Copenhagen, Denmark

第 43 章　COPD：发病机制和自然病史

Peter D. Wagner, MD

Distinguished Professor of Medicine & Bioengineering, University of California, San Diego School of Medicine, La Jolla, California

第 4 章　肺通气、血流及气体交换

Momen M. Wahidi, MD, MBA

Associate Professor of Medicine, Division of Pulmonary and Critical Care Medicine, Director, Interventional Pulmonology and Bronchoscopy, Duke University Medical Center, Durham, North Carolina

第 23 章　支气管镜治疗学

W. Dean Wallace, MD

Associate Professor of Pathology, Chief of Pulmonary Pathology, Department of Pathology and Laboratory Medicine, David Geffen School of Medicine at UCLA, Los Angeles, California

第 14 章　病理学:恶性肿瘤和间质性肺疾病

Louis M. Weiss, MD, MPH

Professor of Pathology, Division of Parasitology and Tropical Medicine, Professor of Medicine, Division of Infectious Diseases, Albert Einstein College of Medicine, Bronx, New York

第 39 章　寄生虫感染

Scott T. Weiss, MS, MD

Professor of Medicine, Harvard Medical School, Director, Partners Center for Personalized Genetic Medicine, Partners Health Care, Associate Director, Channing Division of Network Medicine, Brigham and Women's Hospital, Boston, Massachusetts

第 3 章　肺部疾病遗传学

Athol U. Wells, MBChB, MD, FRCR, FRCP

Professor of Respiratory Medicine, Faculty of Medicine, National Heart & Lung Institute, Imperial College London, Consultant Physician, Interstitial Lung Disease Unit, Royal Brompton Hospital, London, United Kingdom

第 65 章　结缔组织病

John B. West, MD, PhD, DSc

Professor of Medicine and Physiology, University of California, San Diego School of Medicine, La Jolla, California

第 4 章　肺通气、血流及气体交换

Douglas B. White, MD, MAS

UPMC Endowed Chair of Ethics in Critical Care Medicine, Department of Medicine, University of Pittsburgh School of Medicine, Director, Program on Ethics and Decision Making in Critical Illness, University of Pittsburgh Medical Center, Pittsburgh, Pennsylvania

第 104 章　呼吸衰竭的临终关怀

Jeanine P. Wiener-Kronish, MD

Henry Isaiah Dorr Professor of Research and Teaching inAnaesthesia, Department of Anesthesia, Critical Care and Pain Medicine, Harvard Medical School, Anesthetist-in-Chief, Massachusetts General Hospital, Boston, Massachusetts

第 27 章　术前评估

Kathryn A. Wikenheiser-Brokamp, MD, PhD

Associate Professor of Pathology & Laboratory Medicine, University of Cincinnati College of Medicine, Cincinnati Children's Hospital Medical Center, Cincinnati, Ohio

第 2 章　肺的生长和发育

Prescott G. Woodruff, MD, MPH

Professor of Medicine, Division of Pulmonary, Critical Care, Sleep and Allergy, Department of Medicine, Cardiovascular Research Institute, University of California San Francisco, San Francisco, California

第 41 章　哮喘:发病机制和表型

Richard G. Wunderink, MD

Professor of Medicine, Division of Pulmonary and Critical Care, Northwestern University Feinberg School of Medicine, Medical Director, Medical ICU, Respiratory Therapy Services, Northwestern Memorial Hospital, Chicago, Illinois

第 33 章　细菌性肺炎与肺脓肿

第 39 章　寄生虫感染

D. Dante Yeh, MD, FACS

Clinical Instructor in Surgery, Harvard Medical School, Department of Surgery, Massachusetts General Hospital, Boston, Massachusetts

第 76 章　胸部创伤和爆震伤

Rachel L. Zemans, MD

Assistant Professor, Department of Medicine, National Jewish Health, Denver, Colorado; University of Colorado Denver, Aurora, Colorado

第 15 章　损伤与修复

Leslie Zimmerman, MD

Professor of Clinical Medicine, Division of Pulmonary and Critical Care Medicine Section, University of California San Francisco, Medical Director, Intensive Care Unit, San Francisco Veterans Affairs Medical Center, San Francisco, California

第 95 章　内分泌疾病的肺部并发症

Richard L. Zuwallack, MD

Professor of Medicine, Division of Pulmonary and Critical Care Medicine, University of Connecticut School of Medicine, Farmington, Connecticut; Associate Chief, Pulmonary and Critical Care, St. Francis Hospital and Medical Center, Hartford, Connecticut

第 105 章　肺疾病的康复

序

  《默里及纳达尔呼吸病学》的原著 *Murray & Nadel's Textbook of Respiratory Medicine* 是一部经典的呼吸病学教材,备受呼吸领域各级学者的高度赞誉。该书由美国加州大学旧金山分校 V. Courtney Broaddus、国立犹太医学中心 Robert J. Mason、纽约大学医学院 Joel D. Ernst 等两百余位国际著名呼吸病学专家编撰。经过 6 版更新,形成了从基础到临床的完整体系,涵盖了肺解剖、肺泡损伤等病理生理机制,呼吸系统体格检查等诊断学基础,以及气道、肺血管、胸膜等各部位疾病诊治的全部内容,且每部分均配以图表,并总结了"关键要点",实现了基础理论与临床应用的充分交融,突出了系统性和实用性这两大特点。

  近年来,我国呼吸系统疾病的研究虽已取得了突飞猛进的进展,但以伤残调整生命年计算,我国疾病负担最大的仍是呼吸系统疾病,尤其是慢性气道疾病和肺癌;同时,各种新发呼吸道传染病也严重威胁着人民群众的健康。因此,我们必须清晰地认识到,无论是基础知识构架,还是临床技能实践,我们都必须始终站在研究的前沿,保持先进的理念。在此背景下,四川大学华西医院李为民教授和程德云教授组织了广州呼吸健康研究院、北京中日医院、上海交通大学医学院附属瑞金医院等全国一流医疗机构的一百三十余位呼吸病学专家,经过近 2 年的辛勤工作,翻译了第 6 版《默里及纳达尔呼吸病学》,并邀请到王辰院士作为主审。该书完全忠实于原著,系统阐述了呼吸系统领域的基础知识和最新进展,内容详实,理论与实践相结合,可以为我国广大呼吸疾病基础研究者及临床医师提供学习的蓝本。希望读者能仔细研读,了解当前呼吸领域的研究热点与最新动向,这样势必在提高呼吸系统疾病的防治理论水平与临床实践能力方面获得莫大的裨益。

  《默里及纳达尔呼吸病学》(第 6 版)的翻译出版,是我国呼吸病学领域的一件大事,是广大呼吸系统疾病医务工作者和患者的佳音,它将为我国呼吸系统疾病的科学研究和临床诊治作出巨大的贡献。在此,我表示衷心的祝贺,也对该书的编译者们的辛勤劳动表示由衷的感谢!

陈文彬
四川大学华西医院呼吸与危重症医学科
2018 年 12 月

致谢

　　我们以此书献给在我们职业发展形成时期的导师，Julius H. Comroe, Jr. 医生。Comroe 医生是他那一代人中真正伟大的院士之一。他是一位杰出的研究者，一位在世界范围内影响深远的教育家，还是一位正直和远见卓识的医学政治家。我们以此书特别感谢 Comroe 医生博学的贡献和他在对解决临床问题非常重要的基础科学中的奉献。

（李镭 译，李为民 校）

原著第 6 版前言

在第 6 版《默里及纳达尔呼吸医学》的前言中,我们很高兴突出了这本书的新特点,从而加强了这本书的可读性和教育价值。在第 4 版和第 5 版改进的基础上,第 6 版整合了更多的网络资源,进行了数字化。

第 6 版提供了广泛的网络资源。通过 Expert Consult 网站,读者可获得近 200 个视频和音频、600 多个电子图和电子表,以及完整的参考文献。

我们创建了新的章节,并对以前一些章节进行了拆分和合并,由第 5 版的 95 章增加到了第 6 版的 106 章,主要增加了呼吸系统健康与疾病的科学和临床方面的知识。例如,哮喘和慢性阻塞性肺疾病(COPD)章节都被分开撰写:一个章节包含了这些重要呼吸疾病的分子表型和发病机制,另一个章节概括诊断和治疗。另外,哮喘和 COPD 还增加了一个遗传学章节。睡眠部分由 1 个章节扩展到 4 个章节,同时还扩展了胸膜疾病和真菌病部分。新增加的章节包括正电子发射断层扫描、支气管镜治疗、介入性放射学、细支气管炎、肺部疾病相关的肺动脉高压、无创通气和体外膜肺氧合。

我们还增加了两个新职位:一个总主编,主要策划安排本项目;一个胸部图像的主编,专门负责所有的临床图像。共有 227 名作者参与了第 6 版编写,其中 44% 是第 1 次参加本教材编写的作者,超过 25% 的作者持有在美国以外的学术职位。

从 1988 年开始,随着呼吸系统基础科学和临床应用合作关系的发展和进化,从本书第 1 版出版开始,两个指导理念在每个版本中都反复加强:第一,我们坚定地相信呼吸医学基础科学与实践相结合的益处;第二,广泛纳入经典参考书目和相关文章的价值。出版技术的进步使得如何收集、整理信息和如何展示出最佳的教育受益得到很好的提高。我们感谢出版商 Elsevier,确保这些机会全部实现;另外,我们致敬所有优秀的出版人员对第 6 版的贡献。特别感谢 Jennifer Shreiner,内容开发高级编辑,从开始到最后对项目的指导;Helene Caprari,内容策略专家,对这本书不同生产阶段的指导;Mary Pohlman,高级项目经理,打样和文字编辑工作。最后,为带这本教科书到我们生活中的所有作者和贡献者喝彩。

John F. Murray, MD

Jay A. Nadel, MD

V. Courtney Broaddus, MD

Robert J. Mason, MD

Joel D. Ernst, MD

Talmadge E. King, Jr., MD

Stephen C. Lazarus, MD

Arthur S. Slutsky, MD

Michael B. Gotway, MD

(邱志新 译,李为民 校)

原著第 1 版前言

随着基础科学原理的快速发展及其在呼吸病学的应用,出现了大量关于肺基础科学和临床医学某些特定方面的专著及文章,但是没有一项单独的研究可以对当前的知识提供一个全面的概述。本书试图成为一本可调和的、权威的、全面的、综合了科学原理及呼吸病学实践的教材。本书为有兴趣的学生、住院医师、从业者、呼吸科专家及全科医生提供了详实的细节及注明了来源的引用文献。本书由业内专家执笔,确保了来源的权威性。

为了处理如此巨大的信息来源,我们不得不将本书分成了三大篇。这样的组成可以引导感兴趣的读者从错综复杂的基础科学进入它们的临床应用。我们从第一篇呼吸病学的科学原理开始,这个部分读者可以了解到呼吸道的解剖及发育,以及呼吸生理学、药理学、病理学和防御机制及免疫学。坚实的基础知识为学习接下来更加专业的临床知识提供了合理及科学的途径。第二篇,呼吸疾病的诊断及评估,包括 4 个章节的呼吸系统紊乱的主要体征和症状,10 个章节的诊断评估,涵盖从既往史、体格检查到最新且最精密的影像学检查,以及应用生理及侵袭性技术。第三篇包括各种临床病症,即临床呼吸病学,包括感染性疾病、阻塞性疾病、肺癌、肺循环异常、渗透性及间质性疾病、环境和职业疾病胸膜疾病、纵隔疾病、呼吸控制异常、肺外疾病的呼吸系统表现及呼吸衰竭。所有的部分都是以同类的临床问题开头,冠名以"普遍原则及诊断方法"。成年人呼吸病学面对的挑战异军突起,这体现在诸如囊性纤维病(以前的儿童疾病)、环境与职业病、呼吸异常和与非常见大气环境有关的呼吸道疾病(高原病、潜水病)。本书以一个新颖且重要的部分结尾,即预防与控制。

编写一本兼顾内容丰富及重点突出并且包含了许多可能不被所有读者认可的观点的教材并非易事。例如,试图将这本书控制在可读范围内,我们决定允许某些内容的重叠。因此,读者会发现支气管扩张剂在气道药理学和气道阻塞性疾病相关章节中被重复讨论。我们同样接受作者的不同观点,只要是明确阐述了作者的立场及原因。

我们的工作得到了各界的帮助,这使得它并没有想象中的那么困难。首先是 95 位作者,他们付出了长时间的辛勤劳动。两位在旧金山的主编获得了 Dorothy Ladd 女士和 Beth Cost 夫人的帮助。特别鸣谢 Aja Lipavsky 女士,作为编写秘书,回复读者来信、打印样稿、获取授权、准备索引及其他工作。在费城的 W. B. Saunders,这本书是时任总裁 John Hanley 的创意,并在 J. Dereck Jeffers、Wiiliam Lamsback 及新任总裁 Lewis Reines 的指导下出版的,监制由 Evelyn Weiman 完成。

怀胎十月,分娩临近,一个新的生命即将诞生。像所有期盼中的父母一样,我们关心这个新生儿将以怎样的姿态降临人间。我们希望所有的读者能够喜欢它并且从中受益。

John F. Murray,MD

Jay A. Nadel,MD

(邱志新 译,李为民 校)

目录

视频和音频 *

第十部分

肺肿瘤

第51章 肺癌的生物学

PIERRE P. MASSION, MD · LECIA V. SEQUIST, MD, MPH · WILLIAM PAO, MD, PhD

一、引言

在西方国家肺癌是癌症死亡的首要原因。肺癌仍然是美国男女癌症死亡的主要原因[1]。其发病率与吸烟高度相关,长期吸烟者中 10% 左右最终诊断为肺癌。大约 10%～15% 没有吸烟史而发生肺癌的患者,则是由于肺癌的环境或遗传原因导致。对于管理这一疾病,患者和医生面临很大的临床挑战,详细描述肺癌复杂的分子发病机制同样是巨大的挑战。不管怎样,科学家已经取得重大进展,并且我们开始看到这些知识正向临床转化。在这一章中,我们总结肺癌中肺上皮细胞损伤导致信号通路激活,触发不受控制的细胞增殖,抵抗细胞凋亡、转移,以及逃避免疫监视的认识。所有肺癌亚型以往被分为非小细胞肺癌(NSCLC)和小细胞肺癌(SCLC),而该领域正从单纯的组织学分类进入肿瘤分子分型,从而有助于对驱动基因更好地了解[2]和使用干扰肿瘤生长和进展的靶向治疗策略给患者带来潜在获益[3]。

肺癌的发病机制涉及长时间多分子异常的积累[4]。基因表达的改变可由异常 miRNA 表达或甲基化异常、DNA 序列改变、DNA 片段扩增、缺失或整个染色体的增加或缺失所导致。这些病变使细胞逃避细胞分裂、凋亡和侵袭的正常调节和(或)改变其与宿主的相互作用。以往这些研究的焦点是证实并探讨染色体异常相关的肿瘤细胞中特定基因异常的作用,包括特定肿瘤抑制基因的失活、特定的致癌基因的激活、激素受体的表达和生长因子的产生与癌症发生的关联。最近,基质相互作用的影响、血管生成的诱导、细胞凋亡的控制、表观遗传现象例如关键基因转录后的加工修饰一直成为研究的热点。人类基因组序列初稿的完成[5,6]和高通量技术的应用(如基因芯片)也促使研究者提出以高敏感性和全新的视野去研究发现个体的肿瘤分子变化。整合癌前病变和浸润性肺癌的常见分子异常,有望成为肺癌预防、早期发现和治疗的潜在应用方法。

二、肺癌易感性

(一) 吸烟

吸烟仍然是世界上癌症的主要原因。全世界每年有超过500 万人死于吸烟。按目前的趋势,到 2030 年每年死于吸烟的人数将超过 800 万[7]。在世界的某些地区,控烟工作使癌症死亡率降低[8],但全球仍有 10 亿多吸烟者[9]。超过 85% 的肺癌可归咎于吸烟;然而,肺癌只在一小部分长期吸烟者中发生,表明异常的遗传易感性在肺肿瘤形成中发挥作用。

肺癌的在基因组不稳定性和炎症递增的背景下通过多级过

程发生[10]。例如，在整个气道中出现细胞遗传学改变并观察到单克隆和三染色体的克隆补丁[11]。在香烟烟雾暴露后气道弥漫性地出现2n+1染色体数目的上皮细胞补丁并证实了"区域癌化"的假说[12]。阐明肺癌发生的分子决定因素和识别与恶性进展相关的中间标志物仍然是优先考虑的。吸烟显然导致了肺癌基因异常的积累[13-15]。烟草富含的肺部致癌物通过诱导DNA突变导致许多基因改变[16,17]。烟草特异性亚硝胺诱发DNA甲基化[18]；事实上，DNA加合物的水平如DNA甲基化可以作为人类烟草暴露的一个指标。烟草会导致肿瘤抑制基因的甲基化[19,20]。香烟烟雾也已被证明能够诱导肺癌中原癌基因-突触核蛋白-γ脱甲基化[21]。因此吸烟可能导致特定模式的染色质结构改变而促进癌症进展。将来，吸烟诱发的特定表观遗传学改变可用作发生肺癌的生物标记物。慢性接触致癌物启动了整个肺以遗传异常、表型变化和基因改变的上皮细胞克隆的过度增长为特征的过程[22]。基因组异常可能会形成一个被称为"基因签名"的模式。NSCLC中发现的签名可能包含香烟烟雾诱发的信息[23]，可能反映了癌症发生的途径或代表克隆竞争选择的产物[24-27]。事实上，非吸烟肺癌患者的临床表现（表51-1）和分子表达谱与吸烟者截然不同[28]。

表51-1　非吸烟者肺癌的特征

远端气道的外周病变

腺癌

女性

低龄化

烟草烟雾环境，人类乳头瘤病毒16和18感染

家族和遗传风险

EGFR 和 *TP53* 突变频发

罕见的 *KRAS* 突变

（二）遗传易感性和家族倾向性

在流行病学研究中，吸烟增加了大约14倍的肺癌风险，控制吸烟后，有肺癌家族史的大约增加风险近2.5倍。在这里，我们提出易感性因为它与遗传易感性和家族倾向性独立相关。遗传易感性可能见于能解释早发型肺癌病例的罕见的常染色体显性基因，但更常见基因的变异或多态性更有可能影响肺癌的风险。对烟草介导的损伤应答的DNA修复能力的遗传差异归咎于某种潜在的易感性。当肺癌患者和年龄配对的对照组的淋巴细胞暴露在博来霉素中时，肺癌病例的淋巴细胞比对照组有更多的染色单体断裂[29]。类似的实验使用了苯并（α）芘二醇，这种烟草烟雾中主要的致癌物苯并（α）芘在体外过程中衍生出的反应底物[30]。这些结果表明，DNA修复能力影响肺癌的风险。端粒长度也与肺癌风险成负相关[31]。烟碱乙酰胆碱受体亚基因可能同时导致吸烟的风险和肺癌的风险。在三个肺癌全基因组关联研究中，15q25染色体多态性差异与肺癌的风险相关[32-34]。在15q25.1内的单核苷酸多态性映射到一个强连锁的含有烟碱乙酰胆碱受体亚基基因不平衡区域。遗传变异与尼古丁依赖以及某些肺癌表型相关，包括肺癌发生在年轻患者和低吸烟量的患者；变异与不吸烟者患肺癌或其他与吸烟有关的癌症如肾或膀胱不相关[35]。从此，随后的分析已经确定其他影响

肺癌风险的变异[36]，这需要在一个更大的样本作进一步调查。烟碱乙酰胆碱受体基因变异对吸烟嗜好或对吸烟直接致癌作用反应的相对影响正在大量的吸烟者和非吸烟者中得到验证。

肺癌的家族性风险为揭示易感基因提供了另一条路径。在一个全基因组连锁分析中，染色体基因位点6q23-25目前已经与肺癌的家族性风险相关[37]。到目前为止，还没有发现肿瘤抑制基因在这个基因座通过突变被灭活，虽然在6q染色体内多个候选肿瘤抑制基因的频繁失活可能有助于散发肺癌的发展[38]。最后，在194名家族性肺癌患者和219名无癌症对照受试者中进行全基因组关联分析研究了单核苷酸多态性与肺癌风险之间的关联[39]。发现在15q24-25常见序列变异和肺癌之间强烈关联[40]。与对照组受试者相比，这些既有肺癌家族史又有15q24-25.1基因座的双拷贝高风险等位基因的受试者，患肺癌的风险高出了5倍多[39]。因此，研究散发和家族性癌症风险可以识别一些相同的遗传倾向，如15q24-25.1或种系 *EGFR* T790M突变[41,42]，有可能确定新的遗传倾向。

现在提出了整合临床、生理、影像和生物变量的数学模型，用于临床实践中评估肺癌的风险[43-47]。这个领域已经取得了巨大的进展，并且提出了在筛选和（或）化学预防试验的群体中实施的预测模型。

三、肺肿瘤发生的早期事件

（一）区域癌化效应

尽管肺癌可能源自只有一个或几个气道上皮细胞，但很明显，整个气道黏膜暴露在烟草烟雾可导致整个支气管树增加患肺癌的风险，这就产生了区域癌化的概念（图51-1）。区域癌化最初是在20世纪50年代提出的[12]，其分子关联随后在人类吸烟者的气道被证实[48]。区域癌化也由吸烟者的气道不止一个点的ki-67标记指数升高而证明[49]。此外，在单个弥漫性发育不良吸烟者中发现一个相同的伴有 *TP53* 的点突变，可在两肺广泛地被发现但不存在于血液中或其他实质器官，这表明单一起源的支气管上皮细胞克隆填充支气管黏膜。尽管随着这种侵袭前病变的存在而患肺癌的风险增加，但显然整个高危上皮不发生恶变，还没有人确定可以预测肺癌不可逆转的进展侵袭前病变的分子因素。因此，如果一个人考虑到支气管上皮细胞的总数和克隆异常补丁的增殖率，癌症仍然是一个罕见的事件[50]。

区域癌化的概念对肺癌诊断、预防和治疗都有作用。例如，诊断信息可以包含在即使正常出现的气道上皮中；在肺癌或非肺癌的患者中，已经发现气道区域变化与气道内肺癌的存在相关，或转化风险升高相关[25,51]。同样的，预防工作应针对整个气道上皮，也可为有效的预防提供生物标志物。最后，区域癌化概念对治疗有重大影响，因为应考虑治疗整个区域，而不是将治疗力度限制在可能永远不会发展成肺癌的侵袭前病变[52,53]。

（二）基因组不稳定性

随基因组不稳定性增加的肺癌多阶段发展进程。在这种基因异常积累时，基因组不稳定性普遍存在[54,55]。基因组不稳定性普遍存在于遗传异常累积期间。然而，我们对不稳定性的起

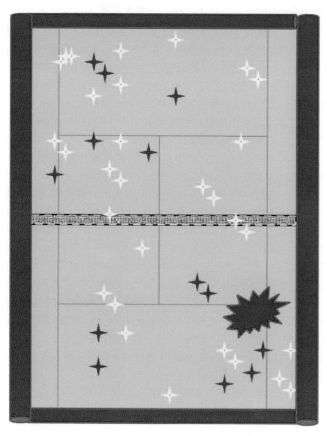

图 51-1 损伤的区域。损伤区域可作为评估这个区域内发展为肺癌、正患肺癌或甚至预测肿瘤行为的手段。在这个图中，肺上皮表面区域被显示为一个网球场，具有大致相当的尺寸。肿瘤（红色）和相关的基因改变（红色和黄色星星）显示为随机事件。研究该区域在疾病发病机制中的作用可以利用肿瘤样本、相邻支气管活检、支气管刷检或相关血清或血浆（围绕这个区域的红色部分）以及肿瘤样本

始、不稳定性的速度和导致不稳定性的机制的理解是远不完整的。我们知道，从起始，到升级，到发展为浸润性表型——一系列分子的变化导致分子不稳定，使得一些吸烟者气道上皮细胞患肺癌的风险增加。

关于肺部肿瘤发生的基因组变化的两个主要理论已经出现：随机制论（随机）和基因中心（非随机）理论。随机制论认为肺癌发生于本质上是随机指数或随机的基因突变[56]。实际上，在许多肿瘤类型，有相对较少的肿瘤特异性突变，而可以有高程度的染色体畸变[57-59]。这些低级突变被称为噪音，但可能反映了潜在的不稳定性。非克隆染色体改变，如有缺陷的细胞有丝分裂、染色体分裂、或者不再发生的基因组改变表明了导致不稳定的动态过程[56]。非克隆的染色体改变可能提供了一种生存优势，而在晚期进展阶段的克隆染色体改变可能带来增长优势[60]。

相反，基因中心理论认为，连续积累的表观遗传和基因突变对肺癌的发展很重要[61]。基因中心理论尤其吸引人的是解释了参与肿瘤细胞生长和存活的基因克隆改变，以作为癌症治疗的可能靶点[62]。这些改变包括单核苷酸点突变、染色体拷贝数的变化（非整倍性）[63,64]和特定的基因扩增或缺失[65-67]。这些

基因变化涉及肿瘤发病机制的进展，部分通过致癌基因的激活和肿瘤抑制基因的失活，这被认为是癌症的关键标志之一[68]。一些基因标签似乎在肿瘤发生后持续存在并贯穿他们的进展和组织学分化。吸烟导致不同的肿瘤特定的基因变化的事实，还表明由 DNA 修复机制和染色体分离中的一系列失调引起的基因组改变的特定发病机制。

这两种理论不一定是相互排斥的，随机和非随机的变化均是重要的。突变的逐渐积累、凋亡控制和细胞增殖调控的缺失及染色体数目异常的表现（非整倍性）与日益恶化的发育异常表型相关联，可能反映了基因保真度控制机制潜在的调节异常。在一些肺肿瘤，错配修复缺陷导致在核苷酸序列水平上微卫星不稳定性，而在其他肿瘤，非整倍性是主要的特点[69]。特定的 DNA 修复缺陷也可能存在。在肺癌，DNA 修复基因 XPD（密码子 312 Asp/Asp 与 Asp/Asn）多态性与 DNA 修复效率和凋亡功能受损相关[70]。测量基因组不稳定性与杂合性丢失率[71]和其他基因异常积累[69]相平行。在气道侵袭前病变中可见逐步发展的更严重、更频繁的异常。充分描述了与肿瘤细胞群体中的克隆生长相关的基因组异常的进行性积累。最近的报告使用阵列比较基因组杂交（aCGH）来评估基因组不稳定性；在这些报告中，除了染色体数目改变，在特定的染色体位点发现小畸变[72]。显然，基因组不稳定性本身推动恶性发展，这种不稳定性本身可能是肺癌的预防或治疗的靶点。

（三）黏膜对损伤的反应，关键突变的出现

自 20 世纪 70 年代末以来，已经确定体细胞突变，并与癌症的发展相关。这些突变，涉及肿瘤抑制基因或致癌基因，可能是或者不是在癌症形成中的关键事件。流行病学数据支持肿瘤形成中克隆细胞积聚几个关键突变的假说。Loeb 提出[55]，在突变表型的模型中，突变表型的生长快于正常细胞，表明快速突变的倾向可能需要多级致癌作用，可能从早期的细胞中获得。这种表型也可能会遗传。

DNA 突变可在未能修复的 DNA 损害中出现。除了由于环境致癌物的损伤和突变，归因于 DNA 聚合酶自发的复制错误发生的比率为 1/10 000 到 1/100 000 碱基对。这些内在的突变也可能是基因组不稳定性及最终发展为肿瘤的一个重要组成部分。最近对 188 例肺腺癌的 623 个基因分析显示了超过 1000 个体细胞突变，26 个不同的基因被发现有显著的突变频率[73]。很多这样的突变基因参与一些常见的信号通路。我们简要评论几个常见的获得性突变的例子，包括 KRAS、TP53、p16、BRAF、PIK3CA、EGFR 和间变性淋巴瘤激酶（ALK）。

KRAS 突变是肺癌中最常见的突变。在肺腺癌中发现 30% 的突变[74]，而在其他亚型则更少见。KRAS 基因突变导致几个路径的激活。Ras 蛋白质类激活 RAF/MEK/ERK 通路，通过转录因子（如 c-FOS、ELK1 和 MYC）磷酸化作用；RSK 的磷酸化（核糖体蛋白 S6 激酶）和 MNK（丝裂原活化蛋白激酶[MAPK]-相互作用丝氨酸/苏氨酸激酶）的激酶家族介导细胞生长和细胞周期；控制细胞生存、细胞生长和代谢的磷脂酰肌醇 3-激酶（PI3K）/蛋白激酶 B（AKT）通路[75]。KRAS 基因突变（最频繁，密码子 12G-T 颠换）可以通过激活细胞外信号调节激酶（ERK）-MAPK 和 PI3K/AKT 通路转换气道上皮细胞[76]。因为 KRAS 突变发生在早期的肺泡非典型增生，被认为是腺癌的癌前病变，KRAS 突变

可能是肺癌这一亚型起源的重要的一步。事实上，ras 突变转基因小鼠发生肺腺癌的事实支持这一假说[77]。

TP53 是肿瘤抑制基因的原型，是人类癌症中最常见的基因病变[78]，因此非常适合人类癌症突变谱的分析。基因产物 p53 是一个对细胞生长和 DNA 损伤反应强有力的监管者，通过 p21 的诱导直接调节细胞周期。TP53 突变最常见于肺鳞状细胞癌和小细胞癌。突变主要表现为 GT 颠换，与庞大的 DNA 加合物的因果关系相一致，例如多环碳氢化合物经常在吸烟者的肺中发现[13]。基因突变时，p53 蛋白可以发挥致癌基因的作用。p53 突变表现出长半衰期，免疫组织化学可以发现这种蛋白质在大约 50% 的肺癌中过表达[79]。虽然不是始终与预后意义相关，毫无疑问，TP53 突变通过异常调节细胞周期控制和细胞凋亡在肿瘤的发展中发挥关键作用。

P16，即细胞周期蛋白依赖性激酶抑制剂，是一个抑癌基因和视网膜母细胞瘤(Rb)细胞周期控制途径的关键成员。在超过 40% 的 NSCLC 中，这种基因是被灭活的。先前的研究已经表明，在 9p21 上的点突变、缺失或杂合性丢失(当亲代的一个拷贝区域丢失)，或这个基因的超甲基化为 30% ~ 50% NSCLC 提供了另一种灭活机制。在吸烟者中，P16 的缺失机制似乎与非吸烟者不同。发生在吸烟者中的肿瘤，P16 由于点突变或纯合子丢失而缺失，而在非吸烟者的肿瘤，P16 通过启动子超甲基化缺失[80]。P16 的缺失和烟草之间的关系表明在肺癌的发病机制中 P16 作为另一个香烟烟雾的基因靶点。

BRAF 是一种丝氨酸/苏氨酸激酶，属于 RAS/RAF MEK/ERK/MAPK 通路，对从细胞表面转换促有丝分裂的信号是很重要的。BRAF 突变发现于甲状腺癌、肠癌、肺癌以及大多数恶性黑素瘤[81]。BRAF 突变的肺癌的百分比似乎不到 5% 且只限于肺腺癌[82]。这一观察使新药研发项目专门针对 BRAF-依赖性肿瘤特异性靶向药物。这些药物疗效的试验研究正在一些肿瘤类型中进行[83]。BRAF-突变型肺癌是否可被 BRAF 下游通路成员的靶向抑制剂成功地治疗还有待确定。

PIK3CA，即基因编码 1a 类磷酸肌醇-(3、4、5)-激酶催化亚基，是 AKT 抗凋亡通路的一个重要组成部分。已经在大部分上皮癌中发现了该基因的突变[84]。虽然该突变基因是乳腺癌最常见的突变致癌基因，但 PIK3CA 突变在肺癌中不到 5%。通过几个功能分析，发现这些突变通过激活 AKT 生存途径的能力而致癌[85]。最近，涉及新一代 PI3K-激酶抑制剂的临床前研究提示携带这些突变的肿瘤可能对通道抑制剂极其敏感[86]。

酪氨酸激酶 EGFR 受体基因大约发生在近 10% 白人和 40% 东亚人的 NSCLC 患者中[87-89]，从而导致这一生长因子受体的组成性激活。这些突变在从未吸烟的患者，肿瘤组织学为腺癌且在东亚种族中更常见。在酪氨酸激酶抑制剂吉非替尼或埃罗替尼有反应的患者进行外显子测序，揭示他们大部分有 EGFR 激酶结构域的外显子 19 缺失突变或者外显子 21 点突变，但对这类药物无反应的患者很少有这些突变[90]。EGFR 突变的抑制是癌症中致癌性激活酪氨酸激酶的一个成功靶向治疗例子。EGFR 突变的存在和类型预示哪些患者会对 EGFR 抑制剂的治疗产生反应。基于具有 EGFR 突变选择病人的临床试验对 EGFR 抑制剂治疗产生反应率超过 70%，从而总体中位数生存期超过 20 个月[91-93]。

尽管经常在具有常见 EGFR 突变的患者中观察到显著的疗效，但最初对 EGFR 抑制剂起反应的大多数患者最终会复发。这些复发可能用 EGFR 额外的突变或其他生长路径的激活来解释。在某些情况下，发现耐药是由于在第二个位点的 EGFR 激活突变。T790M 的突变，类似于小鼠白血病病毒致癌基因同源物(ABL)T315I 的突变，其导致最初对伊马替尼有反应的慢性粒细胞性白血病患者获得性耐药[94,95]。更多获得性耐药的机制是 MET 受体酪氨酸激酶基因的重新扩增[96,97]。进一步了解获得性耐药的来源可能揭示预防耐药的策略。

ALK 是一个受体酪氨酸激酶，在多种恶性肿瘤中异常。ALK 最初发现在间变性大细胞淋巴瘤中，作为染色体易位(2,5)的一部分，融合在染色体 2p23 上 ALK 编码的 C 端激酶的结构域到染色体 5q35 上核仁磷酸蛋白的 N 端[98]。随后，各种 ALK 融合蛋白在多种恶性肿瘤中被发现，包括炎症性肌肉成纤维细胞肿瘤和 NSCLC[99,100]。ALK 融合蛋白不断转化并且对 ALK 抑制剂高度敏感[100]。事实上，ALK 酪氨酸激酶抑制剂(TKI)克唑替尼最近被批准用于治疗 ALK 融合-阳性的肺癌[101]。因为克唑替尼有抗 ROS1 激酶的"脱靶"活性，体细胞激活的 ROS1 融合也对克唑替尼敏感[102]。RET 是重组涉及的另一个激酶，可能成为 RET TKIs 的靶点[103]。因为他们能指导治疗决策，EGFR、KRAS、ALK、ROS1、RET、BRAF 和 PIK3CA 基因变异检测已成为许多肿瘤中心肺腺癌的标准病理分析的一部分。

描述人类主要癌症类型基因组的工作[104]显示，除了已知的癌症-相关基因，许多额外的基因在个别癌症中可见突变。然而，大多数这些突变只在单一肿瘤中发现，这表明每一个肿瘤包含一组个体的基因突变导致肿瘤发生。Ding 和同事[73]发现在个体肺腺癌中 0 ~ 40 之间的突变，具有 PRKDC 突变基因(参与 DNA 修复基因)的平均值为 24.3，而对于那些没有这种突变基因的平均值为 4.7。不同的肿瘤突变的平均数值变化范围显著，在小细胞肺癌从 0.39 突变/百万碱基(mut/MB)到最高点 7.34 突变/百万碱基(7.34mut/MB)，其次是黑色素瘤[105-108]。

诱变剂

吸烟烟雾可能导致 85% 的肺癌。大约在 10 个终身烟民中有 1 个会患肺癌，提示易感性的个体差异[109,110]。烟草烟雾暴露所造成的环境致癌作用是一个复杂的过程，它可以涉及前致癌物激活导致 DNA 加合物的形成，随后 DNA 修复失败，而正常应该去除这些加合物。对比研究新诊断的肺癌患者和年龄匹配的对照组 DNA 修复能力，表明两组之间有显著差异[111]。

现在大多数诊断的肺癌均有既往吸烟者史[112]。这表明分子损伤的积累在香烟暴露下启动一连串的事件，导致癌症甚至出现在戒烟几十年后。肺癌的危险因素包括:吸烟，包含吸烟总量、起始吸烟年龄和吸烟的年数;职业和环境暴露(石棉、铀、辐射)，饮食(维生素 A、维生素 E、胆固醇)，宿主(家族聚集性)和遗传因素(见第 52 章)。香烟是一种复杂的混合物，包括负责 DNA 加合物形成的物质，如多环芳烃、芳香胺和烟草特有的亚硝胺。这些 DNA 加合物的形成，可能逃避正常的加合物修复机制，导致 DNA 序列的可遗传的改变。例如，G-C 碱基对转换成 T-A 参与 KRAS 致癌基因的激活和 TP53 肿瘤抑制基因的失活[17]。苯并芘的活性形式是二醇环氧苯并(α)芘，会引起 DNA 加合物，导致点突变和长串染色单体断裂[113]。需要关注的是，在年轻时期开始吸烟的人比更晚开始吸烟者似乎有更大量的永久性 DNA

改变[14]。

（四）炎症在肺肿瘤发生中的作用

触发无限增殖、抗细胞凋亡、转移和逃避免疫监视的肿瘤细胞信号通路已部分了解。相比之下，炎症及其控制如何参与肺肿瘤发生仍知之甚少。

为什么一些吸烟者发展为慢性阻塞性肺疾病（COPD），一些发展为肺癌，一些发展为患两种疾病仍不清楚[114]。香烟烟雾中含有高浓度的氧化剂和自由基，与成千上万的微粒。局部的抗氧化剂和代谢酶使许多有毒物质失活。核因子-κB 激活而随后的反式激活炎症相关性基因似乎在慢阻肺和癌症中发挥核心作用[115]。一些吸烟者为何一直不患病，而其他人发展为 COPD 或癌症，则可能由对香烟烟雾反应的基因激活来确定[116]。接触相同的有毒烟雾，个体似乎沿着不同的路径进展到疾病。那些发展为肺癌的患者，基因组不稳定性发展引起染色体进一步异常导致细胞克隆扩增并具生长优势，而在那些发展为慢阻肺患者，强烈的免疫反应和进一步炎症占优势。这些发生不同事件的过程尚不清楚。更有可能的是，影响 DNA 或结缔组织损伤、DNA 效率或结缔组织修复、对烟草烟雾成分的免疫反应强度、内在或获得基因组不稳定性、或者抑制免疫监视的诱导因素的易感性的遗传基因多态性可能决定了疾病的途径。

Toll 样受体（TLRs），可识别各种各样的病原体相关分子模式，主要参与先天和适应性免疫应答的启动。最近的证据表明，功能性 TLRs 通常也在多种肿瘤中表达，这表明 TLRs 可能在肿瘤生物学中发挥着重要作用，并被评估作为治疗靶点[117,118]。激活肿瘤细胞 TLRs 不仅促进肿瘤细胞增殖和抗凋亡，也通过调节金属蛋白酶和整合蛋白增强了肿瘤细胞浸润和转移。此外，肿瘤细胞中 TLR 信号的激活诱导促炎因子和免疫抑制分子的合成，增强肿瘤细胞对细胞毒性 T 淋巴细胞攻击的抵御力，并导致免疫逃避。因此，TLR 信号通路可在肿瘤进程中推进癌症的进展，这表明靶向肿瘤 TLR 信号通路可能会打开新的治疗途径。

炎症和肿瘤浸润炎症细胞已被证明诱导和帮助维持肿瘤血管生成和维持细胞增殖[119]。慢阻肺和其潜在的慢性气道炎症为肺癌增长提供支持[120]。趋化因子是癌症相关炎症的一个组成部分，通过影响肿瘤进展的多个通路而诱发肿瘤，包括：白细胞招募和功能；细胞衰老；肿瘤细胞增殖和生存；浸润和转移[121]。炎症系统有望为发展新的治疗策略提供有价值的靶标。

（五）病毒在肺肿瘤发生中的作用

在动物模型中，病毒可以引起肺癌；这些病毒，包括 SV40 大 T 抗原、多瘤病毒大和中 T 抗原，在转基因模型中可引起肺癌。还没有确定任何常见的呼吸道病毒可以引起人类肺癌，但仍有一些与其相关的研究。例如，人类乳头状瘤病毒与肺癌有关，特别是源于女性的肺癌[122]。这些结果仍有争议，因为由"国家癌症研究所"监督协调工作的"癌症基因组图谱"，应用高通量基因组分析研究癌症，还没有报告肿瘤中有病毒序列。同样，其他病毒的作用依然存在争议。猿猴病毒 40 一直被怀疑在间皮细胞瘤的发展中起作用[123]；Epstein-Barr 病毒一直怀疑参与乳头瘤、间皮细胞瘤和肺淋巴瘤的发展；绵羊肺腺瘤病毒或其变种被认为导致人类原位腺癌，作用与在羊身上类同[124]。然而，许多聚合酶链反应实验分析试图关联支气管癌与呼吸道病毒但没有成

功。蛋白质组学的最新进展可能有助于研究病毒感染在气道上皮细胞转化中的作用。蛋白质组学分析肿瘤可识别病原体的特定肽序列，然而其在肿瘤发生方面的作用尚不清楚。

在最近的报道中，已经通过高通量测序技术发现了与人体疾病组织相关的传染性病原体[125]。然而，鉴定样品中的核酸序列并不一定意味着生物体与疾病之间有因果关系。病毒核酸可发现于污染的组织、与疾病无关的亚临床感染、或潜伏于人体组织而不是导致疾病的活跃病毒（如人类疱疹病毒和人类乳头状瘤病毒）。

（六）神经内分泌肿瘤的发展，SCLC 的基因组学

SCLC 从肺神经内分泌细胞发展而来。最佳的证据建立在 Rb 和 TP53 缺失的小鼠研究[126,127]。在这些研究中，小鼠的 SCLCs 经常出现在肺上皮细胞，即神经内分泌细胞所在的部位，大部分的早期病变由增殖的神经内分泌细胞组成。当非神经内分泌肺上皮细胞缺失 Rb 和 TP53，小鼠不会发生 SCLC[128,129]。

最近的文献提供了新的 SCLC 的分子特征。使用高通量测序技术对 SCLCs 进行了全面基因组分析[130,130a]，Rudin 和他的同事们证明了 SCLCs 由多个已知的和新的分子异常组成。他们证实了已知 SCLC 分子变异基因例如 TP53、RB1、PIK3CA、CDKN2A 和 PTEN。此外，他们证实了编码广泛细胞功能蛋白质的基因例如 RAS 家族调控者、染色质修饰酶、转录监管者、受体激酶、G 蛋白耦合受体蛋白质磷酸酶的其他基因。进一步遗传突变聚类分析证实了 SCLC 发病中心环节的特殊通路，包括 PI3K、Hedgehog、NOTCH、中介复合体、谷氨酸受体、DNA 修复和 SOX 家族。本研究显示在接近 25% 的 SCLCs 中出现几个 SOX 基因的高突变频率和 SOX2 过表达。最后，他们发现了酪氨酸激酶新的突变基因编码，如 FLT1、FLT4、KDR 和 KIT，以及一些融合蛋白如 RLF-MYCL1，这可能会是潜在的治疗靶点。

Peifer 和同事对 99 例 SCLC 肿瘤和细胞系进行整合基因组分析，证实在 SCLC 中反复发生的肿瘤抑制基因 TP53 和 RB1 的损失及 FGFR1、MYCL1 和 MYCN 的异常扩增[105]。这些发现与 TP53/Rb1 基因敲除小鼠的中的发现类似，在缺乏 p53 和 Rb1 蛋白表达的情况下，发现了几个表达 MYCL1、MYCN 和 NFIB 扩增的 SCLCs。外显子组测序、转录组测序和基因组测序证实 SCLCs 具有高突变率（7.4 蛋白质-变异改变/MB），符合烟草相关性致癌物暴露。从这些研究中，他们发现 TP53、RB1、CREBBP、EP300、SLIT2、MLL、COBL 和 EPHA7 作为潜在致癌驱动基因，分为五大类：①受体酪氨酸激酶（RTK）；②pi3 激酶和 p53 通路；③细胞周期调控；④组蛋白修饰；⑤SLIT-ROBO 信号。使用反向蛋白质阵列，Byers 和同事确认 PARP1，作为一种 DNA 修复蛋白和 E2F1 共激活剂，在 SCLCs 中的 mRNA 水平和蛋白水平高表达。PARP 抑制下调 DNA 修复机制的关键组件，增强化疗的疗效[131]，证明在未来的临床研究评估中，PARP 和 EZH2 联合化疗或其他药物的抑制作用是合理的。这些以基因为中心的策略必须辅以基因组调控的研究，通过研究整个基因的结构，包括染色体结构和表观遗传变异，旨在了解基因调控机制以及功能。同时了解基因及其调控是解释肿瘤中的异质性及其功能影响的分子网络所必需的。

小细胞肺癌临床预后差，且目前尚无已被证实的个体化治

疗方案。每年肺癌病例中 SCLC 和 NSCLC 分别占 15%~20% 和 80%~85%。SCLC 临床上来势凶猛，未经治疗的中位数生存期为 2~4 个月[132]。尽管应用化疗和放疗的最佳组合最初治疗的完全反应超过 50%，SCLC 患者从最初诊断 5 年生存率不到 5%[132]。SCLC 中寻找具有临床用途的驱动突变、基因扩增或签名的努力到目前为止尚未转化为新的疗法。此外，SCLC 的预后和诊断标志物罕见[133-135]。在过去的十年中，一些分子异常已经被描述为 NSCLC 化疗耐药和预后不良的指标[136]。如前所述，最近开创性的研究已经确定了 SCLC 的基因突变，将有望引领成功的治疗策略。

为什么在 SCLC 没有可用的靶向治疗？早期检测和治疗新靶点的发现受阻，其原因是 SCLC 往往发现晚，并且外科切除不是标准的治疗而很少获取组织来研究。另一个与进展缓慢相关的主要缺陷是缺乏敏感和可靠的技术来检测微量可用的组织或血清中的癌细胞的特征。最近，基因技术的进步提供高分辨率、高通量的工具来测量癌症的拷贝数、基因表达、DNA 甲基化和核酸测序已经开始推动这个领域的进步[105,130,137]。这些报告预测 SCLC 的认识和处理将得到快速发展。

四、其他驱动肿瘤表型的分子改变

（一）染色体改变

癌细胞不仅具有突变特征，也具有一系列的其他染色体畸变包括缺失和扩增的特征[138-140]。尽管已经证实染色体畸变与大多数肿瘤相关并是癌症的特征[68]，染色体畸变被认为日益复杂化[11,141]。许多观察到的变化被认为是肺癌发展的后果，而不是原因。然而，在重要的肿瘤抑制基因和 DNA 修复基因的编码区发现有频繁缺失的染色体区域，可能参与了几个肿瘤类型的发病机制[142]。

NSCLC 染色体改变已经被 aCGH 测量[66,67,143]。扩增和缺失的特定区域可以区分肺鳞癌和腺癌以及其他亚型。在基因组异常的许多区域，染色体区域 3q263q29 的扩增，是肺鳞癌中最常见的异常。这些研究证实和完善了先前用 CGH 分析肺癌拷贝数改变的证据[64,144]，并显示在染色体臂 1q、3q、5p、8q、11q、12p、17q 和 20q 上特别常见的扩增区域。

染色体异常可能在肿瘤分类上有作用。已经尝试全面分析基因组以识别肿瘤共同群组的遗传特性，可能提供超越传统光学显微镜分类的生物或临床指导。单核苷酸多态性阵列已经得到发展，在非常高的分辨率下能够分析遗传物质的缺失或获得[67]和癌症基因组测序的工作发现了常见的突变[106,107,145,146]。从基因组分析，在肺鳞状和腺癌之间已经观察到相对较小的差异。最常见的差异发现于 3q 染色体上且包括 P63 基因[143,147,148]。特定染色体异常的积累与 NSCLC 临床和病理数据相关。对各种癌症，染色体异常与临床结果相关联[140]，但往往很难确定和仅能部分了解对观察到的生物现象负责的基因或网络[146,149-151]。

染色体异常可能成为癌症恶化的基础。在染色体 3p 和 9p 缺失的区域被认为是早期事件，在侵袭前病变和在表现正常的吸烟者上皮中发现[152,153]。相反，TP53 和 KRAS 突变被认为主要见于肿瘤形成前的后期或明显的浸润性损伤[154]。3 号染色体上 q 臂的较大区域的扩增一直是浸润性癌的特点[64,66,144,155]只是最近才发现可发生在浸润前的病变[147]。染色体变化的模式可能是香烟烟雾所特异的。事实上，已经从有或无吸烟史的肺癌患者分子分析中得到证实。例如，杂合性丢失（LOH），在吸烟者和既往吸烟者中进行评估染色体 3p14，先前一个等位基因有突变时，可丢失一个包含野生型基因的染色体。发现这个位点的 LOH 在目前吸烟者（22/25 例）比既往吸烟者（5/11 例）中更频繁，吸烟者中的高频率与高化生指数相关[152,153]。

这意味着不仅是这些染色体在表现正常的支气管上皮细胞变化频繁，而且具有这些变化的细胞可能在戒烟后可恢复，取而代之的是没有这一损伤的细胞。已经详细研究了肺癌等位基因丢失的模式，并使用高通量技术识别等位基因的新丢失区域[71]。有趣的是，在癌症的所有位点染色体缺失例如 LOH 和染色体收益在吸烟者比非吸烟者更为普遍，表明吸烟者癌症中有更严重的染色体不稳定性[15]。用 aCGH 发现在非 NSCLC 中发现的基因改变的特定模式，可能与吸烟史有关。在 NSCLC 中已确定与吸烟相关的基因签名，可能总体预测准确率为 88%[23]。源于目前吸烟者的肺肿瘤有最大数量的拷贝数变化。与吸烟相关最重要的基因组区域被定位于 32 个区域，与基因控制细胞周期的有丝分裂期、染色体的分离和 DNA 的甲基化功能相关。认识香烟烟雾暴露的特定染色体异常可能揭示吸烟导致肺癌的病因。

肺癌中发现的另一种染色体异常是特定的易位，但这种异常通常比在血液或中胚层肿瘤中更少见[156,157]。染色体易位能改变基因功能，通过解除对细胞原癌基因表达的管制，不改变蛋白质的结构产物或通过生成和表达促生长活性的嵌合蛋白。不平衡易位还造成大量的 LOHs，从而导致肿瘤抑制基因的失活[158]。NOTCH3 是一种细胞间建立信号通路的蛋白质，Dang 和他的同事们[159]证实了与 NOTCH3 的过表达相关的 19-15 平衡易位的染色体，在发育中扮演着重要角色。同时，作者发现过度表达 NOTCH3 转基因小鼠模型，可导致新生儿死亡并具有提示肺泡细胞增生的表型作用。这些数据表明 NOTCH3 过表达防止上皮分化，这可能在肺癌的亚型中对促肿瘤形成发挥了重要作用[160]。

同样，近期发现正集中在新的融合基因如 ALK、ROS1 和 RET（如前所讨论的），已快速转化为肺癌新的靶向治疗[100,102,161-163]。

（二）肺癌基因表达的表观遗传学改变

1. DNA 加合物

DNA 加合物是 DNA 的共价修饰，是接触特定的致癌物质造成的，因此，在正常细胞的 DNA 加合物水平可作为一种对致癌物质有显著暴露的生物标记物。除了标记致癌物质的暴露，DNA 加合物可以直接改变肿瘤抑制或致癌基因的转录调控[164]。因为在肿瘤组织和血液淋巴细胞的 DNA 加合物的水平与肺癌有关[165]，因为这些水平与每日或终生香烟消费相关，在戒烟后不可逆转[166]，已经提出 DNA 加合物作为肺癌风险的潜在生物标志物。为了确定相关风险与 DNA 加合物的积累水平有关，Wiencke 和同事研究了目前和既往吸烟者的 DNA 加合物发现，对于目前吸烟者来说，确定 DNA 加合物水平的最重要变量是每天吸烟的数量[164]。相反，他们发现对既往吸烟者最重要的变量是开始的年龄。DNA 加合物的水平和起始年龄关系的机制还不清楚;年轻者加合物形成增加或者通过 DNA 修复减少加合物移除的相对贡献还有待确定。还需要前瞻性研究随访目前和既往吸烟者一段时间来确定加合物水平在风险评估中的价值。

DNA 加合物也与肺癌的风险相关。在前瞻性"医师健康研究"中的一个巢式病例对照研究中,后来发展为肺癌的活跃吸烟者的 DNA 加合物水平较未出现肺癌的吸烟者高[167]。已发现加合物的水平在女性吸烟者比男性吸烟者更普遍。与男性相比,在给定烟草暴露情况下女性吸烟者可能会患肺癌的风险更高,女性累积芳香族/疏水性 DNA 加合物的速度似乎也更快(见第 52 章)[168]。

2. DNA 甲基化

DNA 甲基化通过增加在启动子区域的甲基化密度来改变基因表达。与需要两个等位基因受抑制的遗传突变相反,异常甲基化是在多个分裂周期上的动态过程,并且可以引起随着时间的推移导致越来越多的基因功能丧失。"CpG 岛",作为 DNA 甲基转移酶的主要靶点,与几乎一半的人类基因转录起始位点有关[169]。CpG 岛内胞嘧啶的密集甲基化可导致可遗传的基因沉默[170]。基因组 DNA 低甲基化,导致基因组不稳定,以及启动子高甲基化,引起肿瘤抑制基因的失活,均被证明是人类癌症发生的常见事件[171]。正常未甲基化的 CpG 岛基因转录起始位点周围的甲基化越来越多的得到认可,是肿瘤基因表达变异的重要手段[172]。受影响的基因包括已知引起家族性癌症的一半以上的肿瘤抑制基因。异常甲基化可以在肿瘤进展的早期开始,并引起细胞周期控制缺失(如 p16)[173],错配修复功能缺失(如 MLH1),以及细胞间交互作用的缺失(如钙黏蛋白)。甲基化可能导致肿瘤恶化的确切机制目前还不清楚。事实上,甲基化是基因功能丧失的结果还是原因仍有争论[174]。

启动子区域甲基化也被提出作为极好的肿瘤标志物。在肺癌中,已发现在肿瘤和痰 DNA 中的甲基化位点且诊断癌症 3 年前已在痰中检测到[175]。最近,在 I 期 NSCLC 患者中四个基因的启动子区域的甲基化(TP16、CDH13、RASSFIA 和 APC)被证实与早期复发相关[176]。最近癌症基因组图谱的工作也报道了大量肺癌的甲基化改变的图谱[177]。

3. 组蛋白去乙酰化

组蛋白去乙酰化是表观遗传控制的另一种机制。组蛋白是核蛋白,包装 DNA 并允许核糖体进入 DNA。核小体组蛋白尾巴的乙酰化与染色质解折叠和提高区域转录活性相关。组蛋白去乙酰化酶通过调节核心组蛋白乙酰化来调节染色质结构。因此组蛋白去乙酰化作用与压缩 DNA 和抑制转录相关。例如在肺癌细胞系,组蛋白 3 的去乙酰化与视黄酸的不反应性相关,这种现象与细胞系亚群的 RARβ 启动子甲基化相关[178]。组蛋白去乙酰酶抑制剂已经被证明能降低一系列的癌基因蛋白的水平[179],意味着有作为抗肿瘤治疗药物的潜在作用。

4. miRNAs 的调节

Micro-RNA(miRNA)是单链非编码 RNA 的大家族,指导蛋白质编码的转录后阻抑[180,181]。在一个分析 104 对 NSCLC 和相应的正常肺组织的研究中,43 种 miRNA 的表达谱可以辨别肺癌组织与非癌性肺组织[182]。6 个 miRNA(hsa-mir-205,hsa-mir-99b、hsa-mir-203、hsa-mir-202、hsa-mir-102 和 hsa-mir-204-prec)在腺癌和鳞状细胞癌中差异表达。此外,高 hsa-mir-155 和低 hsa-let-7a-2 表达与肺腺癌的低生存率相关。在另一项 143 例手术切除的 NSCLC 的研究中,低 let-7 表达也与较短的存活显著相关,而 let-7 在 A549 肺腺癌细胞系中的高表达抑制体外肺癌细胞生长[183]。

NSCLC 中差异表达的 miRNA 基因常常位于染色体容易突变和(或)染色体区域拷贝数改变频繁的脆性位点,这表明 miRNA 的表达差异可由于基因组改变所诱导。因为超过 50% 的 miRNA 出现在癌症相关的染色体区域,所以 miRNA 也被怀疑起着癌基因或肿瘤抑制基因的作用。miRNA 的表达谱是肺癌诊断、分类和预后的潜在标记物。与分析平台的可重复性相关的方法学问题应尽快得到解决。

(三) 蛋白质组的改变

DNA 和 RNA 的变化可能不反映在蛋白质表达的变化中。事实上,蛋白质分析的最新进展表明基因表达和蛋白表达之间的相关性很差。现在已经清楚,蛋白质活性通常受到如蛋白水解和磷酸化等翻译后修饰的高度调节。蛋白表达水平和翻译后修饰都不能通过基因组或者 cDNA 微阵技术评估,促使了对蛋白质表达评估的研究,通常被称为"蛋白质组学"。

通过几种蛋白质组学方法来研究肺癌,包括二维凝胶电泳、质谱分析法和免疫组织化学,以鉴定肿瘤或生物流体[184-186]如伴或不伴癌症的患者的支气管肺泡灌洗液中的生物标志物[187]。基质辅助激光解吸附电离剖析是快速而高通量的方法,但只检测到相对低分子量的含量丰富的蛋白质,当应用到复杂蛋白质组时并不能够直接鉴定。二维凝胶分析受实验室的再现性和物料通过量的问题影响。质谱分析法具有更低的流量,但能区分来自每个细胞的大量蛋白质。

人类蛋白质组学分析的进展推动了生物标志物发现和疾病病因学分子途径识别的关键方面。我们团队已经使用标准化的猎枪蛋白质组学分析方法,其中包括使用高效液相色谱和质谱分析来识别复杂混合物中的蛋白质,用于分析 NSCLC 和正常肺组织的两个主要亚型(图 51-2)。使用这种方法,从鳞状细胞癌,腺癌和对照标本的汇集人类样品的分析中鉴定出 3621 个蛋白质。除了之前涉及肺癌的蛋白质外,发现多种新蛋白质作为治疗靶点或诊断性生物标记物的潜在可能,包括一些未通过转录组图谱鉴定的蛋白质[188]。这些蛋白的上调通过多反应监测质谱确认。这种蛋白质组学技术平台允许肺肿瘤蛋白质组的深入研究,使得能够鉴定新的、先前未检测到的生物标志候选物和潜在的治疗靶标,如 SLC1A5,一种中性氨基酸转运蛋白,负责将超过 50% 的谷氨酰胺运输到肺癌细胞[189]。SLC1A5 也位于细胞质膜,其抑制作用降低肺癌细胞中细胞生长和生存能力。这样的方法可以揭示肺癌新的和可能有用的生物标志物。这种方法可能会发现新颖、有潜在价值的肺癌生物标记物。

反向阶段蛋白质阵列[190]是验证生物样品中蛋白质生物标记物的一种手段。主要优点是它可以在肺癌中快速评估已知信号通路且它只需要微量的组织[131,191]。这个方法的局限性是一个靶位且依赖于特异性抗体的验证。

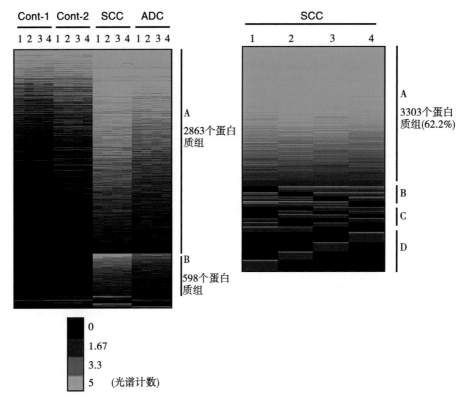

图51-2 鸟枪法蛋白质组学方法可重复性的鉴定临床样品中的大量蛋白质。左侧,所有确定的蛋白质的热图视图。多肽从三个不同的组织学池中生成,包括两个对照池(Cont-1 和 Cont-2),鳞状细胞癌(SCC)池和腺癌(ADC)池。在所有池(顶部)中发现的蛋白质组的数量(2863),显示在该组的右上侧。仅存在于 SCC 和 ADC 肿瘤池(598)(底部)的蛋白质组显示在右下方。对照:无创的肺组织。右侧,我们在 SCC 池中确定来自 4 个重复实验里的蛋白质,正如在每一行上显示的数字 1~4 所示。在已经确定的 5310 个蛋白质组中,在每一个实验(A)中观察到 3303 个(62.2%)蛋白质组,在三个实验(B)中观察到 487 个(9.2%)蛋白质组。在两个实验(C)和一个实验(D)中观察到的蛋白质的数量分别为 597(11.2%)和 923(17.3%)。每行中的蓝色线代表鉴定的蛋白质组。每条线的强度指示每个蛋白质组的光谱计数,其中在图的底部示出比例。(摘自 Kikuchi T,Hassanein M,Amann JM,et al:In-depth proteomic analysis of nonsmall cell lung cancer to discover molecular targets and candidate biomarkers. *Mol Cell Proteomics* 11:916-932,2012.)

五、加深对肺癌认识的策略

(一)高通量分析技术

1. 表达阵列到新一代测序

由于 DNA 最终通过 RNA 翻译为蛋白影响细胞行为,RNA 表达模式可能比 DNA 拷贝数或表观 DNA 改变与细胞行为更为相关。在 20 世纪 90 年代中期发展的微阵列技术,为肿瘤基因表达的指纹开发提供了希望,而且与临床特征相关。除了能够更好地对肺癌进行分类外,这种基因表达谱的技术进步为肿瘤行为(疾病进展、复发、治疗反应)以及肿瘤发生发展机制打开了一扇窗口。肿瘤基因表达谱也受到周围的非恶性细胞的影响,因此,肿瘤和非肿瘤的分布将有助于研究两个实体的调节作用[192]。

表达阵列数据为肿瘤的鉴别和分类提供了新方法。选出的基因可辨别原发性肺癌和肺外转移灶之间的区别[193]。使用商用基因芯片[193]或定制阵形[194,195]研究肺腺癌的表达谱,已经可以鉴定不同类型的肿瘤,虽然有一些重叠。例如,发现四类腺癌具有特异性预后和表达特征。这些特征分别是:①细胞周期和增殖的基因的表达;②神经内分泌标志物的表达;③肺泡起源标记的表达;④鸟氨酸脱羧酶或谷胱甘肽 S-转移酶的表达[193]。发现有神经内分泌亚类表达的患者临床预后显著差于其他患者。这些亚类差异可能表明针对这些亚型可能的新疗法,并解释为什么表面看起来相似的肿瘤可能治疗反应截然不同。例如,当 cDNA 微阵列用于研究神经内分泌肿瘤,发现良性肿瘤和 SCLC 基因表达之间的相关性较弱[196],肿瘤可能形态相似,但临床表现有很大的不同。

总之,自 20 世纪 90 年代后期以来,我们已经认识到,癌症中的体细胞分子改变产生的标记物可用于分子分类[193,195]或预测病人的生存[195,197]、复发的风险[198]和对治疗的反应[193]。然而,这些标记并不总是经受得起独立验证[199]。

2. 蛋白质组学策略的进步

质谱分析法具有非常高的通量,可以在几秒钟内分析样品,对盐、缓冲区和其他生物污染物有更高的耐受性。因为这些属性，基质辅助激光解吸附电离质谱法已被用于研究血清[200-203]、尿液[204]、组织提取物[205,206]、整个细胞[207]、和激化捕获显微切割细胞的蛋白质/多肽[208]。这些分析实验应用于一系列的生物标本。在我们团队基质辅助激光解吸附电离质谱法的一项研究中[209]，来自肺癌和正常组织的数据的分级聚类可鉴别肿瘤和正常以及组织学亚组之间的区别。鸟枪法蛋白质组学方法，研究了越来越多的蛋白质并且发现肺癌的新分子特征，如最近在 NSCLC 中发现[188]。使用整合蛋白质组和转录组分析，已经确定 SCLC 和 NSCLC 之间的分子差异，支持 PARP1 和 EZH2 在 SCLC 中的潜在作用[131]。然而，由于缺乏平台和体系之间的重复性，蛋白质组学分析不同于基因组特征谱分析，尚未在临床实践中产生重大影响[210-212]。

在生物体液或组织样本中蛋白质组学分析也被研究，是很大的挑战。样品构成的复杂性和样本中少数含量较高的蛋白质的占优势而掩盖较低含量的蛋白质，限制了这种方法的实用性。在回顾性研究中，对一个新的血清蛋白质组学平台进行了测试，显示其具有预测 NSCLC 患者将是否受益于 EGFR TKI 埃罗替尼的能力[213-215]。未来努力方向是分析具有诊断、预测治疗反应和监测潜力的血清或其他液体的特定蛋白质或蛋白质标记。

（二）分子网络——系统生物学

为了从高通量测定中确定最具信息性的分子靶标，正在开发越来越复杂的分析工具。这些分析工具帮助定义生物过程、细胞组分或分子途径以及提供兴趣基因的基因本体信息，这些分析工具包括 WebGestalt[216]，Pathway Studio 和 Ingenuity。"京都基因和基因组百科全书"是基因和分子网络系统分析基因功能的知识库[217]。尽管大多数通路和网络分析工具是以基因为中心的，但是用于各级组合和集成多维信息的工具正在迅速发展中[218]。网络分析帮助识别中心基因或蛋白质，称为枢纽，链接网络中的许多其他部分。例如，人们可以假设调节（中枢）基因或蛋白质的突变比那些在网络中连接较少的和外围的突变更容易导致疾病[219]。这些枢纽也可能成为治疗的靶点。因此，系统生物学定量的应用为癌症提供了一种独特的方法来定义发病机制和发展个体化（个性化）治疗策略，可以充分利用现代分子病理学和迅速可供种群和个体使用的综合数据集。

六、转化肺癌生物学到临床

（一）生物标记物

生物标志物是可测量的肿瘤产物，可协助诊断（鉴定病例）、预后（与独立干预结果相关）或预测（与特定干预后结果相关）。很明显，通过高质量生物标志物定位这些类别的每一种，可改善肺癌的预后（图 51-3）。迄今为止最大的进步是选择对晚期肺癌患者的治疗。然而，为了减少肺癌的死亡，我们需要为早期肺癌的预防、早期检测和治疗设计标志物-驱动策略。

虽然早期肺癌生物标志物的发现受到肺癌的发病缓慢和缺乏早期疾病筛查试验的阻碍，但是最近对重度吸烟者低剂量 CT 的阳性筛查试验，从参与者收集的生物样品将有希望成为发现生物标志物的有用资源[220,221]。基于生物标记概念的假设，病变

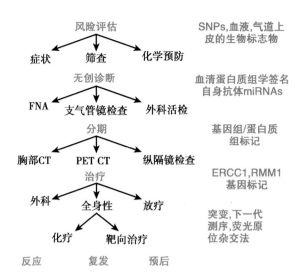

图 51-3　生物标志物驱动的肺癌个性化管理的应用前景展望。在肺癌的管理过程中的每个步骤，要制定重要的临床决策。风险、诊断、预后和对治疗反应的生物标志物可供使用，已经推动对肺癌的个性化方法。在图中提供的候选生物标志物的例子在决策树节点上，他们在不久的将来可能会影响决策。ERCC1，切除修复交叉互补基因 1；FISH，荧光原位杂交法；FNA，细针抽吸；miRNAs，microRNAs；NGS，下一代测序；RMM1，核苷酸还原酶；SNPs，单核苷酸多态性

的分子特征与特定的、临床关联的生物状态高度相关。这些特征包括基因和蛋白质的表达水平的变化及其翻译后修饰。在癌症早期阶段的检测使生存期最大化，血源性标志物鉴定会导向微创测试。最好的生物标记物是那些可重复测量的，与疾病进程相关，引导临床决策改善临床结局的标记物（表 51-2）。尽管不停地在寻找这样的生物标志物，目前还没有一个被证明可用于肺癌早期的诊断[222-224]。

表 51-2　成功的诊断性生物标志物的特点

可测量的、无创性、具有较强的性能特征（强调阳性和阴性预测值）、强大的、可重复性的和生物学相关性
证明能为当前标准增加临床价值及指导临床决策
由临床社区采用而获得其提供的益处
在成本和保险报销方面具有竞争力

基于在肺癌中发现的最早异常的分子生物标志物可以有助于肺癌的早期检测。使用荧光原位杂交分析痰样品中的 DNA 甲基化、miRNA 或染色体异常，可能是适合早期检测的方法。新的检测方法如呼出气冷凝液作为肿瘤代谢物[225,226]可能会是评估高危个体的有效方法。正如前面提到的，在"全国肺癌筛查试验"中通过低剂量 CT 扫描早期检测已被证明对降低总体和癌症-特异性死亡率是有效的[220]。分子研究的深入可能显著提高这一早期检测新策略的敏感性和特异性。

生物标记物也可能提供预后和预测信息。表达阵列特征和血清蛋白质组学分析先前已经作了讨论。基因多态性或 DNA 修复基因的表达（如 ERCC 和 RRM）与预测化疗反应相关[227]，但也已被证明在基于抗体免疫组织化学测试的性能可靠性方面

有重大的实用障碍[228],对他们的临床效用产生了质疑[229]。环氧合酶-2 表达和尿前列腺素与 COX 抑制剂有关[230,231],将需进一步研究。

(二) 个性化医疗和分子治疗

生物标志物在 NSCLC 临床护理中的最大作用是测试晚期或转移性疾病患者中存在的"驱动"基因型,然后匹配相应的靶向疗法(图 51-4)。驱动基因是指一个关键的,必要的生物变化,通常通过基因突变、扩增或易位获得功能。这个驱动是致癌的,在驱动癌症恶性表型的信号中发挥关键作用。在 NSCLC 中发现了广泛的驱动基因型,主要在腺癌中,但在一定程度上可出现在鳞状细胞癌[232,233]。大型患者群体的基因型筛选表明,驱动基因型往往是相互排斥的,这表明这些变化实际上在癌症的早期发展中发挥作用,证实了基因型的生物标志物的概念可以用来区分不同的肺癌亚型。NSCLC 的临床诊断标准在逐步发展,在诊断时考虑基因分型;多正在开发以时间、金钱和组织有效的方式完成测试的多路复用平台[234]。基因型信息然后用于匹配靶向治疗的患者,通常是特异性阻断驱动通路的信号传导的小分子抑制剂。一个良好的网上工具"www. mycancergenome. org",提供了这种支持[235]。

已经在低量吸烟史腺癌患者中发现了几种 EGFR 突变(最常见的缺失外显子 19 和 21 号外显子 L858R 点突变)[87-89]。来自东亚国家的患者 EGFR 突变更频繁,其原因不明,约 10% ~ 15% 的北美和欧洲的肺癌患者有 EGFR 突变,而在日本,该比例为 50% 或更高[232]。这些突变导致 EGF 受体及其下游生长通路的组成性激活,EGFR 突变的患者对证实的 EGFR TKIs 吉非替尼,埃罗替尼和阿法替尼有戏剧性的反应(图 51-5 和表 51-3)[92,211,236]。结合上下文,对一线化疗有反应的肺癌患者大约是 20% ~ 35%,中位生存期(PFS;有多长时间患者继续治疗而没有进展)大约是 5 ~ 6 个月[237,238]。EGFR 突变阳性患者通常对 EGFR TKI 有 75% 的反应率,相应的 PFS 是 10 ~ 13 个月。在一系列的前瞻性随机试验中,已证明初始使用 EGFR TKI 治疗 EGFR 突变的晚期肺癌患者而不是使用标准化疗能显著改善 PFS 和生活质量;这已经成为标准治疗[212,239,240]。

导致靠近 EML4 或其他类似启动子区域的 ALK 受体酪氨酸激酶基因同位结构的易位已确定在大约 5% 的 NSCLC 病例中,同样最常见于低吸烟史患者[100,241]。ALK 重排使 ALK TKI 克唑替尼反应率近似 70% 和有 10 个月的 PFS(表 51-4)[101,242]。之

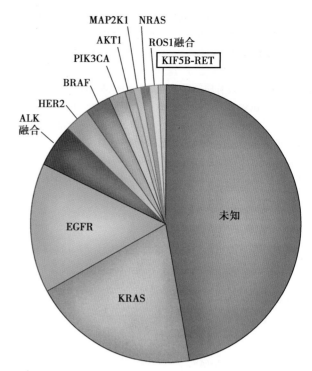

图 51-4 饼图显示肺腺癌基因异常的百分比分布。肺癌的治疗决定已经从仅基于组织学信息转变到要包含基因改变的时代。在这个饼状图中可以看到,随着驱动突变的发现,肺癌的基因组被削弱,导致组成性激活的信号蛋白并提供治疗靶点。最近发现 KIF5B-RET 融合亚组,占大约 1% 的分布,是"装箱"的。NRAS,神经母细胞瘤 RAS 病毒(v-ras)致癌基因同源物;MAP2K1,促分裂原活化蛋白激酶激酶 1;AKT1,v-akt 小鼠胸腺瘤病毒致癌基因同源物 1;PIK3CA,磷酸肌醇-3-激酶,催化 α 多肽;BRAF,v-raf 小鼠肉瘤病毒致癌基因同源物 B1;HER2,人类表皮生长因子受体 2;EGFR,表皮生长因子受体;KRAS,v-Ki-ras2 Kirsten 大鼠肉瘤病毒致癌基因同源物。(摘自 Pao W, Hutchinson KE: Chipping away at the lung cancer genome. *Nature Med* 18:349-351,2012.)

前接受化疗且具有 ALK 易位的患者被随机分配到克唑替尼与标准二线化疗,结果显示克唑替尼在治疗反应和 PFS 方面更有效[243]。此外,回顾性分析表明 ALK 易位患者用克唑替尼治疗与不能接受克唑替尼治疗或在克唑替尼可用之前被诊断和治疗

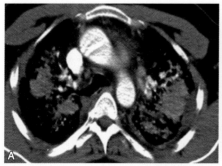
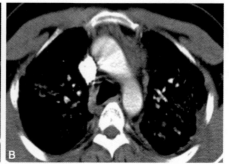

图 51-5 抗表皮生长因子受体(EGFR)靶向治疗的反应。轴向胸部 CT 扫描显示了一个化疗难治性腺癌妇女使用吉非替尼(EGFR 酪氨酸激酶抑制剂)治疗 2 个月后的显著反应(A,治疗前;B,治疗后)。这个妇女没有吸烟史的的亚洲人并且伴有 EGFR 激活突变

的患者相比,能改善总体存活率[244]。这是一个重要的问题,因为证明对靶向治疗可产生显著反应的具有基因型的群体对未来的随机试验构成伦理困境,原因是将患者从有效的靶向治疗中随机分离出来,而在疾病进展时不允许交叉,使得不再可行。ROS1 受体酪氨酸激酶可以在 1% 或更少的 NSCLC 病例中活化易位。鉴于 ROS1 对 ALK 的同源性,TKI 克唑替尼就恰巧是这种肺癌患者亚群的特异性而有效的抑制剂[102]。有趣的是,克唑替尼也抑制了 MET 酪氨酸激酶,大约 1% 或更少的 NSCLC 患者有以高水平 MET 扩增为特征的驱动基因型。临床病例报告描述了这一基因型患者对克唑替尼治疗有效[245]。

表 51-3　肺癌中的分子靶点

肺癌的特点	可能的分子靶点
自给自足的细胞生长	EGFR,PIK3CA,PDGFR,MAPK,EML4ALK,ROS1,ALK,RET,HER2,BRAF,MET
抗生长不敏感	SMADs,Rb,细胞周期蛋白依赖性激酶,MYC
无限制复制的潜力	p53,Rb,hTERT,EML4-ALK
逃避凋亡	KRAS,p53,BCL-2,胱门蛋白酶,FAS,TNFR,DR5,IGF/PI3K/AKT,mTOR,PTEN,MET
持续的血管生成	NF-κB,VEGF,TGF-β,αvβ3,血小板反应蛋白-1,HIF 1α

AKT,蛋白激酶 B;EGFR,表皮生长因子受体;EML4-ALK,棘皮动物微管相关蛋白如 4-间变性淋巴瘤激酶;HIF1α,缺氧诱导因子 1α;IGF,胰岛素样生长因子;MAPK,促分裂原活化蛋白激酶激;mTOR,哺乳动物雷帕霉素靶点,NF-κB,核因子-κB;PDGFR,血小板源生长因子受体;PI3K,磷酸肌醇-3-激酶;pRb,视网膜母细胞瘤蛋白;PTEN,磷酸酶和张力蛋白同源基因;TGF-β,转化生长因子-β;VEGF,血管内皮生长因子

表 51-4　肺癌中靶点的确定与当前或潜在的治疗方法

驱动基因	靶向治疗
EGFR 突变	批准的 EGFR TKIs:吉非替尼,埃罗替尼及阿法替尼 试验性 EGFR TKIs:dacomitinib,CO-1686,AZD9291
ALK 易位	批准的 ALK TKIs:克唑替尼 试验性 ALK TKIs:LDK378,AP26113,CH5424802,X-396
ROS1 易位	试验性 ROS1 TKIs:克唑替尼
MET 扩增	试验性 MET TKIs:克唑替尼
BRAF 突变	试验性 BRAF TKIs:达拉菲尼,维罗非尼
HER2 突变或扩增	试验性 HER2 单克隆抗体:曲妥单抗 试验性 HER2 TKIs:阿法替尼
KRAS	试验性 MEK TKIs:司美替尼,曲美替尼

BRAF 突变在黑色素瘤中更常见,但在约 1% 的 NSCLC 患者中也被发现[232,246]。在少部分(1% ~ 2%)肺癌患者中出现

HER2 突变和 HER2 扩增,与对 HER2 单克隆抗体曲妥珠单抗和 TKI 阿法替尼的反应相关[247,248]。其他罕见的驱动基因型在快速连续出现。

KRAS 突变是最常见的基因型,但到目前为止对治疗靶点无反应。在结肠癌,KRAS 突变的存在成为 EGFR-靶向治疗(主要是单克隆抗体)强有力的阴性预测指标[249],但在 NSCLC,尚不清楚有 KRAS 突变的患者是否应该取消 EGFR 药物治疗的资格[250,251]。下游信号通路抑制剂的发展看起来像是 KRAS 突变一个潜在的有用的策略,并且在一个多西他赛化疗随机 Ⅱ 期研究中,联合 MEK 抑制剂司美替尼后显示了反应率和 PFS 的增加[252]。

利用免疫系统攻击癌症一直以来是医生的梦想,但进展一直很慢。然而,最近,以"免疫监控点"调节剂形式的新治疗方案,是非常有前景的治疗选择。程序性死亡 1(PD-1)蛋白,T 细胞共同抑制剂受体及其配体之一,PD-L1 在肿瘤细胞逃避宿主的免疫系统的能力上发挥关键作用。阻断 PD-1 和 PD-L1 之间的相互作用增强了体外免疫功能,并在临床前模型中介导抗肿瘤活性。在两个关键的 Ⅰ 期试验中,针对 PD-1[253] 和 PD-L1[254] 的抗体引起显著的高反应率与持久的临床益处。CTLA-4 是下调免疫系统的另一个蛋白质受体。抗 CTLA-4 抗体,伊匹单抗,被批准用于黑素瘤[255],正在肺癌中进行临床试验。抗 PD-1 和抗 CTLA-4 抗体的组合可能更有效,正如在黑素瘤中表现的一样[256]。抗 PD-1 和抗 CTLA-4 抗体可能是肿瘤表达的蛋白质中最有效的[254,257],但明确预测治疗反应的生物标志物尚未确立。

(三)耐药机制

目前在肺癌靶向治疗领域最热门的研究方向之一是如何克服获得性耐药。具有最成功靶向药物治疗(EGFR 突变,ALK 和 ROS1 中的重排)的基因型,已经显示在治疗 1 ~ 2 年后大多数患者获得抗药性。耐药通常是在酪氨酸蛋白激酶的门控位置点突变的形式[94,95,210,258,259],但也可能是旁路途径形式,或是绕道使用另一个癌症信号通路[96,97,258,260]。从腺癌到小细胞肺癌的肿瘤组织学发展已经发现一些 EGFR 突变患者对 EGFR TKIs 获得性耐药,但该机制还不是很清楚[260,261]。对靶向治疗获得性抗性的几种治疗方法正在研究,主要在具有 EGFR 突变和 ALK 重排的 NSCLC 中进行。

关键点
- 吸烟者患肺癌之前有整个支气管上皮的基因、表观遗传和转录后异常的积累,显示"区域癌化"概念的正确性。
- 不吸烟者患肺癌机制还不太清楚。尽管如此,任何类型癌症(在吸烟者和非吸烟者)的风险似乎都有遗传倾向,例如,在烟碱样乙酰胆碱受体中可检测到基因改变。
- 腺癌大量候选基因测序显示单个肺肿瘤中有 0 ~ 40 个异常基因,这些基因通常都见于之前已经明确的信号通路中。
- 肺癌中最常见的基因改变是 TP53 和 KARS,目前尚无有效的靶向治疗药物。
- 对一些基因改变,尤其是 EGFR、ALK 和 ROS1 中的驱动基因突变或基因易位,已有靶向治疗的药物并且观察到显著的临床有效性。

(郭璐　代水平 译,李为民 校)

参考文献

以下是主要的文献，完整的文献请登录 *ExpertConsult* 查阅。

Byers LA, Wang J, Nilsson MB, et al: Proteomic profiling identifies dysregulated pathways in small cell lung cancer and novel therapeutic targets including PARP1. *Cancer Discov* 2:798–811, 2012.

Hassanein M, Callison JC, Callaway-Lane C, et al: The state of molecular biomarkers for the early detection of lung cancer. *Cancer Prev Res (Phila)* 5:992–1006, 2012.

McWilliams A, Tammemagi MC, Mayo JR, et al: Probability of cancer in pulmonary nodules detected on first screening CT. *N Engl J Med* 369:910–919, 2013.

Ohashi K, Maruvka YE, Michor F, et al: Epidermal growth factor receptor tyrosine kinase inhibitor-resistant disease. *J Clin Oncol* 31:1070–1080, 2013.

Pao W, Chmielecki J: Rational, biologically based treatment of *EGFR*-mutant non-small-cell lung cancer. *Nat Rev Cancer* 10:760–774, 2010.

Peifer M, Fernandez-Cuesta L, Sos ML, et al: Integrative genome analyses identify key somatic driver mutations of small-cell lung cancer. *Nat Genet* 44:1104–1110, 2012.

Rudin CM, Avila-Tang E, Harris CC, et al: Lung cancer in never smokers: molecular profiles and therapeutic implications. *Clin Cancer Res* 15:564–65661, 2009.

Rudin CM, Durinck S, Stawiski EW, et al: Comprehensive genomic analysis identifies SOX2 as a frequently amplified gene in small-cell lung cancer. *Nat Genet* 44:1111–1116, 2012.

Sos ML, Dietlein F, Peifer M, et al: A framework for identification of actionable cancer genome dependencies in small cell lung cancer. *Proc Natl Acad Sci U S A* 109:17034–17039, 2012.

Sutherland KD, Proost N, Brouns I, et al: Cell of origin of small cell lung cancer: inactivation of Trp53 and Rb1 in distinct cell types of adult mouse lung. *Cancer Cell* 19:754–764, 2011.

Taguchi A, Politi K, Pitteri SJ, et al: Lung cancer signatures in plasma based on proteome profiling of mouse tumor models. *Cancer Cell* 20:289–299, 2011.

Tammemagi MC, Katki HA, Hocking WG, et al: Selection criteria for lung-cancer screening. *N Engl J Med* 368:728–736, 2013.

Vogelstein B, Papadopoulos N, Velculescu VE, et al: Cancer genome landscapes. *Science* 339:1546–1558, 2013.

一、引言

作为世界上癌症死亡的首要原因,肺癌目前是一个巨大的公共卫生问题。2008 年,超过 160 万人新诊断为肺癌,占所有新诊断癌症人数的 13%;此外,140 万人死于肺癌,占所有癌症死亡的 18%[1]。相比之下,在 20 世纪初,肺癌则被认为是一种罕见的疾病。然而,在 20 世纪的前几十年间,临床医生开始需要为越来越多的肺癌患者提供治疗,同时日常的重要数据记录了不断增加的肺癌死亡率,人们意识到肺癌变得不再罕见。烟草在世界各地被广泛使用数百年,上瘾性导致了肺对吸入性致癌物的持续暴露,随之而来的是肺癌的流行[2]。20 世纪 30 年代以来,人们开始对吸烟和肺癌的关系进行流行病学调查研究,并在 50 年代后提出了吸烟与肺癌关系的可靠证据[3]。尽管众所周知吸烟是肺癌的主要病因,肺癌还有其他的病因,其中一些因素协同吸烟一起增加肺癌罹患风险。

本章节对肺癌流行病学证据进行总结,内容主要基于对专家委员会提供的证据的总结,也包括对有代表性的尤其是资料详实的研究结果的总结。专家评审组织会定期发布综述报告,这样的报告可以追溯到英国皇家医学院(the Royal College of Physicians)[4]于 1962 年发布的报告,以及一项由美国外科医师协会[5]于 1964 年发布的里程碑式报告。近期的报告有:国际癌症研究机构(the International Agency for Research on Cancer)[6]在 2004 年的报告,美国外科医师协会分别在 2004 年、2006 年关于主动和被动吸烟的报告[7,8],以及美国外科医师协会于 2010 年发布的关于吸烟导致疾病的基础机制报告[9]。美国外科医师协会 2014 年的报告是对 1964 年里程碑式报告的 50 周年纪念,并再一次更新了关于吸烟对健康产生负效应的证据[9a]。美国外科医师协会的报告提供的相关证据总结和推论表明主动和被动吸烟均与肺癌的患病风险相关[9b]。同时,关于这些问题的研究证据对推动流行病学的发展具有历史性意义[9b]。

二、流行模式

(一) 当前趋势

因为肺癌具有高病死率,其发病率和死亡率几乎一致。因此,日常收集重要的数据可以获得一个较长的肺癌档案。肺癌流行时期可追溯到 20 世纪中叶(图 52-1)[10,11]。从 20 世纪 60 年代至今,紧随男性之后,女性肺癌的发病率也急剧上升,并成为美国女性肿瘤病死率最常见病因[12]。但由于女性吸烟者较少,与男性相比,肺癌在女性中的流行出现时间较晚,同时其罹患高峰也较低[13,15]。

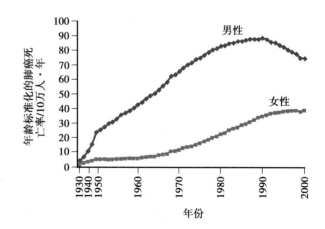

图 52-1　年龄标准化的肺癌死亡率(美国:1930—2000 年,年龄以 2000 年人群进行校正)。(Data from Wingo PA, Cardinez CJ, Landis SH, et al: Long-term trends in cancer mortality in the United States, 1930-1998. Cancer 97: 3133-3275, 2003; and National Cancer Institute and National Center for Health Statistics: Surveillance, Epidemiology, and End Results[SEER] Program. SEER Stat Database: Mortality 2003. http://seer.cancer.gov/.)

美国不同年龄段肺癌死亡率的趋势表明肺癌在男性及女性中流行的不同模式(图 52-2)[14,16-19]。在较高年龄组,两性的

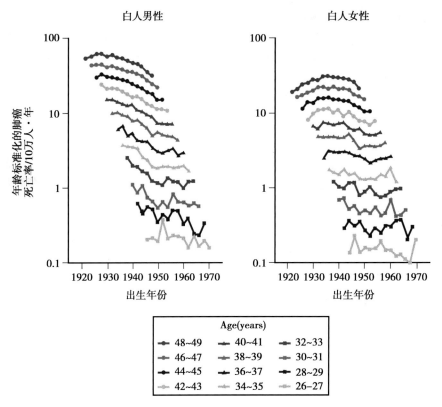

图 52-2 美国年龄特异性肺癌死亡率(白人男性与白人女性),从 26~27 岁到 48~49 岁,每 2 岁为间隔,x 轴为出生时间。(Data from Jemal A, Chu KC, Tarone RE: Recent trends in lung cancer mortality in the United States. *J Natl Cancer Inst* 93:277-283, 2001; McKay FW, Hanson MR, Miller RW: Cancer mortality in the United States: 1950-1977. *Natl Cancer Inst Monogr* 59:1-475, 1982; Ries LAG, Miller BA, Hankey BF, et al: *Cancer statistics review*. Bethesda, MD: U. S. Government Printing Office, 1995, pp 1973-1991; Horm JW, Cicero JB: SEER Program: *Cancer incidence and mortality in the United States*. Washington, DC: U. S. Government Printing Office, 1984, pp 1973-1981; and National Cancer Institute: National Cancer Institute SEER website. Surveillance, Epidemiology, and End Results[SEER] Program. 2001. http://seer. cancer. gov.)

肺癌死亡率均持续增加,但在男性中的增长速度低于女性。在低年龄组中,肺癌死亡率则明显减少,其中男性减少较多,但女性减少也较明显[14]。

肺癌患者中,不同组织学类型的发生率有显著变化[20]。在 1973—1987 年间,腺癌的发病率持续增长,并超过鳞癌,成为肺癌最常见的组织学类型(表 52-1)[20,21]。

表 52-1 肺癌不同组织学类型和时间段的年龄调整发病率(每 10 万):SEER 1973—1977, 1978—1982, 1983—987, 1990—2000

组别	亚组	1973—1977*	1978—1982*	1983—1987*	1990—2000+
总数		39. 5	46. 8	51. 4	66. 9
	鳞癌	13. 4	15. 1	15. 3	14. 4
	腺癌	10. 5	14. 2	16. 7	22. 1
	小细胞癌	5. 9	8. 2	9. 4	9. 8
	大细胞癌	0. 0	3. 9	4. 9	NA
白种男性					
	鳞癌	24. 3	26. 8	25. 5	22. 3
	腺癌	14. 5	19. 0	21. 3	26. 3
	小细胞癌	9. 5	12. 5	13. 1	12. 2
	大细胞癌	0. 0	5. 9	7. 2	NA

表 52-1　肺癌不同组织学类型和时间段的年龄调整发病率（每 10 万）：SEER 1973—1977,1978—1982,1983—987,1990—2000（续）

组别	亚组	1973—1977 [*]	1978—1982 [*]	1983—1987 [*]	1990—2000 [+]
白种女性					
	鳞癌	4.0	5.5	6.6	8.2
	腺癌	6.9	10.2	12.9	19.1
	小细胞癌	3.4	5.5	7.1	8.9
	大细胞癌	0.0	2.2	3.1	NA
非裔美籍男性					
	鳞癌	43.9	46.3	48.5	39.7
	腺癌	18.1	27.4	32.5	36.2
	小细胞癌	9.5	13.3	14.0	12.7
	大细胞癌	0.0	8.0	10.8	NA
非裔美籍男性					
	鳞癌	5.6	6.8	9.5	11.4
	腺癌	6.8	10.8	13.3	18.9
	小细胞癌	3.6	3.9	6.0	7.2
	大细胞癌	0.0	2.0	3.0	NA

[*] 数据来自参考文献 20。

[+] 通过参考文献 21 计算得出。

NA,无法获得数据；SEER,监测(Surveillance),流行病学(Epidemiology),最终结果(End Results)

（二）种族与民族

在美国，尽管肺癌的发病率和死亡率在非裔女性与白种女性中相类似，但非裔男性相比白种男性则分别增高 26% 和 23%[22]。但随着美国非裔青少年吸烟人数的显著减少[23]预示着这种流行趋势或将改变。同时，非裔美国人和非西班牙裔美国人的肺癌死亡率显著高于西班牙裔美国人、本土美国人以及亚洲人[24,25]。然而，种族间吸烟模式的不同并不能完全解释不同种族间肺癌的发病率及死亡率不同的问题[26]。美国非裔人群中肺癌的高流行性可能部分归因于非裔美国人对吸烟的致癌作用具有更高易感性[27]。非裔美籍肺癌患者相比白种美国人有更高死亡率，不仅因为其发病率更高，也因为其预后更差。在 2009 年，非裔美国人肺癌 5 年生存率比白种美国人低 19%。

（三）地理模式

肺癌是世界范围内最常见的恶性肿瘤[27,28]，但其地理分布具有明显的区域性[29]：年龄标准化的发病率差异较大，在男性中差异超过 4 倍，而女性中则超过 5 倍（图 52-3）[30]。这种巨大的发病率差异不能仅以诊断水平及资料收集质量差异来解释。肺癌在发达国家较常见，尤其是北美与欧洲，在发展中国家中则相对少见，尤其是非洲和南美[31]。然而，肺癌在发展中国家的流行正在上升[32]。

中国吸烟的流行表明了全球肺癌负担正在经历的改变，即从高收入西方国家向中低收入国家尤其是亚洲转移。在 2008 年，发展中国家新诊断的肺癌人数比发达国家多 22%（分别是 884 500 人和 724 300 人）[33]，中国的情况尤为严峻。因为主动吸烟人数的急剧增加，中国男性成为令人担忧的人群。中国男性人均香烟消费量由 1952 年的 1 支/天增加到 1972 年的 4 支/天，到 1992 年的 10 支/天[34]。结果，肺癌的死亡率从 1990 年到 2010 年已增加 27%[35]，并且由于烟草控制措施的缺乏，肺癌死亡率将持续大幅增长。鉴于中国男性吸烟人口多达 3 亿，其持续增长的肺癌患者将对 21 世纪全球肺癌负担产生重要影响。中国肺癌流行病学的又一特点是尽管中国女性吸烟人数少，但仍有较高的死亡率。这种在女性中异常的高死亡率可能归因于对危险因素的暴露，例如二手烟的暴露和烹饪油烟导致的室内空气污染[1]。

肺癌死亡率在同一国家内也存在明显的地理变异，这为探究肺癌的决定因素提供了线索。在过去，市区肺癌死亡率最高，由此推断空气污染可能是肺癌流行的原因[36]。1950—1969 年美国沿海地区的高肺癌死亡率则与造船厂导致的石棉暴露有关[37]。如今美国白种男性肺癌死亡率南方地区最高，东北地区则较低，可能因为吸烟模式不同[38]。

（四）肺癌的组织学类型

使用传统光学显微镜可以区分肺癌的多种组织类型。根据传统的组织学形态可将肺癌分为四类：鳞癌、腺癌、大细胞癌和小细胞肺癌。这四种类型的肺癌占美国肺癌总数的 90% 以上[39]。这些原发支气管源性肿瘤由上皮性肿瘤家族组成，它包含了世界卫生组织(WHO)在 2004 年对肺和胸膜肿瘤分类的大部分[40]。然而，近期随着分子生物学、外科和临床医学的发展，传统的组织学分类无法满足临床需要。以下的几个进展使得更精确的分类变得尤为需要：①携带表皮生长因子受体(epidermal growth factor receptor,EGFR)突变的腺癌对酪氨酸激酶抑制剂敏感；②一些特定的新药只能用于治疗腺癌；③CT 筛查到的磨玻璃浸润病变给放射科医生及病理医生对肺癌的诊断提出了挑

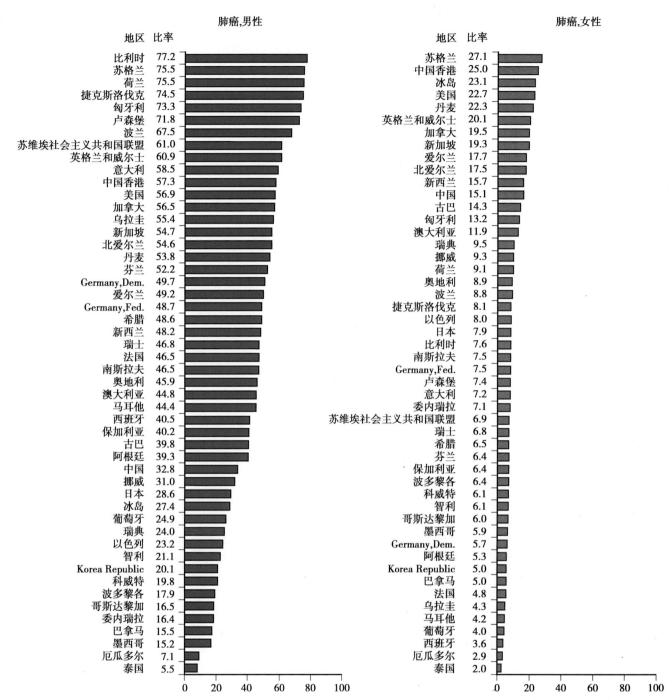

图52-3　在1986—1988年间,男性和女性年龄校正的每10万人的死亡率。(Data from National Cancer Institute[NCI], Cancer Statistics Branch, and Division of Cancer Prevention and Control: *Cancer rates and risks*. Bethesda, MD: National Institutes of Health, 1996.)

战。因此,肺腺癌的精细分类需要多学科、多国家的共同努力,结合分子与临床指标制定统一的定义,优化病患的治疗[41]。根据预后标准及分子模式,循证医学推荐建立新的肺腺癌亚型,不再使用"支气管肺泡癌"。随后的报告肯定了新的分类法并证明了新分类法可提高临床疗效[42-44]。第14和53章将会对这点进行详细讲解,但在本章节中也对其进行了阐述,因为整合这些新的肺癌分类标准能加强未来对肺癌病因的研究。

我们尚不能明确特定的病因与罹患特定的组织学类型的肺癌间存在的关联。吸烟能增加罹患所有主要肺癌类型的风

险[45-47]。因吸烟量增加而引起的肺癌患病风险增加的量效关系因肺癌组织学类型不同而异,以小细胞肺癌增加的最显著[45-47]。一些职业暴露,如氯甲基醚和氡的暴露,已证实与小细胞肺癌的发生有关[39,48]。

在美国肺癌流行的最初几十年里,由吸烟导致的肺癌中最常见的组织学类型是鳞癌,其次是小细胞癌,到了20世纪70年代,开始向腺癌转变[39,49,50],由于这种趋势的持续,现在腺癌已经成为了最常见的组织学类型[13,20]。在美国男性中,这种向肺腺癌的转变部分是因为在20世纪90年代肺癌的发生率和死亡

率开始减少,然而相比刚刚开始显现出减少的腺癌,鳞癌和小细胞癌减少更快(图52-4)[13]。在美国女性中,肺腺癌相对其他组织学类型增加更显著,可能因为在肺癌组织学类型构成发生转变期间,美国女性肺癌发生率增加最迅速。

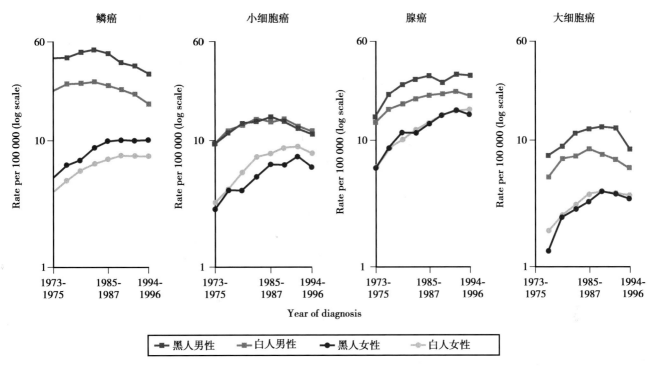

鳞癌　　　　**小细胞癌**　　　　**腺癌**　　　　**大细胞癌**

Rate per 100 000 (log scale)

1973-1975　1985-1987　1994-1996

Year of diagnosis

■ 黑人男性　■ 白人男性　● 黑人女性　● 白人女性

图52-4　1973—1996 年美国监测、流行病学、最终结果数据库(Surveillance, Epidemiology and End Results, SEER)中不同组织学类型、性别、年龄、种族和民族的肺和支气管的恶性肿瘤发病率。(Data from Wingo PA, Ries LA, Giovino GA, et al: Annual report to the nation on the status of cancer, 1973-1996, with a special section on lung cancer and tobacco smoking. *J Natl Cancer Inst* 91:675-690, 1999.)

在全世界范围内也可以观察到类似的变化趋势,腺癌成为了女性肺癌患者最常见的类型,几乎占大部分地区诊断肺癌患者总数的1/3[51]。某些肺癌流行已达顶峰的地区,鳞癌仍然是男性肺癌患者中最常见的类型,但鳞癌的总占比已随着时间减少至不足 40%。

有关以从鳞癌为主到以腺癌为主转变的假说主要集中于关注吸烟特征的改变以及随之而来的吸入性致癌物剂量和类型的改变[7,52,53]。验证这些假说的相关研究表明肺腺癌发病率增加的趋势归因于吸烟方式和香烟特征的转变(见下文)[54,55]。

三、肺癌的病因:概述

尽管肺癌的病因主要是环境因素,但是个体对呼吸道致癌物易感性可能存在显著差异。例如,吸烟人群中只有少部分会发展为肺癌。肺癌的产生可以概念化地认为是以下两种因素的相互影响结果:①暴露于致病(或保护)因素;②个体对该致病因素的易感性。考虑到肺癌是一种多病因疾病,风险因子间的协同促进作用能增加肺癌罹患风险。这种相互作用被认为是以不同因素为基础,例如,吸烟能协同增加石棉暴露导致的肺癌发生风险[6]。我们对肿瘤遗传学认识的不断加深提示了另一种遗传与环境间的相互作用模式。

许多因子被认为是肺癌的危险因素,现在的问题是:这些因子在肺癌的发生发展中贡献分别有多少? 在美国导致肺癌的发生原因中,主动吸烟占约85%[7],致癌物的职业暴露占约5% ~

10%,氡暴露15%[48],室外空气污染可能为1% ~ 2%[56]。这些已知的危险因素并不能解释不吸烟人群患癌问题,因此需要进一步流行病学研究来阐明[57]。这些风险因子贡献度包括了风险因素的共同贡献,例如,吸烟与职业暴露,总百分比可超过100%。

四、环境因素和职业因素

(一) 吸烟(见第46章)

1. 概述

迄今为止,吸烟是肺癌的主要致病因素,在美国以及其他吸烟高流行国家,吸烟占肺癌所有病因的 80% ~ 90%[7,48]。吸烟者患肺癌风险相比不吸烟者增加了约25 倍,远比肺癌相关的其他危险因素增加的多[58]。抽雪茄和烟斗也是肺癌的致病因素[59]。总体而言,肺癌的流行特点反映了吸烟模式特点,但肺癌变化滞后吸烟变化约 20 年。据美国疾病预防控制中心(Centers for Disease Control and Prevention, CDC)资料,每年约有156 900 人死于吸烟相关肺癌[60]。全世界范围内,每年则有540万人死于吸烟相关肺癌[61]。

2. 风险定量

在吸烟人群中,患肺癌的风险随吸烟持续时间和每日吸烟量增加而增加(表 52-2)[62]。在一个被广泛引用的分析中,Doll 和 Peto[63]根据英国内科医生的一个队列研究数据,提出了一个肺癌风险的量化模型。这个模型表明吸烟持续时间相比每日吸烟量更能增加肺癌风险。每日吸烟量增加三倍,肺癌风险相应地增加三倍,然而吸烟持续时间每增加三倍,肺癌风险则增加 100 倍[64]。这种吸烟与肺癌间剂量反应关系的量化特点应该引起目前广泛青年吸烟者的关注。那些从年轻时候就吸烟者更有可能成为重度及持续吸烟者[65],而持续吸烟可引起患肺癌风险呈几何指数的增加,使得那些从孩童时期就吸烟者在一生中患

肺癌的风险显著增加。

3. 戒烟

任何年龄的吸烟者均能从戒烟中获益[58,66,67]。相比未戒烟者,戒烟者患肺癌可能性降低[7,58,67-69](表 52-3)。并且随着戒烟时间增加,肺癌风险相应减少[68,69]。然而,就算戒烟超过 40 年,既往吸烟者相比从未吸烟者患肺癌风险仍然高(见表 52-3)。戒烟所带来的获益大小由既往吸烟时间决定,戒烟时间一定时,既往吸烟时间越短患癌风险越低[69]。

表 52-2　美国癌症协会的癌症预防研究 Ⅱ 中不同吸烟水平男女 60~69 岁的年龄特异性死亡率(每 10 万人)

分组	未吸烟者	每天 20 支烟超过		每天 40 支烟超过	
		30 年	40 年	30 年	40 年
男性	11.9	224.3	486.8	572.8	606.6
女性	9.8	200.8	264.4	257.7	552.8

From Thun MJ, Day-Lally CA, Myers DG, et al: Trends in tobacco smoking and mortality from cigarette use in Cancer Prevention Studies I (1959-1965) and II (1982-1988). In Burns DM, Garfinkel L, Samet JM, editors: *Changes in cigarette-related disease risks and their implication for prevention and control*. Bethesda, MD: U. S. Government Printing Office, 1997, pp 305-382.

表 52-3　来自美国退伍军人的队列研究:与未吸烟者相比,不同戒烟时间、不同既往每日吸烟数量的既往吸烟者的患肺癌风险

戒烟年数	每日吸烟量				总数
	1~9	10~20	21~39	40	
<5	7.6*	12.5	20.6	26.9	16.1
5~9	3.6	5.1	11.5	13.6	7.8
10~19	2.2	4.3	6.8	7.8	5.1
20~29	1.7	3.3	3.4	5.9	3.3
30~39	0.5	2.1	2.8	4.5	2.0
≥40	1.1	1.6	1.8	2.3	1.5

* 与未吸烟者相比的相对风险(=1)

Adapted from Hrubec Z, McLaughlin JK: Former cigarette smoking and mortality among U. S. veterans: A 26-year follow-up, 1954-1980. In Burns DM, Garfinkel L, Samet JM, editors: *Changes in cigarette-related disease risks and their implication for prevention and control*. Bethesda, MD, 1997, U. S. Government Printing Office, pp 501-530.

4. 香烟的变化和市场的扩大

20 世纪 50 年代以来香烟的成分和设计有了较大改变。市场也由以无滤嘴香烟为主变为以滤嘴香烟为主,并且转向"清淡型"或"温和型"香烟。20 世纪 60 年代开始滤嘴上增加了通气孔,使空气得以进入并稀释吸入的烟雾。尽管在使用通气孔后,机器检测到的焦油量有效减少,然而吸烟者可以很容易地用手指阻断孔隙,从而增加他们的焦油吸入量和对致癌物的暴露。20 世纪 60 年代以来,人们增加了那些重新加工和改装烟草的用量,而且香烟纸以及香烟添加剂也发生了改变[70],这些在设计和组分上的改变也可能影响了其致癌性。

尽管烟草制造商希望通过这些改变来减少烟草的危害,但有证据表明香烟的任何改变不会减少反而会增加患肺癌风险。有三个参与人数均超过 50 万人,随访时间段分别为 1959—1965 年、1982—1988 年和 2000—2010 年的美国队列研究评估了吸烟

与肺癌发生的时间趋势。在这三个时间间段里,吸烟相关的肺癌死亡的相对风险增加,这种趋势在女性中最明显,其相对风险分别由 2.7 增加到 12.7,再增加到 25.7。在男性中,这种相对风险增加后达到一个平台,从 12.2 到 23.8 再到 25。纵观肺癌风险变化,这些数据强有力地证明了香烟的危害性并没有减少而是增加。这些发现与一些专家评委组综合既往的证据得出的结论一致[6,7,71,72]。

在过去的 10 年里,尽管禁止吸烟极大地缩小了允许吸烟的地方,烟草产品和尼古丁释放产品的市场仍在扩张[73-76]。这种变化在烟草产品及非烟草尼古丁释放产品中均存在,除了传统的松叶咀嚼烟和湿鼻烟等少烟的烟草产品,也包括更新的或者具更广泛市场的鼻烟(包裹在袋子里的烟草粉末产品,比传统鼻烟产品更湿且无需吐出)和可溶性烟草[73]。而且,在美国和其他地区吸食自卷香烟变得越来越流行[77,78]。通过一根水管吸烟,也叫水烟袋,也在全世界范围内流行起来[76,79]。电子烟是非

烟草但含有尼古丁释放的装置,其使用急剧上升,现已成为美国烟草公司的主要销售品[73,74,80,81]。

根据以往香烟改革的经验,监测烟草产品的扩张情况和产品的使用不仅对烟草控制很重要,也与肺癌的流行直接相关。如果现今的吸香烟者不再吸香烟转而只吸电子烟,表面上可以减少致癌物释放入肺从而减低患肺癌风险。然而,如果吸电子烟的人群同时继续吸烟草或者增加使用多种可释放尼古丁的装置,患肺癌的风险会增加。并且,这些替代产品可能为青少年开启最初接触吸烟的大门最终走上吸食烟草的道路。这些种种问题,以及与使用这些替代产品对健康产生的直接副作用都将是未来研究探究的方向。

5. 被动吸烟

被动吸烟者吸入的是烟雾的复杂混合物,现在广泛称为"环境性吸烟"或"二手烟"。被动吸烟最早在 1981 年被认为是肺癌的可能危险因素,当时两个发表的研究描述了不吸烟但嫁给吸烟者的女性具有更高的患肺癌风险[82,83]。之后多个研究都得出类似结论,到 1986 年,分别来自美国国家研究协会(the National Research Council)以及美国外科医师协会 1986 年的报告均总结称被动吸烟增加患肺癌风险[84,85]。据估计,在美国每年有 3400 人因被动吸烟而导致患肺癌死亡[86]。

得出上述结论后,大量的研究进一步探讨了被动吸烟与肺癌关系的特征,它们将先前研究的局限性如样本量小、暴露分类错误以及遗漏一些潜在的混杂因素等纳入考虑范畴[87,88]。1986 年后包括国际癌症研究机构[6]、加利福尼亚环境保护局[86]以及美国外科医师协会[8]等多个专家组均得出被动吸烟增加患肺癌风险的结论。

被动吸烟与肺癌的关联弱于主动吸烟,因为与吸烟者相比,不吸烟者吸入较低剂量的致癌物。同吸烟者结婚会增加 20% 患肺癌风险[89],而在工作环境中的被动吸烟者患肺癌风险将增加 24%,在最严重暴露时甚至可增加至 2 倍[90]。总而言之,暴露于二手烟越多,患肺癌风险增加越多[90]。

(二) 饮食习惯

探究饮食在减少患肺癌风险中的可能作用是许多研究的焦点,因为特定的微量元素可能具有抗癌作用。那些现今认为最可能具有保护作用的饮食因素被研究得最全面:水果、蔬菜以及在水果与蔬菜中普遍存在的特定抗氧化微量营养素。

病例对照研究和前瞻性的队列研究结果表明饮食中摄入较多水果或蔬菜的个体相比那些摄入水果及蔬菜较少的人具有更低的患肺癌风险[91]。为了进一步了解这种保护作用的机制,研究者将水果和蔬菜分成不同类别,分别检测他们与肺癌风险关系。例如土豆和十字花科蔬菜[91,92]被多个研究中证实可以降低肺癌风险。这些以食物为研究对象的研究可以帮助鉴别保护因素来源于水果与蔬菜复杂混合物还是存在于特定水果或蔬菜中的特定化学组分。

水果和蔬菜是饮食中主要的抗氧化微量元素的来源。许多探究饮食与肺癌之间关系的研究均基于这个假说,即饮食中富含抗氧化微量营养素可能可以抵抗氧化性 DNA 损伤从而抑制肿瘤。例如如今已成为临床实验的焦点的 β-胡萝卜素就被认为具有此种作用[93]。在观察性的流行病学研究中有两种不同的评估微量元素与肺癌风险关系的策略:①通过食物问卷评估微量元素摄入量;②测量血清微量元素浓度。评估饮食摄入情况[94]和血清浓度[94]的前瞻性研究均表明胡萝卜素的摄入与患肺癌风险呈负相关。

基于那些观察性流行病学研究结果表明 β-胡萝卜素对肺癌具有保护性作用的结论在三个随机、双盲、安慰剂对照的临床实验中没有得到重复验证[95-97]。事实上,其中的两个研究的参与者具有患肺癌高危因素(重度吸烟者和有石棉暴露史的工人),这两个研究因 β-胡萝卜素实验组相比对照组具有更高的患肺癌风险而被提前终止[96-97]。

化学预防的随机临床试验结果与大量的 β-胡萝卜素具有保护作用的观察性流行病学研究相反。对于这种矛盾结论的解释是在随机化临床实验中用了相当高剂量的 β-胡萝卜素,而在观察性流行病学研究中存在未控制的混杂因素或选择性偏倚[94]。因为吸烟是肺癌强有力的致病因素,当我们想将其他生活习惯相关因素例如饮食等从吸烟因素的干扰中分离出来变得尤其困难。另一使得饮食因素保护效应的评估变得困难的原因是因为饮食发挥的作用远小于吸烟的效应,因此在评估特定食物的使用时,测量误差将不可避免,必然会导致结果不准确。

水果、蔬菜和微量营养素是研究饮食对肺癌影响的重点,但对其他因素也有相应的研究。例如,一个 meta 分析的结果表明重度饮酒可以增加肺癌风险[98]。而且,也有研究结果显示,体重指数较低的个体相比体重指数较高的个体患肺癌风险增加[91]。然而,不管是把饮酒还是低体重指数对肺癌患病风险从伴随的吸烟效应中分离出来都很难。目前,当研究一些因素例如饮酒和低身高体重指数与肺癌的关系时,吸烟造成的混杂效应不能被忽视。

(三) 环境暴露

1. 职业暴露

多种工作环境的暴露被发现与肺癌有关,包括砷、铍、镉、铬和镍以及接下来提到的其他暴露[99,100]。病例对照研究的结果显示职业暴露导致的肺癌发生约占肺癌总病例数的 9% ~ 15%[101],随着工作环境中的肺癌致癌物被发现而制定的避免工人职业暴露的规定,使得这个占比正在减少。吸烟能增加已知的职业肺癌致癌物的致癌效应[6]。

2. 石棉

作为被广泛认可的职业致癌物[99,100],石棉是指几种形式的纤维、天然的硅酸盐矿物质[102]。20 世纪 50 年代已有流行病学资料显示石棉会导致肺癌。在 1955 年发表的一个回顾性队列研究中,Doll 观测到在英国的石棉纺织厂工人患肺癌风险增加了 10 倍,而在限制工厂石棉粉尘的规定实施前这种风险增加最集中[103]。紧接着在美国从事绝缘材料的工人中观测到其患肺癌风险增加了 7 倍[104,105],高峰发病时间集中在暴露于石棉后的 30 ~ 35 年[106]。当对石棉的暴露增加时,患肺癌的风险也显著增加[107],这种风险的增加与不同石棉的暴露形式有关[108]。究竟石棉是直接作为致癌物还是间接致癌仍存在争议,例如通过形成慢性炎症从而最终导致肿瘤发生[109-111]。关于石棉导致肺癌发生的机制,有两个截然相反的假说:①肺癌产生是石棉相关的肺疾病(石棉沉着症)的结局;②石棉的暴露直接导致了肺癌的发生,石棉沉着症仅仅作为石棉暴露量的指示。然而不管是什么机制,石棉是已知的肺癌致癌物,并且在南美、亚洲、前苏联石棉暴露的工人数量在不断增加[100]。

石棉和吸烟是肺癌的两个独立致病因素,而且二者可以协同增加肺癌风险。鉴于缺乏二者协同作用的可靠的量化指标,限制了相关资料的获得[6]和潜在机制的了解[112]。尽管如此,二者共存时患肺癌风险远超仅将二者单独风险相加,提示两个因素间存在较强的相互作用。事实上,最终风险几乎是二者独立风险相乘。吸烟者同时暴露于石棉,患肺癌风险相比不吸烟同时无石棉暴露个体增加了 50 倍,远比只吸烟(OR 10.9)或只石棉暴露(OR 5.2)个体的患肺癌风险高(表 52-4)[113]。

表 52-4 吸烟与石棉暴露相互作用影响肺癌死亡风险

吸烟	死亡率		比值差		比值比	
	石棉		石棉		石棉	
	否	是	否	是	否	是
否	11.3*	58.4	0	47.1	1.0	5.2
是	122.6	601.6	111.3	590.3+	10.9	53.2‡

* 死亡率,每 10 万。

† 与非吸烟非石棉暴露相比,率的不同;如果石棉和吸烟没有相互作用,预计在两者同时暴露的肺癌患病率为两者相加(47.1+111.3 = 158.4)。而实际的值为 590.3,远远超过 158.4,说明石棉和吸烟有很强的相互作用。

‡ 相比于非吸烟非石棉暴露的比值比;如果风险相乘,预计值为率相乘,5.2×10.9 = 56.7,与真实的值 53.2 相近。

Adapted from Hammond EC,Selikoff IJ,Seidman H:Asbestos exposure,cigarette smoking and death rates. *Ann N Y Acad Sci* 330:473-490,1979.

3. 辐射

暴露于高剂量辐射人群的流行病学研究显示离子辐射会导致肺癌的发生。根据对人体组织传递能量转移率不同可将肺癌相关的辐射分成两类:高线性能量转移(high linear energy transfer,LET)辐射(例如中子和氦)和低线性能量转移(low linear energy transfer,LET)辐射(例如 X 线和 γ 线)。高 LET 辐射相比低 LET 辐射能在组织中产生相对高密度的离子,所以当二者辐射剂量相同时,高 LET 辐射将造成更多的生物学损伤[114]。这两种辐射类型的最初流行病学资料均来自接受辐射水平超过普通人群较多的观察对象组成的队列研究,并以此评估辐射对普通人群的风险。而现在的研究可以为普通人群接受的辐射暴露所造成的风险提供证据。

(1) **高 LET 辐射**:氡。氡是一种惰性气体,由镭衰减自然产生。氡衰减的两种产物可以辐射 alpha 射线,并产生较高的能量和质量,造成支气管上皮细胞 DNA 的损伤。针对镭矿和其他矿物质作业的地下矿厂工人的流行病学研究证实,镭衰减产物的暴露可导致肺癌的发生[48,115]。我们观测到在过去数世纪暴露于镭的矿厂工人患肺癌的风险极高;在当代矿厂里由于氡暴露浓度得到了很好的控制,工人患癌风险明显降低,但氡暴露与肺癌发生之间的联系依旧存在[48]。吸烟和氡衰减产物可以协同地增加肺癌风险,这种风险高于单纯将两者单独的风险相加[48]。因此具有氡暴露的肺癌患者中绝大多数同时是吸烟者[116]。

氡广泛存在的大气污染,可从地下土壤进入室内。平均来说,总人群中室内氡暴露远低于矿场工人的职业暴露,但关于室内氡污染的病例对照研究结果显示,居民的室内氡暴露显著增加肺癌的患病风险[117,118]。

环保署(the Environmental Protection Agency)与美国国家研究会电离辐射生物效应第六委员会(the Biological Effects of Ionizing Radiation VI Committee of the National Research Council)预测美国每年有 15 000 ~ 20 000 人死于氡导致的肺癌[119]。在美国,环保署呼吁所有居住地检测氡浓度,对于超标住所需采取措施降低氡浓度。

(2) **低 LET 辐射**:X 射线和 γ 射线。低 LET 辐射与肺癌相关联的早期流行病学资料源自于三大人群[120]:日本原子弹爆炸中的幸存者,接受多次射线治疗的强直性脊椎炎和结核病患者,射线职业暴露人群。原子弹爆炸中生幸存者单次、高剂量的暴露与肺癌发生风险显著相关[121]。尽管这些幸存者在暴露时的年龄不同,但到了肺癌好发的老年时,他们肺癌的发生率升高[122]。可用量化风险模型来描述肺癌发病风险是怎样随着辐射暴露剂量的增加而增加[120]。

在过去的几十年间,医学射线已经代替氡辐射成为人群射线暴露的首要来源。总体而言,如今有较大比例的美国人在医学诊断尤其是 CT 扫描中暴露于电离辐射。这种暴露的剂量足够大,以至于需要我们对其的致癌风险进行关注[123-125]。美国肺癌筛查试验(the National Lung Screening Trial)的研究表明,低剂量 CT(low-dose spiral CT,LDCT)筛查在具有患肺癌高风险年龄(55 ~ 74 岁)和具有吸烟史(吸烟超过 30 支年)人群中显著减低肺癌死亡率[126]。基于美国肺癌筛查试验的发现,美国预防服务工作组(the U. S. Preventive Services Task Force)推荐该试验中定义的高风险人群每年定期体检[127]。LDCT 将增加吸烟者的电离辐射暴露。美国预防服务工作组在推荐 LDCT 筛查时指出此种电离辐射量级及相应的肺癌发生风险关系尚未知。对 LDCT 危险性的分析研究将成为日后的重要研究项目,因为试图量化这些风险的风险模型提示它们在肺癌发生中并非无关紧要的因素[128-129]。

（四）空气污染

普通成年人每天大约吸入约 10 000L 空气[130]。因此，即使空气中的致癌物浓度很低仍是肺癌的风险因素。

1. 大气空气污染

室外空气可含有许多有害物质，多数是由化石燃料的燃烧产生的，包括致癌物例如多环芳香烃和金属如砷镍铬等[100]。污染源的不同，空气污染中组分在不同地点及时间均不同。

城市中空气多种来源的颗粒物是潜在的肺癌风险因素。在一个针对美国六个城市的研究中，空气中微粒浓度最高的城市居民患肺癌风险相比微粒浓度最低的城市居民增加40%[131]。美国抗癌协会的癌症预防 II 期研究显示，空气中微粒浓度每增加 10g/m³，患肺癌风险增加14%[132]。一个纳入人数超过 30 万、涉及 9 个国家的欧洲研究发现空气中微粒浓度的增加会显著增加肺癌的发生风险[133]。进一步来自日本、中国、新西兰的研究证据表明，污染大气中的组分例如颗粒物、SO_2 和 NO_2 能增加肺癌死亡率[134,135,136]。现有的证据均表明。大气污染是肺癌的危险因素，其中颗粒物危害最大。居住在城市里的大部分人都暴露于室外污染，所以即使是小的影响也对公众卫生有重要的影响。

2. 室内空气污染

室内空气污染可由室外污染物质进入导致，也可由室内吸烟、建筑材料、土壤气体、家具以及取暖做饭等产生的有害物质导致[137]。发达国家非吸烟者中最重要的两种增加肺癌风险的室内污染物是被动吸烟和室内氡[85,115]。在发展中国家，室内污染主要来自于使用未加工的固体燃料，尤其是煤（一种化石燃料）以及其他用于做饭和取暖的生物燃料[138]。Mumford 与其同事推断，中国宣称的肺癌患者地域性分布主要原因是煤烟，后来也被动物模型上得到证实[140]。研究表明使用带烟囱的火炉[141]或便携式火炉[142]可以将肺癌风险减半，也更加证实了室内污染与肺癌的因果关系。

室内原始材料的燃烧，如木头，与肺癌的发生风险有关，但这种联系弱于化石燃料。7 个病例对照研究的合并分析表明，在亚洲室内煤燃烧与肺癌发生风险具有最强的相关性（OR 4.9; 95% CI 3.7~6.5），在欧洲及北美室内木头燃烧与肺癌发生风险也相关，但风险系数相对较小（OR 1.2; 95% CI 1.1~1.4）[143]。这个发现在一个已发表的 meta 分析中得到证实[144]。室内固体燃料的燃烧是中国肺癌主要致病因素，同时这也是可以预防的[35]。基于统计模型的分析提示减少室内固体燃料的燃烧可以极大地减少肺癌导致的死亡[145]。

五、宿主因素

（一）概述

肺癌的遗传易感性长久以来特别是最近引起了大家的关注。环境因素，甚至吸烟，也只导致暴露人群中少数人患肺癌，故而提出了易感性是由遗传决定的假说。研究证实有肺癌家族史可以增加患肺癌风险，这也为肺癌易感性的遗传基础提供了证据。这个早已提出的假说得到了分子流行病学方法的证实，关于遗传易感性的各方面也被论述[146]。

肺癌的阳性家族史是临床上使用的风险预测因子。在一个 meta 分析中，有肺癌家族史可以使肺癌发生风险增加 1.7 倍（95% CI 1.6~1.9），这种风险在非吸烟者中稍低（OR 1.4; 95% CI 1.2~1.7）[147]。有超过 2 个以上患肺癌家属者其患肺癌风险显著增加（OR 3.6; 95% CI 1.6~8.3）[147]。这些研究发现也在另一个合并分析中被证实，有一级亲属中有肺癌史者其患肺癌风险增加了 1.5 倍（95% CI 1.4~1.6），在非吸烟者中也有意义，但风险稍低（OR 1.3; 95% CI 1.03~1.5）[148]。肺癌的这种家族性风险跟前列腺癌、乳腺癌以及结肠癌等已知具有遗传学风险的肿瘤一致[149]。

在美国路易斯安那州的一个大型研究中，单一种族分析提示肺癌遗传与一个孟德尔共显性常染色体基因有关，它决定了肺癌的发生[150]。然而，迄今为止，针对双胞胎的最大样本的肺癌研究并未提示肺癌易感性的遗传学因素[151]。

Schwartz 和 Yang 等在底特律非吸烟人群的肺癌遗传流行病学研究中探究了肺癌的家族性危险因素[152,153]。Schwartz 等[152]发现在非吸烟人群中，肺癌风险和一级家属中有肺癌史存在相关性（OR 1.4; 95% CI 0.8~2.5）。这种相关性在肺癌诊断年龄为 40~59 岁人群中显著高于更高年龄诊断者，提示在年轻人群中遗传学因素更重要。这个发现也在最后复杂的单一种族分析中得到证实[153]。

（二）肺癌遗传学基础的研究发现（第51章）

19 世纪 80 年代后关于肺癌风险的遗传学研究不断增加。最初研究者们热衷于发现、研究可能与肺癌相关的功能性多态性的备选基因，如致癌物解毒及 DNA 修复相关的基因。人类基因组序列与高通量检测方法的发展使得在大型研究中检测大量的单核苷酸多态性变得可能，进而出现了一种新的研究范例，即全基因组关联研究（genome-wideassociation studies, GWAS）。与候选基因研究采取推演法不同的是，GWAS 研究方法本身具有归纳的特性。GWAS 研究中检测尽可能多的单核苷酸多态性（目前多达 100 万个）来鉴定基因组中与肺癌发生风险最相关的区域。在 GWAS 研究中相关基因区域功能不必提前知道，其研究方式属于探究研究，使用该方法的研究需要进行特殊的设计来防止假阳性及过度拟合的出现，因此，GWAS 研究样本量都很大。

候选基因的研究对象主要是编码致癌物代谢和 DNA 修复途径相关酶的在人类中具有多态性的基因。样本选择在后文会描述。毒性物质包括致癌物的代谢主要包括两个阶段[154]。

在阶段一中，无活性的非极性化合物经过氧化反应转化为高活性的中间产物。许多香烟中的致癌物（例如多环芳烃）在细胞 P-450 系统酶等一相代谢酶作用下经过代谢反应形成活性的中间代谢产物，这些代谢产物可以跟 DNA 结合并导致基因损伤。例如，*CYP1A1* 是编码 P-450 系统中一种酶的基因，现有的证据表明其在 MspI[155]和 exon 7[156]两种特定的基因多态性能增加肺癌风险。

在阶段二中,这些中间代谢物同结合分子相结合形成复合物,从而降低活性且有利于排泄。然而,中间代谢物可能在结合前与细胞的其他组分例如 DNA 发生反应。这种与 DNA 的结合可能是致癌过程的第一步[154]。谷胱苷肽 S-转移酶(glutathione S-transferase,GST)是阶段二中的一种酶,可以解毒多环芳烃的代谢产物。一个 meta 分析的结果显示 GSTM1 缺失的人群相比 GSTM1 存在的人群其肺癌风险增加。但来自 21 个病例对照研究的合并分析表示这种易感性在吸烟者中并未比非吸烟者强[157]。

另一个通过基因改变决定肺癌易感性的路径是 DNA 修复[158,159]。目前为止最普遍被研究的跟 DNA 修复相关的基因是核苷酸剪切修复基因 XPD[160,161]。然而,现有的数据尚未揭示任何具体类型的基因多态性与肺癌发生风险相关。总而言之,针对候选基因的研究方法尚不能清楚阐明其与肺癌发生风险间的关系。

GWAS 研究则发现了很鼓舞人心的研究结果。在 2008 年发表的 4 个独立研究中,15 号染色体(15q24-25.1)长臂上的一个区域的鉴定结果惊人的一致[162-165]。例如,携带该染色体区域的特定单核苷酸多态性(rs8034191)的突变型等位基因者约占研究总人群的 1/3,其患肺癌风险是携带该基因野生型人群的 1.3 倍[163-165]。15 号染色体该区域中包含 3 个烟碱型乙酰胆碱受体相关的编码区域。烟碱型乙酰胆碱受体决定了个体对尼古丁的敏感性,提示携带该种突变型等位基因人群具有更高的尼古丁成瘾风险,从而增加了烟草致癌物暴露。第二个鉴定的基因区域来自 2008 年欧洲发表的两个研究,其提示 6 号染色体(6p21)的短臂区域与肺癌发生风险相关[163,166]。在亚洲晚期非小细胞肺癌患者中,该存在于主要组织相容性复合体上的位点与肺癌易感性及不良预后相关[167]。第三个鉴定的基因区域位于 5 号染色体上的短臂,其包含两个已知与肺癌生物学相关的基因,人端粒酶逆转录酶(human telomerasereverse transcriptase,TERT)和唇腭裂样跨膜 1 样蛋白(cleft lip and palatetransmembrane-1-like,CLPTM1L)[168]。尽管发现了这三个与肺癌易感性相关的位点,它们在肺癌家族性相关风险中占比重不超过 10%。可能还存在一些罕见的突变可以解释额外的肺癌家族性相关风险。

随着崭新而又强大的现代分子生物学技术的应用,现在的研究可以描述暴露于烟雾中的细胞变化,为理解肺癌风险的遗传学及表观遗传学提供了一个框架。一个快速发展的学科,即"分子流行病学",是基于实验性和观察性数据在细胞及分子水平上描述烟草致癌物的剂量学和代谢的学科。该学科同时也分析吸烟相关癌症的遗传学及表观遗传学变化以及由吸烟导致的癌旁组织的遗传学和表观遗传学变化。关于香烟致癌物诱导的细胞变化的研究变得越来越精细,可以是遗传学或表观遗传学方面,可以是 DNA、RNA 或蛋白水平上,近来,还可以是细胞的代谢水平上。

作为癌症肿瘤基因图谱计划(the Cancer Genome Atlas Project,TCGA)的一部分,研究人员分析了 178 个肺鳞状细胞癌的遗传学及表观遗传学特点[169]。资料显示肿瘤基因组变化非常复杂,每个肿瘤里有成百的外显子突变、基因重排、拷贝数的

改变以及多种遗传学和表观遗传学异常。P53 基因以及一些细胞周期、氧化应激和细胞凋亡信号通路的基因异常很普遍,这提示肺癌发生存在普遍的机制。

近年来,对肺癌的发病通路相关的表观遗传学改变的认识得到了飞速发展。由于 DNA 中胞嘧啶的甲基化导致的启动子区域的过度甲基化在调节细胞的生物化学通路中具有重要作用,这种改变在许多癌症包括肺癌中都很常见[170]。人类的许多基因在启动子区域有富含 CpG 双核苷酸的基因位点,被称为 CpG 岛[170,171]。全面综合的全基因组研究显示,大量的 GpG 岛基因由于 DNA 的甲基化而被沉默,而这种 DNA 的甲基化可用于区分肿瘤性和非肿瘤性组织。携带异常甲基化基因的细胞在肺癌患者确诊前即可在痰液中检测到,提示过度甲基化可以作为肺癌早期诊断的标志[172,173]。

在肿瘤风险决定公式中,风险不仅由致癌物暴露也由宿主易感性包括遗传易感性所决定[174]。分子流行病学的中心方法是生物学标志物,包括暴露物及其剂量的测量,易感性,以及对各种生物材料包括组织标本、血液、尿液和唾液等的反应性[175]。这种研究方式的概念提出使我们对多级模型下特定的事件有更全面的生物学理解。

以上的研究表明宿主遗传特征在多个方面都有重要意义,如致癌物的代谢与活化、DNA 修复、细胞周期和细胞凋亡。肺癌的分子和细胞学基础的研究进展迅速[146]。这些研究结果让我们对吸烟导致的细胞损伤以及癌症的发生有更清晰深刻的理解,为我们鉴定肺癌高风险人群以及分子筛选提供了方法。

(三) 合并人类免疫缺陷病毒

高活性的抗反转录病毒治疗提高了艾滋病患者的生存期,使得艾滋病患者生存时间延长。一些案例报道、病人系列报道以及观察性研究提示 HIV 感染者患肺癌风险增加[176-180]。观察性研究和临床记录所累积的数据显示 HIV 感染者患肺癌风险相比普通人群至少增加 2.5 倍,并且这种风险是独立于吸烟影响的[188]。因此,肺癌成为了 HIV 感染人群最常见和最致命的非获得性免疫缺陷综合征相关的恶性肿瘤,并导致 16% 的 HIV 感染者死亡[181]。

肺癌在 HIV 感染者和普通人群中的一些疾病特点是一致的,包括以非小细胞肺癌为主[182,183],其中腺癌和鳞癌是最常见的病理类型[180,182,184],以及诊断时多为晚期。仅 10% ~ 15% 的 HIV 感染肺癌患者能接受治疗性的手术切除。然而,HIV 感染肺癌群体也有自己的特征。例如多为男性,这跟 HIV 感染者多为男性相一致。有趣的是,HIV 感染肺癌患者诊断年龄要比普通人群早,可能提示肺癌的易感性增加或者 HIV 患者本身年龄都轻[180,185]。更引人注目的是,尽管非裔美国人仅占总人口的 12%,非裔美国人感染 HIV 的人数占所有 HIV 感染者的 46%。在一些研究中,80% 的 HIV 感染者且患有肺癌为非裔美国人[178,186]。

虽然 HIV 感染肺癌患者在排除吸烟因素影响后其本身肺癌患病风险增加仍高于吸烟,但是其最主要的肺癌风险因素和普通人群一致仍是吸烟。事实上,在很多研究中,不吸烟的 HIV 感染肺癌患者几乎没有。尽管在 HIV 感染者具有较高的肺癌患病风险,他们吸烟暴露的持续时间比普通大众要少[178,185],可能因

为该群体本身具有年龄小的特点。这与 HIV 感染增高了吸烟导致肺癌的易感性相一致，该假说解释了为何 HIV 感染者具有更高肺癌风险。但 HIV 感染者具有高肺癌患病风险也有可能仅是因为该人群具有更高的吸烟率[182,187]。亦或是 HIV 病毒感染本身也会导致肺癌发生[188]。如果这样的话，HIV 感染者肺癌患病风险增高的可能的解释包括：①HIV 病毒感染直接致癌作用；②免疫监测缺陷；③反复的机会性感染导致的炎症与肺间质损伤引起肺部炎症灶和疤痕癌。尽管近来的证据显示免疫抑制可以增加肺癌的发生风险[188]，但大多数合并 HIV 感染的肺癌患者只有中等的免疫抑制[178]，同时其他显示免疫活性指标例如 CD4 细胞计数和 HIV 病毒负荷量都似乎与肺癌风险关系不大[179]。然而这些患者由于免疫缺陷的加重而无法耐受细胞毒性治疗影响了治疗反应并缩短了术后的长期生存期[189,190]。

合并 HIV 感染肺癌患者中年龄大与吸烟史长能增加肺癌发病风险。年龄、吸烟的高流行、肺癌高风险使得这个群体成为人群中高风险亚群。由于年龄不小于 55 岁同时吸烟的 HIV 感染者有更高的患癌风险，瞄准这部分人群，推荐其戒烟并且进行 LDCT 筛查非常重要。

（四）合并获得性肺部疾病

除了遗传性因素，肺部疾病存在也可以增加肺癌易感性。这些获得性肺部疾病主要有两大类：①气道异常导致气流阻塞，例如慢性阻塞性肺疾病（COPD）；②纤维化异常使得肺容量受到限制，例如尘肺[191]。

大量的证据表明 COPD 和肺功能损伤与肺癌的发生有关[192]。然而，吸烟既是 COPD 也是肺癌的主要病因，统计分析调整过程中无法合理地去除吸烟的影响[193]。例如，相比无 COPD 者而言，COPD 的存在本身就暗示个体接受更高剂量的烟草致癌物。同时，吸烟导致的炎症与 COPD 和肺癌的发生均有关[194]。无论具体机制是什么，COPD 的存在是临床上重要的肺癌风险预测因子。

要清楚阐明尘肺与肺癌间的关系是个挑战。尽管石棉暴露已经被认为是潜在的肺癌致病因素，但肺癌的产生是由于石棉本身还是石棉沉着并不清楚。对于其他的矿物纤维，这些资料则更加不确定。例如，在有硅暴露个体中确定到底是硅暴露还是硅沉着介导了增加的肺癌风险是非常困难的[196,197]。人们认识到硅肺的存在增加了肺癌风险[198]，但阐明它的机制需要在控制吸烟和其他肺致癌物暴露下分离出硅暴露和肺纤维化的独立影响[195]。

这些在尘肺疾病与肺癌关系模式中的不同强调了肺纤维化不是同质暴露，而是由特定的矿物纤维或其他环境媒介的特性决定的。这些媒介的特性，例如大小、形状和持续性，以及其他暴露因素的效应例如吸烟都是评估其潜在危害性的重要考虑因素[199]。

（五）性别

有假说认为在同等吸烟水平女性相比，男性患肺癌风险更高[200,201]。然而，这个假说的直接验证证明它是不准确的，因为那些比较在特定吸烟程度下的男性与女性的相对危险的研究结果表明他们有相似的风险[58,202]。事实上，正如表 52-2 所示，在特定吸烟条件下，女性相比男性甚至具有更低的肺癌风险。一些假说认为女性有更低的患癌风险是因为男性对其他环境中致癌物有更高暴露，例如能与吸烟协同致癌的职业性暴露。美国一个从 2000 年至 2010 年且纳入人数多达 95 万人的研究显示女性和男性中吸烟者相比非吸烟者的肺癌死亡相对风险是一样的，分别是 26 和 25[58]。因此，在同等吸烟数量下，女性倾向于有和男性一样的甚至更低的肺癌风险，而不是更高的风险。

然而，女性与男性之间肺癌患者的特点有所不同[203]。首先，女性肺癌患者相比男性预后好。其次，雌激素反而可以增加肺癌患病风险。例如，一项纳入了两个大规模随机对照研究数据的 meta 分析研究显示，雌激素加孕激素的治疗可以增加肺癌患病风险[204]，而且之后发表的研究结果也支持该结论[205,206]。第三，在非吸烟者中，一些确切性别的差异更明显。在非吸烟中，女性相比男性具有更高的肺癌发病率，在不吸烟但罹患肺癌者中，女性腺癌占比比男性高，同时在患腺癌者中，女性携带 EGFR 突变比男性多。这些观察结果表明肺癌发生中可能确实存在性别差异，这在临床上可能比较重要。

六、未来的研究方向

在制定肺癌预防策略中，特定人群需要特别注意。我们必须制定措施以降低非裔美国男性高肺癌发病率[207]。肺癌同时也是主要的女性健康问题。由于吸烟模式的历史演变，女性中肺癌的流行晚于男性，但与男性相反的是，女性中肺癌发病率如今才开始降低[208]。虽然肺癌是一个严峻的公共卫生问题，在美国以及大部分的发达国家肺癌总负担正在下降，反映出预防策略的成功。全球最首要的问题是防止吸烟在吸烟率较低的发展中国家中流行。

肺癌的流行研究的需要监测一个主题：肺癌是全世界范围内香烟广泛成瘾的结果。为了限制肺癌的流行，我们需要制定策略防止青少年成为吸烟者，同时有效帮助成瘾吸烟者戒烟。香烟产品市场和尼古丁释放装置市场的急剧扩大，以及年轻吸烟者中两者混用的模式转变，都需要监测来明确香烟使用的流行特点，也需要病因学研究来确定现实生活中这些产品使用的复杂影响。

关键点

- 美国男性和女性的首位肿瘤致死因素均仍是肺癌。
- 肺癌的最主要病因是烟草暴露，其中以主动吸烟为主，然而被动吸烟也会导致肺癌发生增加。
- 20 世纪 60 年代晚期至 90 年代以来，男性吸烟率的减少将会使得肺癌死亡率在 21 世纪的早期保持降低。
- 幸运的是，主要的职业性呼吸系统致癌物暴露已经基本被控制，但是人群仍然暴露于肺癌的环境性致病因素中，包括肺癌第二大主要致病因素的氡。
- 感染 HIV 者相比未感染者肺癌发病风险高，机制尚不明确。
- 肺癌在不同性别间存在相似之处和不同之处。最重要的事实是，在吸烟者中，相同的吸烟情况下男女性具有相似的肺癌发病风险。在非吸烟者中，与男性相比，女性有更高的肺癌发病率，特别是携带 *EGFR* 突变的腺癌。

（李丹　译，陈勃江　校）

参考文献

以下是主要的文献,完整的文献请登录 *ExpertConsult* 查阅。

Alberg AJ, Brock MV, Ford JG, et al: Epidemiology of lung cancer: diagnosis and management of lung cancer, ed 3. American College of Chest Physicians evidence-based clinical practice guidelines. *Chest* 143(5 Suppl):e1S–29S, 2013.

Coté ML, Liu M, Bonassi S, et al: Increased risk of lung cancer in individuals with a family history of the disease: a pooled analysis from the International Lung Cancer Consortium. *Eur J Cancer* 48:1957–1968, 2012.

Pirie K, Peto R, Reeves GK, et al: The 21st century hazards of smoking and benefits of stopping: a prospective study of one million women in the UK. *Lancet* 381(9861):133–141, 2013.

Thun MJ, Carter BD, Feskanich D, et al: 50-year trends in smoking-related mortality in the United States. *N Engl J Med* 368:351–364, 2013.

World Cancer Research Fund/American Institute for Cancer Research: *Food, nutrition, physical activity, and the prevention of cancer: a global perspective*, Washington, DC, 2007, AICR.

第53章 肺癌的临床相关

GERARD A. SILVESTRI, MD, MS · NICHOLAS J. PASTIS, MD · NICHOLE T. TANNER, MD, MSCR · JAMES R. JETT, MD

一、引言

肺癌是全世界最常见的致死性肿瘤。2013 年美国肺癌新确诊总数超过了 25 万例,15 万例肺癌患者死亡[1]。本书第 52 章详细介绍了肺癌的流行病学情况,但有些内容值得我们再次强调。例如每年因肺癌死亡的人数已超过了乳腺癌、结肠癌及前列腺癌死亡人数的总和。大众普遍存在误解,认为在女性人群中乳腺癌的死亡率最高。事实上目前肺癌才是女性癌症死亡的最主要原因。在美国,癌症相关的女性死亡人数中有 25% 是由肺癌造成的。更令人担忧的是年轻女性是美国新增吸烟者中增长最快的群体。许多人也清晰地认识到了体重控制与吸烟的关系。这都将在未来几十年里影响肺癌的流行病学。

更令人担忧的是发展中国家的肺癌发病率呈爆炸式增长。1985 年全世界范围内估计有 92.1 万例肺癌患者死亡,与 1980 年相比增长了 17%[2]。到 2011 年全球肺癌人数达 160 万,占癌症患者总数的 13%;因肺癌死亡 140 万例,占癌症死亡病例的 18%[1]。法国国际癌症研究机构发现 20 世纪 90 年代初期非洲的肺癌发病率和美国 20 世纪 30 年代相似,约为 5/10 万。到 1999 年时发展中国家男性的肺癌发病率已上升至 14/10 万并持续升高,同期发达国家肺癌的发病率为 71/10 万,并呈持续下降的趋势。由于医疗卫生条件差的地区存在较多漏诊漏报病例,肺癌实际发病率可能要高于上述统计数据[2]。这种状况在中国更加严重,1998 年估计有 80 万中国男性死于肺癌[2]。医疗机构必须投入更多的精力和资源用于全球范围内戒烟教育和宣传,以阻止肺癌的发生发展(详见第 46 章)。

本章以目前最新最可信的文献为依据,对肺癌的诊断策略、分级分期标准以及治疗方案做一综述,详细介绍了肺癌的诊断、分级分期、并发症以及治疗引起并发症的处理等方面。

二、肺癌的筛查

美国预防服务工作组目前推荐对于肺癌的高危人群使用低剂量胸部 CT 进行筛查(详见第 18 章)。在 2013 年以前,对于肺癌早期筛查并没有充足的证据支持[3]。例如在 2004 年,美国预防服务工作组根据五个随机对照研究结果指出胸部 X 线和痰液细胞学筛查不能降低肺癌的死亡率,未达到筛查有效的主要指标[4-6]。但上述研究的缺陷之一是没有包括"不筛查"组,其他研究则样本量不足。2011 年美国国家癌症组织关于前列腺癌、肺癌、结直肠癌及卵巢癌的临床试验项目公布了肺癌组的试验结果。这是一项在肺癌低危组的男女性人群中进行的随机对照试验,以胸部 X 线筛查为试验组,无筛查为对照组。结果显示胸部 X 线筛查相较对照组并未降低肺癌的死亡率[7]。

与标准胸部 X 线检查相比,胸部 CT 对肺部结节的发现更为敏感。有许多运用低剂量 CT 联合或不联合痰液细胞学进行筛查的单臂筛查试验。低剂量 CT 的定义为单次屏气扫描所暴露的辐射剂量为常规 CT 扫描的 1/5~1/6[4,8-13]。上述试验一致认为胸部 CT 较 X 线检查能发现更多的肺癌患者,但这些试验并未涉及对死亡率获益部分的研究。此外试验无对照组也导致了各种潜在的偏倚[10,14]。前置时间偏倚即筛检导致肿瘤的诊断时间提前。病程长短偏倚是指相比侵袭性高、快速生长的肿瘤,侵袭性低、生长缓慢的肿瘤通过筛查确诊的几率更高。过度诊断是对原本不会出现症状或死亡的肿瘤的检测。

美国国家肺癌筛查计划(National Lung Cancer Screening Trial, NLST)是第一个低剂量 CT 在肺癌高危人群中进行筛查能降低肺癌死亡率的大样本随机对照试验。全美共有 33 个中心参与该试验。研究对象的纳入标准为年龄在 55~74 岁,有 30 包·年以上吸烟史的吸烟者或戒烟不超过 15 年的既往吸烟者[15]。总共纳入了 53 454 个患者,随机分配其中 26 722 位患者行低剂量 CT 筛查,26 732 位患者行胸部 X 线筛查。低剂量 CT

筛查发现的任何直径大于 4mm 的非钙化结节及胸部 X 线检查发现的任何非钙化结节或肿块即被判读为阳性。低剂量 CT 筛查组较胸部 X 线筛查组的阳性率更高（第 1 次：27.3% vs 9.2%；第 2 次：27.9% vs 6.2%；第 3 次：16.8% vs 5%）。总体上低剂量 CT 组有 39.1% 的患者至少有一次阳性筛查结果，而胸部 X 线组则为 16%。在这些阳性筛查结果中，低剂量 CT 组的假阳性率为 96.4%，胸部 X 线组为 94.5%。

低剂量 CT 筛查组阳性筛查结果中确诊了 649 位肺癌患者，阴性筛查结果中确诊了 44 位肺癌患者，失访或筛查结束后才确诊肺癌的共有 367 名。胸部 X 线筛查组阳性筛查结果中确诊了 279 例肺癌患者，阴性筛查结果中确诊了 137 例肺癌患者。失访或筛查结束后才确诊肺癌的共有 525 名。低剂量 CT 组中共有 356 例患者因肺癌死亡，胸部 X 线组则为 443 例。低剂量 CT 组使肺癌死亡率下降了 20%。全因死亡率下降了 6.7%。利用低剂量 CT 筛查 320 例患者可以避免 1 例患者死于肺癌，这个数据和在 50 岁以上女性人群中用乳房 X 线筛查乳腺癌的结果相同。

低剂量 CT 筛查肺癌备受关注的焦点之一就是高比例的阳性结果需要进一步检查。NELSON 项目的研究者指出可以使用半自动的体积分析软件对结节的直径和体积倍增时间进行测定以克服上述问题[16]。结节增大被定义为第二次筛查结节的体积较第一次增大了 25% 以上。符合增大标准的结节依据体积倍增时间（<400 天；400 ~ 600 天；>600 天）分为三类。此种结节的管理方式使筛查阳性率由 30% 降低到了 2%。该研究尚未公布关于肺癌死亡率的最终结论。

尽管 NLST 对于高危人群的筛查结果令人欢欣鼓舞，但是将其推广应用到其他人群是否合适还饱受质疑。NLST 招募的试验对象都来自于具有肿瘤治疗专业经验的城市三级医院。低剂量 CT 筛查结果由对肺部结节诊断具有专业经验的胸部影像专家解读并提供合理的随访建议。因此，只有极少数患者需要进一步完善侵入性检查，对于很多患者来说只要保证影像学随访就可以了。

相反的是，社区机构在对低剂量 CT 筛查出的孤立性肺结节的处理上存在很大的差异。一项研究结果显示不同地区应用 CT 引导下肺穿刺术的人数相差两倍之多，从 14.7 名/10 万成年人到 36.2 名/10 万成年人不等。这种在孤立性肺结节处理上的重大差异可能会导致伴有有害风险的侵入性检查的数量增加。例如，经胸腔活检术有 1% 的出血风险（其中 1/3 的病人需要输血治疗）和 15% 的气胸风险。CT 引导下肺穿刺活检术导致的气胸患者中超过 6% 的患者需要安置胸腔引流管，这种临床上重要的并发症还会导致疼痛、连续的射线暴露和住院治疗。老年及合并慢性阻塞性肺疾病的患者发生活检相关并发症的风险更高，导致住院时间延长、医疗费用增加及呼吸衰竭几率增加并影响患者的远期健康[17-19]。

NLST 和社区治疗的另一个差异为 NLST 中肺癌手术相关的死亡率为 1%，而美国全国肺叶切除术的平均死亡率为 3% ~ 5%。由于 NLST 项目的参与者被允许自行选择进行肺结节评估和治疗的机构，其中许多参与者都是在实力雄厚、具有专业胸科手术支持的 NLST 中心进行治疗，这些都为 NLST 项目带来了更好的结果[20,21]。虽然肺癌诊断的平均年龄是 70 岁，但是 NLST 项目的参与者仅有 9% 年龄超过 70 岁。而且肺癌广泛筛查的参加者相比，NLST 的研究对象更年轻，身体健康状况也更好，更适

合进行外科手术治疗。NLST 的研究对象中当前吸烟者更少、人种多样性不足且受教育程度较美国的平均水平高[22]。这些差异遵循了筛查试验的健康志愿者效应，是指这类具有自我选择能力的人，通常受过更好的教育、更关注健康，也更容易获得更好的医疗服务[23]。多个协会以 NLST 结果为基础对符合 NLST 入组条件的人群进行筛查提出了联合推荐意见[24]。需要明确提醒的是筛查应在具有多学科协作能力、可提供全面医疗服务的类似 NLST 试验中的医疗中心完成。基于 NLST 结果，2013 年美国预防服务工作组发布的草案中对于肺癌筛查的推荐等级为 B 级，适度肯定了每年一次对高危无症状人群使用低剂量 CT 进行肺癌筛查是中度获益[25]。美国预防服务工作组认为对 55 ~ 79 岁无症状且有明确吸烟史的人群行肺癌早筛有充足的证据，筛查能够中度获益取决于两个因素：①准确度能够媲美于 NLST 项目的影像解析；②大部分假阳性结果能够通过非侵入手段解决[25]。

肺癌的早期筛查可能会有很多潜在的障碍，尤其是在目前仍在吸烟的人群中。一项研究显示，目前仍在吸烟者很难认同肺癌的早期发现能够改善预后。相较于非吸烟者（87.6%），目前仍吸烟者（71.2%）更少地考虑运用胸部 CT 进行肺癌早筛。此外，参与调查的目前仍吸烟者中只有一半愿意选择外科手术来切除筛查出的肺癌[26]。更重要的是贫困线以下的人群中吸烟者占 31%，贫困线及贫困线以上人群中吸烟者仅占 20%[27]。这就导致了大量吸烟者不能有效纳入社区进行的肺癌早期筛查。

三、临床表现

遗憾的是，早期肺癌的临床表现并不特异且变化多端，导致了肺癌诊断延迟，经常发现时就已为晚期。对于初诊患者的评估要点应包括以下症状和体征：原位肿瘤的影响，对胸腔的侵犯，影像学关系、副肿瘤综合征和远处转移灶。然而门诊高危人群中筛查出的肺癌患者中只有 40% 有临床症状，住院患者中 98% 有临床症状[28,29]。通常来讲，大约只有四分之一的患者在肺癌确诊时没有临床症状，而且这些患者更多是处于疾病的早期[30]。表 53-1 列出了肺癌相关的一些常见症状，大多数是没有特异性的。但可从患者病史中获取一些线索来加深临床医生对肺癌的怀疑。

尽管许多吸烟者有咳嗽症状，但肺癌患者常会出现咳嗽性质的改变，可表现为咳嗽频率和强度增加，或是常规治疗无效。在进行肺癌评估时有 25% ~ 50% 的肺癌患者有胸痛症状[28,31]。这种疼痛一般为固定部位的持续性钝痛，常规处理后疼痛也不能缓解。胸痛通常和胸膜受累有关，但疾病也可累及纵隔和胸壁。但是，胸痛其本身并不能作为排除外科手术治疗的标准。呼吸困难是支气管肺癌患者的常见主诉，在新诊断的患者中有一半都表现有该症状[28]。肺癌造成呼吸困难的部分原因包括有肺栓塞、上腔静脉阻塞综合征、去适应作用、反应性气道疾病、肿瘤引起支气管内阻塞、阻塞性肺炎、咯血、大出血、胸膜胸腔积液以及气道外部肿瘤的压迫。

吸烟者一旦出现咯血就应怀疑罹患肺癌的可能。咯血可以表现为痰中带血且在就医前持续很长时间，因为患者认为咯血是由吸烟导致支气管炎引起的。即使胸片结果正常，医生也不

能被误导,因为有多达 5% 的表现为咯血、有吸烟史且胸片正常的病人实际是肺癌患者[32]。因为肺癌的血管性质异常,患者也可能出现大咯血。

表 53-1 支气管肺癌的临床表现

症状及体征	频率,%
咳嗽	8 ~ 75
体重减轻	0 ~ 68
呼吸困难	3 ~ 60
胸痛	20 ~ 49
咯血	6 ~ 35
骨痛	6 ~ 25
杵状指	0 ~ 20
发热	0 ~ 20
声音嘶哑	2 ~ 18
乏力	0 ~ 10
上腔静脉阻塞综合征	0 ~ 4
吞咽困难	0 ~ 2
喘息及哮鸣	0 ~ 2

引自文献 31 和 290-295

体重减轻作为非特异性症状,在临床中应该警惕肺癌和转移性疾病的可能。肺癌患者的体重减轻提示疾病进展和预后不良。

总之,肺癌患者可能无临床症状,也可能出现肺部疾病相关的非特异性临床症状。在患者的病史中常有线索提示临床医生考虑肺癌的可能性,并需要进一步的检查确诊。

四、肺癌的分期

肺科专家最重要的作用或许就在于对肺癌患者的诊断及分期的评估。对新诊断的肺癌患者进行准确的分期非常关键,因为分期决定了患者治疗方案的选择以及生存期的预估。显而易见早期肺癌患者较晚期患者的生存期更长。利用简易分期方法帮助医生对患者做出准确分期的作用并不明显。肺癌的治疗方案目前进展迅速,因此不同分期的患者治疗方案差异很大。通常来讲,Ⅰ期患者(肺癌的早期阶段)只需要进行手术切除。Ⅱ期肺癌患者(较为少见的阶段,介于早期及局部进展期之间)需要外科手术联合术后辅助化疗。ⅢA 和ⅢB 期肺癌患者(局部晚期肺癌)需要化疗联合放疗治疗。Ⅳ肺癌患者(转移阶段)则仅选择化疗。例外的情况将在本章后面进行讨论。

非小细胞肺癌(NSCLC)的分期采用了 2007 年修订的肿瘤-区域淋巴结-远处转移(TNM)的分期标准[33,34]。新的分期标准来源于全球三大洲 12 个国家 23 个研究机构中超过 10 万例的肺癌患者。数据经过了流行病学监测和癌症最终结果登记等的验证,因此是合理有效的[33]。表 53-2 和表 53-3 列出了目前 TNM 分期的具体描述及分期组合。

表 53-2　肺癌 TNM 分期标准(第 7 版修订稿)中关于肿瘤-淋巴结-转移(TNM)的定义

T(原发肿瘤)

TX　原发肿瘤不能被评价,或在痰液或支气管肺泡灌洗液中查见恶性细胞,但是影像学或支气管镜未发现肿瘤

T0　无原发肿瘤的证据

TX　原位癌

T1　肿瘤最大直径≤3cm,被肺或脏层胸膜包围,支气管镜下未累及叶支气管近端以上位置(例如未累及主支气管)*

T1a　肿瘤最大直径≤2cm

T1b　肿瘤最大直径>2cm 但是≤3cm

T2　肿瘤最大直径>3cm 但是≤7cm,或者肿瘤具有以下任一项特征(如果<5cm,则带有这些特征的 T2 肿瘤被划分为 T2a):
　　侵及主支气管,距离隆突≥2cm
　　侵及脏层胸膜
　　肺不张或阻塞性肺炎波及肺门区域,但未累及一侧全肺

T2a　肿瘤最大直径>3cm 但是≤5cm

T2b　肿瘤最大直径>5cm 但是≤7cm

T3　肿瘤最大直径>7cm 或者直接侵及胸壁(含肺上沟瘤)、膈肌、膈神经、纵隔胸膜、壁层心包或肿瘤位于主支气管内距隆突<2cm,但未侵及隆突或相关肺不张或阻塞性肺炎波及至一侧全肺、或分开的肿瘤结节位于同一肺叶

T4　任何大小的肿瘤侵及了以下部位:纵隔、心脏,大血管,气管、喉返神经、食管、椎体、隆突,或分开的肿瘤病灶位于原发肿瘤同侧的不同肺叶

N(区域淋巴结)

NX　区域淋巴结不能被评价

N0　无区域淋巴结转移

N1　同侧支气管周围和(或)肺门及肺内淋巴结转移,包括直接侵犯

N2　同侧纵隔和(或)隆突下淋巴结转移

N3　对侧纵隔、对侧肺门、同侧或对侧斜角肌淋巴结或锁骨上淋巴结转移

M(远处转移)

MX　远处转移不明确

M0　无远处转移

M1　远处有转移

M1a　分开的肿瘤病灶位于对侧肺叶内,伴有胸膜结节或出现恶性胸腔(或心包)积液+

M1b　远处转移

---

　　* 有些肿瘤扩散表浅,扩散仅局限于支气管或主支气管壁,这种情况并不常见,但是无论肿瘤大小,均视为 T1。
　　+ 大多数肺癌的胸腔积液(和心包积液)均是由肿瘤引起的。但有少数患者胸腔积液(或心包积液)的多次细胞病理学检查未查见肿瘤细胞。而且积液既非血性的也非渗出性。当这些因素与临床判断均认为积液和肿瘤无关时,积液不应作为分期的考虑因素,这类患者应该被分为 T1、T2、T3 或 T4 期。
　　Goldstraw P,Crowley J,Chansky K,et al:The IASLC Lung Cancer Staging Project. *J Thorac Oncol* 2:709,2007.

表 53-3   肺癌的分期对比：AJCC 第 6 版和第 7 版肿瘤分期方案描述及 T 和 M 类别及分期

第 6 版 TM 分期	第 7 版 TM 分期	N0	N1	N2	N3
T1（≤2cm）	T1a	Ⅰ A	Ⅱ A	Ⅲ A	Ⅲ B
T1（>2~3cm）	T1b	Ⅰ A	Ⅱ A	Ⅲ A	Ⅲ B
T2（≤5cm）	T2a	Ⅰ B	Ⅱ A	Ⅲ A	Ⅲ B
T2（>5~7cm）	T2b	Ⅱ A	Ⅱ B	Ⅲ A	Ⅲ B
T2（>7cm）	T3	Ⅱ B	Ⅲ A	Ⅲ A	Ⅲ B
T3（侵犯）	T3	Ⅱ B	Ⅲ A	Ⅲ A	Ⅲ B
T4（同肺叶结节）	T3	Ⅱ B	Ⅲ A	Ⅲ A	Ⅲ B
T4（病灶蔓延）	T4	Ⅲ A	Ⅲ A	Ⅲ B	Ⅲ B
M1（同侧肺受累）	T4	Ⅲ A	Ⅲ A	Ⅲ B	Ⅲ B
T4（胸腔积液）	M1a	Ⅳ	Ⅳ	Ⅳ	Ⅳ
M1（对侧肺转移灶）	M1a	Ⅳ	Ⅳ	Ⅳ	Ⅳ
M1（远处转移）	M1b	Ⅳ	Ⅳ	Ⅳ	Ⅳ

加黑加粗部分是相对于第 6 版 TNM 分期修改的部分。

Goldstraw P，Crowley J，Chansky K，et al：The IASLC Lung Cancer Staging Project：Proposals for the revision of the TNM stage groupings in the forthcoming（seventh）edition of the TNM classifi cation of malignant tumours. *J Thorac Oncol* 2：706-714，2007.

2007 年版 TNM 分期中有几个重要的修改，其中最主要的修改是 T 和 M 分期的划分，N 分期没有变化。在 T 分期中肿瘤大小是重要的预后因素，因此依据肿瘤大小，T 被划分为 5 个亚组。由于生存情况明显优于预期，原发肿瘤伴同一肺叶出现其他癌结节的分期，从 T4 期改为 T3 期。原发肿瘤同侧胸腔内不同肺叶出现癌结节的分期从 M1 期改为 T4 期。这种分期和分级的改变，使更多的患者可以考虑外科手术治疗。恶性胸腔积液由 T4 期（或Ⅲ B 期）更改为 M1 期，是因为其预后相较局部进展的患者更接近于远处转移患者的预后。另一个重要的改变是将 M 期分成了 M1a（转移灶局限于胸腔内）和 M1b（转移灶位于胸腔外），这是因为转移灶局限于胸腔内的患者的预后好于转移灶位于胸腔外的患者。

TNM 分期主要适用于 NSCLC 患者，对于小细胞肺癌（SCLC）患者有一套更为简单的分期方案。在这套分期方案中患者被分为局限期和广泛期。局限期是指病变局限于一侧胸腔、纵隔及锁骨上淋巴结；广泛期是指病变超出了同一侧胸腔。这样分类的意义在于，局限期的患者使用化疗加放疗的治疗方案，广泛期的患者则只能采用化疗[35]。恶性胸腔积液按照 SCLC 分类标准归类为 LD 型。然而伴有恶性胸腔积液的 SCLC 患者与 ED 期患者具有相同的特性，因此很多大型合作研究项目将他们视为同等对待。

虽然本章后面将会详细描述一些关于肺癌分期的细微差别，但是关于肺癌分期的某些重要原则还是有必要进行强调的。临床医生应尽最大努力将患者无创影像学发现和肿瘤组织学结果相结合并确认后再对肺癌患者进行分期。这在基于无创性影像学检查的结果决定不考虑外科手术时有重要的意义。因此除了疑似转移灶有组织病理学确诊的患者不能采取手术切除治疗之外，都应该选择手术切除治疗。如本章后文描述的那样，所有的非侵入性影像学检查都是不完美的。关于纵隔肿瘤患者的研究中显示，PET 检查的假阳性率为 12%，CT 扫描检查的假阳性率为 20%（电子图 53-1 和电子图 53-2），PET-CT 检查的假阳性率相对较低，但是敏感性也相对的下降了[36,37]。因此，单单依赖影像学检查来评价良恶性，虽然简单，但是却并不周全。

肺癌的分期可以通过一系列的侵入性及非侵入性检查来完成。临床医生基于患者的临床表现来选择恰当的检查方案。例如，部分肺部孤立性结节的患者，临床医生直接选择外科手术作为诊断和治疗的方案。而对于那些临床状态较差或者肿瘤已经多发转移的患者，则不会安排任何检查。接下来的部分将从无创及有创检查两方面讨论每个分期的具体选择。

五、无创性分期检查方法

（一）胸片

许多肺癌患者最初是通过胸部平片发现的。在某些情况下仅用胸片就可以发现纵隔转移。例如，上纵隔及对侧纵隔区域的巨大淋巴结作为肿瘤转移的充分证据，避免了接下来更进一步的胸部影像学检查。这在那些病情过重或者不愿意进行任何治疗的患者中更常见。但大多数患者都应该进行胸部 CT 检查，除非患者过于虚弱导致不能进一步检查及治疗。胸片检查过于简单，对肺癌患者纵隔淋巴结检查的敏感性很低。因此常常有必要进一步完善无创或有创性的检查。

（二）胸部 CT

绝大多数肺癌患者都会进行胸部 CT 检查，从而确诊肺癌或者提出其他诊断。CT 检查有助于明确原发肿块的大小、部位、特征（例如边界、毛刺征、钙化）和有无淋巴结肿大，以及如果累及肾上腺、肝脏和肾上腺的异常表现。此外，胸腔的骨骼结构也能够通过胸部 CT 来评估。

胸部 CT 是用来评估肺癌患者纵隔情况应用最广泛和最常

见的无创性检查手段。许多的 CT 相关研究将分别依据 CT 结果和作为"金标准"的纵隔镜检查及外科手术结果进行临床分期对比。研究结果显示:恶性淋巴结肿大的阈值是以淋巴结体积进行定义的。无论阈值大小,我们都不能只根据 CT 的结果就做出恶性淋巴结的最终结论。换言之,CT 检查存在相当多的假阳性结论(见电子图 53-1 和电子图 53-2)。大多数针对 CT 对纵隔淋巴结分期准确度的评估报告都使用了静脉注射造影剂。虽然在胸部 CT 检查中并非绝对需要使用造影剂,但它有利于区分血管和淋巴结,了解中心性肺癌对纵隔的侵袭情况。异常淋巴结最广为接受的诊断标准是指 CT 图像上淋巴结短轴直径超过 1cm。

美国胸科医师协会(ACCP)收集了针对 CT 对纵隔情况分期效果评价的研究,并进行了荟萃分析[8]。共纳入 35 个研究和5111 例病患。CT 用于纵隔分期的总体敏感度达 51%(95% 可信区间为 47% ~ 54%),总体特异度为 86%(95% 可信区间为84% ~ 88%)。相应的阳性似然比及阴性似然比分别是 3.4 和0.6,证实 CT 在确诊或者排除纵隔转移方面存在一定的局限性[38]。然而 CT 可以用于选择合适的淋巴结经纵隔镜/支气管或经胸/食道针吸进行活检,所以它依然是肺癌诊断的重要方法。T1N0 期患者中通过手术取样淋巴结发现有淋巴结转移的占 5% ~ 15%,充分说明了依赖 CT 进行纵隔淋巴结评估的局限性(电子图 53-3)[39]。在 CT 判断为恶性的所有结节中,大约有40% 是良性的,这也许是 CT 准确性评价中最重要的信息(见电子图 53-1 和电子图 53-2)[40]。CT 检查的特异性可能会被阻塞性肺炎等临床因素所干扰[40]。利用结节大小判断分期和是否手术并不可靠。当 CT 考虑转移性结节时,临床医生仍必须通过活检或手术切除来证实结节确实为恶性。鉴于 CT 检查敏感度及特异度的局限性,仅仅依靠 CT 来判断纵隔淋巴结的良恶性通常是不合适的。尽管如此,CT 检查在对适合治疗的已确诊或疑似肺癌的患者评估中依然具有重要的作用[37]。

CT 对肺癌患者胸腔积液的评估也非常有帮助。CT 可以了解是否存在胸腔积液、胸膜腔的轮廓以及胸膜上是否存在结节或肿块(电子图 53-4A 和 B)。然而,临床医生应谨慎解读上述发现,因为胸膜疾病可能先于肿瘤出现,同时胸腔积液的出现并不保证有阳性的细胞学结果。作为十分重要的分期因素,在非小细胞肺癌患者中发现恶性胸腔积液被认为是转移性疾病的证据(Ⅳ期)。如果胸腔积液的细胞学检查提示良性(例如:阻塞性肺炎引起的积液),这样的患者仍可考虑行外科手术切除病灶。为解决这个问题发布的推荐意见建议先行胸腔穿刺并分送两个不同机构进行细胞学检查,然后行胸腔镜来评估胸膜的表面情况(电子图 53-5)。如果细胞学检查结果仍是阴性,则将患者归为更低的非转移性分期,并进行相应的治疗。胸腔镜可用于判断原发肿瘤对胸膜的累及或浸润程度,但有时需要利用开胸手术来进行判断(见第 24 及 82 章)。

(三) 正电子发射断层成像

除了肿瘤分期,正电子发射断层成像(PET)或许是用于肺癌评估中作用最显著的医疗设备(详见第 21 章)。由于图像是根据肿瘤细胞的生物学活性生成的,所以 PET 是一种基于组织功能而非解剖结构的代谢性成像技术。相较于正常细胞,肺癌细胞摄取更多的葡萄糖,糖酵解的速度也更快[41]。荧光标记的葡萄糖类似物[18]F-氟脱氧葡萄糖(FDG)被细胞摄取的过程类似于葡萄糖,但是磷酸化后就不再进行下一步的糖代谢过程,存储于细胞内[42]。细胞内堆积的荧光物质就可以被 PET 的荧光探测器捕获。异常 PET 扫描结果的判读标准是荧光摄取值超过了常规摄取值的 2.5 倍,或者是病变区域荧光摄取值明显高于作为背景的纵隔组织摄取值(见电子图 53-1B 和 C,电子图 53-3B、E 和 F,图 21-1F ~ J)。PET 对于正常组织和肿瘤组织的区分作用显著。在两项调查肺癌术前 PET 使用情况的研究中,接近20% 的患者在使用 PET 进行评估后出现了不同的分期结果(详见电子图 53-1、电子图 53-2 和电子图 53-3,图 21-3)。然而,这项技术并非完全可靠,因为某些非肿瘤性疾病,例如肉芽肿(电子图 53-6)以及其他的炎性疾病和感染都可能产生阳性的 PET 图像。而且结节大小的限制也是一个问题,结节直径约 7 ~ 8mm 是该检查分辨率的下限,这主要取决于异常细胞对同位素摄取的强度(电子图 53-7A ~ D)[43]。用 PET 对 CT 上直径小于 1cm 的病变进行检查,得到的阴性结果是不可信的。

近年来,运用 PET 来评估肺癌患者纵隔情况的研究越来越多。随着科学技术手段的进一步提高,促使 PET 成为一种广泛应用的诊断技术。PET 是一种代谢性检查手段,对解剖结构的分辨率有限。因此 PET 可以识别淋巴结站但不包括单个淋巴结。CT 能够提供更多关于解剖结构的细节,但不能像 PET 一样提供功能信息。第 3 版的 ACCP 肺癌指南论述了关于 PET 的复杂性[37]。虽然 PET 能够提供关于原发肿块、纵隔淋巴结以及远处转移部位的详细信息,但它对肺癌分期的评估作用会受到很多因素的影响。这些因素包括癌症的概率,转移的可能性以及其他检查对转移情况调查的程度。

到目前为止,有 5 项评估 PET 应用的随机对照试验[45-49]。这些研究结论的差异可能是由于纳入的患者、先前的评估及疾病进展风险上存在显著性差异造成。虽然有两项研究指出应用PET 检查后姑息性切除手术的数量从 40% 降到了 20%[46,49],但是另外一项研究却指出开胸手术和远处转移部位的数量并没有发生变化[45]。后者的研究对象主要是表现为大量病变早期图像的 I 期肺癌患者,这就解释了 PET 和传统分期方法之间没有差异的原因。

基于美国国家癌症数据库和肺癌的监管、流行病学及最终结果登记数据的人群研究结果显示 PET 在Ⅲ期向Ⅳ期迁移的分期上具有积极作用(电子图 53-8)[50,51]。相反的,对于临床 I 期的肺癌患者,PET 对患者的分期没有什么帮助[50,52]。PET 对于具有或不具有实性成分的磨玻璃影的临床应用价值有限,因为这些患者形成结节或发生远处转移的风险较低[53]。

在这些随机对照研究中,运用 PET 进行肺癌分期时对结节及远处转移评估的正确率较传统的分期手段要高 20% 以上[44-46]。然而对于 PET 的相关发现需要进一步的证实,因为与CT 一样,PET 的结论也存在错误。PET 也可能出现对于患者分期过高的错误。在某些情况下,纵隔 PET 的阴性检查结果可以免除某些患者在开胸手术前的纵隔镜检查。纵隔 PET 呈阳性检查结果也不能排除进一步评估或手术的可能性。由于 PET 结果存在假阳性,在上述第二种情况下还需要进行淋巴结取样。

如果有实施 PET 检查的条件,那么应该用 PET 扫描来评估肺癌的分期[54]。新的技术手段包括 PET-CT,是指在同一次扫描中将 PET 和 CT 相融合的检查方法。这就使得临床医生可同时获得解剖(CT)和功能(PET)信息。相较于单纯的 CT 或者 PET,

研究显示它能够进一步提升肺癌分期的准确性[55,56]。未来 PET 在肺癌中的应用将包括对于治疗反应的评估。由于潜在的假阳性结果的存在，何时为治疗尤其是胸部放疗后选择 PET 检查的最佳时机还有待进一步评估。例如，在立体定位放疗(SBRT)后的后期(例如放疗一年后)进行 PET 检查的意义要比早期(例如放疗后第 3~6 个月内)检查要大得多[56a]。

(四) 磁共振成像

在极少数情况下，磁共振成像(MRI)才作为肺癌分期的有效手段。然而，MRI 可以有效地评估肺上沟肿瘤，尤其对臂丛和脊柱侵袭的评估。

(五) 肺癌转移的筛查

非小细胞肺癌患者胸腔外筛查的目的是为了了解转移好发部位如肾上腺、肝脏、脑以及骨骼系统等是否存在转移。从而避免患者进行不必要的手术[57]。胸部 CT(电子图 53-9A)、脑部 CT(电子图 53-9C)或 MRI，以及锝-99 的全身骨显像是临床医生评估转移情况时的常规手段。利用全身 PET 或者 PET-CT(见电子图 53-8)扫描进行胸外分期提高了转移性疾病评估水平。研究证实 PET 以及 PET-CT 对于肺癌患者远处转移部位(例如肾上腺、肝脏以及骨骼)(见电子图 53-8)的评估效果明显优于传统的分期评判手段。PET 可以发现 6%~37% 的未知转移部位[58-61](见电子图 53-8 和表 21-4)。这样有助于增加肺癌分期的准确性[62]、调整肺癌的分期[50,63]和治疗方案，如考虑是否更适合手术等[62,64,65]。判断脑转移是 PET 检查的难点，因为脑部本身的高摄取 FDG 背景会掩盖大多数小的颅内转移病灶，无论该病灶呈高代谢还是低代谢[66]。部分研究结果证实 PET-CT 判断脑部转移的准确度和颅脑 CT 类似(见电子图 53-8B)[67]。

早期的临床评估可能发现某些异常情况，例如异常的症状体征及血的常规检查结果，从而促进更进一步的检查评估(表 53-4)[57]。

表 53-4　扩展的临床评估

病史相关的临床症状

整体状况——体重减少>4.5kg

肌肉骨骼——局部的骨骼疼痛

神经系统——头痛、晕厥、癫痫、异常虚弱、近期的精神状态异常

体格检查相关异常征象

淋巴结增大(>1cm)

声音嘶哑，上腔静脉阻塞综合征

骨软化

肝脏肿大(>13cm)

局部神经病变表现，视乳头水肿

软组织肿块

常规的实验室检查

男性血细胞压积<40%

女性血细胞压积<35

碱性磷酸酶、GGT、AST、血钙升高

AST，天冬氨酸转移酶；GGT，γ-谷酰胺转酰酶

如果一位患者存在上述异常症状，约 50% 患者会出现扫描结果异常。第三版 ACCP 关于非小细胞肺癌分期的指南推荐应用 PET 对无临床症状及胸部 CT 检查未发现胸腔外转移的非小细胞肺癌患者仍进行转移评估(脑转移除外)，该意见被认为带有治疗目的性[37]。肺部病变的进展及纵隔淋巴结增大是重要的变量，因为这和更多的异常扫描结果相关[57,58]。这种状况在 N2 患者更为明显，无症状转移病灶比预想的比例更高(见电子图 53-8)[68]。虽然几项研究结果显示腺癌的脑部转移较鳞癌患者比例更高[69,70]，但是在很大一部分的 I 期及 II 期的肺癌患者中却并没有发现差别[71]。

在筛查转移状况时应考虑以下几个重要事项。首要的是，筛查的假阳性率问题。肾上腺腺瘤(存在于 2%~9% 的正常人群中)、肝囊肿、退行性病变、陈旧性骨折、多种非转移性的脑部占位性结节在普通人群中都会存在。为了获取诊断结论，进一步的影像学检查、穿刺活检或者两者结合来进一步明确诊断。然而，相关的并发症及由此导致的花费并未得到足够的重视[72]。同时存在的还有假阴性率问题，即筛查并未发现真实的转移情况。例如，在一项关于肾上腺的 CT 研究中，Pagani[73]发现肾上腺影像学扫描正常的非小细胞肺癌患者中有 12% 的患者行经皮穿刺检查后发现了转移。另外一个存在的问题是这个领域的相关研究不能事先提供具体的临床评估组成要素或者是这些研究执行的临床评估标准不同。例如，像头痛这样的器官特异性主诉和体重减轻这样的非器官特异性主诉一样的重要[74,75]。此外在多项研究中发现扫描结果异常后并未进行组织活检以证实转移。最后一点是，可用于指导合理使用和解释胸外筛查的前瞻性随机试验和结局分析研究太少。希望进一步开展细致完美的研究来提升肺癌患者的检查手段。

1. 肾上腺和肝脏影像

常规的 CT 筛查过程中，肾上腺肿块较为常见，但是多数病变可能与肿瘤无关。研究显示非小细胞肺癌患者单侧的肾上腺结节更可能是肿瘤的转移病灶而非良性病变[76,77]，但是另外一些研究结果却相反[78,79]。在对 T1N0 期非小细胞肺癌的研究中发现，肾上腺病变以腺瘤为主[80,81]，然后在胸腔内巨大肿块和其他一些胸腔外肿瘤研究中，肾上腺病变为肿瘤转移病灶的情况更为多见[77,82]。许多研究显示 CT 图像上异常的单侧肾上腺肿块的大小是重要的肿瘤转移扩散的预测指标，但这也并非是一种普遍的认识[83]。大于 3cm 的结节更有可能是恶性转移灶，(见电子图 53-9A)，但是也有可能是良性病变。

对于肾上腺肿块，CT、MRI、PET、穿刺活检及肾上腺切除术都可以用来协助良恶性的判断。在非增强 CT 上表现为边界清楚，低衰减(脂肪密度)，边缘光滑的结节更可能是良性的腺瘤[84-86]，但是很多结节在 CT 上的影像学表现并不十分典型[84]。反复行 CT、连续超声检查及 MRI(尤其是使用钆等化学试剂进行强化对比的技术[87])、6-β-碘-I[131]-甲基-降胆甾醇扫描[88]检查进行随访筛查更能够区分转移性肿瘤和腺瘤。一项研究证实 PET-CT 在肺癌患者肾上腺上结节的良恶性区别方面是有效的[89]。在 110 例 0.5cm 到 6cm 的肾上腺结节中，PET-CT 对恶性转移结节诊断的敏感度、特异度、准确度分别达到 97%(74/76)、94%(31/34)和 95%(105/110)(电子图 53-10)。阳性预测值达

到了95%(74/77)，阴性预测值为94%(31/33)。

肾上腺肿块的穿刺活检是一种相对安全，而且对可疑性结节获得明确诊断的有效手段，尤其对于有肾上腺肿块病史患者的下一步处理具有指导意义[90,91]。但由于解剖结构的限制，肾上腺穿刺活检术并非是可常规用于诊断的技术。当通过活检取的组织标本不足时，需要进一步考虑行重复活检甚至是肾上腺切除术[83,84]。

尽管大多数的肝脏结节是良性的肝囊肿或血管瘤。但是仍需要通过增强CT(或者超声检查)来进一步协助明确诊断[39]。穿刺活检术被用来作为确诊的手段。PET对于肝脏结节的诊断精确度约在92%~100%之间(电子图53-11)，假阳性率也相对较低。但是目前非小细胞肺癌中肝脏结节方面相关研究数据相对较少[92-94]。

2. 颅脑影像学

在大多数的研究中，非小细胞肺癌患者未行颅脑 CT/MRI 扫描的情况约 0%~10%[57,95-100]，可能是考虑到这项检查的成本效益不高[101]。在这种情形下，从临床表现进行评估有无转移的阴性预测值约95%(91%~96%)。

研究者开展了淋巴结分期为N2(有同侧纵隔淋巴结转移及(或)隆突下淋巴结受侵)的胸部肿瘤和脑转移相关性研究，其中也包含腺癌[70,97,99]。其中那些早期曾行相关颅脑检查未发现异常的患者在之后12月内发现了脑部转移病灶的比例在3%左右[99]。由于脑部脓肿、胶质瘤以及其他结节所导致的假阳性率一直是一个重要的难题，其概率高达11%[102]。因此，在这些病例中，穿刺活检获取组织标本对于脑部结节的管理的是相当重要的。

MRI 相对于 CT 来说，发现更多和更小的脑部结节的敏感性更高[103]。但是，一些研究显示，这对于患者的生存期来说，并没有很大的临床意义[104]。虽然 MRI 对某些特定的患者来说，能发现更多的脑部结节，但是对于更多的肺癌患者脑转移情况，MRI 并不比 CT 优越。因此，CT 是一种可被广泛接受的评估肿瘤转移性病变的技术手段[37]。但是，MRI 依然是很多机构的首选检查方法。

3. 骨扫描图像

由于骨骼的退化性病变以及陈旧性骨伤会引起放射性核素骨显像以及通过跟踪随访骨扫描，或者是组织活检仍难以获得明确的诊断，均可导致假阳性结果，因此这种现象被广为关注。对于阴性的临床评估结果，放射性核素骨显像的阴性预测值约为90%。PET 对于发现骨骼转移很有优势(电子图53-12)，它的特异度、敏感度、阳性预测值以及阴性预测值都明显超过了90%[94,105]。对比研究显示，PET 对于转移的评估作用明显优于放射性核素骨显像[106-108]。

(六) 总结

肺癌的非侵入性分期依据来源于临床评估以及多数目前可获取的分期研究结论。临床医生对于异常的扫描结果应当特别注意，以防得出纵隔及远处转移的错误结论。任何方式获得的组织病理结论都是准确分期和治疗的金标准。如果患者存在肿瘤转移性的可能，就需要进行进一步的评估，因为近50%的患者

此时存在转移的可能。即使是临床评估结论无异常，检查结果也未证实疑似胸腔外转移的情况下，对于需要做根治性治疗的患者，建议行 PET 检查[37]。

六、侵入性诊断及分期方法

肺癌诊断和分期的方法多种多样。在某些情况下，一种手段已足够。例如，一项肾上腺的阳性穿刺活检结果(或者超声引导下细针穿刺活检)就可以同时作为一个肺癌患者诊断和分期(Ⅳ期)的依据。临床医生应该尽量选择创伤最小而又最准确的检测手段来促进患者的治疗，同时还要尽量减少患者的不适及不便，确保到患者得到最适合的治疗。

(一) 痰细胞学检查

痰细胞学检查是创伤最小的肺癌诊断方法，其准确性既依赖于规范的标本采集(需要三份样本)和保存过程，也受病灶本身的大小和部位的影响。中央性病灶相对于周围性病灶更容易获得细胞学的阳性结果[109]。对于可能需要进一步行侵入性活检的中央性病灶患者以及咯血患者(无论胸片上是否发现肿块)都应该行痰细胞学检查。目前已有荟萃分析总结了痰细胞学检查对疑似肺癌的诊断价值[109,110]。据报道其灵敏度和特异度分别为42%~97%及68%~100%。由于痰细胞学检查的准确性变异很大，因此对于疑似肺癌而痰细胞学检测结果为阴性的患者需要采取进一步检查手段[53]。

(二) 经胸针吸活检术

经胸针吸活检术(TTNA)，通常是在超声(图19-3)、CT、荧光支气管镜引导下进行，是一种相对安全有效的肺部原发肿块确诊的技术手段(图19-1和图19-6)。通常来讲，对于直径小于3cm，位于锁骨中线外侧的病灶(电子图53-13)，如果需要取得组织学标本以明确诊断，那么可以考虑行 TTNA 检查。将 TTNA 或其他非外科手术的活检手段应用于肺部外周性病灶检查存在的一个重要的问题是对于大多数患者而言仍不能最终避免行外科手术[111]。对于一个疑似恶性的肺部实性结节的患者(例如:非钙化结节，肺上叶，毛刺征，长期吸烟)，可以通过一次胸腔镜下切除术同时完成诊断、分期及治疗。因此，TTNA 或许仅仅适用于以下几种状况:不能耐受手术的患者需要治疗前明确病理诊断，高度怀疑非癌性病灶(图19-7)，患者主动要求在考虑外科手术之前明确肺癌诊断，高度怀疑已经发生了转移(图19-2)。TTNA 的灵敏度和特异度分别为 90% 和 97%(详见第 19章)[109]。

TTNA 最大的缺陷在于发生气胸的危险性。几项 CT 引导下 TTNA 研究表明，气胸的发生率约为 15%~45%[17,112-114]。虽然气胸如果不行胸腔置管治疗可能会导致血流动力学不稳定，但是大多数继发于 TTNA 的气胸并不需要特别治疗[115]。影响气胸发生率及危险性的因素主要有肺气肿、病灶体积较小、病灶边缘距离胸膜较远。

(三) 纤维支气管镜检查

超过50%的进展期肺癌患者会侵犯中央气道，或者是因为过大支气管内肿块侵入了气道，或者是因为肿瘤或增大的淋巴

结对气道的外压性作用[116]。对于肺癌患者或疑似患者，由于疾病侵及气道需要通过气管镜来进一步明确诊断的相关症状有：气短、单侧喘鸣音、咯血、咳嗽。通过可弯曲支气管镜可以较容易地发现支气管内病灶，进而进行活检。对于中央性病灶进行三次以上的活检几乎可以100%采集到相关标本[117,118]。来源于4507例患者的数据显示中央支气管内活检的灵敏度高达74%，刷片为61%，灌洗为47%[109]。上述方式联合使用则灵敏度可达到88%[109]。气道内的细针穿刺抽吸活检可能有利于诊断被坏死组织包裹的支气管内恶性病变。因为深部的穿刺活检可能得到更多活的肿瘤细胞。钳夹活检或者刷片的基础上联用细针穿刺抽吸活检能够将支气管内肿瘤的诊断灵敏度提高到95%[119,120]。

1. 黏膜下及支气管周围病灶

当肺癌呈黏膜下浸润或者是支气管周围病灶外压性改变时，支气管镜钳夹活检的诊断率仅仅为55%，明显低于经气道细针抽吸活检（TBNA）的71%[121]。在这些情况下，正常的黏膜标记变得模糊，取而代之的是支气管侧支血管及坚硬的表皮组织，只有通过穿刺才能取得肿瘤细胞。此外，支气管镜钳夹活检可能无法取到支气管周围病灶。对于靠近气管-支气管树的肿块，使用1.3～1.5cm长的细针进行TBNA可能更有效。值得注意的是这种情况下标本取材出错的概率较高，可以联合其他的方法或通过支气管内超声（EBUS）-TBNA来提高诊断效能（EBUS-TBNA能够提供实时的超声定位，细针的穿刺长度可调节且最高达4cm）。

2. 导航支气管镜

导航支气管镜可以为肺外周病灶的诊断提供新的检查途径（详见第22章）。它比TTNA引起气胸的风险更小，比传统的支气管镜对周围性病灶诊断效能更高[122]。通常来讲，有三种类型的导航支气管镜：①径向探头支气管内超声是一种配有引导鞘管的传统径向EBUS，其鞘管内可以通过活检工具，因而能在成功导航定位后进行活检；②虚拟支气管镜是一种以CT影像为基础，创作出一种实时定位"地图"效果的内窥镜技术；③电磁导航支气管镜是一种利用可操纵的虚拟导航系统来精确制导的技术[123]。导航技术的联合应用，相较于单用径向探头支气管内超声或者电磁导航支气管镜，其诊断效能明显提高，可以达到88%[124]。一项meta分析报告了所有导航支气管镜技术的准确度以及副作用。该研究包含了39项原始研究，超过3000例患者，汇总的诊断准确率约为70%（变异较大），气胸的发生率小于2%（需要胸腔置管的概率小于1%）[125]。除此之外，导航技术可以被用来在立体放射治疗时放置基准标记[126]。

3. 支气管镜技术对于肺癌分期的作用

最初纤维支气管镜在肺癌的分期中的应用仅限于"T"分期，而现在支气管镜技术在判断是否发生纵隔淋巴结的转移方面具有关键作用，因此被认为是一种创伤小，准确度高的肺癌分期手段。

传统的TBNA技术对肺癌患者是否发生淋巴结转移的分期具有较高的灵敏度和特异度[127-129]。TBNA对非小细胞肺癌诊断的灵敏度为78%，特异度为99%[130]。实施TBNA的标准方案是在细针穿刺前进行CT扫描以定位可疑淋巴结。病灶定位可以通过评估病灶部位距离隆突（或者其他气道标志物）以上或者以下的CT层面数，而相应地设置纤支镜下细针穿刺的深度。当在实施TBNA检查时，穿刺次数越多越可能出现问题。许多因素可能影响TBNA的操作时间，例如考虑患者舒适性及安全性需要进行镇静以及医务人员花费的时间，因此合理管理支气管镜操作时间很重要。研究表明如果已经进行了7次淋巴穿刺而仍未获得恶性肿瘤的标本则此后会出现平台现象[131]。此外，现场一位有资质且经验丰富的细胞病理学家的尤为重要。这些细胞病理专家可以对活检标本进行快速现场解读，明显提高TBNA的诊断率[132]，同时他们也能严格评估采集的标本量是否足够。所有的样本均要求以淋巴细胞占优势，以证明是取样于淋巴结。不含淋巴结的样本应定义为是不合格标本。如果出现呼吸道上皮细胞应该考虑到标本可能被污染。

通过TBNA来获取纵隔及肺门淋巴结标本的创伤性最小，可以避免纵隔镜、纵隔切开术、开胸手术等创伤性更大的操作。毫无疑问，CT和TBNA的联合运用能够提高肺癌的诊断率及精确分期。但是，到目前为止，这项技术的培训及应用能力参差不齐。这也和操作者的某些技巧有关。第22章将详细探讨纤支镜技术。

（四）超声内镜

超声内镜（EUS）是另外一种对肺癌分期具有重大影响的技术手段，主要是由于其能够经食管壁采集后纵隔标本。目前，EUS下细针穿刺术是用实时超声进行引导。2433例肺癌伴纵隔淋巴结转移患者的汇总分析显示，EUS的灵敏度及特异度分别为89%和100%[37,130,133-156]。CT未发现淋巴结病变的肺癌患者，应用EUS可以发现直径小至3mm的结节。由于肺癌患者的转移病灶发生于正常大小淋巴结的概率较高，因此EUS还是非常有实用价值的[157]。基于外科手术的研究显示，可以根据原发肿瘤的部位在一定水平上推测肺癌纵隔淋巴结转移的部位。这种相关性将影响EUS在CT检查未发现淋巴结病变的患者的应用价值。淋巴管的转移常见于从左肺上叶肿瘤转移至主肺动脉窗淋巴结，从左或右肺下叶肿瘤转移至隆突下淋巴结[158]。EUS曾被用于研究CT上无纵隔淋巴结肿大的肺癌患者，其中淋巴结转移率（Ⅲ期或者Ⅳ期）高达42%[159]。

除此之外，EUS还可以应用于纵隔以外的部位以协助肺癌分期。97%的患者都可以在肝脏左叶及右叶的大部分区域，左侧肾上腺（非右侧）获取标本[160]。另外，左侧的胸腔积液也可以使用EUS进行检查并获取样本。EUS已经越来越多的和EBUS联合作为微创的肺癌分期手段[161]。

（五）支气管内超声

或许肺癌分期最大的进步是支气管内超声-经支气管针吸活检术（EBUS-TBNA）。EBUS-TBNA用来评估纵隔及肺门淋巴结性质以及进行肺及纵隔肿瘤的诊断。它可以采集最上纵隔（1站）、上气管旁（2R,2L站）、下气管旁（4R,4L站）、隆突下（7站）、肺门（10站）以及叶间（11站）淋巴结（图53-1A）。主动脉旁（6站）、主肺动脉窗或主动脉下（5站）、食管旁（8站）及肺韧带（9站）淋巴结一般不能通过EBUS-TBNA获取标本（见图53-

1B)。2756 例患者的汇总分析结果显示,EBUS-TBNA 的灵敏度和特异度分别为 89% 和 100%[37]。EBUS-TBNA 应该作为同时合并肺部肿块即纵隔淋巴结肿大肺癌疑似患者的首选确诊手段,因为这项检查技术能够同时进行诊断及肺癌分期。除此之外,EBUS 在肺癌中的应用包括作为外科手术前的纵隔分期及在免疫组化染色之外进行术前分子水平分析的标本获取手段[162-164]。

联合应用 EUS 和 EBUS 相较于单独使用能够明显提高肺癌诊断的确诊率。一项荟萃分析纳入 7 项研究的 811 例患者,结果显示 EUS 和 EBUS 联合应用的的灵敏度及特异度分别为 91% 和 100%[37,135,139,140,165-168]。这些技术的联用能进行几乎所有的纵隔分期(即使影像学无异常)[135,140]。对于怀疑非小细胞肺癌的患者,内镜超声检查联合纵隔镜检查相较单独的纵隔镜检查诊断纵隔淋巴转移的灵敏度和特异度都更高,且能够减少不必要的开胸手术[165]。

关于 EBUS 的深一步讨论详见第 22 章。

(六) 纵隔镜检查

对于疑似或确诊肺癌患者,纵隔镜检查是传统的侵入性的纵隔分期的金标准。然而,如果技术成熟,超声引导细针穿刺术(EBUS-TBNA,EUS,或它们的联合)目前被推荐为首选检查。如果存在纵隔淋巴结增大(无论它在 PET 上 FDG 摄取率如何),或者存在 PET 上有明显的 FDG 摄取的淋巴结(无论体积大小),在开胸手术之前均需进行外科纵隔手术(即使细针穿刺得到阴性的病理学结果)。纵隔镜常用来采集气管旁(4 站)及隆突下前侧(7 站)淋巴结样本(图 53-1A)。因为隆突下区域样本采集更加困难,因此纵隔镜对此部位淋巴结的诊断率较低。扩大的颈部纵隔镜检查采用与一般的纵隔镜检查相同的颈部切口,进入与后者不同的筋膜层面,可以获取主肺动脉窗及主动脉旁的淋巴结样本(5 和 6 站)。另外,前纵隔切开术(即所谓的张伯伦术式)也可以作为获取主肺动脉窗及主动脉旁的淋巴结样本(5 站和 6 站)的备选方案之一(见图 53-1B)。总之,纵隔镜检查的灵敏度和特异度分别为 78% 和 100%[130]。纵隔镜检查可以区分ⅢA 和ⅢB 期,而这两个分期的患者在预后和治疗方案上存在差异。作为一种外科手段,纵隔镜检查也有风险和局限性。一方面它需要全身麻醉,另一方面其发病率和死亡率分别为 2% 和 0.08%[130]。

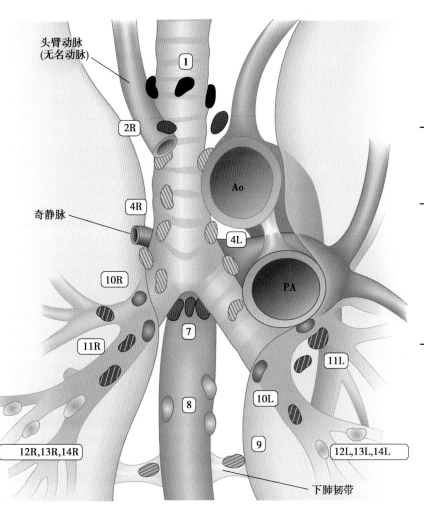

图 53-1 纵隔淋巴结分布图。A 和 B.用于肺癌分期的 14 站淋巴结和相关解剖标志。N2 淋巴结站位于纵隔胸膜的包裹内(1~9),N1 淋巴结站位于纵隔胸膜包裹之外,肺门区(10)和肺内(11~14)。A,动脉;Ao,主动脉;A~P,肺相关大动脉;PA,肺动脉;v,静脉。(Redrawn from Mountain CF, Dresler CM: Regional lymph node classification for lung cancer staging. *Chest* 111: 1719,1997.)

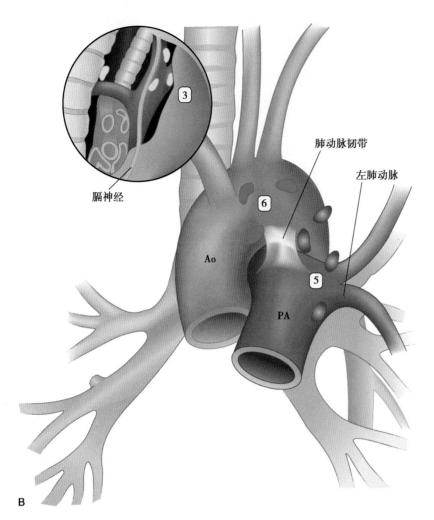

上纵隔淋巴结
1　纵隔顶
2　气管旁上端
3　血管前气管后
4　气管旁下部
　　(包括奇静脉淋巴结)

大动脉旁淋巴结
5　主动脉下(纵隔窗)
6　大动脉并行区
　　(升主动脉或横膈膜)

下纵隔淋巴结
7　隆突下淋巴结
8　食管周围淋巴结
　　(隆突下面)
9　肺韧带
N2身体同侧淋巴结(1~9站)
N3淋巴结(1~9站)身体对侧或者锁骨上淋巴结或
斜角肌区域

N1淋巴结（10~14站）身体同侧
10　肺门
11　叶间淋巴结
12　肺叶淋巴结
13　肺段淋巴结
14　亚段淋巴结

图 53-1 (续)

七、肺癌的治疗

肺癌患者总的 5 年生存率仅为 14%[169]，且自 20 世纪 80 年代后无明显变化。肺癌患者的生存曲线随肺癌分期而变化，表现为早期的肺癌患者较晚期肺癌患者的生存期明显延长。肺癌治疗方案的选择依据是肺癌的分期以及初始治疗时患者的身体状况。通常来讲，早期肺癌采取手术治疗，局限浸润期的肺癌患者采取化疗及放疗，而进展期的患者采取化疗及支持治疗或者是仅采用支持治疗。治疗模式倾向于多模式治疗(手术、化疗及放疗)[170-173]。目前的问题在于如何最好地通过诊断、分期及治疗来高效的管理新确诊的肺癌患者。ACCP 指南推荐，肺癌患者需要以肺癌患者为中心的多学科(包括呼吸科、胸外科、药剂科及放疗科)医生的综合评估和管理[174]。一个包括上述专家的"肿瘤委员会"再加上胸部影像、病理、护理及社会工作所组成的网络应该筛查所有的新发病例，确保患者能够得到最佳治疗，并被考虑纳入到相关的临床研究中。

手术之外的手段，如化疗或者放疗，都可以采取新辅助或者是辅助方式。新辅助治疗是指主要治疗方式实施之前的治疗手段，它主要用来减小肿瘤的体积，治疗微小的转移灶并改善预后。辅助治疗是指主要治疗之后的治疗方案，主要目的是为了治疗残存的肿瘤病灶及微小的转移病灶以预防肿瘤的复发。所有治疗效果都可以使用中位生存期或者是无进展生存期(即患者肺癌进展之前的带瘤生存时间)进行评估。

（一）肺癌患者的预后因素

一项涉及无法手术治疗的肺癌患者的大样本研究结果显示，肺癌患者最好的生存预测指标包括好的功能状态(Karnofsky 评分)、疾病进展早期、年龄、无体重下降[175-177]。相关报道显示女性是肺癌良好预后的因素之一，但是研究间的差异较大。功能状态评分和有无症状是预测肺癌预后的重要因素(即使是对于早期的可切除病灶的肺癌患者也是一样)[178-180]。例如，对于行根治性手术切除的 I 期的非小细胞肺癌患者，无症状患者的预后明显优于有症状患者[179]。虽然个别报道显示单一细胞类型的非小细胞肺癌患者的预后优于多种细胞类型肺癌患者，但是通常认为组织学亚型并非非小细胞肺癌患者预后的主要预测因素[178,179,181]。无吸烟史及戒烟与肺癌患者的生存时间呈正相关。PET 上原发病灶的最大标准摄取值和肺癌患者的生存时间呈负相关[182]。

最近几年的多项研究显示，多种肺癌的分子标志物和肺癌的预后相关。广为知晓的主要包括 KRAS、表皮生长因子受体(EGFR)、EML4-ALK 融合基因、P53、P16 和 BCL2。然而，在许多情况下，这些单个分子标志物判断预后的结果却存在矛盾[183-185]。或许是由于各研究纳入病例的类型不一致或者是检测这些分子标志物的实验室检测技术存在不同。一项 meta 分析显示，KRAS 突变和不良预后相关，特别是在肺腺癌患者，风险比约为 1.6(95% CI,1.3~2)[186]。检测Ⅲ及Ⅳ期肺癌患者转移性淋巴结、恶性胸腔积液样本的分子表型已经成为标准的操作。通过上述相关检测，可以选择针对相关分子突变的靶向药物作为一线的化疗方案。

（二）非小细胞肺癌的分期治疗

本部分主要讨论依据病理类型及分期对非小细胞肺癌进行治疗。后续将讨论小细胞肺癌的治疗。表 53-5 展示了非小细胞肺癌的分期治疗方案。

表 53-5　非小细胞肺癌当前治疗方案总结

分期	手术	化疗	放疗	放化疗	评述
Ⅰ和Ⅱ	一线	辅助-ⅡA,ⅡB	二线	否	联合治疗能够提高生存期(=5%)对于不能手术者行放疗治疗
ⅡB(T3N0M0)肺上沟癌	一线	否	否	一线-新辅助治疗	新辅助化疗能提高ⅡB期患者生存期
ⅢA	一线	辅助治疗-所有可切除的ⅢA	存在争议	一线	术后联合放化疗需进一步的临床试验验证
ⅢB 不可手术	否	否	否	一线	治疗同ⅢA期不可手术者
Ⅳ	否	一线	否	否	放疗只能减轻患者痛苦,所有Ⅳ患者均应该检测基因突变包括 EGFR、EMI4-ALK、KRAS

贝伐珠单抗用于非鳞癌无禁忌患者的联合化疗被证实有效。

* 靶向治疗推荐作为进展期非小细胞肺癌合并 EGFR 突变和 EML4-ALK 融合患者的一线治疗方案。厄洛替尼是 FDA 批准的非小细胞肺癌远处转移合并 EGFR19 片段缺失和 21 外显子替换(L858R)患者的一线治疗方案。

EGFR,表皮生长因子受体;FDA,美国食品药品协会;NSCLC,非小细胞肺癌

1. Ⅰ期

最新的非小细胞肺癌分期系统中，Ⅰ期非小细胞肺癌被进一步划分为ⅠA期[肿瘤直径≤2cm(TIa)(电子图 53-14A)和肿瘤直径介于 2~3cm 之间(TIb)(电子图 53-14B)和ⅠB期(肿瘤直径介于 3~5cm 之间(T2a)(电子图 53-15)]。所有Ⅰ期的肺癌是指肿瘤完全被肺实质包裹，距离隆突超过 2cm，未侵及胸壁及壁层胸膜(图 53-2)。Ⅰ期肺癌不包括合并淋巴结转移或者其他部位转移的患者。因此 TNM 分期是 T1aN0M0、T1bN0M0(ⅠA期)或者是 T2aN0M0(ⅠB期)，两者的不同主要在于原发灶肿瘤的体积以及手术后的生存期。虽然Ⅰ期肺癌患者的生存期较长，然而所有肺癌患者中Ⅰ期肺癌仅占 15%[187,188]。

目前Ⅰ期肺癌的治疗方式为外科手术。主要的手术方式为肺叶切除术或者全肺切除加纵隔淋巴结清扫术。值得注意的是手术前需要评估患者能否耐受手术。ⅠA期肺癌患者手术后的 5 年生存率为 73%，即使是ⅠB期的肺癌患者手术后的 5 年生存率也有 58%[33]。Ⅰ期及Ⅱ期肺癌患者手术后行局部放疗，对于完全或者部分切除原发灶的患者并没有显示出存在明显的益处[187]。术后的辅助化疗也并没有提高Ⅰ期肺癌患者的生存率[189]。术后辅助治疗会在下文进行深入探讨(见ⅢA期)。

一些患者病情符合手术切除的标准，但是却不能承受外科手术，主要是因为患者肺功能储备不足，不能耐受外科的肺叶切除术。这些患者(特别是 T1 期的肺癌患者)，可能能够耐受楔形切除术或者是肺段切除术以替代肺叶切除或者是全肺切除术。但是在这些病例中，局部肿瘤复发的比例明显高于病灶全部切除的患者，但是总的 5 年生存率并无太大差别[190]。然而，对于体积较小的Ⅰ期周围性肺癌患者，肺段切除术可以控制局部病灶，其延长患者无病存活时间及 5 年生存率的机会和肺叶切除术大致相当[190a]。即便如此，只要是患者身体条件许可，应尽可能的行解剖结构上的完全切除术。关于射频消融及其他非外科手术治疗的讨论详见第 19 章。

对于拟行手术切除的肺癌患者，需要肺科医生和胸外科医生共同评估，进而决定外科手术是否可行。如前所述，能够手术切除和能够行外科手术是不同的。本文第 27 章详细介绍了外科手术前肺病患者的具体评估事宜，这里仅仅做以概述。术后预测的 FEV1 百分比或者弥散能力小于 40% 的肺癌患者行外科手术的发病率及死亡率更高。对于术前肺功能为临界值的患者，应该推荐进行肺通气-灌注扫描来更好的预测术后的肺功能。如果还不能达标，那需要行心肺运动测试。相较于氧消耗大于 20ml/(kg·min)的患者，比氧消耗在 11~19ml/(kg·min)的患者的发病率更高，但是死亡率却未见明显差别。但是对于氧消耗低于 10ml/(kg·min)的患者，其预测发病率和死亡率都较高[191]。

对于拒绝外科手术或者是不适合行手术治疗的患者，原发灶的放疗是可以考虑的。有 1 项随机对照研究和 35 项非随机对照研究的 meta 分析对这种治疗方案进行了评估[192]。研究结论差异较大，患者肺癌特异性 5 年生存率约为 13%~39%。研究者总结说:即使是患者合并严重的肺气肿，通过合理设置参数结合三维适形技术，患者也是能够耐受放疗的。适形放疗技术是以三维的方式设置放疗参数使其匹配肿瘤的形状达到靶向治疗目的，并进一步的减少放疗对于周边正常组织的影响。

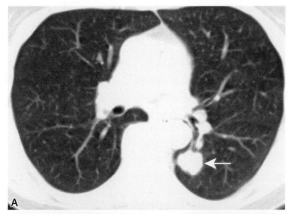

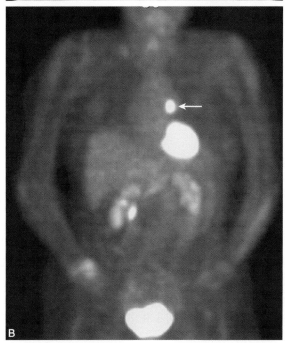

图 53-2　Ⅰ 期 T1N0M0 期患者的 CT(A)和 PET(B)扫描图像(箭头)

相较于传统的放疗方式也能够提供更强的放疗剂量[193]。

在肿瘤放疗群体实验中(ROTG0236),活检确诊为 Ⅰ 期肺癌而不能耐受手术的非小细胞肺癌患者,行 3 个周期 60Gy 的立体定外放射治疗,原发灶控制率约在 98%,局部控制率约为 87%,总的 3 年生存率约为 56%[194]。这项研究以及其他研究(ROTG0618)证明了剂量-反应依赖性关系。给予患者 100Gy 的强化放疗方案,TⅠ期肺癌患者的原发灶控制率约在 90% 以上,总生存率也超过了 50%。一项 meta 分析证实,相对于传统的分次放疗技术,立体定位放疗技术对于肺癌患者总的生存率具有明显的提升[195]。

2. Ⅱ 期

Ⅱ 期非小细胞肺癌患者被进一步分为 Ⅱ A 期和 Ⅱ B 期。Ⅱ A 期被定义为 T1a-T2aN1M0 和 T2bN0M0,Ⅱ B 期被定义为 T2bN1M0 和 T3N0M0。Ⅱ A 期和 Ⅱ B 期的 5 年生存率分别为 46% 和 36%。

Ⅱ A 期肺癌并不常见,在几项关于肺癌外科手术的系列研究中也仅仅只占 1% 到 5%[196-201]。Ⅱ B 期肺癌约则外科切除病例的 15%[189,196,198,201]。对于 Ⅱ A 和 Ⅱ B 期肺癌,外科手术是首选的治疗方案。术后放疗并不能使患者获益。术后辅助化疗的价值将在后文进行讨论(见ⅢA 期)。但是,简而言之,还是会建议 Ⅱ 期的外科手术患者行术后的辅助化疗。对于合并胸壁侵犯(T3N0M0)(电子图 53-16)的患者,肿瘤加胸壁切除术被作为治疗的首选。肺上沟癌的具体评估和治疗方案将在本章节后文中进行具体探讨。

肺癌患者的手术质量在制订了大量规范化流程的医院更高[197]。而且,胸外科医生来实施此项外科手术也非常重要。相对于普外科医生实施肺叶切除术,胸外科医生能够降低约一半的死亡率[202]。

3. ⅢA 期

ⅢA 非小细胞肺癌包括了 N2(图 53-3)的不同的亚组及 T3N1 期的患者。除此之外,依据最新的分期标准,T4N0～1 也由以前的分期改为现在的ⅢA 期[33,203]。

对于 T4N0-1M0 期的肺癌患者,建议行外科手术联合或不联合新辅助化疗或者是新辅助放化疗(肺上沟癌)(电子图 53-17 和电子图 53-18)[204]。T4N0-1 患者由于病灶侵犯了隆突,因此

近来,立体定位放疗技术拥有高度的精确性及准确性,可以对更小病灶进行三维适形的大剂量放射治疗。这项技术还可以用来进行立体定位消融术或者是立体定位外科手术。这项技术

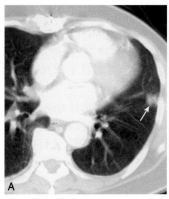
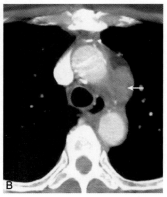
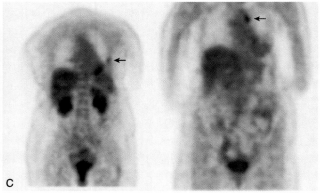

图 53-3　ⅢA 期患者。A. CT 扫描显示原发性肿块侵袭了胸壁,确诊为 ⅢA 期肺癌(非小细胞肺癌:T3N2(箭头))。B. CT 显示放大的肺动脉主动脉旁淋巴结(箭头)。C. PET 显示的原发性肿瘤的摄取图像(左图,箭头)和淋巴结(右图,箭头)

一般会选择隆突切除术联合或不联合肺切除术。隆突切除术的手术死亡率大概在 10%~15%，5 年生存率约为 20%。单一同侧非原发灶肺叶内存在肿瘤结节（电子图 53-19）的 T4N0 期患者术后的 5 年生存率约为 20%[205]。

关于ⅢA（N2）期肺癌患者手术切除存在大量的争议。然而，T3N1 期的患者行手术治疗却并无任何争议。在手术过程中，当能切除患者的原发灶及淋巴结全切时，偶然发现隐蔽的 N2 期转移患者。如果是这种情况，患者应尽可能的切除一切可见的病灶，然后考虑进一步行辅助化疗[32,203]。

目前并不是非常明确如何在开胸手术前为 N2 期（一站或者是多站）转移患者提供最好的治疗方案。新的 ACCP 指南推荐使用浸润性Ⅲ期（N2/N3）和Ⅲ期非连续性的 N2 受累的分组方式。对于 N2/N3 受累的浸润性Ⅲ期患者，纵隔淋巴结不能完全进行区分或者检测（电子图 53-20）。这些患者很多都涉及了纵隔以及其他重要的解剖结构的侵犯。对于浸润性的ⅢA（N2/N3）期，具有良好的功能状况评分、低的体重降低（≤10%）的患者，一般会推荐同时行放化疗方案[33,203]。

两个多中心研究结果显示，同步放化疗效果优于化疗后的序贯胸部放疗[206,207]。然而，同步放化疗方案中，严重食管炎的发生率明显高于序贯治疗方案。推荐的化疗方案为铂类为基础的联合双药方案，常用组合方案为依托泊苷加顺铂[208-210]。三项协作组研究结果显示对于Ⅲ期非手术患者放化疗患者的中位生存期为 19~20 个月，2 年生存率为 40%~45%，5 年的生存率约为 20%。

对于非连续性的 N2 转移患者，ACCP 指南推荐多学科讨论制定相关的治疗方案。推荐标准的放化疗方案或者是先进行诱导化疗后行手术切除治疗，而不推荐单独行手术或者是放疗。这些推荐方案主要是受两个大规模评估 N2 肺癌患者手术切除治疗效果的协作组研究影响[208,211]。欧洲的临床试验将组织学证实为 N2 期肺癌患者进行随机分组，在初始 3 个周期顺铂双药化疗方案诱导后分别予以放疗或手术治疗[211]。手术患者组中位生存期为 16 个月，放疗患者组中位生存期为 17 个月[206]。两组患者的 5 年生存率分别为 16% 和 14%，并无明显的差别。北美临床试验对病理学证实 N2 期患者进行随机分组，在初始两个周期的依托泊苷联合顺铂双药化疗并同时给予 45Gy 的 25 个周期（超过 5 周）的胸部放疗后，分别给予放疗或者是手术治疗[208]。手术及放疗患者的中位生存期分别为 24 及 22 个月，5 年生存率为 27% 和 20%（风险比为 0.87，$P=0.24$）。生存差异并无明显的统计学意义。但是手术组患者的无进展生存期更长。亚组分析结果显示，诱导治疗后行肺切除患者的预后较只接受放化疗的对照组患者更好。由于是没有事先进行设计的亚组分析，因此这减弱了结论的可信度。因此，对于非连续 N2 的Ⅲ期肺癌患者行外科手术的意义并不明确。

对于接受病灶全切的Ⅱ期和ⅢA 期非小细胞肺癌患者，以顺铂为基础的两联四个周期化疗是推荐的辅助化疗方案[203,212]。关于顺铂联合方案（LACE）的 meta 分析评估了所有分期的手术切除患者，发现应用顺铂辅助化疗方案患者总的 5 年生存率为 5.4%。这对于具有较好功能状态评分患者以及Ⅱ期和Ⅲ期患者受益最大。而对于病灶全切的Ⅲ（N2）期患者，术后的放疗依然饱受争议。据报道局部复发的概率约为 20%~60%。一些非随机对照试验证实，术后的放疗可能使患者获益[213,214]。因此，

这项治疗应该选择合适的患者。一项Ⅲ期辅助放疗（ART）临床试验目前正在实施，旨在评价术后放疗对这类患者的治疗价值。

4. ⅢB 期

ⅢB 期包含 T4N2M0 和 TN3M0 肺癌患者。目前没有Ⅲ期临床试验证实术后的新辅助化疗相对于单用化疗能使ⅢB 期的肺癌患者生存时间延长[203]。

无法行手术切除的ⅢB 期非小细胞肺癌患者的治疗类似于ⅢA 期患者。中位生存期一般为 19~22 个月，5 年生存率约为 10%~20%。已有关于ⅢA 和ⅢB 期患者化疗的随机对照研究，但均未将ⅢB 患者的生存期单独进行分析[209,210]。同步放化疗方案被推荐适用于无法行手术切除的ⅢA 和ⅢB 期肺癌患者[203]。有临床试验对每天放疗频次进行研究，但并无足够可信的数据证实一天多次的放疗（相同的放疗剂量被分为一天多次）效果优于标准的一天一次放疗。

5. Ⅳ 期

通常被认为不可能被治愈的Ⅳ非小细胞肺癌患者的 5 年生存率约为 1%~3%。其治疗的目的是控制疾病的进展，减轻患者的症状。目前主要的化疗有效反应率约在 10%~30%。对于化疗有反应的患者，可增加约 3~9 个月的生存时间，但是最终还是死于疾病本身。20 世纪 70 年代及 80 年代的临床试验一般都是将患者随机分为支持治疗组及全身化疗组进行相关研究。一项 meta 分析评估了 8 项临床随机对照试验，纳入了超过 700 例患者[215]。每一项研究都是使用以顺铂为基础的化疗方案和支持治疗进行对比。支持治疗组的患者中位生存期为 4 个月，1 年生存率为 15%，而化疗组患者的中位生存时间增加了 1.5 个月，1 年生存率增加了 10%。20 世纪 90 年代引入了多项新化疗药物，包括紫杉醇、多西他赛、伊立替康、长春瑞滨及吉西他滨。已有Ⅲ期临床试验评估了这些新药联合顺铂或卡铂的疗效[216]。

以铂类为基础的两药联合化疗相较于单药化疗效果更为明显。三药联合的化疗效果却并不优于两药联合化疗。目前已有大规模的随机对照临床试验旨在发现两药联合化疗的最优方案[217-219]。发现不同两药联合化疗方案是相似的，治疗的反应率约 20%~30%，中位生存约 7~9 月。并没有一个联合铂类的两药化疗方案最占优势。不同的联合化疗存在不同的毒副作用。

组织学类型对于某种药物的治疗反应差异很大。一项大规模的Ⅲ期临床随机对照研究，对比了培美曲赛联合顺铂和吉西他滨联合顺铂的治疗效果。总的生存时间并无明显差别，而在 847 例腺癌患者中培美曲赛组的生存时间却明显优于吉西他滨组（中位生存期分别为 12.6 个月和 10.9 个月）。相反，对于鳞癌患者，吉西他滨组的生存期优于培美曲赛组（分别为 10.8 个月和 9.4 个月）[220]。ACCP 指南推荐对于Ⅳ非小细胞肺癌患者，应根据组织学类型的不同制定化疗方案。培美曲赛只适用于非鳞癌患者[221]。对于功能状态评分较高的患者，推荐以铂类为基础的两药联合化疗方案。

在东方人群肿瘤研究实验中（E4500），组织学为非鳞癌的患者被随机分配到卡铂联合紫杉醇为基础加或者不加贝伐珠单抗组（贝伐珠单抗是一种单克隆抗体，可以抑制血管内皮生长因子的活性）。贝伐珠单抗也可以用于 6 个周期化疗结束后稳定期肺癌的单药维持治疗[221a]。贝伐珠单抗组肺癌患者的治疗反应

率较高(35% vs 15%),生存期也更长(中位生存期为 12.3 个月 vs 10.3 个月),2 年生存率也较高(44% vs 15%)。一项关于 4 项非小细胞肺癌的随机对照研究的 meta 分析显示,应用贝伐珠单抗联合化疗较单用化疗能提高患者的无进展生存时间和总的生存时间[222]。对于特定的非鳞癌且功能状态评分较高的患者,推荐加用贝伐珠单抗治疗。咯血、不能控制的脑转移、深静脉血栓、正在行抗凝治疗是使用贝伐珠单抗治疗的主要禁忌证[221]。

对于稳定期肺癌患者或者是对于包括贝伐珠单抗的初始治疗方案有反应的患者,在进行疾病进展前使用贝伐珠单抗进行维持治疗是目前的推荐治疗方案。对于初始以铂类为基础的两药联合化疗有反应的肺癌患者或者稳定期肺癌患者,选用培美曲赛作为维持治疗能够延长患者的生存时间[221]。关于东方人群肿瘤的随机对照临床研究目前正在评估维持期培美曲赛或贝伐珠单抗或两药联合化疗的治疗作用。这可能将成为维持期治疗方案选择的决定性实验。

6. 靶向治疗

2004 年,研究者证实了 EGFR 的酪氨酸激酶位点的激活突变能够预测特定的非小细胞肺癌对于酪氨酸激酶抑制剂的治疗反应[223,224](详见第 51 章)。这种激活突变被认为是一种驱动突变,因为它能够促进肿瘤的进展。这种突变能够激活 EGFR 信号通路,从而促进肿瘤的发生及发展。驱动突变与偶然突变不同,前者导致的肿瘤在该信号通路受阻时受到明显抑制。

多项研究证实,EGFR-TKIs 如吉非替尼、厄洛替尼等治疗反应和肿瘤患者的某些表型具有相关性,其中包括腺癌、非吸烟、女性和东亚人种。后续报道显示,这部分患者中 EGFR 突变可能性更大。最新的研究数据证实 KRAS 和 EGFR 突变的效应是呈相反方向的。对于 KRAS 突变患者,对于 EGFR-TKIs 治疗无明显效果[225]。一项应用厄洛替尼治疗非小细胞肺癌的Ⅲ期临床试验显示,患者生存期明显优于安慰剂(6.7 个月 vs 4.7 个月)[226]。据此,美国食品药品管理委员会(FDA)批准厄洛替尼作为二线治疗方案。另一项关于吉非替尼作为二线治疗方案的Ⅲ期临床试验证实,其不能提高患者的生存期。因此吉非替尼在北美地区被 FDA 撤出了二线治疗方案[227]。在一项里程碑意义的东亚Ⅲ期临床试验中,Ⅳ期未行任何治疗的肺癌患者被随机分为吉非替尼治疗组合铂类为基础的化疗组。在检测的 437 例患者中,60% 的患者存在 EGFR 突变。这部分患者相对于传统的化疗药物,对于吉非替尼具有较好的治疗反应,而且无进展生存期也较长。而 EGFR 突变阴性亚组患者对于化疗的反应率更高,无进展生存期较长[228]。

自从将 EGFR-TKI 和化疗同时作为一线治疗方案的实验开展以来,又实施了很多其他关于 EGFR 突变的研究实验。一项关于使用 EGFR-TKI 作为一线治疗方案(13 项研究)或二线治疗方案(7 项研究)的 meta 分析指出使用 EGFR-TKI 作为 EGFR 突变肺癌患者的一线治疗方案,其 PFS 较长(HR=0.43)[229],二线治疗方案中也得出了类似的结果(HR=0.34)。对于合并 EGFR 突变的肺癌患者,EGFR-TKI 的治疗反应率在 60% ~ 80%,中位 PFS 时间约在 9~12 个月,总的生存时间约为 2 年[230]。基于此项研究及类似研究的结果,厄洛替尼被 FDA 批准作为合并 EGFR19 外显子缺失变异或者 21 外显子(L858R)替换突变的转移性非小细胞肺癌患者的一线治疗方案。

间变性淋巴细胞激酶(ALK)融合基因是肺癌患者第二位的常见驱动突变,目前也已经研发了相应高效的 TKI。第一代 ALK-TKI,克唑替尼,在扩大的Ⅰ期临床研究中即证实了其有效性,于是被 FDA 快速批准应用。143 例合并 ALK 融合突变的Ⅳ期非小细胞肺癌患者,克唑替尼治疗的反应率在 61% 左右,中位 PFS 为 9.7 个月,12 个月的生存时间约在 75%。在本书出版之前,相关研究结果的 MST 还未公布[231]。

在一项Ⅲ期随机对照研究实验中,之前以铂类为基础化疗方案治疗失败的进展期合并 ALK 融合突变的非小细胞肺癌患者,行克唑替尼(ALK-TKI)或者培美曲赛或者多西他赛单药治疗[232],克唑替尼组的中位 PFS 为 7.7 个月,化疗药物组为 3 个月(HR=0.49)。尽管这两种治疗组患者的生存时间并无明显意义的差别,但治疗反应率在克唑替尼组更高(65% vs 20%)。目前 FDA 也批准了色瑞替尼作为以前使用克唑替尼治疗出现耐药的合并 ALK 融合基因突变的非小细胞肺癌患者的治疗[232a,232b]。

肺癌基因突变研究联盟由美国的 14 个肿瘤中心组成,由国家肿瘤委员会提供资金支持。这些中心检测了超过 1000 例肺腺癌患者,在 10 种基因中寻找驱动突变,旨在根据肺癌的分子亚型进行治疗[233]。733 例完成了基因分型的肺癌患者中,63% 的患者可以发现含有驱动突变,主要有 KRAS(25%)、EGFR 突变(15%)、ALK 重排(8%)、BRAF(2%)、HER2(2%)、PIK3CA(1%)以及 MET 扩增(1%)。279 例存在驱动突变的患者(占 1007 例患者的 28%)的相关试验结果被用于靶向治疗或靶向治疗临床试验的筛选。这项研究证实了进展期非小细胞肺癌患者中多重基因检测的作用,也是未来研究的主要方向。

近来,美国病理学委员会、国际肺癌研究组织以及分子病理联合会联合推荐所有的进展期肺腺癌患者检测 EGFR 突变以及 ALK 重排,且不能依据临床特征来排除患者行相关检测。检测结果可以作为 EGFR-TKI 或者 ALK-TKIs 靶向治疗的依据。理想状况下,这些检测应该在所有进展期肺癌患者初始治疗之前实行[234]。除了基于基因突变分析的靶向治疗,非小细胞肺癌的免疫治疗也是未来的发展方向之一。已经有几项大规模使用疫苗及检查点抑制剂的临床试验正在进行中,这为未来肺癌的相关治疗提供了新的治疗途径[234a]。

(三) 小细胞肺癌

小细胞肺癌大约占所有肺癌的近 15%,其和吸烟有非常显著的相关性,非吸烟患者中则很少。这种病理类型的肺癌也和抗利尿激素分泌失调综合征(过度)(SIADH)、促肾上腺皮质激素分泌异常综合征、肌无力综合征(LEMS)及感觉神经病变这样的副肿瘤综合征明显相关。

小细胞肺癌在胸片上一般呈现为位于肺门的肿块(电子图 53-21),可合并阻塞性肺炎。少于 5% 的小细胞肺癌可能表现为实性的肺部结节或者肿块(电子图 53-22)。小细胞肺癌通常使用退伍士兵管理局的分期系统,分为局限期(LD)和广泛期(ED)。LD 定义为局限于单侧胸腔、纵隔,同侧锁骨上淋巴结,且病灶可以被一个放疗野涵盖的阶段[235]。ED 是指超出上述局限期的阶段。存在恶性胸腔积液或疾病扩散到对侧锁骨上淋巴结或肺门淋巴结时一般认为也属于 ED。最近,提出的新版(第 7 版)TNM 分期也适用于小细胞肺癌。加利福尼亚的肿瘤登记中心[237]及国家流行病学监督与临终登记机构[236]的相关研究结果证实Ⅰ到Ⅳ期的肺癌临床分期也能很好的预测小细胞肺癌患者总的生存率。LD患者合并胸腔积液的生存率介于没有胸腔积液的ED及LD患者之间。TNM分期对于可能行手术切除的T1~2N0期患者有益处。依照目前的研究结论,使用TNM分期对患者进行肿瘤登记及临床试验从而使得患者得到最精细的临床分期是有益的。

对于组织学确诊的小细胞肺癌患者,一般通过颅脑MRI、胸部CT(包括肾上腺)、骨扫描或者PET进行分期。一项基于文献的循证医学分期显示,对267例LD小细胞肺癌患者行PET分期和传统的非PET分期进行对比,16%的患者使用PET获得的分期更高。199例ED小细胞肺癌患者,PET使得11%的患者分期下降。总体上讲,PET提高了早期小细胞肺癌患者分期的精确度以及放疗方案的制订[235]。如果患者实施了PET扫描,那么就可以不再实施骨扫描。对于一些特殊的小细胞肺癌病例,例如周围性的结节患者,治疗方案为手术切除继以辅助化疗以及胸腔序贯放疗。需要慎重地进行行术前分期以排除转移患者。术前的纵隔镜检查对于所有拟行根治性手术切除的患者是必要的。如果合并了纵隔淋巴结转移,就不宜再行手术治疗,应该行后文详述的同步放化疗。手术联合辅助治疗的周围性小细胞肺癌患者5年生存率约在40%~50%[238,239]。约1/3的患者获得诊断时为LD。LD-SCLC患者对于标准化疗和胸腔放疗的反应率约在70%~80%(电子图53-23),临床完全缓解率在50%~60%。在一项关于单独化疗对比联合化疗和胸腔放疗的meta分析中,联合治疗组的生存率明显更高。一项meta分析评估了胸腔放疗最佳的治疗时机[240]。早期胸腔放疗(化疗开始后9周之内)使得患者2年生存率提升5.2%。放疗从开始到结束的时间也是预后的一项重要的预测因子[241]。目前的研究结果显示胸腔放疗应该在早期开始,在最短的时间内结束[235]。化疗通常为以铂类作为基础的方案。最常用的方案为依托泊苷联合顺铂或者依托泊苷联合卡铂。超过4~6个周期的化疗并不能延长患者的生存时间。

国家肿瘤协作组和ACCP指南推荐4~6个周期以铂类为基础的化疗方案(即卡铂或顺铂联合依托泊苷或者伊立替康)[235]。大量的临床试验评估了很多新的分子靶向治疗药物对于小细胞肺癌的治疗效果,但是到目前为止并没有一个药物的能提高标准治疗方案的疗效[242]。目前已有很多临床试验开始评估关于类胰岛素生长因子受体抑制剂、血管生成抑制剂及免疫调节药物对于小细胞肺癌患者的治疗效果。

如果一位小细胞肺癌患者获得了疾病的完全缓解,那么两年内其出现颅脑转移的概率约为50%。一项涉及7个预防性颅脑照射(PCI)对比无PCI的随机对照研究的meta分析指出,相对于无PCI患者,PCI患者获益更多,其3年的绝对生存率增加了5.4%(20.7% vs 15.3%)[243]。此项meta分析也着重关注了最佳PCI剂量的选择和神经心理并发症的情况。推荐对于初始治疗获得完全缓解的患者行PCI治疗。PCI可提高初始治疗获得完全或者部分反应的ED-SCLS患者的生存率[244]。PCI治疗SCLC患者的标准方案为25Gy,10个周期[245]。

对于初始治疗后复发的患者,中位生存期为3到4个月。目前二线的治疗方案尚不能达到治愈的效果。如果患者对于某种治疗药物的使用间断了6个月或者更长时间,再次使用这种初始治疗药物是合理的。对于初治治疗方案未包括铂类药物的患者,二线治疗方案应选择以铂类为基础的两药联合方案。目

前,唯一被FDA批准的二线SCLC单药治疗药物为是拓扑替康[235,246]。其他常用的单药治疗方案如依托泊苷、紫杉醇、多西他赛、伊立替康、吉西他滨和氨柔比星等也应用较广,但均未获得FDA对于SCLC治疗批准。在日本氨柔比星被批准作为二线治疗方案,能够通过商业渠道获取,但是在美国却无法获得该药。目前并没有被批准的针对SCLC的一线或者二线分子靶向药物。

八、姑息治疗

虽然本书大部分章节在探讨治愈肺癌的手段,但是大多数患者最终会死于该病。虽然肺科医生能够为重症监护室的患者提供足够多的支持治疗手段,但是普通病房的终末期肺癌患者则需要更为特殊的护理(详见第104章)。有大量文献报道了癌性疼痛的处理方式,使用侵入性的技术例如肿瘤消融术或者支架植入等手段减轻恶性肿瘤的气道阻塞(详见第19章),以及在患者家中提供相应的临终关怀。内科医生通过相关技术的应用,减轻患者的咳嗽、恶心、呼吸困难和疼痛。也鼓励肺科医生像对待重症监护室的重症患者那样积极地减轻肿瘤患者的痛苦[247]。

九、肺癌的特殊并发症

(一)肺上沟瘤和 Pancoast 综合征

Pancoast综合征包括一系列的症状和体征,主要有沿第八脑神经干和第一、第二胸壁神经干支配区域分布的肩部及手臂疼痛、Horner综合征、手部无力及肌肉萎缩[248-250]。其原因可能是位于肺上沟(Pancoast肿瘤)的肺尖肿瘤的局部侵袭导致的(见电子图53-17)。Pancoast综合征会在1/3的肺上沟肿瘤患者中出现。上述症状最常发生于NSCLC;SCLC和多数其他类型的肿瘤和感染很少引起这种症状[248]。最常见的首发症状是肩部疼痛,这可能是肿瘤侵及壁层胸膜、臂丛神经、椎体以及第1、2、3肋骨所致。疼痛主要是尺神经走行区域内由上背部或肩部向腋窝放射性的疼痛。患者一般会按照肩关节的关节炎或者滑膜炎进行几个月的错误治疗。Horner综合征主要包括上睑下垂、瞳孔缩小、无汗症,是由于肿瘤侵及椎旁交感神经丛及颈下神经节(星型细胞)所致[248]。手部的内附肌随着肿瘤的进展而变得无力进而萎缩。随着肿瘤侵及椎间孔,脊柱形成压缩性骨折,进而导致截瘫发生。

胸片可显示肺尖部肿瘤(图53-4A),而部分病例可能只有在胸部CT上才能看到肿瘤(图53-4B和C,见电子图53-18A)。如果胸片检查为阴性,仍高度怀疑肺上沟瘤,应进一步行胸部CT检查以确诊(见电子图53-17和53-18A)。CT能看到肿瘤侵袭有关其他信息(图53-4B),而且对鉴定肺部结节和纵隔淋巴结肿大有作用(图53-4C)。胸部MRI对评估肺上沟瘤具有一定优势,因为其可以更好地评估肿瘤是否侵及胸膜或者胸膜下的脂肪组织,臂丛受累(见电子图53-18B和C),以及锁骨下血管的侵及情况[251]。磁共振血管造影检查对于锁骨下血管的侵及评估作用更为显著。可弯曲纤维支气管镜检查最常用于肺尖部瘤患者确诊的手段,其确诊率约为50%左右[252]。对于支气管镜未能确诊的患者,TTNA也可达到较高确诊率(>90%)[253]。肺上沟瘤一般分期为T3N0M0(ⅡB期)或者依据肿块的直径大小(T3

或 T4)及淋巴结侵及范围而分期更高。来自南卡罗来纳州的一项大规模临床试验数据显示,25% 的患者为ⅡB 期,22% 为ⅢA 期,53% 为ⅢB 期(T4 或 N3)[254]。该研究没有纳入初始诊断即为Ⅳ期的患者。据估计 1/3 ~ 1/2 的肺上沟瘤患者被证实在确

诊时即发生了远处转移。除了分期及功能状态评分,其他预后不良的因素包括体重降低,椎体及锁骨下血管侵犯。N1 及 N2 淋巴结受累及非根治性手术患者预后不良[254,255]。对于局限期患者(ⅡB 或ⅢB 期),颅脑转移是最常见的复发部位[256]。

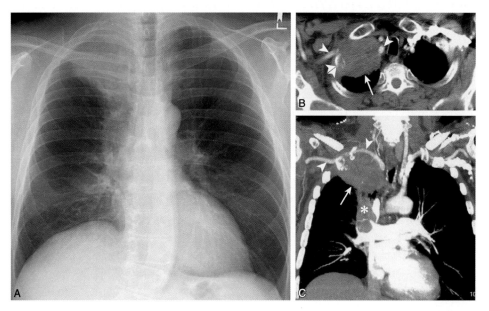

图 53-4 肺上沟癌(Pancoast 癌)。A. 正位胸片显示右肺尖肿块。轴位(B)和冠状位(C)胸部 CT 显示右肺尖的肿块影(箭头)占据了肺上沟位置,压迫了锁骨下动脉(箭头)。注意第一肋侵蚀(双箭头,B)。显示了右侧气管旁淋巴结(∗,C)。(Courtesy Michael Gotway,MD.)

过去,对于由 NSCLC 引起的局限性肺上沟瘤最常采取的治疗措施是 30 ~ 50Gy 的放疗,然后行手术切除。这种治疗方式的 5 年生存率约为 25% ~ 35%。目前实践标准为新辅助放化疗后行手术切除治疗。这种方式是基于北美的一项研究,纳入的患者是纵隔镜检查结果阴性的患者,行 2 个周期的依托泊苷联合卡铂化疗及同步胸腔放疗(45Gy,5 个周期)的相关研究结果。切除的手术标本中,病理学完全反应率及最低微小病灶率约为 66%。总的 5 年生存率为 44%,根治性手术患者为 54%[256]。

日本的一项Ⅱ期临床研究显示,丝裂霉素、长春新碱及卡铂联合化疗及同步胸腔放疗患者的 5 年生存率为 56% 左右[257]。虽然并未证实最有效的治疗方案,但是前面提到的美国实施的相关临床研究方案可以作为合理的推荐。

(二)上腔静脉阻塞综合征

上腔静脉血流阻塞导致了上腔静脉阻塞综合征[258]。支气管源性的肿瘤(电子图 83-1A-D 和视频 83-1)是导致很多老年人

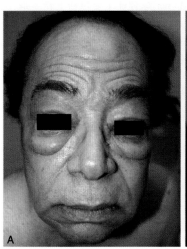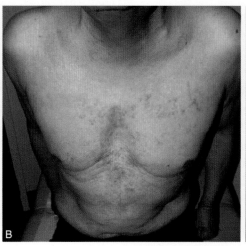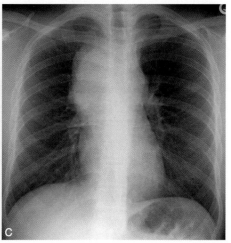

图 53-5 (SVC)上腔静脉阻塞综合征。A. 一位 SVC 患者的面部肿胀状况。B. 同一患者显示上腹部及前胸部静脉迂曲,紫色斑片沉着影。C. 胸片显示另一位 SVC 患者右侧纵隔肿块影。(A and B,引自:Ratnarathorn M,Craig E:Cutaneous findings leading to a diagnosis of superior vena cava syndrome:a case report and review of the literature. *Dermatol Online J* 17,2011. Figs. 1 and 2;C,感谢 Michael Gotway,MD 供图)

出现这种症状的原因[259,260]。青少年及年轻人出现上腔静脉阻塞综合征一般是由于非霍奇金淋巴瘤导致的(电子图 83-2A-D 和视频 83-2)。此类患者一般主诉为呼吸困难、弯曲颈部后出现的头晕脑胀。有时也会出现颜面部浮肿。咳嗽、疼痛及吞咽困难并非常见的临床症状。体格检查可发现颈静脉怒张、胸壁静脉扩张、颜面部水肿、面部充血(图 53-5A)。胸片检查典型征象为纵隔增宽或者右肺门肿块(图 53-5B)。偶然情况下,胸片上可能无阳性征象。前胸壁静脉扩张和上腔静脉受压(见电子图 83-1 和电子图 83-2,视频 83-1 和视频 83-2)征象可以在胸部增强 CT 上更清晰的呈现。上腔静脉阻塞综合征并非急症,患者不能在未获得组织学确诊前行相关治疗。支气管镜及纵隔镜检查在上腔静脉阻塞综合征的患者也能安全应用[261]。因为 SCLC 患者对化疗敏感,因此对于出现上腔静脉阻塞综合征的 SCLC 患者应该行相应化疗方案。通常在化疗后,上腔静脉阻塞综合征会在 5 到 7 天内缓解[262]。NSCLC 患者最好行同步放化疗(详见前文ⅢA/ⅢB期 NSCLC 患者的治疗讨论)。对于急需缓解上腔静脉阻塞状况的患者,首选的治疗手段是血管支架植入术。一项 Cochrane meta 分析研究显示 SVC 支架植入能够缓解95% 患者的阻塞症状[262]。支架植入的并发症一般为3% ~7% 。

十、副肿瘤综合征

激素分泌异常、神经功能紊乱、血液学病变及其他并非由于肿瘤的直接侵袭、阻塞及转移作用导致的肿瘤相关性症状通常被称为副肿瘤综合征。10% ~20% 的支气管源性肺癌患者会出现副肿瘤综合征(表 53-6)。

(一) 肌肉骨骼表现

杵状指可能在肺癌及其他疾病中呈现(图 16-3)。杵状指主要是因为手指或者足趾远端结缔组织增生所致。体格检查显示甲根部与衔接甲根的末节指(趾)背皮肤之间形成的角度消失、指甲饱满以及指尖膨大。杵状指是一种孤立的临床症状,患者并无特殊不适。导致杵状指的非恶性疾病主要包括肺纤维化、充血性心力衰竭及支气管扩张。

肥大性肺骨关节病(hypertrophic pulmonary osteoarthropathy,HPO)是肺癌的一种不常见的临床表现。HPO 是主要影响踝关节、膝关节、腕关节及肘关节的对称性疼痛性关节病。疼痛及关节病变主要是因长骨及掌骨、跖骨及指骨的骨膜炎性增生导致的。患者除了关节疼痛外还可能合并杵状指(趾)。HPO 的发病机理目前还未明确,可能的机制为体液学说。对于新发骨关节疼痛的吸烟患者,应考虑 HPO 的可能。长骨(例如胫骨及腓骨)X 线扫描的典型特征为骨膜新骨形成(图 53-6B)。放射性核素骨扫描(图 53-6C)典型表现为长骨广泛信号摄取。大细胞及腺癌是最常合并 HPO 症状的组织学类型(图 53-6A)。HPO 症状一般会在胸腔手术后缓解,和原发灶是否清除并无明显关系。对于无法手术的患者,治疗方案一般为非糖皮质激素的抗炎药物。最近,个案报道显示,二磷酸盐类药物能够减轻患者 HPO 症状[263]。

虽然这种状况仍存在很大的争议,但是基于人群的斯堪的纳维亚研究显示皮肌炎-多肌炎患者发生恶性肿瘤的概率约为15% ~25%[264]。在皮肌炎-多肌炎确诊的前 2 年,肿瘤的恶性程

度最高。可通过以下途径对此类患者进行癌症筛查,包括仔细询问病史、体格检查、胸片、基本的实验室检查及年龄相关的肿瘤筛查。基本检查发现的异常情况后适当选择其他检测进一步明确。

表 53-6　支气管肺癌患者的副肿瘤综合征

症状	副肿瘤综合征
肌肉骨骼	杵状指
	肥大性骨关节病
	多肌炎
	软骨病
	肌病
皮肤	皮肌炎
	黑棘皮病
	瘙痒
	多形性红斑
	色素沉着
	荨麻疹
	硬皮病
内分泌腺	库欣症
	抗利尿激素分泌异常综合征
	高血钙
	高血糖/低血糖
	男性乳房发育
	乳溢症
	生长激素分泌过多
	降钙素分泌异常
	促甲状腺激素分泌异常
神经系统	兰伯综合征
	周围神经病变
	脑病
	脊髓病
	小脑退化
	精神错乱
	痴呆
血管/血液	血栓性静脉炎
	动脉血栓形成
	非细菌性心内膜炎
	血小板增多
	红细胞增多症
	红细胞发育异常
	血蛋白异常
	类白血病
	嗜酸性粒细胞增多症
	血小板减少性紫癜
其他	恶病质
	高尿酸血症
	肾病综合征

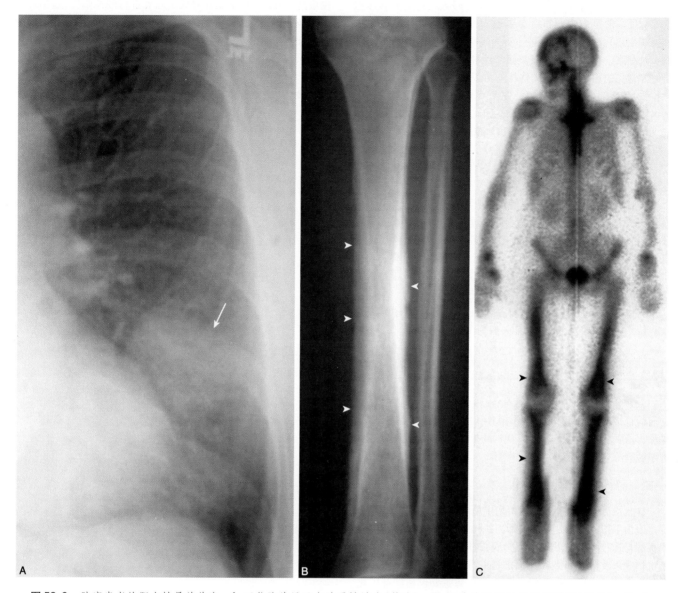

图53-6 肺癌患者的肥大性骨关节病。A.正位胸片显示左肺恶性肿瘤(箭头)。B.胫腓骨 X 线显示骨膜增厚(箭头)。C.骨扫描显示双下肢对称性核素摄取增加,符合肥大性骨关节病表现。(感谢 Michael Gotway,MD 供图)

(二) 血液系统表现

贫血是肺癌患者最常见的临床表现,主要可能是由铁缺乏、慢性疾病消耗或者骨髓转移导致的。嗜酸性粒细胞增多症一般是由于霍奇金病导致的,但是在肺癌患者中也可见到。肿瘤细胞产生的多种细胞因子可能会导致嗜酸性粒细胞、白细胞及血小板增多,其中血小板增多最为常见。许多肺癌相关的血液系统表现并不会产生临床后遗症,导致这种效应的相关激素及抗体变化也并不十分清楚。

Trousseau 在一个世纪以前就描述了恶性肿瘤和深静脉血栓之间的联系。肺癌是最常见的和血液高凝状态相关的恶性肿瘤。血液高凝状态的原因目前还不十分清楚。一项大型研究证实了特发性血栓与后继发生恶性肿瘤具有临床显著的相关性。然而,其他研究者基于目前的研究资料并没有得出原因不明的特发性深静脉血栓患者需要进行肿瘤筛查的结论[265]。对于合并肿瘤的静脉血栓栓塞患者,华法林治疗常常效果不佳,而长期使用低分子肝素(LMWH)治疗的效果更好。在一项随机对照研究中,肿瘤合并深静脉血栓、肺血栓栓塞或者两者都有的患者,随机接受 LMWH(达肝素钠)皮下注射一天一次或者是口服华法林治疗 6 个月[266],6 个月后,血栓栓塞复发的比例分别为 9%(达肝素钠组)和 17%(华法林组),疗效差异明显。两组患者治疗时发生大出血或其他类型出血的差异并不明显。LMWH 的优势还表现在不必监测凝血指标(肾功能不全的患者除外)。最近的一项 Cochrane 研究揭示,相较于维生素 K 拮抗剂,肿瘤患者长期使用 LMWH 治疗,可降低了静脉血栓栓塞事件,但是死亡率并无明显改变,而出血风险并无明显差别(见第 57 章)[267]。

(三) 高钙血症

高钙血症可由于肿瘤的骨转移引起,骨骼的吸收增加,成骨作用降低,或者是因为肾小管重吸收钙离子增多,但是最常见的原因是肿瘤分泌的甲状旁腺激素-相关蛋白(PTHrP)或骨再吸收细胞因子(详见第 95 章)所致。肺癌是最常见的与高钙血症相关的实体肿瘤。其他肿瘤也和高钙血症有一定的相关性,例如肾癌、乳腺癌、头颈部肿瘤、骨髓瘤及淋巴瘤。在一项涉及 690 名肺癌患者的研究中,2.5% 的患者出现了肿瘤相关的高钙血症[268]。鳞状细胞癌是和高钙血症最为相关的肺癌组织学类型。但是高钙血症患者并不能排外其他类型的肺癌,如腺癌或者相对少见的小细胞肺癌。通常来讲,合并高钙血症的肺癌患者一般已经是进展期(Ⅲ期或者Ⅳ期)的肺癌患者,已不能行手术治疗。

高钙血症引起的临床症状主要包括厌食、恶心、呕吐、便秘、嗜睡、烦渴及脱水症状。精神错乱和昏迷是后期的临床表现,与肾衰竭及肾脏钙质沉着有关。心血管表现包括 QT 间期缩短、宽 T 波、传导阻塞、室性心律失常及心脏停搏。患者会呈现出不同程度及不同表现的临床症状及体征。

在大多数患者中,增加的骨吸收作用是细胞因子及 PTHrP 激活破骨细胞导致的。血清内的甲状旁腺激素水平正常或者降低,但是近一半患者的血清中 PTHrP 水平升高[268]。细胞因子或者 PTHrP 由肿瘤细胞自主分泌。PTHrP 不仅和肾脏对钙离子的重吸收相关,而且还会影响肾脏对水和钠离子的重吸收,最终导致多尿症。多尿和呕吐可导致脱水,进而引起肾小球灌注减少进一步加剧了高钙血症。

大多数血钙为 12 ~ 13mg/dl 或者更高的患者需要治疗。然而血钙轻度升高的患者是否需要治疗还要结合其他的临床症状。对于广泛转移的不可治愈肺癌患者,只需要行支持治疗即可,并不需要治疗高钙血症。即使给予积极的治疗,这类患者的预期生存时间也只有 30 ~ 45 天[269]。

四项基本的治疗目标是:①纠正脱水症状;②增加肾脏对钙离子的排出;③抑制骨重吸收;④治疗恶性肿瘤本身。因为患者存在多尿症状,高钙血症患者总体上的容量是减少的。初始治疗给予静脉注射生理盐水,3 ~ 6L/24h,密切关注患者的容量状态。之前,袢利尿剂例如速尿或者利尿酸作为最大限度促进钙离子排出的药物被广泛应用。但是现在二磷酸盐因抑制骨重吸收的高效作用而广泛应用于临床,利尿剂的使用已明显减少。噻嗪类利尿剂由于能够增加远端肾小管对钙离子的重吸收因此不能用于高钙血症患者。稀释及利尿作用通常只能使得血钙稍微降低,还需要给予抑制骨重吸收的治疗。二磷酸盐对骨具有高度亲和力并能抑制破骨细胞作用。唑来膦酸,一种新的二磷酸盐,效果最为突出。常规剂量为 4mg,静脉注射超过 15 分钟[270]。一般 85% 患者的血钙水平会在 4 ~ 10 天内恢复正常,平均作用时间为 30 ~ 40 天。其副作用通常比较小且短暂,包括发热、低磷酸盐血症、无症状的低血钙及偶尔会发生肾衰竭。降钙素抑制骨的重吸收,促进肾脏排出钙离子,起效作用快,但是持续时间短。降钙素是一种较弱的降血钙药物,单药治疗时,并不能将明显高钙血症患者的血钙控制到正常水平。降钙素一般适用于血钙高于 14mg/dl,需要紧急降血钙的患者(4 ~ 6 小时起效),以等待更加有效但起效更慢的药物开始发挥作用,也适用于期望降低骨痛的患者。降钙素与二磷酸盐具有协同作用。降钙素会在使用后 48 小时内出现快速耐药。镓硝酸盐以及普卡

霉素也被用于治疗高钙血症,但是由于其相关副作用较大及注射不便,因此一般不作为一线治疗方案。

(四) 抗利尿激素分泌异常综合征

15% 的 SCLC 患者和 1% 的 NSCLC 患者会出现低钠血症,大多数病例是由于肿瘤细胞异位分泌的抗利尿激素所致[271]。正常情况下,抗利尿激素(血管加压素)是由下丘脑前区分泌,作用于肾脏集合管加强水份由管腔重吸收进入髓质间隙,最终浓缩成为尿液。抗利尿激素分泌异常综合征(SIADH)的诊断标准包括:①低钠血症伴血渗透压降低(<275mOsm/kg);②尿液渗透压相对于血液渗透压异常升高(>200mOsm/kg);③尿钠升高(> 20mEq/L);④容量负荷平衡无水肿;⑤肾功能、肾上腺功能及甲状腺功能正常。血尿酸降低,尿液渗透压与血液渗透压比值常大于 2。

临床症状的严重程度和患者的血钠降低程度及速度密切相关。在一项关于 SIADH 患者大型研究中,只有 27% 的患者存在低钠血症的症状或体征(尽管血钠浓度平均为 117mEq/L)。低钠血症的症状包括厌食、恶心及呕吐。如果血钠降低过快,会产生脑水肿的相关临床症状,包括易怒、躁动、个性改变、精神错乱、昏迷、癫痫及呼吸抑制。

对于症状较轻或者无症状患者,初始治疗时液体应该限制在 500 ~ 1000ml/24h。考尼伐坦是一种静脉用抗利尿激素受体拮抗剂,对于纠正患者的低钠血症具有良好的效果,但是仅仅限于住院治疗患者使用。口服的抗利尿激素受体抑制剂托伐普坦也应用于高血容量及血容量正常的低钠血症患者(血钠< 125mEq/L 或存在不明显的低钠血症但是合并临床症状通过液体限制不能纠正的患者)。但是其不能用于需要静脉内紧急提高血钠以抑制或者治疗神经系统症状的患者[272-274]。如果需要进一步治疗,口服地美环素(900 ~ 1200mg/d)可以作为备选方案。地美环素可能会导致肾源性尿崩症及阻止抗利尿激素对肾小管的作用,由此增加水的排出。起效时间一般为几小时到几周,因此不推荐其作为急救治疗药物。地美环素具有潜在的肾脏毒性。对于紧急且威胁患者生命的症状出现时(血清钠< 115mEq/L),治疗方案包括静脉补钠补钾,应用袢利尿剂呋塞米或者利尿酸进行利尿。对于严重的神经错乱、抽搐及昏迷患者,推荐静脉注射 300ml 3% 的生理盐水(输注时间 3 ~ 4 小时),并联合使用袢利尿剂(不应用利尿剂的生理盐水治疗不能增加钠离子的浓度)。

快速的纠正血钠浓度也可能产生致命性后果,必须予以重视[275]。血钠纠正的比例最好控制在 12mEq/(L·d),直到达到 120 ~ 130mEq/L 水平。血钠的快速纠正可能会导致中央髓鞘溶解症,引起四肢麻痹和脑神经功能异常,后者主要表现为假性球麻痹、精神状态改变甚至是死亡。因此,在治疗低钠血症的过程中,必须频繁监测血钠水平以确保血钠升高速度不会过快。对于 SCLC 引起的 SIADH 患者,应尽早行相关化疗方案,这可能会在几周内使得低钠血症得以控制。初始化疗控制 SIADH 后,亦可能会在肿瘤复发时再次出现。

(五) 异位促肾上腺皮质激素分泌综合征

促肾上腺皮质激素或促肾上腺皮质激素释放激素的异位产

生及其相关的库欣综合征被证实出现在 SCLC、类癌肿瘤(肺、胸腺、胰腺)及神经嵴肿瘤例如嗜铬细胞瘤、神经母细胞瘤及甲状腺髓样瘤等患者中[276]。在异位促肾上腺皮质激素的分泌肿瘤中,SCLC 占 75%,其中只有 1% ~ 2% 的 SCLC 患者会出现库欣综合征。NSCLC 患者中很少出现库欣综合征。

库欣综合征的典型临床表现包括向心性肥胖、紫纹、满月脸、颈背部脂肪增厚(水牛背)、肌病及肌无力、骨质疏松、糖尿病、高血压及个性改变。然而,SCLC 的快速进展使得患者更容易出现水肿、高血压及肌无力等症状而非库欣综合征的典型临床表现。低钾性碱中毒及高血糖症状更容易出现。合并库欣综合征的 SCLC 患者相对于无症状患者的生存期更短,或许是由于更易遭受机会性感染所致。

库欣综合征最好的筛查措施是 24 小时尿游离皮质醇测定。在无垂体瘤的库欣综合征患者中,高皮质醇生成、不能被高剂量地塞米松抑制、血肾上腺皮质激素水平超过 200pg/ml(40pmol/L)则高度提示异位促肾上腺皮质激素释放增多。许多患者血中的促肾上腺皮质激素都会升高,但并非所有患者如此。

治疗异位肾上腺皮质激素分泌引起的库欣综合征的措施包括肾上腺酶抑制剂例如美替拉酮、氨鲁米特和酮康唑(单药或者联用)。口服酮康唑(400 ~ 1200mg/d)或美替拉酮(250 ~ 750mg,每日 3 次)可能在几天到几周内控制高促肾上腺皮质激素血症,但是有效率变异较大[277]。依据尿游离皮质醇水平达到正常或清晨血浆肾上腺皮质激素水平达到 7 ~ 11μg/ml 而进行药物剂量的调整。有症状的肾上腺皮质功能减退可能是医源性的。一些研究者推荐当开始使用酶抑制剂时则开始糖皮质激素替代治疗。对于 SCLC 引起的库欣综合征,推荐使用适当的化疗药物,严格监测由于应用大剂量的糖皮质激素导致的继发感染。对于继发于支气管类癌或胸腺类癌的库欣综合征患者,手术切除肿瘤是最好的治疗方案。

(六) 神经系统表现

肺癌(主要为小细胞肺癌)相关的副肿瘤综合征的神经系统表现变异很大,主要包括 LEMS、亚急性感觉神经病变、脑脊髓病、小脑功能退化、自主神经病变、视神经退行性变和斜视/眼阵挛[278]。SCLC 患者任一神经系统症状的发病率大概在 5% 左右。在疾病明确之前,这种神经系统症状可能已经出现了数月或者数年[279,280]。大多数 SCLC 患者存在副肿瘤综合征时一般为 LD-SCLC 期,在初始评估时可能症状并不明显。对于疑似合并副肿瘤综合征的吸烟患者应该仔细行肺部和纵隔的 CT 评估。在这种情形下,即使轻微的纵隔异常患者都应行穿刺活检。PET 检查可以协助诊断可疑结节也可协助穿刺以明确疾病诊断[281,282]。许多相关报道显示,合并副肿瘤神经系统综合征的患者预后明显好于同种组织学类型及分期的未合并副肿瘤神经系统综合征的患者。

副肿瘤神经系统综合征被认为是免疫作用导致的,因为此类患者血清中存在大量的可与神经系统及肿瘤发生作用的抗体[278]。但是并非所有的患者都被证实存在上述血清抗体。文献中相关抗体的命名是混乱的,因为不同研究者的命名不同。抗-Hu 抗体和抗神经元核抗体 1 型(ANNA-1)是相同的。抗-Ri 抗体和 ANNA-2 是一样的。这些抗体(主要是抗-Hu 抗体)和

SCLC 密切相关。抗-Hu 抗体是一种 IgG 抗体,存在于血清及脑脊液中,可以与中枢和外周神经系统的神经元细胞核(包括感觉神经和植物神经、肠肌层神经丛及肾上腺髓质)结合。不能将这些抗体与抗普肯野神经细胞抗体(抗-Yo)相混淆,后者特征性的存在于妇科肿瘤和乳腺癌合并亚急性小脑退化患者中。CRMP-5 抗体,也被称为抗-CV-2 抗体,也和 SCLC 及胸腺瘤相关[278]。

对 162 个抗-Hu 抗体(ANNA-1)升高的患者进行连续观察发现,142 人(88%)最终被确诊为肿瘤,其中 132 人为 SCLC[280]。在这些患者中,97% 的人出现神经系统综合征的症状早于 SCLC 确诊(大部分患者提早小于 6 个月,20% 的病例提早超过 6 个月)。值得注意的是超过 90% 的患者病灶局限在肺内或者纵隔内(LD-SCLC)。据一项来自欧洲的研究结果显示,抗-Hu 抗体阳性的 200 例患者中有 144 例患者的胸腔内存在肿瘤[279],其中 111 例被确诊为 SCLC。在一项大型系列研究中,ANNA-1 抗体被证实存在于 16% 的 SCLC 患者中。这些抗体和局限期疾病相关,对治疗呈现完全反应,相对于不含 ANNA-1 抗体的 SCLC 患者生存时间更长。这些神经系统综合征很少能够通过治疗得到缓解,因此治疗策略是尽早治疗基础肿瘤性疾病以达到延缓疾病进展的目的。

较为少见的神经系统副肿瘤综合征可表现为直立性低血压及肠麻痹。胃肠症状可表现为恶性、呕吐、腹部不适、假性肠梗阻引起的排便习惯改变。这类患者大多在诊断 SCLC 之前就出现了胃肠道症状及明显的体重降低。

LEMS 是以近端肌肉无力、反射减弱及自主神经功能紊乱为主要特征[283,284]。可出现脑神经受损的症状,但很难与重症肌无力区分开来。LEMS 和外周胆碱能神经末梢的 P/Q-型突触前电压门控钙通道的抗体(抗-VGCC 抗体)具有强烈的相关性。这些抗-VGCC 抗体被证实存在于 90% 的 LEMS 患者中,阻止神经肌肉接头处的乙酰胆碱的正常释放。(相对来讲,重症肌无力患者和抗胆碱酯酶受体抗体相关,后者出现于 90% 的重症肌无力患者中。)

近一半的 LEMS 的患者合并恶性肿瘤,其中又以 SCLC 最为常见。然而,当对 SCLC 患者行前瞻性研究时,LEMS 并不常见。在一项包含 63 例 SCLC 患者的前瞻性研究中,只有 3% 的患者合并 LEMS 的临床症状及电生理特征,8% 的患者抗-VGCC 抗体升高,26% 合并 LEMS 之外的神经系统症状[285]。LEMS 的诊断依赖特征性肌电图表现,主要为静息状态下的复合肌小波幅动作电位以及在肌肉的简单活动后或者快速频发高强度的刺激后出现动作电位波幅明显增加。单纤维肌电图最有利于进行诊断。LEMS 是最主要的副肿瘤神经系统综合征,且通过肺癌的治疗,相应症状将明显缓解。乙酰胆碱酯酶抑制剂的应用对于 LEMS 患者只有有限的作用[286]。然而,二氨基吡啶是一种能够增加乙酰胆碱释放的药物,被广泛应用于合并或者不合并肺癌的 LEMS 患者,可使患者的症状达到数月的改善[287]。

斜视眼阵挛表现为垂直及水平方向眼球无意识的快速移动。在 SCLC、NSCLC 及其他实体瘤患者中,它和肌阵挛相关性较高。虽然抗-Hu 抗体被证实在 SCLC 合并斜视/肌阵挛的患者中升高,斜视/肌阵挛却是和抗-Ri 抗体相关的副肿瘤小脑退化的主要临床表现[288,289]。

关键点

- 肺癌患者存活人数多于乳腺癌、结肠癌和前列腺癌患者的人数总和,是美国及全世界男性和女性的第一杀手。
- 推荐对存在危险因素人群行低剂量 CT 肺癌筛查。
- 精准的分期是治疗和预后的关键依据。肺科医生是肺癌精准分期的关键。
- 通常,对于非小细胞肺癌患者,早期肺癌(Ⅰ期)仅需手术治疗,Ⅱ期肺癌患者术后需要辅助化疗,局部进展期肺癌患者(ⅢA 和ⅢB)期需要化疗和放疗相结合治疗,对于远处转移的(Ⅳ期)肺癌患者仅需要化疗。
- 对于小细胞肺癌,局限期患者(肺癌局限于一侧胸廓且能够被一个放疗窗口包括)行放化疗结合治疗;而广泛期患者只需要行化疗。
- 对于存在基因突变例如表皮生长因子受体突变的肺癌亚型,可使用对其敏感的靶向药物如厄洛替尼和吉非替尼。对于 EML4-ALK 阳性患者可使用酪氨酸激酶抑制剂克唑替尼。
- 靶向阻断肺癌的驱动基因是肺癌治疗目前的最新进展,是肺癌治疗的新的治疗策略。

(周永召 译,李为民 校)

参考文献

以下是主要的文献,完整的文献请登录 _ExpertConsult_ 查阅。

Annema JT, et al: Mediastinoscopy vs endosonography for mediastinal nodal staging of lung cancer: a randomized trial. _J Am Med Assoc_ 304:2245–2252, 2010.

Bach PB, et al: Benefits and harms of CT screening for lung cancer: a systematic review. _J Am Med Assoc_ 307:2418–2429, 2012.

Brunelli A, et al: Physiologic evaluation of the patient with lung cancer being considered for resectional surgery: diagnosis and management of lung cancer, 3rd ed. American College of Chest Physicians evidence-based clinical practice guidelines. _Chest_ 143(5 Suppl):e166S–190S, 2013.

Jemal A, et al: Global cancer statistics. _CA Cancer J Clin_ 61:69–90, 2011.

Jett JR, et al: Treatment of small cell lung cancer: diagnosis and management of lung cancer, 3rd ed: American College of Chest Physicians evidence-based clinical practice guidelines. _Chest_ 143(5 Suppl):e400S–e419S, 2013.

Johnson B, et al: A multicenter effort to identify driver mutations and employ targeted therapy in patients with lung adenocarcinomas: the Lung Cancer Mutation Consortium (LCMC). _J Clin Oncol_ (Suppl, abstract 8019), 2013.

Lindeman NI, et al: Molecular testing guideline for selection of lung cancer patients for EGFR and ALK tyrosine kinase inhibitors: guideline from the College of American Pathologists, International Association for the Study of Lung Cancer, and Association for Molecular Pathology. _J Thorac Oncol_ 8:823–859, 2013.

Mok TS, et al: Gefitinib or carboplatin-paclitaxel in pulmonary adenocarcinoma. _N Engl J Med_ 361:947–957, 2009.

Ramnath N, Dilling TJ, Harris LJ, et al: Treatment of stage III non-small cell lung cancer: diagnosis and management of lung cancer, 3rd ed: American College of Chest Physicians. _Chest_ 143(5 Suppl):e314S–e340S, 2013.

Rivera P, Wahidi M, Mehta A: Establishing the diagnosis of lung cancer. diagnosis and management of lung cancer, 3rd ed: American College of Chest Physicians evidence-based clinical practice guidelines. _Chest_ 143(5 Suppl):142S–165S, 2013.

Screening for Lung Cancer: _U.S. Preventive Services Task Force recommendation statement draft: summary of recommendation and evidence_, 2013. Available at:: <http://www.uspreventiveservicestaskforce.org/uspstf13/lungcan/lungcanart.htm>.

Silvestri G, Gonzalez A, Jantz M, et al: Methods for staging non-small cell lung cancer—diagnosis and management of lung cancer, 3rd ed: American College of Chest Physicians evidence-based clinical practice guidelines. _Chest_ 143:211S–250S, 2013.

Wang Memoli JS, Nietert PJ, Silvestri GA: Meta-analysis of guided bronchoscopy for the evaluation of the pulmonary nodule. _Chest_ 142:385–393, 2012.

第54章 罕见原发性肺肿瘤

NICOLAS GIRARD, MD, PhD · JACQUES CADRANEL, MD, PhD · ELISABETH BRAMBILLA, MD, PhD · JEAN-FRANÇOIS CORDIER, MD

一、引言

罕见肺肿瘤为发病率低并具有特殊组织学特点的肺部肿瘤，在所有原发性肺肿瘤中占比不足1%，但这些肿瘤有超过100种不同的病理组织学、临床表现、影像学特征及预后[1-4]。部分罕见肺肿瘤只原发于肺脏，其他罕见肿瘤更常见于其他脏器，而很少在肺中发现。据估计，约有60%的罕见原发性肺肿瘤为良性病变和低级别病变，40%为恶性病变[1,2]。罕见肿瘤发病率低，临床和影像学描述少，每个肿瘤亚型领域经验丰富的专家不多，对肿瘤特异性治疗的数据也有限。罕见肺肿瘤的识别依赖于特征性的临床、影像学特点、改进的诊断和影像学策略及对其原发或继发的判断。有趣的是，一些罕见肺肿瘤可能与肺腺癌和良性肺部单发结节难以区分，因为它们的临床、影像、病理甚至是分子学特征可能相同[4,5]。

胸腔内假瘤既往泛指所有假瘤，现今则限指一种与炎症和肌纤维母细胞有关的纤维组织包裹形成的特殊异质性疾病亚群[5-7]。其中，交界性肿瘤/非肿瘤性疾病，如伴克隆性增生的炎性肌纤维母细胞瘤，被认为是一种真瘤[5,7]。其他表现为交界性肿瘤/非肿瘤性疾病的罕见肺部疾病，如淀粉样变性或朗格汉斯细胞组织细胞增生症，则需要肺部疾病和胸部肿瘤的多学科的专家鉴定。

在此，本章的目的是让读者对这些疾病有一定的了解。本章选定了发病率相对较高的肺部罕见肿瘤和交界性肿瘤，以整体阐述其诊断和治疗。第56章和本章联系紧密，在第56章中，当良性、恶性肿瘤的特点有重叠时，一些相同的特征被论述。

二、罕见肺肿瘤的特征

尽管罕见肺肿瘤占肺恶性肿瘤的比例不到1%，但它们的组织病理学、临床特征、影像学特征却多种多样[1-4]。发病率变化大，从占肺部原发肿瘤0.15%的不常见病变如类癌到极不常见肿瘤如全球报道少于50例的原发性肺恶性黑色素瘤[8-9]。总体说来，最常见的罕见肺原发性恶性肿瘤发病率由高到低分别是：类癌、黏膜相关淋巴组织（MALT）淋巴瘤和肺母细胞瘤[1,10]。

大多数罕见的肺肿瘤发展自构成正常肺实质的正常组织和造血组织，但源于异位组织的肿瘤[1,2]，如黑色素瘤和脑膜瘤更少见[11]。一些罕见的肿瘤亚型，如淋巴瘤样肉芽肿病（lymphomatoidgranulomatosis，LG），多起源于肺内，而其他如母细胞瘤和血管周类上皮样细胞肿瘤（blastomas and perivascular epithelioid cell tumors）等可起源于包括肺在内的许多不同组织，且在各处发病均属罕见。此外，一些原发性肿瘤虽不常见于肺内，但于其他部位却较为常见，如淋巴结淋巴瘤和软组织肉瘤，当起源于肺时两者呈现特定的组织病理学分化，分别被称为黏膜相关淋巴组织（MALT）淋巴瘤和血管肉瘤[1]。

从临床的观点来看，罕见的肺肿瘤的标志也许不仅仅是发病率低，更多是指缺乏完整的临床数据，每个肿瘤亚型缺乏足够的专业研究团队和具体的治疗建议。超过90%的罕见的肺肿瘤以病例报告或少于5例的小系列形式呈现[1,7]。目前最常见的罕见肿瘤亚型，只有类癌和大细胞神经内分泌癌两种在大型的回顾性和前瞻性研究中就其临床特点、治疗和预后特点进行了阐述[12-20]。

像许多癌症患者一样，患罕见肺肿瘤的患者往往经过几个阶段的悲痛，包括抑郁、半信半疑、希望、失望，大多数患者都有功能退化和社会隔离。肿瘤的罕见性，也可能增强这些感受，造成的原因有：信息相对缺乏；隔离感增加；获得特定治疗的地域差别；治疗前更长的检查时间；多专家参与诊治；患者的不公平感，特别是那些年轻或从不吸烟患者；病情不确切时复杂的诊治措施[21]。结果是，罕见肺肿瘤患者可能得不到平等的救治，救治流程几乎照搬发病更为常见的支气管肺癌，一些患者可能感觉无所依靠。

三、原发性肺淋巴瘤和其他淋巴组织增生性疾病

原发性肺淋巴瘤指在诊断时和诊断后的 3 个月内，除了单侧或双肺的肺淋巴瘤之外，没有肺外脏器和骨髓累及[22-24]。临床上，与小的纵隔卫星和（或）全身淋巴结有关的肺淋巴瘤也视作起源于肺[23-27]。尽管将这些肿瘤计算在内，原发性肺淋巴瘤仍然罕见，仅占淋巴瘤的 0.4%[22]。最为常见的亚型为 MALT 型淋巴瘤和 LG，其他亚型仅可见于免疫功能低下的患者（电子图 90-33 ~ 电子图 90-37、电子图 91-16 和 电子图 91-17）。原发性肺淋巴组织增生性疾病呈现多样的影像学特征，类似于机化性肺炎、间质性疾病或肺癌。

（一）肺黏膜相关性淋巴样组织淋巴瘤

肺黏膜相关性淋巴样组织淋巴瘤（MALT）指淋巴结边缘带 B 细胞淋巴瘤，与其他脏器的黏膜相关淋巴样组织淋巴瘤（特别是胃 MALT）具有相似的细胞病理学特征[28]。这些低级别淋巴瘤占原发性肺淋巴瘤的 70% ~ 90%。MALT 病理学表现为弥漫性浸润的形态相似的小淋巴细胞，以类似淋巴炎的模式沿支气管血管束和小叶间隔播散，形成填充肺泡空间的实性结节，破坏正常肺部结构（图 54-1C、D）。免疫组织化学为肿瘤亚型分类的基础，表现为 B 细胞标志 CD20 和 CD79 表达阳性，CD5 和 CD10 表达阴性[28,29]。其为单克隆增生，伴有细胞表面或胞质 IgM 表达，而 IgG、IgA 少见（见图 54-1E、F）。流式细胞术可检测出胞质中的轻链。MALT 淋巴瘤的发生与染色体易位有关，最常见为 t（11;18）（q21,q21）易位，还有 t（1;14）（p22;q32）易位和 t（14;18）（q32;q21）易位。t（11;18）（q21,q21）易位导致 API2 和 MALT1 融合基因产生。t（1;14）（p22;q32）易位影响 BCL10 和 IGH 基因，更为少见，与特定的肺部病灶位置有关，且从未在高级别淋巴瘤中发现过。t（14;18）（q32;q21）易位则影响 IGH 和 MALT1 基因[30-32]。导致这些易位发生的确切机制仍不明确，但他们似乎都产生细胞凋亡抑制和细胞生存优势。在 t（1;14）（BCL10/IGH）易位的情况下，石蜡包埋的组织行免疫组化可以检测到细胞核 BCL10 基因过表达，可能具有促进细胞存活功能。采用聚合酶链反应（PCR）技术从石蜡包埋组织中或细胞学样本中扩增 IGH 基因，是一种可在超过 60% 的单克隆 MALT 淋巴瘤中发现单克隆的可靠的检测方法[30-32]。

肺外 MALT 淋巴瘤常与慢性细菌感染，如胃部幽门螺杆菌、眼附属器鹦鹉热衣原体等有关。与此相反，肺 MALT 淋巴瘤与慢性感染无关，尽管曾有慢性乙型肝炎与肺外 MALT 淋巴瘤共存、进展的报道。然而，正常的支气管树中未见 MALT，MALT 仍被认为是在吸烟继发长期炎症反应或自身免疫紊乱的情况下发生的。

MALT 淋巴瘤常见于 45 岁以上，男性稍多于女性，但也可能发生于有潜在的免疫抑制状态的年轻患者，特别是存在人类免疫缺陷病毒感染、炎症状态如 Sjögren 病和类风湿性关节炎、EBV 相关性感染等[22-27,33,34]。不到 50% 的患者出现咳嗽、呼吸困难、胸痛等非特异性症状[23,25,26]。与其他淋巴瘤不同，全身症状，如发热、水肿、体重下降等不常见。30% 的病例存在血 IgM 或 IgG 单克隆丙种球蛋白增高。在胸片或 CT 上表现出三种影像学模式，造成鉴别诊断困难：①最为常见的征象是"肺炎样"肺泡实变

和支气管充气征（见图 54-1A 和 B），中叶肺最为典型；②"肿瘤样"孤立结节（见于 30% 病例）（电子图 54-1），部分可能有中央支气管充气征；③"浸润型"伴边界不清的磨玻璃样改变（电子图 54-2），被认为是肿瘤细胞侵袭肺泡腔前的早期病变。磨玻璃结节伴外周支气管血管周围磨玻璃样病变环形衰减较为常见。胸腔积液少见。

约 1/3 的 MALT 淋巴瘤在诊断时呈多病灶性，这可能会妨碍对原发病灶位置的判断[35-36]。肺 MALT 淋巴瘤的患者 10% ~ 20% 伴胃黏膜病变，15% ~ 20% 伴骨髓病变。因此治疗前通常需行胃镜检查和骨髓活检[18]。18F-FDG PET 正电子发射计算机断层显像检查对诊断 MALT 淋巴瘤和排除胸外疾病敏感度低[23,37]。Ann Arbor 分期系统，虽然不是专为结外淋巴瘤设计，也可应用于肺 MALT 淋巴瘤，I E 期为侵犯单个结外部位如肺单侧或双侧累及；II E 期为侵犯 2 个或 2 个以上淋巴结外区域，并均在膈肌的同侧，如肺门或纵隔淋巴结受侵袭。

诊断通常需要外科肺活检，因为支气管肺泡灌洗或细针活检的细胞学检查虽可显示 CD20 阳性的 B 细胞浸润，但无法排除鉴别诊断，如反应性淋巴细胞增生、滤泡性细支气管炎或淋巴间质性肺炎。通过支气管肺泡灌洗可能发现 MALT1 基因重组[31,32]。

根据肿瘤的扩散程度选择不同的治疗手段。单一肺内结节样病灶可通过手术切除以诊断和治疗。对无症状患者，密切随访观察优于积极治疗，但对于晚期或进展的 MALT 淋巴瘤患者需要更积极治疗。根据不同情况选择手术切除、放射治疗、苯丁酸氮芥、氟达拉滨或利妥昔单抗单药化疗，其中苯丁酸氮芥取得的治疗效果最好[38]。利妥昔单抗（美罗华）是一种抗 CD20 抗体，尤其对于 t（11;18）转位者疗效及耐受性好，可以替代化疗[39]。鉴于 MALT 淋巴瘤可能是黏膜免疫系统性紊乱的早期表现，目前的数据支持对其进行系统性治疗[26]。此外，手术切除与局部治疗仍存在争论，在一些系列报道中，相比局部治疗，手术切除并未改善预后。近来，在苯丁酸氮芥基础上加用利妥昔单抗被证明可改善 MALT 淋巴瘤患者生存情况[39a]。MALT 淋巴瘤呈惰性局限性生长，预后极好，既往报道显示五年生存率超过 80%，而随着利妥昔单抗的广泛应用，其生存率也许可得到更进一步改善[23,25,27]。约 50% 的患者会出现局部和全身复发，但通常可经化疗控制。少于 5% 的病例可向高级别 B 细胞淋巴瘤进展。年轻是最重要的预后良好因素。

（二）淋巴瘤样肉芽肿

淋巴瘤样肉芽肿（lymphomatoid granulomatosis, LG），也称作"血管中心性淋巴瘤"，是一种恶性 B 细胞血管中心和血管破坏性淋巴组织增生性疾病。长期以来，LG 因与其他肉芽肿病如肉芽肿性血管炎（既往称为 Wegener 肉芽肿）、嗜酸性肉芽肿性血管炎（既往称为 Churg-Strauss 综合征）有相似的临床表现而被认为是一种炎性肉芽肿疾病。目前认为 LG 是一种确切与 EBV 相关的淋巴组织恶性肿瘤。鉴别诊断还包括过敏性支气管肺曲霉病。LG 最常见的发病部位是肺，此病亦可累及脑、皮肤、肝脏[40-43]。

LG 形状多样，呈融合的结节状，大小不等的非典型血管中心性混合淋巴细胞，从内皮下到外膜区域浸润血管壁，甚至造成管腔闭塞。通过免疫组织化学染色，这些淋巴细胞多为 CD4 阳性 T 辅助淋巴细胞，散在表型异型的 B 细胞[40]。65% 的病例中，大 B 细胞感染 EBV，这与病变分级相关。大多数病例需行肺

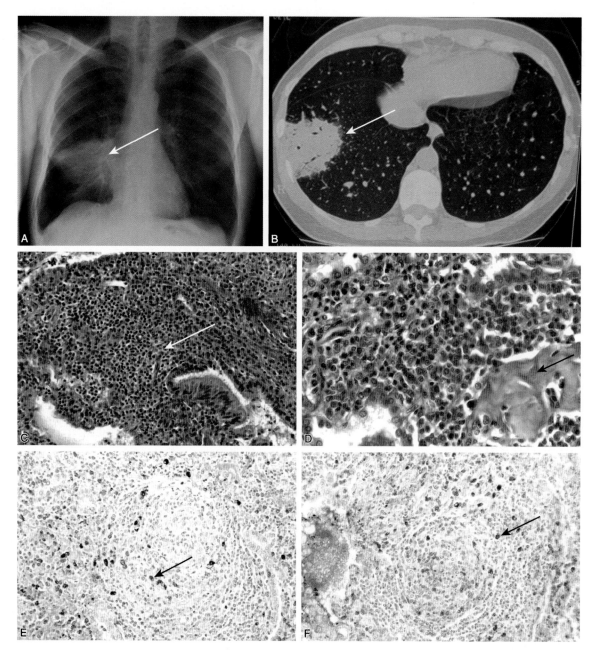

图54-1   原发性肺黏膜相关性淋巴组织淋巴瘤。胸片(**A**)和胸部CT(**B**)显示右下叶经过长时间抗生素治疗后仍持续存在的一个团状占位。**C.**手术活检病理结果显示为浸润支气管壁的增生小淋巴细胞。注意:支气管上皮被具破坏性的淋巴样增生包裹(箭头)。**D.**在高放大倍数下,边缘区淋巴瘤的淋巴浆细胞样细胞与淀粉样蛋白沉积有关(箭头)。**E.**通过对免疫球蛋白(Ig)λ轻链行免疫组化,可见大量含λ链的浆细胞(λ链限制区,箭头)。**F.**通过对免疫球蛋白μ重链行免疫组化,可见大量IgM型浆细胞和浆细胞(箭头)。(**C**,H&E 染色,原始放大倍率×40;**D**,原始放大倍率×100;**E** 和 **F**,原始放大倍率×40)

活检以排除其他肉芽肿疾病。

LG多在40~50岁的中年患者起病,男性多见[41,42]。几乎所有患者都会出现呼吸道和全身症状,包括咳嗽、呼吸困难、咯血、胸痛、发热和体重减轻。不伴外周和纵隔淋巴结肿大。长期免疫抑制是常见的危险因素。可在血液或支气管肺泡灌洗液中观察到嗜酸性粒细胞增多。典型的影像学表现为双侧多发光滑结节影,2cm至10cm大小不等,主要位于下叶,沿支气管血管束分布,类似多发转移(电子图 54-3 和电子图 54-4)[1,5,22,41]。其他病例中,也可见结节融合、迁移,形成空洞样假瘤肿块,偶见磨玻璃

结节,不伴外周和纵隔淋巴结肿大。大多数诊断需先行肺活检。

以大剂量糖皮质激素加环磷酰胺为基础的联合化疗报道最多,加用利妥昔单抗可能会提高这些细胞毒性药物的治疗效果[44,45]。20%~50%的患者结节播散进展成淋巴瘤,此病整体预后不佳,5年生存率为30%~40%。淋巴瘤的主要预后因素包括年龄、病变范围,对一线化疗药物的治疗反应等[43,45]。LG逐渐被视为一种低级别或早期淋巴瘤,已建立基于细胞异型性和坏死程度的组织病理分级系统,用以预测其进展为高级别淋巴瘤的风险,并选择患者行早期积极治疗[45]。

（三）其他淋巴瘤和淋巴组织增生性疾病

其他原发性肺恶性淋巴组织增殖性疾病非常罕见，包括高级别弥漫型大 B 细胞淋巴瘤、血管内大细胞淋巴瘤、霍奇金淋巴瘤和浆细胞瘤。

原发性弥漫型大 B 细胞淋巴瘤不易诊断，因其迅速转移至纵隔淋巴结和其他胸腔外部位，可能隐藏其肺内起源的特点[33,34]。组织病理学上，它与其他部位的弥漫大 B 淋巴瘤特点相似：有大的不成熟淋巴样细胞弥漫浸润，表达 B 细胞抗原（CD20 和 CD79a）。原发性肺高级别 B 细胞淋巴瘤通常发生于 60~70 岁的正常免疫人群。在年轻患者中，大 B 细胞淋巴瘤的发生可能与潜在的 EBV 感染、HIV 相关性免疫抑制有关，前者通常由药物介导的免疫抑制引起，如移植受者使用的甲氨蝶呤或抗淋巴细胞抗体[46,47]。在 HIV 感染的患者中，高活性抗逆转录病毒治疗后，原发性肺高级别淋巴瘤几近消失，这种现象出现比例低于 MALT 淋巴瘤[22,33]。患者经常出现明显的呼吸道和全身症状。影像学研究显示，多发大小不等的边界清楚的圆形实性结节多见于双下肺胸膜下区域（见电子图 90-33 ~ 电子图 90-35）[34,47]。同高级别结节性淋巴瘤的治疗一样，在多药物方案的基础上使用化疗，药物有：阿霉素，强的松和利妥昔单抗[22,33]。其整体预后差于 MALT 淋巴瘤，五年生存率低于 20%。

血管内大细胞淋巴瘤（intravascular large cell lymphoma）是非霍奇金淋巴瘤的一种变异体，其肿瘤淋巴细胞在小、中血管中增殖，导致血栓性和缺血性并发症[46]。临床表现多样，但通常不伴有淋巴结长大。肺部影像学特点包括双侧磨玻璃样结节，偶见游走的肺不张阴影（电子图 54-5）[48]。常规治疗联合化疗（加或不加美罗华）可缓解病情，延长生存期[22,48]。

原发性肺霍奇金淋巴瘤在以前的研究中被删除，它可能实际为结节硬化型霍奇金病所继发的肺部侵犯[49]。胸片上表现为孤立性占位（电子图 54-6），伴囊性和异质性特点，典型侵犯双肺上叶，或者表现为多发结节病。其诊断基于病理学检查发现 Reed-Sternberg 细胞。整体预后差于结节硬化型霍奇金淋巴瘤。

原发性肺浆细胞瘤是一种完全由非典型单克隆浆细胞构成的孤立性病变，可能与淀粉样沉积有关，不伴有肺外骨髓病变[50,51]。而且，原发性肺浆细胞瘤发病率明显降低可能与生物及影像学研究的敏感性增加有关。此外，大约三分之一的肺浆细胞瘤手术患者在随后的几年中出现了多发性骨髓瘤[50,51]。然而，手术切除仍是孤立性肿瘤的推荐治疗手段，其五年生存率为 60%[51]。

四、类癌和其他神经内分泌肿瘤

原发性肺神经内分泌肿瘤有共同组织病理学特点，对应于四种不同的临床、预后类型：①低级别典型类癌；②中级别非典型类癌；③高级别大细胞神经内分泌癌；④高级别小细胞神经内分泌癌[52]。小细胞肺癌很常见，占所有原发性肺恶性肿瘤的 15% ~ 20%。与此相反，类癌及大细胞神经内分泌癌占肺肿瘤的 0.5% ~2%，因此被认为是最常见的罕见肺肿瘤。

（一）病理分类

神经内分泌肿瘤具有不同程度的神经内分泌的形态学特征，包括类器官聚集、栅栏状、小梁状和"玫瑰花样"结构。根据有丝分裂指数和坏死量进行分类[16,52]。典型类癌有神经内分泌特征：有丝分裂指数小于 2，即每 10 个高倍野（2mm²）少于 2 个有丝分裂，无直径大于 5mm 的肿瘤坏死。非典型类癌有丝分裂指数为 2 ~ 10，或伴有局灶性坏死。周围型类癌通常伴有小的神经内分泌微小瘤（<5mm）和（或）弥漫的肺神经内分泌瘤细胞增生[53]。这些病变可能是早期原位类癌增生。

大细胞神经内分泌癌有丝分裂指数大于 10（大多数在 70 ~ 80），并有广泛坏死。不同于小细胞癌，大细胞癌肿瘤细胞大，这些肿瘤细胞有中到大量的细胞质，通常还有明显的核仁[16,52]。免疫组化显示至少一种神经内分泌标志物包括嗜铬素、突触素或 N-CAM（CD56），即可确认诊断。大细胞神经内分泌癌的病理分类也有别于非小细胞肺癌（NSCLC），"伴神经内分泌分化"的病理学分类无助于具体的预后或治疗[54]。

（二）类癌

除了小细胞肺癌，80% 以上的肺神经内分泌肿瘤是类癌[14]。60%~80% 的类癌发生在非吸烟者[8]，约 60% ~ 70% 的病例发生于大气道，因此临床常见慢性咳嗽、咳血和气道阻塞症状。周围型肺类癌则多无呼吸道症状，除非肺神经内分泌细胞弥漫增生，这可引起支气管阻塞（50% 病例[55]）和气流受限。与胸腔外的类癌不同，肺类癌体积较小，很少发生肝转移，通常不会引起类癌综合征（少于 2% 病例会）[5,11]。CT 显示 90% 的病例有外周和近端边界清晰的孤立性结节[55]，通常表现为肺门或近肺门占位（电子图 54-7）。类癌可能呈现出"冰山样"病变，少量生长于支气管内，但肺实质肿块明显突出（图 54-2）。某些情况下，类癌肿瘤可能表现为支气管内病变，伴或不伴（电子图 54-8）叶或节段性肺不张。多达 30% 的病例中可见钙化灶（电子图 54-7C）[55]。血管增多（电子图 54-7B、C）可以区分类癌与黏液栓。区域淋巴结侵犯在非典型类癌中更为常见（40% ~ 50%，典型类癌 10% ~ 15%）（电子图 54-9），且癌淋巴结转移分期也适用于类癌[8,55]。尽管肺类癌血管丰富，但在 PET/CT 上通常显示为低代谢病灶[56]。¹¹¹铟标记奥曲肽（电子图 54-10）检测生长抑素受体显示出良好的应用前景，增加了敏感性，可应用于诊断、分期、评估疗效和随访[57]。支气管活检后出血的风险小于 1%[55]。

手术是 Ⅰ ~ Ⅱ 期（占类癌 75%）和绝大多数 Ⅲ 期（占类癌 15%）类癌的标准治疗方法。典型的类癌，局部复发率低，可行限制性肺段切除术和区域淋巴结清扫术，这种局部切除法可获得等同于广泛切除的生存率[13,20]。支气管技术，如冷冻疗法，还曾被作为典型类癌备选治疗方法，但不能准确计算有丝分裂指数和确认类癌亚型[58]。非典型类癌局部复发率较高，需要行肺叶切除和纵隔淋巴结清扫[13,20,59]。少于 10% 的肺类癌有转移，基于顺铂的化疗方案对此类患者无效，联合依维莫司加奥曲肽可能是转移部位局部治疗的最佳方案[17]，可能实现病情长期缓解。总之，最重要的预后因素是组织病理亚型，典型、非典型类癌的 5 年生存率分别为 87% ~98% 和 56% ~73%[12-16]。

（三）大细胞神经内分泌癌

大细胞神经内分泌癌（LCNEC）的发病率一直被低估，可能是因为细胞学或组织切片缺乏免疫组化检测神经内分泌标志

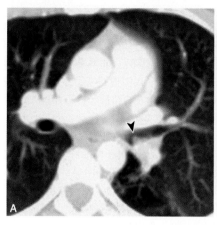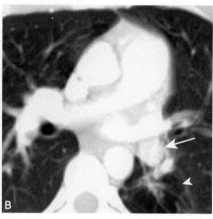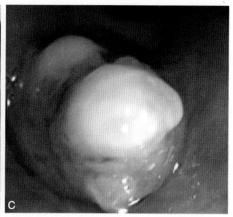

图 54-2　"典型"类癌："冰山样"支气管内肿块。A 和 B. 轴向胸部 CT 肺窗显示：一个 32 岁女性反复发作肺炎患者，左肺下叶支气管完全阻塞，(B,箭)，一小部分肿瘤突入左主支气管(A,箭头)，类似于一小部分冰山突出海平面。左肺下叶阻塞后空气潴留(B,箭头)，也证明病变位于气道内。C. 支气管内镜图像显示，左肺下叶病变突入左主支气管。(Courtesy Michael Gotway, MD)

物，这些肿瘤经常被误诊为大细胞未分化癌[16,60]。大细胞神经内分泌癌与吸烟密切相关(90% 患者有吸烟史)[60,61]。临床和影像学(电子图 54-11)特征与其他支气管肿瘤相似，在大多数病例中，其治疗通常遵循非小细胞肺癌的治疗原则，包括切除 Ⅰ ~ Ⅱ 期肿瘤[19,62]。LCNEC 可能存在表皮生长因子受体(EGFR)突变[63]。化疗对病情有明显改善，75% 的病例对顺铂足叶乙苷与新辅助(术前)组合治疗敏感[18,19,64,65]。包括一个前瞻性试验在内的几个试验表明，即使在肿瘤早期患者接受辅助化疗后，可减少复发转移率，提高生存率。整体生存率优于小细胞肺癌，肿瘤分期是最重要的预后因素[60,62,64]。Ⅰ ~ Ⅱ、Ⅲ 和 Ⅳ 期 LCNEC 的五年生存率分别为 52% ~88%、20% ~45% 和 0% ~15%[60-64]。

五、罕见的恶性原发性肺上皮性肿瘤

(一) 黏液表皮样癌

原发性肺唾液腺肿瘤，包括黏液表皮样癌、腺样囊性癌和上皮-肌上皮癌。其中黏液表皮样癌最常见，它是由鳞状细胞、杯状黏液分泌细胞和中间型细胞组成为特征的混合恶性肿瘤(图 54-3C、D)[65]。细胞学检查发现这三种细胞亚型可确诊诊断[65,66]。根据有丝分裂指数、细胞异型程度、细胞坏死程度，将肿瘤分为低级别、中级别和高级别病变。高级别肿瘤主要由鳞状细胞和中间细胞构成，易侵犯肺实质。

肺黏液表皮样癌大多发生于 30 ~ 40 岁成人，无性别差异[66-69]。约 30% 的高级别肿瘤多见于老年患者。黏液表皮样癌的发病与吸烟有关。其临床症状包括呼吸困难、咳嗽、咯血等与支气管阻塞程度有关。

20% 的患者在诊断时发现已有远处转移，常见于肝、骨和皮下组织(见图 54-3B)。肺黏液表皮样癌通常表现边缘清晰，均质，可有分叶，大小一致常见囊性变或钙化(见图 54-3A)[70]。孤立性病灶见于 40% ~70% 的病例，仅在高级别病变中发现有肺门侵犯。PET/CT 显示病灶为高代谢灶[70,71]。纤维支气管镜活检可以确诊近端黏液表皮样癌[67]。

肺黏液表皮样癌的治疗与非小细胞肺癌相同。有手术适应证时，广泛手术切除并行纵隔淋巴结清扫术仍是首选的治疗方法[66-69]。据报道，高级别肿瘤通常接受手术后放疗和化疗，疗效不明。大多数已转移的病例化疗基于顺铂和(或)5-氟尿嘧啶。同非小细胞肺癌一样，少数黏液表皮样癌患者也可受益于 EGFR 酪氨酸激酶抑制剂[72]。预后与肿瘤分期、是否存在淋巴结侵犯和首次手术切除成功与否有关。低级别黏液表皮样癌多发生于儿童和青壮年，通常不累及肺门，五年生存率为 70% ~80%。高级别肿瘤则预后差，五年生存率仅为 30% ~45%。

(二) 肺母细胞瘤

肺母细胞瘤是一种双相肿瘤，在当前的 WHO 分类中被列为肉瘤样。肺母细胞瘤包含分化良好的上皮细胞，其管状结构类似于正常胎肺，还包含不成熟的间叶成分，构成"胚芽样"外形[73]。成人肺母细胞瘤需与"胸膜肺母细胞瘤"相区别，后者为儿童时期由其他胚胎性肿瘤引起的胚胎性肿瘤，如肾母细胞瘤、神经母细胞瘤。

肺母细胞瘤多见于 30 ~ 45 岁患者，女性居多(70% 为女性患者)，与吸烟相关[74-76]。胸部 CT 表现为边界较为清晰的实质性均质肿块[77]，时常伴有囊化和坏死。PET/CT 扫描显示为高代谢病灶。多数情况下，肺母细胞瘤开始被认为是一种支气管肺癌，根治性手术切除并行纵隔淋巴结清扫可以确保最初的诊断正确并加以治疗[74,76,78,79]。放疗是辅助治疗的主要组成部分，在几个不完全切除和 N2 淋巴结纵隔侵犯的病例中均有报道[76,79-82]。对于不可切除的病灶，可考虑化疗，具体方案可参考肉瘤的治疗方案。近年的报告显示，肺母细胞瘤生存好于非小细胞癌，尤其是完全切除的病例[74]。

(三) 肉瘤样癌(肺母细胞瘤除外)

肉瘤样癌是一类含肉瘤成分的低分化非小细胞癌，除了上述的肺母细胞瘤之外，还包括以下 4 个亚型：①多形性癌，即腺癌、鳞状细胞或大细胞癌混杂有梭形或巨细胞的组合[83,84]；②梭形细胞癌，完全由梭形细胞成束状排列组成；③巨细胞癌：有多形性单核或多核细胞组成[84]；④癌肉瘤：由癌(通常为上皮样亚型)和低分化纤维肉瘤组成[85]。

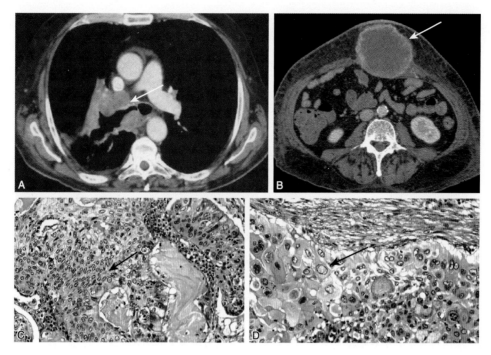

图 54-3　原发性肺黏液表皮样癌。**A.** 肿瘤位于右上肺叶,伴纵隔转移(箭头)。放射影像学特征与非小细胞肺癌相同。**B.** 腹部临床检查发现转移性肿块。轴向增强腹部 CT 确认肿块位于腹前壁(箭头处)。组织病理学特点:鳞状上皮细胞(**C**)和黏液分泌细胞(**D**)(箭头)混杂。(**C** 和 **D**,原始放大倍率×40)

世界卫生组织肺癌组织学分类 1999 年版中已经包括肉瘤样癌这一定义。它占所有肺肿瘤的 0.3%~1.3%,其特异性的临床和影像学特点少有报道。此外,小的活检通常不同时包含上皮癌组织和间叶来源的肉瘤样组织,因此本病超过 60% 的病例常被误诊为非小细胞癌[1]。临床表现类似于其他非小细胞癌。肉瘤样癌主要见于男性,平均诊断年龄为 65 岁[83-86],超过 80% 的病例有吸烟史。影像学常表现为独立大块的周围型肺脏实质性非均质占位病变,60% 有胸壁侵犯[87,88],20% 有血管侵犯。PET/CT 为高代谢病灶。

治疗原则遵循非小细胞肺癌。但化疗方案需参考软组织肉瘤的治疗方案[89]。表皮生长因子受体酪氨酸激酶抑制剂(EGFR-TKI)治疗通常无效,可能与上皮组分常存在 *K-RAS* 基因突变有关[90,91]。

与肺母细胞瘤相反,其他肉瘤样癌均呈高度恶性生长,易发生早期转移[92],尤其在食管、腹膜、肾和皮下组织等特殊部位。化疗耐药频繁发生[93]。中位生存时间从 6 到 20 个月不等[83-86,88]。主要的有利预后因素包括肿瘤大小、分期、无纵隔侵犯[83-86,88-90,94]。

六、原发性肺肉瘤

原发性肺肉瘤占所有原发性罕见肺部恶性肿瘤的 20%,包括:①肺软组织肉瘤,通常表现为肺部肿块;②肺血管肉瘤,包括肺动脉肉瘤和小血管肉瘤,肺动脉肉瘤表现类似慢性肺栓塞,小血管肉瘤则可能会引起间质性肺病[1,2]。

(一) 肺软组织肉瘤

原发性肺软组织肉瘤的病理亚型与其他部位的软组织肉瘤相同,从低级别到高级别分化谱广泛。平滑肌肉瘤是最常见的原发性肺肉瘤[95-98],表现为梭形细胞排列成束状,直角状排列和(或)上皮样生长,伴显著细胞过多和多形性的特点。肿瘤细胞的不规则核染色质和显著的核仁。免疫组化可见高水平的肌动蛋白、波形蛋白、钙调蛋白和肌动蛋白结合蛋白。滑膜肉瘤是第二常见亚型,通常表现为单向型生长模式,由梭形细胞组成,呈编织状束状密集排列。软组织所在部分,若发现染色体 t(X;18)(p11.2;q11.2)易位,同时导致 *SYT-SSX1* 和 *SYT-SSX2* 两个基因融合,即可做出特异性诊断[99]。其他亚型有多形性肉瘤还包括骨肉瘤和软骨肉瘤,由呈"车轮状"或席纹状或放射状排列的细胞核细长的异型梭形细胞和含多个异型核、核仁明显的巨细胞组成。由于大多数间质来源的恶性肿瘤都有对应的良性肿瘤,因此病理学检查应该首先根据French Federation 癌症中心肉瘤组[100]制定的三级系统,评估病变级别,其次排除其他具有肉瘤样分化的上皮肿瘤,如肺母细胞瘤和纤维母细胞瘤[1,5]。鉴别诊断包括来自子宫(转移性平滑肌瘤)或骨(巨细胞瘤)的"良性"转移。

与对应的良性软组织肉瘤相比,原发性肺肉瘤多发生于60~80 岁的老年患者[96-98,101-104]。临床症状不具有特异性,根据病变的大小和位置,通常表现为咳嗽、呼吸困难、咯血。由于钴放射治疗已弃用,放射引起的肉瘤发病率大为降低[105]。不同于转移性肉瘤,原发性肺肉瘤通常呈孤立性病变(电子图 54-13 和电子图 54-14),边界清晰,伴有不均匀囊性病变、坏死、出血等特点。病变大小范围 4~25cm(图 54-4A)。PET/CT 扫描呈高代谢改变(见图 54-4B 和电子图 54-14D)[106]。肿瘤进展局限,确诊时少有纵隔淋巴结侵犯和全身转移(<2%)[95,96,101]。

手术是最有效的初次治疗方法,80% 病例可实现完整切

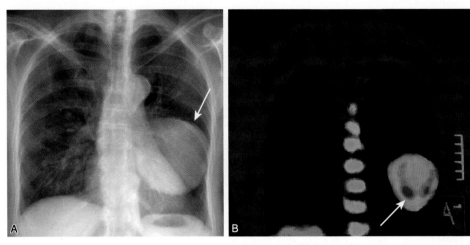

图 54-4　原发性肺平滑肌肉瘤。A. 胸片可见左肺一大而边界清晰的均质肿块(箭头)。B. 冠状位 PET 显像出现明显高代谢病变(箭头)

除[95-98,101-104]。软组织肉瘤已建立的治疗策略可能并不适合原发性肺肉瘤,如软组织肉瘤中经常应用的新辅助化疗方案,蒽环霉素和异环磷酰胺,在原发性肺肉瘤中并不见效[96,98,107,108]。对于不能手术切除的病灶,化疗药物 trabectedin 是软组织肉瘤的一种二线治疗选择。患者预后主要取决于最初手术切除的完整性,结合分期情况,也是对无复发生存率和总生存率最好的预测因素。整体 5 年生存率为 30% ~50%[95-98,101-104],平滑肌肉瘤稍高[109]。

(二) 肺血管肉瘤

原发性肺血管肉瘤包括肺动脉肉瘤和小血管肉瘤,后者即上皮样血管内皮瘤和其相应的高级别上皮样血管肉瘤[110]。

肺动脉肉瘤表现为腔内息肉样或结节状肿块,沿肺动脉内膜生长。组织学特征为未分化的梭形细胞增生,细胞异型性明显,有丝分裂指数高[110]。平滑肌肉瘤是最常见的亚型(60% 病例)[110,111]。肺动脉肉瘤主要发生于 50 ~60 岁的患者中[112,113],症状与肺栓塞相似,出现呼吸困难、胸痛、咳嗽和咯血[112-114]。抗凝剂治疗无效,40% 的患者伴有发热、体重减轻,也可能提示诊断。影像学表现有助于鉴别肺动脉肉瘤与肺栓塞,CT 扫描可见肺动脉血栓栓塞性疾病出现息肉样充盈缺损,与之相反,肉瘤则形成连续的柔软、光滑、细小组织,40% 患者可在血管外薄壁组织有结节分布(电子图 54-15 和视频 54-1)和局部磨玻璃影(图 54-5A 和 B)[113,114]。原发性肺肉瘤在坏死和出血区域也呈现出不均质,PET 扫描见强烈高活性代谢(见电子图 54-15F 和 G)[115]。磁共振成像(MRI)显示 T1 加权像上信号轻到中度增加,常有不均匀强化(见电子图 54-16),T2 加权图像显示相对于骨骼肌其信号中度到稍弱信号;此外,血管内肿块信号可能增强,此特征与通常遇到的血栓栓塞性疾病不符。手术是仅有的潜在治愈性手段,即使急性右心衰竭的急救情况下,也有 60% ~75% 的患者可进行手术[111-116](见图 54-5C)。另外,对于不可手术切除的肿瘤,心脏和肺移植可能是另一治疗途径。有报道称,辅助化疗和(或)放疗可轻微改善总体生存率。不同于软组织肉瘤,肺动脉肉瘤的预后主要与肿瘤的部位有关,因为一半的患者都死于肺动脉干进行性栓塞。约 30% 患者可进行再次手术。然而,最近系列报道显示,整体中位生存期低至 6 ~12 个月[114,115]。

上皮样血管内皮瘤(epithelioid hemangioendothelioma,EHE),即小血管肉瘤,是一种低至中级别的上皮、内皮、血管混杂性肿瘤[117,118]。EHE 发生于肝脏(63%)、骨(8%)和皮肤(6%),肺是肝外最常见的发病部位(10%)[119,120]。EHE 最初被认为是血管和肺泡内生长的支气管肺泡癌,因此被称为"血管支气管肿瘤"[117]。然而,现今已明确,这是间质来源低级别血管肉瘤。EHE 典型表现为呈血管中心性分布息肉样结节突入肺泡腔生长,中央是硬化的少细胞区。淋巴道播散类似于转移性肿瘤。Pax7 基因可编码一种转录因子参与肿瘤发展调控,最近发现 Pax7 基因有关的易位 t(1;3)(p36.3;q25)有助于 EHE 诊断[121]。另外,在 90% 的病例中发现 EBV-RNA 序列,也有报道描述此病与 IgG4 相关疾病有相似性(请看后面章节)。

临床上,80% 的 EHE 见于女性白种人[119,120,122]。50% 患者可无明显症状,出现症状时,症状往往没有特异性,如胸膜炎性胸痛、干咳、呼吸困难等,极少咯血。体格检查可发现 30% 患者存在吸气性爆裂音。CT 成像显示,EHE 可出现双侧生长缓慢的血管周围多发结节,通常邻近小血管或支气管;或出现明显的呈微小结节状的浸润性磨玻璃影(电子图 54-18),类似于癌性淋巴管炎。EHE 结节范围通常为 3 ~50mm,结节数目从 10 ~20 处不等[119,120,122]。PET 扫描可见患者 EHE 结节呈高代谢性[123]。

虽然有少数自发缓解,但手术完整切除所有肺结节是 EHE 唯一的治愈方法[124,125]。即使是局部复发病例,手术治疗仍然有效。相反,EHE 通常对放疗或化疗(基于顺铂)不敏感。利妥昔单抗或抗血管生成激酶抑制剂,如索拉非尼或贝伐单抗,也已在个别的病例报道证明有效[126]。大多数情况下,EHE 生长缓慢,很少转移,中位生存期有 5 ~6 年。支气管播散、胸腔积液和进展性血管内病变都是不良预后因素[124]。

血管肉瘤(angiosarcoma)指 EHE 对应的高级别原发性肺血管肉瘤。然而,EHE 到血管肉瘤的直接转化关系至今尚无报道。血管肉瘤的临床特点类似于 EHE,但大量咯血更常见。影像学特点为由典型磨玻璃影晕包绕的多发结节,在磁共振 T2 加权像呈特异性的"菜花样"外观[127]。这种特点其他疾病可能也有,包括恶性肿瘤(如贴壁生长的腺癌、转移性肉瘤、绒癌、恶性黑色素瘤、淋巴瘤)、感染性疾病(如分枝杆菌病、曲霉菌病、巨细胞病毒感染)、肉芽肿性血管炎和嗜酸性病变。血管肉瘤治疗方案不确切,由于局部和区域性侵犯,无法行手术切除;放疗和化疗如对

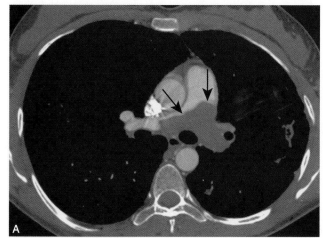

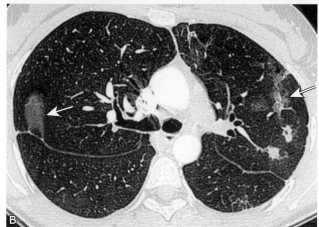

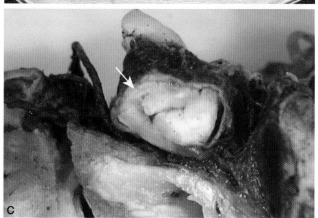

图54-5　肺动脉肉瘤。A.CT 软组织窗显示,一肿块填塞肺动脉管腔(箭头)。B.CT 肺窗显示,外周不规则肺泡实变影(箭头),无胸膜粘连。C.肺切除术后标本显示,肿瘤浸润肺动脉壁(箭头)

其他部位的血管肉瘤所见,疗效不佳。

七、胸内假瘤

假瘤可代表广泛具有病因、病理、临床影像学异常的疾病,都具有一定程度的反应性炎症,可能存在的一些与癌症相关的生物标志。假瘤有类似于许多各种胸部疾病的临床和影像学特征。

(一) 炎性肌纤维母细胞瘤

炎性肌纤维母细胞瘤(inflammatory myofibroblastic tumor, IMT)是人肺部炎性假瘤最具代表性的类型[6,7,128],包括炎性假瘤、纤维瘤、纤维黄色瘤、纤维组织细胞瘤、浆细胞/肥大细胞/孤立性肉芽肿、浆细胞组织细胞瘤复合体、和假肉瘤性肿瘤等广泛病变。IMT 在梅奥诊所的外科肺肿瘤切除的患者中占比 0.04%[6]。IMT,既有良性又有恶性特性,介于肿瘤与非肿瘤之间[5]。

IMT 呈边界清晰、大小不等的实质肿块[128-130],组织学上,肿瘤由不规则增生的成纤维细胞和肌成纤维细胞构成,常伴有淋巴细胞和浆细胞等为主的炎性细胞浸润。分为三种不同的组织学类型[6,7,128-130]:

1. 浆细胞型,也被称为"淋巴浆细胞"变异体,由炎性黏液样增生的梭形成纤维细胞或肌成纤维细胞簇、大量淋巴细胞、浆细胞和少量纤维结缔组织构成。

2. 纤维组织细胞型,表现为类似纤维组织细胞瘤由梭形细胞构成的致密结构,以黏液样增殖的成纤维细胞和肌成纤维细胞为特征,并伴有多克隆浆细胞、黄色瘤细胞,巨细胞罕见。

3. 机化性肺炎样型,低增生模式,含致密胶原,梭形细胞稀疏。

增殖的肌成纤维细胞无细胞异型性,无坏死,核分裂少见。人的肌成纤维细胞含波形蛋白、平滑肌肌动蛋白。病理鉴别诊断包括由成纤维细胞和肌成纤维细胞引起的所有疾病,其中一些可能与 IMT 重叠,如良、恶性纤维组织细胞瘤、肌纤维母细胞瘤、炎症纤维肉瘤、梭形细胞癌、浆细胞瘤和机化性肺炎。

IMT 是增殖性肿瘤的概念曾饱受质疑[7]。历史上,IMT 曾被称为"炎性假瘤",被认为起源于肺损伤后炎性反应过度造成的机化性肺炎。既往的病例报告强调,在多达 30% 的病例中,慢性或反复感染可能是潜在病因。但这一概念被近来的一些包括胸部 CT 研究在内的报道所质疑,认为反复出现的肺部感染更可能是肿瘤引起支气管堵塞而导致的[6,129]。后来在肌成纤维细胞中检测出 EBV 和人疱疹病毒 8 的序列,伴有白介素 6、白介素 8 和细胞周期蛋白 D1 等因子表达,有人提出 IMT 是一种免疫性疾病的概念[6,131]。最近从胸腔内 IMTs 中分离出的多克隆浆细胞有 IgG4 表达,提示肿瘤形成可能有免疫病理学过程参与,尤其是浆细胞变异。IgG4 阳性细胞增殖与自身免疫性疾病有关,包括硬化性胰腺炎、腹膜后和纵隔纤维化[132]。IMTS 可能是 IgG4 相关疾病的一部分,新发现的纤维炎症疾病呈特征性肿瘤样改变,淋巴浆细胞瘤含大量 IgG4 阳性的浆细胞浸润,呈席纹状纤维化,常伴有血清 IgG4 浓度升高。基于分子数据,肌成纤维细胞被认为是 IMT 发展的关键。其中可观察到克隆基因重排[133],尤其是位于 2p23 区域的间变性淋巴瘤激酶(ALK)基因[134]。在 40% ~ 70% 的 IMT 病例中,免疫组化可观察到 ALK 过表达,但在各种各样非 IMT 软组织肿瘤中呈低水平表达。40% ~ 50% 的 IMT 病例有 ALK 重排,年轻患者尤为明显。最常见的包括 t(1;2)(q21;p23)易位,可影响原肌球蛋白 3 基因[135],其他易位亦有报道[136]。考虑到 ALK 激活产生的致瘤特性,一些研究者认为 IMT 是一种真正的恶性肿瘤。其他证据也辅证了这一观点,例如:出现血管浸润时局部复发率高达 25%[6],5% 的病例存在多发病灶,有关于恶性转化的报道,基因表达谱数据显示有 DNA 异倍体和 P53 异常表达,其他已知的癌症相关基因如谷胱甘肽-S-转移酶表达上调[137]。IMT、IgG4 相关疾病和炎性纤维肉瘤三者存在疾病重叠，其中炎性纤维肉瘤有明显的细胞异型性和细胞坏死。

肺 IMTs 通常在 40 岁前发病，在儿童肺肿瘤中占比超过 50%[6,129,138]。60% 的患者无症状，或者可能表现出非特异性症状，如慢性咳嗽、呼吸困难，极少咯血。影像学上，IMT 表现为边界清楚的外周孤立性肿块，大小从 2～15cm 不等（图 54-6，电子图 54-19）。肺 IMT 通常是孤立性病变，与胸腔外的特点不同。15% 的病例中有钙化存在。IMT 大小随时间的稳定性是一个重要的影像学指标。多灶性或双侧 IMTs 十分罕见（电子图 54-20），被认为是低级别纤维肉瘤或恶性纤维组织细胞瘤的同时发生。PET 扫描可见 IMTs 高代谢。10%～20% 病例可见肺外累及，多见于纵隔和胸膜。相反，肺外 IMTs 可转移至肺，尤其是年轻患者。由于 IMTs 的异质性形态，术前经内镜或经皮活检诊断仍较困难。最近的一项研究显示，细针穿刺细胞学检查准确率低至 42%[139]。

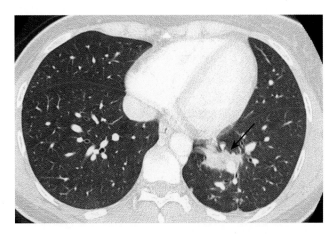

图 54-6　炎性肌纤维母细胞瘤。31 岁的男性，感染性肺炎伴持续性咳嗽和咯血。CT 显示左肺下叶后段和内侧段可见一边界不清的浸润样实变影（箭头）。经皮肺穿刺活检显示多形性炎症，没有肿瘤细胞

尽管历来认为 IMT 是一种可自发缓解的良性病变，但由于其增长趋势或可能引起咯血、感染等局部并发症，造成原位、胸膜、顶叶复发（15%～25%）或纵隔侵袭（3%～5%），多采取手术切除治疗[140,141]。不完全切除的情况下，是否需要辅助治疗尚无

评估。在不能手术的患者，可以选择局部放疗或激素冲击治疗。据报道，糖皮质激素可以达到 50% 的客观应答，在浆细胞瘤和 IgG4 阳性肿瘤中尤其明显[141]。在复发性或多发性病变中，化疗方案与软组织肉瘤使用的化疗方案相同。最近有报道称，克唑替尼，一种 ALK 酪氨酸激酶抑制剂，在两个 ALK 重排的胸外 IMTs 病例中，产生了肿瘤应答[142]。

IMT 切除的患者，5 年总生存率为 75%～100%[139-142]。IMT 向低级别和（或）高级别纤维肉瘤转化鲜有报道，可能与最初误诊为高级别肿瘤有关[140]。通常认为 ALK 阳性的肿瘤更具有侵袭性，但不管 ALK 表达水平如何，都可以出现局部复发[134]。最重要的预后因子是肿瘤最初的侵袭性。

（二）纵隔纤维化及玻璃样肉芽肿（见第 84 章）

与 IMT 类似，纵隔纤维化和玻璃样肉芽肿均为组织浸润，由致密胶原纤维形成层带，其间散在分布淋巴细胞和浆细胞[143-145]。这两种病变的原发位置有所不同：纵隔纤维化也称为硬化性纵隔炎，主要累及纵隔，可能侵犯肺实质；玻璃样肉芽肿仅累及肺实质，与纵隔无关。这些疾病与其他纤维化疾病如 IMT、腹膜后纤维化、IgG4 相关性疾病之间存在重叠。

纵隔纤维化的一大特点是主要纵隔静脉阻塞伴肿瘤内多灶性静脉梗死，导致细胞纤维化、出血和坏死。纵隔纤维化多报道于北美，被认为是大多数是对组织胞浆菌过度反应所造成[146]。因为真菌不被常规培养，纵隔纤维化也被认为是对纵隔淋巴结中渗漏的真菌抗原的反应结果。纵隔纤维化可能是特发性、家族性的，或与其他各种疾病相关，包括其他真菌感染（如曲霉或隐球菌）、结核或结节病。也可见于放疗、麦角衍生物、β-受体阻滞剂治疗后。有报道观察到此病伴随有血清 IgG4 升高综合征[147]，故自身免疫反应也有可能参与。临床上，纵隔纤维化多在 40 岁左右发病，男性稍多。患者可无症状或出现胸痛、发热、咯血、呼吸困难以及与纵隔结构的侵犯有关的症状。肺静脉梗死可以是本病的首发表现。症状的严重程度与纤维化的范围有关。影像学上，纵隔纤维化可表现为一个可有钙化的局限性的占位（电子图 54-21），可能在气管旁、肺门或隆突下区；或表现为整个纵隔弥漫性浸润，不伴钙化（图 54-7 和电子图 54-22）。肺的边缘可受到轻微影响，出现静脉梗死后实变区域，可能伴有胸腔积液（见电子图 54-22A 和 B）。手术活检是明确诊断的必要

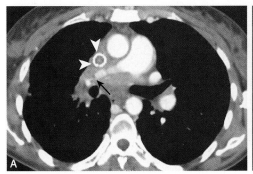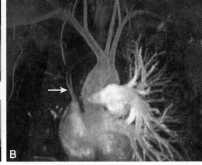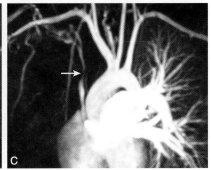

图 54-7　纵隔纤维化。A. 32 岁女性，进行性呼吸困难，伴上腔静脉综合征。CT 显示，整个纵隔可见边界不清的软组织密度影，压迫右肺动脉（箭头）。手术活检进行诊断。冠状早期动脉（B）和晚期动脉（C）磁共振血管造影显示，上腔静脉严重狭窄（箭头），需要行血管内支架置入术（A 可见，箭头所示）。注意，与左肺相比，右肺存在严重的灌注受损，提示存在严重的右肺动脉狭窄。（Courtesy Michael Gotway, MD.）

途径。预后取决于病变的结构范围。纵隔纤维化的治疗包括手术，仅可缓解纤维化程度，或使用支架使关键血管恢复通畅。很少有证据支持使用抗真菌药物或糖皮质激素有效，但不时有试验进行这些尝试。

玻璃样肉芽肿见于青年、中年人群，男性稍多[148]。80% 的患者通常出现症状，包括咳嗽、呼吸困难、胸膜炎性胸痛。与其他纤维化疾病的关联已有报道，包括纵隔纤维化（15% 的患者）和腹膜后纤维化（10% 的患者）。影像学表现为边界清楚的单发或多发结节，大小通常是 2~4cm，可能随时间而表现像癌。该病可在结节病和 IgG4 相关性疾病中发现（图中 54-8）[149]。主要鉴别诊断为结节性淀粉样变性，因为玻璃样肉芽肿也能出现刚果红假阳性。临床病程是良性的。

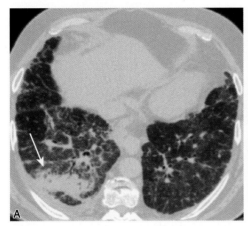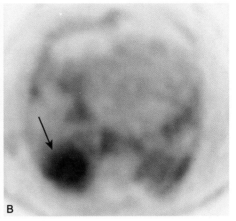

图 54-8　玻璃样肉芽肿。A. 62 岁男性患者，既往患结节病、COPD 肺气肿、肝硬化后肝移植，胸部 CT 显示右肺下叶实变与周围小叶间隔增厚（箭头）。B. 轴向 PET 扫描显示，肿块（箭头）内见示踪剂活性。患者出现反复的自发性气胸，予胸腔镜胸膜固定术治疗。经切除病灶，得出玻璃样肉芽肿的诊断

（三）其他假瘤

通常认为，假瘤产生最常见的机制是宿主对损伤的过度反应。进展性假瘤包括良性病变，如错构瘤（电子图 54-23～电子图 54-27）、子宫肌瘤和迷芽瘤[4,5,9]。其他病因有组织残余或胚胎变异异位，最常见的实体瘤为胶质细胞异位引起的微小脑膜瘤样结节（电子图 54-28）[150]。同样，透明细胞癌，也叫"糖瘤"，分化自肺上皮细胞的血管周上皮样细胞；这些细胞起源于神经外胚层，也影响血管周上皮样细胞瘤和淋巴管平滑肌瘤的发展。

功能性假瘤与病理生理状态失调有关，往往具有内分泌性质，发生于肺实质者罕见。医源性假瘤是由一些引起组织反应的医疗程序引起，其中大部分能自然修复。感染性假瘤可能由结核分枝杆菌（结核球）、真菌（曲霉球），甚至病毒（EB 病毒、艾滋病病毒、巨细胞病毒）引起。这些肿瘤的发病机制复杂，可能涉及多种机制。这些病变的临床和影像学特征类似于 IMT。

八、交界性实体瘤

肺的良性肿瘤和癌前状态在第 56 章中阐述。交界性肿瘤和非肿瘤性病变包括那些与恶性肿瘤有关或表现出恶性肿瘤的某些病理或分子特征，如克隆增殖，但通常认为具有良性肿瘤生物行为的病变。交界性病变也具有恶性行为，如肿瘤浸润和手术切除后复发。这些疾病也可表现为肺结节或浸润性疾病，分别类似于支气管肺癌或间质性肺炎。

（一）间质来源的交界性肿瘤

一些良性病变，表现为生长缓慢的实质肿块，密度均匀、轮廓规则，可能出现克隆性染色体畸变。例如，错构瘤在 12q15 和 6p21 区域可表现出基因重排[151]，这些区域包含高迁移组 AT-hook 基因，编码非组蛋白核蛋白，通过改变染色质结构参与基因表达的调节。有趣的是，类似的改变也可见于其他间充质肿瘤。同样，多发微小肺部脑膜上皮样结节（见电子图 54-28），一种脑膜瘤样的巢式排列的椭圆形或纺锤状细胞呈几毫米大小的结节性增生，在 33% 的病例中出现多基因组位点杂合性缺失[152]。比较相对高发的脑膜瘤样结节和相对低发的一种原发肺部的脑膜瘤，两者之间的关系尚不确切。

（二）呼吸道乳头状瘤病

有些良性病变可能会出现交界性肿瘤的表现和临床结局。复发性呼吸道乳头状瘤病就是一个相关例子。乳头状瘤通常出现在上呼吸道，但极少扩散到肺实质（少于 5% 的病例）[153,154]。组织学上，鳞状上皮乳头状瘤外层为上皮层，覆盖有中央纤维血管轴心，形成叶状结构突出气道管腔，内层为分层的鳞状上皮，有时伴有角化。远端乳头状瘤则表现出向内生长模式。乳头状瘤可以表现出与肺癌相似的影像特征，如密度不均匀、空洞或边界不清的肿块等。

肺乳头状瘤可单发或多发（电子图 54-29、电子图 54-30 和电子图 54-31），多发肺乳头状瘤与上呼吸道和消化道多发乳头状瘤有关。在其他部位，鳞状上皮乳头状瘤的发病与人乳头瘤病毒（HPV）感染有关，常在出生时被感染[155]。据报道，HPV 11 型感染是乳头状瘤向鳞状细胞癌转化的高危因素（电子图 54-32）[156]。分子学层面上，发现由乳头状瘤来源的鳞状上皮细胞癌存在抑癌基因 TP53、RB、P21 缺失。在一个对沃雷诺司（vorinostat）有反应的病例中，发现 HPV-11 突变伴有启动子和原

癌基因区域重复成双倍[157]。高级别乳头装瘤也仅有轻度代谢增高,PET 扫描不适用于该病诊断。在一些外生性的肿瘤中或细胞学不典型时,从病理上区分浸润性鳞状细胞癌十分困难。

鉴于肺乳头状瘤的恶性潜能不能确定,与肺癌诊断也难以鉴别,情况允许时推荐行乳头状瘤完全切除术,但当存在多发或双侧病变时,完整切除不易实现(图 54-9)。

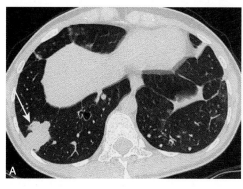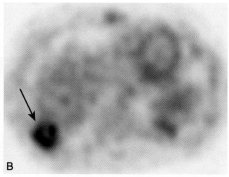

图 54-9　肺乳头状瘤发展为鳞状细胞癌。A. 32 岁女性患者,上、下呼吸道乳头状瘤病史,感咳嗽进行性加重、体重减轻。胸部 CT 显示右肺下叶有一胸膜下肿块(箭头)。右肺下叶另见一薄壁囊肿,左肺下叶可见一小叶中心结节,经皮肺穿刺活检提示鳞状细胞癌。B. PET 显示肿块高代谢(箭头),纵隔淋巴结呈中等代谢可能与该乳头状瘤相关。予手术切除治疗

(三) 结节性淋巴组织增生

肺结节性淋巴组织增生(pulmonary nodular lymphoid hyperplasia,NLH),曾被称为"假性淋巴瘤",是肺浸润性的结节状反应性多克隆淋巴组织的增生,以低级别组织学改变为特点,存在淋巴滤泡,浆细胞明显增加,通常伴有轻度肺间质纤维化,临床病程为良性[158,159]。淋巴细胞和浆细胞可沿支气管血管束及小叶间的淋巴管分布。免疫组化结果显示多型 B 细胞和 T 细胞混杂,未发现免疫球蛋白重链基因重排。鉴别诊断包括 MALT 淋巴瘤、淋巴细胞性间质性肺炎、淋巴瘤样肉芽肿病。有报道称本病亦可与"非典型性淋巴增殖"叠发。Sjögren 综合征也有支气管周围淋巴细胞浸润,可能与真正的淋巴瘤有关。与肺部其他淋巴组织增生相比,肺 NLH 病例中发现 IgG4 过表达,表明 NLH 可能属于 IgG4 相关性硬化病家族[159]。

发表与 2000 年的 14 个特征明显的 NLHs 病例中[158],大多数患者(81%)无临床症状。影像学上,9 例患者出现外周型孤立性肺结节,平均大小为 3cm,5 例患者出现多发性结节。5 例(36%)患者同时伴有肺门、纵隔或食管旁淋巴结肿大。在大多数病例中,初步诊断考虑为肺癌,予手术切除治疗。有趣的是,均未出现复发或进展至更具侵袭性的淋巴增殖性疾病,提示NLH 通常情况下表现出良性行为模式。

(四) 淀粉样变性

淀粉样变性的病理组织学特点为组织被 β 折叠结构一致的纤维蛋白浸润,刚果红特异染色后,在偏振光下呈黄绿色双折射[160]。淀粉样变呈现多样化,在肺中可能表现为实性结节(电子图 54-33 ~ 电子图 54-36)或肿块[160]。肺淀粉样变性可能局限于肺部,也可能与全身淀粉样变性有关。

肺结节通常由 AL(淀粉样轻链蛋白)淀粉样蛋白组成,这是淀粉样蛋白沉积最常见的亚型[160],超过 80% 病例属于 AL 淀粉样变,其中 20% 病例与炎症或淋巴组织增生性疾病有关。AL 型淀粉样变的发展是由于免疫球蛋白轻链产生异常造成,λ 型多见。AL 型淀粉样变可能是全身性的(如骨髓瘤)或局限性的(如

原发性肺淋巴瘤),伴轻度肺间质(特别是血管)浸润,通常不出现临床症状[161]。血清和(或)尿单克隆丙种球蛋白病常见[162]。

肺结节性淀粉样变通常在 70 多岁发病,男女无差别。患者通常无临床症状。有报道表明与干燥综合征有关[163]。影像学上,肺结节(见电子图 54-34)呈圆形,分界明显,多为外周型,结节大小从 5mm 到大于 15cm,孤立或多发,偶有钙化。尽管 FDG浓聚量少(见电子图 54-35F、G),但 PET 扫描仍显示结节代谢活性增加,与支气管肺癌相似[164]。其他不常见的影像则少有遇到(见电子图 54-35A ~ D 和电子图 54-36)。细针穿刺活检可提供病理诊断[165]。肺淀粉样结节可能多年保持稳定[166],仅在出现有恶变征象时才推荐手术切除治疗,术后复发频繁[167]。

(五) 非淀粉样单克隆免疫球蛋白沉积症

非淀粉样单克隆免疫球蛋白沉积病比淀粉样变性更罕见,其沉积物不被刚果红染色,偏振光下亦不出现双折射[168]。这些沉积物多由轻链 κ 组成,只有重链或轻、重链混合很少[168]。在肺部发病并不常见[169-171],肺非淀粉样单克隆免疫球蛋白沉积症最常表现为多发实性结节,偶有多发性囊肿;沉积通常局限于肺而不累及全身。大约一半的病例与血液系统恶性肿瘤有关,对任何潜在血液病的治疗通常都会引起单克隆峰下降,但对现有的沉积物影响不大。对不伴血液系统疾病的重症呼吸衰竭患者,肺非淀粉样单克隆免疫球蛋白沉积症可能获益于肺移植[170]。

(六) 肺朗格汉斯细胞组织细胞增生症

朗格汉斯细胞组织细胞增生症(Langerhanscell histiocytosis,LCH)是一种朗格汉斯细胞增殖的异质性疾病,这些细胞 CD1a单抗阳性,显微镜下可找到 Birbeck 颗粒,属于树突细胞系,来源于骨髓 CD34 阳性干细胞[172,173]。如果肺是本病的唯一发病部位,即被称为"肺 LCH"。在少于 15% 的病例中 LCH 表现为多系统疾病,称为"急性播散性 LCH",累及肺、骨骼、皮肤和垂体[174]。病理学观点认为,LCH 对不明刺激产生了不受控制的免疫反应,导致肺实质中朗格汉斯细胞聚集,由于大多数肺 LCH 患者都有吸烟史,故认为吸烟可引起支气管上皮上述过程[175]。但

LCH 的发病机制仍不明确。有研究观察到,不管是从肺 LCH 还是播散性 LCH 患者分离的朗格汉斯细胞都呈克隆性增殖,故强烈支持 LCH 是一种肿瘤[176]。与黑色素瘤类似,LCH 肺结节中也可发现 BRAF 活化突变[177]。然而,朗格汉斯细胞增殖性有限、缺乏细胞异型性、在高级别病变中数目少、存在自发缓解的可能性,均不支持 LCH 的肿瘤特性。

病理上,LCH 病变由增殖、聚集的朗格汉斯细胞构成,它们在肺间隙形成星状结节,并以支气管为中心,从远端到近端线性播散。在高级别的病变中,朗格汉斯细胞消失,纤维量增加,结节空洞化导致囊腔形成[172]。

临床上,年轻吸烟者患肺 LCH 可出现非特异性呼吸道症状,包括呼吸困难、咳嗽、胸痛。15% 的患者因气胸发现此病,10% ~ 25% 的患者没有临床症状。最典型的影像学特征是同时出现肺多发囊肿和下肺区域微小结节[172-174]。结节大小从 5mm 到 2cm,为实性或空洞状的小叶中心型结节(电子图 54-37A 和 B),边界光滑或不规则。LCH 是一个动态过程,疾病早期以结节为主(见电子图 54-37A 和 B),接着形成空洞结节、厚壁囊腔(见电子图 54-37C),随着时间的推移,形成融合性囊腔(见电子图 54-37D),不同时期的病变都常被观察到。肺 LCH 很少表现为单发结节、局部强化或纵隔疾病。

典型的临床影像学表现可确定肺 LCH 诊断,在呈肿瘤样结节或影像学表现不典型时(电子图 54-38),需做肺活检,在需要手术干预的气胸患者中通常采取开放性肺活检。PET 显示代谢性增加时提示肺癌,最近一项 11 例 LCH 患者的研究显示,结节病变呈多样性,最大标准化摄取值在 2 到 18 的范围[178]。PET 可用于该病随访,跟踪疾病活动情况,而这也是当前研究的目的。25% 的患者戒烟后出现疾病缓解。肺 LCH 可能自行缓解,没有其他治疗被证实对此病有效。一个由 13 例 LCH 患者组成的研究表明,克拉屈滨化疗客观反应率达 75%,进展性或多器官病变的患者可能受益于克拉屈滨化疗[179-180];肺移植后肺 LCH 仍可复发,也支持其肿瘤假说。

九、罕见原发性肺肿瘤的治疗经验

(一) 一般问题

肺癌是罕见肺肿瘤的主要鉴别诊断。无吸烟史的情况下,尤其在男性患者中,罕见肺肿瘤和假瘤(60%)比支气管肺癌(15%)更常见。诊断时的年龄小是另一个需考虑的疾病特点,因为超过 50% 的假瘤在 40 岁前发病。对于一开始考虑肺癌的患者,大多数都会接受完整的肿瘤检查。PET 扫描假瘤常呈阳性结果,倾向于支持肺癌的初步诊断。为确保病理诊断的准确性,术前活检和术中冰冻切片可能不能用于确诊肿瘤,尤其是双相或混合肿瘤,样本量过小也许只能鉴别其中一种细胞组成。复杂的病理学研究,包括流式细胞学和分子和细胞来源分析,在一些肿瘤的诊断(评价肿瘤分级)和治疗中至关重要,如淋巴瘤、IMT 和肉瘤。必须进行冰冻标本采集和储存来保存肿瘤以备其他分析。

(二) 区别原发性肿瘤与转移瘤

在做出罕见原发性肺肿瘤的诊断时,还须考虑到大多数组织学表现异常的肺肿瘤来自肺外肿瘤转移,而不是原发瘤。支持转移瘤的主要标准有:前期胸外肿瘤病史和多发性肺部病变。充分了解每个罕见肿瘤亚型代谢特点的情况下,PET 扫描也可有助于鉴别诊断。实际上,一些罕见肺原发性肿瘤的诊断难以确立,一方面,肿瘤存在早期全身播散,如 EHE,20% 的病例中同时发现肝、肺肿瘤病变;另一方面,肿瘤存在异位起源,如黑色素瘤或霍奇金淋巴瘤,原发性肺部起源的观点至今备受争议。

(三) 总体治疗管理

在许多病例中,手术切除提供了正确的诊断和治疗的第一步。然而,对于特定亚型而言,术前诊断仍尤为重要,如淋巴瘤并不建议广泛切除;肉瘤通常不转移到纵隔淋巴结,因此不需做淋巴结清扫。特别是当临床影像学表现不典型,无法区分肿瘤或非肿瘤疾病时,需做手术活检以获得足够的组织进一步行病理学和分子学诊断。

最后,评估罕见肺肿瘤患者的过程中,可能出现以下三个主要的临床情况:

1. 假定肿瘤是非小细胞肺癌,进行了完整的手术切除,但病理学检查发现是一种不常见的组织学亚型,如类癌,这种情况下不建议进行辅助治疗。

2. 特异性的临床和影像学征象可识别出一些罕见肿瘤,如淋巴瘤和肺动脉肉瘤,接着可进行特异性诊断和治疗。

3. 最初怀疑是非小细胞肺癌,术后病理学检查发现是一种罕见肿瘤亚型,治疗和预后指征仍是未知。这种情况下,是否进行辅助治疗一方面可根据非小细胞肺癌诊治原则,如不能手术完整切除的情况下可使用放疗;另一方面可根据其他部位的类似的肿瘤亚型制定治疗策略,如淋巴瘤和肉瘤。

若缺乏循证指南,在选择特异性治疗方案时需遵循专家共识,共识多基于其他解剖位置的相似组织学病变治疗策略制定。分子靶向治疗可能有效。此外,这些问题强调需要多中心合作,以形成罕见肺肿瘤团队并开展观察性研究和临床试验。

关键点

- 罕见肺肿瘤主要是组织学特殊的不常见的肺肿瘤,在原发性肺肿瘤中占比小于 1%,然而包含超过 100 种不同的组织学形态。
- 一些罕见肺肿瘤只发生于肺;而另一些肿瘤可能在其他器官多见,仅少见于肺。鉴别它们是原发肿瘤还是转移瘤是诊断过程中的一个主要步骤。
- 罕见肺肿瘤可能类似肺癌或良性肺疾病,因为他们可有相同的临床、影像、病理和甚至分子特征。
- 最常见的罕见原发肺肿瘤依次是类癌、黏膜相关性淋巴组织淋巴瘤和肺母细胞瘤。类癌、大细胞神经内分泌癌有详细的治疗指南,其他病种需遵循专家共识制定的特定的治疗策略。
- 假瘤是目前限于由炎性和肌纤维母细胞形成特征性环状纤维组织所构成特定异质性疾病群;炎性肌纤维母细胞瘤是最常见的组成类型。

(宋娟　黄娜　译,贺建清　校)

参考文献

以下是主要的文献，完整的文献请登录 *ExpertConsult* 查阅。

Bhargava P, Rushin JM, Rusnock EJ, et al: Pulmonary light chain deposition disease: report of five cases and review of the literature. *Am J Surg Pathol* 31:267–276, 2007.

Cadranel J, Wislez M, Antoine M: Primary pulmonary lymphoma. *Eur Respir J* 20:750–762, 2002.

Eyden B, Banerjee SS, Shenjere P, Fisher C: The myofibroblast and its tumors. *J Clin Pathol* 62:236–249, 2009.

Girard N, Barbareschi M, Cordier JF, Murer B: What is a rare tumor, and how to deal with it clinically? *Eur Respir Monogr* 39:85–133, 2007.

Girard N, Cordier JF: Pseudotumours and reciprocal mimics of neoplastic and non-neoplastic pulmonary disorders. *Eur Respir Monogr* 54:341–365, 2011.

Harari S, Caminati A: Pulmonary Langerhans' cell histiocytosis. *Eur Respir Soc Monogr* 46:155–175, 2009.

Marchevsky AM: Lung tumors derived from ectopic tissues. *Semin Diagn Pathol* 12:172–184, 1995.

Miller DL: Rare pulmonary neoplasms. *Semin Respir Crit Care Med* 18:405–415, 1997.

Mussot S, Ghigna MR, Mercier O, et al: Retrospective institutional study of 31 patients treated for pulmonary artery sarcoma. *Eur J Cardiothorac Surg* 43:787–793, 2013.

Oh SY, Kim WS, Kim JS, et al: Pulmonary marginal zone B-cell lymphoma of MALT type—what is a prognostic factor and which is the optimal treatment, operation, or chemotherapy? Consortium for Improving Survival of Lymphoma (CISL) Study. *Ann Hematol* 89:563–568, 2010.

Spraker MB, Bair E, Bair R, et al: An analysis of patient characteristics and clinical outcomes in primary pulmonary sarcoma. *J Thorac Oncol* 8:147–151, 2013.

Travis WD: Sarcomatoid neoplasms of the lung and pleura. *Arch Pathol Lab Med* 134:1645–1658, 2010.

Westermark P, Benson MD, Buxbaum JN, et al: Amyloid: toward terminology clarification. Report from the Nomenclature Committee of the International Society of Amyloidosis. *Amyloid* 12:1–4, 2005.

第55章 转移性恶性肿瘤

DOUGLAS A. ARENBERG, MD · ALLAN PICKENS, MD

一、引言

　　肺是其他器官恶性肿瘤转移常见的部位。肺是常见转移部位是因为它接受整个心脏输出的血量[1]。事实上,恶性肿瘤通过血液途径进行转移这一机制在肿瘤肺内播散中发挥了重要的作用。然而,更进一步的肺转移相关分子机制表明这种器官特异性转移是由原发肿瘤的特定性质,原发组织和肺组织的微环境共同决定的。Paget 在 1889 年首先提出了现在众所周知的"种子与土壤"假说,这个假说主要基于他对乳腺癌非随机性转移病例的观察[2]。虽然我们现在可以在分子水平上解释器官特异性转移的机制,但是仍然缺乏针对阻止肿瘤转移的治疗方法[3]。本章回顾了转移性肺癌的流行病学,关于转移方面的病理生理学进展,鉴别原发性肺癌与转移性肺癌的方法,转移性肺癌诊断学的进展,以及从姑息性治疗到根治手术等不同治疗方案的选择。

（一）流行病学

　　癌症患者的肺部转移率在 20% 到 40% 之间[1,4]。然而,这种肺转移发生率的估计有一定的局限性。因为大多数的研究都集中在转移性肺癌的起源为单一肿瘤的病例类型上。肺转移的

发生率也取决于监测和跟踪肿瘤转移的手段;通过监测呼吸系统症状出现和进展所得到的肺部转移率会较低,相比之下,通过监测胸片,胸部 CT 扫描或追踪尸检资料,肺转移率会明显升高。毫无意外,当把[18]18F-脱氧葡萄糖正电子发射断层扫描（PET）作为一种监测方法时,所监测到的任何一种实体肿瘤的转移率都会增加[5]。尽管癌症肺转移的比例报道不一,但肺部一直是实体肿瘤最常见的转移部位之一[4]。

（二）临床病史

　　肺结节或胸腔积液的发展与肺外肿瘤可以是同步的(与原发肿瘤同时发现)也可以是异时性的(在发现原发实体肿瘤后的某段时间,或者是在监测现有恶性肿瘤过程中由于新出现的呼吸道症状偶然发现)。因为大部分患者肺功能几乎没有受到影响,所以转移性肺癌很少产生症状,甚至于有巨大肺转移瘤负担的患者都只产生轻微的症状,或者是几乎没有症状。一些非特异性症状如咳嗽,呼吸困难,胸部疼痛和不适,通常是广泛的淋巴浸润,气道受累,或大量胸腔积液等巨大的转移性肿瘤负荷导致的(图 55-1)。转移性肺癌的第一线索主要来自于对已知的癌症患者进行放射性检查监测。转移性肺癌最常见的表现是肺下叶多发结节。我们很难区分一个偶然发现的孤立性肺结节是来源于肺外恶性肿瘤转移还是原发性肺癌。要通过体格检查发现

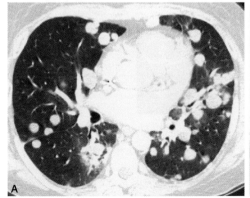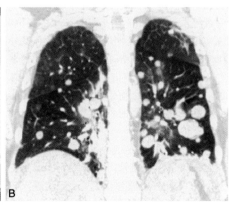

图 55-1　转移性肺癌的典型表现。有黑色素瘤病史并且出现多个下肺结节患者的胸部 CT（肺窗）的矢状面（A）和冠状面（B）。在这个病例中肺部结节为转移性肿瘤的概率相当高,甚至可能不需要再进行病理组织学检查加以确认

转移性肺癌几乎是不可能的,但在发现孤立肺结节时,体格检查应包括寻找身体其他部位的恶性肿瘤(例如,乳房或腹部肿块,增大的淋巴结)。极少数情况下,转移性肿瘤会影响较大的中央气道,产生局限性哮鸣音,这可以通过听诊发现。而恶性胸腔积液会导致呼吸音降低,叩诊浊音,触觉震颤减弱。

二、肿瘤肺部转移的机制

令人惊讶的是,尽管肺接受来自于整个心脏输出的血量,但肺转移并非见于所有的癌症患者。研究表明,在循环的大多数癌细胞并不会引起临床上明显的转移灶[6,7],这表明癌细胞仅仅进入肺是不足以引起临床上明显的转移灶的。因此,某些肿瘤倾向于向远处的靶器官播散一定有其他的机制。

主要的机制之一涉及与受体结合的受体在转移部位的表达。最初发现趋化因子是一组小细胞因子,能够调节白细胞趋化。趋化因子参与调控肿瘤多个重要的病理生理过程,包括血管生成、细胞增殖、侵袭和转移[8]。癌细胞上表达的趋化因子受体与其他器官表达的相应趋化因子配体相结合,可能是导致一系列实体肿瘤转移的器官特异性模式,这些肿瘤包括乳腺癌,前列腺癌和肺癌[9-11]。例如,趋化因子受体 CXCR4 和 CCR7 在人类乳腺癌细胞系、原发性乳腺癌肿瘤样本和其转移灶中高表达。同时,CXCR4 和 CCR7 受体相应的配体 CXCL12 和 CCL2 在这些肿瘤常见的转移部位(肺、脑、骨和淋巴结)组成性的表达[11]。在体外乳腺癌细胞系实验中,CXCR4 和 CCR7 受体信号通路的激活有促进癌细胞迁移和侵袭的作用。最有趣的是,体内实验表明,针对 CXCR4 的抗体或小分子拮抗剂能显著地降低乳腺癌细胞向局部淋巴结和肺的转移。此外,皮肤转移发病率高的恶性黑色素瘤有一个与乳腺癌转移类似的转移机制,研究表明除 CXCR4 和 CCR7 外,趋化因子受体 CCR10 在恶性黑色素瘤中也高表达。在正常皮肤组织中则高表达 CCR10 配体(皮肤 T 细胞趋化因子,或 CTACK/CCL27)[12]。在关于非小细胞肺癌转移的研究中发现,与原发肿瘤相比,转移癌细胞高表达 CXCR4,这提示高表达 CXCR4 的细胞在肿瘤转移或存活过程中具有一定优势[10]。癌细胞趋化因子受体的表达与其配体在组织中的特异性表达的一致性似乎决定了循环肿瘤细胞最终的转移部位。

某些分子机制可能会增加肺血管对转移细胞的通透性。在一项研究中,转化生长因子 β(TGF-β)促进原发乳腺癌细胞向肺组织特异性转移,这一过程主要是通过上调基因 angiopoietin-like 4(*ANGPTL4*)的表达来实现[13]。乳腺癌细胞通过中 TGF-β 诱导 ANGPTL4 表达,增强癌细胞在肺内的停留时间,但对骨内的停留时间并没有产生明显的影响。肿瘤细胞衍生的 ANGPTL4 破坏肺微血管壁细胞间的连接,增加肺毛细血管通透性以便于肿瘤细胞进入肺实质。相反,在通透性更高的骨髓血窦的微血管床中,这种机制并没有任何优势[13]。

其他机制也可能有助于转移性癌细胞在肺部微环境中生存。另一个小鼠研究表明,表达 I 型血管内皮细胞生长因子受体的骨髓来源细胞(VEGFR1+ BMDC)能够促使肿瘤细胞进入转移微环境。这些研究者表明,VEGFR1+ BMDCs 即造血祖细胞:①在肿瘤细胞之前到达了转移部位;②在注射肿瘤细胞或用肿瘤条件培养基处理后,在转移的靶器官中积聚;③建立了肿瘤特异性的转移前微环境(例如,它们在器官特异性模式下建立的微

环境会依据肿瘤类型的不同而改变)。

最后,也存在其他的分子机制可提高癌细胞对肺的特异性黏附。正如 Brown 和 Ruoslahti 的研究表明[14],存在于转移性乳腺癌细胞表面的异黏蛋白更倾向黏附于肺血管上皮细胞[14]。综上所述,组织特异性的转移是由一种非随机的,特异的分子机制决定的,其中包含了肿瘤来源的可溶性因子及微环境中特异性配体-受体之间的相互作用。

我们对转移机制的进一步理解来自于另一个研究,该研究对从原发肿瘤小鼠中分离出的血液进行单独分析,发现原发肿瘤脱落下的肿瘤碎片既包含了恶性转移肿瘤细胞也包含了宿主间质成纤维细胞。重要的是,循环中来自异型肿瘤碎片中的恶性细胞的生存能力比从原发肿瘤的单个肿瘤细胞几乎高两倍。而与其相伴的间质成纤维细胞的存活、增殖,能够增加肺部转移

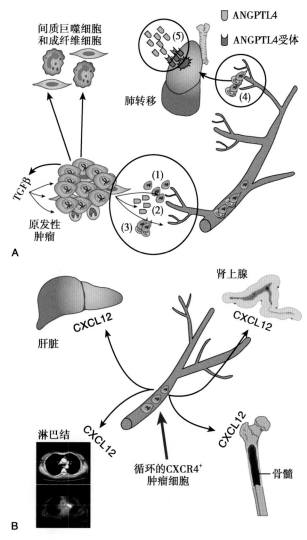

图 55-2　驱使肺外恶性肿瘤发生肺部转移的分子机制。A. 原发肿瘤可以释放:单个肿瘤细胞(1);可溶性物质(2),例如血管生成素样蛋白4(ANGPTL4);有生存优势,并且更容易侵袭肺部(4)的异型肿瘤碎片(3)。肿瘤衍生出的 ANGPTL4 在肺部创造了一种有利于肿瘤细胞(5)增殖繁衍的微环境。B. 肿瘤细胞表达 CXCR4,CXCR4 是 CXC 类趋化因子 CXCL12 的受体,这样的肿瘤细胞更容易黏附到表达 CXCL12 的器官上

灶的累积。在移除小鼠原发肿瘤后,研究者选择性地除去肿瘤相关成纤维细胞,发现转移灶生长被显著抑制。进一步的研究表明,脑转移瘤中包含肿瘤相关成纤维细胞,并支持成纤维细胞可以促进恶性肿瘤转移这个假设。这一系列精密设计以及运用现代分子生物技术和细胞谱系跟踪技术的实验,验证了 Paget 的"种子与土壤"假说,因为正如作者指出的一样,肿瘤细胞通过"带来自己的土壤"促进其肺转移过程[15]。尽管这些分子方面的进展并没有形成针对肿瘤转移的特异性干预措施,但是相关分子机制方向的进步,能促使我们去搜寻抑制肿瘤转移的新型治疗方法。肿瘤转移是导致癌症患者死亡的重要原因,如果可以利用基于分子角度的重要策略来预防或治疗肿瘤转移,那么带瘤生存(正好与治愈癌症相反)就可以实现。图 55-2 列举了肺外恶性肿瘤向肺内特异性转移的可能机制。

三、诊断

(一) 鉴别诊断

已诊断或者怀疑肺部转移的患者在诊断和治疗方案的选择中,多学科小组的参与可能是其最佳选择。例如,对有肺结节的癌症患者是否进行肺结节活检,呼吸内科医师最好与肿瘤科和外科医生一起商讨,以便明确转移癌患者可选的治疗方案,以及活检结果对治疗方案选择的影响。如果怀疑肺部结节是孤立性的转移灶,该患者可以进行手术并且完整地切除病灶,那么术前组织学诊断可能并不会改变其治疗方案,如果是这样,术前组织学诊断就没有必要进行。相反,外科医师也可能会倾向于进行术前组织学诊断以便更好地与患者进行风险,受益以及备选方案的讨论。外科医师可能更倾向事先了解结节是转移性肺癌还是原发性肺癌,并规划合适的手术方案,即进行肺叶切除或者解剖性肺段切除。基于这些和其他的原因,患者的最佳治疗策略应该是临床医师之间针对某一患者的具体问题进行讨论,就像多学科小组会议这样。

一般情况下,对于有原发肿瘤病史并且怀疑有肺部转移的患者应考虑到多方面的交互因素,包括原发癌症的类型、自然病史、引起肺部转移的可能性、全身治疗及放射性治疗的敏感性,以及肺结节的数量和位置。当需要鉴别诊断或活检结果可能会影响治疗方案的选择时,应考虑进行组织学病理检查。原发肿瘤患者肺部结节及多发结节的诊断是随着原发肿瘤类型的改变而改变的。例如,骨髓移植后的白血病患者肺部发现空洞性结节的含义与头颈部癌症患者发现同样的空洞性结节完全不同。一般情况下,原发肿瘤患者肺部结节的鉴别诊断包括了与普通人群相同的诊断,如果没有明显例外的情况,那么也需要考虑转移性疾病的可能。原发的恶性和良性肿瘤的病因,包括感染性和非感染性的病因都应纳入考虑(表 55-1)。

(二) 原发性肺癌与转移性肺癌的鉴别

当有原发肿瘤病史的患者出现肺部结节时,鉴别这些结节是原发性肺癌还是转移性肺癌十分重要,因为两者的治疗方案完全不同。原发癌症的类型,结节的放射性特征和随后组织活检材料中肿瘤的病理学外观都可以作为指导治疗方案选择的线索。仅根据临床经验,在位置较低的肺叶出现的边界光滑的多

表 55-1 在有原发肿瘤史的患者中单个或多个肺部结节的鉴别诊断

恶性
转移性肺癌
原发性肺癌

良性
感染
    真菌感染
    分枝杆菌感染
    诺卡氏菌感染
    感染性栓子
非感染
    类风湿结节
    错构瘤
    类癌
    结节病
    隐源性机化性肺炎
    血管炎(肉芽肿性血管炎)

发性肺结节很有可能是转移灶。当仅出现单个肺结节时,确认它为转移灶会更困难。在某些情况下,原发肿瘤的类型可以为区分转移性肺癌和原发性肺癌提供线索。在一项对有癌症病史的单个肺结节患者的回顾性研究中,对可能预测肿瘤转移的多个因素进行了分析,包括原发肺外肿瘤的组织学特征,患者的年龄和吸烟史等。在 161 例孤立性肺结节的患者中,有 81 例(50%)确定为原发性肺癌;多见于有头颈部癌症,膀胱癌,乳腺癌,子宫颈癌,胆管癌,食道癌,卵巢癌,前列腺癌,或胃癌病史的患者。50 例(31%)确诊为转移性肺癌,这在唾液腺肿瘤,甲状腺肿瘤,肾上腺肿瘤,黑色素瘤和肉瘤的患者中多见。在结肠癌、肾癌和子宫癌的患者中,孤立性肺结节是原发性肺癌和转移性肺癌的概率几乎相等。在有淋巴瘤或者白血病病史的患者中,大部分孤立性肺结节被诊断为是良性结节(14 例患者中有 6 例为良性结节),反映了这些患者可能更容易发生感染[16]。总的来讲,在 161 例肺结节患者中,有 30 例(19%)肺结节为良性结节。在 Quint 和他同事的研究中(1994—1999)[16],良性结节诊断所占百分比更大,相比之下,范围更广但年代更久的,由 Cahan 及其同伴所做的研究中(1940—1975),800 例肺结节患者中仅有 11 例为良性结节(1.3%)[17]。在越来越多的近期研究中显示,良性疾病的发生率更大,这个现象可以由以下 2 个因素解释:①在近期的研究中,因为 CT 扫描的广泛应用,结节的检测率增高;②更早的研究多集中于手术患者,很大可能为良性疾病的患者在此之前可能就被排除了。来自于两大临床中心近 40 年的两个结果几乎一致的研究中发现,头颈部鳞癌或者是食管癌的患者患肺癌的风险更大,呼吸道和消化道癌症有共同的危险因素,在有肺外肿瘤的患者中,吸烟会增加肺部孤立性结节是肺癌的可能性。通过对这些及其他研究数据的理解,临床医师可以更准确地评估肺部结节是恶性转移性结节,原发性肺癌或者是良性结节的可能性。

(三) 病理学

当结节是恶性时,结节的病理学特征可以通过对原发癌灶

和转移性结节的比较来评估。病理学家了解现有癌症的分期和分级并且能够根据肿瘤的这些特点预测肿瘤肺转移的可能性。这种可能的转移灶大体和微观特征与易诊断的原发肿瘤十分类似。在很多情况下,转移性肺癌和原发性肺癌的组织学特异性可能不是很明显[18],那么免疫组化染色就可以帮助其鉴别诊断(表55-2)。已经识别的肺腺癌的特异性免疫组化标记包括细胞角蛋白7(cytokeratin-7)、甲状腺转录因子1(TTF1,见图19-4B)和天冬氨酸蛋白酶(Napsin)[18,19]。例如,细胞角蛋白7可以用于区分肺腺癌和结肠癌转移性肺癌,因为细胞角蛋白7主要在肺部表达,细胞角蛋白20主要在结肠表达[18]。TTF1,一种在胚胎和成人的肺和甲状腺上皮表达的核转录蛋白[20],在75%的肺腺癌中能被检测到,但是很难在其他器官来源的转移性肺癌中检测到[20]。Napsin是一种在肺和肾的上皮细胞中表达的天冬氨酸蛋白酶,是一种肺源性的新型肺腺癌标志物。它的敏感性与TTF1相似,但是特异性比TTF1稍高。其他肿瘤的特异性标志物也可以用于识别转移病灶;例如,乳腺癌可以通过表达的雌性激素受体或Her-2/Neu被识别,黑色素瘤可以通过检测S100、HMB45的免疫活性来识别,而肾细胞癌可以通过对 box2 和 box8 基因的配对产物,PAX2或者PAX8进行免疫染色而识别。这样,当原发肿瘤的特异性标志物被染色时,这些着色的标志物就可以用于识别病灶是否转移性。区分转移性鳞癌和原发性肺鳞癌面临着巨大的挑战,因为目前没有标志物可以区分肺起源的鳞癌和肺外其他上皮组织起源的鳞癌。

表 55-2　区别原发性肺癌和肺外肿瘤来源的转移性肺癌的免疫组化染色

肿瘤来源	阳性标志物	阴性标志物
肺癌	CK7,TTF1, *SP-A,SP-B,Napsin, *p63[†]	CK20,PAX2,PAX8
结肠癌	CK20	TTF1,Napsin
膀胱癌(泌尿道上皮来源)	S100P,GATA3	TTF1,Napsin
乳腺癌	ER,PR,HER2/neu	TTF1,Napsin
前列腺癌	PSA,前列腺酸性磷酸酶	TTF1,Napsin
黑色素瘤	HMB45,S100,前列腺酸性磷酸酶	细胞角蛋白[‡]
甲状腺癌	TTF1,甲状腺球蛋白	Napsin
生殖细胞肿瘤	甲胎蛋白	TTF1,Napsin
肾细胞癌	PAX2,PAX8,RCCma	TTF1,Napsin

* 腺癌特异性
[†] 鳞癌特异性
[‡] 少于10%的黑色素瘤转移灶角蛋白染色阳性
CK,细胞角蛋白;ER,雌激素受体;PAX2,配对盒基因;PR,孕激素受体;RCCma,肾细胞癌标志物;TTF,甲状腺转录因子;PSA,前列腺特异性癌抗原

1. 分子分型

肿瘤转录组学和蛋白组学的进展提供了帮助确定肺结节性

质的工具。Giordano 和他的同事试图建立一个分子分型的标准来区别肺,结肠和卵巢的腺癌[21]。他们发现了20个差异性表达基因,这些基因能正确地识别154例中除2例以外的其他所有肿瘤的起源[21]。其他组的研究人员提出了更广泛更具代表性的肿瘤分类,致力于分类那些不明来源的肿瘤。Tothill 和他的同事研发了一种以基因芯片为基础的分类方法,该方法运用了基因芯片平台并且在229例已知来源的样本上经过了实时聚合酶链反应的验证[22]。在11例未知起源的肿瘤中,这个分类法能够确定9例肿瘤的组织起源[22]。剩下两个基因分类失败的样本都是鳞癌。对患者临床进程的回顾性研究支持以上这个基因分类法的评估。在另一项研究中,研究者设计了一个基于基因表达的分类法用于区分原发性肺鳞癌和头颈部鳞癌肺转移,这两种疾病具有相似的组织学特征和危险因素,精确地区分两者十分困难。在正在鉴别和已验证的样本中[23],筛选出10个基因,其表达能够帮助准确区分肺源性肿瘤与上呼吸消化道起源的肿瘤。当然,分子生物技术为肿瘤的分类提供了新的方法,这种新的方法能够提高我们识别肺结节起源的能力。当有原发肿瘤组织可以对比时,分子检测可以协助鉴别新出现的肺结节是转移癌还是新发肿瘤。

病毒抗原发现可能有助于鉴别恶性肿瘤并且揭示其在发病机制中发挥的不同作用。最近,随着对宫颈鳞状上皮癌和口咽黏膜中某些人类乳头瘤病毒(HPV)株在发病机制中所发挥的作用的认识逐渐增加,研究者开始关注这些致癌病毒是否参与肺鳞癌的致病过程[24]。然而,在最近的一项研究中,以原位杂交和基础酶链反应为基础的基因分型发现,在132例肺鳞癌中,仅仅只有5例(1.5%)包含了HPV基因组。这5例患者之前在不同组织中均发现了HPV相关的鳞状细胞癌,因此HPV阳性的肿瘤高度怀疑是转移灶[25]。这提示特别是在有HPV阳性的肺外恶性肿瘤的背景下,HPV可以作为转移的指标。

(四) 获得组织学诊断的方法

不需要组织活检就可以诊断的转移性肺癌通常有一个明确肿瘤病史并且肺部转移灶为高度典型的转移结节:多发,边界光滑,新出现的肺下叶结节。另一种不常见的情况下也可以不用进行组织活检,即有能够用于诊断的血清标志物(CA19-9、CA125、癌胚抗原、甲胎蛋白、β人绒毛膜促性腺激素、CYFRA21-1)的显著升高。然而,除生殖细胞起源以外的大多数肿瘤,这些生物标志物不具有足够的特异性,所以为了指导之后的治疗,活检是必需的。在大多数情况下,在进行肺活检之前,首先要寻找是否存在比活检侵入性更低、能够帮助确诊的、其他部位转移灶的证据。这要求患者进行一个彻底的体格检查,发现是否有淋巴结肿大、骨骼压痛或肝大这些能够指导下一步影像学检查和组织活检的体征。在中老年患者中,多数组织切片的数据来源于手术中获得的组织,由于术中获得的病理组织的数量充足,该方法一直被视为"金标准"[17]。当肺转移癌患者有明确的手术指征时,手术也可以作为一种诊断方法。不过,也可选择非手术的组织活检,它们各有优缺点,因此应在诊断的准确性,手术的风险和治疗的成本上权衡利弊以期两者的选择达到最佳的平衡。本文中我们要讨论纤维支气管镜检查、CT引导的经皮穿刺活检、手术切除等几种诊断方法,这几种方法都能增加诊断的精确度(在灵敏度和阴性预测值上)但是同时也增了风险和费用。

1. 支气管镜

纤维支气管镜是一种对中央病灶与纵隔淋巴结十分有效的检测手段。对于肿大的纵隔淋巴结，经支气管镜针吸活检是一种安全的诊断方法，且对于具有恶性侵袭的纵隔淋巴结具有良好的诊断准确度。而超声支气管镜（EBUS）可用于纵隔及肺门淋巴结中细小淋巴结的活检（见第 22 章），并且可以提高检查的灵敏度。一般来说，病灶距离主支气管越远，标准支气管镜检查肺实质病变的准确性越低，因此传统的经支气管镜采样技术对于周围型肺结节的检查敏感度低于 20%[26]。而磁导航支气管镜检查的应用则让周围型肺小结节的检查准确度有了显著的提高。对于有经验的操作者，这种新的方法对于诊断周围型肺小结节（大小从 7mm 到 8cm，平均小于 2cm）的敏感性可以增加至 69%～80%[27-29]。通过结合导航辅助纤维支气管镜技术与气道内超声探头实时成像技术，从而获得虚拟图像以辅助定位，大幅度提高了经纤维支气管镜活检的准确度，研究表明准确率可达 88%[30]。通过支气管镜，可以在一次检查中从多部位获取标本或在同一部位取多个标本而不会大幅度增加气胸的发生风险。虽然气胸（1%～5%）和大出血的发生风险很低，但经支气管镜活检结果的假阴性也相对较高，即使在结合电子导航与气道内超声探头实时成像的支气管镜检查中也是如此[29]。

2. CT 引导下的活检

由经验丰富的临床医生进行的 CT 引导下穿刺活检具有良好的准确性（见第 19 章，图 19-1 和图 19-2）[31]。特别是对于周围型病变，这种方法比支气管镜检查更加敏感。CT 引导下肺结节穿刺活检的敏感性变化很大，且与病灶大小相关。对于较小病灶（直径＜1cm）的准确度为 65%～75%，而对于病灶大于 1.5cm 的准确度可达 95%[32-34]。病灶越大，位置越靠近胸壁，诊断的准确性就越高[35]。除了细胞学材料，粗针活检术可替代该方法，通过直径更大的 19 号穿刺针来完成（图 19-6）。CT 引导下经皮肺穿刺活检的风险主要是气胸，大约有 35% 的患者会发生气胸，10%～15% 的患者需行胸腔闭式引流或置管引流[36]。气胸发生的风险随着针道长度的增加以及阻塞性肺疾病的存在而增加[35]。一项大型回顾性研究表明，CT 引导下穿刺活检的严重并发症是非常罕见的。在 9783 例活检病例，74 例（0.75%）患者有严重的并发症，包括 6 例空气栓塞（见图 19-2）、10 例张力性气胸、6 例严重肺出血，9 例血胸（见图 19-1）和 6 例针道种植。其中 8 例死亡[36]。一般来说，CT 引导下穿刺活检对于周围型病变的检查是安全和准确的。

3. 手术

结节切除术仍是最具诊断效力的手段，而且可以在一次操作中同时起到诊断和治疗的双重作用。但什么样的患者适合行结节切除术仍是一个有争议的问题。目前关于肺转移瘤的手术与非手术治疗的相关随机对照研究还比较匮乏，而且对于现有关于肺转移瘤手术治疗的相关资料也缺乏一个统一的选择标准。手术在诊断的敏感性上接近 100%，也是目前公认的肺组织病变的诊断金标准。然而，对于非常小的肺部病灶，外科医生可能难以触及和容易错过。手术的风险除了与肺切除术相关的风险外，还包括全身麻醉带来的可能风险。诊断性手术更倾向选择胸腔镜的方式，我们将在后面的章节中进一步讨论。

四、治疗

（一）潜在可治愈疾病的综合治疗

对于肺转移瘤的治疗在很大程度上取决于肿瘤组织来源（图 55-3）。在可治愈的恶性肿瘤中，包括生殖细胞瘤、神经母细胞瘤、妊娠滋养细胞肿瘤、淋巴瘤、骨肉瘤等，肺转移的患者应积极采取合适的多模式综合治疗。在某些情况下，可以先行化疗再行手术切除。对于非精原细胞瘤患者，进行全身化疗后切除残留的结节或肿块是一个积极而适当的方法。针对那些疾病在进展而血清肿瘤标志物阴性的睾丸癌患者中，约 40% 的人在化疗后会有残余肿块存留[37,38]。切除这些肿块后发现，其中大约有一半的肿块只含有坏死组织，多于 25% 的肿块表现为成熟畸胎瘤，而剩下的肿块为残留癌。在化疗后的长期随访研究表明，90% 的患者在肿瘤切除术中发现成熟的畸胎瘤，50% 有残留癌的患者被这种"辅助"手术治愈[37,38]。在其他的肿瘤中，主要的治疗方法还是非手术治疗。例如在淋巴瘤患者中，可供选择的治疗方案有许多，系统性治疗是必需的，而且对组织进行活检比切除就更加合适。这些不同的治疗方案都强调多学科联合治疗的重要性。

（二）姑息治疗

不幸的是，大部分实性肿瘤伴随肺转移的患者是无法治愈的，因此姑息治疗是不可或缺的。对于某些癌症，姑息性治疗包括放疗、化疗、激素治疗和生物靶向疗法等。用于姑息治疗的药物应在能耐受的副作用与取得肿瘤缓解和症状控制的预期疗效之间进行权衡。对放疗敏感的肿瘤患者行放射治疗可以快速和有效的缓解症状。而对于伴有支气管阻塞症状的患者，使用放射、激光或冷冻等手段进行支气管内肿瘤消融治疗能有效的缓解症状（见第 23 章）。因为这些治疗方法需要经过专业培训的操作人员来操作，因此在需要这些治疗的时候，最好将患者转诊至具有相关资质的医院。由于大多数医院在这些种类繁多的介入治疗手段中仅开展了其中一到两项，因此目前还没有关于比较姑息性介入治疗用于恶性气道阻塞患者的疗效和安全性的相关报道。对于已经伴有终末期呼吸困难的患者，使用阿片类药物以及进行氧疗可以帮助减轻患者症状。一般来说，对于已经处于临终关怀的患者，社会、情绪、康复治疗以及临终关怀服务都是有必要的。

（三）转移性肺癌的射频消融治疗

热消融治疗是一种可用于局部治疗或控制原发性或转移性肺肿瘤的微创治疗，射频消融（RFA）是一种利用射频能量产生摩擦热从而杀死细胞的治疗方式，是用于治疗肺部肿瘤最常见的热消融治疗。关于射频消融治疗的疗效目前还不明确，但是越来越多的研究支持将射频消融治疗用于治疗转移性肺癌，而射频消融治疗在转移性肺癌的治疗之中也扮演着越来越重要的角色。虽然 RFA 更常用于治疗肝、肾的肿瘤，但由于它可以将热能很好的集中于肿瘤组织而不影响相邻的正常肺组织，所以

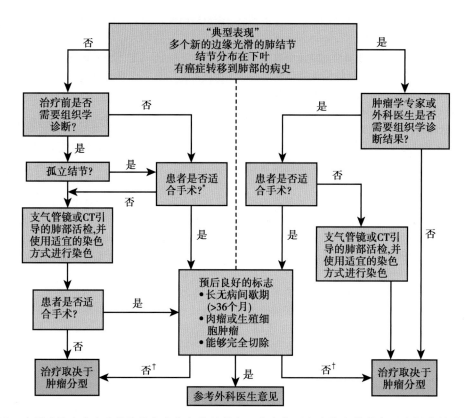

图 55-3 有原发肿瘤病史的肺结节患者综合管理程序。这个管理程序综合地考虑了有原发性肿瘤病史的肺结节患者的典型或非典型表现,组织学诊断的必要性,患者是否适于进行手术,转移灶切除术后的良好预后生物指标。根据当地医院相关诊断和治疗方案的不同,每个患者应该在一定的经验和技术范围内进行差异化管理。* 对于原发性肺癌的高风险人群在适当的时候可以进行诊断性的肺叶切除术。† 转移性肺切除的适应证已经列出,多学科综合治疗小组应该根据患者的不同情况作出相应的选择。射频消融术对于这些患者也可能是一个很好的选择

RFA 也适用于肺肿瘤的治疗[39]。直径小于 3cm 的小肿瘤,相对更适合于使用 RFA[40,41]。即使是被肺实质包绕的周围型肿瘤,只要远离肺门结构,也可以安全地进行 RFA 治疗(见图 19-15)[42,43]。而且最近的研究表明,由于大血管内持续血流的散热作用可以保护他们不受 RFA 的热损伤,所以即使肿瘤与如胸主动脉和肺血管等某些重要结构相邻,RFA 也可以安全的用于治疗[44]。尽管对于有经验的医师可以在一次操作中处理单侧胸部多发病变,但是由于气胸的发生风险(据报道可达 50%)[45],双侧的病变不应在一次操作中进行处理。

(四)转移性肺癌的手术切除

当评估患者的生存时间和生活质量后,外科肺部转移瘤切除手术也可以是一种有效的治疗手段。由于切除手术已变得越来越常见,所以根据对手术患者的随访也让我们确定了一些与良好预后相关的因素。在一般情况下,生存时间延长最重要的因素是所有转移灶的完全切除。而接受不完全切除手术的患者其生存率与未接受治疗的患者则没有明显差别。许多大样本研究表明另一个重要的预后因素是癌症的初次诊断和肺转移的发现之间无病间期时间的长短[46-48]。无病间期为 0～11 个月的其 5 年生存率为 33%,而无病间隔 36 个月以上的患者其 5 年生存率为 45%[49,50]。较多的肺部转移灶曾经一度被认为是不良预后因素,但一直没有得到有效的证据支持。我们还需要确定更

准确的预后因素以帮助选择哪些患者应该做转移灶切除术。在表 55-3 中列举了一些大型研究得出的肺转移瘤切除术的手术指征[48,51]。一项回顾性研究表明,是否行肺转移瘤切除术应该根据这些与更长生存期有关的标准来进行[48]。

表 55-3 转移性肺癌行手术切除的适应证[48-51]

绝对适应证

患者能够耐受手术

原发肿瘤是可控的

没有其他的肺外转移灶,如果有,这些转移灶也是可控的

肺部的转移灶可以完全被切除

相对适应证

肺部的转移灶是有症状的(如咯血、气胸)

必须要通过手术来鉴别结节是原发性肺癌还是转移性肺癌

在 1991 年,为了记录和报告患有各种原发性恶性肿瘤肺转移患者的长期随访,包含超过 5000 例病例的国际肺转移登记组织(the International Registry of Lung Metastases)建立了起来[51]。根据登记的信息显示,肺转移瘤患者的远期预后与患者原发肿瘤的类型密切相关。仅仅伴有肿瘤肺转移的患者行转移瘤切除术的效果要明显好于那些肿瘤全身广泛转移的患者。行肺转移瘤切除术后生存时间最长的恶性肿瘤为骨肉瘤、软组织肉瘤、结

直肠癌、子宫/宫颈肿瘤、头颈部肿瘤、乳腺癌、睾丸肿瘤、肾细胞癌和黑色素瘤(表 55-4)。骨肉瘤肺转移患者行肺转移瘤切除术的效果是这其中最好的,但行肺转移瘤切除术后能长期生存的并不仅限于肉瘤患者[51],也有结肠癌,乳腺癌,前列腺癌和其他恶性肿瘤患者术后长期无病生存的病例报道。无论对于任何肿瘤患者,行肺转移瘤切除术都需要遵循一定的手术原则:完整切除是可能的;原发肿瘤必须已经控制;没有未控制住的其他肺外转移灶。

表 55-4 转移性肺癌切除后的肿瘤特异性五年生存率

原发性恶性肿瘤	5 年生存率(%)
软组织肉瘤[63-65]	20 ~ 35
骨肉瘤[66]	25 ~ 50
黑色素瘤[67,68]	5 ~ 33
结直肠癌[69,70]	13 ~ 40
睾丸肿瘤(生殖细胞)[37,71]	50 ~ 80
肾细胞癌[72,73]	15 ~ 20
乳腺癌[47,74,75]	25 ~ 50
头颈部肿瘤[76]	30

肺转移瘤的切除手术需要认真的规划和准备。和其他肺部病变切除手术一样,必须考虑到病灶的数目、位置和大小,肺功能和患者的一般情况,以及是否有局部浸润的证据,而全身系统性治疗的前景也必须纳入考虑范围。CT 对于切除术前肺部结节的定位有着最好的敏感性和准确性。小结节的定位可以通过使用图像引导线、染剂、线圈以及超声或放射性探头来进行。现在一种新兴的治疗方案是在行胸腔镜病灶切除术之前先用导丝、染剂、放射性示踪物或线圈对外周型肿瘤进行标记(见图 19-17)[52]。这些标记可以在术前通过经皮或经纤维支气管镜(通常使用导航支气管镜)来放置。对于那些在术中触诊不清楚的小结节,可以使用无菌的超声或放射性探头在不张的肺叶中帮助定位。

因为肿瘤可以被 PET 扫描检测到,所以在行肺转移瘤切除术前应该行 PET 扫描来排除是否还有其他肺外转移灶的存在,因为如果有的话,手术将变得没有意义。行 PET 或淋巴结增强 CT 还可以结合微创活检技术如纵隔镜检查、经皮肺穿刺活检,经支气管镜针吸活检(伴或不伴支气管内超声)。除了某些生殖细胞肿瘤(即使发生转移也可以被治愈),发现肺外同时存在的转移灶应是肺转移瘤切除手术的禁忌证。

开胸手术是单侧肺转移瘤切除术最常用的术式,主要是因为它可以让外科医生直接触诊病变的肺组织。同样的,胸骨切开术用于双侧肺转移瘤切除术。而为了避免开胸手术或胸骨切开术的并发症,现已逐步开展一些替代的手术方法。剑突下的肺转移瘤切除术我们已经讨论过[53]。剑突下的手术方式可以接触到双侧肺而不用切断重要的肌肉和骨。胸腔镜手术是一种可以用来微创治疗肺部转移瘤的术式,但是它的不足在于不能让术者直接触诊肺部来确认那些未知的转移灶。然而,随着 CT 扫描分辨率的提高,那些可以被触诊到但是不会在 CT 扫描中显示的小结节已经越来越少,因此胸腔镜治疗肺转移瘤这种方式也变得越来越重要。此外,仪器和技术已经发展到肺实质可视化的增强,甚至实现了胸腔镜下对肺实质的触诊检查。与开胸手术相比,胸腔镜手术具有以下优点:切口小、痛苦少、恢复快,以及术后粘连少。由于多次行肺转移瘤切除术和初次手术遵循着同样的治疗指南,所以术后粘连的减少对于重复手术就显得尤为重要[50,51]。令人遗憾的是,即使进行了完全的肺转移灶切除术后,仍有超过 50% 的患者复发。相比于上皮来源或生殖细胞来源肿瘤,肉瘤和黑色素瘤的复发率更要高一些。根据国际登记注册中心(the International Registry)的资料显示,相比于初次行肺转移瘤切除术的患者,接受过多次肺转移瘤切除术的患者的 5 年生存率只有 44%,其 10 年生存率则为 29%[51]。一项非随机的回顾性研究对肺转移瘤行开胸手术和胸腔镜手术切除术进行对比,发现术后患者的生存率没有显著差别,但是在术后并发症和住院天数上胸腔镜手术有着明显的优势[54]。因此,手术切除的术式应根据以下几个标准谨慎计划,包括病变的位置和数量、术者的经验,以及是否需要再次行肺转移瘤切除手术的可能。

在任何切除手术前,应尽量确定所有肺部病变的位置,以便术中最大限度地减少正常肺组织的损伤。肺切除的范围是一个需要考虑的重要问题。在所有的接受转移灶切除手术的患者中,接受肺楔形切除术的占 67%,接受肺段切除术的占 9%,而接受肺叶切除术或是多肺叶切除术的占 21%[51]。淋巴结清扫是不推荐的,因为根据发病率来说肺转移伴有淋巴结受累的发生率很低,而且一旦发生淋巴结受累,那么无论是否做了清扫,其患者的生存率都极低。全肺切除或扩大切除术现已很少使用(3%),但在某些手术风险可控且术后患者有着较长的预期生存寿命的特定情况下还是可以使用的[51]。

肺转移瘤切除术的手术并发症发生率和手术死亡率应该是很低的。大多数研究报道肺转移瘤切除术死亡率不到 2%,并发症发病率不到 10%[51]。最常见的并发症是持续性气胸(persistent air leak)和感染。对于那些在围术期吸入高浓度氧的患者,术前化疗或放疗可能增加转移瘤切除术后发生呼吸衰竭的风险[38]。麻醉医师应对有胸部放疗或化疗史的患者保持高度警惕(特别是那些使用博来霉素治疗生殖细胞肿瘤的患者),并且对这些患者尽量使用低浓度吸氧。对于那些符合条件的患者来说,行肺转移瘤切除术后的生存率还是很不错的。对于决定是否手术来说,表 55-3 中描述的适应证比原发肿瘤的类型更加重要。

回顾大部分关于肺转移瘤切除术疗效的报道,这些非随机的和不可控的研究都有选择偏移和领先时间偏移,我们在选择治疗方案的时候必须注意这些。研究报道的 30% ~ 40% 的 5 年生存率是令人满意的,但是我们也必须考虑到这些研究的非随机性,以及这些选择标准在外科切除术中的具体应用。我们还需要进一步的研究来表明到底哪些患者能最大程度地从肺转移瘤切除术中获益。例如,利用预后的分子预测(molecular predictors of prognosis)用来评估原发肿瘤的治疗方案,因为原发肿瘤来源的多样性和相对较少的关于转移灶切除术的相关研究报道,我们很难去制定一个统一的标准去评估转移瘤的治疗效果[55]。

五、特殊案例

（一）气道转移

罕见的大气道受累的气管内转移能产生严重的呼吸困难和（或）咯血的症状。警惕这些临床症状，并利用可获取的诊断手段及治疗策略对于缓解患者的痛苦是非常有帮助的。报道的支气管内转移癌的病例虽然少，但都一致强调了纤维支气管镜作为一种介入方法用来诊断疾病及控制和缓解症状的必要性。除了肺癌，其他来源的肿瘤也会转移到支气管，包括结肠癌、乳腺癌、肾细胞癌（电子图 55-1）和黑色素瘤[56-58]。乳腺癌和结肠癌在报道的支气管内转移癌中占绝大部分，可能是因为它们在普通癌症患者中发病率更高。应该注意的是，结肠癌可以转移到支气管而不累及肝脏[57]。放射性治疗可以用于缓解有恶性气道阻塞并且对放疗敏感的肿瘤患者的症状。其他治疗方法，包括放置气道支架和气管导管消融［激光、冷冻、氩离子冷冻术（argon plasma coagulation），或物理清创术］可用于对放射性治疗不敏感的肿瘤（见第 23 章）。

（二）血管栓塞性转移

转移性肺癌的一种罕见但是症状显著的表现是肿瘤栓塞。患者主要表现出明显的"亚急性肺心病"的临床症状，如呼吸困难、水肿、颈静脉压升高及听诊中出现肺动脉高压和右心室衰竭等。除非临床上高度怀疑转移性肺癌，否则患者生前难以诊断。癌栓被认为是肺外肿瘤转移的初期表现，或者是生前没有相关呼吸道症状的死亡患者肿瘤转移的初期表现[59]。在 214 例尸体解剖的案例中，89 例有肿瘤栓塞的证据，但只有 50 例生前有临床资料表明患者存在相关呼吸道症状。并且，肿瘤栓塞导致了这 50 例中 29 例患者的死亡[60]。尽管这些尸体解剖的案例囊括了几乎所有的肿瘤类型，但是其中乳腺、肝脏和胰腺肿瘤所占比例仍超过 50%[59]。肺动脉癌栓可能影响较大的肺动脉，这种所谓的肉眼可见的癌栓在胸部 CT 上可以观察到（电子图 55-2 和电子图 55-3）。小的肺动脉也能被癌栓影响，这种情况通常被称为"微癌栓"（电子图 55-4）。在这种情况下，胸部 CT 可以表现为在小叶中心或者分支结构中有小的片状模糊影（与感染类似），光滑或呈结节状的小叶间隔增厚，部分区域呈磨玻璃样阴影或实变，这些影像学表现主要反映了肺组织的出血或梗死。当出现可疑的肿瘤栓塞时，通过楔形肺动脉导管对肺毛细血管进行细胞学检查是一种可行的诊断方法。

（三）胸膜转移（见第 82 章）

恶性胸腔积液通常是由转移癌引起，并且是造成癌症患者死亡的重要原因。通过胸腔积液的细胞学检查，通常是可以明确诊断的。但是，如果检查的初始结果是阴性的话，可能需要重复胸腔穿刺操作以取得不同的样本进行检查。胸腔镜的检查越来越多地用于诊断胸膜转移。最近一项研究表明，与滑石粉胸膜固定术相比，隧道式胸腔导管留置的优势在于能长期缓解症状和改善初次住院时间等指标。然而，在生活质量方面两者没有明显的差异并且置留导管阻塞是后者常见的并发症[62]。

> **关键点**
>
> ■ 转移性肺癌是常见的并且来源于多种类型的实体肿瘤。
>
> ■ 除了良性的病因之外，有原发癌症的肺结节患者，其肺结节可能是转移性肺癌也有可能是原发性肺癌；转移性肺癌的可能性随着原发肿瘤的类型和肺结节的危险因素而改变。
>
> ■ 当临床和（或）组织学评估不能区分原发性肺癌和转移性肺癌时，肿瘤特异性标志物的免疫组化可能会有助于诊断。未来的研究方向还将包括分子分型诊断。
>
> ■ 诊断方法的选择取决于患者的状态，原有癌症的病史，能否提供特异性诊断手段，以及在需要或不需要治疗前进行组织学诊断。
>
> ■ 当手术切除，放疗或系统性治疗效果不佳时，射频消融术也是一种可选择的治疗方法。
>
> ■ 手术既是一种诊断方法，对于能够进行手术切除的患者来讲也是一种治疗方法。治疗成功最重要的预测因素是能够对所有可见并且明显的肺结节转移灶进行完整切除。

（金晶　李晓欧 译，李为民 校）

参考文献

以下是主要的文献，完整的文献请登录 *ExpertConsult* 查阅。

Brown DM, Ruoslahti E: Metadherin, a cell surface protein in breast tumors that mediates lung metastasis. *Cancer Cell* 5:365–374, 2004.

Jansen RL, Sylvester R, Sleyfer DT, et al: Long-term follow-up of non-seminomatous testicular cancer patients with mature teratoma or carcinoma at postchemotherapy surgery. EORTC Genitourinary Tract Cancer Cooperative Group (EORTC GU Group). *Eur J Cancer* 27:695–698, 1991.

Kondo H, Okumura T, Ohde Y, et al: Surgical treatment for metastatic malignancies. Pulmonary metastasis: indications and outcomes. *Int J Clin Oncol* 10:81–85, 2005.

Padua D, Zhang XH, Wang Q, et al: TGFbeta primes breast tumors for lung metastasis seeding through angiopoietin-like 4. *Cell* 133:66–77, 2008.

Quint LE, Park CH, Iannettoni MD: Solitary pulmonary nodules in patients with extrapulmonary neoplasms. *Radiology* 217:257–261, 2000.

Saito Y, Omiya H, Kohno K, et al: Pulmonary metastasectomy for 165 patients with colorectal carcinoma: a prognostic assessment. *J Thorac Cardiovasc Surg* 124:1007–1013, 2002.

Thanos L, Mylona S, Pomoni M, et al: Percutaneous radiofrequency thermal ablation of primary and metastatic lung tumors. *Eur J Cardio-thorac Surg* 30:797–800, 2006.

Tomiyama N, Yasuhara Y, Nakajima Y, et al: CT-guided needle biopsy of lung lesions: a survey of severe complication based on 9783 biopsies in Japan. *Eur J Radiol* 9:60–64, 2006.

一、引言

尽管在临床上"肿瘤"和"新生物"这两词可以交换使用,但两者之间有着本质的不同。"肿瘤"不一定是"新生物"(比如肉芽肿也可以形成"肿瘤"),"新生物"也不总是形成肿块(如淋巴管恶性肿瘤或白血病)。本章讨论的病变均为良性新生物(与恶性新生物的区别在于无侵袭或转移能力)形成的肿瘤。通常,这些良性病变比较少见,在所有肺切除的新生物中不足 5%。尽管这些病变很少见,但对一些基层医疗从业者、肺科医生、放射科、外科和病理科等医生来说,其中某些肺部良性肿瘤的诊断具有相当的挑战性。在这一章节中,我们简要阐述肺部良性新生物的临床和病理特征。本章节不讨论影像学表现类似肿瘤的非肿瘤性病变(如肉芽肿、机化性肺炎)或者恶性程度较低的肿瘤(如类癌)。

二、临床表现

大多数肺部良性肿瘤多表现为无症状的肺部孤立结节,常因其他原因行胸片或 CT 扫描时发现。少数可因气管阻塞、出血或压迫其他组织等情况而出现相应症状。术前诊断需要综合影像学资料以及气管镜或经皮细针穿刺活检术,但大多数在外科切除病灶前均无法完全排除恶性病变的可能[1,2]。

是否对不明性质的肺孤立结节施行外科切除相当困难,需要考虑到各种风险因素。通常推荐的做法包括对相应的病人进行随访观察[3-7]。可以使用恶性疑似度的预测模型[8-12]和未定性肺部结节管理的 Fleischner 指南[11,12]等方法,帮助指导低危险度(恶性可能<10%)结节的随访。我们在第 53 章中讨论了孤立性肺结节的处理方法。值得注意的是,许多肺部良性肿瘤是通过孤立性肺结节的进一步检查而被发现的。因此,这些患者常行[18]F-脱氧葡萄糖正电子发射扫描(PET)扫描以进一步评估病变良恶性质。但是,肺部良性肿块对 18F-脱氧葡萄糖(FDG)摄取也普遍升高,PET 扫描无法可靠地鉴别肺部良恶性肿瘤。

三、良性上皮细胞肿瘤

(一) 乳头状瘤和腺瘤

1. 孤立性乳头状瘤

乳头状瘤是指具有乳头状结构的支气管腔内外生型病变(图 56-1)。绝大多数孤立性乳头状瘤起源于中央大气道(见电子图 56-1);少数起源于较小的支气管内孤立性乳头状瘤表现为外周肺结节[13]。Flieder 等根据上皮细胞的类型将肺乳头状瘤分为三大类:鳞状细胞型、腺细胞型和混合型[14]。鳞状细胞型约占所有报道病例的 70%,男性多见,多与吸烟和人类乳头状瘤病毒(HPV)感染关系密切。原位鳞癌的相关病灶少见,仅有一例无呼吸道乳头瘤样病患者发展至侵袭性癌的完整病例报道[15]。不管病理类型如何,大多数乳头状瘤患者预后良好。通过手术切除可以治愈。局部复发罕见,只见于未行完整切除或仅行活检或经气管镜乳头状瘤大部切除的患者。鉴别诊断包括少见的具有乳头状病变特征的支气管内鳞型细胞癌或腺癌,依靠细胞学异型性和基底膜是否侵犯进行鉴别。

复发性呼吸道乳头状瘤病(RRP),又名青少年喉或喉气管乳头状瘤病,是由 HPV 感染引起的乳头状瘤病变,通常幼儿时期起病[16]。临床表现为声嘶、声调改变、失声、咳嗽、呼吸困难或喘息。主要由生殖器感染 HPV 的产妇分娩时传染新生儿,以 11 型和 6 型 HPV 感染多见[16]。外科切除或激光消融是治疗此类有症状患者的主要方法[16]。该病通常会复发,治疗常需要多个疗程。鳞状细胞癌是该病少见的并发症,但可以累及上下呼吸道[17-19]。

大约 3% 的青少年时期起病的 RRP 患者肺实质受累[20-21]。HPV-11 主要流行于外周病变的患者,阳性率约为 90%。从诊断为 RRP 至肺部出现病变的时间长短不一,通常为 8 ~ 10 年[20]。肺实质病变多表现为多发的无症状性囊性或实性结节(图 56-2和图 56-3,见电子图 54-29 ~ 电子图 54-31)[20-22]。RRP 症状主要为咳嗽,并可合并咯血、呼吸困难、发热和胸痛等多种表现。一些病例报道发现 PET 扫描中 RRP 病灶 FDG 摄取明显升高[19]。该病的组织病理学表现非常特别,表现为丛簇状良性鳞状细胞乳头瘤自终末支气管放射状延伸至毗邻肺泡腔(图 56-4)。病变

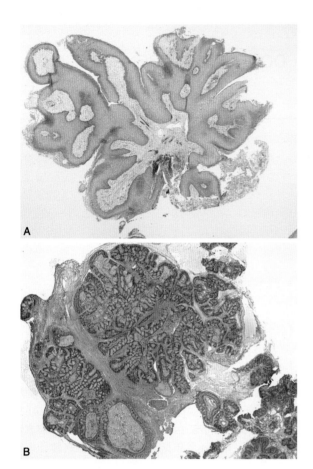

图 56-1　乳头状瘤。两个不同的成人孤立性气道内乳头状瘤病例低倍镜图像。A. 鳞形细胞乳头状瘤显示乳头状结构伴有中央型结缔组织条带，被带有角质碎片的良性鳞状上皮覆盖（H-E 染色，×20）。B. 乳头状腺瘤由大量细胞外黏液和良性黏液柱状细胞排列而成（H-E 染色，×40）

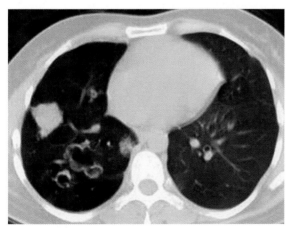

图 56-2　复发性呼吸道乳头状瘤病。右肺复发性呼吸道乳头状瘤病的 CT 表现。多发结节和斑片影，最大一枚最大径 3cm，部分结节空洞形成。（Courtesy Dr. Jay Ryu, Professor of Medicine, Mayo Medical School. ）

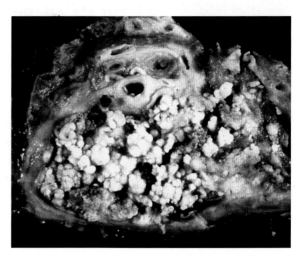

图 56-3　复发性呼吸道乳头状瘤病。Kerley 等提供的一位 19 岁复发性呼吸道乳头状瘤病患者切除的左下肺大体照片。该患者在中央气道内有大量乳头瘤样病变，在一个大囊性空洞内包含了无数乳头状瘤，几乎已经完全占据了其左下肺

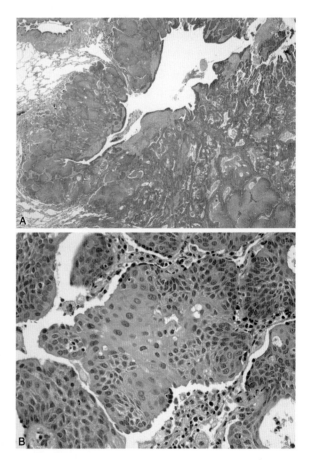

图 56-4　复发性呼吸道乳头状瘤病。显微照片显示一个 2 岁时即诊断为复发性呼吸道乳头状瘤病变的 40 岁女性的肺部病灶。患者于 20 多岁开始进行多次肺结节切除术。A, 低倍镜照片显示在中央型膨大的扩张细支气管腔内许多良性乳头状瘤（H-E 染色，×20）。B, 高倍镜下显示细胞形态单一，为肺良性乳头状瘤的表现（H-E 染色，×400）

支气管常因扩张而在影像学上表现为类似空洞的征象。

RRP 累及肺实质后常具有侵袭性。目前尚无有效的药物治疗。干扰素和抗病毒药物西多福韦疗效不确定；另外，西多福韦具有一定的致瘤性[20]。大约 15% 的肺实质病变患者将发展成肺鳞状细胞癌，确诊肺癌时平均年龄约为 23 岁（见电子图 54-32）[20]。这些患者发展至肺癌的危险因素目前尚未明确。约三分之二的患者死于本病，其中一部分死于鳞形细胞癌[21]。

2. 腺瘤

腺瘤这一词曾被用来意指一组病理学上异质性明显的低级别支气管内恶性肿瘤，包括类癌和那些起源于唾液腺的恶性肿瘤（如腺样囊性癌、黏液表皮样癌）[23-25]。目前，腺瘤一词严格限定于一组具有多种临床表现和组织学形态的良性新生物。

支气管内腺瘤包括两种类似唾液腺对应结构的肿瘤。黏液腺瘤少见，无蒂的自叶或段支气管长出的支气管内肿物，可阻塞气道[26-28]。平均确诊年龄为 52～54 岁，但确诊年龄跨度较大，甚至有在儿童时期确诊的。大多数患者确诊时有症状。最常见的主诉为咳嗽，气短，喘鸣，这些症状有时会被误认为哮喘[28]。一些患者确诊前数年已出现症状。胸片多表现为肺部实质性结节和（或）阻塞性肺不张或实变影，有时也无异常表现[27]。CT 表现为散在结节，病灶位于支气管内则常伴有空气半月征[27]。黏液腺瘤在组织学上多表现为各种囊实性结构，细胞学上则由单一的柱状黏液性细胞组成（图 56-5）。确诊本病通常需行外科切除术，同时外科切除术也可根治本病。

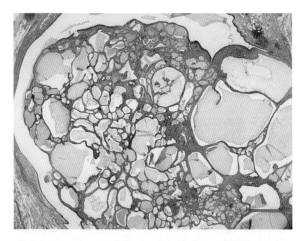

图 56-5　支气管内黏液腺瘤。低倍镜照片显示光滑表面被呼吸道纤毛上皮细胞覆盖，然而核心部位包含大量囊性空腔，由多形的细长柱状黏液细胞排列而成（H-E 染色，×20）

多形性腺瘤也称为良性混合型肿瘤，是一种包含基质和上皮双重成分的新生物。该肿瘤多起源于大涎腺；目前为止报道原发于肺部的多形性腺瘤不超过 20 例[29-40]。原发性肺多形性腺瘤多见于女性（男女性别比 1：2），平均确诊年龄 51 岁。咳嗽是最常见主诉，并可伴有阻塞性肺炎。三分之一的患者发现肺部孤立性结节时并无症状。80% 的患者表现为中央大气道外生型息肉样肿瘤。胸片和 CT 扫描可以发现边缘清晰的均质孤立性肿块。有一例患者 PET 发现肿瘤对 FDG 摄取增高[33]。包括肿瘤及肿瘤边缘的完整性切除可以治愈本病。由于良性多形性

腺瘤发生于涎腺腺体，可以转变为恶性肿瘤（恶性肿瘤但除外多形性腺瘤）[34]。原发性多形性腺瘤必须与所谓的良性转移性多形性腺瘤区分开，后者是指少数患者组织学表现为良性唾液腺肿瘤不明原因地转移至包括肺在内的各个部位[41,42]。

累及外周肺实质的腺瘤十分少见。肺泡腺瘤是最常见的类型，但总计报道病例不超过 30 例[43-47]。平均确诊年龄为 50～55 岁之间。几乎所有的患者确诊时均无症状。肺泡腺瘤在影像学上表现为边缘清晰的结节，平均最大径稍大于 2cm。磁共振显示为中央液性区，边缘轻度强化的囊性结构[44]。肺泡腺瘤在病理上表现为部分囊性结节，单一的上皮细胞沿结缔组织隔膜排列分布（图 56-6）。上皮细胞起源于肺泡细胞，而基质细胞是未分化的纤维母细胞。对一例肺泡腺瘤进行的细胞遗传学研究发现，肺泡腺瘤细胞具有同一克隆性的染色体易位，提示尽管肺泡腺瘤具有良性生物学行为，但却是真正的新生物[48]。

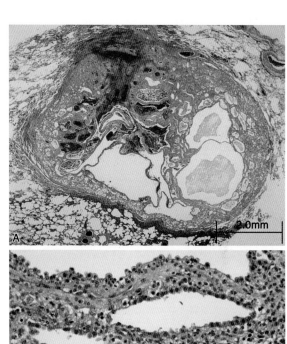

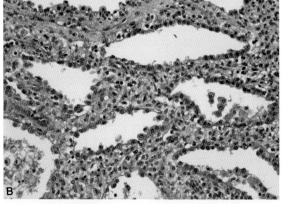

图 56-6　肺泡腺瘤。**A**，低倍镜显示在外周肺组织活检标本中一个边界清晰的部分囊性的团块（H-E 染色，×20）。**B**，高倍镜下显示连续的组织膜板上排列着单一的肺泡细胞（H-E 染色，×400）

乳头状腺瘤的报道不超过 10 例[49-52]。所有患者均因无症状的孤立性外周肺结节行外科手术而明确诊断，并且在随访中病变没有复发。乳头状腺瘤组织学上表现为局限性病灶，是由单一的 2 型肺泡细胞沿结缔组织排列而成的分叶状结构（图 56-7）。

黏液囊腺瘤是一种少见的与黏液腺癌部分重叠的肺部肿

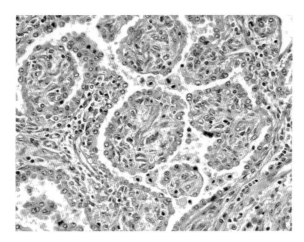

图56-7 乳头状腺瘤。高倍镜下孤立的外周肺结节,显示乳头状结缔组织的核心由单一的立方状肺泡细胞排列而成(H-E 染色,×400)

瘤[53-58]。Gao 和 Urbanski 建议将其分为三个组织学类型:黏液性囊腺瘤、黏液性囊性瘤伴不典型增生和黏液性囊腺癌[54]。组织学上无不典型增生的良性黏液囊腺瘤仅占所报道病人的13%,进一步说明这是一种极为少见的肿瘤类型。通常在患者外周肺组织内发现生长缓慢、边界清晰,可能出现囊性改变的团块[56-59]。所有组织学表现为良性的囊性腺瘤通过手术切除可以得到根治。

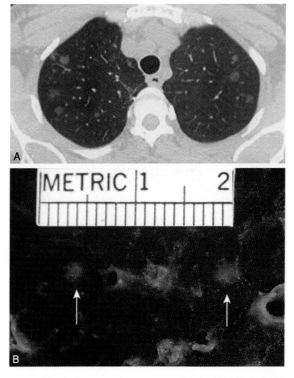

图56-8 结节性硬化症(TSC)中不伴有淋巴管肌瘤病的小结节性肺泡细胞增生(MNPH)。A. 41 岁女性 TSC 和 MNPH 的 CT 显示双侧多发呈毛玻璃样改变的结节影。B. TSC 和 MNPH 的另一患者尸解肺标本的图片(箭头)。(A,courtesy Dr. Jay Ryu, Professor of Medicine, Mayo Medical School.)

(二) 肺泡细胞小结节样不典型增生

肺泡细胞小结节样不典型增生是一种少见的肺泡上皮细胞增殖性病变,通常仅见于伴有结节性硬化和/或淋巴管平滑肌瘤病的患者[60-64]。已报道的患者中85%以上为女性。影像学表现为散在分布的小结节,偶尔表现为大量分布的粟粒样结节,伴/不伴淋巴管平滑肌瘤病典型的肺囊性改变(见电子图56-2)[61,63]。影像学上表现为模糊不清的浅淡外周肺结节,这些结节可单独或在合并淋巴管平滑肌瘤病的情况下出现(图56-8 和图56-9)。肺泡细胞小结节样不典型增生在组织学上表现为单一的肺泡细胞局限增生,这些细胞形态与乳头状腺瘤相同,不同点在于它们沿着完整的肺泡间隔分布,而不是形成乳头状突起(图56-10)。

(三) 硬化性血管瘤

硬化性血管瘤(sclerosing hemangiomas,SH)是起源于不完全分化的呼吸道上皮细胞的良性肺部肿瘤。血管瘤这一称谓其实是错误的,只是因为在一些 SH 病例中发现了充血的假性血管。SH 患者男女性别比约为 7 : 1[65-73]。该病平均确诊年龄为50 岁,但确诊年龄范围较大,甚至包括儿童。3/4 以上的患者发现肺部孤立性结节时并无症状。CT 扫描显示为边界清楚、光滑的圆形或椭圆形胸膜下结节,有不均质的增强(见电子图56-3)[74,75]。

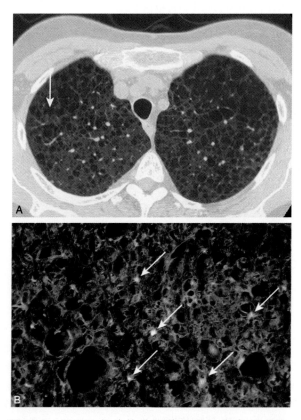

图56-9 MNPH 相关性淋巴管平滑肌瘤病(LAM)。A. 55 岁女性伴 TSC 和 LAM 的 CT 扫描,右肺的 MNPH 结节。B. 手术切除肺脏标本的图片显示合并 LAM 和 MNPH(箭头)。(A,courtesy Dr. Jay Ryu,Professor of Medicine,Mayo Medical School.)

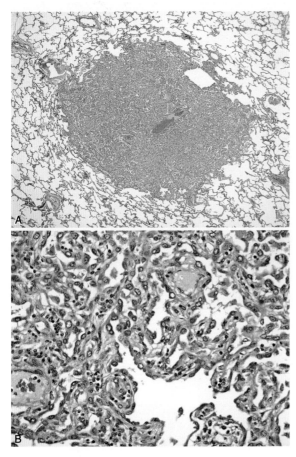

图 56-10　MNPH。图 56-8B 同时阐明了 TSC 的组织学特征。A.低倍镜下显示边缘清晰的结节（H-E 染色，×20）。B.高倍镜显示沿肺泡间隔分布的单一的肺泡上皮细胞（H-E 染色，×400）

1/3 的患者病灶内有钙化表现。动态增强 CT 显示为快速、显著的强化多提示为恶性肿瘤[76]。目前只报道了一例患者 PET 扫描结果，表现为中等 FDG 摄取活性[77]。约有 2% 的患者出现多发病灶。极少数病例出现局部淋巴结受累，但也不影响硬化性血管瘤的良性特质[78-80]。

切除的 SH 多为胸膜下局限性小结节，直径大约 2~3cm（图 56-11）。硬化性血管瘤在组织学上异质性特征非常明显，表现为多种类型细胞混杂和高度多变的生长模式。硬化性血管瘤具有两类典型特征的上皮细胞：①来源于肺泡细胞或 Clara 细胞的表层立方细胞；②具有不完全分化的呼吸道上皮表型的间质淡染的圆形细胞[69,81-83]。使用多种技术的分子研究发现这两类细胞均为肿瘤性病变，这一结果符合病变结节内存在两种细胞成分的说法[79,84,85]。细胞循多种方式生长，其环形硬化的基质经常发生钙化（图 56-12）。

SH 的分子研究发现存在 P16 和 RB 等基因改变，而这些基因改变也在一些早期肺腺癌中发现，提示 SH 起源于呼吸道上皮细胞，与肺癌具有相同的分子发病机制[86]。但是，最近更多的 SH 分子水平研究并没有发现肺腺癌常见的突变基因（EGFR，HER2 和 KRAS），因此两者是否存在相关性仍有很多疑点[85]。通过全基因组分析可能解决这个相关性问题。

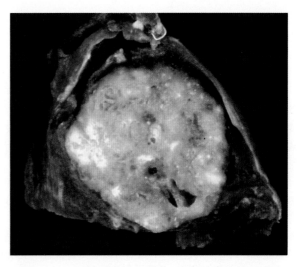

图 56-11　切除的硬化性血管瘤。分叶的结节边缘清晰，贴近脏层胸膜。肿瘤切面混杂了浅棕色和白色的实性和海绵状区域,显示了该新生物显著异质性的特征

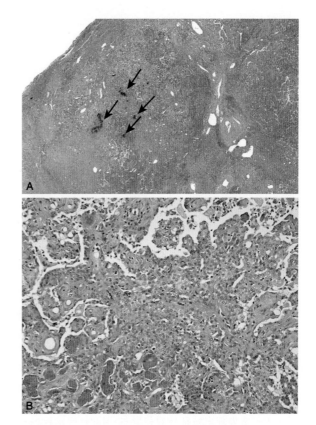

图 56-12　硬化性血管瘤。A.低倍镜下显示硬化性血管瘤的特征,在硬化区内高密度胶原沉积,环形钙化（箭头）相间于不同的细胞区域（H-E 染色,×2）。B.高倍镜显示实性和乳头状生长方式。中心区域为实性,由与不完全分化的呼吸道上皮细胞表型相同的淡染圆形细胞组成（H-E 染色,×400）

四、良性非上皮细胞肿瘤

（一）错构瘤及其相关病变

肺错构瘤是成人中最常见的手术切除良性肿瘤。不到0.5%的尸解病人中发现错构瘤[2,87,88]。错构瘤这一用词曾提示病变为肿瘤样畸形物而不是真正的新生物，但最近的研究发现错构瘤细胞存在稳定一致的特征性基因异常，提示错构瘤为克隆性新生物。

肺错构瘤好发于男性，男女性别比约为2∶1，平均确诊年龄约为60～70岁[89,90]。大多数患者表现为无症状性无肺叶分布优势的孤立性肺结节。不到2%的患者出现多发病灶[89,91]。约10%的错构瘤位于支气管内（见电子图56-4和视频56-1），易出现咳嗽症状。约2/3的患者CT扫描可以看到特征性的钙化和（或）脂肪组织混合性病变（图56-13，见电子图54-23～电子图54-27）[92]。手术完整切除肿瘤基本可以治愈，很少有报道出现复发或恶性转化[93,94]。

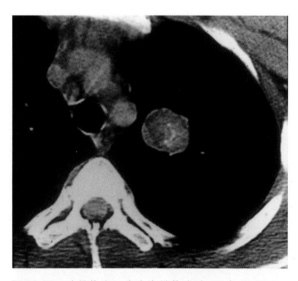

图56-13　肺错构瘤。确诊为错构瘤的CT表现：显示一边缘清楚的结节，瘤内有明显的脂肪和钙化。这种征象是错构瘤的典型表现，但仅见于1/4的病例

肺错构瘤通常表现为边界清晰的结节，平均直径约为1.5～2cm。因肿块基质成分多样而使肿块切面呈现杂乱的颜色（图56-14）。几乎所有的错构瘤都含有成熟的透明软骨成分，并特征性地混杂有成熟脂肪组织、纤维黏液组织，偶有平滑肌细胞（图56-15）。错构瘤可能以其中任何一种基质成分为主，因此组织学上可能表现为平滑肌瘤和脂肪瘤[95-97]。肿块内的非肿瘤性呼吸道上皮经常表现出特征性双相形态，因此针吸活检的标本常会出现诊断为肿瘤的相对较高的假阳性结果（最常见的假阳性诊断包括良性肿瘤、腺癌和小细胞癌）[98]。

肺错构瘤与其他良性间叶肿瘤（如脂肪瘤和平滑肌瘤）一样，常伴有AT钩DNA结合基序的基因编码非组蛋白染色体高迁移率蛋白家族（HMGA家族）的染色体重排[99-102]。这些蛋白通过改变DNA构象，调节基因转录等机制，在间质细胞的生长、分化、增生和死亡等过程中发挥重要作用[103]。肺错构瘤细胞的

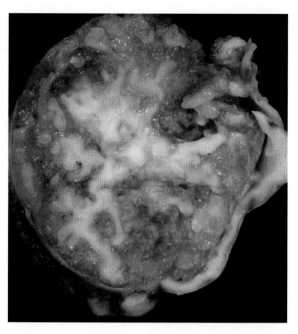

图56-14　切除的错构瘤图片。肿块的边缘清晰，切面显示为闪光的不规则形软骨与淡黄色组织相间。肿块最大径4cm

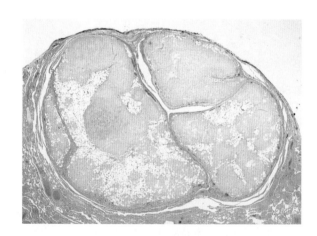

图56-15　肺错构瘤。典型肺错构瘤低倍镜照片，软骨组织散布于脂肪组织，出现分叶状改变（H-E染色，×20）

染色体中存在两个主要的异常遗传区域：6p21和12q14-15。HMGA1（也称为HMGIY）基因图6p21.3，HMGA2（也称为HMGIC）基因图12q14-15。这些基因具有调节间叶细胞分化和基因表达的双重作用，但HMGA融合基因在肺错构瘤中更多的作用机制尚需进一步明确。

肺软骨瘤是一种肺部软骨性肿瘤，是Carney在1977年提出的三种肺部软骨性肿瘤的一种（比如肺软骨瘤、副神经节瘤、胃基质瘤）[104]。四分之三的肺软骨瘤患者伴有Carney综合征，约一半为多发性[91,105]。软骨瘤中仅包含纯粹的软骨成分，而不像错构瘤那样还包含其他基质和上皮成分[91]。

（二）炎性肌纤维母细胞瘤

肺炎性肌纤维母细胞瘤（inflammatory myofi broblastic tumors, IMTs）由一系列不同的病变组成，这些组分包括良性的梭形细胞

肿瘤至纯粹的恶性肉瘤。肺部 IMTs 也被 Bahadori 和 Liebow 称为浆细胞肉芽肿[106]，根据 WHO 肺部肿瘤分类，定义为"'炎性假瘤'这一大类中的一个亚群"[107]。这些少见的肿瘤有很多相似的称呼，同时在肺外可以发现多发病灶，提示这些肿瘤在病原和组织起源混乱，存在争议。

IMTs 可以在任何年龄段起病，但多见于儿童和青年；超过一半的患者在 40 岁前确诊[106-113]。大多数患者表现为无症状性外周肺结节。大约 15% 的病例为气管内肿瘤（见电子图 56-5），可能合并咳嗽和（或）咯血等症状。胸部影像学特征表现为肺内直径 0.8 ~ 30cm 的边界清晰的结节或团块影（图 56-16，见电子图 54-19、电子图 54-20 和电子图 56-6），大多数病灶最大，直径在 1 ~ 6cm[106,110,112,114-116]。大多数原发于肺的 IMTs 通过完整的外科手术切除可以治愈[108,112,115]。不完整手术切除可能存在复发的危险，极少数肿瘤有局部侵袭的生物学行为，可危及生命[109,116]。COX-2 抑制剂对巨大的无法切除的肿瘤有一定治疗价值，但仅为经验性治疗策略[117-119]。

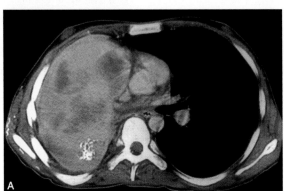

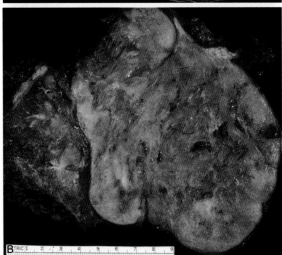

图 56-16 炎性肌纤维母细胞瘤。一个 21 岁的患者巨大 IMT，在 10 岁的时候发现胸腔内肿块。A. CT 显示不均质的低密度影和钙化灶的巨大肿块占满右半胸。B. 右肺切除标本显示巨大肿块，尽管肿块巨大，但边缘清晰，未侵犯肺实质

IMTs 由一长串相互矛盾的术语组成，提示该肿瘤组织学的多样性。最基本的组织学特征为梭形瘤细胞混合着数量不等的浸润性多克隆浆细胞（图 56-17）。免疫组化和超微结构显示梭形细胞具有肌纤维母细胞的特征，包括表达平滑肌相关蛋白。

ALK1 是一种酪氨酸激酶受体，在 1/3 ~ 1/2 的肺肿瘤中表达，年轻患者中更常见[109,120-122]，提示 ALK 通过平衡易位的方式与多种基本的活化基因发生融合（见下文）[123,124]。有趣的是，ALK 表达阴性的肿瘤可能具有更高的恶性行为[109,125]。

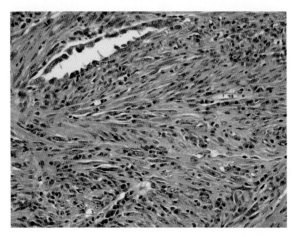

图 56-17 炎性肌纤维母细胞瘤。从图 56-16 中所示肿瘤的高倍镜照片。梭形瘤细胞间有大量浆细胞浸润。非肿瘤性的呼吸道上皮细胞（左上）被梭状瘤细胞包绕，表现为良性或低级别非上皮肿瘤共存的双相现象（H-E 染色，×400）

尽管 IMTs 名称中提示为非肿瘤性炎性肿瘤，但它实质是一种级别较低的肿瘤。通过多种技术手段发现的一系列异常基因提示 IMTs 符合肿瘤特征[121,123,124,126-128]。其中最多见的分子改变是 ALK 基因位点（2p23）的平衡易位。沉默基因（ALK）与其他表达的基因（如 TPM3、TPM4、CLTC）中的一个融合，导致该具备了肿瘤基因功能的沉默基因的异常表达。相似的 ALK 基因融合可见于间变型大细胞淋巴瘤和肺腺癌。ALK 抑制剂克唑替尼已经用于一名 ALK 基因重排的 IMT 患者，治疗效果达到肿瘤部分缓解。人类疱疹病毒 8 在 IMT 的发病过程中的作用尚不确定，尚存争议[113]。

（三）孤立性纤维瘤

孤立性纤维瘤（solitary fibrous tumors，SFTs）曾称为局灶性纤维间皮瘤，通常是起源于胸膜的间叶肿瘤。SFTs 不是胸膜所特有的肿瘤，还有报道来源于肺实质（肺内 SFT）、纵隔及胸外多处部位[129-133]。

胸膜和肺内 SFTs 在男女中发病率相当[134-139]。平均确诊年龄为 60 岁。仅有超过一半的患者出现症状，主诉胸痛（25%）、气短（15%）和（或）咳嗽（12%），常由肿瘤体积太大引起[135,136,138,140]。约 2% 的患者可出现杵状指。低血糖这一副癌综合征少见，主要是与肿瘤分泌胰岛素样生长因子有关[36,141-144]。影像学提示胸腔内巨大占位，平均最大径在 8.5 ~ 10.5cm[135,136,139,140,145]。胸部影像学提示肿块呈分叶状，边缘清晰，胸膜面基底较宽，肿瘤周围常有压缩的组织结构（图 56-18，见电子图 56-7 ~ 电子图 56-11 和视频 56-2）[145,146]。肿瘤不均质衰减和不均质增强为其特征性表现（见电子图 56-7 和电子图 56-9）[145]，钙化极少见。绝大多数胸膜和肺间 SFTs 为良性肿瘤，通过完整外科切除可使组织学良性的 SFTs 得到根治。10% 的肿

瘤具有一定的侵袭性，主要是那些进行不完全外科切除或组织学上表现为恶性的肿瘤（恶性SFT，见电子图56-12和电子图56-13）[134-136,138-140,147]。

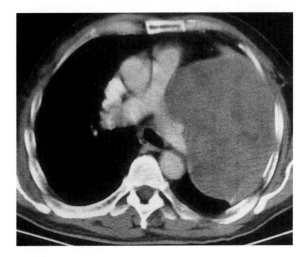

图56-18 孤立性纤维瘤（SFT）。CT显示巨大的良性SFT从脏层胸膜内长出，几乎将左肺完全压迫不张。胸腔内巨大良性肿块，最可能的诊断就是SFT和炎性肌纤维母细胞瘤

起源于脏层胸膜的SFTs三倍于壁层胸膜（见电子图56-11）。起源于脏层胸膜的SFTs通常带蒂，并通过结缔组织的蒂与肺表面连接（图56-19）。偶有起源于叶间裂的肿瘤，影像学上

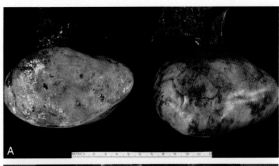

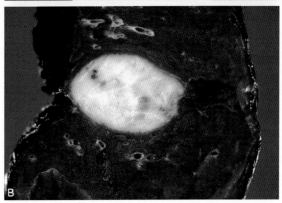

图56-19 孤立性纤维瘤（SFT）。来源于脏层胸膜的SFT手术切除标本。A.与本例一样，大多数脏层胸膜来源的SFT通过蒂与肺脏相连，肿瘤表面光滑有反光（右）以及切面有包膜，均匀一致无坏死（左）为特征。B.少见情况下，起源于叶间裂的SFT行双肺叶切除的标本

较难与肺内来源的肿瘤进行鉴别（见电子图56-11）。壁层胸膜病灶多无蒂，位于胸壁、横膈或纵隔的基底较广。组织学上，SFTs是由形态各异的纺锤状细胞混合胶原基质组成的新生物。恶性者肿瘤体积更大，更易表现出侵袭性生长方式，细胞形态更为异形，有丝分裂及坏死增多[135]。

最近研究发现SFT可以反复发生 NAB2-STAT6 融合基因，可以在基因特征上与其他胸腔内梭形细胞新生物的鉴别提供依据[147a]。针对STAT6的实用抗体已实现商品化，为常规临床实践提供有用的诊断工具[147b]。

（四）脑膜上皮样结节和肺内脑膜瘤

肺内脑膜上皮样结节（meningothelial-like nodules, MLNs），组织学类型属于化学感受器瘤，在不到5%的尸体解剖中发现，偶可在成人手术标本中发现[148-152]。MLNs多见于妇女，并多见于合并慢性间质性肺炎和血栓栓塞性疾病等慢性肺病的患者[150]。一些60~80岁的女性可通过CT发现双肺多发MLNs（弥漫性肺脑膜瘤病）（见电子图54-28）[153-154]。半数主诉为气短和（或）咳嗽。镜下可见MLNs由上皮细胞巢构成，这些细胞在组织学及免疫表型上无法与来自中枢神经系统的脑膜上皮细胞相区分（图56-20）。尽管这两类细胞相互重叠的表型无法解释，但研究却发现MLNs和普通的中枢神经系统脑膜瘤在分子学上有显著差别[153]。

原发性肺内脑膜瘤为罕见的孤立性病灶，与MLN无

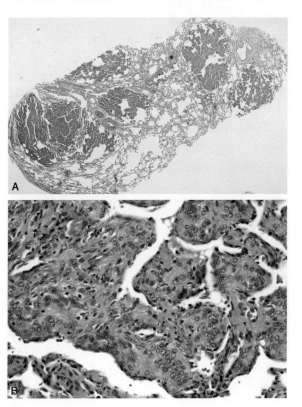

图56-20 多发性膜上皮样结节。也称为弥漫性肺内脑膜瘤，一位56岁表现为气急的女性患者肺切除标本显示多发结节。A.低倍镜下，多发结节随机散布于切除组织内（H-E染色，放大20倍）。B.高倍镜下，结节由大量单一脑膜细胞构建而成的不完整细胞巢及扩张的间隙组成（H-E染色，×400）

关[155-157]。男女发病相似，平均年龄 56 岁，表现为平均最大径为 3cm 的无症状孤立性结节。多发病灶的病例应考虑中枢神经系统脑膜肿瘤转移至肺的可能[158]。一例肺内脑膜瘤患者的 PET 连续扫描发现肺内病灶持续摄取增高[159]。良性脑膜瘤行根治性手术可以治愈。

五、其他

粒细胞瘤在以前的文献称为粒细胞成肌细胞瘤，在原发性肺肿瘤中不多见，常表现为带蒂或固定于气道内的肿瘤（图 56-21，见电子图 56-14）[160,161]。四分之一的患者为多发性病灶。半数患者出现症状，主要是由气道阻塞引起。外周肺结节少见。肺部粒细胞瘤为良性肿瘤，通常采取保守治疗。

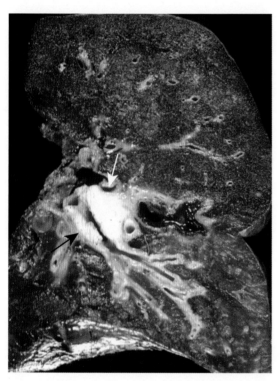

图 56-21 粒细胞瘤。照片显示为肺切除标本的切面可见粒细胞肿瘤（箭头）部分堵塞下叶支气管

Clear 细胞（"糖"）瘤是少见的肺内原发瘤，表现为无症状性孤立性肺结节[162]。组织学、超微结构及免疫表型特征都与血管周上皮细胞瘤和肾血管平滑肌脂肪瘤无法区分，血管周上皮细胞瘤和血管平滑肌脂肪瘤是一族起源于血管周上皮细胞（PEC）

的新生物，与结节性硬化的复合性基因突变相关，该基因的突变影响哺乳动物雷帕霉素靶蛋白（mTOR）通路的调节[163,164]。

六、总结

肺部良性肿瘤少见，但经常给临床诊断及处理带来挑战。肺部良性肿瘤包括一大组多样的上皮和非上皮性新生物，可表现为有症状的支气管腔内病灶或者无症状的外周肺孤立结节。有些可以逐渐增大，压迫或取代胸腔内正常组织而出现症状。外科手术切除经常用于诊断并且是根治的主要方式。

> **关键点**
> - 良性肺肿瘤可以起源于肺内任何细胞类型。
> - 除极少数例外，影像学检查常无法判断良性结节的性质，与预计相反，PET 扫描也常为阳性。
> - 影像学表现为脂肪密集或者钙化的特异性良性特征，可以倾向为良性病变的诊断。
> - 罕见的炎症性肌纤维母细胞瘤可能与 *ALK* 基因重排有关，对克唑替尼治疗有效。

（叶茂松　黄娜 译，白春学 校）

参考文献

以下是主要的文献，完整的文献请登录 *ExpertConsult* 查阅。

Butrynski JE, D'Adamo DR, Hornick JL, et al: Crizotinib in ALK-rearranged inflammatory myofibroblastic tumor. *N Engl J Med* 363:1727–1733, 2010.

Gould MK, Donington J, Lynch WR, et al: Evaluation of individuals with pulmonary nodules: when is it lung cancer? Diagnosis and management of lung cancer, 3rd ed. American College of Chest Physicians evidence-based clinical practice guidelines. *CHEST J* 143(5 Suppl):e93S–e120S, 2013.

MacMahon H, Austin JHM, Gamsu G, et al: Guidelines for management of small pulmonary nodules detected on CT scans: a statement from the Fleischner Society. *Radiology* 237:395–400, 2005.

McWilliams A, Tammemagi MC, Mayo JR, et al: Probability of cancer in pulmonary nodules detected on first screening CT. *N Engl J Med* 369(10):910–919, 2013.

Naidich DP, Bankier AA, MacMahon H, et al: Recommendations for the management of subsolid pulmonary nodules detected at CT: a statement from the Fleischner Society. *Radiology* 266(1):304–317, 2013.

Otani Y, Yoshida I, Kawashima O, et al: Benign tumors of the lung: a 20-year surgical experience. *Surg Today* 27:310–312, 1997.

Smith MA, Battafarano RJ, Meyers BF, et al: Prevalence of benign disease in patients undergoing resection for suspected lung cancer. *Ann Thorac Surg* 81:1824–1828, 2006.

第十一部分

肺循环障碍性疾病

第57章　肺血栓栓塞症

TIMOTHY A. MORRIS, MD · PETER F. FEDULLO, MD

一、引言

　　静脉血栓栓塞症(venous thromboembolism,VTE)在许多方面仍存在争议。尽管20世纪90年代末期以来,对VTE的认识已取得显著进步,但其发病机制、临床表现、诊断及治疗仍存在很多尚未解决的问题。

　　VTE是一种潜在致死性疾病,常无明显临床表现或表现为非特异性症状和体征。虽然有多种诊断方法可供选择,但很多都存在技术上的局限性和适用范围。据估算,美国每年发生静脉血栓例数超过500万。急性肺栓塞(pulmonary embolism,PE)的年发病率约0.7‰,基于出院诊断(ICD-9编码)的统计资料显示,每年因PE住院的例数超过20万。以上数据仅代表得到正确诊断的PE病例。尸解资料显示,因急性PE死亡的例数(包括

死亡时仍未能被诊断的PE)远高于此,至少3倍以上。因此,大部分PE相关性死亡病例归因于生前未得到诊断和治疗。

　　PE的病死率高达10%以上,其中绝大部分的死亡病例并非由于治疗失败所致。除了病初即出现血流动力学障碍的PE患者死亡率高达20%～30%,如得到及时与正确的诊断和治疗,复发和病死并不常见。大部分PE相关死亡是因为存在危险因素而未能得到有效预防和正确诊断。近几十年来,致死性PE的发病率有所下降。据疾病控制中心发布的CMF(*Compressed Mortality File*)显示,1999年的PE年龄校正死亡率为8.75‰,2010年降至7.47‰。值得注意的是,此数据并不包含未得到临床诊断的致死性PE。有资料显示,对CT肺动脉造影(computed tomography pulmonary angiography,CTPA)的日益依赖可能导致了某些人群中PE的过度诊断,从而平衡以上结果。尽管存在争议,由于人口老龄化,急性PE仍是重大的公

共医疗卫生问题。

VTE 的预防、诊断与管理涉及多个学科。VTE 并不属于某一特定临床亚专业范畴,需要呼吸科医生、心脏科医生、血管科医生、放射科医生、某些外科亚专业医生及产科医生等共同解决。某一学科的预防、诊断及处理策略并不一定适用于另一学科,因此 VTE 的临床诊治策略一直未达成共识。

围绕 VTE 自然发生史、诊断与治疗的很多存在已久的争议已部分或完全达成共识,导致该病的诊治策略发生了很大改变。但是,仍存有一些尚未解决的问题,并且将会出现一些新的问题。在可疑 VTE 患者的诊断策略中,对未知问题的认识非常重要。

二、发病机制和危险因素

早在 1856 年 Vichow 就提出静脉血栓形成三要素——静脉血液瘀滞、血液凝固性增加和血管内皮损伤,这三要素已经被大量临床和实验证据所证实。近几十年来,凝血纤溶系统的严重异常,包括抗凝血酶Ⅲ、蛋白 C、蛋白 S、纤溶酶原的缺乏和狼疮抗凝物的存在,已被证实与 VTE 的初发和复发有关(表 57-1)。此外,人们逐渐认识到,一些相对较轻但更为常见的遗传性"易栓"状态可改变止血平衡,增加 VTE 发生的风险。虽然它们可能也会轻度增加复发的风险,但并不足以影响对易栓症患者的治疗策略。

最常见的遗传性易栓状态发生于 V 因子 Leiden 突变,最早由 Dahlback 于 1993 年提出。由于 V 因子基因发生点突变(G→A),导致活化的 V 因子(Va 因子)能抵抗激活的蛋白 C 对它的降解,造成易栓状态。欧洲及北美白种人群中约 5% 携带有此缺陷基因的杂合子,而印第安人、非洲及亚洲人群中携带此缺陷基因者较少。虽然受试 VTE 患者中有 60% 携带此缺陷基因,但非 VTE 患者中也有 10%~20% 的携带者。携带此致病基因的杂合子使 VTE 的发病风险增加 5~10 倍,而携带此致病基因的纯合子使发病风险增加高达 80 倍。V 因子 Leiden 突变是妊娠、产褥期和口服避孕药妇女发生 VTE 的一个重要危险因素。相对于未使用口服避孕药和无 V 因子 Leiden 突变的妇女,同时存在这两个危险因素的妇女发生血栓事件的风险增加约 30 倍。鉴于未使用口服复合制剂避孕药的妇女中 V 因子 Leiden 突变的发生率和 VTE 的发病率均低,绝对风险很小,而 V 因子 Leiden 突变者发生 VTE 的绝对数量无明显增加,因此基于 VTE 既往史或家族史进行选择性 V 因子 Leiden 突变筛查比普遍筛查更经济。

凝血酶原 G20210A 突变最早于 1996 年被提出,人群中约 2%~4% 存在此基因突变。此突变导致凝血酶原合成过多,使下肢静脉血栓形成的风险增加 3~4 倍。

高同型半胱氨酸血症也被定义为 VTE 的一个独立危险因素。血浆同型半胱氨酸水平升高可能由基因异常、维生素缺乏(维生素 B_6、B_{12}、叶酸)及某些疾病(肾功能不全,甲状腺功能减退,炎症性肠病)引起,或同时存在以上三种情况。虽然回顾性病例对照研究证实了高同型半胱氨酸血症与 VTE 的相关性,但前瞻性研究尚无统一结论。

三大常见"遗传性易栓症"(V 因子 Leiden 变异、凝血酶原 G20210→A 突变和高同型半胱氨酸血症)是静脉血栓形成的独立危险因素。因此,同时存在多种易栓状态的患者发生 VTE 的相对风险比仅存在单一易栓状态者高。

表 57-1　血栓栓塞症的危险因素

遗传性因素

蛋白 C 缺乏

蛋白 S 缺乏

抗凝血酶Ⅲ缺乏

V 因子 Leiden 突变

凝血酶原 G20210→A 突变

高同型半胱氨酸血症

异常纤维蛋白原血症

家族性纤溶酶原缺乏

获得性外科因素

30 分钟以上全身麻醉的大型胸部、腹部及颅脑手术

髋关节置换术

膝关节置换术

膝关节镜手术

髋骨骨折

严重创伤

开放性前列腺切除术

脊髓损伤

获得性内科因素

既往 VTE 病史

高龄(>60 岁)

恶性肿瘤

充血性心力衰竭

脑卒中

肾病综合征

雌激素治疗

妊娠和产褥期

肥胖

长期制动

抗心磷脂抗体综合征

狼疮抗凝物

炎症性肠病

阵发性睡眠性血红蛋白尿症

贝赫切特综合征

这些危险因素的确认,以及其他危险因素存在的可能性,使得未来对相关血栓栓塞危险因素的筛查成为可能。然而,目前筛查方法尚无统一共识。尽管普通人群中 V 因子 Leiden 突变的发生率不低,但绝大部分有 V 因子 Leiden 突变的人并没发生血栓栓塞事件,因此不建议对普通人群进行筛查。同时,此变异的存在不影响对 VTE 临床危险人群的预防方案制定。此外,尚无证据显示延长抗凝治疗时间可使 V 因子 Leiden 变异或凝血酶原 G20210A 突变的 VTE 患者受益。

同时 V 因子 Leiden 突变和凝血酶原 G20210A 突变的自发性 VTE 患者的复发风险比无以上两种基因突变的 VTE 患者高,这个发现并未建立风险-利益评估,因此延长抗凝治疗时间是否可

降低以上两种基因突变的 VTE 患者复发风险尚无定论。

总之，目前对于常见易栓症患者进行筛查的获益存在争议。筛查可能得到阳性结果的患者包括有复发性 VTE 病史或明确的血栓栓塞家族史、首次发病年龄早、自发性静脉血栓形成、非常见部位的血栓形成、动脉血栓、妊娠期血栓栓塞和使用雌激素的患者。在开始使用口服避孕药物之前，是否需要进行筛查仍存在争议。口服避孕药发生 VTE 的绝对风险很小，但使相对风险增加约 4 倍。常规筛查可能影响很大一部分妇女的避孕效率，而仅避免了很小一部分 PE。同样，对于妊娠期妇女，V 因子 Leiden 变异和凝血酶原 G20210A 变异增加了其发生 VTE 的相对风险，但其绝对风险增加很小。

对于大多数患者，存在明确的易栓状态、与静脉血液淤滞或血管内皮损伤有关的临床情况是血栓形成的基础。此外，住院患者发生 VTE 的风险并不局限于外科手术患者，因为急性内科疾病住院患者发生 VTE 的风险与外科手术患者相当。

发生 VTE 的主要危险因素包括：骨盆或四肢骨折，髋关节和膝关节手术，VTE 既往史，急性瘫痪性脑卒中或脊髓损伤，重大创伤，开放性前列腺切除术，因恶性肿瘤的腹部或盆腔手术。其他增加危险性的因素包括：全身麻醉时间过长，高龄，心脏病，妊娠和产褥期，雌激素替代治疗，恶性肿瘤，肾病综合征，抗心磷脂抗体或狼疮抗凝物的存在，长期制动。长途旅行和炎症性肠病的危险性相对较小。意识到这些危险因素可相互作用很重要。一个行胆囊切除术的 45 岁患者发生 VTE 的风险比一个行同种手术的、有 VTE 既往史、75 岁的肥胖患者小得多。同样的，髋关节置换或髋关节手术患者未采取预防措施时，发生深静脉血栓（deep venous thrombosis，DVT）的风险为 60% ~ 70%，发生致命性 DVT 的风险为 2% ~ 4%；若合并有其他危险因素，发生 DVT 和致命性 DVT 的风险均增加。因此，应对患者进行个体化合理的风险评估，从而指导预防干预的措施和强度。

三、深静脉血栓形成的自然发生史

静脉血栓起源于有涡流的静脉瓣邻近处或血管内膜损伤处。血小板的聚集和凝血因子的释放启动了凝血过程。随着上述因子在局部的累积，凝血级联反应被激活，主要由纤维蛋白和红细胞构成的血栓开始形成。随着血栓延续，局部纤维溶解系统被激活。因此，血栓形成是一个动态过程，新形成的血栓可部分或完全溶解，也有可能部分溶解，导致不同程度的管腔狭窄和瓣膜损伤，进行性向近端延续或发生血栓栓塞。半数以上静脉血栓患者的血管壁形成永久性瘢痕，后者可在超声下显示。如果静脉壁瘢痕造成严重阻塞，可能形成侧支循环。

大量尸检和临床研究显示，90% 引起临床关注的 PE 来源于下肢 DVT。事实上，据保守估计，至少 1/3 的 DVT 合并了有症状或无症状的 PE。引起栓塞的静脉血栓也可来自其他部位。原发性髂股静脉血栓形成可发生于髋关节手术患者。骨盆静脉血栓形成可发生于骨盆或前列腺手术患者。腋锁骨下静脉血栓形成可能是因胸廓上口的先天性畸形引起的自发性血栓，也可能与中心静脉导管、肺动脉导管的应用或经静脉的介入操作有关。随着中心静脉导管应用的增多，上肢 DVT 的发病率有所增加。血栓形成还可发生于扩大的右心室和扩张的肺动脉，并到达远端的肺动脉分支并引起栓塞。

栓塞发生的可能性受下肢静脉血栓所在部位影响。虽然大部分血栓起源于远端小腿静脉，但已证实局限于远端小腿的静脉血栓很少发生 PE。然而，15% ~ 25% 的有症状的远端小腿静脉血栓如不治疗，会延伸至近端静脉（腘静脉、股浅静脉、股总静脉及以上部位静脉）（值得强调的是，股浅静脉实质上不是浅静脉而是深静脉），而向近端静脉延伸使栓塞发生率高达 50%。因此，约 1/8 的远端小腿 DVT 患者将会发展为 PE。

DVT 的自然发生史具有重要的诊断与治疗意义。首先，由于绝大部分栓塞来源于下肢静脉血栓，DVT 的诊断方法需着重于对下肢 DVT 的检测。其次，无论能否检测到局限于远端小腿的静脉血栓，检测近端静脉血栓的技术非常重要。最后，虽局限于远端小腿的静脉血栓很少发生栓塞，但不能错误地认为有症状的局限于远端小腿的 DVT 与栓塞毫无关系，它可延伸至近端静脉。此外，虽然有症状的远端小腿静脉血栓发生栓塞的风险较近端静脉血栓小，但其更易复发。

大部分膝以上的近端静脉血栓由远端小腿静脉血栓延伸而来，但有一部分来源于较大的近端静脉。后者主要发生于髋关节骨折或置换、骨盆手术（包括前列腺切除术）及其他腹股沟以上的骨盆创伤患者。

在此疾病过程中的任一时刻，血栓的部分或全部脱落都可成为栓子。这种风险在血栓纤维溶解或机会之前的早期最高。急性期后，远期预后主要受血管阻塞程度及瓣膜损伤程度影响。若严重的血管阻塞或瓣膜损伤持续存在，会引起下游血液淤滞，导致发生复发性 DVT 或血栓栓塞后综合征的风险。

四、肺栓塞的自然发生史

PE 会造成气体交换及其他肺功能障碍等后果。肺血流局部受阻，并向未受阻部位分流，造成肺血流受阻部位和非受阻部位的通气/血流比例失衡。肺血管阻塞部位形成肺泡死腔。若某区域肺血流严重受阻，可出现由于肺泡低二氧化碳引起的远端支气管狭窄，但这并不常见，因为患者可将肺泡死腔中富含二氧化碳的气体自由吸入邻近肺组织，且肺血流受阻很少是完全性的。PE 几乎都会导致过度通气，其机制尚不明确。

典型的气体交换异常为低氧血症，通常由低通气/血流比例或动静脉分流区域的静脉血混杂所致。当右心后负荷急剧增加，心排出量减少，肺动静脉氧分压差减小，混合肺动静脉血氧饱和度下降，导致动脉低氧血症加重。混合肺动静脉血氧含量的减少放大了正常静脉血混杂的作用，进一步加重了动脉低氧血症。大面积肺栓塞患者发生低氧血症的另一潜在机制为肺内或心内的右向左分流。栓塞的机械阻塞作用引起肺动脉压力升高，加上低氧引起肺动脉收缩，引起低通气或无通气区域的血流灌注增加。有时大面积肺栓塞引起右心房压升高，导致通过未闭的卵圆孔产生右向左的心内分流。引起低氧血症的另一机制为肺泡表面活性物质的丧失。表面活性物质并非立即丧失，需要血管完全阻塞和无血流约 24 小时才会丧失。在那以后，相应肺组织出现不张和水肿。如栓塞消除，不张肺组织血流再灌注，低氧血症可能得到解决。

PE 的一个不常见的局部后果为肺梗死。梗死不常见是因为肺组织有三个氧供来源：肺动脉、支气管动脉及传导气道。无基础心肺疾病的患者中，大面积肺梗死（如胸部影像可见的肺梗死)罕见。然而,尸检资料显示,较小的肺动脉梗死更为常见。有严重心肺基础疾病的患者肺组织的支气管动脉氧供或气道氧供受限,其中有约 20% ~33% 患者发生肺梗死。左心衰患者中,肺静脉压力升高使支气管动脉血流受限,也可发生肺梗死。

肺栓塞对心脏和血流动力学的影响与以下 3 个因素有关:肺血管床横截面积减小的程度,栓塞前基础心肺状态和低氧,以及神经体液因素所引起的肺动脉收缩程度。栓塞引起肺血管床的机械阻塞是引起肺循环阻力(pulmonary vascular resistance, PVR)增加的主要因素,而阻力显著增加是缩血管物质的释放所致,如内皮素、血栓素 A_2 及 5-羟色胺。以上因素的重叠使右心室后负荷迅速增加,而右心室对急性增加的压力负荷代偿能力差。在无基础心肺疾病的患者中,小于 20% 的肺血管床阻塞可通过一些代偿反应使对血流动力学的影响降至最小。肺血管被募集并扩张,使 PVR 和肺动脉压力保持正常或接近正常;心排出量的维持则依靠右心每搏量和心率的增加。当肺血管阻塞程度达 30% ~40% 时,肺动脉压升高,右心房压轻微升高,此时依赖 Frank-Starling 机制维持右心每搏量和心排出量。当肺血管阻塞程度达 50% ~60% 时,超过了代偿能力,心排出量开始下降,右心房压显著升高。当肺血管的急性阻塞超过这一范围时,右心扩大,心排出量显著减少,出现体循环低血压。右心室壁张力增加使冠状动脉灌注压下降,同时体循环低血压导致冠脉灌注压进一步降低,可出现心肌缺血,诱发心绞痛,甚至心肌梗死。在本身无基础心肺疾病的患者中,由右心室产生的平均肺动脉压一般不超过 40mmHg(肺动脉收缩压 70mmHg)。肺血管阻塞的程度与 PVR 的相关性呈双曲线:随血管阻塞程度加重,因肺血管的扩张及侧支循环的建立,PVR 缓慢增加;超过代偿能力后急剧增加。

有心肺基础疾病的急性 PE 患者的血流动力学改变与无心肺基础疾病的患者有所不同。在心肺无基础疾病的急性 PE 患者中,肺动脉压的增加通常与肺动脉阻塞相关,而在有心肺基础疾病的急性 PE 患者中,肺动脉压力不成比例地增加。因此,严重的肺动脉高压可能因相对较小程度的肺血管床横截面积减小导致。另外,若疑诊栓塞患者存在右心室肥大(并非右心室扩张)的证据,且平均肺动脉压力超过 40mmHg(肺动脉收缩压超过 70mmHg)时,应考虑为慢性肺动脉高压,这可由多种潜在病因(如慢性血栓栓塞性肺动脉高压、左心衰、瓣膜疾病、右向左分流型心脏病)引起。

除急性栓塞事件外,栓塞的变化与之前描述的静脉血栓一样,将经过纤维溶解系统溶解,发生机化及再通,或两者同时存在。虽个体间存在很大差异,但急性 PE 的溶解大多发生于病程第 1 周内,随后的 4 ~8 周内逐渐增加,之后缓慢进行(据记录巨大栓塞的溶解最快时期为最初的 51 小时)。"溶解"用在这里是因为人体中血栓溶化(相对于机化)的程度并不明确。大部分关于血栓溶解的资料是根据灌注扫描所得,而非血管造影。然而这些资料显示,栓塞后常见残余的解剖学上缺损,这与以往资料相矛盾。以往认为肺动脉血流的完全恢复是少数而非普遍规律。从血流动力学来看,肺动脉压力稳定需要 6 周时间。然而残余的充盈缺损和肺动脉血流轻度受损发生率尚不清楚。将近 1/3 的急性肺血栓栓塞患者有残余充盈缺损,这可能导致一系列临床症状(呼吸困难,运动耐量下降和肺动脉压力不同程度的升高)。然而残存的部分阻塞引起临床症状性肺动脉压力升高很罕见。对于这部分有残存肺动脉阻塞的患者的病程和处理将会在后面详述。

五、临床表现

静脉血栓形成最常见的症状和体征包括肿胀、疼痛、皮肤红斑和发热。典型体征如 Homan 征(伸直患肢时急速背屈踝关节引起腓肠肌疼痛)、Moses 征(向胫骨压迫腓肠肌时引起腓肠肌疼痛)或可触及的条索感少见且无特异性。

多项研究表明,静脉血栓形成的临床诊断并不准确。在有静脉血栓症状或体征的患者中,60% ~80% 经客观检查后无法被诊断为静脉血栓。此外,大部分高危 DVT 患者和已发生 DVT 的患者并无静脉血栓形成的症状或体征。结合危险因素、症状和体征的数学临床模型已被证实可对有症状的患者进行危险分层。虽然在没有客观检查的情况下,并不能依靠此检查来确诊或排除诊断。DVT 的鉴别诊断多样,包括蜂窝织炎、关节炎、肌肉损伤或撕裂、神经病变、动脉供血不足、淋巴性水肿、Baker 囊肿破裂、浅表血栓性静脉炎及慢性静脉功能不全。

同样的,PE 不能单独依靠临床征象来确诊或排除诊断。然而识别 PE 相关临床症状或体征是有价值的,因为临床表现及临床疑诊是诊断过程中所必需的第一步。虽然栓塞的症状和体征常常相互重叠,PE 的临床表现可分为以下 3 种临床综合征:①单纯性呼吸困难型;②胸膜性疼痛或咯血型;③循环衰竭型。根据 PIOPED(Prospective Investigation of Pulmonary Embolism Diagnosis)研究,在无心肺基础疾病的患者中,胸膜性疼痛或咯血综合征最常见,见于约 60% 的患者;单纯性呼吸困难综合征见于约 25% 的患者;循环衰竭综合征见于 10% 的患者。

急性 PE 最常见的临床症状为突发的呼吸困难。在各研究中,呼吸困难是大部分 PE 患者的主要症状。然而,必须强调的是,PIOPED 研究中,在最终证实有 PE 的患者中,约 27% 无呼吸困难,胸膜性胸痛出现于约 66% 的患者中,而咯血并不常见(约 15%)。少于半数的患者有咳嗽(37%)、下肢肿胀(28%)和下肢疼痛(26%)。濒死感也有报道,特别是在大面积栓塞患者中。心绞痛也可出现于大面积栓塞患者中,由右心室缺血引起。晕厥也是大面积栓塞患者的主诉之一。

最常见的体征为呼吸急促(呼吸频率>20 次/分)。然而,PIOPED 研究中,近 30% 的患者无呼吸急促。较少见体征包括肺部啰音(55%)、心动过速(30%)和肺动脉瓣区第二心音亢进(23%)。发热多见于起病后数小时内,但一般不超过 38.3℃。如之前所述,患者还可出现咯血,可持续数天,但一般相当轻微。大咯血罕见,且通常非首发临床表现。若为大面积栓塞,可能出现右心功能不全或右心衰的体征,如胸骨左缘右心室奔马律、高调肺动脉瓣关闭音。若发生右心衰,可能出现 S2、S3 和(或)S4 的缩短或固定分裂、颈静脉怒张和发绀。对下肢进行仔细的检查可得到静脉血栓的证据。PIOPED 研究中,仅 15% 的 PE 患者出现明显的静脉血栓形成的体征。

显然,上述症状和体征并非特异性的。PIOPED 研究指出,无任何症状能够鉴别血管造影阳性与阴性者。体征中仅肺部啰音、S4、肺动脉瓣区第二心音亢进可鉴别血管造影阳性与阴性者。此外,在有基础心肺疾病的患者中,PE 的临床症状和体征常被心肺基础疾病所掩盖。还应意识到,临床试验中归纳的栓塞临床特点是基于有症状的患者,而许多 PE 患者并无症状。前瞻性研究表明,在有近端 DVT 的高危患者中约 40% 的 PE 患者无临床症状。PE 临床症状的频率和严重程度可能受栓塞阻塞程度和栓塞前基础心肺状态所影响。小到中等大小的栓塞在原本正常的个体中产生很少的临床症状或无临床症状。在有心肺基础疾病患者中,则可出现更为常见和严重的临床症状。

肺栓塞的临床表现是非特异的,因此鉴别诊断多样且广泛,特别是合并有心肺疾病的住院患者。常需与充血性心力衰竭、慢性肺部疾病加重、术后肺不张和病毒性胸膜炎相鉴别。表现为发热、呼吸困难和胸部影像学异常的 PE 易与细菌性肺炎相混淆。发热和白细胞增多(很少>15 000/μl)虽不常见,但可继发于 DVT。

关于临床诊断的预警性表述并非提示静脉血栓形成,PE 的临床表现也并不能用作制定临床策略的基础。然而,它们提醒 DVT 和 PE 的临床表现可能常不典型或隐匿,仅能作为疑诊的依据。未进行确诊检查前而依赖于"典型"临床症状或体征可能导致漏诊和不必要的死亡。

六、静脉血栓形成的诊断

VTE 的合理诊断方法须考虑到静脉血栓形成和 PE 是同一种疾病过程的不同阶段:静脉血栓是肺栓塞的来源,PE 是静脉血栓的并发症。

(一) 静脉造影

在验证任何检查时,需要一个"金标准"。在下肢静脉血栓形成的诊断中,金标准是静脉造影(图 57-1)。在研究中,它是一个好的金标准(如后文所述,但在临床实践中并非如此)。造影是依据 Rabinov 和 Paulin 于 1972 年所提出的一种特定技术。静脉血栓形成最可靠的诊断标准为在 2 个或 2 个以上方位的静脉腔内持久充盈缺损。其他标准如深静脉不能显影、静脉侧支循环形成或静脉腔内非持久性的充盈缺损可靠性较差。采用合理的技术和解读标准时,静脉造影具有高度特异性和敏感性。然而,这些方法也并非毫无缺点。即使经验丰富的医师在解读静脉造影影像时仍有困难,特别是对有静脉血栓形成既往史的患者。有静脉置管史的患者诊断常常比较困难,尤其是在有水肿情况下;专业的解读是正确诊断所必需的;注射造影剂本身有过敏风险和肾脏毒性;这一检查本身可能诱发静脉血栓形成;花费较高、侵入性及检查时的不适感使得系列研究可行性差。

由于静脉造影存在以上局限性,临床实践中引入了一些无创性检查方法。目前,双功能超声是应用最为广泛的无创性检查方法之一。磁共振成像(MRI)和计算机断层扫描(CT)已被证实可用于检测血栓,但费用较昂贵、设备缺乏和 CT 检查时需注射造影剂限制了它们的广泛应用。

(二) 双功能超声检查

双功能超声检查是多普勒静脉血流检测与实时 B 超显像的结合。自 20 世纪 90 年代末期以来,该检查被认为是诊断有症状的下肢 DVT 的主要无创性方法之一。有一些用于诊断静脉血栓

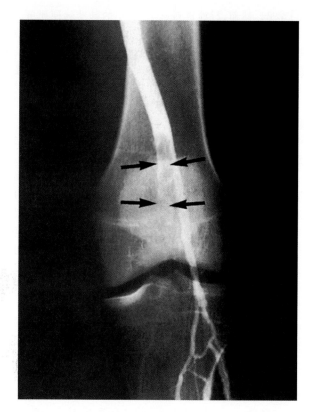

图 57-1   DVT 的静脉造影静脉造影图像显示腘静脉及远端股浅静脉中血栓所致的一处大的充盈缺损(箭头所指处)。此血栓造成很大的栓塞风险

的标准,其中最可靠的诊断标准为探头加压静脉时管腔不塌陷(图 57-2)。其他可靠性较小的标准包括静脉管腔有实性回声(电子图 57-1)、静脉扩张、随呼吸的血流充盈状况改变消失、Valsalva 动作时股总静脉(common femoral vein,CFV)血流无变化、彩色多普勒超声血流信号减弱或消失(电子图 57-2)及挤压腓肠肌时 CFV 血流无加速。Valsalva 动作和挤压腓肠肌时血流无加速均可提示挤压部位与被检部位之间的血流受阻。无实性回声并不能排除血栓,因为急性血栓可表现为无回声区(电子图 57-3)。

自 20 世纪 90 年代末期以来,多个研究证实,双功能超声诊断有症状的近端静脉血栓形成,敏感性和特异性均超过 95%。尽管针对有症状的患肢或股总静脉及腘静脉(非整个下肢静脉系统)的简化加压试验也被推荐,但这一方法节约的时间是有限的,并且某些孤立性股浅静脉和小腿静脉血栓可能被漏诊。有症状的急性静脉血栓患者中,约 5% ~ 10% 在其无症状的对侧下肢也可检出静脉血栓。虽然无症状的对侧静脉血栓检出对紧急处理无影响,但评估远期复发时具有意义。更为谨慎的一种检查方法是从患肢腹股沟韧带至腘窝处的全面检查,以及当有症状的患肢检出静脉血栓时检查对侧下肢静脉。

双功能超声探测有症状的下肢远端血栓(敏感性为 70%)和无症状的下肢近端血栓(敏感性为 50%)的精确性较差,因此主要用作对静脉血栓形成高危人群的筛查。当疑诊静脉血栓形成患者的超声检查结果为阴性时,1 周内 1 次或 2 次的连续监测有助于检出向近端延伸的静脉血栓。

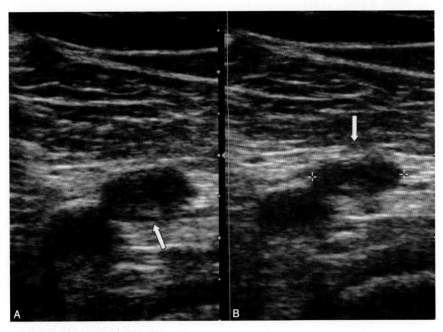

图 57-2　DVT 的超声图像图。A. 静止；B. 探头加压静脉时，显示股浅静脉不塌陷，管腔中有实性回声区域（箭头所指处），符合静脉血栓形成

（三）MRI

用于检测静脉血栓形成的 MRI 技术包括自旋回波磁共振、梯度回波磁共振和磁共振静脉成像。初步研究显示，MRI 的敏感性和特异性至少与双功能超声检查相当。MRI 的优势在于可评估盆腔静脉和腔静脉的全部静脉系统。缺点包括费用较昂贵、设备缺乏及受操作和解读的影响。

（四）CT

CT 用于独立检测静脉血栓形成是有局限性的。CT 静脉造影的敏感性和特异性与超声检查有良好的可比性，但存在造影剂相关风险和放射线暴露。CT 静脉造影的优势在于可使骨盆静脉和静脉腔的显像。联合 CT 静脉造影和 CT 肺动脉造影（CT pulmonary angiography，CTPA）的检查方法可用于评估 PE 的患者（见后文）。

（五）止凝血功能试验

快速精确诊断 VTE 的血液检测方法已成为研究热点。目前发现的血清学标志包括 D-二聚体、纤维蛋白单体、凝血酶原片段、凝血酶-抗凝血酶 III 复合物、纤维蛋白 B 片段和纤维蛋白。单独进行 D-二聚体测定或 D-二聚体测定联合其他无创检查方法已受到最严格的临床评价。D-二聚体测定对 VTE 诊断具有高度敏感性，但特异性较低；也就是说 D-二聚体升高不仅出现于几乎所有静脉血栓栓塞患者，也可出现于其他很多不同情况，包括高龄、妊娠、创伤、感染、产褥期、炎症反应状态和恶性肿瘤。因此，D-二聚体测定仅用于排除 VTE。已发现多种检测方法，敏感性波动在 80% 到接近 100%。高敏感度的检测方法，如酶联免疫吸附法（ELISA），可排除血栓栓塞，但因假阳性结果概率高而限制了其临床应用。

敏感性较低的检测方法（如乳胶凝集试验、红细胞聚集试验），不能单独用于排除血栓栓塞，但已成功应用于临床可能性评估或与其他无创性诊断方法的联合。虽然 D-二聚体测定有很高的潜在诊断价值，但可供选择的检测方法越来越多，各检测方法的敏感性和特异性存在差异，鉴别诊断价值不同并缺乏统一标准，限制了这种方法在临床的广泛应用，因为临床医生并不确定这一特定检测方法的预测价值。D-二聚体测定已成功用于一些不同的诊断思路中，标准化的、高敏感的检测方法所得的阴性结果已被证实，可安全用于对中低临床可能性的门诊患者排除静脉血栓。

（六）临床预测规则

关于静脉血栓和 PE 诊断方法的一个重大进步是技术类方法向应用 Bayesian 分析的方法的转变。在这种策略中，疾病预测的可能性由经验均值或标准化预测规则的特定测试计算所得，与概率比试验联合评估一个疾病可能性。这一可能性可用作临床判断的一个基础，特定水平的可能性可以排除或确诊疾病，或提示需再行其他诊断方法。这一诊断方法已被证实在非侵袭性检查时特别有用，因为非侵袭性检查的结果通常为一种可能性而非直接的结果。

静脉血栓的临床预测规则已得到验证。Wells 评分标准最早建立于 1995 年，随后经修订包含了 9 项临床特征。此评分标准可将疑诊静脉血栓的患者分层为 3 种可能性——高度、中度及低度，每种分层中发生静脉血栓形成的概率分别约为 3%、17% 和 75%。将此评分规则与下肢超声检查联合应用，低度临床可能性且超声检查阴性患者可安全排除静脉血栓形成，高度临床可能性且超声检查阳性患者可确诊静脉血栓形成。此方法很大程度减少了对静脉造影和连续性下肢静脉超声检查的需要。

Wells 评分规则已被再次修订至包含 10 项临床特征,可将门诊者分为临床高危和临床低危 2 种(表 57-2)。临床低危门诊患者,若灵敏检测方法测定 D-二聚体结果阴性时,DVT 可被排除,并减少了对超声检查的需要。通过联合一种临床预测规则和 D-二聚体测定阴性结果来排除门诊患者静脉血栓,在其他研究中也得到证实。应该强调的是,在门诊患者中得到验证的临床预测规则用于住院患者前应谨慎评估。

表 57-2　用于预测 DVT 验后概率的 Wells 评分规则

临床特征	得分
活动性癌症(过去 6 个月内曾接受抗肿瘤治疗或目前正在接受姑息治疗)	1
瘫痪、轻瘫或下肢近期石膏固定术后而不能活动	1
近期卧床休息 3 天以上,或过去 12 周内有需要全身或局部麻醉的重大外科手术史	1
深静脉系统分布周围有局部压痛	1
整个下肢肿胀	1
腓肠肌部位肿胀比对侧超过 3cm(测定部位于胫骨粗隆下 10cm)	1
局限于有症状肢体的凹陷性水肿	1
下肢浅表静脉扩张(非静脉曲张)	1
既往 DVT 病史	1
有非 DVT 其他诊断的可能性	−2
临床可能性	**得分**
高危 DVT	≥2
低危 DVT	0～1

引自 Wells PS, Anderson DR, Rodger M, et al: Evaluation of D-dimer in the diagnosis of suspected deep vein thrombosis. *N Engl J Med* 349:1227-1235,2003.

七、肺栓塞的诊断

诊断 DVT 的方法与诊断 PE 的诊断存在某些相似之处。其中最重要的相似处为单独的临床表现虽可提示疑诊,但不能用于确诊和排除诊断。将临床预测规则与非侵入性诊断方法联合,可很大程度减少对侵入性检查的需要。

(一) 常规实验室检查

常规实验室检查无法诊断 PE。虽然无任一实验室检查具有确诊栓塞的能力,但它们可为治疗干预提供有价值的附加信息和支持,还可确定其他诊断的存在。

大部分 PE 患者有异常的胸部影像表现。然而这些异常表现常常微小、非特异性,因此无诊断意义(图 57-3)。PIOPED 研究中,最常见的影像学异常为肺不张和肺部浸润影。通过识别影像学异常形态来诊断 PE 是有些困难的。虽然浸润影常贴近胸膜,但形态多样,并非都是楔形的(电子图 57-6)。虽然胸腔积液出现于几乎一半的患者,但大部分积液量少,仅出现肋膈角变钝。既往被认为是栓塞特异性的影像表现,如 Westermark 征(扩张的肺动脉伴远端肺血管纹理缺如,电子图 57-7)和 Hampton 驼峰(以胸膜为基底、凸面朝向肺门的楔形实变影,电子图 57-8)和 Fleischner 征(主肺动脉突出,电子图 57-9),未被证实有鉴别价值。对于有低氧血症和肺部主诉的患者,常规胸片有助于提供疑诊栓塞的信息,帮助排除其他混淆疾病。因此,胸片在疑诊 PE 患者中的主要作用在于排除其他疾病,如要行肺通气/灌注显像,还可评估肺实质病变。

同样的,心电图异常在 PE 患者中常见,但多样且缺乏特异性。最常见的心电图异常包括心动过速、T 波倒置及 ST 段异常。栓塞面积越大,心电图显示出更多的"典型"右心负荷增加的表现,包括 S1Q3T3 征、假性梗死(V1 出现 Qr 波)、完全性或不全性右束支传导阻滞或电轴右偏。窦性心动过速以外的节律异常少见,通常只出现在有心脏基础疾病的患者。

动脉血气分析虽然无决定意义,但有助于诊断。可表现为低氧血症,栓塞面积越大,低氧血症越严重。然而,还有许多其

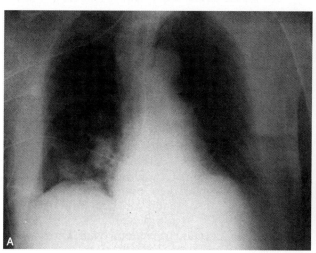
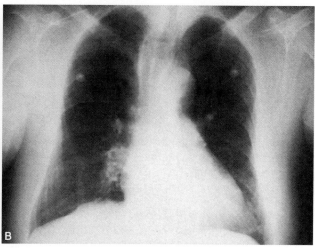

图 57-3　一位 PE 患者的胸片。A. 右下肺叶不张伴水肿所致的阴影,经肺动脉造影证实位于心脏后区域的 PE。B. 2 周后,阴影消失。(Courtesy MichaelGotway, MD.)

他情况也可引起低氧血症,且血栓不常引起低氧血症,甚至不引起肺泡-动脉血氧分压差($P_{A-a}O_2$)增大。低碳酸血症伴随血栓栓塞;相反地,高碳酸血症罕见于血栓栓塞。栓塞引起高碳酸血症仅出现于有显著通气功能障碍或因机械通气引起通气功能障碍的患者。

(二) 超声心动图

超声心动图是一种有价值的诊断 PE 的方法。临床上检出无法解释的右心室体积变大或压力负荷增加提示 PE 可能性,需进一步行确诊检查。包括右心室游离壁运动减弱而心尖部运动正常的一个独特的征象,被称为 McConnell 征(视频 57-1)。直接查见右心室血栓不常见(视频 57-2)。经食道超声心动图已被证实对检查肺动脉干及左右主肺动脉内的血栓具有高度特异性。同时对于不明原因晕厥伴中心静脉压升高征象患者,经食道超声心动图还有助于评估其他诊断的可能性,如右心室心肌梗死、心内膜炎、心包填塞及主动脉夹层。经食道超声心动图诊断 PE 的总体敏感性约 50%。因此,不能将它用作首选诊断方法。它可用于病情危重无法转运的疑诊巨大 PE 患者或有造影剂使用绝对禁忌证的患者。

(三) 肺通气/灌注显像

虽然肺通气/灌注(ventilation/perfusion,V/Q)显像有明显的局限性,但一旦出现两种决定性结果之一(正常或高度可能性显像),具有诊断价值。

首先,正常显像结果可排除 PE,具有与正常肺血管造影结果相同的准确性(图 57-4),比正常 CT 显像的准确性高。这一结论已被对比灌注扫描与肺血管造影的两大临床研究所证实,即 PIOPED 研究和 PISA-PED(Prospective Investigative Study of Acute Pulmonary Embolism Diagnosis)研究。在这两大研究中,正常的 V/Q 显像排除 PE 具有高度敏感性。即使在临床高度可能

性或病情危重的患者中,正常的 V/Q 显像的价值也无减小。

正常灌注显像的意义,如 PIOPED 研究和 PISA-PED 研究所报道的,与所有发表的纵向研究一致。一篇关于 PE 诊断方法的 Meta 分析计算出正常灌注显像患者中存在 PE 的概率为 0.3%。有研究对 188 名灌注显像正常的患者进行 PE 客观检测,证实无 PE。这些数据支持美国胸科协会、英国胸科协会、美国心脏联盟和欧洲心脏病学会的临床指南,均推荐正常 V/Q 显像可用于排除诊断 PE,有与肺血管造影相同的准确性。

第二,PIOPED 研究显示,V/Q 显像高度可能性结果(以多发肺段性不匹配的灌注缺损为特征)与约 87% 患者的栓塞事件有关;当同时存在栓塞临床高度可能性,阳性预测价值升至 96%(图 57-5)。

V/Q 显像的局限性很明显。例如,PIOPED 研究提供了几条不尽如人意的信息:①大部分疑诊栓塞的患者没有出现被认为是唯一有确定意义的显像表现,即高度可能性的结果或正常结果;②大部分已确诊 PE 的患者没有高度可能性的显像表现;③绝大部分无 PE 的患者并非正常显像表现;④临床上大量被判断为中度可能性(33%)和低度可能性(16%)的患者后来被血管造影证实有 PE。临床医师需意识到,低度可能性显像表现(电子图 57-11)具有误导性和潜在危险,因为 PE 患者也有表现为这种显像模式的可能。

为了提高灌注显像的特异性,包括 PIOPED 标准的传统解读标准依赖于灌注缺损的大小及数量和与之一致的通气显像。这样是为了将原发性肺血管阻塞(不匹配的灌注缺损)与肺实质病变引起的代偿性肺血管收缩(匹配的灌注缺损)相鉴别。PISA-PED 研究小组采用了一种根本上不同的判读方法,依赖于灌注缺损的形状而不管其数量及大小或与通气显像的关系。结果显示,采用这一方法可正确诊断栓塞,没有通气显像时,联合灌注显像和临床可能性评估可减少对血管造影的需要。对来自 PIOPED 研究中一部分 PE 患者进行分析,得到了相同的结论。

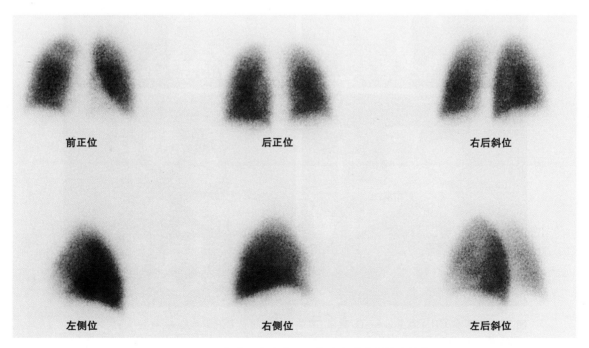

| 前正位 | 后正位 | 右后斜位 |
| 左侧位 | 右侧位 | 左后斜位 |

图 57-4　正常的六向肺灌注显像此表现能够排除栓塞

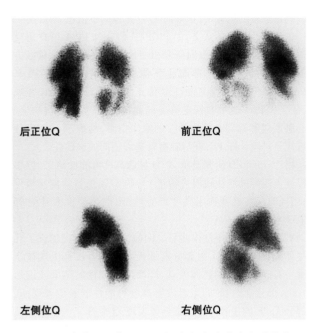

后正位Q　　　前正位Q

左侧位Q　　　右侧位Q

图 57-5　肺灌注显像显示双侧肺段或肺叶的大的缺损。通气显像(没有显示)和胸部影像学表现正常。这种图像很大程度与栓塞的存在有关

对于有 COPD 基础的 PE 进行诊断特别困难,因为这部分患者的 PE 临床表现与 COPD 的急性加重时临床表现具有高度相似性。遗憾的是,V/Q 显像在这部分患者中的价值比在普通人群中更受限,因为更多的显像结果是不确定的。然而,超过一半的显像表现为高度可能、正常或接近正常的 COPD 患者,其阳性预测值和阴性预测值与普通人群相等。

(四) CT 肺动脉造影

CTPA 是诊断 PE 的一个重大进步。与 V/Q 显像不同,CTPA 能直接看到肺动脉内的栓子,还可检出支持栓塞诊断的肺实质病变,或提供与患者主诉有关的其他疾病的线索(图 57-6,视频 57-3)。据报道,胸部 CT 显像诊断 PE 的敏感性波动在 57% ~ 100%,特异性波动在 78% ~ 100%。如此大的差异与可检出的血管近端的阻塞程度有关,部分与 CT 分辨率的提高有关,扫描时间更快,肺外带可视性更好,比上一代扫描仪产生运动伪影更少。CT 扫描诊断主肺动脉和叶肺动脉内血栓的敏感性和特异性均高于 95%。CT 扫描诊断段肺动脉及亚段肺动脉内血栓的敏感性和特异性均有所下降。一项研究中,即使排除无法评估的显像后,两位不同阅片者所报告的 CT 扫描诊断亚段肺动脉内栓塞的敏感性分别为 71% 和 84%。孤立性亚段肺动脉 PE 不常见,在不同的研究中,最多见于 30% 的患者。以上结果表明,主或叶肺动脉内与栓塞相一致的充盈缺损可用于诊断栓塞。相比之下,段和亚段肺动脉内的充盈缺损提示栓塞可能,但还需其他

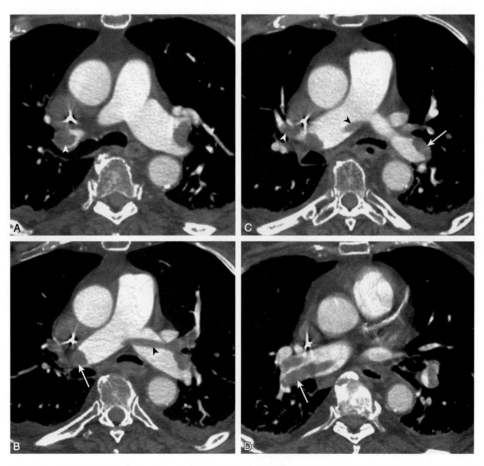

图 57-6　PE 的 CTPA 结果。A ~ D. 胸部 CT 肺动脉成像显示双侧肺栓塞,包括"马鞍样"栓塞(黑色箭头处,B 和 C);右肺上叶动脉内的栓子(白色箭头处,A 和 C);叶间动脉内的栓子(长箭头处,B ~ D)。完整 CT 结果的视频片段请见视频 57-3

客观检查结果来支持。无充盈缺损的存在减小了栓塞的可能性,但并不能排除栓塞的可能。对 CTPA 提示孤立性亚肺段栓塞的患者来说,治疗的重要性受到了争议,特别是对心肺储备良好及无 DVT 或持续性危险因素的患者。

尽管 CTPA 增加了诊断为急性 PE 的例数,但仍存在局限性。这种方法需要向血管内注入碘化造影剂,而此检查最常见的严重并发症就是由造影剂引起。在 CT 扫描过程中,通过外周注入的显影剂充填肺动脉管腔,在某一确切时间胸部得到显像。栓子表现为局部肺动脉内充盈缺损。如果专业地检查和判读,CTPA 能够确认肺段或更大肺动脉内的栓子(与 V/Q 一样)。然而,某些部位,如肺门,易出现假阳性结果。判读这些部位的栓子需要特别谨慎。更重要的是,CTPA 显示亚段肺动脉内栓子存在困难。在受试人群中,较小的栓子占所有 PE 的 20% ~ 30%,也正是 V/Q 显像最受限的那部分病例。

美国国立卫生研究院所建立的 PIOPED-2(Prospective Investigation of Pulmonary Embolism Diagnosis-2)研究凸显了 CTPA 的优势和局限性。在纳入 1090 名患者作为研究对象前,研究者排除了 350 名患者,因为他们存在不同程度肌酐水平异常,反映其肾功能不全,而肾功能不全会增加造影剂注射相关的风险。另外 272 名患者因为既往有造影剂过敏史而被排除。在试验过程中,有 6% 的显像因质量差而被排除。即使除去无法确定的显像后,胸部 CT 扫描的敏感性仅为 83%,因此很难有信心将其用作金标准与 CTPA 比较。

PIOPED-2 还因有长期抗凝治疗病史而排除了 976 名患者。这凸显了 CTPA 另一缺点,即管腔内充盈缺损在急性栓塞事件后可持续很长时间,所以这一检查无法轻易区分急性 VTE 与慢性 VTE。这具有显著的临床意义,因为急性栓塞后半年内的复发率为 7%,随后 5 年内的每年复发率为 3%。

最后,CTPA 将患者暴露于大剂量的放射物质。当前临床标准对女性乳腺释放的放射物质剂量范围为每次扫描 4 ~ 6cGy。这一剂量令人担忧,因为即使严格参照扫描标准,大部分 CTPA 评估结果为阴性。此外,因为 PE 有相对较高的复发率,患者通常在第一次栓塞后会再次行影像学检查。PE 发生率有所升高的年轻女性,受到乳房和肺部放射性损伤的风险特别大。

从临床方面(以结果为基础)来看,CT 扫描和 V/Q 显像有很多相似之处,当患者在不同情况下且病情稳定时,任一方法都可用于排除临床症状明显的 PE 患者。结果研究已证实,对 CT 扫描阴性且下肢超声检查阴性的患者撤销抗凝治疗,在表现为高度可能性以外的患者中是一种安全的策略。同样的,对 V/Q 显像表现为非高度可能性且下肢超声检查阴性的患者撤销抗凝治疗也是安全的,除非没有足够的心肺功能储备。最近一项对比 CT 扫描与 V/Q 显像用于疑诊 PE 处理的随机对照试验发现,这两种方法在排除临床上明显的 PE 方面能力相当。特异性方面,此研究发现,以联合正常 CT 扫描与下肢检查阴性结果为基础撤销抗凝治疗的患者和以联合非高度可能性 V/Q 显像与下肢超声检查阴性结果为基础或仅以非高度可能性 V/Q 显像为基础(无需下肢检查)撤销抗凝治疗的患者在结局方面无差异。然而,应该强调的是,这个结果研究仅针对相对稳定的患者。那些不稳定或心肺储备欠佳的患者可能需要更严谨的诊断来排除 PE。

(五) 单光子发射计算机断层扫描

单光子发射计算机断层扫描(SPECT)包括通过采集核素数据形成三维图像的核医学技术和通过发射射线形成三维图像的 CT 技术。SPECT 通气/灌注显像(SPECT-V/Q)诊断急性 PE 具有很大前景。断层图像可检出二维 V/Q 显像不易发现部位(如肺下叶基底部)的灌注缺损。研究显示,SPECT-V/Q 无法得出诊断性结果的概率为 0.5% ~ 3%。SPECT-V/Q 的另一优势在于发射至乳腺的放射物质量是 CTPA 发射量的 1/4。

虽目前缺乏诊断金标准使我们还不明确它的准确性,它对 PE 的诊断价值得到了一些研究的支持。SPECT-V/Q 在疑诊 PE 患者中检测结果与 CTPA 高度一致。SPECT-V/Q 诊断 PE 的敏感性和特异性为 95% ~ 100%。和 CTPA 研究一致,未进行抗凝治疗的 SPECT-V/Q 显像正常的患者预后良好。SPECT-V/Q 显示对临床诊断 PE 高度敏感。

SPECT-V/Q 显像是一项具有前景的技术,但目前尚无广泛研究证实它可替代 CTPA,成为 PE 的首选诊断方法。该方法对于 CTPA 无法得出诊断性结果或需低剂量放射线暴露的患者可能特别有用。它也可用于 PE 的随访,对检出和定量充盈缺损均有价值。

(六) 下肢静脉评估

多数 PE 起源于 DVT,因此对患者进行下肢近端静脉血栓检查对 PE 的诊断十分重要,具有诊断意义。对于没有临床征象的下肢超声阳性结果,应审慎解读,特别是临床低度可能性患者。因为高度敏感的检查方法仍可能出现假阳性结果。若无腿部相关症状和危险因素,下肢静脉超声很少出现阳性结果。在疑诊 PE 患者中的阳性率为 20%,在确诊 PE 患者中的阳性率为 50%。因此,下肢超声检查正常时,不能排除 PE。CTPA 同时进行 CT 静脉造影可检出股静脉至腘静脉的血栓,其准确性与双功能超声检查相当。然而这两种 CT 血管造影结合具有很大难度,且显著增加了盆腔的放射线剂量。

(七) D-二聚体测定

D-二聚体测定在 PE 诊断中的应用限制与其在 DVT 诊断中相同。该检测特异性不高,使得其作为一种排除性标准在门诊患者中广泛应用。但已得到证实的是,临床低度可能性 PE 患者中,D-二聚体正常可排除诊断 PE。虽有研究显示高度敏感检测方法测定的 D-二聚体结果正常时,可排除任何临床可能性 PE,但仍需临床验证。

(八) 肺血管造影

文献报道,肺血管造影对大多数疑诊 PE 可确诊或排除诊断。但它应该用于无创检查方法无法确诊或排除的患者和不进行抗凝治疗危险的患者。与静脉造影一样,肺动脉造影作为金标准有一定局限性。首先,该检查为侵入性,有风险,特别是右心衰患者。然而,实际风险没有想象中的大。有严密监测和专业医师情况下,肺动脉造影是安全的。

虽然肺血管造影的危险是理论上的,该检查程序上还有其他的局限性。其中一个是可行性:肺血管造影需在一个具有专门设施的地方进行,因此患者必须转运。在一些机构,后勤方面的问题很小,而在另一些机构,这方面问题可能很多。另一局限是对结果的正确判断。肺动脉造影影像的解读很大程度受到以下 3 个因素影响:血栓栓塞的部位,影像的质量,判读者的经验。只有 2 种血管造影表现可诊断为急性栓塞:静脉管腔内充盈缺损和静脉显影突然中断(图 57-7)。技术对于正确诊断也十分关键。流动伪影可能被错误地判读为充盈缺损。好的血管显影和充盈缺损的持续存在是必需的。

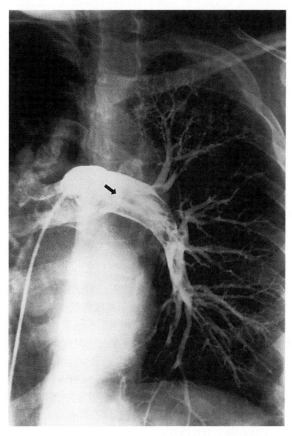

图 57-7　PE 的肺血管造影影像左侧肺动脉造影显示出左肺动脉(箭头所指处)、上叶动脉及下叶动脉内广泛的充盈缺损,符合 PE 诊断

虽然对风险的担忧不是肺血管造影的绝对禁忌,但其操作和价值方面依然有明显的局限性。奇怪的是,很少有人因为风险而反对为冠脉血栓形成或局部缺血患者进行冠脉造影,而因风险反对对疑诊 PE 患者进行肺血管造影则更为常见。考虑到未得到诊断和治疗的 PE 病死率超过心肌梗死,临床实践中更应积极进行相关检查手段。

(九)临床预测规则

如同对于静脉血栓形成的诊断一样,临床预测规则的发展有助于 PE 的诊断。不同复杂性的标准化预测规则已得到评估和发布。简化的标准化预测规则(表 57-3)包含门诊/急诊患者易获得的信息。复杂的预测规则包含更多的临床变量,需要对影像学和心电图数据进行专业解读。或者,临床医师可以做主观的("格式塔")PE 可能性评估。将"格式塔"理论实施于有意且独立的后续试验中,发现它具有与临床预测规则相当的敏感性。

表 57-3　用于预测 PE 验后概率的 Wells 评分规则

临床特征	得分
DVT 的症状和体征	3.0
非 PE 的其他诊断可能性较小	3.0
心率>100 次/分	1.5
制动或 4 周内有外科手术史	1.5
既往 DVT 或 PE 病史	1.5
咯血	1.0
恶性肿瘤(已诊断或既往 6 个月内经治疗或目前处于姑息治疗中)	1.0

临床可能性	得分
低危	0 ~ 1
中危	2 ~ 6
高危	>6

引自 Kearon C: Diagnosis of pulmonary embolism. *CMAJ* 168: 183-194, 2003.

虽然无论是经验性的还是标准化的可能性评估都不能用于临床上一定程度确定 PE 的确定诊断与排除诊断,但它们可将患者进行可能性分层。通过联合这种推测所得的临床可能性与无创诊断检查结果,确诊和排除栓塞的诊断准确性都得到很好的提高,超过了单独使用临床可能性评估或无创诊断检查。另外,临床预测规则的合理应用与 D-二聚体测定很大程度减少了需要行胸部影像学检查的患者数量。

总之,几乎所有的诊断方法都可用于疑诊 VTE 患者。临床医师必须理解并接受的是,很多种方法都可利用,而且必须采用阶段式诊断策略而非单一某种诊断方法来确诊或排除诊断(图 57-8)。此外,临床医师还必须理解的是,这些步骤是必要的,且可能救命的。对遭受栓塞事件患者,撤销抗凝治疗会将他置于复发甚至致命的危险中。对没有栓塞事件的患者进行经验性抗凝治疗会导致不必要的住院和治疗,将患者置于出血并发症的危险中,并影响未来健康保健费用。最后,临床医师必须理解到,将用于门诊患者的临床预测规则用于健康状态较差的住院患者时,可能出现不同的阳性预测值。

目前已有很多用于排除或确诊 PE 的策略。因为诊断步骤的起始点开始于临床疑诊,接下来的讨论集中于那一点。临床实践中有很多不同的情况,包含 CTPA 或 V/Q 显像作为首选客观检查方法的策略也应考虑到。

临床高危(可能性大于 70%)的疑诊 PE 患者中,CTPA 阳性,或 V/Q 显像或 SPECT-V/Q 显像高度可能性结果被认为诊断 PE 有高于 95% 的准确性,而正常灌注显像(二维或 SPECT)可排除诊断。其他所有患者(非高度可能性二维灌注显像或 SPECT-V/Q 显像,或 CTPA 正常)可进行下肢评估。阳性结果可确立诊断。其余患者可采用一些策略,如进行连续性下肢评估。阴性结果虽然无法排除栓塞诊断,但可提示复发可能性小。或者,可进行肺血管造影。后者特别适用于有心肺基础疾病的不稳定的患者,其复发的后果很严重。

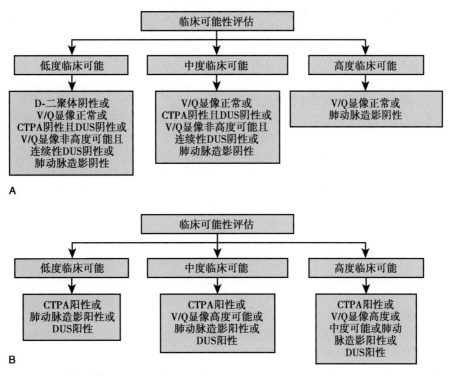

图 57-8　能够排除和确诊 PE 的诊断策略。CTPA,CT 肺动脉造影;DUS,多普勒超声检查;连续性 DUS,连续性多普勒超声检查(一周内进行 1~2 次重复检查);V/Q,通气灌注显像

当考虑到临床评估,CTPA 的预测价值差异很大,特别是当临床评估与 CT 结果不一致时。CTPA 在低危患者中的阳性预测值和高危患者中的阴性预测值均在 60% 以内。临床低危患者中,高度敏感性 D-二聚体测定阴性、CTPA 阴性、V/Q 显像正常都能排除此病的诊断。在那部分相同患者中,确诊可通过下肢多普勒超声显示近端 DVT 或通过肺血管造影。V/Q 高度可能性或 CTPA 阳性时,特别是栓塞部位位于段肺动脉以及更远端时,对诊断应有所怀疑,并进行另外的检查。

某些特殊的情况可采用特殊诊断方法。已存在严重肺实质或气道疾病时,V/Q 显像应用受限,因为显像结果不具诊断作用的可能性很高。虽然在有潜在肺部疾病患者中高危患者出现显像结果的阳性预测值和正常或接近正常的显像结果的阴性预测值与普通人群相似,这部分患者描述结果有限。这种情况下,CTPA 或 SPECT-V/Q 作为初始诊断检查是合理的。近年来,CT 扫描所需的碘造影剂使用已有所减少,但对于已存在肾功能不全的患者仍存在放射造影剂诱发的肾病的风险,特别是合并糖尿病时。在这部分患者中,SPECT-V/Q 可作为诊断检查方法的选择。如果它无法进行或不能确诊,则可采用多普勒超声和 V/Q 显像的策略。

VTE 是孕产妇死亡的首要病因。然而,放射物质对胎儿的潜在风险限制了暴露于放射线下诊断方法的批准。因此,多普勒超声检查是一种更合适的首选诊断方法。如果超声检查结果是阴性,诊断评估应像之前提及的,以临床可能性评估为基础,以 V/Q 显像或 SPECT-V/Q 显像作为第二诊断方法。CTPA 诊断妊娠相关性 PE 的准确性与 V/Q 显像相当,但母体放射物质剂量(CTPA 7.3mSv vs V/Q 0.9mSv)更高。然而,有数据显示,CT 扫描的婴儿放射物质暴露与 V/Q 显像相当,甚至比后者小。

八、静脉血栓栓塞症的预防

20 世纪 80 年代末期以来,VTE 领域中最为突出的变化之一为对预防的强调,这一强调是完全合理的,应作为现代化疾病管理的基础。目前认为,预防 VTE 是成功防治 PE 的唯一有效手段。通过获取相关信息和掌握相关方法是可以实现制定综合预防策略的。

制定这一策略,必须有三个基本因素:①危险人群必须明确;②血栓栓塞风险增加的持续时间必须查明;③有效的、低风险的预防方法必可行。明确 DVT 及 PE 的危险人群,按危险因素可分为高、中、低危。此外,各种各样安全、有效的预防方法是可行的。应该强调的是,出院后 VTE 的发病率随着住院时间缩短而有所增加。血栓栓塞的风险并非一定在出院时或降低治疗强度时就消失。对于急性住院(如大型骨科、腹部和骨盆手术)而出院时仍存在持续性血栓形成倾向的患者,其预防应持续至风险得到解除。

预防策略的目标在于识别患者的血栓栓塞风险的级别,并使预防强度与风险级别相匹配。虽然各种各样的预防方案已得到研究和应用,但是目前仅有 4 种用于急性期治疗的方法被证实有效:低剂量的普通肝素、低分子肝素、间歇充气压缩泵和华法林。

(一) 低剂量的普通肝素

低剂量普通肝素作为一种预防方法,得到了广泛的研究。每 8 小时或 12 小时皮下注射普通肝素 5000 个单位,一旦出现明显的 DVT 风险就开始使用,并持续至风险解除。这一方案已显示出可减少低到中危患者中 DVT、PE 及致命性 PE 的发病率,例如进行了需要 30 分钟以上全身麻醉手术治疗的患者和需要卧床休息数天的患者。但是,这种预防方法对于血栓栓塞风险级别更高的患者并不是最有效的,如髋关节骨折、髋关节脱位、前列腺手术或重大创伤患者。此外,虽然大多数患者使用低剂量普通肝素的出血风险是理论上的,但有一部分患者存在使用肝素的禁忌证(如有活动性出血、出血倾向、出血性脑卒中、进行脑部或眼部手术)。预防性使用肝素之前,应先筛查血小板计数、部分凝血酶原时间和凝血酶时间。然而,治疗过程中凝血试验的监测没有作用,因为这种试验并不能反映此方案的安全性和有效性。相对而言,至少每周一次的血小板计数监测似乎是更佳的选择。

(二) 低分子肝素

LMWH 制剂是另一种预防选择。一项对比 LMWH 和普通肝素在普通内外科患者中预防有效性的临床试验中,LMWH 的预防有效性并不优于普通肝素,尽管 LMWH 发生出血并发症可能减少,但是这可能只是一个剂量效应。LMWH 在一些高风险患者中的预防有效性似乎高于普通肝素:髋关节或膝关节置换术、脊椎损伤、缺血性脑卒中和多发创伤患者。LMWH 经肾脏清除,因此肾功能不全患者应慎用。

(三) 充气压缩装置

另一种被广泛评估过的有效的预防方法是腿部机械压力装置。这些装置周期性(每隔一分钟或两分钟)通过空气梯度加压于腿部。目前有很多这类装置,包括大腿和小腿的长筒装置、小腿压缩装置和连续性加压装置。充气加压装置还有很多未解决的问题,如各种装置有效性具有差别且原因目前尚不清楚,其次它的有效性是否跟风险增加有关也不清楚。然而约 2/3 的研究证实它能降低 VTE 的发生率。充气压缩装置是否跟普通肝素一样在普通内科、外科、妇产科和泌尿外科患者中有效尚不清楚,但是它是存在药物预防禁忌证患者的一个有效选择。在高危患者中,联合应用机械措施和药物措施比单用药物预防措施能够减少 50% ~85% VTE 发生率。

(四) 华法林

华法林和其他抗血栓药物一样,在出现危险因素初期即用,已被证实有效、安全。然而,抗血栓药物并没有获得广泛的认同,华法林应用需要仔细监测。内科医生的经验表明,华法林相关的出血风险比文献报道的更高。在髋关节置换患者中,华法林被证实有效,并得到广泛认同。有两种用药方式被广泛使用:手术前每天小剂量使用,逐渐增至治疗剂量,或手术后启动。LMWH 优于华法林,虽然出血风险更高。在髋关节或膝关节置换术患者,其有效性与住院时间相关。已证实,髋关节或膝关节置换术的患者血栓栓塞风险会持续到出院后 4~6 周。因此,延长预防时间是合理的。

(五) 磺达肝癸钠

磺达肝癸钠,一种选择性抑制活化 X 因子(X a 因子)的合成戊糖,在一些试验中被证实对进行下肢骨科手术患者预防 VTE 有效。与普通肝素和低分子肝素一样,磺达肝癸钠与抗凝血酶结合并增强其活性。因为其较小的分子量,磺达肝癸钠仅仅增强抗凝血酶介导的 X a 因子失活作用。磺达肝癸钠具有几乎 100% 的生物利用度和比 LMWH 更长的半衰期。

(六) X a 因子和凝血酶的直接抑制剂

最近,已有一些合成型口服凝血酶抑制剂能够使用,包括利伐沙班(特异性活化 X 因子直接抑制剂)、达比加群(凝血酶直接抑制剂)和阿哌沙班(特异性活化 X 因子直接抑制剂)。在膝关节或髋关节手术患者与 LMWH 依诺肝素对比的随机对照试验中,口服凝血酶抑制剂表现出不同程度的预防效果。在骨科患者 VTE 的预防上,口服凝血酶抑制剂不差于依诺肝素,出血风险更小。但是,使用中有两点非常重要的注意事项。第一,如果发生临床相关出血事件,无特效抗拮药物,这是其用于 VTE 预防的一个主要限制,特别是在出血风险较骨科患者可能更无法预估的内科住院患者中。第二,相对于普通肝素和 LMWH,此类新型药物增益有限,但价格昂贵,在广泛应用时效价比的问题必须考虑。

无法接受药物或机械性预防措施的高危患者要预防 PE 时,还有一种可采用的方法。创伤范围很广的人往往存在这一问题,特别是存在骨盆、四肢骨折和内脏、颅内出血患者。对于这部分患者,预防性安置下腔静脉滤器可保护其免受可能出现的无法阻止的栓塞发生。

综上,考虑到可采用的有效预防方法很多,大多数有静脉血栓形成风险的患者可得到有效保护。然而,调查证实在风险人群中预防措施并未得到充分利用。许多不同的原因造成依从性差,过度担心预防性药物使用相关的出血风险似乎是一个阻碍。此外,在任一内科医生的经历中致死性 PE 通常并不常见,这减少了风险认知。最后,预防措施常常要从属于患者较为突出的入院诊断和治疗着手。不管是什么原因,如果要对 PE 相关的患病率和死亡率产生实质影响,必须增加预防措施的使用。预防措施不仅应该被应用,而且应该与血栓栓塞风险成比例。

九、静脉血栓栓塞症的处理

基本处理策略主要由已知的发病机制、病理生理变化以及静脉血栓形成与 PE 的自然发生史所决定,这些已在上文中做了阐述。

(一) 普通肝素和低分子肝素

肝素,即普通肝素和低分子量肝素(LMWH)仍是静脉血栓形成和无血流动力学障碍 PE 的主要治疗手段。基于临床表现和实验室检查高度疑诊栓塞时,应立即开始肝素治疗,无需等待诊断确认,除非抗凝治疗会给患者带来很大风险。

数据显示,内科医师在进行普通肝素治疗管理时,患者的抗凝水平常常低于目前文献中所推荐的水平。为了克服这些问题,建议采用标准化的肝素给药方案和监测。现已发表了若干不同剂量静脉内肝素给药方案,均已被证实比非标准化给药方案能更快达到治疗阈值。其中应用最广的是一种根据体重计算剂量的静脉内给药方案,即初始剂量 80U/kg 后,维持以 18U/

(kg·h)的剂量。

无论采用哪种方案,通常在初始大剂量给药后6小时、每次剂量调整后6小时和以后治疗过程中的每天进行活化部分凝血活酶时间(aPTT)检测。因为将aPTT严格维持在某一特定范围内似乎并不增加药物疗效和安全性,所以剂量一旦稳定于治疗范围之内,无需频繁调整。aPTT的治疗范围对应的肝素水平为0.2~0.4U/ml(硫酸鱼精蛋白滴定法)或者0.3~0.7U/ml(抗Xa因子分析法),可能因所用试剂灵敏度以及凝血分析仪不同而有所差异。假如aPTT数值的变异与试剂和分析仪的不同有关,应当进行个别机构的验证,以确定aPTT治疗范围。也应当认识到在治疗过程中肝素需求量有递减的趋势,这会引起aPTT水平的升高。对于具有肝素抗性(定义为肝素需求量>40 000U/d)的患者,用抗Xa因子分析法进行肝素监测似乎更安全和有效,并且使肝素剂量的增幅小于aPTT监测。

有趣的是,超过疗效范围的aPTT值与临床上重要的出血发症风险增加无关。目前并无直接证据表明,根据肝素的绝对剂量或者aPTT水平可预测出血的可能性。相反,肝素治疗过程中出现的出血似乎与合并疾病有关,如肾病、过量饮酒史、阿司匹林使用、此前的外科手术或消化性溃疡。因此这些数据支持足量使用肝素。事实上,早期未能对患者使用足量肝素进行治疗似乎对血栓栓塞复发具有长期和短期的影响。但是,关于与肝素剂量无关的aPTT水平本身是否与高复发率有关,或者严格来说是否是本身用药剂量不足的问题,目前尚存争议。

皮下注射LMWH广泛用于治疗VTE,这是因为它具有高生物利用度以及较长的半衰期,从而可采取一日一次或一日两次的用药策略,同时可根据体重而无需通过aPTT监测来进行剂量调整。事实上,同样的用药策略也适用于皮下注射普通肝素(高剂量给药)。已有研究证明,在静脉血栓形成和PE患者中,以固定剂量进行普通肝素皮下注射给药,初始剂量为333U/kg,随后剂量为每12小时250U/kg,已被证实与LMWH同样安全和有效。临床医生必须认识到,在某些特定临床情况下,LMWH给药可能并不是优先选择的治疗手段。标准化用药对具有极端体重的患者可能存在问题;该药物通过肾脏清除,因此对于肾功能不全患者来说,需要进行剂量调整和根据抗Xa因子水平进行监测;该药物的抗凝作用无法简单监测;存在一些人群(例如出血风险很高的患者),较长的药物半衰期并不会产生理想的效果;硫酸鱼精蛋白逆转抗凝作用的能力尚不明确;而且药物费用远远高于普通肝素。

临床试验已证实LMWH制剂在静脉血栓患者中的安全性与疗效与普通肝素相当。在受试患者中,皮下注射固定剂量LMWH比静脉注射调整剂量的普通肝素更为安全和有效。但是,皮下注射固定剂量LMWH其安全性和有效性与皮下注射调整剂量或固定剂量的普通肝素均相当。临床试验还证实大多数急性静脉血栓形成患者可使用LMWH进行安全地门诊治疗,这类门诊治疗可降低总体医疗费用。但是,不是所有的静脉血栓形成患者均可或应当进行门诊治疗。由于出血风险较大、依从性问题、肾衰竭、重大合并症、心肺功能储备不足以及随访不便等原因,约有50%的患者不能接受门诊治疗。此外,使用普通肝素和LMWH两种制剂进行治疗的患者在治疗早期可能发生栓塞。尽管这种情况在住院条件下的发生几率会降低,但是复发的潜在后果在住院条件下可能会得到更迅速的检出和处理,尤

其对于已有心肺疾病的患者更是如此。

Hestia研究证明了对急性PE患者进行门诊治疗的可行性,这些患者血流动力学稳定(无需进行溶栓或取栓手术),出血风险低,无低氧血症,无重度肝肾功能障碍,无重度疼痛或其他住院治疗理由,并且在接受抗凝剂治疗或怀孕时未发生PE。满足这些标准的患者中有大约四分之一接受了短暂的住院治疗以进行评价,并且在24小时之内即出院。门诊治疗的Hestia标准甚至对于有CTPA右心室肥大证据的患者也有效,只要这些患者的血流动力学稳定。即使在那些最初需要住院治疗的患者中,住院时间也会在他们病情稳定时通过快速转为门诊治疗而大大缩短。

对于肝素/LMWH治疗的持续时间,研究显示在近端静脉血栓形成患者中进行5天疗程治疗的复发率与10天疗程治疗相同。当然,这种情况的假设条件是早期即开始使用华法林并在停用肝素之前连续2天在治疗剂量范围内进行治疗,这是一个通常难以实现的目标。短期的肝素治疗可能在无并发症的PE患者中获得了相似的疗效。但是,建议对患有严重PE或延伸性髂股静脉血栓的患者进行更长疗程的治疗。

普通肝素和LMWH治疗的主要并发症为出血和血小板减少。除了既往暴露史之外肝素相关性血小板减少并无其他患病因素,其发病频率与普通肝素或LMWH使用频率相同。与肝素给药相关的血小板减少有两种类型:①早发病型(1~5天),这是一种非免疫介导的血小板计数减少(Ⅰ型),据信是肝素在血小板上的累积效应;②晚发病型(≥4天),这是一种免疫介导的血小板减少(Ⅱ型),可能与静脉和动脉血栓有关。免疫介导型的血小板减少还可在患者开始治疗的一天之内发生,此类患者在此前100天内已经使用过该药物。伴有肝素相关性血小板减少的血栓发病率似乎比较低,但是当其发生时会出现很高的发病率和死亡率。因此,一旦出现这种诊断疑似病例应当立即停用肝素。如果通过功能性分析或是免疫分析确认为Ⅱ型肝素相关性血小板减少症,仅仅停用肝素也可能会导致不良结局。目前存在多种治疗选择,包括直接凝血酶抑制剂(重组水蛭素或阿加曲班),这些药物不会与肝素抗体发生发应;或是达那肝素,这种药物与肝素发生体内交叉反应的频率很低。普通肝素与LMWH之间的交叉反应较为常见,因此应当避免同时使用这两类药物。

(二)磺达肝癸钠

使用磺达肝癸钠进行PE和DVT的起始治疗是安全且有效的。这些临床试验中所采用的给药方案非常简单:对于体重在50~100kg之内的患者(85%的病例)每天一次皮下注射7.5mg。对于体重不足50kg的患者将剂量减至5mg,对于体重超过100kg的患者将剂量增至10mg。与普通肝素和LMWH一样,治疗持续至少5天,在此期间同时服用华法林。5天后,一旦华法林见效,立即停止磺达肝癸钠治疗。在一项急性近端下肢DVT治疗的双盲随机试验中,此治疗方案对于预防有症状VTE复发的疗效与依诺肝素(1mg/kg体重,每天两次)相同。一项非盲随机临床试验对同一磺达肝癸钠治疗方案和静脉注射普通肝素(采用标准化aPTT驱动剂量调整方案)治疗PE进行了比较。两种治疗方法的临床效果似乎相同:磺达肝癸钠组和标准治疗组在VTE复发率、出血、整体死亡率或PE引起的死亡率方面均无显著的差

异。值得注意的是,由于其水平接近肾脏总清除率,磺达肝癸钠在肾功能不全患者中可能会累积至危险水平。

(三) Xa因子和凝血酶的直接抑制剂

利伐沙班(rivaroxaban)是Xa因子的一种合成抑制剂,可在VTE治疗的急性期中使用。它与注射药物(普通肝素、LMWH和磺达肝癸钠)不同,是一种直接抑制剂。因此,该药物不依赖于机体的抗凝血酶来灭活血栓。另一个重要的差异在于该药物在口服时能很好的被吸收。利伐沙班可安全而有效地用于PE和DVT的急性期治疗和3个月随访期治疗。但是,使用利伐沙班进行VTE急性期的治疗要持续3周,这与使用注射药物时进行急性治疗期的治疗持续时间较短正好相反。

每日一次或两次口服利伐沙班时的高生物利用度和药代动力学可预测性,以及无需根据INR值进行剂量调整的用药安全性均是这种药物的优势所在。利伐沙班可通过肾脏和肝脏两种途径清除,包括细胞色素P450介导的代谢。在此前列出的试验中,患有严重肾功能或肝功能不全的患者被排除。利伐沙班还与抑制细胞色素P450 3A4的药物,如唑类化合物或HIV蛋白酶抑制剂,存在潜在的药物相互作用。

(四) 下腔静脉滤器

支持使用下腔静脉滤器(图57-9)的科学证据非常有限。在VTE治疗中放置滤器的已知的适应证包括:①在有传统抗凝治疗禁忌证(近期手术、出血性脑血管意外、活动性出血、肝素相关性血小板减少等)的急性VTE患者中预防PE发生;②在已证明传统抗凝治疗无效的急性VTE患者中预防PE发生;③保护已受损的肺血管床以免进一步发生血栓栓塞(巨大PE、慢性血栓栓塞性肺动脉高血压)。最近一篇关于全国住院数据库的综述显示进行了下腔静脉(IVC)滤器放置的不稳定PE患者与未接受IVC滤器放置的患者相比具有更高的生存率,这一结果支持了第3种适应证。

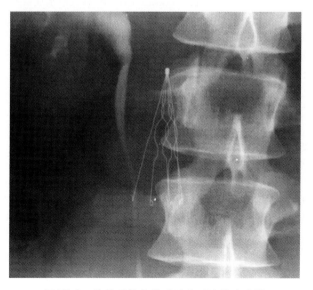

图57-9 放置于肾静脉下端的下腔静脉滤器

无论使用何种类型的滤器,滤器放置术引起的死亡率都非常低。IVC滤器放置术的非致死性并发症包括:①与插入过程相关的并发症;②位于插入部位形成静脉血栓形成;③滤器移位;④穿过下腔静脉血管壁的滤器腐蚀;⑤下腔静脉阻塞。大多数具有重要临床意义的并发症与位于插入部位的静脉血栓形成和下腔静脉阻塞有关。

不应将滤器放置术视为治疗VTE的唯一手段,除非存在抗凝治疗的绝对禁忌证。尽管可以保护肺血管床,但是滤器放置并不能抑制已有静脉血栓的扩展或减轻全身性血栓前状态。较小的血栓可通过专利滤器或已阻塞滤器周围的旁侧通道;此外,血栓还可贯穿滤器本身。一项研究证明放置下腔静脉滤器能够降低早期PE的发生率。使用滤器的益处在某种程度上可被2年内DVT复发风险的增加所抵消,但一项8年的随访研究并未显示复发或血栓后综合征的风险增加。可取出式滤器的发展表明这种干预手段将不再是无法逆转的,但至今仍未开展,因为这一治疗策略安全性和有效性仍需大量随机临床试验所评估。考虑到这些因素,如果不存在禁忌证或是一旦消除了现有的出血风险,则应当在滤器放置术之后采用长期抗凝治疗。

十、大面积肺栓塞

大面积肺栓塞(高危PE)的高病死率促使我们单独思考对其的诊断和治疗方法。巨大PE的诊断主要根据血流动力学状态,并非单纯的解剖定位。此观点得到尿激酶治疗临床试验中的病死率数据所支持。虽然解剖定义上的大面积肺栓塞更有可能发生血流动力学改变,但并非所有大面积肺栓塞都会导致循环功能不全。出现休克的PE患者,不管采取何种干预方法,有近30%的病死率,且与血管阻塞程度无关。

(一) 风险分层策略

急性PE的死亡风险主要受栓塞前状态和临床严重程度影响。可通过临床评分系统评估其风险。肺栓塞严重程度指数(Pulmonary Embolism Severity Index, PESI)评分是根据患者人口统计学特征(性别、年龄)、合并的疾病分析(癌症、心衰、慢性肺部疾病)和心肺状态相关的体征(心率、收缩压、呼吸频率、体温、精神状态、氧合情况)进行危险分层的一种评分系统。PESI评分将PE患者分为5个不同危险程度等级。每一等级相关的死亡率在各人群中显著一致。Ⅰ级的死亡率为0%~1.6%,Ⅱ级的死亡率为2.0%~3.5%,Ⅲ级的死亡率为6.5%~7.7%,Ⅳ级的死亡率为10.4%~12.2%,Ⅴ级的死亡率为17.9%~24.5%。简化PESI(sPESI)的指标包括年龄、癌症、慢性心肺疾病、心率、收缩压、SaO_2,其价值与原始版一致。虽然评分系统被广泛运用,但是临床评估永远是最重要的。一个具有严重PE的患者尽管具有较低的PESI评分,但是患者应当根据临床症状被严格进行临床管理,而并非只看评分本身。

超声心动图及其他方法已证实可用于危险分层。PE的短期死亡风险与诊断时即存在的低血压密切相关,而低血压是右心功能不全的继发、有潜在致死可能的临床征象。因此,经胸壁超声心动图和生化标志物(如血清肌钙蛋白、血清尿钠肽)已被证实可用于评估PE患者的右心功能。临床研究显示,虽以上方法虽可鉴别预后良好者与预后不良者,但采用单一试验无预测能力。

血流动力学发生改变的大面积PE的治疗方法应解决肺血

管栓塞所引起的病理生理改变,不管栓子解剖上是否巨大。危重患者在进行特异性诊断和治疗时,不应过分忽视基本治疗。吸入氧气可缓解低氧性肺血管收缩,而后者可能引起肺动脉高压。气管插管和机械辅助通气可改善氧合,并减少代谢需要。虽有建议容量复苏的,但前负荷过重可引起右心室进一步扩大和右心室室壁张力进一步增加,导致冠脉灌注减少和右心室心肌缺血。也有推荐正性肌力药物对升高血压很有用,确保冠脉灌注和改善右心功能不全。虽有推荐将中心血流动力学监测应用于严重低血压患者,但对于巨大 PE 患者应谨慎,因为经股静脉置入导管和漂浮导管可能导致血栓脱落并进入右心。

巨大 PE 的主要治疗目的应为减轻肺血管阻塞。肺血管床严重的病理生理改变使预防复发十分重要。若有条件置入滤器,滤器的置入并不干扰对巨大 PE 的首要处理。所有血流动力学改变的巨大 PE 均应考虑滤器置入。

(二) 溶血栓治疗

溶栓剂在急性 PE 中的应用一直存在争议。纤维蛋白溶酶原激活剂虽可加速血栓溶解,但无确切证据显示它可降低死亡率、提高 7 天时最终溶解程度、减少 VTE 复发率、改善临床症状及降低血栓栓塞性肺动脉高压的发生率。使用溶栓剂毫无争议的风险之一为增加出血风险,包括颅内出血。文献报道,PE 或心肌梗死患者出现颅内出血的风险为 0.5% ~ 2%。

若无溶血栓治疗禁忌证,溶栓治疗仅限于那些加速溶栓可以救命的 PE 患者(如有血流动力学改变或肝素治疗过程中出现血流动力学改变)。右心腔内的血栓所导致的栓塞,应进行溶栓治疗。目前,超声心动图有右心功能不全,但无血流动力学不稳定者不是溶栓治疗的适应证。近 1/3 的 PE 患者超声心动图有右心功能不全的表现,没有证据证实仅靠这一检查改变治疗方案。没有必要将所有患者置于出血风险中。

(三) 肺栓塞取栓术

肺栓塞取栓术在急性大面积 PE 中的应用也存在争议。血流动力学改变的解剖性大块或亚大块 PE、无心脏骤停的 PE、无溶血栓治疗绝对禁忌证的 PE,应先进行积极内科治疗,包括栓子加肝素。存在抗凝和溶血栓绝对禁忌证的血流动力学改变者、心跳呼吸骤停者(行肺栓塞取栓术死亡率更高)及包括溶血栓治疗的积极内科治疗无效者,应考虑肺栓塞取栓术。

经皮介入治疗来缓解肺血管阻塞和减少右心后负荷的思路吸引着众多的研究者。导管介导的介入治疗可通过机械性的破坏和抽吸、注入纤维蛋白溶酶原激活剂或同时两者。回顾性临床研究显示,导管介导的介入治疗的出血风险比全身性使用溶栓剂大。然而,无随机对照试验显示经皮介入的直接溶栓比其他治疗方法好。

十一、栓塞后的预防

在急性期治疗后通过给予至少 3 个月疗程的后序抗凝治疗可大幅减少复发。代表性抗凝药物是华法林,剂量调整使凝血酶原时间的国际标准化比值(INR)维持在 2.0 至 3.0 之间。肿瘤相关血栓栓塞患者中,采用 LMWH 进行后序治疗,其结局优于华法林。

Xa 因子和凝血酶的直接抑制剂是可替代华法林进行血栓栓塞后序治疗的一种有前景的选择。利伐沙班(之前被描述过,用于 VTE 急性期治疗),已被证实可安全而有效地用于 PE 和 DVT 的后序治疗。它经口服用能很好地吸收,且不需要华法林治疗所需的密切治疗监测或 INR 值监测。

达比加群,一种凝血酶的直接抑制剂,是可替代华法林进行静脉血栓形成后序治疗的另一选择。与利伐沙班一样,它是一种不依赖于患者的抗凝血酶以维持其活性的直接抑制剂。另一相似点是经口能很好地吸收;然而,其并不推荐用于急性期治疗。在一项对静脉血栓形成进行后序治疗的随机对照试验中,达比加群的效果与华法林相当。在使用华法林或 LMWH 进行急性期治疗后,患者被随机分至达比加群组,每天 2 次口服 150mg,无需剂量调整;或者华法林组,调整剂量使 INR 维持在 2.0 至 3.0 之间。两组关于有症状 VTE 复发和重大出血的结局相似。这些结果显示,达比加群是在使用华法林或 LMWH 进行急性期治疗后,可代替华法林进行 6 个月后序治疗的一种可接受的选择。它的优势在于不需 INR 导向的剂量调整,而后者会耗费医生和患者的劳力。达比加群经口很好地吸收,在大多数患者中具有很好的药物代谢,允许在大多数患者中,不管是用于预防还是治疗,都不需要剂量调整来给药。这种给药方法的简单提示,它对于肝肾功能正常的患者是一种具有吸引力的选择。但是,临床试验明显排除了肌酐清除率小于 30ml/min 的患者和肝酶明显升高的患者。

PE 患者的门诊抗凝治疗疗程仍存在争议。关于门诊抗凝治疗给予明确的推荐存在很大困难,是因为患者疾病病程的多样性。做出继续还是停止治疗的决定应在个体基础上,考虑到以下因素,如初始血栓栓塞事件的自然发生史(自发性的还是特定临床情况相关的)、初始事件的类型(静脉血栓形成还是 PE)、持续性易栓倾向的存在(临床的或遗传性的)以及超声检查所发现的残余静脉血栓形成存在的可能或持续性血中高水平 D-二聚体。

存在明确初始易栓倾向的患者,如果初始血栓栓塞危险因素被解除且 V/Q 显像和非侵入性下肢检查已正常,很可能通过 3 个月疗程的抗凝治疗得到处理。这一准则在血栓栓塞是由手术诱发时更具保证。没有明确初始易栓倾向的患者在未来 10 年内有约 30% ~ 50% 的复发率。存在持续性大型灌注缺损或异常的下肢检查结果的患者也可能有更高的复发概率。虽然这一议题具有争议性,但是患者可能从不确定时间的抗凝治疗中受益,尽管这一策略与出血并发症风险增加有关。应非常强有力地考虑到不确定抗凝治疗时间的临床情况,包括既往不只一次的静脉血栓形成或 PE 发生;存在明确不可逆的获得性或遗传性 VTE 危险因素(活动性癌症、制动、抗磷脂抗体综合征、遗传性抗凝血酶Ⅲ缺乏、蛋白 C 或蛋白 S);存在广泛残余静脉血栓或栓塞后综合征;存在广泛 V/Q 显像或 CT 显像的缺损或肺动脉高压。虽然个体存在杂合子型 V 因子 Leiden 突变或凝血酶原基因突变并不大幅增加复发的绝对风险,存在杂合子型 V 因子 Leiden 突变或纯合子型 V 因子 Leiden 突变合并凝血酶原基因突变与复发风险增加有关。关于在抗凝治疗终止的预期时间重复肺部或下肢深静脉的检查,无标准存在。虽然花费很大,这一方法对建立一个新的基线研究有益,后者可用于疑诊血栓栓塞复发事件中的比较和确定存在肺血管阻塞足够可能引起发生慢性血栓栓塞性肺动脉高压危险的患者。

关于栓塞后抗凝治疗的强度,在大多数患者所推荐的 INR 治疗范围为 2.0~3.0。关于抗磷脂抗体综合征患者是否为这一规则的例外存在争议,因为一项回顾性研究分析显示,3.0~4.0 之间的 INR 被认为比低于 3.0 的 INR 在减少复发率方面更有效。但是,后序的对抗磷脂抗体综合征患者进行的随机治疗试验显示,标准目标值为 2.0~3.0 的 INR 与更高目标值的 INR 一样有效。在有狼疮抗凝物的患者中,其 INR 基础值可能升高,INR 值并不能可靠地反映出抗凝水平。在这部分患者中,推荐使用对狼疮抗凝物不敏感的测定方法,如凝血素 7 因子检测或 X 因子显色试验。

评估标准的 3 个月或 6 个月疗程抗凝治疗后低强度的抗凝治疗(INR 维持在 1.5~2 之间)的有效性的试验证实,这一方法优于安慰剂组,但其有效性低于标准治疗组,且出血并发症减少不明显。

阿司匹林是可用于自发性静脉血栓栓塞患者完成标准化疗程抗凝治疗(急性期及后续严格的随访期)后的延续治疗的另一选择。但是,它预防复发的有效性在各临床试验中不同,且较华法林大幅降低。在一项试验中,阿司匹林一定程度减少复发(但是不能消除);但是在另一项相似的试验中,它并不能显著减少复发风险。但是,在这两个试验中,阿司匹林均没有明显地增加出血风险。另外,阿司匹林对其他致病和致死的心血管疾病(中风、心肌梗死等)的好处,使它成为不适合更有效的延续性抗凝治疗的那一部分自发性静脉血栓栓塞患者的一个有吸引力的选择。

十二、血栓栓塞溶解还是持续存在

在 PE 后,肺动脉内的栓子质块通过纤溶溶解或重建为机化瘢痕。重建程度及所致血管阻塞的严重程度在不同患者中差别很大;在一些患者中,肺灌注很快重建,尽管第 1 周内的消除不完全。血栓重建以较慢的速度持续至接下来的 1 个月或两个月。在这一期间后,残余的缺损通常持续存在,表明栓子已被重建为持续性血管瘢痕。

虽然其机制尚未充分的理解,肺部灌注缺损的重建通常是不完全的。持续性的灌注缺损与呼吸系统症状、低氧血症、气体交换障碍、运动耐量下降及其他严重临床后果有关。持续性灌注缺损也与纽约心脏协会分类的呼吸困难加重、肺动脉压力升高及慢性血栓栓塞性肺动脉高压风险显著升高有关。

十三、慢性血栓栓塞性肺动脉高压

美国每年 450 000 发生肺栓塞幸存者中约有 0.4%~3.8% 的患者栓子无法完全溶解,造成持续性肺动脉高压。大多数慢性血栓栓塞性肺动脉高压患者既往均诊断为 PE 或 DVT,他们的临床表现(如栓子负担、临床稳定性)都与急性栓子得到溶解患者的不同。一项关于 PE 的前瞻性研究显示,除初始栓子的大小,复发性 PE、特发性 PE 及早发 PE 均与慢性血栓栓塞性肺动脉高压发生风险升高有关。其他与慢性血栓栓塞性肺动脉高压有关的临床因素包括:急性 PE 期时右心负荷增加(如肺动脉收缩压>50mmHg),高龄,既往脾切除,侧脑室-腹腔分流术治疗交通性脑积水,以及各种慢性炎症性疾病(如骨髓炎、炎症性肠

病)。也发现一些实验室指标与其有关,最突出的是狼疮抗凝物,据报道约 10%~50% 的慢性血栓栓塞性肺动脉高压患者存在狼疮抗凝物阳性。血清Ⅷ因子、脂蛋白(a),甚至非 O 型血者与急性栓塞后发生的慢性血栓栓塞性肺动脉高压有统计相关性。然而,其他易栓因素,如 V 因子 Leiden 突变,抗凝血酶Ⅲ、蛋白 C 和蛋白 S 缺乏较正常人群并无明显升高。

虽有流行病学相关性,慢性血栓栓塞性肺动脉高压的发生机制并不清楚。部分患者存在先天性抗纤溶。这种抵抗与纤维蛋白原的分子结构改变有关,使纤维蛋白聚合物网变形和破坏,增加了其对纤溶的抵抗,可能还刺激血栓栓子向瘢痕转化。约半数患者最初的急性肺血栓栓塞并未得到临床识别。直到肺动脉高压严重时,血栓栓塞性肺动脉高压才得到诊断。因此此疾病的血流动力学演变尚未明确。肺血管阻塞程度是启动此疾病的主要因素,大多数患者血管阻塞程度超过 40%。在某些肺动脉高压患者中,血流动力学演变可能包括血栓栓塞复发、肺动脉原位血栓形成。然而,大多数患者的血流动力学演变包括高血压性肺动脉病变,与其他继发性肺动脉高压相同。这一假说得到了一系列的支持:解剖阻塞程度与肺动脉高压程度的无关性,无血栓栓塞复发、肺动脉原位血栓形成所发生的肺动脉高压,涉及及未涉及的肺动脉系统中阻力血管的组织病理学血管病变。

如未进行干预措施,患者生存率低,且生存率与诊断时肺动脉高压程度相关。一项研究显示,平均肺动脉压力超过 40mmHg 时,其 5 年生存率为 30%;平均肺动脉压力超过 50mmHg 时,其 5 年生存率为 10%。另一项研究显示,平均肺动脉压力超过 30mmHg 则提示预后不良。

(一) 诊断

可能对于这一部分患者最重要的方面是选择适当的方法对其识别。进行性呼吸困难对于所有的慢性阻塞性肺动脉高压患者是最常见的主诉。病程后期可能出现劳力性胸痛、近晕厥状态或晕厥、下肢水肿。

虽可能无既往血栓栓塞病史,很多患者可提供与急性肺栓塞相关的病史,可能为"胸膜炎"、下肢"肌肉劳损"、持久的、非典型的"肺炎",或者住院或手术而未完全治愈。VTE 未得到诊断或误诊并不奇怪,因为 PE 和 DVT 常被忽视。

慢性血栓栓塞性肺动脉高压常被延迟诊断,特别是无急性 VTE 病史者。进行性加重的呼吸困难和运动耐量下降常归因于冠状动脉疾病、心肌病、间质性肺疾病、哮喘、心血管功能失调、心因性呼吸困难。因此,任何呼吸困难患者未找到确切病因时,均应考虑到肺血管床的异常。病程后期,患者出现晕厥前状态或晕厥,可能因严重肺动脉高压或右心失代偿而无法满足心排出量要求。

体格检查早期可能无特异性发现,导致诊断延误。在发展为明显右心室肥大或右心功能不全前,可能出现 S2 缩短或肺动脉区增强。病程后期可能出现右心室隆起、颈静脉怒张、静脉搏动的 A 波和 V 波明显、S2 的固定分离、右心室 S3、三尖瓣关闭不全或肺动脉瓣关闭不全的杂音、肝脾肿大。由于下肢静脉回流受阻或右心衰,可能出现外周性水肿。

某些患者可能出现独特的体征,即肺部血流杂音。这种微弱的杂音发生于血流经过部分阻塞或再通的血栓所形成的湍流。此杂音高调且量多,肺区听诊比心前区明显,且吸气相加

强,通常在屏气时闻及。这些杂音在原发性肺动脉高压中未被描述,因此,这可能是鉴别诊断的重要证据。

诊断评估是为了确立诊断及肺动脉高压的程度、明确病因及有无大血管血栓栓塞、明确是否有外科干预指征。常规实验室检查无特异性,取决于处于疾病自然病程的哪一阶段和血栓栓塞阻塞及伴随心功能不全导致的血流动力学和气体交换变化。

胸片虽然常为正常,但可提供疑诊慢性血栓栓塞性肺动脉高压的征象。可能出现肺主动脉的扩张及中央肺动脉的不对称(图57-10),或出现低灌注区域和高灌注区域,还可能出现单侧或双侧的陈旧性胸膜病变征象,心脏侧影的改变提示右房或右室的扩大。更为常见的是右心室肥大和扩张在侧位胸片胸骨后区域。

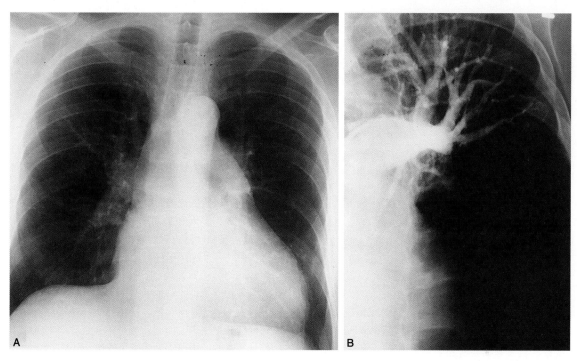

图 57-10　一名慢性血栓栓塞性肺动脉高压患者的胸片。**A**.两侧中央肺动脉不对称,左下肺动脉缺失,左下肺叶血流量减少,外带的阴影代表之前的梗死。**B**.同一患者的血管造影证实左下肺动脉近端的完全阻塞

疾病早期,心电图可能正常,随后可能出现右心室肥厚的表现。用来评估呼吸困难的肺功能检查通常位于正常范围内。大多数患者会出现单次呼吸一氧化碳弥散功能减弱,然而结果正常并不能排除诊断。近20%的患者由于梗死相关的肺实质瘢痕存在轻到中度的限制性通气障碍。然而肺功能障碍程度通常与气体交换异常程度、临床表现及肺动脉高压程度不成比例。

从气体交换方面,动脉氧分压可能正常,然而肺泡动脉氧分压差显著增大。大部分患者运动时动脉氧分压显著下降。静息状态下死腔样通气增多,活动时加重。每分通气量增加,因为死腔样通气的增加。

心电图可提供肺动脉高压的早期客观证据。一旦肺动脉高压诊断确立,诊断心电图中异常的波形是来自于小的阻力血管还是来自于中央慢性血栓栓塞的血管是必要的。

肺 V/Q 扫描是一个很好的无创检查手段,来鉴别可手术的大血管血栓栓塞性肺动脉高压和小阻力血管肺动脉高压。在慢性血栓栓塞疾病中,存在至少一个肺段(常为多个)或更多的 V/Q 灌注不匹配。在原发性肺动脉高压中,灌注扫描可正常或以亚节段性缺损为特征的混杂。其他可表现为灌注扫描节段性缺损的疾病包括肺静脉闭塞性疾病、肺动脉肉瘤、纵隔纤维化和大血管炎。值得注意的是,肺灌注扫描常低估中央肺动脉的阻塞程度。经过阻塞病变的血流或其周围的血流,由于栓塞后的机化再通,使放射性同位素到达肺外侧带。根据血流的分布,这些区域

可能表现为正常或相对低灌注的“灰色区域”。因此,肺 V/Q 灌注扫描虽然可提示慢性血栓栓塞的存在,不能衡量其大小、部位和邻近侵犯范围,而这些信息对于决定可否手术很重要。

CT 扫描在慢性血栓栓塞性疾病中价值越来越重要。多种 CT 异常表现已被描述,如位于中央肺动脉的慢性血栓栓塞性质块、右心室的扩大、中央肺动脉的扩张、支气管动脉侧支血流、与之前肺梗死相应的肺实质病变和肺实质马赛克缺损。然而,缺乏这些表现并不能排除可手术的血栓栓塞性疾病的可能性。此外,中央肺动脉血栓也可出现于原发性肺动脉高压及其他慢性肺动脉疾病。CT 扫描也无法提供必要的血流动力学信息。CT 扫描特别适用于肺主动脉和单侧肺动脉阻塞程度。在此背景下,其他诊断如肺动脉肉瘤、血管炎、恶性肿瘤、纵隔纤维化的发现率增加。CT 扫描也可评估存在阻塞性或限制性肺疾病的肺实质状态。

右心导管置入及肺动脉造影对于确定肺动脉高压程度、排除诊断、确定血栓形成部位的手术途径是必需的。若静息状态下,血流动力学评估仅为轻微肺动脉高压,可在短时间运动后再次评估。慢性血栓栓塞性疾病患者尚能代偿者,运动相关的心排出量增加,其肺动脉压呈线性升高。慢性血栓栓塞性疾病的肺动脉造影结果与急性肺栓塞管腔内明确的缺损完全不同。血栓切除术时血栓栓塞的表现(图57-11)有:①袋状缺损;②肺动脉网格状或条索状;③内膜不规则;④主肺动脉突然变窄;⑤叶或段肺动脉起始处的阻塞,所灌注肺段完全缺血。

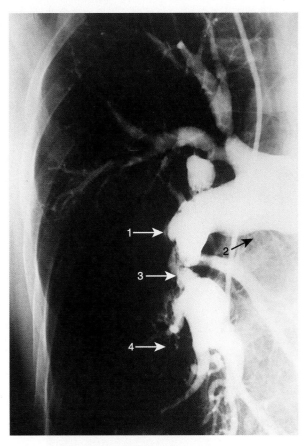

图 57-11　一名慢性血栓栓塞性肺动脉高压患者右侧的肺血管造影有很多与此疾病相关的经典的血管造影表现，包括袋状缺损（箭头 1），内膜不规则（箭头 2），肺动脉网格状（箭头 3）其后扩张，肺主动脉突然狭窄（箭头 4），叶或段肺动脉起始处的阻塞，所灌注肺段完全无血流

虽然肺动脉造影可用于诊断和确定手术可行性，但仍需要其他检查来排除诊断。CT 扫描有助于鉴别造影结果是否由纵隔病变（纵隔恶性肿瘤）引起，明确阻塞性血栓的程度和可到达程度。如怀疑动脉炎，主动脉弓造影时有助于鉴别。

慢性血栓栓塞性肺动脉高压须与原发性肺动脉高压和其他继发性肺动脉高压如合并有肺动脉或肺静脉阻塞的纵隔纤维化、先天性房间隔或室间隔缺损引起的肺动脉高压、先天性肺动脉狭窄、肺动脉发育不全、肿瘤长入并阻塞中央肺动脉管腔及大动脉炎。之前提及的标准诊断方法，在有肺动脉高压处理经验的中心实施诊断，能够排除大部分这些鉴别诊断。

（二）治疗

对于慢性血栓栓塞性肺动脉高压患者，血栓切除术的实施取决于主观和客观因素，在术前评估中十分重要。

肺动脉内膜切除术适用于在静息状态下或运动状态下有症状的血流动力学或通气功能障碍的患者。进行手术的患者平均肺动脉压力主要集中于 800 ~ 1000dyne·sec·cm^{-5}，范围为 300 ~ 2000 dyne·sec·cm^{-5}。位于低范围血流动力学障碍患者包括局限于一支肺主动脉的患者。肺动脉内膜切除术也适用于静息状态下肺动脉压力正常或接近正常，而在运动状态下肺动脉压力显著升高的患者。如果手术在这类患者中推迟，密切监测肺动脉压力是否升高十分重要。

近端血栓栓塞性阻塞的部位和程度是手术最重要的决定因素。阻塞性血栓必须位于肺主动脉、肺叶动脉或近端肺段动脉。起源于更远端的栓塞性血栓无法通过现有手段进行肺动脉内膜切除术。程度方面，解剖的和血流动力学的必须一致。可接受的术后血流动力学需要与外科手术大小一致。如果术前血流动力学的主要组成部分来自于小动脉，那么术后肺动脉高压将可能出现。根据术后肺动脉高压的程度，可以判断近期-远期的预后。

肺动脉内膜切除术唯一的绝对禁忌证为严重阻塞性或限制性肺疾病。这部分患者行肺动脉内膜切除术可改善血流动力学参数，但可影响通气障碍。高龄、严重右心衰及络病均会影响风险评估，但如果能够改善生命质量和预后，并未绝对禁忌证。从 16 岁的年轻人到 84 岁的老年患者以及合并复杂疾病的患者，都已成功实施这一手术。

术前必须考虑到其他几个基本问题。血栓复发的预防非常重要，不管长期的，还是在高风险的术中。因此术前应安置下腔静脉滤器，除非血栓不是来自于下肢静脉和盆腔血管。存在冠状动脉疾病风险的患者，术前应常规行冠状动脉造影术，通常在进行右心导管置入和肺动脉造影时进行。冠状动脉搭桥术，如果必需，可在肺动脉内膜切除术时进行。

胸骨切开及循环暂停的心肺分流术是最佳选择。这一方法可到达双侧肺动脉系统，且可保证更完整的切除静脉阻塞性物质。胸骨切开术也为其他手术操作提供更大的暴露。在一项回顾性研究 1190 例行肺动脉内膜切除术的研究中，90 例（7.6%）需要联合其他手术。卵圆孔修补术在近 30% 的患者术中实施。心肺分流术的应用使得循环完全暂停，提供了无血的手术视野，对于肺叶、肺段的解剖十分重要。

血栓动脉内膜切除术与急性肺动脉栓塞切除术完全不同。慢性血栓栓塞性疾病的新生内膜具有欺骗性，不像慢性血栓容易识别。动脉内膜切除术需要仔细解剖慢性表面内皮化物质，区别出重建肺部血运的新生内膜。手术团队需要丰富的经验来确定正确的手术部位和移除肺段范围以内的病变（图 57-12）。

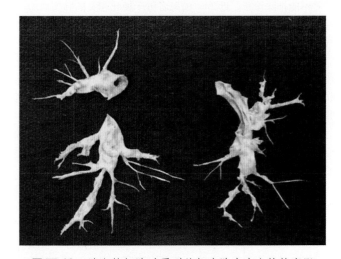

图 57-12　肺血栓切除时得到的标本除中央血栓栓塞阻塞外，并向很多段肺动脉延伸。无法充分清除这些远端延伸，会引起血流动力学受损的结果。（Marshall PS, Kerr KM, Auger WR: Chronic thromboembolic pulmonary hypertension. *Clin Chest Med* 34:779-797, 2013. Fig. 5）

手术失败会造成血流动力学不充分。

在这一过程的形成和早期经验中,病死率与很多因素有关。目前,主要死亡原因包括再灌注性肺水肿、术后残余的肺动脉高压及右心衰患者肺动脉内膜切除术未使肺血流动力学得到明显改善。

虽然肺血流动力学可立即改善,但是术后过程是很复杂的。

除了与其他心脏手术相同的术后并发症(如心律不齐、肺不张、切口感染、心包积液、谵妄)以外,行肺动脉血栓动脉内膜切除术的患者常出现另外特殊的影响肺通气功能的两种并发症:再灌注肺水肿和肺动脉窃血。

肺动脉窃血(图 57-13)是指术后肺动脉血的重新分布,从术前灌注良好的肺段向肺动脉内膜切除的肺段。长期随访已证实,

血栓动脉内膜切除术术前

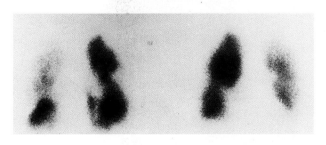

后面　　　　　　　前面

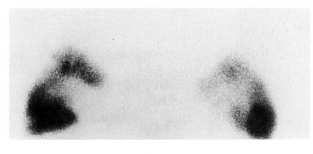

右侧　　　　　　　左侧

血栓动脉内膜切除术术后即刻

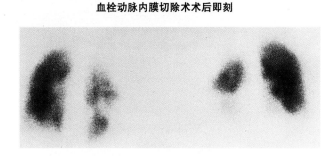

后面　　　　　　　前面

右侧　　　　　　　左侧

图 57-13　灌注显像提示肺动脉窃血左侧,术前灌注显像证实左肺血流减少。右侧,术后早期灌注显像证实从右肺窃血引起左肺血流显著转变。随后灌注平衡并正常是规则

大部分患者肺动脉窃血可自行缓解。再灌注肺水肿是指高渗透性肺损伤,局限于近端血栓栓塞得到解除的部位(图 57-14)。出现于术后 72 小时内,严重程度不一,轻微者表现为低氧血症,重者出现急性出血性致死性并发症。如合并肺动脉窃血,患者将面临严重的术后气体交换障碍。对于再灌注肺水肿的处理,同急性肺损伤的处理。

虽然无法得到确切数字,全世界已实施近 5000~6000 例肺动脉内膜切除术,其中 3000 例在加州大学圣地亚哥分校。在自 1999 年以来有报道的行肺动脉内膜切除术的患者中,院内死亡率为 4.4%~21.4%。在加州大学圣地亚哥分校更新的数据中,最近 500 例患者的院内死亡率为 2.2%。影响围术期死亡率的因素尚未完全明确。一些研究已证实,纽约心脏学会心功能 Ⅳ 级、大于 70 岁、术前肺血管阻力严重、表现为右房压力显著升高的右心衰、术后处理细节和肺动脉高压持续时间会影响预后不良。也证实,手术范围大小与预后有明显的相关性,如其他高风险手术已证实。在肺内膜切除术中,预后还与术前评估、手术经验、术后护理及处理术后并发症的资源有关。

在知道此疾病的自然病程以及相关肺动脉高压进展过程的情况下,6~8 周的常规治疗被推荐为最佳方法,当超过这一期

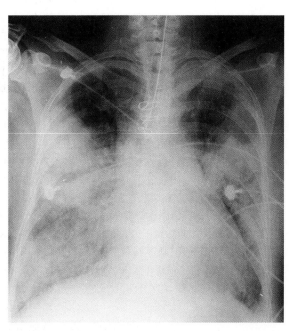

图 57-14　胸片显示术后再灌注性肺水肿只有无血栓物质取出的上叶没有受累

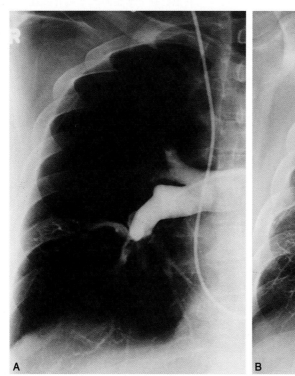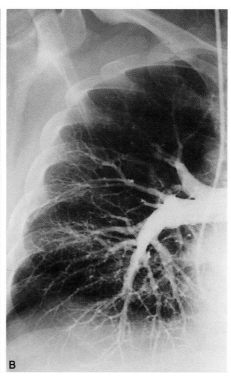

图 57-15　血栓动脉内膜切除术术前及术后的肺血管造影。A. 术前肺血管造影显示,血栓栓塞阻塞涉及右上叶、中叶及下叶肺动脉。B. 术后血管造影显示,血流接近正常。这种血管造影影响上的改善是伴随着相应的血流动力学改善

限,无法单用药物控制肺动脉压力进展。

在血栓动脉内膜切除术的幸存者中,肺动脉恢复开放能够立刻引起明显的血流动力学改善(图 57-15)。在已发表的文献中,肺血管阻力平均减少近 70%,可降至 200 ~ 300dyne·sec·cm^{-5}。长期的血流动力学改变和症状改善也很明显。很多患者可恢复至正常体力活动,大部分可恢复至Ⅰ级心功能,本质上所有患者至少心功能分级可提高 1 个级别。抗凝治疗需持续终身,以防复发。约 10% ~ 15% 行动脉内膜切除术患者出现术后残余肺动脉高压,与长期预后不良有关。对于行动脉内膜切除术而无理想血流动力学结果和存在手术绝对禁忌证者,肺移植是一个选择。初步研究显示,无动脉内膜切除术适应证和术后存在残余肺动脉高压患者可从药物治疗受益,包括前列腺素类、内皮素受体拮抗剂和磷酸二酯酶抑制剂。依前列醇已用于有严重血流动力学障碍的慢性血栓栓塞性肺动脉高压患者术前用药,且已被证实有助于改善血流动力学参数。这一方法是否能改善预后,改善术后并发症的发病率和严重程度尚不明确。

有限的观察资料显示,经皮肺动脉球囊成形术对于不能手术的慢性血栓栓塞性肺动脉高压患者有一定作用。经皮肺动脉球囊成形术有肺动脉损伤、脑部或全身性栓塞和肺动脉穿孔的高风险。广泛临床应用之前还需要进一步的研究。

关键点

- 由深静脉血栓形成的肺栓塞发病率高,是一种极其重要但仍未被足够认识的疾病,是引起患者高死亡率的原因。
- 准确识别肺栓塞高危人群,并针对性采取广泛预防措施才能够显著降低其发病率和死亡率。
- 合理使用抗凝药物可减少发生进一步血栓形成和复发性栓塞的风险。新型抗凝药物包括 X a 因子和凝血酶的直接抑制剂。
- 需要解决的尚不明确的问题包括已证实的栓塞患者的危险分层;不稳定肺栓塞患者的治疗方案选择;可在门诊进行治疗的人群的选择及发展为慢性血栓栓塞性肺动脉高压的风险预测。
- 高达 4% 的急性肺栓塞患者可能发展为慢性血栓栓塞性疾病。意识到这一点是非常重要的,因为外科肺动脉内膜切除术可改善血流动力学状态和生存质量。创伤较小的选择如经皮血管成形术可能在专科医学中心的部分患者中发挥作用。

（罗汶鑫　王博 译,易群 校）

参考文献

以下是主要的文献，完整的文献请登录 *ExpertConsult* 查阅。

Bauersachs R, Berkowitz SD, Brenner B, et al: Oral rivaroxaban for symptomatic venous thromboembolism. *N Engl J Med* 363(26):2499–2510, 2010.

Buller HR, Prins MH, Lensin AW, et al: Oral rivaroxaban for the treatment of symptomatic pulmonary embolism. *N Engl J Med* 366(14):1287–1297, 2012.

Carrier M, Righini M, Djurabi RK, et al: VIDAS D-dimer in combination with clinical pre-test probability to rule out pulmonary embolism. A systematic review of management outcome studies. *Thromb Haemost* 101(5):886–892, 2009.

Donze J, Le Gal G, Fine MJ, et al: Prospective validation of the Pulmonary Embolism Severity Index. A clinical prognostic model for pulmonary embolism. *Thromb Haemost* 100(5):943–948, 2008.

Eriksson BI, Dahl OE, Rosencher N, et al: Dabigatran etexilate versus enoxaparin for prevention of venous thromboembolism after total hip replacement: a randomised, double-blind, non-inferiority trial. *Lancet* 370(9591):949–956, 2007.

Fedullo P, Kerr KM, Kim NH, et al: Chronic thromboembolic pulmonary hypertension. *Am J Respir Crit Care Med* 183(12):1605–1613, 2011.

Ho WK, Hankey GJ, Quinlan DJ, et al: Risk of recurrent venous thromboembolism in patients with common thrombophilia: a systematic review. *Arch Intern Med* 166(7):729–736, 2006.

Iorio A, Kearon C, Filippucci E, et al: Risk of recurrence after a first episode of symptomatic venous thromboembolism provoked by a transient risk factor: a systematic review. *Arch Intern Med* 170(19):1710–1716, 2010.

Kakkar AK, Brenner B, Dahl OE, et al: Extended duration rivaroxaban versus short-term enoxaparin for the prevention of venous thromboembolism after total hip arthroplasty: a double-blind, randomised controlled trial. *Lancet* 372(9632):31–39, 2008.

Kearon C, Akl EA, Comerota AJ, et al: Antithrombotic therapy for VTE disease: antithrombotic therapy and prevention of thrombosis, 9th ed: American College of Chest Physicians evidence-based clinical practice guidelines. *Chest* 141(Suppl 2):e419S–e494S, 2012.

Kucher N, Boekstegers P, Muller OJ, et al: Randomized, controlled trial of ultrasound-assisted catheter-directed thrombolysis for acute intermediate-risk pulmonary embolism. *Circulation* 129(4):479–486, 2014.

Labots G, Vlasveld T, de Vreede MJ, et al: Hestia criteria can safely select patients with pulmonary embolism for outpatient treatment irrespective of right ventricular function. *J Thromb Haemost* 11(4):686–692, 2013.

Meyer G, Vicaut E, Danays T, et al: Fibrinolysis for patients with intermediate-risk pulmonary embolism. *N Engl J Med* 370(15):1402–1411, 2014.

Montagnana M, Cervellin G, Franchini M, et al: Pathophysiology, clinics and diagnostics of non-thrombotic pulmonary embolism. *J Thromb Thrombolysis* 31(4):436–444, 2011.

Morris TA: Why acute pulmonary embolism becomes chronic thromboembolic pulmonary hypertension: clinical and genetic insights. *Curr Opin Pulm Med* 19(5):422–429, 2013.

Righini M, Kamphuisen PW, Le Gal G: Age-adjusted d-dimer cutoff levels and pulmonary embolism–reply. *JAMA* 312(5):557–558, 2014.

Roach PJ, Bailey DL, Harris BE: Enhancing lung scintigraphy with single-photon emission computed tomography. *Semin Nucl Med* 38(6):441–449, 2008.

Sanchez O, Helley D, Couchon S, et al: Perfusion defects after pulmonary embolism: risk factors and clinical significance. *J Thromb Haemost* 8(6):1248–1255, 2010.

Schulman S, Kearon C, Kakkar AK, et al: Dabigatran versus warfarin in the treatment of acute venous thromboembolism. *N Engl J Med* 361(24):2342–2352, 2009.

第58章　肺动脉高压

KELLY CHIN, MD, MSCS · RICHARD N. CHANNICK, MD

一、引言

　　肺动脉高压(pulmonary hypertension)是一种循环系统疾病相关的并发症,是以肺血管阻力增大、肺动脉血流增加和(或)左心脏充盈压升高为特征,具有特发性特点。根据临床表现、病理生理及组织学表现,世界卫生组织将肺动脉高压分为主要五大类(表58-1)。其中因肺部疾病和(或)低氧血症引起的肺动脉高压(第3类)将在第59章详细讲述;慢性血栓栓塞性肺动脉高压(第4类)已在第57章详细讨论。本章重点讨论肺动脉高压(pulmonary arterial hypertension,PAH)及属于其他相关疾病引起的第1类肺动脉高压。

　　主要是由于该类肺动脉高压存在特定的治疗方法。

　　总体而言,肺动脉高压并不罕见。在美国,超过2%的出院患者和高达9%的在社区医院进行超声心动图检查的患者诊断出肺动脉高压[1,2]。大多数肺动脉高压确诊与左心疾病或肺疾病相关,只有一小部分诊断为肺动脉高压(第1类)和慢性血栓栓塞性肺动脉高压(第4类)。特发性肺动脉高压尤为罕见,其发病率大约为百万分之一,而其患病率约为百万分之七[3,4]。由于目前肺动脉高压的特定药物治疗方法只被批准用于特发性肺动脉高压和其他WHO指南中第1类的肺动脉高压(表58-1),因此全面透彻地了解肺动脉高压疑似患者所需要的不同诊断方法和检查手段,对于临床医师而言十分重要。

表58-1　第五届世界肺动脉高压诊断分类研讨会(2013)

第1类:动脉性肺动脉高压(PAH) 特发性肺动脉高压 遗传性肺动脉高压 　*BMPR2* 　*ALK1,ENG,SMAD9,CAV1,KCNK3* 　未知的基因 药物和毒素所引起的 与以下疾病相关的 　结缔组织病 　HIV病毒感染 　门静脉高压症 　先天性心脏疾病 　血吸虫病	左室舒张功能不全 瓣膜病 先天性/后天左心流入/流出道梗阻和先天性心肌病 **第3类:肺部疾病和(或)低氧所致肺动脉高压** 慢性阻塞性肺疾病 间质性肺疾病 其他混合限制性和阻塞性的肺疾病 睡眠呼吸障碍 肺泡通气不足的功能紊乱 长期暴露于高海拔地区 进展性肺部疾病
第1类′:肺静脉闭塞性疾病(PVOD)和(或)肺毛细血管瘤病(PCH)	**第4类:慢性血栓栓塞性肺动脉高压(CTEPH)**
第1类″:新生儿持续性肺动脉高压	**第5类:无法解释的多因素机制所致肺动脉高压** 血液病:慢性溶血性贫血,骨髓增生性疾病,脾切除术 全身性疾病:结节病,肺组织细胞增多症,淋巴管肌瘤病 代谢性疾病:糖原贮积病,戈谢病,甲状腺疾病 其他:肿瘤阻塞,纤维化纵隔炎,慢性肾衰竭,节段性PH
第2类:左心疾病所致的肺动脉高压 左室收缩功能不全	

ALK1,激活素受体样激酶1型;*BMPR2*,骨形态发生蛋白受体2型;*CAV1*,小窝蛋白1(caveolin-1);*ENG*,内皮糖(endoglin);HIV,人类免疫缺陷病毒;PAH,肺动脉高压。

来自 From Simonneau G, Gatzoulis MA, Adatia I, et al:Updated clinical classification of pulmonary hypertension. *J Am Coll Cardiol* 62:D34-D41,2013.

二、流行病学表现

1891 年，Romberg 在一次尸检中首次描述了特发性肺动脉高压[5]。在接下来的 60 年里，不明原因所致的肺动脉高压病例陆续被报道[6]，但得到普遍认可是在 20 世纪 40 年代心导管检查问世以后[7,8]。

特发性肺动脉高压最初被形容为年轻女性的疾病。美国国立卫生研究院的注册研究显示，1981—1988 年期间，平均年龄在 36±15 岁的患者中，女性：男性为 1.7：1[9]。而其他的注册研究，包括最近公布的评估早期及长期肺动脉高压治疗（REVEAL）的注册研究甚至报道了更高的女性对男性的性别比[4,10,11]。然而，所有性别及年龄的人群皆可能患病，目前老年病例的确诊日益增多，在美国和欧洲的注册研究报告显示，老年病例平均年龄约为 50 岁[10,11]。

现在较过去更频繁地在 65 岁以上人群中确诊特发性肺动脉高压患者[12,13]。虽然该年龄组患者的肺动脉高压大多继发于左心脏疾病或肺部疾病，但特发性肺动脉高压在这个年龄群体中确实存在。老年特发性肺动脉高压患者具有一个更加平衡的性别比例（女性：男性为 1.2：1），6 分钟步行距离（6MWD）更短，预后更差，尽管他们在诊断时表现出更低的肺血管阻力（平均为 8.3Wood 单位，年轻患者为 12Wood 单位）[12]。

三、病理学表现

1958 年，Wood[14]把肺动脉高压分为 6 种类型：①被动型，由左心房压或左心室压增高引起的肺静脉压力升高；②运动亢进型，由肺血流量增加引起；③阻塞型，肺栓塞或血栓形成所致；④闭塞型，因为肺血管容量减少而发生；⑤血管收缩型，由功能性或可逆的血管痉挛所引发；⑥多基因型，由两个或多个前述的方式所引起。血管收缩型肺动脉高压被认为与急性肺泡缺氧关系最大，但也被认为是部分其他类型的肺动脉高压患者的附加形式。Wood[14]还推测，广泛的"闭塞性"肺血管疾病事实上可能在几乎所有类型的长期、重度的肺动脉高压中潜在发生。尽管病因学机制尚未明确，但由于上述多个机制在目前已知重度肺动脉高压中十分常见，目前的分类更倾向于关注疾病本身的分类。尽管如此，这 6 个病理生理机制仍然与现今的疾病认知相关。

此外，在 1958 年，Health 和 Edwards[15]在一项对 67 例先天性心脏病患者和 2 例特发性肺动脉高压患者的研究中描述了肺动脉高压的病理特点。研究者认为，根据患者病灶进展的规律可以将肺动脉高压对肺动脉结构的影响分为以下 6 个等级：1 级，无内膜变化的肺动脉和小动脉中膜增厚；2 级，中膜增厚合并内膜增生；3 级，中膜增厚，内膜增生合并纤维化；4 级，进行性全身血管扩张和血管内膜纤维化及纤维弹性组织增生导致的增生阻塞；5 级，出现扩张损伤，包括闭塞肺动脉出现静脉样分枝，丛状样病变，血管瘤样病变和海绵状病变；6 级，坏死性动脉炎。

Health 和 Edwards[15]把肺动脉高压的病理特点与先天性心

脏疾病和特发性肺动脉高压联系在一起，然而直到 1970 年，都没有确诊足够多的特发性肺动脉高压患者。1970 年，Wagenvoort 和 Wagenvoort 对 150 名诊断为无法解释的肺动脉高压的患者的肺血管形态进行了描述。多数患者（N = 110,73%）的组织学特征符合现在所定义的特发性肺动脉高压，其病理异常与早期 Health 和 Edwards 的描述惊人地相似。最早的病理表现为肌性肺动脉的中膜增厚和小动脉肌化，这在该疾病的儿童患者和成人患者中都十分突出。在儿童中并不明显但成人中皆明显的是内膜增殖和层状内膜纤维化，让肺动脉外观如半透明薄纸样，并在 70% 的患者中发现丛状病变[16]。典型的动脉病变示于图 58-1。

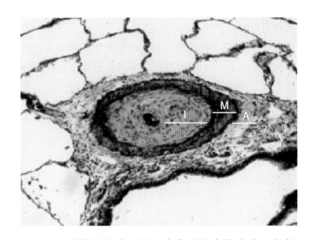

图 58-1　特发性肺动脉高压中典型的晚期肺动脉病变。注意在所有三个血管层面的增生性改变，包括血管内膜增生（I）、中膜增厚（M）和外膜纤维化（A）

与慢性肺血栓栓塞症一致的病理模式也出现在这个系列中的一些原因不明的肺动脉高压患者身上，共 31 例（占 21%）。一半的患者在回顾分析中发现慢性血栓栓塞的其他证据，如深静脉血栓形成。这些患者的功能紊乱表现是多方面的，包括新近形成的肺血栓，重组过程中的血栓，以及陈旧以内膜纤维化为主的纤维化重构，有缺陷的洋葱皮样病变，丛状样病变以及其他扩张病变。

肺静脉闭塞性疾病（pulmonary veno-occlusive disease，PVOD）是一种罕见的肺动脉高压疾病，它和特发性肺动脉高压具有几乎相同的血流动力学表现，同时在许多病例中也有相似的临床表现。在 Wagenvoort 和 Wagenvoort 研究过的病理标本中，约 3% 可见 PVOD，同时在许多病例中，仍然很难通过临床手段来区分它和特发性肺动脉高压。PVOD 的组织学特征是肺静脉和肺小静脉阻塞，可能导致管腔完全闭塞的内膜纤维重塑和显著的动脉变化[17-19]。

尽管特发性肺动脉高压有独特的病理学表现，一定程度的血管重构在所有类型的肺动脉高压中都会发生[20-22]，实际上严重的动脉病理性变化并不仅仅出现在特发性肺动脉高压中，也在其他形式的肺动脉高压（第 1 类）[23,24]和慢性血栓性肺动脉高压[25]中被报道。除了对肺动脉高压患者进行肺活检外，很难在进行肺移植或者死亡前获得病理组织。而对左向右分流先天性心脏病引起的肺动脉高压患者的肺活检也不普遍。

四、发病机制和病因

在过去的几年里,关于特发性肺动脉高压的发病机制在我们的认识中发生了戏剧性的变化。其模式已经从血管收缩向生长和增殖转变。有证据提示,特发性肺动脉高压是血管平滑肌细胞的异常增殖所导致的,这一增殖影响了血管壁的所有三层膜,并导致内膜增生,中膜增厚和外膜增殖。目前尚未明确是什么启动了这个异常的增殖,但有几个线索可以探索。最近越来越多地提及生长和增殖相关的遗传易感性。骨形成蛋白受体2基因的突变已经在家族性特发性肺动脉高压患者中被报道[26]。这一基因作为转化生长因子β家族的一员,通过一系列复杂的信使蛋白在细胞凋亡过程中起作用。

因此,肺动脉疾病的出现可能与细胞无法正常地凋亡有关。一些研究人员甚至指出,特发性肺动脉高压是肺动脉的"癌症"。虽然这是一个很有吸引力的假说,但这个故事并没有那么简单。

首先,BMPR2 的突变并不总是与特发性肺动脉高压的发展有关。启动动脉疾病的过程很可能需要另一个基因或获得性损伤。在特发性肺动脉高压患者的肺动脉平滑肌细胞中,已经发现了一个特定的电压门控钾离子通道 Kv1.5 通道的缺陷。这个通道的缺陷或不足允许多余的钾离子进入细胞,从而促进了细胞的收缩和增殖。5-羟色胺转运体的过度表达已在特发性肺动脉高压患者中被发现[27]。这种基因缺陷可能导致 5-羟色胺内化增加和随后的平滑肌细胞增殖。最近的研究都集中在细胞凋亡减少在特发性肺动脉高压中增生性动脉病变发展中所起的作用。现在已经明确知道导致下游信号异常的 BMPR2 基因功能性突变会减少细胞凋亡[28-30]。

除了潜在的遗传缺陷,还发现了一些内皮细胞功能的异常,其中很多有可能是血管损伤的结果。目前获批的疗法的机制就包括肺动脉高压患者前列环素和一氧化氮释放缺乏以及内皮素-1 及其受体的过度表达[31-34]。导致特发性肺动脉高压的一些复杂的细胞和分子过程如图 58-2。

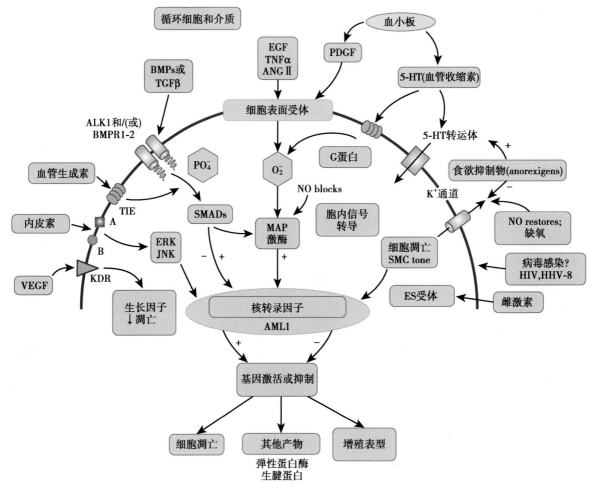

图 58-2　可能的特发性肺动脉高血压发病因素示意图。A. 内皮素 A 受体;ALK,激活素受体样激酶;AML1,急性髓细胞样白血病 1 型;ANG Ⅱ,血管紧张素Ⅱ。B. 内皮素 B 受体;BMP,骨形态生成蛋白;BMPR 1-2,骨形态生成蛋白 1-2;EGF,表皮细胞生长因子;ERK,细胞外信号调节激酶;5-HT,5-羟色胺;HHV-8,人类疱疹病毒 8 型;HIV,人类免疫缺陷病毒;JNK,c-Jun 氨基末端激酶;KDR,激酶插入区受体;MAP,有丝分裂原蛋白;NO,一氧化氮;PDGF,血小板衍生生长因子;SMADs,Sma 和 Mad 相关蛋白;TGFβ,转化生长因子 β;TIE,免疫球蛋白样和 EGF 样酪氨酸激酶;TNFα,肿瘤坏死因子 α;VEGF,血管内皮生长因子

五、其他第 1 类肺动脉高压

（一）肺静脉闭塞性疾病

静脉闭塞性疾病与病毒感染、毒素暴露和化疗相关，但也有可能是一种特发的形式。不像特发性肺动脉高压那样，在成年肺静脉闭塞性疾病患者中男女比例接近 1∶1。一个肺静脉闭塞性疾病的家系已被报道，其中包括携带 *BMPR2* 基因突变的患者子集。区分肺静脉闭塞性疾病和特发性肺动脉高压可能是很困难的，有提示性的表现包括更严重的缺氧，肺功能检查时更低的一氧化碳弥散量，以及在缺乏其他左心衰迹象的胸片检查时出现典型的小叶间隔增厚（Kerley B）线（图 58-3A）。计算机断层

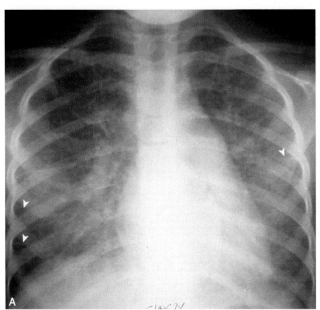

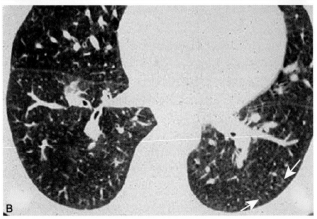

图 58-3　肺静脉闭塞性疾病。A. 正位胸片显示中央肺动脉扩张，与肺动脉高压一致。在条索状阴影的背景下，中央阴影明显增加，其中某些与小叶间隔增厚一致（也称 Kerley B 线，箭头所示）。B. 横向胸部 CT 肺窗显示肺部不均匀非透明区的斑片状区域，某些区域出现提示磨玻璃样病变的衰减增加，在肺内侧基底部最为常见。图上还显示了存在淡淡的周边条索状阴影和小叶间隔增厚（箭头）。该患者最终接受了双侧肺移植治疗（Courtesy Michael Gotway，MD.）

扫描（CT）可能发现小叶间隔增厚（见图 58-3B）、胸膜腔积液以及扩张的肺动脉。肺灌注扫描可能在提示血栓存在上存在缺陷，但能获得正常的肺血管造影[35]。此外，PVOD 患者可能对那些减少上游肺血管阻力（PVR）和增加心输出量（如前列环素）的药物产生反应而出现急性肺水肿，这一现象可能是由于下游血管的阻塞而导致肺血容量增加造成的。一个最近的 PVOD 病例分析表明，支气管肺泡灌洗（BAL）可能是有用的[36]。

（二）与其他疾病相关的肺动脉高压

从流行病学角度说，一些系统性疾病或暴露已被证明与肺动脉高压相关（见表 58-1）。例如，经右心导管检查[37]证实大约有 8% 的硬皮病患者，尤其是限制性硬皮病（过去称为 CREST 综合征或皮肤钙质沉着症、雷诺现象、食管功能障碍、手指硬皮病和毛细血管扩张症）患者罹患肺动脉高压，如果用超声心动图检查，这一比例将更高[38]（电子图 58-1）。合并肺血管的病变与硬皮病患者更低的生存率相关[39]。其他与肺动脉高压相关的结缔组织疾病包括系统性红斑狼疮、混合型结缔组织病和类风湿关节炎，尽管这种关联不那么普遍[40]。

先天性心脏病是一个公认的影响肺动脉高压的发展"危险因素"。1958 年，Wood[14] 使用"艾森曼格综合征"来描述由于通过室间隔缺损（即从右到左）分流导致的高 PVR 而引起的肺动脉高压。随后，这个词被用来描述与伴随任何系统至肺循环分流的发绀相关的肺动脉高压。肺动脉高压发展的可能性取决于缺口的大小。然而，即使很小的房间隔缺损患者也可以并发肺动脉高压。事实上，这些患者可能有特发性肺动脉高压，房间隔缺损在此过程中仅起到在易感患者中的"触发"作用。

对于室间隔缺损的患者，缺损在 1.5cm 甚至更小的患者中只有 3% 发展为艾森曼格综合征，而 50% 具有大缺陷的患者会产生严重的肺动脉高压，同时这也比心房间隔缺损的患者出现得更早，往往在婴儿期（电子图 58-2）[41]。由真正艾森曼格综合征引起的肺动脉高压与更长的自然病史和更高的右心室补偿相关，因此，其临床稳定期更长。缺损本身也可以起保护作用，提供了一条让血液到达未充盈的左心室的路径。然而，许多患者最终都发展为右心衰，就像特发性肺动脉高压一样，右心房压力的升高和低心输出量导致不良的预后[42]。

在过去，药物和毒素对人类肺循环的影响已被生动地描述。1967—1970 年，瑞士、奥地利和德国发现，在阿米雷司（aminorex，一种类似于肾上腺素和安非它明的食欲抑制药物）上市后，肺动脉高压患者增加了 20 倍[43]。

药物导致的肺部病变在每一个方面都类似于丛性肺动脉病。肺动脉高压也与抑制食欲的药物芬氟拉明（电子图 58-3）和右芬氟拉明相关[44]。欧洲的一项病例-对照前瞻性研究表明，当服用这些药物中的任何一种超过 3 个月，患肺动脉高压的风险增加 20 倍。基于与食欲抑制药物类似的作用机制，以及病例报告、病例分析和单中心病例-对照研究的结果，兴奋剂也被怀疑能够导致肺动脉高压[45,46]。在对后者的研究中，甲基苯丙胺的使用和肺动脉高压之间的密切联系已被证实，没有其他确定风险因素的肺动脉高压患者与其相匹配对照的有其他形式肺动脉高压的患者相比，前者使用甲基苯丙胺的可能性是后者的 10 倍[47]。其他怀疑能引起肺动脉高压的药物包括化疗药物，主要

与 PVOD 相关[48]以及用于治疗慢性粒细胞性白血病的酪氨酸激酶抑制剂达沙替尼，已被证实与肺动脉高压的发展相关[49]。

门静脉高压症是另一个与肺动脉高压相关的疾病（电子图 58-4），将在第 93 章中进一步讨论。Mantz 和 Craige[50]首次在一位出现门静脉血栓的患者中描述伴随门静脉高压的肺动脉高压，他们和此后其他研究者还推测[51]，来源于门腔静脉吻合术引起的多个散发血栓会导致肺动脉高压。此后有假说提出了与门体分流相关的血管活性调节机制，即通常在肝脏被清除的血管活性物质达到肺血管产生病理作用[52]。而另一种假说一直专注于雌激素信号紊乱相关的基因。组织学上，门脉性肺动脉高压与其他类型的肺动脉高压类似，其血流动力学特点是肺动脉压力和肺血管阻力的升高。基于一个大型尸检研究[53]显示门脉高压患者中门脉性肺动脉高压的发病率为 0.73%，在接受肝移植检查的晚期患者中其发病率已高达 4% 至 5%[54,55]。

在晚期肝病患者中，由于出现内脏血管舒张相关的高心输出量和容量超负荷性和（或）舒张性心衰，通常其血液动力学的评估是很复杂的[55]。因此，与其他世卫组织界定的第 1 类肺动脉高压患者相比，门脉性肺动脉高压患者有更大的心脏输出量和更低的 PVRs[56]。尽管有较好的血流动力学表现，即便是轻中度肺动脉高压（定义为 PVR>3.1 Wood units）的患者，尤其是那些直到移植时才确诊的患者，在接受肝移植后，其死亡风险大约是 50%[57]。鉴于门脉性肺动脉高压患者在进行原位肝移植后的高死亡率，他们在进行移植前需要接受介入筛查和治疗；对所有的患者建议进行超声心动图的检查，对右心室收缩压超过 50mmHg 的患者进行右心导管的检查，对肺动脉高压显著增高的患者进行血管扩张。只有当治疗能成功降低平均肺动脉高压小于 35mmHg 时，这些患者才能进行肝移植[55,58]。

众所周知，肺动脉高压和人类免疫缺陷病毒之间有着一定的联系。在一些研究中，HIV 患者中肺动脉高压发病率高达 0.5%[59,60]。人类免疫缺陷病毒相关肺动脉高压的发病机制尚不清楚，尽管相关理论包括细胞因子和生长因子的释放以及人类疱疹病毒 8 的存在，在卡波西肉瘤中它是一种促血管生成的因素。有一份报道显示在 16 个特发性肺动脉高压患者中，有 10 个患者的丛状病变的细胞中存在人类疱疹病毒 8[61]。但是，随后的报告并没有在丛状病变中发现人类疱疹病毒 8[62,63]。各个不同阶段的 HIV 患者都能患肺动脉高压，包括那些不能检测出此病毒的携带者。多达 42% 的病例有非法静脉注射毒品的历史[64]，而在作者的肺动脉高压中心中，大多数人类免疫缺陷病毒相关肺动脉高压患者都有甲基苯丙胺的使用史，这表明非法使用药物增加了艾滋病患者患肺动脉高压的风险。这类患者死亡率的增加与 HIV 严重程度（病毒载量高，CD4 细胞数低），以及典型的肺动脉高压预后标志物（如更差的功能评级、低心指数及右心脏衰竭史）相关，其临床和血流动力学特征与特发性肺动脉高压相似（电子图 58-5）[65]。

六、症状

呼吸困难是特发性肺动脉高压的主要症状，临床分析显示在 95% 以上患者中都出现，通常首先表现为易疲劳，而后自主活动逐渐减少。与呼吸困难密切相关的症状是疲劳和虚弱感，在大部分特发性肺动脉高压患者中会出现。这种感觉通常出现在疾病晚期患者完全失能之前，可能反映了心输出量不全导致的组织氧合不足状况。

特发性肺动脉高压患者通常也会出现胸骨后疼痛[66]，常频繁发生在劳累后，疼痛会放射至左肩部或腋窝，休息后可缓解。这种疼痛与心绞痛相似，可能反映了右心室做功增加和低氧血症导致的冠状动脉供血不足。然而，这种疼痛也会出现在没有冠状动脉疾病的年轻患者中，其可能机制包括需求/血流比例失调相关的心内膜下心肌缺血[67]，扩张的肺动脉干直接压缩左主冠状动脉导致其缺血[68]，以及由肺动脉扩张直接引起的非缺血性疼痛[69]，其神经传导通路与心脏相同。除了胸痛，扩张的肺动脉压迫喉返神经时，患者也会出现声音嘶哑。

一些特发性肺动脉高压的患者在劳累时会发生晕厥，这可能是其首发症状。晕厥可能是由于肺动脉压增加和心输出量减少所导致的脑血流减少，并且它与预后不良相关。肺动脉高压的后期表现包括周围水肿、失代偿右心衰竭导致的腹水及咯血。对于后者，支气管动脉栓塞治疗通常是有效的，但以咯血为首发症状时，患者死亡率较高[70]。

七、体格检查

特发性肺动脉高压患者早期可没有明显的不适。然而，在疾病的晚期，肺动脉高压和右心衰竭比较明显。正如 Wood 发现，严重肺动脉高压患者四肢冰冷，外围脉搏减弱，血压也可能下降。此类患者通常存在全身静脉高压的体征，包括明显的颈静脉 a 波（可被腹部压迫（如肝颈静脉回流）放大并在心收缩前期传递至肝脏）和 c-v 波（三尖瓣关闭不全的指征）。胸部触诊可发现右心室在胸骨左缘抬高，在压力超负荷心脏收缩时持续出现，与单纯容量超负荷的非持续性胸骨旁波动相反。

在胸部听诊中，第二心音分裂，肺动脉瓣心音增强。瓣膜关闭音在吸气时增强，当肺动脉压力升高时可能变得更明显。此外，还可能听到收缩期喷射血声，它反映了右心室壁的突然扩张。沿胸骨左缘最易听到三尖瓣关闭不全的杂音，往往在吸气时强度增加。在主肺动脉和瓣膜环扩张后，肺动脉反流性杂音会变得更明显。主动脉瓣叶（Graham Steell 杂音）的舒张期振动可能与第三和第四心音同时存在。除了这些体征，右心衰竭患者通常伴有外周性水肿和由腹水导致的腹胀。

特发性肺动脉高压患者会出现不同程度的发绀，这很可能是疾病晚期表现。发绀在运动时最为明显，但也可见于休息时。导致发绀的最常见机制是由心输出量减少所致的混合静脉低氧血症引起的外周血管收缩和动脉血氧合不足。右心房压力大于或等于左心房压力的患者常出现严重低氧血症及发绀，因为血液经卵圆孔从右至左分流。除了发绀，缺氧导致的继发性红细胞增多症的患者可能会出现血管增生。杵状指通常不是特发性肺动脉高压的表现。杵状指的出现提示需寻找导致肺血管疾病的其他病因：如先天性心脏疾病、肝脏疾病、PVOD 或特发性肺纤维化。

八、诊断

疑似肺动脉高压（WHO 第 1 类）的患者需经全面的检查。相关诊断标准已经明确，其中包括基本检查（所有患者都应完成)和选择性检查(根据患者具体情况而定)(图 58-4)。许多疑似 WHO 第 2 类或第 3 类的肺动脉高压患者同样需要全面检查,但对于那些患有晚期左心或肺部疾病,基于超声心动图判定为临界或轻度肺动脉高压(右心室收缩压<50mmHg,无右心室功能不全)且计划专注于治疗基础疾病(即采用非肺动脉高压针对性治疗)的患者,采用有限评估可能更为合适。

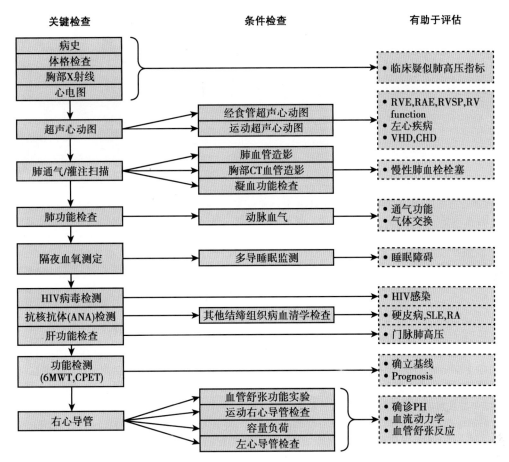

图 58-4　肺动脉高压的诊断流程。关键检查用于特发性肺动脉高压的确诊,条件检查指根据临床指征选择进行的检查。ANA,抗核抗体;CHD,先天性心脏病;CPET,心肺功能运动试验;CXR,胸片;ECG,心电图;HIV,人免疫缺陷病毒;HTN,高血压;LFTs,肝功能检查;PE,肺血栓栓塞;RA,风湿性关节炎;RAE,右心房肥大;RV,右心室;RAE,右心室肥大;RVSP,右心室舒张压;MWT,6 分钟步行试验;SLE,系统性红斑狼疮;VHD,瓣膜性心脏病。(From McLaughlin W, Archer SL, Badesch DB, et al: ACCF/AHA 2009 expert consensus document on pulmonary hypertension: a report of the American College of Cardiology Foundation Task Force on Expert Consensus Documents and the American Heart Association: developed in collaboration with the American College of Chest Physicians, American Thoracic Society, Inc., and the Pulmonary Hypertension Association. *Circulation* 119: 2250-2294,2009.)

病史应包括对症状和所有潜在的肺动脉高压危险因素的全面回顾,包括结缔组织疾病、先天性心脏病、肝脏疾病、睡眠呼吸暂停综合征、肺栓塞病史、减肥药或兴奋剂用药史。家族史回顾包括所有患有肺动脉高压、肺栓塞或遗传性出血性毛细血管扩张的家族成员。体格检查方面,除了已描述过的潜在的体格表征外,还应特别留意可诊断为非特发性 PAH 的表征,例如肺部体查时明显的爆裂或喘鸣音,结缔组织病的皮肤改变,慢性血栓栓塞疾病的肺血流杂音或杵状指等。

胸部 X 线检查对肺动脉高压和基础疾病如肺实质疾病的诊断有一定的价值。在特发性肺动脉高压患者中,X 线片中可见到典型的肺动脉主干增粗,右肺动脉下行分支增宽,外周血量减少和心脏增大(图 58-5,电子图 58-6)。横断 CT 扫描可证实主动脉直径增加(见图 58-5)。

晚期特发性肺动脉高压患者的心电图通常显示右心室肥大。右心室肥大的心电图特征性表现为 QRS 波额面电轴 ≥110°,V1 导联的 R 波>5mm,V1 导联 R/S>1,V6 导联 R/S<1。患者的心电图也可表现为右心房增大,Ⅱ 导联可见对称高尖 P 波振幅>2.5mm。在胸前导联可见到 ST 段压低和 T 波倒置。若肺动脉高压症状不明显或患者较年轻,心电图检查可表现正常。

特发性肺动脉高压患者体循环动脉血气分析通常显示动脉二氧化碳分压(动脉 PCO_2)降低,PH 值正常,提示慢性呼吸性碱中毒。体循环动脉氧分压(PO_2)可表现正常或不正常,但肺泡-动脉氧分压差通常是增加的。特发性肺动脉高压患者血氧降低的一些机制包括肺血管数量的减少和红细胞通过肺循环的时间减少所导致的弥散障碍,肺血流的改变导致通气-血流比例失调以及各种合并症,包括支气管痉挛、经卵圆孔的右向左分流和低

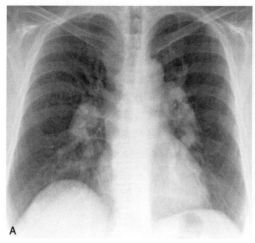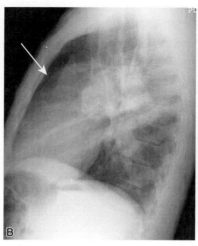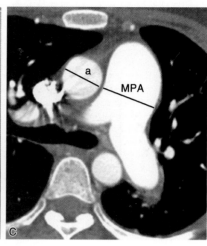

图 58-5 特发性肺动脉高压:胸部 X 射线及胸部 CT 检查。前位胸片(A)和侧位胸片(图 B)显示双边对称的中央肺动脉扩张。侧位胸片(B)显示胸骨下区饱满(胸骨后间隙),提示右心室流出道的扩张(箭头所指部位)。C.增强 CT 横断扫描显示肺主动脉的扩张,与肺动脉压力升高一致。显示,通常在血管最宽或接近分叉水平的部位测量肺主动脉(MPA),横径≥29mm 可认为出现异常。或者可将肺主动脉大小与同一水平的升主动脉(a)大小进行比较。如该病例所示,假设升主动脉无病理性扩张,如果在同一水平的肺主动脉分叉处直径大于升主动脉,则可认为肺主动脉出现不正常扩张。(Courtesy Michael Gotway, MD.)

心输出量导致混合静脉 PO_2 的降低[71]。血液检查是实验室检查的另一重要组成部分。全血细胞计数有助于发现肺动脉或肺疾病相关的肺动脉高压患者由于血氧降低而出现的红细胞增多症。

肺通气-灌注扫描主要用来区分特发性肺动脉高压及慢性肺血栓栓塞症。Worsley 和他的同事研究 75 名不同分型的肺动脉高压患者,发现 25 个慢性血栓栓塞性肺动脉高压患者中有 24 个(96%)呈现高度可能性扫描结果,1 个患者呈现中度可能性扫描结果[72]。相反,35 个特发性肺动脉高压患者中有 33 个(95%)扫描呈现低度可能性显像(电子图 58-7),1 个扫描呈现中度可能性显像,1 个扫描呈现高度可能性显像。基于目前研究[73],不明原因的特发性肺动脉高压患者行 V/Q 扫描,若呈现中或高度可能性显像,应进行进一步的评估,包括肺血管造影术。不推荐用 CT 扫描评估慢性肺血栓栓塞症,因为在平行对照研究中发现其敏感度低于 V/Q 扫描[74]。

对特发性肺动脉高压患者行肺功能检查,通常显示其呼气流速正常,伴随肺容量正常或轻度降低。肺血管扩张度的降低导致中度限制性通气功能障碍[75]。CO 弥散度(DL_{CO})往往降至轻中度,与肺容积不成比例的低 DL_{CO} 值,可用于筛选硬皮病患者的肺动脉高压患病风险[76]。

如果在静息状态下不出现生理异常,运动试验可用于揭示特发性肺动脉高压患者的生理异常。其特征性表现为,在肺动脉高压患者中低运动量时即达到目标心率和无氧阈值,常伴随动脉 PO_2 的降低,或肺泡-动脉氧分压差的增加。在健康人中,死腔通气/潮气量比例不会降低,或实际上在分级运动中比例增加。6 分钟步行距离试验(6MWD)用于亚极量运动测试,作为一个预后标志,它对患者的后续治疗非常有用。个人行走距离大于 380~400m 提示有较好的预后[77]。此外,对比运动试验结束时和结束 1 分钟后的心率变化,在运动试验结束后心率降低大于等于 16 次/分的患者,比心率次数下降小于 16 次/分的患者有更好的预后[78]。在一些重要的肺动脉高压临床试验中,6MWD 已经成为评价治疗效果的主要终点指标。

(一) 超声心动图

超声心动图是评估肺动脉高压的一个关键诊断检查,用于评估右心室大小和功能,估测肺动脉收缩压,及排除其他心脏疾病如二尖瓣病变和左心室收缩或舒张功能不全。目前的指南推荐使用超声心动图评估肺动脉高压的可能性,基于多普勒超声测量三尖瓣射血峰流速(TR jet),并利用方程:右心室收缩压 = [(TR jet)2×4]+估算的中心静脉压。可以明确的是,TR jet 小于 2.8m/s,提示不太可能出现肺动脉高压;然而当 TR jet 大于 3.3m/s,提示肺动脉高压的可能性;TR jet 在 2.8~3.4m/s 时,同时相应的右心室收缩压估测值为 37~50mmHg,则不能确定是否存在有肺动脉高压[79]。

重要的是,在许多研究中,和右心导管测量值相比,这种估算的准确性和精确度仅仅处于中等水平。在特定情况下,即便肺动脉收缩压的超声估测值正常,也需要做右心导管检查。同样重要的是,寻找其他可以提示患者有肺动脉高压的超声心动图表现。疑似患病的表现包括右心室扩张,室间隔收缩期变平或舒张期凸起(图 58-6 和视频 58-1)以及短时间肺动脉加速,但通常这些表征出现较晚[80]。静脉注射造影剂或微泡后可能可以观察到心脏内的分流。超声心动图检测在预后评估和跟踪治疗效果方面也相当有用。而肺动脉收缩压在特发性肺动脉高压预后中价值不大。相反,要关注超声心动图测量显示的右心室功能障碍,包括右心室扩张、右心室收缩功能降低、显著的三尖瓣反流、伴随左心室的室间隔偏移和心包积液[81]。

(二) 心导管检查

在特发性肺动脉高压的评估中,使用右心导管可确诊肺动脉高压及其严重程度、排除心源性原因,并确定是否存在因使用药物而导致的急性肺血管反应。血流动力学参数,尤其是右心房压力和心脏指数,与生存率关系尤为密切[82,83]。测量心腔和肺动脉压力,测量肺毛细血管楔压(PPW)可以排除左心室、左心

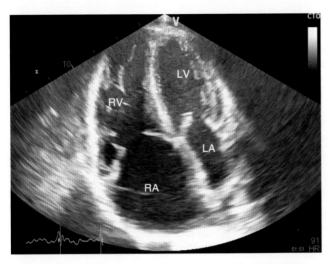

图58-6 肺动脉高压的超声心动图。除了预估的肺动脉收缩压升高，肺动脉高压的超声心动图显示各种异常，包括如图所示的右心房（RA）和右心室（RV）扩张，室间隔偏移和心包积液（见视频58-1）。LA，左心房；LV，左心室

房或大的肺静脉方面的疾病。测量心输出量，计算肺循环和体循环血管阻力。测量来自两个血循环的血气样品中的血氧分压和浓度。通过测量不同心腔中血氧分压和浓度，结合示踪剂技术，可以排除左心到右心的分流。

与左心无关的肺动脉高压的血流动力学定义为肺动脉平均压≥25mmHg同时肺毛细血管楔压≤16mmHg。同时定义还规定肺血管阻力（PVR）大于或等于3个Wood单位，绝大多数的特发性肺动脉高压患者在诊断中很容易达到这个截点，他们的平均肺血管阻力为12个Wood单位或者更高[10,84,85]。

在肺动脉高压诊断中尤其需要关注肺毛细血管楔压的测量，因为高于15mmHg的结果提示有左心疾病而非肺动脉高压。肺毛细血管楔压通过使用一个膨胀的、携带气球状管尖的导管短暂阻断肺动脉血流获得。这样得到的PPW值可能不准确，原因之一是阻断不彻底，得到的是降低了的肺动脉压力值而非真实的PPW值；或者是由于导管管尖没有放置在肺动脉的正中央。在荧光透视镜下检查导管位置并确保获得的压力轨迹与左心房压力波形一致，将有助于获得准确的PPW读数。在某些情况下，通过部分降低气球膨胀程度和重新定位，可以获得更好的波形。此外，可以通过从远端血管腔吸取血液，以及肺毛细血管血液的高氧饱和度来确定楔形导管的位置。由于这个测量值对临床诊断相当重要，一些中心在所有的诊断性右心导管检查中常规测量左心室舒张末期压力。

在最初的导管插入术中通常要进行急性血管扩张试验。该试验使用短效的试剂，如吸入性一氧化氮、腺苷、前列环素。对特发性肺动脉高压患者来说，氧气和硝酸盐不是合适的检测试剂。血管反应的判定标准稍后讨论，但基本上来说，急性测试可以确定患者是否可以接受长期血管舒张药治疗。

九、治疗和预后

现在特发性和其他形式的肺动脉高压属于可以治疗的疾病。使用目前的治疗方法可以看出短期和长期的效果[86]。为

了优化患者治疗效果，一个全面的医疗方案是至关重要的。对一个患者的诊断一旦完成且该患者具有肺动脉高压的特征（WHO第1类），就应该开始治疗。但关于肺动脉高压的治疗还存在许多问题。治疗的目标和预期效果是什么？应该首先使用哪个药物？应该什么时候增加其他治疗？应该使用多种治疗方法么？以什么顺序？什么时候考虑移植？

肺动脉高压的治疗可以进一步分为"支持"或"常规"治疗（由于没有前瞻性、随机性和对照数据，也称为经验性的疗法或推荐）和"精准"或"靶向"治疗（这些疗法已经通过试验并被批准用于治疗肺动脉高压）。

（一）支持疗法

1. 锻炼和体力活动

尽管数据有限，指南支持锻炼有益于肺动脉高压患者的观点。然而，患者应避免会引起不适症状，如严重呼吸困难、胸痛、头晕目眩或晕厥等。两个小型的研究（N＝22 和 N＝30）表明，锻炼和呼吸训练是安全的而且在主观和客观参数上有明显改进[87,88]。这些研究发现，同对照组相比，接受12～15周在监督下进行的有氧运动和耐力训练课程的患者，其6分钟步行距离和耗氧峰值有明显的改善。没有出现明显的安全隐患，超声心动图检查右心功能或脑利钠肽水平没有明显变化。

2. 避免高海拔

低压缺氧引起肺血管收缩，会加重肺动脉高压并导致肺动脉高压患者的症状恶化。通常建议乘坐商用客机（增压至1500～2400m）或前往海拔1500m以上地区的患者接受是否需要吸氧的评估[89]（见第25章）。居住在高海拔的严重肺动脉高压患者如果搬到海平面，其症状可能会改善。

3. 避免怀孕

肺动脉高压患者怀孕是极其危险的，其围产期的死亡率非常高，特别是在分娩后[90]。虽然有使用前列环素并成功怀孕和分娩的病例报告[91,92]，我们还是强烈建议生育妇女使用适当方法来避免怀孕。至于优先采用哪种避孕方法，在肺动脉高压患者中是没有绝对禁忌的，当然外科手术（绝育）对许多患者来说风险可能太高。此外，一些专家建议避免含有雌性激素的避孕药，尤其是不能抗凝血的患者。根据效果，避孕方法可以分为三级：①绝育、子宫内避孕器和含有孕酮的植入物；②只含有孕酮的避孕药、含有雌激素的阴道环和注射型孕酮；③屏障法，如避孕套和隔膜，而在肺动脉高压患者中阴道隔膜只有和另一种方法联合使用时才有用[93]。

4. 抗凝作用

在肺动脉高压患者中，使用抗凝血剂是必要的。大量异常的内皮细胞，在促使肺动脉病发生的同时也增加血栓的形成。心力衰竭和留置于主静脉的导管是血栓栓塞的独立危险因素，而血栓栓塞是处于肺血管容量临界值的患者不能承受的。此外，肺动脉高压患者中出现微血栓性病变也是有据可查的。

（1）华法林：华法林是肺动脉高压患者最常用的抗凝剂。

肺动脉高压的临床试验登记显示,大约 50% ~ 85% 的患者在入组时接受抗凝治疗[94]。然而,抗凝是有风险的(如出血),需要频繁的监测。为了证明华法林对肺动脉高压的有效性,9 个研究调查了华法林在特发性肺动脉高压的疗效。全部都是对经过华法林治疗和未华法林治疗患者的回顾分析[95,96,96a]。尽管在 9 个研究中有 6 个(包括 Rich 及其同事的研究,如图 58-7)显示,使用华法林患者比不接受抗凝治疗患者的生存率有所提高,但这些研究全都不是随机研究,也没有纳入有效的 PAH 疗法中。而另有两个使用华法林的研究纳入了现代肺动脉高压治疗范畴:一个显示在特发性肺动脉高压患者中使用华法林患者获得更好的生存率,而另一个结果是阴性的。

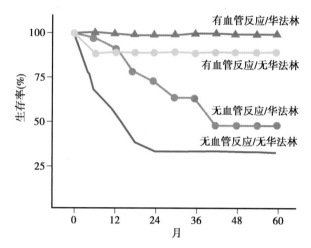

图 58-7　基于急性血管反应性和通道阻滞剂或华法林治疗的特发性肺动脉高血压患者生存率。在无血管反应的患者(较低的两行)中,华法林与生存率适度提高相关。(Redrawn form Rich S, Kaufmann RN, Levy PS: The effect of high doses of calcium-channel blockers on survival in primary pulmonary hypertension. *N Engl J Med* 327:76-81,1992.)

尽管现有数据存在严重局限性,指南建议特发性肺动脉高压患者使用华法林治疗[79,97]。在其他形式的肺动脉高压中关于抗凝剂的使用指导更少,如与先天性体肺分流相关或与结缔组织疾病相关的肺动脉高压。华法林被明确指出适用于第 4 类肺动脉高压(慢性血栓栓塞疾病)患者。其他可考虑使用华法林的情况包括晚期心力衰竭或留置中心静脉导管。相反,如果出血风险增加(血小板减少症、咯血病史或消化道出血),则不建议抗凝。

(2) Xa 因子抑制剂:尽管华法林具有药物作用局限性,且需频繁检测凝血指标不足,但自 1954 年以来,临床上几乎没有一个长期抗凝治疗药物可以替代华法林。而最近一组新型口服抗凝药物 Xa 因子抑制剂的出现,改变了当前抗凝的局面。大部分的临床研究比较了注射依诺肝素后使用华法林的标准方案与固定剂量的 Xa 因子抑制剂在治疗急性静脉栓塞或心房纤颤上的有效性和安全性,迄今结果表明,长期华法林治疗与 Xa 因子抑制剂中的抗凝效果相似[98]。此外,一个在肺动脉高压大鼠模型上使用 Xa 因子抑制剂的实验也同样显示有效[99]。Xa 因子抑制剂引起的严重出血尚没有有效的解毒剂,但大出血是罕见的。目前急需关于这组化合物的更多信息。

有证据表明肺动脉高压患者血小板活化,而阿司匹林可使

肺动脉高压模型动物状况改善,因此阿司匹林也被认为在肺动脉高压治疗上有潜在的益处[100]。然而,在随机对照临床试验中它并没有改善疗效,因此并不建议使用,除非有其他需求[101]。

5. 辅助氧疗

与肺部疾病相关肺动脉高压患者(如慢性阻塞性肺疾病)不同,还不清楚辅助氧疗在肺动脉高压患者中是否有效[102,103]。事实上,大多数肺动脉高压患者在静息时都不是低血氧的。当出现轻度低氧血症时,可能是由于心输出量降低与轻度通气/灌注不平衡导致混合静脉,氧饱和度水平减少引起的。存在严重的低氧血症的肺动脉高压患者,应怀疑是否存在肺实质病变、体肺分流、PVOD、肺毛细血管瘤或遗传性出血性毛细管扩张可引起的肺动静脉畸形。值得注意的是,超过 20% 的人群中可见卵圆孔未闭会加重肺动脉高压患者的低氧血症。

尽管氧气可使肺血管舒张,但并没有长期研究支持这种效果。然而,一致认为如果静息时动脉氧分压(PO_2)小于 60mmHg 或体循环动脉氧饱和度小于 90%,则需要进行辅助氧疗。但右向左分流导致低氧血症的艾森曼格综合征患者是一个例外,在该人群中,辅助氧疗的效果几乎可以忽略[104,105]。没有达成共识的还有仅在运动时出现的体循环动脉氧饱和度下降是否能作为辅助氧疗的指征。此外,使用鼻导管的肺动脉高压患者常因为感到"不好意思"而限制了辅助氧疗在家庭外的场合使用。

6. 利尿剂

利尿剂一直是治疗心力衰竭(包括右心衰竭)的主要药物。在肺动脉高压患者中,全身血管内容量超负荷是很常见的。在肺动脉高压治疗药物的重要临床试验中,多数患者都接受长期利尿剂治疗[106,107]。

除了造成外周水肿症状和肝肾充血[108],右心室容量超负荷会导致左心室收缩,加重心输出量减少和肾前性氮血症。因此,在失代偿性肺动脉高压患者中,往往可以观察到一个普遍现象,即积极利尿可改善临床和生理状况。尽管利尿治疗对肺动脉高压患者有好处,但没有对照研究指导临床医生如何使用这些药物。

往往首先使用袢利尿剂。尽管呋塞米(furosemide)是较常用的袢利尿剂,有证据表明,托拉塞米(torsemide)可能更有效且无更大的副作用[109]。此外,在出现显著血管外液体堆积和肠道吸收差的患者中,需要经常接受静脉内利尿剂治疗。在肺动脉高压患者中常常联合使用抗醛固酮药物(如安体舒通,spironolactone)和袢利尿剂。目前仍然不清楚是否可以将安体舒通降低左心衰致死致残率的疗效推广到右心衰竭上[110]。

在某些情况下,加入噻嗪类利尿剂的方案是有效的。本书作者发现联合运用美托拉宗(metolazone)和呋塞米可有效地引起快速利尿。然而,这种治疗方案可引起明显低钾血症。尽管在某些肺动脉高压患者中会出现右心室超负荷依赖,过度利尿可能有不利影响,但本书作者尚未见此情形。更常见的是,积极利尿(每天 1 ~ 3L 液体负平衡)可改善肾功能和血压。

7. 钙通道阻滞剂

早在 1958 年,Paul Wood[14] 首次提出了肺动脉高压的临床本质是基于"血管收缩因子"。那么,探索肺血管舒张药治疗作为一种有效的方法就毫不奇怪了。一些药剂包括酚妥拉明

（phentolamine）[111]、妥拉苏林（tolazine）[112]、卡托普利（captopril）[113]和肼苯哒嗪（hydralazine）[114]的效果在非对照研究中已被评估。其结果尽管各有不同，但总的来说并不完全令人满意。并没有对这些药物进行系统的研究。钙通道阻滞剂成为口服降压药中的一员，表面上看，用这类药物治疗肺动脉高压是"讲得通"的。钙通道阻滞剂副作用是可以接受的，这些药物能作为强有力的肺和体循环的血管舒张剂。血管收缩时肺动脉平滑肌细胞胞质中钙的作用是相当明确的。因此，阻断钙内流可能取得令人满意的效果。

在一篇被频繁引用的文章中，Rich 等人[115]描述了使用地尔硫䓬（diltiazem）或硝苯地平（nifedipine）有利于提高特发性肺动脉高压组患者的生存率。在这个研究中，在钙通道阻滞剂使用时出现急性肺血管反应（定义为肺动脉压力和 PVR 急性下降至少 20%）的患者的 5 年存活率为 94%（见图 58-7）。相比之下，没有急性反应的患者的 5 年存活率只有 55%。此外，还观察到"急性反应者"的生存率明显高于诊断时使用基于血流动力学方程预测出的生存率。虽然不是来自安慰剂对照研究，这些数据仍表明钙通道阻滞剂在某些特发性 PAH 患者身上是有效的。

Rich 等人的研究发现尽管影响深远，但可能会导致特发性肺动脉高压和其他形式的肺动脉高压患者过度使用钙通道阻滞剂。钙通道阻滞剂不能选择性地舒张肺血管，面对不可扩张的肺血管床，这些制剂的体循环血管舒张效应可能导致严重低血压症状。此外，钙通道阻滞剂有潜在的负性肌力作用。因此，在出现极少或完全没有急性肺血管反应的患者中，会凸显钙通道阻滞剂的不良反应，并存在引起严重后果的可能。

随后 Sitbon 等进行的大型回顾性研究进一步削弱了钙通道阻滞剂在特发性肺动脉高压患者中的作用。在这个研究中，557例特发性肺动脉高压患者接受了使用前列环素（如依前列醇）或吸入性一氧化氮的急性肺血管反应测试。70 例患者（约 13%）出现急性反应（平均肺动脉压力和 PVR 至少下降 20%）并接受钙通道阻滞剂治疗。然而，只有一半"急性反应"患者（约占总数的 7%）对长期使用钙通道阻滞剂反应良好（定义为在 5 年随访中，患者存活且功能分级为 1 或 2 级）。根据血流动力学基线评估，这部分长期存活的患者病情减轻；另外，这部分患者在急性血管舒张药物试验中平均肺动脉压力低于那些未能长期使用钙通道阻滞剂的患者（33mmHg vs 46mmHg）。换句话说，长期服用钙通道阻滞剂的患者受益，不仅仅体现在急性血管试验中的平均肺动脉压力百分比降低，其平均肺动脉压力绝对值也降低到一个比较好的水平。这些数据已经被循证指南引用[79,116]，指出钙通道阻滞剂可被运用于急性肺血管反应中平均肺动脉压力减少至少 10mmHg，并低于 40mmHg 水平，且无心输出量减少的特发性肺动脉高压患者。

各个肺动脉高压中心对急性肺血管反应试验的检测方法有所不同。在心导管实验室使用最多的是选用三种短效肺血管舒张药中的一种用于检测（即吸入性一氧化氮、静脉注射腺苷或静脉依前列醇）。使用短效药物可以避免难以控制的体循环低血压，当肺血管活性很低的肺动脉高压患者给予全身性舒张剂时会导致出现这种情况。吸入性一氧化氮的明显优点是不影响全身性的血流动力学、药物代谢快（半衰期为 20 秒）且没有副作用。使用吸入性一氧化氮，可在不到 10 分钟的时间里完成急性肺血管反应试验以及多次血流动力学测量。

（二）靶向治疗

1995 年美国食品药品管理局（FDA）根据第一个肺动脉高压的前瞻性随机对照试验结果批准了静脉使用依前列醇，这意味着肺动脉高压靶向疗法的出现。从那时起，另外 11 个肺动脉高压的疗法获得批准：皮下、吸入、静脉注射和口服曲前列环素（treprostinil）；吸入性伊洛前列素（iloprost）；口服内皮素受体拮抗剂波生坦（bosentan）、安贝生坦（ambrisentan）和马西替坦（macitentan）；5 型磷酸二酯酶抑制剂西地那非（sildenafil）和他达拉非（tadalafil）；以及鸟苷酸环化酶激动剂瑞司瓜特（riociguat）（表58-2）。这些疗法的目标是弥补肺动脉高压中内皮释放介质的失衡：产生过多的内皮素-1（endothelin-1）、一氧化氮产生异常和前列环素（prostacyclin）不足（图 58-8）。

1. 前列环素类似物

（1）依前列醇（Flolan/Veletri）：连续静脉注射前列环素（前列腺素 I$_2$，依前列醇）可持续改善血液动力学、提高运动耐量和延长生存率。在第一个依前列醇随机前瞻性研究中，纳入 81位接受过常规治疗根据纽约心脏协会（NYHA）标准评估出现心功能 III 或 IV 级症状的患者，被随机分为连续静脉依前列醇+常规治疗或单纯常规治疗组，观察 12 周。连续静脉使用依前列醇组在 12 周后，主要终点指标 6 分钟步行距离增加了 32m，而常规治疗组减少了 15m。依前列醇组患者的血流动力学、生活质量和NYHA 功能分级均得到显著改善。在这 12 周的研究中，8 例死亡的患者均出自常规治疗组。值得注意的是，这是迄今唯一一项结果提示该药显著影响肺动脉高压患者生存率的随机对照试验。随后也有在硬皮病相关的肺动脉高压患者中的研究发现，该药也可显著提高 6 分钟步行距离、功能分级和运动能力[117]。

与既往资料对比，长期随访研究显示依前列醇有持续的改善效果，包括提高功能分级和生存率。在 2 个研究中，接受治疗患者的五年存活率超过 60%[83,118]，明显提高了"依前列醇药物未问世前"肺动脉高压患者小于 3 年的生存时间中值。尽管有明显的改善效果，长期使用依前列醇仍是复杂的，因为需要留置一个中心静脉导管、配备连续输注泵，药物也需要每天准备。此外，还有许多的副作用包括颌跛行、腿脚疼痛、腹泻、皮疹和偶伴腹水的体重下降。因此，需要一个专门团队确定前列环素剂量和评估治疗反应，但这通常只在大型肺动脉高压诊治中心进行。

（2）皮下和静脉注射曲前列环素钠（Treprostinil Sodium）[瑞莫杜林（Remodulin）]：曲前列环素钠是前列环素的三环联苯胺类似物，室温下化学性质稳定，半衰期约 4 小时。基于一项包含 470 例特发性肺动脉高压患者（58%）、结缔组织病相关肺动脉高压或先天性体-肺分流相关肺动脉高压的随机双盲对照试验，曲前列环素钠初次获得批准用于连续皮下给药治疗[119]。同其他 PAH 临床试验一样，主要观察指标是运动能力，定义为经安慰剂组校正后的 6 分钟步行距离（6MWD）的改善程度。该项试验的安慰剂校正的 6MWD 改善程度为 16m（P = 0.006）。与安慰剂组相比，曲前列环素钠治疗组患者的博格（Borg）呼吸困难评分、生活质量评价以及血流动力学都得到显著改善。

该试验中曲前列环素钠的使用剂量及其他所有全身性曲前列环素研究都是由治疗医师决定的，基于患者临床反应及副作用而作相应增减。值得关注的是，将曲前列环素治疗组患者的

表 58-2 肺动脉高压批准药物的随机临床试验

	N 病例数	Wk 试验时间（周）	Other Rx(%)	PAH △ 6MWD vs. Placebo（m）	FC	QOL	Cath	CW or Death	NT-BNP
前列环素									
1996 依前列醇 IV（IPAH）（106）	81	12	无	60	Y◆	Y	Y	Y	
2000 依前列醇 IV（硬皮病 PAH）（117）	111	12	无	108	Y◆	Y		Y	
2002 曲前列环素 SC（119）	470	12	无	16	Y◆		Y	Y	
2002 AIR 伊洛前列素 INH（130）	203	12	无	36	Y●	Y●	Y	Y	N
2010 TRIUMPH1 曲前列环素 INH（131）	235	12	ERA/PDE-5 100%	20	Y◆	N	Y	N	Y
2012 FREEDOM C 曲前列环素 PO（125）	350	16	ERA，PDE-5，or both 100%	11	N◆	N	Y		
2013 FREEDOM M 曲前列环素 PO（123）	349	12	无	26	Y◆	N		N	
2013 FREEDOM C2 曲前列环素 PO（124）	310	16	ERA，PDE-5，or both 100%	10	N◆	N	N	N	N
内皮素受体拮抗剂									
2001 波生坦（133）	32	12	无	76	Y◆	Y		Y	Y
2002 BREATHE-1 波生坦（107）	213	16	无	35	Y◆	Y		Y	
2008 ARIES-1 安贝生坦（151）	202	12	无	31（5mg）51（10mg）	Y◆	Y	N	N	Y
2008 ARIES-2 安贝生坦（151）	192	12	无	59（5mg）	Y◆	N	Y	Y	Y
2013 SERAPHIN，马西替坦（152）	742	85 ~ 104*	PDE₅ 61% 前列腺素 5%	22	Y	Y	Y	Y◆	
PDE₅ 抑制剂									
2005 SUPER 西地那非（136）	278	12	无	45	Y◆	Y	Y	N	
2009 PHIRST 他达拉非（137）	405	16	ERA，53%	33	Y◆	N	Y	Y	
可溶性鸟苷酸环化酶激活剂									
2013 PATENT-1（153）	443	12	ERA，44% 前列腺素 6%	36	Y◆	N	Y	Y	Y

缺乏头对头研究；基于基线特征及其他因素，尤其是 6 分钟步行距离的异质性，不支持不同研究之间进行直接比较。

* 塞拉芬（Seraphin）有一个致死率与致残率的主要终点指标；研究分为持续治疗 85 周、100 周和 104 周（安慰剂组、3mg 马西替坦组及 10mg 马西替坦组）

Y：统计学意义上的显著性，$P<0.05$；N，$P>0.05$；◆，1°终点指标；空白，没有报道；如果测试了多组用药剂量，行走距离结果以获批剂量为准；6MWD，6 分钟步行距离；cath，导管检测；CW，临床恶化；ERA，内皮素受体拮抗剂；FC，WHO 功能分级；INH，雾化吸入的；IV，静脉注射；NT-BNP，N 末端脑钠肽；PDE-5，5 型磷酸二酯酶抑制剂；PO，口服；QOL，生活质量；Rx，治疗方法；SC，皮下注射；Wk，周；●，Air1°终点指标：6 分钟步行距离提高 10% + 生活质量改善

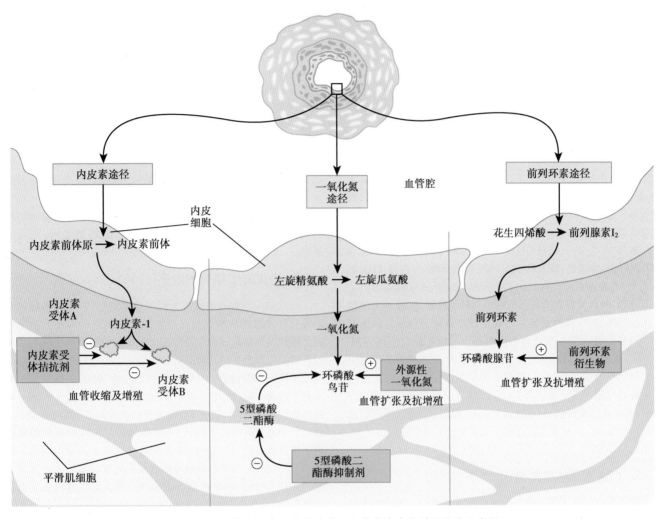

图 58-8 目前的治疗方法针对的三个异常内皮介质通路的示意图

给药剂量按四分位数分层,最高剂量层的患者步行距离改善程度最高[>13.8ng/(kg·min)]。主要不良反应是注射部位疼痛,在曲前列环素治疗组出现 200 例(85%),相比安慰剂组的 62 例(27%)。其他常见副作用,均见于系统性前列环素药物,包括颌部疼痛、头痛及腹泻。

基于与皮下注射曲前列环素相同的生物效用,静脉注射曲前列环素也随即获得批准,更多地用在不能耐受皮下注射的患者。一个小型随机对照临床试验中证实,与安慰剂组相比,静脉注射曲前列环素可明显提高患者的 6 分钟步行距离[120],这也在几项非对照研究中被报道[121,122]。最后,曲前列环素的口服缓释制剂目前也已获得批准。在一项为期 12 周的 PAH 临床试验中,单纯仅口服曲前列环素,可使患者的 6MWD 得到显著改善(FREEDOM-M)[123],但在已接受其他治疗的患者中并没有明显改善(FREEDOM-C and C2)[124,125]。其血流动力学作用及其他长期影响尚未被报道。

2. 前列环素的剂量

目前还没有正式研究比较持续使用依前列醇和前列环素的剂量策略,只有非常有限的急性剂量范围研究[126]。然而,有观察数据表明,尤其是对于曲前列环素而言[127],高剂量能带来更好的治疗效果。但同时,有其他研究表明,过量使用依前列醇可

导致异常的高心输出量及其他更严重的副作用。因此,对于所有肠道外前列环素用药的患者,都建议个体化用药及定期血流动力学监测[128]。

院内使用静脉滴注依前列醇,一般起始剂量设定为 1~2ng/(kg·min),在接下来几天内逐渐升至约 4~6ng/(kg·min),目的是在短时间内升至有效剂量,同时又避免头痛、颜面潮红、恶心及腹泻等药物过量的副作用。在入院初始滴注后,患者可根据门诊给药剂量图自行调节静脉给药量,采取 3~7 天的间隔,直到升至目的剂量。在临床试验中,2~3 个月内(研究终点)所能达到的平均给药剂量为 8~11ng/(kg·min)[129]。也有报道称,在长期研究中,1 年内平均给药剂量可升至 21ng/(kg·min),约 1.5 年内平均剂量可升至 35ng/(kg·min)。

皮下及静脉注射曲前列环素的初始给药方式与依前列醇相似,但最终剂量一般较依前列醇要高。这是基于一项转换研究,其结果表明,患者从依前列醇改用曲前列环素需要使用原剂量的两倍以上以控制其症状发生。皮下注射曲前列环素的长期开放性研究也表明,使用超过 40ng/(kg·min)的曲前列环素与患者生存率提高具有独立相关性。

吸入性伊洛前列素(Iloprost)[万他维(Ventavis)]和曲前列环素(Tyvaso):基于雾化吸入伊洛前列素的随机研究,稳定的前列环素类似物伊洛前列素在 2004 年被美国 FDA 批准为一种

吸入制剂[130]。其主要疗效包括多个终点指标:6 分钟步行距离至少有 10% 的提升,改善 NYHA 功能分级及生存率提高。有 17% 的伊洛前列素治疗组患者及 5% 的安慰剂患者达到了这些标准(估计比值比为 4,$P<0.05$)。阳性次要终点指标包括与安慰剂组相比功能分级提高、生活质量改善及肺血管阻力的改善。伊洛前列素治疗后也需要再次检测血流动力学,与心输出量及肺动脉压力的基线比较,可见肺血管阻力的改善。

吸入性伊洛前列素是通过超声雾化给药,起始剂量为 2.5μg,每天 6～9 次,如果耐受良好,则逐渐增加到 5μg,每天 6～9 次。伊洛前列素组在临床试验中的不良反应包括晕厥、面部发红、下巴疼痛和咳嗽。在用药起始就应该监控生命体征;如已存在低血压患者(体循环血压低于 85mmHg)不应该使用伊洛前列素。

基于一个纳入 235 PAH 患者的随机对照临床试验 TRIUMPH-1 的结果,吸入性曲前列环素在 2009 年获得 FDA 批准[131]。与安慰剂组比较,治疗组患者 6 分钟步行距离增加了 20m($P<0.05$),并在次要终点指标中得到了改善,例如 N-末端脑利钠肽(NT-BNP)和明尼苏达心衰生活质量评分问卷。临床恶化时间和功能分级方面没有明显改善。与以往研究不同,TRIUMPH-1 临床试验只纳入有背景治疗的患者,要求患者使用过内皮素拮抗剂治疗,或磷酸二酯酶-1 抑制剂治疗。吸入性曲前列环素是通过超声雾化器结合 Tyvaso 吸入系统给药,起始剂量为 3 吸,一日 4 次。在可耐受范围内,每 1～2 周剂量增加 3 吸/次,直到每次 9 吸/次,一日 4 次。在临床试验中的不良事件包括咳嗽、头痛和面部发红。

3. 内皮素受体拮抗剂

在人类中已经发现了两个内皮素(ET)-1 受体亚型,ET-A 和 ET-B。受体拮抗作用已被证明是一种有效的特发性肺动脉高压治疗策略,还有两个 FDA 批准的药物,波生坦和安倍生坦。波生坦[全可利(Tracleer)]是一个非肽口服 ET-A 和 B 受体拮抗剂。两项随机对照临床试验结果表明,波生坦相比安慰剂可显著提高 6 分钟步行距离,波生坦在 2001 年得到 FDA 批准[132]。其中较小的临床试验对肺血流动力学进行了评估,波生坦显著改善右心房压力、肺动脉压力、肺血管阻力和心脏指数。这两项研究还发现其他疗效,包括改善 Borg 呼吸困难指数和临床症状[133]。除了这两项"登记"试验,波生坦在另两个随机对照临床试验中也表现出改善效果:BREATHE-5,纳入未经治疗的先天性心脏病患者和艾森曼格综合征患者;以及 EARLY(内皮素拮抗剂治疗轻度症状的肺动脉高压的临床试验),针对功能 2 级的肺动脉高压患者的随机对照试验。相关结果如表 58-2 所示。

安倍生坦(Letairis)是一种特定的 ET-A 受体拮抗剂,被批准用于 PAH 治疗的剂量是 5 或 10mg,每日一次。2 期剂量临床研究表明,安倍生坦对肺血流动力学有改善[134],随后进行了两个安倍生坦的随机对照试验[安倍生坦治疗肺动脉高压的随机、双盲、安慰剂对照、多中心的功效研究(ARIES):试验 1,5mg 和 10mg 安倍生坦,安慰剂;试验 2,2.5mg 和 5mg 安倍生坦,安慰剂],共招募了 394 名患者。两个试验证明,安倍生坦能改善安慰剂修正后的主要终点指标 6 分钟步行距离。在 ARIES-2 中,与安慰剂组比较,治疗组的临床恶化时间得到显著改善。在 ARIES-1 研究中发现有改善临床恶化时间的趋势,但并没有统计

学意义($P=0.3$)。

马西替坦(Macitentan)是一种具有比波生坦更强组织渗透作用的非选择性 ET-A/ET-B 拮抗剂,其作用在 SERAPHIN 临床试验被评估。在 SERAPHIN 研究中,患者按 1∶1∶1 的比例随机分为安慰剂组、马西替坦 3mg 组或马西替坦 10mg 组,该试验采用致残率和致死率为主要终点指标的。总共有 742 个患者参与该试验,64% 的患者接受了肺动脉高压的基础治疗。总的来说,马西替坦 3mg 和 10mg 与安慰剂比较,分别减少主要终点风险 30% 和 45%。两个剂量的马西替坦与安慰剂相比,显著减少肺动脉高压时间相关性死亡或住院率,6 分钟步行距离在 6 个月随访中也得到显著改善[135]。

西他生坦(Sitaxsentan)是内皮素-1 拮抗剂,对于肺动脉高压有改善效果,但在发现其与急性肝功能衰竭相关后,该药已退市。

4. 内皮素-1 拮抗剂治疗

内皮素-1 拮抗剂类被认为可以导致畸形,因此育龄期妇女需要每月进行怀孕测试并在治疗期间使用两种可靠的避孕措施。随机对照临床试验中使用波生坦可能使肝脏转氨酶增加超过正常值上限的 8 倍,因此,所有接受波生坦治疗的患者都必须每月接受肝功能检查。在安倍生坦治疗中,肝功能异常发生率不高于普通人群,因此不必每月检查肝功能。接受上述任一药物治疗的患者,在治疗期间一旦发现肝功能异常,都应该停止用药。肝功能异常的标准包括:天冬氨酸转氨酶或丙氨酸转氨酶高于正常值五倍,或总胆红素水平等于或高于正常的两倍。此外,对于波生坦,当天冬氨酸转氨酶或丙氨酸转氨酶在正常值上限的三到五倍时,需要将药物减量或停用。血红蛋白水平也应定期监测,因为在内皮素-1 拮抗剂治疗中有贫血的报道。

大多数患者对内皮素-1 拮抗剂都具备良好耐受,但也临床试验出现明显外周性水肿的情况,尤其是老年患者。在药物使用的起始和加量阶段应密切监测血容量状态。鼻塞也有报道,主要发生在安倍生坦治疗中。另外存在几个重要的药物相互作用。例如对波生坦来说,格列本脲(glyburide)和环孢霉素(cyclosporine)是禁忌的。较强的细胞色素 P450 酶抑制剂(利福平及其他)应该谨慎使用。安倍生坦唯一确认存在药物相关作用的是环孢霉素,它可增加安倍生坦的血药浓度;因此,当同时使用环孢素时,安倍生坦的剂量应被限制在每日 5mg 之内。

5. 5 型磷酸二酯酶抑制剂

西地那非(Revatio)的疗效在 SUPER-1 临床试验中被评估,这是一个为期 12 周随机双盲的安慰剂对照试验,比较了每天三次分别服用安慰剂、20mg、40mg 或 80mg 西地那非的药效情况[136]。结果显示西地那非可以改善运动能力、功能分级和血流动力学,但并没有改善临床恶化时间。步行距离的改善在三种剂量下没有太大差异。然而,高剂量在血流动力学以及功能分级的改善效果最好(功能分级改善的患者比例:安慰剂组 7%,20mg 组 28%,40mg 组 36%,80mg 组 42%)。尽管存在这些趋势,美国 FDA 和欧洲药品协会唯一批准的剂量为 20mg,每天三次。

他达拉非(Tadalafil): 他达拉非(Adcirca)是 2009 年基于 PHIRST 试验结果获批的,该试验为期 16 周,设置了 2.5mg、

10mg、20mg 和 40mg 他达拉非组和安慰剂组[137]。他达拉非 40mg 组改善了运动能力、生活质量、血流动力学以及临床恶化时间。虽然效果小，10mg 组及 20mg 组在统计学上明显改善了步行距离，但 2.5mg 组没有效果。推荐剂量是 40mg 每天一次。

6. 5 型磷酸二酯酶抑制剂疗法

西地那非和他达拉非是选择性环鸟苷酸单磷酸特异性磷酸二酯酶 5 抑制剂，这是一种能够促进环鸟苷酸单磷酸分解的酶。西地那非和他达拉非皆具有良好的临床耐受能力，并且在重要的临床实验中，并没有出现明显异常的实验结果。许多药物的相互作用已被阐明并且应在用药前予以考虑：由于存在血压过低的风险禁用硝酸盐类药物；这两种药物都应避免与强效细胞色素 P-450 抑制剂同时使用（详见插入部分）。

临床试验中常见不良反应包括头痛、肌痛、面部发红、鼻出血以及消化不良。两种药物均可从批准剂量开始服用（西地那非 20mg 每天 3 次或他达拉非 40mg/d），但是在作者隶属的研究中心，为了减少头痛及其他副作用，在第一周他达拉非的起始剂量为 20mg。

报道指出，使用 5 型磷酸二酯酶抑制剂会导致视力及听力损伤。轻微的视觉改变包括对某种颜色的视觉改变，可能与视网膜 6 型磷酸二酯酶发生交叉反应和抑制有关。也有出现更严重的视力改变如（突发失明）及听力丧失的报道，但机制均不明[138]。当出现突发听力改变，或突发单目或双目失明时，患者应立即就医。

7. 可溶性鸟苷酸环化酶激活剂

利奥西呱（Riociguat）是一种鸟苷酸环化酶直接激活剂，它能通过刺激环磷鸟苷的合成来提高其水平[139]。对此已经有两个 3 期随机对照临床试验：一个是 PATENT，研究对象为肺动脉高压患者；另一个是 CHEST，研究对象是无法手术治疗或接受血栓动脉内膜切除术后持续发病的慢性血栓栓塞性疾病患者。在这两项试验中，相对于安慰剂组，利奥西呱最终改善主要终点指标：6 分钟步行试验分别在 12 周（PATENT）和 16 周（CHEST）内出现改善；一些次要终点指标也有改善效果，包括 PVR、NT-BNP 水平和 WHO 功能分级[140]。

（三）联合治疗

联合用药治疗特发性肺动脉高压支越来越多的临床试验证实（表 58-3）。REVEAL 注册信息数据显示，目前临床中 52% 的患者接受了联合疗法。

表 58-3　肺动脉高压联合疗法及选择其他疗法的临床试验

	人数	周数	其他肺动脉高压治疗	Δ6 分钟步行距离 vs 安慰剂（m）	世界卫生组织功能分级	生活质量	Cath	临床恶化或死亡	N 末端脑利钠肽
4 期临床试验-联合用药									
2004 BREATHE-2，波生坦+依前列醇 vs 仅依前列醇（154）	33	16	无	–6	N	N		N♦	
2006 STEP，伊洛前列素（155）	67	12	ERA，100%	26	N♦	Y		Y	Y
2006 COMBI，伊洛前列素（156）	40	12	ERA，100%	–10	N♦	N	N		N
2008 PACES，西地那非（141）	267	16	PGI₂，100%	29	Y♦		Y		Y
4 期临床试验-其他									
2006 BREATHE-5，波生坦，先天性心脏病（157）	54	16	无	53	Y			Y♦	
2008 EARLY，波生坦（FC Ⅱ）（158）	185	24	PDE-5，16%	19	N♦∧	Y	Y	Y♦∧	Y	Y
开发中的									
2012-Selexipag 2 期临床试验（159）	43	17	ERA，PDE-5，两者，100%	24	N		Y♦		N

Y，统计学显著性差异；$P<0.05$；N，$P>0.05$；♦，1° 终点指标；空白，未报告。步行距离结果仅针对已批准剂量。ERA，内皮素受体拮抗剂；PDE-5，5 型磷酸二酯酶抑制剂；PGI，前列环素/依前列醇；∧，共同主要终点指标

PACES 临床试验在 267 例使用依前列醇治疗的患者中，评估西地那非作为添加治疗对比安慰剂组的疗效。受试者被随机分配到接受西地那非治疗组（80mg/次、一日 3 次给药）和安慰剂组，治疗维持 16 周[141]。此次试验表明经安慰剂组校正的 6 分钟步行距离在西地那非-依前列醇治疗组提高了 29m。另外，对比安慰剂-依前列醇组，西地那非-依前列醇组在血流动力学上有显著改善，临床恶化的时间也得到延长。尽管死亡率不是预设的终点指标，该试验出现了 7 个死亡病例，全部来自于安

慰剂-依前列醇组。随后,涉及联合治疗的多个随机对照临床试验被开展,有些正在进行当中,有些最近已经完成(见表58-2和表58-3)。

联合治疗中增加一种药物改善的 6 分钟步行距离,相比已报道的只使用一种药物的单一疗法改善程度要小。这种现象在某种情况下引发了关于仅在 6 分钟步行距离上的微弱改善是否足以证明 PAH 新型药物有效性的疑问,尤其是那些在其他重要的次要终点指标(如临床恶化、功能分级、生活质量等)上观察不到改善的临床研究[142-144]。因此,更多的实验设计,包括长期致残率和死亡率临床调查已经应用于一些目前正在进行或近期完成的临床试验中。另外,联合治疗的最佳时间也是未知的。有几个正在进行的临床试验正在研究起始联合疗法的可行性和有效性。

(四) 肺移植

对于那些最大程度给药的内科疗法仍然失败的患者,肺移植是最终选择(见第 106 章)。根据国际心肺移植协会的建议,推荐考虑移植的 PAH 患者情况包括在最大药物治疗下长期处于 NYHA 评级Ⅲ级或Ⅳ级(NYHA class Ⅲ/Ⅳ)、6 分钟步行距离短或不断下降、静脉依前列腺醇治疗失败、心脏衰竭且心指数小于 2L/(min·m²),以及右心房压力升高(大于 15mmHg)[145]。此外,由于治疗效果不好,所有 PVOD 患者一旦被确诊,都应建议进行肺移植评估。

与之前的评价系统比较,目前供肺分配评分系统设计的出发点是提高肺移植的整体可能性,减少等候的人数和降低移植后的死亡率。目前主要根据计算机得出的严重程度评分而非等候时间长短对患者进行优先排序。总体来说,这套系统已经实现了许多目标,因为患者在等候 1 年内接受肺移植的百分比得到实质性提高,同时等待名单中患者死亡率已经下降。

然而,PAH 患者的情形却有所不同。比起其他肺疾病,PAH 患者有着更低的供肺分配评分和更低的肺移植率,以及更高的等待名单死亡率[146]。已经提议修改供肺分配评分方法,包括增加与 PAH 疾病相关的预后标记,而不是依赖于与 PAH 预后相关不大的因素,如肺功能测试结果和氧气需求。同时,对于在优化的治疗下出现恶化、伴随右心房压力超过 15mmHg 或者心指数低于 1.8 L/(min·m²)的患者,可以在供肺分配评分上提出"例外"请求。

肺动脉高压患者接受肺移植后一年生存率大约是 70%,低于其他疾病的肺移植患者,部分原因是肺移植后立即发生并发症的概率较高。从长远来看,接受肺移植的 PAH 患者的表现与因其他肺疾病接受肺移植的患者一样好,甚至更好。第 1 年存活期后,某些条件下,患者可达到平均 10 年的生存期[147]。

(五) 整体治疗策略

现有多种有效内科治疗方法和肺移植可用于治疗肺动脉高压,那么应该怎样决定使用何种治疗方式?何时进行再次评估?什么时候增加或改变治疗?以及该增加或改变哪种治疗?数个共识委员会已经对被认可的治疗进行证据评估[148]。最新的指南提示,同时基于临床症状和预后测试结果作出的治疗决定,对 PAH 患者的结局最具有预测性。

支持治疗包括华法林、利尿剂和氧疗。对于特发性 PAH 患者,推荐急性血管反应测试,如果结果呈阳性,推荐使用钙离子通道阻滞剂。总体上,对于无急性血管反应的特发性 PAH 患者以及其他类型的 PAH 患者,初始疗法的确定是基于 PAH 疾病的严重程度作出的。对于高死亡风险或临床恶化风险的患者,采用全身前列环素治疗作为初诊治疗;而风险稍低的患者,建议使用口服或雾化的药物治疗。单一的预后标记对于治疗决策是不够的,但可以使用联合指标去评估风险,这些指标包括临床症状、功能分级、6MWD、实验室检测结果、导管置入术结果,以及右心室功能影像学评估(表58-4)。

表 58-4　评估肺动脉高压严重程度的重要参数

预后的决定因素	预后较好	预后较差
右心功能衰竭	无	有
病情发展速度	慢	快
晕厥	无	有
WHO 功能分级	Ⅰ,Ⅱ	Ⅳ
6 分钟步行距离	大于 500m*	小于 300m
心肺运动试验	最大耗氧量>15ml/(min·kg)	最大耗氧量<12ml/(min·kg)
血浆脑钠钛浓度	正常或近似正常	非常高,并进行性渐增
超声心动图+	无心包积液,TAPSE+>2.0cm	有心包积液,TAPSE+<1.5cm
血流动力学	右心房压力 <8mmHg 伴有心指数 CI ≥ 2.5L/(min·m²)	右心房压力>15mmHg 或低心排量[心指数 CI≤2L/(min·m²)]

* 以年龄为参照标准。

+选择心包积液和三尖瓣环收缩期偏移作为评估标准是因为大部分患者都能检测到。

CI,心指数;TAPSE,三尖瓣环收缩期偏移。

引自 McLaughlin VV,McGoon MD:Pulmonary arterial hypertension. *Circulation* 114:1417-1431,2006.

那些对单一药物反应不佳的患者应考虑使用联合疗法,对药物反应的评估通常在 3 ~ 6 个月进行。一般来说,通常会推荐患者增加使用第二种药物,而不是从一类药物转换到另一类,因为后一种方案缺乏临床研究数据。

(六) 生存率

长期生存率数据来源于特发性 PAH 治疗随访数据。在依前列醇治疗的患者中,2 篇文章显示估算的 3 年生存率大约是 60%。这些回顾性研究中,生存情况理想的患者就是治疗反应(反应包括 6MWD、功能分级和 PVR 的改善)预测良好的患者。基于几个临床试验和队列实验(如 REVEAL 登记注册)的扩展研究,几年内获得的生存数据同样适用于其他精准疗法和特定的一般的 PAH 患者。例如,两项关于波生坦的临床试验招募了 169 例特发性肺动脉高压患者,估算的 1 和 2 年生存率分别是 96% 和 89%,而预测生存率分别为 69% 和 57%[107,149](根据血流动力学基线,使用一个已验证过的方程计算预测生存率)。同样地,REVEAL 临床研究中,接受任何 PAH 治疗的特发性 PAH 患者的 1、3 和 5 年生存率分别为 91%、74% 和 65%[150]。

致谢

感谢 Lewis Rubin 博士在这一章之前版本中所作出的贡献。

关键点

- 世界卫生组织(WHO)将肺动脉高压共分为 5 大类:①肺动脉高压;②心脏疾病所致的肺动脉高压;③肺部疾病所致的肺动脉高压;④肺血栓栓塞性肺动脉高压;以及⑤多种因素所致的肺动脉高压。
- 第 1 类"肺动脉高压"进一步分为:①特发性肺动脉高压;②遗传性肺动脉高压;③其他原因所致的肺动脉高压;④新生儿原发性肺动脉高压;⑤肺静脉闭塞病。
- 遗传性肺动脉高压与 *BMPR2*、*ALK1* 以及其他基因的突变有关,但并非所有携带者都会出现肺动脉高压,表明其他缺陷或多种因素对肺动脉高压的形成是必需的。
- 特发性肺动脉高压的治疗基础是前列环素和一氧化氮生成减少以及内皮素-1 生成增多。
- 体格检查、胸部 X 线检查,心电图和超声心动图对于提示肺动脉高压有重要价值,但确诊需行右心导管检查以排除左心衰竭,同时需明确病情严重程度及评估对血管舒张药的反应。
- 使用前列环素、磷酸二酯酶抑制剂以及内皮素受体拮抗剂的靶向治疗明显改善肺动脉高压患者的生活质量,也使患者的生存率得到提高(基于 Meta 分析及观察性研究结果)。

(陈荣昌 译)

参考文献

以下是主要的文献,完整的文献请登录 *ExpertConsult* 查阅。

Abenhaim L, Moride Y, Brenot F, et al: Appetite-suppressant drugs and the risk of primary pulmonary hypertension. International Primary Pulmonary Hypertension Study Group. *N Engl J Med* 335:609–616, 1996.

Badesch DB, Raskob GE, Elliott CG, et al: Pulmonary arterial hypertension: baseline characteristics from the REVEAL Registry. *Chest* 137:376–387, 2010.

Barst RJ, Gibbs JS, Ghofrani HA, et al: Updated evidence-based treatment algorithm in pulmonary arterial hypertension. *J Am Coll Cardiol* 54:S78–S84, 2009.

Barst RJ, Rubin LJ, Long WA, et al: A comparison of continuous intravenous epoprostenol (prostacyclin) with conventional therapy for primary pulmonary hypertension. *N Engl J Med* 334:296–301, 1996.

D'Alonzo GE, Barst RJ, Ayres SM, et al: Survival in patients with primary pulmonary hypertension. Results from a national prospective registry. *Ann Intern Med* 115:343–349, 1991.

Forfia PR, Vachiery JL: Echocardiography in pulmonary arterial hypertension. *Am J Cardiol* 110:16S–24S, 2012.

Galie N, Hoeper MM, Humbert M, et al: Guidelines for the diagnosis and treatment of pulmonary hypertension: the Task Force for the Diagnosis and Treatment of Pulmonary Hypertension of the European Society of Cardiology (ESC) and the European Respiratory Society (ERS), endorsed by the International Society of Heart and Lung Transplantation (ISHLT). *Eur Heart J* 30:2493–2537, 2009.

Galie N, Manes A, Negro L, et al: A meta-analysis of randomized controlled trials in pulmonary arterial hypertension. *Eur Heart J* 30:394–403, 2009.

Heath D, Edwards JE: The pathology of hypertensive pulmonary vascular disease; a description of six grades of structural changes in the pulmonary arteries with special reference to congenital cardiac septal defects. *Circulation* 18:533–547, 1958.

Humbert M, Sitbon O, Chaouat A, et al: Pulmonary arterial hypertension in France: results from a national registry. *Am J Respir Crit Care Med* 173:1023–1030, 2006.

McLaughlin VV, Shillington A, Rich S: Survival in primary pulmonary hypertension: the impact of epoprostenol therapy. *Circulation* 106:1477–1482, 2002.

Simonneau G, Rubin LJ, Galie N, et al: Addition of sildenafil to long-term intravenous epoprostenol therapy in patients with pulmonary arterial hypertension: a randomized trial. *Ann Intern Med* 149:521–530, 2008.

Sitbon O, Humbert M, Jais X, et al: Long-term response to calcium channel blockers in idiopathic pulmonary arterial hypertension. *Circulation* 111:3105–3111, 2005.

Stacher E, Graham BB, Hunt JM, et al: Modern age pathology of pulmonary arterial hypertension. *Am J Respir Crit Care Med* 186:261–272, 2012.

Tunariu N, Gibbs SJ, Win Z, et al: Ventilation-perfusion scintigraphy is more sensitive than multidetector CTPA in detecting chronic thromboembolic pulmonary disease as a treatable cause of pulmonary hypertension. *J Nucl Med* 48:680–684, 2007.

Wood P: Pulmonary hypertension with special reference to the vasoconstrictive factor. *Br Heart J* 20:557–570, 1958.

第59章

肺部疾病相关的肺动脉高压

CHRISTOPHER F. BARNETT, MD, MPH · TERESA DE MARCO, MD

一、引言

本章将关注各种慢性肺部疾病引起的肺动脉高压（pulmonary hypertension, PH）。在临床中，这是一种肺部疾病常见且重要的并发症，并且其病因和治疗方法也有别于他类型的PH。第58章及本章涉及的术语的定义均根据2013年版的"临床肺动脉高压分类原则"来定义的（表59-1），这类PH是依据引发该病的潜在病理过程分类。值得注意的是，术语"肺动脉高压（pulmonary arterial hypertension, PAH）"专指第1类肺动脉高压，包括特发性肺动脉高压。而"PH"指的是第2、3、4和5类PH，肺疾病相关的PH（PH-LD）属于第3类。本章主要讨论此类肺动脉高压。第57、58章已分别着重讨论了第1类PH（PAH）和第4类PH（慢性血栓栓塞性PH）。

表59-1　第五届世界肺动脉高压临床分类研讨会（2013）*中概括介绍了第3类肺动脉高压

第1类:动脉性肺动脉高压（PAH）
第1类′:肺静脉闭塞性疾病（PVOD）和（或）肺毛细血管瘤病（PCH）
第1类″:新生儿持续性肺动脉高压
第2类:左心疾病所致的肺动脉高压
第3类:肺部疾病和（或）低氧所致的肺动脉高压 COPD 间质性肺疾病 其他混合限制性和阻塞性肺疾病 睡眠障碍性呼吸 肺泡低通气障碍 长期处于高原地区 发育相关的肺疾病
第4类:慢性血栓栓塞性肺动脉高压（CTEPH）
第5类:机制不明的多因素导致的肺动脉高压

* 查看完整的分类请参阅表58-1

在本书过去的版本中，本章的标题是"肺心病"。然而，对于术语"肺心病"的定义直到现在还未达成一致。现今肺心病通常指的是肺部疾病和（或）低氧血症，包括肺实质病变、通气功能障碍，或高原低氧血症发生过程中并发的右心结构和功能的异常。继发于肺动脉高压的肺心病，以肺血管阻力（PVR）和肺动脉压力（Ppa）的升高为主要特征，这导致右心室后负荷增加，在易感患者中，最终发展为右心衰竭。

肺部疾病的患者出现PH和继发肺心病在临床上具有重要意义，这是因为它很常见，并与疾病的致残率和致死率升高有

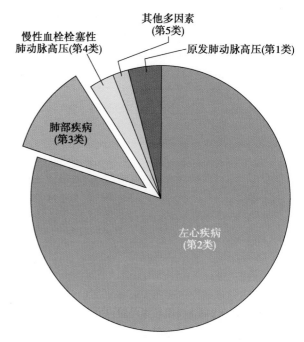

图59-1 基于大型社区的不同原因引发的肺动脉高压发病率研究。迄今为止，左心疾病是肺动脉高压最常见的病因，而慢性肺疾病是第二大最常见病因。（数据来源于Strange G, Playford D, Stewart S, et al: Pulmonary hypertension: prevalence and mortality in the Armadale echocardiography cohort. Heart 98:1805-1811, 2012.）

关。在一个以大型社区为基础的系列研究中,PH-LD 为第二大常见的 PH 病因,仅次于左心疾病所致的 PH(图 59-1)。现有数据显示,几乎所有类型的晚期肺部疾病患者都会伴发 PH,并最终发展为右心衰竭。但本章重点关注慢性阻塞性肺疾病(COPD)和特发性肺纤维化(IPF)所致的 PH。对 PH 患者而言,彻底和详尽的诊断评估对确定 PH 的病因,甄别可能导致 PH 和右心脏衰竭恶化的伴随因素至关重要。不同类型的 PH 影响肺循环的不同区域(图 59-2);然而,即使是影响肺小动脉的疾病也有不同的病理过程,对治疗的反应也不尽相同。由于这些疾病的病理改变、临床表现和对治疗的反应都不尽相同,因此区分第 3 类 PH-LD 和第 1 类 PAH 非常重要。PH-LD 和继发肺心病患者的最佳治疗仍是以原发肺部疾病的基础治疗为主,纠正低氧血症,必要时行肺移植。

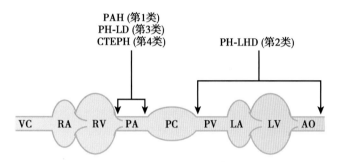

图 59-2　不同类型肺动脉高压的病理定位。慢性肺疾病(PH-LD)导致的第 3 类肺动脉高压的病理改变主要集中在肺小动脉,与第 1 类肺动脉高压(PAH)和第 4 类慢性血栓栓塞性肺动脉高压(CTEPH)的病变位置相同。第 2 类左心疾病导致的 PH(PH-LHD)的病变主要发生在肺循环的静脉端。AO,大动脉;LA,左心房;LV,左心室;PA,肺动脉;PC,肺毛细血管;PV,肺静脉;RA,右心房;RV,右心室;VC,腔静脉

二、肺部疾病相关肺动脉高压的流行病学研究

(一) 患病率

已经有许多研究报道了已知肺部疾病患者中 PH 的患病率。现有的研究报道存在显著的局限性,其中包括 PH 的定义不一致,大多是使用超声心动图而非右心导管检查来评估血流动力学。此外,患者群体通常也存在异质性,一般都未行全面的评估以排除导致 PH 的其他常见原因(例如,慢性血栓栓塞性肺动脉高压和左心疾病等)。

(二) 慢性阻塞性肺疾病

与 PH 相关的最常见肺疾病是慢性阻塞性肺疾病(PH-COPD),这是迄今为止导致肺心病的最常见原因,占所有病例的 80% 以上。然而,在 COPD 患者中估算的 PH 患病率差别极大,从 2.7% 至 90.8% 不等,这与 PH 的定义和研究人群有关。

PH 在 COPD 人群的定义标准,跟在其他人群中一样,是采用平均肺动脉压力($P\overline{PA}$)大于 25mmHg,尽管有些研究使用不同的临界值(如 20mmHg)。诊断的金标准仍是右心导管检查术。更方便但精确度稍低的检测方法是超声心动图检查,这需要通过三尖瓣反流喷射速度来测量瓣膜的压力梯度,从而估算肺动脉收缩压(PASP)。超声心动图仅在患者可测量三尖瓣返流时才能估测 PASP,并且可能会出现高估或低估 PASP 的情况。

早期一项基于 175 例重度 COPD 患者的右心导管检查结果显示,35.4% 的患者 $P\overline{PA}$≥20mmHg,9.7% 的患者 $P\overline{PA}$>30mmHg。另一项研究检测了参与全国肺气肿治疗临床试验的 120 例重度气流阻塞(平均 FEV_1 为预测值 27%)患者入组时的有创血流动力学参数,发现 90.8% 的患者 $P\overline{PA}$>20mmHg,但只有 5% 的患者 $P\overline{PA}$>35mmHg。其中,61.4% 的患者肺毛细血管楔压(PPW)大于 12mmHg,6.4% 的患者大于 20mmHg,表明这类人群中左心衰是 PH 发展的一个重要的促进因素。为了评估门诊稳定期 COPD 患者 PH 的患病率,对 159 例患者行超声心动图估测 PASP。其中 105 例患者三尖瓣反流程度足以估测 PASP,60% 的患者 PASP ≥35mmHg 并被诊断为 PH。PASP≥35mmHg 的患者年龄更大并具有更低的 FEV_1 和 DL_{CO} 值。

在一项精心设计的研究中,法国转诊中心 998 例患者接受右心导管检查以作为评价慢性呼吸衰竭的依据之一。27 例(2.7%)患者被诊断为重度 PH,其 $P\overline{PA}$>40mmHg(图 59-3)。其中 16 例患者发现其 PH 另有原因,最终诊断为继发于 COPD 的 PH 仅 11 名(1.1%)。相对于其他患者,重度 PH 患者具有较低 DL_{CO}、动脉 P_{CO_2} 和 P_{O_2},心脏指数更低,右心房压力更高,提示右心室功能下降。

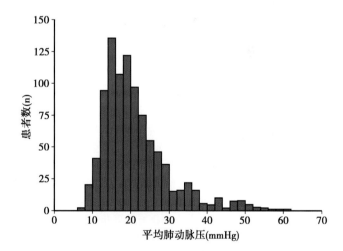

图 59-3　法国 COPD 患者肺动脉高压严重程度的大型队列研究。虽然 COPD 患者肺动脉压力升高很常见,但重度肺动脉高压并不常见。对于在此队列研究中有严重肺动脉高压患者,多数可以找到另一个病因,如慢性血栓栓塞性疾病或左心疾病,而且被认为是肺动脉高压的首要原因。(From Chaouat A, Naeije R, Weitzenblum E: Pulmonary hypertension in COPD. *Eur Respir J* 32:1371-1385,2008. Fig. 1;based on data from Chaouat A, Bugnet AS, Kadaoui N, et al: Severe pulmonary hypertension and chronic obstructive pulmonary disease. *Am J Respir Crit Care Med* 172:189-194,2005. doi:10.1183/09031936.00015608. Reproduced with permission of the European Respiratory Society.)

这些研究表明,轻度 PH 在门诊稳定期 COPD 患者中很常见。而严重的血流动力学异常只在一小部分患者中出现,在这些患者中,其他原因导致的 PH 更为常见。

对进行肺移植人群数据评估是非常有意义,因为它们属于相对同质性的患者人群,且拥有完整的血流动力学数据。然而,这类患者的肺疾病处于非常晚期,可能出现更严重的 PH。

最近的一项回顾性研究使用了器官获取与移植网络数据库中等待肺移植的 4930 例 COPD 患者的右心导管数据。结果显示,轻度和中度的 PH(定义为 25mmHg ≤ P$\overline{PA}$ < 35mmHg,以及 PPW ≤ 15mmHg)的患病率为 30.4%,而严重 PH 的患病率(定义为 P$\overline{PA}$ ≥ 35mmHg 以及 PPW ≤ 15mmHg)为 4.0%。17.2% 的患者的 P$\overline{PA}$ ≥ 25mmHg,且 PPW > 15mmHg。此外,50% 的 P$\overline{PA}$ ≥ 31mmHg 的患者中,其 PPW > 15mmHg,表明左心充盈压升高在此类患者中是常见的,并且对 PH 有重要的影响。该研究结果与在丹麦进行肺移植评估的 409 例 COPD 患者中的研究结果类似。在这项研究中,36% 的患者出现 PH,其 P$\overline{PA}$ ≥ 25mmHg,PPW ≤ 15mmHg,13% 患者的 P$\overline{PA}$ ≥ 25mmHg,但 PPW > 15mmHg。只有 6 位(1.5%)患者 P$\overline{PA}$ ≥ 40mmHg。在这个人群中,PH 与更严重低氧血症和更低的 FEV$_1$ 值相关。与前面讨论的研究类似,进行移植评估的患者常常出现 P$\overline{PA}$ 增高;然而严重 PH 的患病率较低,且部分患者 PPW 升高,表明左心衰竭参与 PH 发病。

关于 PH-COPD 的纵向数据是有限的,然而这些患者 PH 进展似乎是缓慢的。在静息时 P$\overline{PA}$ 变现正常的患者中,肺血流动力学数值随时间的变化是轻微的。例如,在一组 61 例未出现 PH 症状的患者中,尽管他们初始都有动脉低氧血症,8 年后第二次右心脏导管检查显示肺动脉压从 15.5 ± 2.4mmHg 升至 19.6 ± 7.0mmHg。在另一组 32 例第一次右心导管检查确诊患有 PH 的患者中,5 年后肺动脉压也呈现非显著性上升(从 27.7 ± 6.0mmHg 升至 31.0 ± 9.3mmHg)。大约 1/3 的患者肺动脉压力升高 5mmHg 以上,均明确与低氧血症加重相关。

在 COPD 患者中 PH 的出现具有重要的临床意义,因为与无 PH 的 COPD 患者比较,这类患者运动耐力和存活率更低。在回顾性的器官获取数据库的研究中发现,PH 患者与血流动力学正常患者比较,6 分钟步行距离(6MWD)平均减少 28m。除此之外,在多变量预测模型中,P$\overline{PA}$ 是低 6MWD 值的一个独立预测因素。这项研究还发现,在移植等候者中,并发 PH 的患者其修正后的死亡风险显著增加(风险比为 1.27)。该调查结果与一项 362 名患者接受移植评估的单中心研究结果相似。在多变量分析中,更高的 P$\overline{PA}$ 与较短的 6MWD 相关,显示 P$\overline{PA}$ 每升高 5mmHg,6MWD 减少 11m。在丹麦的队列研究中,PH 对 6MWD 没有影响,但对生存率有影响,并发 PH 的患者的 5 年生存率为 37%,而无 PH 患者为 63%(P = 0.016)。在这个队列中并发 PH 并不影响肺移植的结果。在法国的 COPD 队列研究中,与无重度 PH 的患者相比,11 例伴重度 PH 的患者的劳力性呼吸困难更严重,生存期显著缩短。另一项队列研究,对进行长期氧疗前接受血流动力学评估的 84 例患者,进行了 PH 对生存期影响的评估。初始 P$\overline{PA}$ ≤ 25mmHg 的患者校正后 5 年生存率为 62%,而在其余初始 P$\overline{PA}$ > 25mmHg 的 40 名患者生存率仅为 36%。在这个队列研究中,初始平均肺动脉压(P$\overline{PA}$)是一个优于 FEV$_1$、低氧血症程度或高碳酸血症水平的预后预测指标。该结果与 PH 转诊中心一项对 101 例 PH 合并 COPD 患者的研究结论类似。P$\overline{PA}$ ≥

40mmHg 的患者 3 年生存率为 33%,而 P$\overline{PA}$ 介于 25 ~ 39mmHg 之间的患者为 55%。多因素分析显示,年龄、DLCO、混合静脉血氧饱和度和 WHO 心功能分级是评估生存率的独立预测因素。以上结果表明,即使是轻度的 PH 也可能对运动耐力和生存率造成显著的负面影响,与肺部疾病的严重程度相比,PH 的存在可能是更重要的预后因素。

(三)特发性肺纤维化

大多数关于特发性肺纤维化合并肺动脉高压(PH-IPF)的数据来自于需要肺移植评估的患者。一项对 79 例需要行肺移植的特发性肺纤维化患者行右心导管检查的结果显示,32%(79 例中有 25 例)的患者出现 PH,表现为 P$\overline{PA}$ > 25mmHg。另外一项队列研究,在克利夫兰医学中心接受肺移植评估的 124 例患者中,44%(124 例中有 54 例)患者 P$\overline{PA}$ ≥ 25mmHg。日本一项 101 例特发性肺纤维化患者右心导管检查的研究结果与之类似,15%(101 例中有 15 例)的患者 P$\overline{PA}$ > 25mmHg。这些研究都表明晚期的特发性肺纤维化患者中合并肺动脉高压的发生率高。

PH-IPF 的出现与症状持续恶化、功能障碍、致残率和致死率升高相关。一项包括 136 例特发性肺纤维化患者的回顾性研究中,相比于超声心动图诊断无肺动脉高压(PASP ≤ 35mmHg)患者的平均生存时间 4.8 年,PASP > 50mmHg 患者的平均生存时间少于 1 年(P < 0.009),而轻度肺动脉高压(PASP 介于 36 ~ 50mmHg)患者的平均生存时间为 4.1 年。对接受肺移植评估的 79 例 IPH 患者的研究表明,IPH-PH 患者的 1 年生存率为 72%,低于不合并 PH 的 IPH 患者(94.5%;P = 0.002)。此外,IPH-PH 伴有 DL$_{CO}$ 降低的患者,多需要吸氧,其六分钟步行距离更短并可出现更低的动脉血氧饱和度谷值。在一项针对 78 例 IPH-PH 患者的研究中,使用 ROC 曲线确定临界值(cut off value),P$\overline{PA}$ < 17mmHg 患者(n = 37)的 5 年生存率是 62%,而 P$\overline{PA}$ > 17mmHg 患者(n = 24)的五年生存率为 37%(P < 0.001),高 P$\overline{PA}$ 组的死亡相对危险度也更高,为 2.2。一项基于 1995 到 2004 年间登记等待肺移植的 2972 例晚期 IPF 病例数据分析显示,登记等待肺移植合并 PA 患者的病死率是未合并 PH 患者的 1.6 倍。这些数据提示,与 COPD 合并 PH 相同,PH-IPF 患者的预后不良,即使 P$\overline{PA}$ 只是轻度升高也将增加患者的死亡率。

肺移植前 PH 的存在也可能对肺移植的效果产生影响。一项 126 例肺移植患者的队列研究显示,发生原发性肺移植功能障碍者的移植前 P$\overline{PA}$ 值也更高,而且每升高 10mmHg 发生原发性肺移植功能障碍的几率增加 1.64 倍。

(四)其他肺部疾病

肺气肿合并肺纤维化的患者发展成为 PH 的风险特别高,且具有更为严重的后果。据报道,在这些患者中肺动脉高压的患病率在 30% 到 50% 之间,其生存率也显著下降。一项针对 40 例肺气肿合并肺纤维化患者的回顾性研究发现,48% 患者存在 P$\overline{PA}$ > 40mmHg。这些患者具有更为严重的症状,85% 的患者的心功能在 III 或 IV 级(纽约心脏病协会功能分级),平均 6 分钟步行距离是 244m。此类人群的预后较差,PVR(肺血管阻力)高于平均值的患者,1 年生存率仅 48%;而 PVR 低于平均值的患者,1 年生存率为 100%。

在没有肺实质病变的患者中,高原低氧血症、阻塞性睡眠呼吸暂停综合征以及肥胖低通气综合征都是导致肺动脉高压的独立病因,也可能参与其他原因导致的肺动脉高压发生。由于在高海拔地区居住或旅行的人数众多,全球范围内高原缺氧环境可能是肺动脉高压的最常见原因之一。阻塞性睡眠呼吸暂停综合征似乎是导致 PH 越来越常见的病因。在 OSA 的多项研究中显示,PH 的患病率在 20% 到 40% 之间并伴随 $P\overline{PA}$ 轻度升高(23 ~ 32mmHg)。有趣的是,这种肺动脉高压是可逆的,一项精心设计的前瞻性试验表明,OSA 患者给予持续正压通气治疗 6 个月以上可以降低肺动脉压力。肥胖低通气综合征在世界范围内越来越普遍,也可导致 PH。一项包括 29 例未经治疗的肥胖低通气综合征患者的队列研究发现,$P\overline{PA}>20mmHg$ 的患者中 PH 患病率为 59%。另一项包括 21 例给予了无创正压通气治疗肥胖低通气综合征患者研究中,$P\overline{PA}>20mmHg$ 的患者 PH 患病率为 81%,但只有 3 例(14%)出现 $P\overline{PA}>35mmHg$ 的重度 PH。该研究发现,$P\overline{PA}$ 与无创正压通气的使用呈负相关,多因素回归分析发现,PH 是这些患者体能差的独立预测因素。

PH 作为各种其他肺部疾病并发症的病例报告和小样本研究已有诸多报道。这些疾病不在此具体讨论,但会讨论结节病、朗格汉斯细胞组织细胞增生症、淋巴管肌瘤、成人支气管肺发育不良、囊性纤维化的情况。已发表的有限数据表明,肺动脉高压的出现与所有上述疾病的预后不良有关。

三、病理变化和发病机制

虽然肺部疾病导致的 PH 发生发展的机制尚未完全明确,似乎是受多因素影响并随基础肺部疾病的不同而变化。很可能是由于早期的血管内皮在如缺氧和炎症等因素作用下受损,导致血管内皮功能障碍,随后出现的血管结构性改变而引起的。这些异常导致肺血管阻力(PVR)增加和肺动脉压力(PPA)升高。

(一)肺血管重构

许多在 PH-LD 出现的肺血管重构的个体表征都与 PAH 情况类似。主要的可鉴别的病理特征是 PH-LD 患者通常没有 PAH 患者常见的肺血管丛状病变。多种机制很可能参与调控 PH-LD 的血管病理特征的发展,一旦形成,即可导致 PPA 升高。

PH-LD 的肺血管病理变化多样,随肺部疾病的类型而异,并明显与 PAH 观察到的血管变化类似(图 59-4)。PH-LD 的病理改变的认知来自于尸体解剖研究和肺移植切除肺的研究。在 PH-LD 中经常看到这样一个特征,这也同样出现在 PAH 中,即平滑肌扩展到小于 80μm 的肺小动脉,而正常肺中不会出现该现象。这被称为"肌化",其特征是两层弹性膜之间由平滑肌细胞围绕。肌化有可能是来自原有的平滑肌增生和肥大以及新生的平滑肌细胞。PH-LD 与 PAH 类似的另一个常见肺部病变是肺小动脉内膜层的增殖,也可以观察到炎症和原位血栓的形成。

PH-LD 所特有的病理变化是那些与基础肺疾病相关的变化。PH-COPD 患者出现肺泡的破坏并伴随肺血管的破坏,导致了肺血管横截面积的进一步减少,从而增加了 PVR。PH-IPF 患者所特有的现象是肺纤维化和正常肺组织区域都出现肺血管病变,虽然在正常肺组织区域血管病变较轻并仅出现在小部分血管中。另外,在 PH-IPF 中,肺静脉闭塞的病理变化比在 PAH 中更为常见。最终,IPF 患者的大部分肺血管床因肺实质进行性纤维化、炎症、血管周围纤维化和(或)血栓性血管病变而被破坏或闭塞。

PH-LD 患者的肺结构病变的严重程度和范围与血流动力学的异常具有不同程度的相关性。最近一项研究比较了合并或未合并 PH 的接受肺移植的 COPD 患者肺血管结构改变。即使没有合并肺动脉高压,COPD 患者也常常出现肺小动脉的肌化和中膜增厚。当血流动力学异常加剧时,病理结构改变的严重程度也随之恶化。在另一项美国国立卫生研究院对夜间氧疗试验期间死亡的 COPD 患者的肺组织进行研究,发现肺动脉组织学改变与肺动脉高压的严重程度或 PPA 值变化并没有相关性。

一些研究提示,无低氧血症的轻度 COPD 患者中血管重塑是疾病早期改变的组成部分,依据是肺血管外膜存在炎症细胞密度增加以及肺动脉内膜的增厚。此外,在无慢性气流阻塞的吸烟者中也发现了血管内皮损伤。这些研究结果提示,虽然肺血管床病理变化是主要的,而其他异常病理变化也许参与了与临床相关的肺动脉高压的发展。

(二)发病机制

PH-LD 的发病机制可能是多因素的,包括缺氧性肺血管收缩、血管收缩性神经内分泌及炎症。

1. 缺氧性肺血管收缩

在肺疾病导致的肺动脉高压发生的所有因素中,肺泡缺氧是最可能和最重要的因素。缺氧性肺血管收缩是肺泡缺氧的正常生理反应,最早在离体猫肺中观察到该现象,随后在健康志愿者中得到证实。这种作用仅存在于肺循环。急性缺氧在体循环系统导致血管舒张,而在肺循环系统则导致血管收缩。毛细血管前肺小动脉有力的收缩使血液从通气不良的肺单位分流,从而维持最佳的肺通气-灌注匹配。

缺氧性肺血管收缩是由于缺氧介导的肺动脉平滑肌细胞电压门控钾通道的抑制作用所致。缺氧抑制钾离子通过这些通道外流,导致膜去极化和钙内流,引起平滑肌细胞收缩和持续的血管收缩。当激活时,该机制在缺氧数秒内即可导致平滑肌收缩。RhoA 和 Rho 相关激酶的活化可以增强平滑肌收缩。缺氧信号通过 G 蛋白 RhoA 激活的 Rho 相关激酶增加平滑肌细胞肌球蛋白轻链磷酸化并促进平滑肌细胞收缩,而与细胞内钙离子浓度无关。

即使是短暂的缺氧也可能会导致持续的血流动力学异常。6 个健康志愿者在缺氧条件下暴露 8 小时后,其上调的 PVR 在恢复至常氧状态下 2 小时后仍未恢复正常。

长期低氧所致的肺小动脉结构变化,在对 11 个高海拔地区原住民的有创血流动力学研究中得到证实,这些居民即使在经过 2 年的低海拔生活后血流动力学仍没有恢复正常。类似于 COPD 和 IPF 患者的肺血管结构变化,同样存在于暴露于缺氧环境下的动物和人类的肺部。在对出生并生活在安第斯山脉高海拔地区且并非死于心脏或肺部疾病的受试者的尸检中,同样发现了肺动脉内膜增厚的情况。

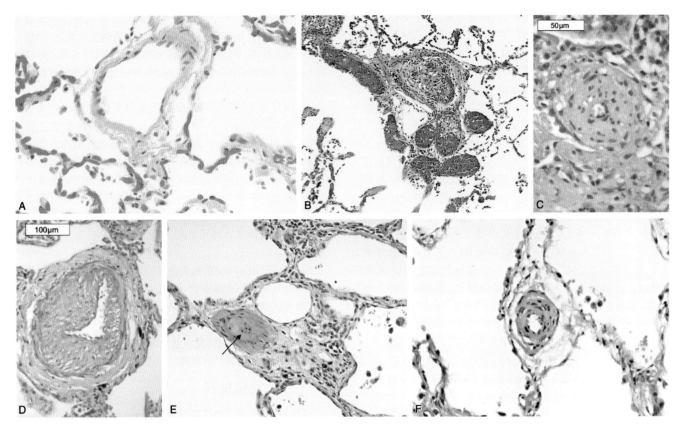

图 59-4 正常和异常的肺小动脉组织学形态。A. 正常的肺小动脉。特征包括一个大的管腔(相对于壁厚),单层的弹力层和中膜没有平滑肌。B. 肺动脉高压患者的典型丛状病变。C. COPD 合并肺动脉高压者的肺小动脉,显示小肌性动脉内膜细胞增生。D. COPD 合并肺动脉高压患者的肺小动脉,显示中膜肥厚和同心圆形的内膜纤维化。E. 特发性肺纤维化合并肺动脉高压患者的肺小动脉,显示在间质纤维化和慢性炎症区域的血管内膜纤维化伴管腔闭塞(箭头所指)。F. IPF 所致的肺动脉高压患者的肺小动脉肌化。(A, Courtesy Dr. Philip Ursell, University of California, San Francisco;B, from Leslie KO, Wick MR: *Practical pulmonary pathology: a diagnostic approach: a volume in the pattern recognition series*, ed 2. Philadelphia, 2011, Elsevier, Fig. 11-13A;C and D, from Carlsen J, Andersen KH, Boesgaard S, et al: Pulmonary arterial lesions in explanted lungs after transplantation correlate with severity of pulmonary hypertension in chronic obstructive pulmonary disease. *J Heart Lung Transplant* 32:347-354, 2013, Fig. 2B and C;E, courtesy Dr. Rubin Tuder, Baltimore, MD;F, from Colombat M, Mal H, Groussand O, et al: Pulmonary vascular lesions in end-stage idiopathic pulmonary fibrosis: histopathologic study on lung explants specimens and correlations with pulmonary hemodynamics. *Hum Pathol* 38:60-65, 2007, Fig. 1C.)

缺氧性肺血管收缩所致的 PPA 升高程度因动物种类而异。猪、马、牛的反应为快速的 PPA 升高,然而狗、牦牛,骆驼的 PPA 变化幅度轻微,而人类和啮齿类动物的 PPA 呈中度升高。此外,该反应在人类个体之间差别巨大,从没有反应到反应强烈不等,1% ~2% 的健康人的 $P_{\overline{PA}}$ 可升至 40mmHg。对于罹患肺部疾病的患者最终是否发展成肺动脉高压的个体差异的原因可能是,个体在缺氧和二氧化碳刺激下通气反应的敏感性和(或)肺血管收缩反应性上存在遗传差异。

虽然缺氧在慢性肺疾病所致 PH 的发展中是重要的诱因,但不是导致 PH 的唯一因素。肺部疾病患者对氧疗的反应不一致,以及氧疗不能使 PPA 恢复正常的现象都支持这一结论。此外,缺氧并不是导致血管病变的必要条件。轻度 COPD 且没有低氧血症的患者中已经观察到肺血管结构的变化,而且 IPF 患者肺血管结构变化的广泛程度不能由单纯缺氧来解释。

高碳酸血症的发生可能是为什么肺部疾病患者比暴露在缺氧环境中的人群(如生活在高海拔地区的人)更易发生 PH 的一个原因。在 PH-COPD 患者中,缺氧常伴有通气不足和可引起酸中毒的高碳酸血症,这加重了缺氧性肺血管收缩和 PVR 升高。相比之下,高海拔地区居民,如健康的安第斯山民,慢性缺氧往往伴随过度通气从而导致低碳酸血症。尽管处于缺氧环境下,高海拔地区居民一般也不出现 PH,提示高碳酸血症是肺动脉高压出现的重要促进因素。

2. 神经内分泌

PH-LD 和肺心病患者出现神经内分泌异常和交感神经系统活化,加剧了血流动力学异常的发展。失代偿性右心疾病患者血浆儿茶酚胺水平普遍升高,其情形与原发性心肌病导致心衰患者相似。现已明确失代偿肺心病患者存在交感神经活性增加,导致血浆儿茶酚胺水平升高和肾素-血管紧张素-醛固酮系统激活。在 Anand 及其同事的监测结果显示,发生 PH-COPD 导致心衰的患者血浆加压素水平高于心衰程度相当但不合并 COPD 的患者。由于失代偿期肺心病患者的心输出量通常在正常范围甚至增加,体循环血管阻力(SVR)的降低很可能是由于高碳酸血症和缺氧所导致的循环中儿茶酚胺和其他神经内分泌反射性增加的结果。PCO_2 升高也可能直接刺激中枢神经系统从而引起中枢交感神经兴奋。

(1) 血管紧张素: 血管紧张素 II 是肺血管床的强效收缩剂。肺血管似乎比体循环血管对血管紧张素 II 的收缩血管作用更敏感。血管紧张素之所以值得关注,是由于在出现缺氧和高碳酸血症的 COPD 合并肺心病患者中,其血管紧张素 II 和醛固酮浓度在循环系统都有所升高。肾素-血管紧张素-醛固酮系统的激活,再加上低氧血症,可能是失代偿性肺心病患者 PVR 升高的潜在病理生理原因。

健康人中血管紧张素诱导 PVR 的升高呈剂量依赖性反应。已经证实血管紧张素 II 抑制剂可以降低 PVR 并对肺心病患者,尤其是对 IPF 患者有益。血管紧张素 II 抑制剂也被证实可以提高冠心病和特发性扩张型心肌病造成的收缩性心力衰竭患者的存活率。令人鼓舞的是血管紧张素转换酶抑制剂赖诺普利已被实验证实可以减轻健康志愿者缺氧性肺血管收缩引起的肺动脉增压反应。此外,血管紧张素 II 受体阻断剂在人缺氧性肺血管收缩反应中能产生类似的效果。然而,迄今为止进行的研究均没有明确血管紧张素转换酶抑制剂或血管紧张素 II 受体拮抗剂对肺心病的治疗作用。

(2) 内皮素: 内皮素 1(ET1)是一个由血管内皮细胞在各种刺激下(包括脉动张力、剪切应力、神经内分泌、细胞因子、生长因子和凝血酶刺激)分泌的由 21 个氨基酸组成的短肽。低氧血症可以促使 ET1 分泌增加,起作用由内皮素 A(ET_A)和内皮素 B(ET_B)受体介导。ET_A 分布在血管平滑肌细胞,ET_B 在血管平滑肌、内皮细胞和成纤维细胞上均有表达。ET1 的作用包括血管收缩、增生、肥大、纤维化和增加血管通透性。内皮细胞上 ET_B 受体活化介导前列环素(前列腺素 I_2)和促进一氧化氮(NO)的释放,它们在发挥舒张血管和抗增殖作用的同时也抑制内皮细胞释放 ET1。此外,肺内皮细胞 ET_B 受体承担了清除血循环中 50% ET1 的功能。内皮素 1 可有效促进血管收缩和细胞分裂,NO 具有扩张肺血管和抑制纤维化的功能。

据报道,PAH 患者 ET1 表达上调,且 PAH 患者肺血管丛状病变中 ET1 及其受体的表达均增加。血浆中高浓度的 ET1 与病情严重程度和预后不良相关。与正常人相比,ET1 在 COPD 患者的痰和尿液中均升高,而且 COPD 急性加重时尿液中 ET1 浓度会进一步上调。此外,活动后或夜间氧饱和度更低的受试者血浆 ET1 水平呈现上调。另一项研究显示,PH-LD 患者跨肺 ET1 水平升高。此外,已经证实不论 IPF 是否合并 PH,其血浆和肺组织 ET1 的表达均升高。

3. 炎症

炎症被认为在 PH-LD 患者血管病变中发挥了重要作用,因为 PH-LD 患者中观察到炎症标记物和炎症介质的升高。然而,炎症在 PH-LD 发病中的确切作用仍存在争议。在 COPD 患者肺血管壁中观察到 CD8[+]T 淋巴细胞数量增加,而血管内膜层的增厚与这些细胞相关。在没有罹患 COPD 或 PH 的吸烟者肺中也观察到了类似的现象,表明香烟烟雾可能诱导了这些炎症标记物的出现。另一项研究显示,PH-COPD 患者的血清炎症因子,包括 C-反应蛋白和肿瘤坏死因子 α 的水平均升高。在 PH-IPF 患者中观察到多种炎症介质水平升高,包括血栓素 A_2、肿瘤坏死因子 α、血小板衍生生长因子、转化生长因子 β 和成纤维细胞生长

因子。基因表达研究也提示,在 PH-IPF 患者中炎症介质过度表达。然而,需要进一步的研究来确定这些变化间的因果关系,以及抗炎是否具有治疗意义。

(三) 右心室

健康右心室(RV)是一个薄壁、形态复杂的结构,其横切面呈半月形,侧面呈三角形(图 59-5)。右心室浅层肌纤维是环形排列,深层肌纤维从顶点至基底部纵向排列,所以 RV 收缩通过三个独立的机制:① 沿长轴缩短,将心基拉向心尖;② 游离壁向内运动,RV 将会产生一个风箱样的效应,挤向左心室(LV)的厚壁;③ LV 附着部位对 RV 游离壁有牵引作用。由于 RV 与 LV 是串联连接,两者心输出量是相同的。然而,与右心偶联的肺动脉丛正常情况下压力低且顺应性好,所以 RV 每搏做功很低,RV 作为一个容量泵,与 LV 的压力泵功能不同。在正常生理条件下,RV 容易通过增加每搏输出量来应对容量的增加。健康 RV 收缩的调节与 LV 类似,并依赖很多因素,例如心率、Frank-Starling 机制(心输出量随着前负荷的增加而增加),以及自主神经支配。

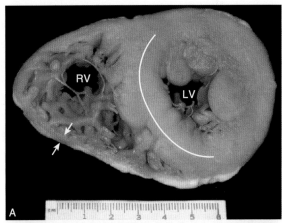

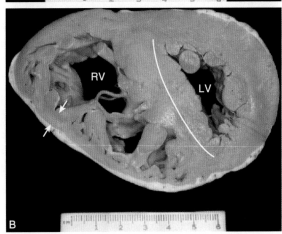

图 59-5　肺动脉高压的右心室形态。A. 正常心脏的横截面,显示新月形右心室腔,薄的右心室游离壁(箭头所示)和圆形左心室腔(线条所示)。B. 重度肺动脉高压患者的右心室横截面,显示右心室腔扩张,导致心脏形状较正常更圆。同时显示右心室游离壁变厚(箭头所示),室间隔变平直(线条所示)。标尺单位为 cm。LV,左心室。RV,右心室。(Courtesy Dr. Philip Ursell,University of California,San Francisco.)

PH-LD 与 PAH 患者的 RV 结构和功能异常的发展模式是类似的,都是继发于 PVR 上升导致的右心室后负荷增加(见图 59-5)。由压力超负荷引起的 RV 变化显著不同于继发于容量超负荷的变化,后者由诸如严重三尖瓣关闭不全这种情况引起。在慢性肺疾病患者中,RV 后负荷通常随着 PPA 和 PVR 的上升而缓慢上升,这导致 RV 进行性肥大从而最大限度地减少室壁压力。RV 逐渐扩张,从原本正常半月形结构逐渐转变成球形结构,方能适应增加每搏做功的需要(见图 59-5)。RV 扩张和室壁变薄导致 RV 室壁压力负担增加,再加上心率加快,导致心肌耗氧量进一步增加、心肌灌注下降和右心室缺血。随着 RV 扩张,可能出现重度三尖瓣关闭不全,进一步降低右心输出量和左室充盈。在心包膜不发生改变的情况下,RV 扩张导致室间隔向 LV 偏移,减少左室充盈和心输出量。尽管如此,数项关于舒张末期压力-容量关系的研究结果提示在 COPD 患者中,RV 能够保持较好的收缩力。仅当合并酸中毒和感染时才易出现右心衰竭。当肺泡低通气患者出现慢性高碳酸血症和酸中毒时,RV 做功增加的能力受损严重,RV 舒张末期压力增大。

PPA 升高之前可能出现轻微的可检测到的变化。例如,其至在 PPA 显著升高之前,慢性肺部疾病患者就出现 RV 肥大和病理性重塑。采用超声心动图和有创血流动力学方法,在 98 例无心脏疾病的稳定期中重度慢性阻塞性肺病患者中对此现象进行了研究。与 34 例健康人群相比,无合并 PH 的 COPD 患者已出现 RV 壁变厚、RV 室腔变大、流出道直径增大,以及一些功能性指标异常(包括心肌功能指数、RV 等容加速性和右心室游离壁基底段纵向应变)。另一项对 COPD 患者的研究显示,在 PVR 显著升高前,肺动脉顺应性降低,表明肺动脉顺应性降低可能是血流动力学损害的早期标志。在肺部疾病的患者中,可能肺血管床的早期破坏,虽然不足以增加 PVR,但足以显著降低肺动脉顺应性,促使初始 RV 后负荷增加和随后的 RV 肥大。

RV 心肌缺血在右心衰竭中也起一定作用。就在 RV 肥大和扩张导致 RV 心肌耗氧量显著增加的同时,随着室壁厚度的增加,RV 冠状动脉灌注降低了。RV 冠状动脉灌注也会因心室舒张时僵硬度增加引起的舒张末期压力增大而降低。这些因素的共同作用导致右心室心肌氧供求失衡。

动脉 PCO_2 急剧增加往往与 COPD 急性加重相关并伴随肺泡通气量的下降,出现高碳酸血症时的心肌收缩功能受损可能在失代偿性肺源性心脏病的发生中起重要作用。由于在失代偿性肺心病中每搏输出量倾向接近正常的范围,随着心室扩张而出现的 RV 容量超负荷导致射血分数降低。在运动时,COPD 患者 RV 后负荷显著增加,进而导致 RV 舒张末期容量增加和射血分数下降。运动相关的血流动力学性能恶化很可能是限制这类患者正常运动的主要原因。

在右心衰竭和中心静脉压升高的情况下,患者站起来时并不引起 RV 舒张末期容积或每搏输出量的减少,而心率也不会改变。这种缺乏体位反射补偿的现象可归因于重力作用使血液郁积在静脉系统中,其原因是血容量增加,水肿导致的组织压力增高并伴随静脉分流减少,以及静脉舒缩张力的增加。

(四)左心室

尽管左室射血性能未被削弱,心导管的研究已经发现左室舒张末期压力-容积关系异常。超声心动图研究也显示,LV 舒张功能进行性受损与 PH 的严重程度相关。很可能,在很大程度上,这是由于肥大和扩张的 RV 导致室间隔凸向 LV 和心包限制作用导致的心室相互影响所导致的结果。结果导致 LV 舒张期几何形态改变,充盈特征可能改变,根据 the Frank-Starling 机制,为了维持同样的心脏泵血功能所需要的舒张末期肌纤维牵张(长度),需要较高的充盈压来实现。当严重右心衰竭和右心房压力明显升高时,冠状静脉压力随之显著升高;而冠状静脉压力升高可导致左心室壁厚度增加,限制左心室舒张。这种机制导致 LV 前负荷明显减少,似乎独立于如前所述的由于右心室的扩大导致的舒张期心室的相互作用。

(五)肺力学

在健康人中,平静吸气导致胸腔压力减少 3 ~ 5cmH₂O,此压力足可以维持正常潮气量,只有少量的胸内压力传递影响心脏和肺血管。胸壁或肺实质的硬度增加意味着肥胖症或阻塞性或限制性肺疾病的患者需要更多的胸腔负压才能达到所需的潮气量。此外,COPD 患者常常存在气流阻塞导致的肺过度充气、弹性肺组织的破坏或动态肺过度充气。这些肺力学的异常改变可能参与 PH 的主要病理生理特征中。

肺过度充气通过改变前后负荷影响右心室功能。相关疾病(例如慢性阻塞性肺病)引起的肺容积增大,可以直接挤压肺泡血管,导致 PVR 和 RV 后负荷增加,并且在一些病例中,过度膨胀的肺甚至可能直接压迫心脏,对心脏功能产生负面影响。在胸内压波动范围较大时,如 OSA 患者,可使右心静脉回流增加,继而导致急性右心室扩大,并反过来妨碍 LV 充盈和心输出量。同时,当胸内压力下降时,LV 后负荷将增加,这种作用可以通过逆向传导,导致 PPA 短暂增加。在急性支气管痉挛的患者中,超声心动图研究显示吸气时出现 RV 扩张、左心室腔容积减少,呼气时结果相反。这导致肺过度充气所引起的 PVR 增加和胸腔内负压增加所引起的右心室室壁张力增加。值得注意的是,这些作用的临床意义可能很大程度上取决于个体的心血管储备能力。

四、临床表现

如表 59-1 所示,导致 PH 的原因很多。有时根本原因可能难以判断,通常是多因素共同导致 PH。一项研究显示,998 例 COPD 患者接受右心导管检查,27 例发现 $P\overline{PA} \geqslant 40mmHg$;在完整的评估后,16 例(59%)患者发现有其他的原因导致 PH,包括服用食欲抑制剂、左心功能不全、慢性血栓栓塞性 PH、胶原血管疾病、门静脉高压和 OSA。当面对一个新确诊的 PH 患者,应进行详尽的评估,以确定所有可能导致 $P\overline{PA}$ 升高的原因。PH 疾病的预后和治疗效果因发病原因的不同而差异巨大,因此评估 PH 的严重程度和选择最优的治疗方案需要准确地了解 PH 的潜在和已知病因。

(一)症状与体征

评估的第一步是详细地采集病史和进行体格检查,以确定任何导致 PH 的潜在原因。特别是需要询问患者是否服用食欲抑制剂或接触其他有毒物质,是否合并肝脏疾病、门静脉高压、系统性红斑狼疮、硬皮病或其他胶原血管疾病或静脉血栓栓塞病史等。对于已经确诊患有肺疾病的患者,明确肺部疾病的特征、确认已进行过的检查并回顾这些检查结果是相当重要的。应进行相关的检查排除运动相关的日间低氧血症和由 OSA 引起的夜间低氧血症。左心疾病是导致 PH 最常见的原因,必须鉴别左心疾病是否对 PH 有影响。虽然超声心动图是检测左心功能不全和瓣膜异常(两者都可以导致 PH)的有效手段,射血分数正常的心功能衰竭(以前称为舒张性心脏衰竭)往往容易漏诊,仅在进行有创血流动力学评估时才能发现。

轻度 PH-LD 主要表现为 RV 压力呈小幅度缓慢升高,而临床症状、影像学或心电图特征并不明显。当出现中度或重度 PH-LD($P_{\overline{PA}}$ >40mmHg)时,症状往往与基础肺部疾病的表现相似。最常见症状是劳力性呼吸困难,慢性咳嗽、咳痰、气喘和偶伴发绀,有时可能出现杵状指。除了劳力性呼吸困难和疲劳外,一些患者出现头晕或劳力性晕厥,这主要是因为在 PVR 显著升高的情况下,运动时心输出量不能相应增加而造成。此外,由于 RV 缺血或肺动脉主干扩张,部分患者可出现胸痛症状。

当休息状态下的 PPA 足够高时,患者可能最终达到一个界限点即只有增加右心充盈压 RV 才能满足心搏出量的需求。这样就会导致中心静脉压力上升并伴随右心衰症状的出现,如外周性水肿、右上腹不适、夜尿频多、易疲劳等。

体格检查时,患者往往有发绀、端坐时呼吸急促、主要用辅助呼吸肌进行呼吸和呼吸时双手外展撑扶床垫边缘等表现。COPD 患者,可能出现奇脉,常常伴肺过度充气,可闻及轻度喘鸣。常有窦性心动过速,但房性和室性心律失常也常见[98];液体潴留的表现包括低垂部位水肿和腹水。可能出现肝脏增大,触诊柔软,有搏动感,这表明出现了重度三尖瓣反流。同样的,可能出现颈静脉怒张,当出现三尖瓣反流时,CVP 波形可表现为大的 c-v 波并伴有 y 波的快速下降。继发于右心室功能不全的容量负荷过重的表现,必须与无合并右心室功能不全的由交感神经介导的肾脏水钠潴留相鉴别,后者也可以在肺疾病患者中发生。

胸部检查中可能发现由于扩大的 RV 活动增强造成的胸骨左缘收缩期抬举样搏动,以及当肺动脉瓣关闭时肺部出现扣击感。基础性慢性阻塞性肺病患者的心音往往难以听到。第二心音(S_2)的肺动脉瓣组成部分增强并提前出现,这造成正常的分隔消失并只能听到单一响亮的 S_2 。正常情况下心尖区听不到,但此时心尖区可以清楚地听到 S_2 的肺动脉瓣组成部分。在胸骨左缘第二和第三肋间可听到高调的收缩期射血咔喇音,通常随后出现柔软、局限的收缩期射血杂音,这是血流通过扩张的肺动脉引起的。来自于右心的 S_3 奔马律,可在胸骨左缘旁第四和第五间隙甚至剑突附近听到。也可能听到收缩前期 S_4 奔马律,这表明右心房可通过增强收缩使血流进入肥厚和扩张的 RV。通常三尖瓣反流发生时,可导致明显的吹风样全收缩期杂音,这种杂音在同一位置上可随呼吸而变化。当出现严重的 PH 时,可听到肺动脉瓣关闭不全产生的舒张期杂音,这种杂音被称为 Graham-Steell 杂音。这是一种柔软的,吹风样、逐渐的、舒张期杂音,一般局限于胸骨左缘旁第二和第三肋间。

(二) 心电图

其心电图特征是肺性"P 波",表现为电轴右偏,在 II、III、aVF 导联上出现超过 2.5mm 的振幅增加(图 59-6)。P 波升高也

可出现在右胸导联。肺心病患者 QRS 额面向量通常向右偏移,如有肺过度充气则常出现 QRS 波群低电压。明显的 S 波见于 I、II、III 导联。也常见不完全性右束支传导阻滞。当中、重度 PH 发生时,主要依靠心电图检查发现典型的 RV 肥大,其表现包括 V1 导联出现高的 R 波且 R/S>1,同时 V5 和 V6 导联 S 波明显且 R/S<1。COPD 患者出现典型的肺心病心电图特征是预后不良的表现。

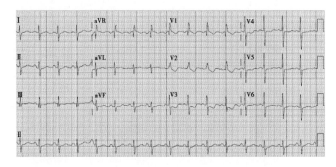

图 59-6　肺动脉高压患者的心电图。异常发现包括明显的"肺性 P 波",胸导联 R 波电压增高,提示右心房及右心室的异常

(三) 胸片

除了能发现肺部基础疾病外,胸部影像学检查还能用于评估右心衰以及肺血管异常。主要表现为主肺动脉增粗以及左、右肺动脉降支增粗。外周血管的突然变细可能导致中央肺动脉不成比例地增粗,同时远端血管变细。右肺动脉降支直径超过 16mm 提示存在肺动脉高压。右心室增大时可在侧位胸片观察到胸骨后间隙减少。当肺过度充气时,尽管心脏呈现球形外观,但心脏轮廓的直径大小并不增加。

通过胸部影像学对左心衰进行评估应当特别谨慎。PH-LD 和右心衰的患者,一般很少出现胸腔积液,除非同时存在左心室功能不全以及左心衰。胸片显示肺水肿也提示很可能存在 PH 导致的左心衰。除此之外,当患者出现肺动脉高压合并胸腔积液时需要考虑是否存在肺静脉闭塞性疾病。

(四) 超声心动图检查

超声心动图检查具有应用范围广、价格低廉、无辐射,并且可以连续检查等优点,使其成为评估 PPA 和右心室结构和功能的有效工具(图 59-7,视频 59-1A 和 B 及视频 59-2A 和 B)。超声心动图检查常常能早期发现并诊断肺动脉高压,在协助临床医生排除非肺部因素导致的肺动脉高压中发挥了重要作用,例如缺血性或者非缺血性左心室收缩功能不全,主动脉瓣或者二尖瓣疾病以及左向右分流的先天性心脏病。

超声心动图检查常常用来评估肺动脉收缩压,通过使用连续多普勒记录来获得三尖瓣反流速度这一原理可以确诊 36%～86% 的 PH-LD 患者。首先三尖瓣垮右心房与右心室的压力差由修正后的伯努利方程(压力差= $4v^2$)计算出来,其中 v 代表三尖瓣反流速度。三尖瓣垮瓣压差加上右心房压力(通过下腔静脉的大小和塌陷情况进行评估)即可得到估算出的 RV 收缩压,在不存在肺动脉瓣狭窄的情况下,该压力等于肺动脉收缩压。

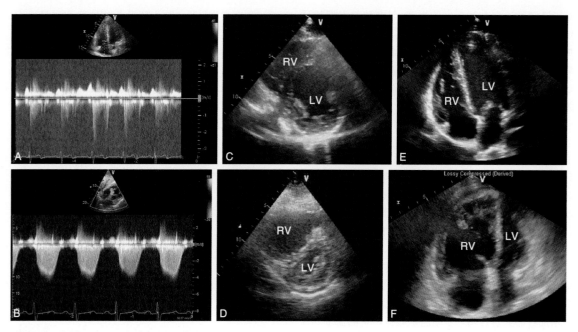

图 59-7 超声心动图评估肺动脉高压。A.三尖瓣反流图像质量差时无法评估肺动脉收缩压。B.三尖瓣反流喷射图像清晰时,对评估肺动脉收缩压是有用的。即便获得很好的喷射图像时,通过超声心动图估计肺动脉收缩压也不一定精确。C.超声心动图短轴切面展示了正常的圆形左心室和正常外观的右心室。D.超声心电图短轴切面展示肺动脉高压患者扁平的室间隔与收缩期呈 D 型左心室和增大的右心室。E.心尖四腔超声心动图层面显示正常大小的左心室和右心室。F.心尖四腔超声心动图层面显示肺动脉高压患者明显增大的右心室,受压变小的左心室以及增大的右心房。(见视频 59-1A 和 B 及视频 59-2A 和 B)

　　超声心动图用于评估肺动脉收缩压有一定的局限性,尤其对肺实质疾病以及肥胖患者。肺过度充气减弱了超声波的传播并且影响了图像质量以至于不能获得足够的三尖瓣反流喷射速度;对大量晚期肺疾病患者的研究发现,大约只有 44% 的患者能测量到满意的肺动脉压值。多普勒超声心动图预测肺动脉高压的敏感性和特异性范围分别是 0.79 ~ 1.0 和 0.6 ~ 0.98。但是,与有创性检查相比,超声心动图评估肺动脉收缩压只呈现中度相关性,并且往往不准确。因此,当患者有肺动脉高压的症状和临床体征时,即便超声心动图评估肺动脉收缩压是正常的,也应考虑进行右心导管检查。

　　超声心动图能获取的最有价值的信息是右心房、右心室的结构和功能信息。右心房压可以通过对呼吸时下腔静脉腔大小的变化进行评估获得。室间隔在收缩期出现扁平改变和左侧移位以及舒张期室间隔出现扁平改变都提示右心室容量负荷过重。通过超声心动图对右心室功能进行评估具有一定的挑战性,这是因为右心室通常难以成像并且其图像质量常不佳以至于无法进行客观评估。Schenk 及其同事在一项对 32 名晚期肺疾病患者的研究中发现,在不同的超声心动图参数中,心室舒张末期面积和心尖四腔面积变化分数与金标准 MRI 相关性最好——分别得到右心室容量和射血分数。多普勒在评估右心室功能,三尖瓣平面偏移和右心室心肌性能指数方面对特发性肺动脉高压患者预后具有一定的预测价值,对于其他类型的肺动脉高压仍需要进一步研究。

(五) CT

　　胸部 CT 常用于显示呼吸系统疾病患者的肺实质改变。通过这种成像特征,可以测量肺动脉大小,并且对于中重度肺动脉高压患者,可发现主肺动脉的扩张和肺动脉的直径增大(>29mm)(图 59-8)。这一发现可能对预后评估具有重要意义,一项针对 3463 名 COPD 患者的研究表明,肺动脉与主动脉直径比大于 1 与后期重度 COPD 急性发作相关(优势比, 3.44; P <0.001)。但是,在一项 65 名晚期特发性肺纤维化患者的研究中,对患者 CT 影像显示的主肺动脉直径进行测量并不能区分哪个患者存在经右心导管确诊的肺动脉高压。其他研究发现,增强 CT 影像显示右心腔扩大提示重度肺实质异常患者往往同时合并肺心病。

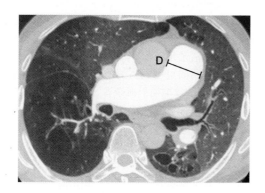

图 59-8 慢性肺疾病患者胸部 CT 扫描显示增宽的主肺动脉。增大的主肺动脉表明肺动脉高压的诊断成立。D = 36.4mm,正常人的主肺动脉平均直径为 25.1±2.8mm

(六) MRI

　　目前 MRI 技术是评估右心室特征(包括容量、质量、收缩功能)最为精确的方法。除此之外,增强 MRI 还能精确计算血流动力学特征,包括心脏输出量、瓣膜反流分数、左右侧心室分流分数。MRI 相比超声心动图的显著优势,主要体现在它可以对任何所需平面进行成像,视野开阔,以及没有隔声窗限制。尽管和超声心电图相比,MRI 由于设备价格昂贵、图像采集时间相对较长、适用范围窄等原因限制了在临床的广泛使用,但是心脏 MRI 目前已逐步成为评估肺动脉高压患者 RV 结构和功能的标准方法。

（七）右心导管检查

对于肺动脉高压患者来说,右心导管检查术是测量肺动脉收缩压并确诊肺动脉高压的金标准。右心导管检查术除了测量肺动脉收缩压,还需要测量右心房压力、心脏输出量、左心室充盈压、肺毛细血管楔压(图 59-9)。用这些数据,可以计算出 PVR(肺血管阻力)、SVR(外周血管阻力) 和 PVR/SVR 比(肺血管阻力/外周血管阻力比)。右心导管检查可根据右心腔血氧饱和度变化判断是否出现先天性体肺分流。当超声心动图检查不充分时,也能通过右心导管检查评估右心瓣膜的血流动力学变化。当怀疑存在慢性血栓栓塞性肺高血压时,可通过右心导管检查行肺血管造影进行诊断。

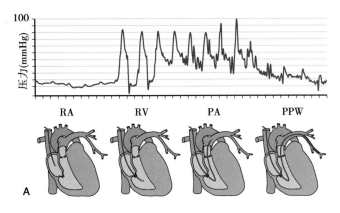

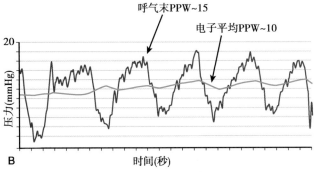

图 59-9　肺动脉高压患者右心导管检查结果。A. 肺动脉高压患者波形:右心导管通过右心房进入右心室,至肺动脉,再到肺毛细血管楔位置。值得注意的是发现肺动脉压力显著升高和正常的肺毛细血管楔压(PPW)。B. 另一例慢性肺部疾病患者的肺毛细血管楔压随呼吸变化而变化,在某些呼吸循环中呼气末压力突然增高,可能代表用力呼气,这种情况有时见于肺疾病患者。识别和正确测量呼气末压力是非常重要的。使用计算机测量平均肺楔压是一种误导,因为计算的平均肺楔压往往是正常的,而实际呼气末压力的确增高,表明左心疾病相关性肺动脉高压的诊断成立

患者应该在具备评估肺动脉高压患者经验的中心行右心导管检查,这点非常重要。为确保能获得高质量的数据,需要注意操作技术规范,这包括传感器应正确校准和归零,并且所有测量均应在呼气末完成,这是因为此时气流最小,且胸廓压为零时血流动力学不受呼吸影响。不正确的血流动力学评估可能对潜在肺动脉高压患者造成误诊。对一些肺实质疾病的患者,血流动力学测量的时机选择十分困难,这是由于此时患者用力呼吸的同时增加了呼气末胸廓内压力。由于左心畸形以及充盈压升高在肺疾病患者中很常见并需用利尿剂进行治疗,因此准确测量肺毛细管楔压是非常重要的,这样才能评估升高的左心室充盈压对肺动脉高压的影响。当右心导管在测楔压位置获得的血样本的氧饱和度与体循环血氧饱和度相似,即可判断楔压测量的准确性。当不确定楔压测量的准确性时,可以直接测量左心室舒张末期的压力。PH-LD 患者的心输出量测量可以同时采用 Fick 和热稀释法。血管舒张剂激发试验不能用于常规评估 PH-LD 患者(见"治疗"一节)。

2013 年指南在基于有创血流动力学评估基础上定义了肺部疾病的一些术语和分类。该指南特别指出反对使用以前经常用到的"不成比例肺动脉高压"这一术语。这类患者现在可归于以下三类:①不合并肺动脉高压的肺疾病(P$\overline{PA}$<25mmHg);②合并肺动脉高压的肺疾病(P$\overline{PA}$≥25mmHg);③合并重度肺动脉高压的肺疾病[P$\overline{PA}$≥35mmHg,或者 P$\overline{PA}$≥25mmHg 同时心脏指数< 2.0 L/(min·m^2)]。

（八）B 型尿钠肽

当排除其他引起 BNPs 增高的因素后,对有肺部疾病且疑似肺动脉高压患者测量 BNPs 是有意义的。在一项连续测量 176 名不同肺疾病患者血浆 BNP 的研究中发现,用 BNP 升高确定肺动脉高压(PASP>35mmHg)的敏感性为 0.85,特异性为 0.88,并且可以预测死亡率。在单因素和多因素分析时,BNP 是除了肺功能障碍和低氧血症之外肺动脉高压患者独立的死亡危险因素。

五、治疗

根据指南,对绝大多数 PH-LD 的患者,迄今为止控制肺动脉高压的最佳治疗方案是尽早治疗基础肺部疾病。一些使肺动脉高压恶化的并发症,例如左心疾病、瓣膜病变、肺栓塞、睡眠呼吸紊乱也应积极进行治疗。由于肺部疾病患者出现肺动脉高压时一般提示预后不良,因此及时进行肺移植评估是很必要的。虽然可以把对第 1 类肺动脉高压有效的治疗方式用于 PH-LD 患者,但这些治疗方案还没有被证明对 PH-LD 有确切疗效,有些甚至可能对患有肺部疾病的患者有害。最新的指南强烈反对用治疗 PAH 的药物治疗 PH-LD。我们建议在进行 PAH 靶向治疗前,应先在一个具备管理和评估 PH-LD 疾病丰富经验的中心进行咨询,如果患者符合标准,则可参加前瞻性治疗试验。

（一）对所有 PH-LD 患者有效的治疗方案

对 PH-LD 患者来说,务必采用针对各自基础肺疾病的最佳治疗方案,这也是本书推荐的。对于 PH-LD 和右心室衰竭的整体治疗策略见表 59-2。

表 59-2 由肺部疾病引起的肺动脉高压的治疗策略

所有患者

治疗基础肺疾病

生活方式的改善

戒烟

低钠饮食

减肥

合适的体育锻炼

有计划的康复训练和呼吸锻炼

避免过度疲劳

避免妊娠

避免在高海拔地区活动

吸氧

利尿剂

治疗睡眠呼吸障碍和肺泡低通气病变（CPAP，BiPAP，外科手术）

肺移植

靶向治疗的患者

抗凝治疗

地高辛

肺减容术

静脉放血

补铁

PAH 靶向疗法（除了在特殊情况下选择放弃此治疗外，应当由肺动脉高压转诊中心管理）

BiPAP，双相气道正压通气；CPAP，持续正压通气；PAH，肺动脉高压

1. 生活方式的改善

在 PH-LD 患者管理方面，饮食和生活方式的改善是至关重要的。在所有预防性干预生活方式的措施中，戒烟是最为重要的，因为香烟烟雾可能对肺血管具有直接危害作用。其他预防措施包括低钠饮食、减肥、运动锻炼以提高体质等。有计划的康复训练和呼吸锻炼已经被证明有效。严重肺动脉高压或右心室功能不全的患者，尤其是那些有晕厥史的患者，应避免过度疲劳、妊娠或在高海拔地区活动（>1220m）。

2. 氧疗

肺泡缺氧对 PH-LD 的发生起重要作用，积极地进行吸氧以纠正缺氧是优化治疗的关键。对照研究显示，长期氧气吸入可以提高 COPD 患者的生存率。吸氧可改善 COPD 患者的血流动力学、右心室功能以及运动耐力。

两大随机试验探讨了吸氧对 PH-LD 的影响。首先，英国医学研究委员会评估了长期家庭氧疗对慢性缺氧性肺心病的作用。与没有吸氧的对照组相比，每天至少 15 小时的长期吸氧可以降低死亡率，还能阻止 PPA 进一步升高。其次，美国国立卫生研究院的一项研究表明，与仅进行夜间氧疗的对照组相

比，持续氧疗效果优于仅夜间氧疗效果，持续氧疗降低了 2 年内的死亡率和 PVR。这些发现在较新的 2 项研究中得到了证实，这 2 项研究都显示长期氧疗能稳定 PPA。氧疗还有其他益处，包括减轻肾动脉收缩、改善心脑等重要器官的氧供。

根据这些研究的结果，合并低氧血症的 COPD 患者需要进行吸氧治疗。此外，有证据表明吸氧可以改善 IPF 患者的功能分级和症状，因此对于这些患者，建议维持静息以及活动后的动脉血氧饱和度在 90% 或稍高于 90%。但必须注意，突然给患者过高浓度吸氧可能引起呼吸抑制和二氧化碳潴留等副作用，尤其是对于那些已经低通气且存在高碳酸血症的患者。患者开始吸氧治疗时必须经过严密观察，以确保动脉血氧饱和度上升且不过高，通常气流量在 1～3L/分钟即可满足需要。有关肺康复中长期氧疗的更多内容将在第 105 章中描述。

3. 利尿剂

利尿治疗可以改善体液容量状态，减轻呼吸困难、肝淤血以及外周水肿等症状。通过利尿剂减少右心室压力可以降低右心前负荷和室壁压，从而改善右心功能。有效的利尿治疗可以减轻心包内压力，从而缓解室间隔左偏，使左心充盈量增加，并提高体循环心输出量。

4. 治疗睡眠呼吸障碍

睡眠呼吸障碍在 COPD 患者中常见，可引起夜间低氧血症和高碳酸血症，从而使肺血管收缩。正如第 88 章所描述的，持续正压通气有维持上下气道通畅、改善气体交换的作用。诊断为 OSA 的患者应给予持续气道正压通气并根据需要进行氧疗。对于 OSA 患者，持续正压通气可以改善心室功能和提高存活率，降低红细胞比容。对于存在夜间低氧血症的非 OSA 患者，仅吸氧即可。

5. 肺移植

肺移植对 PH-LD 患者有明确的治疗作用。肺部疾病患者发展到 PH 和右心衰时即提示预后不良，且无有效的治疗药物，因此及时进行肺移植评估非常必要。早期转诊到移植中心是首选方案，这样就可以开始等候肺源并着手解决肺移植所面临的问题。已经证实，PH 患者经单侧或双侧肺移植后可以恢复右心功能并改善长期预后。

多项关于 PH-LD 患者移植前血流动力学对移植后死亡率影响的研究所得出的结论并不一致。一项纳入 830 例肺移植治疗 IPF 患者的回顾性研究发现，移植后 90 天内死亡率随移植前 PPA 的增加而上升。另一项回顾性研究发现，在进行了肺移植的 COPD 患者中，术前超声估测 PSAP≥45mmHg 与 ICU 住院时间和机械通气使用时间延长有关，但存活率降低与之无关。移植前右心室功能损伤程度可能比 PPA 更重要，移植团队可以用于评估移植风险和候选人资格，也可用于优化手术方案（单侧或双侧肺移植，是否进行体外循环）。对于严重右心室功能障碍的患者，在围术期使用体外膜肺氧合等机械支持，可以为右心衰患者提供血流动力学支持并使其能够进行肺移植（见第 103 章）。

（二）在特定患者中可考虑的治疗方案

1. 抗凝治疗

一项回顾性研究和一项前瞻性研究均表明，口服抗凝药可以降低第 1 类 PAH 患者的死亡率，因而抗凝药被认为是第 1 类 PAH 的标准治疗药物。但对于 PH-LD 患者来说，目前没有与抗凝治疗疗效有关的数据。根据目前的指南，肺栓塞或者下肢深静脉血栓的患者应给予抗凝治疗。慢性血栓栓塞性疾病的 PH-LD 患者应终身使用华法林并使国际标准比值（INR）达到 2 ~ 3。对于其他抗凝治疗并发症发生风险低的 PH-LD 患者，可以使用华法林，但必须承认目前并未证实有明确疗效。直接使用凝血酶抑制剂和 X a 因子拮抗剂等尚无用于 PH-LD 治疗的研究，目前这些制剂也没有用于 PH-LD 的临床治疗。

2. 地高辛

在 COPD 和肺心病的小样本人群研究中，地高辛在不影响肺功能、活动能力和症状等的情况下对右室功能起促进作用。目前的数据并不支持对 PH-LD 合并肺心病患者常规使用地高辛。对于 PH-LD 患者合并心房纤颤等心律失常需要控制心率时，与其他负性肌力药物（如 β 受体阻滞剂、钙离子通道拮抗剂等）相比，地高辛的耐受性更好。必须强调，COPD 患者对地高辛尤其敏感，因此有必要严密监测剂量和电解质平衡以防中毒。

3. 肺减容术

肺减容术（lung volume reduction surgery，LVRS）对肺血流动力学的影响仍有争议。LVRS 可改善肺气肿患者的症状及生活质量，并可通过改善氧合和减轻过度通气从而改善肺血流动力学；相比之下，切除或改变肺血管床可加重肺血流动力学障碍。不同的回顾性研究结果显示 LVRS 对肺血流动力学影响不同：一些研究表明右心室功能改善和楔压减小，另一些研究发现 PPA 和 PVR 升高。美国国家肺气肿治疗试验中的前瞻性心血管研究随机对 110 名患者给予 LVRS 或药物治疗，试图阐明 LVRS 对血流动力学影响。治疗 6 个月后，除了 LVRS 组的楔压轻度下降外，两组的血流动力学相似。根据这些结果，LVRS 目前并不被推荐用于 PH-LD 的常规治疗。

4. 静脉放血治疗红细胞增多症

如果出现严重的红细胞增多症，可采用静脉放血治疗，尽管现在临床医生常常不愿意采用这种疗法。红细胞比容升高超过 40% 会增加血液黏性和肺血管阻力（见图 6-6）。对红细胞增多症和慢性低氧血症患者进行放血治疗能提高右心室射血分数、运动耐力和神经心理学功能。对于红细胞比容升高的患者，例如大于 55% 时，应考虑放血，如果患者受益就应该按需重复放血维持红细胞比容处于低水平。

5. 补铁

动物实验和人体组织细胞实验显示，转录因子中的缺氧诱导因子家族对低氧性肺血管反应的调控具有不可或缺的作用。铁利用率高低可调控氧依赖性蛋白酶体的降解，进而调节缺氧诱导因子。一项人体研究表明，给体内铁元素充足的健康志愿者静脉输注铁剂，可降低肺血管对低氧的收缩反应。反之，对同一批志愿者使用铁螯合剂降低可吸收铁的含量则会增加低氧对肺血管的收缩作用。

在一项随访研究中，通过超声心动图评估 22 名健康志愿者在海平面高度时的 PPA。然后他们被带到海拔 4340m 处停留 3 天，分别给予静脉铁剂或生理盐水，再次评估发现铁剂治疗组的 PASP 较对照组低。另一项试验评估标准治疗（放血治疗）后，分别静脉滴注铁剂或生理盐水对 11 位慢性高山病患者的治疗效果。在放血治疗后，所有患者均发生了缺铁，PASP 升高了 9mmHg，且在静脉补铁后并没有很快恢复。目前的这些研究均提示肺心病患者评估体内铁状态并纠正缺铁或许是有益的，但仍需要更多的随机试验进行验证。

6. PAH-靶向治疗

如今已有多种治疗方法可有效治疗 PAH（见第 58 章）。其中有一些药物也可改善 PH-LD 患者的短期血流动力学指标；然而，没有一种药物能使 PH-LD 患者长期获益。并且这些药物存在多种副作用，包括生理性通气灌注不匹配引起低氧血症加重，外周血管扩张引起体循环压力下降等。另外有研究发现，和安慰剂组相比，用血管内皮素受体拮抗剂（ERAs）治疗 IPF 患者的效果更差。

由于疗效较差且存在副作用，现行的指南并不推荐对 PH-LD 患者进行 PAH-靶向治疗。这些药物只能用于特定患者：如伴发 1 类 PAH 或 4 类慢性血栓栓塞性 PH 的患者，以及用于等待肺移植的 PH-LD 患者治疗右心衰时。一旦考虑使用 PAH-靶向治疗，治疗前建议向有经验的 PH 中心咨询，如有可能的话，应纳入临床研究。

（三）失代偿性右心衰竭的治疗

治疗肺心病引起的失代偿性右心衰竭时必须注意基础肺疾病的治疗。无论是由 COPD 还是由浸润性肺疾病引起的稳定期慢性肺心病患者，其突发失代偿性病症往往与上呼吸道感染相关。黏液分泌增加和感染都能加重动脉低氧血症、高碳酸血症和酸中毒，使肺动脉高压恶化并使心室收缩力下降，导致心脏代偿失调。

不应仅仅通过纠正酸中毒提高右心室功能，还要降低右心室的后负荷（例如降低 $P_{\overline{PA}}$）。对于低氧性肺血管收缩患者，提高吸氧浓度可以改善动脉低氧血症并降低 $P_{\overline{PA}}$。通过气管插管和机械通气提高肺泡通气量，有助于减轻急性高碳酸血症和酸中毒引起的心肌收缩力下降。

对于伴有低灌注的急性右心失代偿性心衰，小剂量[1 ~ 2mg/（kg·min）]静脉滴注多巴胺和多巴酚丁胺可以提高心输出量、血压以及肾灌注。氧气和多巴胺被证实是缺氧性 COPD 患者有效的肾血管扩张剂。低剂量[2 ~ 5mg/（kg·min）]的多巴胺滴注可以提高心输出量、降低肺血管阻力、提高氧输送率。高剂量[10mg/（kg·min）]多巴胺滴注可以增加膈肌血流和收缩力。虽然这些药物对急性失代偿性右心室衰竭有效，它们在慢性肺心病中的价值还需进一步探讨。

关键点

- 肺动脉高压出现在大约 25% 的晚期肺疾病患者中，与更为严重的症状、功能损伤以及致残率和致死率的升高相关。
- 肺疾病相关肺动脉高压的发病是低氧性肺血管收缩和肺血管重构共同作用的结果。后者与解剖结构和（或）由肺泡毁损、纤维化、炎症、血栓以及基础肺疾病特异性的促有丝分裂因子等因素导致的肺血管床闭塞相关。
- 对于肺疾病相关肺动脉高压的诊断应当包括全面的评估，确定任何能升高肺动脉压力的其他疾病，包括睡眠呼吸障碍和慢性血栓栓塞性肺动脉高压。
- 肺疾病相关肺动脉高压及肺心病的优化治疗方案包括积极治疗基础肺疾病和氧疗。
- 除了氧疗，目前美国 FDA 没有批准用于治疗肺疾病相关肺动脉高压的其他疗法。因此，进行早期肺移植评估是必要的，如需针对肺动脉高压进行治疗，建议在治疗前咨询专业人士。

（陈荣昌　译）

参考文献

以下是主要的文献，完整的文献请登录 *ExpertConsult* 查阅。

Blanco I, Gimeno E, Munoz PA, et al: Hemodynamic and gas exchange effects of sildenafil in patients with chronic obstructive pulmonary disease and pulmonary hypertension. *Am J Respir Crit Care Med* 181:270–278, 2010.

De Marco T: Managing right ventricular failure in PAH: an algorithmic approach. *Adv Pulm Hypertens* 4:16–26, 2005.

Giaid A, Yanagisawa M, Tuder RM, et al: Espression of endothelin-1 in the lungs of patients with pulmonary hypertension. *N Engl J Med* 328:1732–1739, 1993.

Haddad F, Hunt SA, Rosenthal DN, Murphy DJ: Right ventricular function in cardiovascular disease, Part I: anatomy, physiology, aging, and functional assessment of the right ventricle. *Circulation* 117:1436–1448, 2008.

Hurdman J, Condliffe R, Elliot CA: Pulmonary hypertension in COPD: results from the ASPIRE registry. *Eur Respir J* 41:1292–1301, 2013.

Kauppert CA, Dvorak I, Kollert F, et al: Pulmonary hypertension in obesity-hypoventilation syndrome. *Respiry Med* 107:2061–2070, 2013.

NOTT Group: Continuous or nocturnal oxygen therapy in hypoxemic chronic obstructive lung disease: a clinical trial. Nocturnal Oxygen Therapy Trial Group. *Ann Intern Med* 93:391–398, 1980.

Orens JB, Estenne M, Arcasoy S, et al: International guidelines for the selection of lung transplant candidates: 2006 update—a consensus report from the Pulmonary Scientific Council of the International Society for Heart and Lung Transplantation. *J Heart Lung Transplant* 25:745–755, 2006.

Ryu JH, Krowka MJ, Pellikks PA, et al: Pulmonary hypertension in patients with interstitial lung diseases. *Mayo Clin Proc* 82:342–350, 2007.

Sajkov D, McEvoy RD: Obstructive sleep apnea and pulmonary hypertension. *Prog Cardiovasc Dis* 51:363–370, 2009.

Seeger W, Adir Y, Barberà JA, et al: Pulmonary hypertension in chronic lung diseases. *J Am Coll Cardiol* 62(25 Suppl):D109–D116, 2013.

Semenza GL: Hypoxia-inducible factors in physiology and medicine. *Cell* 148:399–408, 2012.

Vonk-Noordegraaf A, Souza R: Cardiac magnetic resonance imaging: what can it add to our knowledge of the right ventricle in pulmonary arterial hypertension? *Am J Cardiol* 110(6 Suppl):S25–S31, 2012.

第60章　肺血管炎

KEVIN K. BROWN, MD · STEPHEN K. FRANKEL, MD · CARLYNE D. COOL, MD

一、引言

　　肺血管炎是一个常见术语,包括多种以肺血管炎症和破坏为共同特征的疾病。具体地讲,这类疾病的病理特征是多种类型的细胞浸润血管壁,导致血管破坏以及最终出现组织坏死。特定类型疾病的临床特征由受累血管的位置、大小和类型及相关的血管炎症、破坏和组织坏死程度所决定。简而言之,肺血管炎的识别、诊断和治疗属于医学中最为严苛的挑战。由于临床表现多样,血管炎的症状和体征往往会被感染、药物不良反应、结缔组织疾病以及恶性肿瘤所掩盖。甚至对于已诊断血管炎的患者,大多数有经验的临床医师在鉴别疾病活跃、并发感染、药物毒性及其合并症等都十分困难。更进一步的问题是,这类疾病常常是致死性的;即使经适当的治疗,抗中性粒细胞胞浆抗体(ANCA)相关血管炎(AAV)患者的长期生存时间明显低于普通人群——1年生存率88%,5年生存率78%,相对死亡风险2.6。尽管困难重重,好的医师能够通过掌握丰富的知识来作出正确的诊断、及时的治疗和规范的管理,并最大程度减少并发症。

二、分类

　　对血管炎病进行分类的临床意义在于可为识别疾病特征提供一个梗概。目前最广泛采用的分类系统是2012年修订的国际教堂山共识会议命名法,该命名法基于临床病理表现而非病因学或疾病机制(表60-1)。值得注意的是该分类法不能用于指导诊断或治疗。血管炎的诊断依赖于临床医师根据特殊的临床表现、实验室检查、影像学以及病理特征来识别疾病类型。现在尚无严格的分类标准或临床诊断指南,需要由临床医师决定有无更多的证据来支持肺血管炎的诊断。

　　虽然如此,仍有一些有用的建立诊断方向的方案。常用的方法是根据血管大小进行分类(大血管、中等血管及小血管)。大血管包括主动脉及其大的分支(如颈动脉、大脑动脉、髂动脉、锁骨下动脉及股动脉等)和肺动脉主干。中等血管包括主要的内脏动脉(如肾动脉、肝动脉、冠状动脉和肠系膜动脉等)。小血

管则包括小动脉,毛细血管及小静脉。由于小血管炎和大血管炎有时累及中等动脉,所以分类可能存在交叉,而大血管及中等血管炎则通常不累及比动脉小的血管。

表60-1　血管炎的分类[1,143,144]

原发性特发性血管炎

小血管
肉芽肿性多血管炎(韦格纳肉芽肿)
嗜酸性肉芽肿性多血管炎(变应性肉芽肿性血管炎)
显微镜下多血管炎
特发性寡免疫性肾小球肾炎
特发性毛细血管炎

中等血管
结节性多动脉炎
川崎病

大血管
大动脉炎
巨细胞动脉炎

原发性免疫复合物介导血管炎
抗肾小球基底膜病(Goodpasture综合征)
IgA血管炎(过敏性紫癜)
冷球蛋白血症性血管炎
低补体血症荨麻疹性血管炎

继发性血管炎
自身免疫性疾病
　系统性红斑狼疮
　类风湿关节炎
　抗磷脂抗体综合征
感染
副肿瘤性
药物导致(如丙硫氧嘧啶)
炎症性肠病

第二种方法是使用 ANCA 进行分类。在 20 世纪 80 年代发现的这类抗体彻底改变了对血管炎诊断及发病机制的认识(见后)。血管炎病是肺部疾病中最常见的疾病,原发性、特发性小血管炎均为 ANCA 阳性的血管炎病,被称作 AAV。这其中包括肉芽肿性多血管炎(GPA)(曾称为韦格纳肉芽肿),嗜酸性肉芽肿性多血管炎(EGPA)(曾称为变应性肉芽肿性血管炎)和显微镜下多血管炎(MPA)。第三种分类方法偶尔使用,是通过有无肉芽肿炎症来定义血管炎。AAVs 中两种类型,GPA 和 EGPA,以及大血管炎,多发性大动脉炎和巨细胞动脉炎(GCA),均以存在肉芽肿炎症为特征。

三、流行病学

由于目前所有的流行病学研究,都存在明显缺陷而使其适用性受限,故血管炎准确的总发病率和患病率很难计算。现有的数据,不仅存在地域或人种的不同,而且对疾病的定义和数据获取方式在不同的研究中也不相同。GCA 是大于 50 岁人群中,年发病率超过 150 ~ 350/100 万人的最常见的系统性血管炎。北欧人种风险高,特别是老年人。欧洲人群原发性系统性血管炎的总体患病率,估计在 90 ~ 300/百万人之间。就单一病种而言,GPA 的年发病率为 4.9 ~ 10.5/100 万人,EGPA 年发病率为 0.5 ~ 4.2/100 万人,MPA 年发病率为 2.7 ~ 11.6/100 万人。GPA 患病率为 24 ~ 157/100 万人,EGPA 患病率为 7 ~ 38/100 万人,MPA 患病率为 0 ~ 66/100 万人。对于继发性血管炎,最好的数据来自类风湿相关性血管炎(发病率为 12.5/100 万人),尽管采用生物治疗,其发病率已有明显的下降。此外,系统性红斑狼疮相关性血管炎的发病率为 3.6/100 万人。

四、正常血管解剖学和组织学

对于以血管异常进行病理定义的疾病,了解正常的肺动脉和静脉的组织学和解剖学,有助于解释其临床特征。肺脏拥有双重供血系统:肺循环及支气管循环。支气管动脉发自体循环(主动脉和肋间动脉),并在支气管壁形成血管丛。支气管静脉紧邻支气管动脉,但两者通常不受肺血管炎的累及(见第 1 章)。

在胚胎形成时期,肺动脉系统和支气管分支同步形成,且因其与相应的小支气管和细支气管邻近,在组织学检查时易于识别(图 60-1A,见图 1-17)。在正常肺组织,动脉和邻近的小支气管和细支气管管径大小相似,若存在显著的差异可能提示为异常状态。肺动脉系统包括四种类型:弹性动脉,肌型动脉,小动脉和毛细血管。弹性动脉直径超过 0.5 ~ 1mm,肉眼即可分辨,由内皮细胞层、平滑肌细胞层和发育良好的多弹力层所组成。肌型动脉直径在 100 ~ 500μm 之间,由内皮细胞层、内外两层弹力层之间的平滑肌细胞层和胶原血管外膜所组成。平滑肌细胞层厚度逐渐变薄直到形成小动脉。小动脉直径小于 100μm,不含肌层,但在某些疾病状态下,小动脉可以肌化。小动脉与毛细血管相连接。毛细血管以存在单层内皮细胞和基膜为特征,参与形成肺泡隔膜,属于肺血管炎中最常累及的血管。因为内皮细胞、成纤维细胞和单核炎症细胞等多种细胞都是正常肺泡隔膜的组成成分,外科肺活检采用苏木精和伊红染色时,确认毛细血管较为困难。

胚胎肺静脉形成分支发育成肺芽周围的间质成分,成熟肺组织的肺静脉则位于远离细支气管的小叶间隔内。尽管可通过单层弹力层区分肺静脉和肺动脉(见图 60-1B 和 C),但当肺发生病变时,弹力层可发生复制,从而形成"动脉化"的肺静脉,此时,解剖学定位可能成为区分血管类型的唯一指标。

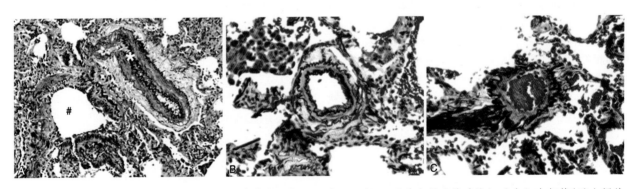

图 60-1 肺动脉,小肌性肺动脉和肺静脉的正常表现。A. Pentachrome(Movat)染色显示肺动脉(*)和细支气管(#)之间的关系。B. 外周肺组织的肌性肺动脉可见黑色的内弹力层和外弹力层(pentachrome/Movat 染色)。C. 外周肺组织的肺小静脉可见一层黑色的弹力层(pentachrome/Movat 染色)

五、血管炎的组织病理学

血管炎的诊断绝不能单独依据组织病理学,其诊断和分类取决于受累血管的大小及位置(图 60-2)。肺血管炎病的共同特点是血管壁炎性细胞浸润(炎症)和弹力层的破坏(无论动脉和静脉),且常常伴纤维素样坏死。内皮细胞层可出现异常,伴内皮下炎症(内皮炎)、细胞破坏或甚至内皮细胞缺失。炎症类型十分广泛,包括中性粒细胞性、嗜酸性粒细胞性,淋巴浆细胞性

或多种细胞混合性浸润。肉芽肿性炎症由形成不佳的肉芽肿或多核巨细胞和(或)上皮样组织细胞构成,它是否存在对血管炎的分类级别具有重要的影响(见前)。

毛细血管炎用以描述毛细血管发生的血管炎,但常规的苏木精和伊红染色很难辨认毛细血管,故极少以内皮破坏来作出诊断。因此,在肺泡隔膜发现中性粒细胞及核碎片(细胞凋亡的证据)被视认毛细血管炎的间接征象。

不仅受累血管的大小及类型可为诊断血管炎提供重要信息,且伴随的肺实质改变亦可提供附加线索。例如,结节样实质

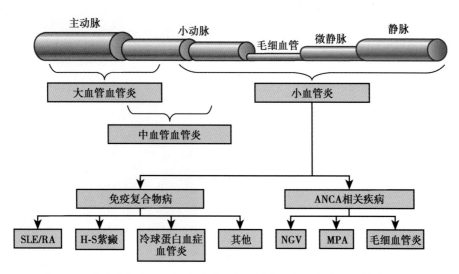

图 60-2 血管大小与机制之间的关系。小血管炎图解为免疫复合物病和 ANCA 相关性疾病。ANCA,抗中性粒细胞胞浆抗体;H-S,过敏性紫癜;MPA,显微镜下多血管炎;NGV,坏死性肉芽肿性血管炎;SLE/RA,系统性红斑狼疮/类风湿关节炎

浸润在 GPA 中很常见,伴微小脓肿、坏死、嗜酸性粒细胞肺炎、机化性肺炎和(或)出血。与每种疾病相关的特殊病理改变将在下文详细讨论。

六、发病机制和病因学

大多数血管炎综合征,被认为是免疫病理机制介导的由抗原刺激所产生的反应。在特定刺激后,为何部分患者会发生血管炎,而其他人却不发生,其原因尚不明确。病因更可能为多因素的,包括遗传易感性、环境暴露和机体免疫反应。近期一项大型全基因组关联研究发现,主要组织相容性复合物和非主要组织相容性复合物与 AAV 相关,肯定了遗传因素与疾病发生有关。提出三个广义的机制:形成致病性自身免疫抗体伴中性粒细胞激活和内皮受损,免疫复合物沉积以及致病性淋巴细胞反应。无论何种机制,在直接免疫损伤和内皮及血管壁反应的共同作用下,导致了临床表现和病理改变。

目前已经发现多种自身抗体,包括抗肾小球基底膜病中的抗肾小球基底膜(胶原Ⅳ型)抗体、抗内皮细胞抗体、抗层黏连蛋白抗体、抗磷脂(如抗 β_2 糖蛋白 I 和抗心磷脂)抗体,以及 ANCA 等。其中,对 AAVs,特别是 GPA 机制的研究最为成熟。这种临床综合征早在 1930 年代即有报道,但直到 1982 年才介绍了其特异性自身抗体,现被称作 ANCA。虽然 ANCA 在疾病发生机制中的作用还有待充分阐明,但大量的体外实验、动物模型和临床证据均支持 ANCA 具有重要的致病作用。一些临床数据表明,虽然 ANCA 不足以单独导致疾病,但其存在似乎与全身性疾病的发生或复发有关。这类数据包括:①自身抗体的出现与系统性血管炎的并发症和预后有关;②抗 CD-20 单克隆抗体-利妥昔单抗能有效地降低 ANCA 滴度和控制疾病活动度;③ANCA 阴性患者临床复发的风险较低。

从机制上讲,绝大多数具有临床意义的 ANCAs,能直接攻击宿主防御系统的中性粒细胞拥有的杀菌成分。这些抗体通过激活中性粒细胞、单核细胞和内皮细胞而具有显著的促炎效

应。ANCA 刺激中性粒细胞、单核细胞及内皮细胞释放趋化因子,增加内皮的细胞黏附分子表达,活化致敏的中性粒细胞释放蛋白水解酶和氧自由基。以上每一个步骤均可导致血管和组织的损伤。此外,动物实验表明,抗髓过氧化物酶抗体(anti-MPO)可导致坏死性血管炎,更加提示抗体形成与疾病发生有关。

触发 ANCA 产生和持续存在的机制尚不明确。有证据表明,慢性或合并感染可导致疾病的急性加重或复发,由此可认为,活动性感染/炎症参与了疾病的病理生理过程。直接针对各种抗原的 ANCA 阳性亦见于病毒、真菌、细菌和原虫感染,以及亚急性细菌性心内膜炎和囊性纤维化。感染可能通过分子模拟导致 ANCA 的产生,且通过微生物超抗原刺激 T 和 B 细胞持续产生 ANCA。例如,部分 AAV 患者存在针对中性粒细胞溶酶体膜蛋白 2(LAMP2)的复杂抗体。LAMP2 蛋白与革兰阴性细菌表达的细菌黏附 FimH 蛋白具有同源性,针对 LAMP2 和 FimH 的抗体均能在动物模型中诱发肾小球肾炎。

其他引起血管炎的可能机制,包括病原微生物(如细菌、分枝杆菌、螺旋体、立克次体、真菌、病毒)直接侵犯血管壁,导致急性而直接的血管反应和循环免疫复合物沉积于血管壁。免疫复合物的沉积导致补体激活,产生过敏毒素和肥大细胞脱颗粒。肥大细胞脱颗粒可导致血管活性物质释放,而过敏毒素则是中性粒细胞、嗜酸性粒细胞和单核炎性细胞的趋化因子。该机制所致的典型疾病是 SLE,针对 DNA 的抗核抗体、免疫球蛋白和补体蛋白导致血管损伤。其他免疫复合物介导的血管炎症,包括类风湿血管炎、过敏性紫癜和冷球蛋白血症性血管炎。

异常淋巴细胞反应,既可导致 GPA 和 EGPA(T 细胞)的肉芽肿炎症,亦可促进 ANCA 的产生(B 细胞)。即使在疾病缓解期,GPA 患者外周血中亦检出活化的 T 细胞以及 T 细胞活化的标志物,这与疾病的活动性有关。此外,Th17 阳性 T 细胞增多(促进自身免疫)和调节 T 细胞(Treg)功能降低,导致免疫耐受缺失。最后,GPA 患者 Th1 出现细胞因子增加(肿瘤坏死因子-

α、白细胞介素(IL)-1 和 IL-8),而 EGPA 患者则出现干扰素-γ、IL-4、IL-5 和 IL-13 增加。

七、初步诊断

(一) 血管炎的临床表现

在疑似血管炎患者的评估中,初始病史非常重要。由于血管炎及其类似疾病(如结缔组织疾病、感染、恶性肿瘤、药物毒性)均表现出多种极易混淆的临床表现,故对看似无关和次要的初始症状都需要进行充分的探究。同样,细致的体格检查,可发现其他无症状的疾病而提示存在系统性疾病。以此类推,识别特有的临床表现则能提示系统性血管炎的存在。

1. 破坏性的上气道病变

慢性难治性鼻窦炎,在排除原发性感染、过敏和解剖因素后,表现为软组织或骨组织破坏或慢性溃疡性损伤时,应高度怀疑存在血管炎的可能。

2. 胸部影像学检出空洞或结节性病变

胸部影像学上可表现为各种非特异性征象,因此当出现结节或空洞时应给予重视。虽然感染和恶性肿瘤是最常见的原因,按正确的临床思维,应考虑血管炎,尤其是 AAV。在 GPA 患者中,35% ~50%存在空洞,55% ~70%存在结节。

3. 弥漫性肺泡出血(见第 67 章)

弥漫性肺泡出血(diffuse alveolar hemorrhage,DAH)指弥漫性肺泡内出血,主要源自肺泡毛细血管出血,较少来自毛细血管前小动脉和毛细血管后小静脉。当患者"经典地"表现为咯血、弥漫性肺泡阴影以及红细胞压积下降时,所有诊断不明的肺泡疾病必须考虑 DAH 的可能。咯血可能难以识别,因其常呈间断性出现,且高达 1/3 的患者无咯血。肺泡阴影不一定为弥漫性,红细胞压积下降亦很难证实。因此,当患者存在原因不明的其他肺泡弥漫性阴影,并出现结缔组织疾病症状或新发的肾脏功能不全时,应考虑 DAH。尽管弥散功能增加超过 30%具有提示意义,但急性发病的患者很少测定弥散功能。

经支气管肺泡灌洗可诊断 DAH。将支气管镜置入后,持续注入无菌生理盐水,每次 30 ~60ml,总量达 100 ~300ml 后吸出。若灌洗液持续吸出,或量虽不多但为血性,则可作出 DAH 的诊断(见图 67-3)。但 DAH 的存在不能诊断血管炎,DAH 可由毛细血管炎相关性疾病(包括原发性特发性和继发性血管炎)(图 60-3),以及伴弥漫性肺泡损伤和无特征出血的疾病所引起(表 60-2)。若 DAH 为 AAV 的并发症时,总是存在毛细血管炎的;但无特征出血也可能是唯一的表现,尤其在开始治疗后。当伴有病理性肺毛细血管炎的 DAH 是血管炎的惟一临床表现时,则描述为特发性寡免疫性肺毛细血管炎,该综合征属于原发性特发性小血管炎,与 ANCA 无关。

4. 急性肾小球肾炎

急性肾小球肾炎(RPGN)是指在血尿素氮和血清肌酐升

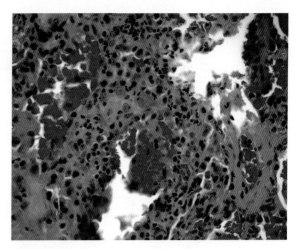

图 60-3　毛细血管炎表现为中性粒细胞和核碎片浸润的肺泡隔膜中断。隔膜边界不清,提示管壁破坏

表 60-2　弥漫性肺泡出血的病因[145,146]

伴组织病理变化的毛细血管炎

典型血管炎

　原发性特发性小血管炎

　　ANCA 相关性——GPA,EGPA,MPA

　　孤立的寡免疫复合物肺毛细血管炎

　免疫复合物介导的抗肾小球基底膜病(Goodpasture 综合征)

　　IgA 血管炎(过敏性紫癜)

　　冷球蛋白血症血管炎

继发性血管炎

　经典的自身免疫性疾病

　　系统性红斑狼疮

　　其他(如类风湿关节炎,硬皮病)

　原发性抗磷脂抗体综合征

造血干细胞移植

药物相关疾病(化疗药物,苯妥英钠)

白塞病

不伴毛细血管炎(无特征出血)

特发性肺含铁血黄素沉积症

凝血病

二尖瓣狭窄

吸入性损伤

药物相关疾病(化疗药物,青霉胺,偏苯三酸酐,胺碘酮,呋喃妥因)

ANCA,抗中性粒细胞胞浆抗体;EGPA,嗜酸性肉芽肿性多血管炎;GPA,肉芽肿性多血管炎;MPA,显微镜下多血管炎

高的基础上,尿液分析证实活性尿沉积物增多,包括血尿(特别是异型红细胞)、红细胞管型和蛋白尿(>500mg/d)。尿液的显微镜下检查需要新鲜尿液标本,因为红细胞管型和异型红细胞会在 30 ~60 分钟内降解而变成作废标本。一旦诊断 RPGN,其鉴别诊断包括 AAV、特发性寡免疫复合物肾小球肾炎(孤立性

小血管型肾血管炎）、SLE、Goodpasture 综合征、感染后肾小球肾炎、IgA 肾病、过敏性紫癜、冷球蛋白血症和膜增生性肾小球肾炎。

5. 肺肾综合征

肺肾综合征典型表现是具有 DAH 和 RPGN 双重表现。因此，每当存在损伤性气道病变或胸部影像显示结节或空洞样改变合并肾功能不全时，应考虑为血管炎。在这种情况下，主要的鉴别包括 AAVs、Goodpasture 综合征以及 SLE。

6. 可触性紫癜

体格检查发现可触性紫癜提示为皮肤小血管炎。最常见的原因为继发于药物反应的皮肤（高敏性）血管炎；然而，AAV、冷球蛋白血症、结缔组织疾病、感染以及恶性肿瘤亦可导致。

7. 多发性神经炎

两处或以上外周末梢神经支配区域发生异常，需高度怀疑多发性神经炎。亦可见到其他各种中枢或外周神经系统症状，包括疼痛、麻木、感觉异常、乏力或功能丧失（如突发的足下垂或腕下垂）。

8. 多系统疾病

少见的涉及多个器官系统的症状和体征，不论同时或相继发生，均提示有血管炎的可能。临床医师对此应保持高度的警惕，因为各种全身症状（如不明原因发热），不寻常的"出疹"，游走性多关节炎或"慢性窦腔疾病"，在患者主要表现为呼吸困难、肾衰竭或胸部影像学异常时，可能与其有关。

（二）特殊检查

抗中性粒细胞胞浆抗体

在 20 世纪 80 年代早期，采用弥散免疫荧光染色法，对经乙醇固定的中性粒细胞进行研究，Davies 及其同事首次报道了肾小球肾炎及 GPA 患者存在 ANCA。几乎同时，乙醇固定的中性粒细胞细胞核周围弥散免疫荧光染色法，亦用于研究 MPA 和寡免疫复合物肾小球肾炎。目前，已发现三种特殊的间接免疫荧光染色（IIF）类型：胞浆型 ANCA（c-ANCA）（见图 60-4A），核周型 ANCA（p-ANCA）（见图 60-4B），以及非典型 ANCA（a-ANCA）。c-ANCA 主要但非惟一直接攻击蛋白酶 3（PR3，存在于嗜天青颗粒中），而 p-ANCA 主要直接攻击髓过氧化物酶（MPO，也存在于嗜天青颗粒中），但有更多的潜在细胞内靶点。针对 PR3 和 MPO 的特殊酶联免疫吸附试验（ELISA），具有较多的临床用途。这类抗体与肺小血管炎、GPA、EGPA 和 MPA 密切有关。这类 ANCA 相关性小血管炎均涉及小血管，并存在一些相同的临床表现，包括（如果存在）寡免疫性，新月形的和局灶坏死性肾小球肾炎。然而，尽管 ANCA 阳性在这类疾病中很常见，但绝非全部存在。

ANCA 检测的诊断作用，主要取决于其对 GPA 的 c-ANCA（或抗 PR3）以及 MPA 和 EGPA 的 p-ANCA（或 anti-MPO）的敏感性，特异性和阳性预测值。若不加选择地应用，其阳性预测值会急剧下降。Mandl 及同事的研究表明，根据临床指南确

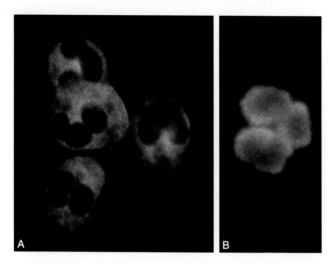

图 60-4　c-ANCA（A）和 p-ANCA（B）的间接免疫荧光染色类型

认高危患者，检测的阳性预测值增加而敏感性未降低。虽然许多中心将单独 ANCA 或 PR3 和 MPO 的 ELISA 检测作为最初的筛选实验，但 IIF 联合 ELISA 检测 ANCA 可使敏感性最大化。

如前所述，c-ANCA 在活动性、系统性 GPA 敏感性极高（90%～95%），但单个器官受累的 GPA 敏感性较低（65%～85%），在 GPA 缓解期更低，而特异性接近 90%。在较好的临床机构，预测疾病的可能性大时，c-ANCA/anti-PR3 阳性可避免活检。在另一方面，p-ANCA 和抗 MPO 常缺乏足够的敏感性，只能提示 EGPA，MPA 或寡免疫复合物急进性肾小球肾炎，因它亦可见于类风湿关节炎，Goodpasture 综合征，自身免疫性肝炎，炎症性肠病以及多种其他临床疾病。

使用 ANCA 评估疾病活动性，特别是 ANCA 滴度升高在预测疾病复发的作用，已经得到了足够的重视。遗憾的是，抗体滴度似乎与疾病活动度之间无明确关系。在一项前瞻性干预研究中，常规检测 PR3-ANCA 水平，发现 ANCA 滴度降低并不预示疾病缓解，滴度升高也不预示疾病复发。在 12 个月时间内，ANCA 滴度升高与疾病复发相关仅见于 40% 的患者。因此，ANCA 相关血管炎治疗方案的决策必须是取决于疾病活跃的临床证据而非仅凭 ANCA 的滴度。

基于高质量临床证据，推荐在合适的临床机构中采用 IIF 方法检测 ANCA，同时对所有样本进行 anti-PR3 和 MPO 特异性检查，以明确类型。针对 PR3 的 c-ANCA 或针对 MPO 的 p-ANCA 阳性，对诊断 AAV 具有高敏感性及特异性。值得注意的是，检测阴性不能排除血管炎的诊断。"ANCA 相关"的概念，用于定义患者群体和疾病发病机制，但有个别患者可能符合 AAV 的条件但 ANCA（或 PR3/MPO）为阴性。ANCA 检测需在经认证的实验室完成，这类实验室参与外部质量控制项目，其管理和实验操作人员将定期接受审查。

（三）其他实验室检查

进行血和其他可能受感染器官的培养（当组织可获取时）以排除感染。完成常规实验室检查（全血细胞计数与分类计数，化学成分分析，肝功能检测，血尿素氮和肌酐），尽管这些检测通常

无特异性。红细胞沉降率和 C 反应蛋白升高常见,但缺乏特异性。所有患者应采集新鲜标本进行显微镜下尿液分析,因为蛋白尿和镜下血尿通常是 GPA 和 MPA 早期表现。所有的肺出血或肺-肾综合征患者应完善抗 GBM 抗体检测。抗核抗体和类风湿因子呈阳性,且滴度高,特别是存在疾病特异性抗体(如 dsDNA、SS-A/SS-B、抗 RNP、抗 Scl-70、抗着丝点抗体、抗 Jo-1 抗体)时支持结缔组织疾病。若考虑存在 EGPA 时,应进行 IgE 和外周嗜酸性粒细胞计数。

(四) 胸部影像学检查

由于超过 80% 的 GPA 和 EGPA 患者存在影像学异常,即使患者无症状,其胸部 X 线检查和计算机断层扫描(CT)常可检出异常征象。GPA 最常出现特殊征象,包括结节阴影(电子图 60-1)和团块,伴空洞形成(电子图 60-2),弥漫性磨玻璃影(电子图 60-3)(尤其可能为 DAH 时),实变(电子图 60-4 和电子图 60-5),肺不张和气道合并症如狭窄(电子图 60-6)及溃疡形成(电子图 60-7)。

淋巴结肿大(电子图 60-8)不常见,若存在则提示更可能为感染或恶性肿瘤。EGPA 患者常出现片状阴影、异质性磨玻璃影或实变以及气道病变的证据。

(五) 其他影像学检查

大多数(70% ~ 90%)GPA 或 EGPA 患者的鼻窦 CT(见电子图 60-7)检查同样存在异常,并有助于识别 GPA 患者的毁坏性或溃疡性疾病。心电图及超声心动图可明确有无心脏受累。仅有 5% ~ 15% 的 GPA 患者出现心脏受累,但高达 30%-50% 的 EGPA 患者有心肌受累并伴更高的死亡率。对确诊或疑似 AAV 的患者使用心电图或超声心动图进行常规筛查已普遍实施。其他影像或功能检查则视临床实际情况及患者个体的症状及体征而定(如腹部 CT、脑 CT/MRI、神经传导检测等)。

(六) 支气管镜

支气管镜主要用于发现恶性肿瘤、感染、上气道狭窄或溃疡或支气管内病变,肺嗜酸性粒细胞增多症和肺泡出血。为获得肺泡出血的证据即应行支气管肺泡灌洗,进行培养(细菌、真菌和分枝杆菌)、细胞学检查及细胞分类计数。经支气管活检术可为排除感染或恶性肿瘤提供重要的信息,但它们对作出明确的血管炎诊断的作用不大。Hoffman 及同事对 48 例 GPA 患者进行了 59 次的经支气管活检术,仅有 4 例获得了有用的诊断依据。Schnabel 及同事对 17 例 GPA 患者进行经支气管肺组织活检术发现,只有 2 例获得了诊断依据;而对 19 例 GPA 患者进行上气道受累区域的耳鼻咽喉科检查和活检,有 13 例获得了有用的信息。

(七) 诊断性活检

虽然有时作出明确的诊断并不需要组织活检,但组织活检对明确诊断仍是必备的条件。皮肤或上气道活检通常安全而易实施,但与肾脏针吸活检或外科肺活检相比,它们是较少选用。Hoffman 及同事对 82 例小血管炎患者行开胸肺活检,90% 患者发现了具诊断价值的特征。肾活检通常用于确定急性肾小球肾炎的病因。诊断血管炎的特异性征象如肉芽肿性炎或

血管坏死极少被检出;然而,若发现不伴免疫沉积物(寡免疫复合物)的局灶性节段坏死性肾小球肾炎,则强烈提示为系统性血管炎。

需注意,血管炎的病理改变常与其他炎症损伤如坏死性感染性肉芽肿相重叠。此外,由于活检的时机和(或)经治疗,特别是皮质类固醇治疗后,会出现组织学的继发改变,并非所有血管炎的病理组织特征都可见到。因此,在活检前由外科医师、呼吸内科医师和病理医师共同制定出一个诊疗计划至关重要。临床鉴别诊断要求采集适当的标本,包括培养和免疫荧光检测所需的新鲜组织(免疫荧光模型的特征表现,如过敏性紫癜的 IgA 沉积,Goodpasture 综合征的 IgG 线性沉积和 SLE 不规则免疫复合物和补体沉积可明确诊断)和福尔马林固定标本。

八、特殊疾病类型

作为系统性疾病,本质上所有血管炎都可累及肺脏。肺脏受累及可表现为弥漫性肺泡出血、空洞性结节、实质炎变、胸膜疾病、动脉瘤、血栓形成和血栓栓塞等。本章不对每种已知疾病及其肺部表现进行全面的介绍,而原发性特发性小血管炎值得特别关注。

(一) 肉芽肿性多血管炎

GPA 是最常见的 ANCA-相关性小血管炎,任何年龄(一般为 40 ~ 60 岁)均可发病,性别间无差异。临床上发现 GPA 可累及上气道(如慢性鼻窦炎和(或)中耳炎,上气道溃疡和(或)结构变形,声门下或支气管狭窄),下呼吸道(如咳嗽、胸痛、气短、咯血等胸部症状和(或)胸部影像学异常)以及肾脏(如肾小球肾炎)(表 60-3)。然而,三个部位全部受累既非必须也不常见。例如,尽管有 80% ~ 90% 的患者最终发展为肾脏疾病,但是仅有 40% 患者初始表现有肾脏受累。全身症状和皮肤、眼、肌肉骨骼、外周和中枢神经系统疾病都较常见。绝大多数患者有胸部影像学异常,表现为肺泡性、混合性或间质性阴影(电子图 60-3 至电子图 60-5),结节(电子图 60-1)或空洞性病变(电子图 60-2)。c-ANCA 阳性,见于 90% ~ 95% 的活动性系统性疾病患者,以及 60% ~ 65% 局限性疾病患者。外科肺活检组织病理学结果取决于疾病发展阶段及是否接受免疫调节剂治疗。累及小血管及中等大小血管,伴肉芽肿性炎和实质坏死的坏死性血管炎,通常具有特征性的区域性表现(图 60-5A)。病理学表现可分为主要和次要的组织学特征。三种主要特征包括:①肺实质坏死,表现可为区域性坏死或中性粒细胞性微脓肿;②血管炎(通常包括小到中等大小的动脉,也累及静脉和毛细血管)(见图 60-5B 和 C);③肉芽肿性炎(见图 60-5D)。

尽管 GPA 炎症被描述为经典的肉芽肿炎,但它通常是混合性的,包括肉芽肿、巨细胞、中性粒细胞、淋巴细胞、浆细胞、组织细胞和嗜酸性粒细胞。次要的组织学标准包括机化性肺炎(见于 70% 患者)、弥漫性肺泡出血(见于 10% 患者)、嗜酸性粒细胞增多症和支气管中心性肉芽肿病(见于 1% 患者)。如果在疾病的早期进行活检,则不能见到某些典型的组织学改变。若已接受过治疗,也可能不会发现有价值的炎性浸润而仅有的(非特异性)线索可能是动脉和(或)气道的瘢痕。孤立性毛细血管炎是独特而少见的组织学表现(见图 60-3)。

表60-3 ANCA相关性血管炎的临床表现

	GPA	EGPA	MPA
全身症状	常见,包括乏力,不适,发热和体重下降	常见,包括体重下降,乏力,发热,肌痛和关节痛	非常常见,通常先于肾脏疾病数月发生
肺	70%~95%患者有呼吸系统症状或胸部影像学异常。10%~50%患者有气管支气管或支气管内疾病	普遍有哮喘。超过70%的患者可见片状、异质性阴影	10%~30%患者有弥漫性肺泡出血
肾脏	见于50%~90%患者	见于20%~50%患者	几乎均有RPGN
上气道	见于70%~95%患者。破坏性或溃疡性损伤	≥70%患者有鼻窦炎,息肉病和(或)关节炎。通常为非破坏性	5%~30%患者有最常见的鼻窦疾病
肌肉骨骼	高达80%患者有关节痛,滑膜炎和肌痛	高达50%患者有关节痛和肌痛	至少50%的患者有关节痛和肌痛
眼	见于25%~60%的患者。视力受损性疾病,包括葡萄膜炎和眼溃疡	<5%患者出现	见于高达30%的患者。可无临床表现
心脏	见于5%~25%患者。传导阻滞或其他心电图异常,收缩性或舒张性心功能不全,心包炎或冠状动脉血管炎	见于30%~50%患者,是主要的死亡原因。传导阻滞或其他心电图异常,收缩性或舒张性心功能不全,心包炎或冠状动脉血管炎	见于10%~20%的患者。充血性心力衰竭和心包炎
胃肠道	<10%患者出现	见于30%~50%患者,患病和死亡的主要原因。出血,腹痛,梗死或内脏穿孔	见于35%~55%患者。类似于结节性多动脉炎。疼痛,出血和缺血。内脏动脉瘤少见
皮肤	高达60%。紫癜性损害,溃疡,结节或水疱	50%~70%患者有紫癜,结节,丘疹,伴或不伴嗜酸性粒细胞的白细胞破裂性血管炎	35%~60%患者常见紫癜
神经系统	中枢和外周神经系统受累	多发性神经炎见于50%~75%患者。5%~40%患者中枢神经系统受累	多发性神经炎见于10%~50%患者
胸部影像学	>80%患者出现异常。肺泡性间质性或混合性阴影,常伴结节性和(或)空洞性疾病	>70%患者出现阴影。常见气道疾病(气管壁增厚,过度充气)	10%~30%出现阴影。5%~20%患者出现胸腔积液
ANCA	活动性疾病者ANCA阳性>90%,c-ANCA/anti-PR3 ELISA阳性>85%	30%~70% ANCA阳性,其中大多数是p-ANCA/anti-MPO阳性	50%~75% ANCA阳性,其中大多数是p-ANCA/anti-MPO阳性

ANCA,抗中性粒细胞胞浆抗体;anti-MPO,抗髓过氧化物酶抗体;anti-PR3,抗蛋白酶抗体;EGPA,嗜酸性肉芽肿性多血管炎;ELISA,免疫酶联吸附试验;GPA,肉芽肿性多血管炎;MPA,显微镜下多血管炎;RPGN,急进性肾小球肾炎。

数据来自参考文献31、36、52、57、72、74、76、82、91、94、141和147-161

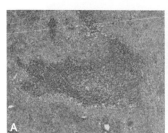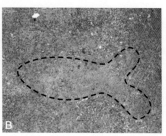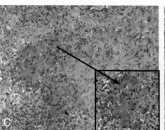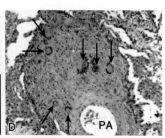

图60-5 肉芽肿多血管炎。A.不规则轮廓的区域性坏死是肉芽肿性多血管炎实质坏死的典型表现。B.分支血管(虚线)低倍镜图像显示坏死性血管炎(苏木精和伊红染色)。C.B图中小血管的高倍镜图像显示嗜碱性坏死伴慢性炎症和模糊的肉芽肿(插图)。D.肺动脉(PA)外膜,可见含巨细胞(箭头)的肉芽肿炎症。(A由Dr. Christopher Bee提供)

经适当治疗的患者,5 年生存率为 75%。虽然普遍认为,活动性血管炎本身会导致死亡,但死亡可由多种原因所致,包括感染、恶性肿瘤、血栓栓塞性疾病、心脏疾病、肾衰竭和药物毒性。而导致 AAV 患者死亡的首要原因是感染而非疾病活动性控制不佳。预后不良与年龄大、上气道未受累、更严重的肾脏损伤和肺受累(特别是肺泡出血)、心脏受累以及高水平抗 PR3 阳性率有关。

(二) 嗜酸性肉芽肿性多血管炎(见第 68 章)

EGPA 是一种特殊的 ANCA 相关性小血管炎,临床上与 GPA 和 MPA 不同(见表 60-3),见于各年龄段的成年人,性别间无差异。其临床表现往往与嗜酸性粒细胞性肺部疾病(慢性嗜酸性粒细胞性肺炎、过敏性支气管肺真菌病、药物反应、嗜酸性粒细胞增多综合征、寄生虫感染、哮喘/过敏性疾病)和难治性哮喘/过敏等相重叠。该综合征有三个特征:①哮喘;②嗜酸性粒细胞增多;③坏死性血管炎。典型的表现分为 3 个阶段:起始为过敏/鼻炎/鼻窦炎/哮喘,随后出现嗜酸性粒细胞增多,最后出现血管炎。然而,这三个阶段并非依次发生,甚至哮喘可发生在血管炎之后。哮喘相当常见,而 EGPA 可表现为不同的严重程度和持续时间;在确诊血管炎前,患哮喘 7 ~ 10 年的患者常发生重症哮喘(激素依赖性)。上气道受累,出现慢性鼻炎和鼻窦炎(伴或不伴鼻息肉),但一般不会有任何 GPA 相关的破坏性改变。

超过 2/3 的患者存在胸部影像学异常。胸部 CT 上,最常见的是游走性的实性阴影(磨玻璃影和实变)(电子图 60-9),结节则不常见。有 10% 患者可见胸腔积液。与 GPA 和 MPA 相比,EGPA 的患者肺出血及肾小球肾炎更为少见。明显的心脏(传导异常、收缩或舒张功能障碍,腔内血栓、心包炎)或胃肠道疾病(穿孔、缺血、出血)是目前认为严重的并发症。30% ~ 70% 患者 IIF 检测核周型 ANCA(p-ANCA)阳性,病程中患者常出现外周血嗜酸性粒细胞增多(嗜酸性粒细胞绝对计数>1500 细胞/μL)。

最近已证实,EGPA 患者可分为两个不同的临床表型。一个亚型以神经系统、肾脏、胃肠道和皮肤受累发生率高为特征,通常 ANCA 或 MPO 阳性(即与 GPA 和 MPA 的特征高度重叠)。另一个亚型与嗜酸性粒细胞增多综合征特征相同,表现为心脏病、游走性肺部阴影(嗜酸细胞性肺炎),以及 ANCA 阴性/MPO 阴性的血清学表现。

EGPA 患者的病理表现为坏死性小血管炎和大量的嗜酸性粒细胞浸润。肺活检发现包括嗜酸性粒细胞性肺炎、坏死性血管炎和肉芽肿性炎症(图 60-6)具有诊断价值。血管炎表现为动脉、静脉或毛细血管壁的淋巴细胞和嗜酸性粒细胞浸润。肉芽肿通常表现为有大量坏死的嗜酸性粒细胞的中心坏死区,外周包绕栅栏样组织细胞和多核巨细胞。高度提示为 EGPA 的表现包括嗜酸性粒细胞性肺炎和坏死性血管炎;而提示为 EGPA 的表现包括嗜酸性粒细胞性肺炎和实质坏死。

死亡原因通常是由于心脏并发症(占高达半数的 EGPA 相关死亡)、胃肠道并发症,或哮喘持续状态和呼吸衰竭。在 20 世纪 70 年代的死亡率高达 40%,但最近数据表明,如果能得到充分治疗,患者可达到正常的寿命。最近的一项单中心研究表明,采用综合血管炎中心信息管理策略治疗的 EGPA 患者,若不发生心力衰竭,其生存率和对照组正常人无差异。总体 5 年生存率估计为 68% ~ 100%。

在 20 世纪 90 年代末,有许多关于使用白三烯抑制剂和 EGPA 相关的个案报告和病例研究。这使学者注意到,白三烯抑制剂可能有助于促进重症哮喘/过敏性疾病向 EGPA 的生物转化。然而,后期的检测数据分析和 2000 年中期的一系列队列研究则否定了这种关系,这些假说提出相关的病例存在报告偏倚或撤用激素从而导致 EGPA 特征显现的情况。在 2010 年,美国食品和药物管理局的一项不良事件报告数据分析指出,有 36% 白三烯相关性 EGPA 存在既往临床证据提示可能为 EGPA 或与患者糖皮质激素减量相关;因此,大多数与白三烯拮抗剂有关的 EGPA 病例无法获得解释。英国药品安全委员会的"黄卡"项目亦取得了类似的调查结果。正因为如此,结果又重新偏向白三

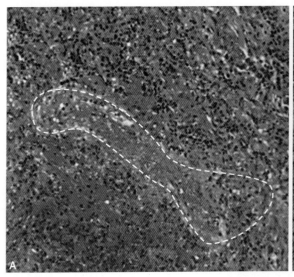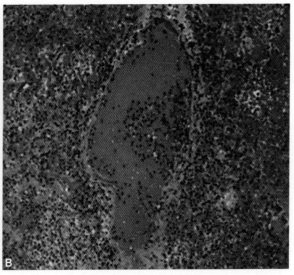

图 60-6　嗜酸性肉芽肿性多血管炎。A. 受破坏血管的轮廓(虚线)。注意标记的嗜酸性粒细胞浸润。B. 小静脉管壁被浸润的嗜酸性粒细胞所破坏。嗜酸性粒细胞肺炎以肺泡腔出现成簇的嗜酸性粒细胞为特征,也存在出血

烯受体拮抗剂的使用与 EGPA 进展之间存在关系,尽管可能性非常小。

（三）显微镜下多血管炎

临床上,MPA 是一种 ANCA 相关性小血管炎,通常表现为数周至数月或更长时间的明显全身症状(发热、虚弱、疲劳、不适、肌痛、关节痛),随后出现肾脏疾病,通常是 RPGN(见表 60-3)。多见于男性,平均发病年龄为 60 岁。其临床表现与结节性多动脉炎相重叠,导致它们之间的关系混淆了数十年。肾小球肾炎非常普遍,仅少数患者(10% ~ 30%)出现肺部受累。在发生肺部疾病的患者中,弥漫性肺泡出血/毛细血管炎是最常见的表现(电子图 60-10)。肺纤维化不常见,但与高死亡率相关。超过半数的患者皮肤受累,主要表现为紫癜。周围神经系统(以多发性神经炎常见)比中枢神经系统受累更常见,偶尔累及胃肠道,表现为出血和缺血。50% 至 75% 的病例核周型 ANCA 为阳性。

病理上可见局灶性节段坏死性血管炎和混合性炎症浸润,不伴肉芽肿形成。MPA 累及小静脉、毛细血管和小动脉。中性粒细胞性毛细血管炎(见图 60-3)是肺部受累的典型组织学表现,伴肺泡出血和含铁血黄素巨噬细胞(图 60-7A 和 B)。当病变愈合时,机化性肺炎可填满肺泡腔,形成类机化性肺炎。不像其他的小血管炎,MPA 缺乏肉芽肿性炎症。总体 5 年生存率预计在 45% 到 75% 之间。成功的诱导治疗后常会复发(25% 到 33%),但通常并不严重,并且对治疗敏感。

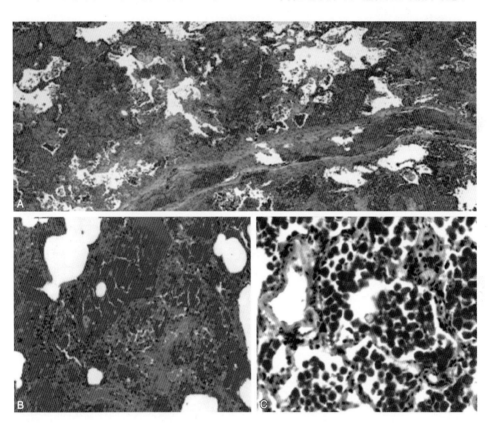

图 60-7　显微镜下多血管炎。A. 低倍镜下显示弥漫性肺泡出血。肺泡腔填满红细胞,肺泡间隔出现炎性增厚。B. 肺泡出血表现为肺泡腔中出现污秽,均质的破坏的红细胞。在中心区域偶见含铁血黄素巨噬细胞。C. 肺泡腔中见含铁血黄素巨噬细胞提示慢性肺泡出血

九、治疗

（一）一般治疗原则

由于对血管炎的治疗会采用细胞毒药物和糖皮质激素进行积极的免疫抑制治疗,故治疗相关的并发症常见且严重。已知并发症风险与治疗直接有关,免疫抑制的强度必须根据疾病的严重性进行调节;因此,治疗强度不由诊断所决定,而应取决于疾病的严重程度。治疗目标是达到疾病控制的同时最大限度地降低治疗相关性不良事件的风险。正因如此,用实验指标和评估系统对疾病严重程度准确分级很重要,具体见表 60-4。此外,类似于癌症治疗,治疗分为两个阶段,包括最初控制疾病活动的"诱导缓解"阶段和维持疾病缓解且同时降低治疗相关风险的"维持"阶段。在治疗的任何阶段,都需同时监测疾病特异性和药物特异性情况,重点是对疾病活动性和不良事件的早期识别(例如,感染和药物毒性)。临床医师应熟悉每种药物相关的常见毒副反应,在缓解诱导和维持治疗期间,都有监控潜在治疗相关不良反应的标准方案。值得注意的是,适当的氧疗、共病的治疗、适当的预防接种、预防卡氏肺孢子菌、物理及职业治疗、定期锻炼养生保持良好的状态、适当的营养、达到和维持理想体重、适当的睡眠卫生、骨骼健康和心理支持,对降低这些疾病的发病

率大有裨益。

如前所述,治疗推荐取决于对疾病严重程度的准确评估。欧洲血管炎研究组(EUVAS)设计了一个适用于临床的分级系统,将疾病活动性按严重程度分为五个层次:①局限性血管炎;②早期全身性血管炎;③活动性全身性血管炎;④重症血管炎;⑤难治性血管炎;⑥缓解期。临床诊断标准和一线治疗推荐用药见表60-4。另外,法国血管炎研究小组已经验证了另一个可供选择的五因素评分(FFS)。FFS 最初在 EGPA 和 MPA 得到验证,现在已在所有 AAV 得到证实。计算 FFS 时,存在以下任一因素则加 1 分:①肾功能不全;②临床上明显的胃肠道疾病;③心脏症状;④无上气道(耳,鼻,或咽喉)受累;⑤65 岁及以上。0 分、1 分和 2 分或以上者的 5 年死亡率分别为 9%、21% 和 40%。

为了提高观察者之间的可靠性,并使疾病活动性和血管炎损伤评分更加客观、可靠,重复性好,研发了特异性的评分系统。伯明翰血管炎活动性评分(第 3 版)列出包括体征、症状和常与 AAV 有关的实验室检查结果评分,常用于临床试验对血管炎疾病活动进行分级和量化。该评分对临床医师获得的血管炎患者的病史、查体、系统回顾和常规实验室结果进行量化。血管炎损伤指数类似于量化的血管炎性损伤程度。上述方法已得到很好的验证并常用于指导临床实践。

表60-4　欧洲血管炎研究小组疾病严重程度评估和诱导治疗的一线治疗方案

疾病分类	全身症状	肾功能	受威胁的器官功能	诱导治疗方案
局限血管炎	无	血清肌酐 < 120mmol/L (1.4mg/dl)	无	糖皮质激素或甲氨蝶呤或硫唑嘌呤
早期全身血管炎	有	血清肌酐 < 120mmol/L (1.4mg/dl)	无	环磷酰胺+糖皮质激素或甲氨蝶呤+糖皮质激素
活动性全身血管炎	有	血清肌酐 < 500mmol/L (5.7mg/dl)	有	环磷酰胺+糖皮质激素或利妥昔单抗+糖皮质激素
重症血管炎	有	血清肌酐 < 500mmol/L (5.7mg/dl)	有	糖皮质激素+血浆置换+环磷酰胺(或利妥昔单抗)
难治性血管炎	有	任何水平	有	根据临床实验或酌情使用药物(见正文)
维持缓解	无	不适用	无	若患者经环磷酰胺诱导,然后:硫唑嘌呤±小剂量口服糖皮质激素或甲氨蝶呤±小剂量口服糖皮质激素 若患者经利妥昔单抗诱导,然后:定期利妥昔单抗±小剂量口服糖皮质激素

来自参考文献 99、106、107、110、111、122、124、127、132、149 和 162-168

(二) 诱导缓解

1. 局限性血管炎

局限性血管炎是指疾病局限于上呼吸道,没有全身性症状,无靶器官功能受损,亦无肾脏受累。虽然鲜有数据报道该亚组的治疗决策,但专家意见认为可使用单药治疗,如糖皮质激素、硫唑嘌呤或甲氨蝶呤。虽然有作者对该亚组推荐单用甲氧苄啶/磺胺甲噁唑(T/S),但不清楚单用 T/S 是否有效,故尚存在争议(见后)。对于进展较快的局限性病变,则需要使用针对早期全身性病变或活动性全身性疾病的治疗方案。

2. 早期全身性血管炎

早期全身性血管炎与活动性全身性血管炎的区别,主要是没有对特定的器官功能造成直接损害。然而,早期全身性血管炎的患者有全身症状和可量化的靶器官受累。早期全身性血管炎和活动性全身性血管炎的传统推荐治疗方案相似(环磷酰胺联合糖皮质激素),研究人员已经发现早期全身性疾病的替代治疗方法,该治疗方案足以诱导疾病缓解,又可降低潜在药物毒性。EUVAS 资助的甲氨蝶呤与环磷酰胺治疗早期全身性疾病的对照试验(NORAM)已完成。在氨甲蝶呤与环磷酰胺头对头的对照研究中,研究人员发现口服甲氨蝶呤和口服环磷酰胺,对在 6 个月内诱导疾病缓解同样有效(83% vs 84%),虽然需要更长的时间达到缓解(5.2 个月 vs 3.2 个月)。此外,尽管氨甲蝶呤的副作用较少,但其复发率亦较高(74% vs 42%)。事实上,这项试验的长期随访数据表明,以累计无复发生存期作为指标,环磷酰胺优于氨甲蝶呤,治疗组之间观察到的主要不良事件无差异。因此,虽然这两种药物可能是早期全身性疾病的"可接受的"一线治疗用药,环磷酰胺似乎能提供更有效的整体疾病控制。

对早期全身性血管炎,霉酚酸酯、硫唑嘌呤亦被推荐作为环磷酰胺诱导疾病缓解的可能替代方案,但相关数据不充分。Silva 及其同事的一篇小样本病例分析,对霉酚酸酯联合糖皮质激素用于 MPA 和轻中度肾脏病患者的诱导缓解进行了评估,取得了令人满意的初步结果(70% 患者维持缓解 18 个月)。EUVAS 研究组正在进行一项大样本前瞻性、随机、对照的 II／III 期试验,以比较霉酚酸酯和环磷酰胺霉诱导疾病缓解的有效性,试验结果值得期待。

3. 活动性全身性血管炎

由 Fauci 完成的环磷酰胺联合糖皮质激素的早期研究，极大地改变了血管炎的治疗，这种联合治疗方案一直是活动性全身性血管炎的一线治疗方案。在初期的研究中，口服环磷酰胺联合口服糖皮质激素的治疗方案获得了高于 90% 的缓解率。在这一方案出现前，AAV 患者预后均差，5 年死亡率高达 85%。

为了减少口服环磷酰胺诱导治疗的毒副作用，同时保持高的疾病缓解率，已经进行了一系列临床试验寻找替代方案。EU-VAS 资助的 CYCLOPS 试验（肾血管炎患者每日口服和环磷酰胺冲击），对环磷酰胺冲击和口服环磷酰胺的效果进行了对比。研究者发现，环磷酰胺冲击和口服环磷酰胺在诱导疾病缓解方面同样有效，并且副作用较少，但长期随访数据发现，环磷酰胺冲击治疗后复发的风险明显为高（29.5% vs 20.8%）。而两组之间在生存率、肾功能或不良事件方面无明显差异。

由于 ANCA 和 B 细胞与 AAV 的发病机制相关，因此，抗 CD20 单克隆抗体利妥昔单抗，被推荐作为一种有潜力的治疗方法。在一系列有价值案例分析研究后，两个大型、随机、多中心临床对照试验，对利妥昔单抗和环磷酰胺诱导疾病缓解的作用进行了对比。RAVE 试验（利妥昔单抗对比环磷酰胺治疗 ANCA 相关性血管炎），对比了利妥昔单抗与每日口服环磷酰胺的疗效。在这项研究中，以疾病缓解和 6 个月时糖皮质激素成功减量作为主要终点，发现利妥昔单抗的疗效不亚于环磷酰胺。亚组分析发现，在治疗肺泡出血方面，两者无差异，利妥昔单抗可能在治疗复发性疾病方面存在优势。不良事件的发生率亦无明显差异。在 RITUXVAS 试验（利妥昔单抗对比环磷酰胺治疗 ANCA 相关肾血管炎）中，得出了相似的结论，两组的维持缓解率、中位缓解时间以及不良事件发生率均相似。因此，目前利妥昔单抗亦作为 GPA 和 MPA 活动性全身性血管炎诱导缓解的一线疗法。

4. 重症血管炎

重症血管炎的定义是指迅速导致器官衰竭或死亡的血管炎。因此，有严重肾脏疾病（肌酐>5.7mg/dl）、DAH、心肌病/心力衰竭或其他危及器官功能疾病的患者属于重症血管炎。基于对一组有严重肾脏疾病患者进行的 MEPEX 试验（血浆置换或大剂量甲基强的松龙辅助治疗重症肾血管炎的随机试验）结果，在标准环磷酰胺联合糖皮质激素治疗方案上加用血浆置换疗法，其非透析生存率优于糖皮质激素冲击治疗（69% vs 49%）。基于一项 20 例患者的病例分析和系列的案例报道，这种方案对 DAH 的治疗亦有效。个案报道中提及的对治疗无反应的 DAH 患者的其他治疗方法，包括使用活化人凝血因子Ⅶ以控制呼吸衰竭患者的进行性难治性出血，以及采用体外膜肺氧合治疗合并严重出血的难治性低氧呼吸衰竭，为其他治疗措施争取时间。

5. 难治性血管炎

对高剂量糖皮质激素、细胞毒药物和血浆置换无效的患者

被认为是难治性血管炎。这组患者没有有效的标准治疗方案，可考虑使用新型或试验性药物。幸运的是，血管炎治疗中取得的进展，已使难治性血管炎患者的数量逐渐降低。推荐的治疗方案有静脉注射免疫球蛋白、脱氧精胍菌素（一种抗肿瘤药和免疫抑制剂）和抗胸腺细胞球蛋白。如果条件允许，难治性疾病患者应在专业化的血管炎管理中心接受治疗。

6. 维持治疗

维持治疗的目的是维持疾病控制，减少药物相关不良反应的风险或严重程度。在治疗的这一阶段，接受环磷酰胺诱导缓解的患者转换为硫唑嘌呤或甲氨蝶呤治疗，常联合小剂量糖皮质激素。以利妥昔单抗诱导缓解的患者，一般给予重复剂量的利妥昔单抗联合低剂量糖皮质激素。尽管如此，接受利妥昔单抗诱导治疗患者的最佳维持方案仍为一个热点研究领域。与所有细胞毒药物一样，这些药物必须进行药物特异性监测以便尽早发现副作用。其他已被用于特定患者的药物包括霉酚酸酯、来氟米特和环孢素等辅助药物。

诱导治疗转为维持治疗的时机，一直是争论的话题，一种学派认为患者应该有明确的疗程来"巩固"诱导缓解，而另一个学派则认为，应以疾病活动证据的有无作为转换时机的主要决定因素。CYCAZAREM 试验（环磷酰胺对比硫唑嘌呤作为全身性血管炎的缓解治疗方案）结果表明，活动性全身性血管炎患者一旦达到临床缓解（一般在 3～6 个月内），可由口服环磷酰胺转换为硫唑嘌呤。由临床确定（早期）转换治疗患者在复发率、疾病活动度评分或肾功能变化等均未增加。

与诱导治疗一样，已经进行大量的临床试验，寻找比硫唑嘌呤疗效更好的维持缓解和（或）副作用少的药物。一项大型、随机、对照试验对每周口服甲氨蝶呤和每日口服硫唑嘌呤进行比较，发现两者在维持疾病缓解上疗效相同；但是，氨甲喋呤组有较高的不良事件发生率（19% vs 11%）。同样，IMPROVE 试验（减少血管炎暴发的国际霉酚酸酯方案）对霉酚酸酯和硫唑嘌呤进行配对对比，在该试验中，硫唑嘌呤在维持疾病缓解方面优于霉酚酸酯，而两者的不良事件发生率无差异。与硫唑嘌呤的报导相比，德国血管炎研究组报道了一个小规模的临床试验，采用来氟米特维持治疗取得良好的结果，但这些结果还没有被普遍验证。因此，硫唑嘌呤仍然是维持疾病缓解的一线用药，氨甲喋呤作为不能耐受硫唑嘌呤的患者的最佳替代药物。

对于接受利妥昔单抗诱导治疗的患者，维持治疗的方案缺乏可靠的数据支持。RAVE 和 RITUXVAS 试验研究的早期时间点的结果，在外推用于纵向管理时极为困难。利妥昔单抗诱导治疗后的维持方案，包括单用糖皮质激素、糖皮质激素加一种细胞毒药物（类似环磷酰胺诱导治疗患者），或定期重复使用利妥昔单抗。剑桥大学的最新数据，主张固定时间间隔重复使用利妥昔单抗，因为这种方法可以显著降低复发率（2 年 26% 复发率 vs 前瞻性管理 86% 的复发率）及减少糖皮质激素的用量。由于该领域发展迅速，患者最终治疗方案确定前需用最新的文献进行重新评估。

维持治疗的最佳持续时间也不确定，缺乏令人信服的数据。然而，基于一些大型临床试验对不同治疗方案的评估，专家们提倡在考虑停止治疗前，至少应进行持续 2 年的维持治疗。EUVAS 资助的 REMAIN 试验（系统性血管炎长期维持缓解治疗的随机试验），对 24 个月和 48 个月的维持治疗进行比较，期望能部分回答这个问题。

争议的另一个问题是治疗方案中糖皮质激素使用的最佳剂量和持续时间。普遍认为，"大剂量"糖皮质激素［例如，1mg/（kg·d）口服泼尼松或等效激素］，应该作为活动性疾病患者诱导治疗的一部分，然后"缓慢减量"（如 3 个月）至"小"的维持剂量（例如，5~10mg/d 口服泼尼松或等效激素），但目前尚无经验证的公认糖皮质激素使用方案。糖皮质激素究竟应该逐渐减量停用抑或长期小剂量维持，仍然存在争议，两方都有专家参与争论。尽管如此，一项纳入 13 项大型临床试验的 Meta 分析表明，接受一定剂量（即"非零"）糖皮质激素进行维持的患者，比完全停用激素的患者的疾病复发率为低（14% vs 43%）。然而，这种看法还未在一个精心设计的前瞻性临床试验中得以证实，且就算低剂量的糖皮质激素亦有发生副作用的风险。

最后，使用 T/S 可能对治疗 AAV 有辅助作用。研究表明，使用 T/S 维持治疗的患者与未使用者相比，疾病复发的频率降低，其他的研究提示这与金黄色葡萄球菌在鼻腔中定植有关。不管怎样，对使用环磷酰胺维持治疗或其他积极的免疫抑制治疗方案的患者应考虑使用 T/S 预防肺孢子菌，除非患者有磺胺过敏或其他禁忌证。

（三）并发症的监测

并发症的监测是必须的，以利减少疾病的发病率和疾病本身及其治疗导致的死亡率。当出现临床恶化时，应考虑到感染、药物毒性、疾病复发、血栓栓塞性疾病，以及与潜在血管炎无关的疾病过程（表 60-5）。

表 60-5　血管炎病的常见并发症及其有效干预措施

常见并发症	有效干预措施
感染	预防肺孢子菌 疫苗接种 根据疾病严重程度选用不同强度的治疗
药物毒性	特殊药物标准监测
疾病反复或复发	特殊疾病监测
共病	适合特定疾病的治疗
骨质疏松症	骨矿物质测试和预防如恰当的糖皮质激素剂量
静脉血栓栓塞	适当治疗
功能失调	物理疗法，职业疗法，常规有氧运动，营养
心理疾病	病友互助组

感染是导致血管炎患者发病和死亡的主要因素。感染可能表现为非典型临床特征或非典型的病原体，常难以与疾病活动相鉴别。感染也可能有助于诱发或增加疾病的活动性，与疾病活动性相关的免疫紊乱导致患者感染的风险增加，即疾病活动和感染可同时发生。总的来讲，13%~48% 的血管炎患者死亡是由感染所致。大剂量糖皮质激素联合细胞毒药物，使患者感染的风险更高。

在过去，尽管积极治疗，高达 50% 的 ANCA 相关性血管炎的患者至少经历一次复发。GPA 患者复发更常见（40%~65%），而 EGPA 患者较少见（15%~25%）。疾病复发时临床恶化的特征可能类似患者的最初表现，或出现新的器官受累的症状和体征。复发患者通常需要重新诱导治疗。然而疾病复发仍是一个临床诊断，最近的一项研究应用蛋白质组学的方法来识别 GPA 的缓解，血清标志物有望精确区别疾病的静止和活动。

药物毒性也普遍存在。用环磷酰胺治疗的 GPA 患者，高达 12% 的患者并发膀胱炎，8% 的患者发生骨髓增生异常综合征和 5% 患者发生恶性实体肿瘤。总之，临床医师必须熟悉与实施的治疗方案相关的不良反应，有合适的细胞毒性/免疫抑制治疗监测体系，以尽早发现药物毒性反应。美国胸科医师协会制定的临床循证医学实践指南，旨在协助提供监测指南。

血栓栓塞性疾病是血管炎中易忽视的并发症，特别是在 GPA 中。GPA 患者与既往有血栓栓塞性疾病病史的患者，有相同的静脉血栓栓塞性疾病的发生率，每年每 100 人中有 7 人发病。因此，有新发胸部或下肢症状的患者，应将肺栓塞和深静脉血栓形成作为鉴别诊断。MPA 和 EGPA 血栓栓塞性疾病的发生率尚未确定。

关键点

- 肺血管炎是以肺血管炎症、破坏和组织坏死为特征的一系列疾病。
- 血管炎的表现，临床特征和评估，可与包括感染和药物毒性在内的常见疾病相重叠。初始病史对评估疑似血管炎患者十分重要。
- 血管炎确诊可能不需要组织活检，但组织活检对于明确诊断是很重要的。
- ANCA 相关性血管炎-肉芽肿性多血管炎、嗜酸性肉芽肿性多血管炎和显微镜下多血管炎是临床中肺部最常见的血管炎病。
- 许多高质量随机对照试验促进了预期效果良好的循证治疗推荐方案的发展。
- 血管炎病的治疗包括积极的免疫抑制，常继发治疗相关并发症且较为严重。疾病过程中常见的并发症包括感染、疾病复发、共病和静脉血栓栓塞。

（程德云 译）

参考文献

以下是主要的文献，完整的文献请登录 *ExpertConsult* 查阅。

Allenbach Y, Seror R, Pagnoux C, et al: High frequency of venous thromboembolic events in Churg-Strauss syndrome, Wegener's granulomatosis and microscopic polyangiitis but not polyarteritis nodosa: a systematic retrospective study on 1130 patients. *Ann Rheum Dis* 68:564–567, 2009.

De Groot K, Harper L, Jayne DRW, et al: Pulse versus daily oral cyclophosphamide for induction of remission in antineutrophil cytoplasmic antibody-associated vasculitis: a randomized trial. *Ann Intern Med* 150:670–680, 2009.

De Groot K, Rasmussen N, Bacon PA, et al: Randomized trial of cyclophosphamide versus methotrexate for induction of remission in early systemic antineutrophil cytoplasmic antibody-associated vasculitis. *Arthritis Rheum* 52:2461–2469, 2005.

Fauci AS, Haynes BF, Katz P, Wolff SM: Wegener's granulomatosis: prospective clinical and therapeutic experience with 85 patients for 21 years. *Ann Intern Med* 98:76–85, 1983.

Flossmann O, Berden A, de Groot K, et al: Long-term patient survival in ANCA-associated vasculitis. *Ann Rheum Dis* 70:488–494, 2011.

Hoffman GS, Kerr GS, Leavitt RY, et al: Wegener's granulomatosis: an analysis of 158 patients. *Ann Intern Med* 116:488–498, 1992.

Jayne D, Rasmussen N, Andrassy K, et al: A randomized trial of maintenance therapy for vasculitis associated with antineutrophil cytoplasmic autoantibodies. *N Engl J Med* 349:36–44, 2003.

Jones RB, Tervaert JWC, Hauser T, et al: Rituximab versus cyclophosphamide in ANCA-associated renal vasculitis. *N Engl J Med* 363:211–220, 2010.

Stone JH, Merkel PA, Spiera R, et al: Rituximab versus cyclophosphamide for ANCA-associated vasculitis. *N Engl J Med* 363:221–232, 2010.

肺血管病

CLAIRE L. SHOVLIN, PhD · JAMES E. JACKSON, MBBS

一、引言

肺血管病可见于多种后天和先天性疾病。结构异常包括肺循环内部血管之间的异常交通如肺动静脉畸形，以及体循环与肺循环之间的异常交通如肺隔离症。本章亦包括肺动脉及其分支瘤样扩张的内容。虽然所有这类疾病都较为罕见，但因其相关并发症可导致严重致残或死亡，故对其诊断和治疗仍然十分重要。

二、动静脉畸形

肺动静脉畸形（pulmonary arteriovenous malformations，PAVMs）是肺动脉和肺静脉不经毛细血管直接交通而形成的血管结构异常，属于一种右向左（right-to-left，R-L）的分流。采用胸部 CT 评估 PAVMs 的患病率约为 38/10 万人（95% CI，18~76）。肺动静脉畸形在其面积、复杂性（图 61-1，图 61-2），以及微血管内部的异常改变（毛细血管扩张）方面都有较大差异。肺动静脉畸形的真性分流常常需与弥散灌注缺损的功能性分流相区分，后者见于由肝肺综合征所致肺内血管扩张的患者，这部分将在第 93 章全面阐述。

肺动脉的血液通过这类右向左分流，绕过肺泡而不能被氧合，常常导致低氧血症。此外，因缺乏毛细血管床的过滤，颗粒物可随血液到达全身循环并沉积于其他毛细血管床，当到达脑循环时，可导致栓塞性脑血管意外和脑脓肿。最新数据表明，无论 PAVM 的面积大小，所有胸部 CT 片上有肺动静脉畸形证据的患者均存在发生反常栓塞的风险，对于呼吸科专家来说，深刻认识到这点很重要。更重要的是，最新数据表明，临床上大多 PAVMs 患者并无呼吸道症状或严重低氧血症。并发症中神经系统是最常被累及的，其发生率接近 50%（表 61-1），其中脑脓肿的发生率约为 13%，脑卒中或短暂性脑缺血的发生率约为 27%。如果能够识别基础疾病并予以有效治疗，这些并发症可被控制，而栓塞治疗几乎是所有患者的首选。尽管需要将禁忌证纳入考虑，但综合风险和获益来看，大多数时候还是适合采取栓塞治疗的。

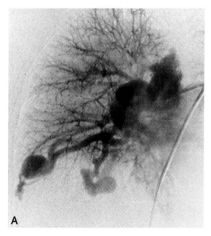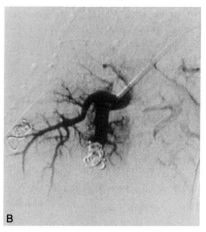

图 61-1 肉眼可见右下叶肺动静脉畸形（PAVMs）栓塞前（A）和栓塞后（B）。B 图显示了栓塞线圈和恢复灌注的肺动脉分支。左肺存在类似的 PAVMs。超过 18 个月的栓塞将右向左的分流量从 32% 减少到 3%，并将静息时动脉血氧饱和度从 78% 增加至 92%

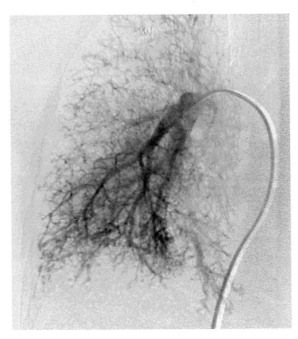

图 61-2 一例右向左分流量大于 30% 的弥漫性肺小动静脉畸形患者最大栓塞后随访情况。患者拒绝行肺移植;25 年来动脉血氧饱和度(直立)无明显变化,为 78%~79%

表 61-1 未经治疗的肺动静脉畸形的病史特征

	均数(%)	范围(%)	备注
呼吸系统			
无症状	49	25~58	随筛查而增加
呼吸困难	50	27~71	随筛查而减少
胸痛	12	6~18	很少由 PAVM 引起
咯血	11	4~18	
血胸	1	0~2	
发绀	27	9~73	随筛查而减少
杵状指	28	6~68	随筛查而减少
杂音	31	3~58	随筛查而减少
中枢神经系统			
脑脓肿	13	0~25	
CVA/TIA	27	11~55	
CVA	14	9~18	>50% CT/MRI 显示梗死
TIA	22	6~36	
偏头痛	45	38~57	

CVA,脑血管意外;TIA,短暂性脑缺血发作。以上数据来自 1948—1998 年报道的病例

(一)病因

PAVMs 最常见的原因是遗传性血管疾病中的遗传性出血性毛细血管扩张症(hereditary hemorrhagic telangiectasia,HHT,或 Osler-Weber-Rendu 综合征)。这种血管畸形通常是由基因突变所致,这些突变的基因包括编码内皮糖蛋白(1 型 HHT)的 ENG 基因、编码 ALK-1(2 型 HHT)的 ACVRL1 基因和 SMAD4 基因(幼年性息肉病/HHT)。关于 HHT 遗传学的更多细节会在下一节阐述。在无 HHT 的患者中,肺动静脉畸形是散发的,多见于几种复杂发绀型先天性心脏病术后或者继发于创伤。散发的肺动静脉畸形通常是单发的,而多发的肺动静脉畸形则应警惕存在 HHT。

遗传性出血性毛细血管扩张症

HHT 是一种血管发育异常的常染色体显性遗传性疾病。在法国、丹麦及日本,详细的流行病学研究显示,其发病率为 1/5000~1/8000。该疾病在男性、社会经济较低下的群体和地区报道较少,而在特定的人群患病率较高。HHT 中至少 50% 可在胸部 CT 检测到肺动静脉畸形,1 型 HHT(HHT1)则更多见。而携带有 ENG 突变基因的患者中,有 85% 在超声心动图上都存在右向左分流。

(1)**临床特征及诊断**:大多数 HHT 患者有鼻出血,但通常症状轻微。毛细血管扩张的程度随年龄而加重:71% 的患者在 16 岁即会出现一些 HHT 征象,而到 40 岁超过 90% 的患者都会出现。

为提高临床疑似病例的诊断水平并避免过度诊断,基于以下四条形成国际共识诊断标准:①自发性反复鼻出血;②皮肤黏膜毛细血管扩张;③内脏受累;④一级亲属患病(表 61-2)。满足以上三条就可诊断为"明确的 HHT",具备两条标准,可诊断为"疑似的 HHT",其中最常见的是家族史和鼻出血。只满足一条标准,通常是自发性鼻出血,既没有家族史也没有一级亲属患有 HHT,并且无该疾病的征兆,HHT 的诊断是"不可能"。对于患者家庭和医生而言,关键问题在于除非有分子诊断证明患者子女未遗传导致 HHT 的突变基因。否则无法保证他们没有患 HHT。

表 61-2 遗传性出血性毛细血管扩张症的临床特征

标准	近似频率(%)	备注
鼻出血	90	
皮肤黏膜毛细血管扩张	80	
消化道出血	25	
肺动静脉畸形	约 50	取决于基因型
肝动静脉畸形	30~70	取决于基因型
脑动静脉畸形	<10	
脊髓动静脉畸形	<1	

一些部位在表中并未列出,如胰腺

(2)**遗传学与发病机制**:HHT 是一种遗传异质性疾病。目前有三种与 HHT 相关基因已被证实。1 型 HHT(HHT1)是由编码内皮因子的 ENG 基因突变所致,2 型 HHT(HHT2)是由编码激活素受体样激酶(activin receptor-like kinase,ALK-1)的 ACVRL1 基因突变所致。而更为罕见的 SMAD 4 基因突变所致的 HHT 通常与幼年性息肉病有关。HHT 样综合征是由编码骨质形成蛋白（bone morphogenetic protein，BMP）9 的基因突变所致。目前，至少还有两个未确定的基因参与 HHT 的发生，即位于 5 号染色体长臂上 *D5S2011* 和 *D5S2490* 之间的 3 型 HHT 突变基因以及位于 7 号染色体短臂上 *D7S2252* 和 *D7S510* 之间的 4 型 HHT 突变基因。

大量的证据表明，HHT 的基因突变是形成非功能性等位基因和基因缺失，这将导致维持正常功能的蛋白质缺乏。最显著的突变包括整个基因缺失，启动密码子突变，和无法检测到突变的 RNA，这将会导致蛋白质不表达。此外，HHT 突变数据库报道大多数的突变导致终止密码子过早出现，这说明突变的 RNA 类型将发生无义的衰减。虽然毛细血管扩张症/AVMS 发生于遗传的"二次打击"部位，目前还是认为大多数的 HHT 是由基因缺失所致。

（3）表型-基因型相关性：相较而言，肺 AVMs 多见于 1 型 HHT（ENG 基因突变）或幼年性息肉病伴 HHT（SMAD4 基因突变），2 型 HHT（*ACVRL1* 基因突变）则比较少见。有意思的是，即使在同一家族，不同 HHT 成员也呈现出不同的疾病模式。最新研究已经发现一种修饰基因可增加 PAVMs 的发生。虽然最初认为 1 型 HHT 比 2 型 HHT 整体而言更为严重，但这一研究发现二者在早期出现肺动脉高压（见后面）及 90 个月内的死亡率无明显差异。

（4）细胞学基础：HHT 的突变基因通过转化生长因子 β（transforming growth factor-β，TGF-β）超家族编码调控信号通路的蛋白。超家族配体如 TGF-βs、激活素类及 BMPs 具有影响细胞的生长和分化的作用，这一作用是通过跨膜受体复合物的信号转导通路实现的。内皮因子对于多受体复合物的 TGF-β 超家族来说是一个相对特异的内皮细胞共同受体。ALK-1 代表一种内皮细胞特异性 Ⅰ 型受体，并且这一受体在结构与功能方面属于 BMP 分支的 Ⅰ 型受体。ALK-1 至少能与 BMPR2 和 TβR Ⅱ 两个 Ⅱ 型受体相联系。相应的，TβR Ⅱ 能与内皮细胞的两种不同的 TGF-β Ⅰ 型受体相联系[TβR Ⅰ（又名 ALK-5）或 ALK-1]，激活不同的 Smad 通路，从而导致与内皮细胞增殖、迁移或抗血管生成基因表达相反的效应。最近关于 HHT 的概念包括"平衡假说"，即 HHT 的基因突变改变了占主导地位的内皮细胞 TGF-β Ⅰ 型受体，Smad 信号转导通路和最终的内皮细胞效应；BMP9 和 BMP10 是能够连接内皮因子的特异性 ALK-1 配体。最近，随着对由 BMP9 突变所致的 HHT 样综合征认识的加深，BMP9 在 HHT 的发病机制中发挥配体作用的可能性也日益增大。该疾病基因突变导致血管异常的机制至今还未证实。目前关注的焦点是损伤会诱导血管生成，刺激异常血管反应，而 HHT 突变的基因会在这种情况下导致血管成熟障碍。

（5）腔静脉-肺动脉分流术：在非 HHT 患者，肺动静脉畸形通常见于复杂的紫绀型先天性心脏病术后，这类手术吻合了上腔静脉（superior vena cava，SCV）、下腔静脉（inferior vena cava，IVC）和肺动脉。在格伦吻合术中，上腔静脉重定向为肺动脉，提供静脉血。经典的格伦吻合术后的患者，在随访平均 6.8 年的时间里，31% 的患者经血管造影被检出 PAVMs。

加上造影超声心动图检出的微观 AVMs，肺动静脉畸形的发病率实际上增加；此外，微观动静脉瘘可在术后 2 小时内发生。有人提出，较好的双向腔肺吻合术（川岛分段操作术，此术式将除肝静脉血流外所有的静脉血重定向到肺动脉），多数会发生功

能性肺内分流。对于这类患者，增强磁共振（magnetic resonance，MR）血管造影是一个有效的评估手段。

起病关键取决于肝静脉血流流经的途径，由于肺动脉畸形是没有或极少的肝静脉回流至肺，故在肝静脉血流流向肺的情况得以恢复后，肺动脉畸形会随之好转。由肝脏产生具有抑制血管作用的血管内皮抑素，其血清水平在格伦吻合术后下降（n=17；4.42 vs 3.34ng/ml；P<0.001）（此术式将上腔静脉血而非下腔静脉血直接回流至肺），但 Fontan 吻合术后其水平无下降（n=13）（此术式上腔静脉血和下腔静脉血都直接回流至肺）。由于内皮抑素的减少可以促进血管生成，作者认为内皮抑素在肺动静脉畸形的发病机制中的作用值得进一步研究。

（二）病理生理

1. 解剖学基础

PAVMs 不论在肉眼还是微观上（见图 61-1）都可识别，即便是弥漫性的也是如此。单纯型 PAVMs，其血管瘤囊为 1 支供血肺动脉与 1 支引流肺静脉直接沟通。复杂型 PAVMs 有多个瘤囊，并由多条来自相邻段或亚段的肺动脉分支供血，由多条静脉回流。这些囊可有分隔（这是最常见的类型），弥漫型可局限于单一肺段或者遍及一个或多个肺叶。即使在相对小的肺段内，囊壁厚度也有不同，并伴外膜排列混乱。囊内壁菲薄，然局灶也可明显见到伴有丰富弹力纤维组织和不同数量平滑肌细胞的增厚（图 61-3）。

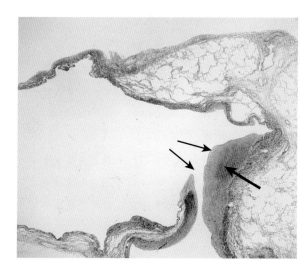

图 61-3　在妊娠期破裂的肺动静脉畸形的组织病理学。注意内皮细胞内膜纤维增生处（粗箭头）和其下边缘破裂处（细箭头）。（Shovlin CL，Sodhi V，McCarthy A et al：Estimates of maternal risks of pregnancy for women with hereditary haemorrhagic telangiectasia：suggested approach for obstetrics services. *Br J Obstet Gynaecol* 115：1108-1115，2008.）

PAVMs 偶见发生于妊娠期或围产期，并在儿童期出现症状。一项纳入 44 例儿童（平均年龄 10.3 岁，1~18 岁）的筛查研究中，有 20 例（45%）被检测出患有肺动静脉畸形。PAVMs 在青春期、女性妊娠期、以及继发于二尖瓣狭窄或左心室功能障碍的肺静脉高血压时会相应进展。部分发生肺栓塞的患者症状可暂时缓解，在某些罕见情况下，还可自行缓解。

2. 静息时的生理特性

（1）**右向左分流**：PAVMs 存在解剖上的 R-L 分流，分流量所占心输出量的比例（分流率）各不相同，在严重病例可达60%。在早期的研究中，平均 R-L 分流率（23%～38%）普遍高于后期的报道（8%～13%），可能因为更精确的筛查手段使得早期诊断得以实现。动脉血氧分压（partial pressure of oxygen，PO_2）和动脉血氧饱和度（oxygen saturation，SO_2）与右向左的分流率成反比。由通气-灌注失衡所致的低氧血症，在 PAVMs 中较为少见，偶见于同时存在重大肺部疾病的患者。

PAVMs 患者自身往往可对低氧血症进行代偿。慢性适应包括能保证动脉氧含量的继发性红细胞增多症。急性反应是通过调节心率（在动脉血氧含量的急性下降，如站立时）和每搏量来增加心输出量，以此维持休息和运动时的指脉氧饱和度（每次心搏氧的利用/输送）。

（2）**肺血流动力学**：PAVMs 的患者缺乏毛细血管的微血管床，意味着病变区域的肺血管阻力（pulmonary vascular resistance，PVR）较周围正常肺组织为低。总 PVR 所受影响取决于分流通道血流所占心输出量的比例。一项对 8 例左向右分流率高的（均数±标准差：31%±4%）PAVMs 的研究发现，其平均 PVR 为 $0.33\pm0.08\,mmHg/(L\cdot min)$［正常为 $0.5\sim1.3\,mmHg/(L\cdot min)$］和肺动脉压（pulmonary artery pressure，PPA）为 $14\pm0.6\,mmHg$（正常为 $12\sim16\,mmHg$）。因为总的肺血流量高［$8\pm0.8\,L/min$（预测值的160%）］，所以 PVR 降低，而 PPA 正常。后来对左向右分流率低（8.5%～11.5%）的研究发现，平均肺动脉收缩压和舒张压均在正常范围内，最近研究发现偶有合并肺动脉高压的报道（见 HHT 相关的肺动脉高压部分）。

（3）**肺功能**：肺活量一般正常，除非存在哮喘或慢性阻塞性肺疾病等其他疾病，否则无气流受阻。若右向左分流率大（>20%），弥散功能（carbon monoxide diffusing capacity，DL_{CO}）常呈中度降低（71%～78%），但左向右分流率小的绝大多数患者，DL_{CO} 大于或等于预测值的90%（四分数位距为76%～100%）。DL_{CO} 值极低往往见于存在广泛小血管畸形的患者。

3. 患者体位和运动的生理变化

（1）**体位**：PAVMs 在肺下叶比上叶更为常见。因此，受重力的影响，当患者站立时分流率倾向于增加；一项包含 8 例患者的研究结果表明，患者站立时分流率从28.7%增加到39%，动脉血氧饱和度则相应地降低。最近一项有 257 例患者的报道显示：75 例（29%）在站立时血氧饱和度下降至少 2% 并表现出直立型低氧血症。与此同时还伴发有体位性心动过速，在校正年龄后，动脉血氧饱和度每下降1%其脉搏增加 0.79/min。

（2）**运动**：正常人在运动时，PVR 将会降至休息时的一半，这归因于肺毛细血管床的血管扩张和补充效应。运动对 PAVMs 患者肺血流动力学的影响取决于分流通道血管阻力变化与正常血管阻力变化的关系。一组在运动时有重度低氧血症（动脉血氧饱和度 74%±3%）的 8 例 PAVMs 患者，其总体肺血流量过度增加（142% 的预测值）伴有过度氧耗（oxygen consumption，$\dot{V}O_2$），反而导致运动时组织供氧量高于预计值。

从静止到运动，动脉血氧饱和度的变化取决于运动时分流率的变化和混合静脉血氧饱和度的下降。总的来说，对于

PAVMs 患者，动脉血氧饱和度每下降 6%（从休息到运动），分流率平均增加 30%，前者每下降 3% 后者增加 20%～25%，若血氧饱和度下降 1%～2%，则分流率增加不超过 12%。

总之，用通气等量（ventilatory equivalent，$\dot{V}E/\dot{V}O_2$）表示的气体交换效率在运动时异常增高；其测值与运动时 R-L 分流率成正比，与运动时动脉血氧饱和度成反比。

即使运动时动脉血氧饱和度低于 80%，PAVMs 患者仍可正常活动。这种代偿反应随着低氧血症的纠正而消失。最近一项研究表明，尽管有较高的动脉 SO_2，经过治疗的患者可达到相同的工作效率和相似的耗氧量峰值。值得注意的是，经过治疗的患者可以恢复到几乎相同的指脉氧峰值，并且在大多数病例，达到相同的指脉氧峰值/工作-效率图。

4. 肺动脉高压

多数 HTT 患者均存在肺动脉高压。与正常人一样，HHT 患者的肺动脉高压成因多种多样。以下两种形式的肺动脉高压在 HHT 患者中占主导地位：真性肺动脉高压和潜在可逆的肺动脉高压，后者为继发于肝动静脉畸形的高输出量心脏衰竭所致的毛细血管后肺动脉高压。混合型的肺动脉高压亦可见到。肺动脉高压和肝动静脉畸形发生的几率与 HHT 的基因型相关：二者通常见于由 ACVRL1 突变所致的 2 型 HHT。

HHT 患者中，肺动脉高压的总患病率相对较低。一项基于采用导管检查的研究纳入了 143 例经过栓塞治疗的 PAVM/HHT 患者，其平均肺动脉压为 13（11～16）mmHg，而正常值为 7～19mmHg。在 143 例中有 9 例（6%）患者其平均肺动脉压超过 20mmHg，仅 2 例患者平均 PPA 超过 35mmHg。一项纳入 68 例 HHT 患者的研究［年龄 19～84（平均 51 岁）］，其用超声心动图估测肺动脉压的收缩值（40～58mmHg）比正常值高 9mmHg（20.5%）。一项独立的研究发现住院患者比非住院患者的肺动脉高压患病率更高（>30%）。

（三）临床表现

1. 呼吸系统症状

（1）**呼吸困难**：呼吸困难是 PAVM 患者最常见的呼吸道症状，但见于不到50%的患者（见表61-1），可能是由于治疗之前未引起重视之故。一项纳入 219 例患者的研究表明，静息时动脉血氧饱和度低于80%患者才会出现呼吸困难。随后的三项研究证实，动脉血氧饱和度与主观呼吸困难（n=165，动脉 SO_2 78.5%～99%）、心肺运动试验时 Borg 评分（n=21，动脉 SO_2 80%～96%）、或飞行中的主观感受（n=99，动脉 SO_2 为 85%～99%）无关。75 例证实有直立性低氧血症的 PAVM 患者无一表现出直立性呼吸困难（在站立时出现呼吸困难）。

（2）**咯血**：HHT 脆弱的血管应该比正常肺血管更容易出血，但奇怪的是，咯血和血胸是 PAVMs 相对罕见的症状（见表61-1），除外以下两种情况：①肺动静脉畸形丛有体循环动脉血供，这种情况可自发产生也可因栓塞导致；②妊娠相关性病变。以上两种情况的 PAVM 患者咯血的风险较高，可能发生大咯血和致命性大咯血。

（3）**胸痛**：高达10%的 PAVM 患者可表现出不明原因的胸膜炎性胸痛（见表61-1）。然而，在未纠正测量偏倚的情况下，因

可疑肺栓塞而行精密 CT 扫描偶然检测出 PAVM 的患者中，PAVM 与胸痛的相关性可能会被高估。

2. 中风和脑脓肿

PAVMs 对患者来说是一种潜在的风险，因其可发生反常栓塞而导致脑脓肿或缺血性脑卒中，而这在以往报道中多次呈现出高发病率（见表 61-1）。在最近的报道中，校正测量偏倚（如：因有中风和脑脓肿表现而诊断为 PAVMs）后，脑脓肿发病率为 7.8% ~ 9%，缺血性脑卒中为 11.3%（图 61-4）。与对照组相比，年轻人的相对风险更高。

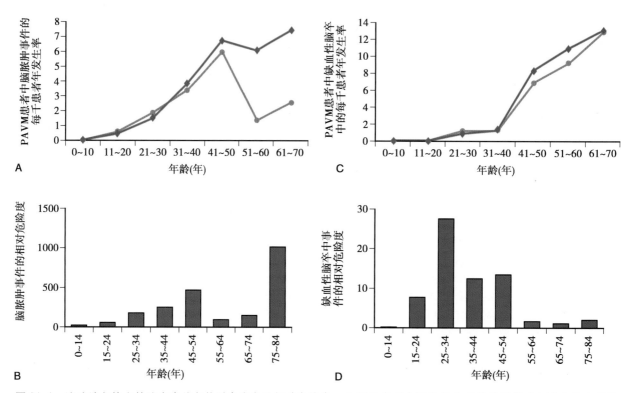

图 61-4　脑脓肿与缺血性脑卒中的年龄别发病率及相对危险度。全部的患者中脑脓肿的年龄别发病率（A）与缺血性脑卒中发病率（C）（方形/蓝线），排除测量偏倚的患者（实心圆/棕色线）。肺动静脉畸形患者脑脓肿（B）和缺血性脑卒中（D）的相对危险度（成倍增加）除外已患脑卒中和脑脓肿的患者。与普通人群脑脓肿和脑卒中发病率的比较。（图片来自于 Shovlin CL, Jackson JE, Bamford KB, et al: Primary determinants of ischaemic stroke and cerebral abscess are unrelated to severity of pulmonary arteriovenous malformations in HHT. *Thorax* 63: 259-266, 2008.）

采用单因素分析的小样本研究表明，神经系统并发症多见于严重的 PAVMs，严重性是根据肺动脉畸形的范围或弥漫性特性评估。反常栓塞事件多见于造影超声心动图显示高级别分流的患者，其在 CT 上更易显示可见的 PAVMs。一旦肺动脉畸形大到 CT 可检测到或分流达到 3 级，中风的风险将不随分流的增加而增大，也不受传统的中风危险因素（吸烟、高血压、糖尿病、心房纤颤与高胆固醇血症）的影响。缺血性脑卒中偶尔见于静脉血栓栓塞。

PAVMs 发生缺血性脑卒中最危险的因素是铁缺乏，因为血清铁每增加 1μmol，中风的风险则降低 0.9676。血小板聚集到 5HT 是一种机械性的联系。两个相似的队列研究证实，平均肺动脉压高的患者较少并发缺血性脑卒中，以及经 PPA 校正后，动脉氧分压较低的患者更容易并发缺血性脑卒中。脑脓肿的发生与男性和口腔微生物相关，经男性性别校正后，脑脓肿的发生也与低动脉氧饱和度有关。

3. 其他神经系统症状

HHT 患者并发偏头痛较多。多项研究已经证实，若 HHT 患者伴有 PAVMs，其患偏头痛的风险几乎增加一倍，PAVM 经治疗后偏头痛亦会有所缓解。潜水相关性中风风险的理论基础将在其他章节讨论。

4. 妊娠

妊娠对女性 PAVMs 患者具有特殊的风险，包括已经接受治疗的 PAVMs 患者。一项纳入 484 例患有 HHT 和 PAVMs 的妊娠女性的研究发现，有 1%（95% CI, 0.13% ~ 1.9%）的孕产妇死亡。孕产妇死亡原因为肺动脉畸形所致大出血（1% 的孕妇，95% CI, 0.13% ~ 1.9%）、脑出血和肺栓塞。对 4 例伴有致命性出血的 PAVMs 患者严重程度进行评估：2 例为拥有正常动脉血氧饱和度和接近正常的 R-L 分流的小 PAVWs，4 例患者均无肺动脉高压。对存在致命性并发症的女性，早期关注 HHT 或诊断 PAVM，可提高生存率（$P = 0.04$）。

（四）诊断

根据发绀、杵状指、血管杂音、胸片显示有特征性分叶状肿块、扩张的供血动脉和回流静脉，有较大 R-L 分流的典型 PAVM 病例容易得以诊断。然而，小的 PAVMs 的检出则需要临床高度的重视。

1. 影像检查

PAVM 在胸片、胸部 CT 和肺动脉造影的典型表现为存在扩张的供血和回流血管的一个局限性、圆型软组织结节影（见图 61-1 及电子图 61-1）。而对于复杂的 PAVMs，尽管其可见伴显著扩张的供血动脉和回流静脉的明显圆形结节病灶（见电子图 61-2），但一般不容易描述。病变累及全肺段的弥漫型 PAVM 表现为血管纹理明显突出而肺透光度普遍降低，但不形成结节。在 2007 年之前，人们普遍认为，只有出现了临床症状的 PAVMs 才可见直径大于 3mm 的供血动脉，许多筛查项目的目标也反映了这一点。现如今数据表明，60% ~ 90% 的病例均可在胸片上发现异常。可以预料的是，随着小的 PAVMs 的发现，标准正位胸片诊断的阳性率将下降（见电子图 61-3），而这类小的 PAVMs 正是合并神经系统并发症的重要原因。

未静脉注射造影剂的胸部 CT，通常显示的是 PAVMs 的解剖及其供血血管（见电子图 61-1C、电子图 61-2C ~ F、电子图 61-3C 和电子图 61-4C、D、G、H 及电子图 18-15）；使用新型多层螺旋 CT 明显减少了辐射剂量及提高了分辨率，它优于只有单个短的屏气扫描的胸片，并且实现了图像的多平面重建（见电子图 18-15）。磁共振成像在检测有快速血流量的小 PAVMs 时，其效果不如胸部 CT 或肺动脉造影。尽管这种检查具有无辐射的优势并且在方法上正在改进，在识别有临床症状但 CT 表现不明显的 PAVMs 时，其使用频率可能也不会增加（见第 18 章）。当判断识别扩张明显的血管结构有困难时，可借助于 R-L 分流的确认。最近一篇图解综述强调了 PAVM 解剖上的"相似性"。

2. 右向左分流的测量

通常，通过测定患者吸入纯氧时的动脉血氧分压和测量分布在肺和肾脏的锝-多聚白蛋白量，可以计算出 R-L 分流量。这些测量分流的方法可为临床疑似病例确定的诊断和随访提供有用的资料，但目前均未普遍用于 PAVMs 的诊断或随访。

造影超声心动图： 超声心动图造影（contrast echocardiography，CE）是通过示踪静脉注射造影剂产生的微泡循环交通来显示肺内分流。在左心观察到的微泡影是心脏（最常见的卵圆孔未闭）或肺存在 R-L 分流形成的影像。通常，如若存在肺内分流如 PAVM，在几秒钟后左心的泡影会增加（见图 61-5 和视频 61-1）。心动周期或呼吸对泡影的显示无影响，Valsalva 动作可产生轻微的影响，在卵圆孔未闭的患者其影响更为轻微。

CE 总是比其他 PAVM 筛选方法更多地检出 HHT 患者的肺内 R-L 分流。虽然可能出现假阴性结果，但早期的报告证实其灵敏度高并且无辐射，故目前的指南推荐 CE 作为筛选 PAVM 的首选方法。

超声心动图造影显示有分流影像并不意味着 PAVM。在健康人群中也有相当比例会出现肺内分流；一项早期的研究发现，在 19 例健康受试者中有 5 例存在肺内分流，其造影剂绕过心内分流直接注入了肺动脉。最近的研究用 CE 记录到静息时有 6% ~ 7% 的对照组有分流，而运动时达到 90%。既往研究显示出很高的假阳性率，这是由于没有用后来有诊断 PAVMs"金标准"之称的血管造影来检测 PAVM。对于内皮糖蛋白基因突变的患者，CE 检测的阳性结果仅能为可治性 PAVM 提供一个 36.3% 的阳性预测值。

令人欣慰的是，基于 HHT 的研究发现，在 CE 检测阴性的患者中亦未发现可治疗的 PAVMs，尽管这一群体平均只占筛查人群的 39%。一项基于 HHT 基因突变分组的研究结果表明，85% 内皮糖蛋白基因突变患者和 35% *ACVRL1* 基因突变患者用 CE 检测存在肺内分流。

专家组正在完善分级系统，研究 CE 检测出的低级别分流（见图 61-5）是否可以排除临床上显著的 PAVMs。CE 检测的分流严重程度从 1 级（至少占总数的 7% ~ 8%）到 3 级和 4 级，后者通常是在 CT 上可见的 PAVMs 并且有神经系统并发症。近期一项纳入 1038 例 PAVM 筛查的双中心研究显示，530 例（51%）患者有阳性的 CE 分流，但 1 级分流的患者（<30 微泡/帧）没有增加中风的风险。对于 2 级（30 ~ 100 微泡/帧）或 3 级（>100 微泡/帧）分流的患者，缺血性脑卒中或脑脓肿的优势比分别为 4.8（$P=0.03$）和 10.4（$P=0.002$）。总的来说，随着 CE 检测分流级别的增加，胸部 CT 检出 PAVM 的可能性和发生血栓的风险增加。

3. 患者的筛查

相当比例的 HHT/PAVM 在还未确诊时就已发生 PAVM 相关的缺血性脑卒中或脑脓肿（一项研究结果表明其发生率分别是 66.7% 和 64.3%），这一结果强调了 HHT 筛查项目的重要性。

根据医疗机构的配备不同，PAVM 的筛查方式也不同。共同的观点是年轻的患者选择辐射小的方式，有临床表现和可治疗的 PAVMs 则选择敏感性高的筛查方法：通常是胸部 CT 或 CE。随着新型多层螺旋 CT 扫描仪的产生，使用单次屏气扫描就可有效和迅速地诊断有临床表现的 PAVMs。许多拥有 CE 专家的 PAVM 专业机构都将 CE 作为筛查 PAVMs 的一线方案，CT 则用于有 CE 阳性分流者以及某些情况下一定严重程度的 CE 分流者。在其他机构，CE 未常规使用，因为大多数 CE 研究没有阳性结果（见前述），而现有的数据也尚无足够的可信度支持不用 CT 检查。同时，CE 检出的分流还受体位、Valsalva 动作、重复测量的影响。某些中心使用肺血管造影作为确诊 PAVMs 的一种方法，但为了减少辐射危害，我们更倾向于仅在栓塞治疗时使用血管造影。

（五）治疗

最近一项 Cochrane 数据库资料分析表明，出于伦理方面的考虑，目前尚无对 PAVMs 栓塞治疗进行随机对照试验的研究，但观察性研究积累的数据显示栓塞治疗可减少 PAVMs 的并发症。

1. 栓塞

在 1978 年创始的经皮导管栓塞术是目前绝大多数患者治疗的首选。适用于栓塞治疗的血管通常其直径要大于 2 ~ 3mm。我院的栓塞技术以前亦曾报道。在血管造影前 1 小时，给予单剂量的抗生素预防用药。在局部麻醉下，经股静脉通路，先用猪尾管进行肺血管造影，然后再更换为一长的 6F 直鞘和 5F 导管的组件。选择性地在 PAVMs 的供血血管依次插入导管，并且用可拆卸的金属塞和/或线圈在动脉和静脉囊交界处进行栓塞（见电子图 61-4C ~ H 和电子图 61-5）。

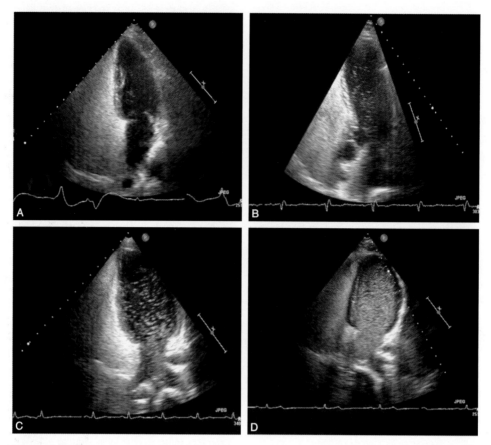

图 61-5 造影超声心动图显示左心室造影的不同分级。根据心内膜分为：轻度（A）；中度（B）；重度（C）；极重度（D）。有级别异常时在胸部 CT 上检出的肺动静脉畸形的可能性更高。（图片来自于 Parra JA, Bueno J, Zarauza J, et al: Graded contrast echocardiography in pulmonary arteriovenous malformations. *Eur Respir* J 35:1281-1285, 2010. Reproduced with permission of the European Respiratory Society.）

蘑菇伞形血管封堵器迅速成为 PAVM 栓塞治疗的首选方式。该封堵器有优于线圈的许多重要特性，包括可在静脉囊的狭窄处阻断 PAVM 的供血血管，仅用单个伞形封堵器就可封堵直径大的供血动脉（直径达 12mm），因此大多数 PAVMs 可一次性完成栓塞治疗（减少了辐射暴露），并封堵较短的血管，降低堵塞正常肺组织供血血管的可能性。

（1）**长远结果**：多个研究中心评价了经导管栓塞治疗的长期解剖效应。栓塞后，常可见经未封堵的动脉供血血管（直径<2~3mm）的残余分流（见电子图 61-4H）。此外，栓塞后的 PAVMs 可出现再通和（或）再灌注。再灌注相关的因素包括线圈少或过大、线圈放置的位置太近及肺血流动力学改变（发生肺动脉高压或存在肝动静脉畸形）。一项纳入 192 例 PAVM 患者的研究结果显示，对直径小于 3mm 的供血血管进行栓塞后，70% 的患者存在残余分流，这一结果得到其他研究的证实（见电子表 61-1）。建议在栓塞后 6 个月及 1~3 年行 CT 随访，但近期证实的辐射危害也带来了问题：一项纳入 246 例患者 PAVM 的 HHT 患者中，CT 扫描占平均累积有效剂量（cumulative effective dose, CED）的 46%。

（2）**生理结果**：存在低氧血症的患者，栓塞使其血氧饱和度显著升高（见电子表 61-1），但对肺功能影响不大。血红蛋白下降使动脉氧含量恢复至栓塞前水平。PAVMs 治疗后，每搏量和

心输出量也会下降，耗氧量在剧烈运动时无变化。

（3）**临床结局**：运动能力在栓塞前较为正常，自然在栓塞后仅有一小部分患者有所提高。在一项纳入 98 例经治患者的研究发现，并发心肺疾病是疾病进展的预测指标。目前，一些研究已经证明，栓塞治疗的临床疗效包括降低脑卒中/脓肿风险及减少偏头痛的发生率。

2. 栓塞治疗的风险

尽管栓塞治疗也有风险，但在专家看来，栓塞是有效的治疗手段且并发症极少。一系列研究强调了学习的经验曲线，同时小部分研究提示栓塞有较高并发症发生率。最常见的并发症是短暂性胸膜炎，其发生率高达 10%，特别是在周围型 PAVMs 患者。高并发率见于弥漫型 PAVMs 患者。胸膜炎的发生机制目前尚不清楚，但似乎与肺梗死无关。心绞痛较为罕见，是由于短暂的气泡栓塞所致，在后续的报道中，通过技术改进其发生率已有所下降。偶有反常栓子所致栓塞后远期神经系统并发症的报道。

（1）**辐射暴露**：新的数据表明，现有方案导致的辐射暴露剂量具有危害性。一项纳入 246 例 PAVM 患者（平均年龄 53 岁）的单中心研究结果显示，在 11 年期间平均 CED 为 51.7mSv（毫西弗），有 26 例患者（11%）CED 超过了 100mSv。介入治疗占

CED 的 51%。

（2）体循环动脉供血的发生：在 1998 年发表的一项小型研究强调，在栓塞后，PAVM 血管囊大出血的风险仍持续存在，并会形成循环动脉侧支供血。鉴于我们已知肺-支气管交通的重要性（见体-肺血管交通），在栓塞后失去肺动脉供血的区域，体循环侧支血管可为肺毛细血管床供血。如果易破的 PAVM 囊仍然存在，必将形成体循环供血。在 Brillet 等研究中，没有患者出现咯血，这与之前的小型研究的结果相反。为减少出现体循环动脉侧支为血管囊供血的风险，标准操作是将栓塞器尽可能地置于血管畸形的狭窄处（见电子图 61-4C～H 和电子图 61-5）。但这种方法对弥漫性 PAVMs 患者难以实现，此型患者的血管囊会持续存在。各专业机构对这类 PAVMs 实施的栓塞程度有所不同。在我院，对持续存在神经系统症状或咯血者，较少采用栓塞治疗，而考虑手术切除。其他处理方法还包括紧密包裹病变最严重的肺段动脉。

（3）肺动脉高压的形成：因 PAVMs 为肺血流量提供了低阻力路径，故 PAVM 栓塞可能升高 PPA。栓塞和手术切除后 PPA 增加的案例已有报道。在一项纳入 35 例患者的研究中，大部分患者未发生 PPA 的持续或急性改变，在栓塞后半数患者 PPA 下降。

对已有严重肺动脉高压的 PAVMs 患者应该实行栓塞术吗？考虑到存在较低的中风风险，且有数据表明球囊封堵实验不能预测栓塞后 PPA 的继发性升高，这一问题尤其值得注意。PAVM 栓塞治疗的主要指征是减少反常栓塞性中风/脑脓肿的风险，以及对低氧血症的患者，缓解呼吸困难和提高运动耐力。作者认为，综合而言，对已有严重肺动脉高压的患者，PAVM 栓塞的风险通常超过获益。目前而言，对重度肺动脉高压和大咯血的患者进行抉择最为困难。此外，现在亦认识到栓塞后 PPA 升高是症状缓解的预测指标之一。

3. 非栓塞治疗

在某些情况下，PAVMs 患者不适合栓塞治疗，其最常见的原因是供血动脉太小（直径<2mm）。

手术：直到 20 世纪 80 年代，治疗选择仍然是手术，但对于 HHT 多发性 PAVMs 这并非理想的解决方案；然而，近些年来对于一些特殊患者，手术已成为一个有效的辅助疗法。特殊情况包括栓塞不能进行，小范围 PAVMs 病灶是单个或可用胸腔镜切除。在我院或其他医疗机构，选择性手术适用于经最大栓塞后仍有缺血性中风或短暂性脑缺血发作的患者。在紧急情况下，特别是大咯血时，可选择肺叶或全肺切除。

肺移植已用于少数弥漫性病变导致严重低氧血症的患者。然而，大多数情况下，未经治疗的 PAVMs 发生长期并发症较之肺移植相关的发病率和死亡率更低。在我院就诊的 3 例 PAVM（1 男，2 女）选择不行肺移植治疗——在两个不同的移植中心讨论手术风险后——分别保持了 20、22 和 25 年的稳定，并且 1 例患者成功生育 3 个孩子。一项回顾性研究结果显示，在平均年龄为 8.5 岁（0.12～26 岁）的 36 例弥漫性 PAVMs 患者中，有 27 例存活，其中 24 名正常的工作或学习；1 例患者的死亡与肺移植相关。

4. 医疗管理

（1）牙齿问题：对于 PAVMs 和 HHT 患者，由于口腔细菌和脑脓肿之间有着密切的联系，根据心内膜炎的用药规范推荐在牙科和外科手术前预防性使用抗生素。口腔微生物和脑脓肿之间的密切联系已经进一步证实。美国心脏协会和英国国家健康和护理研究所的指南指出，对大多数有罹患感染性心内膜炎风险的结构性心脏疾病患者已不再需要预防性使用抗生素。这使得牙医和治疗医师在处理 PAVM 患者时产生了困惑。最近有一篇文章探讨了为何指南未将 PAVM/HHT 患者纳入能推荐可减少牙源性败血症风险方案的分组中，包括牙科手术前预防性使用抗生素。

（2）妊娠：鉴于在妊娠期间 PAVM 有发展和破裂的风险，建议女性患者在未经正规 PAVM 评估和治疗之前推迟怀孕。妊娠期应在产科医师、呼吸科医师及介入放射科医师密切配合下，使用适当的"高风险"的产科管理策略进行管理。患者及其医师应警惕咯血或突发严重呼吸困难的可能性，凡出现上述情况皆需紧急入院并治疗；栓塞治疗可在妊娠中晚期实行。对无症状孕妇是否给予 PAVM 栓塞治疗，不同国家处理方式不同，在我院不行栓塞治疗。

（3）血栓栓塞的风险：美国中风协会建议对 PAVM 患者使用抗血小板药物，作为针对缺血性卒中的二级预防。即使是一个潜在的 HHT 患者，抗血小板治疗也可酌情考虑。静脉血栓栓塞较为常见，其发生与传统的静脉血栓栓塞的高危因素和铁缺乏有关，无论何种原因都需用抗凝剂预防和治疗，即便是在 HHT 存在的情况下。

三、体-肺循环交通

（一）解剖

体循环和肺循环之间的交通是正常解剖的一部分，即支气管微循环的末端分支与周围肺动脉分支存在交通（图 61-6A）。在绝大多数肺栓塞病例中，这些血管在防止肺梗死中起重要作用。只有特殊的功能扫描才能检测到这些血管的存在，例如肺脏对比增强、时间分辨磁共振灌注成像，显示低氧性肺血管收缩减少肺动脉供血；灌注后期可能显示体循环动脉成分。在慢性肺部炎性疾病，正常支气管肺吻合处明显扩大（图 61-6B），病变肺的灌注压增加，从而增加出血的可能性。多种呼吸系统疾病都可产生异常的毛细血管前交通，尤其是发生于外周的慢性炎性肺疾病，肺和胸壁之间的致密炎性粘连物可经胸膜募集体循环血供（见图 61-6 和视频 61-2）。体循环动脉和肺循环之间的直接交通可在其他几种情况下见到（见下文），例如，体循环动脉通过包绕肺门的韧带与肺动脉或其分支进行交通。肺叶分离（见肺隔离症）是一种体循环动脉代替了段肺动脉的发育异常（见图 18-18）。

1. 成人（获得性）体-肺循环交通

如前所述，异常超大的体-肺循环交通属于对慢性发炎或坏死肺组织的炎症反应的一部分；根据 Yoon 及其同事的研究，最常见的原因是肺结核（通常为慢性）、曲霉球（继发于慢性结节病或结核）和支气管扩张，包括由囊性纤维化所致者（见图 61-6B）。上覆的胸膜增厚为来自肋间血管（见电子图 61-6）、乳内、甲状颈干、腋窝及膈下动脉的体循环血管提供了经胸通道。对

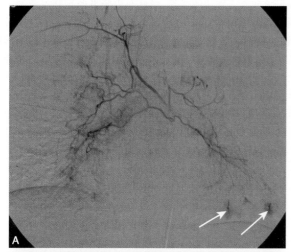
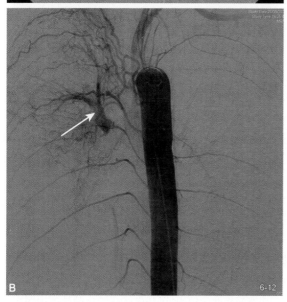

图61-6　正常和异常支气管循环的导管造影成像。A. 选择性数字减影血管造影显示正常支气管动脉。正常外周肺动脉分支通过正常的支气管肺吻合处是不显影的（箭头所指）。B. 对既往右肺尖结核所致咯血患者行数字减影降主动脉造影，显示在右肺尖有支气管和非支气管系统动脉异常增生供血，在扩大的支气管肺吻合处显示整个右肺上叶肺动脉（箭头）紊乱的不透明影像

于更接近肺内的病变，支气管循环内可出现血管过度增生和新血管形成。

2. 胎儿和围产期的全身-肺动脉侧支循环

在胚胎时期支气管分支形成过程中，分支胚芽是由原始主动脉衍生的毛细血管丛供血；该毛细血管丛随后退化为肺组织和并由新生的肺动脉替代。妊娠的第40~50天之间，肺有双重血液供应。源自主动脉弓近端或远端的体-肺动脉侧支在妊娠后期持续存在，并且在66%（88/133）的早产儿、极低出生体重儿（<1500g）发挥作用，并随着年龄的增长而逐渐消退，直到1岁时完全消失，在88名婴儿中，仅有2例的侧支循环持续存在。

出生后，提供额外左向右分流的这类血管，若仍像微型动脉导管未闭一样发挥作用，将使新生儿处于患心脏衰竭的高风险

中，一项研究发现在有体-肺动脉侧支循环的婴儿中其发病率为11%。

3. 先天性异常体-肺循环交通

除了持续存在的胎儿体-肺动脉侧支循环，也存在其他先天性血管异常，但极少出现异常表现。体动脉通常是内乳动脉或冠状动脉。Iskandrian等报道了12例冠状动脉-肺动脉交通的患者，大多数因胸痛行常规冠状动脉造影时偶然发现。大流量的先天性体-肺动脉侧支循环患者在其20或30岁时表现为与动脉导管未闭相似的连续性杂音。Hearne和Burbank回顾性分析了11例文件报道的内乳动脉和肺动脉交通案例；8例属于先天性，2例为创伤性，1例来源于肿瘤。

4. 腔静脉-肺动脉吻合术

体-肺动脉侧支是Glenn/Fontan循环重建手术的一个特征，此手术是一种矫正三尖瓣闭锁或功能单心室心脏的姑息性手段，也与剥夺肝静脉血流而形成肺内PAVMs相似（请参阅前述的腔静脉-肺动脉分流）。McElhinney等的回顾性研究发现，在为期2.5年的导管造影随访中，76例患者中59%存在体-肺动脉侧支循环；但是，其存在与较差的预后无关。

（二）治疗

治疗方案选择取决于症状。即使是从冠状动脉衍生的体-肺动脉侧支一般不会"盗取"冠状动脉的血流量。然而，1947—1979年的早期案例都接受了血管结扎和肺叶切除术，近期的病例未做相关治疗。目前治疗有以下三种指征：①咯血，获得性体-肺动脉侧支循环最常见的并发症；②心脏衰竭，持续性存在的胎儿侧支循环对婴儿有严重影响；③行Fontan循环手术者存在高流量性肺动脉高压。

咯血的处理

体-肺动脉侧支循环所致的咯血可能为大咯血，需紧急处理。支气管镜检查有助于确定出血的部位，但胸部增强CT在主动脉时相通常能提供更多的信息；CT造影可在大多数情况下发现出血的潜在病因，并能清楚地证明是否存在增生的支气管（见图19-3）或非支气管体循环动脉。在紧急情况下，优先选择血管造影，以期迅速地栓塞正在出血的血管。在1977年，Rémy等报道了对105例咯血患者实施选择性支气管动脉造影和栓塞治疗的结果。

支气管动脉或侧支血管栓塞是采用颗粒型聚乙烯醇进行造影而实现；这是一个高度专业化的介入放射学技术（见图18-19）。并发症少见，但最应注意的是发生横贯性脊髓炎，这可因无意中将源自肋间或支气管动脉的脊髓动脉栓塞所致。使用"超选择性的"同轴导管（3F计），将其顶端置于稳定的外周位置，远离正常动脉分支，并且注射后无反流，以使栓塞过程更加安全。80%~90%的患者可达到即刻止血，虽然20%的患者在最初6个月内会再出血，而另外50%的患者在长期随访过程中有显著咯血；重复栓塞通常对这类患者有效。由于支气管动脉栓塞不能治愈，且总是存在再次咯血的危险，栓塞可重复实施。

当大咯血患者出现以下三种情况时，手术将不作为首选治

疗方案:①患者状况极差;②广泛和双侧病变;③存在胸膜增厚和广泛的侧支血管,这些血管常常会将肺粘连在胸壁上。在 10 项研究中,胸膜肺曲菌球切除术的围术期死亡率平均为 9%(0~23%)。对于低风险反复咯血的患者,手术越来越有限。

四、肺隔离症

(一) 分类

肺隔离症,也称为支气管肺隔离症,是由 Pryce 首先于 1946 年发现和定义为"由异常体循环动脉供血的支气管肺肿块或囊肿,其与正常相连的支气管树相分离"。肺隔离症分为叶内型和叶外型,叶内型与邻近正常肺组织包裹在同一脏层胸膜下,相对较少见的叶外型具有自身的胸膜层使其与其他肺组织相分离。这两种类型都有异常的体循环血管供血,最常源自胸主动脉,但大约有 20% 的患者源自腹主动脉;甚至亦有报道源自冠状动脉的不典型供血血管。叶内型肺隔离症的静脉引流通常为肺静脉,而叶外型则往往是经奇静脉引流,但常常存在变异。

(二) 发病机制

在受孕后的 16 周,支气管发育完成,分化的肺芽由原始主动脉衍生的毛细血管丛供血,随后肺芽退化。在支气管分支的过程中,局部肺动脉发育停滞将致使肺发育不成熟和气管支气管的完整性破坏,并导致主动脉的供血持续存在。胚胎时期源自原肠的肺芽紧邻其发育,这就解释了相关原肠发育异常和伴随的先天性囊性腺瘤样畸形的高发病率。在 1987 年,Clements 和 Warner 提出了统一用于胚胎发育异常的替代命名和解剖分类,由于产前成像技术广泛使用,目前许多先天畸形在子宫内已被诊断(见电子图 61-7)。

(三) 临床表现

大多数肺隔离症患者都有症状,50%~60% 的患者在 20 岁之前就得以诊断。50 岁以后诊断该病较为少见,但最近已有 17 例报道。根据 Savic 等在 1979 年对 540 例肺隔离症所作的回顾性分析,15% 的患者可无症状。

通常情况下,婴儿期或儿童期的症状以慢性咳嗽、复发性肺炎和急性支气管炎为特征,这与缺乏引流的隔离肺内潜在进展的支气管扩张、疤痕和囊肿形成有关。咯血亦较常见。典型的影像表现为肺底阴影,通常位于左肺(见电子图 61-8),但右肺底亦可累及(见电子图 61-9);也可累及上肺但较少见。当叶内型肺隔离症未继发感染时,常表现为透光度增加(见电子图 61-10)。相反,叶外型隔离症最常见于婴儿期,胸部影像学表现为实性病变(见电子图 61-11),且很少继发感染。

肺隔离症的诊断依赖于证实存在异常的体循环动脉供血,多层胸部螺旋 CT 能可靠地显示这种改变(图 61-7,见电子图 61-8B~D,电子图 61-9G~J、电子图 61-10、电子图 61-11、电子图 61-12 和电子图 18-18,视频 61-3)。磁共振血管造影也是一种诊断肺隔离症的有效方法(见电子图 61-9G~J),且其具有无电离辐射的优势,但与 CT 相比,需更长的成像时间,尤其对于需要镇静处理的儿童患者。

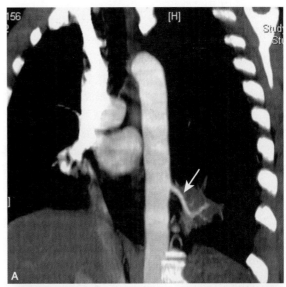
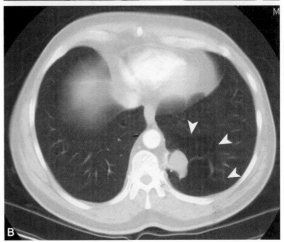

图 61-7　肺隔离症。无症状的 55 岁男性肺隔离症患者表现为左肺底部的团块影(放射影像显示)。A. 冠状位的胸部增强 CT 显示异常体循环动脉供血,其源于低位的胸主动脉(箭头所示),并向左下肺软组织肿块供血。B. 轴位肺窗显示软组织团块影伴周围肺组织过度充气(箭头所示),由于该肺段正常通道中断导致气体陷闭

(四) 治疗

对于有症状的肺隔离症患者,推荐的治疗方法是手术切除病变的肺组织,通常需要行肺叶切除,但叶内型肺隔离症有时可行肺段切除以保留正常的肺组织。最近,采用可视胸腔镜手术的可行性得到了论证,但其最终的疗效尚不明确。手术干预的先决条件是明确异常动脉供血的起源及走行;Lee 等认为另外一个决定手术成功的条件是通过胸部 CT 检查显示静脉回流途径。对于因技术原因不能行手术切除的患者,建议结扎或栓塞供血动脉以防止咯血;也可在术前进行栓塞减少术中出血。

五、肺静脉曲张

肺静脉曲张较为少见,其重要性通常在于它酷似其他更为严重的肺血管异常。肺静脉曲张分为先天性和后天性两类,通

常经胸部增强 CT 即可诊断。

诊断和治疗

先天性肺静脉曲张(congenital pulmonary varix)表现为肺内侧支静脉绕过正常的肺静脉的闭锁段。这个闭锁段是通常是一个段或亚段的静脉,最常见于肺上叶,所形成的肺内侧支血管穿过肺组织,有时穿过叶间裂,进入同侧上或下肺静脉(见电子图 61-13)。此型不形成肺动脉高压,且不会破裂出血。

获得性肺静脉曲张(acquired pulmonary varices)与长期重度二尖瓣病变所致的肺静脉高压有关。典型的右路 —— 认为是由于反流的血液被引流向该侧——据报道它们不仅有危及生命的破裂出血的风险,还有原位血栓形成和体循环血栓栓塞的危险。目前认为这是一种受累肺静脉壁的先天发育缺陷,可使该类患者形成肺静脉曲张以适应肺静脉高压,从而解释了一个事实,相对于罕见的肺静脉曲张,二尖瓣病变较为常见。

第二种类型的获得性肺静脉曲张可见于以前的患过肺结核或结节病的患者,这些疾病导致肺内静脉分支管腔狭窄或闭塞,继发侧支静脉形成以绕过病变区域。通常这些侧支血管跨越叶间裂,与先天性相比,通常较短,发育也较差。但它们不存在破裂和出血的危险。

六、肺动脉瘤

肺动脉瘤(pulmonary artery aneurysms,PAAs)是罕见的血管异常。分为周围型(主要是肺结核所致)和中央型(主要是梅毒所致)。目前认为 PAAs 见于多种临床病变,且病变涉及的血管大中小的区别并非绝对的。中央型 PAAs 病变倾向于血管近端的原因主要是血管壁的遗传性缺陷,这可能是特发性的(见电子图 61-14),也可因肺动脉高压或处于血流冲击的特殊部位所受创伤导致,如位于血液快速经过的狭窄的肺动脉瓣(见电子图 61-15)或正对未关闭的动脉导管。此型还可由以下疾病所致:血管内局部感染或血管炎,或滋养血管疾病,如梅毒。周围型 PAAs 更常由感染所致——因临近肺部感染灶而感染(如结核性拉斯姆森瘤)或经血管内种植感染——或血管炎。大多数患者为多种病因所致,目前尚不清楚先天性血管缺损、血管内创伤或感染是否为动脉瘤发展的主要原因。多发性动脉瘤应警惕潜在的白塞病。

肺动脉瘤结构不稳定:随着脉瘤半径的增大,在血管内压力的作用下,瘤壁的张力增大,从而通过拉普拉斯(Laplace)定律膨胀增加。虽然只有一些动脉瘤在这一恶性循环中持续扩张直至破裂,但所有的动脉瘤都有这一风险。这些不稳定结构的主要风险是肺出血,而近端的病变,无论其起源于哪一段,都可危及生命。在夹层动脉瘤,血液经动脉壁内撕裂的内膜流过。在假性动脉瘤(假性),血管壁各层为血流所破坏,但被周围组织或血凝块所包裹。如果动脉瘤破裂,并未被包裹,血液可以进入支气管及共同的支气管肺血管结缔组织鞘,引起咯血,甚至出血性死亡。

(一) 病因和发病机制

大多数肺动脉瘤是由多种病因所致。目前尚不清楚先天性血管缺损、血管内创伤或感染是否为动脉瘤形成的主要原因。

1. 感染

小动脉的假性动脉瘤一般是原发感染(霉菌性)所致,通常是结核分枝杆菌或真菌。病理性肉芽组织占据了很大一部分脉壁。结核病和梅毒是最常见的原因。典型的结核性拉斯姆森瘤表现为在结核空洞壁上异常弯曲的血管,在尸检中见于 4%(45/1114)的慢性肺结核患者,并引起大多数患者的死亡。结核性拉斯姆森瘤仍然值得重视,在 1984 年,其在大约 5% 的大咯血患者中有所报道。与此相反,在当今梅毒得到普遍治疗的时代,在 109 571 例尸检中,仅有 8 例未经治疗梅毒患者发现有中央型 PPA。

虽然梅毒所致的 PPA 较少,但感染仍是 PPA 相对常见的病因,尤其是继发于肺结核或肺部脓肿。其他肺动脉壁的原位感染是由右心脏瓣膜赘生物沿血管内播散所致,通常见于长期吸毒者,或者来源于 Swan-Ganz 导管所引起的念珠菌(candida)性心内膜炎。

2. 血管创伤

大动脉瘤有多种病因,其中最常见的是先天性心脏疾病,尤其是动脉导管未闭;较少见的原因为肺动脉瓣狭窄、房间隔或室间隔缺损以及法洛四联症,其机制是高速喷射的血流造成血管壁的损伤。外源性创伤包括穿透伤如刺伤和胸腔闭式引流。肺动脉气囊导管扩张时对动脉壁的破坏,可导致假性动脉瘤的形成,尤其是在已存在肺动脉高压或正在使用抗凝剂的患者中,尽管这一并发症较为罕见。导管置入时,如果血管壁被导管末端刺破,且出血被周围组织暂时或永久包裹,可导致假性动脉瘤的形成(见电子图 61-16)。另外,如果导管气囊在肺动脉的一个小分支过度扩张,无论破坏与否均可形成一个真性动脉瘤。Kearney 和 Shabot 回顾性分析了从 1975—1991 年 32 442 例需要导管置入的患者,发现由于导管球囊过度扩张导致的肺动脉破裂与 10 例(0.03% 的发病率)患者的咯血相关。导管相关动脉瘤的危险因素包括技术操作和病理生理两方面,前者与球囊的位置和过度扩张有关,后者最重要的因素是患者年龄超过 60 岁,这也反映了老年人的肺动脉脆性更大。

3. 动脉壁的薄弱

血管壁薄弱可能会诱发动脉瘤形成。有报道指出,大动脉瘤见于巨细胞动脉炎的患者,多发性动脉瘤见于白塞综合征(见电子图 67-2)或 Hughes-Stovin 综合征(肺动脉栓塞综合征)的患者。与动脉粥样硬化性疾病和血管中层囊性坏死相关的肺动脉高血压可能会导致肺夹层动脉瘤。同样,原纤维蛋白缺乏的 Marfan 综合征也可引起囊性坏死和夹层动脉瘤。

(二) 诊断和治疗

肺动脉瘤通常因为常规胸部影像中的不明原因肿块行进一步检查或者因咯血检查而发现。超声心动图(包括食管超声心动图)、CT 扫描和磁共振成像正在取代血管造影成为诊断肺动脉瘤的首选检查方法。无咯血的患者,应先治疗原发病(如感染、血管炎、肺动脉高压和先天性心脏疾病)。当患者出现咯血时,则需要紧急治疗动脉瘤。当动脉瘤不位于肺动脉干或主肺动脉时,可采用金属线圈或可拆卸的硅胶气囊进行栓塞治疗。

栓塞也成为治疗大动脉瘤的首选。当肺部存在假性动脉瘤时,通常表现为选择性支气管动脉造影上显示体循环动脉-肺动脉分流和肺动脉透光降低,为防止出血,有必要进行支气管动脉和肺动脉栓塞。

中央型动脉瘤可通过各种外科手术治疗,包括肺动脉结扎术或动脉瘤切除术和人工补片替代术。在某些患者,血管内支架置入术可替代心脏直视手术。心脏直视手术切除在这类患者已被废弃,这是因为其会导致肺实质组织的过度损失,并存在很高的发病率和死亡率。肺移植适用于特发性(原发性)肺动脉高压的患者。

关键点

- 大多数的肺动静脉畸形都见于遗传性出血性毛细血管扩张症,后者是一种常染色体显性遗传性疾病。
- 肺动静脉畸形从右向左的血液分流可导致低氧血症,并且反常栓子可引起脑脓肿或缺血性脑中风。
- CT 检查和超声心动图造影有助于诊断。
- 使用血管封堵器或线圈对肺动静脉畸形行栓塞治疗可降低右向左的分流量和反常栓塞的风险。但小血管畸形难以栓塞。
- 体-肺循环交通一般无症状,但是可导致新生儿心脏衰竭和后期的咯血。
- 肺隔离症是由异常的体循环动脉供血,通常是来自主动脉,并且与正常的气管支气管树不相通。肺隔离症患者通常年幼时就有症状,以咳嗽和反复感染为特征。治疗方法是手术切除。
- 肺动脉瘤是由多种病因所致罕见的血管异常,其主要的并发症是咯血。诊断方法是 CT 和磁共振成像。治疗是针对根本病因(感染、血管炎、肺动脉高压或先天性心脏病);对咯血患者最佳的治疗方法是栓塞治疗。

(程德云 译)

参考文献

以下是主要的文献,完整的文献请登录 *ExpertConsult* 查阅。

Faughnan M, Palda V, Garcia-Tsao G, et al: International guidelines for the diagnosis and management of hereditary hemorrhagic telangiectasia. *J Med Genet* 48:73–87, 2011.

Gill SS, Roddie ME, Shovlin CL, Jackson JE: Pulmonary arteriovenous malformations and their mimics: a pictorial review. *Clin Radiol* 2014. in press.

Hanneman K, Faughnan ME, Prabhudesai V: Cumulative radiation dose in patients with hereditary hemorrhagic telangiectasia and pulmonary arteriovenous malformations. *Can Assoc Radiol J* 65(2):135–140, 2014.

Howard L, Santhirapala V, Murphy K, et al: Cardiopulmonary exercise tests demonstrate maintenance of exercise capacity in hypoxemic patients with pulmonary arteriovenous malformations. *Chest* 146(3): 709–718, 2014.

Hsu CC, Kwan GN, Thompson SA, et al: Embolisation for pulmonary arteriovenous malformation. *Cochrane Database Syst Rev* (8):CD008017, 2012.

Lacombe P, Lacout A, Marcy PY, et al: Diagnosis and treatment of pulmonary arteriovenous malformations in hereditary hemorrhagic telangiectasia: an overview. *Diagn Interv Imaging* 94(9):835–848, 2013.

Livesey JA, Manning RA, Meek JH, et al: Low serum iron levels are associated with elevated plasma levels of coagulation factor VIII and pulmonary emboli/deep venous thromboses in replicate cohorts of patients with hereditary haemorrhagic telangiectasia. *Thorax* 67:328–333, 2012.

Mal H, Rullon I, Mellot F, et al: Immediate and long-term results of bronchial artery embolization for life-threatening hemoptysis. *Chest* 115: 996–1001, 1999.

Moussouttas M, Fayad P, Rosenblatt M, et al: Pulmonary arteriovenous malformations: cerebral ischaemia and neurologic manifestations. *Neurology* 55:959–964, 2000.

Nakayama M, Nawa T, Chonan T, et al: Prevalence of pulmonary arteriovenous malformations as estimated by low-dose thoracic CT screening. *Intern Med* 51:677–681, 2012.

Remy J, Lemaitre L, Lafitte JJ, et al: Massive haemoptysis of pulmonary arterial origin: diagnosis and treatment. *Am J Roentgenol* 143:963–969, 1984.

Remy-Jardin M, Bouaziz N, Dumont P, et al: Bronchial and nonbronchial systemic arteries at multi-detector row CT angiography: comparison with conventional angiography. *Radiology* 233:741–749, 2004.

Santhirapala V, Chamali B, McKernan H, et al: Orthodeoxia and postural orthostatic tachycardia in patients with pulmonary arteriovenous malformations: a prospective 8-year series. *Thorax* 2014. doi: 10.1136/thoraxjnl-2014-205289. [Epub ahead of print].

Santhirapala V, Williams LC, Tighe HC, et al: Arterial oxygen content is precisely maintained by graded erythrocytotic responses in settings of high/normal serum iron levels, and predicts exercise capacity. An observational study of hypoxaemic patients with pulmonary arteriovenous malformations. *PLoS ONE* 9(3):e90777, 2014.

Sbano H, Mitchell AW, Ind PW, Jackson JE: Peripheral pulmonary artery pseudoaneurysms and massive haemoptysis. *Am J Roentgenol* 184:1253–1259, 2005.

Shovlin CL, Chamali B, Santhirapala V, et al: Ischaemic strokes in patients with pulmonary arteriovenous malformations and hereditary hemorrhagic telangiectasia: Associations with iron deficiency and platelets. *PLoS ONE* 9:e88812, 2014.

Shovlin CL, Jackson JE, Bamford KB, et al: Primary determinants of ischaemic stroke and cerebral abscess are unrelated to severity of pulmonary arteriovenous malformations in HHT. *Thorax* 63:259–266, 2008.

Shovlin CL, Sodhi V, McCarthy A, et al: Estimates of maternal risks of pregnancy for women with hereditary haemorrhagic telangiectasia: suggested approach for obstetrics services. *Br J Obstet Gynaecol* 115:1108–1115, 2008.

van Gent MW, Post MC, Snijder RJ, et al: Real prevalence of pulmonary right-to-left shunt according to genotype in patients with hereditary hemorrhagic telangiectasia: a transthoracic contrast echocardiography study. *Chest* 138:833–839, 2010.

Velthuis S, Buscarini E, van Gent MW, et al: Grade of pulmonary right-to-left shunt on contrast echocardiography and cerebral complications: a striking association. *Chest* 144:542–548, 2013.

Vorselaars VM, Velthuis S, Mager JJ, et al: Direct haemodynamic effects of pulmonary arteriovenous malformation embolisation. *Neth Heart J* 22(7–8):328–333, 2014.

Woodward CS, Pyeritz RE, Chittams JL, Trerotola SO: Treated pulmonary arteriovenous malformations: patterns of persistence and associated retreatment success. *Radiology* 269(3):919–926, 2013.

Yoon W, Kim YH, Kim JK, et al: Massive hemoptysis: prediction of nonbronchial systemic arterial supply with chest CT. *Radiology* 227:232–238, 2003.

第62章　肺水肿

MICHAEL A. MATTHAY, MD · JOHN F. MURRAY, MD

一、引言

　　肺水肿（pulmonary edema）定义为肺内血管外液体的过度积聚，是一种常见而严重的临床问题。肺水肿可危及生命，但有效的治疗可改变肺内液体失衡从而拯救患者。而这类液体失衡在多数情况下，都可被识别和纠正。合理有效的治疗需基于对正常和异常液体、溶质和蛋白质在肺内转运的基本原理的理解，因此，在重点介绍肺水肿的病理生理之前，本章将首先简要概述影响正常肺液体和蛋白质滤过的主要因素。其次，本章将讨论肺水肿的诊断、治疗和临床转归。第6章和第9章详细描述了肺部液体平衡的调节，第100章对急性肺损伤和急性呼吸窘迫综合征的发病和处理也进行了详细的介绍。

二、肺水肿的病理生理

　　当液体渗入肺内的速度快于液体移出肺外的速度时即可发生肺水肿。肺内液体的积聚会导致肺功能严重受损，这是因为肺泡的气体交换功能在其充盈着液体时会受到极大破坏。在正常以及肺水肿的肺中，有着与调控肺内液体与蛋白质运动的相关肺结构。这些肺结构一直以来都是研究热点，而近些年来对它们也有了更多新的认识。

　　从血管内进入肺间质的液体和蛋白质的净流出通量是持续存在的。这是因为：首先，正常情况下普遍存在的驱动力会导致血流滤出。其次，微血管上皮是一种可渗透性屏障，存在着渗漏差异。而肺淋巴流量代表着经微血管屏障渗漏的液体量，在正常时占肺血流总量的不到0.01%。本章中使用的术语"微血管床（或屏障）"[microvascular bed (or barrier)] 指的是液体交换场所。除了嵌在肺泡壁上的庞大的毛细血管连接网络之外，液体还可跨越肺泡壁连接处[转角血管（corner vessels）]肺间质的毛细血管以及间质小动脉和小静脉进行交换。

　　调控肺液体交换的基本要素可以用微血管屏障的 Starling 方程表达：

$$Jv = LpS[(Pc-Pi) - \sigma d(\pi c - \pi i)]$$

公式中 Jv 为通过微血管屏障的净液体滤过率（容积流量）；Lp 为微血管屏障到液体滤过的水力传导率（"渗透性"），它可以评估水流通过屏障的容易程度；S 为屏障表面面积；Pc 为肺毛细血管（微血管）静水压；Pi 为间质（"微血管周围"）静水压；πc 为毛细血管（微血管）血浆胶体渗透（膨胀）压；πi 为间质（微血管周围）液体渗透压；σd 为微血管屏障的平均渗透压反射系数（用于测量屏障对溶质从一侧到另一侧通路的阻挡效果）。

　　微血管静水压是肺液体滤过的主要动力。如果血液不流经肺部，微血管屏障两侧的静水压和渗透压应该相等，两者的和为零，因此无液体滤过。心脏的泵作用使血液流经肺部，形成微血管静水压，从而建立起其他驱动力的稳态值，导致液体滤过。

　　从 Starling 方程可以看出，跨壁静水压（Pc-Pi）和胶体渗透压（πc-πi）之差是液体滤过的"驱动力"。任何已知驱动力导致的实际滤过量取决于滤过屏障的完整性，这种完整性通过传导率（Lp）和反射系数（σd）反映。该方程预示着两种不同类型肺水肿的发生和发展：① 高压性肺水肿（increased pressure pulmonary edema）：由驱动力过高导致液体滤过血管屏障的速率超过淋巴回流速率造成；② 高通透性肺水肿（increased permeability pulmonary edema）：当正常的液体滤过屏障被破坏，尤其是某些类型的损伤，肺内屏障对液体和蛋白质的通透性增加。第三种类型的肺水肿是由于滤过液的淋巴回流受损所致，其临床意义不如前两种类型的肺水肿。肺淋巴引流为滤过的液体和蛋白质从周围血管间隙的运出提供了重要途径，这点我们将在后面讨论。

　　由于正常微血管屏障具有通透性，肺泡屏障必须作为主要的保护屏障以防止肺水肿的液体积聚。由于肺泡上皮屏障通透性较低（和细胞膜通透性相似），甚至部分小分子物质亦不能通过，正常时液体和蛋白质不会进入肺泡内。此外，所有滤过的液体均被肺泡上皮细胞不断地泵入间质内，通过间质经肺泡壁引流，最终经淋巴管和肺微循环排出。

　　通常将保护肺部使其不发生肺水肿的各种因素被称为保护因素（safety factors）（表62-1）。正常情况下，淋巴系统能将滤出的液体和蛋白质按其形成速度尽快地泵出肺脏，即使在液体和蛋白质从血流滤出而进入间质的含量增加时亦然。透过微血管屏障滤出的过量液体和蛋白质，可通过肺泡壁顺浓度梯度排入支气管血管周围疏松的结缔组织或者直接重吸收进入血管。在多种情况下，尤其是当微血管壁受损时，肺淋巴系统滤过量增加。

表 62-1　防止肺间质和肺泡水肿积聚的保护因素

1. 肺淋巴系统
2. 血管内重吸收
3. 经纵隔引流
4. 经胸膜腔引流
5. 肺泡上皮屏障通透性明显降低
6. 肺泡表面张力（表面活性物质）降低
7. 肺泡和远端气道上皮细胞的主动运输

　　当过高的静水压导致驱动力异常，由于微血管屏障对蛋白质的通透性较低，经微血管屏障滤过的水分超过蛋白质，导致间质蛋白浓度被稀释（"冲洗"），从而使蛋白质渗透压与高静水压之间的平衡升高（因为血浆蛋白浓度仍居高不下）。此外，由于透明质酸从间质被洗脱，间质肿胀或成分发生改变，间质凝胶水化，蛋白排斥体积下降，有效容积扩张，最终导致蛋白浓度降低。

　　发生高压性肺水肿时，微血管屏障正常，蛋白质渗透压才能发挥保护作用。相反的，发生高通透性肺水肿时，内皮屏障受损，其功能的完整性被破坏，屏障的通透性增加，渗透反射系数降低，使得该保护因素效能下降，甚至完全失效。组织间隙的顺应性同样可以防止肺水肿。在间质容积增大到一定程度之前，间质容积增大仅造成间质压的轻度上升，这使得通过肺泡屏障的静水压可以维持在较低水平。当肺间质升高超过胸内压，液体从脏层胸膜流至胸膜腔，这对肺功能的影响相对较小。胸腔内液体由壁层胸膜的淋巴管引流，这样就防止了集聚的胸腔内液体从胸膜腔反流回肺内。肺泡内积聚的液体可以通过离子主动转运被泵出。有几种机制可以上调肺泡液体的清除速率（见第 9 章）。

　　综上所述，驱动压升高（高压性肺水肿）或者屏障的通透性增加（高通透性肺水肿）或者两者联合作用，均可导致肺水肿。屏障的通透性可以鉴别两种类型的肺水肿，高压性肺水肿时屏障通透性正常，而高通透性肺水肿时屏障出现渗漏。在两种类型的肺水肿中，液体都是根据当时的压力横跨屏障流入肺内。

（一）高压性肺水肿

　　高压性肺水肿（图 62-1）是由驱使液体滤入肺内的驱动力过高引起的。其根本特征为阻止液体和蛋白质进入肺内的屏障功能没有受损。高压性肺水肿常被称为心源性（cardiogenic）、高压力性（high-pressure）或静水压性（hydrostatic）肺水肿。

1. 病理生理学

　　当总驱动压升高时，流入肺内的液体和蛋白质增加。若液体在肺内积聚的速率超过清除速率，将导致高压性肺水肿。由于限制液体和蛋白质流入肺内的屏障完整，主要的（正常的）保护因素可以防止肺水肿的发生，更重要的是可以防止主要驱动力，即肺微血管静水压的升高。由于微血管屏障对蛋白的通透性较低，当微血管静水压升高时，液体流量增加较蛋白质流量更为显著。同时，随着间隙凝胶的水化、膨胀，蛋白质排斥体积减少，高液体流量和低蛋白流量，间质蛋白质浓度会降低。由于间质蛋白被洗脱导致间质蛋白浓度降低，微血管周围蛋白质渗透压降低，因此微血管屏障两侧的蛋白质渗透压差增大，可对抗静水压升高。动物试验中，静水压升高至略小于 50% 均可被渗透压差的增加所代偿。高压性肺水肿的起病和发展较缓，原因在

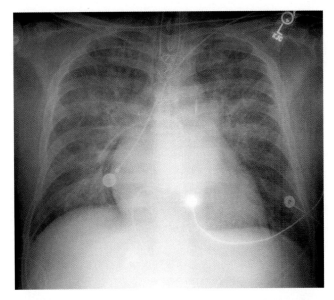

图 62-1　一例因心功能不全引起高压性肺水肿的 55 岁男性的胸部 X 线正位片。心脏长大，两侧肺门周围线型和磨玻璃影。这个分布通常称为"蝴蝶征"，常见于慢性容量负荷过重。（图片由 Michael Gotway 提供）

于间质蛋白渗透压下降引起的跨微血管屏障蛋白质渗透压差升高，可消减微血管静水压的升高。

　　高压性肺水肿对呼吸力学和气体交换的影响取决于水肿液集聚的程度（表 62-2）。正常人体的主动脱水可增加肺容量和改善通气功能。在肺水肿早期，静水压升高导致肺内血容量增加，如肺血管，包括毛细血管，均被募集和扩张，引起肺弥散功能（diffusing capacity of the lung，DL_{CO}）高于正常；同样，血管压力升高使通气单位的灌注更佳，导致动脉氧分压（oxygen pressure，PaO_2）升高。肺淤血时，气流阻力和动态顺应性的微小可逆变化，在迷走神经切断术后不会被影响，这是由反射性支气管收缩引起的，但这种反应只发生在基础支气管张力正常的情况下。

表 62-2　血管充血、间质水肿和肺泡积水对肺功能和呼吸力学的影响

血管充血
弥散功能增加
动脉血氧分压升高
顺应性降低
支气管收缩

间质水肿
闭合容积增大
最大呼气流量降低
通气灌注比例失调
动脉血氧分压下降

肺泡积水
闭合容积增加（气体陷闭）
血管阻力增加
肺容量减少（尤其是肺活量和吸气量）
顺应性下降
弥散功能下降
血液右向左分流（严重影响气体交换）

当存在间质水肿时,闭合容积增加,最大呼气流量则降低。最初认为,这些变化是由于支气管血管周围结缔组织间隙的容积和压力增加,压迫小气道使其口径缩小而造成的。这种影响见于比细支气管更大的气道,因为细支气管或更小气道无疏松结缔组织鞘,它们的直径取决于肺容量,并非跨肺压。由于通气/灌注失衡常导致 PaO_2 下降,但只有当肺泡内全部充满液体时,才会严重影响气体交换。

当肺泡内全部充满液体时,肺容量减少。这对吸气量的影响大于呼气量,在肺活量检测时,此种变化最为显著。肺扩张压高于正常时气道闭塞,导致肺内大量气体积聚。肺泡水肿时,由于肺容量下降,导致肺顺应性下降。当充满液体的肺泡仍存在灌注时,气体交换会出现严重受损,导致从右向左分流(right-to-left shunt),以及无效通气(wasted ventilation)增加(通气部位的灌注减少或缺失)。

对高压性肺水肿的人和动物肺组织进行光镜和电镜检查,发现有肺泡水肿和出血;间质分隔增厚(尤其是大的支气管血管周围液体腔隙),胶原纤维分离和分散,毛细血管表面积和容积增加。可以看见更多的细胞间囊泡,但无血管内皮超微结构的变化。细胞内连接的间隙宽度和正常肺相同。长期肺水肿(如慢性二尖瓣狭窄患者)和基底膜增厚及肺泡与毛细血管间距增大有关,间质中可以见到增多的成纤维细胞、组织细胞和粗大的胶原纤维。在起搏器相关的慢性充血性心力衰竭犬类模型中可以看到,高血管压力性水肿形成的阈值增高——和对照组相比,高肺血管压时,通过肺微血管内皮屏障清除的水和蛋白质含量下降了50%左右。肺泡-毛细血管屏障的形态学分析表明,与对照组相比,试验组的内皮、间质和上皮层厚度均增加,说明重塑可以对抗肺高压诱导的肺泡水肿。与正常肺组织相比,肺泡Ⅱ型上皮细胞增多,肺泡巨噬细胞增生。发生慢性重度高压性肺水肿处可以出现机化、纤维化和钙化,甚至导致骨质形成。

2. 发生机制

高压性肺水肿的主要原因是肺微血管静水压升高。若微血管周围静水压或跨微血管屏障蛋白渗透压差降低时,驱动压的影响较通常情况下增大。在肺泡屏障中,间质静水压升高、肺泡静水压降低或跨屏障渗透压差降低均可导致总驱动压升高,表62-3列举了相关可能性。

表62-3　高压性肺水肿的发生机制

肺微血管静水压升高
左心功能不全
左房流出道机械性梗阻
容量负荷过度
肺静脉高压
血流灌注过度
淋巴回流压力增加

微血管周围静水压降低
吸气性气道阻塞
肺泡表面张力增加

(1) 微血管静水压升高:充血性心力衰竭是高压性肺水肿最常见的原因。因此,高压性肺水肿也常被称为"心源性肺水肿",尽管心脏并非总是主要原因。肺微血管压升高常由左心衰竭所致,左心房压力升高,逆行传导到肺循环。常见原因为左心功能不全(如急性心肌梗死、严重的冠状动脉供血不足、心动过速、心动过缓、心肌病、缩窄性心包炎、主动脉狭窄或反流、二尖瓣反流、主动脉缩窄、腱索或室间隔破裂、高血压)或左房流出道机械性梗阻(如二尖瓣狭窄、左房黏液瘤)。心脏正常或患有心脏疾病的患者均可因严重的液体容量负荷过度而出现左房和肺微血管压增高。

微血管静水压升高还可见于无左心室或左心房疾病时的肺静脉高压,主要是由于肺静脉收缩(如通过可能的肌肉括约肌)、压迫或梗阻(如静脉闭塞性疾病或纵隔纤维化)所致。相反,支气管静脉高压不会引起明显的肺内液体滤出增加。

液体滤出增加亦可能与肺内过滤处近端的血管压升高有关。如,肺动脉高压合并左室功能降低,参与了可卡因诱导的肺水肿的发病过程。这些因素升高是否会导致肺水肿,取决于它们对微血管压的影响。类似于在小动脉低氧性肺血管收缩时的发现,如果右心压升高是因肺内主要过滤处近端阻力升高造成,原发性肺动脉高压和肺动脉狭窄或瓣膜狭窄则不会引起肺水肿。相反的,如果肺血管床仅部分缩窄或阻塞,或者血管表面积大量减少(如肺切除术后),血管灌注量增高可导致高压性肺水肿,这是因为在过度灌注的肺内液体交换处微血管压有所升高。例如,约15%的患者在肺切除术后可能发生肺水肿,或是在输入冰冻新鲜血浆后肺水肿加重,部分原因是输血导致血管内容量增大。即使肺静脉压保持不变,液体交换处的肺血流量增大也可导致肺微血管压升高。

肺水肿发生的另一个少见原因是高原性肺水肿(high-altitude pulmonary edema),在第77章亦有描述,在某种程度上,亦与肺血管压升高有关。如前所述,即使没有缺氧的情况下,受限肺血管床的过度灌注会导致高压性水肿,而不是高通透性水肿。这就解释了为什么在某些情况下,高原性肺水肿会归类为高压性肺水肿。高海拔登山者的研究证据表明,高血管内压可导致血管壁的物理性损伤(所谓的压力衰竭)。在动物试验中证实,肺血管压的极度增高,有时可能只是一过性的,也会引起压力衰竭。此类结构的破坏不常出现,不足以解释高通透性肺水肿的发生,因为肺水肿的形成以及严重程度是由普遍升高的肺血管压所决定。已经认识到,高原性肺水肿是过度扩张相对较薄的肺动脉的压力衰竭而非微血管的破裂所导致,这可能有助于解释为什么普遍的血管收缩对下游血管并没有更多的保护作用,为什么没有关于压力衰竭前发生无前驱症状的缓慢进展的高压性肺水肿的报道,以及为什么放射性检查时高原性肺水肿首先出现在环绕大血管的中央肺野而不是在肺底和肺周。

目前已提出了高原性肺水肿渗透性升高的替代机制。但是,高原性肺水肿患者发生的炎性反应可能是水肿的结果而并非发生水肿的原因。经过降低海拔、氧疗或降低肺血管压力的药物治疗后,高原性肺水肿显示出快速的消退,这与合并炎症反应的高通透性肺水肿的特点不相符合。

神经源性肺水肿(neurogenic pulmonary edema)亦被认为部分与肺血管压升高有关(图62-2)。据报道,12例神经源性肺水肿患者中,水肿液蛋白质浓度测值和血浆蛋白浓度相关。7例患者有典型的高压性肺水肿的蛋白比值,另5例呈高通透性肺水肿的蛋白比值,或与高压性肺水肿消退期后期样本的蛋白含量比值相似,这是由于液体经肺泡重吸收速率比蛋白为快,导致水肿液蛋白浓度升高。

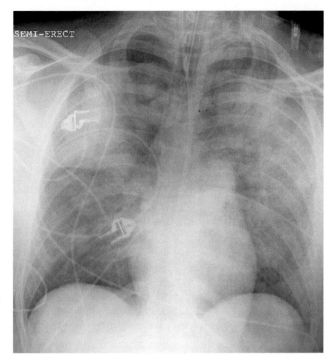

图62-2 一例蛛网膜下腔出血合并颅内高压和神经源性肺水肿患者的胸部 X 前正位片。双侧多发实变影和磨玻璃影,主要位于上肺。患者肺体积正常,无感染征象。(图片由 Michael Gotway,MD 提供)

(2) **微血管周围静水压降低:**微血管周围静水压明显下降,可导致总驱动压升高,引起肺内微血管屏障液体和蛋白质滤过增加,形成肺水肿。上气道梗阻后或梗阻解除后发生的梗阻后肺水肿(postobstructive pulmonary edema)可归入此类。喉痉挛、气管导管阻塞、吸入性异物、会厌炎、义膜性喉炎、急性重症哮喘、肿瘤、扼颈或自缢所致气道受压,均可导致梗阻后肺水肿。气道梗阻后,机体吸气加深,胸内负压升高,增高的胸内负压传导至间质,促进液体流入间质。梗阻对心血管系统的机械影响可导致该类肺水肿。升高的胸内负压造成心脏前负荷和后负荷增大,肺血流量增加,这些因素均可导致微血管压升高,驱使液体流向间质。在对 3 例上气道梗阻合并肺水肿患者的研究发现,水肿液蛋白浓度较血浆蛋白浓度降低(比值分别为 0.44、0.31 和 0.52),提示患者发生了高压性肺水肿。

从胸膜腔内抽吸液体或气体后继发萎陷肺的复张,随复张肺充盈胸廓,可导致微血管周围静水压降低。所谓的复张性肺水肿(reexpansion pulmonary edema)在肺复张的实验动物和患者中都有报道(图 62-3),但对 3 例复张性肺水肿患者的研究发现,水肿液蛋白含量升高,提示肺复张可能导致高通透性肺水肿而不是高压性肺水肿。然而,另一项对复张性肺水肿患者的水肿液蛋白含量检测发现,静水机制占主要地位。以兔为对象进行的实验性复张性肺水肿的研究,支持通透性升高这一假设。再灌注损伤是肺移植术后发生肺水肿的原因之一,主要引起高通透性肺水肿。

如果升高的肺泡表面张力传递到间质,血管周围静水压会降低,进而使微血管屏障滤过量增加。在犬肺的试验中证实了这一效应。肺泡表面张力对肺液体平衡的影响将在后文叙述。

(3) **跨壁蛋白渗透压差降低:**无论血浆蛋白浓度降低抑或间质蛋白浓度升高,若导致了微血管屏障两侧抵抗静水压差的蛋白渗透压差下降,则总驱动压会升高,流入肺内的液体和蛋白质含量增多。越来越多的动物试验研究了高压性肺水肿的这一理论机制,并得出了不同的结论。血浆蛋白渗透压降低时,渗透压梯度对抗静水压差的能力降低,水肿液积聚所需的静水驱动压比蛋白质浓度正常时为低。

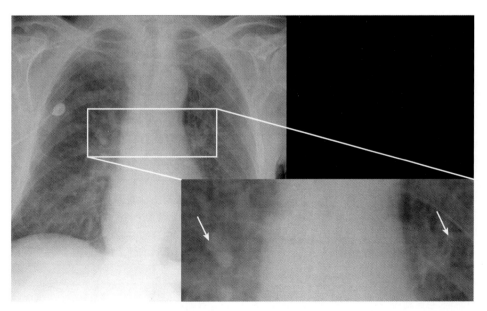

图62-3 一例出现支气管周围袖口征的高压性肺水肿患者的胸部 X 线前正位片。中心血管扩张、模糊,伴支气管末端气道壁增厚,如上叶前段支气管。这些特征在放大的插图中更为明显(箭头)。(图片由 Michael Gotway,MD 提供)

（4）肺泡屏障功能： 如果间质静水压升高、肺泡静水压下降或跨肺泡屏障渗透压差下降，跨肺泡屏障的液体和蛋白质驱动压升高，导致高压性肺水肿。随肺内间质水肿液积聚时，间质静水压升高。间质静水压升高导致跨肺泡屏障的总驱动压升高，导致肺泡或呼吸道上皮水肿形成。

若肺泡静水压下降，则总驱动压升高，跨肺泡屏障滤过压亦会升高。肺泡与间质静水压之间的相互关系导致这种情况变得更为复杂。肺泡静水压下降，导致跨肺泡屏障的总驱动压升高，亦导致间质静水压下降，而跨肺泡屏障总驱动压下降和跨微血管屏障总驱动压升高。给予气溶胶洗涤剂，可引起表面活性物质活性降低，肺泡表面张力升高，静态顺应性降低，肺不张和肺水肿；肺泡水肿液和左肺门输入淋巴管中蛋白含量较血浆蛋白含量降低，提示这属于高压性肺水肿的一种类型。由于高压性肺水肿可以导致犬肺提取物和离体兔肺的肺泡表面活性受损，可能因肺泡表面张力的变化而加速肺水肿的形成。然而，因肺水肿时肺泡表面张力改变，而导致水肿形成的一个愈演愈烈的恶性循环，尚未在临床得以证实。

临床上，唯一由跨壁渗透压差引起的肺水肿见于溺水者。海水的渗透压比血浆高 3 倍（1000mOsm），因此吸入海水后，肺泡腔内的液体容积将增加 3 倍以达到渗透平衡，继而显著增加了海水本身所致肺泡水肿的程度。水分因渗透压的作用从邻近血管流出进入肺泡，数分钟内即可达到渗透平衡。肺泡屏障功能并未明显受损（除非患者吸入了胃内容物或海水被污染或富含颗粒物），同时肺泡水肿消退较快（50%～60% 的过量肺泡液可在 4 小时内被清除）。淡水溺水则发生相反的改变：肺泡内水分大量流出进入肺间质和血液中以快速达到渗透平衡。快速的水流量和低渗可引起严重的血液稀释，发生溶血和纤维蛋白溶解，以及肺超微结构严重变形，包括肺泡 I 型和 II 型细胞受损、内皮细胞水肿、基底膜脱落和细胞裂解。低张性液体可以损害肺泡上皮和微血管内皮细胞，导致高通透性肺水肿，而非正常屏障类型的肺水肿。

（二）高通透性肺水肿

高通透性肺水肿（图 62-4）是由于跨肺内屏障的液体和蛋白质通透性增加所致。其基本特征是肺实质受损时，液体和蛋白质流入肺间质和肺泡的屏障完整性受损。高通透性肺水肿有时又被称为非心源性肺水肿（noncardiogenic pulmonary edema），并导致人体发生临床综合征，当明确地进行定义时被称为急性肺损伤（acute lung injury，ALI），或更严重时被称为急性呼吸窘迫综合征（acute respiratory distress syndrome，ARDS）。

1. 病理生理学

若肺内皮和上皮屏障受损所致液体和蛋白质聚集的速率超过被清除的速率，即可发生高通透性肺水肿。肺受损后，阻止液体和蛋白向肺内流动的屏障功能减退，通常的保护因素不能使肺免于水肿。高压性肺水肿时，尽管跨滤过屏障增多的液体和蛋白仍由淋巴管移除并从肺泡壁引流，但由于屏障对它们流出的限制作用较正常时减弱，总驱动压一定时，液体和蛋白的滤过较正常时显著增加。因此，损伤肺水肿的形成对驱动压的改变变得极为敏感。肺损伤时，由于炎性介质如血栓素产生血管收缩效应，将主要的阻力位点移至毛细血管后静脉，微血管液体

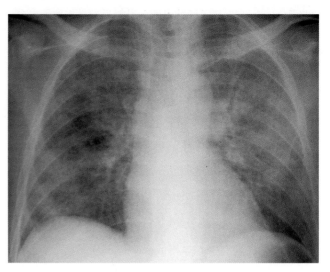

图 62-4　高通透性肺水肿患者的胸部正前位 X 线片。双肺实变影，左肺明显。心脏未见长大，无胸腔积液。无典型容量负荷过度的表现。（图片由 Michael Gotway，MD 提供）

交换处的静水压升高，或由于对心脏和循环系统产生的影响，导致驱动压升高。例如，脓毒血症时，发生的左房压升高、肺静脉收缩以及心输出量增加，均可使微血管液体交换处的静水压升高。

由于内皮-上皮屏障变得容易渗漏，跨越它们的保护性的蛋白渗透压差降低，无法调控驱动压，即使是正常的静水压亦会导致大量液体和蛋白外渗入间质和肺泡腔。肺损伤时淋巴回流功能增强，可以将多余的滤液泵出。和单纯的静水压升高相比，微血管壁受损时最大肺淋巴引流量增加更多，即使这样，增加的淋巴泵送能力仍不能应对驱动力的轻度升高。上皮屏障受损时，肺泡内水肿液更易积聚，原因是大部分抵抗液体和蛋白流入肺泡的阻力驻留在上皮屏障中。受损的屏障对液体滤过的阻力降低，以及增高的渗透压差对静水驱动压调控减弱，导致高通透性肺水肿的迅速发生和发展。临床上，高通透性肺水肿患者，血管内静水压常较低，毛细血管楔压常较低或者正常。在某些情况下，这反映了和一些潜在疾病相关（如脓毒血症）的低血管内压。

高通透性肺水肿对呼吸力学和气体交换的影响取决于水肿液积聚量和导致肺损伤的严重程度。而高压性肺水肿对呼吸力学的主要影响与肺泡液体过度积聚有关。在肺损伤试验中，肺泡内液体大量积累时功能残气量降低，通气单位丢失几乎可解释所有观察到的静态肺顺应性降低。CT 为急性肺损伤时结构-功能关系提供了新的见解。急性肺损伤早期以肺泡水肿为主要表现，特点是肺血管通透性均匀性改变，水肿液以非重力分布方式均匀地积聚在所有肺区。水肿引起的肺重量增加导致肺区沿静水压传输纵轴的肺组织塌陷（如由水肿液重量增加引起的压缩性肺不张）。因此，下垂肺野的肺容积明显减少，此处的来自上方的叠加重量最大。

对弥漫性肺实质损伤行机械通气的患者，进行呼吸力学测量时发现，通气肺的损伤导致静态肺顺应性下降。此外，肺容积减少导致气流阻力增加。支气管痉挛可能导致气流阻力进一步增加，而吸入支气管扩张剂可使其显著缓解。胸壁顺应性降低，

可能是由于腹部膨胀、胸壁水肿以及胸腔积液引起的胸部固有的机械性能改变所致。由肺部疾病（肺炎性肺实变）或肺外疾病（与肺水肿和肺泡塌陷相关的疾病）导致的严重高通透性肺水肿患者，进行机械通气时出现的各种呼吸力学异常和对呼气末正压（positive end-expiratory pressure，PEEP）的反应，已有文献进行了报道。

虽然表面张力对肺弥漫性损伤后肺顺应性下降的患者来说影响较小，但离体兔肺试验的结果表明，和同等程度的高压性水肿相比，高通透性水肿能导致更为严重的力学变化。表面活性剂是一种促凝血剂，当血浆蛋白进入肺泡腔后，凝血复合物形成，表面活性剂被损耗。损伤肺释放出一些物质干扰肺泡内正常的低表面张力，激活多型核白细胞（polymorphonuclear leukocytes，PMNs），从而损害表面活性剂的功能，且通过蛋白质水解和氧自由基介导机制降解主要表面活性剂载脂蛋白。从有弥散性肺损伤风险的患者和确诊肺损伤的患者的支气管肺泡灌洗液（bronchoalveolar lavage，BAL）中取得的人类肺表面活性剂在化学成分和功能活性方面均存在异常。表面活性剂与水肿蛋白的相互作用亦可引起异常，因为血浆蛋白（尤其是纤维蛋白单体或纤维蛋白原和白蛋白）可以干扰表面活性剂的功能。许多实验模型表明，蛋白质水肿液与表面活性剂抑制相关。表面活性剂在弥漫性肺实质损伤的发展和治疗中的作用以及表面活性剂治疗法的潜在作用将在本章稍后详细讨论。

由于肺内的血液分流和通气灌注比例失调，常常引起高通透性肺水肿患者的气体交换功能严重受损。尽管肺内分流可以提高死腔分数，但早期肺损伤患者的肺死腔分数显著升高，说明许多肺通气单位灌注较差；该发现解释了为何严重的高通透性肺水肿发生时，分钟通气量将提高到正常的两倍（12～16L/min）。肺死腔分数升高在广泛性肺损伤的儿科患者中也有报道，肺实质损伤的促凝和抗纤溶旁路增加可以部分解释该机制。

高通透性肺水肿的生理异常受到早期肺泡水肿的影响，并取决于损伤的严重性和持续时间及其病因。临床表现可能缓解或者加重，但通常有以下三个病理类型的演变：渗出、增生和纤维化。最早的变化主要为广泛性肺泡和间质水肿及出血。对肺泡管的损伤尤其严重。损伤后可见由血浆蛋白沉淀、纤维蛋白和坏死碎片组成的透明膜。即使基础损害属于血源性，肺泡上皮受损比血管上皮受损更为广泛。广泛而局灶的肺泡破坏，尤其是Ⅰ型肺泡上皮细胞，和正常肺泡组织相间排列。受损的肺泡上皮肿胀、排列紊乱、不连续，并且常常高出暴露面，但由透明膜覆盖的基底膜通常是完整的。Ⅱ型上皮细胞与Ⅰ型上皮细胞相比，损伤不太严重，因为他们的细胞质较薄，呈鳞状扩展至细胞核，可覆盖损伤相对较重的肺泡毛细血管屏障边缘。水肿导致间质扩大（尤其是支气管周围血管袖），同时间质中可含白细胞、血小板、红细胞、纤维蛋白和碎屑（特别是近肺泡壁处）。尽管超微组织学结构中可见明显水肿的内皮细胞，微血管内皮仍然相对保存较好，除了因细胞质水肿或液泡以及管腔内大量白细胞造成的不规则局灶增厚。

渗出阶段以后即为增生阶段，该阶段发生在损伤后的5～7天。初始损伤、修复过程和治疗对该阶段及后期的作用并不十分清楚，但初始渗出期后出现的一些异常改变，与潮气量为12～15ml/kg体重预计值时的机械通气模式的效应相关。增生阶段

中，部分水肿液从肺泡腔中被重吸收。肺泡和间质中纤维蛋白占主导，伴有炎症细胞和成纤维细胞浸润。肺泡上皮细胞为立方体，主要由增生Ⅱ型细胞构成。间质和上皮肿胀可导致空气-血液屏障增厚。肺血管床呈部分或完全中断，且结构变化会降低其表面积。

大约在初始损伤后10～14天，进入反应的最终阶段，此时，肺泡管、肺泡和间质的纤维化改变占主导地位，可能造成肺泡闭塞、肺泡壁融合以及功能肺单位丧失。肺部的肺气肿样大疱改变较为少见。严重的高通透性肺水肿5年生存者的肺功能检查结果通常恢复正常或接近正常值，但其运动受限，身体和心理生活质量均仍倾向于受损。

2. 发生机制

导致高通透性肺水肿的主要疾病见表62-4。最常见的原因是肺炎、脓毒血症、吸入胃内容物和大型创伤。呼吸道受损或血流异常均可导致肺损伤。弥漫性肺损伤导致高通透性肺水肿的确切机制，成为了人体、动物模型以及细胞系统中的研究热点。人体研究的数据，显示了肺损伤前后肺泡腔发生的变化。对患者发生弥漫性肺损伤前后的肺泡灌洗液进行研究发现，在临床诊断肺损伤前即会发生急性炎症反应，确诊后1～3天炎症反应达到高峰，在接下来的7～14天中，插管患者的炎症反应缓慢下降。这些研究中提示了不断演化的炎症反应的复杂性，其特征在于急性反应性细胞因子和其抑制剂、氧化剂、蛋白酶和抗蛋白酶，脂质介质，生长因子和胶原蛋白前体聚集，共同参与修复过程。为寻找可以预测弥漫性肺实质损伤发生和转归的单一的生物标记物，研究者进行了大量的努力，但结果并不理想。

表62-4 高通透性肺水肿相关的临床疾病

感染
吸入
创伤
血流动力学紊乱
药物，药源性
血液系统疾病
神经系统疾病
其他疾病

肺损伤机制的假说在动物模型和体外试验中均有研究，多篇评论文章对此进行了总结。现有的动物模型不能完全再现人类肺损伤的各个方面，其部分原因在于人类肺损伤通常演变时间较长，而实验室研究中发生损伤的时间较短。除此之外，人类的肺部不仅仅暴露于初始损伤物质中，同时还暴露于治疗处理过程中，如机械通气。离体细胞试验对检测特定的概念有帮助，但完整生物系统的复杂性和补偿性都无法在简化的试验系统中得到复制。大多数实验有意将研究限制在单一病因；然而，这就将临床复杂的实际情况转化成了简易的单一试验途径。人类的高通透性肺水肿可能是由若干串联或并联途径的相互作用所致。

因为肺损伤指标，不能仅由微血管系统的屏障功能所决定，未检测血流动力学变量的离体器官和小动物的研究，常以检测

的肺、灌洗液或灌流液中的标记物来代表,故结果难以进行评价。例如,当血管内皮细胞受损时,液体和蛋白质由血管进入肺内这一过程对静水驱动压和滤过表面积相当敏感,通过改变这些参数而不完全改变微血管屏障功能即可获得试验性干预的效果。即使在较大的实验动物中,亦很难评估微血管驱动压和表面积的作用。实验动物模型数据显示,引起高通透性肺水肿的机制至少可以分为两大类:直接机制(即不需要介导的机制,有害物质和肺组织接触直接造成损伤)和间接机制(即需要介导的机制,如宿主防御)。这两类机制有所重叠,因为一旦肺部受伤,炎症反应可能成为损伤的主要机制。高通透性肺水肿机制有三种主要假说,三者相互关联。最近的一篇综述,提供了动物试验性肺损伤模型中的具体信息,而美国胸科协会共识会议亦对此提供了进一步的建议。

三、诊断

对中度和重度进展性肺水肿,尤其是心力衰竭所致者,诊断相对容易。然而,其他原因造成的肺水肿,诊断相对较难,尤其是高通透性肺水肿。

(一) 临床评估

1. 定义

对灾难性肺疾病历史感兴趣的初学者,应该记住20世纪50年代,60年代和70年代发生的临床轶事,对生存率极低的肺水肿患者,分别命名为"休克肺""岘港肺"和"成人呼吸窘迫综合征",这些命名代表了医学技术操作的巨大突破。在此之前,几乎所有严重受伤或损伤的人员都将死亡。目前尽管将成人(adult)呼吸窘迫综合征改为了急性(acute)呼吸窘迫综合征,但缩写ARDS仍保持不变。之后,虽然相关疾病患者的生存数量奇迹般地不断增加,但死亡率仍然很高。

从概念上讲,ALI包括从轻度到重度或致命肺损伤的连续性表现。几十年来,通过不断协商,"ARDS"这一术语能较为准确地描述这种最为严重威胁患者生命的综合征。在1988年,对ARDS进行了数值分级的"扩展定义",6年后,人们认为术语ALI可能广泛适用于这个连续的病理过程,因此更名为急性肺损伤。而ARDS继续用于表示ALI疾病过程中最严重的终末期。

为了满足临床和流行病学的需要,肺损伤的三个不同的定义:急性肺损伤评分,欧美共识会议(American-European Consensus Conference,AECC)定义,以及AECC定义的最新修订版"ARDS柏林定义"。目前上述三种定义已广泛使用,但是每种定义都有其不足之处。

肺损伤评分(表62-5)评估了肺损伤的严重程度,该评分包括支持性治疗如呼气末正压机械通气(PEEP)和氧疗。这项评分极其重要,因为并非所有肺损伤的严重程度都一致,且严重程度随着时间的推移而改变。在这个评分系统中,ARDS代表最严重的损伤(评分>2.5),轻-中度肺损伤预后较ARDS更好,在其他方面和ARDS也有区别。这个评分系统已广泛应用在临床研究和试验中。

欧美共识会议定义(表62-6)有4个因素:①病程:急性发

病;②氧合作用:不考虑呼气末正压水平,动脉血 PO_2/FiO_2 < 300mmHg,诊断为ALI;动脉血 PO_2/FiO_2 ≤200mmHg,诊断为ARDS;③胸部X线片(正位片可见双肺浸润影);④肺动脉楔压(<18mmHg,或者没有左房压升高的临床表现)。

表62-5　肺损伤评分的要素及其分值

1. 胸部X线评分	分值
无肺实变	0
局限于1/4肺区	1
局限于2/4肺区	2
局限于3/4肺区	3
所有肺区均有	4

2. 低氧血症评分	分值
PaO_2/FiO_2 ≥300	0
PaO_2/FiO_2 225~299	1
PaO_2/FiO_2 175~224	2
PaO_2/FiO_2 100~174	3
PaO_2/FiO_2 <100	4

3. 呼气末正压评分(机械通气时)	分值
PEEP≤5cmH$_2$O	0
PEEP 6~8cmH$_2$O	1
PEEP 9~11cmH$_2$O	2
PEEP 12~14cmH$_2$O	3
PEEP≥15cmH$_2$O	4

4. 呼吸系统顺应性评分	分值
顺应性≥80ml/cmH$_2$O	0
顺应性60~79ml/cmH$_2$O	1
顺应性40~59ml/cmH$_2$O	2
顺应性20~39ml/cmH$_2$O	3
顺应性≤19ml/cmH$_2$O	4

总评分=各参数评分之和/所采用参数数目之和

	总分
无肺损伤	0
轻-中度肺损伤	0.1~2.5
重度肺损伤(ARDS)	>2.5

ARDS,急性呼吸窘迫综合征;PaO_2/FiO_2,氧合指数;PEEP,呼气末正压。

摘自 Murray JF, Matthay MA, Luce JM, et al: An expanded definition of the adult respiratory distress syndrome. *Am Rev Respir Dis* 138:720-723, 1988.

表 62-6　急性肺损伤和急性呼吸窘迫综合征的欧美共识会议定义

病程
急性发病

氧合指数（不考虑 PEEP）
$PO_2/FiO_2 \leqslant 300 =$ 急性肺损伤
$PO_2/FiO_2 \leqslant 200 =$ 急性呼吸窘迫综合征

胸部 X 线片
正位片示双肺浸润影

肺动脉楔压
<18mmHg
无左房压升高的临床表现

第三个阐述，即柏林定义，根据 PaO_2/FiO_2 比值将不同严重程度的 ARDS 简单地分为三类：轻度、中度和重度（表 62-7）。最初纳入所谓的辅助变量，如胸部影像学表现，最低 PEEP 水平，呼吸系统顺应性以及标准化分钟通气量，最终都被废除。最有意思的是，ALI 这一术语也被废弃。PaO_2/FiO_2 比值随着 ARDS 严重程度的升高而降低，同时死亡率依次升高。

表 62-7　ARDS 柏林定义

轻度 ARDS	PaO_2/FiO_2	200～300mmHg
中度 ARDS	PaO_2/FiO_2	100～199mmHg
重度 ARDS	PaO_2/FiO_2	<100mmHg

最近的另一项具有临床意义的用于肺损伤严重程度定义和分级的方法，首先见于单个研究中心，此后见于另外 21 个研究中心，被称为肺损伤预测评分（lung injury prediction score），或 LIPS，该评分的目标是提高早期识别已经发生或者即将发生肺损伤的高危患者。危险因素（发病因素，如肺炎、严重脓毒血症、创伤或吸入）和风险修正因子（如酗酒、低蛋白血症和氧疗），各自按数值分级以产生一个综合的 LIPS 值，它具有较高的阴性预测值（0.96～0.98），但是阳性预测值极低（0.14～0.23）。最近的研究表明，弥漫性肺泡损伤仅见于不到一半的具有 ARDS 临床标准的患者，而更多（69%）见于 ARDS 持续时间超过 72 小时的患者。

目前使用的定义都具有实用性，但它们没有将特定的临床特征和肺内相关屏障的结构和功能特定变化或者肺水肿的严重程度相结合。决定 ALI-ARDS 连续变化的因素是肺内屏障对蛋白的通透性改变、肺微血管内皮和肺泡上皮屏障的结构破坏以及随之而来的肺内多余水分集聚。今后随着调查研究的进展，这些临床定义可能需要补充生物标记物（见下节）和病理表现（如果存在的话），以帮助将 ALI 和 ARDS 分为更具体的病种。

2. 症状和体征

肺水肿的临床表现随其严重程度的不同而有差异，取决于基本病理生理学改变和肺内水液过度集聚的程度。典型症状包括呼吸困难、咳嗽、呼吸急促。闻及喘息时，鉴别诊断较难，但典型哮喘患者通常没有充血性心衰或肺水肿的其他症状和体征。液体一旦聚满肺泡，肺水肿的诊断成立。肺水肿患者通常

有呼吸急促、咳嗽、咳白色或者粉红色泡沫痰等严重的呼吸窘迫表现。爆裂音和干啰音满布肺野，同时可能存在喘息。如果肺泡水肿严重损害气体交换，患者可出现发绀。

高压性肺水肿时因肺泡受正常的安全因素保护（见表 62-1），肺水肿通常缓慢发生和逐渐加重。相反，高通透性肺水肿时，肺泡溢液和呼吸窘迫症状常迅速发生。水肿突然（或意外）发生，有时被称为"一过性肺水肿"，通常属于迅速发生的高压性水肿，发生于安全因素被打破后。

由于肺水肿通常为某种潜在病理过程的一个表现，因此必须确定水肿发生的原因，以便进行有效的治疗，解决异常跨血管液体和溶质流入肺内这一根本问题。高压性肺水肿的常见病因是心肌收缩力减弱导致收缩功能不全所致的心力衰竭，因此常有心脏病病史；临床表现包括任何原因引起的慢性和急性充血性心力衰竭的特征和症状，如冠状动脉功能不全、高血压、心脏瓣膜病和严重的容量负荷增加。颈静脉压升高、心脏扩大、奔马律、心脏杂音、心律失常、肝脏长大和压痛以及外周水肿通常提示心功能异常。然而，肺水肿可能是隐匿型心肌梗死和左室舒张功能障碍的唯一临床表现。

病史和体格检查有助于鉴别高压性和高通透性肺水肿，因为大多数高通透性肺水肿患者通常无基础心脏疾病的体征或症状。提示高通透性肺水肿病因的可能因素有：暴露史（如有毒气体或化学物质、溺水、药物摄入、创伤）、临床疾病（如脓毒血症、肺炎、呕吐、癫痫发作、胰腺炎）或体征（如胸部外伤、长骨骨折、昏迷、休克）。感染包括脓毒血症综合征，是高通透性肺水肿的主要病因，必须全面搜索感染的症状和体征。最常见的感染灶来源于肺和腹腔，所有患者都必须仔细检查，尤其是对腹部、直肠和骨盆的检查。

3. 诊断性研究

实验室和其他诊断性研究对诊断往往有帮助，当多种检查结果出现异常时，其诊断通常已相对明确。适当的微生物培养和血液、尿液毒理学筛查，有助于确定高通透性肺水肿的病因。痰液和气管吸出物的检查、采用保护性标本刷检的支气管镜检查，和少量支气管肺泡灌洗液检查对机械通气患者诊断肺炎均十分有用，即使患者正在接受抗菌药物治疗。对危重患者肺活检有时能提供一个特定的诊断，但结果往往没有太大的帮助，因为多种引起肺损伤的基础病因具有类似的组织学表现，且无法进行特异性治疗。

对疑为海水溺水所致肺水肿的患者，测量其血镁浓度可以帮助确定患者是否吸入和（或）吞咽海水，或两者均有。有报道示，吸入普通海水或者死海中高浓度盐水可导致严重的高镁血症。

4. 胸部影像检查

胸部平片是检测肺水肿最具实用价值的实验室检查。其缺点是胸部 X 线片对肺水的微小变化不敏感，且为半定量指标。另一个限制是，胸片无法有效鉴别高压性肺水肿和高通透性肺水肿。这些缺点常常被胸片的优点抵消，如无创、价格低廉、重复性高、容易实施，且没有严重的副作用（除了有少量辐射）。

肺泡充满液体前，胸部平片的典型表现为肺血管纹理增粗（特别是在肺上野），肺门扩大和结构模糊，出现间隔线（Kerley线）（图 62-5）；支气管周围和血管周围结构模糊（图 62-6），肺门

周围模糊不清,均提示间质性肺水肿。腺泡状致密阴影,常常相互融合,形成不规则的片影,导致肺密度增高而掩盖肺血管纹理,提示肺泡水肿。在严重肺水肿中可观察到支气管充气征。因为间质和肺泡水肿的放射线征象除取决于水肿存在外,亦取决于气体和血液体积以及两者在肺内的分布,水肿的识别和定量是不准确的,X线照相时的肺体积可显著影响其影像学表现。胸部X线片评分是肺损伤评分和修订后的柏林定义的主要部分,但是胸部X片并没有标准化的解释,已有报道表明该结果受人为读片的影响较大。对潜在脑死亡器官供者进行研究发现,胸片评分和肺不张评价与肺重量有良好的相关性。

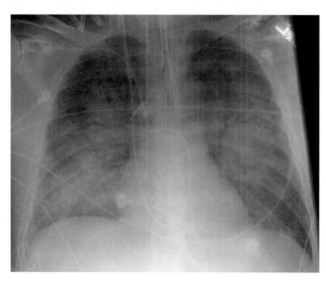

图 62-5　心衰引起的高压性肺水肿患者胸部 X 线正位片显示肺泡水肿和双肺实变影。可见支气管充气征。(图片由 Michael Gotway,MD 提供)

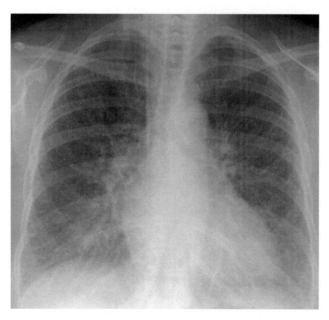

图 62-6　一例 56 岁女性患者因慢性心力衰竭发生高压性肺水肿,胸部 X 线正位片显示小叶间间隔增厚。下侧胸壁可见细小的线状阴影,特别是右边,显示增厚的小叶间间隔,或者 Kerley B 线,患者的胸部 CT 见视频 61-1。(图片由 Michael Gotway,MD 提供)

5. 动脉血气分析

动脉血氧分压、动脉血二氧化碳分压和 pH 是了解肺水肿患者整体肺功能最有益的实验室指标。动脉血气分析检查对早期水肿并不敏感。间质肺水肿通常不影响肺部的氧摄取,只有通气灌注比例失调导致的轻度低氧血症。相反地,肺泡渗出则会严重影响气体交换,导致由于液体充盈或塌陷而不能通气的肺泡区域的血液灌注右向左分流。两项针对肺损伤所致高通透性水肿患者的研究提示,相对于水肿量,氧合作用更多地依赖于肺循环的缩血管作用,即其减少肺部损伤及水肿区域血流灌注的能力。

在因心源性肺水肿住院的患者中,动脉血二氧化碳分压可能会低于正常,尤其在早期因呼吸过速导致肺泡过度通气时;动脉血二氧化碳分压亦可能正常或升高,后者提示肺泡低通气,可由潜在的肺部疾病,二氧化碳代谢产物增多(可能与呼吸做功增加相关),无效通气增加(灌注不足的肺泡通气)或呼吸肌无力导致的呼吸力学损伤引起。在严重高通透性水肿发生的最初 24 小时内,肺内死腔分数升高提示患者的死亡风险更高,尤其是死腔分数超过 0.60 时。

当肺水肿严重或肺部已损伤时,很多患者会由于组织缺氧、呼吸做功增加、肺部固有乳酸的产生或以上所有因素而发生代谢性酸中毒。此时,通常不需要使用注射用碳酸氢盐去纠正酸中毒,而必须找到潜在的原因并给予恰当的治疗。维持满意的体循环血压十分重要。由肺泡低通气导致的呼吸性酸中毒可通过无创通气或气管插管后有创机械通气进行治疗。代谢性酸中毒可通过减轻缺氧及改善心功能而部分被纠正。潜在需手术治疗的疾病(如肠道缺血或梗死、脏器穿孔)或胰腺炎等应当给予考虑。

6. 肺水肿液蛋白浓度的检测

存在明显的肺水肿时,同时采集水肿液(通过气管内管道吸取)及血浆进行蛋白质浓度测量是一种区分高压性及高通透性水肿的快速而无创的方法。在高压性水肿中,由于微血管屏障功能完整,大部分血浆蛋白仍局限于血管内,因此,水肿液蛋白浓度低于血浆蛋白浓度(水肿液与血浆的蛋白浓度比通常 <0.65)。相反,在高通透性水肿中,微血管屏障受损,血浆蛋白以高浓度漏入血管腔,使得水肿液中蛋白浓度高于血浆蛋白浓度(水肿液与血浆蛋白浓度比通常 >0.75)。中间值(0.65 ~ 0.75 之间)提示两种水肿都存在,并反映各自的影响大小。

多数肺水肿患者的研究均表明,水肿液与血浆蛋白浓度比值的检测,是区分两种不同病理生理类型肺水肿的简单方法。三项研究提示,高通透性水肿时水肿液系列检测中蛋白浓度的增高是好的征兆,反映一个完整的内皮屏障及水肿液从肺泡中的净去除。有新的证据表明,水肿液与血浆蛋白比值不仅有诊断价值也有预后价值。这些测量结果还需要结合患者的临床情况,因为随时间的推移出现的水肿液中蛋白浓度的增高,亦可能表示高通透性水肿合并了高压性水肿或肺部损伤变得更为严重或更为广泛。

通过气管插管插入标准的 14～18 号导管并将其推送到远端肺泡腔(与插入纤维支气管镜的方式类似)可进行水肿液的收集。当导管缓慢退出时进行轻柔的抽吸,液体收集在小容器内。可能会需要多次进行,如果抽吸不到液体,医师应试着改变患者的体位。若样本被蛋白含量低于 1g/dl 的气道分泌物如黏液、脓液、杂物等严重污染时应该丢弃。水肿液及血浆蛋白浓度可在实验室中进行测量或在床旁通过手持折光仪的蛋白量表快速估测。

使用支气管镜检查的标准支气管肺泡灌洗或简易支气管肺泡灌洗(利用楔形抽吸导管)已被用作研究和诊断工具,可能提供关于细胞生化及肺泡腔微生物组成的有益信息,但灌洗不能用于测定肺泡蛋白浓度,因为基于所使用的方法,灌洗的盐水会将肺泡液稀释将近 50～100 倍。

(二) 肺含水量及屏障功能的测定

理论上讲,肺内水分或水肿液的定量检查,可用于检测早期肺水肿、评估临床病程及治疗反应,但尚无最优的技术方法。目前使用或仍在研究的方法集中于测定肺密度或与肺内水量平衡的指示剂的测定。对于此种测定的兴趣也表示肺水量的准确定量对于肺水肿患者的诊断及治疗可能有益。目前基于一些研究结果利用单个热敏指示器测量血管外肺水量有一定的前景,但其实际的临床应用尚未得到确切的证实。

1. 屏障功能

高压性与高通透性水肿的临床鉴别较为困难,因为在肺水量明显增加前液体经血管流入肺部即可出现异常。理论上讲,两种类型的水肿可通过屏障功能的差异进行区分。在肺水肿中检测经血管进入肺内增多的液体以及对于屏障完整性的评估,可能比测定肺水量更有帮助。目前已有简单实用的方式评估屏障结构的完整性(水肿液蛋白浓度测定,如前所述),已研究出多种用于检测早期水肿及屏障功能改变的方式。但并无任何一种方法常规应用于临床。

2. 肺损伤的生物标记物

反映各种肺损伤即将发生高通透性肺水肿的生物标记物,已成为很多研究及系统评价的对象。大多数研究热点围绕在发现一种简单的血液、尿液或支气管灌洗液检查方法,以确定哪些患者一定会发生高通透性水肿或哪些患者已经处在疾病的早期阶段,或可预测肺损伤患者的预后。为了在临床中得以运用,这类标记物的测定应当实用而价廉,对于肺损伤的检测敏感而特异。目前已在广泛地寻找一种可靠的生物标记物,用以检测早期或不可避免的肺损伤,可以达到类似肌钙蛋白诊断急性心肌梗死所发挥的决定性作用。但一直在寻找的高通透性水肿的诊断金标准仍遥遥无期。

几项多中心临床试验的研究结果,报道了某些血浆标记物对于由各种肺损伤导致的高通透性肺水肿患者死亡及其他临床终点的独立预测价值。预测价值最大的生物标记物是表面活性蛋白 D、白介素-6、白介素-8、血管性血友病因子抗原、可溶性肿瘤坏死因子-α 受体 I 和 II、细胞间黏附因子-1、蛋白 C 和纤溶酶

原激活抑制剂-1,以及糖基化终末产物受体。由于高通透性肺水肿源于严重程度不同的多种损伤,且很多异常也可以在各种病因导致的不涉及肺部的其他严重疾病中发现,任何单一的标记物似乎都不能确切地证实已有严重肺损伤或风险。目前更多的关注在于标记物联合检测的敏感性及特异性。一项近期的研究支持这种看法,其结果显示,三种血浆生物标记物检测比单独使用标准临床预测因子预测死亡的价值更高。

目前,最新的引起广泛关注的高通透性肺水肿的生物标记物,血管生成素-2,是一种内皮生长因子和强效血管通透性调节剂,在很多不同临床疾病如恶性肿瘤、肝衰竭、疟疾、慢性肾脏病、心衰及脓毒血症中均发挥一定的作用。引起对血管生成素-2的重视来自于以下观察结果:脓毒血症患者"治疗的第一个小时内该物质明显增高",且与疾病严重性相关,在死亡患者中水平又进一步增高,并且是休克或死亡的预测因子。另外,利用血管生成素-2 水平预测危重肺损伤患者发生高通透性肺水肿的可能性以及联合血管生成素-2 水平与肺损伤预测分数(如前述),比分开应用可改善受试者疾病转归曲线特征,也拓展了这些观察结果。但显然,需要纳入更多患者和转归的研究来支撑这样的观察结果。

四、治疗

肺水肿的治疗通常需要有力的生命支持措施,之后是针对那些导致肺血管外间隙水量积聚因素的特殊治疗。合理的治疗需要准确的诊断、对于潜在疾病本质及限制水肿进一步积聚及利于肺内液体移出措施的了解。

(一) 急救措施

肺泡水肿患者通常病情危重,需要即刻治疗急性呼吸衰竭。低氧性呼吸衰竭治疗的基本原则在第 100 章加以讨论。肺水肿患者的基本需求,包括气道保护及满意的肺泡通气和动脉血氧合。动脉血压的维持也不可缺少。如今监测及维持氧饱和度和血压的可靠措施,在急救工作及转运途中得到广泛的运用。任何原因导致明显肺泡积水及严重气体交换异常的患者,需要紧急气管插管、高浓度氧气吸入及呼气末正压通气。稳定后,对高通透性肺水肿患者应采取必要的肺保护措施(见后文);而对于高压性水肿患者,几乎都是充血性心衰所致,对短期死亡率无影响,应更多关注可快速改善呼吸窘迫及代谢紊乱的无创性通气方法(见后文)。

(二) 高压性肺水肿

在高压性肺水肿中,治疗的共同目标是减少液体渗入肺内。由于随肺血管压的升高,水肿液形成的速度呈指数增长,因此静水压的控制是治疗成功的关键。治疗方式必须以目标为导向,针对根本的病理生理机制,并且不断地对患者进行再评估直至其病情稳定。

1. 基本原则

有关高压性肺水肿,例如充血性心衰的快速识别及处理,已

是很多综合评述的主题。高压性肺水肿的治疗目标是降低引起肺内水肿形成的静水压。主要的目的是达到不影响心肌正常工作的液体负平衡。必须限制可增加交感张力而增加心脏做功的身体活动及疼痛与焦虑，从而尽可能地降低心脏做功。当心脏功能衰退时，通过逐渐增加血管容积，从而增加心脏每搏输出量及做功，反射性地维持心脏功能（即 Frank-Starling 机制）。这种左室前负荷的补偿性增加导致肺静脉高压，并提高了液体流出肺微循环的驱动压。当心衰恶化时，心输出量下降，肺循环及体循环静脉压升高，全身血管阻力升高，以及肺和外周的水肿成为心功能受损的主要表现。

在高压性水肿患者，血管容量的减少及心输出量的提高，可降低水肿形成的驱动压。由于保护肺免于高滤过驱动压水肿的正常安全因素未受损，仅需将压力降至近乎正常的水平。在肺毛细血管楔压低于 20mmHg 时，肺内液体滤过通常不足以引起肺水肿。严重心力衰竭患者可能耐受更高的压力，因其肺内基础屏障通透性降低而淋巴清除能力提高，需要这样的压力以维持心脏输出。治疗的目的是减少心脏做功而增加心脏做功效率，一些严重静水压性肺水肿患者尚需应用正压机械通气。这些患者肺泡水肿的清除并非只是降低肺血管压；其他增加肺泡液清除的机制也很重要。

大多数由心力衰竭导致的急性肺水肿患者，因心肌收缩功能减弱而出现收缩功能不全，但也有近 30% 患者为舒张功能不全。心脏收缩正常而舒张受损。由于心室不能正常舒张，其舒张末容积增加，从而增高肺微循环静水压。目前已认识到，急性舒张功能不全导致肺水肿，是急性心肌缺血或未控制的高血压的常见表现。其他原因，包括糖尿病、主动脉狭窄、浸润性心肌病、心内膜弹力纤维增生症、体温过低、感染性休克、机械通气导致的胸腔内压升高及心包积液。对病因及加重因素应进行纠正（如，冠心病血运重建，控制高血压）。急性舒张功能不全的治疗目标是降低已升高的充盈压（通过谨慎运用利尿剂及硝酸盐）而不显著减低心输出量。由于充足的心输出量依赖于心脏已升高的充盈压，这类患者使用利尿剂和硝酸盐则容易发生低血压。由于收缩功能正常，正性肌力药物并无帮助，实际上会加重心肌缺血。

在急性高压性肺水肿的情况下，确定并治疗可纠正的心衰病因尤其重要。急性心肌梗死、持续的心肌缺血、心律失常、瓣膜疾病、高血压、室间隔穿孔、风湿性或其他炎症性心肌病、洋地黄中毒、肺栓塞、感染、甲状腺功能亢进或严重贫血，可能导致心衰，必须加以纠正。伴有肺水肿的心脏病患者，可能并无胸痛，但大多数患者有明显的冠状动脉疾病，且肺水肿可能是无症状心肌缺血的唯一表现。

2. 硫酸吗啡

长期以来，对急性心源性肺水肿，最重要的急救措施是硫酸吗啡，5～10mg，或其等价物，数分钟内缓慢静脉注射，要小心避免低血压。吗啡是极为有效的心衰治疗药物，因其是强有力的血管扩张剂及中枢神经系统镇静剂且并不抑制心肌收缩力。其血管扩张效应可显著降低肺毛细血管压，且可改善低下的心输出量。因吗啡的扩血管、减慢心率及镇静效应而使心脏做功减

少。谨慎使用吗啡，通常并不会导致呼吸衰竭，或加重已有的与急性肺水肿相关的二氧化碳潴留，但如果患者没有插管和接受辅助通气，则必须给予密切观察。吗啡注射后发生低血压，提示药物过量或血管内容量低于预计水平；及时使用纳洛酮可迅速纠正这种紊乱。

3. 减少静脉回流

若不能立即获得最有效的治疗，对高压性肺水肿有效的两种古老的补救措施可挽救生命。首先，以四肢交替束缚止血带将血液限制在四肢，使其远离肺循环，减少胸内血容量，从而降低肺灌注压。使止血带或血压袖带膨胀至小于收缩压，用于四个肢体中的三个，并每 15 分钟轮换 1 次。目的是减少静脉回流，而非阻断肢体的所有血流。必须注意，止血带要进行轮换，任何肢体每次静脉回流的阻断时间不超过 45 分钟。一项针对心肌梗死后左室收缩功能不全患者的研究显示，利用止血带可将大量的血容量限制于外周，但其结果变异性较大，并有时产生对室功能不利的作用。第二，若充血性心衰所致急性肺水肿患者尚未发生休克，以及药物或其他支持措施不能即刻使用时，可采用静脉切开术放出 100～500ml 血液以减少血容量。

4. 通气策略

大多数高压性肺水肿住院患者，有急性或慢性心衰，且需要氧疗以保证满意的动脉氧合。根据患者缺氧的严重度，轻度缺氧患者可能仅需经鼻导管或简易面罩进行氧疗；中度缺氧患者可能需要无创通气进行氧疗。严重的气体交换异常者，则需要气管插管及高氧浓度和高呼气末压治疗。

目前，经过较多的研究，已经证明无创通气，无论是持续气道正压通气或是间歇性正压通气，均对心源性肺水肿的治疗有益；与标准氧疗相比，两种方式均能更快地改善呼吸窘迫及代谢异常。两种无创通气方式的临床效应相近，但对短期死亡率无影响。恰当地运用无创通气，可使多数患者免于气管插管，但当心源性肺水肿严重且逐步恶化时，应立即进行插管。

5. 右心导管检查

在 1970 年，HJC Swan 和 William Ganz 两位医师将漂浮导管引入临床，用于测定右房压、右室压、肺动脉压、肺毛细血管楔压以及评估心输出量及右心氧饱和度。肺动脉导管使用很简单但培训至关重要。很自然地，心脏病学、重症医学、外科学及麻醉学的住院医师、研究生及有经验的主治医师，均积极地应用漂浮导管和研究其作用。

值得高兴的是，目前许多年轻学员及经验丰富的医师确实了解了大量的在肺动脉导管应用前大多数医师几乎不了解的心血管及呼吸系统生理学。随着有关血流动力学知识的广泛应用，血流动力学数据，为治疗急性心肌梗死、心力衰竭及心源性休克的新概念模型，提供了新的临床见解及研究成果。相似的方式亦在探索脓毒血症、感染性休克和术后并发症的未解问题及如何区分高压性和高通透性肺水肿。疗效显著的新型利尿剂、血管活性及正性肌力药物的应用也加强了新的血流动力学概念。

当然，坏消息就是，蜂拥而至的状况也导致了肺动脉导管的过度使用和滥用。技术方面的能力及专业技能有时要经受考验，有些试图成为专家的人并不了解如何解读相关信息。但漂浮导管的流行直到20世纪90年代才减速，因权威人士开始质疑对急性心肌梗死患者无限制使用漂浮导管是否适当。尽管早期临床试验的结果不明确，但也提出了很多的质疑，最终认识到肺动脉导管不能用作急性心梗的常规（routine）处理。

随后，被公认的观点是，监测肺毛细血管楔压及心输出量较中心静脉压，可优化容量状态的控制、血管加压素和正性肌力药物治疗的调控，受到质疑并接受验证。由美国心肺血液研究所资助的纳入1000例患者的大型临床试验证实，"［肺动脉导管］指导的治疗与［中心静脉导管］指导的治疗相比，不能改善生存及器官灌注且并发症更多"。

最新的（2013）关于漂浮导管在重症监护患者中应用的信息来自于临床对照试验数据库。作者总结到"肺动脉导管的使用不能改变重症成人患者的死亡率、重症治疗和住院时间及其费用"。同样的，经验及临床判断十分重要。

必须强调的是，由于过去的争议大多已被阐明，很多无可争议的漂浮导管的适应证得到确认，并广泛运用，尤其在心血管疾病的诊断和监测中。其他监测血流动力学的方式，如脉搏指数连续性心脏输出设备，仍在设计及评估中，但漂浮导管在危重成人患者中仍具有重要的作用。

6. 特异性药物治疗

经急救治疗和患者情况稳定后，需要考虑三种主要的治疗选择，即血管扩张剂，利尿剂及正性肌力药，并在适当的时候加以运用。用这些药物治疗的目的是降低肺血管床滤出区域的静水压同时维持全身充足的氧供。治疗选择由患者的具体情况及肺水肿的病因决定。

（1）血管扩张剂：根据其具体的治疗指征，血管扩张剂用于高血压、充血性心衰及心绞痛。有多种药物可供选择，通常联合使用并且常是长期治疗方案的组成部分。血管扩张剂是治疗急性高压性肺水肿的有效药物，因其起效迅速，通常在数分钟内。通过扩张静脉，血管容量增加，血液在外周重分布，从而降低肺内液体滤出的驱动压；通过扩张动脉，全身血管阻力（心脏后负荷）降低，心输出量及每搏输出量增加，心脏做功更加有效。除吗啡外，有三种血管扩张剂可能对肺水肿有效：静脉扩张剂（如硝酸盐）、小动脉扩张剂（如酚妥拉明、肼苯哒嗪），以及混合扩张剂（如硝普钠）。

血管扩张剂的最常见副作用有头晕，尤其在站立时发生的头晕与低血压相关。对血管扩张剂的耐受，可能需要对长期治疗的不断调整。

（2）利尿剂：有症状的肺水肿患者，尤其是血管压力增高所致者，通常可从利尿剂的使用中获益，是标准的起始治疗方式。这种药物可增加静脉容量并降低积水肺泡的相对灌注（充当血管扩张剂的作用）而产生适度的即刻效应，但其主要的作用机制是增加肾脏对钠和水的排泄。所产生的利尿作用引起左室容量及压力的降低，从而降低左房压及肺内滤出区域的压力。经缓慢静脉注射方式给药的强效袢利尿剂中，呋塞米效果显著，是普遍的选择。有多种不同剂量的呋塞米给药方式，并一直用于治疗有症状的由急性充血性心衰导致的肺水肿。其中一种方式为，给予40～80mg的负荷剂量后，继以10～20mg/h的速度连续输注；若经一小时无效，则重复负荷剂量并将滴速加倍。等价计量的其他袢利尿剂（布美他尼，托拉塞米或依他尼酸），基本上有相同的作用。

数十年的临床经验证实，静脉输入袢利尿剂，几乎总是能起到快速的利尿及缓解症状的作用。然而，尚缺乏有关其安全性及有效性的信息，且心衰治疗中利尿剂的最佳应用尚需更多的研究和改进。

若患者有低血压或明显休克，利尿剂通常无效，由于肾灌注不足会限制它们对肾功能的作用。在这种情况下，持续静脉超滤可减少血管内容量，即使患者需要血管加压素来维持血压。

如果患者有严重肾脏疾病，则不能选择利尿。在这种情况下，应当考虑选择伴或不伴逆流透析的连续动静脉血液滤过或静脉超滤。这些技术比传统的血液透析及腹膜透析具有明显的优势，前者通常不能用于血流动力学不稳定的患者（尤其是那些心输出量低或低血压的患者），而后者作用缓慢且耐受性差。训练有素的重症监护室的护士及医师能成功地启动、维持并监测血液滤过，且由于其循环单位容量较小及压力较低，而不会受低血压的影响。若有必要，可去除相当可观的液体量（<200～300ml/h），其量取决于患者心血管系统的状态。

（3）正性肌力药：心源性休克或其他灾难性心脏事件导致体循环血压降低患者，常常需要正性肌力药物作为临时挽救生命的方法。在完全不同的治疗范畴内，曾经亦认为，收缩性心衰及伴有心脏收缩功能受损的肺水肿患者，可从正性肌力药物增加心输出量及降低肺内液体滤出驱动压的作用中获益。尽管利用药物改善心肌收缩力似乎是合理的，但目前的观点认为，"对收缩性心力衰竭患者，正性肌力药物治疗，普遍不能达到预期的效果"。姑息性正性肌力药物治疗有其临时的适应证，但其他选择如联合植入式心脏复律除颤器及心脏再同步化治疗亦可能有益。

如若存在，高压性肺水肿则是重要的心肌收缩受损的相关特征，提示治疗困难且预后不佳；个体化诊断调整可暂时改善临床转归，但结果仍不理想。较早期的治疗，正在被更先进的技术所替代，如冠脉再灌注、主动脉内球囊反搏或心室辅助设备的机械支持，严重呼吸衰竭中广泛应用的体外膜氧合技术及心脏和（或）肺移植的进步。

（三）高通透性肺水肿

正如已强调的，各种严重肺损伤所致高通透性肺水肿患者的治疗策略，在两个关键的方面与高压性肺水肿患者不同：首先，渗透性水肿时内皮及上皮屏障均有损伤，而在高压性水肿时它们通常正常；其次，屏障受损时，即使驱动压低，亦可发生水肿。治疗的目的（表62-8）是治疗急性肺损伤的根本原因，在修复阶段开始时提供支持，使用不会导致肺损伤加重的肺保护性通气策略，尽可能地减少促使液体由受损屏障进入肺内的驱动压。

表 62-8　急性肺损伤:重要的治疗原则
减少水肿积聚
保证尽可能低的肺微血管压
减少血管容量
寻找并治疗感染
提供支持治疗
供氧
肺保护性通气
优化血压及心输出量
保证利大于弊
避免低血压
避免容量负荷过重
避免氧中毒
避免感染

1. 基本原则

肺损伤的原因常常可能并不明显,这时应当假设为感染:因其为最常见的可治疗的高通透性水肿的潜在病因。尽管患者病情通常较重,仍必须进行诊断性检查以确定可能的感染源,以便给予恰当的引流和抗微生物治疗。胸部平片很少有所帮助。腹部超声和 CT 扫描具有诊断价值。腹腔内感染导致的脓毒血症常见,且非常难以确定,多数这类感染需要手术引流,抗感染药物治疗才会有效。由于尚缺乏对高通透性水肿的特异性治疗,除非病因是可治疗的感染,因此支持治疗尤为重要。起始进行通气及循环支持。高通透性水肿患者可能血流动力学不稳定,通气支持可能受到低血压或明显休克的干扰;PEEP,通常用于保证充分氧合,亦可因阻碍静脉回流入心脏及降低心脏功能而加重病情。

肺动脉楔压低(<10mmHg))或中心静脉压低(<4mmHg)及低血压的患者需要液体复苏,以维持血压和保证靶器官灌注。若患者有活动性持续失血或血红蛋白浓度低(<7g/dl),浓缩红细胞可有效地扩张血管容量和恢复血压,并增加血液携氧能力。无出血及血红蛋白正常的患者应当使用晶体液复苏。由于肺损伤时,限制胶体由血管腔进入肺的屏障功能受损,肺内不能建立促进液体进入血管腔的蛋白质渗透压差;因此,采用胶体液进行液体复苏没有优势。

对液体复苏无反应或其肺毛细血管楔压正常或升高的低血压患者,需要血管加压素或正性肌力药。对于感染性休克患者,致全身血管阻力降低的广泛性血管扩张是主要的血液动力学异常。去甲肾上腺素是最常用的维持血压的血管加压素,但多巴胺亦广泛应用。

若治疗方案的并发症比疾病本身损伤更重,对病重患者进行积极的血液动力学支持会适得其反。提高全身氧气供给(如正性肌力药,血管内补液及输血)或达到超常的心脏指数或正常的混合静脉氧饱和度等措施,当用于所有危重患者时,并不能改善死亡率,但可改善在病程早期就接受治疗的脓毒血症患者的预后。一项 ARDS 协作网临床试验显示,无休克,即不需

要血管加压素治疗的患者,限制液体以减少血管内压的策略,通过减少机械通气时间,可改善 ALI 患者的临床结局;需注意的是,经中心静脉或肺动脉导管进行的压力测量,对液体限制都能提供价值相当的指导,但肺动脉导管检查的并发症更多。

有关血容量正常的危重患者在起始治疗后输血需求的一项多中心、随机、对照临床试验,比较了血红蛋白降至低于 7g/dl 时输注红细胞的限制性策略和维持血红蛋白浓度高于 10g/dl 的宽松策略。限制输血量以维持血红蛋白浓度在 7~9g/dl 至少有效,且可能优于进行输血以维持血红蛋白在 10~12g/dl 的策略;这种策略的唯一一例外是急性冠脉缺血综合征患者,如急性心肌梗死及不稳定性心绞痛。

2. 肺保护性通气策略

在实验动物中,高潮气量通气增加血管滤过压,并产生微血管内皮、肺泡上皮及基底膜的压力性破裂。所导致的损伤似乎与高肺容量时较大的潮气量波动加上气道压增高即所谓的容量伤(volutrauma)有关。由于动物实验及小型临床试验提供了引人注目的实验原理,有研究对低潮气量及低气道压与标准(高)潮气量及高气道压相比的潜在好处进行了验证。一项大型 NHLBI 资助的多中心试验在纳入 861 例确诊的 ALI-ARDS 患者后被提前终止。试验对使用 12ml/kg 初始潮气量及 50cm/H_2O 或更小平台压的"传统"通气管理与使用 6ml/kg 低潮气量及 30cm/H_2O 或更低平台压进行了比较:"低潮气量治疗组比传统潮气量治疗组的死亡率为低——31% vs 39.8%,$P=0.007$——且该组中在随机分组后的最初 28 天内脱离呼吸机的天数更多——12±11 vs 10±11;$P=0.007$"。

这一开创性临床试验及几项后续研究的结果,已经改变了 ARDS 患者的治疗及预后,并且正在成功地应用于无 ARDS 的重症患者。肺保护性通气策略的实施方案详见表 100-3,进一步讨论见第 100 章。

有趣的是,一项意大利的研究结果显示,对 ARDS 患者施行低潮气量策略,可减低肺内及血液的炎症反应,表现为 BAL 液中中性粒细胞、细胞因子浓度及体循环血液中细胞因子的减少。其他的研究也证实,低潮气量肺保护性通气与肺内炎症因子减少相关。另外,鉴于接受肺保护性通气策略的患者血浆表面活性蛋白 D(一种 Ⅱ 型上皮细胞标记物)水平及糖基化终末产物(一种 Ⅰ 型上皮细胞标记物)受体水平降低,肺泡上皮损伤也可能减轻。

除肺保护性通气策略外,几种辅助措施亦在少数患者中实行以补充重症患者的治疗,包括俯卧位通气、肺外气体交换(氧合,二氧化碳移出,或两者兼施)、液体通气、气管内充气、允许性高碳酸血症通气,以及高频通气。这些方式的附加讨论见第 100 章。

3. 特异性药物治疗

表 62-9 列出的几种特异性治疗药物,已在多种不同类型的肺损伤及脓毒血症患者中进行了研究。在大规模、前瞻、随机、对照试验中,任何一种药物,均无死亡率获益,包括最近一项他汀用于 ARDS 的试验。

表 62-9 经验证的高通透性肺水肿治疗药物

糖皮质激素
布洛芬
一氧化氮
前列腺素-E_1（PGE_1）
脂质体前列腺素 E_1 及 E_2
表面活性剂
抗内毒素及抗肿瘤坏死因子抗体
血小板激活因子受体拮抗剂
白介素-1 受体拮抗剂
酮康唑
N-乙酰半胱氨酸
羧酸氧噻唑烷
己酮可可碱
β 肾上腺能受体激动剂
他汀

更新的抗炎治疗，是否对肺屏障受损所致高通透性水肿患者有效，仍是一个重要的问题。尽管免疫反应可损伤组织，但应该记住，炎症对清除入侵的微生物具有重要的作用。由于炎症通路众多，阻断任何一种炎症介质（或即使多种介质）可能对整体炎症反应作用很小或无作用。若肺损伤机制在不同临床事件并不相同，使用针对某一特定机制的治疗则可能并不适合，除非大多数或全部的潜在机制已被识别并得以成功治疗。

（1）糖皮质激素：在所有可能的用于治疗重症肺损伤的药物中，糖皮质激素使用的历史最久。尽管对其在脓毒血症所致高通透性水肿中的应用似乎有令人信服的理由，但四项独立的前瞻、随机、双盲、安慰剂对照试验均显示大剂量甲强龙无益。激素疗法不能阻止典型的 ALI 的发展或减少其在脓毒血症综合征患者中的发生；也不能加速 ARDS 的逆转，降低死亡率或改善呼吸功能。另外，激素的使用还可增加重症肺损伤患者的 14 天死亡及相关感染的发生率。激素对脓毒血症综合征亦无效且可能造成损害。

脂肪栓塞综合征（fat embolism syndrome）可能是一个例外。一项对 64 例长骨骨折患者采用激素治疗的前瞻性、随机、双盲、安慰剂对照试验，发现大剂量甲强龙可有效地预防脂肪栓塞综合征的发生。脂肪栓塞是一种不常见的临床综合征，通常在骨科医师的个案报道中被描述；激素治疗并没有常规使用，且迄今为止大规模的多中心随机试验似乎并无必要。

在早期或将发生肺损伤的患者中，激素的应用试验多为令人失望的结果，但并没有妨碍进一步的研究；持续的研究显示，对部分患者或在特殊的时间（如增生期）或更长的维持时间，使用激素可能有效。关于激素治疗在 ARDS 病程晚期的应用（所谓的补救治疗）的研究结果是令人鼓舞的，一项小型（24 例患者）随机双盲安慰剂对照试验亦发现，对于肺损伤评分在呼吸衰竭的第 7 天都没有改善的严重 ARDS 患者，激素可改善其肺损伤及其他器官功能不全的评分，同时降低死亡率。但是，一项 NHLBI 资助的临床试验显示，在 ARDS 病程第 7～21 天采用激素治疗（甲基强的松龙，2mg/kg），与安慰剂对照组相比，不能降低患者 60 或 180 天的住院死亡率。另外，甲基强的松龙治疗患者出现重要的神经肌肉并发症。一项研究认为，类固醇类对严重肺损伤有潜在的益处，尽管其试验设计不够理想。

（2）神经肌肉阻滞剂：目前经验尚有限，且随机临床试验对于神经肌肉阻滞剂治疗 ARDS 的效果，及其与重症监护室获得性肌无力的相关性，均不确定。在 2010 年，一项随机对照试验显示，与安慰剂相比，顺阿曲库铵可改善患者经校正的 90 天生存率及脱离呼吸机时间。一篇新的系统评价及荟萃分析，纳入三项来自于相同的法国研究小组的临床试验，重新评估了 48 小时静脉输注顺阿曲库铵苯磺酸盐的潜在效果；这种神经肌肉阻滞剂的短期输注可显著改善死亡率并降低气压伤风险，但对生存者的机械通气时间无影响。关于重症监护室获得性肌无力的风险尚无结论性数据。需进一步的研究解决这一悬而未决的问题。

五、临床转归

肺水肿患者的临床转归，取决于水肿形成的两个主要病理生理过程哪一个占主导。直到现在，对肺水肿消退的了解远少于肺水肿的形成。水和任何外渗的蛋白以及细胞碎片，都必须从肺泡和间质间隙中清除，以使肺复张到原来的健康状态。水肿液通过 5 条途径从肺内清除：淋巴管、气道、血管、胸膜腔和纵隔；相反，细胞碎片和颗粒物质必须由巨噬细胞摄取或通过气道而从肺泡清除。

（一）肺水肿的消退

对于液体和溶质从肺泡中清除的了解有较多的进展，已成为众多评论文章的主题。钠离子和氯离子跨越肺泡上皮细胞屏障主动转运至间质，驱动水肿液从肺泡腔中移出（见第九章）。未受损的肺泡上皮具有极强的迅速清除肺泡腔液体的能力，例如：对海水溺水患者水肿液蛋白浓度与血浆蛋白浓度进行连续监测，提示肺内 50%～60% 的过量肺泡液可以在 4 小时内被清除。在对实验兔的研究中，以 4ml/kg 的剂量将海水灌入肺内，不到 5 分钟内液体容积增加近 300%，这是由于渗透压驱动纯水从血浆进入高渗液（881±29mOsm）灌注区所致，80% 的水肿液可以在 6 个小时内从肺泡清除。

相同体积的等渗盐水（292±6mOsm）注入兔子肺内后以同样的速率被清除。这两种情况下都没有肺泡上皮屏障损伤的证据，对于广泛的损伤，包括：缺血、肺泡和静脉内毒素和细菌、静脉内油酸、酸吸入、盐水吸入、高氧、气管内应用博莱霉素、感染性和低血容量性休克，重度低体温复温后，肺泡上皮屏障比内皮屏障具有更强的抵抗力。即使在轻到中度肺泡损伤后，盐和水的转运能力依旧可以保留。然而，重度损伤时，尤其是屏障被破坏后，清除液体的能力丧失，血管内皮成为血管系统和气体间隙之间的限制性屏障。临床上，肺泡水肿液清除能力，即高通透性肺水肿发生的最初 4～12 小时内水肿液和血浆蛋白浓度之比升高，是预后良好的指标，仅有 20% 的死亡率。相反，严重肺损伤早期，重吸收肺泡水肿液能力下降，其死亡率接近 80%。近期一项大型研究证实了这一结果。因此，急性高通透性肺水肿时，肺泡上皮屏障的功能容积，可以作为有用的预后预测指标，也许是因为它是肺损伤严重程度和范围的标志。

屏障功能可以在特定条件下调控。实验性硫脲诱导的高通透性肺水肿恢复期，大鼠肺的 Na^+-K^+-ATP 酶活性会增加。另外，沙美特罗可增强离体未受损人肺组织清除肺泡液体的能力，实验性研究表明在药物作用下肺泡液体清除增加（如儿茶酚胺),即使高通透性肺水肿患者肺泡内液体充溢时亦有效。尽管肺泡清除加强需要完整的肺泡上皮屏障,但这些观察结果显示药物治疗能加速肺泡水肿的吸收。

由于蛋白质从充满液体的肺泡中清除的速率(1%～2%/小时)低于无蛋白质液体的清除速率(10%～20%/小时),留下的蛋白质被浓缩。当重吸收的无蛋白质液体不会减慢液体清除时,肺泡蛋白质浓度增加,由于沉淀的蛋白质无渗透压以及可溶性大分子的浓度太小,无法抵消跨上皮转运的离子浓度差。液体凝结时,水肿液从充满液体的肺泡中清除速率会降低,这种现象在肺血管渗透性增加时常见。水肿液凝结的原因是血浆外渗入肺泡腔,凝血系统在表面活性剂或巨噬细胞源性促凝血剂的作用下被激活。

液体从肺泡腔被清除而进入肺泡间质,通过毛细淋巴管引流或在压力梯度作用下进入支气管血管周围疏松结缔组织间隙或直接进入胸膜腔而离开肺部。肺泡腔的大量液体可通过假设的"漏",即终端气道上皮被部分清除而进入支气管血管周围袖,剩下的液体和溶质则通过防渗肺泡上皮被缓慢清除。

肺水肿时大多数间质液体,存在于支气管血管周围疏松结缔组织间隙,而不是肺泡壁。由于毛细淋巴管仅引流肺泡壁间质液,而这种引流方式对大部分间质液体不适用。一项针对山羊的实验显示,肺淋巴主要来源于肺泡壁间质液,肺淋巴系统对支气管肺泡袖和小叶间隔水肿液的清除作用较小。肺淋巴管在间质水肿液清除中的最大作用不超过10%,由气道蒸发的液体大约为淋巴管清除率的2倍。在对实验性低蛋白质和高蛋白质肺水肿羊肺进行原位灌注的研究发现,在肺水肿恢复过程中,间质液被重吸收入循环与其蛋白浓度呈反比,在任何类型水肿恢复期由淋巴管清除的间质水肿液含量仅占小部分。部分液体穿过肺内血管壁,从疏松的支气管血管周围间质直接引流进入血流。

对提高血压建立的离体羊肺水肿模型的研究表明,水肿液清除的主要途径是通过血管吸收;60%的滤出液可在3小时内被清除,42%被重吸收入血,18%通过淋巴管、胸膜以及纵隔引流。水肿液也可引流入胸膜腔。高压性肺水肿时胸腔积液十分常见,见于25%～50%的患者,若为单侧则常发生在右侧,但亦有约35%的高通透性肺水肿患者出现胸腔积液。胸腔积液的形成和清除将在第79章详细讨论。大约有25%～30%的肺水肿液经胸膜腔而离开肺。大部分间质性水肿液,在肺内压力梯度的作用引流入纵隔,再由邻近的淋巴管清除。

短期内的肺泡蛋白清除主要通过旁细胞弥散并与其大小有关。大部分蛋白质都被完整清除而不是被降解成小片段。通常认为跨细胞(通过囊泡运输)不是从肺泡腔清除大量白蛋白或其他蛋白质的主要机制。长远来看,细胞机制,主要是巨噬细胞的吞噬和分解,是大部分蛋白质从肺泡腔清除的主要机制。不溶性、沉淀蛋白质以这种方式被去除。巨噬细胞最终亦负责去除衰老和死亡的中性粒细胞及其他碎片。尽管蛋白质可随肺泡液体层的流动而到达黏液纤毛传送系统,远端肺泡腔的小纤毛表面积似乎表明黏液纤毛途径可能只占肺泡蛋白质清除的一小部分。即便如此,清除率相当缓慢:颗粒物质从肺泡腔经黏液纤毛清除的半排出期超过4周。经任何途径将肺水肿肺泡蛋白全部清除的速率都很慢。

对于调节内皮屏障功能的机制和信号以及增强的内皮通透性如何恢复正常,知之甚少;另一方面,肺内炎症消退机制已经开始得到认识。

1. 高压性肺水肿

高压性肺水肿的转归取决于基础病因以及所采用的治疗措施。由于绝大部分高压性肺水肿是由心脏疾病所导致,其转归主要由患者的基础心脏功能所决定。由急性心肌梗死引起的单纯性肺水肿患者临床转归较好,年死亡率低于10%。尽管冠状动脉再灌注治疗,应用溶栓药物和支架植入冠状动脉腔内成形术,显著提高了存活率,但当急性心肌梗死意外发生时,预后较差。通常情况下,从充血性心力衰竭所致高压性肺水肿恢复的患者,需要长期门诊随访,以防止反复发作。

有些患者因非心脏原因发生高压性肺水肿。大多数情况下为医源性,如过量,有时在无意中,使容量负荷过重或使用药物如可卡因而使心脏功能受损。先天性或后天性心脏疾病相关性肺水肿并不常见,但在妊娠期则成为重要的问题,而无心脏疾病的肺水肿或许更为频繁。如第96章所述,妊娠并发肺水肿有时是由保胎治疗,液体过量,或先兆子痫所引起。

2. 高通透性肺水肿

ARDS和轻度肺损伤所致高通透性肺水肿的转归,由其基础病因和肺损伤程度、合并症以及所采取的特定治疗策略共同决定。报告的死亡率从20%到60%不等,取决于特殊的发病因素。但单一机构报道的1983—1993年期间ARDS的年死亡率,在60岁以下以及脓毒血症综合征患者中明显降低。自1996年至2005年,NHLBI的ARDS协作网纳入的2451例机械通气患者的资料显示,近期ALI死亡率的趋势为"生存时间明显改善";在1996—1997年,死亡率为35%,到2004—2005年间稳步下降至26%。此外,最近的一项成人患者ARDS协作网临床试验显示,尽管疾病程度增加,60天死亡率仍下降至22%。在冰岛应用NHLBI共识定义选择的患者,ARDS的发病率从1988年到2010年几乎翻了一番,而医院死亡率从1988—1992年的50%下降到2006—2010年的33%;相反,和参考人群的90%相比,ARDS患者10年生存率仅为68%。

脓毒血症患者较其他疾病导致的高通透性肺水肿的死亡率显著为高。与其他疾病相比,慢性肝病患者或有慢性酒精滥用病史患者的死亡率更高。除了肝脏受损之外,慢性乙醇摄入可能减少肺泡Ⅱ型细胞谷胱甘肽含量,损害表面活性剂的合成和分泌。一般情况下,ARDS死亡率随着年龄的增加而升高,这数据及预期值相符合。由少见的自限性原因引起的损伤,如静脉空气和脂肪栓塞,单独的肺挫伤和其他外伤、大量输血、发性肺水肿和海洛因肺水肿(图62-7),以及轻度水肿患者存活几率更大,水肿消退更快。

正如所指出那样,至少从20世纪80年代开始,高通透性肺水肿的存活率逐步升高,但长期后遗症方面存在显著的问题。在过去的数十年里,基于短期的随访研究表明,ARDS的生存率良好;许多患者胸部影像学检查结果显示正常,很少或者无劳力性呼吸困难的症状,肺容量和气流正常,以及正常的静息和运动后动脉血气结果,包括分流分数。虽然患者的数量和随访期限对最终结果有影响,明显的悖论已经产生。过去的几十年里,ARDS的死亡率明显下降,但长期存活者遭受的身体、认知和心理健康的损害更重。

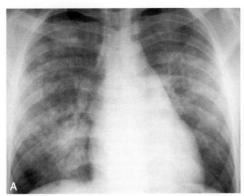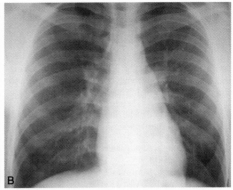

图 62-7 一例 22 岁海洛因诱导的高通透性肺水肿患者的胸部正位片。A. 双侧斑片状增厚和实变影,右侧更加突出,呈结节状。血管蒂窄,无容量超负荷的特征。B. 24 小时后的胸片,肺部阴影完全消失。如果肺损伤的触发因素是短暂且温和的,且不出现肺实质损伤的慢性阶段(Ⅱ型细胞增生、纤维化、结缔组织沉积、血管重塑),则高通透性肺水肿可迅速消除。(图片由 Michael Gotway,MD 提供)

ARDS 后期肺功能恢复正常或接近正常水平,实际上,健康相关生活质量明显下降。大部分既往功能良好的年轻患者中,肌肉萎缩、虚弱和疲劳及其有关的六分钟步行距离降低,在前 12 个月改变很小。基本上所有 ARDS 存活患者出院后认知和情感功能明显受损,其中 78% 的患者在 12 个月后仍有症状。此外,20%~40% 的幸存者有心理后遗症,如焦虑、抑郁和创伤后应激障碍。糖皮质激素和神经肌肉阻断剂在 ARDS 治疗上的作用均不明确,但两者似乎均不是主要因素。

ARDS 幸存者治疗后出现纤维增生反应,这种反应在高通透性肺水肿患者中出现较早,可能是在保护性肺通气实施以前的通气诱导肺损伤的结果(视频 62-2)。目前并不知道这个问题的严重程度取决于疾病还是治疗方式,但纤维增生反应预示着预后不佳、死亡率增加或者通气时间延长。它也可能加快损伤肺的肺泡结构重建。例如,角质化细胞生长因子(纤维母细胞生长因子-7),在一些 ALI 的临床前模型中十分活跃,现在正在进行Ⅱ期临床试验。有关修复和愈合的更多信息可能开启新的治疗可能性,包括更好地了解肺祖细胞在肺修复和再生中发挥的作用。

(二)概述

自 20 世纪 60 年代末以来,有关正常肺和疾病肺的液体、溶质和蛋白转运相关的病理生理机制方面的新知识,获得了明显的进展。肺水肿——肺内血管外液体的异常聚集——液体进入肺内的速度快于清除速度时的一种病理状态。肺水肿众多的病因可以分为两个主要的病理生理类别:①高压性肺水肿是静水压和(或)蛋白渗透压(或两者)升高所致,后者在正常时可限制肺内液体和溶质的跨膜运动;②高通透性肺水肿是肺内皮和(或)上皮细胞的正常屏障作用受损所致。尽管两种不同类型的肺水肿有许多共同特点,仍可以从临床表现上区分,两者的治疗和预后均不相同;通过临床症状、影像学和生理学评估可对两者进行鉴别,两者常常同时存在。

高压性肺水肿通常有两个心源性起因之一,可为新发的急性心肌梗死或为未经适当处理的和(或)难治性心衰,最常见的

原因为冠心病,而其他的原因也有可能引发。血管重建技术改善了急慢性冠心病的预后和长期转归。急性心源性肺水肿越来越罕见。与心血管疾病的长期治疗需求相比,急性并发症应该得到更多的重视。然而,慢性心脏病的治疗具有巨大的临床收益,我们应该更多的关注控制血压、调节血脂异常和管理抗凝剂,从阿司匹林开始。

目前在高通透性肺水肿治疗方面取得了较大的进步,这主要归功于肺保护通气策略在临床肺损伤患者中的早期成功应用。低潮气量(6ml/kg 理想体重)和限制平台压(<30cmH$_2$O)是目前已证实可减少 ALI 和 ARDS 死亡率的唯一治疗方法。注射短效神经肌肉阻滞剂在治疗重度 ARDS 中显示了广阔的前景,但是仍需进一步研究证实。各种病因所致高通透性肺水肿发病机制的新观点表明,其他疗法亦可能被证明可能会降低这种严重急性呼吸衰竭的病死率。

关键点

- 肺水肿的两种主要分类:①高压性肺水肿是静水压和(或)蛋白渗透压(或两者)升高所致,后者在正常时可限制肺内液体和溶质的跨膜运动;②高通透性肺水肿是肺内皮和(或)上皮细胞的正常屏障作用受损所致。

- 肺水肿病因的评估应包括详尽的病史、全面的体格检查和有选择性的实验室检查,包括胸片、心电图、心肌酶和部分患者的病原菌培养及超声心动图,必要时行肺动脉导管检查。

- 高通透性肺水肿可能在肺血管内压升高的情况下变得复杂,尤其是合并心衰或容量负荷过重时。

- 心源性肺水肿的治疗应包括氧疗、吗啡(通常情况下)和减轻心脏前负荷的药物治疗。

- 高通透性肺水肿的治疗始终应包含全面搜查可治性感染。

- 高通透性肺水肿患者和逐渐增多的其他形式的通气衰竭患者,需要行插管和保护性肺通气治疗,采用低潮气量(6ml/kg 理想体重)和限制平台压(<30cmH$_2$O)的通气策略。

(程德云 译)

参考文献

以下是主要的文献，完整的文献请登录 *ExpertConsult* 查阅。

Alhazzani W, Alshahrani M, Jaesdhke R, et al: Neuromuscular blocking agents in acute respiratory distress syndrome: a systematic review and meta-analysis of randomized controlled trials. *Crit Care* 17(2):R43, 2013.

Burnham EL, Janssen WJ, Riches DW, et al: The fibroproliferative response in ARDS: mechanisms and clinical significance. *Eur Respir J* 43(1):276–285, 2014.

Chatterjee K: The Swan-Ganz catheters: past, present, and future. A viewpoint. *Circulation* 119:147–152, 2009.

Gray A, Goodacre S, Newby DE, et al: Noninvasive ventilation in acute cardiogenic pulmonary edema. *N Engl J Med* 359:142–151, 2008.

Guerin C, Reignier J, Richard JC, et al: Prone positioning in severe acute respiratory distress syndrome. *N Engl J Med* 368:2159–2168, 2013.

Hastings RH, Folkesson HG, Matthay MA: Mechanisms of alveolar protein clearance in the intact lung. *Am J Physiol Lung Cell Mol Physiol* 286:L679–L689, 2004.

Herridge MS, Tansey CM, Matte A, et al: Functional disability 5 years after acute respiratory distress syndrome. *N Engl J Med* 364:1293–1304, 2011.

Matthay MA, Folkesson HG, Clerici C: Lung epithelial fluid transport and the resolution of pulmonary edema. *Physiol Rev* 82:569–600, 2002.

Matthay MA, Ware L, Zimmerman GA: The acute respiratory distress syndrome. *J Clin Invest* 122:2731–2740, 2012.

Staub NC: Pulmonary edema. *Physiol Rev* 54:678–811, 1974.

Ventilation with lower tidal volumes as compared with traditional tidal volumes for acute lung injury and the acute respiratory distress syndrome. The Acute Respiratory Distress Syndrome Network. *N Engl J Med* 342:1301–1308, 2000.

Ware LB, Matthay MA: Alveolar fluid clearance is impaired in the majority of patients with acute lung injury and the acute respiratory distress syndrome. *Am J Respir Crit Care Med* 163:1376–1383, 2001.

第十二部分

浸润性肺病和间质性肺病

第63章 特发性间质性肺炎

JAY H. RYU, MD · MOISÉS SELMAN, MD · THOMAS V. COLBY, MD · TALMADGE E. KING, JR. , MD

一、引言

总的说来,间质性肺病(interstitial lung disease,ILD)这一术语是指肺泡壁(隔)炎性致纤维化浸润的临床表现。这种病变对毛细血管内皮细胞及肺泡上皮细胞有明显的作用(图63-1)。正常情况下,肺间质含有少量的巨噬细胞、成纤维细胞和肌成纤维细胞。间质内的其他成分包括与胶原相关的微分子及非胶原蛋白,如纤维连接蛋白和层粘素组成的基质蛋白。在许多间质性肺病、间质纤维化均源于气体交换单位受损,这种损伤增加肺泡渗透性,使血清成分进入肺泡腔,除引起间质改变之外,还引起气腔异常。

ILD 的组织学标志是成纤维细胞浸润和胶原过多的沉积,除最初直接损伤和释放促炎症促纤维化细胞因子的炎症细胞反应,还源于发生在上皮及内皮细胞表面的再生和修复过程。而且,成纤维细胞浸润和胶原积累还发生在气道和肺泡腔及小气道壁(肺泡管,呼吸性支气管的终末细支气管)。

间质性肺病包括许多伤及肺实质,产生相似的临床、影像和生理学特征的系列疾病。在其他疾病的基础上也可以发展而来,如结缔组织疾病,其他的属于特发性的。

临床医生的基本目标是确定病因或可能的潜在疾病,如果不能,至少了解预后和治疗计划。

二、间质性肺病的临床和组织学分类

准确的 ILD 的流行病学资料及发病率尚不清楚,有研究提示流行病学为男性81/100 000,女性67/100 000[1,2]。类似研究资料表明,ILD 总的发病率,在男性中(32/100 000)比女性(26/

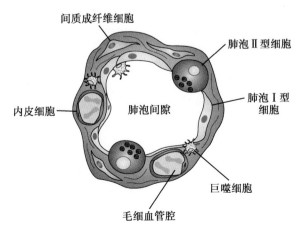

图63-1 围绕肺泡腔的肺实质示意图。贴附和排在间质腔的主要细胞

100 000)稍多,且随着年龄增加,例如:在 75 岁或更年老的女患者中,特发性肺纤维化的流行病学数据为 250/100 000、发病率为 160/(100 000·年)[1]。

ILD 根据临床组织病理学和影像学参数而分类,其临床分类见表 63-1[3]。虽然 ILD 的诊断可能因职业暴露、药物作用和结缔组织疾病而显得容易,但特发性的 ILD 在临床上是很难诊断的。本章节着重强调关于特发性间质性肺炎(diopathic interstitial pneumonias,IIP)的描述。选择性的组织病理学分类法主要取决于肺活检可见到的损伤类型,见表 63-2,不一样的临床表现可能导致相似的组织学表现。

表 63-1　间质性肺病的临床分类

特发性纤维化疾病	急性间质性肺炎(Hamman-Rich 综合征) 特发性肺纤维化/寻常性间质性肺炎 家族性肺纤维化 呼吸性细支气管炎/脱屑性间质性肺炎 隐源性机化性肺炎 非特异性间质性肺炎 淋巴细胞性间质性肺炎(干燥综合征、结缔组织疾病、艾滋病、桥本甲状腺炎) 自身免疫性肺纤维化(炎性肠病、原发性胆汁性肝硬化、特发性血小板减少性紫癜、自身免疫性溶血性贫血)
结缔组织相关性间质性肺病	硬皮病 肌炎及皮肌炎 系统性红斑狼疮 类风湿关节炎 混合性结缔组织病 原发性干燥综合征 强直性脊柱炎 白塞病
治疗相关性或药物诱发性间质性疾病	抗生素(呋喃妥因、柳氮磺胺吡啶、头孢菌素类、米诺环素、乙胺丁醇) 抗心律失常药物(胺碘酮、血管紧张素转换酶抑制剂、托卡尼、β 受体阻滞剂) 抗炎性药物(金制剂、青霉胺、非类固醇类抗炎性药物、来氟米特、TNF-α 抑制剂) 抗惊厥类药物(苯妥英、氟西汀、卡马西平、抗抑郁剂) 化疗药物(丝裂霉素 C、博莱霉素、烷化剂、白消安、环磷酰胺、苯丁酸氮芥、马法兰、甲氨蝶呤、硫唑嘌呤、阿糖胞苷、卡氮芥、环己亚硝脲、丙卡巴肼、尼鲁米特、α 干扰素、紫杉酚、白介素-2) L-色氨酸 多巴胺能药物(溴隐亭) 放射 氧毒性 百草枯 卡介苗 麻醉剂
遗传性间质性肺病	戈谢病 尼复-皮克病 海-普综合征 神经纤维瘤病
其他间质性疾病原因	误吸 外源性类脂性肺炎 淋巴管癌病、腺鳞癌型或黏蛋白型(以前称为支气管肺泡癌) 肺淋巴瘤
原发性间质性肺病(不能分类型)	结节病 肺朗格汉斯细胞组织细胞增生症(嗜酸性细胞肉芽肿) 淀粉样变性 肺血管炎 淋巴管肌瘤病(伴或不伴结节硬化) ARDS 艾滋病 骨髓移植 感染后嗜酸性细胞肺炎 肺泡蛋白沉着症 弥漫性肺泡出血综合征 肺静脉闭塞性疾病 肺泡微结石症 转移性钙化

表 63-1　间质性肺病的临床分类（续）

职业和环境所致间质性肺病	无机物质
	硅肺
	石棉肺
	重金属肺尘埃沉着病
	铍中毒
	滑石粉肺尘埃沉着病
	铁沉着病（电焊工肺）
	锡尘肺（锡）
	有机物质（过敏性肺炎）
	鸟饲养者肺
	农民肺

表 63-2　间质性肺病的组织学类型和临床疾病的关系

组织学类型	临床相关问题
寻常型间质性肺炎	特发性肺纤维化、结缔组织病（不常见）、石棉肺、过敏性肺炎、慢性吸入性肺炎、慢性放射性肺炎、海-普综合征、神经纤维瘤病
非特异性间质性肺炎	特发性的、结缔组织病、药物、过敏性肺炎、弥漫性肺泡损伤、感染、艾滋病
弥漫性肺泡损伤	急性间质性肺炎（Hamman-Rich 综合征）、ARDS、药物（细胞毒药物、海洛因、可卡因、百草枯、乙氯维诺、阿司匹林）、有毒气体吸入、放疗、氧中毒、结缔组织病、感染（军团菌、支原体、病毒）
机化性肺炎	隐源性机化性肺炎、弥漫性肺泡损伤机化期、作为弥漫性肺泡出血之部分的机化性感染（如流感）、药物（胺碘酮、可卡因）、感染、结缔组织病、过敏性肺炎、嗜酸性细胞性肺炎、伴多发性血管炎的肉芽肿病（Wegener）
脱屑性间质性肺炎/呼吸性细支气管炎	吸烟、特发性、结缔组织病、原发性肺朗罕氏细胞组织细胞增生症、石棉肺、重金属肺尘埃沉着症（钴）、戈谢病、尼曼皮克氏病、海-普综合征、药物（呋喃妥因、胺碘酮）
淋巴细胞性间质性肺病	特发性、低丙球蛋白血症、自身免疫疾病（包括桥本氏甲状腺炎、系统性红斑狼疮、原发性胆汁性肝硬化、干燥综合征、重症肌无力、慢性活动性肝炎、艾滋病、同种异体骨髓移植后）
嗜酸性细胞性肺炎	特发性急性和慢性、热带嗜酸性细胞增多症、寄生虫感染、过敏性支气管肺曲霉菌病、伴多发性血管炎的嗜酸性细胞肉芽肿（陈-斯综合征）、高嗜酸性细胞综合征、艾滋病
肺泡蛋白沉着症	肺泡蛋白沉着症、急性硅肺、铝尘、艾滋病、骨髓增生性疾病
弥漫性肺泡出血（伴毛细血管炎）	伴多发性血管炎的肉芽肿病（Wegener）、显微镜下多血管炎、系统性红斑狼疮、多发性肌炎、硬皮病、类风湿关节炎、混合性结缔组织病、肺移植、药物（视磺酸、丙硫氧嘧啶、苯妥因）、白塞病、冷球蛋白血症、亨诺赫-舍恩莱因紫癜、微量免疫性肾小球肾炎、免疫复合物肾小球肾炎
淀粉样沉积	原发性淀粉样变性、多发性骨髓瘤、淋巴细胞性间质性肺炎、淋巴瘤
肉芽肿	结节病、过敏性肺炎、肺朗格汉斯细胞组织细胞增生症、血管内滑石沉着病、铍中毒、淋巴细胞性间质性肺炎、感染

ILD 疾病的数量令人望而生畏，但他们有以下共同特征：临床表现、影像学特征、生理异常、某种情况下的组织学表现。然而，通过仔细询问病史和某些实验室检查也可以做出明确的诊断。纤维支气管镜结合支气管肺泡灌洗及支气管镜活检常常对于诊断一些间质浸润的原因有用。胸腔镜和开胸肺活检对于原因不明病例的确定性诊断是必需的。关于 ILD 家族的更多内容在第 65 及 68 章可见。关于其他原因的 ILD 的讨论也可在本书中其他章节见到：尘肺在第 73 章，过敏性肺炎在 64 章，药物所致肺病在第 71 章。

三、间质性肺病的临床、影像及生理学特点

间质性肺病的特征是进行性呼吸困难和咳嗽，胸部影像异常和肺功能改变[3]。然而大约 5%～10% 的 ILD 患者在有症状时，其胸部影像是正常的。也有部分呼吸困难的患者（伴或不伴有胸部影像异常），其常规肺功能测定（流量、容积和弥散量）是正常的。有些 ILD（如结节病）胸部影像没有相应的表现或肺功

能异常。运动试验可以激活心肺系统,在运动情况下测定气体交换从而揭示异常。此外,对具有高危因素可发展成 ILD 的患者,可以在正常的肺影像和生理学试验情况下,通过高分辨 CT(HRCT)扫描和支气管肺泡灌洗发现异常,如结缔组织疾病、石棉接触、过敏性肺炎和药物所致的肺损伤。

(一) 既往史

在明确的结缔组织疾病中,ILD 的发展可以显而易见,但是在某些患者中表现可以早于相应系统疾病更典型的临床表现数月至数年。

1. 职业和环境接触史

职业和环境接触史十分重要。其采集必须完整和详细,因为长期的潜伏期可能偶尔存在于暴露和临床改变与异常表现之间。暴露时间可能短但有高强度。过敏性肺炎可以表现为反复发生的急性、亚急性肺炎或隐匿性形式,缓慢进展性呼吸困难,这些均应当排除(见第 64 章)。职业和环境抗原的累积接触可以引起肉芽肿性肺炎。

2. 药物史

药物史是十分重要的。有时肺部疾病在停用药物数周至数年后才会出现(见第 71 章)。因为胃食管反流而吸入胃内容物可以导致 ILD 的隐匿性进展[4-6]。夜用油性滴鼻液或使用矿物油作为泻药也可以导致 ILD[7]。

3. 吸烟史

任何烟草使用史都是十分重要的,超过 90% 的肺朗格汉斯细胞增生症(pulmonary Langerhans cell histiocytosis, PLCH)患者在诊断时均为吸烟者。呼吸性细支气管炎也是如此[8]。吸烟的"肺出血肾炎综合征"患者,100% 有弥漫性肺泡出血,而非吸烟者只有 20% 除有肾功能改变之外还伴有肺部损害[9]。烟草还可以加重石棉暴露人群的肺间质纤维化的进展。暴露于烟草的人发生石棉肺的风险是不吸烟者的 13 倍。大部分 IPF 患者有烟草滥用历史。相反的,过敏性肺炎很少见于当前吸烟者,结节病发病率在吸烟者也较低。

4. 家族史

家族关系(常染色体显性类型)已被证明同 IPF、结节病、结节硬化症和神经纤维瘤病有关。尼曼-皮克病、戈谢病、赫日曼斯基-普法拉克综合征在遗传上属于常染色体隐性疾病[6-8](见后面的家族纤维化)。

(二) 性别

间质性肺病有性别偏向,淋巴管肌瘤病主要见于女性,此外,许多结缔组织疾病也常波及女性。职业原因更常见于男性。但是,无论是纺织厂或住在矿山或工厂附近,无机粉尘均可波及妇女、儿童和不在工厂工作的男人,导致石棉肺或铍中毒。

(三) 症状

进行性呼吸困难通常是最常见的症状,但咳嗽也可能是主要表现,特别是在支气管的淋巴管道受浸润的癌性淋巴管炎时。

1. 咳嗽

咳嗽是 ILD 的主要症状,特别是在波及小气道或气道中央,如结节病、呼吸性支气管炎、机化性肺炎、PLCH、过敏性肺炎。在某些 ILD,如 IPF,咳嗽会使人越来越衰弱。

2. 喘息

喘息在 ILD 中是不常见的症状,但报告显示,可见于癌性淋巴管炎、慢性嗜酸性细胞肺炎、呼吸性支气管炎和过敏性肺炎。

3. 胸骨后胸痛

胸骨后胸痛对大部分 ILD 也是不常见的主诉,常见于结节病。胸膜炎类型的胸痛,可以伴随 CTD-ILD 和药物相关性 ILD。突然发生的胸痛主要是气胸引起,这可以是 PLCH、LAM、结节性硬化症和神经纤维病的表现。

4. 咯血

咯血见于弥漫性肺泡出血综合征,LAM、肺静脉闭塞疾病和长期的二尖瓣病。也可能存在肺泡出血但无咯血。ILD 患者出现咯血提示可能合并恶性肿瘤的可能性。

ILD 患者的症状可以存在数月或数年,其进展不一。有些呈急性(数天或数周),这些常和非典型肺炎混淆,因为它常引起影像上弥漫性的实变影,且可能同发热有关,包括:急性间质性肺炎(AIP;Hamman-Rich 综合征),急性嗜酸性细胞肺炎,某些类型的过敏性肺炎,偶尔也有药物相关性 ILDs、某些机化性肺炎、弥漫性肺泡出血综合征和见于结缔组织疾病的急性免疫性肺炎。

(四) 查体所见

最典型的查体所见是双肺吸气性爆裂音,这种音很少见于肉芽肿性疾病,这种音可以见于有症状但胸部影像阴性的患者。杵状指见于大部分病例,提示纤维化进展,是特发性和家族性肺纤维化的常见表现。然而在继发性肺纤维化出现杵状指的患者常提示有潜伏的恶性肿瘤(支气管肺癌)。进展型纤维化会引起慢性低氧血症、肺高压和肺心病。要注意一些隐藏的肺外表现,可能提示特殊的诊断(表 63-3)。

(五) 影像特征

在行 HRCT 扫描前,虽然常规的胸部 X 线检查不那么敏感,但它可以作为最初的鉴别该病的检查手段。

1. 胸部 X 线检查

Ziskind 及同事[10]根据在胸部 X 线上的肺泡填充及最初的间质类型(网格及结节)对弥漫性肺病进行分类。虽然 CT 扫描在评价 DPLD 方面已代替了胸部 X 线,但胸片仍可用于鉴别这些影像的类型。

(1) 肺泡填充类型:肺泡填充(表 63-4)是均匀的不透明区域,可以是弥散的或斑片状分布,主要特点是结节相互融合边缘模糊、空气支气管征、还有隔膜,心,肺内的血管正常结构消失(图 63-2)。与肺泡填充偶尔同时存在的另一个特点是空气肺

表 63-3 肺外的体检所见和间质性肺疾病的临床表现

表现	疾病
系统性高血压	结缔组织疾病、神经纤维瘤、弥漫性肺泡出血症状
结节性红斑	结节病、结缔组织疾病、遗传病综合征
斑丘疹的皮疹	药物诱导、淀粉样变、类脂沉积病、结缔组织疾病、戈谢病
鸡血石皮疹	皮肌炎
白化病	Hermansky-Pudlak 综合征
盘状红斑狼疮	系统性红斑狼疮
纤维神经瘤	神经纤维瘤
毛细管扩张	硬皮病
雷诺现象	结缔组织疾病
皮肤血管炎	系统性血管炎、结缔组织疾病
皮下结节	神经纤维瘤、类风湿关节炎
钙质沉着	皮肌炎、硬皮病、淀粉样变
葡萄膜炎	结节病、遗传病综合征、强直性脊柱炎
巩膜炎	系统性血管炎、系统性红斑狼疮、硬皮病、复发多软骨炎、结节病
干燥性角膜结膜炎	淋巴细胞间质性肺炎(干燥综合征)
唾腺肿大	结节病、淋巴细胞性间质性肺炎(干燥综合征)
外周淋巴结病	结节病、通过淋巴癌症、淋巴细胞性间质性肺炎、淋巴瘤
肝脾肿大	结节病、肺朗格汉斯细胞组织细胞增生症、结缔组织疾病、淀粉样变、淋巴细胞性间质性肺炎
心包炎	辐射肺炎、结缔组织疾病、系统性血管炎
肌炎	结缔组织疾病、药物(色氨酸)
骨累及	肺朗格汉斯细胞组织细胞增生症、结节病、戈谢病、淋巴管性癌症
关节炎	结缔组织疾病、系统性血管炎、结节病
尿崩症	肺朗格汉斯细胞组织细胞增生症、结节病
肾小球肾炎	系统性血管炎、结缔组织疾病、Goodpasture综合征、结节病
肾病综合征	淀粉样变、药物(金、青霉胺)、系统性红斑狼疮
肾占位	淋巴管肌瘤病、结节性硬化症

表 63-4 间质性肺疾病胸部影像学模式与肺泡充盈类型

肺泡蛋白质沉积症(蛋白质液体)
腺癌与鳞屑型或黏液型(以前称为支气管肺泡癌)(恶性肿瘤细胞)
支气管肺泡转移癌(来自胰腺和乳腺的恶性肿瘤)
肺淋巴瘤(恶性淋巴细胞)
淋巴细胞性间质性肺炎(淋巴细胞,浆细胞)
肺泡肉芽肿(淋巴细胞-巨噬细胞肺泡炎或汇合的肉芽肿)
脱屑性的间质性肺炎(巨噬细胞)
弥漫性肺泡出血(红细胞,富含铁血黄素巨噬细胞)
嗜酸性肺炎(嗜酸性粒细胞,巨噬细胞,淋巴细胞)
肺泡微石症(磷酸钙微晶)
机化性肺炎(Masson 小体)
外生类脂性肺炎(含脂质的巨噬细胞)
急性过敏性肺炎(淋巴浆细胞)

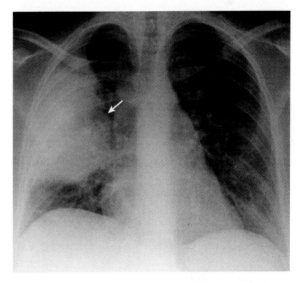

图 63-2 正位胸片图解肺泡充填模式,或气腔内实变。这种均匀不透明占位,血管边缘模糊化,倾向于向胸膜下,常有空气支气管征(箭头所指)。这个患者有肺炎球菌肺炎,但一个肺泡填影像学模式中可以见于几类间质性肺疾病患者中(见表 63-4)。(Courtesy Michael Gotway, MD.)

泡征,代表肺部的小范围的不完全实变,可在胸片上见到(图 63-3)肺不透明区域中的小透明区域,被称为所谓的"腺泡的花结",也称为"腺泡的结节"或"空气结节",可以当肺泡填充时表现为小叶中心型结节或支气管旁结节,而不是实际的单个腺泡的不透明。有几个疾病与肺门腺病相关联(如结节病、肺淋巴瘤)。肺泡蛋白质沉积症患者,保留的肺实质毗邻隔膜。慢性嗜酸性肺炎,表现为肺水肿在胸片中看不清楚,因为肺泡不透明在外围是最突出的。类似的肺泡模式也被报道在一些机化肺炎的患者

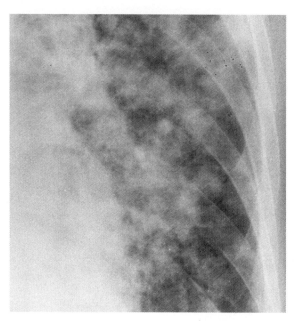

图 63-3　胸片的细节显示肺泡占位伴模糊结节和远端的肺泡征。这个患者有腺癌（以前称为支气管肺泡癌），但这种模式也可见于一些间质性肺疾病（见表 6-4）

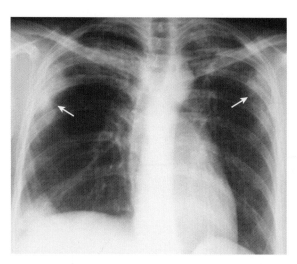

图 63-4　正位胸片显示胸膜下，上叶实变见于慢性嗜酸性肺炎患者（箭头）。类似的模式可能会出现在机化性肺炎。（Courtesy Michael Gotway, MD.）

中（图 63-4）。

（2）**间质性类型**：影像学上间质阴影变得明显时是由于炎症细胞、过量的胶原蛋白、肉芽肿性炎症，或平滑肌增殖渗透，使间隙扩大。在其他情况下，恶性肿瘤细胞或淀粉样沉积物也可以导致间隙扩大。这些阴影表现为结节，线性网状影，或线性阴影和结节的混合模式（"网状"阴影）。

（3）**结节性类型**：不同大小的结节是肉芽肿性肺部疾病的特点。粟粒样的结节伴感染性肉芽肿和非感染性肉芽肿（如结节病、PLCH 和过敏性肺炎）和一些恶性疾病（如黑色素瘤、肾上腺样瘤和淋巴瘤）（图 63-5）。然而，线性阴影可能代表一个潜在的可见的细胞间质渗透。

（4）**线性或网状类型**：线性或网状间质改变可以见于大多

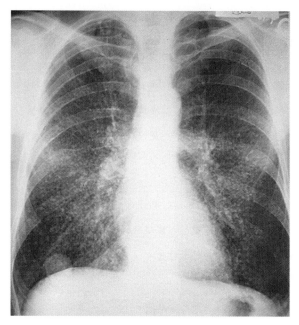

图 63-5　正位胸片显示局限的小的间质内粟粒状的结节。结节也出现在右下叶。这患者有转移性恶性黑色素瘤，但这种模式还可以在结节病，肺朗格汉斯细胞组织细胞增生症、过敏性肺炎中看到

数 ILD（图 63-6）。多数 ILD 的典型改变（如 IPF、结缔组织疾病、石棉肺、细胞毒性药物引起的疾病）是下肺更严重的网格影。影像学上的术语"蜂窝肺"是指网状和囊性模式，与组织学"蜂窝"相一致。这些小的囊性结构，最常见于下肺外围区域，暗示着一种潜在的进行性的纤维化改变（图 63-7）。

有争议的肺泡和间质的混合模式也经常被发现。例如，间质纤维化可能最终叠加在一种原发于肺泡的疾病，如肺泡蛋白质沉积症、弥漫性肺泡出血，嗜酸性肺炎或机化性肺炎。结节病，一种表现为间质肉芽肿的疾病，表面上看起来可能是肺泡，由于肉芽肿联合相邻肺组织不张或淋巴-巨噬细胞肺泡炎。任何纤维化肺病引起的致密性纤维化可以压缩邻近肺组织，产生均

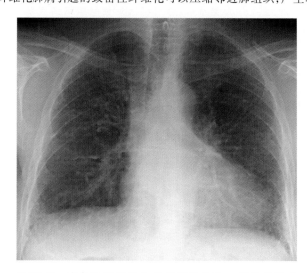

图 63-6　特发性肺纤维化患者正位胸片。周边基底主要见网状与纤维化，同纤维化肺疾病一致，同时肺容积减少。（Courtesy Michael Gotway, MD.）

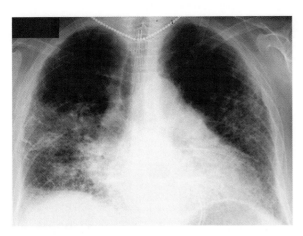

图 63-7　正位胸片显示蜂窝肺的特征。2 ~ 3mm 囊性弥漫分布在整个肺区。这晚期特发性肺纤维化患者肺动脉高压,通过气管插管获得氧气

匀的阴影。ILD 疾病过程中肺泡阴影的出现可能代表原发疾病的重新活动,重叠感染,或腺癌的发生[11,12]。

（5）其他影像学特征:一些独特的模式可能伴随间质变化也可能指向一个诊断(表 63-5)。一些间质疾病,如肉芽肿,影像学变化在上肺区更加突出(图 63-8)。一些间质疾病为支气管中

表 63-5　间质性肺疾病的肺部影像学表现

表现	疾病
上肺表现为主	辐射肺炎,神经纤维瘤,慢性结节病,肺朗格汉斯细胞组织细胞增生症,硅肺病,煤炭工人肺尘埃沉着病,慢性过敏性肺炎,慢性嗜酸性肺炎,强直性脊柱炎,结节性类风湿关节炎,铍中毒,药物(胺碘酮、黄金、卡莫司汀),辐射
增加肺容积	淋巴管肌瘤病(伴或不伴结节性硬化症),慢性结节病,肺朗格汉斯细胞组织细胞增生症,神经纤维瘤
放射蜂窝肺	特发性肺间质纤维化,结缔组织病,石棉肺,药物,淋巴细胞性间质性肺炎,慢性吸入性肺炎,含铁血黄素沉着症,Her-mansky-Pudlak 综合征
气胸	肺朗格汉斯细胞组织细胞增生症,淋巴管肌瘤病(伴或不伴结节性硬化症),神经纤维瘤
Kerley B 线	淋巴管转移癌,淋巴管肌瘤病,左心房高压(二尖瓣疾病、静脉阻塞疾病),淋巴瘤,淀粉样变
淋巴结病	结节病,淋巴瘤,癌性淋巴管炎,淋巴间质性肺炎;铍中毒,淀粉样变,戈谢病
胸膜疾病	癌性淋巴管炎,结缔组织病,石棉肺(胸膜钙化),淋巴管肌瘤病(乳糜性积液),药物诱导(呋喃妥因、辐射),结节病
蛋壳钙化淋巴结	硅肺病,结节病,辐射

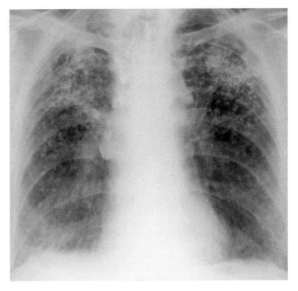

图 63-8　单纯矽肺病。正位胸片显示肺上部和中部分布小结节。注意,有些结节有钙化。(Courtesy Michael Gotway,MD.)

心性,导致肺容量的保持或扩张。如果一个 ILD 合并肺气肿,肺容积往往正常。大多数 ILDs 导致肺容积逐渐减少。事实上,下叶肺容量减少和牵拉性支气管扩张是这些疾病的晚期表现[11,13]。肺外周短横线(Kerley B 线),代表小叶间隔增厚,见于肺淋巴管阻塞后(图 63-9)。气胸往往是 PLCH 或淋巴管肌瘤病的表现。石棉暴露的患者常见膈胸膜钙化合并间质改变的象征。胸膜增厚和胸腔积液可能使结缔组织相关性 ILDs 更加复杂化。慢性低氧血症导致肺动脉高压的影像学表现。

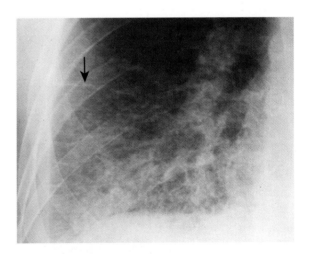

图 63-9　淋巴管扩散癌症。右肺视图显示 Kerley B 线(箭头)和胸腔积液

2. CT 所见

常规胸部影像学评估 ILD 可能会错过 10% 的病例[14]。常规 CT,获得 8 ~ 10mm 的胸部薄片,为检测胸片阴性的 ILD 提供了更多信息。HRCT,薄片厚度小于 2mm,可以更好地获得可视化的实质细节,因此可以早期检测空气腔的填充或间质的改变(图 63-10)。传统的影像检查阴性的疑似 ILD 患者,俯卧位和仰

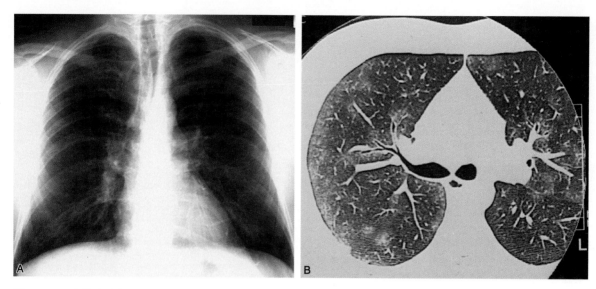

图 63-10 过敏性肺炎。**A.** 一个 45 岁的男人,胸片提示:过敏性肺炎。他呼吸室内空气时,动脉血氧饱和度为 48mmHg。**B.** 同一个患者的高分辨率胸部 CT 显示气腔充盈实变的片状毛玻璃区域

卧位时进行 HRCT 十分重要。依赖肺密度可以掩盖间质改变,仰卧位时血管充血的部分肺可以模仿小叶间隔的增厚。如果是疾病所致,俯卧位时病变不会发生变化。

胸片异常的患者,诊断精度随 HRCT 评估的使用提高。在 IPF 可见外围网状影,下肺胸膜下蜂窝,牵张性支气管扩张(图 63-11)[15,16]。在结缔组织疾病、石棉肺和一些药物引起的 ILD,HRCT 表现及胸部 X 线摄影,在 IPF 或非特异性间质性肺炎(NSIP)上不同。在解剖中发现硬皮病患者,ILD 疾病的流行率接近 100%,当传统影像学阴性时,HRCT 检测可发现 45% 至 75% 的患者有异常[17,18]。

由于纤维疤痕形成的线性致密影(图 63-12)。过敏性肺炎患者,小叶中心的结节空气空间填充和没有腺病的线性阴影。HRCT 在有症状患者中可以正常,而病理活检证实过敏性肺炎[19]。PLCH 患者特征表现为合并小叶中心的结节和囊肿,在上叶最突出,偶尔伴有气胸(图 63-13)。在 PLCH 早期,结节的聚结产生肺泡填充模式。

淋巴管肌瘤病,HRCT 典型表现为圆润,薄壁囊肿(图 63-14)。可能伴随气胸、胸腔积液(乳糜性)。出现在 LAM 的同样表现与结节性硬化症有关。淋巴管肌瘤病小叶间隔产生珠状链条样与传统影像中见到的 Kerley B 线相关。在石棉相关疾病,非钙化的胸膜斑和早期 ILD 往往很难发现,HRCT 比传统的胸部 X 线更敏感。

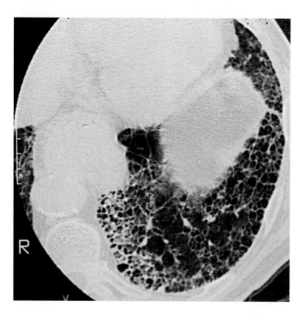

图 63-11 晚期特发性肺纤维化。高分辨率 CT 图像显示广泛的蜂窝的变化

在结节病,除了肺门和纵隔腺病,可见沿支气管血管束和小叶间隔分布的结节,肺泡腔由于淋巴-巨噬细胞肺泡炎填充和

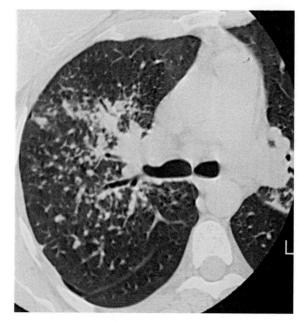

图 63-12 结节病。高分辨率 CT 图像显示肺门淋巴结病和结节性疾病

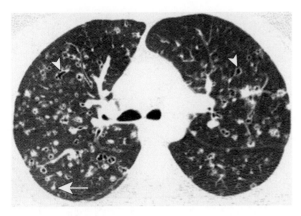

图 63-13　肺朗格汉斯细胞组织细胞增生症。高分辨率 CT 图像显示小叶中心型结节（箭）和囊肿的形成（箭头）。（Courtesy Michael Gotway, MD.）

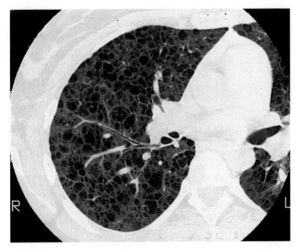

图 63-14　淋巴管肌瘤病。高分辨率 CT 图像显示整个肺实质有特征薄壁囊肿

（六）功能评估

ILD 的特征性改变是肺的肺泡毛细血管膜的换气功能损伤。肺部的通气功能和力学性能的评估，以及气体交换，特别是在运动时，是初步评估疑似 ILD 患者的至关重要的指标。此外，连续功能测量使医生能够确定疾病的进展和治疗干预的影响。

1. 通气功能

通气功能测试是检测肺膨胀的弹性阻力变量和支气管树气流的摩擦阻力的间接指标。临床上，呼吸系统的力学性能的变化也反映患者的呼吸模式。这些患者往往会快速浅浅地呼吸，因为更大的潮气量需要增加呼吸功来克服呼吸过程中更大的弹性阻力。

2. 弹性阻力

ILD 患者弹性阻力增加（或顺应性减少），这可以看到静息跨肺压的平台（即没有气流的那个点），随着肺容量（从肺总量（TLC）到残气量）的逐渐减少而不同。在大多数 ILD 患者中，肺

的容积压力曲线的平台向下和向右移，并且倾斜度下降（如顺应性低），而且弹性回缩系数明显增加（最大弹性回缩压力, TLC）。相反，正如图 63-15 所示：IPF 和结节病患者的肺容积压力曲线的位置明显不同。弹性性能的变量（和肺容量舱）和纤维化程度的相关性尚不清楚。一部分原因是由于吸烟对两个疾病不同的影响。IPF 吸烟患者其容量压力曲线是向上和向左移，而在结节病吸烟患者，它是向下和向右移的[20]。

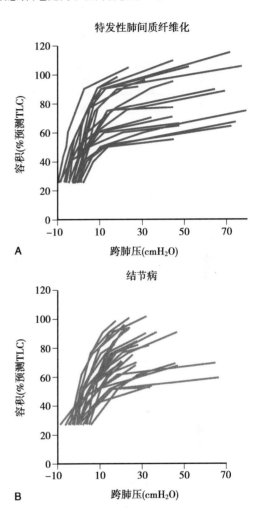

图 63-15　多个研究显示特发性肺间质纤维化（IPF）患者（A）和结节病（B）的容积压力曲线特征。这两种疾病图形位置和形状的显著变化。TLC，总的肺活量。（Redrawn from Hanley ME, King TE Jr, Schwarz MI, et al: The impact of smoking on mechanical properties of the lungs in idiopathic pulmonary fibrosis and sarcoidosis. *Am Rev Respir Dis* 144:1102, 1991.）

测量肺容积变化反映肺的容量压力曲线的位置。这是因为肺或胸壁弹性回缩力的改变干扰在呼气时肺弹力和吸气时胸壁弹力之间的平衡。ILD 患者的 TLC、功能残气量和残气一般减少（图 63-16）。比预期更低的 TLC（和潮气量）与正常功能残气量和比预期更大的残气量通常反映了混合限制性和阻塞性疾病。类似的考虑也适用于肺活量，常常被用来作为一个弹性阻力的变化指标。此外，我们可以看到在图 63-16 中，较低的肺活量不是限制性疾病患者的特异性特点，因为它也低于预期气流限制程度（因为残余体积增加）。

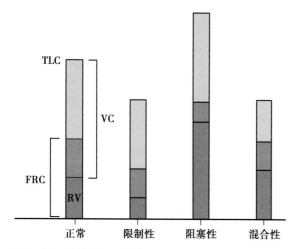

图 63-16 柱状图显示健康者（正常）的肺总容量（TLC）及其组成部分和限制性疾病、阻塞性疾病和混合性疾病典型的异常发现相比。FRC，功能残气量；RV，残气量；VC，肺活量。（Redrawn from Cherniack RM：Pulmonary function testing. Philadelphia，1992，WB Saunders，p 212.）

3. 气流阻力

在评估气流阻力时，肺容量的测量是很重要的。可以直接通过气流率和跨肺压的电阻分量之间的关系来评估。在临床实践中，气流阻力可以用各种间接方法进行测量：在 1 秒用力呼气量（FEV_1）；呼出用力肺活量 25% 和 75% 之间的平均呼气流速（$FEF_{25\%\sim75\%}$）；最大呼气流速（V_{max}）在用力肺活量（FVC）一个特定的比例（如 75% 、50% 、75%）的最大呼气流速（来自流量容积曲线）；FEV_1/FVC 的比率；或者 FEV_1 与潮气量的比率。低流速或低 FEV_1/FVC 的比率（即<70%的预测值）据说表明呼气流量限制。然而，像气道阻力，最大值取决于气道的直径，它受肺容积的影响。因为严重的呼吸困难或肌肉无力，疼痛，或乏力，患者呼气不完全，所以 FEV_1/FVC 的比率将被高估了，流量限制的程度被低估。

气流阻力在 ILD 中并不增高（图 63-17 所示），V_{max} 在 ILD 中较低，不是因为流动阻力的增加，而是由于低肺容积的流量测量。事实上，单纯的 ILD 患者，在任何特定的肺容积下 V_{max} 值都是大于预期，因为肺弹性回缩压力，增加压入外周气道的气流。由此推论，在患者的特定肺容积下低于预期的 V_{max} 说明在更多外围气道中气流阻力增加[19]。越来越多的外周气道阻力增加在 IPF、过敏性肺炎、石棉暴露患者中被报道。

4. 气体交换

气体交换的改变一般同时在休息和活动时评估，通过对动脉氧分压（PO_2）和二氧化碳压力（PCO_2）和计算肺泡动脉氧分压差[（A-a）PO_2]进行分析。

ILD 患者通常在休息时动脉血液分析揭示了低氧血症，（A-a）PO_2 增加，以及低碳酸血症。此外，一氧化碳弥散功能（DL_{CO}）降低，主要是因为用于气体交换的肺泡毛细血管膜表面减少。气体交换的障碍通常伴随异常通气功能[21]，但可能多数患者的气体交换能力在静息时是正常的。同样，在轻度限制障碍或静息时气体交换正常，或两者兼有的患者中，静息 DL_{CO} 可能会稍微减少。

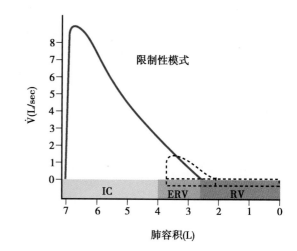

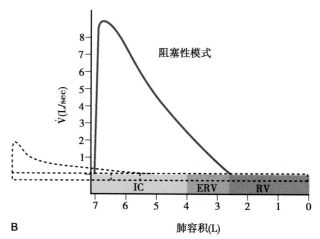

图 63-17 健康人流量容积曲线（实线）与限制性的障碍（A）与阻塞性疾病（B）患者（虚线）相比。在限制性障碍患者肺容积减少，和因为低肺容积最大呼气流速较低，在低肺容积流率高于预期，因为（肺弹性回缩）导致压力增加。ERV，呼气残余容积；IC，吸气量；RV，残气容积；V，流速。（Redrawn from Cherniack RM：Pulmonary function testing. Philadelphia，1992，WB Saunders，p 218.）

近期肺出血的患者，DL_{CO} 通常大于预期，因为肺泡内的红细胞吸收一氧化碳。几分钟内连续测量 DL_{CO} 可能帮助建立肺泡出血的诊断[22]。当有新鲜血液充满肺泡腔时，每一次 DL_{CO} 作用会降低，因为肺泡内充满了一氧化碳饱和的血红蛋白。

5. 运动

在大多数患者中，运动会干扰气体交换，即便是在休息的时候气体交换是正常的。在运动时评估气体交换为 ILD 患者提供了最佳的获得疾病严重程度[23]和最可能占主要的生理指标之间的相关性的分析（见第 26 章）。

一般来说，最严重的是限制性疾病患者运动耐量最差。如图 63-18 所示，在运动过程中通气通常增加达到过度通气的上限。典型的是，呼吸频率和运动负荷不呈比例的增加，因为如果潮气量增加，需要增加的做功来克服肺的弹性阻力。

过度通气通常是优先分配给顺应性正常的区域，但减少灌注（即高通气血流比率）；因此，不同于正常反应，无效腔（VD）和无效腔与潮气量的比（VD/VT）的增加与快浅呼吸的增加相关。

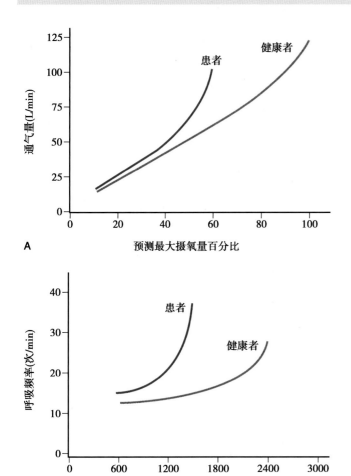

A

B

图 63-18　曲线示意图显示了在运动负荷增加时通气反应（A）和呼吸速率（B），表示为预测占正常人和特发性纤维化患者最大耗氧量（VO_2）的百分比。（Redrawn from Cherniack RM：Pulmonary function testing. Philadelphia, 1992, WB Saunders, p 248. ）

运动时心输出量的增加与快速运输的血液通过肺部肺毛细血管及其再分配导致更大的通气血流比分布不均。这导致（A-a）PO_2 上升和 PO_2 下降（图 63-19）。除了剧烈的运动，当交通通过循环异常快速，不太可能减少氧气通过增厚的肺泡毛细血管膜的扩散能力，在低氧血症中发挥重要作用。

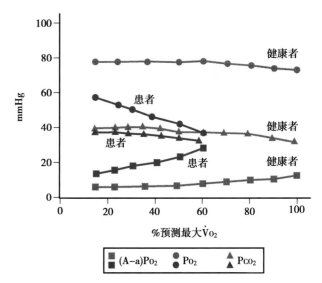

| ■ (A–a)PO_2 | ● PO_2 | ▲ PCO_2 |

图 63-19　动脉氧分压（圆圈）的变化，肺泡-毛细血管氧差［（A-a）PO_2，方形］，和动脉二氧化碳压力（PCO_2，三角形）在运动负荷增加时表现为最大摄氧量（$\dot{V}O_2$）在一个健康的人，特发性肺纤维化患者占预测的百分比。测试在海拔 5280 英尺下进行。（Redrawn from Cherniack RM：Pulmonary function testing. Philadelphia, 1992, WB Saunders, p 249. ）

（七）实验室结果

表 63-6 总结了实验室测试的结果表明或支持特定 ILD 的诊断。

表 63-6　间质性肺病的实验室检查

表现	疾病
白细胞减少症	结节病,结缔组织疾病,淋巴瘤,药物引起
白细胞增多	系统性血管炎,过敏性肺炎,淋巴瘤
嗜酸性粒细胞	嗜酸性肺炎,结节病,系统性血管炎,药物（磺胺类、呋喃妥英、甲氨蝶呤）
血小板减少症	结节病,结缔组织疾病,药物,戈谢病,特发性肺纤维化
溶血性贫血	结缔组织疾病,结节病,淋巴瘤,药物,特发性肺纤维化
正常红血球的贫血	弥漫性肺泡出血综合征,结缔组织疾病,淋巴管癌
尿沉积物异常	结缔组织疾病,系统性血管炎,药物引起的
低丙球蛋白血症	淋巴细胞性间质性肺炎,肉芽肿性淋巴细胞性间质性肺疾病
血丙种球蛋白过少	结缔组织疾病,结节病,系统性血管炎,特发性肺纤维化,石棉肺,矽肺,淋巴细胞性间质性肺炎,淋巴瘤
血清自身抗体	结缔组织疾病,系统性血管炎,结节病,特发性肺纤维化,矽肺,石棉肺,淋巴细胞性间质性肺炎
血清免疫复合物	特发性肺纤维化,淋巴细胞性间质性肺炎,系统性血管炎,结缔组织疾病,肺朗格汉斯细胞组织细胞增生症
血清血管紧张素转换酶	结节病,过敏性肺炎,矽肺,急性呼吸窘迫综合征,戈谢病
抗基底膜抗体	Goodpasture 综合征
抗中性粒细胞胞质抗体	系统性血管炎

（八）支气管肺泡灌洗

支气管肺泡灌洗是一种通过纤维支气管镜将生理盐水灌注到远端气道，再回收这些生理盐水。回收回来的液体中包含肺泡环境中的细胞、免疫、化学分子成分。BAL 的分析结果还不能很好解释和评估 ILD，由于缺乏标准化的操作技术过程和后续的数据分析[24-26]。此外，在一些早期的研究中，没有获得支气管肺泡灌洗和肺活检之间的相关数据。通常，没有考虑患者的治疗或吸烟状态。一个多中心研究已经提出支气管肺泡灌洗的操作和分析方法[27]。该研究涉及不同年龄和种族的正常人群体与 ILD 患者相比。吸烟通过增加巨噬细胞和嗜酸性粒细胞对正常人和患者都会产生影响[27]。

在许多 ILDs 疾病中，支气管肺泡灌洗是一个有用的研究工具。通过支气管肺泡灌洗标本细胞学的分析可以诊断淋巴管癌，腺癌和肺淋巴瘤。如果嗜酸性粒细胞水平超过 40%（正常，<2%），嗜酸性肺炎通常是弥漫性肺浸润的原因。BAL 中嗜酸性粒细胞量少，可见于一些结缔组织疾病，IPF 或组织肺炎。

支气管肺泡灌洗液中发现 acid-Schiff 阳性脂蛋白体，最初被认为可以诊断肺肺泡蛋白质沉积症，但目前已被证明是非特异性的。在弥漫性肺泡出血的情况下，红细胞和富含铁血黄素巨噬细胞占灌洗液中细胞的主导。连续的 BAL 样本显示红细胞和血性的外观增加（见图 67-3）。

BAL 淋巴细胞增多（淋巴细胞>35%）主要见于一些疾病。结节病和过敏性肺炎是最常见的。其他包括淋巴细胞性间质性肺炎（LIP）、肺淋巴瘤、铍中毒，有些药物引起 ILD。淋巴细胞的比例稍微增加（正常范围，10% ~ 15%）见于这些疾病还有许多其他 ILD，包括 IPF、机化性肺炎、结缔组织疾病和一些尘肺[28]。疑似石棉相关疾病患者，BAL 标本中每高倍镜下一个或多个石棉小体，尽管并不能确诊石棉肺，但提示重要的接触史。因为石棉肺中石棉小体存在垂直梯度，如果灌洗是用来记录之前的石棉暴露，样品应该从下叶的一个基底段获得。当灌洗液中淋巴细胞在体外暴露于铍时，可证实铍中毒的诊断。

PLCH 患者的肺泡灌洗液中所有的炎症细胞数量增加，尽管他们的比例保持不变。电子显微镜显示朗格汉斯细胞的数量增加。这种单核细胞，被认为是发病机制的中心，电子显微镜下胞浆内有典型的 pentilaminar body（Birbeck granule）。Langerin 和 CD1a 是朗格汉斯细胞的具体诊断标志物[29]。朗格汉斯细胞可见于其他纤维化肺疾病，但数量不及 PLCH[30]。

支气管肺泡灌洗的其他应用包括评估疾病状态和预测治疗的反应。例如，在结缔组织疾病和 IPF 中 BAL 淋巴细胞增多与细胞组织学相关（而非纤维化）提示对治疗的反应较好。此外，这些患者的总体生存率提高。相反，灌洗液中嗜中性和嗜酸性粒细胞增高，无淋巴细胞增多常常预示着疾病的治疗反应差。结节病的特征是在肺内辅助 T（CD4⁺）淋巴细胞数量的增加，如果 BAL 淋巴细胞水平超过 28% 可能预示临床恶化，然而，更多最近的数据表明，BAL 淋巴细胞在预测结节病的临床结果方面没有价值。

支气管肺泡灌洗的另一个作用是评估高风险人群中潜在 ILD 的发生率。例如，硬皮病和类风湿关节炎患者在临床、放射和生理缺乏 ILD 的证据时，BAL 研究揭示了炎性细胞数量已经有增加。

（九）组织学诊断

评价 ILD 患者的最后一步是决定组织诊断是否必要。如前所述，结缔组织、职业、或毒品相关 ILD 的诊断，在询问病史后常可诊断。而特发性和原发性 ILD 患者的（见表 63-1）诊断可能不是那么容易，虽然临床、实验室和影像学检查经常有提示性作用。因此，IPF 和常见 ILD 的诊断，在很多情况下只能通过肺活检确诊。

1. 经支气管肺组织活检

实用的经支气管肺组织活检可以在执行支气管肺泡灌洗时进行。经支气管肺组织活检是相对安全的，通常诊断结节病、弥漫性恶性肿瘤、肺泡蛋白质沉积症、嗜酸性肺炎。而其他疾病则很少通过这个检查进行诊断。经支气管肺组织活检技术的解释只描述了炎症、纤维化，或者两者兼有，不是 IPF 的证据或任何其他表 63-1 中列出的疾病。此外，即使在临床确诊病例的结缔组织或药物引起的 ILD，几种不同的组织学模式可能涉及（见表 63-2），外科肺活检通常是用于预测预后和治疗反应的，特别是如果支气管肺泡灌洗和 HRCT 也难有定论时。

2. 外科肺活检

如果经纤维支气管镜肺活检、临床和肺泡灌洗数据是不确定的和不是高危患者应该执行可视胸腔镜或开胸肺活检。此外，经纤维支气管镜肺活检和开胸肺活检的结果常相关性不大，除非经纤维支气管镜肺活检能够有明确的诊断。因此，当经纤维支气管镜肺活检结果不确定时，需要一个明确的诊断，推荐进行开胸或胸腔镜肺活检[31]。

四、特发性间质性肺炎的诊断和治疗

特发性间质性肺炎是一组弥漫性间质肺疾病，主要表现为不同类型的炎症和纤维化[32,33]。这一组肺疾病代表了一系列的间质性肺疾病并且包含了 7 个彼此之间具有完全不同的临床影像学病理特征的独立疾病[32]。IIP 的分类、诊断、病理机制的研究及处理仍在不断发展[34,35]。总体来讲，这些疾病能够通过一系列的临床方法区别开来，如病史、查体、胸部影像学、实验室检查和病理。对于临床医生来说最重要的是理解 IIP 疾病的组织病理模式，这些模式是与肺部疾病的已知原因一致（如：结缔组织疾病，吸烟，药物）。因此寻常间质性肺疾病不仅仅见于 IPF，也见于类风湿关节炎患者引起的间质性肺病[33,36]。而且，间质性肺炎模式与不同程度的特异性病因明显相关。例如，呼吸性细支气管相关性间质性肺病（respiratory bronchiolitis-associated ILD，RB-ILD）在多数患者中由吸烟引起，而机化性肺炎可能与一系列的原因相关：感染、误吸、药物反应、结缔组织疾病，嗜酸性细胞肺疾病，以及许多其他疾病[31,37-41]。表 63-7 和表 63-8 提供了一个 IIP 的关键临床和病理特征的一览表。

（一）特发性肺纤维化

IPF 是 IIP 最常见的模式，占间质性肺疾病的 25% ~ 30%[2,42-44]。IPF 是一个定义明确的疾病，有鲜明的临床、影像学、生理和病理的特征，但也是一个排他性的诊断（如无原因的

表63-7 特发性间质性肺炎的对比病理特征

特征	UIP	DIP	RB-ILD	AIP	NSIP	COP
出现的时间	变化的	统一	统一	统一	统一	统一
间质炎症	少见	少见	少见	少见	多见	中度
纤维化/蜂窝肺	不一致的	变化的,弥漫的,中度	变化的,病灶的,轻度	不典型,但仍可能存在纤维化	变化的,弥漫的	无
成纤维细胞的增殖	灶性成纤维细胞病灶	无	无	弥漫性	偶尔,弥漫性或罕见的成纤维细胞集落	气管和肺泡腔内（Masson 小体）
蜂窝状改变	有	无	无	无	很少	无
肺泡内巨噬细胞聚集	偶然的,局灶(吸烟者)	有,弥漫的	支气管周围	无	偶然的,斑块分布	常见泡沫巨噬细胞
透明膜	无	无	无	偶然的,局灶	无	无

AIP,急性间质性肺炎;COP,隐源性机化性肺炎;DIP,脱屑性间质性肺炎;NSIP,非特异性间质性肺炎;RB-ILD,呼吸性支气管炎相关间质性肺疾病;UIP,寻常型间质性肺炎

Adapted from Katzenstein ALA,Myers JL:Idiopathic pulmonary fibrosis:clinical relevance of pathologic classification. *Am J Respir Crit Care Med* 157:1301-1315,1998;and King TE Jr:Idiopathic interstital pneumonia. In Schwarz MI,King TE Jr,editors:Interstital lung diseases,ed 4. Hamilton,Ontario,2003,BC Dekker,pp 701-786.

表63-8 特发性间质性肺炎的对比临床特征

特征	UIP	DIP	RB-ILD	AIP	NSIP	COP
发生的平均年龄（年）	60	40	40	50	50	50
发作	隐匿	隐匿	隐匿	急性	亚急性,隐匿	急性或亚急性
吸烟史	2/3	大部分	大部分	不知道	不常见	约一半
死亡率(平均存活时间)	68%(5~6年)	27%(12年)	0%	62%(1~2个月)	25%(10年)	10%(5年)
对激素的反应	差	好	好	差	好	非常好
完全康复的可能	无	有	有	有,很少	有	有,(≤70%)

AIP,急性间质性肺炎;COP,隐源性机化性肺炎;DIP,脱屑性间质性肺炎;NSIP,非特异性间质性肺炎;RB-ILD,呼吸性支气管炎相关间质性肺疾病;UIP,寻常型间质性肺炎

Adapted from Katzenstein ALA,Myers JL:Idiopathic pulmonary fibrosis:clinical relevance of pathologic classification. *Am J Respir Crit Care Med* 157:1301-1315,1998;and King TE Jr:Idiopathic interstital pneumonia. In Schwarz MI,King TE Jr(eds):Interstital lung diseases,ed 4. Hamilton,Ontario,Canada,2003,BC Decker,pp 701-786.

UIP)[16,45]。准确的发病率不清楚,在最近的研究中用有限的样本发现发病率从 0.8~65/100 000 不等。发生率的相对数据是 0.4~27/100 000[43]。将这些比率延推到整个 US 人群,发病率估计是 14/100 000(发生率7/100 000)。同时 IPF 的患病率和发病率随年龄增加均逐渐升高的。

1. 临床特点

IPF 是一种中年疾病,多发生于 50~70 岁,患者有肺纤维化的家族史则发病年龄会更年轻。另一方面,在 40 岁以前该病发生率低[46-48]。典型的患者表现为劳力型呼吸困难和干咳。全身表现不常见,但偶尔可见体重下降、发热、疲乏、肌痛,或关节痛。虽然患者最初可能仅仅表现出干咳,但几乎所有的患者在病情进展中都会出现呼吸困难。在诊断之前患者常常已经出现症状几个月甚至几年,平均约 12~18 个月。

体格检查很少正常,大部分患者胸部查体时有双下肺吸气相细湿啰音(Velcro 啰音)。40%~70% 患者可出现杵状指,也是这种疾病的晚期表现。心脏查体常常正常,在中晚期时可发现肺动脉高压(如 P2 亢进、右室肥厚、三尖瓣反流、S3 奔马律)和肺心病的表现。同样,发绀也是晚期表现说明疾病的进展。自发性气胸或纵膈气肿少见。

2. 血液及血清学表现

血沉增高少见,部分患者可见低水平的抗核抗体阳性(≥40 且<1:320),升高的类风湿因子(>60IU/ml)[49]。血红蛋白水平,白细胞及分类常正常。

3. 胸部影像学表现

(1) 胸片:IPF 患者典型的表现为外周线性和曲线样网状影,主要在肺实质内(图 63-20)。粗糙的网状结构、多囊样改变或蜂窝区域(粗网状模式与半透明区域直径约 0.3~1cm)是影

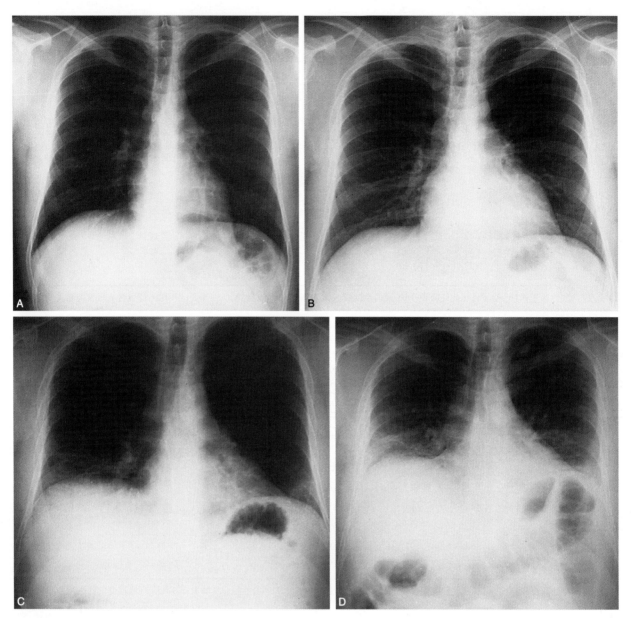

图 63-20　IPF 患者胸片表现。**A.** 最早期的胸片来自发病初期的患者,存在活动后呼吸困难及轻微咳嗽,胸片表现正常。**B.** 随访影像显示逐渐肺容量的减少,双下肺基底区明显的网状影。患者因为呼吸困难已经停止平素常规运动。**C.** 病情逐渐进展,可见更严重的肺容量丢失,主要在下肺区域可见弥漫、双侧粗糙的网状影显示中-晚期的肺纤维化。**D.** 可见持续的疾病进展,蜂窝肺及肺动脉高压。开胸肺活检见寻常间质性肺炎,有广泛的纤维化、病理性蜂窝。用激素和环磷酰胺处理,但患者功能状态进行性下降,在肺移植术后 6 个月死亡

像的表现与疾病的进展和差的预后相关(见图 63-6 和图 63-7)。常常可见肺容量减少的胸片影像学表现,除了见于合并阻塞性气道疾病的吸烟者。

　　IPF 不常出现胸膜异常。如果存在胸膜异常则提示可能存在其他疾病,如胶原血管疾病(特别是类风湿关节炎或系统性红斑狼疮)、二尖瓣疾病、充血性心衰、石棉肺、感染、药物诱导肺疾病或淋巴管性癌病(见表 63-5)。

　　(2) CT 扫描: CT 在评价肺实质性疾病中起了非常重要的作用,特别是 IPF[16,50,51]。HRCT 在区分 IPF 和其他 ILDs,评价疾病的活动度和严重程度中非常重要,特别是在胸片正常或轻微异常的患者中能够更早更准确的诊断疾病。IPF 的 HRCT 表现为明显的胸膜下的间质性改变。主要为斑块状、局部网状结

构混合正常的肺组织,常常有直径 2~4mm 的囊性空间(见图 63-11)疾病的早期显示斑片样、外周为主、胸膜下网格样影(电子图 63-1)和蜂窝样轻微改变。在疾病进展时,可见双下肺更弥漫的网状结构,增厚的小叶间隔和小叶内线导致牵拉性支气管扩张剂胸膜下的纤维化(电子图 63-2)[50,51]。这些基底部的异常表现在冠状成像时更容易被观察(电子图 63-3)。

　　诊断 IPF 的一个最关键的影像学表现就是双侧胸膜下的蜂窝样改变(电子图 63-4)。HRCT 中蜂窝样改变表现为几个层面上大小不等的囊性改变相互堆砌。磨玻璃影很常见,但比网状结构更能反映疾病的严重性。结构异常常常反映明显的肺纤维化。

　　同时存在的下叶肺纤维化和上叶肺气肿在近期被描述为一

种新的 CT 定义的综合征（电子图 63-5, 视频 63-1）（图 63-21）[52,53]。吸烟是导致这种综合征的主要危险因素。患者主要为男性,平均年龄为 65 岁,肺功能测试时常同时肺容量受限和

明显的 DL_{CO} 水平的下降。有限的研究提示这类同时有 IPF 和肺气肿的患者与无肺气肿的患者相比,更可能需要长期氧疗,更容易产生肺动脉高压和更差的预后[52,53]。

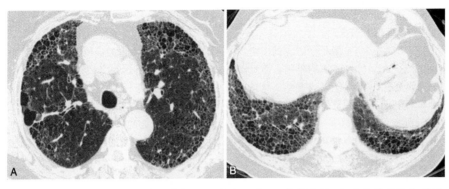

图 63-21　肺纤维化和肺气肿合并症。CT 来自一个 69 岁的女性,表现为进行性加重的咳嗽和呼吸困难 1 年,她既往是个重度吸烟者。A. 上肺显示肺气肿和轻微点状外周网格影。B. 下肺见肺气肿和斑片状外周网状影及广泛的蜂窝样结构异常

（3）ILD 中 HRCT 与生理数据的相关性:肺功能检查与 HRCT 发现之间的相互联系目前尚不完善。最大运动量时的 FVC、DL_{CO} 和动脉血氧分压和运动时氧饱和度的下降与 HRCT 中疾病的严重程度有很好的相关性[21,54]。在一个研究中,DL_{CO} 与 HRCT 的表现有很好的相关性[41]。连续 HRCT 监测显示随着病情的进展,其表现与 DL_{CO} 和 FVC 有很好的相关性[55]。

（4）HRCT 诊断 ILD 的作用:HRCT 有很重要的作用,但不能替代肺活检在诊断和评估大多数 ILD 的地位。在一例 IPF 患者中,结缔组织疾病(特别是硬皮病)和石棉肺可能会引起类似的 HRCT 表现(除了石棉肺中所见的实质纤维化和胸膜斑)。慢性过敏性肺炎患者也可以有类似的网状影或蜂窝肺,但常常伴随马赛克表现,小叶中心结节,并缺少 IPF 中见到的双侧胸膜下典型改变(电子图 63-6)。

评价 HRCT 在诊断 IPF 中的作用的相关研究发现 HRCT 能够显著增加诊断的水平。总的来说,诊断的敏感性比较低(约 48%),但特异性比较高(约 95%)[59-63]。而由受过培训的人员来用 HRCT 诊断 IPF,诊断率可达 90%[57,64-66]。缺乏经验的人员相对经验丰富的人员读片准确性会明显下降[64]。HRCT 表现越容易被诊断为 IPF 的患者预后越差[67]。在病理诊断 UIP 患者中,有双下肺蜂窝样改变者较无蜂窝样改变者预后更差[68,69]。在一个多中心的多变量分析中发现 HRCT 中网状影及蜂窝样改变是 IPF 患者重要的独立的死亡率预测因子[55]。

4. 其他影像学技术

（1）镓扫描:放射性镓(^{67}Ga)的肺扫描是一个非侵袭性的检查,可判断 ILD 肺泡炎的分期,特别是结节病[70-72]。但是 ^{67}Ga 肺扫描不推荐用于常规的 IPF 评价,因为炎症不是一个主要表现,扫描很难解释,表现也不特异,而且阴性扫描结果也不能排除这些疾病。

（2）通气灌注肺扫描:通气灌注肺扫描不推荐作为评价的常规手段。在大多数实质疾病,通气灌注扫描显示血流和通气的不一致下降,或者同时下降[72]。IPF 有两种灌注异常:同质的非节段性,可能由于毛细血管床的局部丢失,常常多数发生在下

叶和增加的上肺区域的灌注,由于肺动脉高压,诱导毛细血管上移。通气扫描常常显示点状,通气下降的非节段区域,显示气道梗阻或肺泡破坏。常见高和低通气灌注匹配的斑点区域,通气灌注比正常的区域很少。通气灌注比例失调的发现帮助解释低氧血症,而在安静状态下患者常见高 VD/VT 比。

（3）MRI 用于鉴别诊断炎症和纤维化:MRI 有几个优于 CT 的地方,包括缺少离子放射和能够在核水平鉴别组织特点,可能允许肺功能和微结构的新评价[73]。10 个 IPF 和 16 个 NSIP 患者对比了 3-T MRI 肺变化和外科活检的形态学变化[74]。相对于纤维化区域,炎症占主导的区域在动态观察中显示了早期增强模式,而且在 T2 加权相有更高的信号强度。这些结果说明 MRIs 的定量分析可能用于鉴别炎症和纤维化占主导的病灶。

（4）正电子放射断层造影术发现纤维形成的影像(PET-CT):^{18}F-2-氟-2-脱氧-D-葡萄糖(FDG)正电子放射断层造影术(PET)扫描的生理学成像用于 IPF 见于几个患者中,但没有很明确的结果[75,76]。总的来说,PET 中 IPF 患者的肺看起来增加 PDF 摄取增加(电子图 63-7)。一些研究已经提示 cis-4-^{18}F-fluoro-L-:-proline[^{18}F-proline]可能是一个可靠的纤维化形成的标记物。IPF 患者检测了放射性配体[55,77]。PET 在注射入 ^{18}F-proline 后 1、2、3 小时进行检测。出人意料的是在所有 IPF 患者的肺中发现 ^{18}F-脯氨酸的低摄取,在 2 小时时摄取量最高,在注射后 3 小时摄取量逐渐减退。

作者推测低摄取可能导致纤维化过程的缓慢特点,或者说只需要相对低剂量的脯氨酸。还需要进一步的研究来弄清楚是否通过 PET 能够诊断和判断 ILDs 的预后。

5. 肺功能检测

肺容量(TLC,功能残气量和残气量)在 IPF 中均减少。早期肺容量可能正常,特别是重叠了 COPD 的患者中。吸烟的 IPF 患者的肺容量相对于未吸烟的 IPF 患者有更高的肺容量[20]。正如之前提及的,一组吸烟者同时发生 IPF 和肺气肿可能会显示出几乎正常的肺容量,甚至是在疾病的进展过程中也是如此[52,53]。由于肺容量的下降,呼气流量(FEV1 和 FVC)可能会下降,但一

秒率（FEV$_1$/FVC）常常不变。由于这些患者的静息弹性回缩会增加，所以流速率反而常常是增加的（见图63-15A 和图63-17）。

IPF 患者呼吸过速，伴浅快呼吸，可能是与呼吸功的增加有关。因为没有发现明确的高通气的化学基础，所以主要可能由于增加的弹性负荷，迷走神经机制，或两者同时的存在，导致了调节性的机械反应，从而引起呼吸频率加快。

常常在肺容量减少之前 DL$_{CO}$ 就已经下降了。DL$_{CO}$ 的下降主要是由于肺毛细血管容量的减少和通气血流比的异常。静息动脉血气结果多为异常，提示低氧血症和呼吸性碱中毒。静息低氧血症的主要原因是通气血流比失调。不是由于以前推测的氧气的弥散受损或解剖学上的分流。运动时（A-a）PO$_2$ 增宽，动脉 PO$_2$ 和氧饱和度下降。在最大运动时 20%～30% 运动诱导（A-a）PO$_2$ 增宽可能是由一些氧气弥散受损引起。重要的是静息时的这些异常不能准确预测运动时出现的异常状态（见图63-19）。而且，运动时的气体交换在临床随访过程中已经被证明是一个敏感参数。

在 IPF 患者中，发现 6 分钟步行试验（6MWD）与 DL$_{CO}$、VO$_2$max 有很好的相关性。6MWD 是很强的死亡率预测因子。6MWD 测试在肺部病情进展的患者中很难操作，而且可变性也很常见。

15 步爬楼血氧定量法试验被发现用于预估 COPD 患者的通气储备，而且用于预测肺切除术后的并发症。在最近的研究中，发现 IPF 患者的 15 步血氧定量法试验血氧饱和度下降与心肺运动试验和 6MWD 试验的氧饱和度下降相一致。说明它可能也是监测 IPF 进展和评价是否需要长期氧疗的一个可靠的方式。这些检测可能作为 VO$_2$max 和 6MWD 试验的替代品。

在运动过程中，IPF 患者增加他们的每分钟通气量主要通过增加他们的呼吸频率（见图63-18）。这种增加的方式不同于正常人，正常人在轻微运动时主要通过增加潮气量而不是增加呼吸频率来增加通气量。因此，IPF 患者在运动时增加每分钟通气量部分由于增加 VD。而且，VD/VT 在静息时也是增加的，仅仅轻微运动时保持不变或者下降。偶尔，ILD 患者 VD/VT 增加，这类患者有明显的肺血管成分，例如硬皮病或 PLCH。

6. 肺血流动力学

最近的研究发现 IPF 导致肺动脉高压比较常见，而且可能大大影响 IPF 的功能状态、生活质量、发病率及死亡率[81-85]（见第 59 章）。IPF 导致 PH 的患病率为 32%～85%，在进展的疾病中更常见[85]。最好的检测 PH 的无创方法是心脏彩超。但不幸的是，心脏彩超不能准确评估 ILD 患者的肺动脉收缩压[86]。右心导管是动态评估肺循环和诊断 PH 的金标准，但是一种侵入性检查。右心导管检查可能有必要，主要证明 PH 的严重度和潜在的右心室功能失调[83,85]。气体交换异常和运动耐力看起来与 PH-IPF 有很好的相关性。因此，过度的运动氧饱和度下降，DL$_{CO}$ 不成比例的下降，和需要辅助供氧时需要考虑怀疑可能合并出现 PH。在一个小样本量纤维化患者中发现脑尿钠肽浓度预测中到重度的 PH，其敏感性为 100%，特异性为 89%[87]。这个研究还需要进一步的验证。

IPF 病理性血管表现与动脉、小动脉、静脉和毛细血管床的改变相一致[88]。肺血管壁的增厚反映了结缔组织的增加，肌肉细胞的肥大和增生，小肌性肺动脉周围胶原和弹力纤维的增生。

远端的肺动脉变成肌肉型（见图 59-4E 和 F）。而且在 IPF 的小肌性肺动脉中可能存在过度的内膜增生，纤维化和内层弹力板的增厚。含铁血黄素沉积的增加和肺泡间隔毛细血管密度的增加与更高的右室收缩压力明显相关（由经胸壁超声心动图检测），并可能反映了 IPF 肺动脉高压的组织相关性[89]。

辅助供氧是预防和处理 PH 的最明显的选择。但没有数据证明辅助供氧能够改善 PH-IPF 的存活率。血管扩张剂已经被研究，但需要意识到在低通气灌注的肺中降低生理性血管收缩可能导致 IPF 低氧状况更糟[84,85,90]。

内皮素-1（ET-1）受体拮抗剂已经被发现在肺动脉高压患者中有用，特别是在原发性肺动脉高压和结缔组织疾病相关性肺动脉高压。PH-IPF 的临床研究正在进行（表 63-9）。通过吸入前列环素（prostaglandin I2，PGI2）类似物能够保持（或者甚至改善）通气灌注的平衡，可能对 PH 有效。在一个研究中，吸入伊洛前列素下调平均的肺动脉压但不改变分流[91]，说明使用选择性肺血管舒张剂在 PH-IPF 患者中可能有效。西地拉非，一个磷酸二酯酶 5 抑制剂，促进血管舒张并下调平滑肌的增殖和血管的重塑。在一个小样本量 PH-IPF 患者使用 3 个月西地拉非的非盲试验中，发现 6MWD 有适度的改善，而且这个改善有统计学意义[92]。在一个后来的随机临床研究中，西地拉非治疗没有显示出之前研究的改善现象（增加 6MWD 20% 甚至更多），但是发现了一些小但明显的改善，如动脉氧合、弥散功能、呼吸困难程度和生活质量[93]。几个其他随机临床研究正在进行（表 63-9），可以进一步了解是否这些治疗在 PH-IPF 中有效（见第 59 章）。

7. 睡眠过程中的异常

很多 IPF 患者，特别是白天低动脉血氧饱和度或者睡眠中打鼾者，有睡眠障碍，主要表现为快动眼睡眠时间的减少，更轻和更支离破碎的睡眠，以及快动眼睡眠中的低氧血症。严重的低氧血症可见于没有阻塞性睡眠呼吸暂停或睡眠方式改变的患者中。在睡眠期间快速呼吸持续存在。识别和纠正睡眠障碍可能降低死亡率并改善生活质量和患者的存活率。在一项研究中发现 2/3 的 IPF 患者中有阻塞性睡眠呼吸暂停[96]。体重指数的增加和明显肺功能的受损可能是 IPF 合并阻塞性睡眠呼吸暂停患者的预测因子[96]。

8. 组织病理

IPF 肺的大体观由于纤维化隔膜的收缩，提示有特别的胸膜表面结节，有时像肝硬化结节。IPF 的组织病理模式为 UIP。UIP 是一种很好鉴别的表现，甚至在低倍镜下都可见，如：不均匀，胸膜下，外周分布的（图 63-22）。显著的不均匀主要表现为小区域的残余正常或相对正常的肺组织散布在广泛弥漫病变的肺实质中，在显微镜下为蜂窝样改变，其特点是扩大的气腔内附支气管上皮细胞，常充满黏液和各种不同的炎症细胞，邻近区域有成纤维细胞和肌成纤维细胞的激活增殖（图 63-23、图 63-24 和图 63-25）[16,33,36]。散在的成纤维细胞增殖区域被叫做"成纤维细胞灶"，而且在病理诊断 UIP 中非常重要[36]（见图 63-24）。成纤维细胞灶由梭状成纤维细胞小圆顶状聚集及黏液基质中的肌成纤维细胞组成，被增生的肺泡内衬细胞覆盖。一般来说，间质炎症在 UIP 中很少见，如果炎症在其中占主要，那么诊断这个 UIP 是 IPF 则需要重新考虑，可能存在其他引起 UIP 的

表 63-9　正在进行的特发性肺纤维化临床研究

药物	靶点	发起者	临床研究政府标示符
QRA579	可能下调白介素-13	Novartis 公司	NCT00532233
FG-3019	阻滞结缔组织生长因子	FibroGen 公司	NCT00074698
马西替坦	抑制内皮素-1	Actelion 公司	NCT00903331
波生坦	抑制肺动脉高压	加州大学洛杉矶分校 Actelion 公司	NCT00625469
吡菲尼酮	体外和动物模型的抗纤维化作用	interMune 公司	NCT01366209
齐留通	白三烯抑制剂	密歇根大学	NCT00262405
格列卫(甲磺酸伊马替尼)	络氨酸激酶抑制剂	Daniels Craig E MD Novartis 公司	NCT00131274
奥曲肽(生长抑素类似物)	体内外试验均有抗炎抗纤维化特性	法国 delaSanteet Dela 国立研究所	NCT00463983
GC1008	中和 TGF-β 的抗体	Genzyme 公司	NCT00125385
吸入 γ-干扰素	抗纤维化作用	纽约大学医学院研究资源国家中心	NCT00563212
吸入 γ-干扰素	抗纤维化作用	纽约大学医学院	NCT00212563
四硫钼酸盐	铜螯合物	密歇根大学肺纤维化协作组	NCT00189176
尼达尼布	抑制前纤维化生长因子	法国勃林格公司	NCT01335177
单独乙酰半胱氨酸	抗氧化效应	美国国家心肺血液研究中心	NCT00650091
沙利度胺	抑制咳嗽,抑制呼吸道内传感纤维的功能性上调	约翰-霍普金斯大学	NCT00600028
西地那芬(伟哥)	抑制肺动脉高压	加州大学洛杉矶分校 辉瑞公司	NCT00625079
西地那芬(伟哥)	抑制肺动脉高压	美国国家心肺血液研究所,辉瑞公司	NCT00517933
西地那芬(伟哥)	抑制肺动脉高压	美国退伍军人事务部	NCT00359736
吸入伊洛前列素	抑制肺动脉高压 第二作用:增强抗纤维化特性	Actelion 公司	NCT00109681
CNTO888	二期研究	Centocor 公司	NCT00786201
氯沙坦	一种血管紧张素-1 受体拮抗剂	H. LEE Moffitt 肿瘤中心研究所	NCT00879879
干扰素-α 含片	降低咳嗽频率和咳嗽严重性	Amarillo 生物科学公司,加州技术大学健康科学中心	NCT00690885
吸入一氧化碳	减少血清中基质金属蛋白酶的水平	Brigham 和妇女医院	NCT01214187
Tralokimumab	拮抗白介素-13	MedImmune 公司	NCT01629667
溶血磷脂酸受体拮抗剂	体外和动物模型的抗纤维化效应	Bristol-Myers-Squibb 公司	NCT01766817
吉利德	赖氨酸氧化酶样蛋白-α 抑制剂	Gilead 科技公司	NCT01769196
SAR156597	白介素 4 和白介素-13 抑制剂	赛洛菲公司	NCT01529853
STX-100	整合素 avβ6 抑制剂	Stromedix 公司	NCT01371305
西罗莫司	减少循环中的纤维细胞数量	弗吉尼亚大学	NCT01462006

CTGF,结缔组织生长因子;ET-1,内皮素-1;ET-A,内皮素受体 A;IFN-γ,γ-干扰素;IFN-α,α-干扰素;IL-13,白介素 13;NAC,乙酰半胱氨酸;NCI,美国国家肿瘤中心;NHLBI,美国国家心肺血液研究所;PAH,肺动脉高压;TGF-β,转化生长因子 β;UCLA,加州大学洛杉矶分校

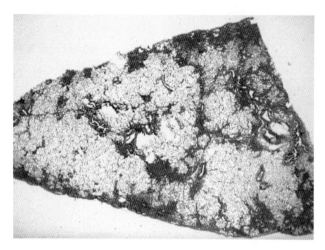

图 63-22　寻常性间质性肺炎模式表现为胸膜下弥漫分布。这种低倍显微照片可见区域没有通常的重塑与囊性肺的架构（蜂窝）的变化。肺胸膜是底部的形象。（Courtesy Thomas V. Colby, MD, Mayo Clinic, Scottsdale, AZ.）

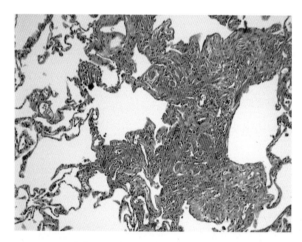

图 63-23　寻常性间质性肺炎的显微照片。扩大肺泡壁中见残余淋巴浆细胞炎症和胶原沉积（原始放大×10）

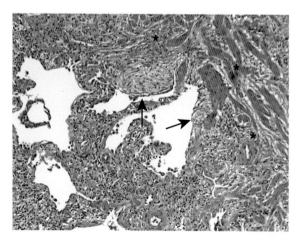

图 63-24　寻常性间质性肺炎的显微照片。两个松散的机化结缔组织中的成纤维细胞聚集灶（箭头）毗邻致密的纤维化（星号）。（Courtesy Thomas V. Colby, MD, Mayo Clinic, Scottsdale, AZ.）

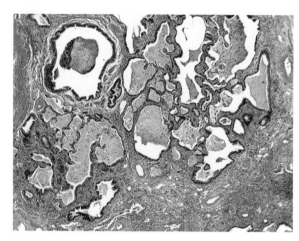

图 63-25　特发性肺纤维化蜂窝肺的显微照片。总肺结构的破坏，纤维组织形成囊性空腔。空间内排列化生的上皮细胞（原始放大×10）

原因，如慢性 HP 和胶原血管疾病。但是慢性炎症，有生发中心的淋巴聚集，还有甚至急性炎症可能在蜂窝周围占主要，可能与从充满瘢痕的肺组织中很难被清除有关[36]。

支气管癌（所有的病理类型）已被证明在进展性 IPF 中发生率更高（电子图 63-8）[97-99]。被推测肿瘤可能来自这类患者疾病进展时化生的支气管上皮细胞，但其相关发病机制还不清楚。有趣的是，大量的个案报道主要见于家族性的 IPF 患者。

9. 病原学和致病机制

IPF 发病的影响因子还不清楚。普遍认为这种疾病是易感个体由一些未知的刺激后启动了一系列不受控制的级联事件导致纤维化过程的发生。吸烟与 IPF 相关性最大，尤其是既往吸烟者，优势比（OR）从 1.6 变化到 9.4[100]。同样的相关性在家族性肺纤维化中也已被发现。在一个家庭病例对照家族性肺纤维化的研究中，斯蒂尔等证明了 111 个家庭，309 个患者和 360 个未受影响的人中，年龄和性别，既往吸烟与肺纤维化密切相关（OR 3.6；95% CI 1.3～9.8）。一些职业和环境暴露，特别是木头和金属粉末也显示与 IPF 发生增加相关[47]。一些患者中发现的 EB 病毒存在引起了人们的猜测，慢性病毒感染可能在 IPF 的病因中起作用[101]，但这病毒也被发现在其他肺纤维化疾病，也存在许多对照组中。在 IPF 患者中胃食管反流的发生率更高[102]。胃食管反流很常见，然而，在正常人群中，以及在与其他晚期肺部疾病患者，包括囊性纤维化、慢性阻塞性肺病、纤维化与硬皮病相关的肺纤维化中也很常见[103]。

宿主遗传因素的作用及其与环境因素相互作用导致 IPF 仍是未知的。已有许多基因多态性检测，其中只有少数已经展示了一个明确的相关性（通常是很弱的）。此外，假定的关联一般没有在独立的队列中得到了证实。有趣的是，最近两项在独立的队列中的研究共同表明气道黏蛋白基因 MUC5B 的启动子区域的多态性可能与家族性肺纤维化和特发性肺纤维化相关，但其与疾病发病机制尚不清楚[104-106]。有人建议，这 MUC5B 多态性可能与好的生存率相关[107]。其他的研究表明，在普通人群中，MUC5B 启动子多态性与 ILD 相关，它似乎与香烟无关[108]。

对 ILD 的理解的一个重要的进步是 UIP 看起来是一种特异的病理表现，很少的炎症和慢性纤维化增殖过程导致异常的实质创面愈合。这种模式表明,UIP 的病理过程是肺实质的持续的重构的结果(异常伤口愈合)[109,110]。多个"微创伤"损伤和激活的肺泡上皮细胞,进而引发促纤维化的微环境[111]。肺泡上皮细胞分泌生长因子诱导成纤维细胞的迁移、增殖和分化成肌成纤维细胞。上皮细胞下成纤维细胞和肌成纤维细胞的聚集(成纤维细胞灶)和肺泡上皮细胞产生基质金属蛋白酶 2 和 9 可能增加基底膜破坏和允许成纤维细胞和肌成纤维细胞迁移进入肺泡腔。此外,肺泡上皮细胞诱导肺泡腔内抗溶纤环境,增强瘢痕样物质的形成。目前的证据表明,组织-因子依赖的外源性途径在肺纤维化患者中是肺内局部激活凝血级联事件发生的主要机制[112]。肺泡外和间质中的肌成纤维细胞分泌细胞外基质蛋白质,主要是胶原蛋白。间质胶原酶和组织金属蛋白酶抑制剂之间的不平衡引起的渐进性细胞外基质的沉积[113]。在 UIP 中肌成纤维细胞凋亡信号似乎缺失或延迟,增加其存活[114]。这些肌成纤维细胞产生血管紧张肽原和过氧化氢,导致肺泡上皮细胞死亡,进一步损害表皮细胞的再生[115,116]。虽然在 IIP 中导致终末期肺纤维化的分子机制知之甚少,但数据支持 UIP 中这种"伤口愈合异常"的假说[45,111,117]。至少部分肺泡上皮细胞和肌成纤维细胞之间异常的联系可能由胚胎发育异常引起的。

IPF 有一个有趣的现象,它与衰老明显相关,通常出现于年龄超过 50 岁的人,在 60 ~ 65 岁达到峰值。在这种背景下,最近的两项研究表明,端粒酶编码基因突变与家族性肺纤维化相关[121,122]。也有研究发现散发的 IPF 患者白细胞端粒比同年龄正常人短,而且其中一些(10% ~ 25%)端粒长度低于其同年龄正常值的一个百分位。重要的是,IPF 患者肺泡上皮细胞端粒酶也短,这表明这些细胞可能是肺的病理过程中主要的罪魁祸首[123]。端粒基于之前细胞的分解和 DNA 损害通过调节细胞对应激和增长刺激的反应在细胞命运和老化中发挥核心作用,他们缩短与衰老和几个疾病有关。

10. 诊断

最准确的诊断方法还是外科肺活检,但 HRCT 中看见典型特征的 UIP 表现不需要活检[32,59,107]。推荐胸腔镜或开放肺活检,因为它可以提供一个准确的诊断,排除肿瘤和感染过程,他们偶尔会有类似慢性渐进间质疾病的表现;它也可以识别出比最初怀疑更容易治疗的疾病(如慢性过敏性肺炎),而且它能够更好的评估疾病活动程度[16,31,32,128]。研究已经分析了结合临床和影像学诊断的 IPF 的准确性[59,61]。在这两项研究,临床医生对用作诊断的金标准的外科肺活检的结果也不清楚。在肺科医生和影像科医生之中,有把握诊断 ILD 的估计比例分别为 87% 和 96%。IPF 的临床诊断敏感性为 62%,特异性为 62%,放射诊断敏感性为 70%,特异性为 90%[61]。有识别性的 HRCT 特征已经改善,有人建议在 IPF 诊断中有经验的临床医生和放射学家专家通过 HRCT 的预测诊断价值是好的,即使在 HRCT 上的可能的 UIP 表现(如符合 ATS/ERS 诊断 IPF 的标准但 HRCT 上只有 5% 或更少的蜂窝)[130]。

总的来说,这些研究认为,当临床和影像学诊断一致,可以自信地诊断 IPF。但他们还证明,这种一致性仅仅存在于只有约一半的活检确诊 UIP 患者。此外,该领域的专家进行这些研究,但不知道在不熟悉这些流程的社区医生中利用这些研究结果进行诊断是否存在差距。基于这一点,已经报道社区和学术中心

医师在诊断 IIP 时存在重要分歧[131]。重要的是,社区全科医生更有可能诊断 IPF,这有重要意义,因为其他 ILD 患者(如过敏性肺炎、NSIP 或胶原血管疾病有关的 ILD)更有可能对免疫抑制治疗有反应,而 IPF 患者应该提到,只要有可能,均应参与临床治疗试验或进行肺移植评估。此外,本研究还证实,临床医生、放射科医生和病理学家的多学科团队可以改善不同观察者的分歧和提高诊断特异性[131]。

11. 疾病活动分期和预后评估

IPF 的长期生存率低,只有 20% ~ 30% 的诊断后能存活 5 年[16,32,45,132-134]。然而,进展的速度是可变的。试图预测谁对治疗效果好很难,主要是因为直到现在的所有使用的疗法仍无法阻止疾病的进展。

(1)临床特征:年轻的患者纤维化程度轻于老年患者,年轻患者和女性比男性和老年患者存活时间更长。在最近的一项研究中,发现血氧饱和度逐月恶化的比例在男性高,说明性别不同,疾病进展不同[135]。当前吸烟 IPF 患者生存期较长,而重度吸烟者与预后差相关[23]。此外,结并肺气肿的肺纤维化和 IPF 的加速变化更多见于更频繁的吸烟者,也有更糟糕的生存率[52,53,136]。诊断时的英国医学研究理事会(MRC)慢性呼吸困难评分是预测生存的指标,而且可能帮助临床医生评估新 IPF 病例的预后[137]。

(2)血清学检查:免疫标记的存在,包括自身抗体、血沉高、循环免疫复合物和血清免疫球蛋白增加,并没有被证明与 IPF 的自然病程相关。

血清表面活化蛋白(SP)-A 和 SP-D IPF 对 IPF 患者死亡率有预后价值。最近的一项研究表明,在控制了已知的临床死亡率预测值后,血清 SP-A 水平增高是 IPF 患者一个强大和独立的预测早期死亡率的指标。包含 SP-A 和 SP-D 的预测模型大大优于单独只有临床预测因素的模型[139]。同时,观察到浓度高于 150ng/ml 的血清 CCL18 似乎能预测 IPF 患者较高死亡率[140]。

(3)胸部 X 线摄影和高分辨率计算机断层扫描:基本类型可在系列胸片上见到。早期的变化包括朦胧的透明肺容积减少,进一步粗网状模式最后以囊性蜂窝肺结束(电子图 63-9)。不幸的是,胸部 X 线片不是监测病变的程度和范围一个有用的方法。事实上,仅仅与组织模式相关的影像学异常就是蜂窝(电子图 63-10)。而且,尽管临床上出现明显的生理退化,胸部 X 线摄影可能发现没有变化。使用胸部 X 线摄影随访疾病过程或评估疾病阶段的另一个主要问题是,在解释这些结果中不同观察者之间的明显变异。

HRCT 扫描在 IPF 疾病活动分期中可能有用。初始 HRCT 识别更大范围的磨玻璃影和小范围的网状影多见于患者疾病早期(见电子图 63-1),可能生存时间更长,而且对激素反映更好(如果是暂时性的)[141]。患者 HRCT 有典型 UIP 的表现着死亡率最高[67]。

通过单变量逻辑回归分析表明,HRCT 见更大程度的纤维化预测短期死亡率增加[142]。多元逻辑回归分析表明,随访期间死亡的最佳预测指标是 CT 上可见纤维化的程度,而其他定量检测方式并没有取得更多的额外的预测能力[142]。

(4)肺生理检测:肺活量的降低与现在纤维化的程度相关,并显示与整体组织学紊乱相关[143,144]。肺活量显著减少(<50%预计值)与肺动脉高压相关,并明显降低 2 年生存率。正常 DLCO

值患者通常没有明显的异常气体交换,而患者 DL_{CO} 低于 70% 预计值在休息或运动时经常有这种变化。更正常 DL_{CO}($>45\%$ 预测值)患者生存时间更长。DL_{CO} 显著减少和静息时低氧血症与肺动脉高压和生存率降低相关。

疾病晚期和严重纤维化患者,相较那些疾病早期和肺结构仍较正常者($A-a$)PO_2 有更大的异常。与肺功能的其他指标相比,在运动时气体交换改变与病理结果有很好的关联。在运动中连续测量气体交换也似乎是生存率的最佳预测指标。已经证明了有和没有氧饱和度下降患者在基线 66 分钟的步行测试中连续变化的生理学变量能够有很好的预测能力;患者基线氧饱和度低于 88%,死亡率的最强预测指标是连续观察 DL_{CO} 的变化;基线氧饱和度大于 88% 患者,FVC 持续降低和减饱和度区域增加显著预测后续死亡率[145]。总结,肺功能测试在确定 IPF 损伤存在和其程度及对治疗的反应方面是有用的。6 分钟步行试验时初始异常 FVC、DL_{CO}、($A-a$)PO_2 及血氧饱和度下降的严重程度与糟糕的生存率相关[78]。同样,随访期间 DL_{CO}、TLC、FVC、动脉氧分压、血氧饱和度和($A-a$)PO_2 的变化是调整基线后生存时间的预测值[144,146]。

(5) **肺泡灌洗液**:有人认为,BAL 中细胞成分可以反映肺部炎症反应的状态。不幸的是,许多研究未能清楚地区分不同疾病的 BAL 中主要细胞类型。IPF 的特点是从呼吸道收集的炎症细胞总数增加了几倍,其中中性粒细胞和嗜酸性粒细胞的百分比增加[16,26]。研究评估 BAL 内细胞成分和死亡率相关。对 BAL 的预测价值仍然存在争议受限于样本量和随访的持续[147]。

Turner-Warwick 和 Haslam 发现中性粒细胞和嗜酸性粒细胞计数的升高的患者未能得到改善[148]。最近的研究结果往往证实了这些发现,表明 BAL 中中性粒细胞比例升高的可能是一个 IPF 患者早期死亡率的独立预测指标[149]。这个影响在第一年的随访中是最重要的,随着时间的推移逐渐减弱。

在一项研究中,人们发现在 IPF SP-A 降低,并且其浓度相较总磷脂减少(表面活性剂标记物对表面物质样本标准化)预测不良临床结果和低存活率[138]。

(6) **组织病理**:直到最近,除了晚期纤维化和蜂窝,没有具体的组织学特性,已被证明与 UIP 存活率相关[23,109]。UIP 最早和最持续的肺损伤的特点表现在多个成纤维细胞灶的发生[36,150]。IPF 患者外科肺活检中这些成纤维细胞和肌成纤维细胞聚合的预后意义尚不清楚,一些研究有矛盾的结果。样本大小,组织样本偏移,不同的技术的影响来评估聚集灶的数量可能导致这些矛盾的结果[151-155]。一般来说,外科肺活检的纤维母细胞聚集灶量化可能不是这个疾病一个公认的预测因子。

(7) **预测模型**:一些调查人员试图确定最佳预测 IPF 的临床病程和预后的参数[78,145,146,156,157]。个人呼吸困难评分、TLC、FVC、动脉氧分压、血氧饱和度或($A-a$)PO_2 在 6 和 12 个月的变化可能是有效的替代终点的指标监测患者治疗效果。基于结合临床基线,放射,或生理测量预测的模型来自大量精心挑选的 IPF 患者,而且表现出良好的预后预测指标[23,157]。临床、放射和广泛的生理变量使用分层的多变量分析,King 和同事开发了一个模型,允许临床医生做出更精确的对 IPF 患者预后估计[23]。这个模型包含的参数为年龄、吸烟史、杵状指,胸部 X 线上间质混浊程度和是否存在肺动脉高压,TLC 预测百分比,以及极限运动后的动脉血氧分压。虽然临床、放射和生理分数是 IPF 存活

的关键预测因子,但仍需要详细的影像学分析和运动生理测量,对许多医生来说都是现成的。这可能会限制生存预测因子在全科医生的应用。

Wells 和同事确定了综合生理指数密切反映了肺纤维化的形态学程度同时预测肺气肿的程度(通常出现在吸烟 IPF 患者)[157]。综合生理指数与 CT 有很强的相关性,而且评价死亡率和疾病的严重程度比任何单个肺功能测试更准确[157]。然而,其在临床实践中的价值看起来有限。

最近,Ley 和同事提出了多维 IPF 预后分期系统一般只使用临床测量和生理变量(年龄、性别、FVC 和 DL_{CO})[158]。这样的一个简单易用的分期系统可以帮助告知预后和指导治疗决策如肺移植的适当时机。

(8) **结果和死亡原因**:IPF 患者临床恶化是可以预见的。在他们的疾病过程中,大多数患者经历气短、运动耐量下降,或其他功能状态下降[143]。疾病进展可能很难区分疾病有关的并发症和治疗的副作用[159]。当感染被排除在外时,男性死亡率更高,年老者死亡率更高,冬季死亡率更高[143]。呼吸系统疾病经常住院治疗是常见的事件,往往与死亡有关[143,160,161]。

9 年间,42 个连续死于 IPF 的患者尸检显示,IPF 患者本身死亡的直接原因一半是急性恶化(见后面"特发性肺纤维化的急性发作"),另外是本病的逐渐加重[162]。其他呼吸道死因包括肺炎和误吸。心血管疾病包括心律失常、心肌梗死和严重肺心病被发现是 20% 的受试者死亡的原因。肺动脉高压的出现在 45% 的患者尸检中,其中有两例是直接导致死亡的原因。肺栓塞似乎相对常见于 IPF 肺移植受者,虽然其发病率是未知的[163]。重要的是,它已经表明,IPF 患者冠状动脉疾病患病率更高[164]。同时,临床稳定的 IPF 患者不仅有右心室舒张和收缩功能障碍,而且左心室舒张期功能受损,而收缩功能保存[165]。

12. 治疗方法

IPF 是进展的和致命的疾病,不能自发缓解,直到最近,没有治疗已被证明有效[16,45,166]。虽然 IPF 的自然病程没有合适的定义,到目前为止的数据表明诊断之后的生存中值,有或没有接受治疗,都是 2~3 年[16,133,134,143]。IPF 的任何治疗,不管使用什么药,需要至少 1 年后才可以评估其有效性。

(1) **糖皮质激素**:虽然糖皮质激素在很多年里是仅仅治疗 IPF 的药物,但从来没有任何随机、安慰剂对照研究来支持他们的使用[167,168]。使用抗炎治疗这一疾病的概念是基于一种慢性炎性浸润导致进一步的细胞外基质沉积。然而,对皮质类固醇治疗的反应在 IPF 几乎一致都很差[169]。此外,皮质类固醇治疗会导致重大的并发症,影响生活质量。目前,不推荐单独使用糖皮质激素治疗 IPF。

(2) **免疫调节和抗生素**:因为 IPF 对糖皮质激素治疗反应差,免疫调节因子(咪唑硫嘌呤或环磷酰胺单独或结合糖皮质激素)也被尝试作为治疗方案[170-173]。几个有足够数量 IPF 患者的随机对照临床试验使用了推测的抗纤维化药物,但到目前为止没有显示出显著改善的结果。联合强的松、咪唑硫嘌呤和 N-乙酰半胱氨酸被认为可被选择用于病情轻度至中度的患者[174]。然而,最近的一项研究显示,联合治疗(强的松、咪唑硫嘌呤和 NAC)增加死亡和住院率与安慰剂相比[175]。这项三臂研究中,肺功能轻度至中度受损患者使用联合、单独用乙酰半胱氨酸和

安慰剂治疗。当一个临时分析发现与安慰剂比较,死亡和住院率增加,登记到联合治疗组的患者被叫停药。这些结果反对使用这种联合治疗 IPF 患者。而单用乙酰半胱氨酸和与安慰剂组继续进行。

1) 硫唑嘌呤:硫唑嘌呤是一种嘌呤类似物,是 DNA 合成所需嘌呤的替代物,并抑制腺嘌呤脱氨酶,影响淋巴细胞的功能。虽然既往研究表明硫唑嘌呤和低剂量强的松治疗 IPF 患者可能有用[171],但单用这种药物或结合糖皮质激素并不被推荐用于治疗 IPF。

2) N-乙酰半胱氨酸:在一个双盲、随机、安慰剂对照的多中心研究,发现 NAC,一种天然抗氧化谷胱甘肽分子前体,联合强的松和咪唑硫嘌呤,用药的剂量 600 毫克,每日三次,经过大约 1 年的随访发现比单用强的松和咪唑硫嘌呤更能保护肺活量和 DL_{CO}[174]。这项研究并没有被确认的死亡率。单用口服 NAC 治疗 IPF 的一个的安慰剂对照研究不支持 NAC 能够保护生理功能轻-中度受损的 IPF 患者的 FVC[176]。

3) 环磷酰胺:环磷酰胺曾作为二线药物用于治疗的激素失败或不能耐受皮质类固醇治疗的患者。环磷酰胺是一种氮芥组的烷化剂,口服吸收在肝脏中被激活变成几种细胞毒性的化合物。其作用方式是增加淋巴细胞的损耗,从而抑制淋巴细胞的功能。推荐的剂量是 $2mg/(kg \cdot d)$ 口服单剂量,通常联合用口服强的松在 $0.25mg/(kg \cdot d)$。几乎没有什么可用的长期治疗的数据。然而,一项大量回顾性研究提示与未经治疗的患者相比,联合皮质类固醇治疗和环磷酰胺治疗并不能提高生存。此外,环磷酰胺治疗也有严重的副作用包括白细胞减少症、血小板减少症、血尿、继发性出血性膀胱炎,胃肠道症状(包括厌食、恶心和呕吐),骨髓抑制,精子缺乏和闭经,感染,血液系统恶性疾病的发展[170]。

(3) 其他药物:其他一些免疫抑制或预测的抗纤维化药物在已报告的个案或小样本量的 IPF 患者中没有成功。秋水仙碱的体外研究表明几种机制可能阻断胶原合成和沉积的过程,它可能有抗炎作用。在这些机制的基础上,秋水仙碱已被用来作为潜在的治疗在 IPF 的药物,但没有数据肯定秋水仙素在 IPF 的功效[177-179]。青霉胺通过干扰胶原蛋白交联抑制胶原合成,而且抑制 T 细胞功能,有限的研究并没有显示其在 IPF 功效。卡托普利抑制血管紧张素转换酶和完全废除 Fas 诱导人类肺泡上皮细胞凋亡。它也已被证明能够抑制体外成纤维细胞增殖,在体内减少肺纤维化反应。一个回顾性研究未能证明血管紧张素转换酶抑制剂对 IPF 患者的生存有有益的影响[180]。

最近,在一项有 98 名患者参与,随访 24 周,随机、双盲、两年期交叉试验评估沙利度胺抑制 IPF 患者咳嗽的疗效。沙利度胺治疗与咳嗽和 IPF 患者的生活质量改善相关。一个更大的试验正被计划用于证实其有益性。

(4) 新治疗方法:基于对 IPF 的致病机制新认识上,和对免疫抑制药物疗效差上,新型免疫调节或抗纤维化药物已经被尝试用于 IPF 患者。

1) 吡非尼酮:吡非尼酮是一种新型抗纤维化和抗炎剂,在动物模型中抑制纤维化的进展。几个临床试验显示能够稳定患者的肺功能和减少急性疾病的恶化[181,182]。日本的一个随机临床试验提示与安慰剂比较,高剂量吡非尼酮组无进展生存时间更长[183]。两个其他国际吡非尼酮随机临床试验已经分别完成

了 435 和 344 位 IPF 患者的纳入[184]。一期试验中,吡非尼酮组最后试验终点 FVC 实际值/预计值仍在基线位置。二期试验没有相同的主要终点。最近三期随机、双盲、安慰剂对照试验评估吡非尼酮对 IPF 患者的疗效,观察到能减慢疾病的进展,表现为有更好的肺活量,改善运动耐量,和更好的无进展生存[185]。吡非尼酮被批准在美国、欧洲和日本治疗 IPF。

2) 尼达尼布:尼达尼布(BIBF-1120)是一种酪氨酸激酶抑制剂,以血小板源生长因子受体、血管内皮生长因子受体和纤维母细胞生长因子受体为靶点[186]。一项 12 个月,随机、双盲、安慰剂对照、第二阶段试验中 432 个 IPF 患者最近完成了研究,共四组分配给不同剂量尼达尼布。主要终点是 FVC 年增长率下降。发现了最高剂量(150mg 每日两次)方案 BIBF-1120 组的肺功能的下降趋势减弱,更少的急性发作和生活质量稳定[187]。在最近的两个复制第三阶段,多国、随机、安慰剂对照、平行组试验(INPULSIS-1 和 INPULSIS-2)中,尼达尼布减缓疾病进展显著降低 FVC 的下降速度[188]。尼达尼布已经在美国被批准用于 IPF 的治疗。

3) 干扰素:一个干扰素(IFN)γ-1b 的大型对照试验指出在主要终点(无进展生存)或在大多数次要终点没有区别[189]。定义为轻度的患者(FVC>55%;事后定义),可能有潜在的生存受益。然而,一个更大的对照试验(826 例)以生存作为主要终点,由于缺乏有效性最近被停止了。干扰素 γ-1b 整体死亡率为 14.5%,安慰剂组为 12.7%[191]。使用 IFN-γ 喷雾方式进行治疗的试验现在正在进行(见表 63-9)。

4) 内皮素受体拮抗剂:内皮素(ET-1)有助于成纤维细胞的纤维化表型,是促纤维化转化生长因子-β(TGF-β)的下游介质[192]。在大鼠模型中,发现 ET-1 参与肺纤维化的发病机制,抑制其受体减少纤维化[193]。波生坦是一个双重 ET-1 受体拮抗剂(ETA 和 ETB),已被证明是有效的治疗特发性肺动脉高压药物。在一个大的随机、跨国、双盲、安慰剂对照试验中,应用波生坦治疗 IPF 患者没有表现出比安慰剂组更好的 6 分钟步行试验(主要终点),但是这种药物显示患者倾向于推迟时间死亡或疾病进展,这是一个预设定的次要终点。一个令人惊讶的和不明原因的发现是,治疗效果显著的那部分患者进行了外科肺活检来确定诊断。在随后的前瞻性双盲、安慰剂对照试验中,616 例 IPF 患者通过外科肺活检术确诊,而且 HRCT 上没有广泛的蜂窝随机分配 2∶1(应用波生坦和安慰剂)[194]。波生坦患者可以耐受,但是在治疗组在主要终点(IPF 恶化或死亡的时间)没有区别。对健康相关的生活质量的影响或呼吸困难没有疗效。

5) 依那西普:针对肿瘤坏死因子-α(TNF-α)的靶向生物制剂为治疗各种各样的疾病提供了新的激动人心的方向。在实验性肺纤维化和 IPF 患者中发现这些细胞因子的含量过高。依那西普,一种人类重组可溶性肿瘤坏死因子受体,结合体外肿瘤坏死因子并中和其活动,正在 IPF 患者中被探索其疗效。

65 名患者(依那西普,n=34;安慰剂,n=31)治疗 48 周完成。观察治疗组之间的三个主要终点没有明显的统计学差异:FVC % 的变化、DL_{CO}% ,(A-a)PO$_2$(安静时)48 周。然而,这可能是部分由于在数量不多的样本中进行。在 posthoc 分析中,主要观察死亡的疾病进展的速度,绝对减少的 FVC(L),观察结果倾向支持依那西普。

6) 伊马替尼:伊马替尼是一种竞争酪氨酸-抑制剂,在 1990

年代后期发现,抑制 BCR-Abl 酪氨酸激酶,慢性粒细胞白血病持续激活的融合产品[196]。它还能抑制血小板源生长因子 c-kit 和干细胞因子的酪氨酸激酶。伊马替尼用于治疗费城染色体阳性的慢性粒细胞白血病,c-kit 阳性的胃肠道间质瘤,其他增生性疾病。伊马替尼也被证明是能够阻止 TGF-β 途径和防止博来霉素诱导的动物模型肺纤维化[197]。多中心临床试验在 96 周完成了 119 例伊马替尼与安慰剂的比较,最初观察终点为到疾病进行性发展的时间(进行性发展的定义为 FVC/预测从基线下降 10%)或到死亡的时间。伊马替尼治疗对 FVC 的变化或存活率没有影响[198]。

7)抗凝剂:过度的促凝活动被认为在组织因损伤导致纤维化过程中起重要作用[199]。2005 年,Kubo 和他的同事在一个非双盲 56 例 IPF 患者的前瞻性研究报告中指出抗凝治疗与更好的生存相关,该研究分为两组:强的松单用和强的松加抗凝治疗[199a]。IPF 急性加重有关的死亡率似乎有大量减少。随后的随机、双盲、安慰剂对照研究中未能显示显著的 IPF 患者抗凝治疗的好处[200]。当中期分析示那些随机的华法林组死亡率的增加和低收益的可能性,研究中止。正在进行的临床试验总结见表 63-9。

8)治疗胃食管反流:有个趋势是积极诊断和治疗 IPF 患者的胃食管返流。然而,越来越多的证据表明,质子泵抑制剂治疗胃食管反流(质子泵抑制剂)或组胺受体-2(H2)拦截器有临床效益,尽管质子泵抑制剂医疗风险增加(如:在社区或髋部骨折的风险增加)[6,102,201,202]。Lee 和 coworkers 表明 IPF 患者服用抗酸药治疗基线 FVC 下降比那些没有服用抗酸剂治疗较小,影像学上纤维化少,和更长的存活时间[201]。不清楚是否有其他用于治疗胃食管反流的措施,如生活方式(如少量多餐,避免某些食物和酒精),其他药物干预措施(如 prokinetics),或手术创造障碍(如尼森 fundoplication),在治疗 IPF 患者时起作用[202,203]。

13. 肺移植(见第 106 章)

自 20 世纪 80 年代末以来,肺移植已被用于处理各种严重肺部疾病,无法对药物治疗有效的肺部疾病,有证据支持肺移植对受者的生活质量和生存时间均有改善。美国胸科学会出版指南 IPF 患者应考虑被选择为潜在的移植的候选人[204]。

不幸的是,鉴于捐助者稀缺、老化和 IPF 的疾病患者存在各种并发症,移植只有用在精心挑选的患者中。尽早安排考虑移植是非常可取的。它需要一个规范的过程,包括:评估、专业领域的管控,以及纳入后的患者教育[204]。考虑移植的患者应该已经签字同意,而且用药物治疗病情也进行性加重(包括静息或运动时氧饱和度下降)肺功能未能改善或维持的患者[204]。

根据 2012 年国际社会对心脏和肺移植器官共享联合网络(ISHLT/UNOS)国际注册,IPF 患者肺移植后 1 年和 5 年生存率分别为 84% 和 84%[205,206]。一项研究比较了接受移植的 IPF 患者(n=82)和接受移植的非 IPF 患者(n=387)的生存时间[207]。IPF 患者移植后生存率在术后 30 天、1 年、3 年、5 年分别为 95%、73%、56% 和 44%,稍差于相对应的非 IPF 患者。IPF 患者双肺与单侧肺移植相比在 1 年分别为 81% 和 67%,在 5 年分别为 55% 和 34%。这些发现表明 IPF 患者肺移植后生存率差于其他适应证,双肺移植可能提高生存时间[207]。然而,后续使用 UNOS 数据的研究显示当调整基线差异后单肺和双肺移植效果没有区别[208]。

等候名单上的患者需要检测并发症,因为可能影响移植的适应证。不幸的是,许多 IPF 患者等待中就死亡了。在这种背景下,于 2005 年重组了肺分配分数,取而代之的是一个基于等候名单上患者移植后生存概率的算法,目的是减少患者等待过程中死亡的数量。最近的一项研究显示,等候名单上 IPF 患者增加而肺气肿和囊性纤维化减少[209]。

14. 康复

12 周的住院患者和家庭康复计划(到患者的极限的呼吸肌肉训练和骑自行车运动)可以提高生活的质量和缓解 ILD 患者呼吸困难的感觉。肺康复也已被证明能够提高 6MWD 和疲劳[211]。肺康复的有利影响似乎在有更糟糕的基线功能患者中更明显[212]。

15. 特发性肺纤维化急性发作

一些 IPF 患者经过一段时期的相对稳定可能经历一个迅速恶化的呼吸状态[143,213,214]。急性恶化可能与病毒或细菌感染,误吸,或血栓栓塞事件相关。然而,越来越多的证据表明,许多这样的急性、临床病因不明的重大事件,都被称为 IPF 急性加重。IPF 患者的急性发作总体发病率仍未知,大概从 5% 到 10% 不等[213,215]。一项大型随机临床试验安慰剂组死因的分析表明几乎有一半的死亡是持续 4 周或更少时间呼吸困难后急性发生的,这表明急性发作可能比通常认为的更频繁[116]。最近的一项研究显示,IPF 患者 1 和 3 年急性恶化发生率分别为 14% 和 21%[216]。

IPF 急性加重期的诊断还没有建立共识。大多数定义包括综合以下数据(在<4 周):①严重恶化的呼吸困难;②血氧不足急剧恶化(如:PO₂>下降 10mmHg);③新的影像学改变,通常为双肺磨玻璃影和网状/蜂窝整合叠加在 IPF 模式中(电子图 63-11);④没有以下问题,如感染、左心衰竭,或肺栓塞[216-219]。有人建议,新发磨玻璃影可能在患者急性加重中有所不同,这些差异可能影响预后[219,220]。尽管大多数患者影像学通常显示外周磨玻璃影减退。潜在的蜂窝附区域,一些展示出弥漫病变的多病灶模式(见图 63-11)。但只有外周涉及的患者预后更差[221]。大部分这些患者的活检或尸检显示在 UIP 病变基础上存在弥漫性肺泡损伤(DAD)。偶尔,急性肺损伤可能见到其他模式,如机化性肺炎和广泛的成纤维细胞灶[217,218,222]。BAL 中细胞分类通常显示中性粒细胞增加或中性粒细胞和淋巴细胞同时增加。

急性发作的病因和发病机制仍然未知。上皮细胞的完整性破坏,急性炎症,过度的细胞因子和基质金属蛋白酶、肺泡抗纤溶环境都可能涉及。已报告在一些患者中 interleukin-8 和 α-defensin 水平的提高,说明了中性粒细胞的重要性[213]。血清 ST2 蛋白质水平过度增高,孤儿受体与未知的天然配体也被报道[223]。重要的是,ST2 优先表达于 2 型 T 辅助(Th2)极化细胞,主要在体外和体外表达 IL-4、IL-5、IL-10,表明激活(主要是 Th2)淋巴细胞也在其中起作用[224]。最近,一半的 IPF 急性恶化患者在血清和 BAL 中检测到 annexin-1 抗体,支持肺上皮细胞凋亡可能在发病机理中起重要作用这一假设[225]。

一旦感染和导致恶化的其他原因被排除在外,治疗通常包括用脉冲剂量甲基强的松龙(0.5~1g/d)加强免疫抑制。一些研究也报道了加用环磷酰胺或环孢霉素等免疫抑制剂,但没有具有说服力的证据证明其有益。不幸的是,没有任何对照试验的数据证明对 IPF 急性加重治疗有效[226]。

（二）家族性肺纤维化

家族性 IPF 在临床、影像学、生理和形态的表现上区别于散发病例[47,48,227]。可能会有轻微的男性优势，而女性往往有一个更良好的预后[47,48,228,229]。据估计，家族病例占所有 IIP 患者0.5% ~ 2.2%，在英国患病率为 1.34 例/106 人口[229]。在芬兰，据估计，家族 IPF 的患病率为 5.9/百万人口[230]。根据修改后的美国胸科学会/欧洲呼吸学会国际指导方针，家族形式解释3.3% 到 3.7% 的芬兰诊断的 IPF 病例。已经发现家族 IPF 患者有地理聚集性，暗示"最近的奠基者效应"非随机抽样时遗传人口来自少数的个人[229,230]。重要的是，家族性肺纤维化与 IIP 子集的多个病理表现有关，如：脱屑性间质性肺炎（DIP）[231]、LIP[232] 和 UIP[228]。

家族性肺纤维化的遗传基础不太清楚，可能涉及多个基因。Thomas 等[228] 发现 SP-C 基因的突变（SFTPC）与家族性 DIP 和NSIP 相关，可能导致 II 型细胞损伤。作者认为存在两种不同的病理诊断均有这个突变，表明这些疾病可能由相同的核心病理机制导致多向性的表现[228]。已报告 SFTPC 的多个杂合突变在与儿童患有 ILD（DIP 或 NSIP）相关，包括家族和散在病例[233,234]。此外，SP-C 缺乏被描述存在一个患有无法确认的间质性肺炎的小家族，尽管没有 SFTPC 序列变异[235]。综上所述，这些研究结果支持pro-SP-C 或 SP-C 错误折叠的模型会导致 II 型肺泡细胞损伤，导致ILD[235]。如前所述，关键端粒酶基因 TERT 和 TERC 的胚系突变，导致端粒的异常缩短，因此导致大约 15% 的肺纤维化的家庭的基因缺陷。在芬兰 ELMOD2，一个功能性无特征基因，被认定为新的候选易感性基因[236]。

斯蒂尔和同事[47] 评估 111 个在第一代中两个或两个以上 IIP 患者的家庭，有 309 位患者和 360 位正常人。老年人、男性、既往抽烟与 IIP 的发展有关。兄弟姐妹之间的疾病的聚集性更明显，20 个谱系证明垂直传播，符合常染色体显性遗传[47]。

（三）非特异性间质性肺炎

NSIP 起源作为外科肺活检的病理分型，没有一个清晰可识别的模式，特别是 IIP 中的 UIP、OP、LIP 和 DAA[237]。NSIP 的病理模式在已知的导致各种各样的疾病已有发现（如过敏性肺炎、药物相关、艾滋病和胶原病）。此外，许多患者诊断为特发性 NSIP，满足未分化结缔组织病的病例定义，表明特发性 NSIP 实际上可能是一种自身免疫性疾病[239,240]。此外，据估计，多达 15% ~ 20% 的患者表现为慢性 ILD 同时有一个隐秘的结缔组织疾病或后续发展为有明显临床表现的结缔组织疾病。在这个特殊的一组患者中，最初的可能在本质上区别的其他几种 IIP 的临床表现就显得很重要（尤其是 NSIP 和一般寻常性 UIP）[241]。

1. 临床特征

表现非常相似的其他形式的特发性间质性肺炎（见表 63-7 和表 63-8）。大多数患者是中年人的亚急性发病，诊断前大约有 8 个月症状。与 IPF 相比，三分之二的患者是女性，与 IPF 患者不同，70% 是从不吸烟者[238]。主要临床症状是咳嗽和呼吸困难。常见血清学的异常（抗核抗体与类风湿因子）。BAL 中成分分析不能区分 UIP 和 NSIP，并没有预后评估价值[242]。

2. 胸部影像学研究

（1）胸部 X 线摄影。NSIP 早期，患者胸部 X 线可能是正常的。在疾病进展时，双肺网状或磨玻璃影（电子图 63-12）是最突出的异常。肺下叶更常被波及，但是 UIP 中常见的病变范围从肺尖到肺底则不常见[237,238]。

（2）CT 扫描。回顾 61 例特发性 NSIP 证实，实质异常主要涉及下肺。最常见的 HRCT 特征是一个网状结构，牵张性支气管扩张，肺叶体积的丢失[238]。磨玻璃衰减出现在将近一半的情况下（图 63-26）。进展性 NSIP 的其他表现包括胸膜下囊肿（电子图63-13）。与 UIP 相比，这些囊肿是小的而且分布范围是有限的[243]。NSIP 在 CT 上主要和 UIP 相鉴别。支持的诊断 NSIP 有以下表现：肺部病变均匀，没有一个明显的肺尖到肺底的梯度；广泛的磨玻璃的透明，细网状模式，微结节。重要的是，在随访期间，NSIP 患者磨玻璃影通常不会发展成蜂窝。相反磨玻璃进展成蜂窝在 UIP 中很常见，表明是不可逆的纤维化[244]。

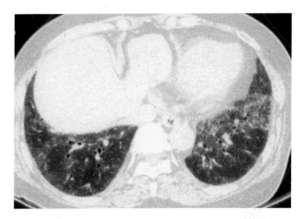

图 63-26　非特异性间质性肺炎。高分辨率的胸部 CT 图像显示双肺斑片样，磨玻璃影，没有胸膜下蜂窝的证据

3. 肺功能测试

肺功能测试通常显示了限制性通气和气体交换异常缺陷。

4. 病理特征

NSIP 的病理组织学特征是肺内病变是暂时的，在空间上是均匀的。这种均匀性是鉴别 NSIP 模式和 UIP 模式的一个关键点。它的特点是不同程度的炎症和纤维化，某些情况下慢性炎性/细胞模式（细胞 NSIP）为主要，但大多数情况下是混合细胞-纤维化模式（纤维化 NSIP）[237,238]（图 63-27 和图 63-28）。细胞 NSIP 表现统一的肺泡间隔内淋巴细胞和浆细胞浸润。中性粒细胞，嗜酸性粒细胞，和组织细胞不明显。尽管 NSIP 可能有显著纤维化，但它通常出现暂时的均匀性；如果有成纤维细胞的聚集和蜂窝，也是罕见的。纤维化 NSIP 很难与 UIP 区分，而且在经验丰富的组织病理学家中也存在明显的观察者之间的偏移[134]。

5. 鉴别诊断

临床上最常见的与纤维化 NSIP 需要鉴别诊断是 IPF[34,133,237,238]。至关重要的是，病理学家除非满足定义的标准，一般不是用"UIP"或"NSIP"，因为某种程度的纤维化和炎症是在许多 ILDs

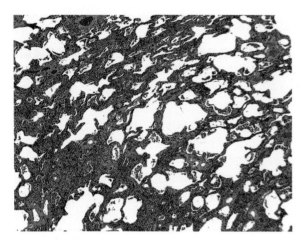

图 63-27　非特异性间质性肺炎的显微照片。注意淋巴浆细胞扩大间质间隙。肺泡巨噬细胞也存在(原始放大×10)

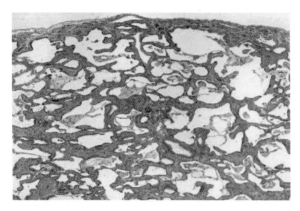

图 63-28　非特异性间质性肺炎的显微照片有混合的细胞-纤维化模式。由致密的胶原蛋白和淋巴细胞和浆细胞浸润导致肺泡壁增厚。在通常的间质性肺炎中常见的成纤维细胞的聚集灶不存在此病变中

中是很常见的,而且采样误差也可能是一个问题,尤其是在小/不充分的手术活检时。重要的是,大多数活组织检查显示为 NSIP 模式的患者可能是其他问题:模糊的和不能充分诊断的结缔组织疾病,药物引起 ILD,慢性过敏性肺炎,急性肺损伤(肺炎或急性呼吸窘迫综合征)或机化性肺炎[32,150,245-249]。外科肺活检术发现的 NSIP 模式可以提醒临床医师应重温临床数据,仔细寻找这些条件。

尽管它一直认为 NSIP 可能代表早期的 UIP,然而有一些组织学重叠,病理学家在诊断个别病例时有困难,但在以下这些情况不太发生这种可能。NSIP 似乎主要发生在不吸烟的女性,而 UIP 为吸烟男性[238]。早期的 UIP(以及进展性的 UIP)没有明显的炎症,而是分散成纤维细胞聚集灶。最后 UIP 典型的混杂的模式特点在 NSIP 上是看不到的,因此,患者必须监测进展过程,NSIP 的一些区域会恢复正常,而其他人则演变成纤维化成为 UIP[36]。

6. 临床过程和结果

一些回顾性研究显示特发性 NSIP 患者的存活率明显高于 UIP[133,134,237,238,250]。即使调整年龄、性别、吸烟史和生理变量,这种差异仍然存在。一个活检证实的纯粹细胞型患者有最长的生存时间,表明预后主要取决于纤维化的程度[150,238]。在一个肺叶显示出 NSIP 模式的患者和在另一个肺叶显示 UIP 模式,生存时间与 UIP 类似。皮质类固醇激素结合硫唑嘌呤对 NSIP 可能更有效。

(四) 呼吸性支气管炎相关的间质性肺疾病/脱屑性间质性肺炎

呼吸性支气管炎相关间质性肺疾病(RB-ILD)和 DIP 有关,在某些情况下似乎是不可分割的,因为大多数情况下似乎代表同一过程的不同阶段。这些疾病代表当前的重度吸烟者不同的临床综合征。术语呼吸性支气管炎相关间质性肺病在结构上更准确,因为它较老的术语"脱屑性间质性肺炎"更能传达重要致病意义。两者(主要是 RB-ILD)占 15% ~ 20% 的活检诊断 IIP 的患者(见表 63-7 和表 63-8)[254,255]。重要的是呼吸性细支气管炎是一种准确提示吸烟的组织学标志,而且许多年停止吸烟后它仍可能会被发现。巨噬细胞的胞质色素水平和支气管旁存在的纤维化与吸烟史的包年数相关[256]。此外,最近报道说,那些终身暴露于二手烟的环境,特别是在前 12 个月,在 HRCT 上有显著的磨玻璃影像,表明存在早期或亚临床呼吸性细支气管炎/DIP[257]。此外,RB/DIP 样组织学变化:①在 PLCH 非常常见;②可能足够严重导致 HRCT 上出现磨玻璃影;③与持续暴露于香烟相关[258]。尽管吸烟被认为是 RB-ILD/DIP 的主要原因,表面活性剂功能基因的异常,特别是 SP-B、SP-C、ABCA3 编码基因突变,在越来越多的 ILDs 包括 DIP 中发现[259,260]。此外,DIP 可见于各种职业或药物暴露[38,39,255]。

1. 临床特征

RB-ILD 和 DIP 主要出现在吸烟者 30 ~ 60 岁之间[38,39,255]。有男性优势,对男性的影响将近两倍于女性。RB-ILD 或 DIP 患者通常表现为潜在的劳力性呼吸困难和持久干咳。次数少,患者很少出现疲劳和体重减轻。查体常在双下肺闻及吸气相爆裂声,而杵状指少见。

2. 胸部影像学研究

(1) 胸部 X 线摄影:RB-ILD 胸片检测不敏感,通常是正常的。有时可见支气管壁增厚或网状影(电子图 63-14)。DIP 的胸片表现(电子图 63-15)是非特异性的,通常提示双肺磨玻璃影。常见于中下肺野,而同时肺容积常正常[38,39,255]。如果这个病变围绕着支气管空气可以发现支气管征。蜂窝模式是罕见的。

(2) CT 扫描:RB-ILD 关键的 HRCT 特征包括中央支气管及近节段支气管管壁增厚,外围支气管到远节段支气管壁增厚,小叶中心的结节(电子图 63-16),磨玻璃影(图 63-29)[253,262,263]。磨玻璃不透明影可能是弥漫的或斑片样的,没有基础或周边优势。DIP 的主要异常(电子图 63-17)是双肺对称,边缘主要是基底磨玻璃影。30% ~ 60% 的病例可见磨玻璃影基础上有小薄壁囊肿(见图 63-18)[265-267]。很少见到蜂窝模式[38,263,265,267]。

虽然 RB-ILD 和 DIP 之间偶尔有重叠现象,但 DIP 的磨玻璃影通常是更广泛,结节更罕见或缺失[268]。

3. 支气管肺泡灌洗

RB-ILD/DIP 患者 BAL 液体的特点是细胞总数轻度至中度增加,嗜酸性粒细胞中度到重度增加(在缺乏活检时可能诊断慢

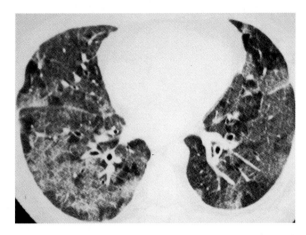

图 63-29　脱屑性间质性肺炎。轴向 HRCT 显示片状,多病灶的磨玻璃样阴影伴小叶间隔增厚和小叶内间隙增厚(Courtesy Michael Gotway,MD.)

性嗜酸性肺炎),以及中性粒细胞中度增多[265,268]。

4. 肺功能测试

肺功能测试可能是正常的,但通常显示轻度至中度限制,弥散能力正常或略有减少,和轻度低氧血症[38,39,268]。阻塞和限制的混合型受损很常见,虽然可能只是单纯残气量增加。

5. 病理特征

RB-ILD 的基本特征是肺泡巨噬细胞在细支气管内的积累,包括终端和呼吸细支气管,有时会扩展到肺泡管和肺泡[237,254,256,269]。RB-ILD 相比,DIP 显示了一个更广泛和均匀的肺泡填充,尽管任何活检均可以在低倍镜下找到 RB-ILD 类型变化和其他典型的 DIP 表现。这组织学观察支持 RB-ILD 和 DIP 的密切联系。巨噬细胞的特点是玻璃样嗜酸性胞浆,通常有棕色和细的颗粒状色素沉着(主要为香烟成分)[32,254,268,269]。通常在细支气管和肺泡壁周围有慢性炎性细胞浸润。低倍镜下,这些变化并不明显,主要以支气管为中心分布,弥漫的病变和间质性肺炎与 DIP 的诊断没有必然关联(图 63-30)[254]。

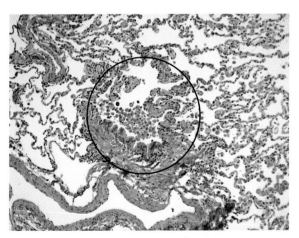

图 63-30　呼吸细支气管炎的显微照片。有一个扩张的小气道(圆),壁厚和细支气管化生的上皮细胞扩展到肺泡周围。管腔内的巨噬细胞中也存在支气管周围和肺泡腔内

Bedrossian 和同事[270]创造了 DIP 样反应这个词来识别明显的肺泡腔内巨噬细胞积累包绕周围占位性肺部病变。这 DIP 样反应中可以见于许多其他病变过程,包括肺朗格汉斯细胞组织细胞增生症、药物反应(如胺碘酮)、慢性肺泡出血、嗜酸性肺炎、尘肺(如滑石肺、硬金属疾病、石棉肺)、阻塞性肺炎和外源性类脂性肺炎[8,271]。然而,在这些情况下,DIP-like 反应通常是焦点,在真实情况下的 RB-ILD/DIP 没有的肺实质的统一参与。

如前所述,DIP 的组织学特征是许多含色素的肺泡巨噬细胞肺泡在肺泡腔内聚簇,偶尔包括多核细胞,嗜酸性粒细胞和淋巴细胞[254,271]。稀疏炎性浸润和均匀增生性 Ⅱ 型肺泡细胞的排列导致肺泡隔增厚。在大多数情况下支气管周围淋巴增生(图 63-31)[254,271]。

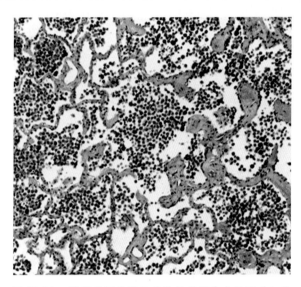

图 63-31　脱屑性间质肺泡腔的显微照片中见巨噬细胞的特征致密集合(原始放大×100)

大多数的 DIP 病例表现出不同程度的病理变化,在已有的活检标本中可见从一个小叶到下一个。通常观察到结构破坏的各种程度。Akira 和同事[267]指出可见扩张的肺泡管和细支气管或肺囊肿,它对应于在 HRCT 见的囊性空腔[265]。

6. 临床过程和结果

因为没有一个大样本的纵向研究,RB-ILD 患者的临床病程和预后是未知的。大多数研究表明,良好的戒烟和糖皮质激素的使用,可以改善肺功能和胸部影像学变化[269];几乎没有疾病进展导致患者死亡的报道[39]。

患者的 DIP 阶段这个过程也有良好的预后。Carrington 和同事[261]报道 28% 的死亡率,平均生存 12 年。其他研究也得出类似的结果,但还需要更多大样本量的研究[38,263,267,269]。另一项研究中,24% 的 DIP 患者和 55% 的 RB-ILD 患者用强的松治疗可致症状改善(包括咳嗽、呼吸困难的改善或两者都有)[38]。强的松治疗 33% 的 DIP 患者和 64% 的患者 RB-ILD 患者有客观指标的改善,如肺功能的改善或胸片和 CT 扫描肺实质的透明程度[38]。但不幸的是,这些积极的反应在一半逐渐减少和停止强的松治疗的患者中是暂时性的。即使戒烟,患者又可以倒退回到基线状态[38]。

然而,因为吸烟在发病机制中起着重要作用,这些患者还是被要求戒烟。在最近的一项研究中,戒烟后临床症状和 DL_{CO} 明显改善,磨玻璃影和小叶中心的结节出现在早期的 HRCT 检查中[272]。

糖皮质激素可以用于难治性或复发的病例,但同时应该戒烟。

（五）急性间质性肺炎

AIP 是一种罕见的,暴发性重型的肺损伤形式(最初发病起只有几天或者几周),通常发生在一个原本健康的人[273,275]。AIP 可能导致一系列特发性急性呼吸窘迫综合征,由 Hamman 和 Rich[276]描述并称为"急性弥漫性间质纤维化"(见表63-7 和表63-8)。

1. 临床特征

大多数患者年龄超过 40 岁(平均年龄 50 年,跨度从 7 岁到 83 岁)[273,274]。男人和女人有相同的影响,吸烟似乎并没有增加发展 AIP 的风险。有前驱症状的疾病,常见的发病前持续 7~14 天。临床体征和症状包括发热、咳嗽和气短。常规实验室研究是非特异性的,一般没有什么帮助。

2. 胸部影像学研究

（1）**胸部 X 线**:胸部可见弥漫、双边、空气征(见电子图63-19)[277-279]。

（2）**CT 扫描**:AIP 典型的 HRCT 特征是双肺、多灶状或弥漫性磨玻璃样阴影喝实变,通常没有胸腔积液(见电子图63-20)[50,51,60,271]。主要可以看到是胸膜下分布的。这些影像学表现与急性呼吸窘迫综合征相类似;然而,AIP 患者更有可能有一个对称,双侧分布,下叶占优势的表现[280]。AIP 的早期阶段,磨玻璃影和小范围的实变影在 CT 表现中是占主导地位,反映肺泡隔水肿和透明膜的存在[51]。在疾病的机化阶段,HRCT 的发现与渐进性的纤维化相符合,包括牵引支气管扩张、网状影和结构扭曲。这个阶段,肺泡腔内纤维化导致的实变也可能存在。CT上看到通常不到 10% 的肺有轻微的蜂窝[272]。

3. 肺功能测试

大多数患者有中度到重度低氧血症,并发展成呼吸衰竭[273-275]。

4. 病理特征

需要外科肺活检证实 AIP 的诊断[32,254,273]。AIP 的病理模式是 DAD,可分为早期渗出性阶段、机化阶段和慢性阶段,基于肺活检的时机与肺的相对损害。急性肺损伤后 DAD 进展到肺泡毛细血管基底膜。DAD 是很常见的,也见于使用免疫抑制细胞毒性药物的患者,发生弥漫性感染性肺炎,以及许多其他的疾病[282-284]。

内皮上皮细胞受伤后,有漏的血清蛋白和红细胞进入肺泡腔。肺泡上皮细胞坏死和被排泄出来,间质变得水肿。透明膜,公认由嗜酸性坏死的上皮细胞组成的碎片和蛋白质,肺泡内纤维蛋白形成(图63-32)。在 DAD 的修复或机化阶段,有肺泡Ⅱ型上皮细胞的增殖和增生,经常显示核增大,核仁明显。纤维母细胞的广泛增殖在机化阶段是一个明显表现,肺泡间隔内可见黏稠嗜碱性基质中成纤维细胞和肌成纤维细胞的增生(类似机化性肺炎)[254]。纤维蛋白血栓通常可见。在某些情况下,这些病理变化可能解决,但在其他或许是由于长期或反复实质损伤可导致不可逆转纤维化和蜂窝肺的结果。

5. 临床过程和结果

治疗主要是支持治疗、机械通气和吸氧[273,274,279,282]。糖皮

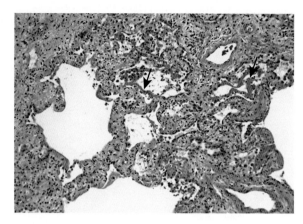

图63-32 急性间质性肺炎的显微图片显示弥漫性肺泡损伤。注意肺泡腔内透明膜(箭头)和肺泡壁水肿和炎性细胞浸润(原始放大×10)

质激素似乎在疾病的早期阶段是有效的。大多数研究显示,AIP 死亡率似乎高(>50%),且有报道 3 个月内大多数患者死亡[273-275,279]。大多数的 AIP 幸存者还会出现复发,变成慢性进展性的 ILD[279]。然而,没有疾病复发或进行发展的患者医院死亡率较低(12.5%)[285]。

（六）隐源性机化性肺炎

机化性肺炎(organizing pneumonia, OP)可由不明原因引起(如 COP)或由各种形式的肺损伤引起(如感染后、药物相关、结缔组织疾病相关、移植后、过敏性肺炎、辐射,或颗粒物的吸入)。COP 是一个特定的临床病理综合征,特点是类似肺炎的疾病,肺泡内肉芽组织过度增生,与周围肺泡的慢性炎症有关[32,33,40]。病理过程还可能涉及的小气道[闭塞性细支气管炎和机化性肺炎(bronchiolitis obliterans with organizing pneumonia, BOOP）]组织(见表63-7 和表63-8)。COP 和继发性 OP 主要临床特征没有差异。OP 可能还伴随其他病理模式(如 UIP)。

患者没有其他可确定的相关疾病时,独立的 OP 表现可以诊断 COP。这个词特发性 BOOP 组织病理学上包含 COP,但并不推荐用于描述这个特发性状态[32]。

1. 临床特征

COP 的发病率在男性和女性都很相似[287]。平均年龄约 50~55 岁(范围 21~80 岁)。COP 患者疾病发作的时间经常是特定的。这是因为疾病常为最近发作(通常是<2 个月),通常是戏剧性的,伴随流感疾病的发展,表现为咳嗽、轻度呼吸困难、发热、不适、疲劳和体重减轻。体检通常发现局部爆裂声,但是这可能是正常的。杵状指是罕见的。

常规实验室研究是非特异性的。大约一半的患者白细胞增多而无嗜酸性粒细胞增加。COP 患者最初的红细胞沉降率通常是升高的。

2. 胸部影像学检查

（1）**胸部 X 线**:影像学表现独特,通常包括单边或双边片状实变,肺部透光度降低,但肺容积正常(电子图63-21)[50,289]。斑片影呈边缘分布,与被认为是几乎能确定诊断的慢性嗜酸性肺炎表现相类似,通常出现在 COP。不规则线性或结节性间质改

变很少作为唯一的影像学表现(电子图 63-22)[292]。蜂窝罕见,只见于少数晚期和进展期时的患者。其他影像学异常,如胸腔积液、胸膜增厚,肺过度膨胀和空洞,是罕见的。

(2)CT 扫描:肺的 CT 扫描显示斑片状的实变,小结节,以及支气管壁增厚和扩张,最常见于肺外周和下肺[55,289,290,292](图 63-33、视频 63-2)。通常,CT 发现的病变远比胸片预计的更广泛。这些实变即使没有治疗也可以出现迁移和范围缩小(电子图 63-23)。CT 发现的实变与局部或全部消失相关,而网状影与持久或进行性疾病相关联(电子图 63-24)[293]。有时候,COP 等独特的反晕征(电子图 63-25),被定义为中央磨玻璃样阴影周围实变的新月形和环状包围。这个标志是在大约 20% 的 COP 患者中可看到。长大的结节在 COP 中是不太常见的,相比其他 IIP[295]。

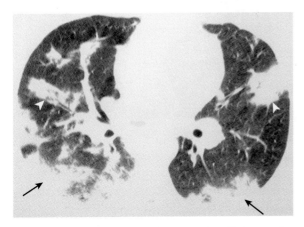

图 63-33 不明原因引起的机化性肺炎。轴向 CT 显示外围区域(箭头)和支气管旁(箭头)的整合。(Courtesy Michael Gotway,MD.)

灶样 OP 被描述为一个 COP 的散在形式,在胸部病变成像上作为一个孤立的焦点[296-298]。许多这样的患者无症状,病变是通过胸片或 CT 发现的。可能被怀疑是肺癌,因为大多数患者有吸烟史,是中老年人[298]。

3. 肺功能测试

肺功能通常是受损的,限制性通气功能受损最常见,虽然阻塞性通气功能受损(FEV$_1$/FVC 的比例<70%)也在几乎 1/5 的 COP 中被发现,主要是在现在或既往吸烟者[287,299]。弥散功能异常是非常常见的,休息和锻炼时有动脉低氧血症。3/4 的患者可见 DL$_{CO}$ 下降(<80% 的预测)。

4. 支气管肺泡灌洗

淋巴细胞增多(20% ~40%),中性粒细胞(10%)、嗜酸性粒细胞(5%),淋巴细胞的水平高于嗜酸性粒细胞,在细胞计数分型中是最常见的模式。BAL 淋巴细胞被激活而 CD4/CD8 比率通常是降低了。也可以看到浆细胞和(或)肥大细胞的增加。

5. 病理特征

COP 的诊断取决于临床和病理特征。在呼吸细支气管、肺泡管和肺泡中的管腔内的成纤维细胞的聚集,也叫 Masson 小体,是最突出的特征[32,250,300]。其他病理特性包括肺泡腔内泡沫细

胞,II 型细胞明显增生,间质浸润和纤维蛋白的渗出液。

OP 可见小气道管腔内富含黏多糖肺基质中成纤维细胞和肌成纤维细胞的增殖集合。在肺泡管中明显,但远侧地延伸到肺泡腔和呼吸细支气管(图 63-34)。这些 Masson 小体通过肺泡间的毛孔从一个肺泡也可能扩展到下一个,称为"蝴蝶征"[287]。OP 还可见一个间质淋巴细胞浸润和 II 型上皮细胞的增生。机化过程中,可以延伸到细支气管,产生管腔内的息肉状闭塞性细支气管炎(图 63-35)。OP 代表一个常见的损伤修复反应,出现在各种 ILDs,传染性肺炎和许多其他疾病中。如果损伤对治疗没有反应,进展会导致不可逆转的纤维化和蜂窝肺。

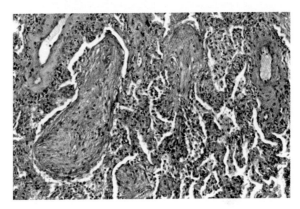

图 63-34 机化性肺炎的显微照片显示。不成熟的结缔组织和成纤维细胞增殖出现蓝色/绿色(pentachrome 污点)(也称为 Masson 小体)存在于肺泡管和肺泡腔,有一个单核细胞为主的间质浸润(原始放大×40)

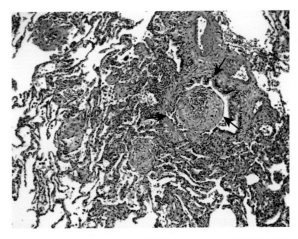

图 63-35 机化性肺炎的显微照片。有一个典型的炎性息肉扩展到终端的细支气管腔(箭头)(原始放大×40)

6. 临床过程和结果

皮质类固醇治疗可以使 2/3 的患者在临床、放射(电子图 63-26)和生理上完全缓解[287]。另外 1/3 患者为复发或持续的疾病。继发性 OP(如结缔组织疾病相关 OP),不太可能对糖皮质激素有效。一般而言,临床改善迅速,常在几天或几个星期内。

偶尔,缓解是非常戏剧性的。糖皮质激素撤退时,患者是可以复发的,通常在 1~3 个月内。大多数复发患者使用皮质类固醇时又可以再次缓解[301]。有人建议,COP 也可能对大环内酯物治疗有反应,但研究极少[302]。少数患者可能在 3~6 个月内自

愈[287,303]。季节性(早春)的 COP 被报道每年在同一时期复发[304]。很少 COP 患者死于这种病,但那些快速进行性致命的 OP 常有类似 AIP 的临床过程[305]。这样的患者,诊断通常是推迟或误诊了。大多数情况下不明原因引起的 OP,手术切除后不再复发,不需要类固醇激素治疗。

(七) 特发性淋巴细胞间质性肺炎

LIP 是一种不常见的病理模式,特点是弥漫的,单纯的肺间质淋巴细胞浸润[308-310]。特发性 LIP 是罕见的,除了从其他 IIP 分化而来,它还有别于其他肺淋巴细胞的渗透,特别是淋巴瘤、淋巴浸润和显著淋巴细胞浸润相关的 ILDs,如胶原血管疾病(尤其是干燥综合征);蛋白异常血症;药物反应,过敏性肺炎;免疫缺陷综合征(如艾滋病病毒、合并多种免疫缺陷);造血干细胞移植。LIP 模式作为继发性疾病是更常见的,与全身性疾病和大部分之前报道的 LIP 包括这种病例相关(表 63-10)[311-314]。

表 63-10 与淋巴细胞间质性肺炎相关的疾病

自身免疫性疾病
干燥综合征
原发性胆汁性肝硬化
重症肌无力
桥本甲状腺炎
恶性贫血

自身免疫性溶血性贫血
系统性红斑狼疮
蛋白异常血症
低丙球蛋白血症
多克隆丙种球蛋白病

感染
人类免疫缺陷病毒
巴尔病毒
HTLV-1
军团菌肺炎
肺结核

杂项
乳糜泻
苯妥英
同种异体造血干细胞移植
表面活性剂蛋白 C 缺陷

1. 临床特征

患者最常见的表现为进行性呼吸困难和咳嗽,尽管他们可能也有体重减轻、肋膜炎的疼痛、关节痛和发热[308-310]。双肺爆裂声出现在大多数患者胸部听诊中。杵状指和发绀罕见。可能存在疾病相关的肺外表现。

2. 胸部影像学研究

(1) 胸部 X 线。胸片是非特异性的,有网格影(电子图 63-27)是最常见的异常。混合肺泡间质模式提示疾病的进展,因为合并实变。晚期表现也有囊肿、蜂窝和肺动脉高压[315]。胸腔积液罕见,若有提示可能合并淋巴瘤。

(2) CT 扫描:初始 CT 扫描主要的实质的异常包含:磨玻璃影(电子图 63-28),小叶间隔增厚、小叶中心的结节(电子图 63-

29),薄壁的血管周囊肿,以及实变(见电子图 63-28)(图 63-36)[55,313]。与 UIP 胸膜下肺囊性变化形成对照,LIP 的囊肿常在肺中叶的肺实质中,主要由外周支气管内细胞浸润引起空气潴留引起。多达 80% 的患者可见囊肿,通常数量很少,测量直径小于 3cm。CT 随访中,大多数患者改善,虽然部分会显示疾病进展程度增加(电子图 63-30)。除了囊肿,实质的实变是可逆的。几个患者中有新发囊肿,这些发展主要是在初始 CT 上见的小叶中心的结节。几个患者随访 CT 时发现蜂窝出现在初始 CT 发现的实变区域上[314]。

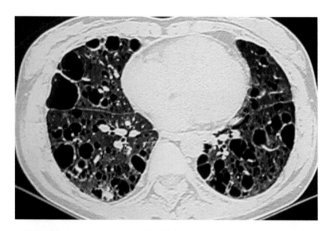

图 63-36 淋巴细胞性间质性肺炎。高分辨率 CT 图像显示弥漫性囊肿

3. 肺功能测试

限制性受损包括 FVC 减少、FEV_1/FVC 的升高,TLC 减少比较常见,DL_{CO} 的减少常与低氧血症相关[308-310]。

4. 支气管肺泡灌洗

BAL 中显著的 T 淋巴细胞增多[309]。

5. 病理特征

外科肺活检病理特性通常是诊断所必需的。淋巴细胞浸润通常是广泛而严重,包括肺泡,支气管周围和血管周的间质(图 63-37)[32,33,308]。反应性淋巴滤泡常常可见,并沿着支气管周围

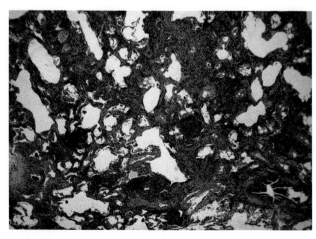

图 63-37 淋巴细胞性间质性肺炎的显微照片。肺间质中弥漫性淋巴细胞浸润(原始放大×10)

区域分布。淋巴细胞是多型的（B 和 T 细胞均可被发现），可以把他们从单型的淋巴细胞浸润同肺淋巴瘤区分开。在这些浸润中浆细胞和巨噬细胞的数量也增加了。

LIP 是区别于 DIP 和 NSIP 的主要表现是早期明显的淋巴浸润，虽然并没有准确的标准[32,33,308]。其他特点包括间质巨噬细胞积累、非干酪样肉芽肿、血管周的淀粉样蛋白沉积和生发淋巴中心。

6. 临床过程和结果

特发性 LIP 的临床过程是未知的。在病例报道中，LIP 与另一种疾病有关，潜在的疾病在很大程度上决定了结果。在许多病例报告，皮质类固醇治疗明显改善或完全缓解[309-311]。然而，患者可以进展成为肺纤维化、肺心病，尽管用药也会死亡。感染是一种常见的并发症，尤其是在那些有一个关联的蛋白异常血症[309-312]。肺或全身性淋巴瘤进展似乎是罕见的，很可能这组患者从一开始就是恶性淋巴瘤[310,312,316,317]。

（八）特发性胸膜肺弹力纤维增生症

特发性胸膜肺弹力纤维增生症（pleuroparenchymal fibroelastosis，PPFE）是另一种罕见形式的 IIP，特点是上叶分布为主的胸膜和胸膜下肺实质的纤维化[318,320]。PPFE 患者表现为劳力性呼吸困难，伴或不伴咳嗽。反复下呼吸道感染可能是部分这类患者的发病原因[320]。

CT 特征包括双侧胸膜及胸膜下肺实质的纤维化导致不规则增厚的过程，更加突出在肺上叶和中叶（电子图 63-31）[318,320,321]。病理特性包括肺泡内纤维化与间隔的弹力组织变性[318-320]。

大多数原发性胸膜实质的弹力纤维增生症患者会经历疾病进展。Reddy 和同事[320]的一份报告中 10 个患者确诊后 5 个在 2 年内死亡。强的松联合额外的免疫抑制疗法似乎没有产生有益的影响。

关键点

- 间质性肺疾病包括炎症和纤维化疾病，最终肺泡毛细血管膜受损，导致血氧不足。
- 间质性肺疾病出现在许多不同的临床疾病中，包括结缔组织疾病；职业，环境和药物暴露和原发性肺疾病。
- 在一些患者中，联合临床信息（详细的病史和检查以及相关的实验室结果）和放射性结果可以建立可能的诊断。
- 最终，肺组织的病理检查（常选择外科肺活检术，而不是支气管镜活检）可能被需要用于确诊具体的间质性肺疾病。
- 特发性间质性肺炎是一群病因不明的间质性肺疾病，不同的影像学特点，对治疗的反应和临床过程相关。
- 特发性肺纤维化是最常见的间质性肺疾病，是进展性，不可逆转的，通常导致死亡的原因是"急性恶化"。

- 美国联邦药品管理局已经批准吡非尼酮和尼达尼布治疗特发性肺纤维化。
- 非特异性间质性肺炎（NSIP）特点是弥漫的，暂时的，地图样间质细胞浸润（细胞型 NSIP）或纤维化（纤维化型 NSI）。NSIP 通常与胶原血管性疾病，药物引起的疾病，过敏性肺炎等相关。一般来说，NSIP 患者（特别是细胞 NSIP）比特发性肺纤维化预后好。
- 大多数呼吸支气管炎相关间质性肺疾病和脱屑性间质性肺炎患者与吸烟有关。

（金洪 译）

参考文献

以下是主要的文献，完整的文献请登录 *ExpertConsult* 查阅。

American Thoracic Society/European Respiratory Society International Multidisciplinary Consensus Classification of the Idiopathic Interstitial Pneumonias: This joint statement of the American Thoracic Society (ATS) and the European Respiratory Society (ERS) was adopted by the ATS board of directors, June 2001 and by the ERS Executive Committee, June 2001. *Am J Respir Crit Care Med* 165:277–304, 2002.

An Official American Thoracic Society/European Respiratory Society Statement: Update of the International Multidisciplinary Classification of the Idiopathic Interstitial Pneumonias. *Am J Respir Crit Care Med* 188:733–748, 2013.

Collard HR, Moore BB, Flaherty KR, et al: Acute exacerbations of idiopathic pulmonary fibrosis. *Am J Respir Crit Care Med* 176:636–643, 2007.

Cordier JF: Cryptogenic organising pneumonia. [see comment]. *Eur Respir J* 28:422–446, 2006.

Jones KD, Urisman A: Histopathologic approach to the surgical lung biopsy in interstitial lung disease. *Clin Chest Med* 33:27–40, 2012.

King TE Jr, Pardo A, Selman M: Idiopathic pulmonary fibrosis. *Lancet* 378:1949–1961, 2011.

Larsen BT, Colby TV: Update for pathologists on idiopathic interstitial pneumonias. *Arch Pathol Lab Med* 136:1234–1241, 2012.

Meyer KC, Raghu G, Baughman RP, et al: An official American Thoracic Society clinical practice guideline: the clinical utility of bronchoalveolar lavage cellular analysis in interstitial lung disease. *Am J Respir Crit Care Med* 185:1004–1014, 2012.

Mukhopadhyay S, Parambil JG: Acute interstitial pneumonia (AIP): relationship to Hamman-Rich syndrome, diffuse alveolar damage (DAD), and acute respiratory distress syndrome (ARDS). *Semin Respir Crit Care Med* 33:476–485, 2012.

Raghu G, Collard HR, Egan JJ, et al: An official ATS/ERS/JRS/ALAT statement: idiopathic pulmonary fibrosis: evidence-based guidelines for diagnosis and management. *Am J Respir Crit Care Med* 183:788–824, 2011.

Silva CIS, Muller NL: Idiopathic interstitial pneumonias. *J Thorac Imaging* 24:260–273, 2009.

Tian X, Yi ES, Ryu JH: Lymphocytic interstitial pneumonia and other benign lymphoid disorders. *Semin Respir Crit Care Med* 33(5):450–461, 2012.

Travis WD, Hunninghake G, King TE Jr, et al: Idiopathic nonspecific interstitial pneumonia: report of an American Thoracic Society project. *Am J Respir Crit Care Med* 177:1338–1347, 2008.

Vassallo R, Ryu JH: Smoking-related interstitial lung diseases. *Clin Chest Med* 33:165–178, 2012.

第64章 过敏性肺炎

KAREN C. PATTERSON，MD · CECILE S. ROSE，MD，MPH

一、引言

过敏性肺炎（hypersensitivity pneumonitis，HP）也被称作外源性过敏性肺泡炎，是易感人群反复吸入各种致敏性有机气雾微粒和低分子化学抗原物质而引起的一组肉芽肿性、间质性、细支气管性和肺泡填塞性肺部疾病。通过逐渐认识到抗原性物质在环境中的普遍存在，以及诊断工具的不断优化，人们认识到在各种职业或环境中过敏性肺炎的发生比预料中更为常见。本病由淋巴细胞驱动，具有多种临床表型。

由于临床发现的局限和简易诊断金标准的缺乏，过敏性肺炎的诊断仍十分困难。本病的诊断需要高度临床警觉心和详细的抗原接触史，同时还需结合影像学检查和组织病理学检查结果。然而，这些检查结果本身不具特异性，且可能与其他各种胸部疾病相似。如果能够识别接触环境，有效避免接触抗原，过敏性肺炎通常是可以进行治疗的。而如果疾病未能识别或未经治疗，则可能会导致永久性气道高反应、肺气肿和肺间质性纤维化。

二、病因

引起过敏性肺炎的抗原种类多不胜举，而且还在不断地发现新的接触方式和新的病种。引起本病的抗原大致可分为以下三类：微生物性抗原、动物蛋白和小分子量化学物质（表64-1）。已证实许多药物也能够引发肺部超敏反应，但这些药物反应的机制和特性与引起典型过敏性肺炎的致病因素不同，前者会在后述药源性肺疾病中阐述（见第71章）。

（一）微生物抗原

细菌、真菌等微生物在室内环境普遍存在。温暖潮湿的环境常是微生物生长、繁殖的理想条件，一旦雾化吸入，则会使易感人群和之前致敏过的人群发生肺部疾病。

表 64-1　过敏性肺炎病原学分类

微生物

细菌：嗜热放线菌、枯草杆菌、克雷伯菌、非结核分枝杆菌等

真菌：曲菌属、青霉菌属、分枝孢子菌属、毛孢子菌属、链格孢属、短柄霉属、头孢子菌属等

动物蛋白

鸟禽蛋白、鱼粉、鼠尿、软体动物壳、麦象鼻虫、桑蚕幼虫等

化学致敏剂

异氰酸盐、酸酐、除虫菊、重氮苯磺酸钠等

细菌适宜在不同的环境中生存，在室内、室外不同的理化环境中繁殖。干草中的嗜热放线菌与典型的过敏性肺炎——农民肺（farmer's lung disease，FLD）密切相关，后者首次报道于1932年。这类细菌可以在10～55℃潮湿的环境中生长，同时分泌能够导致蔬菜腐烂的酶类，后者亦可在人吸入后引起肺部免疫性反应。除了干草之外，嗜热放线菌也存在于甘蔗（甘蔗渣尘肺）、蘑菇（蘑菇工人肺）和温度高达60℃且存在滞水的通风湿化系统（湿化器肺）。在低温环境中生存的室内细菌也可引起过敏性肺炎。有报道因接触被芽孢杆菌污染的木屑、克雷伯杆菌污染的湿化器以及被附球菌属污染的地下室水淋浴而发生过敏性肺炎的病例。非结核分枝杆菌是人们日益认可的过敏性肺炎病因之一，主要来自工作场所，或休闲时接触热水浴气雾微粒，也可能来自非结核分枝杆菌感染的淋浴喷头[1]。当接触室内游泳池和被非结核分枝杆菌污染的金属处理液时，亦可发生过敏性肺炎，前者称为"救生员肺"[2-5]。

在某些情况下，接触真菌抗原也会引起过敏性肺炎[6]。真菌的许多成分如真菌孢子、菌丝碎片、代谢废物、部分降解的底物和真菌毒素均可作为抗原通过空气传播而引发过敏性肺炎。室内真菌生长的地方包括垃圾容器、食物储藏室、壁纸、家庭装饰材料及浴室窗帘、窗框、窗式空调、潮湿的地下室，配有能够释放凉爽潮湿雾气的雾化器的场所。许多真菌种类与过敏性肺炎发病密切相关[7]。在许多职业环境下，如酱油酿造、养鸟、农场

工作、从事堆肥、木工、种植蘑菇、烟草、蔗糖、谷物和啤酒加工等,曲霉素与过敏性肺炎发作相关。在生产绳子、帆布、凉鞋、垫子、篮子以及纸张过程中接触污染的茅草的工人也可能发生过敏性肺炎。同样,木塞工人、奶酪工人、泥炭苔工人、实验室工作人员、农场工人、洋葱土豆分类人员、灌肠制作工人和伐木工也可能会因接触青霉菌属而发生过敏性肺炎[8]。链格孢属、分枝孢子菌属、短梗霉属以及其他种属的真菌也可以导致锯木厂工人、伐木工人、硬木处理工人、菊苣叶加工工人和其他木材和植物的处理工人发生过敏性肺炎[9,10]。较多证据表明真菌污染的乐器(长号和萨克斯演奏者)也能够引起过敏性肺炎[11,12]。室内水培作物被短梗霉菌污染,也可引起过敏性肺炎,且当去除这些植物后,症状显著改善[13]。日本最常见的类型为夏季型过敏性肺炎,主要是由居住区或发霉的木质地板中的季节性霉菌污染(主要是阿萨丝孢酵母菌,一种原毛孢子菌类)引起[14,15]。在澳大利亚市中心居住区,接触腐烂变质的木头或潮湿的墙壁是引起过敏性肺炎最常见的病因[16]。许多患者的居室内存在多种真菌,提示所接触的致敏微生物可能是多种真菌的混合物,而不是单一的真菌微生物。

(二)动物蛋白

当吸入许多动物来源的蛋白颗粒时,可引起过敏性肺炎。其中最具临床意义且为人们所熟知的是接触鸟类蛋白抗原。1960年,首次报道了接触鸟禽抗原而引发过敏性肺炎的病例,后者被称为养鸟者肺。后证实火鸡、鸡、鹅、鸭、鹦鹉、鸽子、相思鸟、金丝鸟甚至土生土长的本地鸟身上的羽毛、脱落物和血清中含有复合高分子和低分子量蛋白,即所谓的鸟禽抗原,后者具有较强的免疫原性[17]。鸟类羽毛来源的免疫球蛋白,尤其是IgA和IgG,可产生细小粉尘,被称为"开花"。飞鸟,如鸽子和鹦鹉,能够产生大量细粉尘,常引起过敏性肺炎[18]。鸽子肠黏连蛋白所释放的IgG抗原可引发养鸟者肺[19,20]。当清理鸟舍、鸟笼和鸡笼时,接触呼吸性鸟禽类抗原最多。间接或直接接触鸟禽类抗原可引起鸟源性过敏性肺炎。鹅毛羽绒被、羽绒被、枕头、用以制作鱼饵的羽毛,以及装饰性花环均可引起过敏性肺炎[21]。这些结果表明,鸟类抗原是免疫性肺疾病的重要诱因。对于怀疑过敏性肺炎的患者,在询问病史时要仔细询问是否有接触鸟类羽毛。另外,这些抗原很难降解,因此对于患有养鸟者肺的患者,必须彻底清除各种鸟类以避免接触相似抗原[22,23]。即使在清除室内鸟类后进行广泛清洗,但抗原仍可能存在数月到数年之久,这也就解释了为什么患有这类过敏性肺炎的患者迟迟不见改善[24]。

另外还有其他几种与过敏性肺炎有关但不常见的动物蛋白抗原。与动物打交道的人如实验室工作人员或兽医也有患过敏性肺炎的风险,这是因为动物的血清以及大鼠和沙鼠的排泄物中含有可吸入的动物蛋白。吸入含有象鼻虫的谷物粉尘也可引起一种被称作磨坊工人肺的过敏性肺炎。从事丝绸制作的养蚕者也可能因为接触其幼虫分泌物及茧颗粒而患过敏性肺炎[25]。切割、打磨软体动物壳制作纽扣的工人也可能会因为接触其粉尘而出现过敏性肺炎[26]。

(三)化学致敏物

吸入低分子量化学物质也可导致过敏性肺炎,但不如其他病因常见。在制造弹性或刚性泡沫塑料、人造橡胶、黏合剂及表面涂料时均需将异氰酸酯用作弹性体、黏合剂、表层涂料和双侧油漆,从而大量生产聚氨酯聚合物,近来被作为过敏性肺炎病因之一[27,28]。用于制造塑料、油漆及树脂的酸酐类物质也可引起过敏性肺炎类似症状[29]。也有罕见病例表明,接触菊酯类杀虫剂、用于色谱分析的泡利试剂(重氮苯磺酸钠)、葡萄园中喷洒的波尔多液(硫酸铜)以及牛饲料添加剂中的植酸酶时,亦可引起过敏性肺炎[30]。也有报道称接触甲醛、邻苯二甲酸二甲酯、苯乙烯(常用于游艇制造)等其他化学致敏物时,也可发生过敏性肺炎[31,32]。

三、抗原接触和风险因素

习惯上认为过敏性肺炎的急性症状是由大剂量、间断性接触抗原所致,隐匿性症状则是由于低水平、长时间接触抗原所致,但有关环境接触的数据太少,难以确定其剂量-反应关系。况且接触环境抗原到症状发作之间的潜伏期几周至几年不等,从而使剂量-反应关系更为复杂。环境风险因素包括颗粒大小和溶解度、抗原类型和浓度、接触时间、接触频率、接触间歇期长短、呼吸系统保护措施和工作实践中的各种未知因素。上述风险因素都可影响疾病的发病率、潜伏期和严重程度。农民肺以晚冬时期最常见,因为这时正是用储存的干草喂养牲畜的季节,而且在降雨量大而严寒的冬季,干草潮湿更适合微生物生长繁殖。养鸽者特异性抗体水平呈季节性变化,在夏末季节达高峰,因为这正是赛鸽的旺季,抗原接触也最多[33]。室内霉菌污染存在明显的地域性,多雨潮湿的环境能够促进霉菌生长[34]。因此,过敏性肺炎最常见的几种形式,其发病均具有季节性和地域性。

四、流行病学调查

过敏性肺炎的全球患病率尚不清楚。已报道发病率、患病率和罹患率相差悬殊,可能与所研究的人群、接触抗原的性质和强度、所采用的疾病诊断定义和宿主的不同有关。在欧洲,过敏性肺炎占间质性肺疾病的4%~13%[35]。关于农民和养鸟者的流行病学研究表明,过敏性肺炎在某些高危职业可能也是很常见的。通过对几个农业区的问卷调查发现,过敏性肺炎的患病率为2.3%~20%。在芬兰,全国报告系统收集的资料表明临床确诊过敏性肺炎的年平均发病率为44/100 000。瑞典则为23/100 000[36]。养鸽者中过敏性肺炎的发病率可从1/1000到100/1000不等[37]。从1991年到2003年,英国鸟禽类过敏性肺炎发病率平均为0.9/100 000[38]。关于接触化学性抗原物质而患过敏性肺炎的患者发病率资料较少。通过异氰酸酯诱发过敏性肺炎试验,167名木板生产工人中有8人诱发(4.8%)[39]。已明确致敏原的病例中,有17%的患者是由于各种化学试剂诱发过敏性肺炎,其中关于异氰酸酯的报道最为频繁[40]。

过敏性肺炎也可见于婴幼儿,但其发病率和患病率尚不清楚。鸟禽蛋白是引起小儿发病最常见的抗原。一项研究中表明,86名患有过敏性肺炎的小儿,有70名是因为鸟类引发[41]。过敏性肺炎应当与儿童反复高热性呼吸道疾病以及病因不明的间质性肺疾病进行鉴别诊断[42]。应当针对家中、学校里和业余活动场所(如室内体育馆)中的潜在抗原仔细询问孩子家长。

五、临床表现

过敏性肺炎是以致敏宿主吸入抗原引起肺部炎症为主的综合征。然而,免疫应答性质和相关临床表现有所不同,这是由接触抗原的强度、时间长短以及宿主的差异造成。从过去看来,其临床表型可分为三类:急性、亚急性和慢性过敏性肺炎。急性过敏性肺炎指的是致敏患者接触抗原数小时内即出现呼吸功能不全或呼吸衰竭。与之相反,亚急性过敏性肺炎患者临床表现较为隐匿,有的在数周或数年后才表现出症状,原因可能在于所接触的抗原浓度低于急性过敏性肺炎患者。肺部症状常呈局限性,但呼吸衰竭并不是炎急性肺炎的典型特征。在过去看来,慢性过敏性肺炎指的是疾病持续数月以上。而今,慢性过敏性肺炎指的是出现肺纤维化。为了更清楚、更精确的表达,我们将这类临床表型称为慢性纤维化过敏性肺炎。通常认为长时间接触低水平抗原会导致慢性纤维化过敏性肺炎,其患者症状更加隐匿,且影像检查或组织学检查中,其活动性炎症体征也有所不同。

这些临床表型的描述有一定的限制。亚急性疾病持续存在,可能发展为慢性疾病,伴或不伴肺部纤维化。此外,这两种类型可出现重叠。在影像学检查和组织病理学检查中,亚急性改变和慢性纤维化改变常同时存在。反复接触高水平抗原可导致急性过敏性肺炎,后者可继发于亚急性或慢性纤维化过敏性肺炎。因为以上临床表型的划分能够区分不同的免疫病理过程且能明确其临床相关性,所以在明确上述描述限制之后,我们仍可根据这些临床表型来讨论过敏性肺炎的临床特征。

六、免疫学发病机制

过敏性肺炎的发病机制较为复杂,针对上述三种临床分型,可分为:①反复接触抗原;②宿主对抗原的免疫激活;③免疫介导的肺损伤。除了这些共同特征之外,每种临床表型还具有其不同的特征。疾病发作延迟且具有上述免疫病理学特征,可定义为亚急性过敏性肺炎。对急性过敏性肺炎患者进行支气管肺泡灌洗液进行研究,发现具有明显的急性肺炎症,可见嗜中性粒细胞聚集,在接触抗原后48小时内达峰值,随后可见CD4$^+$淋巴细胞增多[43]。

虽然已知早期中性粒细胞聚集于全身症状和肺部异常有关,但关于急性过敏性肺炎病理生理过程中的中性粒细胞活动的性质和程度的资料却极为有限。48小时至72小时后,细胞重新分配,从外周血转移至肺组织;淋巴细胞原位增殖,二者的共同作用导致淋巴细胞数量增加。CD8$^+$淋巴细胞的聚集增殖均滞后于CD4$^+$淋巴细胞。亚急性过敏性肺炎时,CD4$^+$/CD8$^+$比值常降低,而急性过敏性肺炎时,其比值变化较难预测[44,45]。本病发生时,巨噬细胞常呈活化表型,且产生活性氧,后者可造成肺泡损伤[46]。淋巴细胞和抗原呈递细胞释放的细胞因子和趋化因子有助于形成促炎环境,同时维持炎性反应。该反应将一直持续下去直到抗原被清除或内在机制下调免疫应答反应。尽管已知免疫复合物沉积(Ⅲ型过敏性反应)可致急性过敏性肺炎,但仍有待进一步证实[23]。

亚急性过敏性肺炎患者,其适应性应答表现为支气管肺泡灌洗液中的淋巴细胞增多:包括CD4$^+$和CD8$^+$细胞。细胞介导的

Ⅳ性超敏炎性反应,是一种迟发型超敏反应,主要是由CD4$^+$细胞诱导CD8$^+$细胞从而破坏靶向细胞,这是致病的关键[47]。间质性和细支气管周围淋巴细胞聚集以及肉芽肿形成是其主要表现。CD4$^+$与CD8$^+$细胞的比率常较低,但并非一直如此[48]。是CD8$^+$细胞选择性增殖还是CD8$^+$长时间存活导致过敏性肺炎,尚不清楚[45]。同样,CD8$^+$淋巴细胞的细胞毒性对于过敏性肺炎病理生理改变的作用也不明确[49,50]。过敏性肺炎患者的CD4$^+$淋巴细胞可发生极化,形成Ⅰ型T辅助细胞(Th1)表型。Th1淋巴细胞和居室细胞释放的细胞因子包括干扰素γ、肿瘤坏死因子α和白介素-18,有促进肉芽肿形成的作用[51]。

慢性纤维化过敏性肺炎的发病机制尚不完全清楚。接触少量抗原,可导致亚临床疾病,不会使患者产生临床症状,但会导致隐匿性纤维化。然而,人们并不知道敏性肺炎什么程度的纤维化会发展成为未缓解的亚急性过敏性肺炎的后遗症,也不知其纤维化是否为离散型,从开始就主要表现为纤维化,而炎性较轻。在这种情况下,细胞类型可能揭示出具有一定可能性的疾病发病机制。慢性过敏性肺炎时,效应T细胞功能缺失,主要向纤维化倾向的Th2细胞转化。可见CD4$^+$/CD8$^+$细胞比率增高[52]。CD4$^+$细胞极化,向Th2细胞表型转化,对纤维化反应具有重要意义。在过敏性肺炎动物模型中发现,通过基因编码增强Th2细胞活性的小鼠发生肺纤维化的可能性更大[5]。对过敏性肺炎患者的研究发现,与亚急性患者相比,伴有纤维化疾病的患者Th2样淋巴细胞比例增高。需要进一步研究来探究慢性过敏性肺炎的早期炎性反应以及淋巴细胞极化和巨噬细胞活性在肺纤维化过程中所起到的作用。这些具有明显纤维化的患者,临床症状多较为隐匿。在这种情况下,早期免疫反应对肺纤维化的促进作用无法在后续查明。

宿主因素

接触抗原后,更多的人会产生沉淀抗体而不是发展为具有临床症状的过敏性肺炎。遗传多态性可部分解释过敏性肺炎的易感性或抵抗能力[53]。主要组织相容性复合物和肿瘤坏死因子α的多态性与过敏性肺炎发生有关[54-56]。主要组织相容性复合物中,人类白细胞抗原基因和转运蛋白多态性与抗原呈递1(TAP1)基因有关,后者可增加过敏性肺炎发生风险[54,55,57-59]。若干多态性还与疾病风险降低有关。GATA3是Th2细胞分化的调节因子,其过表达可通过纠正Th1免疫应答来减轻疾病[60]。金属蛋白酶3的组织抑制剂变异体也似乎具有保护性[61,62]。

非遗传性宿主因素也是十分重要的致病因素。非吸烟者患过敏性肺炎的可能性大于吸烟者。与吸烟者和非吸烟者相比,吸烟的养鸽者鸽蛋白的血清IgG和IGAme抗体水平较低,这表明吸入抗原后,吸烟相关因素可同时抑制T细胞依赖性免疫应答和非T细胞依赖性免疫应答[63]。在一个实验性过敏性肺炎模型中发现,尼古丁可减少细胞免疫应答,减少淋巴细胞和支气管肺泡灌洗液的总细胞数,同时减轻肺组织炎性反应[64]。其他研究表明吸烟可诱导肺巨噬细胞增生、淋巴细胞和树状突细胞减少,这可能会促进机体通过终末呼吸管道有效清除抗原[65,66]。

除了疾病发生的危险因素之外,患者个体特征导致的免疫反应改变也是过敏性肺炎临床分型的重要决定因素。虽然过敏性肺炎更常见于非吸烟者,但吸烟的过敏性肺炎患者预后相对较差。与非吸烟的农民肺相比,吸烟的农民肺患者疾病复发频

率增高,预测肺活性比例降低,10 年生存率相对较低[67]。吸烟者其临床症状较为隐匿,这可导致临床诊断推迟。除吸烟之外,年龄在疾病表型方面也具有重要作用。免疫反应会随年龄变化而变化。在一项非极性过敏性肺炎患者临床表现的研究中发现,发生纤维化病变的患者年龄明显大于那些未发生纤维化病变的患者[68]。

七、组织病理学

因为急性过敏性肺炎时很少取活检,所以对其组织病理学特征了解甚少。取活检后,可见间质性淋巴细胞浸润、中性粒细胞性肺泡炎和淋巴细胞性肺泡炎。亦可见嗜酸性粒细胞浸润部位。肉芽肿需数天或数周才会形成,所以在新发的急性过敏性肺炎中不可见。

亚急性过敏性肺炎的组织病理学特征较急性者更明显。典型的组织学三联征包括:①细胞性细支气管炎;②间质性单核细胞性浸润;③散在的小的非坏死性肉芽肿(图 64-1)[69]。淋巴细胞和浆细胞浸润呼吸性细支气管所致的细胞性细支气管炎是亚急性过敏性肺炎的重要标志。间质性淋巴细胞浸润是细支气管

周围区域最突出的特征,但其分布较均匀,因此和非特异性间质性肺炎(NSIP)相似;在这些病例中,共存肉芽肿是一个有助于鉴别区分的特征[70]。虽然过敏性肺炎的肉芽肿和结节病中的肉芽肿不同,但也不能单独用肉芽肿的特点来鉴别这两种疾病。除了热浴肺病的肉芽肿形成较好,其他种类的过敏性肺炎肉芽肿往往较小,数量较少,分布较松散,比结节病性肉芽肿结构更规整[71]。由于这类结节很少透明样化,所以在清除或停止接触抗原后,过敏性肺炎肉芽肿常消失[72]。过敏性肺炎肉芽肿存在于支气管比和肺泡组织中。然而,缩窄性细支气管炎病变较为少见,在亚急性肺炎患者可见到机化性肺炎的病灶[72]。

慢性过敏性肺炎以气道中心性间质性纤维化和巨噬细胞为主要特征,有时伴或不伴较小的肉芽肿性炎性病灶(见图 64-1B)[72]。细支气管周围和小叶周围可见到桥接纤维化。慢性纤维化过敏性肺炎时,可见机化性肺炎、细胞性非特异性间质性肺炎、纤维化非特异性间质性肺炎以及伴有蜂窝状病灶和成纤维细胞病灶的普通型间质性肺炎,一般较好描述,但变异较多[72-74]。支持过敏性肺炎诊断的组织病理学共性特征包括存在肉芽肿、巨噬细胞和桥接纤维化或慢性细支气管炎。当组织病理学特征不明确时,需结合临床进一步明确诊断[70,73-75]。

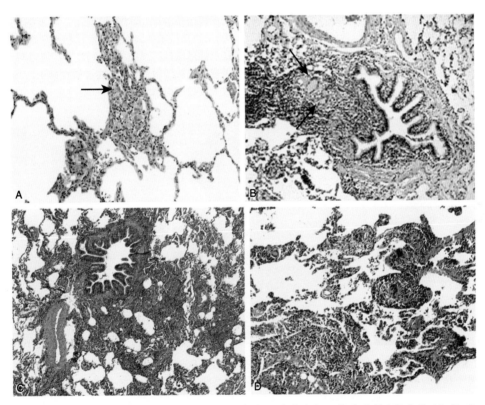

图 64-1　过敏性肺炎的肉芽肿性变。A. 几个发育不佳的未坏死的肉芽肿(箭头所示);B. 气道中心性间质性肺纤维化伴肥大细胞浸润(箭头所示);C. 低倍镜下,细支气管中心性分布明显,提示存在终末期细支气管或某种意义上的浸润结节;D. 肺间质处可见多核肥大细胞,低倍镜下可见其形成的结构,十分明显

慢性纤维化过敏性肺炎急性加重也有报道。病情加重期间肺活检组织病理学检查结果提示存在弥漫性肺泡损伤,与特发性肺纤维化急性加重表现相似[76]。由于反复接触抗原或潜在纤维化复杂过程,所以过敏性肺炎为何会出现急性加重尚不清楚。

八、临床表现

(一)症状和体征

急性型过敏性肺炎通常在接触抗原数小时后发病,出现流

感样呼吸系统症状及全身症状,包括咳嗽、呼吸困难、胸闷、发热、寒战、全身不适、肌痛等,有时也可能伴有发热、呼吸急促、心动过速以及吸气相啰音。外周血可见白细胞增多、中性粒细胞增多以及淋巴细胞减少。一般嗜酸性粒细胞增多并不多见。通常情况下,如果停止接触抗原,急性过敏性肺炎的症状会在数天内消失。亚急性过敏性肺炎的临床表现不明显,常表现为进展性劳力性呼吸困难以及活动耐量减低。有时可见变异性咳嗽。尽管可能存在低热和体重下降,但亚急性过敏性肺炎的全身症状不如急性过敏性肺炎明显,发病率也低于急性过敏性肺炎[77]。肺功能检查时,吸气性啰音常见,有时可见变异性杂音。亦或是,肺功能检查结果完全正常。伴有慢性纤维化过敏性肺炎的患者常出现缓慢进展的劳力性呼吸困难和干咳;一些病人有时可出现喘息、咳痰或胸闷[77,78]。如果出现轻度体重下降,病人可能出现疲惫和耐力降低。与亚急性过敏性肺炎相似,慢性纤维性过敏性肺炎相比急性过敏性肺炎,发热和其他全身症状也不明显。休息或劳累状态下,检查可见低氧血症及肺底部啰音。发生严重肺纤维化时,发绀及右心衰竭可能很明显。如果存在杵状指,则预示着预后可能较差[79]。

（二）肺功能检查

完整的肺功能检查(PFTs)包括肺容量、肺活量和一氧化碳弥散功能。所有怀疑患有过敏性肺炎且临床状况稳定的患者均需进行肺功能检查。尽管肺功能检查结果可能正常,但认可见到许多异常指标,不过缺乏特异性。在不同种类的过敏性肺炎

中弥散功能降低最为常见,后者为肺功能改变的最敏感指标。过敏性肺炎肺功能异常通常表现为限制性改变[76,80]。或者有时可见阻塞或混合性肺功能缺陷。支气管扩张剂作用效果不同,而过敏性肺炎应当与非吸烟者的固定性气流阻塞或可逆性气流阻塞症状进行鉴别诊断。相较于肺纤维化患者,过敏性肺炎患者气管阻塞更为常见,气管周围纤维化可能会导致气管受损[80]。使用对乙酰甲胆碱进行激发试验,部分患者会出现非特异性支气道高反应性[81]。运动诱发的动脉氧饱和度下降是轻度过敏性肺炎患者肺功能受损的早期体征。伴有气道或肺实质显著受累的患者,其换气功能障碍在运动后或者休息时较为明显。初步评估后,应当进行一系列的肺功能检查来评估治疗效果,并帮助制定治疗决策,直到病情康复或者肺功能稳定。急性过敏性肺炎恢复后肺功能通常恢复正常。而亚急性过敏性肺炎,如果未造成永久性损伤,其肺功能也可以恢复正常。而慢性纤维化过敏性肺炎,肺功能可能处于永久性功能受损状态。

（三）影像学检查

急性过敏性肺炎X线胸片的典型表现为弥漫性磨玻璃样改变或微小结节影(图64-2)[82,83]。磨玻璃样改变提示潜在肺泡炎;虽然在过敏性肺炎各个阶段均可观察到,但磨玻璃样改变仍是急性过敏性肺炎的主要表现[84]。通过对比临床反应可知,如果避免接触致敏原,则急性过敏性肺炎的影像学异常表现可在数天或数周内消失(电子图64-1)。

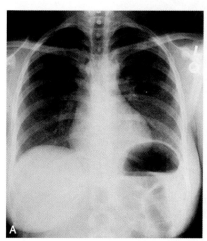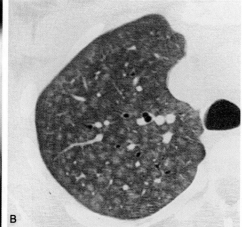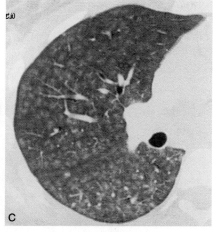

图64-2　急性过敏性肺炎。A.过敏性肺炎患者胸片示弥散性微小结节;B.同一患者的肺部HRCT示数目较多的小叶中心型微小结节影;C.另一位养鸟者肺患者的HRCT示弥散性磨玻璃样改变伴网状不透明影和小叶中心型微小结节影

亚急性过敏性肺炎的影像学表现包括磨玻璃样模糊影,小叶中心型结节(电子图64-2A和B)和马赛克衰减[85,86]。胸部CT扫描对于诊断过敏性肺炎更为敏感(电子图64-2C和D)[87,88]。有时小叶中心型结节体积较小(≤3mm)且局限,被称之为"微小结节"(电子图64-3),但这种病变的诊断意义和预后意义尚不明确。与急性过敏性肺炎相似,磨玻璃样模糊影提示存在潜在的肺泡炎。并发的细胞毛细支气管炎常表现为小叶中心型结节(电子图64-2B、C和电子图64-3C～E,视频64-1A)和空气潴留症(见视频64-1B)。由于空气潴留的缘故,镶嵌现象在过敏性肺炎较为常见,其高透亮区是由低氧性血管收缩以及低

通气区动脉血流降低引起[78,87](图64-3)。通过对比吸气相(见视频64-1B)和呼气相CT影像(见视频64-1B),可较好的评估空气潴留情况。其中,呼气相可增强高透亮区成像[89]。与淋巴间质性肺炎相似,过敏性肺炎中亦可见肺囊肿(电子图69-8)[90]。胸片中极少见到肺门或纵膈淋巴结肿大。相比之下,过敏性肺炎的任何亚型在CT成像时,均可见到不同的轻度纵膈淋巴结肿大,通常只累及几个淋巴结。

慢性纤维化过敏性肺炎时,虽然也会出现亚急性过敏性肺炎的影像学表现,但仍以纤维化改变为主。胸部X片常可显示体积减小、结构扭曲和纤维化线(电子图64-4A)。CT检查可见

体积减小、牵拉性支气管扩张、纤维化网状或线状影以及蜂窝样改变（图 64-4，见电子图 64-4B～D）。慢性纤维化过敏性肺炎常见的影像学表现有普通型间质性肺炎和纤维化非特异性间质性肺炎。因为单一模式下，CT 成像诊断准确率仅为 50%，所以仅适用 CT 成像来鉴别慢性纤维化过敏性肺炎和其他纤维化间质性肺炎疾病是不可靠的[91]。CT 成像中纤维化程度与过敏性肺炎患者较差的临床预后有关（见图 64-4）[92,93]。值得注意的是，慢性纤维化肺疾病影像学表现中，与吸烟无关的肺气肿相比纤维化更为常见[94,95]。

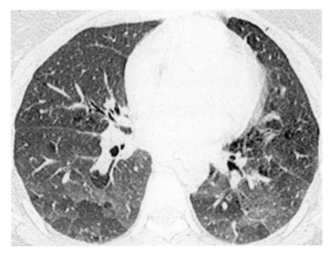

图 64-3　过敏性肺炎。双侧弥漫性磨玻璃样模糊影伴马赛克灌注影，分别提示肺泡炎和细支气管炎

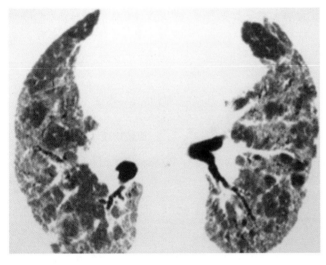

图 64-4　慢性纤维化过敏性肺炎。磨玻璃样模糊影伴少许正常结构影，与大量网状结构增生、牵拉性支气管扩张和结构变形有关

（四）支气管肺泡灌洗和其他实验室检查

通常情况下，急性和亚急性过敏性肺炎的特征是支气管肺泡灌洗液中白细胞计数显著增高以及淋巴细胞数目增多（从 30% 增至 70%），后者常以 CD8+ 淋巴细胞为主；上述特征与纤维化过敏性肺炎不符。由于淋巴细胞百分比增高，导致巨噬细胞

百分比降低，但其绝对值与对照组相似。尽管这些结果十分典型，但由于进行支气管肺泡灌洗时疾病所处分期和最后一次接触抗原距支气管肺泡灌洗时间不一，因此灌洗液中各细胞成分所占的比例变化很大。似乎支气管肺泡灌洗结果与其他异常临床检查结果（包括放射学改变、肺功能检查和沉淀抗体）并无相关性。

血沉和 C 反应蛋白水平轻度升高，IgG、IgM 或 IgA 同种型免疫球蛋白浓度不同程度升高。类风湿因子水平也有提高[71]。然而，抗核抗体和其他自身抗体极少可见，如可检测到，提示潜在结缔组织病。

九、诊断

目前已提出了很多过敏性肺炎的诊断标准，但尚无诊断金标准[76]。目前在广泛在用的一种诊断标准如下：①症状符合过敏性肺炎；②通过询问病史或抗体检测来确定接触的某种抗原；③症状的周期性与反复接触抗原有关；④影像学检查符合过敏性肺炎；⑤支气管肺泡灌洗液中可见淋巴细胞增多；⑥组织病理学检查结果符合过敏性肺炎。排除其他疾病后，除了需检测肺部啰音、弥散功能降低和/或低氧血症，还至少需要符合上述四个指标[96]。虽然广泛应用，但这些标准仍有待进一步证实。随后的临床预测模型指出，当出现以下特征时，高度怀疑活动性过敏性肺炎：①接触潜在过敏性肺炎抗原；②变应原抗体阳性；③发作性症状；④接触抗原后数小时内出现症状；⑤肺功能检查时有啰音；⑥体重下降[97]。该模型是对患和不患过敏性肺炎的患者进行队列研究得出，并通过对过敏性肺炎患者进行后续队列研究加以证实。患有慢性纤维化过敏性肺炎的患者未被包括在内，该种预测模式是否适用于这种表型的过敏性肺炎尚未可知。最近公布的诊断标准重点强调了过敏性肺炎 CT 典型改变、支气管肺泡灌洗液中的淋巴细胞增多以及接触抗原后产生的相应抗体的重要性，从而诊断是否患有过敏性肺炎，无需再经手术做肺组织活检[4]。已提出的各种指南、模型和演绎方法共同强调了在询问接触史时收集临床表现、影像学表现和活检结果的重要性，从而得到过敏性肺炎的诊断（表 64-2）。此外，对于与过敏性肺炎临床表现相似的其他疾病，需进一步的考虑排除（表 64-3）。

（一）接触史

详细完整的接触史采集是诊断过敏性肺炎的基础（表 64-4）。临床症状的出现于从事某些活动在时间上有相关性，常是诊断急性或亚急性过敏性肺炎的最初线索，尽管对于亚急性或慢性者他们之间的关系可能没有这么明显。其他无法解释的呼吸系统症状或全身症状反复发生，应及时考虑过敏性肺炎，并仔细寻找相关抗原。在某些情况下，尽管抗原接触较为频繁或持续，但其临床状况的离散波动与抗原接触的关系并不十分明显。

能够引起过敏性肺炎的抗原接触，在适当的情况下可发生于几乎任何室内环境，所以不能仅依据职业史就排除本病的可能性。职业史应对过去与现在所从事的工作按时间顺序进行采集，尤其是要详细地询问具体的工作和接触史。采集环境史时需要询问是否有接触动物蛋白，特别是鸟类或羽毛；是否有园艺

表64-2 急性、亚急性和慢性过敏性肺炎的典型临床表现

诊断路径	急性过敏性肺炎	亚急性过敏性肺炎	慢性纤维化过敏性肺炎
发作时间	■ 接触抗原后数小时或数天即表现出急性症状 ■ 接触高浓度抗原时常可识别	■ 接触抗原后数周或数月后表现出轻微的临床症状 ■ 周期性症状	■ 呼吸症状隐匿 ■ 常缺乏临床周期性
症状	■ 休息时即可出现呼吸困难,胸闷、咳嗽 ■ 全身性症状,包括全身性疼痛和发热	■ 运动时出现呼吸困难,咳嗽、胸闷 ■ 疲惫、低烧、肌痛常见,但变异较大	■ 运动时出现呼吸困难,咳嗽(±) ■ 发热和疼痛不多见;疲惫和体重下降常见
检查结果	■ 发热、呼吸急促、心动过速、低氧血症 ■ 肺部啰音,呼吸困难,有时肺功能检查正常	■ 低氧血症(±) ■ 肺部啰音,有时肺功能检查正常	■ 低氧血症 ■ 肺部啰音,有时肺功能检查正常
换气检查	■ 劳力性低氧	■ 通气功能下降 ■ 劳力性低氧	■ 通气功能下降 ■ 劳力性低氧
血清沉淀抗体	■ 阴性结果不能排除本病,但阳性结果有助于明确相关致敏抗原		
胸部 CT	■ 弥散性磨玻璃影	■ 气体潴留征 ■ 磨玻璃影 ■ 小叶中心型结节	■ 亚急性过敏性肺炎症状(±) ■ 细支气管周围和网状结构纤维化
支气管肺泡灌洗	■ 中性粒细胞增多 ■ 淋巴细胞增多(接触抗原 24 ~ 72 小时后)	■ 淋巴细胞增多症 ■ CD4+/CD8+ 常小于 1	■ 淋巴细胞增多症 ■ CD4+/CD8+ 比值变化
手术肺活检检查	■ 急性过敏性肺炎时极少取活检,一旦做了活检,便可观察到中性粒细胞和淋巴细胞浸润并累及细支气管和肺泡、肺间质	■ 淋巴细胞性细支气管炎 ■ 间质性淋巴细胞性浸润 ■ 小的,散在的肉芽肿—细支气管比,肺泡隔膜 ■ 可能存在迁延性肺炎病灶	■ 急性炎症表现(±) ■ 细支气管周围纤维化 ■ 间质性纤维化,桥接纤维化(±) ■ 普通型间质性肺炎或非特异性间质性肺炎不常见

表64-3 过敏性肺炎的鉴别诊断

	临床表现	BAL 淋巴细胞增多症	组织病理学特征
支气管哮喘	++	+	−
结节病	++	++	+
吸入热(如 ODTS)	++	−	−
病毒/支原体肺炎	++	+	−
分枝杆菌感染	++	++	+
真菌感染	+	+	+
其他间质性肺疾病(胶原血管性及 IPF)	+	+	+
慢性铍中毒	+	++	+
有毒烟雾吸入	+	−	−

* BAL,支气管肺泡灌洗;IPF,特发性肺纤维化;ODST,有机有毒灰尘综合征

表64-4　怀疑过敏性肺炎患者的职业及环境接触史的采集内容

职业接触史

按时间顺序询问现在、过去所从事的职业（重点关注过去几年内所从事的职业）

工作惯例及具体流程（包括其近期改变）

所接触的化学物质、尘埃及其他可吸入微（如谷沉、动物接触、植物或食品加工、冷却塔、喷泉、淋浴、金属加工液）

阅读所接触材料的安全性说明以便发现化学致敏物

阅读有关工作场所的工业卫生评估或环境测试报告

脱离工作场所症状是否改善？接触特定的环境症状是否加重？

有接触史的工作人员是否有持续的呼吸系统或全身症状

工作室的防护措施

环境与居所情况

宠物及其他家养动物（尤其是鸟类）

爱好及休闲活动（尤其是接触化学物品、羽毛、皮革、植物材料及有机尘）

是否使用湿化器、去湿器、室内排湿干衣机及其他产湿源

是否进行过热水浴、蒸气浴

室内漏水或被水淹过

被水浸泡的地毯、家具

肉眼可见的霉变

羽毛制作的枕头、围巾及其他床上用品

家庭成员或居住在同一室内的其他人中，是否有相同的症状

和草坪护理等爱好，后者可产生致敏化学物如除虫菊酯；是否有使用热水浴缸、室内游泳池或桑拿等休闲活动，微生物悬浮颗粒可从中产生；是否有使用加湿器、冷雾汽化器和加湿空调机，微生物抗原悬浮颗粒可从中产生；是否有漏水、洪水或滞留水浸湿地毯或家具；所在空间是否有霉菌污染，是否有时有陈腐发霉的气味。

虽然公布的诊断指南中大部分抗原接触史已包含在内，但在许多情况下，致敏原仍是无法识别清楚。这可能是因为职业史和环境史采集不充分，或所接触的抗原为一种新型致敏原。纤维化过敏性肺炎中，抗原接触可为非持续性，甚至在完整的抗原接触史中，多达30%的患者无已知抗原接触史[98]。

（二）抗体检测

一般而言，沉淀抗体或其他抗体检测对过敏性肺炎而言，既不具有敏感性也不具备特异性[99]。当沉淀抗体阳性时，抗体检测有助于明确养鸟者肺的诊断，在其他情况下，还能明确假定的抗原。法国的一项研究对过敏性肺炎患者进行了当地常见微生物抗原检测，与作为对照的正常农民相比，其敏感性和特异性较好[7]。然而，不建议将抗体检测作为一种筛选工具，这是因为在接触人群中，其阳性结果特异性较差[100]。特异性IgG沉淀抗体提示患者充分抗原且产生了体液免疫应答，但与该疾病的相关性并不强。在大量的患有养鸟者肺的患者中，92%的患者血清IgG抗体阳性，87%的对照组同样接触鸟类同样具有阳性沉淀抗

体，但不患有过敏性肺炎[77]。由于特异性减低，使用更敏感的检测方法如酶联免疫吸附试验和免疫过滤法来检测特异性IgG抗体，会导致结果混乱[7]。但是，假阴性结果和阴性抗体沉淀不应当用于排除诊断。出现假阴性结果的原因有：抗原缺乏标准化、不恰当的质量控制、不敏感的检测技术、抗原的错误选择或血清过度稀释。除这些测试指标之外，血清沉淀抗体可在停止接触抗原后随时间逐渐消失或因接触低水平抗原而无法检测到[101]。当接触含有多种微生物混合的可吸入性微粒，则过敏性肺炎可能不再是单一的一种而是空气中多种抗原累加效应所致，而现有实验室可供使用的抗原有限，在这种情况下就可能无法做出准确的判断。因此，尽管检测血清抗体方面有所进展，但在使用和解释过程中仍存在着不小的挑战[102]。此外，速发型及迟发型皮肤试验均无助于过敏性肺炎的诊断[100,103,104]。

（三）支气管肺泡灌洗

支气管肺泡灌洗常用于确定肺泡炎存在与否，是一种安全灵敏的检测方法。非吸烟患者影像学表现可见活动性炎性疾病过程，但支气管肺泡灌洗液中未见淋巴细胞增多，与过敏性肺炎的诊断不符。相对和绝对淋巴细胞数目增多主要见于纤维化过敏性肺炎，但其数目上升幅度远不如急性或亚急性过敏性肺炎[68,105]。虽然支气管肺泡灌洗液淋巴细胞增多是过敏性肺炎诊断的一个敏感性指标，但特异性不强。与沉淀抗体形成相似，接触过敏性肺炎抗原的人群会发生淋巴细胞性肺泡炎，但无临床症状或其他异常临床结果。此外，尽管其他临床指标有所进展，但当停止接触抗原后，淋巴细胞增多仍可持续数年，无法有效地动态观察疾病发生进展或因无法充分判断避免抗原接触的效果而受到限制[106]。

（四）肺活检

当风险-收益比率合理时，应谨慎选取8～10个支气管活检标本来提高支气管镜检的患者的诊断率，从而进行过敏性肺炎的早期评估。间质性淋巴细胞炎症和肉芽肿可见。而亚急性过敏性肺炎患者出现典型的气管中央型炎症时，需进行手术肺活检[107]。尽管支气管活检结果无法预知，但如果结果阳性，就可以免去微创手术肺活检。手术肺活检适用于临床指南不充分无法明确诊断的患者，或无法排除治疗方法不同的其他疾病[108]。手术肺活检还有助于区分纤维化过敏性肺炎和其他纤维化间质性肺疾病[68,74,75,97]。由于镜检结果可能不完整，如果从多个肺叶去活检，则可提高诊断率[109]。尽管部分组织学检查结果高度怀疑过敏性肺炎，但如果过敏性肺炎和其他间质性肺疾病同时存在，则可能出现无临床相关性的病理改变，进而无法明确诊断[109]。特殊染色和菌类培养对于鉴别过敏性肺炎和传染性肉芽肿疾病（包括真菌和分枝杆菌所致疾病）。过敏性肺炎与结节病的鉴别体现在以下方面：肉芽肿远处肺间质炎性浸润和肉芽肿的形态学特征及其分布。如果肉芽肿周围可见结节炎性浸润，该肉芽肿多结构完整且常分布于淋巴管周围。因为活检结果可能存在不完整，如果活检由多个叶组成，诊断率增加[109]。尽管一些病理结果是高度提示过敏性肺炎，对于过敏性肺炎和其他间质性肺疾病的出现重叠的可能往往使无临床相关性病理改变不足以诊断[109a]。感染是很重要的传染性肉芽肿条件，包括真菌和分枝杆菌疾病的鉴别。过敏性肺炎通常不同于结节病

在远离肉芽肿间隙位置炎性浸润的发现，并在形态学特征和肉芽肿分布。如果存在的话，在结节病中可见淋巴管附近出现结节间质浸润，形成肉芽肿。

（五）支气管激发试验

抗原和技术缺乏标准化是支气管激发试验诊断过敏性肺炎受限的原因。当接触抗原后数小时内，便可能出现急性过敏性肺炎的部分症状或异常，吸入怀疑雾化抗原作用将十分明显。尽管支气管激发试验在大多数临床治疗中心未能广泛应用或作为标准诊断方法，但它在评估新的潜在过敏性肺炎试剂方面确实作用很大。试验结果较难解释，而且并不建议大多数疑似过敏性肺炎患者进行常规吸入激发试验。

十、自然病史和预后

本病的急性型，发热、寒战、咳嗽等症状常在停止接触抗原数天内消失。全身不适、乏力和呼吸困难可持续数周。肺活量和弥散功能常在急性发作后两周内迅速改善，但轻度肺功能异常可持续数月[110]。一般说来，单纯的急性发作具有自限性，停止接触抗原有助于改善长期预后。少数病例在急性发作痊愈后，即使再反复接触抗原也不会有肺功能损伤[111]。与之相反的是，有些病历在脱离抗原接触后仍可进展[112]。尽管不常见，但反复急性发作后，甚至仅一次严重发作后，患者症状会一直持续，同时可能伴有进展性肺疾病[112]。

亚急性或慢性纤维化过敏性肺炎症状较为隐匿，临床上不易发现，确诊时多为晚期，预后常较急性者差。过敏性肺炎可导致哮喘、肺气肿和间质性纤维化（电子图64-5）。对完全符合农民肺诊断标准的一组芬兰患者进行的研究发现，确诊后3年内发生需要应用药物控制的支气管哮喘的危险性增加，5年后哮喘发病率显著升高[113]。对88例农民肺患者的对照研究发现，农民肺患者有23%发生肺气肿，其中不吸烟者占18%，吸烟者占44%[114]。农民肺反复发作会增加肺气肿发作风险。在另一组对农民肺患者进行的随访研究中发现，仅有50%能够完全恢复正常，而对于那些没有完全痊愈者，肺气肿所致的阻塞性肺功能障碍最为常见[115]。肺气肿在慢性农民肺中较为常见，而间质性纤维化在慢性养鸟者肺中较为常见。与农民肺患者相比，养鸟者肺患者发生纤维化肺疾病和长期生存率更低的疾病的风险似乎更高。

目前尚无发现可用来预测本病消散或进展的标志物。本病患者支气管肺泡灌洗液中的淋巴细胞增多可在脱离抗原接触数年并且已经去的临床恢复后仍然持续存在。患者在确诊时的年龄、症状出现后的抗原接触时间以及确诊前抗原接触时间对判断养鸽者肺康复可能性似有一定价值[116]。纤维化过敏性肺疾病患者的整体预后显著低于非纤维化过敏性肺疾病患者[85,93,117]。过敏性肺疾病纤维化特征类型与临床预后相关；相较于细胞型非特异性间质性肺炎和其他纤维化病变形式，一般的间质性肺炎和纤维化非特异性间质性肺炎长期生存率较差[118]。弥漫性肺泡损伤可使过敏性肺炎病程复杂化。与特发性肺纤维化相似，过敏性肺炎中的上述病变经常会被贴上"病情恶化"以及预后较差的标签[119]。

一项以23岁人群为基础旨在探究过敏性肺炎死亡率的研究表明，从1980年到2002年，整体年龄校正死亡率在不断增高[120]。作者认为这可能是由于美国吸烟率下降以及人们因利用胸腔镜肺活检诊断技术而增强了对疾病的认识[120]。死亡风险随年龄增加而增高，在15~24岁年龄组，其死亡率可达1/100 000 000。而年龄大于65岁的过敏性肺炎患者，其死亡率可达80/100 000 000[68,92,121]。弥散性肺泡损伤向慢性纤维化过敏性肺炎恶化，与其死亡风险增加相关[122]。

十一、治疗

持续接触抗原可导致进展性肺疾病或可能造成不可逆的肺损伤。因此，早期诊断并避免接触抗原是治疗的关键。十分重要的一点是，生存期缩短常与无法确定致敏原有关[123]。在某些情况下，避免接触抗原并不能导致疾病治愈，也有些病例表明部分慢性进展期过敏性肺炎患者尽管停止接触抗原仍会继续加重。药物治疗仅对部分病例具有重要辅助作用。

（一）避免接触抗原

当不确定是否具有职业接触史，尤其是疾病还在不断进展时，请有经验的卫生学家对其工作及居室环境进行现场调查是很有必要的。检查疑似抗原需要具备评估潮气入侵和微生物污染来源的能力，比如熟悉空气处理系统。建议除采取补救措施外，同时去除污染家具，虽然这一建议未能系统评估其疗效，但却经常被采纳执行[34]。患者常询问是否需要进行霉菌取样。然而，对采自居室空气中含有微生物的悬浮微粒进行微生物抗原定性检测，既费时又昂贵，对多数临床工作者又不便利，且需要具有丰富经验的工业卫生学家及有关实验室的帮助。即使按要求进行了，仍会很难对其结果做出合理解释。阴性的结果不能排除本病或抗原接触史。

如果是家用增湿器肺病和热浴肺病，去除污染源是停止持续抗原接触的常用的简便方式。而对于养鸟患者而言，仅仅去除身边的鸟类还是不够，更为必不可少的是全面清除残留的羽毛和粪便。如果野生鸟类排泄物在屋外大量堆积或者附在鞋上，即使并无鸟类，在室内仍能发现鸟类抗原。有时，从环境中去除变应原是相当困难的。对5个已经不养鸟的家庭采用IELISA法进行动态检测发现，尽管采取了各种环境控制措施，其抗原水平仍呈逐渐下降。其中1家18个月后抗原水平仍然很高[24]。

当不可能完全清楚抗原或者无法确定特异性变应原时，为了避免抗原接触，通常采用的方法是让患者脱离可能含有变应原的环境。这种方法对于康复既简单又稳妥。但是，处于对患者社会与经济方面的考虑，这种方法有时很难严格执行。当无法完全避免抗原接触者，应当定期随访其肺功能、胸片和其症状等指标对于评估疗效，选择进一步避免抗原接触的措施是十分必要的。

清除患者所处环境中的变应原，不仅是治疗同时也是预防患者接触其他抗原引起过敏性疾病发生的第一步。例如，经过有机材料处理整改，减少了微生物生长的机会，所以在美国很难再见到枫树皮病及甘蔗渣尘肺。日本也证明，去除已破损或已有微生物生长的部分，消毒、清除导致季节性真菌污染的环境，可以有效地预防夏季型过敏性肺炎的复发[124]。由微生物污染空调引起的过敏性肺炎的爆发可通过彻底清洗通风系统并替换通风系统和相应工作区来进行控制[125]。

（二）药物治疗

一般认为对于急性过敏性肺炎，全身应用皮质激素治疗是有益的，但这一结论缺乏临床对照研究的支持。对于肺功能损害轻微，避免抗原接触即可自行康复的患者，其临床状况较为稳定，不必使用激素治疗。鉴于对激素治疗本病的临床研究尚不充分及全身应用激素的副作用，治疗必须依据有关指标的动态观察及正确的临床判断。皮质激素治疗对于急性过敏性肺炎远期疗效少有研究。然而，疾病较重的患者可使用泼尼松，通常开始剂量为60mg/d，除此之外还需辅以吸氧和其他必要的支持治疗。通常持续使用泼尼松4~6周，直到患者症状和功能出现显著改善。如果客观指标改善，则应逐渐减少激素用量，直至停用。

关于皮质类固醇激素用于亚急性和慢性纤维化过敏性肺炎患者疾病治疗的研究较少。一个关于养鸽者肺的研究表明，用与不用激素治疗，患者临床症状无显著差异。平均治疗或去除抗原3~4个月后，患者肺功能改善或恢复正常[116]。对于亚急性过敏性肺炎患者，持续使用激素治疗3~6个月，逐渐增加使用剂量至能够缓解病情，较为恰当。然而，对于那些进展期或存在持续性炎症的过敏性肺炎患者，必须持续使用皮质类固醇集素进行治疗。而对于终末期慢性纤维化过敏性肺炎患者，可使用强的松短期试验性治疗（2~3个月），同时在治疗前后进行肺功能检查以评估治疗效果。虽然只是经验性用药，但吸入糖皮质激素和β-受体激动剂在表现有胸闷、咳嗽和气流受限等症状的过敏性肺炎患者治疗方面确有效果。目前治疗难治性过敏性肺炎，也有人使用非类固醇类免疫抑制剂（如霉酚酸酯和硫唑嘌呤），但其疗效尚未经临床试验评估，且缺乏临床疗效报告[126]。对于患热浴肺病的患者，一般不使用抗分枝杆菌治疗。肺移植是进展性纤维化过敏性肺炎患者的最后一种治疗手段。

十二、预防

在特定环境下，确诊过敏性肺炎是发现健康问题的开始，预示着需要对其环境进行调查和干预，从而发现危险环境或预防机会。例如，减少金属加工液相关过敏性肺炎风险的措施有外壳的机械加工、改善通风条件和其他机械设备以减少金属加工液气雾，同时针对性地对员工进行风险教育培训[127]。

一定程度上，室内微生物污染常与湿度和温度控制不当有关。控制或稀释污染来源，有助于减少室内污染物。来源控制措施包括预防漏水或洪水、清除积水、移除气雾增湿器、热浴缸和喷雾器，将室内相对湿度降至70%以下。最佳处理措施是及时消毒，保持热浴缸清洁以预防未知的热浴肺病。如果使用湿化器，需经常清洗，及时换水，减少微生物生长的机会。增加室外空气的流入可以稀释室内污染，通风设备家用高效过滤装置可以净化空气。为了降低农民肺的发病率，推荐的措施包括：在储备干草、谷物时要对其进行彻底干燥；应用机械加工方法；改善农场建筑的通风设施。对于有可能接触抗原的工人进行教育以使其避免接触抗原，及早识别症状是很有帮助的[128]。

一些研究发现，使用各种类型的口罩能够有效预防敏感人群接触抗原或出现疾病进展[129]。养鸟者肺患者，佩戴口罩后14

个月后血清抗体水平下降65%，而未佩戴口罩的患者抗体水平无变化。但数据表明两组患者肺功能或症状方面未出现变化[129]。在另一项研究中发现，使用高效率口罩能够使反应性评分接近正常，其综合评分是根据临床表现、血清学检查、肺功能指数或抗原再激发[130]。长期佩戴口罩依从性较差，这是因为大多数口罩不舒服，佩戴麻烦，还妨碍与人交流。防尘口罩确实能够减少但无法完全避免患者接触有机粉尘，因此不建议作为敏感人群的预防措施。

关键点

- 过敏性肺炎是一种由机体对各种吸入性抗原产生免疫反应而引起的复杂性综合征，其临床表现，疾病严重程度以及自然病史均因过敏性肺炎类型不同而有所不同。
- 伴有轻度或亚急性过敏性肺炎的患者早期常漏诊或被误诊为病毒性疾病或支气管哮喘。
- 只有小部分接触抗原的人群发展为典型的过敏性肺炎；更少的人出现慢性纤维化过敏性肺炎。
- 遗传因素和宿主因素（如吸烟）是过敏性肺炎的主要危险因素。
- 高度怀疑过敏性肺炎且具有混合性抗原接触史的患者，应当提供全面的抗原接触史（包括微生物抗原、鸟类抗原和低分子量化学物抗原）。
- 过敏性肺炎无诊断金标准；其抗原接触史、临床评估、影像学检查和生理学特点有助于明确诊断。
- 早诊断病情并及时停止抗原接触，患者恢复后预后较好，但具有慢性纤维化或肺气肿表现的过敏性肺炎患者预后一般较差。

（陈磊　译）

参考文献

以下是主要的文献，完整的文献请登录 *Expertconsult* 查阅。

Bourke SJ, Dalphin JC, Boyd G, et al: Hypersensitivity pneumonitis: current concepts. *Eur Respir J Suppl* 32:81s–92s, 2001.

Churg A, Sin DD, Everett D, et al: Pathologic patterns and survival in chronic hypersensitivity pneumonitis. *Am J Surg Pathol* 33:1765–1770, 2009.

Girard M, Cormier Y: Hypersensitivity pneumonitis. *Curr Opin Allergy Clin Immunol* 10:99–103, 2010.

McSharry C, Anderson K, Bourke SJ, et al: Takes your breath away—the immunology of allergic alveolitis. *Clin Exp Immunol* 128:3–9, 2002.

Morell F, Roger A, Reyes L, et al: Bird fancier's lung: a series of 86 patients. *Medicine (Baltimore)* 87:110–130, 2008.

Ohtani Y, Ochi J, Mitaka K, et al: Chronic summer-type hypersensitivity pneumonitis initially misdiagnosed as idiopathic interstitial pneumonia. *Intern Med* 47:857–862, 2008.

Reboux G, Reiman M, Roussel S, et al: Impact of agricultural practices on microbiology of hay, silage and flour on Finnish and French farms. *Ann Agric Environ Med* 13:267–273, 2006.

Selman M, Pardo A, King TE Jr: Hypersensitivity pneumonitis: insights in diagnosis and pathobiology. *Amn J Respir Crit Care Med* 186:314–324, 2012.

Silva CI, Churg A, Muller NL: Hypersensitivity pneumonitis: spectrum of high-resolution CT and pathologic findings. *AJR Am J Roentgenol* 188:334–344, 2007.

Silva CI, Muller NL, Lynch DA, et al: Chronic hypersensitivity pneumonitis: differentiation from idiopathic pulmonary fibrosis and nonspecific interstitial pneumonia by using thin-section CT. *Radiology* 246:288–297, 2008.

第65章　结缔组织病

TAMERA J. CORTE, MBBS · ROLAND M. DU BOIS, MD ·
ATHOL U. WELLS, MBChB, MD

一、引言

几乎所有结缔组织病(connective tissue diseases, CTDs)均可能累及肺,通常临床表现不明显。CTD 导致的肌骨受累造成活动受限,往往掩盖肺部受累的真实严重程度。不同 CTD 所致肺部受累的形式不尽相同。CTD 肺部受累的鉴别诊断范围还应延伸至药物所致肺部反应(表 65-1)及继发机会感染(表 65-2),其表现往往与弥漫性肺部疾病相混淆。

表 65-1　药物毒性:结缔组织病治疗常用药物不良反应所致肺部受累表现

肺部受累表现	青霉胺	甲氨蝶呤	金制剂	环磷酰胺	柳氮磺吡啶
过敏性肺炎		+	+		
嗜酸性细胞肺浸润		+	+		+
肺间质纤维化		+	+	+	
闭塞性细支气管炎	+				
机化性肺炎	+	+	+		+
胸膜渗出,胸膜增厚		+		+	+
肺泡出血,血管炎	+				+

表 65-2　免疫抑制治疗:常用于治疗结缔组织病主要肺部并发症的药物

药物名称	剂量	疗程	使用说明	用药检测
硫唑嘌呤	2.5mg/(kg·d) 最大剂量 200mg/d	长期	■ 持续应用 6~9 个月以上才能发挥最佳治疗作用,不良反应较环磷酰胺小 ■ 长期应用 ■ 起始剂量50mg/d,硫代嘌呤甲基转移酶缺乏患者需监测血常规,1 个月后逐渐增加至维持剂量	血常规 肝功能
环磷酰胺(口服)	2mg/(kg·d)	不定	口服环磷酰胺可持续应用也可用药 3 个月后替换为硫唑嘌呤,因为硫唑嘌呤用于治疗弥漫性间质性肺疾病不良反应更少	血常规 肝功能 尿常规(红细胞计数)

表 65-2 免疫抑制治疗:常用于治疗结缔组织病主要肺部并发症的药物(续)

药物名称	剂量	疗程	使用说明	用药检测
环磷酰胺(静脉)	每月 1 次,15mg/kg 1~6 个月	不定	■ 静脉给药 2~4mg/(kg·d) 使用 3~4 日快速诱导缓解,尤其针对血管炎 ■ 环磷酰胺静脉冲击每间隔 1~3 个月给药一次,不良反应更少,长期蓄积剂量更小,尤其用于非血管炎性疾病的治疗	血常规 肝功能 尿常规(红细胞计数)
环孢素 A	5mg/(kg·d)	长期	■ 个体间生物利用度差异大,需监测血药浓度 ■ 可与泼尼松龙联用	血压 尿素氮和肌酐 环孢素血药浓度
霉酚酸酯	1~3g/d	长期	■ 日益认为是最优的二线治疗,常与低剂量泼尼松龙联用 ■ 通常耐受性良好,胃肠道症状是常见的不良反应	血常规 肝功能
甲氨蝶呤	7.5~25mg/周	长期	■ 证实其有效性的信息极少,被列为二线用药 ■ 由于肺毒性限制其使用	血常规 肝功能
泼尼松龙	1mg/(kg·d) 或隔日 20mg	长期	大剂量泼尼松龙单用治疗细胞性弥漫性肺间质疾病 与免疫抑制剂联用是通常采用低剂量	血压 血糖 体重 骨密度
甲基泼尼松龙	500~1000mg	3~5 日	用于血管炎和急性肺炎的快速诱导缓解,3~5 日后减为维持剂量泼尼松龙或泼尼松龙联合免疫抑制剂	

CTD 为系统性疾患,肺部受累并不难理解。但遗憾的是,由于缺乏设计合理的前瞻性非选择性对照队列研究,关于 CTD 肺部受累的发病率及患病率知之甚少。不规范的命名也使问题复杂化。在此背景下,本章旨在阐明几种常见 CTD 所致肺部受累的发病机制,主要表现形式,并将重点阐述诊断方法及治疗。

间质性肺疾病(interstitial lung disease,ILD)在系统性硬化症中的研究较其他 CTD 更详尽,因为此类患者更易集中诊治于相应的医疗中心。ILD 治疗的对照研究多数是基于系统性硬化症的患者。因此,本章中介绍的关于系统性硬化症合并 ILD 的临床表现,预后评估及治疗也可类推至本章中未详细阐述的其他 CTD。

二、系统性硬化症(硬皮病)

系统性硬化症(systemic sclerosis,SSc)诊断分类标准要求符合表 65-3 中 1 条主要标准或 2 条以上次要标准[1]。皮肤改变可累及整个肢体,颜面,颈部及躯干(胸部、腹部)。硬皮病传统分类基于皮肤病变受累的范围。局限性硬皮病可累及颜面部,但不累及躯干,肘关节和膝关节近端的肢体。弥漫性硬皮病可累及身体的任何部位。

表 65-3 系统性硬化症(硬皮病)

诊断标准*
主要标准:手部皮肤增厚
次要标准:硬指(主要标准中描述的皮肤损害局限于手指)
指尖凹陷性瘢痕或指腹消失(缺血所致指端凹陷区或指垫组织萎缩)
双肺纤维化

肺部表现
肺间质纤维化
机化性肺炎
孤立的肺血管病
吸入性肺炎(继发于食管蠕动功能障碍)
胸壁活动受限

* 符合主要标准或 ≥2 项次要标准可诊断

(一)流行病学与危险因素

SSc 的发病率约为每年 0.002%~0.02%,高峰发病年龄为 30~60 岁,患病率 30~120/10 万人,男女比例 1:3~1:8[2]。死亡率随着患病时间延长显著递增,在美国男性 SSc 患者死亡率约为 0.9 ~ 1.5/100 万人，女性患者为 2.1 ~ 3.8/100 万人。在全世界范围内均有发病的报道。

虽然硬皮病可在有其他自身免疫性疾病的家族中聚集，但极少有一级亲属患 SSc 的报道。一项对居住在美国俄克拉荷马州东南部的乔克托族印第安人的研究阐明了 SSc 发病中遗因素的重要性。纯种乔克托族 SSc 患病率约为 0.5% ，显著高于混血的乔克托族(0.033%) 及居住在俄克拉荷马州的其他土著美国人(0.01%) [3]。

染色体异常的鉴定和主要组织相容性复合物基因的研究肯定了该病的遗传背景。许多早期研究是基于血清学的，近期的研究更多运用了聚合酶链反应技术。研究结果显示弥漫性肺疾病与人类白细胞抗原(HLAs)——HLA-DR3、HLA-DR52a、HLA-DRB1*11 和 HLADPB1*1301 有关。

（二）化学因素诱导的硬皮病样疾病

许多物质可导致硬皮病样疾病，通常伴肺部受累，如青霉胺、色氨酸、博来霉素、喷他佐辛，以及许多工业材料(尤其是男性患者)，如乙烯树脂氯化物、苯、甲苯和三氯乙烯[6]。硅暴露增加 SSc 发病的比值比，矽肺更甚[7]。1981 年首次发生在西班牙马德里的"毒油综合征(toxic oil syndrome)"是由于摄入了变质的含有苯胺的食用菜籽油[8]，导致硬皮病样症状合并肺部受累。关于乳房硅胶植入物与硬皮病的相关性尚未证实。

（三）肺部表现

SSc 肺部并发症的研究较其他 CTD 更多。肺部受累是 SSc 主要的致残和致死因素[9]。SSc 肺部受累形式多样化见表 65-3。

1. 肺间质纤维化

发病机制：与发病相关的几项独立又相互关联的因素包括：

1) 易感体质：多项研究证实个体对 SSc 发病有基因易感性，并不断新发现有关肺部受累风险的标志物。主要组织相容性复合物(HLA) - Ⅱ 类分子增加 SSc 肺间质纤维化风险。抗拓扑异构酶 DNA 抗体(Scl-70) 阳性时肺间质纤维化相对危险度增加。近期研究显示 Scl-70 与主要组织相容性复合体基因 *DPB1* 的等位基因有关。

遗传易感性导致损伤与免疫反应。健康个体及 SSc 中对拓扑异构酶 1DNA 表位均呈现高度限制性的 T 细胞反应。因此，对于存在 Scl-70 反应性 T 细胞克隆的个体，自身抗体可驱动免疫反应。肺活检标本显示肺部聚集有记忆功能的 CD45 Ro 淋巴细胞及有真正生发中心的次级淋巴滤泡[10]。这些肺部的 T 细胞可表达 Th1 和 Th2 类细胞因子[11]。近期基因组研究也显示遗传易感性非炎症介质有关[12,13]。

2) 炎症激化：支气管肺泡灌洗液中检测到一系列细胞因子参与肺部炎症级联反应[14]，尤其是白细胞介素-8(嗜中性细胞化学趋化物与活化剂)、肿瘤坏死因子-α(TNF-α，参与众多病理过程的早期细胞因子)、巨噬细胞炎症蛋白-1α(中性粒细胞趋化过程中发挥重要作用) 和 RANTES(Regulated on Activation Normal T cell Expressed and Secreted，调解活化正常 T 细胞表达和分泌的因子，T 细胞和嗜酸性细胞募集与活化过程中发挥重要作用)。因此，下游事件是一系列前炎症因子释放的结果，导致病变部位炎症细胞的进一步募集与活化。

3) 致纤维化因子：SSc 皮肤与肺部改变的特征是结缔组织病基质细胞与蛋白蓄积[15,16]。通过研究相关因子发现了一系列生长因子，其中最重要的是结缔组织生长因子。胶原凝胶回缩研究[17,18]显示转化生长因子-β(TGF-β) 可上调结缔组织生长因子，显著增加胶原生成。SSc 患者肺部 TGF-β 显著增高[19]，当 TGF-β 信号传导受抑制，微小上皮损伤可导致过度纤维化[20]。SSc 患者支气管肺泡灌洗液中内皮缩血管肽(endothelin，ET)1 和凝血级联反应蛋白均显著增加[15,21]。肺部受累患者成纤维细胞合成 Ⅰ 型胶原失调，信使 RNA 下调受损。硬皮病患者肺部 ET 受体(A 和 B) 失衡，ETA 减少，ETB 增加[16,22]。ET1 促进上皮间质转化为气道上皮细胞，导致纤维化[23]。

4) 上皮损伤：虽然上皮损伤在特发性间质性肺病中是关键致病因素，其在 CTD 相关肺纤维化疾病模型中的研究相对不足。上皮细胞示踪物(DTPA，见下文) 的异常快速清除和血清 KL-6 水平增高是肺泡上皮损伤的特异性标志物，与肺部受累的严重程度相关，并可预测 SSc 患者中肺疾病进展[24,25]。在具有 SSc 特征的小鼠(包括皮肤纤维化和其他全身表现特征) 气管内滴入生理盐水导致肺损伤和纤维化，电子显微镜研究证实存在上皮损伤，Ⅱ 型肺泡上皮细胞增生减弱以及损伤后持续存在的肌成纤维细胞[26,27]。多数 SSc 患者均有的慢性误吸可能是触发反复上皮损伤的原因[28]。

许多并行事件导致了肺损伤和随后的纤维化。把其中任何一个当作重要因素都使问题简单化。但毫无疑问，级联的关键细胞因子包括 TNF-α(因为它出现在疾病的早期，在动物模型中已证实是肺纤维化的一个关键因子)[29]和 TGF-β 受体(上调胶原基因表达，在结缔组织生长因子释放中起重要作用)。其他重要的细胞因子包括肝细胞生长因子和胰岛素样生长因子-Ⅱ[30,31]。Th1/Th2 细胞因子平衡也是关键，因为当 Th2 细胞因子占主导时(如特发性肺纤维化) 预后更差。与 SSc 相比有更多的嗜酸性粒细胞涌入肺。SSc 中 Th1/Th2 是平衡的，每单位受累肺的嗜酸性粒细胞浸润更少[11]。

2. 临床特点

SSc 肺部受累发生率取决于检测手段。SSc 患者中肺部相关症状及体征较常见，其中呼吸困难发生率约 55% (21% ~ 80%)[32]。报道的症状中咳嗽相对较少见，通常是干咳，无痰。咯血极罕见，除非合并恶性肿瘤或支气管扩张[33]。可在肺基底部闻及细捻发音，类似于尼龙褡裢撕开的声音，称为"Velcro 啰音"。胸膜摩擦音通常不会出现，胸膜炎性胸痛和杵状指罕见。继发性肺动脉高压者出现右心室压力增高的临床表现，在疾病终末期可见颈静脉压力增高及踝部凹陷性水肿。

弥漫性 SSc 患者肺部受累较局限性皮肤型 SSc 常见，但皮肤受累程度与肺功能改变无相关性。中度肺功能受损患者都有可能无临床症状，但有的患者，因为肺血管受累，心脏受累，肌骨问题，全身性衰弱，代偿能力降低或部分上述因素综合存在时，即使无 ILD 或 ILD 较轻微时也会出现劳力性呼吸困难。更罕见的是胸壁皮肤硬化所致胸腔外的胸壁运动受限。

肺部疾病可能是 SSc 的首发表现。此时，既往雷诺现象的病史有助于诊断。此外，仔细检查甲床周围毛细血管可提示典型的硬皮病特征—毛细血管床减少及相关的异常毛细血管袢(图 65-1A)。自身抗体的存在，尤其是抗核抗体有助于提示肺部病变是由结缔组织病所致(表 65-4)。

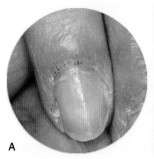
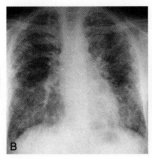
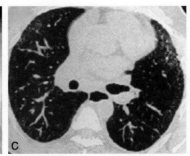
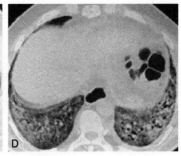

图 65-1　系统性硬化症患者放射学表现。**A.** 甲床表皮异常毛细血管袢;**B.** 系统性硬化症患者胸部 X 线片,注意弥漫性,尤其是外带网格状阴影,心脏边缘及膈肌模糊;**C.** 系统性硬化症患者气管隆突下层面的 CT 扫描,注意外带网格状影,该病例前段病变更突出。该患者起病隐匿,扩张的食管提供了肺纤维化真正病因的线索;**D.** 系统性硬化症患者晚期肺间质纤维化膈肌层面的 CT 扫描。重点注意扩张的气道,该图还显示明显的"毛玻璃"改变/实变部分为致密的纤维化。扩张的食管提示可能是系统性硬化症的表现。(**A.** 来自 Iaccarino L,Ghirardello A,Bettio S,et al:The clinical features,diagnosis and classification of dermatomyositis. *J Autoimmun* 48-49:122-127,2014,Fig. 1;**B-D** 来自 Michael Gotway,MD.)

表 65-4　结缔组织病自身抗体

结缔组织病	自身抗体	抗原靶点	备注
系统性硬化症	抗着丝点抗体	着丝点蛋白(CENP A-F)	见于 20%~40% SSc,种族差异大 合并肺高压的不同局限性硬皮病患者中 70%~80%
	Scl-70	DNA 拓扑异构酶 1	见于 28%~70% SSc,种族差异大 合并间质性肺疾病的弥漫性皮肤受累的患者中>30%
	PM-Scl	—	硬皮病-肌炎重叠综合征
	抗核仁蛋白	RNA 多聚酶-1	见于 8%~20% SSc,提示 10 年存活率较低,肾危象
	Ku	DNA 结合蛋白	硬皮病-肌炎重叠综合征
类风湿关节炎	类风湿因子	IgG	血清阳性者常伴有类风湿结节
	抗核抗体	—	—
	组蛋白	组蛋白	见于 5% 类风湿血管炎
系统性红斑狼疮	dsDNA	dsDNA	50%~75%,与狼疮肾炎相关性高
	抗核抗体	—	90%~95%
	Ro/La	RNA 转录因子	60%/20%
	组蛋白	组蛋白	见于>90% 药物性狼疮,20%~30% 原发性 SLE
	Sm	—	见于 10% 白种人患者,30% 非洲裔美国人及中国人患者
	狼疮抗凝物	磷脂	20%~30%
混合性结缔组织病	U1-RNP	小的细胞核蛋白	肌炎重叠综合征(10% SSc)
	U2-RNP	—	肌炎,SLE,SSc
皮肌炎/多发性肌炎	Jo-1	组氨酰 tRNA 合成酶	见于 20%~30% 炎性肌病,当合并弥漫性肺纤维化时阳性率 50%~100%
	PL-7	苏氨酰 tRNA 合成酶	<3% 抗合成酶综合征
	PL-12	丙氨酰 tRNA 合成酶	<3% 抗合成酶综合征
	EJ	甘氨酰 tRNA 合成酶	<2% 抗合成酶综合征
	OJ	异亮氨酰基 tRNA 合成酶	<2% 抗合成酶综合征
	Mi-2	核蛋白	<8% 皮肌炎,与急性发作的典型皮肌炎相关
	Ku	核蛋白	与肌炎-CTD 重叠综合征相关

表65-4　结缔组织病自身抗体（续）

结缔组织病	自身抗体	抗原靶点	备注
抗磷脂综合征	抗心磷脂抗体 狼疮抗凝物	膜磷脂蛋白	疾病诊断依赖于临床表现
复发性多软骨炎	抗软骨抗体	软骨	敏感性未知
	抗胶原抗体	胶原	
干燥综合征	Ro（SSA）	RNA 转录因子	40% ~50% 原发性干燥综合征（25% ~30% 系统性红斑狼疮）
	La（SSB）		50% 干燥综合征（10% 系统性红斑狼疮）

3. 影像学

25% ~67%患者出现胸部放射学异常，90% 以上患者有肺功能异常，虽然大部分患者仅有轻度气体交换或弥散功能（DL_{CO}）降低。疾病早期胸部影像学典型表现为肺基底部和外带网格状改变。晚期病例肺容量明显缩小，网格状病变面积增加，此时可出现"蜂窝肺"（图 65-1B）。

CT 对于评估疾病受累形式及程度更优。病变常见于肺外带，早期见于基底部及后段（图 65-1C 和 D，电子图 65-1、电子图 65-2 和电子图 65-3）。随着疾病进展，肺部病变延伸至前段，中央和上叶。食管扩张常见，如果肺部病变是系统性疾病的最初表现，则食管扩张有助于诊断（图 65-1C 和 D）[34]。肺部受累表现可为"毛玻璃样"（反应细微的小叶内纤维化及细胞性组织病理）或明显纤维化后表现为交叉线性异常或"网格状"，常伴随牵拉所致支气管扩张[35]。蜂窝状改变见于超过 1/3 的患者但通常病变程度较局限[36]。

CT 反应的病变程度与肺功能的参数中度相关，尤其是 DL_{CO}[36a]。在 CT 肺部病变程度相当的情况下，无明显肺高压的 SSc 患者低氧血症较特发性肺纤维化患者少，因为 SSc 肺部异常病变的新生血管相对少[37]。每个患者个体病变表现形式（毛玻璃影与网格影）与支气管肺泡灌洗液（BAL）炎性细胞分类有关。CT 表现更多更广泛的网格影（与更多纤维化一致）的患者 BAL 中性粒细胞计数较高，这一现象提示伴有严重的肺部病变[38]。

镓扫描无更多临床价值。部分医学中心采用锝-99m 标记的二乙烯三胺五乙酸（DTPA）清除试验鉴别早期疾病和预测预后[39]。该示踪剂更快速地从气道清除至血液循环提示气道上皮细胞完整性缺失。持续快速清除率提示随后肺功能恶化风险增加，持续正常的清除率则预示肺功能较稳定。

4. 肺功能检查

SSc 肺间质纤维化特征为限制性通气障碍，导致肺顺应性、肺活量和肺总量下降，残气量减少。DL_{CO} 减少可能为疾病早期唯一异常表现。血气分析结果通常氧分压（PO_2）正常或下降，反映了病变肺组织局部血管收缩，同时动脉二氧化碳分压（PCO_2）通常正常或下降。除非合并肺动脉高压，否则直到疾病晚期才会出现明显低氧血症。

已有一部分关于 SSc 肺功能下降程度的研究[40,41]。一项研究纳入 38 例 SSc 患者，平均每年肺活量下降 100ml（正常为每年降低 20 ~30ml）[41]。另一项研究显示 BAL 提示急性肺泡炎的患者肺活量下降更为显著[30]。发病 3 年内用力肺活量（FVC）越低可预测此后肺功能越差[42]。SSc 肺功能衰退的速度在发病最初几年较快，可见早期鉴别疾病的重要性。

运动肺功能测定使通气灌注不匹配增加，加重肺部弥漫异常所致低氧血症，肺泡-动脉氧合差异更显著。微小的通气增加通常是呼吸频率增加的结果，而不是因为潮气量增加。锻炼可能增加通气无效腔以及无效腔/潮气量比值。在 CT 显示肺受累程度相当的情况下，特发性肺间质纤维化患者运动气体交换异常较 SSc 相关肺纤维化患者更严重[37]。

5. 支气管肺泡灌洗（BAL）

BAL 可在 SSc 肺部症状出现前鉴定肺泡炎[43]。某些学者认为中性粒细胞性肺泡炎预示疾病进展更快[40,44,45]。但是，中性粒细胞增加时在 CT 上同样可见肺部病变相应增加，尤其是网格状改变。因此，中性粒细胞增加似乎应该是疾病恶化的一项标志，而非独立的预测指标[38,46,47]。BAL 不能作为是否启动治疗的唯一决定因素。许多 BAL 表面上正常的患者肺部可能已有显著异常表现。因此不推荐 BAL 作为诊断和检测 SSc 相关间质性肺疾病的常规检查。

6. 肺活检

诊断 SSc 相关间质性肺疾病通常不需要外科肺活检，除非临床和 CT 表现诊断间质性肺疾病不典型，怀疑其他鉴别诊断。经支气管活检也难以提供更多有用的信息。最常见的病理报告是非特异性间质性肺炎，肺泡壁增厚，炎症细胞（单核细胞、粒细胞和浆细胞）浸润，Ⅱ 型肺泡上皮细胞增生，血管减少。病变主要分布在胸膜下基底部，主要累及后段，早期病变肉眼观察肺表面可见小结节及"硬化"改变，晚期病变则为"蜂窝状"[45]。SSc 相关肺间质病变的同质性病理改变与寻常型间质性肺炎不同（电子图 65-4）。极少情况下 SSc 也可见寻常型间质性肺炎的组织病理表现。寻常型间质性肺炎的特征表现之一是异质性表现，即广泛肺泡重塑（成纤维细胞增生和致密纤维化区域）的相同切片上可见正常肺泡[48]。但更重要的是，实质上的结局并无不同。特发性肺间质疾病中，肺部损伤表现为寻常型间质性肺炎较表现为非特异性间质性肺炎者预后更差[48a]。然而 SSc 中大样本研究显示预后与组织学表现无关[45]，部分小样本研究显示寻常型间质性肺炎者预后更差[49]。总体看来，外科肺活检不足以提供有效的预后信息以判断疾病进程。

电镜可显示光镜表现正常的早期内皮和上皮细胞损伤。尸检显示 80% 以上病例有弥漫性肺疾病,30% 以上病例有肺血管疾病(电子图 65-4C)。部分表现为疾病迅速恶化的患者,组织病理表现为弥漫性肺泡损伤[50]。

7. 血清学研究

虽然传统认为 SSc 是基于皮肤病变程度确诊的疾病,但前文已论述,自身抗体类型是与内脏受累相关性更强的决定因素[51,52]。90% ~ 100% 的 SSc 患者抗核抗体阳性(约 30% 正常人群有抗核抗体 1:40 阳性)。SSc 中 3 个主要自身抗体包括:抗着丝点抗体(见于 57% 局限性皮肤型硬皮病患者),抗拓扑异构酶(Scl-70)抗体(见于 40% 弥漫性硬皮病)及 PM-Scl(见于一小部分伴有多发性肌炎的重叠综合征患者)。Scl-70 与抗着丝点抗体同时阳性者罕见。抗着丝点抗体阳性者弥漫性肺损伤罕见,该抗体保护性作用目前仍有争议,尚未证实。肺间质纤维化与 Scl-70 抗体及弥漫性皮肤硬化相关性强。局限性硬皮病与血管病变及抗着丝点抗体相关。无论何种形式的肺部受累均可进展为肺高压。其他有关抗体与器官受累的研究包括抗核仁型抗体与弥漫性肺疾病及肺高压有关[53];抗 B23(一种核仁磷蛋白)抗体与肺高压相关;以及抗纤维蛋白抗体,抗 Th/To 抗体与肺高压及弥漫性肺疾病相关。

8. 预后

SSc 死亡率男性患者约为 3.9%/年,女性患者约为 2.6%/年,肺部受累是最常见的死亡原因[54]。一项队列研究中,肺部疾病占死亡原因的 21%[55]。SSc 患者中罹患肺癌风险也有增加。随着高分辨 CT(HRCT)的广泛应用,大部分 SSc 患者可检出轻度甚至极细微的肺间质病变(电子图 65-1、电子图 65-3A),使得临床医生面临决策困难——是积极干预还是暂不干预,密切随访观察。SSc 中最易出现这种决策困难的局面,同时其他 CTD 类似情况也逐渐增多。对于有明显临床表现的严重 ILD 一般会直接作出治疗决策。但大部分 SSc 患者肺部受累表现轻微,区分 ILD 病变稳定或进展的可靠的检查手段有助于制定治疗决策。基于临床队列研究以及积累的经验,目前认为预后评估主要着重在三方面。

临床表现的严重程度是影响 SSc 治疗决策最重要的因素,主要是肺功能(尤其是 FVC 及 DL_{CO})和 CT 所显示的病变程度。英国雷诺现象与硬皮病协会(United Kingdom Raynaud's and Scleroderma Association,UKRSA)分级系统(图 65-2)[56]是以 CT

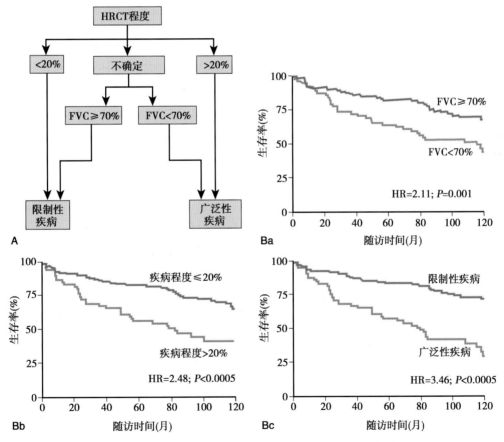

图 65-2　系统性硬化症所致间质性肺疾病分级表。A. 应用高分辨 CT(HRCT)及肺功能参数区分局限性/弥漫性肺部病变的分级流程图。微小病变/局限性病变在 HRCT 上病变范围<20%,严重/弥漫性病变则病变范围>20%。如 HRCT 病变范围难以界定或临界状态,则以用力肺活量(FVC)70% 为阈值区分局限性或弥漫性病变。HRCT 扫描分 5 级计分,项目包括整体病变程度,网格状改变程度,磨玻璃改变程度及网格状改变粗糙程度。B. 亚组存活率对比:(Ba)FVC 高于或低于 70%,(Bb) HRCT 病变范围大于或小于 20%,(Bc)局限性病变(HRCT≤10% 或 10% <HRCT<30%,FVC≥70%)与弥漫性病变(HRCT> 30% 或 10% <HRCT<30%,FVC<70%)。(数据来源于 Goh NS,Desai SR,Veeraraghavan S,et al:Interstitial lung disease in systemic sclerosis:a simple staging system. *Am J Respir Crit Care Med* 177:1248-1254,2008.)

病变程度（超过或不超过 20%）以及 FVC（高于或低于 70%）为要素的简单分级系统，可有效鉴别进展性疾病及预测死亡。UKRSA 分级系统的预测价值已被证实[57]。第一个口服环磷酰胺治疗 SSc 的对照研究[58]结果显示，可能区分治疗效果的病变严重性阈值与 UKRSA 相一致。

患者是否需要治疗也受系统性疾病病程的影响。ILD 进展风险最高的是 SSc 患者第 4~6 年。早期 FVC 下降是随后 ILD 病情严重的强预测因子[59]，通常在疾病诊断后 4 年内即出现肺部病变进展[60]。简而言之，如 SSc 或其他 CTD 早期出现轻中度 ILD 是随后可能疾病快速进展的标志，此时需早期启动治疗。

最后，有证据显示近期疾病加重也是调整治疗的重要决策因素。对于 SSc 及其他 CTD 患者来说，根据现有疾病表现长期预测疾病预后的因素并未量化。然而肺功能参数下降，尤其是 FVC，一直被认为是其他原因所致肺纤维化长期死亡率的预测因素，这些观察结果可适当延伸至 CTD 相关肺纤维化。

虽然还没有整合了系统性疾病病程、近期疾病活动依据和疾病严重程度的治疗方案，但上诉 3 个因素的综合考量是制定合理治疗方案的基础。近期研究重点集中在选择合适的患有肺间质纤维化的 SSc 参加对照性治疗研究。为观察治疗效果，需纳入进展性疾病的患者。最近有专家团队认为 UKRSA 分级体系可作为判断标准[61]。原则上在临床工作中预后判断及纳入患者加入药物试验时，应该考虑到生物标志物。但目前为止，尽管有一些初步研究数据支持，尚无单一生物标志物适用于日常应用。

9. 治疗

对 SSc 肺间质纤维化已有多种治疗探索[62,63]，多数为免疫抑制剂。部分非对照研究显示环磷酰胺联合泼尼松治疗有效，可改善肺功能和长期预后[64,65]。硬皮病肺研究（The Scleroderma Lung Study）结果显示口服环磷酰胺 12 个月后，在 FVC、皮肤病变积分、生活治疗、呼吸困难积分等方面与安慰剂组相比有统计学意义的改善，但改善程度较小[58]。口服环磷酰胺治疗方案是 $2mg/(kg \cdot d)$，最大剂量不超过 150mg/d，联合小剂量泼尼松每日 10mg 或隔日 20mg。用药期间需密切监测血常规，肝功能，为检测有无出血性膀胱炎还需监测尿常规。

静脉使用环磷酰胺安全性更佳[66]。研究显示，每间隔 2~4 周静脉使用环磷酰胺（$750~1000mg/m^2$）6~12 个月后，CT 及肺功能均可见显著改善[67,68]。硬皮病肺研究[58]及一项静脉环磷酰胺的小样本安慰剂对照研究[68]均显示了类似的结果。因此，欧洲抗风湿病联盟指出"基于 2 项高质量 RCT 研究结果，尽管环磷酰胺存在一定药物毒性，应考虑应用环磷酰胺治疗 SSc-ILD"[69]。由于环磷酰胺作为强免疫抑制剂存在一定的相关药物毒性，因此不应过度强调上诉观点用于 SSc 或其他相类似 CTD 治疗，重点在于谨慎甄别出肺部病变严重的或快速进展的患者。

对照研究[56,58]显示对于晚期肺纤维化患者而言，最好的治疗效果很大程度上体现在阻止或减缓肺部疾病进展，主要由一系列肺功能检测参数来评估[58]。这也再次印证了不可逆间质性肺疾病治疗的重要原则是以获得疾病稳定为目的，而非逆转病情。然而硬皮病肺研究结果显示积极治疗停止后疗效很快随之

消失[70]。长期治疗的方法尚无对照研究证实。基于积累的临床经验及小样本回顾性病例研究结果，治疗 SSc 或其他 CTD 时广泛应用口服毒性反应弱于环磷酰胺的免疫抑制剂，如硫唑嘌呤、甲氨蝶呤和霉酚酸酯[71-73]。最有说服力的数据源于近期一项回顾性研究，纳入 100 例 CTD 患者，结果显示口服霉酚酸酯耐受性良好，肺纤维化可稳定平均数年[74]。

SSc（或其他 CTD）治疗对照研究设计多局限于免疫调节的策略。治疗特发性肺间质纤维化有一定治疗效果的常规抗纤维化治疗药物（如抗氧化剂治疗，吡非尼酮）在 CTD 中疗效并未被评估。一项设计良好的安慰剂对照研究显示波生坦治疗 SSc 肺纤维化无效[77]。另一项干扰素-α 治疗研究显示 1 年后与安慰剂组相比肺功能明显恶化[78]。部分晚期严重 SSc 患者骨髓移植后肺功能参数显著改善[79,80]。研究显示对 SSc-ILD 最有治疗前景的药物是利妥昔单抗[81,82]，其在多发性肌炎/皮肌炎治疗中显示了较好疗效[83]，尤其可作为大剂量激素及免疫抑制剂治疗失败的晚期重症 CTD 患者的二线治疗[84,84a]。但目前关于利妥昔单抗治疗 SSc 或其他 CTD 相关肺部受累的疗效尚未明确。

肺囊虫病的预防问题也尚待解决，部分医学中心使用免疫抑制剂是同时给予复方新诺明每周 3 次给药预防肺囊虫。

激素治疗与硬皮病肾危象有关，通常发生在中到大剂量激素（泼尼松≥15mg 或等效其他激素）治疗时，近期发现泼尼松<10mg 的小剂量使用时也可能出现[86]。但不排除的干扰因素是疾病严重程度，因为更严重的系统性疾病使用糖皮质激素的可能性更大，虽然部分病例显示肾危象与大剂量糖皮质激素治疗相关性毋庸置疑[87]。因此，肺部疾病治疗使用低剂量糖皮质激素时需根据患者个体化调整，密切监测肾功能。

当疾病进展至终末期肺疾病，若患者无其他器官疾病活动及食道功能严重受损，可采用单肺移植治疗。虽然在不同的移植中心对于系统性疾病活动所致肺移植禁忌症的掌控有较大差异，但经过严格筛选的患者术后效果与特发性弥漫性肺疾病移植效果无太大差异。疾病晚期治疗还应包括氧疗，并发的心功能衰竭及感染的治疗以及精细的护理计划，姑息医学领域专家个体化的治疗指导非常重要。

（四）系统性硬化症的肺血管疾病

与其他 CTD 不同，SSc 的血管受累是由于小动脉正常内膜及中膜被向心性纤维化所取代，而原发性肺高压主要是小动脉丛状损伤及纤维素样坏死。孤立血管疾病常见于局限性 SSc。部分相关临床特征一起被称为 CREST 综合征（钙质沉积，雷诺现象、食管功能障碍、指趾硬化及毛细血管扩张），主要表现为严重毛细血管扩张、食管疾病、甲皱毛细血管异常（毛细血管扩张和毛细血管袢减少）和抗着丝点抗体阳性。胸片、CT 和 BAL 均正常，肺功能显示孤立的或不成比例的 DL_{CO} 降低，定量显示为经肺泡容积矫正的 DL_{CO} 下降（DL_{CO}/VA 或 Kco）和 FVC/DL_{CO} 比例增高。虽然对所有 SSc 患者推荐是每年进行一次常规超声心动图检查，但近期研究资料显示上述气体交换参数可用于筛选高危患者进行超声心动图检查[88]。当肺血管床损伤范围增加（气体交换<50% 预测值）时肺高压风险增加[89]。肺血管压力越高死亡率随之增加[90,91]（可见第 58 章）。

多普勒超声心动图与右心导管测量的肺动脉压力数据相关性高。即使患者无三尖瓣反流，超声心动图检测定性结果也有

助于排查肺动脉高压，而有三尖瓣反流者可通过跨瓣压测定估测肺动脉压。总体来说，超声心动图诊断肺动脉高压（pulmonary arterial hypertension，PAH）的敏感性中等，约为 47% ~ 88%[92,93]，对于临界状态或轻度肺高压准确度不够。压力（运动后）超声心动图有助于检测出临床前期 PAH[94,95]。SSc 患者中可见心室针对心肌牵拉反射释放的 N 末端脑钠肽原（NT-proBNP）增高，并与气体交换能力相关。NT-proBNP 增高可预测 SSc 肺高压进展[96,97]。功能分级越差及 DL_{CO} 异常预示 SSc 相关 PAH 预后越差[97a]。

虽然不断开发新的治疗手段，针对 SSc 肺血管病变尚无有效的治疗手段（见第 58 章）。既往曾使用钙通道拮抗剂，但为降低肺血管压力所需剂量常导致难以接受的左心室压力降低及四肢水肿。依前列醇类似物可有效舒张肺动脉及全身动脉，但可抑制血小板聚集。依前列醇类似物静脉或皮下注射给药可降低肺血管阻力和肺动脉压，增加 6 分钟步行距离，短期及远期疗效均较理想[98-100]。确切的治疗剂量及方法有待进一步验证。吸入伊洛前列素也有助于改善运动能力及心肺血流动力学[101]。口服 ET1 受体拮抗剂可改善 CTD（包括 SSc）合并 PAH 患者的运动能力及血流动力学[102-104]。磷酸二酯酶-5 抑制剂西地那非可改善 PAH 患者（包括合并 SSc 者）运动能力及血流动力学[105,106]。上述治疗的正确应用及联合用药方案尚待对照研究进一步证实。应强调的除非已进行右心漂浮导管检测，否则不应启动靶向治疗，因为 SSc 或其他不相关的心脏疾病所致潜在的左室功能障碍可导致快速发生致命的肺水肿。最新的治疗手段，如血小板衍生生长因子拮抗剂伊马替尼，在动物研究中显示有治疗作用[107]。

（五）其他肺部并发症

SSc 患者虽然有食管功能障碍，但典型的吸入性肺炎不常见。部分患者因食管返流导致轻微误吸是否是肺部病变进展的重要因素尚未明确，但仍建议积极治疗有症状的食管返流。胸膜疾病不常见。更罕见的是因胸壁皮肤紧绷这一外在因素所致的通气受限。偶尔可见以肺实质疾病为首发表现的是机化性肺炎。和其他原因所致机化性肺炎一样，对糖皮质激素治疗反应较好。

三、类风湿关节炎

美国风湿病协会提出的类风湿关节炎（rheumatoid arthritis，RA）分类标准要求满足表 65-5 中至少 4 项标准并持续至少 6 周[108]。

（一）流行病学与危险因素

据报道 RA 发病率约为每年 0.2‰ ~ 3‰（多数调查 < 0.5‰），70 岁以前的人群年龄越大发病率越高。成年白种人患病率约为 0.5% ~ 2%，男女比例为 1:2 ~ 1:4。RA 患者与疾病严重性（依据功能受限情况及是否需要长期使用糖皮质激素）相关的死亡率可达同年龄正常人群 2 倍，主要是由于心肺并发症[109,110]。全世界 RA 患病率相似。支持基因易感性的证据包括家族聚集性，双胞胎共患病及 RA 与 *HLA-DRB1* 等位基因相关性[111]。RA 女性易患及妊娠期发病率降低显示激素可能发

挥一定作用。尚未发现与发病有关的感染因子及社会经济学因素。

表 65-5　类风湿关节炎

诊断标准*

晨僵（持续时间 >1 小时）

3 个或以上关节炎（表现为软组织肿胀或积液，累及关节区域　包括 PIP，MCP，腕关节，肘关节，膝关节，踝关节及 MTP）

手关节炎（腕、MCP、P 中至少一处）

对称性关节炎（如身体双侧相同关节区域同时出现关节炎）

类风湿结节

血清类风湿因子阳性

手或腕关节出现类风湿关节炎典型放射学改变

肺部表现

肺间质纤维化

机化性肺炎

闭塞性毛细支气管炎

滤泡性毛细支气管炎

支气管扩张

血管炎

结节

胸膜疾病

淋巴细胞性间质性肺炎

药物所致

---

* 至少符合 4 项标准，症状持续时间 ≥6 周
MCP，掌指关节；PIP，近端指间关节；MTP，跖趾关节

（二）肺部表现

肺部及胸膜表现复杂，见表 65-5 所列及图 65-3。

1. 肺间质纤维化

RA 合并肺间质纤维化男性患者多见（男女比例 3:1）[112]。高滴度类风湿因子[113] 及类风湿结节[114,115] 的 RA 患者肺间质纤维化患病率高。吸烟是 RA 肺间质纤维化进展的危险因素[113,116]，也与亚临床疾病相关[117,118]。HLA-DR 易感基因存在的个体中，吸烟与抗瓜氨酸抗体阳性 RA 发展密切相关[116,116a-c]。有研究提出血清阳性 RA 实际上起源于肺[119]。

疾病早期，主要病变是间质淋巴细胞浸润[120]，尤其是毛细支气管周围滤泡中淋巴细胞聚集，形成生发中心[121]。疾病晚期，明显纤维化导致囊状或蜂窝状改变。由于既往病例肺间质病变组织学描述欠详细，因此难以准确估计肺间质纤维化各亚型的确切患病率。肺间质纤维化患者中，非特异性间质性肺炎和寻常性间质性肺炎占很大比例[122,123]（电子图 65-5A）。CTD 相关的寻常性间质性肺炎较特发性者预后好[48,124,125]。但 RA 寻常性间质性肺炎较非特异性间质性肺炎预后更差[126,127]。而且 RA 患者的寻常性间质性肺炎较其他 CTD 预后差[128]。

然而，即便如此，RA 合并寻常性间质性肺炎患者预后仍由于特发性间质性肺纤维化的患者，与 Park 组织学队列资料观察到的趋势一致[125]。但合并寻常性间质性肺炎的 RA 进展过程与特发性肺间质纤维化相似，尤其是 HRCT 表现与特发性肺纤维

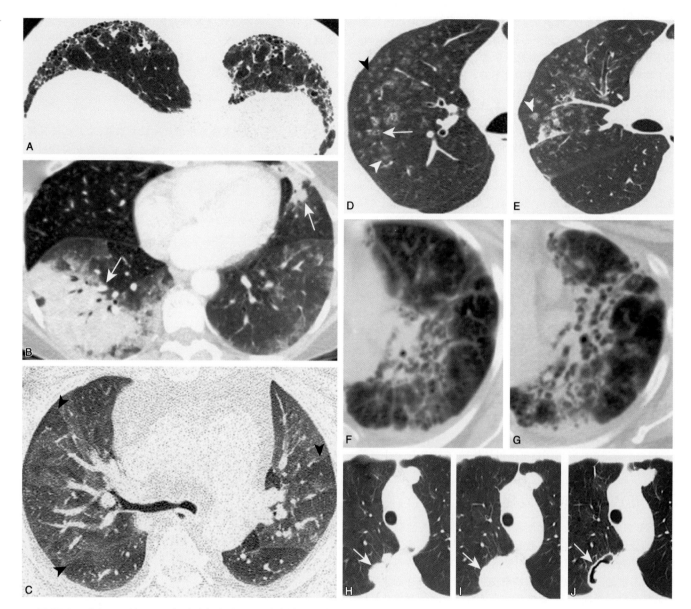

图 65-3　胸部 CT 所示 RA 相关肺部异常。A. 寻常性间质性肺炎(UIP)。轴位高分辨 CT(HRCT)图像显示基底部胸膜下粗糙的网格状影,结构失常,蜂窝状改变与特发性肺纤维化 UIP 相同。B. 机化性肺炎。轴位 HRCT 图像显示双肺外周实变(白色箭头所示)。C. 闭塞性细支气管炎。仰卧轴位 HRCT 图像显示双侧广泛多灶性低密度影(黑色箭头所示),反映了小气道阻塞所致气体潴留。D 和 E. 仰卧轴位 HRCT 图像显示右上肺中央小叶毛玻璃样不透光结节(黑色箭头所示),部分显示早期空腔(白色箭头所示),活检提示为滤泡性毛细支气管炎。F 和 G. 仰卧轴位 HRCT 图像显示左上肺支气管扩张,2 张影像间隔 4 年,显示了病变进展。H 和 J. 仰卧轴位 HRCT 图像显示 1 年内(H 和 I)进行性增大的类风湿结节(白色箭头),3 年后(J)形成无效腔。(Michael Gotway,MD.)

化相似的患者(见图 65-3A 和图 18-23),主要表现为胸膜下基底部蜂窝状改变,毛玻璃样改变较少或无[129]。

　　CTD 通常无需进行外科肺活检评估预后。虽然部分中心也做 RA 肺间质纤维化的外科活检,但尚不明确组织学分型是否在 HRCT 评估基础上更有助于预后判断。RA 轻度肺纤维化常见。20 世纪一项 RA 志愿者队列(部分无 ILD 临床依据)肺活检显示 60% 患者有肺纤维化[130]。

　　RA 患者 40% 出现 DL_{CO} 下降[131],但明显放射学肺纤维化仅见于 1% 到 5% 的 RA 患者(基于 3 项大宗胸部影像学队列研究)[114,117,132]。起今最大宗的前瞻性研究连续纳入了 150 例患者筛查肺疾病[133],其中 19% 的患者 CT 证实肺间质纤维化,多

数患者病变轻微,但合并肺间质纤维化的患者中 43% 有肺大泡。整个队列胸片异常者仅 14%,但 82% 肺功能检测气体交换异常,14% 限制性通气障碍[133]。CT 影像所显示的疾病严重程度与肺功能异常基本一致[134-136]。

　　最常见的症状是劳力性呼吸困难,虽然这一症状常被 RA 关节受累导致的活动障碍所掩盖。临床表现与特发性肺纤维化相同,表现为双侧肺底湿罗音,气促,发绀,晚期患者出现右心功能衰竭。杵状指发生率高于其他 CTD,部分患者杵状指表现非常突出。严重的进展性疾病患者需要住院治疗,常伴有肺源性心脏病及呼吸衰竭,预后差,5 年存活率低于 50%[53]。也有部分患者病情轻微,经过数年后随访证实病情极少进展。现有气体交

换低于 55% 预测值是重要的临床病情加重的预测因子[137]。

2. 机化性肺炎

机化性肺炎特征是终末细支气管及其远端气体空腔内出现肉芽组织充填，细支气管壁不受破坏，但在细支气管壁内和肺间质组织周围有淋巴细胞浸润。机化性肺炎与闭塞性毛细支气管炎（也见于 RA）本质完全不同，临床表现为肺炎（相对于气流受阻），胸片及 CT 显示多灶性实变（见图 65-3B），肺功能检测表现为限制性通气障碍，糖皮质激素治疗反应好的患者比例高于闭塞性毛细支气管炎（最初报道的 17 例患者中 15 例治疗结局好）[138]。机化性肺炎在 RA 中较其他结缔组织病常见（除外炎性肌病及混合性结缔组织病）。一项队列研究纳入 40 例 RA 患者进行肺活检，机化性肺炎（6 例）患病率与肺间质纤维化（5 例）相似[139]。机化性肺炎急性临床表现更易获得重视，因此更需要获得确切的组织学诊断。既往医学文献已强调了机化性肺炎通常预后好，但小部分 RA 患者即使经过治疗，机化性肺炎仍进展为呼吸衰竭甚至死亡。

3. 闭塞性毛细支气管炎

RA 合并闭塞性毛细支气管炎（bronchiolitis obliterans，BO）已有较多个案报道及小样本的队列研究。BO（同义词包括 obliterative bronchiolitis 和 constrictive bronchiolitis（缩窄性毛细支气管炎））组织学特征是肉芽组织破坏细支气管壁，管腔消失，最终细支气管被纤维组织取代。部分病例显示 BO 前期有炎性分泌物。部分患者在较短的有症状期内出现典型的细支气管炎症状[140]。HLA-B40 及 HLA-DR1 与 RA 合并 BO 相关（而非单纯的 BO）[141]。

早期报道显示 BO 特征是病情快速进展，通常是致命性的。然而，分析原因是由于当时医师对 BO 的认识尚不够，因此将处于疾病晚期或进展期的 BO 作为疾病代表无疑并不典型。部分无症状期的 BO 患者在疾病进展的速度上具有很大程度的异质性[142]。对怀疑肺部并发症的 RA 患者应用 CT 筛查可检出一部分隐匿的毛细支气管炎（见图 65-3C），通常与 ILD 合并存在。未经选择的 RA 患者无症状 BO 发病率尚未明确。一项研究[143]显示相当一小部分患者（包括许多不吸烟者）出现难以接受的气流受阻。2 项随后的对照研究[144,145]显示与孤立的小气道疾病相关的肺功能异常的发生率并无增加。

已有报道提出 RA 相关 BO 发生的 2 项主要因素。在一项队列研究中[142]显示继发性干燥综合征是 BO 的重要易感因素，6 例 RA 合并 BO 中 5 例与此相关。这些患者的组织学异常表现从细支气管周淋巴细胞浸润到小气道破坏，都与干燥综合征腮腺改变类似。许多 RA 合并 BO 的报道并未描述是否合并干燥综合征，因此干燥综合征在 BO 发病中的意义尚不明确。

更有争议的是关于 BO 与青霉胺使用有关的报道，最初的报道出现在 20 世纪 70 年代末[146]。在一系列个案报道及小样本的队列研究报道后，1 项较大规模的队列研究[140]证实 BO 发生率在 RA 使用青霉胺治疗者中（3/133）高于未使用者（0/469）。可能 BO 发生及使用青霉胺都是疾病活动度更高的 RA 的特征，均与此相关。然而有报道[140]20 例患者中有 19 例在青霉胺使用 1 年内均出现 BO，两者的相关性似乎也不可能完全不成立。也有许多未服用青霉胺的 RA 患者出现 BO 的报道，分析原因可能

是 RA 对 BO 基础易感性并被青霉胺暴露（青霉胺可阻断胶原连接，干扰组织修复）。也有报道提出 BO 与金制剂治疗相关，但此结论未得到近期临床研究的支持。

4. 滤泡性毛细支气管炎

滤泡性毛细支气管炎（follicular bronchiolitis，FB）特征是增生的淋巴滤泡从外部压迫细支气管，伴不同程度的淋巴细胞浸润细支气管壁（电子图 65-5B）。FB 在 RA 中较其他 CTDs 多见[147]，且通常是 RA 患者合并间质性肺疾病行肺活检时偶然发现。FB 发生机制尚不明确，FB 是否是随后进展为 BO 的易感因素也未明确。FB 孤立出现时可模拟 ILD，表现为胸部 X 片的网格状或结节状斑片影，肺功能异常可以是限制性或闭塞性。临床上典型孤立的 FB 在 RA 中极罕见。但及时发现 FB 很重要，因为 FB 对糖皮质激素治疗反应良好。虽然激素疗效不确定，但激素对 FB 疗效显著优于 BO。最初报道的 9 例患者，6 例激素治疗后病情稳定或好转[138]。一项组织学证实 FB 的 CT 研究显示 FB 特征表现是小叶中央型及支气管周围结节（图 65-3D 和 E）伴不规则毛玻璃影增加，而沿支气管中央分布结节减少[148]。

5. 支气管扩张

RA 中支气管扩张的患病率比其他 CTDs 高。一篇文献回顾分析 1928 年以来 289 例 RA 合并支气管扩张，其中 90% 的患者呼吸系统症状出现在 RA 的系统表现之前，这种偶然性关联可能占早期报道的病例的绝大部分[149]。另一项研究前瞻性评估 50 位长病程 RA 患者，CT 扫描发现 30% 合并支气管扩张（见图 65-3F 和 G）[151]。RA 合并的支气管扩张与全身性疾病活动无关，通常临床上无症状。与原发性支气管扩张患者相比，RA 合并的支气管扩张患者排痰很少或无痰，疾病进展过程更缓和，日常生活受影响程度更轻。

6. 肺血管炎

RA 中系统性血管炎患病率相对高，但令人惊讶的是肺血管炎报道极少。肺血管疾病所致肺高压不常见（相对于广泛肺纤维化所致肺高压）。偶有尸检发现肺血管炎的报道[147]。弥漫性肺泡出血也是 RA 的罕见并发症。

7. 肺类风湿结节

肺类风湿结节是胸部影像学显示孤立的或者多发的结节，仅见于不到 1% 的 RA 患者[115]，常与身体其他部位类风湿结节同时出现[152]。偶尔类风湿结节可在系统性疾病症状出现之前发生。结节通常为局限性，中央坏死性物质为栅栏样上皮细胞，周围包绕纤维组织，伴淋巴细胞浸润（电子图 65-5C）。结节空腔偶尔导致咯血，胸膜下结节破裂可导致气胸，也有小结节弥漫性浸润导致呼吸衰竭的报道[153]。然而通常情况下结节是无症状的，仅在影像学检查中被发现（见图 65-3H～J）。结节大小可有较大差异，常与 RA 疾病活动度相关。孤立的类风湿结节在胸片下易与恶性肿瘤相混淆。Caplan 综合征指煤矿工人尘肺合并单个或多发结节，结节通常很细小，提示结节形成是由于免疫系统过度活跃使机体对吸入煤矿粉尘发生超敏反应所致。

8. 胸膜疾病

胸膜疾病见于月约 50% 的尸检患者[115]，20% 曾有胸痛症

状[154]（电子图 65-5D）。但胸腔积液见于不到 5% 的患者[113,114]，主要是男性患者[152]，通常无症状的，而是由常规胸片检查发现。有小部分患者胸痛及发热为突出表现，需除外脓胸（在 RA 中患病率较普通人群高）。有时胸腔积液迅速增加，与心包炎及全身关节炎恶化相关。更典型的情况是影像学异常为慢性病变，可持续数年不变。胸腔积液为渗出液，葡萄糖水平低（与血糖水平无相关），pH 低，细胞学检查淋巴细胞为主（偶可见中性粒细胞）[155]。胸水类风湿因子水平与血清中类风湿因子水平相关，缺乏独立的诊断价值。

9. 其他肺部并发症

RA 其他肺部并发症罕见。肺活检偶可见淋巴细胞间质性肺炎[139]，糖皮质激素治疗反应差异较大。有报道肺尖纤维化模拟强直性脊柱炎肺部病变[156]。有数个病案报道无结节及其他纤维空洞疾病（如结核）情况下患者仅表现广泛肺尖空洞，常见于暴发型病程[157]。偶有肺淀粉样变报道。随着诊断时间延长，肺高压发生率逐渐增加[158]。RA 患者下呼吸道感染发生频率增加，支气管肺炎是最常见的死因，占 RA 死因 15%～20%[159,160]。也有报道显示 RA 患者肺癌罹患率增加[161]。

10. 药物所致肺疾病

药物所致肺疾病的 RA 患者中的突出问题，因为常规临床治疗使用甲氨蝶呤。有报道肺疾病见于 3%～18% 的使用甲氨蝶呤治疗的 RA 患者[162,163]。甲氨蝶呤肺炎是可能致命性的，表现为咳嗽、呼吸困难、发热、广泛湿罗音，胸片或 CT 可见局限或弥漫的斑片影（见电子图 71-4）[164]。虽然有时临床表现为暴发起病，但多数情况下起病为亚急性（症状出现于诊断前 2 个月以上）[164]。50% 诊断于甲氨蝶呤治疗开始 4 个月内。因为临床表现及影像学表现均无特异性，对于甲氨蝶呤治疗的患者出现进行性加重的肺部病变需怀疑甲氨蝶呤所致肺疾病。淋巴细胞为主的肺组织浸润更支持甲氨蝶呤肺炎，但遗憾的是该组织学表现也缺乏特异性[165]。对于有基础肺部疾病患者，甲氨蝶呤是否增加其肺损伤风险尚有争议。但已发表的证据显示肺功能异常并非甲氨蝶呤使用的绝对禁忌（当肺储备功能严重下降时应谨慎使用，既往有甲氨蝶呤毒性表现者不宜再使用甲氨蝶呤）[164,166]。甲氨蝶呤肺毒性相关死亡率约为 15%～20%[164]。由于肺组织淋巴细胞浸润完全或部分可逆，建议确诊后立即停用甲氨蝶呤并尽快予糖皮质激素治疗。

RA 治疗用药中也有柳氮磺吡啶、金制剂及青霉胺肺毒性的报道（见第 71 章）。柳氮磺吡啶相关肺部斑片影（机化性肺炎所致）通常分布于上叶，此不良反应在 RA 中极其罕见，仅有数例个案报道（多数发生在溃疡性结肠炎患者）[167]。金制剂所致肺损伤表现为延支气管血管束分布的肺泡性斑片影，在高分辨 CT 上表现更明显，常伴有发热及皮疹，类风湿因子滴度及 BAL 淋巴细胞比例相对较低[168]。多数柳氮磺吡啶及金制剂治疗的患者，通过停药及激素治疗，肺部疾病均好转。

有一系列报道与抗 TNF-α 治疗相关的快速进展的 ILD，包括依那西普和英夫利昔。这些报道是否确实提示药物毒性，对于高侵袭性的 RA 患者治疗时是否应选择性考虑此类药物，目前尚存在不同的观点。已有报道的毒性反应包括肺部感染（尤其是结核复发，与药物确切相关），间质性肺疾病以及血管

炎[169,170]。也有报道来氟米特与肺部类风湿结节及间质性肺疾病相关[171,172]。

11. 急性加重的间质性肺疾病

急性加重的间质性肺疾病主要表现为弥漫性肺泡损伤，其在 CTD 中比在特发性肺间质纤维化中发生率低。两种疾病背景下均表现为 2～4 周内进行性加重的呼吸困难，HRCT 显示新发磨玻璃影（电子图 65-5），排除感染及其他加重因素[173]。间质性肺疾病急性加重在 RA 中较其他 CTD（见电子图 65-6）更常见，死亡率高[174-176]。RA 中间质性肺疾病急性加重的触发因素尚未明确，并且缺乏确证有效的治疗，通常治疗是给予大剂量糖皮质激素。

（三）肺功能检查

在非选择性患者群体中 RA 肺功能异常表现多样。一项队列报道突出表现为气流受阻[143]，而在伴有隐匿性肺间质纤维化患者中至少 40% 表现为 DL_{CO} 下降[131]。已发表文献结论的不一致主要归因于吸烟及其他与肺部疾病类型及严重程度有关的因素混杂。气流受阻可能源于支气管扩张或闭塞性毛细支气管炎。肺间质纤维化、机化性肺炎和淋巴细胞性间质性肺炎主要表现为限制性通气障碍。

（四）影像学特征

非选择性的 RA 患者胸片可发现 1%～5% 的患者有 ILD[113,114,132,135]。少数合并肺间质纤维化的 RA 患者临床表现与特发性肺间质纤维化者无差异，局限性者表现为对称性基底部间质模糊影，弥漫性者表现为广泛分布的粗糙网格影。多数患者 CT 表现介于特发性肺间质纤维化（见图 65-3A）及非特异性间质性肺炎之间，或 CT 表现提示非特异性间质性肺炎[177]。与其他肺纤维化疾病一样，小片状或肺组织密度弥漫性增高的磨玻璃影常提示感染性组织学表现或细微的小叶内纤维化。类风湿结节（见图 65-3H～J）通常影像学表现为孤立的多发小结节，最大直径可达 7cm。Caplan 综合征中结节通常分批出现，快速长大，可出现空腔。RA 的其他影像学表现包括局限性实变［见于机化性肺炎（见图 65-3B）、感染性肺炎和甲氨蝶呤所致肺疾病］、局部通气过度［见于 BO（见图 65-3C）］及胸膜增厚和胸腔积液。

机化性肺炎的主要 CT 表现为双侧小片状气体空腔实变（常伴有周围磨玻璃影）[178]，主要集中在胸膜下延支气管血管分布（见图 65-3B）[179]。机化性肺炎常见小结节（直径<1cm），偶可见少量胸水及局限性纤维化（可能由于未彻底治疗的迁延性炎症所致）。

毛细支气管炎患者胸部 CT 偶尔可显示细支气管结构（见图 65-3D 和 E），表现为小叶中央型小结节状模糊影伴周围分枝状结构，提示细支气管壁显著增厚。FB 最常见上述表现[180]。BO 中不规则分布肺密度降低（"马赛克灌注"，见图 65-3C）与该区域肺血管口径降低相关，提示严重毛细支气管炎区域低氧所致血管收缩。缩窄性毛细支气管炎 CT 常见支气管扩张及支气管管壁增厚。

（五）肺部并发症的治疗

ILD 治疗通常需要应用糖皮质激素，联合或不联合免疫抑制

剂。若 CT 表现与特发性肺纤维化表现相似,免疫调节治疗(尤其是大剂量糖皮质激素)需慎用,因为近期文献研究表明上诉治疗对特发性肺纤维化患者毒性反应较大[181]。大剂量激素治疗是否仅限于继发性药物所致肺毒性及弥漫性肺损伤尚有争议。机化性肺炎及甲氨蝶呤肺炎对激素治疗反应良好。FB 和淋巴细胞性间质性肺疾病转归差异极大。BO 几乎对治疗无反应。肺间质纤维化治疗有反应的患者肺功能会有所改善,但对于大多数病例而言,更现实的治疗目标是阻止疾病进展,尤其是肺部广泛病变者。

四、系统性红斑狼疮

系统性红斑狼疮(systemic lupus erythematosus,SLE)是炎性的多系统疾患,发病原因不明,临床表现及实验室异常多样化,疾病进程及预后差异大。1982 年修订的美国风湿病学会 SLE 诊断标准需要至少符合表 65-6 中 4 条标准[182](虽然有时少于 4 条标准也可诊断 SLE)。

表 65-6　系统性红斑狼疮

诊断标准*

蝶形红斑

盘状红斑

皮肤光过敏

口腔或鼻咽部溃疡

非侵袭性关节炎(累及≥2 个外周关节)

浆膜炎(胸膜炎或心包炎)

肾脏损害(持续蛋白尿或细胞管型)

神经系统损害(不能解释的癫痫发作或精神病症状)

血液系统损害(溶血性贫血,白细胞减少,淋巴细胞减少或血

　小板减少)

免疫异常(狼疮细胞阳性,抗 ds-DNA 抗体阳性,抗 Sm 抗体阳

　性或梅毒血清试验假阳性)

抗核抗体阳性

肺部表现

急性狼疮性肺炎

肺间质纤维化

肺血管炎

弥漫性肺泡出血

肺高压

退缩肺综合征

抗磷脂抗体综合征

机化性肺炎

胸膜疾病

(一) 流行病学与危险因素

SLE 在世界范围内均有发病,据报道患病率为 12~50/10 万人,发病率为 1.8#7.6/(10 万人·年)[183]。女性患者是男性的 6~10 倍。非洲裔美国人比白人患病率高 3 倍以上。5 年生存率超过 90%,但死亡率仍较普通人群高 3 倍。支持基因参与发病的证据包括同卵双生子高发病率,家族聚集倾向及 SLE 与

HLA-DR2、HLA-DR3 和 C4A 无效等位基因相关[184]。尚无其他感染或环境因素被证实发挥重要病因学作用。

(二) 肺部表现

SLE 胸膜及肺部表现表 65-6。

1. 弥漫性肺疾病

据报道 SLE 肺活检或尸检发现弥漫性肺疾病者分别为 4%、33% 和 70%[185-187],不同文献报道数据的不一致反应了组织学诊断标准的巨大差异。患病率最高的研究队列中,轻微间质增厚即被认定为"肺间质纤维化",可能实际上只是 SLE 患者感染或炎性并发症的残留病灶。仅 3% SLE 患者发病时有弥漫性肺疾病的临床表现。随访发现不到 5% 患者出现类似于肺间质纤维化的疾病表现[188](电子图 65-7)。SLE 肺纤维化的危险因素包括年龄大,肺炎和抗 RNP 抗体阳性[189]。

(1) 间质性肺炎:临床表现与特发性肺间质纤维化相似,表现为呼吸困难、咳嗽、肺基底部捻发音,限制性肺功能障碍或孤立的 DL_{CO} 下降,胸片显示肺基底部模糊影。特发性肺纤维化不典型的症状还包括不同程度的胸膜疼痛,少数患者出现广泛形态学或功能性严重肺纤维化以及肺活检显示细支气管周围常见扩大的淋巴滤泡(虽然其他组织学表现类似于寻常型间质性肺炎)。一项队列研究[190]显示 14 例患者经糖皮质激素治疗后 9 例部分缓解,提示基于经验的试验性治疗是可行的。

(2) 急性狼疮性肺炎:急性狼疮性肺炎仅见于少于 2% 的 SLE 患者,但其通常是致命性的。即使经过治疗,一旦并发呼吸衰竭,其死亡率高达 50% 以上[191]。弥漫性肺泡损伤的组织学表现缺乏特异性,急性狼疮性肺炎是否仅仅是吸入性肺炎或细菌感染性肺炎的一种表现目前尚有争议[185]。然而,多数文献已证实抗生素治疗失败后糖皮质激素及免疫抑制剂对急性狼疮性肺炎的疗效显著,提示急性狼疮性肺炎虽然罕见,但仍是一种真实存在的独立疾患。

急性狼疮性肺炎易与机化性肺炎混淆,将在本章其他节论述,迄今已有数例成人 SLE 的个案报道。此外,急性狼疮性肺炎也需与淋巴细胞性间质性肺炎鉴别,文献中已有一些报道。

2. 肺外限制

肺外限制导致劳力性呼吸困难,限制性肺功能障碍及 DL_{CO} 显著下降是常见的系统性红斑狼疮并发症。最早用于描述严重限制性通气障碍,胸片显示肺容量显著下降患者的疾病名称是"退缩肺综合征",上述症状通常归因于膈肌无力(图 65-4)[192]。然而,应用嗅鼻吸入压力提高膈肌力量可能使现有肺受限或气流受阻更加混乱。一项研究使用另一种方法提升膈肌功能发现特征性限制性通气障碍归因于"非特异性胸壁扩张受限"[193]。目前尚无确证有效的治疗,少数患者经激素及免疫抑制剂治疗后症状有改善[194]。该症状通常是自限性的,虽然有时很严重。

3. 弥漫性肺泡出血(见第 67 章)

弥漫性肺泡出血在 SLE 中极其罕见,但发生率较其他 CTD 高。典型临床表现是急性呼吸困难,影像学显示广泛肺部阴影(电子图 65-8,见电子图 67-4),与急性狼疮性肺炎相似,尤其是在无咯血的患者[195]。弥漫性肺泡出血通常是致命性疾患,

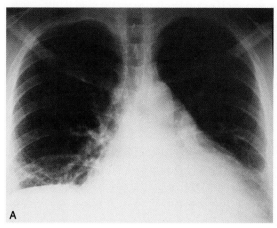
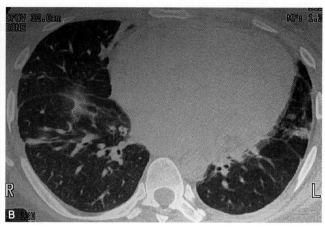

图 65-4 系统性红斑狼疮。A. 一位系统性红斑狼疮患者胸片显示双侧半膈膜显著抬高,符合"退缩肺综合征";B. 与A同一位患者,CT 显示线性异常提示由于通气不足所致亚段肺不张(由于膈肌无力),心脏扩大

死亡率约 50%,与急性狼疮性肺炎相似。因为两者均经验性使用糖皮质激素及免疫抑制剂治疗,因此重要的鉴别诊断是机会感染。由于 SLE 患者存在免疫系统多方面基础缺陷,糖皮质激素及免疫抑制剂使用更增加爆发性感染的风险[196]。因此,若误诊为急性狼疮性肺炎或弥漫性肺泡出血而增加免疫抑制剂使用会导致灾难性后果。SLE 患者若出现不能解释的广泛肺部阴影,获取 BAL 除外机会感染很重要。静脉输入免疫球蛋白,血浆置换和利妥昔单抗治疗急性狼疮性肺炎或弥漫性肺泡出血均有一定疗效[197-199]。

4. 肺高压

既往曾认为 SLE 罕见肺高压,但近期报道日益增多[200],严重的病例 2 年生存率低于 50%。10% SLE 患者超声心动图检查可见亚临床肺高压的异常指标,通常与雷诺现象相关[201]。因此可能多数患者肺高压源于血管收缩而非肺血管炎(SLE 中极少见)。肺高压患者尸检罕见有明显肺血管炎(见第 58 章)。

肺高压发生的其他重要机制包括血管炎和血栓栓塞[202]。SLE 血栓栓塞发生率高,尤其是抗磷脂抗体阳性的患者(与凝血因子交叉反应)[203,204]。一项 1993 年研究纳入 842 例 SLE 患者,IgG 型抗磷脂抗体发生率高于 IgM 型(分别为 24% 和 13%),均与血栓栓塞相关。抗磷脂抗体阳性者血栓栓塞发生率 30%,高于普通 SLE 患者(血栓栓塞发生率 10%)[205]。抗磷脂综合征患者肺功能异常发生率也高于普通患者[206]。鉴于肺高压发生机制的复杂多样性,有学者提出血管扩张和抗凝机制异常可能与 SLE 患者肺血管疾病相关。糖皮质激素和免疫抑制剂可能对 SLE 相关肺高压有效[202]。一项小样本队列研究长期使用依前列醇治疗的患者,结果显示肺血管压力,阻力及活动耐量均有改善[207]。

5. 胸膜疾病

胸膜疾病是 SLE 最常见的肺部表现。20% 的 SLE 患者发时临床或影像学证据显示胸膜受累,50% 患者病程中某一时期会出现胸膜受累(尸检胸膜异常检出率 50% ~100%)[208]。胸膜疾病通常是无症状的,可能表现为反复或难治性胸痛。胸腔积液通常是血清血液性(偶有出血性)渗出液。胸水细胞学检查

胸膜炎患者以中性粒细胞为主,慢性渗出患者以淋巴细胞为主[208]。组织学非特异性表现为纤维素性胸膜炎,无诊断价值。狼疮细胞检出因为技术难度大,对确诊 SLE 所致胸膜炎敏感性低,不适宜常规采用[209]。对于胸膜疾病病因诊断有困惑时,胸水抗核抗体滴度检测具有一定诊断价值[210](见第 79 章)。

五、干燥综合征

干燥综合征是一种自身免疫性疾病,特点是泪腺、唾液腺、结膜、咽部黏膜腺体淋巴细胞浸润,伴有不同程度腺体外组织受累。主要临床特征是干燥性角结膜炎(干眼)和口腔干燥症(口干),上述症状可孤立存在。干燥综合征主要见于年龄>40 岁的女性,常与其他 CTDs,如 RA、SSc,或 SLE 并存(继发性干燥综合征)。肺部疾病患者中干燥症状常见,需要谨慎鉴别[211]。国际上采用多种干燥综合征诊断标准。其中一种诊断流程要求干燥症状是客观的,支持证据包括眼征(提示泪液形成减少的 Schirmer 试验阳性,提示结膜和角膜受损的孟加拉玫红染色评分>3 分)。唾液腺活检的典型组织学表现,抗体 Ro(SS-A)或 La(SS-B)抗体阳性,或唾液流率减少[212]。

(一) 流行病学与危险因素

据报道原发性干燥综合征患病率 0.5% ~3%。该病的病因未明。部分证据表明该病有遗传易感性,包括家族聚集性和与 HLA-Dw2 和 HLA-Dw3 相关。目前尚无确定的环境触发因素。

(二) 肺部表现

干燥综合征常见肺部受累。早期病案报道中原发性干燥综合征和继发性干燥综合征是合并的,可能许多继发性干燥综合征肺部异常源于基础 CTD。经过仔细评估原发性干燥综合征患者发现咳嗽及呼吸困难的症状常见[213],客观检查发现肺部异常见于接近 1/4 的患者[214]。肺受累通常与唾液腺受累一样表现为淋巴细胞浸润,导致支气管疾病或间质性肺疾病。肺是否受累取决于淋巴细胞浸润仅限于外分泌腺或更广泛浸润腺体外其他组织。然而,干燥综合征呼吸道受累的患者群体研究诊断标准各不相同,难以区分原发性和继发性干燥综合征,难以控制其

他混杂因素,如治疗药物和吸烟等。肺部表现包括弥漫性肺疾病和气管支气管病。

一项纳入 35 例患者的 CT 研究显示,最常见的是大气道和(或)小气道疾病(n=19)及弥漫性肺疾病(n=12,包括 7 例临床特征显示为淋巴细胞性间质性肺炎)。生理学异常表现形式与 CT 所示肺部异常相一致[215]。

1. 弥漫性肺疾病

干燥综合征合并弥漫性肺疾病通常无症状,也可表现为咳嗽、呼吸困难、听诊湿啰音、胸片显示网格状或结节状斑片影及限制性肺功能障碍。肺间质受累可分为肺间质纤维化,淋巴细胞性间质性肺炎或淋巴瘤(电子图 65-9)。据报道原发性干燥综合征患者超过 10% 合并肺间质纤维化[216],最常见类型为纤维化性非特异性间质性肺炎(电子图 65-9A)[217]。虽然干燥综合征中典型的广泛性或快速进展的肺间质纤维化罕见,但通常肺间质疾病临床上有重要意义。Gardiner 和同事们发现有呼吸困难的干燥综合征患者(约 10%)经支气管活检组织学异常发生率高(纤维化或淋巴细胞浸润)[216]。30 例患者 10 年随访发现多数患者并未进展为终末期肺疾病,但其中 7 例患者气体交换水平显著降低[218]。最近 105 例确诊于 1976 年至 2005 年的干燥综合征并弥漫性肺疾病研究发现女性患者居多(91%),其死亡率是无肺部受累患者的 2 倍。弥漫性肺疾病容易在疾病早期发生,诊断后第 1 年内累计发生率约 10%[219]。

肺间质淋巴细胞浸润可表现为淋巴细胞性间质性肺炎,假性淋巴瘤(肺广泛淋巴细胞浸润形成淋巴滤泡,电子图 65-9E)或肺淋巴瘤(电子图 65-9F 和 G)。组织学上淋巴细胞性间质性肺炎是干燥综合征中最常见的弥漫性肺疾病[220],特征为弥漫性淋巴细胞浸润,伴或不伴组织细胞及多核巨细胞,主要集中于细支气管周。激素治疗(联合或不联合免疫抑制剂)对疾病转归影响差异较大。近期有无对照的利妥昔单抗治疗的病案报道。肺部浸润的假性淋巴瘤可自行缓解,通常对激素治疗反应良好,但部分患者可进展为肺淋巴瘤。干燥综合征淋巴瘤患病率较普通人群高 40 ~ 50 倍[221]。肺淋巴瘤临床及影像学表现多样,可能为弥漫性间质受累或孤立包块(通常位于肺门周围,电子图 65-9F 和 G)。

干燥综合征中有机化性肺炎报道(电子图 65-9D),但少于 RA 和多发性肌炎。对于激素治疗反应一般,治疗后可能有一定程度改善。

2. 气管支气管疾病

气管支气管疾病科表现为气管黏液分泌减少(气管干燥)、慢性支气管炎或小气道疾病。气管干燥见于 25% 的原发性干燥综合征患者,由于淋巴细胞浸润所致气管支气管黏液腺萎缩,患者通常表现为顽固性干咳,纤支镜显示支气管内炎症[222]。由于支气管和细支气管相似的组织学异常所致气道反应性增加见于 40% ~ 60% 的原发性和继发性干燥综合征患者[223]。

干燥综合征中亚临床细支气管炎常见。干燥综合征合并间质性肺疾病的患者淋巴细胞浸润集中在小细支气管周围,导致 BAL 淋巴细胞增多[224],因此某些临床表现类似 COPD 的局限性淋巴细胞性细支气管炎患者,体现了肺部局限性淋巴细胞浸润。对于未经选择的原发性和继发性干燥综合征患者进行低肺容量

气流评估结果显示小气道功能障碍发生率高[213]。从中央气道穿透到周围肺组织的气雾剂减少显示小气道阻塞[225]。上述异常提示 BO 或黏液阻塞物可导致支气管肺炎发生率增加,但尚未进展至严重 BO(并非干燥综合征常见特征,除外偶有合并 RA 的病例)。有少数干燥综合征合并 FB 的报道,常见于继发性干燥综合征。在一些 RA 相关 FB 报道中并未严格排除干燥综合征。FB 和弥漫性细支气管淋巴细胞浸润属于同一范畴的疾病中的一部分,但两者间联系尚未确定。

六、多发性肌炎和皮肌炎

多发性肌炎(polymyositis,PM)和皮肌炎(dermatomyositis,DM)诊断标准见表 65-7。PM 确诊需符合前 4 项,如仅符合其中 3 项为拟诊,符合 2 项为可能诊断。DM 必须有典型皮损,加上前 4 项诊断标准中 3 项可确诊 DM,2 项为拟诊,1 项为可能诊断(Bohan 和 Peter 标准)[226]。

表 65-7　多发性肌炎和皮肌炎

诊断标准
对称性近端肌无力
肌活检提示肌炎
血清肌酶增高
肌电图提示肌炎特征性损害
皮肌炎典型皮损

肺部表现
肺间质纤维化
急性肺炎(伴弥漫性肺泡出血)
机化性肺炎
吸入性肺炎
肺血管炎和肺泡出血
呼吸肌无力

DM 皮肤损害包括指关节伸面表面覆盖鳞屑的皮疹(Gottron 结节或 Gottron 疹)(图 65-5A),或眼睑周围特征性水肿,紫罗兰色或淡紫色皮损(图 65-5B)。近端肌无力通常隐匿起病,进行性加重,无痛性,累及头部、颈部和肢带肌,严重者最终影响舌咽部及呼吸肌群。肺部并发症见于 45% 的患者,是最常见的死亡原因。

(一)流行病学与危险因素

炎性肌病相对罕见,人群患病率 2 ~ 10/10 万人,男女患者比例 1∶2.5。患者年龄分布呈双峰状,分别是儿童期及 30 ~ 40 岁。DM 与 HLA-B8/DR3、HLAB14 和 HLA-B40 高表达相关。而 PM 与 HLA-B8/DR3 相关,非洲裔美国人与 HLA-B7 和 HLA-DRw6 相关[227]。肺部受累的多种表现见表 65-7。弥漫性肺疾病与两种 HLA 型相关:HLA-DRB1*1302-DQA1*0102-DQB1*0604 和 HLADRB1*0405-DQA1*03-DQB1*0401[228]。有的队列研究显示弥漫性肺疾病患病率高达 64%。患者可能出现肺部症状。一项研究显示 70 例患者中有 21 例有肺部症状[229]。肺部疾病患病率在不同队列研究中报道各不相同。呼吸道症状可能被肌无力所掩盖。但肺部并发症仍然是最常见的死因。

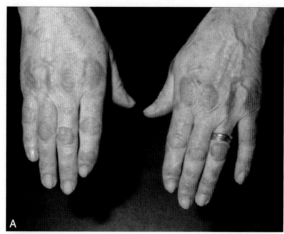

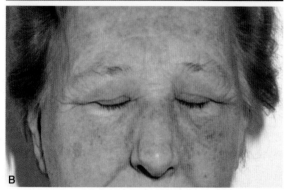

图 65-5 皮肌炎皮肤改变。**A.** Gottron 疹：关节伸面见散在覆有鳞屑的皮疹。**B.** 向阳疹：得名源于一种有紫红色花瓣丁香花样植物，这种淡紫色皮疹常伴有水肿，最常累及眼睑。（图片来源：Iaccarino L，Ghirardello A，Bettio S，et al：The clinical features，diagnosis and classification of dermatomyositis. *J Autoimmun* 48-49：122-127，2014，Fig. 1.）

（二）肺部表现

1. 弥漫性肺疾病

弥漫性肺疾病在 DM 和 PM 中最常见，约 32% 患者受

累[230]。无肌病皮肌炎（一部分患者有 DM 皮损但无肌肉受累）患者弥漫性肺疾病患病率较低。女性患者患病率较男性高 3～5 倍，最常见于 40～50 岁的患者。弥漫性肺疾病的自然病程和治疗转归与特发性纤维化性非特异性间质性肺炎相似，许多病例早期特征性组织学和 HRCT 表现为机化性肺炎合并纤维化改变[231-233]（图 65-6）。然而，也有相当一小部分患者继发弥漫性肺泡损伤（电子图 65-10），亚急性起病，快速进展且通常治疗反应差[234]。上诉临床表现的组织病理学特征包括：非特异性间质性肺炎和寻常性间质性肺炎（主要见于肺间质纤维化患者）、弥漫性肺泡损伤（主要见于急性肺炎）及机化性肺炎[235-237]。Douglas 和同事报道的纳入 70 例患者的大宗队列研究结果显示，82% 患者活检组织病理学特征为非特异性间质性肺炎[229]。1 项个案报道描述了 PM 合并急性肺毛细血管炎表现为肺泡出血[238]。

（1）**临床特征**：PM 和 DM 弥漫性肺疾病临床特征依赖于肺部病变性质，最常见的症状是呼吸困难和干咳。劳力性呼吸困难常见。当肌病病情严重时可出现明显端坐呼吸。如有肺毛细血管炎可出现咯血。胸膜疾病不常见。肺部受累可出现于系统性疾病症状之前或病程中任一时期。肺实质受累严重程度与肌骨系统表现并无相关性。罕见情况下患者急性起病，迅速进展至呼吸衰竭。

（2）**影像学**：慢性弥漫性肺疾病影像学表现类似于肺间质纤维化，表现为肺基底部为主的网格状阴影。急性肺炎可表现为胸片磨玻璃样片影，肺泡出血者可出现实变。

高分辨 CT 敏感性和特异性均高于胸片，可清楚显示不同程的病变分布。CT 表现包括小叶间隔增厚、线状条索影、磨玻璃影（电子图 65-10）和片状实变。其中实变合并周围网格影特异性较高[239]。牵拉所致支气管扩张和蜂窝肺不常见。实变可进展为网格状[240]。众所周知，PM 和 DM 均为副瘤病变，有时很难界定哪种病变在前[241]。推荐应用乳腺 X 线、腹部 CT、盆腔超声和肿瘤标志物进行肿瘤筛查。

（3）**肺功能**：DM/PM 相关弥漫性肺疾病 BAL 淋巴细胞及中性粒细胞增多。BAL 临床意义尚有争议，但 BAL 中性粒细胞增多临床症状恶化相关[242]。

（4）**实验室检查**：多项研究报道肌酸激酶水平与肺部受累无关。事实上低肌酸激酶水平与快速进展的弥漫性肺疾病相

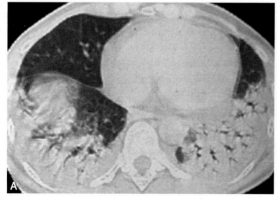

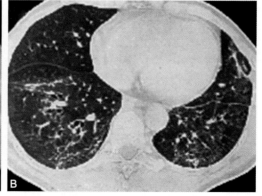

图 65-6 多发性肌炎患者的机化性肺炎。**A.** 一位多发性肌炎患者合并机化性肺炎，其 CT 扫描显示致密的实变，正如本例所示，病变最易累及下叶后段。**B.** 治疗后致密的实变区域消散，但残留有广泛线性条缩影提示残存纤维化，右肺纤维化牵拉导致支气管扩张和限制性肺功能障碍。（Courtesy Michael Gotway，MD.）

关[243,244]。自身抗体研究显示氨酰 tRNA 合成酶与炎性肌病和弥漫性肺疾病相关[243]。此类抗体有助于临床诊断"抗合成酶综合征"（表现包括肌炎,弥漫性肺疾病和关节炎）。最常见的自身抗体是 Jo-1（一种细胞质抗组氨酰 tRNA 合成酶）,见于 20% ～ 30% 的炎性肌病患者,与弥漫性肺疾病相关性高。炎性疾病合并弥漫性肺疾病的患者中 Jo-1 抗体阳性率 50% ～100%,而无弥漫性肺疾病的炎性肌病患者 Jo-1 抗体阳性率不到 5%。据研究还有一系列同类的抗其他 tRNA 合成酶分子的抗体:PL-12、PL-7、EJ、OJ 和 Ku[245]。

2. 其他肺部表现

肌无力会导致吸入性肺炎,见于超过 20% 的炎性肌病患者,通常伴有吞咽困难症状。25% 患者出现呼吸肌无力和高碳酸血症,但因严重呼吸衰竭而需要呼吸机支持者不常见。也有双侧膈肌麻痹的报道。

3. 肺部并发症的治疗

弥漫性肺疾病是 DM/PM 的严重并发症,与死亡率增加相关[246]。DM/PM 相关弥漫性肺疾病临床病程及预后异质性强,依赖于疾病组织学类型。因此治疗决策和方案选择需个体化。首选的起始治疗是糖皮质激素,通常是口服强的松 0.75 ～1mg/（kg·d）,重症和快速进展的患者需使用静脉激素。免疫抑制剂用于激素抵抗或有激素不良反应的患者。据报道有效的免疫抑制剂包括环磷酰胺[247,248]、环孢素 A[249]和硫唑嘌呤[250,251]。难治性病例可考虑甲氨蝶呤和静脉使用免疫球蛋白。霉酚酸酯据报道对治疗肌炎安全有效,但尚无治疗 DM/PM 相关肺疾病的对照研究。前文已谈到,有试验性研究显示利妥昔单抗可用于治疗抗合成酶综合征[252],尤其是其他免疫抑制剂治疗无效的重症患者[253]。

七、混合性结缔组织病

混合性结缔组织病（mixed connective tissue disease,MCTD）具有 SLE、SSc 和 PM（也可见干燥综合征）临床特征和高滴度（＞1:1600）抗可提取核抗原 U1-RNP 抗体[254,255]。MCTD 诊断标准包括:U1 核糖核蛋白抗体阳性、手肿胀、滑膜炎、雷诺现象、肢端硬化和肌炎。诊断需上诉临床特征中至少 3 项加自身抗体。如 3 项临床表现为雷诺现象,水肿和肢端硬化,则需要第 4 项临床特征。MCTD 和重叠综合征意义上有区别。前者起病更急,与U1-RNP 高度相关。MCTD 可能分化为其他特定的风湿性疾病,分化方向由基因决定[256]。

而重叠综合征指同一患者出现一种以上 CTD 临床特征。MCTD 所致组织受累表现更容易清晰界定,而重叠综合征表现可能与典型自身抗体相关或无关。与重叠综合征症状相关的抗体包括 U2-RNP、U3-RNP 和 tRNA 合成酶。抗 PM-Scl,KU 和 U2-RNP 抗体与 SSc 重叠 PM 相关[255]。

MCTD 患病率不明,估计 1/10 000,男女比例 1:9,发病高峰为 30 ～40 岁。胸膜肺并发症见于 20% ～85% 的患者,弥漫性肺疾病（最常见为非特异性间质性肺炎的 CT 表现）是最常见的肺部并发症[257]。一项 41 例患者 CT 研究结果显示,主要 CT 异常为磨玻璃影（41/41）,胸膜下小结节（40/41）和非隔性线状影

（32/41）[258]。胸腔积液见于有其他 SLE 特征的患者,通常为少量渗出液,可自行吸收。MCTD 可出现肺高压[259]。呼吸肌无力,弥漫性肺泡出血和小气道疾病不常见。

由于疾病异质性难以定量分析生存率。个体病程与患者临床表现最接近的 CTD 相似。U1-RNP 阳性相关弥漫性肺疾病患者存活率高于 U1-RNP 阴性者。治疗依赖于肺疾病本身,方法与治疗其他 CTD 相同。胸腔积液通常对糖皮质激素治疗反应良好。肺间质纤维化治疗常应用与治疗 SSc 相似的低剂量激素和免疫抑制（如环磷酰胺和硫唑嘌呤）联合治疗。

八、未分化结缔组织病

有自身免疫特征的患者中超过 25% 不符合美国风湿病学会任何一种特定 CTD 诊断标准,而且其中大部分不会进展为"分化的" CTD。未分化结缔组织病可并发 ILD[260],单本病中 ILD 预后及治疗知之甚少。近期研究热点集中在诊断为特发性间质性肺炎[261]的患者约 15% 最终诊断为 CTD[262,263],其中 30% 为特发性 NSIP[264]。

有观点认为所有诊断特发性 NSIP 患者均有未分化结缔组织病。支持点为小样本队列研究显示所有患者均符合广义的未分化 CTD 诊断标准,症状包括体重下降,胃食管返流和血沉增快[211]。而随后更大宗的回顾性研究使用特异性更高的 Mosca 诊断标准[265]发现仅 31% 特发性 NSIP 患者和 13% IPF 患者符合未分化 CTD 诊断[266]。未分化 CTD 诊断并不影响疾病预后。有其他报道特发性间质性肺炎患者出现抗核抗体[267],CTD 症状或体征和其他非特异性自身抗体[268]并无预后预测价值。有专家组织提出此类疾病更准确的定义为"具有自身免疫特征的间质性肺炎",该名称似乎具有指导后期治疗的内涵。

九、复发性多软骨炎

复发性多软骨炎是一种罕见疾病,特征为反复发作的进展性软骨炎。发作性痛性炎症最终导致软骨结构广泛破坏。复发性多软骨炎诊断须具有以下临床特征中 3 项及以上[269]:双侧耳软骨炎;非糜烂性,阴性炎性关节炎;鼻软骨炎;眼部炎症;呼吸道受累（上或下呼吸道）;有或无前庭功能异常的耳蜗病变;活检标本阳性。抗软骨抗体有助于诊断。男女患病率基本相同,40 ～60 岁为发病高峰。复发性多软骨炎被认为是自身免疫疾病,已发现针对软骨和 II 型胶原的自身抗体。有报道与 HLA-DR4 有较弱的相关性[270]。诊断主要基于临床表现,受累软骨（包括气管环）活检有助于确诊。

复发性多软骨炎通常是多中心性,影响耳软骨（85% ～94%）、鼻软骨（54% ～57%）（图 65-7A、B）、上呼吸道软骨（31% ～48%）和肋骨。此外,患者常出现眼炎,非侵蚀性关节病（52%）和前庭耳蜗功能障碍[269,271]。复发性多软骨炎可与其他多种疾病伴发,尤其是 CTD 和血管炎。约 30% 患者既往已确诊CTD。

呼吸道受累占该病死亡原因 10%。超过 25% 患者出现局限或弥漫性呼吸道受累。喉部和气管上部是最常见的局部受累区域,大小气道也可累及。喉气管受累是预后不良因素。声门,气管和支气管破坏和阻塞导致气道缩窄,塌陷和末梢感染[272]。若

未合并肺血管炎,肺实质病变罕见。

软骨受累部位决定临床表现。上气道受累典型表现为哮鸣和声嘶。肺功能检测小时最大吸气量(大的胸腔外气道)和呼气流率(小的胸腔内气道)降低,提示气道塌陷。肺静态回缩压力正常保留。胸片显示气管软骨异位钙化或大气道狭窄(图65-7C),往往敏感性不高。高分辨率CT扫描显示气管环增厚,气道

壁变薄和钙化(图65-8A,见图18-32)。完成一次用力肺活量呼气后(见图65-8B)CT扫描或用力呼吸动作中电影扫描可见广泛的气管支气管塌陷,有助于定位大气道受累部位[273]。支气管镜检查可显示支气管内膜炎症或狭窄,有助于排除机械性阻塞。支气管内活检可有助于诊断但敏感性低。喉镜及支气管镜均有急性气道损害风险[272]。

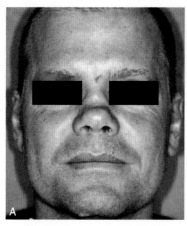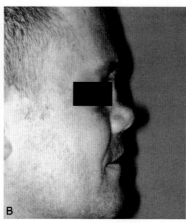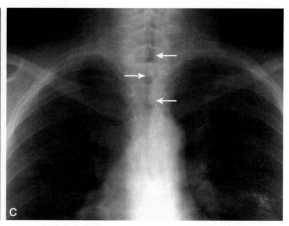

图65-7　复发性多软骨炎。**A**和**B**.鞍鼻畸形提示炎症所致鼻软骨结构破坏。患者为42岁男性,鼻软骨破坏导致快速吸气时鼻内塌陷引起限制性通气障碍。**C**.复发性多软骨炎胸片限制表现。正位片显示气管光滑的弧形狭窄(箭头所示)。(**A**图和**B**图,出自 Haug MD,Witt P,Kalbermatten FD,et al:Severe respiratory dysfunction in a patient with relapsing polychondritis:should we treat the saddle nose deformity? *J Plast Reconstr Aesthet Surg* 62:e7-e10,2009,Fig. 3;**C**图 Michael Gotway,MD.)

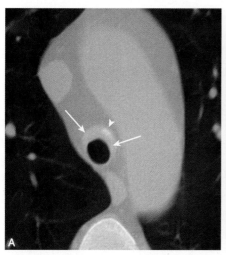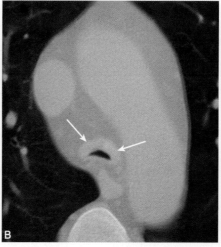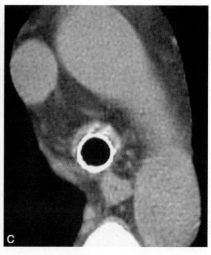

图65-8　复发性多软骨炎CT表现。**A**.轴位平扫CT显示气管前2/3增厚(箭头所示),未累及气管后部,这是复发性多软骨炎典型表现,前部气管壁1点处见小灶状钙化(箭头所示)。**B**.轴位呼吸后HRCT小时广泛气道塌陷(箭头所示),符合气管软化,是复发性多软骨炎典型表现。**C**.复发性多软骨炎治疗使用自膨胀腔内金属支架显示气管腔开放。(Michael Gotway,MD.)

治疗取决于疾病的严重程度。轻症患者可应用非甾体类抗炎药物治疗,但反复复发患者可能需要短期大剂量糖皮质激素治疗。急性气道受累患者需使用静脉注射大剂量糖皮质激素。在一项大宗的纳入159例患者的报道显示,四分之三的患者需要长期糖皮质激素治疗以减少软骨炎发作频率,持续时间和严重程度,但激素治疗并不能阻止疾病进展[274]。激素抵抗患者需使用免疫抑制剂,如环磷酰胺等治疗。尽管激素联合免疫抑制剂治疗能使症状短期改善,但疾病复发和进展很常见。最近有生物制剂治疗复发性多软骨炎的报道,包括 TNF-α 拮抗剂,抗

IL-6 治疗和利妥昔单抗,超过半数患者有效或部分有效[275,276]。目前不推荐生物制剂作为一线治疗,但对于难治性患者可考虑选择,也可作为激素减量或停药的辅助治疗。极少患者有气管造口及支架置入指征,但由于气道弥漫受累及存在复发风险,不推荐其他外科操作[277]。一项研究对5例需要机械通气的患者通过纤维支气管镜置入多个可自膨胀支架(见图65-8C),其中4例患者症状改善,均脱机存活20个月以上[278]。新型自膨式硅胶支架已被用于姑息性治疗的病例发挥不同作用[279]。管腔内支架可能并发出血、气管糜烂、溃疡,或气道阻塞。然而据报道8

年存活率已达 94%[280]。

十、白塞病

白塞病多见于地中海沿岸国家。土耳其估计患病率为 80 ~ 370/10 万人。男女患病率相当，发病高峰 10 ~ 30 岁。该病与 HLA-B51 等位基因相关，是否携带基因患者病情更重尚有争议。在土耳其，HLA-B51 携带者与普通人群相比，相对危险度约为 13:1。1 型单纯疱疹病毒及链球菌属是可能的致病因子[281]。确诊该病需患者每年口腔溃疡反复发作超过 3 次，并具有表 65-8[282] 所列 4 项临床特征中至少 2 项。皮肤黏膜溃疡是重要临床特征，几乎所有患者均有口腔和生殖器溃疡。其他皮肤特征包括结节红斑、痤疮样皮疹和丘疹样皮肤血管炎。色素膜炎是主要致残原因。系统性血管炎可累及全身各系统。

表 65-8　白塞病

诊断标准

主要标准：

复发性口腔溃疡至少每年 3 次及以上

次要标准（4 项中至少符合 2 项）：

复发性生殖器溃疡

眼病

皮肤损害（结节红斑，皮肤溃疡）

针刺反应阳性（应用无菌注射器 20 ~ 22 号针头斜行刺入无血管的肘前皮肤，深度为 5mm，48 小时后穿刺部位出现 2mm 以上红斑丘疹或脓疱）

1% ~ 7% 白塞病患者出现肺部受累，HLA-B51 阳性青年男性（<25 岁）患者受累往往更严重。主要肺部表现为肺血管炎[283]、肺动脉瘤、机化性肺炎和胸膜炎[284]。症状包括呼吸困难、胸痛、反复咯血，可能出现致命性大咯血[285]。

白塞病重要的组织学特征是血管炎可累及各种大小的动脉和静脉。肺动脉瘤周围炎性浸润，内膜增厚和弹性固有层变性伴血栓形成。白塞病可伴有动脉和静脉血栓形成、肺梗死，偶有胸腔积液[286]。影像学异常是非特异性的，可能包括小气道疾病、肺出血、血管闭塞或动脉瘤肿块影[287,288]（电子图 67-2）。该病预后差异大。病程呈复发-缓解交替。肺动脉瘤预后最差，2 年生存率为 70%。

白塞病治疗复杂，取决于患者临床表现。糖皮质激素和免疫抑制剂用于控制血管炎，尤其是肺动脉瘤患者，部分病例可见缓解。环孢素 A 和他克莫司可治疗部分病例有效[284]。因为存在显著的出血风险，仅在免疫抑制剂疗效欠佳时才需要使用抗凝剂治疗血栓。但尚缺乏对照研究的数据。已积累经验治疗主要与口腔-生殖器溃疡等系统性疾病本身治疗有关，当应用于肺部疾病治疗时须谨慎。近期主要治疗变化是越来越多随机对照研究抗 TNF 治疗口腔溃疡和皮肤病变，疗效显著[289]。基于非对照研究数据支持抗 TNF 治疗用于白塞病眼病、神经疾病和胃肠疾病[290]。对于肺动脉瘤和肺栓塞，已有报道手术切除有效。但动脉瘤的外科治疗可能导致吻合部位新发动脉瘤[291]。

十一、强直性脊柱炎

强直性脊柱炎（ankylosing spondylitis, AS）是一种血清阴性脊柱关节炎，普通人群患病率 0.05% ~ 1.5%，与主要组织相容性复合物抗原 HLA-B27 相关[292]。白人男性 AS 患病率高，男女比例 10:1。本病主要累及脊柱。随着疾病进展，炎症导致纤维化和骨化，伴脊柱小关节强直。1/3 患者出现外周关节炎，关节外表现包括主动脉瓣关闭不全，葡萄膜炎，肺疾病和肺外限制。

肺疾病主要是上肺纤维化，具队列研究报道最高患病率达 30%，但纤维性大疱性疾病不常见少见（见图 98-16 和图 98-18）。一项纳入 2080 例 AS 患者的队列研究显示仅 1% ~ 2% 患者出现上诉改变[293]。局限性 ILD，小气道疾病，支气管扩张和间隔旁肺气肿常见，患者胸部 X 线表现可能正常[294-296]。另一项研究发现 21 例 AS 患者中有 15 例出现异常，包括小叶间隔增厚（33%）、支气管壁增厚（29%）、胸膜肺异常（29%）和线性间隔增厚（29%）[297]。肺部受累通常为临床症状不明显，可能是 AS 早期临床表现[298]。BAL 可能为典型亚临床型淋巴细胞性肺泡炎表现[299]。组织学上，淋巴细胞浸润，纤维化和大疱性改变不同程度混合构成肺部异常。胸片可见肺尖弥漫性网状片影，通常是对称的。除了严重脊柱病变[300]或长病程[293]患者外，肺部病变极少累及上肺以外肺组织。然而肺顶端纤维化偶尔可能先于肺外疾病出现。尚无阻止肺尖纤维化的有效治疗；抗糖皮质激素治疗无效。

扭曲肺尖纤维化组织可能形成空腔，有时伴分枝杆菌或真菌增殖，特别是烟曲霉（见图 98-18）。肺尖空腔 AS 患者 60% 以上烟曲霉菌分离培养阳性[301]。空腔内分支杆菌球偶尔可导致威胁生命的大咯血，支气管动脉栓塞治疗有效。分支杆菌球切除是一种最后才考虑的治疗手段，因为术后支气管胸膜瘘和脓胸患病率高。晚期顶端纤维化通常与顶端胸膜增厚相关，但在胸部其他正常肺实质处相邻胸膜疾病少见。肺尖纤维化的 AS 患者气胸的患病率增加（≤10%）[293]，可能是由于晚期疾病患者胸膜下大疱性变性。

由于胸壁活动不能（肋椎强直）所致肺外限制是 AS 的偶见并发症。肺外限制通常无症状，令人惊讶的是对肺功能影响极小，可能由于膈肌对维持高的静息肺容量起主要作用。即使肺容量轻度减少，若无肺实质疾病，气体交换可基本维持正常[302]。

十二、马方综合征

马方综合征（Marfan syndrome, MS）是一种常染色体显性遗传，可变外显率的影响约 5/10 万。MS 特征为富含 I 型胶原的纤维结缔组织异常（部分病例是由于 15 号染色体上的突变），特别是在骨骼（肢体长，蜘蛛脚样指/趾，漏斗胸，脊柱侧后凸畸形）、眼睛（晶状体半脱位）和心血管系统（主动脉或二尖瓣关闭不全，主动脉瘤）。MS 寿命缩短主要是由于心脏并发症。尚无有效的治疗可逆转疾病或减缓疾病进展。

呼吸道并发症可分为肺部及肺外异常。10% ~ 15% MS 患者有肺部受累。最常见的肺部并发症是气胸（常复发，双侧受累）。MS 气胸患病率高达 5% ~ 10%[303]（是普通人群 100 倍以上），主要原因是胸膜下肺大疱破裂。肺大疱形成主要分布于肺尖[304],部分年轻患者偶然检查发现。大部分合并气胸的 MS 患者胸片可见肺气肿[303,305]。MS 肺部组织学表现无特征性,但一项小样本针对不吸烟或仅有短期吸烟史的 MS 患者研究发现所有患者均有明显远端腺泡型肺气肿[306]。任何年龄不吸烟的 MS 患者均可能出现明显的弥漫性肺气肿,部分儿童患者可能是致死性的[307]。少数个案报道有肺尖下纤维化。其他更少见的肺实质损害表现包括先天性中叶畸形(缺如或发育不全)和支气管肺炎患病率增加[303]。

50% 以上 MS 患者出现胸廓受累。MS 单独的漏斗胸极少见显著肺功能障碍。但偶有脊柱后凸侧弯畸形与致死性心肺疾病相关[308]。可能是夜间活动的减少是脊柱侧后凸畸形所致低氧血症更明显。MS 睡眠时常见的上气道塌陷增加,是 MS 与阻塞性睡眠呼吸暂停相关的原因。

关键点

- 结缔组织病可见多种病理类型的肺部受累,从气管到肺实质到胸膜。
- 有时肺部表现可出现在结缔组织病系统性表现以前。
- 通常多种类型损害并存提示可能存在基础结缔组织病。某些类型肺损害在某一种结缔组织病较其他更常见。这些结缔组织病中某些特殊病理类型与相应的特发性疾病相比通常发展病程不同。
- 结缔组织病的常规治疗药物可能导致肺部并发症。
- 在千变万化的结缔组织病中提高肺部并发症认识有助于改善疾病预后。

(杨闵 译 刘毅 校)

参考文献

以下是主要的文献,完整的文献请登录 ExpertConsult 查阅。

Arida A, Fragiadaki K, Giavri E, et al: Anti-TNF agents for Behçets disease: analysis of published data on 369 patients. *Semin Arthritis Rheum* 41:61–70, 2011.

Coghlan JG, Denton CP, Grunig E, et al: Evidence-based detection of pulmonary arterial hypertension in systemic sclerosis: the DETECT study. *Ann Rheum Dis* 2013. [Epub ahead of print].

Fischer A, du Bois R: Interstitial lung disease in connective tissue disorders. *Lancet* 380:689–698, 2012.

Fischer A, West SG, Swigris JJ, et al: Connective tissue disease–associated interstitial lung disease: a call for clarification. *Chest* 138:251–256, 2010.

Kemta Lepka F, Kraus VB, Chevalier X: Biologics in relapsing polychondritis: a literature review. *Semin Arthritis Rheum* 41:712–719, 2012.

Khanna D, Brown KK, Clements PJ, et al: Systemic sclerosis-associated interstitial lung disease—proposed recommendations for future randomized clinical trials. *Clin Exp Rheumatol* 28:S55–S62, 2010.

Ludwicka-Bradley A, Silver RM, Bogatkevich GS: Coagulation and autoimmunity in scleroderma interstitial lung disease. *Semin Arthritis Rheum* 41:212–222, 2011.

Manjunatha YC, Seith A, Kandpal H, et al: Rheumatoid arthritis: spectrum of computed tomographic findings in pulmonary diseases. *Curr Probl Diagn Radiol* 39:235–246, 2010.

Tansey D, Wells AU, Colby TV, et al: Variations in histological patterns of interstitial pneumonia between connective tissue disorders and their relationship to prognosis. *Histopathology* 44:585–596, 2004.

Wells AU, Margaritopoulos GA, Antoniou KM, et al: Interstitial lung disease in systemic sclerosis. *Semin Respir Crit Care Med* 35(2):213–231, 2014.

第66章　结节病

MARC A. JUDSON, MD · ADAM S. MORGENTHAU, MD · ROBERT P. BAUGHMAN, MD

一、引言

结节病(sarcoidosis)是一种病因不明的多系统肉芽肿性疾病[1]。结节病可以累及身体任何部位,但是在超过90%的病例中会累及肺部。对很多患者而言,结节病是自限的,会在2~5年内消退[2]。然而,慢性结节病会导致显著的临床症状,并造成部分患者死亡[3,4]。糖皮质激素对治疗该病通常有效,因为可能需要长疗程激素治疗,激素助减剂(steroid-sparing agents)也常应用[5]。

二、流行病学

结节病呈世界性分布,但是在世界某些地区以及特定的人种当中更多见。结节病在世界各地的报告率总结见图66-1[6]。在美国,结节病在该国的东南部地区更多见。

结节病在未成年人中罕见[7]。儿童结节病(pediatric sarcoidosis)通常诊断于10岁以上患儿,其峰值在13~15岁年龄组[8]。当结节病在儿童期发生时,虽然肺部受累在影像学检查时常见,但是会出现以眼(葡萄膜炎)、皮肤和关节受累为主要表现的一种不同的临床表型[9]。结节病在青少年期发病时其临床表现与成人结节病相似[10,11]。与成年人相同,儿童时期结节病最常见的表现是胸部X线异常(超过90%的初发患者,其中2/3属于I期结节病)[12]。虽然既往认为结节病以青壮年患者为主,但是诊断结节病的老年患者逐渐增多。在美国,半数结节病患者的年龄在40岁以上[13]。结节病的发病年龄似乎有两个高峰,分别是20~29岁和60~65岁[7,13,14]。相对于男性,结节病在女性中更多见,其比例小于2:1[7,15]。

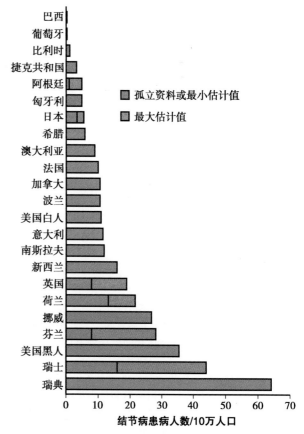

图66-1　结节病在世界范围内的患病率。(Denning DW, Pleuvry A, Cole DC: Global burden of chronic pulmonary aspergillosis complicating sarcoidosis. *Eur Respir J* 41: 621-626, 2013.)

三、病因学

虽然结节病在 140 余年前就被初次描述为一种独立的临床疾病,但其病因仍然不明。有理由认为结节病的免疫发病机制同其他肉芽肿性疾病相似。即抗原呈递细胞遭遇并吞噬某种抗原。随后,抗原呈递细胞处理抗原并通过人类白细胞抗原(human leukocyte antigen,HLA)Ⅱ类分子将抗原呈递给 T 淋巴细胞(通常为 CD4⁺)中特定的 T 细胞受体集合[16,17]。这种相互作用会使 T 淋巴细胞分化为 Th1 细胞,随后出现巨噬细胞募集、T 淋巴细胞增殖和分化,导致结节病肉芽肿进展。在此过程中会释放大量细胞因子和趋化因子,但其中多数因子的相对重要性尚不明确。

(一) 潜在抗原

多数感染会导致肉芽肿,因此感染性病原体可能是结节病的一种潜在病因。然而,由于免疫抑制治疗对结节病有效,因此结节病似乎并不代表一种侵袭性感染,但是对感染性病原体(即使病原体已经死亡)的宿主反应仍然可能导致肉芽肿。例如,丙酸杆菌(propionibacteria),包括导致寻常痤疮的痤疮丙酸杆菌(propionibacteriumacnes),可能是结节病的病因之一。在日本结节病患者的肉芽肿性淋巴结中可以检出丙酸杆菌 DNA[18]。在日本以外国家进行的后续研究却并没有证实这些发现[19]。

分枝杆菌(mycobacteria)可能是结节病的潜在病因。有超过 20 项研究对结节病组织中是否存在分枝杆菌 DNA 和 RNA 进行评估[20]。一项荟萃分析指出,在 26% 的结节病组织中有分枝杆菌 DNA 存在的证据,该比例是非结节病对照组的 9 ~ 19 倍[21]。但是,通过定量聚合酶链式反应(quantitative polymerase chain reaction,Q-PCR)技术比较结节病患者、非结节病患者和结核病患者肺组织中分枝杆菌 DNA 拷贝数,发现结节病患者与非结节病对照患者的拷贝数相似,并且低于结核分枝杆菌(mycobacterium tuberculosis)感染者的拷贝数 1000 倍以上[22]。因此,目前并不清楚分枝杆菌 DNA 在结节病患者组织中是否均有升高。

分枝杆菌过氧化氢酶-过氧化物酶蛋白(catalase-peroxidase,CPX)可以在人类结节病组织中检出,与结核菌素试验阴性的健康对照组相比,25 例结节病患者中的 12 例出现针对分枝杆菌 CPX 的 IgG 抗体应答[23]。后续研究证实,在结节病患者的外周血及支气管肺泡灌洗液(bronchoalveolarlavage fluid,BALF)中均存在 T 淋巴细胞对分枝杆菌 CPX 的应答[20,24,25]。

环境与职业暴露也可能与结节病有关[26,27]。消防员的结节病发病率和患病率均远高于前往相同火场的急诊医务人员,因此可燃性木制品暴露可能与结节病有关[28]。此外,有资料表明木柴炉(或木柴壁炉)暴露与结节病进展有关[29]。在 9·11 事件中长时间暴露于大量碎屑的消防员和急救员中发现,其结节病样肺肉芽肿的发病率升高[30-32]。然而,目前还不清楚这些在世贸中心废墟中受到碎屑暴露的患者与非 9·11 事件相关结节病患者的临床特征是否相同。

研究发现,受到金属暴露,特别是接受金属钛[33]、金属加工、金属切割[33] 和复印机碳粉(含有硅酸盐、铁和铜)[34] 暴露的个体,其结节病发病率升高。分析肺结节病患者的肺活检标本可以发现多种金属成分,包括硅酸盐、铝和钛[35]。结节病也与额外

几种职业及暴露相关,包括理发师[36]、医护人员[37]、农业工作[27]、工作中使用杀虫剂[27]、存在霉菌的工作环境[27]、工业有机粉尘暴露、教师,以及建材、五金、园艺材料供应商雇佣的工人[26]。上述的多数暴露本身即可能造成肉芽肿。与可吸入物质的环境暴露相关的多数结节病病例均是孤立的肺结节病[38]。因此,目前还不清楚这些病例是真正的结节病还是结节样改变(例如过敏性肺炎)。

(二) 遗传因素

有令人信服的证据证明,环境诱因作用于免疫遗传易感宿主会导致结节病[39]。结节病的家族聚集性进一步证明了遗传因素在结节病进展中的重要性[40-42]。

人类白细胞抗原(HLA)Ⅱ类分子和 T 细胞受体在结节病的免疫学发病机制中似乎不可或缺[17],因此这些分子的多态性被检测以明确他们与结节病的关系。事实上,研究发现 HLA 的一些多态性确与结节病有关[43]。此类关联中的多数出现于特定的人种而且并不普遍[44]。此外,一些 HLA 多态性似乎对结节病有保护作用[44],然而其他 HLA 多态性与特定的临床表型相关[45-48]。在一项瑞典结节病患者的队列研究中,HLA-DRB1*03 的存在与 Löfgren 综合征以及结节病的消退呈强相关[49,50]。因此,在不久的将来,HLA-DRB1*03 基因的存在与否有可能为临床医生判断预后提供信息。

尽管不如 HLA 分子研究广泛,一些特定排列的 T 细胞受体也与结节病相关。T 细胞受体 α 和 β 链可变性基因片段在肺部结节病患者中的限制性取用已经明确[51]。非 HLA Ⅱ类基因也被发现与结节病相关。HLA Ⅰ类分子多态性与结节病的易感性相关[51]。在一项对德国家庭的研究中,嗜乳脂蛋白样 2(butyrophilin-like 2,BTNL2)免疫调节基因可以解释该人群中 23% 的结节病风险[52]。在其他全基因组筛查中,与结节病相关的区域包括非洲裔美国人的 5 号染色体[53] 以及德国人的膜联蛋白-1(annexin1)基因变异[54]。全基因组筛查也用于明确其他与结节病潜在相关的基因[55]。通过对全基因表达的生物信息学分析("通路分析"),在一项针对肺和淋巴结的研究中已经明确了一个受信号传导及转录激活因子 1(transducer and activator of transcription-1,STAT-1)调节的显性基因网络,该网络与结节病的相关性最为显著[56];用相同方法对结节病皮肤组织的研究已经明确了与 Th1 细胞、Th17 细胞、STAT-3,以及白细胞介素-21(interleukin-21)相关的基因[57]。

(三) 免疫系统衰竭导致结节病

Chen 和他的同事[58] 证实血清淀粉样蛋白 A(serum amyloid A)在结节病肉芽肿中大量表达且广泛分布,其含量超过其他被检测的肉芽肿性疾病。血清淀粉样蛋白 A 似乎来源于结节病肉芽肿的巨噬细胞和巨细胞。这些学者认为血清淀粉样蛋白 A 可以捆绑基质蛋白,使难溶性蛋白聚集成灶,从而有利于肉芽肿形成。血清淀粉样蛋白 A 可能破坏了机体对肉芽肿中一种抗原的清除作用,使得这种抗原持续存在。因此,结节病可能不仅与特定暴露或抗原相关,也可能与无法有效清除抗原相关。结节病的肉芽肿性炎症可能是由机体对某种持续存在抗原的长期免疫原性反应所致,这种长期的免疫反应会导致机体的免疫系统出现衰竭[59]。

已经有证据指出,慢性刺激所导致的免疫系统衰竭可能是结节病肉芽肿形成的必要机制。研究发现恒定型 NK T 细胞(invariant natural killer T cells,iNKT 细胞)在结节病患者中被耗尽,这被认为是 iNKT 细胞功能衰竭所致[59]。研究发现调节性 T 细胞(T regulatorycells,Treg 细胞)在结节病[61,62]以及一些肉芽肿性疾病的支气管肺泡灌洗液中增多[60,61]。Treg 细胞在支气管肺泡灌洗液中增多与疾病的活动性呈正相关[61,62]。Treg 细胞可能导致免疫无能及平息免疫应答。然而,最近有资料指出,结节病中 CD4 T 细胞的免疫无能并没有因为 Treg 细胞的缺失而发生逆转[63]。这提示 CD4 T 细胞衰竭可能是结节病的原发事件。

四、诊断方法

肉芽肿性炎症的孤立组织学证据不足以支持结节病的诊断,尚需要除外其他导致肉芽肿性炎症的疾病。同样的,除外少数特殊情况(见后),仅有临床表现而未经组织学确认为肉芽肿性炎症也不足以确诊结节病。

结节病的诊断方法见图 66-2,其过程通常包括对临床信息的回顾、明确肉芽肿性炎症的组织活检以及排除已知可以导致肉芽肿性炎症的其他疾病[64]。

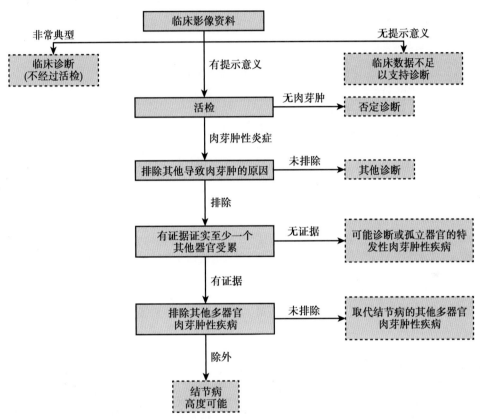

图66-2　结节病的诊断流程。本图所列出的诊断方法考虑到临床信息、证实肉芽肿炎症的组织活检以及排除导致肉芽肿炎症的已知原因。(Judson MA：The diagnosis of sarcoidosis. *Clin Chest Med* 29：415-427,2008.)

(一) 临床数据采集

结节病目前尚无确诊方法。与其他疾病相似,当临床数据超过某一特定"阈值"时,可以将结节病视为一种可能诊断,从而使疾病的诊断变得合理。评估结节病诊断可能性的常用临床表现见表 66-1。对多数患者而言,尽管临床信息可以提示诊断,但是通常需要组织活检以提高诊断结节病的把握。

结节病患者可能无临床症状。无症状患者在白种人中比黑种人更多见[65]。因此,对肺部影像学表现为肺门及纵隔淋巴结肿大和(或)弥漫性肺实质致密影的无症状患者,应考虑结节病的可能[65-67]。结节病在一级亲属中的患病率显著高于总体人口,因此需要进行结节病家族史的相关问诊[41]。在多数研究中,相对于吸烟者,结节病在非吸烟者中更多见[27,68,69]。

此外,应该询问患者是否存在可能导致结节病样疾病的潜在暴露。尤其应该获取活动性结核病史、隐性结核感染史以及结核病接触史。慢性铍中毒的影像学[70]和组织学[71,72]表现与结节病相似,因此应该调查患者受到铍暴露的可能性。多达 40% 的慢性铍中毒病例被误诊为结节病[73]。多数患者对潜在的铍暴露不知情,因此询问患者是否从事可能受到铍暴露的工作十分重要,相关行业包括航空航天、核武器研制、电子工业、珠宝加工、体育用品、制陶以及牙医[74]。即使是最低剂量的铍暴露也可能导致显著病变[75,76]。过敏性肺炎是一种由多种因素暴露导致的肉芽肿性肺部疾病,其临床表现与结节病相似(详见第 64 章)。

(二) 肺外受累的证据

在发病时,95% 的结节病患者伴有肺部受累的临床证据,同

表 66-1　支持或削弱结节病可能性的临床或胸部影像学资料

	支持	削弱
人口统计资料	■ 非洲裔美国人 ■ 北欧人	■ 年龄<18 周岁
病史	■ 无吸烟史 ■ 无症状（胸片提示 BHA 的患者） ■ 结节病家族史 ■ 症状出现于≥2 个结节病常累及的器官（例如肺和眼）	■ 结核暴露史 ■ 有机生物气溶胶暴露史 ■ 铍暴露史 ■ 静脉吸毒史
实验室数据	■ 血清血管紧张素转换酶水平升高,特别是>2×LUN 时 ■ 血清钙水平升高 ■ 血清碱性磷酸酶水平升高 ■ 白细胞减少	
影像学表现	■ 胸片:双侧肺门淋巴结肿大（特别是无症状者） ■ HRCT:病变沿支气管血管束分布	

2×LUN,2 倍正常值上限;BHA,双侧肺门淋巴结肿大
Judson MA:The diagnosis of sarcoidosis. *Clin Chest Med* 29:415-427,2008.

时有超过 40% 的患者出现诸如皮肤、肝脏、外周淋巴结或眼受累的临床证据[13]。因此,任何被疑诊为结节病的患者均应该对上述器官是否受累进行评估。

（三）影像学表现

胸部 X 线显示双侧肺门淋巴结肿大（尤其在不伴发热、盗汗或体重减轻的患者）提示结节病的诊断[66,67]。胸部 X 线也常显示伴随的右气管旁淋巴结肿大（图 66-3）[77]。Scadding[78] 根据胸部 X 线表现将结节病定义为以下四期:Ⅰ 期:仅有淋巴结肿大（图 66-3）;Ⅱ 期:淋巴结肿大同时伴有肺实质阴影（图 66-4）;Ⅲ 期:仅有肺实质阴影（图 66-5）;Ⅳ 期:肺纤维化（图 66-6）。

与胸部 X 线的表现相比,胸部高分辨力 CT（HRCT）的表现可能对诊断结节病更具特异性（见图 66-3 至图 66-6）。提示结节病的典型 HRCT 表现包括实质性结节影和由结节融合的团块影,这些阴影沿支气管血管束和胸膜下区的淋巴管周围分布[79-81]。

（四）血清学标志物

结节病肉芽肿的上皮样细胞会分泌血管紧张素转化酶（angiotensin-converting enzyme, ACE）,血清血管紧张素转化酶（SACE）水平可以反映结节病肉芽肿的全身负担[82]。尽管 SACE 已经被用作结节病的诊断试验[83],但是孤立 SACE 水平升高的敏感度或特异度均不足以诊断或排除结节病。一篇涉及 14 项研究、包含 4195 例患者的综述指出（该综述主要讨论 SACE 对结节病诊断准确度）,SACE 对结节病诊断的敏感度为 77%（41% ～100%）,特异度为 93%（83% ～99%）[84]。结节病的可能性与高水平 SACE 呈正相关[84,85],SACE 水平两次高于正常值上限在诸如恶性肿瘤和淋巴瘤的其他疾病中少见[83,86]。ACE 基因的多态性也会影响 SACE 水平,并且似乎会改变具体患者 SACE 测量值的诊断准确度[87]。此外,ACE 基因的多态性与结节病的发病率升高或病情恶化均不相关[88]。而且,ACE 基因的多态性在美国白人和非洲裔美国人之间的差异提示其作用存在

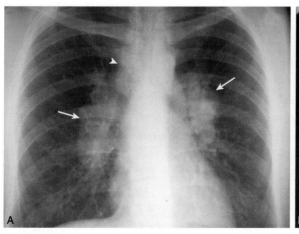
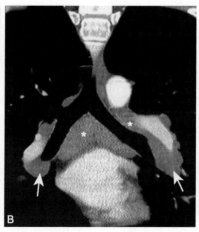
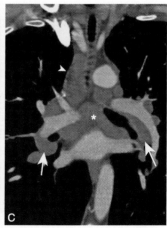

图 66-3　结节病:Scadding Ⅰ 期。**A.**后前位胸片显示双侧对称性支气管旁（长箭头）和右气管旁（短箭头）淋巴结肿大是结节病的典型特征。**B** 和 **C.**胸部增强 CT 证实双侧对称性支气管旁（长箭头）和右气管旁（短箭头）淋巴结肿大,同时可见纵隔内另一肿大淋巴结（＊）。（Courtesy Michael Gotway, MD.）

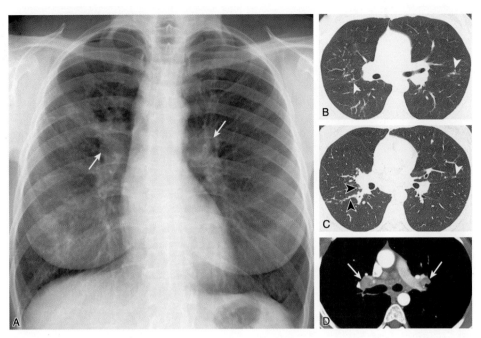

图66-4 结节病：Scadding Ⅱ期。**A.** 后前位胸片显示双侧对称性支气管旁淋巴结肿大（长箭头），同时可见边界清晰的小结节影于右侧上肺门区显示最为清晰。该区域的椭圆形致密影提示肉芽肿性炎症形成的团块。**B～D.** 轴位增强CT于肺窗（B和C）和纵隔窗（D）显示沿叶间裂表面（白色短箭头，B和C）以及沿贴近中央的支气管血管周围间质（黑色短箭头，C）分布的局限性小结节影，后者会导致肺血管出现"串珠样"表现。胸部CT同样证实存在支气管旁淋巴结肿大（长箭头，D）。（Courtesy Michael Gotway，MD.）

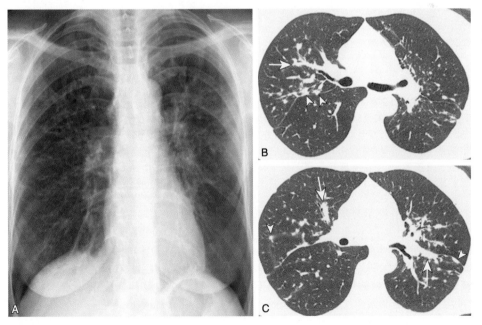

图66-5 结节病：Scadding Ⅲ期。**A.** 后前位胸片显示以上叶为主的结节样致密影，少有提示肺实质纤维化的结构扭曲的证据。无明确证据显示支气管旁或纵隔淋巴结肿大。如胸部CT所示，左肺门轻度突出是由于肺实质致密影投射于此区域所致。**B和C.** 轴位胸部CT于肺窗显示沿叶间裂表面（短箭头）以及沿贴近中央的支气管血管周围间质（长箭头）分布的局限性小结节影，后者会导致肺血管出现"串珠样"表现。此外，胸部CT影像同样证实缺乏显著的支气管旁或纵隔淋巴结肿大。（Courtesy Michael Gotway，MD.）

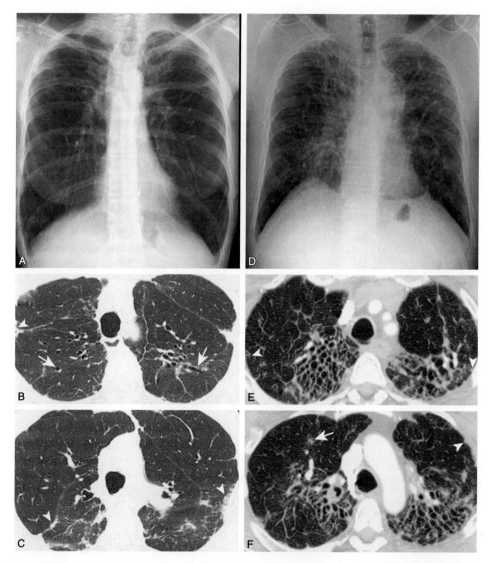

图 66-6　结节病：Scadding Ⅳ 期（2 名患者）。A. 后前位胸片显示上叶与结构扭曲相关的线状和网格状致密影，该表现符合纤维化进程；注意双侧上肺门收缩。胸膜的异常反应轻微，提示这是典型的由结节病所致的肉芽肿性炎症，与肉芽肿性感染截然相反。B 和 C. 轴位胸部 CT 于肺窗显示与结构扭曲相关的斑片状和上叶线状致密影以及牵拉性支气管扩张（长箭头）。胸膜下和叶间裂旁出现结节样致密影（短箭头）。D. 结节病相关进展期肺实质纤维化患者的后前位胸片显示与结构扭曲相关的上叶广泛线状和网格状致密影，也不伴有胸膜异常。结节样间质增厚同样明显。E 和 F. 轴位胸部 CT 于肺窗显示双侧尖段广泛的牵拉性支气管扩张伴支气管血管周围间质增厚（长箭头，F）和叶间裂旁结节（短箭头）。（Courtesy Michael Gotway, MD.）

种群依赖性，这可以解释 SACE 水平和 ACE 基因多态性的关系存在着人种差异。

　　其他与结节病相关的血清学标志物也已经进行了研究。血清壳三糖酶（chitotriosidase）在意大利一个小规模的结节病患者队列中升高。高水平血清壳三糖酶可能与结节病的不良预后相关[89,90]。可溶性白细胞介素-2 受体（soluble inter-leukin-2 receptor, sIL-2R）是 T 细胞活化的标志，研究发现 sIL-2R 在结节病中升高[90,91]。在一些小规模研究中，sIL-2R 是评估结节病活动性的一项有效手段[79,91]。这些生物学标志物对结节病诊断和预后评估的价值需要更大规模的跨国研究来验证。

（五）组织学检查

　　仅有少数病例可以依靠高度特异的临床表现诊断结节

病，对多数患者而言，结节病的诊断需要组织活检（见图 66-2）。活检位置的选择方法总结于图 66-7。微创性的活检，由于具有最少的并发症，会使患者受到最大收益。基于上述原因，浅表活检要优于内脏器官活检[92]。即使患者是依据明显的胸腹部病变疑诊结节病，也应该对皮肤、眼结膜、泪腺和外周淋巴结进行全面检查。应询问患者是否有瘢痕或文身（见图 66-14D），因为这些区域更易形成结节病的皮肤结节。

　　当浅表区域没有受结节病累及的临床证据时，通常可以尝试对怀疑结节病累及的器官进行活检。90% 的结节病患者在病程早期即可累及肺部，因此肺是很常用活检器官[13,93]。支气管镜检查是从肺部获取组织最常用的方法。在支气管镜检查无法确诊时，可以采用创伤性更高的检查方法（例如纵隔镜检查）。电视胸腔镜活检很少应用于确诊结节病。

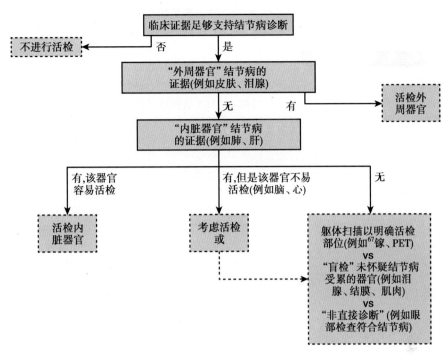

图66-7　活检部位的选择方法(通过病理学确认肉芽肿性炎症符合结节病)。该方法侧重于:①尽可能选择出相对无侵袭性的活检部位;②除非活检具有高度侵袭性,对怀疑临床受累的部位均应进行活检;③当证实无明显的器官受累或仅有的潜在受累器官需要极具侵袭性的活检时,可以考虑替代方法

1. 支气管镜检查

支气管镜检查可以进行数种不同形式的采样,诸如经支气管活检(transbronchial biopsy,TBB)、支气管内活检及经支气管针吸活检(transbronchial needle aspiration,TBNA)。TBB 诊断肺结节病的诊断率为60%~97%,取决于取得活检标本的数量和胸部影像学显示的肺实质病变情况[94-96]。支气管内活检结果可能在多至60%的肺结节病患者中呈阳性[97,98]。活检结果的阳性率在伴有气道异常表现的个体中更高,但是在气道表现正常的患者中仍然可能提供诊断[97]。此外,气管内活检可以与TBB同时进行,与单独应用 TBB 相比,联合应用可以提高诊断结节病的阳性率。

在过去十年中,TBNA 是公认的肺结节病诊断方法。TBNA 的诊断率约为80%[99]。在两项随机试验中,支气管内超声引导 TBNA(EBUS-TBNA)优于 TBNA 盲检[100,101]。TBNA 的诊断价值在胸部 X 线显示淋巴结肿大(Ⅰ期和Ⅱ期肺结节病)的患者中更高,反之,在胸部 X 线提示Ⅲ期肺结节病的患者中,TBB 的诊断价值更高[101,102]。现场细胞学检查的应用可以快速检视 TBNA 标本,而且如果 TBNA 有诊断价值,镜检医师就不必进行 TBB 检查[103]。

2. 支气管肺泡灌洗

支气管肺泡灌洗液(BALF)中炎症细胞的检测有时作为结节病的补充诊断试验[104]。已经有研究评估了 BALF 中淋巴细胞百分比和淋巴细胞亚群 CD4/CD8 比值对结节病的诊断准确度。总体而言,尽管特异度较低,但是 BALF 淋巴细胞增多(淋巴细胞百分比>15%)对诊断结节病的敏感度可达90%[104-106]。

导致 BALF 淋巴细胞增多的其他情况必须除外,如结核菌和真菌感染、淋巴瘤和过敏性肺炎[106,107]。与结节病相比,淋巴细胞百分比超过60%以及存在肥大细胞在过敏性肺炎中更常见[105]。BALF 中 CD4/CD8 比值在50%~60%的肺结节病患者中升高3.5倍。然而 BALF 中 CD4/CD8 比值的特异度在部分[106-108]而非全部[109]研究中可以达到95%。一些学者主张,当伴有符合结节病的胸部影像学表现时,BALF 中 CD4/CD8 比值对结节病具有诊断价值[104];然而,这些标准并没有经过正式检验。同其他检查相似,BALF 可以为结节病的诊断提供支持证据。此外,为诊断真菌或分枝杆菌感染提供证据的支气管灌洗可以与 BALF 采样同时进行[110]。

3. 肺外组织活检

受结节病累及的任何器官均可以进行肉芽肿的组织学检测[92]。因为对神经组织及心脏的活检,可能导致相关的不良反应,因此这些操作非常棘手。接近90%的神经系统结节病患者存在神经系统外结节病[111],因此,从多数神经系统结节病患者的神经外病变中可以取得活检标本。虽然在适当的临床条件下,对心脏结节病而言心内膜心肌活检(endomyocardial biopsy)是一项相当特异的检查,但是其敏感度很低[112]。因此,心内膜心肌活检很少应用于结节病的诊断。通常,影像学检查可以作为诊断神经系统结节病和心脏结节病的替代检查。对影像学检查应该谨慎解读,因为这些检查的特异性取决于与之相关的结节病临床证据,这些证据通常包括其他器官先前经过活检确认的不明原因的肉芽肿性炎症(见后)。并且,影像学检查对神经系统结节病和心脏结节病的特异度尚不明确。

4. 提示结节病的临床表现

在一些病例中,结节病的临床表现非常特异,甚至不经过组织活检确认也可以确立结节病的诊断。相应的临床表现见表66-2[64]。对伴有这些临床表现的患者,医师可以考虑进行支气管镜检查以排除包括感染在内的其他可能病因。对支气管镜检查无法确诊的患者,存在表66-2列出的因素可能有助于增加诊断结节病的把握。冻疮样狼疮(lupus pernio)是一种硬化隆起的皮损(见图66-14A),典型者见于耳、面颊和鼻(见后);冻疮样狼疮被认为是结节病的高度特异表现。Löfgren综合征最初仅包括伴有下肢和前臂结节性红斑的患者(图66-8)。然而,踝关节炎或踝关节周围炎伴或不伴结节性红斑的加入扩展了Löfgren综合征的定义。眼色素层腮腺热(又称Heerfordt综合征)并不常见,但是对结节病的诊断具有特异性[113]。

表66-2　不需要组织学确认即可假定结节病的特征性临床表现(当额外资料不提示其他诊断时)

- 冻疮样狼疮
- Löfgren综合征[49]
  - 胸片显示双侧肺门淋巴结肿大
  - 结节性红斑皮损
  - 踝关节炎或关节周围炎伴或不伴结节性红斑
- Heerfordt综合征[113](腮腺炎、葡萄膜炎、面瘫和发热)
  - 葡萄膜炎
  - 腮腺炎
  - 发热(常见)
- 无症状且胸片显示双侧肺门淋巴结肿大
- [67]镓扫描显示"熊猫脸"征阳性(腮腺和泪腺摄取)和"八字"征阳性(双侧肺门和右气管旁淋巴结摄取)[116]

Judson MA: The diagnosis of sarcoidosis. *Clin Chest Med* 29:415-427, 2008.

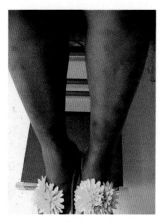

图66-8　结节性红斑。由皮下的肥大细胞炎症所导致的柔软红色结节或团块,通常见于双侧胫部

5. 其他诊断方法

在某些情况下,虽然基于临床因素提出对结节病的疑似诊断,但是没有明确的器官可以进行活检。此时,虽然患者眼、脑

或心脏的病变表现符合结节病,但是却没有安全的活检部位。对于这种情况,目前尚无明确的处理方法。虽然没有经过严格的分析,全身影像学检查,诸如[18]氟代脱氧葡萄糖正电子发射断层显像(positron emissiontomography,PET)[114,115]或[67]Ga(镓)扫描[116]在此类病例中仍被推荐使用以确定活检器官(图66-9)。对于这种情况的另一种推荐方法是对通常受累的器官进行活检,即使该器官缺乏提示结节病累及的症状或其他临床表现。对于无眼部症状的患者,采用结膜活检的诊断率范围是27%到55%[117-119]。活体共聚焦显微镜能够探查结膜的多核巨细胞且无需活检,这种无创方法被主张用来明确结节病患者的肉芽肿性炎症[120]。即使没有由肝脏引起的临床症状且肝功能的血清学检查结果正常,肝脏活检仍然能在24%到78%的结节病患者中证实肉芽肿[121,122]。然而,肝脏肉芽肿对结节病并不特异,因此为确定结节病的诊断,必须具备肝外结节病的证据[123]。Andonopoulos和他的同事[124]发现在22例胸片显示双侧肺门淋巴结肿大且不伴肌肉症状的病例中,腓肠肌活检可以显示肉芽肿。但是,这些患者中的多数都具有提示结节病的有力临床证据;而且这种操作的侵袭性很强。

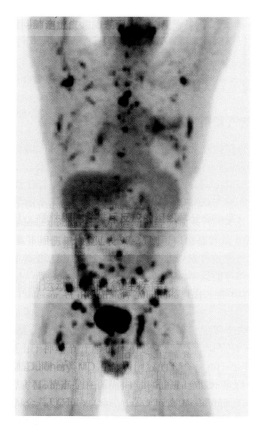

图66-9　正电子发射断层显像(PET)证实双侧肺实质和纵隔结节样摄取。同样证实数个肺外淋巴结和其他区域活性增强

当依据临床原因怀疑结节病却无法明确特定的器官进行活检时,Kveim-Siltzbach试验是另一种可以考虑的检查。Kveim-Siltzbach试验仅可以在指定的临床中心进行,可能需要在胸部影像学检查正常时采用(诸如不明原因的葡萄膜炎、高钙尿症、肝肉芽肿病、怀疑神经系统结节病或复发性结节性红斑的病例)[1]。这项检查需要将受结节病累及的脾脏的脾组织悬液进

行皮内接种[125]。如果 4～6 周内接种部位长出皮肤结节，即可进行活检。活检证实的非干酪样肉芽肿性炎症对诊断结节病高度特异[126]。Kveim-Siltzbach 试验的假阴性率为 20%～40%。该试验的敏感度和特异度的变化取决于用于制备该试验试剂所使用的脾脏以及受试患者的病程。如果抗原管控不当，Kveim-Siltzbach 试验可能造成感染性病原体传播[1]。

五、病理表现

在多数病例中，肉芽肿性炎症对确立结节病的诊断是必要的；但是，发现肉芽肿并不足以诊断结节病（图 66-10）[1,64]。对全部活检标本应该进行恰当染色的细致组织学检查以查找已知原因的肉芽肿性炎症，例如分枝杆菌、真菌、寄生虫感染以及异物（例如滑石粉）。

虽然没有对结节病肉芽肿有诊断意义的特异组织学特征，但是有些明确的特征可以提示结节病的诊断。结节病肉芽肿通常由紧密（有序）聚集的多核吞噬细胞（巨噬细胞和上皮样细胞）构成[127]。典型的结节病肉芽肿不伴坏死；但是，有时结节病肉芽肿也可伴有轻至中度坏死。通常，巨细胞在结节病肉芽肿中融合形成多核巨细胞。这些肉芽肿周围通常由淋巴细胞包围。结节病肉芽肿中可能出现多种包涵体，诸如星状小体（asteroid body）、舒曼小体（Schaumann body）、双折光结晶体（birefringent crystal）和黄褐色小体（Hamazaki-Wesenberg body）；然而，这些包涵体对结节病既不特异也没有诊断意义（图 66-11）[127]。特别是结节病肉芽肿中的双折光结晶体可能会误诊为滑石粉肉芽肿[72]。因此，应该着重明确其结晶体的形态特点和大小是否符合经静脉注射的滑石粉，以确定滑石粉肉芽肿的诊断。

结节病是一种不明原因的多系统肉芽肿性疾病[1]。基于结节病累及"多系统"的事实，应该有少两个器官存在肉芽肿性炎症的证据以确定结节病的诊断。然而，依据常规往往不会对第二个器官进行活检。值得注意的是，某些情况下肉芽肿病变似乎局限于单一器官（诸如特发性肉芽肿性肝病[128,129]和特发性全葡萄膜炎[130]），因此这些情况可能与结节病有所区别。

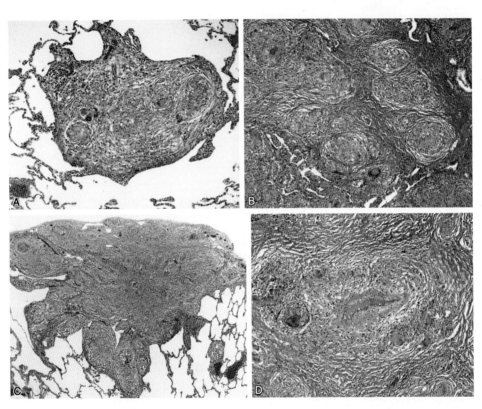

图 66-10　结节病。A. 肺结节病的特征性病理损伤为非坏死性（免疫性）肉芽肿。B. 肉芽肿位于硬化性纤维化内。C. 肉芽肿分布于胸膜、小叶间隔和支气管血管束内的淋巴管。虽然这种病理改变对结节病有诊断意义，但是仍然不能排除铍中毒的可能。D. 血管旁肉芽肿嵌入硬化灶很常见。尽管这是血管中心性生长的可能原因，但是肺动脉高压并不是结节病的常见并发症。（Leslie KO，Wick MR：*Practical pulmonary pathology: a diagnostic approach*，ed 2，Philadelphia，2011，Elsevier，Figs. 7-75 and 7-78. ）

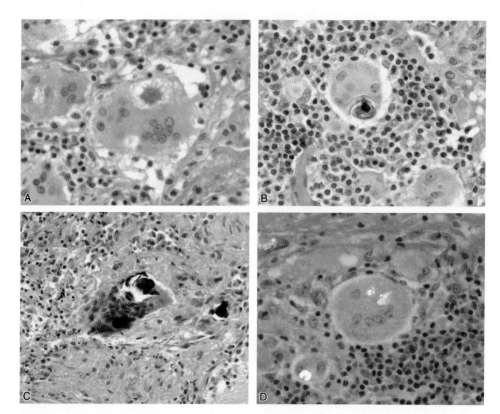

图 66-11　结节病。如图显示的典型多核巨细胞,通常伴随多种不同的胞浆包涵体(并不特异)。A,星状小体。B,舒曼小体。C,多个舒曼小体(贝壳状)。D,偏振光下的舒曼小体。(Leslie KO,Wick MR:*Practical pulmonary pathology:a diagnostic approach*,ed 2,Philadelphia,2011,Elsevier,Fig. 7-79.)

六、其他特发性多器官肉芽肿性疾病

其他多器官肉芽肿性综合征应该作为结节病的鉴别诊断予以考虑。这些综合征包括结核病在内的感染性疾病。

Blau 综合征表现为肉芽肿性虹膜炎、关节炎和皮疹[131,132]。本病是一种具有可变外显率的常染色体显性遗传病[131,132]。与结节病相比,多数 Blau 综合征患者的发病年龄小于 12 岁。根据其遗传特点、缺少内脏受累(例如肺)以及 Kveim-Siltzbach 试验阴性,Blau 综合征被认为是一种与儿童结节病不同的疾病[133,134]。同时,在结节病患者中也未发现 Blau 基因[135]。

不明意义肉芽肿病变综合征(granulomatous lesions of unknown significance,GLUS)是一种良性病程,有复发倾向,累及肝脏、脾脏、骨髓和淋巴结的肉芽肿性炎症。GLUS 综合征因为以下原因被认为与结节病有所区别:①不伴 SACE 水平升高;②不伴高钙血症;③Kveim-Siltzbach 试验阴性;④GLUS 综合征肉芽肿的 T 淋巴细胞免疫表型与结节病肉芽肿不同[136,137]。

坏死性结节病样肉芽肿病(necrotizing sarcoid granulomatosis)是一种系统性肉芽肿性血管炎[138,139]。与多数结节病病例不同,因为血管受累,坏死是本病的突出特征。虽然肺通常受累,但是肺外受累也很常见[140]。因此,目前对坏死性结节病样肉芽肿病是一种独立的临床疾病还是系统性结节病的一种表现形式尚存争议[140-142]。

七、肺部病变的评估

对结节病患者肺部病变的评估主要依据 3 个决定因素:肺功能、胸部影像学和症状。目前已经发展出若干手段用于评估上述 3 种因素。呼吸科医师应用肺功能检查和胸部影像学作为评估肺受累的方法。然而,患者主要关注的是他们的自我感觉和肺部病变对生活质量的影响。呼吸困难和咳嗽是肺结节病就诊的主要原因。

(一)肺功能

在诊断结节病时,大多数患者的肺量计和肺容积检查结果均正常[13,93]。随着时间推移,这些患者中的一部分会发展成伴有肺容量减低的限制性通气功能障碍[3,143]。然而,相当比例的结节病患者存在阻塞性肺疾病[144]。一氧化碳弥散量(diffusing capacity forcarbon monoxide,DL$_{CO}$)对评估早期间质性肺疾病更敏感[145],而且可以预测运动耐量的减低[145,146]。与肺容量减低不相称的 DL$_{CO}$ 下降也可能提示结节病相关性肺动脉高压[147,148]。

临床肺运动试验可能有助于评价结节病患者的呼吸困难[145]。肺功能检查结果正常的患者在运动试验中仍可能出现异常[149]。然而,运动试验的标准化并不完善,而且该检查十分繁琐。6 分钟步行(6-minute walk distance,6MWD)试验被广泛应用于评估运动耐量[150]。6MWD 在结节病中减低被发现与用力肺活量(forced vital capacity,FVC)下降、疲劳和生活质量评价相一致[146]。6MWD 和血氧饱和度下降可见于结节病相关性肺动脉高压患者[151,152]。然而,除心肺功能外还有数种因素会影响6MWD 试验结果,如肌力、关节病变和神经症状[150,153]。

(二) 肺部影像学

1. 胸片

Scadding 首次提出将常规胸片结果归类为若干分期(如前所述)[78]。Scadding 胸片分期与结节病预后相对应。Ⅰ期患者(图66-3)的肺门淋巴结肿大有超过 80% 的可能在发病 2~5 年后消退,反之,Ⅲ期患者胸片消退为正常的可能性低于 30%。纤维化改变者(Ⅳ期)不能消退。胸片分期的局限是无法描述结节病肺外表现的特征。此外,即使是经验丰富的放射科医师对胸片分期进行归类的差异性也很显著[154]。

与 Scadding 分期检视胸片相对的一种替代方案是动态比较患者的胸片。这是在临床实践中的常用方法。胸片的变化具有良好的重复性并且与肺功能的变化相对应[155,156]。在一项研究中,对照阅片的 kappa 系数显著优于 Scadding 评分系统[154]。

由 Muers 和他的同事[157]建立的另一种胸片评分方法与尘肺病所使用的评分方法相似。研究表明,该评分评估网格影的部分在患者应用糖皮质激素[158]和英夫利西单抗[159]治疗后能够检测到改变。该评分系统重复性的 kappa 系数良好[154]。然而,该评分系统十分冗长,因此在常规临床实践中并不实用。

2. 胸部计算机断层扫描

如前所述,包括 HRCT 在内的胸部 CT 影像被证实有利于诊断结节病(见图 66-3 至图 66-6)[160]。有研究对结节病中应用CT 扫描的评分系统进行描述[79],并且建议应用该评分系统评估结节病的严重程度[161]。然而,目前尚不清楚 CT 扫描的何种特征对结节病的治疗有重要意义。HRCT 扫描的一些特征与结节病的生理损伤呈强对应,诸如蜂窝肺与 DL$_{CO}$ 降低和肺泡气-动脉血氧分压差升高相关[162,163],而支气管周围增厚可能导致气道阻塞和空气潴留[164,165]。HRCT 也有助于明确支气管扩张的程度和是否存在如肺曲霉球的并发症(图 66-12)[166]。

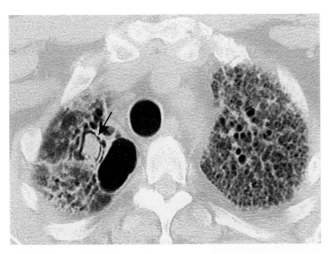

图 66-12 结节病合并肺曲霉球。HRCT 证实上叶肺纤维化伴右肺上叶肺曲霉球(箭头)

3. 放射性核素扫描

放射性核素扫描作为一种辅助手段用于结节病的诊断和器官受累的评估[115]。早期研究侧重于将镓扫描作为一种明确炎症的方法[167,168]。肺外病变的存在通常有助于确定潜在的活检区域。此外,腮腺和泪腺("熊猫脸"征)和(或)右气管旁及双侧肺门区("八字"征)的放射性摄取均高度支持结节病的诊断[116]。奥曲肽扫描也被用作评价结节病肺部炎症的指标[169]。

通过 PET 扫描探测放射性葡萄糖摄取被广泛应用于诸如肺癌和淋巴瘤的恶性病变。PET 扫描的放射活性在结节病中也会显著升高,表现为肺、纵隔淋巴结和身体其他部位的弥散放射性(见图 66-9)[114,115]。研究证明 PET 扫描有助于疑诊结节病的患者明确可能的活检部位[114]。接受免疫抑制治疗患者的 PET扫描可以证明疾病处于活动期,提示停药后可能造成结节病复发[170,171]。肺实质 PET 摄取增强的患者依据肺功能改变证实其结节病处于活动期[172];同时在这项研究中,肺实质 PET 摄取增强的结节病患者,接受治疗者表现为 FVC 和 DL$_{CO}$ 显著改善,而未接受治疗者表现为 DL$_{CO}$ 显著降低;不伴肺实质 PET 放射活性增强且未经治疗的结节病患者的 FVC 和 DL$_{CO}$ 无变化,提示其结节病处于非活动期[172]。在一项比较 PET 和镓扫描的研究中,PET 扫描的敏感度和重复性更高[173]。因为 PET 扫描应用广泛并且比镓扫描更省时(镓扫描耗时 2 天,PET 耗时 1 天),如果不考虑医疗费用,PET 扫描是更好的选择。PET 或 MRI 均可用于探查心脏结节病的心脏成像[174];心脏 MRI 的敏感度和特异度似乎更高[175]。然而,心脏 MRI 需要特殊的专业技能进行解读,并且禁用于安置除颤器或起搏器的患者。

(三) 健康相关生存质量

结节病与健康相关生存质量(health-related quality of life,HRQOL)的损害相关[176-178],结节病的治疗与 HRQOL 改变相关[178]。然而,相关研究结果并不一致。应用 SF-36(short form 36)简明健康测量量表(一种常用的生存质量量表)评价糖皮质激素治疗被证实可表现为改善[179]、无变化[180]或加重[177]。最初用于评价慢性阻塞性肺疾病患者 HRQOL 的圣乔治呼吸问卷(Saint George Respiratory Questionnaire)[181]也可以应用于一些间质性肺疾病,诸如特发性肺纤维化和结节病[182,183]。有报告指出对于结节病相关性肺动脉高压患者,接受肺动脉高压治疗后,其圣乔治呼吸问卷结果有所改善[184,185]。此外,目前还有两种结节病特异的生存质量量表,包括结节病健康问卷(Sarcoidosis Health Questionnaire)和金氏结节病问卷(King's Sarcoidosis Questionnaire)。

疲劳是结节病患者的常见主诉[187,188]。有报道指出欧洲和美国的结节病患者中超过半数均存在疲劳[189]。虽然疲劳在肺结节病和肺外结节病患者中均有报道,但是疲劳在后者中更多见[190]。在结节病的其他证据均消退以后,疲劳仍可能长期存在[188]。目前有若干并不特定针对某一疾病的疲劳量表[187,190,191],而疲劳评定量表(Fatigue Assessment Scale)是一种对结节病特异的疲劳问卷[192]。疲劳评定量表在一些[191,193]而非全部[194]研究中似乎与通用的疲劳量表呈现良好的相关性。研究发现接受英夫利西单抗治疗的结节病患者的疲劳评定量表有所改善[195]。

抑郁在结节病患者中是一种经常被漏诊的问题[196,197]。抑郁在结节病患者中的患病率为25%~60%，并且可能会导致生存质量恶化[196,198]。因此，很多结节病患者需要精神或心理评价的参照以及心理咨询。

结节病相关肺动脉高压（sarcoidosis-associated pulmonary hypertension，SAPH）可以由多种机制进展形成，诸如左室舒张功能不全、肺动脉血管炎、肺静脉闭塞病、肺纤维化和缺氧[199]。结节病中肺动脉高压的总患病率约为5%~15%[147,152,200,201]。在中度至重度结节病患者中肺动脉高压的患病率为50%或更高[148,202-204]。毛细血管前肺动脉高压是导致SAPH的最常见原因，但是左室舒张功能不全也存在于相当数量的病例中[201,204]。毛细血管前肺动脉高压的患者，其预后显著差于左室舒张功能不全的患者[204]。

八、肺外结节病

结节病是一种多器官疾病。有报道指出，在多数大型系列研究中超过90%的病例均存在肺受累[13,93,205]。然而，其他若干器官通常也会受结节病影响。美国两个大型临床中心调查的总数超过2700名患者的器官受累情况见表66-3[205]。上述两组患者器官受累的评价均采用相同的规范化标准，而且仅列出确切或很可能受累的器官[206]。患者可能存在未检测到的器官受累。例如，对无肝脏症状的患者行肝脏活检仍然可能在多达半数的病例中证实肉芽肿性炎症[121,207]。

表66-3 结节病的器官受累

	查尔斯顿（%）	辛辛那提（%）
女性	66	71
非洲裔美国人	66	43
特定器官受累		
肺	89	88
眼	23	33
皮肤	32	33
肝	20	13
神经	9	14
心脏	4	5

两个大型临床中心对超过2700名患者的器官受累进行观察。两个临床中心诊断结节病的规范化标准相同，仅记录确切或高度可能的器官受累。

Charleston data from Judson MA，Boan AD，Lackland DT：The clinical course of sarcoidosis：presentation，diagnosis，and treatment in a large white and black cohort in the United States. *Sarcoidosis Vasc Diffuse Lung Dis* 29：119-127，2012. Cincinnati data are unpublished

（一）眼

在美国和欧洲，1/3的结节病患者存在眼部受累。眼部病变在非洲裔美国人和女性中更多见[13,205]。在日本，多达80%的结节病患者存在眼部病变[208]。结节病较为常见的眼部表现见表66-4[209]。有学者建议所有结节病患者在初始评估时均应该由专科医师进行眼部检查[1]。葡萄膜炎是眼结节病最常见的表现，并且有时可无临床症状。前葡萄膜炎典型者呈急性表现，伴有眼部发红、疼痛、畏光和流泪，但也可能表现为慢性病程。后葡萄膜炎典型者呈渐进起病并且更有可能影响视力。结膜结节是另一种常见的表现（虽然通常没有症状）。事实上，在没有任何眼部症状的患者中，有时仍可以通过结膜活检确立结节病的诊断。伴有眼结节病的患者，可能由眼部受累罹患诸如干燥综合征、青光眼和白内障的并发症。白内障和青光眼也是局部或全身糖皮质激素治疗的并发症。泪腺肿大虽然较为少见，但仍是一种特征性表现。约有10%的结节病相关葡萄膜炎患者至少有一侧眼发展致盲，因此警惕眼部受累尤为重要。

表66-4 结节病眼部受累的类型

前葡萄膜炎、中间葡萄膜炎、后葡萄膜炎
视神经病变
眼附属器和眼眶病变
泪腺：肿大、干燥综合征、泪囊炎
眼眶肿块
巩膜受累
青光眼
白内障

Baughman RP，Lower EE，Kaufman AH：Ocular sarcoidosis. *Semin Respir Crit Care Med* 31：452-462，2010.

（二）皮肤

约有1/3的结节病患者会出现皮肤受累[210]。皮肤病变的表现包括斑丘疹、丘疹、色素沉着和色素减退（图66-13）[211]。冻疮样狼疮是一种对结节病特异的面部硬化性皮损（图66-14）[212]。冻疮样狼疮在非洲裔患者中更多见。冻疮样狼疮通常呈慢性病程[213]，而且对常规治疗抵抗[214]。如前所述，结节性红斑通常（但并非总是）与良好预后相关[49]。特别是伴有结节性红斑的非洲裔患者通常呈慢性病变[215]。其他皮肤受累可能表现为斑片、斑块、皮肤青紫、局部脱发、鱼鳞病、皮下结节、溃疡和脓疱。

（三）神经系统

神经系统结节病发生于不足10%的结节病患者。神经系统

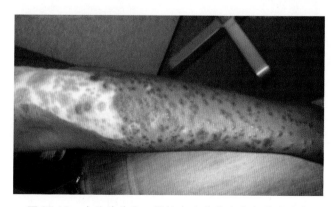

图66-13 皮肤结节病。慢性皮肤结节病患者前臂的斑丘疹损伤

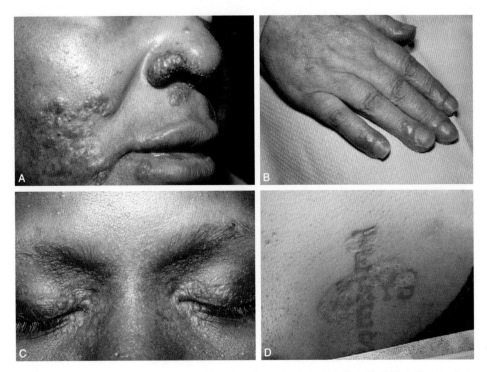

图 66-14　结节病皮肤损伤。A. 冻疮样狼疮。鼻、面颊和唇的青紫色结节样斑块。B. 冻疮样狼疮。手指末端的青紫色肿胀。C. 丘疹型结节病。多个分布于眶周的丘疹。D. 皮肤结节病表现为位于文身及其周围的粉色硬化区域。(Marchell RM，Judson MA：Chronic cutaneous lesions of sarcoidosis. *Clin Dermatol* 25：295-302，2007.)

病变可以累及脊髓或仅累及脑神经[216-218]。检测神经系统病变最敏感的方法是钆增强 MRI，因为神经系统损伤通常会表现为吸收增强[218,219]。脑脊液分析可能证明淋巴细胞增多和蛋白含量升高，从而有助于检测神经病变[219]。有报道指出，脑脊液中 ACE 水平升高对神经系统结节病特异，但是其敏感度低于 50%[220]。对于神经系统结节病患者(特别是表现为孤立的神经系统结节病者)[221]，医师需要考虑多发性硬化的可能[222]。结节病患者可以进展为视神经炎伴或不伴葡萄膜炎[223]。将此类患者与多发性硬化进行区分是很重要的，因为神经系统结节病患者接受诸如抗 TNF 治疗(例如英夫利西单抗)通常可以获得改善[223,224]。

（四）心脏

结节病可以直接导致浸润性心肌病，伴有两种主要表现：心律失常和射血分数减低。探查心脏结节病很困难[225]。心脏症状的表现(如心悸和晕厥)是一种敏感但不特异的结节病筛检标准。超声心动图和 24~48 小时心电监测可以作为结节病的补充筛检试验[174]。独立或联合进行心脏结节病筛检试验的阳性率、敏感度和特异度总结于表 66-5[174]。目前认为 MRI 和（或）PET 扫描对诊断心脏结节病最具特异性[225]。心律失常(特别是室性心律失常)仍然是心脏结节病致死的一种潜在原因[226]。然而，植入式除颤器可显著降低由心律失常所致的病死率[227,228]。因此，对可能伴有心脏结节病的患者应该筛检室性心律失常，并且由专科医师评价是否需要安置除颤器[228a]。

表 66-5　心脏结节病的筛查：门诊检查的诊断和预后评估价值

基线测试的异常表现	发生例数	敏感度	特异度
心脏症状病史	12(19%)	46%	95%
ECG	3(5%)	8%	97%
动态心电图	13(21%)	50%	97%
超声心动图	8(13%)	25%	95%
任何 1 项	29(47%)	100%	87%
任何 2 项或更多	7(11%)	25%	97%
任何 3 项或更多	1(2%)	4%	100%
全部 4 项	0(0%)		

一项 62 例连续病例的研究对心脏结节病的症状和一系列检查进行评价。根据心脏 MRI 和 PET 扫描，24 例患者被诊断为心脏结节病；独立或联合应用各项筛查手段的敏感度和特异度见上表。

Mehta D，Lubitz SA，Frankel Z，et al：Cardiac involvement in patients with sarcoidosis：diagnostic and prognostic value of outpatient testing. *Chest* 133：1426-1435，2008.

（五）耳、鼻和咽喉

结节病可以累及唾液腺，导致严重的口干燥症、中耳炎、前庭症状或听力损失。鼻和鼻旁窦受累表现为非特异症状，诸如鼻塞、鼻后滴漏、鼻窦压力、头痛和感染。冻疮样狼疮、鼻畸形(例如鞍鼻畸形)和鼻黏膜异常(例如鼻黏膜脆弱伴出血结痂和黏膜下结节)可能伴随上述症状出现。罕见地,黏膜下结节可能侵透硬腭或软腭,导致口腔溃疡或瘘管。鼻和鼻窦病变的其他罕见并发症包括溢泪(鼻泪道出口阻塞导致的慢性流泪)、嗅觉丧失(嗅上皮直接受累或嗅裂阻塞导致的嗅觉缺失)以及伴有眶内或颅内侵袭的实质病变。确定诊断依赖于肉芽肿性炎症的活检证据以及除外其他感染和炎症病因(例如真菌或分枝杆菌感染、鼻硬结病或血管炎)。针对鼻腔鼻窦结节病(sinonasal sarcoidosis)有许多治疗策略,具体策略取决于病变的严重程度和部位。

(六) 腮腺

腮腺肿大是一种典型但少见的病变特征。Heerfordt 综合征(又称眼色素层腮腺热)的特征是腮腺肿大伴发热、面瘫和前葡萄膜炎。

(七) 肝和脾

肝脏受累在结节病中常见[229]。血清生化检查结果的常见表现为碱性磷酸酶水平升高以及有时出现的转氨酶水平升高[121,207]。肝增强 CT 扫描可以支持诊断。即使在不伴肝脏症状或血液生化检查无异常的患者,肝活检通常仍可检测到肉芽肿性病变[212,207,230]。脾脏受累也很常见但少有症状,可以通过细针穿刺活检确定。罕见地,脾肿大可以形成巨脾,可能导致血小板减少或其他血细胞减少。

(八) 关节

关节痛常见于伴有 Löfgren 综合征的患者;其他类型的结节病较少表现为关节受累。关节痛见于 25% ~ 39% 的结节病患者,但是致畸性关节痛罕见。虽然随着 MRI 应用的增加可能提升对骨结节病患病率的预估,但是仅有 3% ~ 13% 的结节病患者表现为骨受累。事实上虽然任何骨骼均可受累,但是骨受累的典型表现为 X 线平片或 MRI 显示的指(趾)骨囊肿。

以结节、急性肌炎或慢性肌病为特征的有症状肌肉受累罕见;然而在不伴肌肉病变临床表现的系统性结节病中,仍有 20% ~75% 的病例在肌肉活检时发现肉芽肿。

(九) 外周淋巴结

肺门和纵隔淋巴结肿大常见(多至 90% 的患者)。然而,外周淋巴结肿大并不如前述常见(5% ~30%)。典型的肿大淋巴结无触痛、可移动,位于颈部、腋窝、肱骨内上髁和腹股沟区。

(十) 内分泌腺

已有报道指出,多至 30% 的结节病患者存在高钙血症或高钙尿症[231,232]。由 1-α-羟化酶自主激活导致的 1,25-二羟基维生素 D 水平过高是造成这一现象的最常见机制[233,234]。虽然 1,25-二羟基维生素 D 水平可能升高,但是 25-羟基维生素 D 却处于低水平[231]。其他原因(例如甲状旁腺功能亢进)也会导致结节病高钙血症[231]。结节病患者的高钙血症与肾衰竭相关,在高钙血症经过治疗后肾衰竭可能逆转[235]。

(十一) 血液

多至 40% 的结节病患者可出现血液系统异常,包括贫血、白

细胞减少、淋巴细胞减少中的一种或几种。骨髓受累或脾肿大伴血小板破坏导致的血小板减少罕见。

九、结节病的治疗

多数患者会在诊断结节病 3 年以内出现病变缓解,不伴或仅伴有很少的长期后果。然而,多至 1/3 的患者病变迁延,导致显著的器官损伤。个别患者死于结节病(<5%),死因通常为心脏、神经系统受累或肺纤维化导致的呼吸衰竭。

结节病的治疗需要考虑结节病相关的炎症、结节病的并发症以及治疗的并发症。结节病的分类和已报道的潜在治疗手段以及这些手段在结节病治疗中的证据级别见表 66-6[236,237]。

表 66-6 结节病的治疗*

抗炎治疗	
急性结节病	
糖皮质激素	1A
羟氯喹	2B
甲氨蝶呤	2A
慢性结节病	
糖皮质激素	1B
甲氨蝶呤	1A
硫唑嘌呤	1B
来氟米特	1B
麦考酚酯	1C
英夫利西单抗	1A
阿达木单抗	1C
羟氯喹	2B
激素抵抗型结节病	
英夫利西单抗	1A
阿达木单抗	1C
纤维化性结节病	
符合治疗标准时	
氧疗	1C
肺移植	1B
肺康复	1C
结节病的并发症	
肺动脉高压	
波生坦	1A
安贝生坦	2B
西地那非	1B
他达拉非	2B
吸入用伊洛前列素	2B
前列环素	2B
疲劳	
哌甲酯	1C
右哌甲酯	1A
阿莫达非尼	1A
治疗的并发症	
肺曲霉球	
唑类药物治疗	1C
两性霉素腔内注射	1B
手术切除(可以耐受时)	1C

* 注:根据对收益、风险、负担和可能成本的平衡以及对收益、风险和负担估计的把握程度,将推荐的级别分为强(1 级)或弱(2 级)。根据诸如研究设计、结果可靠性和证据直接性的因素,将证据质量分为高(A级)、中(B 级)或低(C 级)[237]

（一）抗炎药物

因为结节病患者常无临床症状而且许多患者会在诊断结节病 6 个月内自行缓解[158]，因此并非所有患者均需要初始治疗[158,238,239]。患者的临床症状以及是否出现伴有肺功能降低的肺结节病表现通常作为决定治疗的依据[238]。

糖皮质激素仍然是结节病应用最广泛、证据充分且最有效的治疗药物[5,240,241]。糖皮质激素的初始剂量在不同报道中差异较大。McKinzie 和他的同事发现部分结节病患者平均每日口服泼尼松 20mg，在 1 个月内即可显著改善 FVC[242]。一旦患者症状改善，通常逐渐减少用药剂量使不良反应最小化，但仍然保持从初始的诱导反应中获得的改善。在某些情况下，当治疗剂量减少时患者可能复发，此时需增加剂量[243]。患者在停药后也可能复发，因此通常推荐疗程持续数月的缓慢停药[244]。即使接受糖皮质激素治疗超过 2 年的患者也有至少 50% 的可能在停药后复发[245,246]。

对每日应用泼尼松 40mg 等效剂量无反应的患者考虑为激素抵抗型结节病，可以考虑应用替代疗法。然而此类患者相当罕见。

开始接受治疗的患者有相当比例需要进行 2 年以上的长疗程治疗[158,238,239,244,247]。因为糖皮质激素常导致显著的累积毒性，因此这类患者可以考虑应用激素助减剂和替代药物。有循证医学证据指出，许多非甾体类免疫抑制剂在用于治疗肺结节病时需要对患者进行监测[248]。

有报道指出，抗疟药（氯喹和羟氯喹）对治疗诸如皮肤结节病和鼻腔鼻窦结节病[249,251]的特定类型肺外结节病有效[249,250]。抗疟药也被证明有利于高钙血症的治疗[252]，并且对治疗结节病相关性疲劳可能比其他抗炎药物更有效[189]。抗疟药的主要不良反应为眼毒性。虽然羟氯喹的眼毒性似乎更低，但是仍然建议进行常规筛查[253-255]。对于多数患者，每日 400mg 羟氯喹是安全的。最新研究建议，仅需要对身材矮小者调整剂量[255]。

甲氨蝶呤是结节病常用的细胞毒类激素助减剂[240,256]。甲氨蝶呤对复发型和激素抵抗型结节病有效。甲氨蝶呤也对眼[209,257]、皮肤[258-260]、鼻窦[261,262]和神经系统结节病[263,264]有效。甲氨蝶呤和其他细胞毒药物最主要的潜在不良反应是骨髓抑制，并且其效应呈剂量依赖。循证医学证据和专家意见均建议对接受甲氨蝶呤治疗的患者进行监测[248,265]。

硫唑嘌呤是常用于慢性结节病的另一种细胞毒药物。有限的数据指出硫唑嘌呤与甲氨蝶呤的疗效相同，但是会导致更严重的不良反应[266]。硫唑嘌呤也被证实对肺结节病[267]和肺外结节病[261,268,269]有效。最近有报道指出，特发性肺纤维化患者接受硫唑嘌呤治疗会增加其发病率和病死率，提示对患有进展期纤维化疾病的患者应谨慎进行全剂量治疗[270]。

来氟米特最初用于治疗类风湿关节炎，是一种与甲氨蝶呤作用类似的抗代谢药[271]。有报道指出单独应用来氟米特或联合应用甲氨蝶呤对治疗结节病有效[272,273]。虽然来氟米特与甲氨蝶呤造成异常肝功能检查结果的几率相似，但是来氟米特的胃肠道毒性更小[271]。来氟米特可以产生肺毒性，但是其发生率较甲氨蝶呤低[274,275]。来氟米特也会导致周围神经病，通常在停药后缓解[276,277]。

麦考酚酯类似物越来越多地用于治疗炎症性肺疾病[278,279]。

有报道指出，麦考酚酯类似物治疗激素抵抗型结节病（特别是神经系统结节病）的疗效与激素助减剂相当[280,281]。麦考酚酯治疗的骨髓毒性和肝毒性更小，但是仍然与显著的胃肠道毒性和感染性并发症相关[282]。

英夫利西单抗（infliximab）是一种直接针对 TNF 的嵌合性单克隆抗体。2001 年首次报道对治疗激素抵抗型结节病有效[283,284]。英夫利西单抗广泛应用于治疗多种类型的激素抵抗型结节病，诸如肺结节病、皮肤结节病、眼结节病和神经系统结节病[285-289]。两组双盲、安慰剂对照试验已经证实，在维持治疗时加用英夫利西单抗可以获益[159,180]。英夫利西单抗也被证实对一些合并有肺外结节病的患者有效[290]。在一项针对冻疮样狼疮患者的大规模回顾性研究中，英夫利西单抗优于所有其他治疗选择[214]。英夫利西单抗也被证实可用于治疗激素抵抗型神经系统结节病[281,291]。英夫利西单抗无法治愈结节病。该药副作用甚大，并且据报道在治疗一年以内停药，复发率高[292]。

英夫利西单抗的不良反应包括对嵌合性抗体的变态反应，诸如过敏反应、血管炎或亚急性狼疮样反应[293]。此外，与其他抗 TNF 抗体相同，英夫利西单抗也与结核复发的高风险相关[294]。依那西普（TNF 受体拮抗剂）的结核复发风险似乎更低[294,295]。遵照指南对潜伏性结核进行筛查和治疗可以显著降低结核复发的风险[296]。因为假阴性是结核菌素试验的常见问题，因此应用皮试检测潜伏性结核对结节病患者而言可能并不充分[297]。对于结核菌素试验无反应或免疫抑制的患者，干扰素 γ 释放试验似乎是一种更可靠的筛查潜伏性结核的方法[298]。因为英夫利西单抗治疗会显著增加伴有中重度充血性心力衰竭患者的病死率，因此抗 TNF 治疗可能禁用于此类患者[299]。然而，英夫利西单抗却被成功地用于治疗结节病导致的心肌病[56,300,301]。最后，应用抗 TNF 药物可能增加恶性肿瘤的风险。一项荟萃分析发现，在接受抗 TNF 治疗的类风湿关节炎患者中仅出现非黑色素瘤皮肤癌发病增加[302]。在另一项研究中，虽然相对危险度与对照组相比没有显著差异，但是仍然提示淋巴瘤发病增加的潜在风险[303]。虽然目前尚不清楚接受抗 TNF 治疗的结节病患者罹患癌症的风险，但是医师在应用此类药物时仍然应该谨慎考虑这种风险。

阿达木单抗（adalimumab）是一种完全人源性抗 TNF 抗体，有报道称其对治疗某些结节病病例有效[289,304-306]。与英夫利西单抗相比，阿达木单抗的反应率似乎更低而且起效更慢[288]。这可能是因为较低的初始剂量所致。当应用更高的诱导剂量和维持剂量时（例如治疗克罗恩病）阿达木单抗的效果更好[307]。高剂量抗 TNF 抗体对达到治疗结节病的临床反应可能是必要的，但是目前仍不清楚这些高剂量抗 TNF 抗体的给药频率[308]。潜在的剂量依赖效应可能能够解释近期完成的一项关于戈利木单抗（另一种人源性抗 TNF 抗体）的试验失败的原因。

依那西普（etanercept）是一种 TNF 受体拮抗剂，有报道称其对治疗某些激素抵抗型结节病有效[309]。然而，在一项针对肺结节病的开放性试验[310]以及一项针对眼结节病的安慰剂对照、双盲随机对照试验[311]中，均未发现该药物有效。

有趣的是，接受抗 TNF 治疗的患者可以罹患一种与结节病难以区分的肉芽肿性疾病[312,313]。目前尚不清楚这种反应的机制，但是可能的机制包括 TNF 的反跳分泌或 Treg 细胞的功能改变[314]。如前文所述，Treg 细胞有在结节病中存在异常的报道[60,61]。值得注意的是，有几种针对结节病的新抗炎治疗手段正在接受评估[5]。

（二）肺外病变的治疗

总体而言，肺外结节病的治疗与肺结节病的治疗相似。但是有少数情况需要特殊考虑。对于眼结节病，局部应用类固醇、眼周类固醇注射和类固醇植入剂的局部治疗可能足以控制病变[209]。然而，应用糖皮质激素可能造成白内障形成或青光眼。因此，慢性眼结节病在治疗早期考虑应用细胞毒药物是可行的（例如甲氨蝶呤）[257,289]。对于皮肤结节病，患者通常可能对羟氯喹或局部类固醇治疗有反应[251,315]。然而，冻疮样狼疮对英夫利西单抗的反应性显著高于糖皮质激素和细胞毒治疗[316]。神经系统病变通常需要应用大剂量糖皮质激素和（或）细胞毒药物的强化治疗[263]。抗 TNF 治疗可能尤其有利于治疗激素抵抗型神经系统结节病[281,317]。

（三）抗纤维化治疗

结节病导致的显著肺纤维化会增加患者的病死率[163]。迄今为止，学界对形成纤维化的病理生理机制理解有限。总体而言，目前缺乏对肺纤维化的潜在治疗手段，并且尚无具体的治疗手段报道对结节病纤维化的治疗有效[318]。

（四）支持治疗

支持治疗是治疗的支柱，尤其是对伴有严重呼吸困难、低氧血症和肺动脉高压（见后）的患者[319]。与其他纤维化性肺疾病常用的手段相同，支持疗法包括促进黏膜纤毛清除能力、治疗支气管扩张相关性感染、氧疗以及适当时机的肺康复治疗[320]。

（五）结节病并发症的治疗

1. 肺动脉高压

若干肺动脉高压药物已经被研究用于治疗前毛细血管结节病相关性肺动脉高压（SAPH）。一些经过特别设计用来明确治疗效果的研究见表 66-7。前列腺素类药物包括静脉应用前列环素[321,322]和吸入伊洛前列素[184]。长期静脉应用依前列醇与部分病例临床改善的延长呈正相关[321]。也有报道称内皮素受体拮抗剂可以安全地用于治疗 SAPH[185,323,324]。一项双盲、安慰剂对照研究证实，波生坦可以显著改善 SAPH 患者的肺循环血流动力学，而安慰剂对照组则无此效果[325]。西地那非也被证明可以改善 SAPH 患者的血流动力学[326]。

表 66-7 列出的部分研究评价 SAPH 对治疗反应性的标准为肺循环血流动力学和（或）生存质量[184,185,326]。这些研究应用此标准的部分原因是研究者对患者随访的时间很短，通常只有 4 个月。一项对 SAPH 患者在经历更长时间治疗后进行评价的研究发现，受试患者不仅血流动力学有所改善，6 分钟步行距离（6MWD）也有所改善[323]。但是，6MWD 改善仅见于伴有轻至中度限制性通气功能障碍的患者，并且在 FVC 低于 50% 预计值的患者中少见。

表 66-7　结节病相关性肺动脉高压的治疗

分类	治疗药物	显著改善	部分病例改善
前列腺素类	依前列醇[322]		改善血流动力学
	依前列醇[321]		改善血流动力学
	伊洛前列素[184]		改善血流动力学和 HRQOL
内皮素受体拮抗剂	波生坦[325]	改善血流动力学	
	安贝生坦[185]		改善 HRQOL
5 型磷酸二酯酶抑制剂	西地那非[326]		改善血流动力学
联合治疗	■ 西地那非+波生坦	改善血流动力学	改善 6MWD
	■ 西地那非+吸入用伊洛前列素		
	■ 西地那非+波生坦+吸入用伊洛前列素		
	■ 依前列醇+波生坦[348]		

HRQOL，健康相关生存质量；6MWD，6 分钟步行距离

2. 疲劳

如前所述，疲劳是结节病的一种常见表现[187]。疲劳可能与以下几种因素有关，诸如糖尿病、抑郁和睡眠呼吸暂停[327,328]。睡眠呼吸暂停是结节病患者的常见问题。特别是对于那些接受糖皮质激素治疗的患者[328-330]。然而，在接受睡眠呼吸暂停治疗后，疲劳仍然可能存在[193]。

虽然疲劳可能导致严重虚弱，但是并不致命。因此，在进行抗疲劳治疗时必须权衡治疗的收益和与之相关的副作用风险。有报道称神经兴奋剂（例如哌甲酯）对治疗结节病相关性疲劳有效[331]。在一项双盲、安慰剂对照的交叉试验中，接受右哌甲酯治疗期间结节病相关疲劳的发生率较安慰剂治疗期间低 30%[191]。应用哌甲酯的局限是该药的半衰期短，通常需要加用午后剂量，加用剂量后可能导致失眠。阿莫达非尼（armodafinil）是一种神经兴奋剂类似物，在一项双盲、安慰剂对照的交叉试验发现与安慰剂相比，阿莫达非尼能显著减轻疲劳[193]。

小纤维神经病（small fiber neuropathy）与疲劳有关[332]。若干药物对治疗结节病相关小纤维神经病取得不同程度的疗效。神经性药物通常是初始选择，但是这些药物的疗效有限。对于激素抵抗型病例应该考虑应用抗 TNF 药物。一项小规模回顾性

研究报告称静脉应用丙种球蛋白治疗有效[333]。其他治疗手段目前正在研究[334]。

3. 肺曲霉球

真菌感染(特别是肺曲霉球)是进展期纤维化性结节病的一种严重并发症,通常与免疫抑制治疗有关[6,163,335-337]。肺曲霉球可能造成致死性咯血。内科治疗与外科治疗的风险与收益取决于病变的表现和患者的肺部状况。因此,治疗手段的选择必须个体化。肺功能良好的患者可以进行手术切除以预防或治疗潜在的致死性咯血,而且通常可以治愈肺曲霉球。针对肺曲霉球的内科治疗主要为唑类药物治疗[6,338,339]。对慢性空洞性肺曲霉菌病进行长疗程抗真菌治疗的有关证据是根据小规模病例系列和开放性非对照研究提出的[338,340]。对经过筛选的合并肺曲霉球的结节病患者进行治疗得出的有限资料建议,短疗程两性霉素腔内注射可能有效[341]。

4. 骨骼健康

因为结节病患者通常存在高水平的 1,25-二羟基维生素 D,所以通常不需要补充维生素 D[342]。双磷酸盐可以改善结节病患者的骨质减少和骨质疏松[343]。

5. 肺移植

肺移植已经在结节病患者中成功进行[344]。移植肺也可能发生肉芽肿[345],但是这通常不会影响移植受者的临床转归,因为移植后免疫抑制通常足以治疗结节病[346]。医师应该重点治疗重叠感染,因为重叠感染是一种常见并发症,见于纤维化性结节病的支气管扩张,同时重叠感染可能是导致移植肺的急性呼吸功能失代偿的因素之一[347]。

关键点
■ 结节病以不明抗原所增强的肉芽肿反应为特征。
■ 虽然很多结节病患者在 2 年内自行缓解,但是仍有显著比例的患者表现为慢性病变——全部患者中约有 1/4 在诊断后需要进行超过 2 年的全身治疗。
■ 研究证实,部分病例的遗传多态性与临床转归相关。
■ 结节病的诊断依赖于识别符合疾病的临床表现、排除其他能够导致肉芽肿炎症的情况,以及通过活检证实肉芽肿(多数病例)。
■ 确定肺外病变的重要性不仅有助于明确其他导致结节病发病的可能原因,也有助于增加诊断的把握。

■ 疲劳、胸部不适和抑郁可以导致慢性结节病患者生存质量不良。
■ 当患者出现临床症状时需要进行结节病全身治疗(通常以糖皮质激素为起始)。激素助减剂对罹患慢性结节病或出现糖皮质激素毒性反应的患者最为有益。

(徐明韬 罗壮 译,康健 校)

参考文献

以下是主要的文献,完整的文献请登录 *ExpertConsult* 查阅。

Baughman RP, Culver DA, Judson MA: A concise review of pulmonary sarcoidosis. *Am J Respir Crit Care Med* 183:573–581, 2011.
Baughman RP, Nagai S, Balter M, et al: Defining the clinical outcome status (COS) in sarcoidosis: results of WASOG Task Force. *Sarcoidosis Vasc Diffuse Lung Dis* 28:56–64, 2011.
Baughman RP, Nunes H, Sweiss NJ, Lower EE: Established and experimental medical therapy of pulmonary sarcoidosis. *Eur Respir J* 41:1424–1438, 2013.
Brownell I, Ramirez-Valle F, Sanchez M, Prystowsky S: Evidence for mycobacteria in sarcoidosis. *Am J Respir Cell Mol Biol* 45:899–905, 2011.
de Kleijn WP, Drent M, De Vries J: Nature of fatigue moderates depressive symptoms and anxiety in sarcoidosis. *Br J Health Psychol* 18:439–452, 2013.
Grunewald J: Review: role of genetics in susceptibility and outcome of sarcoidosis. *Semin Respir Crit Care Med* 31:380–389, 2010.
Hawtin KE, Roddie ME, Mauri FA, et al: Pulmonary sarcoidosis: the "Great Pretender." *Clin Radiol* 65:642–650, 2010.
Iannuzzi MC, Fontana JR: Sarcoidosis: clinical presentation, immunopathogenesis, and therapeutics. *JAMA* 305:391–399, 2011.
Keijsers RG, Verzijlbergen EJ, van den Bosch JM, et al: 18F-FDG PET as a predictor of pulmonary function in sarcoidosis. *Sarcoidosis Vasc Diffuse Lung Dis* 28:123–129, 2011.
Koth LL, Solberg OD, Peng JC, et al: Sarcoidosis blood transcriptome reflects lung inflammation and overlaps with tuberculosis. *Am J Respir Crit Care Med* 184:1153–1163, 2011.
Nardi A, Brillet PY, Letoumelin P, et al: Stage IV sarcoidosis: comparison of survival with the general population and causes of death. *Eur Respir J* 38:1368–1373, 2011.
Stagaki E, Mountford WK, Lackland DT, Judson MA: The treatment of lupus pernio: results of 116 treatment courses in 54 patients. *Chest* 135:468–476, 2009.
von Bartheld MB, Dekkers OM, Szlubowski A, et al: Endosonography vs conventional bronchoscopy for the diagnosis of sarcoidosis: the GRANULOMA randomized clinical trial. *JAMA* 309:2457–2464, 2013.

HAROLD R. COLLARD,MD・TALMADGE E. KING,J R.,MD・MARVIN I. SCHWARZ,MD

一、引言

本章主要讨论弥漫性肺泡出血(diffuse alveolar hemorrhage,DAH)和其他几种罕见的浸润性肺疾病。DAH 是一种严重的肺部疾病,其主要特征是累及肺微循环(小动脉、小静脉和毛细血管)的广泛性肺泡出血。DAH 常见于许多其他疾病,常被视为一种主要的临床表现。

本章后面部分讨论了几种罕见的浸润性肺疾病,包括神经纤维瘤、赫曼斯基-普德拉克综合征、先天性角化不良、戈谢病、尼曼匹克病和肺泡微结石症。

二、弥漫性肺泡出血

不同于更易引起肺出血的局灶性病变(如坏死性肺炎、支气管炎、支气管扩张、肺梗死、恶性肿瘤、动静脉畸形),DAH 影响大部分肺泡毛细血管的表面。DAH 作为一种医学急症,常引起急性呼吸衰竭和死亡。肺专科医生必须早期识别 DAH,诊断导致DAH 的基础疾病,并给予适当的治疗。

(一)定义

DAH 临床特征有以下几点:弥漫性肺部浸润影,伴随不同程度的呼吸衰竭;血红蛋白水平下降;在连续支气管肺泡灌洗(bronchoalveolar lavage,BAL)过程中,不断有血液回流(或持续的红细胞数量增加)。其病理特征是肺泡内红细胞积聚(图 67-1)。可能的慢性化证据有肺泡内含铁血黄素巨噬细胞、吞噬红细胞以及游离间质含铁血黄素的聚集[1-3],这些发现有助于鉴别活检相关的急性出血。DAH 其他组织学的特点包括 II 型肺泡上皮、肺泡内组织增生(机化性肺炎)、肺间质单核细胞浸润、肺泡毛细血管及微静脉形成微血栓[1-5]。

DAH 患者可表现出肺泡间质中性粒细胞炎症,即肺或肺泡毛细血管炎(图 67-2)[6]。毛细血管炎通常与内皮水肿、损伤及局限性纤维素样坏死相关[4]。典型的特征有肺泡间隔中性粒细胞的聚集,其中有许多为破裂固缩的白细胞碎片。这些细胞的碎片导致肺实质的核尘积聚。毛细血管炎是肺的小血管炎,是DAH 的主要发病机制。这种小血管损伤和坏死导致内皮-上皮-肺泡基底膜的完整性丧失,导致红细胞外渗进入肺泡腔。DAH

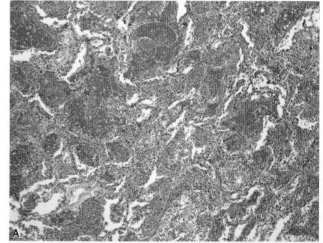
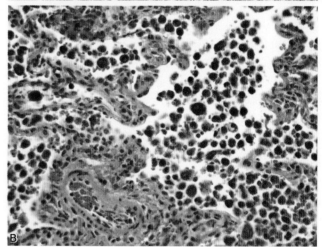

图 67-1 弥漫性肺泡出血的组织病理学结果。A. 在急性弥漫性肺泡出血中,肺泡通过与血纤维蛋白混合的红细胞显示充盈和膨胀。B. 慢性肺泡出血在空气空间内显示许多含铁黄素填充的巨噬细胞。肺泡间隔可显示轻度纤维化。(Courtesy Dr. Kirk Jones, University of California, San Francisco.)

可以来源于所有导致弥漫性肺泡损伤的疾病(diffuse alveolar damage,DAD)(如细胞毒性药物、异体骨髓移植),也可以来源于一些单纯性(非炎症性)损伤(如二尖瓣狭窄)。

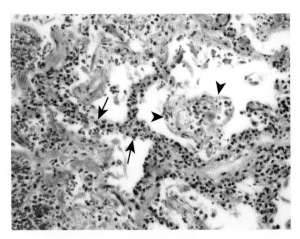

图 67-2　弥漫性肺泡出血伴肺性毛细血管炎的组织病理学结果。毛细血管炎通过肺泡间隔内的嗜中性粒细胞的累积（箭头所示）以及相伴随的空腔肺泡纤维蛋白坏死和黏附（三角所示）来鉴定。（Courtesy Dr. Kirk Jones，University of California，San Francisco. ）

（二）临床表现

1. 病史和体格检查

DAH 的临床表现包括咯血、胸片的肺部浸润影和贫血[7]。然而，部分情况下只表现出其中一个或两个特征；典型症状的缺失并不能排除 DAH。33% 的患者早期没有咯血症状。其他症状是非特异性的（如呼吸困难、咳嗽、胸痛、发热），虽然在某些情况下，特定疾病的症状（如鼻窦炎、皮疹、关节炎）也可能出现。一般来说，症状通常持续时间短，数天到数个星期，有复发风险。肺部检查是非特异性的，吸气相湿啰音常见不是普遍存在的。体格检查也可能提示全身性疾病。

2. 影像及实验室检查

实验室检查通常提示贫血和白细胞增多。血清肌酐水平可

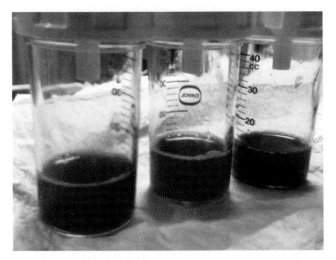

图 67-3　序贯支气管肺泡灌洗术（BAL）显示诊断弥漫性肺泡出血时进行性加重的出血表现。这些支气管肺泡灌洗液从左到右为依次从肉芽肿性血管炎（Wegener 肉芽肿）患者肺的相同位置获得。（Courtesy Dr. Sixto Arias，Johns Hopkins University. ）

能升高。BAL 显示了同一位置的血液回流进行性增多（图 67-3）。即使未出现咯血症状的患者 BAL 也可以出现持续的红细胞计数增加。沉淀物主要为红细胞和含铁血黄素巨噬细胞。

DAH 的胸片显示不同程度的弥漫性的肺泡浸润（图 67-4，见电子图 60-3A、电子图 60-9A 和电子图 60-10A，图 91-4A）[8]。高分辨率 CT（high-resolution computedtomography，HRCT）对影像学上的病变更为敏感，通常表现为双侧磨玻璃影或斑片状实变和偶发的小叶中心结节。尽管如此，肺出血的 HRCT 表现多种多样，对于特定的病因不具有特异性（图 67-5，见电子图 60-3B ~ E、电子图 60-9B ~ E 和电子图 60-10B ~ E，图 91-4B ~ E）。对于复发和慢性病，网状影可能提示间质纤维化。小叶间隔增厚（Kerley B 线）（电子图 67-1）可偶见于二尖瓣狭窄及肺静脉阻塞性疾病。

3. 生理

通常存在限制性通气功能障碍和气体交换功能异常，尤其是在一些慢性患者中。急性 DAH 患者一氧化碳扩散能力

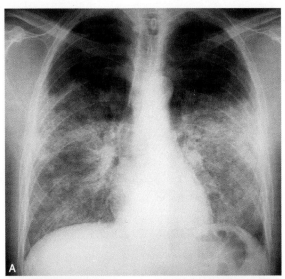

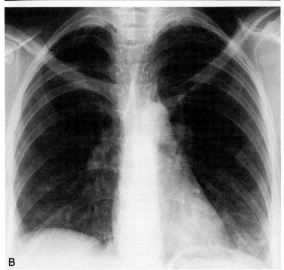

图 67-4　弥漫性肺泡出血（DAH）。胸部 X 线片显示显微镜下多血管炎（A）的患者和多血管炎（Wegener 肉芽肿）肉芽肿病（B）患者的弥漫性肺泡阴影

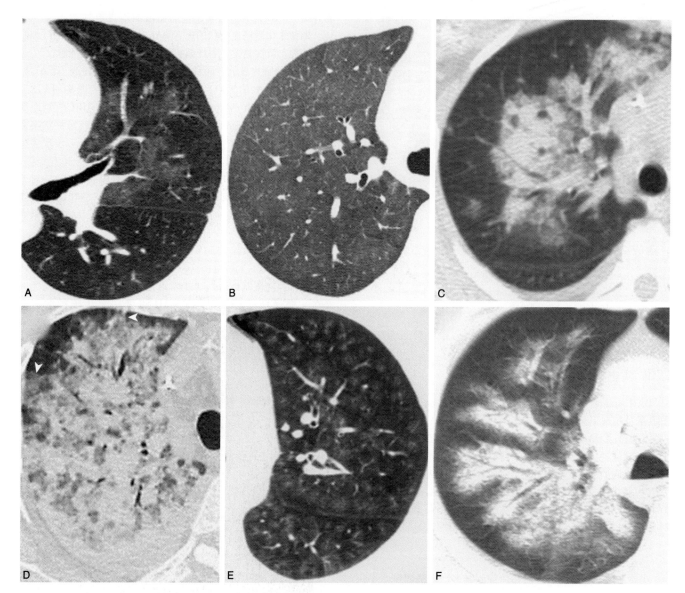

图67-5　高分辨率 CT(HRCT)出现弥漫性肺泡出血(DAH)。轴向胸部 CT 图像在不同原因引起的 DAH 患者显示不一样的肺出血 CT 表现。HRCT 上 DAH 的特征是非特异性的,并且很容易看到。**A.** 在具有多发性血管炎(GPA)的肉芽肿(Wegener 肉芽肿)病患者中,可见局部特征磨玻璃阴影。**B.** 在系统性红斑狼疮患者(SLE)中,模糊广泛的磨玻璃阴影。**C.** 在显微镜下多血管炎患者中,有高密度的充气支气管征。**D.** 在接受抗血小板治疗过程中过度抗凝治疗的患者中,毛玻璃样阴影与线性阴影代表小叶间隔增厚。**E.** 在支气管肺泡灌洗液中查见含铁血黄素巨噬细胞的患者,朦胧磨玻璃阴影,具有既定的特发性含铁血黄素沉着症。**F.** 在 GPA 患者中,广泛的横纹肌肉瘤血管增厚和支气管磨玻璃阴影。坚实的小叶中心结节也可以是肺出血的表现。(Courtesy Michael Gotway,MD.)

(DL~CO~)增加,导致一氧化碳结合肺泡内血红蛋白的能力增加[9]。随着血红蛋白降解为含铁血黄素,48~72 小时内状况通常会得以改善[10]。肺泡出血使通气血流比例失调,进而导致不同程度的低氧血症,患者常需要通气支持。

(三) 分类

DAH 没有统一的分类标准,尽管临床分类、组织病理学分类、病因学分类方法都曾被建议[7,11]。这里提供了一种分类方式(表 67-1)。DAH 的病因多种多样,任何损伤肺泡微血管循环的疾病均可导致 DAH。其由于毛细血管炎的发病机制可以归结于下列情况之一:①自身抗体对肺泡毛细血管内皮细胞的直接影响,如肉芽肿性多血管炎(granulomatosis with polyangiitis,GPA;Wegener 肉芽肿)和显微镜下多血管炎(microscopic polyangiitis,MPA);②抗体对肺泡基底膜的影响(如 Goodpasture 综合征或抗肾小球基底膜抗体 ABMA 病);③免疫复合物介导的损伤(如系统性红斑狼疮、过敏性紫癜);④直接损伤肺泡[12]。

最常见的原因是系统性血管炎,特别是 GPA(图 67-6)。其他血管炎也可存在,包括 MPA 和孤立性肺毛细血管炎。对 34 例 DAH 患者的回顾中发现血管炎约占一半,其次是 Goodpasture 综合征(13%),特发性肺含铁血黄素沉着症(IPH;13%),结缔组织病(13%)[1]。

表 67-1 弥漫性肺泡出血的原因

血管

肉芽肿与多血管炎(Wegener 肉芽肿病)

显微镜下多血管炎

嗜酸粒细胞性肉芽肿与多血管炎(Churg-Strauss 综合征)

孤立的肺毛细血管炎

混合型冷球蛋白血症

贝切特综合征

过敏性紫癜

寡免疫性肾小球肾炎

抗磷脂抗体综合征

免疫学

Goodpasture 综合征(抗-肾小球基底膜抗体疾病)

结缔组织疾病相关性疾病

免疫复合物相关性肾小球肾炎

急性肺移植排斥反应

乳糜泻

凝血障碍

特发性肺含铁血黄素沉着症

其他

药物/毒素

弥漫性肺泡损伤

二尖瓣狭窄

肺静脉闭塞性疾病

肺毛细血管血管瘤病

淋巴管平滑肌瘤病/结节性硬化

弥漫性肺疾病

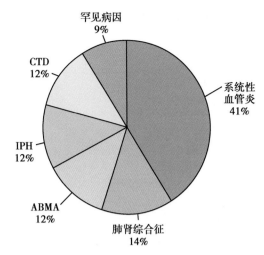

图 67-6 弥漫性肺泡出血的原因。对 34 例弥漫性肺泡出血的回顾性研究发现,系统性血管炎是最常见的原因(14 例:5 例伴有多发性血管炎的肉芽肿[Wegener 肉芽肿病],6 例可疑,3 例无法分类);其次是无法诊断的肺肾综合征(5 例),Goodpasture 综合征(ABMA 疾病)(4 例),特发性肺出血(IPH)(4 例),结缔组织病(CTD)(4 例:2 系统性红斑狼疮,1 例类风湿性关节炎,1 例青少年类风湿性关节炎);其他罕见原因(3 例:特发性肾小球肾炎 2 例,免疫球蛋白 A 型肾病 1 例)。ABMA,抗-肾小球基底膜抗体。(Data from Travis WD,Colby TV,Lombard C,Carpenter H:A clinicopathologic study of 34 cases of diffuse pulmonary hemorrhage with lung biopsy confirmation. *Am J Surg Pathol* 14:1112-1125,1990.)

(四) 诊断方法

DAH 的诊断分为两步:诊断 DAH 以及其发病原因。这对于及时评估这种致命性疾病是非常重要的。

1. 弥漫性肺泡出血的诊断

DAH 患者的诊断考虑较为广泛。为了寻找基础疾病(如结缔组织病、全身性的血管炎症状/体征、抗凝药物)的证据,完整的病史和体格检查必不可少。初步检查应该包括胸部 HRCT、血常规和血沉渣检查。如果考虑发生 DAH,应立即行纤维支气管镜检查。BAL 对确诊 DAH 必不可少。应获得连续 BAL 标本,计数细胞并分类,红细胞计数增加符合诊断。定量分析通过 BAL 细胞学检查获得的含有含铁血黄素的肺泡巨噬细胞对诊断 DAH 也具有敏感性[13]。尤其值得注意的是,BAL 能够排除如感染、急性过敏性肺炎、急性嗜酸性粒细胞性肺炎及肺泡蛋白沉积症等其他致病因素。

2. 病因诊断

一旦诊断 DAH,必须确定病因。表 67-2 总结了一些引起 DAH 的常见病的临床特征和实验室特征。在某些情况下,病因是明确的(如 SLE 病史、药物暴露史)。在其他情况下,需要详细

的实验室评估。蛋白尿和尿沉渣异常(红细胞和红细胞管型)提示潜在的肾小球肾炎,与系统性血管炎、Goodpasture 综合征、一些结缔组织疾病或罕见的感染等疾病的诊断相一致[13a]。抗中性粒细胞胞质抗体(antineutrophil cytoplasmic antibodies,ANCAs)是与血管炎相关的自身抗体,靶抗原主要包括蛋白酶 3[胞浆型 ANCA(cytoplasmic ANCA,C-ANCA)]和髓过氧化物酶[核周型 ANCA(perinuclear ANCA,p-ANCA)][14]。c-ANCA 水平升高常见于 GPA,而 p-ANCA 见于 MPA、寡免疫复合物型肾小球肾炎、嗜酸性肉芽肿性血管炎(Churg-Strauss 综合征),有时也可见于孤立性肺毛细血管炎。然而,这些疾病之间存在交叉[15]。

Goodpasture 综合征的诊断是基于血清中出现 ABMA。源于 SLE 的 DAH 伴随着血清补体水平的下降以及血清中抗核抗体、抗 DNA 抗体的存在。过敏性紫癜的特征是免疫球蛋白 A(IgA)形成的免疫复合物在血液循环中出现以及与组织结合[16]。

3. 外科肺活检及肾活检的作用

BAL 通常足以诊断 DAH,临床及血清学检查也可以明确病因;肺活检有一定作用,但通常不具有特异性。即便如此,没有明确病因的孤立性 DAH 应该考虑进行肺活检。

如果血清学证据不足,但又考虑有存在血管炎或 Goodpasture 综合征的可能性,即使没有肾脏受累的临床证据,肾脏活检也有助于证实这些疾病[17]。并且,肾脏活检还可以进一步反映肾脏受累的活动度和慢性化程度,有利于指导治疗。

表 67-2 常见弥漫性肺泡出血综合征的临床鉴别

典型表现	肾脏	关节炎	皮肤	ANA	dsDNA	C	ABMA	c-ANCA (PR3)	p-ANCA (MPO)	组织病理学 IF
肉芽肿与多血管炎（Wegener 肉芽肿）	+	+	+	±	±	Nl	−	+	−	毛细血管±颗粒
显微多血管炎	+	+	+	±	±	Nl	−	−	+	毛细血管炎
孤立的肺毛细血管炎	−	−	−	−	−	Nl	−			毛细血管炎
Goodpasture 综合征（ABMB 病）	+	−	−	−	−	Nl	+			毛细血管炎
系统性红斑狼疮	+	+	±	+	+	Low	−	−	−	毛细血管炎
特发性肺部含铁血黄素沉积症	−	−	−	−	−	Nl				−

ABMA,抗肾小球基底膜抗体;ANA,抗核抗体;C,补体;c-ANCA(PR3),细胞质抗中性粒细胞胞浆抗体(抗蛋白酶 3);dsDNA,抗双链 DNA 抗体;IF,免疫荧光;IgG,免疫球蛋白 G;Nl,正常;p-ANCA(MPO),抗核周中性粒细胞胞浆抗体(抗过氧化物酶)

4. 治疗

治疗最重要的第一步是明确病因,然后开始特定治疗,例如停用可疑药物,治疗感染,纠正过度抗凝。严重咯血的患者可根据出血程度进行一些特殊治疗。

全身糖皮质激素联合免疫抑制剂治疗,是 DAH 综合征合并系统性血管炎、结缔组织病、ABMA 病(Goodpasture 综合征)和孤立性肺毛细血管炎的主要治疗方式。常用方法是初始进行静脉甲强龙(每日 500～1000mg)持续 5 天冲击治疗,之后逐渐减量,最后维持一定的口服剂量。免疫抑制剂(环磷酰胺或硫唑嘌呤)的使用取决于疾病的严重程度,对激素的敏感性以及基础疾病。我们的用法是静脉注射环磷酰胺(0.75g/m² ,如果肾功能相对正常)。需要密切关注外周血白细胞数目的最低值。如果中性粒细胞减少没有持续进展,2 周后开始口服给药。

血浆置换用以治疗 DAH 合并 ABMA 病、难治性血管炎综合征及结缔组织病。静脉注射免疫球蛋白和利妥昔单抗还存在争议。重组活化凝血因子Ⅶ(rFⅦa)的使用已获得了成功[18a-18c]。

(五) 特殊病因

1. 血管炎(见第 60 章)

(1) 肉芽肿性多血管炎(Wegener 肉芽肿):GPA 是一种系统性血管炎,病变常累及上、下呼吸道和肾脏。其他器官(如眼睛、皮肤)也可能受累。继发于肺毛细血管炎的 DAH 可以使 GPA 加重,也可以只表现出其原本的临床症状。肺毛细血管炎可以是唯一的肺实质组织学表现,也可合并 GPA 的更典型的病理学特征。87 例外科病活检显示 31% GPA 患者合并毛细血管炎,但只有 3 例是孤立性发现[5]。在另一项研究中,毛细血管炎在 35 例患者中占 17%,但都不是孤立性发现[19]。一项 22 例尸检研究中,3 例只有毛细血管炎,7 例合并更典型的肉芽肿性血管炎[20]。GPA 典型的组织学特征是肉芽肿性血管炎,中、小血管炎,实质地图样坏死。当 DAH 是单独存在(见电子图 60-3),

没有特异性组织学特征、鼻窦炎(见电子图 60-7),或结节样/空洞样肺病变(见电子图 60-1、电子图 60-2、电子图 60-4 和电子图 60-5),此时很难与 MPA 区分。

特异性诊断依赖于 ANCA 的类型,c-ANCA 可考虑诊断 GPA。GPA 典型的组织学和临床特征可能出现在 DAH 和毛细血管炎出现后数月至数年[21]。循环内皮细胞可以出现在 GPA 和 MPA,可作为 ANCA 阳性血管炎的新型标记物[22]。

当 BAL 中发现含铁血黄素巨噬细胞表明 GPA(或 MPA)肺泡出血常常处于亚临床期并易复发。相比于非血管炎性病变(如类风湿关节炎),反复发作的 DAH 更常见于 ANCA 阳性的血管炎和 SLE[23]。

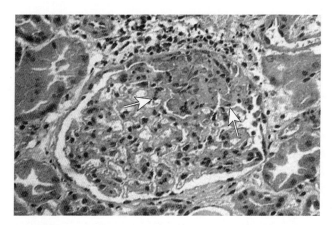

图 67-7 肉芽肿与多血管炎。肾活检标本的组织病理学结果显示局灶性节段性坏死性肾小球肾炎。局灶性病变表示纤维蛋白样坏死的区域(箭头所示)。(原始放大 ×40)

目前已经报道了 40 多例 GPA 合并 DAH 和肺毛细血管炎。早期死亡率为 37%,最常见的原因是急性呼吸衰竭或肾衰竭[5,19-21,24,25]。肾脏疾病表现为局灶节段性坏死性肾小球肾炎(图 67-7),DAH 往往伴随着皮肤活检白细胞破碎性血管炎和关节炎。大剂量糖皮质激素和环磷酰胺联合治疗已被推荐为初始治疗方式。对于继发于 GPA 的 DAH，根据疾病的严重程度，通常是静脉给药。血浆置换的作用机制目前还不清楚，但它常常使用于肾衰竭的患者。硫唑嘌呤可以作为环磷酰胺治疗缓解后复发患者的替代药物[26]。激素减量后可能出现 DAH 复发或其他疾病的临床表现。疾病活动度可通过血沉、ANCA 水平、DL$_{CO}$ 和尿镜检监测。目前还没有研究利妥昔单抗治疗 DAH 并发血管炎的效果，但其维持缓解的效果与其他治疗等同[27]。如前所述，区分合并 DAH 的 GPA 与 MPA 是很困难的，因为二者临床表现、肺组织病理学特征及血清学结果可以完全相同[27]。实际上，治疗反应和复发的趋势也相类似。只有出现更加典型的上呼吸道疾病和 GPA 病理学特征后才能进行区分。

（2）显微镜下多血管炎： MPA 已被认为是结节性多动脉炎的小血管变异。它是肺毛细血管炎和 DAH 的常见原因（见电子图 60-10）[4,6,21,28-31]。MPA 与结节性多动脉炎的差别在于无血管受累，无哮喘、全身性高血压，腹部脏器相对不受累。DAH 很少合并结节性多动脉炎[32]。

肾脏损害在各系统性血管炎都很常见，其中 MPA 最常见的病理特征是局灶节段性坏死性肾小球肾炎。20%～30% 的毛细血管炎有肺部受累[31]。肺泡出血往往是严重的并且致命的。其他表现包括发热、体重减轻、皮肤血管炎、肌痛、关节痛、腹泻、胃肠道出血（黏膜血管炎可通过直接检查发现）、周围神经病变，少数病例可出现鼻窦炎[31,33,34]。与其他血管炎相同，血沉升高、非特异性血清类风湿因子水平增加并且血清抗核抗体阳性。45% 的患者可以检测到循环免疫复合物，但这些复合物的组织定位很难检测（寡免疫）。目前没有发现可提示 SLE 的抗 DNA 抗体和低补体血症。血清 p-ANCA 阳性强烈支持诊断。33% 的患者可出现乙型和丙型肝炎抗原抗体[35]。

目前治疗包括口服或静脉注射糖皮质激素联合环磷酰胺或硫唑嘌呤[26]。部分学者推荐血浆置换辅助治疗，但其功效尚不明确[31]。早期干预 MPA 的预后通常较好，5 年生存率为 65%。然而，DAH 的早期死亡率为 25%[4,6,21,28-31]。药物减量后有复发倾向。凝血因子Ⅶa 治疗难治性肺泡出血有显著的效果[36]。

反复发作的 DAH 可以进展为肺纤维化和限制性通气功能障碍[10]。据报道 MPA 可出现肺纤维化[37]。曾有 3 例复发性 DAH 合并 MPA 发生了持续的、严重的、不可逆转的气道功能障碍[38]。据推测，毛细血管炎导致反复的血管阻塞以及大量中性粒细胞释放的中性蛋白酶、氧自由基，最终造成了肺泡间隔的永久性损伤并导致肺气肿的发生。

（3）孤立性肺毛细血管炎： 孤立性肺毛细血管炎是一种局限于肺的小血管毛细血管炎，不累及全身各系统[39]。它有两种类型：一种伴随血清 p-ANCA 阳性，另一种没有阳性的血清学证据[39,40]。有一项研究中显示：后者是肺毛细血管炎和 DAH 最常见的病因类型[39]。这些患者的肺直接免疫荧光检查呈阴性（寡免疫）。尽管此类患者常常发生呼吸衰竭，需要通气支持治疗，其对糖皮质激素和环磷酰胺的治疗反应良好。8 例患者中只有 1 例患者死亡，2 例复发。在 4 年的随访过程中，并没有发现血管炎或结缔组织病的临床或血清学证据。

导致 DAH 的肺毛细血管炎必须和 IPH 相区分，IPH 和肺毛细血管炎、局限于肺部的 Goodpasture 综合征、胶原血管病、原发性抗磷脂抗体综合征及二尖瓣狭窄无关。所有无法解释的 DAH

患者应该行超声心动图检查和进行外科肺活检。

（4）混合型冷球蛋白血症： 混合型冷球蛋白血症是一种系统性血管炎，表现为紫癜、关节炎、肝炎和肾小球肾炎。被认为是一种免疫复合物介导的疾病，大部分的病例合并丙型肝炎病毒感染（乙型肝炎病毒少见）。皮肤血管炎引起的紫癜是该疾病的特征。组织学上表现为外周血管多形核细胞浸润和组织外渗、真皮层碎片（白细胞破碎性血管炎）。肾脏疾病表现为增生性肾小球肾炎，免疫荧光呈颗粒状沉积。肺部最常见的临床表现是炎症和肺泡壁纤维化所致的间质性肺病[41]。有两例合并肺毛细血管炎的 DAH 患者并发混合型冷球蛋白血症[42,43]。一例合并冷球蛋白血管炎的 DAH 患者 rFⅦa 治疗无效[18a]。

（5）贝切赫特综合征： 贝切赫特综合征是一种慢性复发性疾病，主要特点是口腔和外阴溃疡、虹膜睫状体炎及血栓性静脉炎，并累及多个全身多个系统，包括皮肤血管炎、关节炎和脑膜脑炎[43]。免疫复合物在疾病活动期可在血清中检测到，亦可见于肺脏和其他器官[44,45]。

5%～10% 的贝切赫特综合征累及胸腔。肺部疾病是典型的小血管炎，累及毛细血管、小静脉和小动脉。肾脏疾病表现为局灶节段性坏死性肾小球肾炎，正如在其他的系统性血管炎中经常见到的一样。在一些肺部的小血管中可以发现 IgG 和补体形成的免疫复合物[44,45]。除了肺泡出血，较大血管的受累可以导致肺和支气管动脉瘤（电子图 67-2），后者更容易侵及细支气管，导致严重的肺出血甚至死亡[46,47]。贝切赫特综合征患者发生肺出血的另外一种可能原因是肺动脉阻塞继发梗死[45]。一项系统回顾纳入了 28 例累及肺的贝切赫特综合征患者，有以下几点需注意：肺部症状包括咳嗽、咯血、胸痛，发热更常见于男性患者；39% 的患者死于肺出血，通常是在第一次咯血后 6 年以内[48]。其他研究证实了这种并发症的严重性，不管是何种原发病因[46,47]。治疗包括糖皮质激素和免疫抑制剂治疗[49]。抗肿瘤坏死因子治疗在案例报道中也有显著的效果[50]。

（6）过敏性紫癜： 过敏性紫癜主要是一种儿童性疾病，也可以见于成人[51]。成人主要表现为紫癜（白细胞破碎性血管炎）和肾小球肾炎[16]。关节和消化道最常受累，很少累及肺部。几项研究中显示，除了暂时出现的肺部胸片浸润影，并没有其他肺部相关疾病被提及[16]。有几例合并肺毛细血管炎的 DAH 患者并发了过敏性紫癜[52,53]。其中一例患者发现肺泡间隔存在 IgA 免疫复合物的沉积[52]。据推测，这些患者血清及肾脏中的 IgA 免疫复合物是导致组织损伤和临床综合征的根本原因[54]。各种情况均建议使用糖皮质激素。

（7）寡免疫复合物型肾小球肾炎： 寡免疫复合物型肾小球肾炎是三种肾血管疾病之一（其他两种是免疫复合物介导的肾小球肾炎和 Goodpasture 综合征）。寡免疫复合物型肾小球肾炎缺乏各种免疫反应物，只有少量纤维沉积。其在组织学和免疫学上与 MPA 和 GPA 引起的肾小球肾炎类似，被认为是一种局限于肾脏的血管炎[21]。高达 50% 的患者可进展为肺毛细血管炎和 DAH，小部分可进展为系统性血管炎，很难与 MPA 相鉴别。寡免疫复合物型肾小球肾炎的血清 p-ANCA 呈阳性。由于临床表现局限于肺和肾脏，可能与 Goodpasture 综合征相混淆[21,54]。鉴别寡免疫复合物型肾小球肾炎依赖于血清抗基底膜抗体阴性以及肾脏免疫荧光阴性。推荐大剂量糖皮质激素加免疫抑制剂（环磷酰胺或硫唑嘌呤）联合治疗。

2. 免疫

（1）Goodpasture 综合征：Goodpasture 是否在 1919 年以其名字命名并报道该综合征仍存在争议[55]。他报道了一名死于感染病毒后 6 周的 18 男性患者。该患者发现患有 DAH、腹膜炎、肾小球肾炎、脾梗死、小肠血管炎。1965 年在 DAH 和肾小球肾炎患者的肾脏和肺中发现了抗肾小球基底膜抗体（anti-glomerular basement membrane antibody，ABMA），它主要针对Ⅳ型胶原纤维的 α3 链的 NC1 区域[56,57]。Goodpasture 综合征（又称为 AB-MA 病）的诊断也用于诊断 DAH 和肾小球肾炎，DAH 和肾小球肾炎中，抗肾小球基底膜抗体出现在血清中。在 Goodpasture 综合征中，免疫组化检测显示该抗体呈线样沉积于肾脏和肺基底膜，或者亦可存在于血清中[21]。

90% 的 Goodpasture 综合征患者有循环免疫 ABMA[58]。AB-MA 的水平通常不是疾病活动度的准确指标，尽管高水平通常伴随更严重的肾脏疾病。60% ~80% 的患者存在肺和肾脏的同时受累；5% ~10% 的患者仅累及肺脏；其余则只发生肾脏疾病[59,60]。显然，ABMA 是病理性抗体；然而，促进其生成的因素还尚未发现。Goodpasture 综合征的发生和流感病毒 A2、其他的呼吸道感染、碳氢化合物和烟草相关[61-63]。人类组织相容性抗原（HLA）-DRw2 和 HLA-B7（分别占 90% 和 60%）的出现预示Goodpasture 综合征患者病情更为严重[64,65]。值得一提的是，在一些实验模型当中，ABMA 的引入会导致肾脏疾病，但没有导致肺部疾病；对于沉积在肺上的抗体，附加损伤是会增加肺毛细血管的通透性[66,67]。

男性（占患者总数的 60% ~80%）更容易受影响，常见于 20 ~30 岁[68,69]。对于老年人，男女比例相同，疾病更倾向于局限于肾脏[62]。有趣的是，DAH 在吸烟人群中更常见[62]。大部分吸烟患者的肺泡渗透性增加，因此被视为 DAH 重要的致病因素[61]。在一项研究中，100% 的 Goodpasture 综合征吸烟患者进展为 DAH 和肾小球肾炎，不吸烟患者只有 20% 进展为 DAH[62]。缓解期患者吸烟会导致 DAH 复发，暴露于碳氢化合物（如石油产品、松脂、甲苯、杀虫剂）可引发并加重 DAH[59,60,70,71]。

症状多在肺部，包括咯血、咳嗽、呼吸困难。由缺铁性贫血和肾脏衰竭导致的乏力常常很严重。镜下血尿、蛋白尿、血清肌酐升高常出现，但肉眼血尿合并高血压很少。急性出血期肺部浸润影增加，有助于区分新发或陈旧性 DAH[72]。超过基线 30% 极有可能预示肺泡内出血，这可能会增加肺部症状或影像学改变。胸片常出现片状空洞病变（电子图 67-3A 和 B）。HRCT（电子图 67-3C）显示了典型的磨玻璃影和实变，其在 DAH 的影像学表现中比胸片更加敏感[73]。

部分 Goodpasture 综合征也可以出现肺毛细血管炎，但是通常的组织学表现是单纯性肺出血。肺泡壁坏死可以见于系统性血管炎，但不是 Goodpasture 综合征的特征。肾脏的病理特征是局灶节段坏死性肾小球肾炎伴新月体形成。Goodpasture 综合征和急进型肾小球肾炎的主要区别是肾小球基底膜免疫球蛋白和补体连续线样沉积（图 67-8）。肺泡基底膜也有相同的情况发生[74]。即使 DAH 表现为主要的临床症状（例如没有肾脏疾病的证据），肾脏活检仍然可以发现典型的线样染色[75]。

对于小部分没有累及肾脏的患者，DAH 对口服或静脉注射糖皮质激素敏感。激素单独治疗肾小球肾炎不敏感。联合血浆

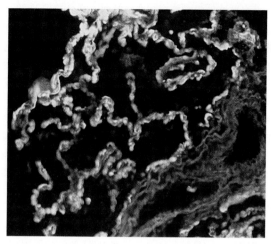

图 67-8　Goodpasture 综合征（ABMA 疾病）。免疫荧光研究显示 Goodpasture 综合征（ABMA 疾病）患者的肺泡壁中有免疫球蛋白 G 的线性免疫荧光（原始放大×10）

置换（每天 3 ~6L，持续两周）、糖皮质激素和细胞毒性药物有效，尤其是那些没有出现少尿或无尿症、无需血液透析的患者[76-80]。环磷酰胺或硫唑嘌呤联合激素治疗对降低循环 ABMA 有显著的疗效。少尿透析依赖的患者治疗有效后可终止透析[80,81]。无尿患者对联合治疗效果不佳，通常需要进行透析治疗和肾移植[81]。曾有运用霉酚酸酯和抗 CD-20 抗体成功治致命的难治性 Goodpasture 综合征的案例报道[82,83]。双侧肾切除已经不再运用于 Goodpasture 综合征。

近年来，Goodpasture 综合征已经从 6 个月 80% 的死亡率（一半死于 DAH，其余死于肾功能不全）提高到 2 年 50% 的生存率。使用前述积极的治疗方法，估计患者 5 年生存率超过 80%，而少于 30% 的患者需要长期透析。DAH 是死亡的常见原因，多见于并发感染[60]。有些病例中患者没有肾脏疾病的临床证据，并自发缓解，但是这种情况不常见[84]。患者肾脏的情况提供了最有用的预后信息。临床上，少尿或无尿型肾衰竭使患者在 6 个月时的生存率降低至 50%。在组织病理学上，如果活检显示小于 30% 的肾小球受累及则预示着会有良好的治疗反应和生存率的提高。当 70% 或更多的肾小球形成新月体并伴有肾功能不全时，患者的肾衰竭是进行性的并且通常对一般治疗无反应，因而最终需要透析治疗[81]。

（2）结缔组织病：在结缔组织疾病中，DAH 最常见于 SLE（电子图 67-4）[21,85-87]。DAH 为 SLE 的首发临床症状较少见，而急性狼疮性肺炎通常是 SLE 的首发临床症状[88,89]。大多数 DAH 患者伴有活动性狼疮肾炎[86]。肺泡出血发展急剧，并伴有严重的气体交换异常，患者需要机械通气。补体水平的下降和血清抗核抗体血清滴度的上升可以确诊。

DAH 必须与伴有 SLE 而引起咯血的其他原因，特别是急性狼疮性肺炎相鉴别。患有急性狼疮性肺炎的患者可有发热、咳嗽和呼吸困难的症状。在 50% 的病例中，急性狼疮性肺炎是 SLE 的首发临床表现[89]。它是一种炎症性疾病，其组织学特征为机化性肺炎、DAD、细胞非特异性间质性肺炎，以及偶尔发生的肺泡内出血。虽然咯血可能伴发急性狼疮性肺炎，但患者不应该出现血红蛋白水平的显著降低。与 DAH 不同，胸腔积液和心包积液在急性狼疮性肺炎中较常见。疑似 DAH 患者的其他

诊断考虑应当包括传染性肺炎、伴或不伴有循环系统红斑狼疮抗凝血现象的深静脉血栓形成的相关性肺梗死[90,91]。

SLE 患者的 DAH 组织病理学检查通常显示存在有毛细血管炎，以及轻度的肺出血和 DAD[89,92]。IgG 和补体(C3)的颗粒沉积物通常存在于肺泡间质和肺泡内血管壁中(图 67-9)[85,92-94]。毛细血管炎和免疫复合物沉积不一定同时存在于一个患者中。在一项研究中，四个有 SLE 和肺毛细血管炎相关重症 DAH 的患者中，只有两个通过光学和电子显微技术证实了免疫复合物的存在[95]。

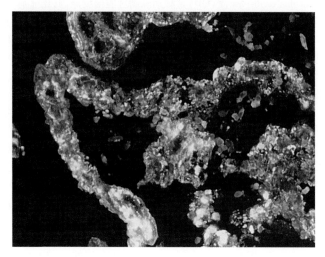

图 67-9　系统性红斑狼疮。免疫荧光研究表明系统性红斑狼疮和弥漫性肺泡出血患者的免疫球蛋白 G 的颗粒在肺泡壁沉积(原始放大×40)

由 SLE 引起的 DAH 的治疗包括经静脉使用高剂量皮质类固醇、硫唑嘌呤或环磷酰胺。通过局部肺内途径用 rFⅦa 可能是对合并 SLE 的 DAH 患者的有效治疗选择[18b]。在一些案例中，血浆置换已经与化疗联合使用，但效用未知[86]。推荐使用广谱抗生素，因为有一些证据表明感染可能引发出血[86]。DAH 与 SLE 患者的 50% 死亡率相关，并且可以使存活者复发[88,92-96]。死亡由大量出血、合并感染或者肾中枢神经系统疾病引起。

DAH 和肾小球肾炎很少在有类风湿关节炎[97]、硬皮病[98]或混合性结缔组织疾病的患者身上出现。在多发性肌炎、类风湿关节炎和混合性结缔组织疾病的患者中有记录到仅有毛细血管炎相关性 DAH 出现[99,100]。在多发性肌炎中，DAH 是其临床表现，而在类风湿关节炎和混合性结缔组织疾病中，DAH 和毛细血管炎在初步诊断后(2～20 年)出现[99,100]。在这些情况下，不患有包括肾小球肾炎的系统性血管炎是很少见的。

(3) 免疫复合物相关的新月体肾小球肾炎：免疫复合物相关的新月体肾小球肾炎很少伴发毛细血管炎和 DAH[1,101]。尽管肾脏出现颗粒状免疫复合物沉积，在肺组织无法找到免疫复合物。

(4) 急性肺同种异体移植排斥：肺部毛细血管炎和 DAH 已被报道出现在因各种基础疾病而行肺移植的术后并发症中[102]。可疑的急性血管排斥可以在移植数周至数月内发生发展，并且可能是同种异体移植排斥的唯一组织病理学表现，说明患者存在威胁生命的严重免疫学并发症。除了用皮质类固醇和细胞毒素剂的标准抗炎治疗外，血浆置换可能是有效的。

3. 凝血障碍

与 DAH 相关的凝血障碍包括弥散性血管内凝血(disseminated intravascular coagulation, DIC)[103]、特发性血小板减少性紫癜[104]、血栓性血小板减少性紫癜[105]、获得性维生素 K 缺乏症[106]、抗磷脂抗体综合征[107]。在凝血功能障碍疾病中，原发性抗磷脂抗体综合征相关性 DAH 常与毛细管炎相关(电子图 67-5)[108]。

所有抗凝药物都与 DAH 相关，包括华法林(Coumadin)及其衍生物[109-111]、溶栓剂[112,113]、血小板糖蛋白Ⅱb/Ⅲa 靶向药[114-116]和氯吡格雷[117]。在大多数医源性抗凝患者中，纠正凝血缺陷可以解决弥漫性肺泡出血。也有人建议已明确 DAH 患者使用香豆素类药物增加进展为纤维性间质性肺炎的风险[118]。

DAH 常见于诱导化疗并且血小板减少的急性白血病患者中(电子图 67-6)[119-121]。尽管血小板减少会引起 DAH 的发生，已有证据表明化疗、氧毒性和感染在 DAD 患者中可能发挥重要的作用。

4. 肺含铁血黄素沉着症

IPH 为主要发生在儿童的疾病，但成年人有 20% 的发病率[120,121]。这是一种排除性诊断[122,123]，排除引起 DAH 的其他原因是有必要的。有家族病例报告，在成年人中男性更常受到影响[124]。一些情况已经在乳糜泻相关章节中提及，并且 50% 的病例血清中 IgA 水平增加[125,126]。IPH 发病机制还未明确阐明。一些情况继发于环境暴露，比如葡萄穗霉、产毒真菌可能与别的特发性弥漫性肺泡出血相关[127]。

反复咯血导致 DAH 遵从一个规律：从间歇性血腥痰到危及生命的出血。发热、咳嗽、下胸痛和继发于缺铁性贫血的疲劳也有报道。在选定的儿科病例中，发现淋巴结肿大和肝脾肿大，没有发现肾病。在慢性复发性疾病中，出现进行性呼吸困难、杵状指、肺部爆裂音和肺纤维化。肺功能检查显示活动性出血时限制性通气障碍伴一氧化碳弥散量增高。胸部成像显示弥漫性磨玻璃样影(电子图 67-7 和电子图 67-8)和不明确的小叶中心结节，任何原因导致的典型肺出血[128]。血清抗体检测揭示替代原因缺乏。

在成人病例中，需要排除肺组织实体的孤立性肺毛细血管炎。在 IPH 中，肺的组织学检查揭示含铁血黄素累积的轻微肺泡出血[123,129]。有增生的Ⅱ型肺泡上皮细胞伴随毛细血管扩张和弯曲。肺的铁含量增加，间质中的含铁血黄素沉积被认为是胶原增生与实质纤维化。区分 IPH 与肺出血肾炎综合征的肺免疫复合物是不存在的。电子显微镜发现Ⅰ型肺泡上皮细胞的退化、暴露的或断裂的基底膜和不连续肺泡毛细血管结构[127,128]。虽然是非特异性，但是这些结果表明 DAD 的一种形式。

使用皮质醇治疗急性出血后的临床获益和恢复已有报道，但长期受益并不明确[123,130]。硫唑嘌呤在一些案例上运用很成功[129,131,132]，大约 25% 患者在初始发作后没有再发。25% 患者没有活动性疾病，但有持续性呼吸困难和贫血；25% 患者有导致纤维化和严重限制性肺部疾病的持续活动性疾病。剩下的患者对于治疗不敏感，出现持续出血并最终死于呼吸衰竭。在那些持续性疾病当中，平均生存期为 3～5 年[123,130]。成人比儿童有更好的预后。肺移植在这种疾病中是有争议的，因为已有报道指出 IPH 在双侧肺移植后会复发[133]。

5. 其他原因引起的弥漫性肺泡出血

（1）**药物/毒素**：已有报道指出很多药物会引起 DAH[133a]。抗凝血剂在之前就做了讨论。大多数 DAH 都与 DAD 相关的药物或毒素有关。药物如阿昔单抗、胺碘酮、硫唑嘌呤、卡马西平、环孢菌素、阿糖胞苷、葡聚糖、多西他赛、氟达拉滨、肼屈嗪、甲氨蝶呤、X 线造影剂、视黄酸、西罗莫司、肿瘤坏死因子-α 和丙戊酸钠等都有报道[134]。

一些药物包括维甲酸、丙基硫尿嘧啶、苯妥英钠和丝裂霉素[135-139]与 DAH、毛细血管炎都相关。这些药物引起的弥漫性肺泡出血可能与新月体性肾小球肾炎和上调抗中性粒细胞胞浆抗体水平有关。

青霉胺可导致 DAH 和免疫复合物介导的肾小球肾炎。肾小球毛细血管显示 IgG 和补体 C3 颗粒状（与线性相反）免疫荧光[140-142]。在长达 20 年的治疗后仍然出现这样的案例。一部分学者把此称为药物引起的肺出血肾炎综合征，但是肾上的免疫球蛋白沉积方式与其他疾病不同。免疫抑制治疗甚至血浆置换的疗法可能是需要的[143]。

偏苯三酸酐用于制备油漆、环氧树脂和塑料。吸入烟雾或干粉后引起的 DAH 已经被报道，一般发生在受热表面喷洒该物料期间[144-146]。血清中的偏苯三酸酐抗体和 1~3 个月的潜伏期为此综合征提供了免疫学基础。如果避免进一步暴露，长期的生理损害是少见的。

（2）**弥漫性肺泡损伤**（diffuse alveolar damage，DAD）：DAD 是急性肺损伤的基本组织病理学特征，并有多种多样的原因（表 67-3）。在 DAD 中，肺间质水肿，并且 I 型肺泡上皮细胞内层脱落，中性粒细胞炎症和成纤维细胞增殖。透明膜（嗜酸性坏死细胞链、蛋白质和纤维蛋白）与损伤的肺泡壁相邻。在严重的情况下，作为肺泡毛细血管界面损伤的结果，红细胞可能进入肺泡腔引起 DAH。在 DAD 相关 DAH 疾病当中，嗜中性粒细胞炎症反应在肺泡毛细血管并不是那么强烈。

表 67-3 弥漫性肺泡损伤的原因

急性呼吸窘迫综合征
脓毒症
肺炎（如细菌、病毒、肺孢子虫等）
外伤
吸气
大量输血
药物（如细胞毒/化疗药物、抗生素）

结缔组织疾病

弥漫性肺部疾病
急性间质性肺炎
特发性肺纤维化急性加重期

放疗

毒性气体吸入
吸烟
臭氧
重金属烟尘

（3）**二尖瓣狭窄**：二尖瓣狭窄可以没有临床表现，并且随着时间的推移，可导致很高的肺静脉高压。在某些情况下，这可能导致发展成为弥漫性肺泡损伤[147]。这样表述可能是少见的，由于长时间左房压力增高的缘故，支气管静脉曲张充血破裂引起大量咯血。程度较轻的 DAH 可能复发并且常常被误诊，导致慢性肺间质纤维化。放射学检查包括中央毛玻璃样阴影异常，在慢性病例中为网状异常（电子图 67-9）[148]。二尖瓣狭窄的修复或替换可以预防复发。

（4）**肺静脉闭塞性疾病**：肺静脉闭塞性疾病（pulmonary veno-occlusive disease，PVOD）是肺动脉高压的罕见原因，由于肺小静脉和小静脉的纤维阻塞。PVOD 在男性和女性中影响是一样的，涉及所有年龄组，最常见的是儿童和年轻人[149-151]。PVOD 患者表现有呼吸困难、晕厥，严重时体格检查提示肺心病。因为 PVOD 导致毛细血管源性的肺动脉高压、阵发性夜间呼吸困难、端坐呼吸，DAH 是可以被看见的。

右心导管检查不容易区分 PVOD 是来自毛细血管前肺动脉高压，因为肺毛细血管楔压一般正常。在一些情况下，成像显示肺动脉高压的迹象；间隔增厚的间质性混浊（见图 58-3），这表明充血和肺泡出血所致的异常磨玻璃影。胸腔积液是常见的。

肺功能研究显示肺容积储存的弥散功能降低，与其他肺动脉高压的原因生理图片相似。肺活检术可以明确诊断肺小静脉和小静脉的纤维性内膜闭塞、急性或再通后血栓形成以及含铁血黄素沉着（图 67-10）。

大多数 PVOD 病例是特发性的，但据报道 PVOD 发生于恶性疾病的化疗（如卡莫司汀、丝裂霉素、博来霉素等药物）后、骨髓移植后，并与结缔组织疾病相关[152-159]。骨形态蛋白受体 II 基因（BMPR2）（一种与许多原发性肺动脉高压病例相关的基因）的突变，已经在特发性 PVOD 患者中被报道。意味着该基因是一个潜在的致病因素[160]。

在 PVOD 的治疗中使用肺血管扩张剂是复杂和潜在有害的。已有文献报道了硝苯地平和前列环素可以适度改善 PVOD，

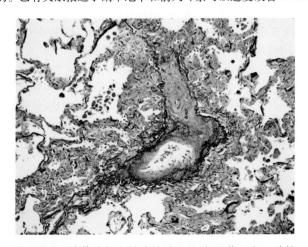

图 67-10 肺静脉闭塞性疾病的组织病理学研究。弹性组织染色（elastic van Gieson）显示具有静脉变窄的明显内膜硬化。这些病例可能显示轻度间质性慢性炎症和气腔间隙的含铁血黄素巨噬细胞聚集填充（肺含铁血黄素沉着症）。（Courtesy Dr. Kirk Jones，University of California，San Francisco）

但是也有这些药物引起大量肺水肿和死亡的病例[161,162]。任何对血管扩张剂治疗的试验应该在适当的医院环境的右心导管插入术中进行。一些患者对泼尼松和硫唑嘌呤有临床反应[163,164]。基于血栓形成在 PVOD 发病机制中的潜在作用以及有限数据表明抗凝治疗在原发性肺动脉高压患者的疗效,抗凝治疗被推荐在 PVOD 中进行。在患有 DAH 的患者中通常应避免使用抗凝剂。

(5) 肺毛细血管瘤:肺毛细血管瘤可能是严重的复发性 DAH 患者的肺性高血压相关的罕见原因[165-167]。它无年龄和性别之分。患者普遍存在呼吸困难并且经常有右心衰竭的证据。在疾病过程中大约三分之一的病例发生了血液渗出[165]。影像学表现是非特异性的,胸部 X 线检查常常显示非特异性弥漫性或双侧网格状(电子图 67-10A)和阴影状结节,伴随比 PVOD 少见的小叶间隔增厚。胸部计算机断层扫描(CT)可以显示多灶性或弥漫性、不明确的小叶中心型磨玻璃结节(电子图 67-11,见电子图 67-10B)和肺动脉高压的证据。肺功能测试结果是混合的,同时具有阻塞性和限制性变化[165]。与 PVOD 一样,右心导管插入术通常显示正常的肺毛细血管楔压。

肺毛细血管瘤病的特征在于肺毛细血管的增殖,其渗透肺的间质、支气管和血管结构(图 67-11)[166]。肺动脉高压和 DAH 的确切机制尚不清楚,但在肺动脉和静脉血栓和(或)血栓形成的环境中,血管瘤血管的机械破裂可能与此有关。通常禁止用肺血管扩张剂治疗肺毛细血管瘤,因为已有研究报道其后果是日益恶化的肺水肿和死亡[168,169]。在一些报道中,使用重组干扰素-α-2a 治疗可使病情稳定或改善[165,170]。尽管已有报道肺移植的成功治疗,但是诊断后的平均生存期通常为 3 年[165,170]。

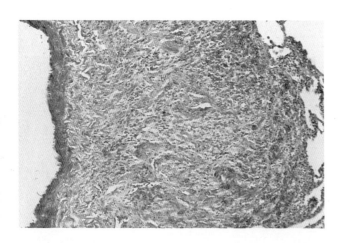

图 67-11 肺毛细血管瘤病变的组织病理学表现。大肺静脉壁上有毛细血管增生(原始放大×100)

(6) 肺淋巴管肌瘤病和结节性硬化症:肺淋巴管肌瘤病和结节性硬化症共同的病理特点:肺间质、淋巴、支气管和血管结构中平滑肌增殖(关于这些疾病的完整讨论,见第 69 章)[171-173]。肺血管的介入通常导致肺泡出血的发生。这种肺泡出血通常是局灶性的;DAH 是不常见的。肺淋巴管平滑肌瘤病和结节性硬化症的肺部病理标本通常显示局灶性的出血和血铁黄素沉积。

三、罕见的肺部浸润性疾病

(一) 多发性神经纤维瘤

根据其临床表现和基因定位位点不同,把神经纤维瘤病分为“神经纤维瘤病 1 型”和“神经纤维瘤病 2 型”。肺病通常与神经纤维瘤病 1 型有关,也称为冯·雷克林霍森综合征[174]。神经纤维瘤病 1 型是一种常染色体显性遗传性疾病,是由位于染色体 17q11 的 *NF1* 基因突变引起,临床表现为皮肤牛奶咖啡斑、皮下神经纤维瘤和虹膜粟粒橙黄色圆形小结节(也称为 Lisch 结节)。神经纤维瘤病的胸部表现见表 67-4。10% ~ 20% 的受影响患者有间质性肺病,在 30 ~ 60 岁之间出现呼吸困难[175-179]。下区间质性疾病是常见的,大疱性疾病最终出现在上部区域[180]。在疾病过程的早期,生理测试显示限制性通气损伤,但是随着时间的推移,阻塞性肺疾病的发病率增加,因为肺纤维化过程不仅涉及间质,而且涉及小气道。组织病理学检查显示细胞和纤维性间质性肺炎[175]。已有报道指出瘢痕癌是神经纤维瘤病的并发症[178]。

表 67-4 神经纤维瘤病的胸部表现

肺实质
间质性肺病
转移性神经瘤

纵隔
脑膜炎
迷走神经神经纤维

胸壁
皮下神经纤维瘤
肋间肋骨(下)从肋间神经纤维
脊柱侧凸
心尖部神经纤维瘤(Pancoast 综合征)

(二) 赫曼斯基-普德拉克综合征

赫曼斯基-普德拉克综合征是一种常染色体隐性遗传性疾病,其特征为眼皮肤白化和出血,主要发现于波多黎各和荷兰南部的居民[181-183]。生化缺陷是未知的,虽然关键基因已经被确定,并且几种突变已被报道[184]。在这种疾病的患者中,网状内皮系统中存在色脂脂质体(与脂褐素相关)的积累。这导致部分酪氨酸阴性白化病和血小板质量缺陷。此外,还可发展为肉芽肿性结肠炎和导致进行性肺纤维化。

间质性肺病在妇女中更常见,并且在 10 ~ 40 岁之间发病[182]。它进展缓慢,对治疗无反应。肺活量和肺容积的测定显示限制性肺部疾病。胸片显示网状影,随时间推移进展至蜂窝样改变。组织学外观是通过含有蜡质的巨噬细胞填充肺泡空间的一种广泛间质纤维化。这些巨噬细胞在 BAL 中鉴定,随后用 Fontana-Masson 银还原技术染色。间质性肺病的有效治疗至今尚未被报道[185]。

（三）先天性角化不良

先天性角化病（dyskeratosis congenital，DKC）是一种罕见的遗传病，最常见的是皮肤粘膜特征包括指甲营养不良、皮肤色素沉着和口腔白斑病[186,187]。编码端粒酶和维持端粒的基因突变已在近50%该疾病患者中发现。大多数DKC患者是男性，这表明X连锁的遗传模式。端粒长度对于控制细胞分裂是重要的，并且端粒的缩短（由于老化或遗传异常）最终导致细胞衰老。在DKC中，这通常表现为骨髓衰竭（分离的血细胞减少到再生障碍性贫血）。

肺纤维化已被报道出现在DKC的患者中[189]。这最初是在骨髓移植术后的患者中出现，可能是因为化疗相关肺毒性而导致患者易感性增加的结果[190]。从那时起，患有DKC的患者出现肺纤维化的其他病例也已经被报道[191]。这些病例的组织病理学外观几乎没有任何相关信息。在一个队列中大约11%患者是由于肺部并发症导致死亡，另外11%是由于骨髓移植的肺部并发症导致[191]。

（四）Gaucher 疾病

戈谢病由神经节苷脂分解代谢的中心成分——葡萄糖脑苷脂酶的缺乏引起。婴儿型戈谢病在德系犹太人中最常见，由于涉及中枢神经系统而一贯是致命的。然而，成人型（1型）相对良性并且有较好的长期生存。这种疾病表现为肝脾肿大、贫血、血小板减少、长骨糜烂和血清酸性磷酸酶水平的增加。它是一种常染色体隐性疾病，病理特征是Gaucher细胞的出现。Gaucher细胞是由于葡萄糖脑苷脂的积累而具有泡沫状细胞质的网状内皮细胞。因而导致葡萄糖脑苷酸在网状内皮系统、骨髓、中枢神经系统和少见的出现在肺部的过度沉积。

肺部疾病仅出现在少数成人病例中[192-194]。在30岁以前，影像学上可出现可见的小结节组成的实质性疾病。病理学检查显示存在于肺泡中并渗透入间质的含有葡萄糖脑苷脂的巨噬细胞聚集体。值得一提的是，这不仅限于急性或慢性炎症或纤维化。除了间质性肺病之外，受影响的患者对肺部感染更加敏感。这些细胞引起的弥漫性小血管阻塞的肺动脉高压的单个病例已有报道[195]。尽管酶替代疗法（葡糖脑苷脂酶）对戈谢病的许多临床表现有治疗效果，但间质性肺病似乎对这种疗法无反应[196]。

（五）尼曼-皮克病

尼曼-皮克病（Niemann-Pick disease）是由鞘磷脂酶缺乏引起，并导致网状内皮和中枢神经系统细胞中鞘磷脂的积累[197]。如同戈谢病，尼曼-皮克病也存在病情发展迅速且致命的婴儿型。在10~30岁出现的成人型（B型）相对良性，变现为肝脾肿大、凝血障碍、血小板功能障碍以及偶尔出现的小脑性共济失调。间质性肺病在影像上表现为弥漫性结节样模糊影（电子图67-12），临床上通常无症状，但患者出现了轻度限制性通气功能障碍和弥散能力的下降的情况已有报道[198,199]。类似于戈谢病，在尼曼-皮克病患者的肺活检中可以发现泡沫样肺巨噬细胞的聚集。支气管管型可以视为尼曼-皮克病的特征。吸出支气管管型和全肺灌洗可以促进这些患者的临床和影像学上症状的改善[200]。

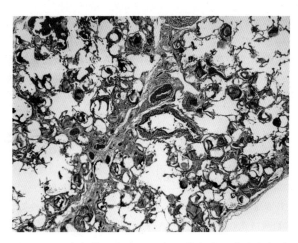

图 67-12　肺泡微石症的组织病理学表现。肺泡空间由薄片状圆形微石填充。（Courtesy Dr. Kirk Jones，University of California，San Francisco.）

（六）肺部微结石病

肺泡微石病是一种特发的罕见疾病，由钙和磷组成的结石聚集在肺泡腔中（图67-12）[201,202]。在超过50%的病例中发现了家族相关性[203]。钙代谢的全身性疾病尚未被确定，而血清钙和磷酸盐水平正常。多数作者认为相应机制是局限于肺部的先天性钙代谢障碍导致的盐沉淀。

大多数肺泡微结石病的病例在患者20~50岁之间被诊断。在家族性的病例患病中，女性多于男性，但散发性病例的性别分布情况相同[203,204]。咳嗽和呼吸困难是最常见的首发症状，咳出痰中含有微结石已有报道[201]。疾病发展到晚期可能会出现吸气相爆破音、杵状指和肺心病的迹象。

胸部X片具有特征性，显示为双肺弥漫性钙化不透明影，并

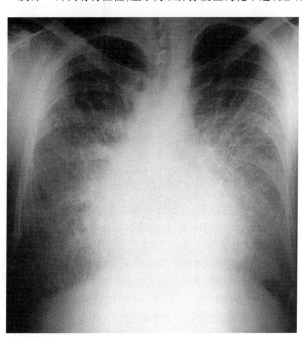

图 67-13　肺泡微结石症。胸片显示广泛的肺泡内钙沉积，下叶弥漫细砂样微结石阴影

在下肺区多见。(电子图 67-13A)。这种不透光影由肺泡形成，导致支气管充气征以及影像学上心缘、肺血管和膈肌表面显示被遮盖[205]。胸部 CT(电子图 67-13B～I,视频 67-1)常多在下叶和胸膜下显示有广泛的肺泡内钙化结节形成，但这个现象在病程早期可能不太明显(图 67-13)[206,207]。在疾病被监测后的很长时间内患者的肺功能保持正常或仅轻微受损[208]。随着时间推移，肺泡壁纤维化，并且出现伴有 DL_{co} 下降的限制性通气性功能障碍。锝-99m 骨闪烁扫描或经支气管肺活检可以为确诊提供依据[209,210]。治疗是支持性的。经试验，全肺灌洗法没有任何益处[211]。

关键点

- 弥漫性肺泡出血是一种医疗紧急情况，通常导致急性呼吸衰竭和死亡。
- DAH 的典型临床表现包括咯血、胸片上浸润影和贫血。
- 许多引起 DAH 的疾病是免疫介导的，通过特异性自身抗体或免疫复合物的沉积损伤毛细血管基底膜。
- 连续支气管肺泡灌洗的纤支镜检查是准确识别 DAH 的必要条件。
- 许多 DAH 病例证明了称为毛细血管炎的肺泡间质中性粒细胞炎症。
- 蛋白尿和异常尿沉渣(红细胞和红细胞渗出物)的存在表明与系统性血管炎或 Goodpasture 综合征(抗肾小球基底膜抗体疾病)的诊断一致的潜在肾小球肾炎。
- 准确的诊断是必要的，因为用皮质类固醇、细胞毒剂、利妥昔单抗和血浆置换术(单独或联合)的积极治疗通常是有帮助的。

(王成弟 译，李为民 校)

参考文献

以下是主要的文献，完整的文献请登录 ExpertConsult 查阅。

Castellana G, Lamorgese V: Pulmonary alveolar microlithiasis. World cases and review of the literature. Respiration 70:549–555, 2003.
de Prost N, Parrot A, Cuquemelle E, et al: Diffuse alveolar hemorrhage in immunocompetent patients: etiologies and prognosis revisited. Respir Med 106:1021–1032, 2012.
Frankle S, Schwarz MI: Pulmonary vasculits, concise clinical review. Am J Resp Crit Care Med 186:216–224, 2012.
Gulhan B, Ozcelik U, Gurakan F, et al: Different features of lung involvement in Niemann-Pick disease and Gaucher disease. Respir Med 106:1278–1285, 2012.
Krause ML, Cartin-Ceba R, Specks U, Peikert T: Update on diffuse alveolar hemorrhage and pulmonary vasculitis. Immunol Allergy Clin North Am 32:587–600, 2012.
Lara A, Schwarz MI: Diffuse alveolar hemorrhage. Chest 137:1164–1171, 2010.
McCabe C, Jones Q, Nikolopoulou A, et al: Pulmonary-renal syndromes: an update for respiratory physicians. Respir Med 105:1413–1421, 2011.
Travis WD, Colby TV, Lombard C, Carpenter H: A clinicopathologic study of 34 cases of diffuse pulmonary hemorrhage with lung biopsy confirmation. Am J Surg Pathol 14:1112–1125, 1990.
Zamora AC, Collard HR, Wolters PJ, et al: Neurofibromatosis-associated lung disease: a case series and literature review. Eur Respir J 29:210–214, 2007.

第68章 嗜酸性粒细胞性肺病

VINCENT COTTIN, MD, PhD · JEAN-FRANÇOIS CORDIER, MD

一、引言

　　嗜酸性粒细胞性肺病是以嗜酸性粒细胞浸润后致病为特征的一组疾病(表68-1)。主要表现为嗜酸性粒细胞性肺炎,它是

表68-1　嗜酸性粒细胞性肺病分类

病因不明的嗜酸性粒细胞性肺病
　特发性嗜酸性粒细胞性肺炎
　慢性特发性嗜酸细胞性肺炎(ICEP)
　急性特发性嗜酸性粒细胞性肺炎(IAEP)
　嗜酸性肉芽肿性多血管炎(Churg-Strauss综合征)
　嗜酸性粒细胞增多综合征(HES)
　特发性嗜酸性粒细胞闭塞性细支气管炎

已知病因的继发性嗜酸性粒细胞性肺病
　寄生虫性嗜酸性粒细胞性肺病
　　热带嗜酸性粒细胞增多症
　　蛔虫性肺炎
　　幼虫移行症综合征嗜酸性粒细胞性肺炎
　　粪类圆线虫感染
　　其他寄生虫感染引起的嗜酸性粒细胞性肺炎
　继发于其他感染的嗜酸性粒细胞性肺炎
　　变应性支气管肺曲菌病和相关症候群
　　变应性支气管肺曲菌病
　　与真菌或酵母菌相关的其他变应性支气管肺综合征
　　支气管中心性肉芽肿病
　药物、毒剂和放射物诱发的嗜酸性粒细胞性肺炎
　　药物(典型的、偶然的或特殊的嗜酸性粒细胞性肺炎)
　　毒剂(毒油综合征,L-色氨酸)
　　乳腺放射治疗引起的嗜酸性粒细胞性肺炎

可能与嗜酸性粒细胞增多相关的其他肺部疾病
　机化性肺炎
　哮喘和嗜酸性粒细胞性支气管炎
　特发性间质性肺炎
　郎格汉斯细胞组织细胞增生症
　肺移植

以嗜酸性粒细胞浸润为主的肺实质的炎症。其他嗜酸性粒细胞性肺病主要累及气道,如变应性支气管肺曲菌病和嗜酸性粒细胞增多性闭塞性细支气管炎。虽然嗜酸性粒细胞在哮喘中也有重要作用,但哮喘不在本章讨论。

二、嗜酸性粒细胞的生物学特性

　　近年来,嗜酸性粒细胞在维持人体稳态、生理学和病理生理学中的作用越来越被人熟知[1-3]。嗜酸性粒细胞作为多功能白细胞,参与天然免疫和获得性免疫,包括寄生虫蠕虫、细菌和病毒感染引起的许多炎性反应[3]。特别是在寄生虫感染中,嗜酸性粒细胞发挥积极作用,但体内感染研究结果与之相反[4]。

　　嗜酸性粒细胞[1-3,5]在骨髓中成熟,其成熟过程需要细胞因子的作用,特别是白细胞介素(IL)-5(参与嗜酸性粒细胞前体分化)、IL-3和粒细胞-巨噬细胞集落刺激因子(granulocyte-macrophage colony-stimulating factor, GM-CSF)以及转录因子的激活,如Δdbl-GATA-1。随后嗜酸性粒细胞进入血液循环,1天后通过黏附、吸引、渗出、趋化等复杂过程进入组织,在这个过程中嗜酸性粒细胞会凋亡,除非有生存因子。

　　参与嗜酸性粒细胞分化、启动、激活、脱颗粒、介质分泌(特别是囊泡相关的膜蛋白颗粒参与调控嗜酸性粒细胞中的颗粒融合)的分子及细胞内旁路研究,目前已取得重大进展[5]。嗜酸性粒细胞包含两类胞浆内颗粒。较大的颗粒,其特点是电子致密的晶体矩阵结构,包含特殊的阳离子蛋白质,后者对心脏、大脑和支气管上皮细胞具有直接毒性。较小的无定形颗粒中含有芳基硫酸酯酶和酸性磷酸酶。嗜酸性粒细胞的激活可致其特异性蛋白细胞外脱颗粒,嗜酸性粒细胞特异性蛋白主要包括碱性蛋白(major basic protein, MBP)、嗜酸性细胞阳离子蛋白、嗜酸性粒细胞源性神经毒素和酶蛋白嗜酸性粒细胞过氧化物酶(eosinophil peroxidase, EPO)。嗜酸性粒细胞胞质中有囊泡,颗粒核心有无电子致密物的超微结构(核心密度倒置或消失),这些均是脱

颗粒过程的形态学特征。嗜酸性粒细胞可释放促炎细胞因子、花生四烯酸类介质、酶、活性氧类和基质金属蛋白酶，同时还表达各种不同的表面蛋白，包括黏附分子、细胞凋亡信号分子、趋化因子、补体受体、趋化因子受体、细胞因子受体和免疫球蛋白受体。嗜酸性粒细胞释放的有毒物质可导致嗜酸性粒细胞性疾病的发生。

嗜酸性粒细胞的许多生物学特性由辅助性 T（Th）淋巴细胞介导，但在许多过敏或炎症过程中，嗜酸性粒细胞常与其他细胞相互作用，如肥大细胞、嗜碱性粒细胞、内皮细胞、巨噬细胞、血小板和成纤维细胞。嗜酸性粒细胞能够调节肥大细胞的功能和组胺释放。活化的嗜酸性粒细胞可表达主要组织相容性复合物 Ⅱ 蛋白及人类白细胞抗原（human leukocyte antigen，HLA-DR），并参与众多免疫反应，包括抗原呈递以及分泌细胞因子促进效应 T 细胞的增殖。此外，嗜酸性粒细胞通过合成 IL-4，促进 CD4[+] T 细胞分泌 IL-4、IL-5 和 IL-13，并合成吲哚胺 2,3-双加氧酶（间接促进 Th1 细胞凋亡），参与调控 Th1/Th2 的平衡。嗜酸性粒细胞的免疫性和多功能，已经颠覆既往对嗜酸性粒细胞的认识。以前认为该细胞是过敏性气道疾病的终末效应细胞，现在认为该细胞参与疾病发生、发展的初始阶段[6]。此外，支气管肺泡灌洗液（BALF）中淋巴细胞和外周血淋巴细胞 T 细胞受体功能以及 T 细胞克隆亚型的异常，均可导致嗜酸性粒细胞性肺病的发生[7-9]。

肺内嗜酸性粒细胞的募集主要依赖于 IL-5 和嗜酸性粒细胞趋化因子家族（由 Th2 细胞分泌的 IL-13 调节）的作用。嗜酸性粒细胞释放的毒颗粒蛋白和脂质介质可导致组织损伤和功能障碍。嗜酸性细胞性肺炎的组织病理改变与毒颗粒蛋白和脂质介质的释放有关，经治疗后大部分可逆转，但仍然可能发生与嗜酸性粒细胞浸润相关的组织损伤和纤维化重塑（部分由嗜酸性粒细胞释放的转化生长因子-β 介导），尤其是在支气管黏膜，正如变应性支气管肺曲菌病（allergic bronchopulmonary aspergillosis，ABPA）和嗜酸性肉芽肿性多血管炎（eosinophilic granulomatosis with polyangiitis，EGPA）（Churg-Strauss 综合征）。皮质类固醇激素是最有效的药物，它通过缩短细胞因子的半衰期，如嗜酸性粒细胞趋化因子，以及抑制细胞因子依赖的嗜酸性粒细胞的存活，极大地降低血液和组织中的嗜酸性粒细胞的水平。

研究嗜酸性粒细胞的主要困难在于：人嗜酸性粒细胞在接触不同刺激物后释放不同颗粒蛋白，但小鼠嗜酸性粒细胞不管是在体内或者体外试验中均不能脱颗粒；另外，动物模型无法真正模拟人嗜酸性粒细胞性肺病。人源化抗 IL-5 抗体（可降低人血液和肺内嗜酸性粒细胞的水平）以及基因工程小鼠（如 IL-5 或嗜酸性粒细胞缺乏的基因工程小鼠），均有助于更好地阐释嗜酸性粒细胞的致病作用[10]。近来，嗜酸性粒细胞生物学以及药物开发的研究进展，开发出了各种具有潜在性治疗价值的药物，这些药物靶向作用于嗜酸性粒细胞特异性分子，成为治疗嗜酸性粒细胞增多性疾病患者的研究热点[11]。目前最有治疗前景的靶点正在研究中，包括 IL5、IL-5R、CD2 结合蛋白、免疫球蛋白 E（IgE）以及 IL-4/IL-13 受体，一些试剂的治疗价值已被评估或已成为临床常规使用药物。

三、嗜酸性粒细胞性肺炎的一般特征

（一）历史回顾

1952 年，Reeder 和 Goodrich[12] 发表了一系列描述"肺嗜酸性粒细胞浸润"的案例，包括可能的慢性特发性嗜酸性粒细胞性肺炎（idiopathic chronic eosinophilic pneumonia，ICEP）和 EGPA。同年 Crofton 和他的同事[13] 发表了一项包含 16 例"嗜酸性粒细胞性肺病"的系列病案，其中回顾了文献中报道的 450 例病案，并提出以下分类方法：

（1）单纯性肺嗜酸性粒细胞增多症（Löffler syndrome），症状轻微，仅有一过性磨玻璃影。

（2）**慢性肺嗜酸性粒细胞增多症**：肺部 X 线阴影持续时间超过 1 个月。

（3）热带嗜酸性粒细胞增多症。

（4）肺嗜酸性粒细胞增多症合并哮喘（该类较有异质性）。

（5）结节性多动脉炎。

作者提到：上述分类是"从简单、暂时性异常的 Löffler 综合征到严重且通常致命的结节性多动脉炎的一个连续过程。"1951 年，Churg 和 Strauss[14] 报告了以"过敏性肉芽肿、过敏性血管炎和结节性动脉周围炎"名字命名的综合征，1969 年，Carrington 和他的同事[15] 描述了 ICEP 综合征。McCarthy 和 Pepys[16] 后来报告了 27 例"不明原因肺嗜酸性粒细胞增多症"，其中 2 例出现系统性血管炎。

（二）临床表现

嗜酸性粒细胞性肺炎是组织病理学上主要以嗜酸性粒细胞浸润为主的一类肺炎。其他炎性细胞，尤其是淋巴细胞和中性粒细胞，也常参与该炎性反应过程，但一定是以嗜酸性粒细胞为主的炎症。临床实践中，嗜酸性粒细胞性肺炎按病因可归为两类：①已知病因；②病因不明，即特发性（嗜酸性粒细胞性肺炎或单独发病，或属于全身性疾病如 EGPA 的一部分）。

对嗜酸性粒细胞性肺炎的患者，必须仔细筛查确切的病因，因为它可指导临床（如停用治疗医源性嗜酸性粒细胞性肺炎或寄生虫感染的药物）。当无法明确病因时，嗜酸性粒细胞性肺炎通常可以归到特征明确的、个体化的综合征之列。

嗜酸性粒细胞性肺炎可表现为不同临床影像学综合征，即洛夫勒综合征、慢性嗜酸性粒细胞性肺炎或急性嗜酸性粒细胞性肺炎，通常疾病的起病形式各异。嗜酸性粒细胞性肺炎合并肺外症状，是嗜酸性肉芽肿性多血管炎的典型表现，其次是嗜酸性粒细胞增多综合征（hypereosinophilic syndromes，HESs）、药物反应、或感染，特别是寄生虫感染的典型表现。绝大多数嗜酸性粒细胞性肺炎，糖皮质激素治疗可迅速缓解和治愈，不遗留明显后遗症。

（三）病理学

嗜酸性粒细胞性肺炎的组织病理学研究主要在 ICEP 患者中进行[15,17,18]，患者通过开放性肺活检初诊为 ICEP。ICEP 的病理特征被认为是所有嗜酸性粒细胞性肺炎的共同特征。偶有已知病因的嗜酸性粒细胞性肺炎的病理研究，进一步揭示一些特

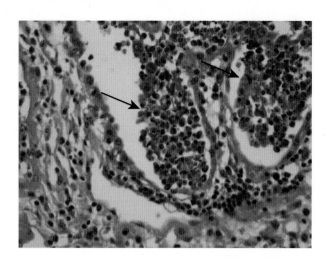

图 68-1　嗜酸性粒细胞性肺炎。嗜酸性粒细胞积聚在肺泡（箭头）。(Courtesy Françoise Thivolet-Béjui, MD, Department of Pathology, Louis-Pradel Hospital and Claude Bernard University, Lyon, France.)

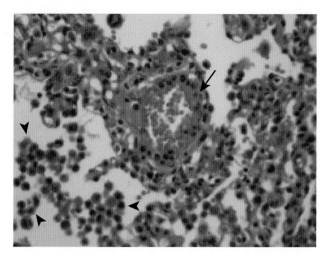

图 68-2　嗜酸性粒细胞性肺炎。嗜酸性粒细胞浸润小动脉壁（非坏死性血管炎）（箭头）和肺泡（箭头）。(Courtesy Françoise Thivolet-Béjui, MD, Department of Pathology, Louis-Pradel Hospital and Claude Bernard University, Lyon, France.)

异性表现，如分布独特的病变（如 ABPA 的支气管中心性分布），或存在致病介质，如寄生虫或真菌菌丝。

在 ICEP 中，嗜酸性粒细胞填充肺泡腔（图 68-1）。巨噬细胞以及多核巨细胞散在分布于浸润灶中。这些浸润灶中可能含有嗜酸性颗粒或夏科-莱登结晶[15]，同时总是存在相关炎症细胞间质性浸润，包括嗜酸性粒细胞、淋巴细胞、浆细胞和组织细胞。嗜酸性细胞浸润常伴有蛋白和纤维素性渗出。有时还可观察到嗜酸性微脓肿（肺泡内嗜酸性粒细胞坏死灶，周围环绕着巨噬细胞和栅栏样排列的上皮样细胞）。形态学（尤其是电子显微镜下）和免疫组织化学研究表明，嗜酸性粒细胞性肺炎病灶内存在嗜酸性粒细胞脱颗粒现象[19]。肺的大体结构是完整的，不伴坏死和纤维化。

肺泡炎性渗出后机化相当常见[15]，这表明 ICEP 和机化性肺炎之间可能有重叠。但 ICEP 中远端气腔内机化非常少见且不显著。ICEP 也可出现小气道黏液栓阻塞[15]。小动脉和小静脉非坏死性血管炎较常见，伴随血管套及少量细胞浸润动脉中层的现象（图 68-2）。

嗜酸性粒细胞性肺炎病灶多呈弥漫分布，部分呈局灶性，沿血管或支气管中心性分布。ICEP 肺门淋巴结有大量嗜酸性细胞浸润和淋巴细胞增生[15]。

急性特发性嗜酸性粒细胞性肺炎病理表现包括动脉和间质内嗜酸性粒细胞浸润、弥漫性肺泡损伤、肺泡腔纤维性渗出、机化性肺炎以及非坏死性血管炎（图 68-3）[20]。

（四）诊断

临床实践中，当患者出现以下表现时需怀疑嗜酸性粒细胞性肺炎：呼吸道症状（呼吸困难、咳嗽或者喘息）、胸部影像学提示肺磨玻璃影以及外周血管甚至肺内存在嗜酸性粒细胞增多。重要的是，间隔至少 1 月的两次检查均发现血嗜酸性粒细胞计数大于 $0.5 \times 10^9/L$（500 个/μl），称为血嗜酸性粒细胞增多，而血嗜酸性粒细胞计数大于 1.5×10^9（1500 个/μl）时称为嗜酸性粒细胞增多症[21]。

尽管肺病理学检查是确诊嗜酸性粒细胞性肺炎的"金标准"，但手术开胸肺活检基本被摒弃，电视辅助胸腔镜下肺活检也几乎没必要。经支气管肺活检可能发现嗜酸性粒细胞性肺炎的特异性表现，但是标本过小，通常不能获得疾病发展过程的形态学证据。

对于 HRCT 表现符合嗜酸性粒细胞性肺炎的患者，BALF 无创，可替代肺活检协助诊断，目前已被广泛认可，但是目前尚无相关研究明确嗜酸性粒细胞增高与肺病理学表现之间的关系。正常对照，BALF 细胞分类计数中，嗜酸性粒细胞比例低于 1%[22]。而在慢性嗜酸性粒细胞性肺炎患者中，BALF 嗜酸性粒细胞的比例超过 40%，很多其他疾病也可以出现 BALF 嗜酸性粒细胞增高，比率在 3%~40%（尤其是 3%~9%），包括特发性肺间质纤维化、结缔组织病相关的肺间质疾病、过敏性肺炎、结节病、放射性肺炎、哮喘、尘肺病及感染[23]。

临床研究中，已经采用 BALF 嗜酸性粒细胞比率不低于 40% 作为 ICEP 的诊断标准[24,25]，并提出嗜酸性粒细胞计数大于 25% 作为 IAEP 的诊断标准[26]。临床实践中，推荐当肺泡嗜酸性粒细胞增多符合以下标准时，应考虑嗜酸性粒细胞性肺炎的诊断：①嗜酸性粒细胞是主要细胞亚群（除外巨噬细胞）；②BALF 细胞分类计数中嗜酸性粒细胞超过 25%，甚至超过 40%。

BAL 通常较为安全，但是同时具有肺磨玻璃影的影像学表现及外周血嗜酸性细胞增多两项特征的典型病例并不一定必须行 BAL 检查，尽管上述两种表现也应考虑其他诊断（如细菌或寄生虫性肺炎，霍奇金病相关肺磨玻璃影）。但仅靠血嗜酸性粒细胞增多及肺部磨玻璃影诊断的嗜酸性粒细胞性肺炎，必须满足嗜酸性粒细胞明显增多（$>1 \times 10^9/L$ 甚至 $1.5 \times 10^9/L$；>1000 甚至 1500 个/ul）以及临床影像学典型表现这两个条件，因为外周血嗜酸性细胞增多并不能说明所观察到的肺磨玻璃影一定是嗜酸性粒细胞性肺炎的表现。例如，诊断洛夫勒综合征时，有时会忽略 BAL（因为其表现也可出现在蛔虫病中），表现为轻微的、非特异性的咳嗽和喘息、一过性肺磨玻璃影以及血嗜酸性粒细胞明显增多。相反，当患者应用糖皮质激素治疗后，外周血嗜酸性细胞增多可能会消失，而 IAEP 经常无嗜酸性粒细胞增多的表

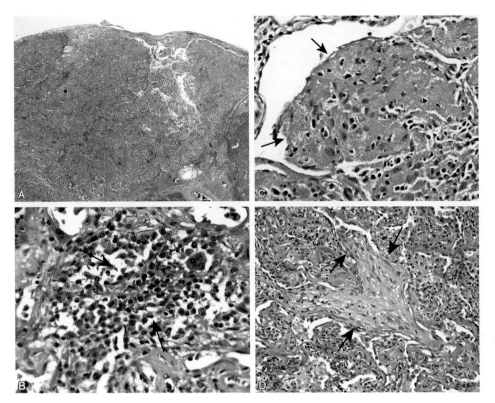

图 68-3　急性嗜酸性粒细胞性肺炎。A. 急性嗜酸性粒细胞性肺炎,肺泡腔弥漫分布的嗜酸性粒细胞和嗜酸性巨噬细胞,有时伴轻度间质性肺炎。在这个低功耗视图中,多个肺泡腔完全充满了胸膜表面。B. 嗜酸性脓肿(箭头)可能存在。C. 气道腔内纤维蛋白性渗出(箭头)是目前常见的,通常混合有嗜酸性粒细胞,如本标本中所见。D. 机化性肺炎中也可见修复(箭头)。(来自于 Leslie KO,Wick MR:Practical pulmonary pathology:a diagnostic approach:a volume in the pattern recognition series,2 ed. Philadelphia,2011,Elsevier,Figs. 7-56 and 7-58.)

现。尽管如此,多数情况下仍推荐 BAL 来确诊嗜酸性粒细胞性肺炎。

　　一旦诊断嗜酸性粒细胞性肺炎,需进行全面评估,旨在筛查可能的病因,比如寄生虫感染、药物、毒物暴露,和确定临床分型(见表 68-1)。

四、病因不明的嗜酸性粒细胞性肺病

　　ICEP 以咳嗽、进行性呼吸困难、精神萎靡、体重减轻,并在几周内逐渐加重为特征,而 IAEP 则可表现为急性肺炎(类似于急性肺损伤或者急性呼吸窘迫综合征),并反复出现呼吸衰竭,需要机械通气。ICEP 和 IAEP 都是特发性疾病。

(一) 慢性特发性嗜酸性粒细胞性肺炎

　　在一项纳入 9 例患者的病例报道中,Carrington 和他的同事首次详细描述了慢性特发性嗜酸性粒细胞性肺炎(ICEP)[15],并在此后数个病案系列报道[18,25,27-29]和很多个案报道中得到进一步确认和细节补充。

1. 临床表现

　　ICEP 主要见于女性(男女发病率比例 1:2)[18,25]。虽然年轻人更易罹患 ICEP[30,31],但仅有 6% 的患者是低于 20 岁的[18,31]。40~49 岁是 ICEP 的发病高峰[18],ICEP 的诊断平均年龄是 45 岁[25]。大多数 ICEP 患者无吸烟史[18,25,28],这表明吸烟是 ICEP 的保护因素。超过一半的患者发病之前曾有过敏史,12%[18]~24%[25]有过敏性鼻炎,约 10% 发生药物过敏[25],5%[18]~13%[25]为鼻息肉,10% 为荨麻疹[25],5% 为湿疹[25]。

　　高达 2/3 的患者有哮喘病史[17,18,24,25,28,29]。15% 的患者诊断 ICEP 时可同时合并哮喘,13% 会在 ICEP 诊断后发生哮喘[24]。除了哮喘患者总 IgE 水平更高外,哮喘患者和非哮喘患者中发生 ICEP 时表现相似[24]。哮喘患者脱敏治疗过程中可能出现 ICEP,但是并无证据表明脱敏治疗可导致 ICEP。发生 ICEP 合并症后,通常哮喘会恶化,即使嗜酸性粒细胞性肺炎未复发,也需要长期口服糖皮质激素治疗[24]。

　　ICEP 呈进行性起病,病案系列报道称首次出现症状到确诊,平均需要 4 个月[25]。最常见的呼吸道症状是咳嗽、呼吸困难、胸痛[18,25]。

　　起初呼吸困难常不严重,但偶有报道称疾病进展几个月后需要机械通气[32]。咯血少见,但仍有 10% 的病例发生咯血[18,25]。体格检查时,1/3 的患者有喘鸣[18],38% 的患者有湿啰音[25]。20% 的患者会出现慢性鼻炎或慢性鼻窦炎的上呼吸道表现。

　　ICEP 通常全身症状和体征明显,可出现发热、体重降低(约 10% 的患者体重下降>10kg)、虚弱、乏力、疲乏、食欲缺乏、盗汗也很常见。

2. 影像学表现

ICEP 影像学表现特异,但可能会与隐源性机化性肺炎的表现重叠(见第 63 章)。几乎所有病例胸片上均会出现肺外周磨玻璃影[15,18,25,33-36],1/4 的患者表现为游走性病灶[25]。病灶通常表现为边界不清的肺泡磨玻璃影,密度各不相同,可表现为磨玻璃影,亦可为实变影(图 68-4,电子图 68-1)。"影像上无肺水肿样或反肺水肿样阴影"的典型表现,高度提示 ICEP,但该征象仅出现在 1/4 的患者中[18]。

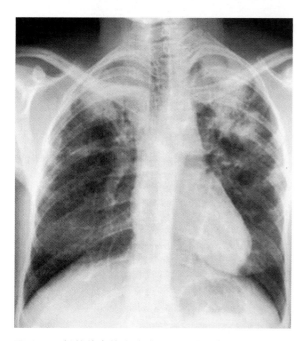

图 68-4　慢性特发性嗜酸性粒细胞性肺炎。1 例慢性特发性嗜酸性粒细胞性肺炎患者胸部 X 线片,双侧肺实变影,以中上肺叶为主

HRCT 可更好描述 ICEP 的特征影像学表现(图 68-5)。至少 50% 的患者在胸片上表现为双肺斑片影[18,28],而在 HRCT 上这一比例可高达 97.5%[25]。

HRCT 上,特征性斑片影主要出现在上叶,一般表现为磨玻璃影与实变影共存的周围性病变(视频 68-1)[25,34,37,38]。低于 20% 的患者可出现中心性分布的片影以及小叶中央型结节影[38]。有时可见实变伴肺段或肺叶不张[34]。间隔线常有增厚(见视频 68-1)[37]。皮质类固醇治疗后,实变及磨玻璃影的大小和范围迅速减少(电子图 68-2),可能出现实变向磨玻璃影过渡,或者出现不均匀的斑片影,之后发展为平行于胸壁的线状或者条状影[34]。空洞性病变罕见,如果出现则应重新考虑诊断。与机化性肺炎不同,ICEP 极少出现反晕轮征(比如中央为磨玻璃影,周围环以密度较高的实变,呈新月形或环形)。与 IAEP 相比,大多数机化性肺炎会出现胸腔积液(见下文),仅有 10% 的 ICEP 患者在 HRCT 上可有少量胸腔积液,17% 可出现纵隔淋巴结增大[25]。

3. 实验室检查

在一篇纳入了 111 例患者的文献综述中,88% 的患者出现外周血嗜酸性粒细胞增多,超过 6%[18],外周血分类计数中嗜酸

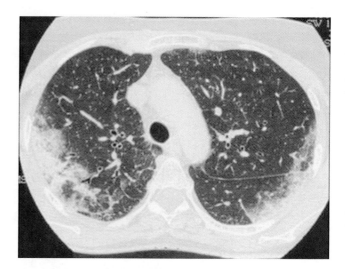

图 68-5　慢性特发性嗜酸性粒细胞性肺炎。对慢性特发性嗜酸性粒细胞性肺炎患者进行胸部 CT 轴位扫描显示双侧对称性外周肺泡不透明影

性粒细胞的平均比例为 26%。在病案系列报道中,血嗜酸性粒细胞平均计数为 5.5×10⁹/L(5500/μl),嗜酸性粒细胞占外周血白细胞总数的平均比例是 32%[25]。因为外周血嗜酸性细胞增多常是 ICEP 的诊断标准,因此 ICEP 患者的比例及可能的外周血计数尚不清楚。

血沉加快,C 反应蛋白水平升高[18,25,28]。约半数患者血总 IgE 水平升高,且 15% 的患者超过 1000IU/ml(正常 <100IU/ml)[25]。据报道,1/3 的患者可检测到循环免疫复合物[25]。抗核抗体偶尔可能为阳性[25]。尿嗜酸性粒细胞来源的神经毒素水平明显升高,指示嗜酸性粒细胞脱颗粒活跃[39]。

4. 支气管肺泡灌洗(BAL)

BAL 已取代肺活检用于诊断 ICEP。肺泡嗜酸性粒细胞增多是 ICEP 常见、具有特异性的表现[25,40],细胞分类计数中,嗜酸性粒细胞平均占 58%[25]。肺泡嗜酸性粒细胞增加可能与中性粒细胞、尘细胞和淋巴细胞比例增加有关[25]。糖皮质激素治疗几天后,BALF 嗜酸性粒细胞计数迅速下降[41]。ICEP 患者也可出现痰中嗜酸性粒细胞增多[13,29]。

ICEP 患者的肺泡灌洗液中,嗜酸性粒细胞具有活性,能分泌嗜酸性蛋白,该蛋白可被巨噬细胞摄取[42]。

ICEP 患者肺泡灌洗液中嗜酸性粒细胞阳离子蛋白[43]和嗜酸性粒细胞源性神经毒素[43]水平可升高。86% 的肺泡嗜酸性粒细胞表达 HLA-DR,而血嗜酸性粒细胞中仅有 7% 表达该抗原,这表明肺内的嗜酸性粒细胞活性与之不同[44]。BALF 中淋巴细胞特征性表现是 CD4⁺T 细胞聚集,这些细胞表达记忆 T 细胞的活性表面抗原(CD45RO⁺、CD45RA⁻、CD62L⁻)[45],也可出现 T 细胞受体的克隆重排[8,46]。嗜酸性粒细胞的肺内募集过程涉及多种趋化因子,后者可抑制嗜酸性粒细胞 Fas 蛋白诱导的细胞凋亡[47]。

5. 鉴别诊断

虽然 ICEP 不是全身性疾病,但偶发生孤立、中重度肺外症状的报道,包括关节痛、心电图 ST-T 段改变、心包炎、肝功能异

常、肝活检发现嗜酸性病变、多发性神经炎、腹泻、皮肤结节、皮肤免疫复合物性血管炎和嗜酸性肠炎[15,25,48]。这些表现提示 ICEP 和 EGPA 存在重叠。EGPA 的其中一个表征是产生与 ICEP 相似的嗜酸性粒细胞性肺炎[49,50],患者常通过接受糖皮质激素治疗来抑制系统性血管炎的进展。ICEP 相关病案系列报道称肺外症状出现的频率高达 30%,一些症状会引起 EGPA,进一步随访发现,接受糖皮质激素治疗的患者均未进展为典型的 EGPA 或 HES。

6. 肺功能检查

肺功能检查发现约半数 ICEP 患者表现为阻塞性通气功能障碍[18,25],另外一半患者表现为限制性通气功能障碍[25]。病例系列报道中,64% 的患者会出现低氧血症,即动脉氧分压在 75mmHg 以下[25];52% 的患者 CO 弥散因子(弥散能力 D_{Lco})不足预计值的 80%,仅有 27% 的患者系数(每单位肺泡体积的 DL_{CO})不足预计值的 80%。据报道,90% 的患者肺泡-动脉氧分压差增加[18]。大多数患者经过治疗后肺功能可恢复正常[18]。但部分患者,特别是初诊时 BALF 中嗜酸性粒细胞明显增多的患者,可能会逐渐发展为阻塞性通气功能障碍[51]。

7. 治疗和预后

ICEP 的自然病程不明,因为大多数患者接受糖皮质激素治疗后会迅速缓解[18]。ICEP 可自发缓解[18,25],且极少直接致患者死亡。80% 的患者,在接受糖皮质激素治疗 1~2 周内,甚至 48 小时内,症状明显缓解[25]。胸片示肺部阴影迅速吸收(电子图 68-3)。在系列病例报道中,糖皮质激素的平均初始剂量是 1mg/(kg·d)。69% 的患者,肺部阴影可在治疗 1 周后消失,几乎所有接受激素治疗的患者在末次随访时胸部影像学均已正常[25]。

目前尚未明确激素治疗的最佳剂量,通常为 20~60mg/d。推荐强的松的起始剂量为 0.5mg/(kg·d),根据临床表现和血嗜酸性粒细胞计数,在 6~12 个月内缓慢减量。大多数患者需要延长疗程(例如治疗超过 6 个月),当强的松的剂量减至 10~15mg/d 以下时或在停用激素后易复发。一项病案系列报道称 58% 的患者在停用激素后复发,21% 的患者在激素减量期间复发[18]。

在我们的病案系列报道中,50% 的患者在停用激素后复发(平均有 72 周的延迟)或在减量期间复发(复发时激素平均剂量为 11mg/d)[25]。恢复原激素治疗剂量,肺内初始病灶或其他复发病灶均可很快缓解。通常,强的松 20mg/d 的剂量足以治疗 ICEP 复发。

有随访资料的临床系列病例报道称,大多数患者需要延长激素的疗程。我们的病案系列报道平均随访时间是 6.2 年,分析发现仅有 31% 的患者在最后随访时可完全停用激素[25]。哮喘或 ICEP 复发均可产生呼吸道症状。哮喘患者很少发生 ICEP 复发,可能是因为这类患者在停用口服激素后常需使用吸入型糖皮质激素。因此吸入型糖皮质激素可降低口服糖皮质激素的维持剂量,但前者作为单一治疗并不够[52]。长期应用激素可能导致骨质疏松。奥马珠单抗是针对 IgE 的重组人源化单克隆抗体。病案报道中建议可用奥马珠单抗来预防 ICEP 的复发以及替代口服激素[53,54];但是必须警惕奥马珠单抗相关 EGPA 的发

生[55,56]。抗 IL-5 单克隆抗体美泊利单抗,尚未在 ICEP 患者中进行疗效评价。

(二) 急性特发性嗜酸性粒细胞性肺炎(IAEP)

与 ICEP 不同,IAEP 起病急,可出现严重低氧血症,血嗜酸性粒细胞水平不升高,BALF 中存在嗜酸性粒细胞性肺炎的显著特征(BALF 嗜酸性粒细胞占比≥25% 或者开胸肺活检发现肺内以嗜酸性粒细胞浸润为主),IAEP 获得临床缓解后不再复发[20,26,29,57-60]。

所有 IAEP 患者都会出现发热和胸片双侧阴影,因此常被误诊为感染性肺炎,使得其发病率被低估。辅助诊断标准包括无药物过敏史、无感染病史或感染的实验室证据、无其他可导致 IAEP 的已知病因[26]。IAEP 目前的诊断标准见表 68-2[61]。

表 68-2 急性特发性嗜酸性粒细胞肺炎的诊断标准

1. 发热性呼吸道表现急性发作(就诊时病程≤1 个月)
2. 胸片示双侧弥漫性斑片影
3. 低氧血症:吸入室内空气时 PaO_2 <60mmHg,和(或) PaO_2/ FiO_2 ≤300mmHg,和(或)血氧饱和度 <90%
4. 肺内嗜酸性粒细胞增多,BALF 嗜酸性粒细胞比例 >25%(或肺活检呈嗜酸性粒细胞性肺炎)
5. 无感染或者其他已知病因引起的嗜酸性粒细胞性肺病(特别是易致嗜酸性粒细胞性肺炎的药物暴露)

(摘自 Allen JN, Pacht ER, Gadek JE, Davis WB: Acute eosinophilic pneumonia as a reversible cause of noninfectious respiratory failure. *N Engl J Med* 321:569-574, 1989; and Cottin V, Cordier JF: Eosinophilic pneumonias. *Allergy* 60:841-857,2005.)

1. 临床表现

IAEP 的平均发病年龄约为 30 岁[26,60],但也可发生于 20 岁及以下的患者[30]或老年患者[60]。与 ICEP 相比,IAEP 几乎只在男性中发病[62],且大多数患者既往无哮喘病史[29]。

值得注意的是,大多数患者起病前数天似乎均有灰尘暴露史或吸烟史。一些患者近期有参加特殊户外活动,例如洞穴探险、植物移栽、木材移动、烟熏房清洁、尘土飞扬的摩托车越野赛、室内装修、油箱清洗、催泪弹爆炸等[26,60]。曾有一例 IAEP 患者是纽约消防员,既往有世界贸易大厦灰尘暴露史[63]。

目前认为吸烟是 IAEP 的致病因素,因为大多数患者初次吸烟后不久即出现 IAEP(尤其是一开始就大量吸烟的患者)[64-69],部分患者挑战吸烟,但持续吸烟后患者可逐步耐受[65-67]。有研究怀疑雪茄中的调味成分可能与 IAEP 的发病相关[70]。近期,特别是在一个月内(中位延迟时间 2 周),吸烟习惯的改变(例如开始吸烟、复吸或者增加每日吸烟量),在急性"特发性"嗜酸性粒细胞性肺炎发病中起主要作用[62,69]。据报道,被动吸烟也可导致 IAEP 的发生[71]。

对吸入非特异性致病物质易产生嗜酸性反应的患者,吸入烟草或其他非特异性有害物质可能诱发 IAEP,或促进 IAEP 进展。IAEP 患者 BALF 中,β(1-3)-D-葡聚糖(真菌细胞壁的主要组成成分,也是烟草烟雾的成分)浓度升高[68]。

在既往健康的个体中,IAEP 起病后进展迅速,出现的症状包

括咳嗽、呼吸困难、发热和胸痛。也可在几周内呈亚急性进展[20],时间间隔少于7天或者从出现症状到确诊IAEP的7~31天内,患者临床症状可无明显进展[60]。超过一半的患者可发生急性呼吸衰竭[62]。也可出现腹部不适、肌痛[26]。体格检查可发现呼吸急促、心动过速,听诊时可闻及湿罗音或偶有喘鸣音。

2. 影像学表现

胸片示双侧阴影,表现为混合肺泡性或者间质性阴影(电子图68-4A、B、G)[26,58-60]。与ICEP相比,IAEP中,出现双侧胸腔积液和Kerley B线的患者更多[26]。胸片可在2周内恢复正常(见电子图68-4L)[26,58],胸腔积液最后会消失[26]。

胸部CT上,磨玻璃阴影和气道腔实变是最常见的肺实质病变,多数患者可伴有边界不清的结节和叶间裂增厚;至少2/3的患者可有胸腔积液,且多为双侧(见电子图68-4C~F和H~K)[26,36,58,60,72]。通常认为嗜酸性粒细胞性肺炎患者出现双侧胸腔积液和叶间裂增厚是诊断IAEP的特征性表现;另外,感染性肺炎的患者若出现上述征象也应该怀疑IAEP的诊断。

3. 实验室检查

一项回顾性研究表明:与ICEP相反,IAEP外周血细胞计数常表现为白细胞升高,以中性粒细胞升高为主,嗜酸性粒细胞很少高于0.3×10^9/L(300个/μl),但病程后期嗜酸性粒细胞计数会逐渐升高[26,29,30]。胸腔积液[26,65,73]和痰[29]中也可发现嗜酸性粒细胞增多。

部分患者可出现IgE水平升高[73,74],与正常对照相比,疾病活动期时血清IgG水平升高,特别是IgG2和IgG4[74],但该指标诊断价值不高。与其他原因所致的急性肺损伤或感染性肺炎不同,IAEP血清胸腺活化调节趋化因子(TARC/CCL17)、KL6或呼出气NO水平常升高;但上述指标并不是IAEP的特异性标志物[75,76]。

4. 肺泡灌洗液(BALF)

IAEP初诊时血嗜酸性粒细胞水平常不升高,因此BAL是诊断IAEP的关键:BALF细胞分类计数可发现嗜酸性粒细胞平均比例在37[26]~54%[60],BALF细菌培养阴性。淋巴细胞和中性粒细胞中度升高。疾病恢复后BALF中嗜酸性粒细胞也会持续存在数周[77]。

我们认为若BAL嗜酸性粒细胞高于25%时,无须行肺活检协助诊断,至少在免疫功能正常的患者中是如此。

5. 肺功能检查

部分患者可出现严重低氧血症,吸纯氧亦无法纠正时需考虑存在右向左分流的可能[57,60]。大多数患者符合不同严重程度ARDS的定义(例如呼吸衰竭急性发作,不能完全用心衰或液体负荷过重来解释,客观排除流体静力型水肿;双侧斑片影(不能完全由积液、肺叶/肺塌陷或结节来解释);呼气末正压或者持续呼气正压不低于5cmH₂O时,动脉$PO_2/FiO_2 < 300$mmHg[78]。大多数患者病程早期需行无创或气管插管后机械通气[26,60]。近期病案系列报道发现,IAEP的严重程度比既往报道中的更多变[62]。与ARDS不同,IAEP极少发生休克[79,80],且无肺外器官衰竭的报道。最初需吸氧的患者在给予激素治疗后,其FiO₂可

在数小时内下降[26]。

对病情较轻的患者进行肺功能检查,表现为轻度限制性通气功能障碍,第一秒用力呼气量占用力肺活量的百分率(FEV_1/FVC)正常,弥散功能下降[74]。肺泡-动脉氧分压差增加[26]。多数患者在疾病治愈后,肺功能恢复正常,部分患者可能会存在通气功能受限[26,81,82]。

6. 肺活检

已行BAL检查,则极少需再行肺活检。肺活检病理常表现为急性、弥漫性纤维素性肺泡病变,伴肺泡间质、细支气管间质、肺泡内嗜酸性粒细胞浸润和间质水肿[20,26,79,83]。

7. 治疗和预后

亦有报道称IAEP不用激素治疗也可恢复[60,75],所以激素治疗后病情改善并不能作为IAEP的诊断标准。但是,当诊断IAEP后,通常开始应静脉使用激素,随后改口服激素,在2~4周内逐渐减量[26]。一般使用激素3天以内,患者就会有所缓解(见电子图68-4L)[62]并且可迅速脱机,停止吸氧。85%的患者治疗1周内胸片会恢复正常,但是2周后胸部CT仍会有轻度肺部斑片影和胸腔积液[62]。近期一项研究纳入了137例患者,发现治疗IAEP的激素初始计量为强的松30mg/d(或有呼吸衰竭者静脉滴注甲泼龙60mg,q6h),疗程2周[62]。无严重临床和影像学合并症的患者恢复很快,且停用激素后不复发,而ICEP停用激素后易复发。

尽管IAEP临床表现常与ALI或者ARDS相似,但IAEP的预后更好。诊断IAEP的关键是在BALF中查见嗜酸性粒细胞水平升高,因为通常IAEP病程早期血嗜酸性粒细胞水平不升高。必须仔细筛查可引起AEP的病因,通过BALF培养和特殊染色筛查感染性病原体[84-86]。必须仔细排除药物诱导性AEP。识别烟草和环境暴露中的致病因素是预防IAEP复发的关键,这种极少见的复发多是由戒烟后再次吸烟引起的。

(三)嗜酸性肉芽肿性多血管炎

1. 历史与命名

1914年,Lamb[87]报道了第一例嗜酸性肉芽肿性多血管炎(EGPA)。1951年,Churg和Strauss[14]主要在病例尸检档案中描述了这类以他们名字命名的综合征。他们描述了EGPA的特征性病理改变,包括血管外肉芽肿病变、坏死性炎性肉芽肿样血管改变以及富含嗜酸性粒细胞的炎性渗出。最常见的炎症部位是心脏。近半数患者病程中可发生肺炎,急性期时其渗出液中富含嗜酸性粒细胞,混有巨噬细胞。

1992年,Chapel Hill会议对系统性血管炎进行命名[88],CSS纳入小血管炎的范畴。2012年,Chapel Hill国际共识会议修订了系统性血管炎的命名[89]。嗜酸性肉芽肿性多血管炎取代CSS这种以人名命名的名称,以符合与显微镜下多血管炎和肉芽肿内多血管炎(Wegener)表现相统一的命名,该疾病是抗中性粒细胞胞浆抗体(ANCA)相关性肺血管炎性疾病,且同时伴有单器官ANCA相关性血管炎。

EGPA是嗜酸性粒细胞增多的、坏死性肉芽肿样炎症,常累及呼吸道,同时伴有坏死性血管炎,主要累及中小血管,与哮喘

和嗜酸性粒细胞增多症相关。目前认为 EGPA 可能仅局限于特定器官,特别是上、下呼吸道[89]。这个术语表明 EGPA 确实是一种血管炎,但并不是所有 EGPA 患者都有系统性血管炎的的表现或 ANCA 阳性[90]。约 40% 患者 ANCA 阳性。合并肾小球肾炎时,ANCA 多为阳性,大多数伴坏死性肾小球肾炎的患者,AN-CA 阳性[91]。因此可能需要进一步修订目前的命名和分类。

2. 病理学

因为在 EGPA 病程早期即可诊断,所以很少需要肺活检,患

者需在血管炎进展之前接受激素治疗。目前单个器官单次活检,很少发现 EGPA 的所有病理特征[92,93]。典型表现是同时出现血管炎(坏死性或非坏死性,主要累及中等大小肺动脉)和肉芽肿样嗜酸性粒细胞浸润(图 68-6A-B)。血管外肉芽肿由栅栏状组织细胞和巨细胞组成(图 68-6C)。亦可出现弥漫性肺出血性微血管炎(图 68-6D)。当合并嗜酸性粒细胞性肺炎时,其在 EGPA 中的表现与 ICEP 类似。EGPA 早期(血管炎前期)特征是组织中嗜酸性粒细胞浸润,不伴血管炎(通常可发现血管周围嗜酸性粒细胞浸润)。

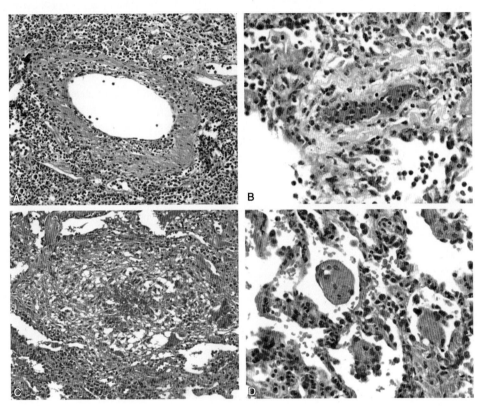

图 68-6 嗜酸性肉芽肿性血管炎(Churg-Strauss 综合征)(EGPA)。A. 血管炎。被嗜酸性粒细胞和散在淋巴细胞浸润的中等大小动脉。B. 血管炎。嗜酸性粒细胞浸润的静脉。注意周围空气间隙中的纤维蛋白和嗜酸性粒细胞。C. 嗜酸性肉芽肿。具有典型的"过敏性肉芽肿"特征。注意在嗜酸性坏死(中心)周围隐约的栅栏样组织细胞。可能存在多核巨细胞,常可见明亮的嗜酸性细胞质。D. 肺出血。在 EGPA 中可见弥漫性肺出血伴毛细血管炎。毛细血管炎被证明与聚集在空气间隙的纤维蛋白和嗜酸性粒细胞有关。(引自 Leslie KO, Wick MR: Practical pulmonary pathology: a diagnostic approach: a volume in the pattern recognition series, ed 2. Philadelphia, 2011, Elsevier, Figs. 10-27, 10-29, and 10-28.)

3. 临床表现

EGPA 的临床表现很明确[94-99]。该症是一种罕见的系统性疾病,主要发生于 65 岁以下的成人[98,100],偶有儿童和青少年发病的病例报道[100a]。男女发病无差异。血管炎的平均发病年龄在 38 ~ 49 岁之间[98,101]。

发生哮喘的平均年龄为 35 岁,一般较严重,且易迅速进展为激素依赖型[98]。通常在血管炎发病之前 3 ~ 9 年发生哮喘[94,98,101,102]。极少数患者发生哮喘和血管炎的时间间隔更长[102],也可能两者同时发生[101]。血管炎出现之前哮喘常进行性加重,但当血管炎出现后哮喘可缓解,一旦血管炎消退,哮喘

又会再次加重[98,102]。

约 3/4 的 EGPA 患者有慢性鼻炎[98,103,104],常伴反复发作的鼻窦炎和(或)鼻息肉,组织病理检查可查见嗜酸性粒细胞浸润[105]。61% 的患者可有鼻窦炎[94]。也可出现鼻硬皮炎,但 EGPA 患者的鼻炎比多血管炎肉芽肿患者的鼻炎轻得多,前者鼻隔穿孔或鞍鼻不多见。血管炎的肺外表现常为虚弱、体重减轻、发热、关节痛和肌痛(这些症状在单纯哮喘中不常见)。

心脏损害主要由嗜酸性心包炎引起,偶可由冠状动脉炎引起[107,108],临床后果较为严重,可发生心衰或猝死[94,98,99,101,102,106]。心脏受累通常很隐匿,且无症状,因此仅当出现左室功能衰竭和扩张性心肌病时才能被发现。心脏衰竭可能需要心脏移植[108a],

但移植心脏可发生嗜酸性血管炎复发。激素治疗后心肌损害和冠状动脉炎会显著改善，因此怀疑 EGPA 诊断的患者均需详细的心脏功能评估，包括心电图、超声心动图、血清肌钙蛋白水平以及心脏 MRI 检查[109]。目前主要难点在于缺乏诊断临床相关性心肌受累的金标准。心脏 MRI 常表现为心肌延迟强化[110-112]；但 MRI 仍很难区分不可逆性病变（如瘢痕形成）和活动性炎症病灶，后者需要强效免疫抑制治疗。心脏 MRI 联合正电子发射断层扫描可能有用，但需进一步研究[113]。

超声心动图常可发现心包炎伴少量积液；心包填塞很罕见。与特发性 HES 不同，心内膜受累并不常见。EGPA 患者发生静脉血栓栓塞事件的风险更大[114]。

77% 的患者会出现外周神经受累，主要包括多发性神经炎[94]，或者不对称性多发性神经病变，主要表现为疼痛、局灶或多灶性无力、感觉缺失，多发生于下肢。脑神经麻痹和中枢神经系统受累少见。31% 的患者发生消化道受累[94]，多表现为单纯性腹痛，但可发生肠道或胆道血管炎。其他消化道症状包括腹泻、溃疡性结肠炎、胃十二指肠溃疡、消化道（食管、胃、肠道）穿孔、消化道出血以及胆囊炎。约一半的患者会出现皮肤病变[94]，主要包括四肢紫癜、皮下结节（尤其是头皮和四肢）、红斑皮疹及荨麻疹。26% 的患者可有肾损害，病变通常较轻[94]，这与 ANCA 相关性血管炎不同。

4. 影像学表现

胸片上最典型的异常表现是与嗜酸性粒细胞性肺炎类似的肺部斑片影，据报道，37%[69] ~ 72% 的患者会出现上述表现（见电子图 60-9A）[98,115]。胸片上在就诊时即可有肺部斑片影，但部分患者整个病程中胸片均正常。肺部斑片影的特征包括：边界不清、有时呈游走性、短暂性及密度多变性[98,102,116-118]。与 GPA 不同，EGPA 很少出现肺空洞。有时可出现胸腔积液（通常是少量）和膈神经麻痹。

在胸部 HRCT 上，肺部阴影主要包括磨玻璃影（见电子图 60-9B ~ E）或气道腔实变，一般沿肺外周分布或随机性分布（图 68-7）；与 ICEP 相比，EGPA 更易出现小叶中央型结节[38]；其他不常见的表现包括支气管壁增厚或扩张、叶间裂增厚（见电子图 60-9B ~ E）、肺门或纵隔淋巴结病变、胸腔积液或心包积液等[36,117-119]（图 68-8）。胸腔积液可能是炎症性嗜酸性粒细胞渗出液或漏出液，心肌病是其可能的病因。这些异常表现均不具有特异性，因此在 111 例嗜酸性肺疾病患者中，仅有 44% 通过 CT 确诊为 EGPA[36]。

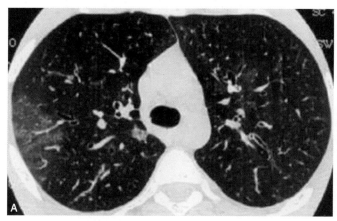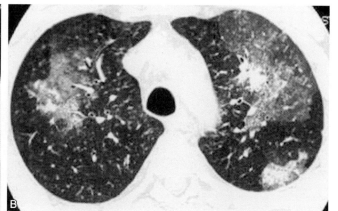

图 68-7 嗜酸性肉芽肿性血管炎。嗜酸性肉芽肿性血管炎患者轴位胸部 CT 扫描显示：A. 右上叶有磨玻璃密度影；B. 双侧中央区和周围不透光区有密度变化

5. 实验室检查

外周血嗜酸性粒细胞增加是 EGPA 的主要特点，常与血管炎的活动性一致。一般血嗜酸性粒细胞水平在 5 ~ 20×10^9/L（5000 ~ 20 000 个 /μl）之间，有时更高[94,98,102]。激素治疗开始后，血嗜酸性粒细胞水平会迅速降低至正常（因此激素治疗前无血常规检查，可导致 EGPA 缺乏血嗜酸性粒细胞增加的证据）。BALF 分类计数中嗜酸性粒细胞比例增加，有时可高于 60%[120]；若伴胸腔积液，其中嗜酸性粒细胞也会增多[121]。

约 40% 的患者出现 ANCA 阳性，ANCA 主要为核周型（p-ANCA），具有髓过氧化物酶特性［胞浆型（c-ANCA）具有蛋白酶 3 特性，相比而言较少见][94,101,122-124]。血清 IgE 水平显著升高，血沉加快，C-反应蛋白水平升高，贫血较常见。据报道，尿嗜酸性粒细胞源性神经毒素水平可升高，其升高水平常提示疾病的活动程度[125]。疾病活动时，血清 IgG4、CCL17/TARC、CCL26/Eotaxin-3 水平升高，但尚未证实上述指标可作为该疾病的生物标志物[126-129]。

6. 发病机制

EGPA 的病理生理机制尚不明确。可认为它是一种自身免疫性疾病，其发生过程中有 T 细胞、内皮细胞和嗜酸性粒细胞的参与。近期研究已证实，EGPA 可能存在调节性 CD4+、CD25+ 或 CD4+CD25+-T 淋巴细胞（产生 IL-10 和 IL-2）功能缺陷，这些缺陷可能会影响疾病的进展及预后。外周血淋巴细胞流式分析结合 T-细胞抗原受体（TCR）-γ 基因重排分析发现 EGPA 存在[130]CD8+/Vβ+T 细胞克隆效应性/记忆性表型，该表型是细胞毒性活性的标志物，提示存在持续性抗原刺激[131,132,132a]。

据报道，EGPA 存在 T 细胞抗原受体-C 基因重排[9]。某些触发因子或佐剂（如疫苗或脱敏治疗）也可能参与 EGPA 的发生发展[133,134]。嗜酸性粒细胞缺陷性细胞凋亡途径的假说尚未得到证实[135]。

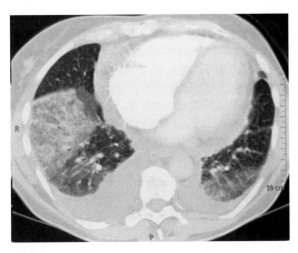

图 68-8　嗜酸性肉芽肿性血管炎。一例嗜酸性肉芽肿性血管炎患者的轴位胸部 CT 扫描,伴肺实变和嗜酸性肺炎导致的磨玻璃样不透光区。另外,心包积液和双侧胸腔积液是由于心肌病所致

虽然患者常有家族性过敏体质和过敏性鼻炎家族史,但是仅有不到三分之一的患者有过敏的证据(即出现特异性 IgE 及相应临床病史);EGPA 的过敏主要是持续性过敏,特别是对尘螨,而无 EGPA 的哮喘患者更易出现季节性过敏[136]。目前已有研究表明携带 DRB4 等位基因[137]的患者以及某些家族[138]可能有 EGPA 遗传易感性。

其他可能的诱发因素包括曲霉菌、变应性支气管肺念珠菌病、蛔虫、接触鸟类或吸入可卡因。过去曾有报道称磺胺类药物与抗血清同时使用可诱发累及肺的嗜酸性粒细胞性血管炎,后来又有二氟尼柳[139]、大环内酯类[140]和苯妥英钠等药物诱导发病的报道[141]。有报道称,接受 Ig-E 抗体奥马珠单抗治疗的哮喘患者也可出现 EGPA[142-145]。

目前对白三烯受体拮抗剂(孟鲁司特、扎鲁司特、普鲁斯特)在 EGFA 发生发展中的作用颇具争议[101,146-150]。尽管目前已有研究发现白三烯受体拮抗剂和 EGPA 相关,但该相关性是混杂有药物治疗适应证的结果还是真正的因果关系,研究结果存在争议[56,149]。这种关联是否为偶然性,或是因为减少口服或吸入糖皮质激素和(或)添加白三烯受体拮抗剂而诱发了 EGPA,还是因为这些药物确实参与了血管炎的发病,目前尚不明确。目前已有人提出两者相关性的可能原因[151]。但是,EGPA 患者可能在未发病前已经接受过孟鲁斯特治疗,也可能因为重新应用白三烯受体拮抗剂而致 EGPA 的复发,也可能在不调整激素和(或)免疫抑制剂的情况下停止该类药物治疗后 EGPA 患者病情出现缓解[147,149]。至少最近一项研究表明不能完全排除两者之间的因果关系[152]。因此我们认为,合并有嗜酸性粒细胞增多症和(或)EGPA 相关肺外表现的哮喘患者,应尽量避免使用白三烯受体拮抗剂。

7. 诊断

EGPA 诊断较困难,因为就诊患者常为早期症状,且症状较轻,表现为所谓 EGPA 不完全型,而症状常或多或少被哮喘的激素治疗抑制,后期特别是在激素减量或停用后,症状可能变得明显。

EGPA 进展常分为 3 个阶段:哮喘和鼻炎、组织嗜酸性粒细胞增多症(如类似 ICEP 的肺部疾病)、肺外嗜酸性粒细胞性血管炎性疾病。因此诊断难度极大地依赖于就诊患者疾病所处的阶段。虽然系统性疾病应考虑 EGPA 的可能,但更重要的是在器官功能(尤其是心功能)严重受损前确诊该病。

目前尚未确立 EGPA 的诊断标准。Lanham 及其同事[98]提出以下 3 项诊断标准:①哮喘;②嗜酸性粒细胞超过 $1.5 \times 10^9/L$(1500/μl);③两个或者两个以上器官发生系统性血管炎。根据美国风湿性疾病学会的分类标准(但非诊断标准)[153],当满足以下 6 条标准中的 4 条或以上,诊断该疾病的敏感性为 85%,特异性为 99.7%,即已证实的系统性血管炎、哮喘、血细胞分类计数中嗜酸性粒细胞占比高于 10%、单神经炎(包括多发性)或者周围神经病变、胸部影像学上肺部游走性斑片影、双侧上颌窦病变、含有血管的活检标本里发现血管外嗜酸性粒细胞浸润。但是,这些诊断和分类标准提出时,还不能检测 ANCA。今后,ANCA 阳性可能会作为一项主要诊断标准,目前已经提出该病的暂行诊断标准[90]。病理诊断 EGPA 最佳,但是对于同时具有特征性临床表现和嗜酸性粒细胞明显增多的患者,该项检查并非必须。皮肤、神经、肌肉是最常见的活检部位,可在这些部位发现血管炎的存在[94]。其中皮肤病变活检最为常见,操作最简单,也最容易获得血管炎的病理证据。很少进行肺活检。经支气管肺活检通常并不能发现血管炎或肉芽肿病变。

8. 鉴别诊断

有时很难区分 EGPA 和其他 ANCA 相关性血管炎以及其他嗜酸性粒细胞增多综合征之间的差别。ANCA 阴性的 EGPA 和未分类的系统性嗜酸性疾病之间可能存在交叉。已有肉芽肿性多血管炎嗜酸性粒细胞性变异型的报道[155]。也有 EGPA 合并肺部斑片影及一过性动脉炎(伴或不伴巨细胞、嗜酸性粒细胞)的报道[156]。另外,要鉴别轻度 EGPA 和伴轻微肺外症状的 ICEP 也很困难,尤其是在缺乏典型多血管炎特征的情况下。ICEP 肺活检多表现为一些轻度的血管炎(非坏死性)[15]。ICEP 可进一步发展为 EGPA[49]。另外,也有一些"局限性"EGPA 的案例报道[157],包括单独肺或心脏受累。

EGPA 不完全型常常是指那些因为哮喘应用激素后 EGPA 已经获得或多或少缓解的病例。其他病例也很难进行 EGPA 和特发性 HES 的诊断分类。详细的临床分析、ANCA 阳性、活检发现血管炎和肉芽肿以及分子生物学检查(在特发性 HES 患者中)均有助于确定最后的诊断。

有趣的是,近期研究表明 ANCA 的表达可区分 EGPA 的两种不同临床亚型[123,124,158,158a](表 68-3)。因此,ANCA 阳性的患者约占 40%,为血管炎亚型,易出现肾小球毛细血管外病变、外周神经病、紫癜以及活检确诊血管炎。相反,ANCA 阴性的 EGPA 患者为组织亚型,更易出现心脏和肺受累(和发热)。后者可能是伴全身症状的 HES 的一个变异型[123,159]。EGPA 血管炎亚型更易发生于携带主要组织病理复合物 DRB4 等位基因的患者[137]。ANCA 阴性的 EGPA 与 LI0-3575/1082/592 TAC 单倍体型相关(部分 IL-10.2 单倍型与 IL-10 表达增加相关)。所以,基因易感性可能影响 EGPA 的表型。

表68-3 EGPA(Churg-Strauss 综合征)的不同表型

	血管炎表型	组织学表型
各自频率	≈40%	≈60%
ANCA	伴有(多为具有抗MPO 特异性的 p-ANCA)	缺乏
主要临床特征	肾小球肾病 周围神经病变 紫癜	心脏受累(嗜酸性心肌炎) 发热
主要组织病理学特征	活检证实的血管炎	嗜酸细胞性肺炎

ANCA,抗中性粒细胞胞浆抗体;MPO,髓过氧化物酶;p-ANCA,核周抗中性粒细胞胞浆抗体。改编自 Sable-Fourtassou R,Cohen P,Mahr A,et al:Antineutrophil cytoplasmic antibodies and the Churg-Strauss syndrome. *Ann Intern Med* 143:632-638,2005;and Sinico RA,Di Toma L,Maggiore U,et al:Prevalence and clinical significance of antineutrophil cytoplasmic antibodies in Churg-Strauss syndrome. *Arthritis Rheum* 52:2926-2935,2005.

9. 治疗和预后

激素是 EGPA 的主要治疗,用于大多数病例中业已足够[98,160,161]。

在大多数严重的患者中,治疗起始 1~3 天可用甲强龙冲击治疗,后改为口服激素,用量常为强的松 1mg/(kg·d)。激素逐渐减量,总疗程数月。易复发,且哮喘常持续存在(或者高剂量激素治疗停用后可再次出现)。鉴别难治性哮喘的复发或持续与 EGPA 的复发或持续,需要详细的评估,需考虑血嗜酸性粒细胞水平(通常无 EGPA 复发的哮喘患者 <1×10⁹ 或 <1000 个/μl)及偶尔的新发全身症状。

患者合并有致死或严重并发症的症状时,除激素治疗外需加用环磷酰胺[162]。有研究者对结节性多动脉炎或 EGPA 患者进行回顾性研究[160,163],发现与死亡率增加的四个因素包括:年龄大于 65 岁、心脏症状(基于容易测量的临床参数)、胃肠道受累和肾功能不全,但是耳、鼻、咽症状与死亡风险降低有关[163]。多因素分析表明,心肌病,尤其是心衰患者[164],是死亡风险的主要预测因子[158]。诊断时年龄偏大的患者,也与预后不良有关[158,165]。ANCA 阳性的患者血管炎复发风险较高[158],而基础嗜酸性粒细胞水平 >3×10⁹/L(>3000 个/μl)的患者血管炎复发风险较低[165]。

激素联合免疫抑制剂治疗更易控制疾病的进展,但会增加相关感染风险(与口服给药相比,环磷酰胺静脉给药可降低感染风险)[166,167]。随疾病严重程度,病死率各异,且细胞毒性药物不能预防复发[168]。目前并未确定最佳的疗程,但是,起病时即存在风险因素的 EGPA 患者,环磷酰胺冲击治疗 12 次比仅冲击治疗 6 次更易控制疾病的进展,无预后不良因素的 EGPA 患者,可单用激素,约 1 半的患者会获得完全缓解且不复发[170]。所以,对起病时就有预后不良因素的患者,尤其是存在心衰的患者,应推荐免疫抑制剂(常为环磷酰胺静脉内冲击治疗)联合激素治疗[113,165]。强的松减量至 20mg/d 或以下时出现疾病复发的患者,可口服硫唑嘌呤或肌肉注射甲氨蝶呤联合激素维持治疗。

严重 EGPA 患者可皮下注射 α 干扰素[171]。据报道,静脉内应用大剂量免疫球蛋白、环孢素 A 和利妥昔单抗[172-175]亦有效。EGPA 伴持续性哮喘的患者应用抗 IgE 奥马珠单抗有效[176,177],但该单抗不能控制系统性疾病,因此需要仔细评估。应用美泊利单抗治疗可减少嗜酸性粒细胞性哮喘患者每日口服糖皮质激素的用量,该单抗可减少急性加重,改善患者的哮喘控制水平[177a,177b]。美泊利单抗治疗 EGPA 具有一定前景[178,179]。

近来 EGPA 的预后已得到极大改善,5 年生存率近 80%,未合并预后不良因素的患者 5 年生存率为 97%[180]。大多数患者的死亡发生在治疗第 1 年,主要是由心脏受累引起。其中一个系列报道称 EGPA 合并心脏受累不会额外增加死亡风险,该结果较为意外。对于长期坚持口服激素的患者,治疗相关副作用会显著增加合并症的发生风险。另外,随访发现很多患者即使坚持激素治疗,其哮喘仍不能得到控制,从而导致气流受限的发生,之后可能发展为持续性气流受限[182,183]。吸入支气管扩张剂并不能缓解气流受限,但是增加口服激素的用量可部分逆转气流受限[182]。

(四) 嗜酸性粒细胞增多综合征(HES)

1975 年,Chusid 及其同事[184]提出了"特发性"嗜酸性粒细胞增多综合征的定义:①嗜酸性粒细胞增多,持续高于 1.5×10⁹/L(1500 个/μl),可长达 6 个月,或者未到 6 个月即为 HES 相关症状体征而死亡;②无寄生虫、过敏或其他已知病因可导致嗜酸性粒细胞增多;③器官受累的症状和体征,包括肝脾肿大、器质性心脏杂音、充血性心衰、弥漫性或局灶性中枢神经系统病变、肺纤维化、发热、体重减轻及贫血。他们报道了 14 例患者,其中 2 例诊断为"良性持续性嗜酸性粒细胞增多",3 例为嗜酸性粒细胞性白血病,1 例为可疑 EGPA。尽管合并有慢性疾病的患者常共有一些常见并发症,特别是心脏受累,但后期病例报道证实特发性 HES 确实存在异质性。2 次随机血检发现血嗜酸性粒细胞增多[>1.5×10⁹/L(1500 个/μl)],且缺乏其他导致嗜酸性粒细胞增多的病因,即可诊断 HES。

1. 发病机制

与普通嗜酸性粒细胞增多不同,HES 通常是反应性、非克隆性(与寄生虫性疾病相似),研究证实 HES 也可由产嗜酸性粒细胞趋化因子的淋巴细胞单克隆增生形成(HES"淋巴细胞变异型"),或者由嗜酸性粒细胞自身单克隆性增殖形成(HES"骨髓增殖型",亦称为慢性嗜酸性粒细胞性白血病)[185-190]。HES 分类中,可能需取缔特发性这个术语[191],该术语可能仅适用于指代目前无法明确归类的病例。在真正的特发性病例中,应用新型诊断工具如 WT1 转录本定量分析,有助于鉴别 HES 和其他继发性嗜酸性粒细胞增多症[192]。

在所有 HES 患者中,HES"淋巴细胞变异型"占 30%。是由异常免疫表型(如 CD3⁻CD4⁺)的 Th2 淋巴细胞(由 TCR 克隆重排证实)产生的趋化因子所诱导。通过流式细胞术和 TCR 基因重排分析对外周血(和骨髓)淋巴细胞表型进行分型,旨在检测出亚型异常的 T 细胞亚群。T 细胞培养发现其 IL-5 表达增加,表明嗜酸性粒细胞增多可能是由 T 细胞扩增所致[193]。血清 Ig-E 水平升高是 Th2 淋巴细胞产生的 IL-4 和 IL-13 所诱导的结果[194,195]。血清 IL-5 和 TARC 增多[196]。大多数报道的病例均来自皮肤病学门诊,患者表现为丘疹和荨麻疹,这些皮肤病变均有淋巴细胞和嗜酸性粒细胞的浸润(部分患者最终可出现皮肤T细胞淋巴瘤或Sezary综合征)。在这种情况下,HES可能是恶性T细胞疾病的癌前病变[194,195,197]。

在所有HES患者中,HES"骨髓增殖型"(或慢性嗜酸性粒细胞性白血病),占20%~30%,是由酪氨酸激酶融合蛋白活化所致,该蛋白活性结构是由FIP1L1-PDGFRA基因融合产生。FIP1L1-PDGFRA基因融合,是4号染色体长臂(q12)上部分染色体区域缺失的结果,该缺失不能通过核型分析来检测[198,199]。肝脾肿大、黏膜溃疡、激素抵抗型重度心脏损害、贫血、血小板增多、血清维生素B12、白细胞碱性磷酸酶和血清胰蛋白酶、循环白细胞前体增加,这些均是常见表现,可协助诊断;但皮肤病变并不常见。肥大细胞增多(无KIT突变)很常见。染色体重排分析和FIP1L1-PDGFRA融合基因转录本分析(或者巢式聚合酶链反应)可确诊本病,HES患者均应系统性检查。FIP1L1-PDGFRA融合基因阳性足以诊断骨髓增殖型HES。FISH探针也可检测到CHIC2基因中致病性缺失位点的存在。融合蛋白可转化造血细胞,并可被伊马替尼抑制,该酪氨酸激酶抑制剂原是用于治疗慢性髓性白血病、慢性骨髓增生性疾病和胃肠道间质瘤(也表现为酪氨酸激酶异常活化)。已证实对皮质类固醇、羟基脲和(或)α干扰素抵抗的难治性HES患者,应用伊马替尼有效。1例携带PDGFRA突变的患者出现复发,说明该突变基因是伊马替尼的耐药基因(由此说明FIP1L1-PDGFR-α融合蛋白是伊马替尼的靶点)。有趣的是,小鼠IL-5过表达,是诱导类似HES疾病的必要条件,这表明存在其他机制与FIP1L1-PDGFRA融合基因共同作用,从而导致HES的发生[200]。

2. 临床表现

克隆源性嗜酸性粒细胞增多的患者,肺部受累尤其是在上文讨论的两种疾病变异型中,尚未被广泛研究。克隆性淋巴细胞增殖的患者肺或胸膜受累少见,但已有报道[194,195,201]。以往关于上述HES两种变异型的研究数据,以后可能需要重新评估,因此肺受累的发生率可能会比以往报道的要少。

HES多见于男性(男:女=9:1),发病年龄多在20~50岁直接[202]。起病一般比较隐匿,12%的患者是偶然发现嗜酸性粒细胞增多[203]。发病时嗜酸性粒细胞计数平均值是20.1×10^9/L(21 000/μl),最高值平均为44.4×10^9/L(44 000/μl)[204],也有高于100×10^9/L(100 000/μl)的报道[184]。

主要症状有虚弱乏力(26%)、咳嗽(24%)和呼吸困难(16%)[203]。1/4的患者可有哮喘症状[205]。据报道,40%的患者可有严重咳嗽,且不伴其他支气管肺疾病。另一项研究报道称咳嗽也可是主要症状,其中有11例伴支气管痉挛,40例伴肺部斑片影。58%的患者可有心血管受累,后者是发病和死亡的主要原因。HES伴心脏受累的特征是心内膜纤维性增厚(心内膜纤维化),该纤维化是由富含胶原纤维的结缔组织形成,上述特点与EGPA心脏受累的特点不同。心内膜心肌纤维化发生在急性坏死、血栓形成之前。心脏受累表现为呼吸困难、充血性心力衰竭、二尖瓣反流、心脏肥大。HES超声心动图表现为附壁血栓、心室心尖部闭塞,和二尖瓣后叶受累。其他HES的表现包括神经系统表现(脑血栓栓塞、中枢神经系统功能不全、周围神经病变)、皮肤症状(红斑丘疹结节、荨麻疹、血管神经性水肿)。

3. 影像表现

约40%的患者表现为肺部受累,包括胸腔积液、肺栓塞、间质阴影。分析5例患者的胸部CT发现,肺部病变表现为小结节,伴或不伴磨玻璃影晕轮及肺外周局灶性磨玻璃影。也有研究称,其肺部影像学表现各异,但最常见的还是斑片状磨玻璃影和实变。因此CT表现缺乏特异性。一些肺部影像改变可为心脏受累后形成肺水肿的表现,而不是原发肺受累的表现。

4. 实验室检查

HES患者BAL中嗜酸性粒细胞仅轻度增加,而血中嗜酸性粒细胞极高,这表明部分HES患者可存在嗜酸性粒细胞分离。血清肥大细胞类胰蛋白酶水平可升高,并且骨髓中可发现发育异常的肥大细胞,部分患者符合全身性肥大细胞增多症的次要标准。

5. 治疗和预后

伊马替尼是HES骨髓增殖型的一线治疗,特别是在检测到FIP1L1-PDGFRA融合基因阳性时,其治疗指针更强(但不是唯一指针)。表达FIP1L1-PDGFRA-α融合蛋白的患者对伊马替尼反应更好,但是其他患者也有反应。部分患者伊马替尼停用后不复发,但某些患者为达到长期缓解,需要低剂量伊马替尼维持治疗。有时需要应用激素,尤其是对HES"淋巴细胞变异型"的患者(仅约一半的患者治疗有效)。研究表明,抗IL-5抗体美泊利单抗,对FIP1L1-PDGFRA融合基因阴性的患者有效,其应用可以减少皮质类固醇的用量,即可使用强的松20~60mg/d,来维持临床稳定以及血嗜酸性粒细胞计数小于1×10^9/L(<1000/μl)[217-219]。其他治疗包括化疗药物(羟基脲、长春新碱、依托泊苷)、环孢素A[202,204,216]及α-干扰素。α-干扰素可单药治疗或联合羟基脲,特别是对治疗骨髓增殖型的患者。

在早期报道中,HES的3年生存率仅12%,随后的报道发现其预后已得到显著改善,10年生存率约70%,5年生存率80%,10~15年生存率42%。有趣的是,可能是分子生物学的进展,形成了直接的临床获益,并为目前无法治愈的患者提供了更好的预后。

(五)特发性嗜酸性粒细胞增多性闭塞性细支气管炎

目前发现的另一个不同的疾病类型,特发性嗜酸性粒细胞增多性闭塞性细支气管炎,其暂行诊断标准为:①血嗜酸性粒细胞计数大于1×10^9/L(>1000/μl)和(或)肺泡灌洗液嗜酸性粒细胞比例大于25%;②即使使用高剂量吸入型支气管扩张剂和糖皮质激素,仍存在持续性气流受限;③肺活检提示嗜酸性细支气管炎,和(或)胸部CT存在细支气管炎的直接征象(小叶中央型结节及树枝状斑片影)(图68-9)。在此定义出现之前,已有经活检证实的嗜酸性细支气管炎的报道[226,227,227a]。血嗜酸性粒细胞增多(平均值在2.7×10^9/L),BALF细胞分类计数嗜酸性粒细胞平均占比为63%。所有患者均存在严重气流受限,但口服激素后气流受限可被逆转。支气管活检可见气管支气管白色肉芽肿或支气管白色溃疡病变,并伴嗜酸性粒细胞浸润为主。当强的松减量至10~15mg/d或以下时,临床表现和功能性症状会复发。有假说认为,无法识别的和(或)隐匿型嗜酸性闭塞性细支气管炎可能是慢性嗜酸性呼吸系统疾病出现不可逆气流受限的原因。除了特发性表现,类似嗜酸性闭塞性细支气管炎的疾病也可发生于哮喘、ABPA、EGPA 的患者,或被药物尤其是米诺环素诱导。

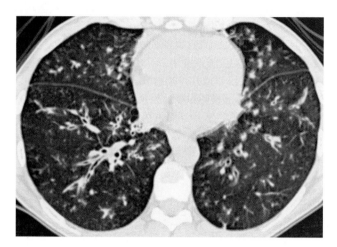

图 68-9 特发性嗜酸性细支气管炎。一例特发性嗜酸性细支气管炎患者的轴位胸部 CT 扫描显示:支气管壁增厚,周围树芽征和分支征,中央支气管扩张伴黏液嵌塞

五、已知病因的继发性嗜酸性粒细胞性肺病

(一) 寄生虫感染后嗜酸性粒细胞性肺炎

在全球范围内,嗜酸性粒细胞性肺病最常见的病因是寄生虫感染。寄生虫性嗜酸性粒细胞性肺炎主要由人类感染蠕虫(大型多细胞蠕虫),尤其是线虫(蛔虫,见电子图 39-1)所致。嗜酸性粒细胞性肺炎发病时,肺病理检查不一定能发现寄生虫(亦见第 39 章)。

1. 热带嗜酸性粒细胞增多症

(1) 临床表现:热带嗜酸性粒细胞增多[228]是以严重痉挛性支气管炎、白细胞增多、血嗜酸性粒细胞升高为特征表现的综合征,临床表现多发生于 20~40 岁之间,男性居多。主要发生在印度,偶有印度裔或亚裔的北美人和欧洲人患病的病案报道[229,230]。在地方性丝虫病流行的热带地区,咳嗽的最常见病因是热带嗜酸性粒细胞增多症[231]。患者表现为持续性干咳,夜间加重(尤其凌晨 1~5 点),常伴有呼吸困难,呼气时喘鸣。发热、体重减轻、厌食也很常见。痰中可查见嗜酸性粒细胞,偶有夏科-雷登结晶。胸片常见双肺散在斑片影和小结节(见电子图 39-2A、B)。

(2) 病因:热带嗜酸性粒细胞增多症由班式吴策线虫和马来布鲁线虫引起,主要在亚洲沿海地区、太平洋的南部和西部以及非洲的热带和亚热带地区(南美洲和中美洲少见)。成虫寄生在淋巴管中,导致患者淋巴阻塞,形成象皮肿。通过蚊虫叮咬传播,感染性幼虫随之寄居在人体皮肤,并在 6~12 个月内发育为成年蠕虫。在雌蚊叮咬人体时,雌蚊可将其子宫内寄生的第一

期幼虫或称微丝蚴,释放到人类血液循环中,其他蚊类叮咬时可被感染,从而完成整个感染传播过程。

热带肺嗜酸性粒细胞增多症的患者通常无淋巴丝虫病的表现。血液或肺中通常不能发现微丝蚴。血液内的微丝蚴卡在肺毛细血管处,并释放相应抗原,进而引起肺部炎性反应。热带肺嗜酸性粒细胞增多症的临床特征,很大程度上由机体对寄生虫的免疫反应所致[232]。

尽管在疾病的早期阶段(<2 周)血嗜酸性粒细胞升高,但肺内并无嗜酸性粒细胞浸润的表现。一段时间(1~3 个月)后才会出现嗜酸性粒细胞性肺炎,伴嗜酸性脓肿和肉芽肿病变形成,肉芽肿病灶内可见异物巨细胞、成纤维细胞、上皮细胞,周围以嗜酸性粒细胞浸润为主。若不治疗,5 年之后患者即可出现肺纤维化并伴组织细胞浸润的表现。

(3) 实验室检查:主要为血嗜酸性粒细胞增多,所有患者均大于 $2×10^9$/L(>2000/μl),部分患者可高达 $60×10^9$/L(>60 000/μl)[233]。IgE 水平也升高。所有丝虫病患者抗丝虫 IgG 抗体增加。BALF 可见严重的肺泡炎,其中有明显脱颗粒的嗜酸性粒细胞的平均占比可达 54%[234]。BALF 中嗜酸性粒细胞来源的神经毒蛋白含量很高[235]。乙胺嗪治疗后,患者 BALF 嗜酸性粒细胞水平可在 2 周内下降;血嗜酸性粒细胞在治疗后也迅速降低[234]。

1 年后仍有约 2/3 患者存在肺底部不规则斑片影,大部分患者胸部 CT 上存在"网状结节影",伴有其他特征如支气管扩张、空气潴留征以及纵隔淋巴结病变等。

肺功能检查提示限制性通气障碍,约 1/4 的患者伴可逆性阻塞性通气障碍及低氧血症[236,237]。

由于无法在血液中检测到微丝蚴,因此需结合患者流行病区数月居留史、临床症状、流行病学特征和实验室检查来进行诊断。实验室检查包括血嗜酸性粒细胞计数绝对值大于 $3×10^9$/L(3000/μl)且持续数周,IgE 水平超过 10 000ng/μl(4200IU/ml,正常值<100IU/ml),抗丝虫 IgG 抗体明显升高。治疗后数周临床症状改善,可进一步支持诊断。热带肺嗜酸细胞增多症诊断标准,包括夜间咳嗽加重、丝虫病流行区居留史、嗜酸性粒细胞数大于 3300/μl 以及乙胺嗪治疗后临床表现和血液学检查指标改善[238]。

(4) 治疗:乙胺嗪是热带肺嗜酸细胞增多症唯一有效的治疗药物;除了乙胺嗪,皮质激素也可能有效。

2. 蛔虫性肺炎

寄生虫幼虫在肺内移行时,可形成伴嗜酸性粒细胞增多的肺部斑片影(Löffler 综合征)。

蛔虫是热带和亚热带地区最常见的人类感染寄生虫,特别是儿童。寄居在人肠道中的成年雌虫产生大量虫卵,随人粪便排出至体外,并可在体外环境中存活数月或数年。该疾病通过被粪便污染的食物或水传播。感染性蛔蚴在小肠内孵化,并穿透肠壁,通过静脉循环移行至肺,并穿破肺组织进入肺泡,然后沿支气管向上移行至气管又重新被吞咽,幼虫进入小肠后逐步发育为成虫。

幼虫移行至肺内可出现肺部症状。一般来说,肺部症状轻微,可出现咳嗽和喘息,并有一过性的肺斑片影(见电子图 39-1)及血嗜酸性粒细胞增多。大多数患者可有一过性发热,可能伴

有呼吸道剧烈瘙痒感。血嗜酸性粒细胞可高达 $22 \times 10^9/L$ $(22\,000/\mu l)$[239]。几天后症状自发缓解,但血嗜酸性粒细胞会持续升高数周。痰或胃液中找到幼虫即可确诊,但确诊时间常被推迟到呼吸道症状出现后的 3 个月内,此时粪便中发现成虫或虫卵才确诊。

肠蛔虫病可口服甲苯咪唑治疗,100mg,每天 3 次,连服 3 天;或丙硫咪唑 400mg 顿服[240]。

3. 幼虫移行综合征嗜酸性粒细胞性肺炎

内脏幼虫移行是由感染狗或其他犬类的犬弓蛔虫感染人类引起的人畜共患病。世界上所有温带和热带地区均有弓蛔虫病发生。雌虫虫卵通过被感染的狗的粪便排出,因此,在城市地区公共游乐场的土壤往往存在弓蛔虫虫卵污染。儿童特别是食土癖者,在污染区玩耍可能会被感染。虫卵被摄入体内后,在肠道内孵化,通过门脉循环迁移,最终侵入肝、肺和其他器官。但该寄生虫在人体内只能停留在幼虫期,不能发育或繁殖。

内脏幼虫移行症主要发生在儿童,其中大多数无症状,未被确诊。有症状时,患者表现为发热、肺部症状、癫痫和乏力。约80% 患者出现肺部症状,表现为咳嗽、喘息、呼吸困难;约半数有肺部症状的患者胸片上可有肺斑片影[241]。15% ~ 20% 的患者可出现严重肺损害,该类患者皮质类固醇治疗可能有效[242]。

虽然弓蛔虫病在成人少见,可一旦发生,病情可能会非常严重[243,244],且需机械通气治疗。患者可出现发热、呼吸困难及胸片肺斑片影。肺部听诊可有喘鸣音或湿啰音。血嗜酸性粒细胞增多可在起病早期出现,或仅在随后数天继续进展。BALF 中嗜酸性粒细胞也升高。

诊断弓蛔虫病很困难,因为血清学阳性可能是由不具任何诊断价值的残留抗体所致。IgM 抗体可出现在蛔虫病整个病程中,并不能提示近期感染[245]。

内脏幼虫移行症通常只需对症治疗,是否使用驱虫药目前仍有争议。对有严重肺损害的患者,糖皮质激素治疗可获益。

4. 粪类圆线虫感染

粪类圆线虫是一种肠道线虫,免疫功能低下的患者感染后可发生严重的自身感染。它广泛分布于热带和亚热带地区。人皮肤接触海滩或泥浆的土壤后可被感染。幼虫通过循环移行至肺,侵入肺泡,然后移行至气管,随后被吞入肠道,寄居在小肠并发育成成虫。雌虫产卵后虫卵孵化,幼虫随宿主粪便排出体外。近期感染的患者常有嗜酸性粒细胞增多,但在有感染播散的患者中嗜酸性粒细胞常不升高[246]。粪类圆线虫感染可持续数年,并引起严重播散性粪类圆线虫病,后者可能会累及全身器官(重度感染综合征),特别是在免疫抑制的患者。

急性感染后幼虫移行至肺可发生 Löffler 综合征(见电子图68-6A)。曾有流行地区居住旅游史的患者,若出现外周血嗜酸性粒细胞升高,以及肺炎、支气管痉挛、支气管炎、腹痛或腹泻等表现,则提示有粪类圆线虫病的可能。

约20% 粪类圆线虫病住院患者合并有慢性肺疾病[247]。合并慢性阻塞性肺疾病(COPD)或哮喘的患者接受皮质类固醇治疗后,或者存在免疫抑制的患者,均是发生重度感染综合征的高危人群。嗜酸性粒细胞不一定会增多。咳嗽、喘息、呼吸困难与双肺散在斑片影有关。BALF、支气管冲洗液[248,249]或痰中可能

会找到杆状幼虫[250]。

粪便、痰、BALF 中找到幼虫可确诊粪类圆线虫病(见图 39-1B、C)。通过 ELISA 免疫诊断法有助于诊断和筛查。由于所有被感染患者发生重度感染综合征的风险可持续数年,因此一旦诊断该病时均应进行治疗(伊维菌素,每日 200μg,连服 2 天,2 周后再重复一次)。

5. 其他寄生虫感染引起的嗜酸性粒细胞性肺炎

犬类巴西钩虫(ancylostoma brasiliense)可引起皮肤蠕虫症(钩虫性匐行疹),其中 50% 的患者可发生单纯性肺嗜酸性粒细胞增多症。皮肤症状出现后第七天,肺部症状便出现。引起 Löffler 综合征的其他原因可能包括人类十二指肠钩虫和美洲钩虫。

急性血吸虫病早期(由埃及血吸虫或者曼氏血吸虫感染引起),胸片(胸部 CT 扫描最清楚)可出现一过性、多发、肺部小结节[251],并存在嗜酸性粒细胞增多(见电子图 68-6B)。慢性血吸虫病时,虫卵栓塞肺小动脉可导致肉芽肿形成、肺动脉闭塞和重塑,最终进展为由门脉高压介导的肺动脉高压[252,253]。肉芽肿内可见淋巴细胞、嗜酸性粒细胞以及巨细胞浸润。患者治疗后可发生嗜酸性粒细胞性肺炎(亦称类 Löffler 肺炎反应)[254]。可能是治疗后寄生虫抗原释放所致。

犬心丝虫(dirofilaria immitis)(肺吸虫)感染性幼虫通过蚊子传播,人类感染后其幼虫偶可在人肺内发育为成虫(电子图68-6C)。胸部影像学检查可表现为嗜酸性粒细胞性肺斑片影(见图 39-3)。

其他寄生虫感染鲜有嗜酸性粒细胞肺疾病的症状,包括卫氏并殖吸虫(见图 39-4 和电子图 39-3)、口腔毛滴虫、嗜气毛细线虫和华支睾吸虫(见电子图 68-6D)。

(二)其他感染原因引起的嗜酸性粒细胞性肺炎

据报道,可引起嗜酸性粒细胞增多的肺部真菌感染包括球霉菌(见电子图 37-5 ~ 电子图 37-12)、澳洲双孔孢菌、黑曲霉和穗状双孔孢菌。有报道称获得性免疫缺陷综合征患者发生卡氏肺囊虫肺炎时,BALF 中嗜酸性粒细胞可增多(见电子图 90-11 ~ 电子图 90-20)。细菌或病毒感染(如结核、布鲁菌病、呼吸道合胞病毒、流感病毒感染)偶可引起嗜酸性粒细胞性肺炎。

(三)变应性支气管肺曲菌病及相关综合征

1. 变应性支气管肺曲菌病(ABPA)

ABPA[254a]与曲霉菌引起的其他肺部疾病不同,例如发生于免疫缺陷患者的侵袭性肺曲菌病,发生于原有肺空洞患者的曲菌球,或烟曲霉菌相关性哮喘[255]。但 ABPA 可能与慢性坏死性曲菌病相关[256]。ABPA 可出现哮喘、嗜酸性粒细胞增多以及支气管扩张相关的临床特征。支气管扩张发病机制为:曲霉菌孢子被易感宿主吸入后,不能被呼吸道上皮细胞及时清除,以致曲霉菌定植于呼吸道,引起复杂的过敏性、免疫性反应,最终导致肺支气管扩张。既往有数年哮喘病史的患者中,1% ~ 2% 可发生 ABPA(发病率为 1% ~ 2%);据报道,囊性纤维化患者中ABPA发病率可高达 7% ~ 10%[257,258]。ABPA 可能与变应性曲霉菌性鼻窦炎相关[259,260],后者被认为是一种发生在鼻窦的类似

ABPA 的疾病[260-265]，并导致所谓的"鼻窦-支气管变应性曲菌病"。近日也有 COPD 患者合并 ABPA 的病例报道[266,267]。尽管 COPD 患者存在黏膜纤毛清除功能受损，但合并 ABPA 极其少见。

（1）发病机制：哮喘患者的气道黏液栓内生长的曲霉菌释放抗原，引起支气管及周围肺实质的免疫炎症反应，最终引起 ABPA 的发生。宿主的免疫应答包括（但不限于）Ⅰ型超敏反应和Ⅲ型超敏反应。Ⅰ型超敏反应由 IgE 抗体介导；参与Ⅲ型超敏反应的则包括 IgG、IgA 抗体，以及 Th2、CD4[+]T 细胞介导的，伴 IL-17 持续表达的免疫应答[268]。随着时间的推移，相关的炎症反应可引起支气管上皮、黏膜下层和相邻肺实质的损坏[269,270]。

ABPA 的发生可能有环境（尤其是职业）因素的参与，对蔗糖厂蔗渣站点的工人调查研究显示，患有慢性肺部疾病的工人中有 7% 合并有 ABPA[271]。

有趣的是，据报道，ABPA 或鼻窦-支气管变应性曲菌病的非囊性纤维化患者中，囊性纤维化跨膜转导蛋白（CFTR）杂合基因突变率增加[272,273]，说明在无明显囊性纤维化患者中，*CFTR* 基因突变可能参与上述疾病的进展。也有研究表明 ABPA 具有基因易感性：IL-4 受体 α 链基因位点多态性[274]、HLA-DR 亚型[275]与 ABPA 的发生相关。ABPA 患者非结核分支杆菌感染率增加[276]。也有英夫利昔单抗治疗结节病时发生 ABPA 的报道[277]。

（2）诊断标准：经典的诊断标准包括：哮喘、肺斑片影史、近端支气管扩张、血清 IgE 升高以及烟曲霉菌过敏。烟曲霉菌过敏的证据包括对曲霉菌抗原点刺试验速发性皮肤反应、抗烟曲霉抗体沉淀物以及抗烟曲霉特异性 IgE 抗体升高[278,279]。ABPA 患者其他常见特征包括：咳出黏液痰栓，痰中有曲霉菌以及对曲霉菌抗原的迟发性皮肤反应[278]。ABPA 患者可能不存在典型的近端支气管扩张，该部分患者常为血清阳性 ABPA[280]。最近提出的修订标准囊括了一些可能比其他表征更重要的要点（表 68-4）[281]。极严重哮喘的患者应高度怀疑 ABPA 的存在，但曲霉菌

特异性 IgE 阴性的患者是不可能罹患 ABPA 的[281]。

约 40 种抗原成分可与 IgE 抗体结合，其中 22 种已确认为重组曲霉菌致敏原（名为 *Asp f1* 至 *f22*）[280]。重组 *Asp f4* 和 *f6* 特异性抗体可能最有利于疾病的诊断[282]。

目前已区分出 ABPA 的 5 个阶段：急性期、缓解期、反复加重期、糖皮质激素依赖型哮喘期和纤维化晚期。目前已有新分期系统的提议，但仍需进一步评估[281]。肺斑片影或外周血嗜酸性粒细胞增多仅可仅存在于疾病的急性期或反复加重期。

（3）影像学：ABPA 的主要特点为大支气管的损伤：含有曲霉菌的黏液栓阻塞气道进而导致肺不张及支气管壁损害。胸部 CT 可发现以上叶为主的近端支气管扩张（从肺门到胸壁的肺内侧半部）[283-286]。然而，近端支气管扩张这一表现（见图 48-10）缺乏敏感性和特异性，是 ABPA 的一类并发症，而不是早期疾病的诊断标准[281]。黏液嵌塞、马赛克征、小叶中央型结节和树芽征也很常见（见图 48-3 和图 48-11）。哮喘患者胸部 CT 存在累及 ≥3 个肺叶的支气管扩张、小叶中央型结节和黏液嵌塞时，高度提示 ABPA 的诊断（见图 68-10）[287]。据报道，由于具有特征性影像表现，嗜酸性粒细胞性肺部疾病合并 ABPA 的患者中，84% 可根据胸部 CT 正确诊断 ABPA[36]。根据 CT 表现，ABPA 可分为血清型（不伴支气管扩张）、支气管扩张型、黏液栓型以及胸膜纤维化型[281]。据报道，血清型 ABPA 患者在后期随访中并未出现中心性支气管扩张[288]，说明该型可能是一种变异型，而非疾病的早期阶段。该疾病很少采用手术治疗，但可在哮喘患者以及 ABPA 合并慢性肺实变患者的肺切除标本中，发现有嗜酸性粒细胞性肺炎的存在[283,289]。

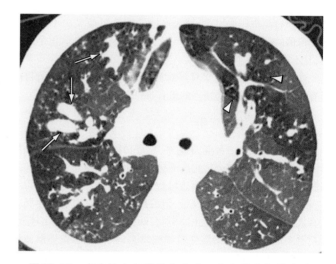

图 68-10　变应性支气管肺曲菌病。变应性支气管肺曲菌病患者的轴位 CT 扫描显示中心性支气管扩张伴黏液嵌塞（箭头）。双肺弥漫性不均匀片影；部分肺实质低密度（箭头簇），即大小气道炎症混合引起的肺马赛克灌注征。（提供者 Michael Gotway，MD）

表 68-4　变应性支气管肺曲菌病的最新诊断标准

易感因素	■ 支气管哮喘 ■ 囊性纤维化
必要标准（两者同时满足）	■ Ⅰ型曲霉菌皮肤试验阳性（皮肤对曲霉菌抗原的速发超敏反应）或烟曲霉菌特异性 IgE 水平升高 ■ 总 IgE 水平升高（>1000IU/ml）*
其他标准（3 个条件中至少满足 2 个）	■ 血清中存在烟曲霉菌免疫沉淀物或 IgG 抗体 ■ X 线显示与 ABPA[†] 表现相符的肺部斑片影 ■ 未行激素治疗的患者总嗜酸性粒细胞计数 >500 个/μl（可能为既往结果）

* 如果患者满足其他条件，IgE 值<1000IU/ml 是可以接受的。
[†] 符合 ABPA 的胸部影像学特征可能是一过性的（如实变、结节、车轨征、牙膏样/指套征、一过性斑片影）或永久性的（如双轨征、印戒征、支气管扩张、胸膜肺纤维化）。
来自 Agarwal R，Chakrabarti A，Shah A，et al：Allergic bronchopulmonary aspergillosis：review of literature and proposal of new diagnostic and classification criteria. *Clin Exp Allergy* 43：850-873，2013.

ABPA 初始阶段的影像学特征是因嗜酸性粒细胞性肺炎引起的一过性斑片影，或黏液栓表现，伴随累及肺段、叶甚至全肺的不张。可有发热。血嗜酸性粒细胞一般高于 $1 \times 10^9/L$（>1000/μl）。痰液和咳出的黏液栓中含有嗜酸性粒细胞和夏科-雷登结晶。血清 TARC 水平升高，该指标可用于鉴别和检测 ABPA[290,291]。支气管黏液嵌塞常表现为顶点朝向肺门 V 形肺不

张[292]。急性期早期确诊 ABPA 者极少。

（4）治疗：ABPA 的管理证据等级较低。除了重度哮喘的常规治疗之外（如大剂量吸入糖皮质激素和长效支气管扩张剂），ABPA 主要依赖于急性发作期的糖皮质激素治疗，仅频繁症状发作或伴有进行性肺损伤的患者给予糖皮质激素长期维持治疗。肺实变的治疗可防止 ABPA 进展至纤维化末期[293]。吸入型糖皮质激素可减少长期口服糖皮质激素的需要。口服伊曲康唑可辅助糖皮质激素治疗，从而可减少糖皮质激素的用量[294,295]。一项双盲、随机、安慰剂对照、长达 16 周的研究显示，激素依赖型 ABPA 患者联合使用伊曲康唑治疗常可获益；疾病改善包括免疫学指标、生理状况、激素用量等方面的改善；但是对肺斑片影并没有显著影响[296]。另一项应用伊曲康唑的随机研究表明，接受伊曲康唑治疗的患者痰嗜酸性粒细胞、痰嗜酸性粒细胞阳离子蛋白减少，血清 IgE 水平、血清抗烟曲霉 IgG 抗体水平降低，且急性加重次数比接受安慰剂治疗的患者减少[297]。无对照的研究也进一步揭示依曲康唑对 ABPA 伴囊性纤维化的患者可能有效[298,299]。基于这些数据，约 60% 的 ABPA 伴哮喘的患者应用依曲康唑治疗是有效的[299]，因此推荐该治疗[300]。伊曲康唑疗程尚未规范；但一般持续至少 4～6 个月。伊曲康唑与许多药物存在相互作用，可能会进一步诱发肾上腺皮质功能不全[301,302]；应首选口服泼尼松和吸入倍氯米松或环索奈德，而不是口服甲泼尼龙和吸入布地奈德或氟替卡松，以减少相互作用[299]。测定血清总 IgE 水平有助于监测治疗疗效。临床和影像学的改善，以及血清总 IgE 水平下降至 25% 或以下，说明治疗反应佳[281]。

部分病例使用抗 IgE 重组抗体奥马珠单抗治疗可能有效[303-305]，据短期研究报道[306,307]，该治疗可能减少疾病加重次数，并减少激素的剂量。但在 IgE 水平超过 1000IU/ml 的 ABPA 患者中尚未确定该治疗的合适剂量。静脉应用糖皮质激素冲击治疗也被用来治疗 ABPA 急性发作。仅某些病例报告发现，新近制剂伏立康唑和泊沙康唑已成功地用于治疗 ABPA，尤其是合并囊性纤维化的患者，但没有研究显示其疗效可与伊曲康唑比肩[308-310]。据报道，标准治疗策略难以控制的 ABPA 患者，雾化给予两性霉素 B 脂质体后症状可持续改善[311,312]。

2. 其他与真菌和酵母菌相关的变应性支气管肺综合征

其他真菌或酵母菌也可引起类似变应性支气管肺综合征[313,313a]。这种情况发生率远小于 ABPA。由于必须有明确记录的特殊真菌过敏史，因此诊断常较困难。

3. 支气管中心性肉芽肿病

支气管中心性肉芽肿病[314]是一种炎性和毁损性疾病过程，该疾病起源于细支气管壁，并进一步延伸至周围肺实质，同时伴有沿支气管周围分布的病变[315]。肉芽肿炎症过程可破坏细支气管黏膜及管壁，细支气管被破坏后可形成坏死区，该区常被组织细胞栅栏状包围。部分患者组织银染色可发现散在的真菌菌丝。大多数患者支气管周围组织存在重度炎性细胞浸润。哮喘合并支气管中心性肉芽肿的患者主要以嗜酸性粒细胞浸润为主。其他可能的病理改变包括血管炎症和黏液嵌塞[315,316]。

通过肺病理活检确诊的中心性细支气管肉芽肿病的患者中，约半数为哮喘患者，后者随后可出现发热及咳嗽。外周血嗜酸性粒细胞常增多，一般大于 $1×10^9/L$（>1000/μl）[315,316]。影像学特征包括肿块（见电子图 68-7）、肺泡斑片影或者肺实变、或网状结节影，后者以上叶为主且大多为单侧病变[317,318]。大多数患者符合 ABPA 的诊断标准，且糖皮质激素治疗后预后好，但易复发[315]。无哮喘病史的患者发生中心性细支气管肉芽肿时，其嗜酸性粒细胞增多常不明显（部分患者可有感染因素）。

六、药物、毒剂和放射物诱发的嗜酸性粒细胞性肺炎

（一）药物

据报道，已有超过 80 种药物可导致嗜酸性粒细胞性肺斑片影，尤其是急性嗜酸性粒细胞性肺炎（表 68-5）。但许多病例报告均未阐明其中的因果关系，因此，目前公认的可明确诱导嗜酸性粒细胞性肺炎的药物数量很少。引起嗜酸性粒细胞性肺炎的药物主要有非甾体抗炎药和抗生素。在线数据库 www.pneumotox.com 是评估疑似病例的可靠参考依据，该数据库提供了可诱发嗜酸性粒细胞性肺病的药物清单。

表 68-5　可能造成急性嗜酸性粒细胞性肺炎的药物

氨苄青霉素	甲芬那酸
大麻	米诺环素
氯喹	诺米芬辛
可卡因（鼻吸）	黄体激素
达托霉素	乙胺嘧啶-磺胺多辛
乙胺丁醇	利培酮
辅料和车辆	舍曲林
氟达拉宾	他克莫司
氟西汀	吸烟、香烟
吉西他滨	抽烟
海洛因	色氨酸
英夫利昔单抗	文拉法辛

数据来源于 www.pneumotox.com

药物诱发的嗜酸性肺部病变可能存在三大临床情况：①患者服用该药数月（或者数年）以治疗慢性疾病，服药过程中患者出现进行性呼吸困难伴咳嗽和轻微发热；②无症状患者常规胸部 X 片可发现间质性肺疾病；③表现为急性嗜酸性粒细胞性肺炎的患者有时需机械通气。还可存在相关肺外表现，尤其是皮肤红疹、发热、恶心。严重者可表现为药物反应伴嗜酸性粒细胞增多及全身症状[319,320]。

嗜酸性粒细胞性肺炎的患者，其临床综合征出现前几周或几月之内服用的所有药物必须一一记载，包括非法药物（可卡因，海洛因），患者常否认服用该类药物。

据报道，单纯性肺嗜酸性粒细胞增多症也称为洛夫勒综合征（伴随一过性肺斑片影）、慢性嗜酸性粒细胞性肺炎以及急性嗜酸性粒细胞性肺炎，均可由药物诱发。累及肺的全身性嗜酸性血管炎（因而酷似 EGPA）也可由药物诱发[141,321]。

医源性嗜酸性粒细胞性肺病在停药后缓解，这是确诊的最佳证据。但耗时可能较长，因此在许多已报道的病例中，停用相关可疑致病药物的同时，予以糖皮质激素治疗，致使无法明确相

关药物是否真正参与疾病的发生。药物相关性唯一确切的证据可能是,重新服用该药物后肺炎随之复发,但若仅为科研目的,该举措可能是很危险且不符合伦理的。仅当疾病严重且无替代治疗时,可重新服用可疑致病药物,但必须密切监测。

药物诱导的嗜酸性粒细胞性肺炎的表现一般没有特异性,大多数患者肺部表现与ICEP相似(除了可能存在的胸腔积液和肺外表现包括皮疹以外),其他患者可有IAEP的典型特征。因此,任何"特发性"嗜酸性粒细胞性肺炎的患者均需全面考虑医源性因素的存在。

1989年在美国发现的嗜酸性粒细胞增多-肌痛综合征,与摄入被L-色氨酸污染的制剂相关。表现为反复发生呼吸困难、咳嗽、肌痛、乏力、皮疹、感觉异常、肿胀、肌肉无力以及外周血嗜酸性粒细胞增高。13%的患者胸部CT示间质性肺疾病或斑片影[322]。该综合征预后较好,特别是接受糖皮质激素治疗的患者[322-324]。近来L-色氨酸重新被授权出售后,又有一例新发病例报道[325]。

摄入变性食用油是引起毒油综合征的病因,该病在1981年影响了近20 000西班牙人[326]。这种硬皮病样疾病的特征是发病后的前4个月内肺部影像表现为间质-肺泡病变,并伴嗜酸性粒细胞增高。

(二) 放疗

乳腺癌放疗后可发生慢性嗜酸性粒细胞性肺炎[327,328]。常见于有哮喘或过敏史的女性,其中位发病时间为乳腺癌放疗完成后的3.5个月,长者可达放疗后10个月(曾有一例放疗结束6年后发病的报道)[329]。主要症状为呼吸困难和咳嗽,伴影像改变,即单侧(包括受辐射面)或双侧、可游走的肺斑片影。所有患者血嗜酸性粒细胞均≥$1.0×10^9$/L(1000/μl)和(或)BALF分类计数中嗜酸性粒细胞占比≥40%。患者口服糖皮质激素后可迅速缓解,且无后遗症,但部分患者停药后可出现复发。这种综合征类似于乳腺放疗后引发的机化性肺炎综合征[330],其中哮喘或者过敏体质的患者更易发生嗜酸性粒细胞性肺炎。已有Th2介导的淋巴细胞反应的患者,在接受放射治疗后,也容易发生嗜酸性粒细胞性肺炎[327,331,332]。

七、与嗜酸性粒细胞增多相关的其他肺病

血液和(或)BAL中嗜酸性粒细胞增多已在许多肺部疾病中有报道,其中嗜酸性粒细胞性肺炎并不是最主要的发现。

(一) 机化性肺炎

机化性肺炎的特点是存在由炎症细胞、成纤维细胞以及远端气腔内结缔组织形成的肉芽肿。该病可为继发性(如感染或药物引起的反应),也可为隐源性。典型的临床和影像学特征(散在肺泡斑片影)酷似ICEP[333]。此外,迁延性肺炎与ICEP的病理机制可能存在重叠:ICEP中存在机化性肺炎病灶,机化性肺炎可有嗜酸性粒细胞增多。部分迁延性肺炎可能是未治疗的CEP进展型表现[333]。隐源性机化性肺炎可有BAL嗜酸性粒细胞增高,但是在分类计数中其占比通常小于20%。

(二) 哮喘与嗜酸性粒细胞性支气管炎

嗜酸性粒细胞性肺炎呼吸道常有嗜酸性粒细胞浸润,但嗜酸性浸润也可单独存在。嗜酸性粒细胞被认为在哮喘发病中起主要作用[334]。哮喘患者呼吸道黏膜下层及上皮内出现嗜酸性炎症,与哮喘的严重程度密切相关[335]。哮喘患者BALF分类计数显示嗜酸性粒细胞轻微增多(占比通常<5%),且BALF中嗜酸性粒细胞水平升高程度比支气管样本中少[336]。有趣的是,尽管嗜酸性粒细胞性肺炎常出现嗜酸性粒细胞浸润支气管,但哮喘并不是这类疾病的典型特征。哮喘嗜酸性粒细胞增多表型近来备受关注,因为呼吸道大量嗜酸性粒细胞浸润性炎症(通常外周血嗜酸性粒细胞计数很少升高或不升高)对激素治疗反应好,是选择激素治疗的标志;存在该表现者发生急性加重的风险增高;可给予特异性抑制剂靶向治疗,包括抗IL-5人源化单克隆抗体美泊利单抗和reslizumab、抗IL-5受体的单克隆抗体(IL-5RA)benralizumab[337]。此外,部分患者表现为哮喘以及血嗜酸性粒细胞明显升高[如>$1×10^9$/L,尤其是>$1.5×10^9$/L(1500/μl),或者肺泡嗜酸性粒细胞增多(>25%,尤其是>40%)],这种情况被暂时称为"嗜酸性粒细胞增多性哮喘"[338,339]。嗜酸性粒细胞增多性哮喘通常较严重,常需高剂量糖皮质激素吸入甚至口服治疗,且可能发展为EGPA、ABPA或者ICEP。

嗜酸性粒细胞性支气管炎(不伴哮喘)伴痰嗜酸性粒细胞占比增高(约40%)是慢性咳嗽的病因之一,该类疾病对激素治疗有效[340],患者肺功能正常且无支气管高反应性[341,342]。该病不伴有嗜酸性粒细胞性肺炎。嗜酸性粒细胞性支气管炎的痰中嗜酸性粒细胞的观察值常比哮喘明显增高[342]。据报道,一位嗜酸性粒细胞性支气管炎患者FIP_1L_1-PDGFRA融合基因阳性[343]。治疗主要是吸入糖皮质激素[340,344]。使用嗜酸性粒细胞趋化因子组织受体CCR3(是嗜酸性粒细胞趋化因子和其他趋化因子的受体)拮抗剂治疗可能有效[345]。嗜酸性粒细胞性支气管炎与支气管哮喘不同,尽管随着时间的推移,前者偶可进展为不伴哮喘的不可逆性气流阻塞或真正的哮喘[346,347]。

(三) 特发性间质性肺炎

特发性间质性肺炎(特发性肺纤维化、非特异性间质性肺炎、隐源性机化性肺炎、脱屑性间质性肺炎)中,BALF分类计数可有嗜酸性粒细胞轻度增高。BALF嗜酸性粒细胞增高可能与预后不良相关[348-350]。据报道,普通型间质性肺炎可有局灶性嗜酸性粒细胞性肺炎的表现[351],而嗜酸性粒细胞局灶性病变不是非特异性间质性肺炎的主要特点[352]。

(四) 朗格汉斯细胞增生症

肺朗格汉斯细胞增生症(亦称嗜酸性肉芽肿或肺组织细胞增生病)是由朗格汉斯细胞增生所致。肺部病理学病变为沿细支气管中心分布的星状结节,病变由朗格汉斯细胞、数量不等的嗜酸性粒细胞、浆细胞和淋巴细胞组成。嗜酸性粒细胞常存在于疾病的初期活跃阶段,形成"嗜酸性肉芽肿"。约25%的患者病变部位存在大量嗜酸性粒细胞浸润,后者多位于病灶外周。疾病慢性阶段罕见或缺乏嗜酸性粒细胞的参与。

(五) 肺移植

肺移植接受者出现嗜酸性肺泡炎指示可能存在急性排斥反应(组织嗜酸性粒细胞参与肾、心脏、肝和胰腺移植后的排斥反应)。肺移植患者BALF嗜酸性粒细胞占比≥2%可能与预后不

良相关[353]。但移植肺嗜酸性粒细胞增多也可由感染引起,如曲霉菌属、假单胞菌属或柯萨奇病毒[354]。

(六) 其他偶发性嗜酸性粒细胞性肺病

结节病血或组织嗜酸性粒细胞可增多,但程度常较轻微[355]。2 例结节病患者肺移植后出现肺嗜酸性粒细胞增多,肺嗜酸性粒细胞增多缓解后进展为闭塞性细支气管炎综合征[356]。据报道,产 GM-CSF 和 IL-5 的胃癌患者也可发生嗜酸性粒细胞性肺炎[357]。

关键点

■ 嗜酸性粒细胞性肺病临床表现的严重程度各异,从症状轻微的慢性或一过性斑片影,到重症急性嗜酸性粒细胞性肺炎,后者与急性肺损伤或急性呼吸窘迫综合征相似,需机械通气。

■ 血嗜酸性粒细胞$>1\times10^9$/L(最好$>1.5\times10^9$/L 或者 1500/μl)可高度提示诊断。但血嗜酸性粒细胞水平可能不升高(如在特发性嗜酸性粒细胞肺炎早期阶段或者患者已使用糖皮质激素治疗后)。

■ 支气管肺泡洗液中嗜酸性粒细胞升高(>25%,最好是>40%)需考虑嗜酸性粒细胞性肺炎的诊断。

■ 需仔细询问药物服用史,并停用任何可疑药物。

■ 考虑为寄生虫源性时,需考虑旅游居住史和寄生虫的流行病学。

■ 出现肺外症状时需怀疑全身性嗜酸性粒细胞性肺病,例如嗜酸性肉芽肿性血管炎(Churg-Strauss 综合征)(EGPA)或嗜酸性粒细胞增多综合征(HES)。气流阻塞可发生于嗜酸性粒细胞增多性哮喘、变应性支气管肺曲菌病、慢性特发性嗜酸性粒细胞性肺病、EGPA 或最近发现的嗜酸性粒细胞闭塞性细支气管炎综合征。

■ 糖皮质激素是嗜酸性疾病对症治疗药物,患者一般对糖皮质激素的反应良好,但减量或停药后常可复发。

■ 目前已证实伊马替尼对骨髓增殖型 HES 有效。

(余何 译,肖敏 校)

参考文献

以下是主要的文献,完整的文献请登录 ExpertConsult 查阅。

Agarwal R, Chakrabarti A, Shah A, et al: Allergic bronchopulmonary aspergillosis: review of literature and proposal of new diagnostic and classification criteria. *Clin Exp Allergy* 43:850–873, 2013.

Allen JN, Pacht ER, Gadek JE, Davis WB: Acute eosinophilic pneumonia as a reversible cause of noninfectious respiratory failure. *N Engl J Med* 321:569–574, 1989.

Carrington CB, Addington WW, Goff AM, et al: Chronic eosinophilic pneumonia. *N Engl J Med* 280:787–798, 1969.

Comarmond C, Pagnoux C, Khellaf M, et al: Eosinophilic granulomatosis with polyangiitis (Churg-Strauss): clinical characteristics and long-term followup of the 383 patients enrolled in the French Vasculitis Study Group cohort. *Arthritis Rheum* 65:270–281, 2013.

Cordier JF, Cottin V, Khouatra C, et al: Hypereosinophilic obliterative bronchiolitis: a distinct, unrecognised syndrome. *Eur Respir J* 41:1126–1134, 2013.

Dennert RM, van Paassen P, Schalla S, et al: Cardiac involvement in Churg-Strauss syndrome. *Arthritis Rheum* 62:627–634, 2010.

Lanham JG, Elkon KB, Pusey CD, Hughes GR: Systemic vasculitis with asthma and eosinophilia: a clinical approach to the Churg-Strauss syndrome. *Medicine (Baltimore)* 63:65–81, 1984.

Legrand F, Renneville A, Macintyre E, et al: The spectrum of FIP1L1-PDGFRA-associated chronic eosinophilic leukemia: new insights based on a survey of 44 cases. *Medicine (Baltimore)* Epub 2013; Aug 26, (ahead of print).

Marchand E, Reynaud-Gaubert M, Lauque D, et al: Idiopathic chronic eosinophilic pneumonia. A clinical and follow-up study of 62 cases. The Groupe d'Etudes et de Recherche sur les Maladies "Orphelines" Pulmonaires (GERM"O"P). *Medicine (Baltimore)* 77:299–312, 1998.

Ogbogu PU, Bochner BS, Butterfield JH, et al: Hypereosinophilic syndrome: a multicenter, retrospective analysis of clinical characteristics and response to therapy. *J Allergy Clin Immunol* 124:1319–1325 e3, 2009.

Philit F, Etienne-Mastroianni B, Parrot A, et al: Idiopathic acute eosinophilic pneumonia: a study of 22 patients. The Groupe d'Etudes et de Recherche sur les Maladies "Orphelines" Pulmonaires (GERM"O"P). *Am J Respir Crit Care Med* 166:1235–1239, 2002.

Rhee CK, Min KH, Yim NY, et al: Clinical characteristics and corticosteroid treatment of acute eosinophilic pneumonia. *Eur Respir J* 41:402–409, 2013.

Roufosse FE, Kahn JE, Gleich GJ, et al: Long-term safety of mepolizumab for the treatment of hypereosinophilic syndromes. *J Allergy Clin Immunol* 131:461–467, e1–5, 2013.

Shorr AF, Scoville SL, Cersovsky SB, et al: Acute eosinophilic pneumonia among US military personnel deployed in or near Iraq. *JAMA* 292:2997–3005, 2004.

第69章　淋巴管平滑肌瘤病

FRANCIS X. McCORMACK，MD・YOSHIKAZUINOUE，MD，
PhD

一、引言

淋巴管平滑肌瘤病（lymphangioleiomyomatosis，LAM）是一种与皮神经综合征、结节性硬化病（tuberous sclerosis complex，TSC）基因相关的罕见的肿瘤性疾病。这种疾病在女性中多见，主要表现为肺囊性病变和渐进性呼吸困难。症状和体征还包括劳力性呼吸困难、反复发作性气胸、肾血管平滑肌脂肪瘤（angiomyolipomas，AMLs）、淋巴管平滑肌瘤和胸腹腔乳糜积液等[1,2]。

LAM 自 1918 年在一例表现为双侧自发性气胸的 TSC 患者中首次被报道后[3]，于 1937 年首次在一例非 TSC 患者中报道[4]。20 世纪 50 至 60 年代末，在一些单个病案或小样本病例报道中，该病命名形式各式各样，极易混淆。例如 Cornog 和 Enterline[5] 在 1966 年报道了 6 例"淋巴管平滑肌瘤"，并回顾性分析了 14 篇有相似病理的病例，用过的名称有："淋巴管瘤、淋巴管平滑肌瘤、淋巴管周细胞瘤、平滑肌瘤病、淋巴管瘤病畸形、胸腔内血管瘤样增生"。直至 20 世纪 70 年代末，大量的病例研究才更好地确立了 LAM 的自然史、病理分类、临床表现等[6-14]。在过去 20 年里，随着呼吸病专家、结节硬化遗传学家、果蝇属生物学家、患者权益团体的协同合作，我们在理解 LAM 的分子细胞基础[15] 及靶向治疗上都有显著地进展。

二、流行病学

LAM 可见于复合型结节性硬化病患者（TSC-LAM），或散发于无 TSC 基因胚系突变、无 TSC 临床体征的患者（sporadic LAM，S-LAM）（表 69-1）[1,2]。TSC 是一种以多器官错构瘤或发育不良为特征的常染色体显性遗传性疾病，包括：中枢神经系统的皮质结节、巨星形细胞瘤、室管膜下结节，面部血管纤维瘤，皮肤鲨革斑、叶形白斑，以及 AMLs 和肾囊肿等[16]。当 TSC 患者出现肺囊性病变时可考虑 LAM，但由于人群中肺活检并非常规检查，故 LAM 难以确诊，应积极排除其他病因。在许多病案报道中，已有

表 69-1　TSC-LAM 和 S-LAM 的比较

	TSC-LAM	S-LAM
预计全球患者患者人数	150 000	10 000～30 000
报告男性患者	+	+（1）
报告儿童患者	+	+
确诊方式	筛查、呼吸困难、气胸	呼吸困难、气胸、乳糜胸、CT 偶发
TSC 基因突变	+	-
遗传	+	-
TSC1/TSC2 突变报道	33%/66%	0%/100%
肾血管平滑肌脂肪瘤	93%（双侧 81%、多发 60%）	33%（双侧 19%、多发 6%）
肝血管平滑肌脂肪瘤	33%	2%
淋巴管平滑肌瘤	9%	29%
MMPH	+（约 12%）	非常罕见（约 1%）
CNS、皮肤、眼部、心脏损害	+	-
腹膜后、胸部淋巴结肿大	罕见	+
呼吸困难	少见	常见
乳糜胸	不常见	33%
气胸	少见	66%
呼吸衰竭	少见	常见

CNS，中枢神经系统；CT，电子计算机断层摄影；LAM，淋巴管平滑肌瘤病；MMPH，多病灶微结节肺泡细胞增生症；S-LAM，散发淋巴管平滑肌瘤病；TSC，复合型结节性硬化病

TSC 女性及少数 TSC 男性患者经活检确诊为 LAM[17-19]。据三级转诊多中心横断面研究报告,约 30% TSC 女性及 10% TSC 男性患者诊断为 TSC-LAM[20-22]。然而近期一项筛查研究发现 TSC 女性患者的囊性病变具有年龄相关性,推测到 40 岁时合并 LAM 的患病率高达 80%[23]。有症状的 TSC-LAM 患者几乎全是女性,而 S-LAM 患者皮肤、脑部病变较少见,主要表现为肺囊性病变、肾或肾外的 AMLs、平滑肌浸润和淋巴管阻塞。有个案报告,一例无 TSC 临床证据的男性患者具有 S-LAM 相似的临床表现,包括活检结果阳性和 TSC 种系突变阴性[24]。

尚缺少有关 LAM 民族和种族分布详细的流行病学分析。由于疾病少见和临床表现多变,根据美国、欧洲及亚洲的关于 LAM 不成比例报道的大型病例研究提示白种人、亚洲人更易患此病[9-12,14]。但可能有报道偏倚或卫生保健资源更好的国家和人群中高估的影响,LAM 或可累及所有种族。

Harknett 和同事交叉分析 7 个不同国家资料计算出 LAM 的诊断率在女性约为 3.4/1 000 000 ~ 7.8/1 000 000[25]。但作者并未依据 LAM 患者是否合并 TSC 进行分层分析,反而在这次研究中纳入了 S-LAM 和 TSC-LAM 的全部人口。假定女性人口 34 亿,可推算全球诊断为 LAM 的患者大概有 11 600 ~ 26 500 人。

LAM 的临床表现多样,其发病率有可能比实际报道多好几倍。TSC 的出生率约 1/10 000 ~ 1/12 500,没有性别差异[26]。假定全球共 70 亿人口,估计 TSC 发病率约为 1.1/1 000 000 ~ 1.5/1 000 000,其中一半为女性患者。若在 1/3 TSC 女性患者中出现 LAM 相关的肺囊性病变[20-22],估计全球 TSC-LAM 女性患者发病率约 60/1 000 000,即 150 000 ~ 200 000 人。

虽然在 TSC 患者的筛查中可发现一部分轻至重度肺囊性病变的 LAM 患者,但其肺囊样病灶多呈轻中度改变[23],仅有 5% ~ 10% 的 TSC-LAM 患者肺部表现具有临床意义[27]。大型试验、注册和数据库也不能完全代表 TSC-LAM:注册于美国国家心肺血液研究所(National Heart,Lung,and Blood Institute,NHLBI)的 230 例 LAM 患者中 TSC-LAM 仅占 14.7%[28],LAM 基础数据库(Sally 实验室,个人通信资料,LAM 基金会,辛辛那提市)中占 9.5%。虽然预计 TSC-LAM 比 S-LAM 多十倍余,但求医于成人呼吸病专家的 LAM 患者中大多数(85% ~ 90%)是 S-LAM。这一现象可能是因为经筛查发现的 TSC-LAM 患者轻于那些因进行性呼吸困难、气胸、乳糜胸而引起关注的 S-LAM 患者;也可能是因为 TSC 患者的其他合并症掩盖了 TSC-LAM 的肺部表现而干扰了其进一步查找肺部病变。

三、TSC 和 LAM 的遗传和分子基础

(一) 遗传

约 2/3 的新发 TSC 病例报道源于胚胎时期新生突变所致,其中种系遗传突变的家族性 TSC 占新发病案报道中的 1/3[29]。虽有一些家族性 TSC-LAM 的报道[20,30],但有关母女遗传 S-LAM 至今未见报道。

(二) 分子发病机制

自从 1990 年代末以来,对 TSC、LAM 的遗传和分子学基础认识已有实质性进展。其中最有意义的发现包括:LAM 是肿瘤性、转移性过程;由 TSC 基因突变引起[31];Akt 蛋白激酶信号通路失调对 LAM 细胞的生长、运动、存活起了关键作用[32,33]。

1. 肿瘤抑制蛋白调控细胞生长

长期以来,虽然已经发现 TSC 与 S-LAM 女性患者的肺囊性病变在病理学上无明显差别[5,34],但 S-LAM 和 TSC-LAM 具有遗传关联性近期才得以证实[35]。这一认识的延后部分是由于没有考虑到非家族性疾病与遗传病可能存在共同的遗传基础。疾病的分类中类似现象也有先例,如肿瘤抑制基因综合征(包括神经纤维瘤病、Von Hipple-Lindau 综合征),TSC 也在其中。

肿瘤抑制蛋白通过感知周围环境,传递信号至细胞核,直接影响转录、翻译、生存或细胞分裂,从而来有序地调控细胞的生长、分化。在经典的"两次打击"学说中[36],一个肿瘤抑制基因的突变拷贝遗传于亲本,并且当第二个"好"的肿瘤抑制基因亲体拷贝在体细胞随机突变时被灭活而形成的肿瘤性或发育异常性病变。第一次打击(遗传)通常为点突变、短序插入或缺失,导致等位基因杂合子(一个好的复制体和一个突变体)。第二次突变通常是长序缺失,导致常染色体片段丢失或杂合子丢失(loss of heterozygosity,LOH)(两个突变体)。聚合酶链反应(polymerase chain reaction,PCR)技术可检测等位基因的 LOH。当两个肿瘤抑制基因都发生临界突变时,转录翻译出有缺陷或缺失的蛋白,从而导致蛋白功能丧失,细胞生长、存活、合成功能失调。

2. TSC 蛋白通过 Akt 通路调节信号

TSC 是由 TSC 等位基因中任一基因失活突变所致。TSC1 定位于 9q34[37],编码错构瘤蛋白。TSC2 定位于 16p13[38],编码马铃薯球蛋白(图 69-1)。

在结节硬化症和 LAM 患者中,TSC 基因突变将导致马铃薯球蛋白或错构瘤蛋白缺乏或功能障碍,最终导致核糖体蛋白 S6、真核细胞启动因子 4E(eIF4E)激活(磷酸化),如同 Rho 激酶一样,参与蛋白翻译的调节、调控胞内运输、细胞黏附和细胞运动,最终异常刺激蛋白合成、细胞运动、细胞生长[33]。在 TSC 基因突变大鼠[46]、小鼠[47]、人[4]的肿瘤中可见高度磷酸化的 mTOR(mammalian target of rapamycin,mTOR)及其效应器。雷帕霉素是一种由微生物产生的能抑制 mTOR(哺乳动物雷帕霉素靶蛋白)活性的产物,可耗竭 pS6,引起大鼠肾肿瘤细胞广泛凋亡[46]。

3. 肺、肾损害的 S-LAM 患者中存在 TSC 基因突变

结节硬化症患者有 TSC 基因种系突变,而 S-LAM 没有[49]。Smolarek 及其同事[50]发现 S-LAM 患者的肾 AMLs、淋巴结中存在 TSC2 的 LOH,首次提出 TSC 基因在 S-LAM 的发病机制。Carsillo 和同事研究表明 S-LAM 患者异常肺、肾脏组织的 LOH 与 TSC2 突变的错义表达、蛋白截断相关[35],而在这些患者正常的肺、肾脏组织中未检测出 TSC 突变[49],从而证实了马铃薯球蛋白功能丧失导致 LAM 的肺部病变。Sato 和同事[51]随后在 21 例患者中证实了以上情况。迄今为止,TSC1 突变致 S-LAM 的患者仅有一例[35,51,52]。无论任一 TSC2 或 TSC1 等位基因体细胞突变均可导致错构瘤蛋白、马铃薯球蛋白缺失或缺陷从而引起 S-LAM。TSC-LAM 也有 TSC1 或 TSC2 突变,TSC2 多见[20,53]。

(三) 遗传学证据提示 LAM 是转移性肿瘤

Cornog 和 Enterline[5]首次提出尽管 LAM 为良性表现,但造

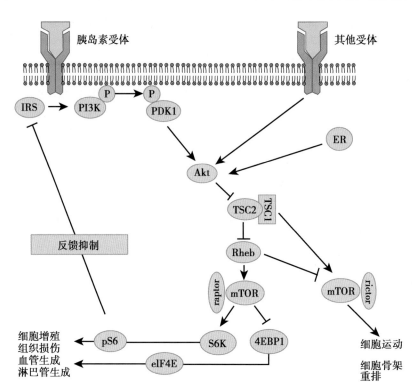

图 69-1 通过 Akt 生长和蛋白翻译通路的结节硬化蛋白调节信号。配体与生长因子受体(如胰岛素受体)结合后,可先后激活磷脂酰肌醇-3-激酶(phosphatidylinositol-3-kinase,PI3K)随后是 Akt,激活的 pAkt 使 TSC2 磷酸化,从而灭活 GTP 酶活化蛋白(GTPase-activating protein,GAP)。未磷酸化的 TSC2,在 TSC1 的作用下,作为 Rheb 的 GAP,调控 Rheb,使其呈 Rheb-GDP 灭活状态。当 TSC1、TSC2 缺失或缺陷,或当 TSC2 磷酸化时,激活 Rheb,使 Rheb-GTP(Rheb-guanosine triphosphate)大量表达,继而通过氨基酸、磷脂酸和三磷酸腺苷作用激活 mTOR,但当缺乏这些基因或雷帕霉素存在时,可阻断以上途径。激活 mTOR 和 raptor(调节性相关蛋白)使下游靶点 S6K 和 4E-BP1 磷酸化,pS6K 磷酸化 S6 和 4E-BP1 释放出 eIF4E,共同激活细胞转录机制并促进细胞生长。pS6 也反馈抑制某些上游信号,从而抑制细胞生长和"恶性"细胞活动。激活的 mTOR 和 rictor 信号(雷帕霉素不敏感的 TOR 信号途径)通过 Rho 激酶等另外的路径控制细胞骨架动力学和细胞运动。(改编自 Kwiatkowski DJ:Rhebbing up mTOR:new insights on TSC1 and TSC2,and the pathogenesis of tuberous sclerosis. *Cancer Biol Ther* 2:471-476,2003.)

成 LAM 损害的平滑肌细胞属克隆性瘤样增生。LAM 患者中肺、肾、淋巴结病变中的 LOH 验证了这一推想[50]。Carsillo 和同事[35]进一步证实造成 S-LAM 患者肾脏肿瘤及肺部病变的突变细胞均来自共同的前体。

LAM 患者的肺部浸润可能是起源于远处、未经证实组织的 LAM 细胞良性转移。这些组织包括骨髓、淋巴系统[54]、子宫[55]、AMLs[56]等。已行肺移植的 LAM 患者的移植肺再次发病也与这转移理论相符[57-60];在 2 个案例报道中,通过遗传和分子技术证明肺部转移病变来源于患者自身[60,61]。这与早期报道复发病变起源于供体细胞观点相矛盾[57,58],可能由于早期研究缺乏用于定位细胞标志的免疫组化技术。含有 TSC 基因的 LOH 细胞已从 LAM 患者血液中分离出来[62],这符合细胞是通过体循环播散的。

在女性中,平滑肌细胞的良性转移也可引起其他罕见病。例如,播散性腹膜平滑肌瘤病[63]、静脉内平滑肌瘤病[64]和良性转移性平滑肌瘤病[65]。LAM 转移理论提示新的治疗方法应基于一旦确诊早期抢先清除原发病灶[31]。

(四) 淋巴管生成、淋巴扩散在 LAM 播散过程中的作用

约 30% LAM 患者有沿轴向分布的胸腹部淋巴结肿大[66]。

一些病案报道,LAM 局限于腹膜后、腹部或盆腔,伴有正常肺组织或仅少许肺囊性病变。这一说法与起源于膈下病灶的局部扩散一致[67]。Valensi 在 1973 年首次描述了 LAM 患者乳糜胸中有成簇的细胞[68]。随后 Itami 和同事[69]证明细胞簇起源于扩张的淋巴管系统,是由单层内皮细胞包被的 α 平滑肌肌动蛋白阳性的梭形细胞。LAM 患者乳糜积液中发现 LAM 细胞簇即可诊,从而避免了组织活检。日本学者提出了 LAM 播散机制可能是通过淋巴循环的进一步证据[54,70,71]。Kumasaka 和同事[54,72]通过尸检后发现淋巴内皮细胞包被下的 LAM 细胞簇,在胸导管、淋巴管中沿淋巴管腔内壁出芽生长。

淋巴管内皮标志物如平足蛋白(D2-40)、LYVE-1、血管内皮生长因子受体-3(vascular endothelial growth factor receptor 3,VEGFR-3)、VEGF-C 和 VEGF-D 的充分表达,在诱导淋巴管生成过程中起了重要作用[72]。一些实验室报道 LAM 患者血清中 VEGF-D 水平增高 3～8 倍。这一发现有助于鉴别 LAM 和其他肺囊样变疾病并评估其治疗反应[73-79]。LAM 细胞簇可存在于淋巴管腔,轴向分布的淋巴结(腹膜后、纵隔、左静脉角)和乳糜胸、乳糜腹的乳糜积液中[54,72,73,80,81]。其随胸导管进入静脉循环,至左侧颈内静脉、锁骨下静脉,再广泛分布至肺毛细血管床。LAM 细胞簇影响肺脉管系统的增生、入侵,这可能通过一种新的机制——"入侵-独立转移"实现[82,83]。

（五）雌激素的作用

含雌激素的药物可影响 LAM 细胞转移、浸润、增殖、降解蛋白酶的分泌过程，进而导致 LAM 恶化[33,84]。有证据表明雌激素参与了 Akt 信号通路调节，调控许多基因的转录[84,85]。雌激素介导的 ERK 通路激活，可促进迟发反应基因 FRA1 激活，这与上皮间叶细胞转化有关[86]。Akt 信号通路的激活，促进 S6K1 依赖的真核转录因子 4b 磷酸化，从而提高 FRA1 翻译效率。在小鼠试验中，雌激素可加重肺部转移，提高 TSC2 缺乏细胞的存活率[87]。综上所述，针对 E2-ERK 通路和 mTORC1 通路的靶向治疗 LAM 可能是一种有效的联合治疗策略。

（六）LAM 的基质重构机制

LAM 患者肺实质中囊性病变可导致肺功能渐进性下降。在这一进程中，蛋白酶起了主要作用。

此外，LAM 患者体内含有许多诱导增殖、抑制凋亡、促进纤维化的多种生长因子。故针对促使蛋白水解、纤维增生的靶向治疗可能成为未来的治疗策略。

四、临床特征

LAM 好发于育龄期女性，始发症状平均约为 30 岁[8,9,14,100]。已有文献报道 LAM 最早发病年龄为 12 岁[101,102]，但初潮前发病的患者极为罕见。许多文献报道可见绝经后女性甚至 90 岁女性被诊断为 LAM[8,9,14,100,103-106]。在一项大型病例分析中发现大多数患者并不吸烟，故 LAM 似乎与吸烟无关[9,12,14]。

由于 LAM 罕见，临床症状无特异性，其诊断常有延误，从首发症状到诊断平均时间约为 5 ~ 6 年[8,11,14,107]。早期容易被误诊为支气管哮喘、肺气肿、慢性支气管炎、慢性阻塞性肺疾病、结节病、弥漫性泛性支气管炎（亚洲）、特发性间质性肺炎及特发性肺纤维化等。

Urban 和同事[14]报道始发症状为劳力性呼吸困难、自发性气胸分别约占 LAM 患者的 49%、46%。病程中出现呼吸困难占 87%、气胸占 68%。首发气胸早于 LAM 诊断的患者占 82%，实际上大部分患者在诊断 LAM 前已有两次气胸发作病史。在既往有气胸发作史的 LAM 患者中同侧或对侧复发气胸的可能性大于 70%。气胸多因胸膜下肺小疱破裂所致，但并不清楚是否由进行性结缔组织基质降解或气道阻塞和终末气腔过度扩张而触发。

LAM 患者首次或病程中还可能出现其他临床症状和体征。例如乏力、咳嗽、咯血（大咯血罕见）、胸痛、乳糜液进入胸膜腔引起的乳糜胸（33%）或除胸膜腔外如腹膜腔（乳糜腹）、心包（乳糜性心包积液）、气道（咯出乳糜液）、泌尿生殖道（乳糜尿和乳糜性子宫积液）等。肠瘘时可导致蛋白丢失性肠病。近期报道 LAM 患者出现的乳糜性肺实质填充，需与亚急性氧合恶化、短促呼吸鉴别[110]。LAM 患者的乳糜相关并发症可能由平滑肌细胞浸润导致淋巴管阻塞引起。

AMLs 是由脂肪、平滑肌、异常血管组成的不常见的错构瘤，可出现在胸腹部的任何位置，但肾脏更常见（电子图 69-1）。S-LAM 患者中出现肾 AMLs 约占 29% ~ 33%，多为单侧的、单发的；而 TSC 或 TSC-LAM 患者中可达 88% ~ 93%，常为双侧的、多发的（见电子图 69-1）[66]。AMLs 的血管内皮细胞由正常基因型和 TSC 突变型共同存在[111]，血管呈扭曲样，伴动脉瘤形成，引起自发性出血时可出现剧烈的肋腹部疼痛、急性低血压、贫血、甚至偶见循环衰竭。LAM 患者可偶见肾囊肿，其中 TSC-LAM 患者因常染色体 16 上 TSC2 基因毗邻的 PKD1 基因缺失，导致多囊肾[112]。

淋巴管平滑肌瘤病是一种以类平滑肌细胞（LAM 细胞）和淋巴管、纵隔、腹膜后腔、肺部淋巴结内皮细胞增生为特征的瘤样肿块。通常情况下，LAM 多表现为腹膜后肿块，包括囊样淋巴管肌瘤（电子图 69-2）和类似坏死性淋巴瘤、卵巢肿瘤、肾肿瘤或其他恶性肿瘤样的中心低密度淋巴结[113,114]。

已有病案报道 LAM 患者口服避孕药[115]或在孕期[116-120]病情更易恶化。一项 69 例 S-LAM 患者研究表明，在诊断前或诊断时有妊娠史的 46 例患者中，妊娠期间出现肺部症状的患者共 9 例（20%）[14]，其中 2 例（14%）肺 LAM（PLAM）患者恶化明显[121]。然而关于妊娠、外源性雌激素对 LAM 患者的影响仍缺乏系统性研究。

五、体格检查

LAM 患者的体格检查并无特异性。肺部听诊常常无特征，但部分患者可闻及干啰音、哮鸣音[9,11,14]，闻及捻发音较为罕见。当乳糜性肺实质填充患者可闻及捻发音时应高度怀疑 LAM。尽管 2 组大型病例研究中报道约 3% ~ 5% LAM 患者可见杵状指，但杵状指并非 LAM 的特征性表现[9,11]。体格检查也可发现可能的气胸、胸腔积液、腹腔积液等。对 TSC 患者应仔细检查其皮肤、牙及眼部体征，如面部纤维血管瘤、指趾甲下纤维瘤、明显发育异常的皮肤病变即鲨革斑、叶形或雪花形白斑、肾脏错构瘤、牙蚀蚀斑[16]。

六、影像学结果

LAM 患者胸片表现相对正常（电子图 69-3），即使在疾病晚期，可能仅提示肺气肿改变。随着疾病的进展，胸片常显现双肺弥漫性对称性网格样磨玻璃影（电子图 69-4）、囊样变（电子图 69-5）、肺大疱、"蜂窝肺"或"假性纤维化"（电子图 69-6）[9,14]。也可见胸腔积液、气胸等（电子图 69-7，图 69-2）。LAM 患者在肺容量正常的情况下，胸片提示肺纹理增多。这一影像学特征有助于鉴别其他因肺泡间隔、间质肿胀使肺弹性回缩力增加、肺容量降低的肺间质性疾病（见电子图 69-3A、电子图 69-4、电子图 69-5A 和电子图 69-6A）。

胸部高分辨 CT（HRCT）扫描发现肺囊性病变比胸片更敏感，在诊断 LAM 时其胸片、肺功能可能正常，HRCT 常显示异常改变[9,11,14,122]。典型的 CT 表现为双肺弥漫性薄壁囊腔，类圆形，直径大小范围大约 1 ~ 45mm（见图 69-2，见电子图 69-1C、电子图 69-2C、电子图 69-3B、C、D、电子图 69-5B、电子图 69-6B 和电子图 69-7B）[11,14]。肺囊性病变的数量可很少（见电子图 69-7B），亦可完全取代正常肺组织（见电子图 69-5B）。TSC-LAM 患者的肺囊性病变表现比 S-LAM 较轻，这也许能在某种程度上解释 TSC-LAM 患者可更早期通过筛查发现[123]。

LAM 患者肺囊性病变的形态学特点有助于与其他肺囊样变疾病鉴别（图 69-3）。肺气肿扩大的气腔其小叶中央可

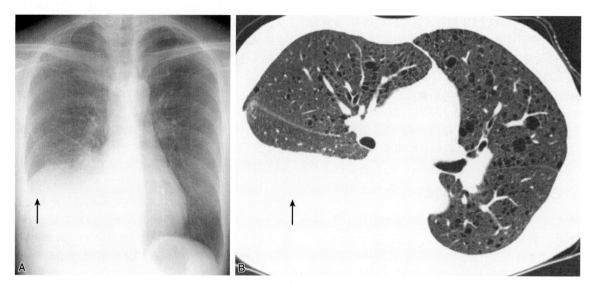

图69-2　S-LAM 患者乳糜胸。40 岁 S-LAM 女性患者胸片（A）和高分辨 CT（B）可见弥漫性囊性病变和右侧乳糜胸（箭头所指）

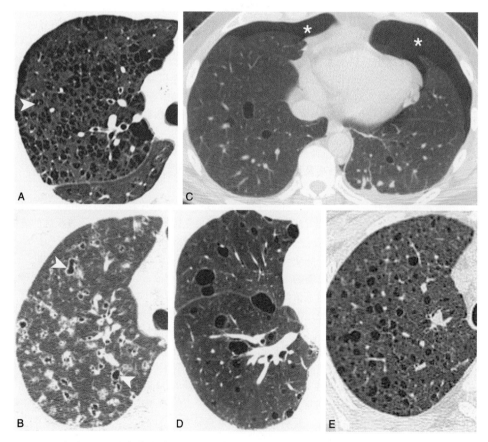

图69-3　相似 LAM 的囊性病变。A. 小叶中央型肺气肿，无真性囊壁和囊腔区可见小叶中心动脉（箭头）；B. 肺朗格汉斯细胞组织增生症，囊腔形状不规则（箭头）和多发结节；C. BHD 综合征，囊腔多累及下叶，伴双侧自发性气胸（＊）；D. 淋巴细胞性间质性肺炎，囊腔与 LAM 十分相似，尤其在不伴其他肺实质浸润时；E. LAM，囊腔相对均一、薄壁、囊腔间肺实质正常

见结节状肺血管影或肺泡间隔影,而 LAM 中未曾有类似发现。此外,肺气肿透明气腔的边界不易分辨,而 LAM 的囊性病变壁薄、易辨认。朗格汉斯细胞组织增生症囊腔壁厚、形状不规则(电子图 54-37)。Birt-Hogg-Dubé(BHD)囊腔多累及肺下叶,而 LAM 囊样变呈弥漫分布。淋巴细胞间质性肺炎囊样变与 LAM 极为相似,但通常较大,形状不一,以偏心性血管影为界。通过盲法,影像学专家仅根据胸部 CT 的囊性病变能正确识别出 LAM 的可能性约为 72%[124]。约 12% 的S-LAM、6% 的 TSC-LAM 患者 CT 表现为胸腔积液。其他 CT表现包括纤维条索影(29%)、肺门及纵隔淋巴结肿大(9%)、气胸、淋巴管平滑肌瘤、胸导管扩张(电子图 69-2)[11,14]。CT 上磨玻璃样改变(12%)提示因淋巴管阻塞致间质水肿引起(图 69-4)。

　　TSC 患者 HRCT 结节影可见于多灶性微结节肺泡细胞增生症(multifocal micronodular pneumocyte hyperplasia,MMPH),这是由 II 型肺泡上皮细胞增生成簇所致[23,125,126](图 69-5;见电子图 56-2)。MMPH 可发生于伴或不伴 LAM 的 TSC 男性或女性患者,但 S-LAM患者未曾有报道[127]。MMPH 通常与其生理学改变及预后无相关性,但有一例病案报道 MMPH 可导致呼吸衰竭[128]。

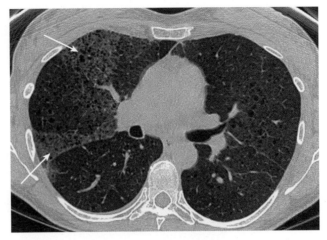

图 69-4　淋巴阻塞导致间质性肺水肿。LAM 的 HRCT可见典型囊性病变、毛玻璃影(箭头),伴乳糜性胸腔积液,淋巴结肿大或(和)淋巴管平滑肌瘤,提示乳糜反流致肺淋巴阻塞。应与恶化的呼吸困难或低氧血症相鉴别,雷帕霉素治疗有效。LAM 患者可出现其他并发症,如支气管痉挛(多达 20%)和肺内分流

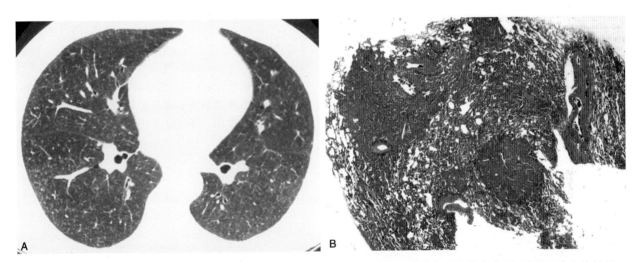

图 69-5　MMPH 的影像学及组织病理学表现。A. MMPH 胸部 HRCT 显示双肺散在粟粒样结节;B. MMPH 肺活检组织病理学低倍镜显示 II 型肺泡上皮细胞组成的弥漫结节浸润影

　　Chu 和同事报道在 35 名 LAM 女性患者中有 34 名通气灌注扫描提示异常,最常见表现为非特异性、弥散性、不均一性改变。约 74% 患者显现不常见的斑点型灌注成像,这种显像常由放射性同位素在外周形成小的聚集组成。

　　LAM 和 AML 患者在 PET 扫描时并不会出现典型的受损区域 18F-氟脱氧葡萄糖的摄取增加[129,130]。若确诊或疑诊 LAM 患者出现 FDG-PET 结果阳性,应考虑合并其他肿瘤或炎性疾病[120]。

　　LAM 患者腹部影像学表现异常(图 69-6 和图 69-7),常见的有肾脏 AML 和淋巴管扩张。AMLs 的特征性改变为肾脏脂肪密度肿块影(见电子图 69-1A 和 B)。相比于 S-LAM,TSC-LAM 患者 AMLs 更普遍、更大、更可能为双侧。并且 TSC 患者 AML 的大小与肺部囊性病变程度相关[20]。Avila 和同事[123]分析了国立卫生研究院的 256 例 S-LAM 和 67 例 TSC-LAM 患者的影像学资料,提示在 S-LAM、TSC-LAM 患者中肾 AMLs 分别占 32%、93%、肝 AMLs 分别占 2%、33%(见电子图 69-1A),腹部空腔或实质器官淋巴管平滑肌瘤分别占 29%、9%(见电子图 69-2B)。腹水并不常见,在 LAM 患者中不超过 10%。

　　在 TSC 患者中,包括 TSC-LAM 患者,可常见中枢神经系统异常,如皮质和室管膜下纤维化、星形细胞瘤。但女性 S-LAM 患者未见有类似报道。Moss 和同事[131]报道 S-LAM 和 TSC-LAM的女性患者发生脑膜瘤的风险更大,但这一说法仍未被证实[132]。

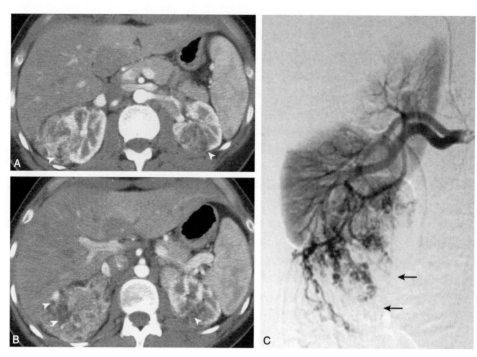

图 69-6　血管平滑肌脂肪瘤。16 岁 S-LAM 女性患者肾脏血管平滑肌脂肪瘤的轴向腹部 CT 扫描（A 和 B）、血管造影（C）提示右肾肿瘤（箭头）。（A 和 B，由 Dr. Shoji Samma，Nara Prefectural Nara Hospital，Japan 提供）

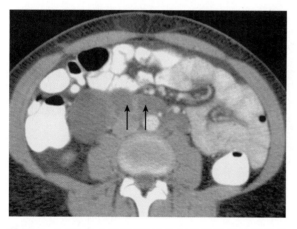

图 69-7　LAM 患者腹部 CT 可见囊性淋巴管平滑肌瘤（箭头）和腹膜后淋巴结肿大

七、肺功能检查

　　LAM 患者肺功能检查结果可为正常或阻塞性、限制性或混合性通气障碍，最多见为阻塞功能障碍。一项 NHLBI 注册[28]的美国多中心的为期 5 年的前瞻性研究，对 LAM 患者的肺功能检查结果进行了严格质量控制。研究结果提示存在阻塞性通气障碍患者占 57%，正常占 34%[28]；以肺容量低于正常下线为界，限制性通气障碍占 11%；过度通气不常见，约占 6%。平均残气量以容积描记法测量占预测值的 125%，而以气体稀释度法测量占 103%，这提示无交通气腔气体陷闭明显。约 25% 的阻塞性通气障碍患者使用支气管扩张剂后可获得缓解[12]。LAM 患者阻塞

性通气障碍主要是由气流受限、轻到中度肺顺应性增加所致[133]。

　　在多个病例研究中以一氧化碳弥散力（DL$_{CO}$）评估肺功能，约 82%~97% 患者早期主要表现为气体交换异常[8,9,11,14]。其中常见的情况是 DL$_{CO}$ 降低幅度与第一秒用力呼气量（FEV$_1$）下降幅度不成比例[12]。LAM 的最初生理学表现为 DL$_{CO}$ 降低和残余量增加。

　　Crausman 和同事[134]对 16 名 LAM 患者的运动耐受机制进行了探讨，认为肺血管疾病或肺广泛囊性病变会导致气流受限、无效腔通气增加，从而使呼吸运动耐受降低。一项关于 217 例 LAM 患者心肺运动试验的大型队列研究，结果提示最大氧耗量（$\dot{V}O_2$ max）减少和无氧域降低[135,136]。即使静息时 FEV$_1$ 和 DL$_{CO}$ 均正常的患者运动后仍可出现低氧血症。由于气道阻塞、无效腔通气增加，大多数患者在运动时可出现限制性通气障碍。

　　疾病进展常伴有阻塞性通气障碍加重，FEV$_1$ 的降低是监测疾病的进展程度最常用的指标。在 LAM 患者中静息肺动脉高血压少见，但轻度运动后可因低氧血症出现肺动脉压升高[136]。Zafar 和同事[137]报道有呼吸困难症状的 LAM 患者静息或运动后出现低氧血症是肺内分流增加所致。

　　Taveira-DaSilva 和同事[12]研究 74 例患者肺功能检查与肺组织学的关系，结果显示支气管激发试验阳性与肺实质损害相关，而非囊性病变。他们也发现了 DL$_{CO}$ 与肺组织学评分存在相关性，这种评分系统可使囊性病变范围和 LAM 细胞浸润程度得以量化。FEV$_1$ 和 DL$_{CO}$ 可作为最大氧耗量最好的预估指标。

八、病理学

　　大体解剖可见 LAM 患者肺组织肿胀、弥漫的囊性病变，伴

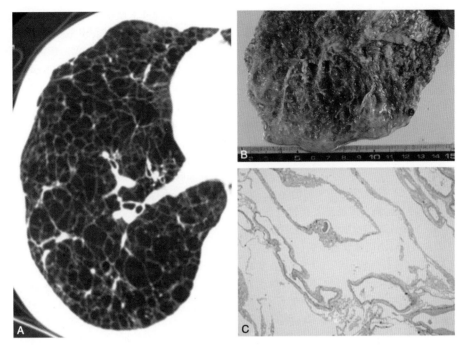

图 69-8　LAM 病理学表现。57 岁 S-LAM 女性患者 HRCT(**A**)和肺活检病理标本(**B**)、低倍镜 H&E 染色(**C**)终末期 LAM 患者广泛囊性病变。(Courtesy Dr. Masanori Kitaichi, National Hospital Organization, Kinki-Chuo Chest Medical Center, Osaka, Japan.)

直径约几厘米不等的扩大气腔形成[7,138](图 69-8)。镜下观察显示肺组织薄壁囊腔病灶处的肺实质、气道、淋巴管和血管等部位平滑肌细胞灶性浸润。LAM 病灶处可见丰富的淋巴管和内皮细胞线性排列、相互交织形成的网状组织。LAM 细胞通常使间质间隙增宽而不侵及组织界面,但能侵袭气道、肺动脉、膈、主动脉和腹膜后脂肪,造成支气管软骨、小动脉壁破坏和肺小动脉腔闭塞[7]。

　　LAM 病灶处主要有两种细胞形态:小的梭形细胞和立方上皮样细胞[139]。LAM 细胞中平滑肌肌动蛋白(SMA)、波形蛋白、结蛋白、雌激素和孕激素受体染色呈阳性(图 69-9)。LAM 病灶处立方上皮细胞对单克隆抗体 HMB-45 呈阳性反应,HMB45 可抑制一种黑色素生成途径的酶前黑素蛋白 gp100 的活性[139]。这种免疫组织化学标记具有诊断意义,因为其他平滑肌为主的肺部病变对抗体呈阴性反应[140]。LAM 病灶中纺锤状细胞比立方细胞更易出现与增殖表现型一致的增殖细胞核抗原(proliferating cell nuclear antigen)阳性表达。与正常的雪茄烟形平滑肌细胞相比,纺锤状 LAM 细胞的胞浆较少、嗜酸性染色较弱。雌、孕激素受体也可在 LAM 受损组织中表达[141,142,142a],但毗邻的正常

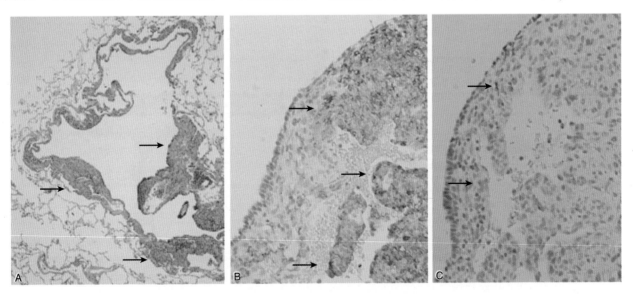

图 69-9　32 岁 S-LAM 女性患者肺组织病理学标本。**A.** LAM 患者平滑肌细胞增生(箭头),囊性病变,肺结构破坏 HE 低倍镜;**B.** LAM 结节(箭头)α-SMA 呈阳性表达 SP 法高倍放大;**C.** LAM 细胞(箭头)HMB-45 呈阳性表达 SP 法高倍放大。(Courtesy Dr. Masanori Kitaichi, National Hospital Organization, Kinki-Chuo Chest Medical Center, Osaka, Japan.)

肺组织中无表达[143]。LAM 受损组织常表达淋巴管内皮透明质酸受体-1（LYVE-1）、PROX1、平足蛋白和血管内皮生长因子受体（VEGFR-3）等淋巴管标志物[143a]。类似于 AMLs 细胞，平滑肌细胞形态学和免疫组化结果与 LAM 细胞相似，包括对抗肌动蛋白、结蛋白、波形蛋白、黑色素瘤抗体，雌、孕激素受体等阳性反应[144,145]。与肺气肿扩张的气腔不同，LAM 的囊腔部分衬以增生的 Ⅱ 型肺泡上皮细胞[146]。

九、诊断

LAM 的诊断通常依据胸部 CT 扫描，但以下 4 种情况之一常为就诊起因：慢性劳力性呼吸困难，新发或反复发作性气胸，乳糜积液，因其他原因行心脏、肺部或腹部扫描偶然发现的囊性病变。因呼吸困难就诊患者常被误诊为阻塞性肺疾病（如哮喘、慢性支气管炎等），导致 LAM 被延诊长达若干年。以气胸、乳糜胸起病的患者至确诊为 LAM 的时间间隔相对较短，但大多数患者确诊 LAM 时已不止发生一次气胸[108,109]。因其他目的行心、腹部检查偶然发现肺部囊性病变，进而完善胸部 CT，可有助于 LAM 的诊断。

（一）临床诊断

结合临床资料，根据影像学检查可以做出确切的 LAM 临床诊断[147]，如胸部 HRCT 表现 LAM 典型的囊性病变，伴胸腔穿刺抽出乳糜液；或 AMLs 患者 CT 可见肾脏脂肪密度肿块影。但仍有罕见例外，如表现为肺囊性病变和乳糜胸的淋巴瘤；表现为肺囊性病变和 AMLs 的 BHD 综合征[148]（见图 69-3）。当无吸烟史的 TSC 女性患者出现肺囊性病变时，常不需要组织学活检就可临床诊断 LAM。但对于或有或无 TSC 的吸烟患者，需严格排除肺气肿、朗格汉斯细胞组织细胞增生症[149]（见图 69-3，见电子图 54-37）。鉴别滤泡性细支气管炎和淋巴细胞间质性肺炎时，需完善血清学 SS-A、SS-B 检查；鉴别由抗胰蛋白酶缺乏引起的肺气肿时，需完善 α_1-胰蛋白酶检查[150]。研究发现 LAM 患者血清 VEGF-D 水平升高了 3~8 倍[71]，而肺气肿、朗格汉斯细胞组织细胞增生症、淋巴管瘤病、BHD 患者中并没有升高。据此检测患者血清 VEGF-D 水平可作为 LAM 的一种有效鉴别诊断方法[74]。血清学 VEGF-D 大于 800pg/ml、HRCT 显示典型的囊性病变的患者，诊断为 LAM 的敏感性、特异性分别为 60%、100%[76]。

完善腹部 CT 扫描，发现是否有 AMLs、淋巴管肌瘤、子宫肿块、乳糜腹等有助于诊断 LAM。影像学检查发现脂肪密度肿块影有助于肾 AMLs 诊断（见电子图 69-1A 和 B）；当少许肾肿块呈实质影而非脂肪密度影时，需完善组织学活检以排除肾细胞肿瘤。

（二）鉴别诊断

有吸烟史患者的主要鉴别诊断有朗格汉斯细胞组织细胞增生症和肺气肿。肺囊性病变的形态有助于 LAM 与其他疾病相鉴别：肺气肿囊腔壁边界不清（见图 69-3），而朗格汉斯细胞组织细胞增生症囊腔壁厚、形状不规则、好发于中上肺叶（见图 69-3，见电子图 54-37）[124]。弥漫分布的小结节（<1cm）（见电子图 54-38）在朗格汉斯细胞组织细胞增生症常见，但这也可见于 TSC-LAM 患者的 MMPH 表现[127]。其他类似于 LAM 肺囊性病变的疾病包括干燥综合征[151]、Castleman 病、滤泡性细支气管炎、淋巴细胞性间质性肺炎（见图 69-3）、耶氏孢子菌肺炎（见电子图 90-14 和电子图 90-15）、复发呼吸道乳头状瘤（见电子图 54-29~电子图 54-32）、高 IgE 综合征、过敏性肺炎（电子图 69-8）[152]、淀粉样变（见电子图 54-35）、淋巴瘤、轻链沉积病[153]、支气管肺发育不良或气压性创伤[150,154]。正常人，尤其是老年人，HRCT 可见少许散在薄壁囊样变[155]。近期报道 HRCT 弥漫薄壁囊性病变可见于各种小气道阻塞性疾病，如哮喘[156]。肺薄壁囊性病变也可见于转移性生殖泌尿道肿瘤（电子图 69-9），如子宫内膜基质细胞肉瘤[157]、低分化平滑肌肉瘤、血管肉瘤（电子图 69-10）、囊样纤维细胞肿瘤、囊性良性转移性平滑肌瘤（电子图 69-11）[65]。

BHD 综合征[158]与 LAM 较难鉴别。BHD 为罕见的肿瘤抑制综合征，临床表现包括自发性气胸、皮肤损害、淡漠、外周或胸膜下无平滑肌浸润的肺囊性病变（见图 69-3 和图 69-10）及遗传性肾脏肿瘤。卵泡刺激素基因突变引起卵泡刺激素缺陷或缺乏，导致 BHD 综合征的肾肿瘤、肺囊性病变、皮肤损害或家族性自发性气胸形成[159,160]。BHD 综合征与 Akt 信号通路异常、mTOR 上游调控缺失相关。淋巴管瘤病、淋巴管扩张、淋巴管发育不良等均可出现乳糜胸[161-164]，易与 LAM 混淆，但不出现典型的肺囊性病变。

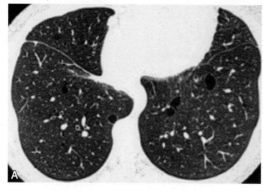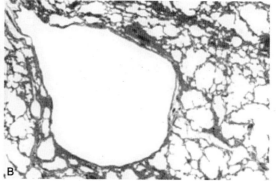

图 69-10 Birt-Hogg-Dube 综合征。反复发作双侧气胸的患者，58 岁，其家族史中弟弟，儿女均有气胸。HRCT（A）提示肺囊性病变和组织病理学（B，H&E 染色）提示囊壁无平滑肌细胞的浸润。（Courtesy Dr. Takashi Ogura，Kanagawa Cardiovascular and Respiratory Center，Kanagawa，Japan；and Tamiko Takemura，Japanese Red Cross Medical Center，Tokyo，Japan. ）

（三）肺活检

LAM 可通过肺活检确诊。HMB-45 染色对诊断 LAM 具有高度特异性，可用于鉴别其他肺平滑肌浸润性疾病，包括特发性肺间质纤维化、良性转移性平滑肌瘤、平滑肌肉瘤等。一些病案报道行纤维支气管镜检查，经支气管肺组织活检配合适当的免疫组化染色和专家解读可成为一种代替外科肺活检的有效检查方法[165]。近期有小样本研究报道经支气管肺组织活检的检出率超过 60%。虽然这个队列研究纳入样本数太小，结论的安全性值得商榷，但几乎无并发症报道[166-169]。中国一组大样本研究显示，病理学确诊的 97 例患者行经支气管肺组织活检可检测出 49 例患者[169]。经胸腔镜肺活检仍是诊断 LAM 的金标准，但随着诊断指南、VEGF-D 检测、腹部影像学检查、经支气管肺组织活检等方法的应用，需外科手术确诊 LAM 的患者少于 15% ~ 20%。疑似 LAM 患者的诊断流程见图 69-11。LAM 的确诊有助于决定其人生规划、妊娠、避孕、气胸管理、试验抉择等，这对选择采用既有明显疗效也有副作用的治疗时代越来越重要。

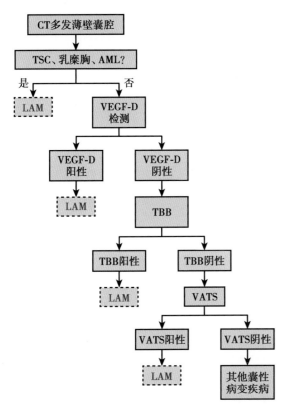

图 69-11 LAM 的诊断流程 LAM。需与多发薄壁囊腔的肺疾病相鉴别。若患者有典型的 CT 改变，伴结节性硬化，乳糜胸，淋巴管肌瘤或血管平滑肌脂肪瘤，可临床诊断 LAM。但若患者无以上特征，血清 VEGF-D 水平大于 800pg/ml 也能诊断 LAM。如果 VEGF-D 阴性，可根据经支气管肺活检、胸水脱落细胞学检查，或细针穿刺胸腹部肿块活组织检查作出病理学诊断，从而避免了外科手术。如果上述方法均不能确诊，可以使用胸腔镜活检，并有助于 LAM 和其他相似疾病鉴别，如肺气肿、朗格汉斯细胞组织细胞增生症、淋巴细胞性间质性肺炎、滤泡性细支气管炎。AML，血管平滑肌脂肪瘤；TBB，经支气管肺活检；TSC，结节性硬化；VATS，胸腔镜手术

十、试验和治疗

在过去的几十年里，治疗 LAM 的主要方法为经验性抗雌激素治疗，这可能与 LAM 具有不明原因的显著的性别限制有关。但治疗结果普遍令人失望，因从未进行过有关激素治疗 LAM 的试验研究，故基于雌激素拮抗作用治疗 LAM 并无确凿证据。LAM 患者行双侧卵巢切除术后也不能减缓其肺功能的下降[8,9,14]。1987 年一个病案报道了 LAM 患者经孕激素治疗后获得了缓解，掀起了孕激素治疗 LAM 的热潮，但随着时间的流逝逐渐减弱。Taveira-DaSilva 和同事[107]回顾性分析了 275 例患者，发现孕激素治疗并不能减缓 FEV_1 的下降；实际上，相比于未治疗的患者，口服或肌注孕激素治疗更加速了 DL_{CO} 的下降。在另外一项历史对照的特征队列研究中，促性腺激素释放激素激动剂曲普瑞林治疗 3 年的患者，于常规治疗的对照组相比，其 FEV_1 和 DL_{CO} 的下降速率无明显差异[170]。但有报道其他促性腺激素释放激素激动剂治疗的研究中却产生不同的结果[171-173]。因此不推荐常规应用促性腺激素释放激素激动剂，除非患者在月经期间伴有周期性复发性呼吸急促、胸部不适或气胸等。而糖皮质激素、免疫调节细胞毒性药物或卵巢照射治疗 LAM 尚缺乏科学的证据。

（一）雷帕霉素

雷帕霉素可抑制 S6 磷酸化，诱导 TSC 突变大鼠肾囊腺瘤和 TSC 杂合子缺失小鼠肝肿瘤细胞凋亡、坏死、退化[174,175]。Goncharova 和同事[176]报道从肺移植患者的移植肺中分离出的 LAM 细胞可见大量 S6 磷酸化和失去调控增殖的细胞，并进一步证明了在培养的 LAM 细胞中雷帕霉素可阻断 LAM 细胞 S6 的高度磷酸化，恢复细胞有序地生长。

LAM 患者 mTOR 通路重要性的发现和 TSC 动物模型的临床前期研究为雷帕霉素治疗结节硬化症、LAM 患者的 Ⅰ、Ⅱ 期试验奠定了基础[辛辛那提市血管平滑肌脂肪瘤雷帕霉素试验，Cincinnati Angiomyolipoma Sirolimus Trial（CAST）；NCT00457964][177]。在这项公开研究中，25 例 AMLs 患者，包括 6 例 S-LAM、12 例 TSC-LAM、7 例 TSC 患者，在雷帕霉素治疗 1 年后追踪其肾脏 MRI、胸部 CT、肺功能检查结果。其中在追踪了 1 年的 20 例患者中 AML 体积缩小约 47%；追踪了 1 年的 11 名 LAM 患者肺功能检查中，FEV_1 增加了 118ml、FVC 增加了 390ml、RV 降低了 440ml；经治疗后肺实质囊性病变比例有所下降[178]，但肺总量、6 分钟步行距离、DL_{CO} 未明显改变。治疗过程中出现的不良反应包括口腔溃疡、胆固醇增高、医院获得性肺炎、腹泻、蜂窝织炎、肾盂肾炎、心悸和黏膜炎等。

在第二年的试验中，每隔 6 个月对这些患者进行随访观察。在 2 年实验结束时，虽然 25% 的患者 AML 体积仍低于基线的 70%，但平均 AML 体积却再次增加到基线 86%。FEV_1 和 FVC 下降速率与未治疗的 LAM 患者无差异[179]，但仍分别高于基线 62ml、364ml，残气量低于基线 333ml，表明肺气体陷闭持久的减少。随后的试验也得到了相似的结果[180,181]。

基于 11 例 LAM 患者出现意料之外的肺功能反应，不良事件发生率高于预期，特设计了一项关键试验来评估雷帕霉素治疗 LAM 的利弊。国际多中心 LAM 雷帕霉素治疗效益试验（Multicenter International LAM Efficacy of Sirolimus，MILES）依据随机、双

盲、对照的原则,开展了雷帕霉素对89名肺功能异常(FEV$_1$<70% 预测值)的女性 LAM 患者的疗效试验研究[182]。经1年治疗期,雷帕霉素组 FEV$_1$ 较稳定,而安慰剂组下降了约11%,提示着雷帕霉素有助于改善患者肺功能指标。在治疗的观察期,雷帕霉素组与安慰剂组的肺功能下降程度没有区别。基线比较,两组患者比健康志愿者[73]的血清 VEGF-D 高5倍。实验中安慰剂组血清 VEGF-D 保持稳定,雷帕霉素组下降超过了50%;当撤去雷帕霉素后,又升高到基线水平[75]。雷帕霉素诱导的 VEGF-D 减少在强淋巴管基因显型的 LAM 患者中非常有意义,并有助于淋巴管受累的 LAM 患者淋巴管肌瘤体积、乳糜积液得以改善[183]。治疗期的不良事件在两组中无明显差异,可能在雷帕霉素组更普遍。但两组间感染风险没有增加,严重不良事件发生率也无差异。

综上所述,雷帕霉素治疗有助于 LAM 患者肺功能稳定,生活质量改善。停药后又出现恶化表明这种治疗是抑制性的,并不会获得持久缓解。雷帕霉素可使细胞萎缩、减少肿瘤细胞浸润、抑制器官内细胞增生,但并不会诱导 LAM 细胞凋亡。故在 CAST、MILES 及其他试验中可见到雷帕霉素对肺功能和肿瘤体积产生有益但短期效应。长期 mTOR 抑制剂治疗可维持细胞稳态、阻止 AML 细胞再生和肺功能下降。事实上,已有初步证据显示长期治疗可持久获益[184]。

(二) 原则建议:治疗和管理

MILES 试验推荐 LAM 患者当 FEV$_1$ 低于预测值的70%时,可服用雷帕霉素 2mg/d。日本(主要是经济原因)常推荐小剂量雷帕霉素(约 1mg/d)也是有效的[184a]。一项公开试验提示雷帕霉素对肺功能急剧下降或等待肺移植的患者是有利的[185]。在一些病案报道和小样本研究中[184],雷帕霉素对乳糜积液、淋巴管肌瘤的治疗是有效的。雷帕霉素对肺移植术后复发的 LAM 患者仍有疗效[186],但不推荐雷帕霉素作为免疫抑制剂的一线治疗方案。术后立即使用雷帕霉素会增加支气管吻合口裂开风险[186a]。血清 VEGF-D 高水平与病情严重程度指标如需氧疗或支气管扩张剂治疗、FVC 和 DL$_{CO}$ 下降相关,并可以预测疾病进展和疗效[75]。当其他条件相同的情况下,高水平 VEGF-D 患者应考虑给予雷帕霉素治疗。早期、长程、小剂量雷帕霉素免疫抑制剂治疗阻止 LAM 进展是具有吸引力的策略,但其安全性和有效性尚需进一步研究。

其他治疗方案

含雌激素药物可能发生不良反应[115],应禁用于 LAM 患者。雌激素拮抗剂未被证明有效。由于高达17%～25%的 LAM 患者气流阻塞时使用支气管扩张剂反应良好,LAM 患者应考虑支气管扩张剂治疗[11,28]。给予氧疗以维持患者在休息、运动或睡觉时血氧饱和度达90%以上。所有不活动、抗雌激素治疗、骨质疏松治疗的患者均应行骨密度检查。更年期女性或诱导绝经的女性应注重心血管健康。肺康复治疗对年轻的阻塞性肺疾病患者是有益的,但这些干预对其运动耐受、身体状况、生活质量的影响还需进一步的研究。

(三) 原则建议:筛查

1. S-LAM

原发性自发性气胸是年轻人气胸最常见的原因,主要发生于吸烟者。Hagaman 和同事[187]估计24～52岁有"前哨气胸"的非吸烟女性患者中 LAM 占5%,认为这些患者行 HRCT 筛查具有良好的成本效益,以便早期行胸膜固定术以防止复发[187]。我们建议筛查这类人群。

2. TSC-LAM

HRCT 检查发现囊性病变的 TSC 女性患者中,小于30岁的约占20%,大于40岁的约占80%[23]。结节硬化症联盟(Tuberous Sclerosis Alliance,TSA)[188,189]和欧洲呼吸协会(European Respiratory Society,ERS)[147]推荐超过18岁人群应行胸部 CT 筛查。对无肺部症状患者,ERS 推荐30岁时应复查胸部 CT、而 TSA 推荐每5～10年复查胸部 CT。一旦发现囊性病变,应每2～3年行 HRCT 检查、每年肺功能检查和6分钟步行试验,以监测 TSC-LAM 进展节奏,至直到确立诊断[188,189]。有 LAM 症状、CT 显示囊性病变的 TSC 女性患者的比例很小,可能不到10%,但 Cudzilo 研究发现在48名 TSC-LAM 患者中最终死于肺部疾病的患者有6名(12.5%)[23]。尽管成人 TSC 男性患者囊性病变的发生率约10%[190,191],但有 LAM 症状的男性是极为罕见的[18],故此类人群不推荐常规筛查。LAM 患者的诊断和管理重点问题见表69-2。

表69-2　LAM 患者干预、观察和免疫接种建议检查和免疫接种建议

干预措施

戒烟

停止使用所有含雌激素药物

怀孕和航空旅行咨询

告知患者气胸、乳糜胸症状及管理

支气管扩张剂治疗

氧疗

大血管平滑肌脂肪瘤(直径>4cm)需考虑栓塞的可能性

FEV$_1$<30%、呼吸困难或极度缺氧的患者进行肺移植评估

检查

胸部 HRCT

肺功能检查(每6～12个月)

血清 α$_1$ 抗胰蛋白酶、SS-A、SS-B、VEGF-D 水平

腹部 CT、MRI 或超声筛查血管平滑肌脂肪瘤(每6～12个月)

头部 CT 或 MRI、皮肤、眼科检查排除 TSC

静息、睡眠、运动血氧饱和度;6分钟步行试验

骨密度检查

经纤维支气管镜组织检查

肺组织活检指针

吸烟者肺部有囊性病变,但无确切的 TSC 或淋巴管平滑肌脂肪瘤特征,可行肺活检以区分 LAM 和肺气肿、朗格汉斯细胞组织细胞增生症

免疫接种

流感疫苗和肺炎疫苗

（四）妊娠

应告知病人，已有部分病案报道 LAM 患者在怀孕期间病情可能加重恶化[116-120]。但 LAM 患者妊娠相关风险尚缺乏严谨的研究，妊娠决定是否明智也需因人而异。LAM 女性患者在妊娠期有发生气胸、流产或早产的高风险性[121]。一项 LAM 基金会登记表的调查中显示至少有 1 次妊娠史的患者共 318 例，163 例患者回答了关于有无肺萎陷的二次调查问卷[162]，其中发生气胸的患者有 38 例（发生率大于 10%）。在妊娠期间发生气胸才被诊断为 LAM 的患者约占 1/3。右侧气胸发生率是左侧的两倍，其中有 4 例患者出现双侧自发性气胸。大多数气胸发生在妊娠中晚期。这项研究及其他研究[14,108]表明妊娠与 LAM 的胸膜并发症是相关的。遗憾的是，有关妊娠是否加速 LAM 患者肺功能的下降，这一更为紧迫的问题并未得到解决。因为极少确诊为 LAM 女性选择妊娠，或妊娠期诊断为 LAM 患者很少有基线肺功能检查可用。

（五）航空旅行

LAM 患者航空旅行是否会增加发生气胸的风险颇具争议。Pollock-BarZiv 和同事[192]发现 35% LAM 患者被他们的医生告诫避免航空旅行，考虑到在飞行过程中有可能因大气压的改变致肺囊泡破裂而发生气胸。在一项 276 例患者参与的 LAM 基金调查问卷中，结果显示 454 次飞行中 8 例患者发生与飞行相关气胸（胸片证实），然而其中 5 例患者登机前就有气胸相关的症状。约 10%～20% 的飞行中可出现其他症状及体征，包括焦虑（22%）、疼痛（12%）、气促（14%）、发绀（2%）和咯血（0.4%）。综上所述，LAM 患者在飞行过程中可能出现不良事件，但大多数患者耐受良好。在最近的一项研究中 281 名 LAM 患者前往美国国家卫生研究院后常规胸片检查确诊 7 例急性气胸。气胸发生率与在地面交通或航空旅行没有区别，这说明患者航空旅行时发生气胸与疾病本身气胸的发病率高度相关，与是否为航空旅行关系不大[193]。对 LAM 患者是否航空旅行的建议，应考虑以下因素：气胸发作频率、近期有无气胸发作、心肺功能总体状况。心肺储备功能差的患者即使经轻微气胸发作也不能耐受，为谨慎起见，LAM 患者在登机后出现胸膜性胸痛、不明原因的呼吸短促时需进行医疗评估，如胸片检查。低氧血症是飞行过程中独立的危险因素，患者需咨询医生是否需在飞机上进行氧疗，其实大多数 LAM 患者不应被航空旅行限制。

（六）胸膜疾病

LAM 患者气胸在保守治疗如随访观察、吸气锻炼、胸腔闭式引流术后易于复发。病程中，超过 65% 的 LAM 患者可能发生气胸；患者一生平均发生气胸约 3.5 次[109]。气胸发生的风险与囊性病变的大小相关[194]。LAM 基金胸膜病共识组倡议，鉴于气胸复发率超过 70%[109]。应于首次气胸后采用胸膜固定术，包括化学硬化剂、机械摩擦、撒滑石粉和胸膜剥离术等。但胸膜固定术的失败率非常高，高于其他慢性肺疾病，这一现象至今并不能得到合理的解释。

乳糜积液一般不会引起胸膜炎、胸膜纤维化，LAM 患者小型稳定的乳糜积液可不用干预。但一些病案报道当患者出现呼吸急促时需进行乳糜引流。由于反复或持续性引流可导致营养、淋巴细胞的丢失，也可行胸膜固定术。化学固定术和机械摩擦、撒滑石粉一样，是治疗乳糜胸的有效方法[195]。

（七）肺移植

Urban 和同事[14]报道了 13 例 LAM 患者的肺移植疗效（其中 1 例患者合并肾移植）。LAM 患者出现症状到施行移植手术的平均间隔时间约 7.8±5.2 年（2.1～16.8 年），移植前平均 FEV_1 为 0.57±0.15L。Boehler 和同事[196]回顾性分析 34 例进行了肺移植的 LAM 患者，其 2 年生存率为 58%，和其他肺部疾病相似。尤其术前即有广泛胸膜粘连的患者在围术期发生出血、气胸并发症和术后乳糜胸的几率更高。器官共享联合网报告，从 1989 年至 2007 年有 126 例 LAM 肺移植患者，包括 77 名双肺移植及 49 名单侧肺移植。单侧肺移植患者在 1、3、5 年生存率分别是 87%、73% 和 61%，而双侧肺移植占 92%、83% 和 77%。其生存率较其他肺疾病行肺移植在同一时间相当或更高。已报道 4 例同种异体肺移植 LAM 患者复发[58-60,197]。在这些患者中，LAM 复发并没有导致其死亡，目前认为复发风险不应成为其能否行肺移植的指征。超过一半的 LAM 肺移植患者进行过单侧或双侧胸膜粘连，即使术后出血风险增加，但对手术死亡率及长期生存率并没有不利影响[109,196]。

与其他阻塞性肺疾病相似，肺移植手术的适应证为 FEV_1 低于预测值的 30%。一些未达到此标准，但有呼吸困难或需高浓度给氧以维持血氧饱和等严重影响生活质量的患者也可考虑。尚无 LAM 双侧肺移植和单侧肺移植的疗效对比研究分析，但就大多数阻塞性肺疾病患者而言，双侧肺移植优于单侧[198]。由于供体限制，或患者病情急迫，双侧肺移植并非总是可行的。

（八）进展及预后血管平滑肌脂肪瘤

直径大于 4cm 的肾 AMLs 最常见并发症是出血，严重时需行栓塞或凝固止血[199]。有认为 AMLs 动脉瘤变程度决定了出血风险。在 AML 呈明显增长趋势前，应每 6～12 个月行连续腹部成像以评估肿瘤大小。对于肿瘤较大的患者，可考虑局部肾单位切除[200]；当 AMLs 出现血管内扩散或其他原因时，可考虑肾切除，但极少使用这方法，现多采用微创方法治疗。美国食品药品监管局（FDA）最近批准了依维莫司用于治疗 AMLs[201]。

十一、进展及预后

LAM 患者的典型表现为进行性气流受限。英国一项队列研究显示，77 例 LAM 患者在出现症状 10 年后，约 55% 平走时出现呼吸困难，约 10% 只能足不出门[202]。NHLBI 的一项研究中显示，275 例患者 FEV_1 和 DL_{CO} 的平均年下降率分别为 75±9ml 和 0.69±0.07ml/（min·mmHg）[179]。欧洲一些研究中提示 FEV_1 的下降率更高，达每年 100～200ml[14,203,204]。一些证据显示肺功能下降与初始 DL_{CO}、绝经、孕激素治疗相关。MILES 试验中安慰剂组下降 134ml/年，其中绝经前期的 LAM 患者 FEV_1 下降率是绝经后期的 5 倍（分别为每年 200ml 和 40ml）[182]。对于部分轻症患者，气胸可能引起 FEV_1 急剧下降[194]。FEV_1 较低者若支气管舒张反应阳性，则可预示其 FEV_1 会随着时间快速下降[12]。高水平的 VEGF-D 与疾病进展和治疗效果相关[75]。

LAM 预期生存率差别较大,与临床症状或确诊水平有关。在过去的几十年里,因广泛地 CT 筛查,可更早期识别 LAM,其生存率也呈上升趋势。早期大样本病例研究显示,LAM 患者发病后 8.5 年生存率约 38% ~ 78%[8,9]。Urban 和报道[14] LAM 患者的 8.5 年、10 年、15 年生存率分别约为 91%、79% 和 71%。日本学者认为气胸是 LAM 的前哨事件。Hayashida 和同事[8,9] 报道 LAM 患者的 5 年、10 年、15 年生存率分别为 95%、89% 和 89%,但对于呼吸困难的 LAM 患者,生存率分别是 85%、60% 和 47%。Matsui 和同事[205] 发现从 LAM 患者肺活检确诊至死亡或肺移植的 5 年、10 年生存率分别为 85% 和 71%。这些研究者采用平滑肌细胞浸润和囊性病变的半定量分析,建立了一个与生存率相关的肺组织学评分体系。其他不良的预后指标包括 FEV₁/FVC 下降;肺总量增加;组织学提示典型囊性病变,而非平滑肌细胞增生[9]。目前还没有明确的 TSC-LAM 预后指标,但通过筛查明确诊断的患者其生存率明显高于有呼吸困难症状的患者[20,22]。以 LAM 基金注册患者为基础的队列研究显示,其中位生存期为 29 年[206]。

十二、LAM 的进一步临床试验

LAM 遗传和分子学基础的进展揭示了一些潜在的优于变构 mTOR 抑制剂的治疗,更适于临床试验中单独用药或者联合用药(图 69-12)。这些药物包括:PI3K 激酶途径抑制剂、mTOR 激酶抑制剂、Rheb 和 Rho 抑制剂(如法尼基转移酶抑制剂和他汀类药物)、雌激素拮抗剂(如促性腺激素释放激素受体激动剂)、选择性雌激素反应调节剂、选择性雌激素受体下调剂(如氟维司群)、催乳素抑制剂、芳香化酶抑制剂(如来曲唑)、酪氨酸激酶抑制剂(如甲磺酸伊马替尼、尼达尼布)、金属蛋白酶抑制剂(如多西环素、马立马司他、巴马司他)、血管生成抑制剂(如贝伐单抗)、淋巴管生成抑制剂(如抗 VEGF-D 抗体、VEGFR3 抗体,帕唑帕尼)等。以上许多药物已通过美国食品与药物管理局批准,或正在研发其他适应证。

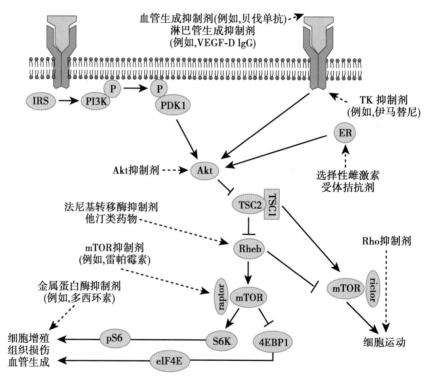

图 69-12　LAM 靶向治疗。LAM 患者相关信号通路调节紊乱揭示了一些可能的分子靶向治疗。在 LAM 患者中,当 *TSC1* 或 *TSC2* 基因缺失或缺陷时,mTOR 持续激活使 S6 磷酸化(phosphorylation of S6,pS6)。pS6(和 eIF4E)调控蛋白质翻译和细胞异常增殖,但也反馈抑制免疫反应性分泌素(immunoreactive secretin,IRS)活化和下游效应器 Akt 激活。这种反馈调节可以通过其他信号通路激活 Akt 来抑制,比如血小板源生长因子(platelet-derived growth factor,PDGF)和雌激素受体途径(这可能解释 LAM 的性别限制)。因此,在 LAM 患者中,酪氨酸激酶(tyrosine kinase,TK)抑制剂伊马替尼和选择性雌激素拮抗剂可选择性抑制 Akt 激活。mTOR 抑制剂雷帕霉素和依维莫司可抑制 mTOR 信号通路,他汀类和法尼基转移酶抑制剂通过抑制蛋白质脂质修饰阻止 Rheb 在细胞膜异位表达。LAM 患者体内有高水平的淋巴管生长因子和血管内皮生长因子 D(vascular endothelial growth factor D,VEGF-D),目前在转移性恶性肿瘤试验中也在针对这两个因子进行靶向研究。血管生成抑制剂比如贝伐单抗和抗-VEGF-D 或 VEGFR-3 抗体能够阻止血管或者淋巴管再生,而肿瘤的维持需要这些血管或淋巴管生成。金属蛋白酶抑制剂如多西环素能阻止肺泡外基质降解,而这种降解在肿瘤植入、播散、组织破坏中发挥作用。雷帕霉素不敏感 mTOR 通路也可调控细胞的迁移、浸润、转移,但该通路易被 Rho 激酶抑制剂阻断

关键点

- 淋巴管平滑肌瘤病(LAM)是一种以劳力性呼吸困难或气胸为主要临床表现,伴不常见症状如乳糜胸、咯血、偶然发现腹部肿块或肺囊性病变的,好发于女性的进展性囊性肺疾病。
- LAM 是一种以肺平滑肌细胞良性浸润和囊状肺实质破坏为特点的起源不明的转移性肿瘤。
- 根据临床特点、共识指南和诊断性生物标志物——血清 VEGF-D,可临床诊断 LAM,但确诊 LAM 需行经支气管肺活检、乳糜液脱落细胞学检查、细针穿刺肺部病灶活组织检查、或外科手术肺组织活检(较少)。
- LAM 的 TSC 突变,无论生殖系遗传突变还是体细胞(非生殖系)突变致 S-LAM,均可激活 mTOR,促进淋巴管生成、生长。
- 雷帕霉素对伴有肺功能异常,FEV_1、DL_{CO}急剧下降,肺移植后复发或乳糜并发症的 LAM 患者是一种有效的治疗方法。
- LAM 临床过程高度变异,但通常进展缓慢,10 年生存率约为 80% ~ 90%,始发症状后其中位生存期近 30 年。

(杨小东　译)

参考文献

以下是主要的文献,完整的文献请登录 ExpertConsult 查阅。

Harknett EC, Chang WY, Byrnes S, et al: Use of variability in national and regional data to estimate the prevalence of lymphangioleiomyomatosis. *Q J Med* 104:971–979, 2011.

Hayashi T, Kumasaka T, Mitani K, et al: Prevalence of uterine and adnexal involvement in pulmonary lymphangioleiomyomatosis: a clinicopathologic study of 10 patients. *Am J Surg Pathol* 35:1776–1785, 2011.

Henske EP, McCormack FX: Lymphangioleiomyomatosis—a wolf in sheep's clothing. *J Clin Invest* 122:3807–3816, 2012.

Johnson SR, Cordier JF, Lazor R, et al: European respiratory society guidelines for the diagnosis and management of lymphangioleiomyomatosis. *Eur Respir J* 35:14–26, 2010.

Kumasaka T, Seyama K, Mitani K, et al: Lymphangiogenesis in lymphangioleiomyomatosis: its implication in the progression of lymphangioleiomyomatosis. *Am J Surg Pathol* 28:1007–1016, 2004.

Kumasaka T, Seyama K, Mitani K, et al: Lymphangiogenesis-mediated shedding of LAM cell clusters as a mechanism for dissemination in lymphangioleiomyomatosis. *Am J Surg Pathol* 29:1356–1366, 2005.

McCormack FX, Inoue Y, Moss J, et al: Efficacy and safety of sirolimus in lymphangioleiomyomatosis. *N Engl J Med* 364:1595–1606, 2011.

Ryu JH, Moss J, Beck GJ, et al: The NHLBI lymphangioleiomyomatosis registry: characteristics of 230 patients at enrollment. *Am J Respir Crit Care Med* 173:105–111, 2006.

Seyama K, Kumasaka T, Souma S, et al: Vascular endothelial growth factor D is increased in serum of patients with lymphangioleiomyomatosis. *Lymphat Res Biol* 4:143–152, 2006.

Taveira-DaSilva AM, Hathaway O, Stylianou M, et al: Changes in lung function and chylous effusions in patients with lymphangioleiomyomatosis treated with sirolimus. *Ann Intern Med* 154:797–805, 2011.

Young LR, Lee H-S, Inoue Y, et al: Serum VEGF-D concentration as a biomarker of lymphangioleiomyomatosis severity and treatment response: a prospective analysis of the multicenter international lymphangioleiomyomatosis efficacy of sirolimus (MILES) trial. *Lancet Resp Med* 1:445–452, 2013.

Young LR, Vandyke R, Gulleman PM, et al: Serum vascular endothelial growth factor-D prospectively distinguishes lymphangioleiomyomatosis from other diseases. *Chest* 138:674–681, 2010.

第70章

肺泡蛋白沉积症

BRUCE C. TRAPNELL, MD · MAURIZIO LUISETTI, MD

一、引言

　　肺泡蛋白沉积症(pulmonary alveolar proteinosis, PAP)是以肺泡表面活性物质异常堆集和低氧性呼吸衰竭为特征的一种罕见的综合征。由于发病机制不同而被分为肺泡表面活性物质的产生紊乱和清除障碍两类[1-3]。产生紊乱包括肺表面活性物质代谢功能失调(pulmonary surfactant metabolic dysfunction, PSMD),这是由编码肺泡表面活性物质基因或编码参与涉及肺泡表面活性物质生产的蛋白基因突变所致。清除障碍可以进一步分为原发性 PAP 和继发性 PAP,原发性 PAP 由粒细胞/巨噬细胞集落刺激因子(granulocyte/macrophage colony-stimulating factor, GM-CSF)信号传导中断引起;继发性 PAP 由其他疾病或条件干扰了巨噬细胞清除肺泡表面活性物质所致。

　　最近的进展,包括几个大样本队列研究[4-7],极大地增加了我们对 PAP 发病机制、流行病学、临床亚型、预后、和自然史的理解,并产生对患者诊断、评估和治疗新的方法[2,8]。重要的是,对这种罕见并极有趣的研究确立了 GM-CSF 在肺泡巨噬细胞的个体发育、肺表面活性物质稳态、肺泡结构完整性、宿主防御、肺和全身性炎症反应以及自身免疫中起关键作用。并且,有关小鼠 GM-CSF 缺陷的研究确立对常见疾病如哮喘和类风湿关节炎新的治疗方法。本章回顾了 PAP 的发病机制、分类、流行病学、临床表现和治疗。

二、发病机制

(一) 表面活性物质的组成和稳态

　　肺泡表面活性物质是由90%的磷脂和10%的表面活性蛋白组成的复合物,作用于肺泡壁表面的液气界面以减少表面张力

从而防止肺泡塌陷。其由 II 型肺泡上皮细胞产生并分泌至肺泡腔,由 II 型肺泡细胞通过回收和分解代谢或肺泡巨噬细胞摄取和分解代谢而清除。表面活性物质的组成、生产和平衡在第 8 章进行讨论。在动物和人类 PAP 发病机制的研究中已经阐明并确立 GM-CSF 是维持肺泡表面活性物质的平衡的关键调节因子(图 70-1)。

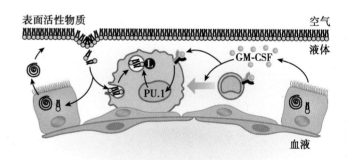

图 70-1　健康个体肺泡表面活性物质稳态示意图。表面活性物质磷脂和蛋白质由 II 型肺泡细胞合成并分泌到肺泡腔。细胞外表面活性物质在气/液界面构成表面活性物质衬里,其在降低肺泡内表面张力方面起关键作用。表面活性物质磷脂和蛋白质成分的清除主要靠 II 型肺泡细胞摄取和再循环或由肺泡巨噬细胞摄取和分解代谢。在肺泡巨噬细胞对表面活性物质的分解代谢过程中,粒细胞/巨噬细胞集落刺激因子(GM-CSF)起关键性调节作用,它通过与肺泡巨噬细胞表面受体结合和借助转录因子 PU.1 促进表面活性物质分解代谢来发挥这一调节作用

(二) 粒细胞/巨噬细胞集落刺激因子

　　GM-CSF 是一个 23kD 的细胞因子,可与细胞表面的 GM-CSF

受体结合完成信号传递,受体由一个低亲和力 α 链(CDw116)和一个非结合的亲和力转化 β 链(CD131)构成[9,10]。虽然两条链均不具有内在的信号活性,但 β 链结合 Janus 激酶 2(Janus kinase 2,JAK2)[11],而 JAK2 是参与细胞因子信号传导的酪氨酸激酶。配体结合形成 αβJAK2 多聚体并激活 JAK2,使 α 链[12]和 β 链磷酸化,从而激活其他激酶[11],通过多种途径[11,13]包括信号激活和转录转导因子 5(signal transducer of activation and transcription-5,STAT5)而启动信号传导[14]。

(三) 肺泡表面活性物质平衡紊乱小鼠模型

GM-CSF-缺陷(Csf2[KO])小鼠提供了 PAP 发病机制的第一个线索。虽然肺泡表面活性物质的产生和摄取过程没有发生改变[15,16],但肺泡巨噬细胞清除肺泡表面活性物质功能受损[17]。肺 GM-CSF[18,19]通过转录因子 PU.1 的调节表面活性物质的分解代谢;细胞黏附;表达 Fc 受体、甘露糖受体和其他受体;吞噬作用;杀死细菌;以及 Toll 样受体 4 信号转导[20]。GM-CSF 被确认为肺巨噬细胞终末分化的调节关键因子。

小鼠 GM-CSF 受体 β 链(Csf2rb[KO])缺陷与 GM-CSF 缺陷小鼠形成 PAP 无明显不同[21]。由于移植野生型骨髓可以纠正这些小鼠 PAP,可以确认其发病部位在髓系细胞,而不是肺泡上皮细胞[22]。PAP 小鼠生物学标志(血清 GM-CSF 增加)提示可识别由 CSF2RA 和 CSF2RB 突变导致儿童遗传性 PAP 的方法[23-25]。重要的是,Csf2rb[KO]小鼠和 CSF2RA 或 CSF2RB 突变儿童形成的肺部病变相同,包括肺的病理改变(表面活性物质填充肺泡,但结构完整)、细胞病理学(油红 O 染色巨噬细胞,细胞碎片)、肺泡巨噬细胞生物学标志(PU.1、过氧化酶活化增生受体 γ、AB-CG1mRNA 减少)、BAL 生物学标志[增加表面活性蛋白/脂质、浊度、细胞因子(GM-CSF、M-CSF、MCP-1)]和临床过程(表面活性物质进行性堆积)。这些小鼠的研究成果确立了肺巨噬细胞移植(pulmonary macrophage transplantation,PMT)可作为一种治疗遗传性 PAP 的新方法[26]。

缺乏介导细胞胆固醇流出的跨膜蛋白(ABCG1)小鼠,胆固醇会聚集在肺泡巨噬细胞和 Ⅱ 型细胞内,肺出现脂质沉积,表明 ABCG1 对肺泡表面活性物质的稳态起重要作用[27]。重要的是,GM-CSF 缺陷小鼠、自身免疫性 PAP 患者[28]、GM-CSF 受体缺陷小鼠和遗传性 PAP 患者(未发表数据)的肺泡巨噬细胞内 AB-CG1 表达降低。有条件的破坏尤其是肺泡巨噬细胞内的 PPAR-γ(已知的 ABCG1 转录调节因子),也会干扰肺泡表面活性物质的清除[29]。

总体来说,小鼠研究表明,包括自身免疫性和遗传性 PAP 在内的原发性 PAP 的发病机制可能涉及包括 GM-CSF、PU.1、PPAR-γ 和 ABCG1 通路的中断,这正是肺泡巨噬细胞清除表面活性物质的关键所在。

有几个研究模型都揭示了继发性 PAP 的发病机制。例如,通过化学方法耗减肺泡巨噬细胞数量可增加表面活性物质的容量[30],而吸入可吸入二氧化硅则会形成蛋白沉积症[31]。

除了这些肺泡表面活性物质清除障碍模型外,肺泡表面活性物质代谢功能失调(PSMD)的小鼠模型形成的肺部疾患不折不扣地重演它们各自的人类疾病。虽然,它们在临床上、组织学和生化方面都不同于 GM-CSF 缺陷小鼠的 PAP,但可提高对肺泡表面活性物质稳态的理解。例如,SP-B 缺陷小鼠在出生时会出现呼吸衰竭。这些小鼠的研究表明 SP-B 对 SP-C 翻译后的处理、表面活性物质磷脂板层小体的架构、肺泡管状髓磷脂的形成、可降低表面张力的表面活性物质膜的产生、出生后早期阶段的肺功能等都极为重要[32-34]。ABCA3 缺陷小鼠在出生时会出现呼吸衰竭[35],这表明 ABCA3 在板层小体的形成和肺泡表面活性物质合成中起关键作用[36]。

其他小鼠模型包括重症联合免疫缺陷[37]、肺过度表达白细胞介素(IL-4 或 IL13[38]和 SP-D 不足[40]小鼠模型皆可形成 PAP,并可加深对表面活性物质平衡的理解。

(四) 抗 GM-CSF 自身抗体在原发性 PAP 中的作用

1999 年中田英寿小组首先发现在特发性,现在被称为自身免疫性,PAP 患者肺泡灌洗液和血清中有中和 GM-CSF 的自身抗体[41,42]。随后多个研究确认,高水平的 GM-CSF 自身抗体与特发性 PAP 相关,但与继发性 PAP,其他肺疾病,PSMD 障碍或健康的无关(图 70-2)[1-3,43,44]。在一项研究中,158 例特发性 PAP 患者 GM-CSF 自身抗体浓度为 113±7μg/ml[1,43],而继发性 PAP,PSMD 障碍或其他肺部疾病患者水平低于 1μg/ml[1]。GM-CSF 自身抗体由 IgG 组成,主要为 IgG1、IgG2 亚型;对 GM-CSF 有高度的特异性和较高的结合亲和力(20±7.5pM);并且能中和高于在体 GM-CSF 生理浓度几千倍的 GM-CSF 水平[41,43,45]。尽管有这些重要的观察资料,但偶见健康人与自身免疫性疾病患者有 GM-CSF 自身抗体,而无 PAP 发生证据的报道;此外,GM-CSF 包含了源于健康个体的免疫球蛋白药剂最主要的抗细胞因子活性[46,47]。最近一项研究利用多种检测方法,在所有 72 例无外源性 GM-CSF 接触史的健康人中均检测到较低血清浓度水平的 GM-CSF 自身抗体[中位数(四分位数间距范围)= 1.04(0.63 ~ 1.7)μg/ml][45]。另一个令人困惑的观察是,PAP 患者血清 GM-CSF 自身抗体与疾病严重程度无相关性[44]。

为了证明 GM-CSF 自身抗体在特发性 PAP 的发病机制中是至关重要的,而不是一个相关但不重要的偶发现象,从患者体内高纯度分离出 GM-CSF 自身抗体(即,SDS 凝胶中一个单一的

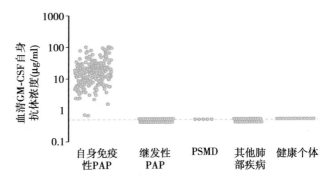

图 70-2　自身免疫性 PAP 患者血清 GM-CSF 浓度增高。自身免疫性 PAP(n=223)、继发性 PAP(n=33)、PSMD(n=5)、其他肺部疾病(n=24)和健康对照组(n=13)的血清 GM-CSF 自身抗体浓度水平。血清抗体浓度检测下限为 0.5ug/mL。(其中一些数据来源于 Inoue Y,Trapnell BC,Tazawa R,et al:Characteristics of a large cohort of auto-immune pulmonary alveolar proteinosis patients in Japan. *Am J Respir Crit Care Med* 177;752-762,2008.)

带)并用于被动免疫健康的非人灵长类动物。结果清楚无疑地证实了 GM-CSF 自身抗体再现了 PAP 基本的分子和细胞特征,包括表面活性物质填充肺泡而肺泡壁结构完整、泡沫肺巨噬细胞、肺泡巨噬细胞的生物学标志(PU.1、PPAR-γ 和 ABCG1 mRNA 减少),和 BAL 的生物学标志(SP-D 和浊度增加)[48,49]。由免疫灵长类动物或直接从患者体内分离出的 GM-CSF 自身抗体具有相似的生物活性[48]。结合在人类的临床研究,这些数据提供了强有力的证据,表明 GM-CSF 自身抗体实际上是特发性 PAP 的致病驱动因素,即现在公认的自身免疫性 PAP[48]。免疫灵长类动物的中性粒细胞吞噬功能也受到损害,类似缺陷可见于这些患者、GM-CSF 缺陷小鼠或与纯化 GM-CSF 自身抗体在体外一起孵化的正常人中性粒细胞[50]。使用 CD11b 刺激指数法(见下文)发现,当 GM-CSF 自身抗体浓度低于 5mcg/ml 时,免疫灵长类动物的 GM-CSF 信号与抗体浓度呈反比下降;当浓度较高时,信号传导中断;因此需确定阻断 GM-CSF 信号传导的浓度临界阈值[49]。在人体采用同样分析方法的一个平行研究发现有相似的关系和阈值浓度[43]。由此假设需要一个 GM-CSF 自身抗体临界阈值水平以充分降低 GM-CSF 生物活性,从而影响表面活性物质的清除,因此,一些看似不一致的研究结果(例如,GM-CSF 自身抗体在 PAP 发病机制中起关键作用,GM-CSF 自身抗体浓度和疾病严重程度缺乏相关性)恰好与这一假设一致[47]。

GM-CSF 自身抗体是多克隆抗体,能与分布在整个 GM-CSF 分子上的抗原决定簇结合[43]。评估来源于 6 例患者的 19 种自身单克隆抗体结果显示,这些单抗由多个不同的免疫球蛋白 V 基因编码,这些抗体至少能结合 4 个非重叠的 GM-CSF 抗原表位;这提示 GM-CSF 是自身抗体产生的始动因素,而不是一个和 GM-CSF 起交叉反应的病原体 B 细胞表面抗原表位[51]。

在自身免疫性 PAP 患者和 GM-CSF 缺陷小鼠,GM-CSF 刺激中性粒细胞功能的能力下降,这些研究进一步解释了为何 PAP 患者因为 GM-CSF 信号转导障碍而有更高的感染风险。另外,健康人 GM-CSF 自身抗体水平和中性粒细胞功能(吞噬作用)呈负相关,表明这些抗体有潜在的生理作用,例如,清除有致炎细胞因子作用的游离 GM-CSF。使用能检测游离或结合形式 GM-CSF 的方法测得健康人血清 GM-CSF 浓度(3048±484pg/ml,n=11),明显高于既往报道;健康人和 PAP 患者的 GM-CSF 有 99% 是结合形式的,这一结论与上述观点相符[45]。

(五) 遗传因素

目前,一系列报道确立遗传性 PAP 是由 *CSF2RA* 或 *CSF2RB* 突变引起的新的遗传性疾病,它们各自编码 GM-CSF 受体 α 或 β 链(图 70-3)[23-25,52,53]。一些研究中,基因已克隆,缺陷体外再复制,信号传导异常深入研究,并据此开发出几项基于新型生物标记的诊断试验(见后文)。一项特别有用的试验,血清 GM-CSF 检测,能确定一些由编码 GM-CSF 受体基因突变所致的遗传性 PAP,并能识别受体 α 或 β 链的缺陷[23-25,54]。有研究观察到,在一个家庭中,有携带同样编码功能受损 GM-CSF 受体突变基因的两同胞,年长者病症轻微,年幼者患病较重,表明除了 GM-CSF 信号传导中断,尚有其他因素在决定遗传性 PAP 疾病严重程度中起重要作用[24]。已经确立了几项和血液系统疾病及继发性 PAP 相关的遗传因素,包括编码转录因子 GATA2 及 GM-CSF 受

体链的基因突变[54a,79]。

三个编码表面活性蛋白的基因突变,包括 *SFTPB*、*SFTPC* 和 *ABCA3*,干扰了表面活性物质的生成和功能,由此引起新生儿,儿童和成人发生呼吸系统疾病[55-58]。有关肺泡表面活性物质的附加说明详见第 8 章。SP-B 和 SP-C 是衬于肺泡表面活性物质磷脂层内的疏水肽,能降低肺泡液/气界面的表面张力[34],然而,ABCA3 可能参与转运包括卵磷脂、胆固醇、鞘磷脂和磷脂酰甘油在内的脂质到 II 型肺泡细胞的板层小体,表面活性物质复合体正是在此进行组装,加工和储存。

小基因 *SFTPB*(9.7kb)编码由 79 个氨基酸组成的疏水蛋白。*SFTPB* 隐性纯合子功能丧失突变导致婴儿出现呼吸功能衰竭,出生后很快死亡[59,60]。相反,带有 SP-B 缺陷等位基因杂合子个体的肺功能正常[61]。迄今,已在近 100 名 SP-B 缺陷婴儿中发现了超过 30 种的突变形式[58,62]。其中 2/3 为插入性移码突变,即 121 位密码子单个核苷酸被 3 个核苷酸替代(称作 121ins2)。在有 SP-B 突变的婴儿中,大约 60% 是纯合子 121ins2 突变基因,25% 是杂合子 121ins2 突变基因和功能性改变的等位基因,15% 是其他突变形式。SP-B 缺陷与未成熟 SP-C 肽段的异常加工和分泌有关,这可能是导致遗传性 SP-B 缺陷患者发生呼吸衰竭的原因[63]。

小基因 *SFTPC*(3kb)编码由 35 个氨基酸组成的疏水蛋白。已知的 *SFTPC* 突变以一种占主导地位的方式表达,它与新生儿、儿童和成人间质性肺病的发生有关[58,64-67]。25% 的 SP-C 相关肺疾病存在 *SFTPC* 的点突变,73 位密码子突变导致苏氨酸取代异亮氨酸(I73T)[65]。带有 173T 突变的婴儿肺组织免疫组化分析表明 pro-SP-B、SP-B 和 pro-SP-C 的染色显示正常。尽管这种突变的婴儿存在发生呼吸窘迫综合征的可能,但是大多数带有这种突变的儿童以后会发展为有症状的间质性肺病[65,68]。

大基因 *ABCA3*(80kb)编码由 1704 个氨基酸组成的蛋白质。*ABCA3* 常染色体隐性突变可导致新生儿致命性肺泡蛋白表面物质缺陷[69,70]和年长儿慢性呼吸功能不全[71]。ABCA3 功能性改变的突变导致表面活性物质缺乏磷脂酰胆碱且功能下降,表明 ABCA3 在维持肺表面活性物质磷脂稳态中起重要作用[72]。一种相对常见的 *ABCA3* 点突变-错义突变导致 292 位密码子(E292V)编码的谷氨酸替换为缬氨酸,这和年长儿童发生慢性间质性肺病有关,这为杂合突变还有其他 ABCA3 等位点不同功能性改变的突变[71]。

NKX2.1 对于 SP-B、SP-C 和 ABCA3 的表达是必要的。编码转录因子 NKX2.1(也称甲状腺转录因子 1 或 TTF1)的基因单倍剂量不足会导致新生儿出现一种复杂的或可变的表型,包括甲状腺功能低下、脑异常、急性和慢性肺部疾病[73,74]。

虽然,与 SP-B、SP-C、AABCA3 和 NKX2.1 突变有关的肺部疾病干扰肺表面活性物质稳态,引起不同程度肺表面活性物质堆积(如 PAP),常在医学文献中被引作为遗传性 PAP;但是它们在表面活性物质功能障碍(例如表面活性物质功能异常)、组织病理学异常(包括肺实质和间质病变)和临床过程四个方面皆与肺表面活性物质清除障碍不同。因此建议采用术语肺表面活性物质代谢功能失调(PSMD)来描述这类遗传病。

(六) 合并疾病

报道中 PAP 常有多种合并症被认为是引起这种障碍的原

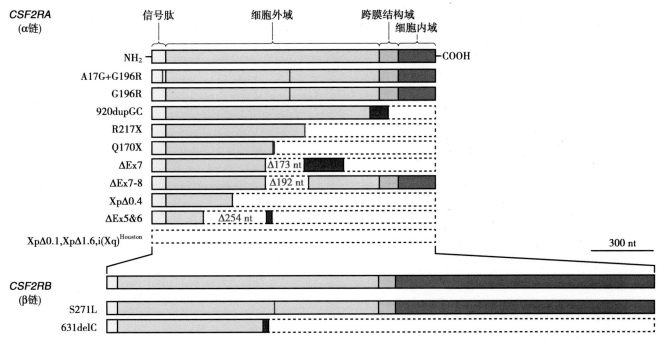

图 70-3　CSF2RA 和 CSF2RB 基因突变及与之对应的异常 GM-CSF 受体 α 和 β 链，皆与遗传性 PAP 的发生有关。如图所示，CSF2RA 和 CSF2RB 基因各自编码的正常蛋白质所标注区域分别对应信号肽，细胞外域，跨膜结构域和细胞内域四个区域。两条正常蛋白质下面展示的异常蛋白质是由已知引起遗传性 PAP 的不同基因突变所编码的。（数据部分来源于：Suzuki T，Sakagami T，Young LR，et al：Hereditary pulmonary alveolar proteinosis：pathogenesis，presentation，diagnosis，and therapy. *Am J Resp Crit Care Med* 182：1292-1304，2010.）

因，因而使用术语继发性 PAP[1,2]。合并继发性 PAP 的系统疾病包括恶性肿瘤和其他血液系统疾病、非血液系统恶性肿瘤、免疫缺陷综合征，慢性炎症综合征和慢性感染（表 70-1）。

过去最常报道的合并 PAP 的血液系统疾病是慢性髓系白血病和骨髓增生异常综合征[2,75-77]。一项单中心研究结果表明，血液系统恶性肿瘤患者发生 PAP 为 5.3%，中性粒细胞缺乏症患者发生 PAP 为 8.8%[76]。在一项包含 10 个病例的研究中，9 例粒缺患者发生 PAP；其中大多数在进行骨髓移植术后 PAP 也自发缓解，提示基础疾病可能的致病意义。在另外一项研究中，PAP 发生在中性粒细胞减少期间，而予以粒/巨噬细胞集落刺激因子治疗后 PAP 缓解[78]。第三项研究报告了 3 例伴有 GM-CSF 受体异常的急性髓系白血病患者发生了 PAP，受体异常包括 β 链水平下降（全部 3 名患者）和 α 链水平检测不到（其中 2 名患者）[79]。约 10% 的赖氨酸尿性蛋白耐受不良患者合并了 PAP，赖氨酸尿性蛋白耐受不良是一种极其罕见的由阳离子氨基酸转运体缺陷引起的遗传病[80,81]。有研究发现继发性 PAP 和多种形式的免疫缺陷有关，包括胸腺发育不全[82]、IgA 缺陷[83]、实体器官移植[84]和获得性免疫缺陷综合征[85]。

尽管有关继发性 PAP 发病机制的研究匮乏，但是鉴于肺泡巨噬细胞在表面活性物质稳态中起关键作用，显示两项共同的问题，无论肺泡巨噬细胞的数量减少或功能降低都会削弱常驻肺泡巨噬细胞清除表面活性物质的能力。

（七）环境因素

PAP 与对环境因素的吸入暴露有关，包括吸烟、多种有机和无机粉尘、烟雾和气体（表 70-2）。

表 70-1　合并肺泡蛋白沉积症的相关系统疾病

疾病目录/基础疾病	参考文献
血液系统疾病	76
急性淋巴细胞白血病	78
急性髓系白血病	79
再生障碍性贫血	145
慢性淋巴细胞白血病	146
慢性髓系白血病	147
骨髓增生异常综合征	77
多发性骨髓瘤	148
淋巴瘤	75
华氏巨球蛋白血症	149
非血液系统恶性肿瘤	
腺癌	150
上皮细胞癌	150
黑色素瘤	151
免疫缺陷和慢性炎症综合征	
获得性免疫缺陷综合征	152
淀粉样变	153
低丙种球蛋白血症	154
范科尼（Fanconi）综合征	145
青少年型皮肌炎	155
赖氨酸尿性蛋白耐受不良	80
肾小管性酸中毒	156
严重联合免疫缺陷病	157
慢性感染	
巨细胞病毒	158
结核分枝杆菌	159
奴卡氏菌	160
耶氏肺孢子菌（原称卡氏肺孢子菌）	161

表70-2 与肺泡蛋白沉积症有关的吸入暴露

暴露物种类	参考文献
无机粉尘	
铝	90,91
水泥	162
硅	87,88
钛	92
铟	93
有机粉尘	
农业的	163
面粉	87
肥料	87
锯末	86
烟雾	
氯	87
清洁用产品	87
汽油/石油	87
二氧化氮	164
油漆	92
合成塑料气味	87
清漆	87

流行病学资料(见下文)显示 PAP 在吸烟者更常见。在 Rosen 及其同事报道的 27 例病例中,5 例有木屑的吸入暴露史[86]。大多数报告也有提及其他的环境暴露,但都是个案报道或小样本回顾性研究;总的来说,并未确立暴露与 PAP 发病间的因果关系。一项更早的包含 138 例 PAP 患者的研究发现,半数患者有明显的粉尘和烟雾暴露史,以二氧化硅吸入最常见,共计 10 例[87]。随着工作场所职业危害防护设备的使用,这种急性硅蛋白沉积症已罕见[88,89]。其他的案例报道发现 PAP 与对铝粉[90]、纤维素纤维、水泥尘、二氧化钛[91,92]、氧化铟锡[93]及二氧化氮的吸入暴露有关。小鼠研究支持 PAP 发病和二氧化硅的联系,研究结果表明二氧化硅吸入打乱表面活性物质稳态,导致表面活性物质积聚增加[31,94]。在 5 项独立的大型 PAP 系列研究[2,4-7]中,可用的数据资料显示 26% ~ 54% 患者有粉尘暴露史[7]。环境吸入暴露在 PAP 发病机制中扮演的角色尚需进一步研究。

(八) 表面活性物质平衡紊乱的机制

在系列小鼠研究中已经确立 GM-CSF 在维持肺表面活性物质稳态中起关键作用,包括以下几方面:①表面活性物质稳态的维持需要肺 GM-CSF 的存在,肺 GM-CSF 或其受体缺乏都会导致 PAP 的发生;②GM-CSF 缺陷小鼠表面活性物质积聚是由于肺泡巨噬细胞对其清除能力的下降,而非产生增多;③肺 GM-CSF 对于肺泡巨噬细胞转录因子 PU.1 的正常表达是必需的,PU.1 表达增强(逆转录病毒介导)可恢复 GM-CSF 基因敲除小鼠肺泡巨噬细胞对表面活性物质的清除能力;④GM-CSF 受体 β 链缺陷小鼠接受野生型小鼠骨髓移植后可以重建表面活性物质稳态。

1. 原发性 PAP(自身免疫性和遗传性)

人体研究阐明了自身免疫性和遗传性 PAP 的发病机制并表

明了 GM-CSF 在维持表面活性物质稳态中起关键作用。支持证据包括:①GM-CSF 自身抗体只在自身免疫性 PAP 患者体内高浓度存在;抗体可以被纯化分离;给健康非人灵长类动物注射抗体导致 PAP 发生;注射后仍保持生物活性[48,49];②相比在生理情况下而言,GM-CSF 自身抗体中和 GM-CSF 能力极大[43];③PAP 患者的肺泡巨噬细胞 PU.1 表达降低,GM-CSF 治疗后其表达增加[95];④CSF2RA 或 CSF2RB 突变使 GM-CSF 信号传导中断导致 PAP 发生,其组织病理学表现难以与 GM-CSF 基因敲除小鼠及人类自身免疫性 PAP 所致者相区别[23-25,52,53];⑤白细胞表面 GM-CSF 受体 β 链表达下降与儿童 PAP 及白血病患者 PAP 的发生都有关[79];⑥一过性降低肺泡巨噬细胞数量和(或)功能的疾病与人类继发性 PAP 的发生或缓解在时间上存在相关性[78]。

现有证据表明 GM-CSF 在调节髓细胞功能方面在人类和小鼠是相似的。GM-CSF 基因敲除小鼠和自身免疫性 PAP 患者在如下几方面存在惊人的相似性:①肺的组织病理学表现;②肺泡巨噬细胞的细胞学和超微结构表现;③特定细胞因子水平升高(包括单核细胞趋化蛋白-1 和巨噬细胞集落刺激因子);④各种中性粒细胞功能不同方式受损;⑤肺内和胸外继发感染风险增加。

原发性 PAP 发病机制包括:①GM-CSF 缺失导致 GM-CSF 对肺泡巨噬细胞的信号传导中断(这一机制目前只在小鼠中观察到,尚未在人类中发现);②编码 GM-CSF 受体蛋白基因突变导致 GM-CSF 信号传导中断(已在小鼠和人类中证实);③免疫攻击而中和 GM-CSF,使其生物活性及对髓细胞的刺激作用丧失(人类和非人类灵长类动物中皆有发现)。GM-CSF 通过 PU.1 调节肺泡巨噬细胞对表面活性物质的分解代谢(小鼠中有发现,在人类尚不清楚)。肺泡巨噬细胞对表面活性物质的清除能力下降导致其在 PAP 患者肺内堆积,但确切机制尚不清楚。因为肺表面活性物质是由肺泡巨噬细胞通过胞吞作用摄取,由溶酶体分解代谢清除,由此推测,GM-CSF 信号传导中断可阻断内吞的表面活性物质转运至溶酶体。这一机制已被 GM-CSF 缺陷小鼠肺泡巨噬细胞内吞腺病毒所证实,研究发现,PU.1 引导包含腺病毒的内涵体转运至溶酶体清除。另有研究表明,GM-CSF 缺陷可导致一个关键酶的缺失。相关过氧化酶体增殖物激活受体(peroxisome proliferator-activated receptor-γ,PPAR-γ)数据资料强力支持这一观点,PPAR-γ 是一类由配体激活的转录因子,调控参与脂代谢和其他途径的基因[96]。PPAR-γ 信使 RNA 和蛋白质在健康个体肺泡巨噬细胞正常表达,而在 PAP 表达下降,GM-CSF 治疗后其表达增加[95]。CD36 是一种由 PPAR-γ 调控的脂质清除剂受体,其调控方式相似。然而,PPAR-γ 缺乏也可见于结节病,急性呼吸窘迫综合征和哮喘,这些疾病也有发生表面活性物质异常的报道[97]。GM-CSF 信号传导中断通过何种机制导致肺泡巨噬细胞对表面活性物质分解代谢下降尚需进一步研究。

2. 继发性 PAP

肺泡巨噬细胞数量减少或功能降低可能参与了继发性 PAP 的发病,但尚无可靠的实验研究数据支持这一观点。研究结果显示,PAP 的发病和缓解分别与血液系统疾病患者髓细胞抑制和重建在时间上存在相关性,这些资料支持肺泡巨噬细胞数量减少或功能降低会削弱肺泡巨噬细胞清除表面活性物质能力这个观点。其他一些次要的发病机制尚不明确,如毒性气体和粉尘吸入等。推测这会导致肺泡巨噬细胞清除表面活性物质能力下降。然而,因为某些特定细胞因子(IL-4、IL-13)过度表达或一些表面活性物质蛋白(surfactant proteins,SP-D)表达不足也会导致小鼠表面活性物质产生增多,这表明尚有其他可能的发病机制。

3. PSMD

PSMD 的发病机制涉及表面活性物质合成通路相关基因突变,包括 SFTPB、SFTPC、ABCA3 和 NKX2.1 等,导致生物化学和功能异常的表面活性物质生成。这些疾病和由 GM-CSF 信号传导中断所致 PAP 在肺组织病理学和临床过程方面有显著的不同。此外,PSMD 在病理生理上的改变归因于表面活性物质缺乏,PAP 则是因为过多。因此,将 PSMD 和 PAP 区别对待,而非归于同一疾病谱是恰当的。

三、命名和分类

自从首次描述 PAP 为一种"肺泡腔内填充 PAS 阳性的磷脂蛋白样物质"的肺部疾病以来[86],它已成为公认的由多种不同疾病引起的综合征[1];医学文献中有关 PAP 的报道使用了多种术语,导致其命名冗余、矛盾、令人困惑。基于不同角度可有不同命名,根据肺泡沉积物的生化特征分为肺泡蛋白沉积症、磷脂质病;根据发病机制分为硅蛋白沉积症、特发性;根据疾病分类可有原发性和继发性;根据症状发作时间可有先天性和获得性。这些不同的术语大都是冗余的,例如,特发性 PAP、获得性 PAP、肺脂蛋白沉积症、磷脂蛋白沉积症、肺泡脂蛋白沉积症、肺泡蛋白沉积症和肺泡磷脂沉积症等。同样的,不同疾病使用同一命名也带来许多困惑。例如,先天性 PAP 被用来描述由 SFTPB 突变和表面活性物质缺乏所致的 PAP,前者无一例外地给刚出生的患儿带来致命性打击;而这一命名同样被用来描述由 GM-CSF 受体缺陷所致的 PAP,这一疾病在儿童发病,由表面活性物质蓄积引起,能够成功治愈。

上述讨论着重强调了有关 PAP 分类和命名的必要性,这将促进疾病的交流,并对临床培训、疾病管理和研究也很必要。罕见肺部疾病联盟组成了一个全球性的工作小组,专门就这一问题进行了最初的商讨,并提出了一种简化的分类方法(表70-3)。表面活性物质稳态紊乱分为清除减少(PAP)和产生异常(PSMD)两大类。基于是原发于 GM-CSF 信号传导中断或继发于其他疾病,PAP 可进一步分为原发性和继发性两亚类。原发性 PAP 包括如下几种特定的发病机制:GM-CSF 自身抗体引起的自身免疫性疾病(自身免疫性 PAP)和 CSF2RA 或 CSFR2B 突变所致的遗传性疾病。第三种疾病是由 GM-CSF 缺乏所致,在小鼠中发病,推测在人类中也有存在,但尚未有报道。继发性 PAP 的发生和以下几类疾病有关,包括血液系统疾病、恶性肿瘤、免疫缺陷综合征、慢性炎症和慢性感染等(见表70-1);也和某些吸入暴露有关,尤其是二氧化硅(见表70-2)。PSMD 是由表面活性物质合成通路相关基因突变所致,包括 SFTPB、SFTPC、ABCA3、NKX2.1 及其他一些待确认的基因[56]。幼儿间质性肺病的新分类中包含了这些疾病[98]。

表 70-3　表面活性物质平衡紊乱相关的疾病分类

临床分类/疾病
原发性 PAP
GM-CSF 自身抗体
CSF2RA(基因)突变
CSF2RB 突变
GM-CSF 突变(小鼠)
继发性 PAP
血液系统疾病
非血液系统恶性肿瘤
免疫缺陷综合征
慢性炎症综合征
慢性感染
肺表面活性物质代谢功能失调(PSMD)
SFTPB 突变
SFTPC 突变
ABCA3 或 *NKX2.1* 突变

GM-CSF,粒/巨噬细胞集落刺激因子;PAP,肺泡蛋白沉积症。

不建议继续使用既往用来描述 PAP 这一临床综合征的众多术语,应采用术语肺泡蛋白沉积症(pulmonary alveolar proteinosis)。病因明确时,意指临床表现的命名术语应予废用(比如,获得性和先天性 PAP)。例如"SP-B 缺乏"比"先天性 PAP"传递更多的信息;如表面活性物质代谢功能失调(PSMD)比表面活性物质蓄积(PAP)更符合疾病的发病机制。描述原因不明的 PAP,推荐术语未分类 PAP(unclassified PAP)而不宜采用"特发性 PAP",特发性目前意指高浓度 GM-CSF 自身抗体所致的 PAP。

四、流行病学

表面活性物质平衡紊乱(PAP)全世界均有分布但罕见。自 PAP 首次描述以来,医学文献中已有超过 1000 例的原发性和继发性 PAP[2,4,23,86,99]和极少的 PSMD 被报道[55-58,64,65,69,71,100-102](表70-4)。一项综合 meta 分析纳入 410 个独立的 PAP 病例且包括所有的临床亚型,分析结果表明,男性患者占大多数(男女比例为 2.65:1.0),吸烟者中男性居多(男女比例为 2.78:1.0),但在非吸烟患者中女性居多(男女比例为 0.69:1.0)[2]。这些结果表明,PAP 患者中男性比例高,可能的解释是他们有更高的烟草使用率。研究同样发现,诊断的中位年龄为 39 岁(男性为 39 岁,女性为 35 岁)。

已采用多种方法进行自身免疫性 PAP 流行病学的调查。最近,日本一项大型全国多中心的注册研究确定了 223 例自身免疫性 PAP 患者[4]。研究报告,男性患者占大多数(男女比例为 2.1:1.0),吸烟者中男性占比高(男女比例为 9.3:1.0),但在非吸烟患者中女性为主(男女比例为 0.6:1.0)[4]。诊断的中位年龄为 53 岁(男性为 52 岁,女性为 55 岁)。全日本 9 个非重叠地理区各自的患病率接近;发病率和地区人口规模紧密相关。结果同样表明,气候或地理环境对发病率没有影响。自身免疫性 PAP 呈全世界分布,与上述结果相符。对日本新潟县(241 万人口)进行深入细致的筛查,结果估计当地自身免疫性 PAP 发病

表70-4 5个大型PAP系列研究的人口统计学和流行病学资料对比

	Seymour[2] (n=410)	Inoue[4] (n=233)	Xu[5] (n=241)	Bonella[6] (n=70)	Campo[7] (n=81)
确诊年龄(均数,全距)	39(30~46)	51(41~58)	42(na)	43(18~78)	40(26~54)
男女比例	2.6	2.0	2.2	1.3	2.0
原发性PAP占比(%)	na	90	na	91	90
继发性PAP占比(%)	na	10	na	9	4
诊断时间(mo)	7(3~19)	10(4~36)	na	9(1~36)	11(0~27)
自发缓解病例(%)	6	5	na	5	7
吸烟情况(%)					
从不	28	43	–	21	36
既往	na	29	–	30	42
目前	na	29	–	49	22
粉尘暴露史(%)	na	26	na	54	32

率和患病率分别为(0.49±0.13)/100万和6.2/100万[4]。这项注册研究发现,在非先天性PAP中,自身免疫性占89.9%,继发性占9.7%,未分类者占0.4%。最近一项以成人PAP患者为主,共计1045例的涉及5个系列研究[7]meta-分析结果显示,其中4个研究的诊断中位年龄相近(39~43岁);而日本研究的系列诊断中位年龄略大(中位数51岁)。在所有系列研究中,男性患者占大多数,男女比例波动在1.3∶1~2.6∶1。从发病到诊断的时间接近,7~11个月不等。更为重要的是,21%~43%的PAP患者从不吸烟,表明PAP并不与吸烟直接相关。

遗传性PAP由CSF2RA或CSF2RB基因突变引起(见图70-3),通常发病年龄为1.5~11岁,但也有29岁和35岁成人发病的报道[23-25,52,53]。

继发性PAP在所有成人PAP患者中占比不超过10%[2,4],其发病受基础疾病(见表70-1)或环境暴露(见表70-2)影响。因此,估计继发性PAP在一般人群中的患病率接近0.34/10万人。血液恶性肿瘤一直是导致继发性PAP最常见的原因,占比高达5.3%[76]。然而,最近一项研究结果表示,在继发性PAP的原因中,骨髓增生异常综合征占65%[103]。基础疾病可以引起继发性PAP发生,而原发病的成功治疗也可导致部分继发性PAP病情缓解。

PSMD的发生和表面活性物质合成通路相关基因突变有关,包括上文讨论过的SFTPB、SFTPC、ABCA3和NKX2.1。估计SP-B缺乏的发病率接近1/1.5百万出生人口。在病因未明的呼吸窘迫综合征婴儿中,ABCA3基因突变率高于SFTPB56。这些疾病相关的常见基因突变率,如SFTPB(121ins2)、SFTPC(I73T)和ABCA3(E292V),尚不清楚。然而,最近一项涉及不同国家和地区,包括美国密苏里州、挪威、韩国和南非在内的基于人群的队列研究(n=420)发现,这些基因的突变率极低(<0.4%)。另外,呼吸窘迫综合征新生儿E292V的出现率为3.8%,表明携带E292V者有呼吸窘迫综合征的高遗传风险[55]。

五、临床表现

自身免疫性PAP起病隐匿,主要表现为渐进性呼吸困难;继发感染后可伴发热,咳嗽,而咯血不常见。最近,日本一项大型同期队列研究给出了各种症状的发生率(表70-5)。PAP的临床表现无特异性使其易长期被误诊为"哮喘"或"慢性支气管炎"。影像学改变较临床症状更重要,由此可得出疑诊PAP。胸部影像学有明显病变时,体格检查可基本正常且无特异性,或肺底偶可闻及捻发音。严重病例可见发绀,咯血和罕见发热。杵状指并非自身免疫性或遗传性PAP的特征性改变。一项关于PAP的日本国家注册队列研究分析结果显示,31%患者有典型的胸部影像学异常却无任何症状[4]。

表70-5 自身免疫性PAP患者症状发生频率*

症状	发生频率(%)
呼吸困难	54
咳嗽	23
咳痰	4
其他	4
无	31

*数据来自一项包含220个病例同期队列研究。
来自Inoue Y,Trapnell BC,Tazawa R,et al:Characteristics of a large cohort of autoimmune pulmonary alveolar proteinosis patients in Japan. Am J Respir Crit Care Med 177;752-762,2008.

GM-CSF受体基因(CSF2RA或CSF2RB)突变所致遗传性PAP,儿童常见,起病隐匿,呼吸困难进行性加重[23,24,52,53]。遗传性PAP是新近描述的罕见病,相关研究报道缺乏,临床表现和自身免疫性PAP相似,但前者常见于儿童,后者则多见于成人。

继发性PAP通常发生于有基础系统性疾病的患者,如血液系统肿瘤[75,76,78,99,104,105]。这些基础疾病可以导致中性粒细胞减少症或髓细胞功能障碍,这和继发性PAP的发生有关;基础疾病治愈后,继发性PAP亦可缓解。

PSMD包括在新生儿和婴幼儿出现的呼吸窘迫综合征以及在儿童、青少年和成人出现的间质性肺疾病,发生类型取决于不同的基因突变。SP-B缺乏常表现为出生后立即发生呼吸窘迫[59,68,106]。ABCA3突变可导致致命性新生儿呼吸窘迫综合征以及婴幼儿、儿童和青少年间质性肺疾病[69,71,102,107]。SP-C 突变可表现为儿童和成人间质性肺疾病[58,64,66,67,101]。

六、病情评估及鉴别诊断

（一）影像学表现

自身免疫性 PAP 和血液系统疾病所致继发性 PAP 的胸部

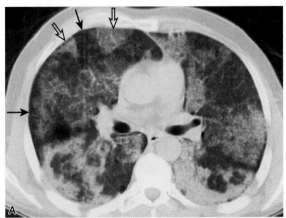
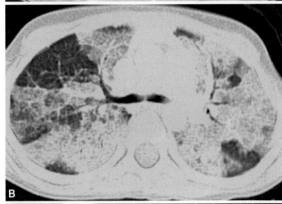
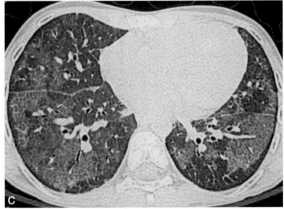

图 70-4 不同临床类型 PAP 的 CT 表现。胸部 CT 展现了自身免疫性 PAP(A)、遗传性 GM-CSF 受体(α链)功能障碍(B)和儿童赖氨酸尿性蛋白不耐受所致继发性 PAP(C)的不同肺部影像学表现。正常(实心箭头示)和高度异常的次级肺小叶(空心箭头示)相毗邻。这种地图征在自身免疫性 PAP 中常见。也可见于 GM-CSF 受体功能障碍所致的遗传性 PAP。分布更为均匀的非地图样磨玻璃影在继发性 PAP 中更为常见(C)

CT 典型地表现为双肺斑片影或弥漫性气腔实变影或毛玻璃样模糊影(电子图 70-1)，类似肺水肿表现，但缺乏左心衰的其他影像学征象[86,108]。其他影像特征包括混合性的肺泡性、间质性病变(电子图 70-2)或小结节状阴影、非对称性分布或局部性病灶(电子图 70-3)，但是伴有支气管充气征的致密实变影并不常见。淋巴结肿大、心脏长大和渗出性病变并非 PAP 特征性的改变。遗传性 PAP 的胸部影像学表现相似，但在病程早期或轻症病例可正常[23]。胸片表现特异性低，诊断价值有限。

常规胸部 CT 扫描显示双肺致密阴影，边缘模糊(图 70-4)[109,110]。高分辨率 CT(电子图 70-4)在评估病变性质和异常分布范围方面优于常规胸部 CT 和胸片，可以发现胸片遗漏的病灶。影像学上病变分布范围的差异性反映了导致 PAP 发生的潜在疾病的异质性。几种特征性影像学表现值得注意：毛玻璃样模糊影(ground-glass opacifi cation，GGO)，边缘常有锐利笔直和成角现象，锐利的边缘常凸现了小叶或肺叶的边界，这常被称为"地图征"；大多数情况下，可以见到细线条重叠形成 3~10mm 大小的多边形图案；以上两种病变的重叠分布被描述为铺路石征，这具有一定特征性但不能单凭此诊断 PAP(电子图 70-5)[111]。值得注意的是，铺路石样改变亦可见于过敏性肺炎、耶氏肺孢子菌肺炎、微侵袭性腺癌/黏液侵袭性腺癌(以前称细支气管肺泡癌)、淋巴管转移癌、心源性肺水肿/急性肺损伤和类脂性肺炎(电子图 70-6)。一项研究报道自身免疫性 PAP 比继发性 PAP 更易同时出现地图征和铺路石征[112]。

胸片和高分辨率胸部 CT 的影像学表现与限制性通气功能障碍、弥散功能障碍和低氧血症有相关性[110]。磨玻璃影、肺重和肺容积的定量 CT 测量对后续要描述的 PAP 患者可能有用[113]。

（二）肺功能检查

早期病变肺功能可正常，随着病情进展，可出现限制性通气功能障碍，表现为用力肺活量和肺总量轻度下降，一氧化碳肺弥散

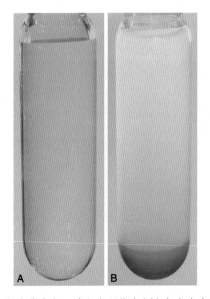

图 70-5 全肺灌洗液。对比生理盐水(A)和自身免疫性 PAP 患者全肺灌洗液(B)。灌洗液在冰箱中放置一夜后呈现出"牛奶样"外观和致密的沉积物

量不成比例的重度降低[2,4]。动脉血气分析示轻-重度低氧血症，肺泡-动脉血氧分压差增大，病程进展可出现代偿性呼吸性碱中毒，常无高碳酸血症。相比其他类型弥散性功能障碍肺疾病，PAP的分流量增加[114]。6分钟步行试验常可发现早期氧饱和降低。

（三）纤维支气管镜检查、支气管肺泡灌洗和经纤支镜支气管肺活检

PAP经纤维支气管镜行气道检查常无特殊的异常发现。而支气管肺泡灌洗（BAL）的灌洗液外观、细胞病理学和生化检测结果可高度提示或诊断PAP。除PSMD外，自身免疫性、遗传性和继发性PAP支气管肺泡灌洗液呈现"牛奶样"或"蜡状"外观，静置后有沉积物的形成（图70-5）。

过碘酸雪夫染色（PAS）标本的细胞学检查发现，BALF及其

沉淀物中含有颗粒状脂蛋白样物质[115]，细胞碎片和脂肪颗粒。令人惊讶的是，细胞涂片在光镜下发现肺泡巨噬细胞胞浆内充满脂滴，呈泡沫状形状（图70-6）。沉淀物在电镜下找到管状髓磷脂、板层小体和肺表面活性物质特征性的熔膜结构。自身免疫性PAP的BALF细胞分类可以正常或以CD4+和CD8+淋巴细胞增高为主[116]。支气管肺泡冲洗或灌洗液的微生物培养有助于排除感染。

PAP患者BALF生化分析结果显示其磷脂和蛋白质样物质增多，成分与健康人表面活性物质相似[117]。PAP患者BALF中表面活性蛋白含量有不同程度的增加。

（四）外科肺活检

因为支气管肺泡灌洗诊断准确性较高，肺活检通常并非必

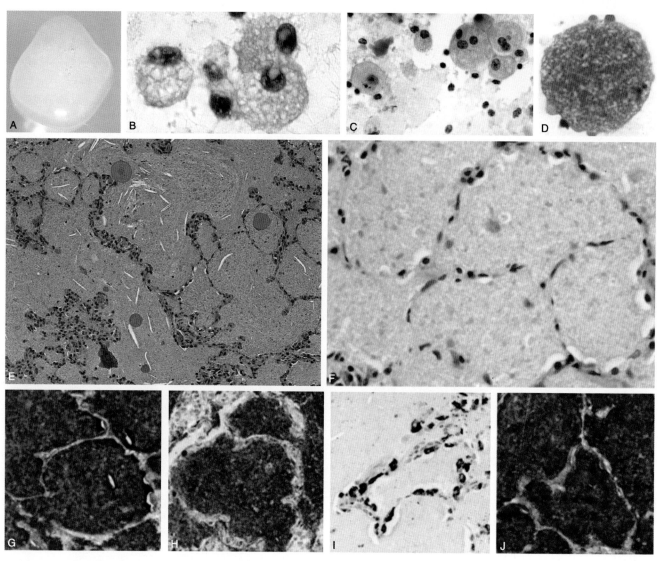

图70-6　GM-CSF信号传导中断所致PAP患者痰液性状、痰液细胞学和肺组织病理学表现。A. 无并发症自身免疫性PAP患者新鲜痰液大体性状。B. 过碘酸雪夫染色的痰涂片标本镜下表现。C. 巴氏试剂染色的痰涂片标本。在B和C中，可见肺泡巨噬细胞呈现为大的泡沫状形状。D. 油红O脂肪染色的肺泡巨噬细胞。E. 自身免疫性PAP患者开胸肺活检组织经PAS染色的组织病理学表现。肺泡内充满无定形的嗜酸性非细胞成分、胆固醇结晶和嗜酸性小体。肺泡壁结构基本正常。F~J. *CSF-2RA* 基因突变所致遗传性PAP患者开胸肺活检组织H-E染色（F）及SP-A（G）、成熟SP-B（H）、pro-SP-C（I）和SP-D（J）行免疫染色在镜下的组织病理学表现。（F~I来自Suzuki T，Sakagami T，Rubin BK，et al：Familial pulmonary alveolar proteinosis caused by mutations in CSF2RA. *J Exp Med* 205：2703-2710，2008.）

须,但当 PAP 诊断存疑或考虑继发性 PAP 时,有肺活检的指征。肉眼下,自身免疫性和遗传性 PAP 患者肺活检标本切面可见2～3cm 大小地图样分布灰黄色较为致密的实变区域,可见脂质渗出(电子图70-7)。镜下,肺泡和终末气道内充满细颗粒状强嗜酸性的表面活性蛋白(图70-6);肺泡壁和间质结构基本正常,其中可见淋巴细胞浸润,偶有纤维化形成,其间血管正常。电镜下,可见颗粒和肺泡巨噬细胞内含有特征性同心圆排列的板层状表面活性物质结构(板层小体/板层状包裹小体)[118];但极少需要电镜检查。重要的是,虽然肺活检可以确诊 PAP 综合征,但是不能明确病因(例如,自身免疫性或遗传性 PAP,分别对应图70-6E 和 F),而病因诊断对于研究新的治疗有重要意义。

(五)实验室检查

PAP 实验室常规检查通常是正常的。血清乳酸脱氢酶常非特异性升高,并与疾病严重程度相关[2,114]。PAP 患者血清 SP-A、SP-B、SP-C、CRP 和黏蛋白1(MUC1)之一肺腺癌相关抗原 KL-6(Krebs von den Lungen protein-6,KL-6)水平升高,并与疾病严重程度相关[4,44,119]。然而,这些指标在其他肺部疾病也可升高[120,121]。尽管这些指标对于 PAP 的诊断帮助不大,但可用于疾病活跃监测。据报道,相比动脉血氧分压 PaO_2 和 LDH 而言,KL-6 能更好地预测自身免疫性 PAP 疾病的进展和治疗的时机[122]。

几项基于生物学标志的检验有助于诊断 PAP。其中开展最好的项目是 ELISA 法检测血清 GM-CSF 自身抗体水平[1,45,50,123,124,124a]。虽然健康人血清可有较低水平 GM-CSF 自身抗体[45],但较高浓度的抗体有助于自身免疫性 PAP 的诊断。最近,一项在美国、德国、意大利和日本实施的验证研究(MICE-PAP)结果表明一项新近改进的检测项目的敏感性和特异性都达

到100%[125]。并且,建立了一项单克隆 GM-CSF 自身抗体国际通用的参考标准(monoclonal GM-CSF autoantibody reference standard,MCRS)有助于规范为数不多的几个正在开展这个检测项目的实验室检测结果。当 GM-CSF 自身抗体水平接近诊断阈值时,可以通过测定外源性 GM-CSF 结合白细胞表面 GM-CSF 受体和刺激细胞表面 CD11b(CD11b 刺激指数试验)[50]或磷酸化 STAT5 增加(磷酸化 STAT5 检测方法)[126]的能力来检测全血 GM-CSF 的信号传导,这项检测对于 PAP 的诊断有用。上述两项试验的结果相似(GM-CSF 信号传导在健康人明显增高而于自身免疫性 PAP 患者没有变化),但是磷酸化 STAT5 检测方法的结果更稳定可靠。对于确认有无由 GM-CSF 受体功能障碍(而非 GM-CSF 自身抗体)引起 GM-CSF 信号传导中断所致的遗传性 PAP 而言,ELISA 法检测血清 GM-CSF 浓度是一项有用的筛查试验[23,127]。多种分子和基因检测方法可用于发现遗传性 PAP 和 PSMD 的特征性异常[24,25]。

(六)诊断方法

及时诊断 PAP 有赖于高度的临床警惕性,对于起病隐匿的呼吸困难和典型的胸部 CT 影像学表现,要怀疑 PAP 的可能。在此基础上,对于既往健康的成人而言,如果进一步发现血清 GM-CSF 自身抗体水平异常,常足以诊断自身免疫性 PAP[125]。当磷酸化 STAT5 检测方法(STAT5-PI)或 CD11b 刺激指数试验发现 GM-CSF 信号传导异常时,可确诊 PAP。大多数患者肺功能检查(DL_{CO} 除外)正常,而中-重度患者可异常[3]。BALF 细胞学检查、外科肺活检或经纤支镜肺活检可确诊 PAP,却不能明确病因[99]。开胸肺活检常非必要,但在诊断不明确或怀疑继发性 PAP 时,可考虑行肺活检以排除一些在影像学表现、细胞学或病理特点方面和 PAP 相似的疾病。

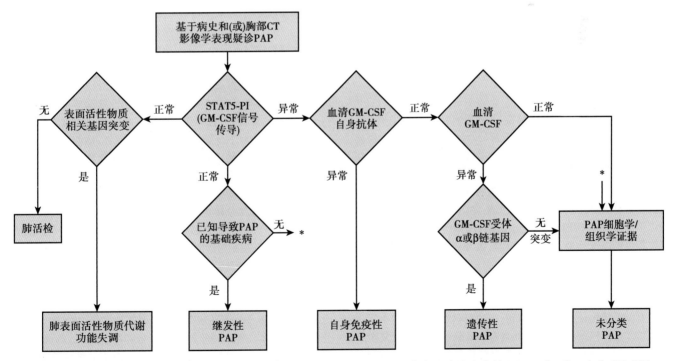

图70-7 PAP 的诊断流程图。对于 GM-CSF 受体基因(*CSF2RA* 或 *CSF2RB*)突变所致的遗传性 PAP 而言,进一步的 GM-CSF 信号传导检测有助于确认有无相关缺陷。具体细节详见正文。STAT5-PI,磷酸化 STAT5 检测方法。*指流程图中的决策树

在可疑的年轻患者,临床表现对 PAP 的诊断有帮助。SP-B 缺乏患儿出生时即出现呼吸衰竭。ABCA3 功能失调患者可在婴儿、儿童和青少年期出现间质性肺疾病的临床表现。SP-C 功能失调患者亦可在儿童和成人期发展为间质性肺病。尽管,自身免疫性 PAP 常在成人发病,但也有儿童发病的案例报道,一仅 3 岁患儿经血液试验而未行肺活检诊断为自身免疫性 PAP。遗传性 PAP 的发病年龄通常在 1.5~11 岁,但也有迟至 35 岁才发病。遗传性 PAP 患者血清 GM-CSF 自身抗体水平正常而 GM-CSF 信号传导通路检测、STAT5-PI(CD11b-SI)和血清 GM-CSF 检测结果异常[23-25]。这些血液检测项目有助于 PAP 年轻患者的诊断和病情评估,并可借此减少其他侵入性检查。

表面活性物质平衡紊乱包括 PAP 和 PSMD,相关的诊断检查包括常规临床评估、生物学标志检测和基因检测,这能区分自身免疫性、继发性和受体功能失调所致的遗传性 PAP 及 PSMD(图 70-7)。

七、自然史

目前尚无关于 PAP 临床过程的队列研究。但是,最近报道了一项由日本、中国、德国和意大利多国参与的有关 PAP 的横断面研究(见表 70-4)[4-7]。Seymour 和 Presneill 对纳入评价的共计 343 例获得性 PAP 进行 meta 分析,结果报告精算生存率 2 年为 78%±8%,5 年为 75%±8%,10 年为 68%±9%[2]。5 年随访期内,大于 80% 的 PAP 患者在确诊后 12 个月内死于 PAP。这项研究报告,在 69 个死亡病例中,其中 47 例(占 72%)死于 PAP 所致的呼吸衰竭,13 例(20%)死于未控制的感染,另外 5 例(8%)死于其他与 PAP 无关的原因。另外一项在日本同时期进行的横断面队列研究,纳入了共计 223 例自身免疫性 PAP 患者,在 5 年研究期内并未出现死亡病例[4]。自身免疫性 PAP 的预后有如下三种:进行性恶化、病情稳定或自发缓解[2]。继发性 PAP 比自身免疫性 PAP 预后差,最近有一项研究纳入了共计 40 个生前诊断为继发性 PAP 的病例,结果显示患者在确诊后的中位生存期不到 20 个月[103]。

(一) 继发感染

多项研究表明 PAP 继发感染,其病原有社区和医院获得性感染之病原微生物,还包括奴卡氏菌(电子图 70-8)或机会性感染[2]。GM-CSF 缺乏小鼠的感染死亡率增加,且极易感染多种病原体,包括细菌、真菌和分枝杆菌(电子图 70-9)。自身免疫性 PAP 患者和 GM-CSF 缺乏小鼠髓细胞的固有免疫功能存在缺陷,包括吞噬作用、活性氧介质产生、炎症信号和杀菌作用等方面[20,45,50,123,128]。GM-CSF 缺乏小鼠和 PAP 患者肺内和肺外等多部位都可能继发感染,符合 GM-CSF 信号传导中断所致全身性免疫缺陷的特征。

(二) 肺纤维化

有肺纤维化合并 PAP 的报道;二氧化硅吸入暴露的小鼠模型也可发生肺纤维化[31,118]。并且有学者认为吸氧和反复全肺灌洗(whole-lung lavage,WLL)与肺纤维化有关。然而,尽管相关研究尚不充分,但也有学者提出"终末期肺病"或不可逆性肺纤维化的发生很少与 PAP 有关。

(三) 自发缓解

Rosen 最早报道 PAP 出现自发改善的情况(电子图 70-10)[86]。在随后的案例系列中,结果表明有 5%~8% 的患者出现自发缓解(见表 70-4)[4-7]。

八、治疗

关于 PAP 的治疗策略较多。全肺支气管肺泡灌洗(WLL)出现较早,尽管有许多改进,但在近 50 年的时间里仍作为 PAP 的标准治疗方案。最近,基于 GM-CSF 在维持表面活性物质稳态和 GM-CSF 中和抗体在 PAP 发病机制中起关键作用这一认识,产生了一些新的治疗方法。这些新的治疗方法包括 GM-CSF 补充治疗、血浆置换术和抗 B-淋巴细胞治疗。后文将对每种治疗方法做简要的介绍。

(一) 自身免疫性 PAP

1. 全肺灌洗

Ramirez 率先在 20 世纪 60 年代采用全肺灌洗术,全肺灌洗在全麻下进行,一侧肺机械通气,另侧肺持续注入大量生理盐水以洗出堆积的表面活性物质中磷脂和蛋白质成分,肺灌洗总计生理盐水容量较大(通常是 20~30L,至多 50L)[129-131]。操作程序的许多改良已通过测试(尽管缺乏系统性),包括胸部叩击法、体位配合、灌洗液容量的变化和高压氧舱的使用。虽然 WLL 有改进,但在如下方面仍需得到规范,包括操作方法(比如,灌洗液容量、胸部叩击法、单次灌洗终点的把握)、灌洗指征、治疗效果的评估手段或再次灌洗时机掌握。临床上,回收液由混浊逐渐变清亮作为在手术室灌洗结束的标准。对全肺灌洗术操作流程、临床实践应用、疗效及其临床反应的持久性等方面尚无系统性评估。尽管如此,临床医生普遍相信 WLL 能改善 PAP 患者的症状、胸部影像学表现和气体交换能力[132,133]。

虽然全肺灌洗对于大多数人是安全的,但仍有并发症,包括低氧血症、肺炎、脓毒血症、急性呼吸窘迫综合征、胸腔积液、气胸和纵隔气肿(电子图 70-11)。合并活动性肺部感染时不宜进行全肺灌洗治疗,因为会导致脓毒血症和休克。因重度低氧血症而不能耐受全麻下全肺灌洗术的 PAP 患者,推荐经纤维支气管镜肺段或肺叶灌洗治疗[134]。其他的替代疗法还有高压氧治疗[135]和体外循环[136]。

对 231 例充分的全肺灌洗资料进行综合文献复习,发现全肺灌洗治疗和 5 年总体生存率的增加具有相关性[灌洗组 94%±2%(n=146),非灌洗组 85%±5%(n=85);P=0.04][2]。该研究发现,70% 的患者在诊断明确后 5 年内进行全肺灌洗治疗,全部病例施行全肺灌洗术中位数为 2 年。其中 55 例的临床疗效持续时间中位数为 15 个月,仅有 20% 的患者 3 年内未复发。其中 41 例(有充足可用的临床资料的)在全肺灌洗术后动脉氧分压增加了 20.1mmHg(表 70-6)。而其他的肺功能检查指标并无显著改善。至少 95% 的患者行全肺灌洗有效;然而,一小部分患者在积极灌洗治疗后仍无反应。由于灌洗治疗清除了堆积的表面活性物质,治疗结束后数小时患者症状即有明显改善。

表 70-6　全肺灌洗治疗成人 PAP 的治疗反应

指标	N	变化平均数±SD	均数的95% CI	P 值*
PaO_2 (mmHg)	41	20.1±14.3	15.6 ~ 24.6	<0.0001
(A-a) PO_2 (mmHg)	21	−30.6±18.0	−38.8 ~ −22.4	<0.0001
FEV_1 (L)	33	0.26±0.47	0.09 ~ 0.42	<0.0034
VC (L)	40	0.50±0.54	0.33 ~ 0.67	<0.0001
DL_{CO} (每分钟 ml/mmHg)	25	4.4±4.5	2.6 ~ 6.3	<0.0001

* 只对有充足可用全肺灌洗术前后的资料的各项指标采用两样本 t-检验进行对比。
(A-a) PO_2，肺泡-动脉氧分压差；CI，可信区间；DL_{CO}，一氧化碳肺弥散量；FEV_1，第 1 秒用力呼气容积；PAP，肺泡蛋白沉积症；VC，肺活量。
来自 Seymour JF, Presneill JJ: Pulmonary alveolar proteinosis: progress in the first 44 years. Am J Respir Crit Care Med 166: 215-235, 2002.

临床实践中,全肺灌洗治疗指征包括呼吸困难、活动不耐受和希望减少氧疗。实施灌洗具体的适应证包括日常活动受限的呼吸困难、呼吸室内空气下动脉血氧分压小于 60mmHg、运动时血氧饱和度显著下降(>5%)和分流量大于 10% ~ 12%。

2. 粒/巨噬细胞集落刺激因子

1995 年,首次使用 GM-CSF 治疗一例 PAP 患者显示有效[137]。在后续的研究中,14 例自身免疫性 PAP 患者接受为期 3 个月剂量递增的 GM-CSF[5 ~ 20μg/(kg·d)] 皮下注射治疗,总有效率为 43%[138]。随后的研究中,21 例自身免疫性 PAP 患者接受了为期 6 ~ 12 个月剂量递增的 GM-CSF[5 ~ 18μg/(kg·d)] 皮下注射治疗,总有效率为 48%,治疗有效的定义为在呼吸室内空气条件下,PaO_2 至少增加 10mmHg[139]。另外几个个案研究也报道了相似的结果。总的结果表明:①大约 50% 的自身免疫性 PAP 患者接受 GM-CSF 皮下注射治疗有客观的病情改善;②疗效因人而异;③疗效因治疗剂量和疗程的不同而有差异;④疗效在用药 8 周后出现。但这些研究并未显示血清 GM-CSF 自身抗体水平出现一致性的改变。

一些小样本研究尝试每天雾化吸入 125 ~ 500μg 的 GM-CSF 治疗自身免疫性 PAP[140]。在一项较大的纳入了 50 例自身免疫性 PAP 患者的研究中,其中 35 例病情持续进展的患者最初接受较高的 GM-CSF"诱导剂量"(250μg/次,一天 2 次,14 天一疗程、每个疗程的第 1 ~ 8 天使用,共计 6 个疗程),继之以较低的"维持剂量"雾化吸入治疗(125μg/次,一天 1 次,14 天为一疗程,每个疗程的第 1 ~ 4 天使用,共计 6 个疗程)[141]。该项研究排除了在最初观察期内自发缓解的病例,只对病情持续进展的病例进行评估,纳入研究病例的总有效率为 62%。研究结果表明,吸入效果优于皮下注射。并且,两种途径虽然都比较安全,但观察发现 85% 皮下注射患者出现了局部反应及其他一些轻微的副作用,而在吸入治疗患者,尚未发现治疗相关的副作用。在另外一项包含 12 个病例的回顾性研究中,治疗方案为每次吸入量高达 500μg,每隔一周两次,结果 2 例患者完全缓解,总有效率为 92%[141a]。目前,以非人灵长类动物为对象的关于 GM-CSF 吸入疗法的毒理学研究正在进行中,以确定这种极有前途的治疗方法的安全性。

3. 利妥昔单抗及其他的治疗方法

其他一些治疗策略旨在降低 GM-CSF 自身抗体水平,已在少数患者身上有所尝试,如血浆置换法和耗竭 B-淋巴细胞。一

项研究评估利妥昔单抗单周期治疗 10 例患者,结果令人鼓舞[142],但这个理论上有吸引力治疗策略的有效性仍待进一步研究证实。据报道,1 例 41 岁 PAP 患者(可能为自身免疫性 PAP)成功实施了双肺移植手术,但是 3 年后 PAP 复发[143]。

(二) 遗传性 PAP

全肺灌洗手术是治疗由 CSF2RA 或 CSF2RB 突变所致遗传性 PAP 的标准疗法[23,24]。1 例儿童患者接受骨髓移植但未成功[53]。最近,基因修正和肺泡巨噬细胞移植在治疗遗传性 PAP 小鼠模型试验中显示出有前途的结果[26]。

(三) 继发性 PAP

一些原发于血液系统疾病的继发性 PAP 随着基础疾病治疗缓解而好转。对于不能缓解的继发性 PAP,全肺灌洗术可能有效,但缺乏进一步研究证实。

(四) PSMD

PSMD 的治疗取决于疾病类型和临床表现;通常支持性的护理包括评估吸氧和营养支持的需求。对于年幼患儿,全肺灌洗术挑战极大,疗效不确切,且要求在灌洗过程中实施气道管理的改良技术[144]。给予外源性表面活性物质治疗新生患儿症状暂时改善。SP-B 缺乏和重症进展性 ABCA3 突变患者可以考虑行肺移植术。

九、认知的差异和未来方向

(一) 病因学

自身免疫性 PAP 是最常见的类型,其发病机制较为明确,但病因仍不明确。尽管已知 GM-CSF 通过 PU.1 在维持人类表面活性物质稳态中起至关重要的作用以及自身免疫性 PAP 发病机制由 GM-CSF 自身抗体介导,但是 GM-CSF 信号中断导致肺泡巨噬细胞清除表面活性物质能力下降的确切机制尚不清楚。自身免疫性 PAP 的免疫病理学特别有趣,但相关研究却极为匮乏。

相比而言,继发性 PAP 发病机制的研究极少,但部分病例病因似乎很清楚(例如,继发于血液系统疾病和化疗后患者出现肺泡巨噬细胞的数量减少和功能障碍从而导致 PAP 的发生)。

遗传性 PAP 也有明确的病因(例如,CSFR2A 或 CSF2RB 基因突变)。然而,除了 GM-CSF 信号传导中断之外,其他的发病

机制尚不清楚。

PSMD 的病因明确,且为表面活性物质在生产和加工方面提供了重要信息。

(二) 临床实践指南

制定标准化肺泡蛋白沉积症的临床实践指南是必要的。全肺灌洗术已在临床中使用近 50 年时间,但尚缺乏前瞻性研究来评估全肺灌洗术的操作指征、治疗时机和疗效监测方法,也没有标准的流程如灌洗液容量、胸部叩击法、高压氧、体位或术中体位变换和治疗结束客观判断等。

(三) 新的治疗方法

临床试验表明,吸入 GM-CSF 治疗自身免疫性 PAP 安全有效。然而,现有研究并未确定可能会提高当下治疗有效率的最佳治疗剂量、用药时机和疗程等。药物治疗有效但其作用机制并不清楚。疑惑的是,为何使用 GM-CSF 治疗并未增加患者体内 GM-CSF 自身抗体水平,这是个值得深究的问题。其他的治疗方法也需进一步研究评估,包括血浆置换、抗 B-淋巴细胞治疗(利妥昔单抗)和联合治疗。联合治疗主要有两种,WLL 联合雾化吸入 GM-CSF 以提高灌洗的疗效和血浆置换联合利妥昔单抗来增加 GM-CSF 自身抗体的清除。

关键点

- 肺泡蛋白沉积症(PAP)是一组以肺泡表面活性物质异常积聚为特征的异质性疾病,与表面活性物质产生异常或肺泡巨噬细胞对它们的清除障碍有关。
- 现已知大多数病例的分子发病机制,包括:①GM-CSF 自身抗体(自身免疫性 PAP,约占 85%)或编码 GM-CSF 受体基因突变(遗传性 PAP,约占 5%)导致 GM-CSF 信号传导中断;②其他疾病引起的肺泡巨噬细胞数量减少或功能下降(继发性 PAP,约占 5%);③基因突变所致的表面活性物质产生异常引起表面活性物质数量或功能紊乱(肺表面活性物质代谢失调,约占 5%)。
- PAP 在不同种族和地域的男性、女性和儿童皆可发病;在全美国和全球范围内,估计 PAP 总体患病率为 7 ~ 10/100 万。
- PAP 起病隐匿,主要临床表现为进行性气促、伴或不伴咳嗽;继发感染时,可出现发热、出汗和咯血。
- 自然史取决于疾病类型。自身免疫性 PAP 的临床进程不一,少数患者出现呼吸衰竭和死亡;大多数患者病情进展缓慢或稳定;6% ~ 8% 自发缓解。
- 特征性(但非诊断性)胸部 CT 影像学表现和支气管肺泡灌洗结果有助于诊断 PAP,但不能明确病因。然而,现已用于临床研究新的血液检验项目[包括 GM-CSF 自身抗体水平,GM-CSF 信号传导检测(如 STAT-PI)和血清 GM-CSF]可以确定 95% PAP 的病因。

- 全肺灌洗术目前是自身免疫性、遗传性和部分继发性 PAP(如骨髓增生异常综合征,不包括二氧化硅所致 PAP)的标准治疗方案。但是,用于治疗肺表面活性物质代谢失调无效。GM-CSF,特别是吸入疗法和利妥昔单抗是正处于积极研究中的非常有前途的疗法。

(杨小东 译)

参考文献

以下是主要的文献,完整的文献请登录 ExpertConsult 查阅。

Bonella F, Bauer PC, Griese M, et al: Pulmonary alveolar proteinosis: new insights from a single-center cohort of 70 patients. *Respir Med* 105:1908–1916, 2011.

Campo I, Mariani F, Rodi G, et al: Assessment and management of pulmonary alveolar proteinosis in a reference center. *Orph J Rare Dis* 8:40, 2013.

Carey B, Trapnell BC: The molecular basis of pulmonary alveolar proteinosis. *Clin Immunol* 135:223–235, 2010.

Inoue Y, Trapnell BC, Tazawa R, et al: Characteristics of a large cohort of autoimmune pulmonary alveolar proteinosis patients in Japan. *Am J Respir Crit Care Med* 177:752–762, 2008.

Kitamura T, Tanaka N, Watanabe J, et al: Idiopathic pulmonary alveolar proteinosis as an autoimmune disease with neutralizing antibody against granulocyte/macrophage colony-stimulating factor. *J Exp Med* 190:875–880, 1999.

Sakagami T, Beck D, Uchida K, et al: Patient-derived GM-CSF autoantibodies reproduce pulmonary alveolar proteinosis in non-human primates. *Am J Resp Crit Care Med* 182:49–61, 2010.

Seymour JF, Doyle IR, Nakata K, et al: Relationship of anti-GM-CSF antibody concentration, surfactant protein A and B levels, and serum LDH to pulmonary parameters and response to GM-CSF therapy in patients with idiopathic alveolar proteinosis. *Thorax* 58:252–257, 2003.

Seymour JF, Presneill JJ: Pulmonary alveolar proteinosis: progress in the first 44 years. *Am J Respir Crit Care Med* 166:215–235, 2002.

Seymour JF, Presnell JJ, Schoch OD, et al: Therapeutic efficacy of granulocyte-macrophage colony-stimulating factor in patients with idiopathic acquired alveolar proteinosis. *Am J Respir Crit Care Med* 163:524–531, 2001.

Shibata Y, Berclaz PY, Chroneos ZC, et al: GM-CSF regulates alveolar macrophage differentiation and innate immunity in the lung through PU.1. *Immunity* 15:557–567, 2001.

Suzuki T, Sakagami T, Young LR, et al: Hereditary pulmonary alveolar proteinosis: pathogenesis, presentation, diagnosis, and therapy. *Am J Resp Crit Care Med* 182:1292–1304, 2010.

Tazawa R, Trapnell BC, Inoue Y, et al: Inhaled granulocyte/macrophage-colony stimulating factor as therapy for pulmonary alveolar proteinosis. *Am J Resp Crit Care Med* 181:1345–1354, 2010a.

Trapnell BC, Whitsett JA, Nakata K: Pulmonary alveolar proteinosis. *N Engl J Med* 349:2527–2539, 2003.

Uchida K, Nakata K, Suzuki T, et al: Granulocyte/macrophage-colony-stimulating factor autoantibodies and myeloid cell immune functions in healthy subjects. *Blood* 113:2547–2556, 2009.

Uchida K, Nakata K, Trapnell BC, et al: High-affinity autoantibodies specifically eliminate granulocyte-macrophage colony-stimulating factor activity in the lungs of patients with idiopathic pulmonary alveolar proteinosis. *Blood* 103:1089–1098, 2004.

Xu Z, Jing J, Wang H, et al: Pulmonary alveolar proteinosis in China: a systematic review of 241 cases. *Respirology* 14:761–766, 2009.

第71章　药物相关性肺病

MEGAN M. DULOHERY, MD · FABIEN MALDONADO, MD ·
ANDREW H. LIMPER, MD

一、引言

从20世纪90年代以来,药物不良反应受到严格监控,美国医疗服务质量改善组织将其作为药物安全优先考虑事件[1]。1999年美国国家医学院的一份报告引起人们对药物不良反应的重视,该报告表明医疗差错包括用药失误可能致美国每年98 000人死亡[2]。此外,用药失误及可预防的药物不良事件导致每年150万人受伤,耗资可达数十亿美元。高达2%~5%的住院患者可发生不可预防的药物不良反应[3]。药物的不良反应包括过敏或超敏反应、药物超量、药物不耐受、特异质反应、副作用以及继发效应。

由于许多药物相关性损伤都无法在动物模型身上再现,我们无法深入研究。因此,我们对单个患者的药代动力学特征所知甚少。如果一个药物在治疗剂量内就能造成大多数患者发生不良反应,那么该药就不可用。事实上,成功上市的药物只会造成一小部分人群肺毒性损伤。然而,药物相关性肺病是我们尚未意识到的重要问题。目前仅有约低于5%的药物性肺病及不到1%的严重意外事件正式上报给美国食品药品监督管理局(FDA),但是药物相关性肺毒性损伤的数量还在持续增长[4]。到2009年,已报告有350多种药物可以引起肺不良反应。这些报告的数据有来源于大型研究,也有源自个案病例报告,因此报告的质量是不等的。为使死亡率和发病率降至最低,临床医生需谨记可以诱发肺疾病的最常见药物。表71-1列出了可导致肺疾病的部分药物[5-8]。

药物引起肺损伤的机制主要有以下几方面:①氧化剂所致肺损伤,如长期服用呋喃妥因导致肺损伤;②直接细胞毒性作用(氧化剂损害加重此类损伤);③细胞内磷脂沉积,如使用胺碘酮后,磷脂在细胞内沉积;④免疫介导的肺损伤,如药物性系统性红斑狼疮(systemiclupus erythematosus, SLE)[6,9-13]。尽管目前有大量研究寻找药物引起免疫介导损伤的其他形式,但仅药物诱导的SLE被证实。

表71-1　导致药物相关肺疾病的药物

化疗药物	抗生素
细胞毒性药	两性霉素B*
硫唑嘌呤	呋喃妥因
博莱霉素	急性*
白消安	慢性
苯丁酸氮芥	柳氮磺吡啶
环磷酰胺	
依托泊苷	**抗炎药**
白介素-2	乙酰水杨酸*
美法仑	金
丝裂霉素C*	干扰素
亚硝基脲	白三烯拮抗剂
长春碱	甲氨蝶呤
净司他丁	非甾体类抗炎药
非细胞毒性药	青霉胺*
博莱霉素*	**镇痛药**
阿糖胞苷*	乙氯维诺*
吉西他滨*	丙氧酚*
甲氨蝶呤*	水杨酸类*
甲基苄肼*	

表71-1　导致药物相关肺疾病的药物（续）	
抗心血管药	**静脉内用药**
胺碘酮*	血制品*
血管紧张素转化酶抑制剂	鱼肝油酸钠*
抗凝药	乙碘油（淋巴管造影用）
β-受体阻滞剂*	**其他**
双嘧达莫	厌食剂
氟卡尼	溴隐亭
鱼精蛋白*	补体介导的白细胞瘀滞*
妥卡尼	丹曲林
毒品	氢氯噻嗪*
海洛因*	麦角新碱
美沙酮*	射线
哌甲酯	系统红斑狼疮（药物性）
可卡因	宫缩抑制剂*
滑石性肉芽肿	三环素*
吸入剂	左旋色氨酸
吸入性油	
氧*	

*典型表现为急性或亚急性呼吸功能不全

表71-2　具体的与肺毒性有关的化疗药物	
抗生素衍生药	**鬼臼毒素**
博莱霉素	依托泊苷
丝裂霉素C	紫杉醇
烷化剂	多西他赛
白消安	**新型抗癌药**
环磷酰胺	全反式维甲酸（ATRA）
苯丁酸氮芥	吉非替尼（易瑞沙）
马利兰	厄洛替尼（特罗凯）
抗代谢药	伊马替尼（格列卫）
甲氨蝶呤	达沙替尼
6-巯嘌呤	**用于恶性肿瘤的免疫调节剂**
硫唑嘌呤	
阿糖胞苷	干扰素
吉西他滨	白介素-2
氟达拉滨	肿瘤坏死因子-α
亚硝基脲	**其他各类化疗药物**
双氯乙基亚硝脲（BCNU）	甲基苄肼
氯环己亚硝脲（CCNU）	净司他丁
甲基-CCNU	长春碱

二、化疗药物

化疗药物广泛用于实性肿瘤及血液系统恶性肿瘤,也逐渐作为免疫抑制剂用于各种炎症性疾病。由于需要使用此类药物的疾病本身就比较严重,因此患者承受的潜在肺不良反应风险较高,且化疗药物导致的肺部并发症在临床上也很常见。然而临床医生诊断化疗药物引起的肺损伤相当困难,通常是通过排除诊断来确定是否停药,但停药需要面对放弃该药可能挽救患者的机会。

由于无论是否用化疗药物,肿瘤患者本身就易患肺部并发症,如机会性感染、常见肺部感染的非典型表现、辐射性肺损伤、心源性或非心源性肺水肿及转移性肺病。且肿瘤患者的化疗方案通常涉及多种化疗药物,因此要确定具体是哪种药物引起的肺损伤会更困难。药物相关性肺病各种临床表现需与其他病因引起的临床表现如发热相鉴别,因为他们的临床表现可能极为相似。化疗引起的肺不良反应是一个严峻的问题,特别是化疗方案中包括博来霉素、甲氨蝶呤、环磷酰胺及较新药物导致的肺损伤尤为严重(表71-2)。

目前,药物相关性肺病的诊断标准尚未建立。肺部并发症与特定药物的关系也尚不确定,通过再次使用该药验证其相关关系是不可行的,因为这既不实际也不道德。因此细胞毒性肺损伤的诊断主要依靠药物接触史、既往肺损伤证据以及排除其他引起肺损伤的病因。当下没有特异性的测试或活检可以确诊化疗相关的肺疾病,因此必须全面彻底地评估和排除其他可能引起此种肺损伤表现的疾病尤其是感染。大约有10%~20%化疗的患者会出现与治疗药物直接相关的呼吸道症状,因此临床医生应当高度怀疑和仔细排查其他可能导致免疫低下患者发生肺损伤的疾病。

许多化疗药物引起的临床表现除了临床起病不同外,其他可能很相似,如一个药物引起的疾病可能是急性起病而另一种药物所导致的疾病起病却很缓慢。通常第一次用药后会出现干咳、呼吸困难及长期发热。症状偶也会急性出现,例如过敏反应及输液反应。某些症状可能会在停药后持续数年,可能与放疗再次激活不良反应有关,我们称这个过程为"辐射召回"。大多数化疗药物性肺损伤常见的症状是发热,但此种发热常不伴寒战且不是持续存在于整个病程。体重减轻也可能出现。化疗相关性肺病患者的胸片在出现典型弥漫性间质浸润改变前,可能会有数天到数周的胸片无异常表现。此外,也可能出现混合性的肺泡-间质弥漫性改变,而这对早期诊断药物性肺病有一定帮助(图71-1)。肺部听诊通常可闻及湿啰音,有些情况下,药物的不良反应会表现为胸腔积液,但均无特异性。

与治疗前相比,几乎所有的细胞毒性药物性肺病患者肺功能相对都是正常的。通常,在检测到肺容积减少之前可能会出现一氧化碳弥散量(DL_{CO})降低。并且,DL_{CO}降低可能在症状出现或放射影像学改变出现前几天到几周就已经出现。在一些前瞻性研究中,在研究停药是否减少疾病进展为明显临床肺疾病时,就是使用弥散量监测早期肺反应。支气管肺泡灌洗液(BAL)是另一种早期评估药物性肺损伤的方法,但结果是不稳定的。通常,BAL用于排除感染。

（一）抗生素衍生药

1. 博莱霉素

博来霉素是1966年从轮丝链霉菌中分离的一种抗生素类化疗药物。很早就认识到其肺毒性损伤副作用,也正因此而限制了其在临床中的应用。博莱霉素肺毒性损伤的发病率为0~46%。

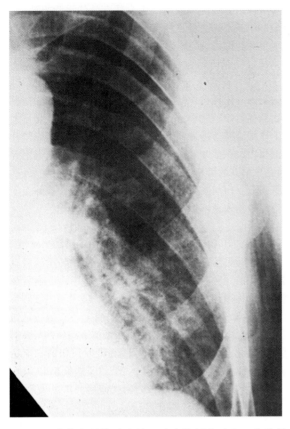

图 71-1 药物相关性肺病的细胞毒性图像改变。胸片提示肺泡间质特征性改变但不能由此诊断细胞毒性肺病

肺功能检查和胸片显示使用博莱霉素的患者 20% 会发生明显的肺病,高达 3% 的患者死于博莱霉素治疗引起的肺病[14,16]。

博莱霉素抗肿瘤的机制是多方面的,包括直接细胞毒效应、防止肿瘤新生血管形成、刺激各种细胞因子的产生,而通过二价铁和氧复合物形成过程中产生的自由基是其抗肿瘤最重要的机制[17-20]。而后者这种机制可以解释高浓度吸氧可以增加博莱霉素的肺毒性,这也是麻醉时和术后苏醒期一个棘手的问题[21,22]。这种对补充氧气的敏感性可以在停药后持续数月甚至数年。博莱霉素性肺病高度一致的特点可能是累积毒性。使用博莱霉素超过 450 单位累积剂量的患者,肺毒性损伤发病率尤其高,且使用博莱霉素总剂量超过 550 单位的患者死亡率为 10%。但是,有时,其剂量仅有 50 单位也会引起肺损伤,尤其是在其他协同因素存在的情况下。快速的静脉用药也可能与肺损伤有关,因此建议减慢静脉输注速度或者行肌肉注射。

博莱霉素主要由肾代谢,因此肾衰易致机体排泄该药物能力下降继而导致药物毒性增加。博来霉素水解酶存在于除肺和皮肤的大多数组织,其灭活博莱霉素。皮肤缺乏该酶可以解释偶有使用博莱霉素患者出现硬皮病样改变。放疗不仅会引起肺部的并发症,也可以促进自由基的产生,因此其对肿瘤细胞及周围正常组织均有毒性,所以联合使用博莱霉素和放疗可能对肺损伤有协同作用。使用博来霉素治疗可以重新激活之前的放射性肺病,这个过程称为"辐射召回",这在之前延迟性药物反应举例中提到过。70 岁以上的患者或之前就有肺疾病的患者肺毒性损伤的几率增加。有证据表明儿童患者风险因素也会增加,有文献报道使用博莱霉素治疗的横纹肌肉瘤患儿 70% 会发生肺

损伤[23]。这种情况可能与儿童处理自由基的功能不成熟或受损以及肾功能不全有关。此外,一些其他化疗药物与博莱霉素对机体的毒性也具有协同作用。

博莱霉素的使用价值不确定,因此推荐治疗前及治疗后多次监测 DL_{CO} 以试图预测其后期是否能造成临床情况恶化。如果 DL_{CO} 进行性下降则提示应停止进一步使用博莱霉素[24]。肺活量和肺毛细血管血流量也许可以更好地预测肺损伤[25]。CT 的敏感性较高,对早期诊断博莱霉素性肺炎具有一定帮助。在一组纳入 100 名接受博莱霉素治疗的患者研究中,胸部 CT 可以发现 38% 的异常,而胸片仅能发现 15% 的异常[26]。一系列的影像学研究并没有发现特异性表现。

其他形式的博莱霉素性肺病虽不常见,但也有报告。过敏反应(电子图 71-1)可能与发热、外周血及 BAL 嗜酸性粒细胞增多有关[14,15]。停用博莱霉素而换用糖皮质激素可以快速逆转博莱霉素性肺炎造成的过敏反应。

博莱霉素另一种罕见但很重要的临床表现是酷似肿瘤的肺结节病变(图 71-2)[27]。这种病变可见于使用博来霉素的淋巴瘤和精原细胞瘤患者,但需要手术活检来鉴别是博莱霉素造成的肺损伤还是原发性肿瘤复发。虽然博莱霉素的肺毒性常表现为弥漫性肺损伤(电子图 71-2A),但博莱霉素引起的结节病变却常显示机化性肺炎的组织学形态(电子图 71-2B)[6]。还有报道其表现为气胸和纵隔气肿。

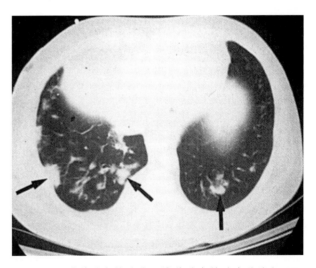

图 71-2 博莱霉素性肺损伤。博莱霉素性肺炎的胸部 CT 显示肺结节(如箭头所示),这种博莱霉素性肺损伤的组织学特点为典型的机化性肺炎表现

若怀疑有博莱霉素肺损伤,应立即停药,并使用糖皮质激素。治疗期间应当避免高浓度吸氧和联合放疗并监测肾功能。一项研究表明,如果患者经历过博莱霉素急性肺损伤,则随着时间的推移肺部表现会越来越明显(见电子图 71-1)[28]。如果已出现显著纤维化,使用糖皮质激素不可逆转肺损伤,也不能缓解肺损伤所表现出的症状。在组织学上,终末期博莱霉素肺炎可以出现类似普通间质性肺炎的改变。

2. 丝裂霉素 C

丝裂霉素 C 是另一种可引起与博莱霉素类似肺毒性损伤的抗生素类化疗药。丝裂霉素 C 广泛用于膀胱肿瘤、肺癌、肛门癌、

转移性乳腺癌、转移性肝癌及食管恶性肿瘤。有研究表明丝裂霉素性肺炎的发生率约为 8%，而另有研究评估其发病率为 12% ~ 39%[29,30]。与博莱霉素性肺毒性损伤类似，其也具有累积效应，当累积剂量少于 $30mg/m^2$ 时很少会出现肺纤维化。同样，高浓度吸氧及放疗也可以加重肺纤维化。与其他化疗药物如博莱霉素、阿霉素、环磷酰胺联合使用可以增强丝裂霉素的肺毒性。

丝裂霉素性肺炎的症状、影像学及组织学改变与其他烷基化药物所致肺炎的表现类似。DL_{CO} 在临床症状出现之前不会下降，因此其不能作为预测肺损伤发生的指标[30]。但丝裂霉素性肺炎患者糖皮质激素治疗效果明显优于其他化疗药物性肺损伤。

除丝裂霉素性肺炎外，丝裂霉素还有一种很罕见的不良反应即微血管病性溶血性贫血，其与非心源性肺水肿和肾衰竭相关，当同时使用 5-氟尿嘧啶时，此种不良反应发生的几率会上升[31]，这可能与肺动脉高压有关。大多数患者出现这种副作用是在使用丝裂霉素 C 化疗后的 6 ~ 12 个月。出现此种不良反应的患者最终多会发展为急性呼吸窘迫综合征（ARDS），在有些情况下该类患者的死亡率可高达 95%。丝裂霉素所致的溶血性尿毒综合征患者一半以上会发展为急性呼吸窘迫综合征。在某些情况下，如输血可能出现这种罕见的药物不良反应。这种不良反应主要表现为肺和肾出现微血管病理改变伴小动脉内膜增生、毛细血管细胞核显著异型性以及毛细血管纤维素血栓形成。治疗以支持治疗为主，初步考虑血浆置换治疗，必要时也可以考虑血液透析及糖皮质激素辅助治疗。

有少数报道接受丝裂霉素 C 治疗的患者会出现肺静脉闭塞病（PVOD）。这也在一个案例报道中，通过尸检证实了[32]。

3. 其他抗生素类化疗药

许多其他抗生素类化疗药也会引起肺部并发症，但是由于常与其他化疗药物联合使用，我们很难区分究竟是何种药物引起的。单用其他抗生素类化疗药不易造成间质性肺炎，但当与其他药物尤其是丝裂霉素 C 联用时会出现上述肺部并发症。阿霉素是一种蒽环类药物，可以导致累积心脏毒性继而出现心源性肺水肿，使用脂质体阿霉素治疗的患者 5% ~ 10% 会出现呼吸困难。表柔比星是一种与阿霉素类似但副作用较少的化合物，其很少造成肺部并发症发生，但当与其他化疗药物联合使用时会出现肺部并发症。米托蒽醌是一类抑制拓扑异构酶 II 的蒽醌类药物，可用于治疗多发性硬化、急性淋巴性白血病、急性髓性白血病、乳腺癌、肝癌、非霍奇金淋巴瘤和前列腺癌，该药导致亚急性间质性肺炎并发症的病例极其罕见。放线菌素 D 与前文提及的放射性肺炎复发有一定的关系[23]。

（二）烷化剂

1. 白消安

白消安主要用于治疗慢性骨髓增生性疾病，于 1961 年发现并应用该药，此后不久即发现其可引起明显肺毒性损伤。白消安诱发的肺损伤病通常起病隐匿，呼吸系统症状如咳嗽、渐进性呼吸困难等，多在治疗后的 8 个月至 10 年逐渐进展，平均时间大约为 3.5 年，甚至有报道在白消安停药后数月后才出现这些症状。而该药肺毒性在用药后 6 周即可发生。白消安肺毒性损伤的发病率约为 2.5% ~ 43%[33]，死亡率很高，但低于 80%[23]。

目前针对该药导致的肺损伤尚未发现有效的治疗方法，尽管推荐停药加用或不加用糖皮质激素进行治疗，但其临床价值不明确。加重此药肺毒性的因素可能是联合使用其他化疗药物。年龄与累积效应在该药引起肺损伤的过程中似乎未发挥重要作用。

白消安肺毒性损伤的胸片表现为肺泡和肺间质的改变，且该药比其他化疗药物引起肺部改变的程度大，这可能与大量损伤的上皮细胞脱落进入肺泡腔有关。在一些经白消安治疗并发生肺泡蛋白沉积症并发患者的肺内可能存在肺泡细胞碎片沉积，而这种形式的肺泡蛋白沉积症比特发性肺泡蛋白沉积症更难灌洗治疗。白消安肺毒性损伤的特点是存在 II 型肺泡上皮细胞多形性核增大及核仁明显的急性肺损伤（电子图71-3）。

2. 环磷酰胺

环磷酰胺是治疗血液系统恶性肿瘤和实性肿瘤的联合化疗方案中常用的一种药物，其也可用于治疗肉芽肿性血管炎。环磷酰胺肺毒性损伤的发病率约为 1%，在一项大型三级转诊中心病人中，仅在 6 名患者（20 岁以上）中明确了环磷酰胺是造成其肺损伤的唯一因素[34]。但是越来越多证据表明该药导致肺损伤的发生率实际上高于 1%。环磷酰胺肺毒性损伤的临床特点是发热、呼吸困难、咳嗽、气体交换异常、肺实质阴影以及胸膜增厚。其有两种表现形式，第一种为初次使用环磷酰胺后第 1 ~ 6 个月内出现早发型肺炎，通常停药后即可缓解。与此对应的是用药后数月或数年才起病的迟发型肺炎，常可导致进展性肺纤维化及双侧胸膜增厚。迟发型肺炎表现形式多样，且停用环磷酰胺或对糖皮质激素治疗效果甚微[34]。环磷酰胺的剂量与肺疾病的发展无明显相关性。辅助吸氧和放疗可以增加肺部临床表现。同样，与其他药物如博莱霉素、卡莫司汀联合使用可能会加重病情。也有罕见的病例报道再次使用环磷酰胺后没有出现肺毒性损伤，但显然我们不推荐使用这种方法。

3. 苯丁酸氮芥

该药主要用于治疗慢性淋巴细胞疾病。苯丁酸氮芥性肺炎的临床、影像学表现及组织学特点与其他烷化剂导致的肺毒性损伤类似[8]。当其累积剂量超过 2g 时肺毒性损伤风险会显著增加。临床表现较隐匿，通常于用药后 6 个月 ~ 1 年，甚至更久才出现。监测肺功能尤其是 DL_{CO} 对预测哪些患者会出现恶化而需要停药有一定帮助。目前关于糖皮质激素治疗苯丁酸氮芥性肺毒性损伤有效性的研究还很少。

4. 马法兰

马法兰用于治疗多发性骨髓瘤。具有充分证据诊断马法兰性肺毒性的案例相对较少[35]。该病病情从急性到亚急性呈现逐渐进展的过程。患者通常起病隐匿，常突发呼吸困难、咳嗽及反复发热。无特殊的方法可以预测哪些患者使用马法兰会出现这种副作用。马法兰引起肺副作用发病率通常很低，因此该药广泛用于骨髓瘤的长期治疗。

5. 异环磷酰胺

异环磷酰胺在结构上与环磷酰胺类似，用于各种各样的实性肿瘤如肺癌、睾丸癌及乳腺癌的治疗。文献报道有使用异环磷酰胺治疗继而出现亚急性间质性肺炎的案例,但异环磷酰胺的具体作用尚不清楚。异环磷酰胺也常与其他化疗药物如多西他赛联用。环磷酰胺引起致命性肺炎及高铁血红蛋白症的报道各有一例,猜测可能是该药与4硫代异环磷酰胺之间相互作用引起,4硫代异环磷酰胺是异环磷酰胺、谷胱甘肽及氧化应激生成物的代谢产物[36]。

6. 其他烷化剂

甲基苄肼主要用于治疗霍奇金淋巴瘤和胶质母细胞瘤。使用该药物的患者出现间质性肺炎的病例报道较罕见,有时肺部的表现以嗜酸性粒细胞增多为特点,提示其是一种过敏反应。弥漫性不可逆性进展的肺纤维化也很少见[37]。

奥沙利铂与喉感觉迟钝有关,其与5-氟尿嘧啶联用可引起弥漫性肺泡损伤。约1.3%患者在药物输液过程中可出现典型的重度过敏反应。嗜酸细胞性肺炎也鲜有报道[38,39]。

替莫唑胺是第二代烷化剂,目前认为其和放疗联用是胶质母细胞瘤的标准辅助治疗方案,也可以用来治疗转移性黑色素瘤。该药导致的呼吸系统副作用可能主要表现为咽炎、鼻窦炎、咳嗽、上呼吸道感染和呼吸困难。Ⅱ期临床试验中发现高达4.8%的患者出现肺炎。当前有1例机化性肺炎患者停药后病情有好转的报道[40]。

氯脲霉素是一种用于治疗神经内分泌肿瘤的烷化剂,一些患者会出现轻度肺炎。在所有的案例中停药并给予糖皮质激素治疗后肺炎均可好转[41]。

(三) 抗代谢药

1. 氨蝶呤

甲氨蝶呤用于许多恶性肿瘤的联合方案中,也广泛用于良性疾病如牛皮癣和类风湿性关节炎。甲氨蝶呤与叶酸代谢有关,因此可以特异性作用于复制的细胞,从而导致各种不良反应如骨髓抑制、黏膜炎、脱发和胃肠道表现。大约有10%的患者会出现肺毒性损伤但很少出现致命性损伤。通常,初次用药几天到几周后会出现呼吸困难、干咳、发热。但有少部分患者在用药后数月甚至数年才出现临床症状[42]。

不论是否使用糖皮质激素,甲氨蝶呤性肺炎(电子图71-4)几乎均可逆转。甲氨蝶呤性肺炎患者中至少有一半人会出现嗜酸性粒细胞增多,因此认为该病是一种过敏反应[14]。该反应有一个特点,即该病好转后再次使用甲氨蝶呤则不会再次出现症状复发[43]。大约有1/3的患者肺活检可见较少的肉芽肿形成,而这与其他化疗药物相关性肺疾病的表现很不同(电子图71-5)[6]。偶会出现肺门淋巴结肿大,这与结节病的表现很相似。与其他细胞毒性药物一样,细胞异型性不会出现。

胸片多表现为双肺肺野均匀性阴影。至少有10%~15%的甲氨蝶呤肺毒性损伤患者可见肺门淋巴结增大及胸腔积液。与大多数其他化疗药物导致的肺毒性损伤形成鲜明对比,在对接受甲氨蝶呤治疗的患者的前瞻性研究中发现DL_{CO}未早于亚临床肺毒性损伤的出现。此外,甲氨蝶呤肺毒性损伤与剂量似乎无关。鞘内注射甲氨蝶呤或鞘内注射后口服会导致小部分患者出现致命性反应。甲氨蝶呤相关的另外两个重要临床表现应当注意。一是有些仅接受甲氨蝶呤或联合糖皮质激素治疗的患者会

出现机会性感染,尤其是肺孢子虫肺炎,需要排除T细胞缺陷有关的机会性感染[44]。其次是有报道EB病毒相关的淋巴瘤患者停药后症状有所好转,这可能与甲氨蝶呤引起的免疫监视改变有直接的关系(如移植后淋巴增殖性疾病也可见)。该病的临床、影像学表现以及其他临床特征与甲氨蝶呤性肺损伤十分相似[44]。

2. 硫唑嘌呤和6-巯基嘌呤

目前已有20多例硫唑嘌呤性肺炎的相关报道。该病总体净发病率很低,因此硫唑嘌呤广泛用于肿瘤和非肿瘤性疾病。但任何使用了硫唑嘌呤的患者都应考虑到有患硫唑嘌呤性肺炎的可能。硫唑嘌呤经代谢可生成6-巯基嘌呤,有少部分案例报道该代谢产物可引起细胞毒性间质性肺炎[5],但大多数患者使用该药的同时也接受其他有潜在肺毒性的药物,因此不能明确究竟是何种药物诱发的肺损伤。

3. 阿糖胞苷

阿糖胞苷(ara-C)是一种细胞毒性药物,用于骨髓移植之前诱导缓解急性白血病和其他血液系统肿瘤。ara-C强化治疗可导致致命性非心源性肺水肿快速发生(图71-3)[5]。ara-C肺毒性损伤的组织学检查表现为肺泡内大量蛋白质类物质沉积,但无其他细胞毒性药物出现的细胞异型性及单核细胞浸润。两项大型研究表明在用药期间13%~38%的肺毒性损伤患者可发展为呼吸窘迫,其中近一半患者在用药一个月内即可出现症状,且该病的死亡率较高。ara-C诱导该副反应发生的机制尚不清楚。ara-C肺毒性损伤的治疗主要为支持治疗,如机械通气、维持体液平衡、预防感染并发症。

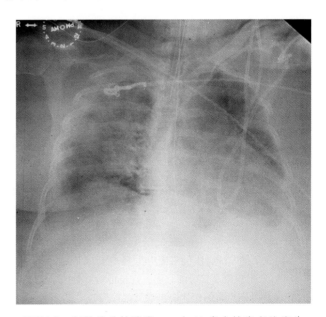

图71-3 阿糖胞苷性肺病。一名44岁女性患者的胸片提示阿糖胞苷引起的急性非心源性肺水肿。组织学检查显示肺泡内大量蛋白质形成透明膜,未见其他反应

4. 吉西他滨

吉西他滨是一种嘧啶类似物,结构、活性均与ara-C类似。其对非小细胞肺癌、乳腺癌、胰腺癌及卵巢癌疗效较好。该药的

耐受性通常较好,最常见的毒性不良反应有骨髓抑制、恶心、皮疹、转氨酶升高以及水肿。但我们可能低估了该药的毒性反应,在使用吉西他滨的患者中,10%出现呼吸困难,而严重呼吸困难者高达5%[45-47]。接受该药治疗的0.1%～7%患者会出现非心源性肺水肿[48]。吉西他滨肺毒性损伤主要有三种表现形式:第一种形式即用药后几小时到几天出现的非特异性自限性呼吸困难;第二种形式相对少见,即出现以支气管痉挛为主要表现的急性过敏反应;第三种形式是偶有出现的重度呼吸症状,即输注该药几小时内就出现严重的呼吸困难及肺部阴影,可能进展为威胁生命的呼吸功能不全的特质性反应(图71-4)。大多数吉西他滨性肺毒性损伤患者停药后都会有好转。少数重症患者,则可能需要停药并使用糖皮质激素、维持体液平衡及利尿剂治疗[45]。也有案例报道吉西他滨导致弥漫性肺泡出血、肺静脉闭塞及血栓性微血管病。

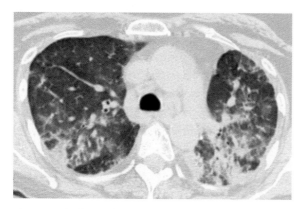

图71-4 吉他西滨性肺病。一名吉他西滨性肺病患者的胸部CT图,表现为混合性的肺泡和间质浸润性改变

5. 氟达拉滨

氟达拉滨是一种核苷类似物,主要用于慢性淋巴组织增生性疾病的治疗。在一项105名患者的研究中,氟达拉滨性肺毒性损伤的发病率大约为8.6%[49-51]。氟达拉滨性肺毒性损伤患者早在第一轮化疗后3天就可以出现呼吸困难,但也有报道肺部症状出现比较迟的。胸片表现为间质性改变或混合性肺泡-间质性改变,也有出现结节影。与使用其他化疗药物一样,应当尤其小心机会性感染。大多数患者停药后使用糖皮质激素症状可以好转。

6. 吡曲克辛

吡曲克辛是一种口服的二氢叶酸还原酶抑制剂,用于治疗寄生虫感染、牛皮癣及移行细胞癌。它与甲氨蝶呤密切相关,高达14%使用吡曲克辛的患者会出现肺毒性损伤[52]。

7. 亚硝基脲

亚硝基脲化合物可用于治疗神经胶质瘤等其他中枢神经系统肿瘤以及自体骨髓干细胞移植前的辅助治疗。亚硝基脲肺毒性损伤已众所周知,且肺毒性损伤是这一类药物最常见的副作用之一。尤其是双氯乙亚硝脲(BCNC,卡莫司汀),既可引起急性肺损伤(见电子图91-13)也可引起迟发性肺损伤,其好发于肺上叶[53]。BCNC所致的肺毒性损伤发病率为1.5%～20%,并与

剂量相关,若使用总剂量高于1500mg/m²,出现肺病的发病率可高达50%。但也有报道使用极低剂量的BCNC也会引起肺毒性损伤。急性亚硝基脲肺损伤的治疗时间通常为6个月至3年。与环磷酰胺、放疗及其他化疗药物之间可能存在协同效应。通常,急性亚硝基脲肺损伤的结局无法预测,有时会导致患者死亡。有少数案例报道使用甲基氯环己亚硝脲(methyl-CCNC)和氯环己亚硝脲(CCNC)可引起肺毒性损伤。该药引起的肺毒性损伤所表现出的发热较其他化疗药物少见。治疗通常为停用该药并给予糖皮质激素,但其治疗效果不理想[54]。

BCNC肺毒性的长期并发症为肺上叶纤维化,可能在化疗结束后的许多年后出现。O'Driscoll等人[55]对17名患者随访了17年,其中12名患者(71%)后期进展为肺上叶纤维化。肺纤维化通常起病隐匿,一旦出现就会持续进展。尚未证实糖皮质激素对延缓BCNC肺上叶纤维化有效果。另一种罕见的药物导致的并发症是气胸,几乎仅有亚硝基脲化合物才会导致此种并发症,这可能与BCNC肺毒性损伤患者出现肺上叶纤维化改变有关。

也有报道其他亚硝基脲化合物如洛莫司汀(CCNU)、司莫司汀(甲基CCNU)、福莫司汀(CENU)和氯脲霉素(DCNU)引起肺纤维化的案例[56],但这些药物引起的气胸少有报道。

(四)鬼臼毒素

1. 依托泊苷和替尼泊苷

依托泊苷(VP-16)是一类拓扑异构酶Ⅱ抑制剂,广泛应用于非小细胞和小细胞肺癌的联合化疗。尽管其应用广泛,但仅有少数依托泊苷肺毒性损伤案例报道[57]。大部分案例报道肺毒性损伤是在长期用药治疗后才出现,但也有少部分患者于第一轮化疗时就出现肺毒性损伤。其组织学特点为肺泡水肿、弥漫性肺泡损伤及不典型肺泡Ⅱ型细胞的存在。治疗包括停止用药和使用糖皮质激素。此外,依托泊苷可以使细胞内甲氨蝶呤水平升高,因此联合使用依托泊苷和甲氨蝶呤在导致肺毒性损伤方面具有协同作用。

替尼泊苷,是另一种鬼臼毒素类药物,可以引起高达3.6%～6.5%的患者出现过敏反应。该药引起的毒性不良反应包括呼吸困难、支气管痉挛和高血压[52]。

2. 紫杉醇

紫杉醇是一类用于治疗肺癌、乳腺癌和卵巢癌的疗效卓越的化疗药物。紫杉醇导致的肺毒性损伤案例已有文献报道,但其发病率尚不清楚。患者用药后几分钟内即可出现咳嗽、呼吸困难、喘息和肺闷等症状,此现象是一种典型Ⅰ型变态反应。其机制为免疫球蛋白E对抗紫杉醇或者其载体聚氧乙烯蓖麻油[58]。该反应可见于30%的患者,给予患者糖皮质激素可以预防该反应的发生。其胸片多表现为网状或结节影[59],但也有报道其表现为一过性阴影或间质性肺炎(电子图71-6)。紫杉醇引起的直接肺毒性损伤的真正的发病率目前还不清楚。一项包括33名接受紫杉醇和卡铂(一种几乎无肺毒性药物)治疗非胸部肿瘤患者的肺功能前瞻性研究提示这些患者仅出现DL_{CO}减少,无其他临床及影像学肺毒性损伤的证据[60]。而在其他肺癌患者的研究中,患者出现显著的早期和晚期肺毒性损伤的比例分别占10%和68%[61,62]。由于紫杉醇的直接肺毒性作用,使其造成

的肺毒性损伤很难与胸部肿瘤本身症状及其他用于这些患者的细胞毒性药物引起的损伤进行区分[61]。因此,临床医生应当谨慎紫杉醇潜在引起肺功能损伤的作用。

3. 多西他赛

多西他赛(泰索帝)是另一种用于治疗乳腺癌和非小细胞肺癌的紫杉烷类化合物。偶会出现过敏反应引起的肺毒性损伤[63],而这些患者对糖皮质激素治疗的反应迅速。有一小部分案例表明联合使用多西他赛和吉西他滨有诱导重度肺毒性损伤的倾向[64]。有些患者会出现毛细血管渗漏综合征伴周围组织水肿、非心源性肺水肿和(或)胸腔积液[65,66]。预防性给予糖皮质激素可以减轻胸腔积液的严重程度[67]。

(五)长春碱

长春碱是一种来自于长春花的生物碱,其是古老的化疗药物,但至今仍在使用。长春碱广泛用于各种血液和实性肿瘤的联合化疗。传统意义认为长春碱几乎不会引起任何形式的肺毒性损伤。但有案例报道,当与其他药物尤其是丝裂霉素 C 联用时可引起肺部并发症,如支气管痉挛、间质性肺炎和非心源性肺水肿[68,69]。

(六)全反式维甲酸

全反式维甲酸(ATRA)用于治疗急性早幼粒细胞白血病,其作用机制为它可以促进髓样前体细胞分化,刺激白血病细胞的成熟从而缓解病情。在治疗早幼粒细胞白血病期间,该药还可以减少弥漫性血管内凝血和出血性并发症。唯一限制该药使用的并发症是高达 25% 的患者出现分化综合征(以前称之为维甲酸综合征)。该综合征表现为弥漫性水肿、胸膜心包积液以及非心源性肺水肿,可能进展为毛细血管渗漏综合征(电子图 71-7 和电子图 71-8),高血压和急性肾衰也常常出现。毒性损伤表现可以突然出现在使用该药治疗的第 2 ~ 21 天,其发病机制尚未明确阐明,但认为其是由于新近成熟的骨髓细胞大量释放细胞因子和单核细胞黏附至肺动脉内皮引起的。事实上,一些研究发现大量的白细胞与增加该综合征的发病率有关,但也有不同观点的存在。此外,也有报道该药可引起多发性出血。在一项研究中,35 名早幼粒细胞白血病接受 ATRA 治疗,其中有 9 名出现了呼吸窘迫[70],静脉给予这些患者糖皮质激素治疗似乎有一定效果。基于这些观察,另一项研究指出如果预防性口服激素治疗,ARTA 肺部并发症的发病率可以降低约达 10%[71]。

ARTA 肺毒性损伤的死亡率大约为 9%,其肺部组织学表现为间质性浸润成熟骨髓细胞。但 ARTA 导致的肺综合征总体病程是持续演变的,包括 BAL 液中出现骨髓细胞和原始细胞、肺结节影、肺白细胞瘀滞、非心源性肺水肿、ARDS、Sweet 综合征和弥漫性肺泡出血[71]。

(七)伊立替康和拓扑替康

伊立替康是一种半合成的喜树碱,可单独使用或与 5-氟尿嘧啶联用治疗晚期结肠癌,也用于一些肺癌试验。日本早期的伊立替康研究表明其导致的肺炎发生率为 1.8%[72-74],在这些研究中,肺炎临床特点为呼吸困难、发热、肺网状结节影。推荐经验性使用糖皮质激素治疗,但有些患者会进展为致死性呼吸衰竭。后续的

美国试验表明,咳嗽和呼吸困难约占使用该药患者的 20%。但许多患者都存在胸内恶性肿瘤,因此真正的伊立替康肺毒性损伤的发病率应显著低于后续的试验(约 0.4%)[75]。放疗及患者用药前就有的肺基础疾病会增加该药引起肺毒性损伤的风险。美国已报道一些伊立替康导致的重度间质性肺炎的案例。患者之前就有肺基础疾病可能增加了风险。

拓扑替康是一种类似于伊立替康的药物,其导致的肺毒性损伤有弥漫性肺泡损伤和缩窄性细支气管炎等,但此类报道较少。

(八)靶向治疗药

1. 单克隆抗体

随着我们对肿瘤机制认识的不断增加,识别特异性肿瘤抗原启示我们开发了特异性免疫治疗包括单克隆抗体的治疗方法。因此出现了一些新的分子药物,这些药物作为辅助治疗对多种肿瘤有潜在的治疗效果。

(1)贝伐单抗:贝伐单抗(阿瓦斯汀)是针对血管内皮生长因子的单克隆抗体,用于抑制肿瘤新血管生成。它与传统的化疗药物协同用于治疗转移性结肠癌、肾细胞癌、乳腺癌、肉瘤、卵巢癌、成胶质细胞瘤和非小细胞肺癌。其可以引起出血性并发症包括由于肿瘤广泛性坏死导致的致死性肺出血,这些并发症主要见于鳞状细胞肺癌患者。贝伐单抗可以双倍增加血栓栓塞性疾病的发病率,这可能是由于继发于凝血二次活化导致内皮暴露从而引起血管损伤。有报道该药可引起血栓性微血管病伴高血压和急性肾衰,也有引起充血性心衰,但其中多数患者均同时使用了贝伐单抗与蒽环类药物[76]。贝伐单抗治疗肺癌的患者中也有发生气管食管瘘和支气管食管瘘的[77-79]。

(2)西妥昔单抗和帕尼单抗:西妥昔单抗和帕尼单抗是两种针对表皮生长因子受体(EGFR)的单克隆抗体,逐渐用于治疗多种肿瘤。它们均可造成罕见的肺毒性损伤。有报道指出使用西妥昔单抗的 0.4% 患者会出现间质性肺炎,而 23% 的患者可出现支气管痉挛和声嘶的输液反应。帕尼单抗也会引起类似的输液反应,且 1% 的患者可能会表现为重症输液反应。现在已有越来越多关于帕尼单抗引起的间质性肺炎和肺纤维化的案例。在某些患者中,间质性肺病是致死性的,因此如果肺毒性损伤明显,则应停用帕尼单抗并使用糖皮质激素进行治疗[80,81]。

(3)曲妥珠单抗和 Ado-曲妥珠单抗 Emtcine:曲妥珠单抗可以选择性结合人表皮生长因子受体 2(HER-2)蛋白,用于HER-2 阳性的转移性乳腺癌的辅助治疗。与其他单克隆抗体类似,15% 的患者会出现输液反应,且与血管性水肿、发热和支气管痉挛潜在相关。在约 0.5% 的案例中,曲妥珠单抗不良反应以急性或亚急性间质性肺炎形式出现,其死亡率约0.1%[82]。日益增多的案例报道表明间质性肺炎很罕见但其是曲妥珠单抗真正毒性表现之处。Ado-曲妥珠单抗是一种含曲妥珠单抗和细胞毒性微管抑制剂的结合物,也用于治疗乳腺癌,其可引起急性肺炎。该药引起急性肺炎的发病率为0.8% ~ 1.2%,但可威胁生命。因此,若肺炎逐渐进展则应立即停用 Ado-曲妥珠单抗[83]。

(4)利妥昔单抗:利妥昔单抗是一种抗 CD20 嵌合单克隆抗体,1997 年批准该药用于治疗非霍奇金淋巴瘤。利妥昔单抗的适应症逐渐增加,导致其在自身免疫疾病及移植后淋巴增生性

疾病的各种疾病中使用指数上升。利妥昔单抗最常见的副作用是输液反应,50%以上的患者会出现该反应。输液反应的症状有发热、寒战、呼吸困难、低血压、鼻炎、荨麻疹、皮肤瘙痒、喉异物感和舌头肿大。减慢输液速度或停止输液可以减轻症状,有时需要使用糖皮质激素治疗。总体上,其他利妥昔单抗引起的肺部并发症都很罕见。2007 年的一篇文献复习报道利妥昔单抗引起的间质性肺炎仅有 16 例。该药引起的特殊肺损伤病理表现为弥漫性肺泡出血和脱屑性间质性肺炎,但这只是基于单个病例报告,因此有一定局限性[84]。

2. 酪氨酸激酶抑制剂

(1) 吉非替尼:吉非替尼(易瑞沙)是一种选择性 EGFR 酪氨酸激酶抑制剂,用于治疗晚期非小细胞肺癌和 EGFR 活化突变性疾病。吉非替尼可以引起急性间质性肺炎,其总体发病率小于 1%,但死亡率接近 30%[85,86]。其最常见的临床表现是急性呼吸困难伴或不伴咳嗽、发热[85]。日本人的症状发作时间平均为 24~31 天,而美国人为 42 天[85]。胸部 CT 可见弥漫性磨玻璃影及多发性肺实变[87]。组织学表现为弥漫性肺泡损伤、间质性炎症伴或不伴纤维化以及机化性肺炎[86,88-90]。虽然一些患者对停药、使用糖皮质激素有效,但还有一些患者却会进展为爆发性呼吸功能不全。因此,临床医生使用吉非替尼治疗时应当小心警惕这种肺部并发症,一旦症状和影像学进展就应停药。糖皮质激素对该并发症的疗效尚不清楚。

(2) 厄洛替尼:厄洛替尼(特罗凯)是另外一种 EGFR 拮抗剂,在美国其广泛用于伴有 EFGR 突变的晚期肺腺癌的治疗。厄洛替尼很少引起肺毒性损伤[91-93],但对患者进行活检可见机化性肺炎和弥漫性肺泡损伤[93]。临床表现与大多数其他药物诱导的肺损伤类似,主要为呼吸困难、咳嗽和低热。引起肺毒性损伤的平均时间为 47 天[91]。治疗上,除了停药外主要使用支持治疗,糖皮质激素治疗疗效尚不清楚。

(3) 伊马替尼:伊马替尼(格列卫)是一种 Bcr-Abl、KIT、血小板源性生长因子(PDGFR)酪氨酸激酶抑制剂,用于慢性粒细胞白血病和胃肠道间质瘤的治疗[94]。常见的并发症为体液潴留引起的周围组织水肿、眶周水肿及肺水肿[95-97]。有案例报道其可引起肺嗜酸性粒细胞浸润或急性间质性肺炎[94,98-101]。出现呼吸困难、咳嗽和低热症状的平均时间为 49 天[102]。影像学表现为磨玻璃影、实变或结节影。BAL 中可见淋巴细胞、泡沫细胞,有些患者还出现嗜酸性粒细胞增多[101,103,104],也有外周血嗜酸性粒细胞增多的报道[103]。肺活检可见间质性炎症和纤维化、肺炎及肺泡蛋白沉积症[99,103,104]。治疗上,许多案例采用停药并给予糖皮质激素的治疗方法。再次用药并不总会引起肺损伤复发,因此临床医生必须仔细斟酌是使用替代药物还是再次使用该药[103,105]。

(4) 达沙替尼:达沙替尼是一类 Bcr-Abl 酪氨酸激酶抑制剂,用于治疗费城染色体阳性的慢性粒细胞白血病(CML)。达沙替尼可以引起胸腔积液、肺动脉高压和肺实质异常病变。10%~35% 接受该药治疗的患者可以出现胸腔积液,积液多为淋巴细胞性渗出液[106-110]。具有肺基础疾病及较高的每日初始剂量是该药导致胸腔积液的危险因素[108]。治疗胸腔积液的方法还不清楚,但目前主要治疗方式为停药并使用糖皮质激素、利尿剂和胸腔穿刺术[106,108,111,112]。使用达沙替尼治疗后 8~48 个月可出现一种罕见并发症即:肺动脉高压[113-117],其主要症状为

呼吸急促、呼吸困难、疲劳和外周水肿[113-117]。如果出现肺动脉高压,则应立即停止使用达沙替尼且不能再次使用该药[113-117]。肺炎是达沙替尼另一种罕见的并发症。在一项对达沙替尼治疗患者的研究中,40 名患者(23%)出现了肺部异常[118],其中 9 例肺实质异常的患者肺改变能出现好转或部分好转,达沙替尼停药可使 5 例患者好转,糖皮质激素使用可使 1 例患者完全缓解[118]。对肺实质异常的患者可考虑再次使用达沙替尼[118]。

(5) 伯舒替尼:伯舒替尼是另外一种靶向 Bcr-Abl 的酪氨酸激酶抑制剂,用于治疗费城染色体阳性的 CML。与达沙替尼类似,胸腔积液是其最常见的肺毒性损伤[119]。

(6) 舒尼替尼和索拉非尼:舒尼替尼和索拉非尼是一种可以阻滞细胞内血管内皮生长因子(VEGF)受体的一类小分子酪氨酸激酶抑制剂。舒尼替尼用于抑制胃肠道间质瘤和肾细胞癌的血管增生。舒尼替尼可以引起呼吸困难和咳嗽[120],但很少会引起肺栓塞。索拉非尼用于抑制肾细胞癌和不能手术切除肝癌的血管增生。索拉非尼使用期间引起的肺毒性损伤可表现为弥漫性肺实变影、呼吸困难、咳嗽和发热[121]。虽然其毒性肺损伤鲜有报道,但对某些患者来说却是致死性的,因此如果疑有肺毒性损伤就应立即停药[121]。

3. 免疫调节剂

(1) 干扰素:干扰素广泛用于治疗肿瘤、感染及炎症性疾病。α 干扰素和 β 干扰素已用于治疗毛细胞白血病、骨髓瘤、T 细胞淋巴瘤、慢性粒细胞白血病、恶性胸腔积液、黑色素瘤、肾细胞癌和卡波氏肉瘤。γ 干扰素已用于间皮瘤、非小细胞肺癌和特发性肺纤维化的试验研究。

使用干扰素可以引起各种各样的肺不良反应。例如干扰素 α 可以引起哮喘患者出现重度支气管痉挛[122]。此外,很难区分肉芽肿反应是干扰素治疗引起还是结节病引起的(电子图 71-9)[123]。干扰素减量或停药或加用/不加用糖皮质激素治疗对这些毒性反应通常是有效的。受药物影响的患者可出现肺、淋巴结、肝和皮肤非干酪性肉芽肿。

也有报道干扰素引起的间质性肺疾病[124],临床症状表现为呼吸困难、咳嗽,胸片表现为双侧肺实变,BAL 液中可见 CD8 为主的淋巴细胞反应,组织学表现为细胞内间质变化。干扰素治疗还可引起机化性肺炎[125]。大多数受累的患者对停用干扰素加用糖皮质激素治疗有效。最近,γ 干扰素已用于特发性肺纤维化的治疗。一项研究报道,在 γ 干扰素治疗期间,4 名晚期特发性肺纤维化患者出现急性呼吸衰竭,且对糖皮质激素治疗无效,导致其中 3 名患者死亡[126]。当 γ 干扰素用于免疫调节治疗非小细胞肺癌时可引起重度放射性肺炎的发病率增高。

(2) 雷帕霉素类似物:西罗莫司是从吸水链霉菌中分离出来的,其最初是作为抗真菌剂应用于临床,之后该药是针对哺乳动物雷帕霉素(mTOR)的大环内酯类抗生素抑制剂,本质上具有抗增殖和免疫抑制作用,用于防止实体器官移植的排斥反应和作为药物洗脱支架的涂层剂。目前正在研究其对淋巴管肌瘤病的治疗作用[127]。西罗莫司的药物毒性反应有如下几种类型:亚急性间质性肺炎(电子图 71-10)(通常停药后会好转)、机化性肺炎以及弥漫性肺泡出血。有罕见病例报道该药会引起肺泡蛋白沉积症和肉芽肿的出现。该药引起的这些并发症的特点是具有停药后可逆性,但是有时候对免疫抑制易患各种机会感染人群

的诊断相对来说比较困难[128]。

依维莫司是一种 mTOR 途径类似的抑制剂,作为免疫抑制剂用于实体器官移植,也用于治疗肾细胞癌和神经内分泌肿瘤。其引起的肺毒性损伤类型为机化性肺炎和亚急性间质性肺炎[129]。间质性肺炎的严重程度轻重不一。在一项患有间质性肺病且同时使用依维莫司患者的研究中,4 例患者 BAL 淋巴细胞增多,其中 2 例患者还存在嗜酸性粒细胞增多[130],对其中 3 例患者行支气管活检,显示间质淋巴细胞炎症和隔膜增厚[130]。轻度患者可观察治疗,而重症患者则需要停止用药并给予糖皮质激素[131,132]。使用糖皮质激素治疗的疗效尚不明确。

坦西莫司可用于各种实体肿瘤如子宫内膜细胞癌、乳腺癌和神经内分泌肿瘤的治疗,FDA 批准该药用于治疗晚期肾细胞癌。在一项纳入 22 名使用坦西莫司患者的回顾性研究中,8 名(36%)患者出现了肺部并发症,其中的一半患者有临床症状。影像学主要有两种表现即磨玻璃影或肺泡实变影。当再次用药时某些患者肺部并发症会复发[133],建议这些患者停止用药[134,135]。

三、抗菌药

(一) 呋喃妥因

1. 急性反应

呋喃妥因性肺炎可能是最常见的药物性肺病之一[136-138]。人们常常会低估急性肺反应的发生,其发病率在 1/550 ~ 1/5400 之间[138]。急性呋喃妥因反应机制尚不清楚。

典型的反应是在用药后几小时到几天即出现,多发于女性,可能是女性使用该药较多。发热见于大多数患者,而呼吸困难几乎见于所有患者,咳嗽见于 2/3 的患者。其余辅助检查表现为:1/3 患者可出现白细胞和嗜酸性粒细胞增多,接近一半患者的血沉升高。影像学表现为肺泡改变或间质性改变或两者均存在。该反应可以是单侧或不对称性的,且在碱性环境下表现明显。1/3 患者可出现胸腔积液,多为单侧。大量案例报道该药可引发支气管痉挛,并且可见于无肺实变或胸膜疾病患者,但其发病率未知[138]。

治疗方案为停止用药及支持治疗,目前尚不清楚糖皮质激素是否可以迅速缓解病情。也有呋喃妥因诱发 SLE 伴胸膜疾病和阳性抗核抗体的案例报道。

2. 慢性反应

在急性和慢性呋喃妥因反应之间没有临床重叠。慢性反应相对于急性反应更少见。在慢性反应中,发热和嗜酸性粒细胞增多则更少见[137-139]。呼吸困难和咳嗽通常起病隐匿,一般于连续或间断使用呋喃妥因 6 月到数年才出现。慢性反应多见于女性。

胸部影像学多表现为弥漫性间质性改变[138,139]。慢性反应过程中不会出现支气管痉挛或阻塞性气道疾病。肺功能测试多提示为限制性。BAL 通常为淋巴细胞性反应。肺组织学分析可见炎症细胞和纤维化。该反应在临床、影像学以及组织学上的表现都类似间质性肺病,包括普通型间质性肺炎和非特异性间质性肺炎的表现(电子图 71-11)。

文献中针对使用糖皮质激素治疗的疗效结果不一,我们的

经验是其常可显著缓解病情。有人指出停止用药后肺部阴影可以自行消散[139],但我们的观点则是停用呋喃妥因后观察 2 ~ 4 个月再复查胸部影像和肺功能,如果患者没有明显改善则需使用糖皮质激素[140]。

(二) 柳氮磺嘧啶

柳氮磺嘧啶是长年用于治疗炎症性肠病的一类抗菌药[141]。其肺不良反应有两种类型:一种为肺部阴影伴嗜酸性粒细胞增多,另一种则表现为机化性肺炎的肺损伤。柳氮磺嘧啶持续治疗 1 ~ 8 个月后,约一半患者开始出现咳嗽、呼吸困难和发热。胸片为多变的肺部阴影,从肺上叶肺泡阴影到弥漫性间质性病变都有。一半以上的患者会出现血嗜酸性粒细胞显著增多,停止用药 1 周 ~ 6 个月后病变会消失,如果有必要的话可加用糖皮质激素。柳氮磺嘧啶代谢生成 5-氨基水杨酸和磺胺吡啶,两者均可引起嗜酸性粒细胞性肺炎。对疑有柳氮磺嘧啶肺病的患者,我们需要谨记除了柳氮磺嘧啶可引起肺部损伤,炎症性肠病本身也可以引起气道炎症、间质性肺病,包括机化性肺炎形式的肺损伤、中性粒细胞坏死性肺结节和浆膜炎,但大多这些疾病对糖皮质激素的治疗都有效。

(三) 其他抗菌药

有许多个案报道各种抗菌药的罕见不良反应。鉴于这些药物广泛使用,它们的不良反应发病率都很低。许多这些不良反应表现为肺部阴影伴嗜酸性粒细胞增多(电子图 71-12)。目前已知当多粘菌素和氨基糖苷类抗生素血药浓度水平过高时会诱发患者呼吸肌无力[142]。当抗生素直接灌注进入患者腹腔或胸腔时,或给予肾衰竭患者抗生素,或在全麻时给抗生素同时给予另一种肌肉松弛剂会使这些患者血中抗生素达到毒性水平,使用毒扁豆碱后这些副作用可获得逆转。联合给予两性霉素 B 和粒细胞会使一些患者肺功能短暂恶化[143]。

四、毒品

(一) 海洛因

虽然呋喃妥因是最常见引起肺不良反应的处方药,但海洛因性肺水肿才是全球最常见的药物性肺病。美国主要城市的所有医院都接收过海洛因性肺水肿患者。海洛因是二乙酰吗啡,由于其脂溶性较强,因此其比吗啡更容易跨越血脑屏障。海洛因引起的非心源性肺水肿的机制包括:对肺泡-毛细血管膜的直接毒性作用,导致渗透性增加继而外渗液进入肺泡;中枢神经系统损伤的神经反应;过敏或超敏反应;肺泡毛细血管膜的急性缺氧再次引起渗透性增加。首次静脉使用海洛因就可以引起肺水肿。海洛因的毒副作用与剂量有关,然而确切的剂量未知。高达 40% 的吸毒住院患者住院是因为急性药物过量引起的严重低氧血症和高碳酸血症。该非心源性肺水肿起病与 ARDS 难以区别,其肺毛细血管楔压通常在正常范围。典型表现为开始静脉推注后几分钟之内即出现呼吸困难和嗜睡,但也有报道发病时间可延迟至几小时甚至几天。患者低通气就会导致低氧和高二氧化碳,瞳孔常缩小,肺部听诊可闻及湿啰音。典型的影像学(见图 62-4)提示非心源性肺水肿改变,酸中毒可以是代谢性也

可以是呼吸性的。

高达一半的该类患者可以出现呕吐和误吸现象,这使得胸片解释起来变得复杂且会导致继发性细菌感染。如果肺部阴影在治疗24~48小时还不消散则应该怀疑肺部细菌感染。其他可导致肺部异常的因素包括感染所致的血栓性静脉炎或三尖瓣心内膜炎的脓性血栓。治疗包括使用呼气末正压辅助通气、吸氧和静脉注射纳洛酮逆转呼吸抑制,这对非心源性肺水肿治疗已经足够,且随着时间的推移该病可自行逆转。在此过程中不必使用糖皮质激素。由于约半数的患者会发生误吸导致有细菌感染的可能,因此推荐使用抗菌药。海洛因滥用者还可出现支气管扩张和慢性支气管炎坏死。反复误吸比海洛因伴或不伴肺水肿有更多的后遗症。肺水肿患者的肺功能异常。即使影像学肺水肿消失,肺容积回到正常值之后,DL_{CO}减少仍可存在。慢性海洛因吸毒者和其他非法静脉注射毒品的人,相对于单纯急性肺损伤后遗症,肺功能异常可能与滑石性肉芽肿的关系更密切(见后述)。

(二) 美沙酮

美沙酮所导致的后遗症与海洛因类似,且有类似的发病机制。治疗与海洛因诱导的肺后遗症的治疗也一致。口服或静脉注射过量美沙酮引起非心源性肺水肿都有报道。

(三) 哌甲酯

哌甲酯所引的副作用较海洛因或可卡因更为严重[144,145]。哌甲酯滥用的形式有口服及静脉注射。在一项哌甲酯滥用病例研究中,22名全部患者都有胸痛和喘息的症状,大多数患者存在肺功能异常和咯血[144]。而在另一项研究中,尸检发现7名患者存在全小叶型肺气肿[145](电子图71-13)。

(四) 可卡因

可卡因的使用仍然是世界一大难题,有越来越多是由于静脉使用和吸入该药引起肺不良反应的报道。这些报道还不包括可开因对心脏影响造成左心衰伴充血和肺水肿。可卡因的主要副作用是感染、误吸、非心源性肺水肿(电子图71-14)、微血栓、滑石肺、弥漫性肺泡损伤、弥漫性肺泡出血(电子图71-15)、肺泡内嗜酸性粒细胞浸润、肺部肿块伴或不伴空泡形成以及机化性肺炎形式的肺损伤(表71-3)[146,147]。

表71-3 可卡因的主要副作用

感染或误吸导致的非心源性肺水肿
微血栓
滑石肺
弥漫性肺泡损伤
肺泡出血
肺泡内嗜酸性粒细胞浸润
肺部肿块伴或不伴空泡形成
机化性肺炎

(五) 滑石性肉芽肿

滑石(硅酸镁)和其他试剂如纤维素当做填充物而应用于许多口服药物使用。吸毒者滥用口服药物如度冷丁、美沙酮、哌甲酯、安非他明以及曲吡那敏时,通常将药物弄成碎片并与各种溶液混合再行静脉注射。这将导致肉芽肿性间质纤维化和肉芽肿性肺动脉闭塞的起病隐匿[146-148]。一项根据药物成瘾类型来对吸毒者进行连续验尸的大型研究表明,滑石性肉芽肿发病率为15%~80%。

滑石性肉芽肿的主要症状为呼吸困难,有些患者会伴有咳嗽。肺动脉高压的晚期阶段可能出现运动性昏厥、右心衰甚至猝死。大约有一般患者的胸片可能无异常表现。肺功能改变较其他任何表现明显异常早,可表现为弥散功能降低。注射药物所导致的肉芽肿的影像学表现为弥漫性结节,结节大小在1~3mm之间(电子图71-16),与肺泡微石症或过敏性肺炎类似。注射药物所形成的滑石肺肺部阴影在胸部CT可表现为高度衰减(电子图71-17)。糖皮质激素治疗的疗效甚微。

组织学上,肺组织表现为肉芽肿改变伴多核巨细胞、单核炎症细胞、淋巴细胞浸润以及纤维化改变。通过强烈的双折射晶体(使用偏振光)可检测到肉芽肿内的滑石(电子图71-18)。BAL液提示淋巴细胞增多,细胞内含有或不含滑石粉。

五、心血管药

(一) 血管紧张素转换酶抑制剂

血管紧张素转换酶(ACE)抑制剂广泛用于控制高血压和充血性心衰的治疗。该类药使用不久后即发现可出现干咳,少数患者会出现血管性水肿。5%~20%使用ACE抑制剂的患者可出现干咳,已报道可引起干咳的药物有卡托普利、依那普利、赖诺普利和几乎所有其他ACE抑制剂。ACE抑制剂诱导咳嗽的机制可能与ACE或内肽酶降解的缓激肽和P物质有关。咳嗽通常在开始用药后第一周出现,数月后咳嗽不会加剧。虽然ACE引起的咳嗽是良性的,但该症状很令人厌烦继而迫使受咳嗽影响的一半患者停药。偶有使用ACE抑制剂患者会出现支气管痉挛加重,庆幸的是患者可以换用其他类药。由于再次使用该类药物会引起咳嗽复发,因此不推荐再次使用不同的其他类ACE拮抗剂。停用该类药后咳嗽在4天内缓解则可证实诊断。值得注意的是,选择性血管紧张素受体拮抗剂引起干咳的发病率比ACE抑制剂低得多,因此其可以作为许多患者治疗的选择。

ACE抑制剂引起的血管性水肿很少见。约0.1%~0.2%的ACE抑制剂使用者可出现。该并发症通常在开始治疗后几小时至1周内出现,可危及生命。该副反应通过缓激肽介导,但也可能涉及自身抗体和补体系统的激活。治疗以支持治疗为主包括保护气道。虽然常使用肾上腺素、抗组胺药和糖皮质激素来治疗该并发症,但目前尚不清楚它们对此并发症的临床价值。当因使用ACE抑制剂而出现血管性水肿的这类患者必须停药且将来也需避免使用该类药物。

(二) 胺碘酮

胺碘酮多用于对其他抗心律不齐药无效的室性和室上性

心律失常患者的治疗。该药有许多副作用,如角膜色素沉积(几乎100%患者都会出现)、周围神经病变、肝功能障碍、甲状腺功能不全(包括甲状腺功能低下和甲状腺功能亢进)以及皮肤蓝色色素沉着。然而最严重的副作用是间质性肺炎,高达6%的患者可以出现间质性肺炎且其对有些患者来说是具有致命性的。

胺碘酮毒性作用的机制尚不清楚,但其与剂量相关并具有鲜明的组织学特征。组织学检查可见泡沫细胞和含层状包涵体的肺泡Ⅱ型细胞。胺碘酮肺毒性损伤的发病率变化很大,但平均为4%~6%[11,149]。多发于男性,这可能与男性使用该药较多有关。胺碘酮肺毒性损伤的主要症状包括危急的呼吸困难、干咳、偶有低热但无寒战。胸片变化很细微,最初可能为不对称性改变甚至仅累及肺上叶。如果继续使用该药,病变可扩散至肺间质或肺泡。胸腔积液不常见。10%的患者可出现胸膜炎性胸痛。肺部可闻及湿啰音,但是很难确定这是由肺水肿引起,因为充血性心衰在这些患者中也很常见。约20%的患者可以出现胺碘酮性肺炎,多数表现为急性,与肺部感染类似(电子图71-19)。

实验室检查为白细胞计数正常或轻度增加,血沉增加,一般无嗜酸性粒细胞增多,抗核抗体阴性或活性少。肺功能表现为总肺体积减小、DL_{CO}降低以及低氧血症。如果患者在用药前就有肺功能和影像学异常,则患胺碘酮性肺炎的可能性会更高。

大部分发展为胺碘酮性肺炎的患者都用药疗程至少一个月,有些甚至几年,且大多数患者接受的治疗剂量至少为400mg/d。但也有许多案例报道治疗剂量仅200mg/d也可出现胺碘酮性肺炎。也有患者接受200mg/d的治疗剂量数月或数年都没有出现胺碘酮性肺炎,而在剂量增加至可以更好控制心律失常时出现。胺碘酮的全身副作用如周围神经病变、肝功能障碍,其通常与血清水平相关,但这并不一定与肺毒性损伤同时存在。肺中磷脂转化越多也许可以解释胺碘酮引起的肺毒性损伤几率越大。诊断胺碘酮性肺炎主要手段之一是排除其他疾病。

通常情况下,胺碘酮性肺炎主要为间质性或肺泡病变(或两者都有),有时酷似嗜酸性粒细胞性肺炎伴外周阴影(电子图71-20),但有许多案例报道其表现为融合病变或其他病变(电子图71-21)。大部分这些病变都表现为机化性肺炎的肺损伤形式(见电子图71-23D)[150,151]。胸部CT可以进一步确诊该病。因为胺碘酮是一种碘化的化合物,不透射线的,因此在CT扫描时胺碘酮性肺炎病灶比胸壁周围的软组织密度影高(图71-5,电子图71-22),而该表现可以进一步支持诊断。

胺碘酮性肺炎的治疗包括停药,但效果不确切。一些没有使用糖皮质激素的患者可出现肺纤维化和呼吸衰竭而死亡,但也有一些使用了糖皮质激素的患者仍然死亡了。大部分患者对停药和使用糖皮质激素有治疗反应(见电子图71-19和电子图71-21),至少需要2个月或6个月甚至更长时间。许多胺碘酮性肺炎患者仍需使用胺碘酮,因为其是唯一能控制他们心律失常的药且联合使用糖皮质激素可以抑制其导致的肺部反应[152]。

最初人们认为,虽然以停药和加用糖皮质激素后症状消失来诊断该病,但明确诊断必须要组织学证实。BAL的结果也多

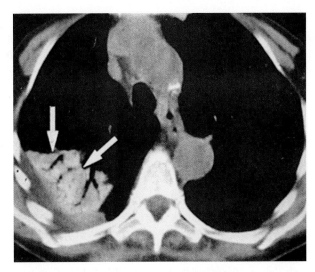

图71-5 胺碘酮性肺病。胺碘酮性肺炎胸部CT显示融合性肺部肿块(如箭头所示)。需要注意的是在这个CT中即使没有增强,肺部肿块也明显比周围软组织密度高

变。肺泡灌洗液或活检中见泡沫细胞只能证实患者接触过该药,它们的出现不一定就表示胺碘酮肺毒性损伤,而没有见到泡沫细胞也不能排除该病的诊断。镓-67扫描阳性可高度提示炎症性肺炎而不是充血性心衰,但近年来很少使用该方法来鉴别此病。如果还未确诊,临床医生就必须要决定是行开胸肺活检来排除其他疾病还是考虑减少药物剂量,或是停药,或加用糖皮质激素,或停药且加用糖皮质激素。肺活检通常可见泡沫细胞和上皮细胞以及各种其他炎症细胞浸润(电子图71-23)。胺碘酮肺损伤的组织学表现也千变万化,最常见的肺损伤表现为细胞间质性肺炎(见电子图71-23),一些患者可出现机化性肺炎的损伤表现(表71-4,见电子图71-23D)。减少胺碘酮剂量或停药后血沉下降对该病的确诊有一定价值。

表71-4 诱导机化性肺炎的药物及其相对应的治疗

博莱霉素	对应的治疗
胺碘酮	干扰素
金	甲氨蝶呤
青霉胺	丝裂霉素C
柳氮磺嘧啶	环磷酰胺
射线	可卡因

有案例报道使用胺碘酮的患者在术后18~72小时出现术后ARDS,造成一些患者死亡[153,154]。最近一项人群调查的报告指出胺碘酮引起的急性肺损伤发生率约2.7%[154]。手术期间或术后给予高浓度吸氧可能会造成该并发症。

(三) 鱼精蛋白

鱼精蛋白主要用于对抗心血管外科手术后肝素的抗凝作用。使用该药常会出现全身性低血压。然而,也有大量患者在使用该药后几分钟或1~2小时内出现非心源性肺水肿[155],此外,该药还常常引起过敏反应、支气管痉挛、肺动脉压增高(但肺动脉楔压正常)以及低血压。出现这些症状的患者中至少有一半的患者都有使用鱼精蛋白病史,包括类似的药或者鱼精蛋白

锌胰岛素。皮肤测试可以确定患者对该药的敏感性。治疗主要为支持治疗,包括若患者已拔管则需重新插管、高浓度吸氧辅助通气、大剂量使用糖皮质激素、使用 α 肾上腺素能激动剂治疗低血压。对鱼精蛋白皮肤测试阳性或曾有鱼精蛋白过敏史的患者,可使用溴化己二甲胺对抗肝素的抗凝作用。

(四) β 肾上腺素拮抗剂

β 肾上腺素拮抗剂是最常见的处方药之一。β 肾上腺素受体可以分为位于心脏的兴奋性 $β_1$ 受体和位于支气管的抑制性 $β_2$ 受体。

普萘洛尔是临床上使用的第一个 β 肾上腺素拮抗剂,很快人们就认识到其对慢阻肺患者有副作用。同时研究也表明普萘洛尔可增加正常人群和无症状哮喘患者的气道阻力[156]。因此,所有慢阻肺患者即使没有症状都应避免使用该药。下列是按支气管激发能力递减顺序排列的已应用于美国临床的 β 肾上腺素拮抗剂:普萘洛尔、噻吗洛尔、纳多洛尔、美托洛尔、阿替洛尔和拉贝洛尔[157]。

通过 β 肾上腺素拮抗剂的心脏选择性和内在拟交感活性这两个特点可以预测其引起支气管痉挛的可能性。在与避免支气管收缩方面相比较下,心脏选择性更为重要。如果一个药具有心脏选择性,则其对支气管壁抑制性 β 受体作用较小。普萘洛尔、噻吗洛尔和纳多洛尔基本没有心脏选择性因此支气管痉挛发生的风险较高。美托洛尔有部分心脏选择性,而阿替洛尔心脏选择性较高,因此有气道阻塞病的患者若需要使用 β 肾上腺素拮抗剂,阿替洛尔是更佳的选择。避免 β 肾上腺素拮抗剂支气管收缩的另一个重要的机制是其内在拟交感活性。吲哚洛尔的内在拟交感活性较强,因此其导致支气管痉挛的能力较低。但有一个例外,即拉贝洛尔,既没有心脏选择性也没有内在拟交感活性,但其诱导支气管痉挛的能力却是最低的。拉贝洛尔既有 α 受体也有 β 受体拮抗作用,因此认为它是一种能保护支气管的潜在 α 肾上腺素拮抗剂。

因此,在列出的七种药中,如果慢阻肺患者一定要用药的话,考虑到安全问题,应首选阿替洛尔次选美托洛尔最后选拉贝洛尔。如果不是必须使用该类药物,则钙通道阻滞剂是 β 肾上腺素受体阻滞剂较好的替代药物,因为其具有扩张支气管的能力。

哮喘患者使用噻吗洛尔眼药治疗青光眼也有类似的发现。有许多局部眼用噻吗洛尔造成不良事件的案例报道,其中包括许多引起哮喘持续状态而致死的案例[158]。局部应用噻吗洛尔,其可不经过肝脏代谢而直接通过结膜吸收,因此这种给药方式会导致比口服用药有较高的血清浓度。倍他洛尔是一种新型的眼用 β 肾上腺素拮抗剂,对有气道疾病的患者来说相对更安全。有个别案例报道使用 β 肾上腺素阻滞剂可引起间质性肺炎[159]。普罗帕酮是一种具有膜稳定作用的抗心律失常药物,结构与普萘洛尔类似,也可以加重支气管痉挛[160]。

(五) 妥卡尼和氟卡尼

妥卡尼用于治疗难治性室性心律失常。有 100 多例患者初次使用该药后 3 周到几个月内出现急性间质性肺炎[161]。停药后症状缓解,但有些患者可能需要糖皮质激素治疗。氟卡尼是另一种抗心律失常药,有报道其可引起 ARDS 和间质性淋巴细胞性肺炎[35,162]。

六、抗炎药

(一) 阿司匹林

抗炎药是最常用的药物之一,也可引起许多肺不良反应。阿司匹林是世界上最常用的药物。在美国,有 200 多种专利药物都含有阿司匹林。约 5% 哮喘患者对阿司匹林敏感,这类患者用药后可能会引起致死性支气管痉挛[163],但阿司匹林诱导哮喘的病因尚不清楚。有学者认为其通过抑制环氧酶,继而阻止环氧酶的产物如前列腺素(具有扩张支气管的能力)产生从而诱导哮喘患者症状加重。阿司匹林哮喘的三联征为哮喘、鼻炎、鼻息肉。当然阿司匹林也会引起其他副作用,例如皮疹和胃肠道症状。但其不良反应常与剂量无关,因为即使在使用很小剂量的情况下也会出现不良反应。水杨酸类药物使用过量时如血清水杨酸浓度高于 40mg/dl 时,可以导致非心源性肺水肿。

(二) 其他非甾体类抗炎药

大多数的非甾体类抗炎药都会有与阿司匹林类似副作用,例如加重哮喘、引起非心源性肺水肿、药物性 SLE 以及肺部阴影伴嗜酸性粒细胞增多。与其他药物相比,萘普生引起肺部阴影伴嗜酸性粒细胞增多更常见[164]。有些药物还会引起血容量过多、肾水钠潴留继而导致肺水肿。

1. 青霉胺

青霉胺用于治疗肝豆状核变性、类风湿关节炎以及胱氨酸尿症,其也具有肺毒性。单独使用青霉胺可能引起三种肺部并发症:青霉胺性 SLE、闭塞性细支气管炎和肺出血肾炎综合征。青霉胺性 SLE 可以诱发肺炎和肺泡炎,有时还会引起胸腔积液。目前,人们低估了青霉胺导致的闭塞性细支气管炎的发病率和严重性,重症患者对于糖皮质激素治疗会有少许效果。也有几个青霉胺引起肺出血肾炎综合征伴弥漫性肺泡出血的病案报告[165]。如果早期诊断,给予血液透析、血浆置换、免疫抑制等合适的治疗可以防止严重的后果。

2. 来氟米特

最近几年发现了一些治疗炎症性疾病的新药物,与之前的药物相比,这些药物在安全性上面有很大改进。1998 年 FDA 批准来氟米特上市,目前该药用于治疗类风湿关节炎和银屑病关节炎。来氟米特是一种嘧啶合成抑制剂,虽然发现它有显著的抗炎作用,但其主要是发挥免疫调节作用。其主要副作用是肝毒性,并且与甲氨蝶呤具有协同作用。来氟米特可以引起好几种肺损伤表现,主要为过敏反应。在上市后的监测报告表明,5053 名患者中 61 名有显著肺毒性损伤,由于肺部并发症直接导致患者死亡人数有 24 例。肺部基础疾病、吸烟史、低体重以及在较小程度上负荷剂量均可作为来氟米特性肺损伤的独立风险因素。一项病例对照研究也发现有肺部基础疾病的患者肺毒性损伤发病率更高,但也有可能是因为高风险因素的患者更有可能接受来氟米特的治疗[166]。有报道来氟米特导致典型过敏性肺炎发生的病例,其通过间质性病变与相关性质不明确的肉芽肿来界定[167]。也存在肺部非特异性阴影伴或不伴嗜酸性粒细胞增多的案例报道。弥漫性肺泡出血和肺泡蛋白沉积症很少出现。来氟米特性肺炎可以使用消胆胺治疗,口服消胆胺可以结合该药物及其代谢产物,从而将它们从身体排除并大大缩短了其半衰期[168]。

(三)生物制剂

这类药物的应用使一些慢性炎症性疾病如风湿性关节炎、炎症性肠病和银屑病等的治疗发生了根本的变化。抗肿瘤坏死因子α(TNF-α)药物如英夫利昔单抗(靶向阻断 TNF-α 的嵌合型单克隆抗体)、依那西普(可溶性 TNF-α 受体)、或阿达木单抗(靶向阻断 TNF-α 的重组单克隆抗体)通过直接干扰炎症级联的第一步已成功用于治疗这些疾病。但令人感到惊讶的是,这些药物的主要并发症是感染,尤其是结核,可能是由于受损的 T 细胞免疫易于激活。因此,在使用该类药物治疗前应强制性行皮肤结核试验和结核分枝杆菌 γ-干扰素释放试验。肺外表现也相对常见(初步报告 70 名患者有 40 名出现),大多数报告的地区具有结核发病率低,这可能是因为这些药物往往在较发达的国家中使用。其他机会性感染包括肺部真菌感染虽然也有病例报道,但这类药物的此种并发症很少见。英夫利昔单抗引起的肺损伤有多种表现,如急性过敏反应伴或不伴嗜酸性粒细胞增多、非特异性间质性肺炎、普通型间质性肺炎(UIP)或类风湿性关节炎相关的 UIP 急性加重及脉管炎[169]。也有报道另外两种抗TNF-α 药物阿达木单抗(电子图 71-24)和依那西普与肺纤维化有关,但由于是基于单个案例因此这种相关性相对较弱[170,171]。依那西普也可引起肺肉芽肿性炎症[172]。

(四)白三烯拮抗剂

强效抗哮喘药扎鲁司特、孟鲁司特以及普鲁司特可引起嗜酸性肉芽肿性血管炎(即 Churg-Strauss 综合征)[173-175]。许多接受扎鲁司特的患者可出现肺部阴影、心肌病变及嗜酸性粒细胞增多。一项系统回顾性案例报告表明初次使用白三烯拮抗剂后有 62 例患者出现嗜酸性肉芽肿[175],但有部分患者用药前就有嗜酸性肉芽肿性血管炎的存在,因此该并可能仅与白三烯拮抗剂一种短暂影响相关[175]。白三烯拮抗剂加入到哮喘治疗方案后,糖皮质激素用量逐渐减少,因此添加白三烯拮抗剂的作用是减少糖皮质激素用量,但是有少部分使用白三烯拮抗剂的患者没有接受口服或吸入糖皮质激素治疗。使用白三烯拮抗剂后约 6~18 个月即可出现嗜酸性肉芽肿。停用白三烯拮抗剂升级治疗或不升级治疗是需更具患者症状和体征是否缓解来决定的。究竟是该类药物诱发这些不良反应发生还是其仅让患者本身就具有的嗜酸性粒细胞浸润性疾病显露出来目前尚不清楚[175]。不论是上述哪种情况,这些患者对停用白三烯拮抗剂并使用糖皮质激素均有效。

(五)糖皮质激素

给予免疫抑制剂量的糖皮质激素时会使患者机会性感染的发生率上升。糖皮质激素最罕见的不良反应是纵隔脂肪沉积症,即脂肪沉积于纵隔,使纵隔增大酷似淋巴结增大和肿瘤性疾病(图 71-6)。临床上,患者表现为类似库欣综合征的满月脸和水牛背。沉积在背部的脂肪同样可以沉积于纵隔。胸部 CT 可以识别纵隔肿块为脂肪密度影而建立诊断(见图 71-6)。纵隔脂肪沉积症出现不时糖皮质激素减量的指针,因为脂肪不会对重要的脏器结构构成威胁。

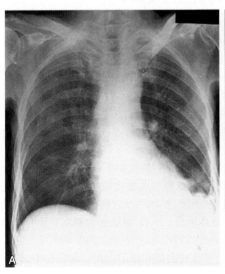
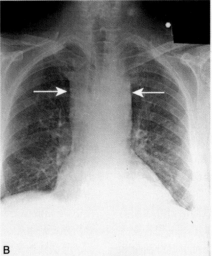
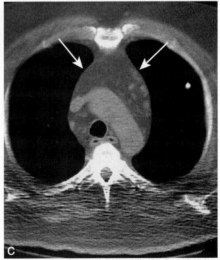

图 71-6 糖皮质激素引起的纵隔脂肪沉积症。A.使用糖皮质激素前的胸片;B.糖皮质激素使用之后胸片显示纵隔增宽(如箭头所示);C.胸部 CT 纵隔脂肪沉积症,大血管和气道周围为放射性脂肪密度(如箭头所示)

七、药物性系统性红斑狼疮

目前有 50 多种药物都与 SLE 有关,只有 5 种药物可引抗核抗体效价升高,这 5 种药物分别是肼苯哒嗪、普鲁卡因胺、异烟肼、苯妥英和青霉胺,仅有小部分患者可以发展为狼疮样综合征。使用这些药物继而出现抗核抗体的患者为慢型乙酰化者,即这些患者代谢该类药物速率较慢。这类患者症状起病隐匿,通常于用药后数月甚至数年症状才出现。常见的全身症状为多关节痛、肌肉痛、发热、胸膜炎和皮肤损害。肾功能损害很少见,可能原因是补体并不参与药物性 SLE,其与自发型 SLE 发病机制不同。

所有药物性 SLE 患者抗核抗体试验都是阳性,但抗 DNA 试验(抗双链)是阴性。补体水平可能正常或异常。约 1/3 患者 Coombs 试验为阳性。血沉升高和高丙种球蛋白血症为非特异性实验室检查表现。

药物性 SLE 与自发性 SLE 的胸片难以鉴别。胸片主要表现为胸腔积液(1/3 患者)、肺底阴影、肺炎伴肺不张及心包积液引起的心脏增大。胸水葡萄糖正常或与血葡萄糖水平一致。通常停止用药后症状会消失。对于病情不能自愈的患者有时也需加用糖皮质激素使其症状迅速缓解。如果由于临床原因不能停药,那么应该使用该药的最小剂量并加用糖皮质激素。

八、吸入剂

(一) 油类

吸入油类可以引起各种肺疾病,从无症状的孤立性肺结节到伴有严重呼吸功能不全的弥漫性肺疾病[176,177]。但最常见的表现却是无症状患者偶然发现类似于严重疾病如支气管癌的异常胸片。目前患者很少考虑使用油性滴鼻剂、油性肠内润滑剂及药物矿物油,因此很少会有自愿使用含油药物的患者。

油类共分为三种:矿物油、中性油、动物脂肪油。矿物油为最常见的吸入油类。巨噬细胞摄取油性液滴,细胞死亡后释放的油抑制纤毛运动。因此若此类油不咳出就会重复上述循环,最终刺激组织纤维化和肉芽肿反应。中性油或植物油(如橄榄油或蓖麻油等)不会引起局部反应并可以通过排痰除去。动物脂肪油(如牛奶、黄油等)可以迅速水解释放出脂肪酸从而引起组织坏死和纤维化。诊断可以通过证明肺组织有吸入油来确立。CT 和磁共振成像可以用于诊断脂滴肿块影[176]。"CT 血管造影征"指可以从肺实变区域区分、识别肺血管,曾经认为其是类脂性肺炎特异性表现,但在各种不相关疾病中也可以看到这种表现。治疗该类疾病需停用含油药物,停药后病情一般不会继续发展。

(二) 氧气

接触高浓度的氧可能会引起或加重 ARDS。氧诱导肺损伤的机制有两种理论。第一种即高浓度吸氧可以诱发自由基形成或释放。这些自由基可以破坏 DNA、脂膜并导致细胞内酶失活[178]。而另外一种理论认为高氧可以直接损伤内皮细胞和肺泡 I 型上皮细胞从而导致肺泡-毛细血管渗漏[179]。

一项以志愿者吸入 100% 氧 6~8 小时为试验的研究表明高浓度吸氧可以产生各种影响,甚至有些志愿者还出现气管支气管炎的症状,如胸骨后烧灼痛、胸闷和干咳。还可引起肺活量和 DL_{CO} 降低。个体对高氧的耐受性与其产生抗氧化剂的能力有关,而该能力是由基因决定的。

氧中毒可以分为两个阶段,急性渗出期及亚急性增生期,但两个时期有重叠部分。增生期多在氧中毒发生后第 4~8 天出现,而渗出期在 48~72 小时内出现,取决于吸入氧浓度,且与血管周围、间质、肺泡水肿伴肺不张以及肺泡出血有关,并且该阶段是可逆的。

增生期的特点是渗出液吸收和肺泡 II 型细胞增生,随后间质中胶原和弹性蛋白沉积,透明膜形成。该阶段通常是不可逆

的。临床上,低氧血症和减缓肺顺应性进展速度需要吸入较高浓度的氧气和辅助通气进行治疗,而这种治疗方法会进一步加重氧中毒。影像学表现为肺泡间质不规则分布,肺不张导致肺体积减小。

尚无临床方法可以诊断氧中毒。肺活检可以判断患者肺损伤是否与氧中毒一致,但肺活检的主要临床价值是排除其他肺损伤。保持动脉 PO_2 低于 80mmHg,或控制吸氧分数低于 0.4~0.5 可以将氧中毒的可能性降到最低。但气压伤和呼吸机引起的肺损伤也可能随之而来,并且与氧中毒难以区分。

九、其他药物/试剂

(一) 放射造影剂引起白细胞淤滞

补体介导的粒细胞聚集与放射造影剂肺损伤的症状和体征有关,它可引起过敏反应并造成非心源性肺水肿。

肺组织学表现为粒细胞聚集阻塞肺动脉和毛细血管。如果不仔细观察,或者没有在出现反应的几小时内行尸检或肺组织学检查则可能忽略这些改变。

临床上,注射造影剂几分钟到 1 小时内就会出现呼吸困难和低氧血症的症状。但患者不一定有碘过敏史。治疗主要是通过支持治疗,包括使用大剂量的糖皮质激素。

补体激活产生的 C5a 刺激粒细胞聚集和粘附到内皮,释放蛋白酶和毒性氧化合物。这些物质反过来造成内皮损伤和毛细血管渗漏。有研究表明患者死后血浆组胺水平高,而这提示了肥大细胞活化[182]。

(二) 宫缩抑制剂诱发肺水肿

宫缩抑制剂广泛用于治疗早产。最常用的药物为特布他林、沙丁胺醇、利托君以及其他拟 β 受体药。有许多案例报告这些药物可以诱导健康女性发生肺水肿,其发病率为 0.5%~5%。易感因素包括使用糖皮质激素、双胎妊娠、体液过剩(尤其是使用盐水)和贫血。拟 β 受体药能刺激 $β_2$-肾上腺素能受体,增加产妇脉率和心输出量,并引起周围血管扩张。由于外周血管扩张血压也下降。血红蛋白、红细胞比容和白蛋白下降则提示血液稀释。

典型的临床过程如下所述:尽管使用了宫缩抑制剂,但分娩仍继续。于是停用宫缩抑制剂加用糖皮质激素促进胎儿肺成熟。停止使用宫缩抑制剂后,扩张的血管恢复正常。在分娩过程中,子宫收缩导致自体输血。产后,静脉张力和血容量的增加继而导致肺水肿。

肺动脉楔压值正常或升高都有报道。在一项研究中,肺动脉楔压增加的患者超声心动图提示左心功能正常,鉴于此,无法确定肺水肿是心源性的还是非心源性的。

治疗主要为氧疗和利尿。确诊的患者,需要考虑是否需要重新使用宫缩抑制剂来恢复之前的周围血管扩张。糖皮质激素促进体液潴留从而加剧病情。鉴别诊断主要有吸入胃内容物、左心衰、羊水栓塞及输液过多。

(三) 氢氯噻嗪

有 40 多例报道弥漫性肺部阴影病变与氢氯噻嗪有关[180]。

患者于首次给药或给药后几天起病。90% 的案例都是间断给药的女性患者,而不是每天给药,这可能与体液潴留有关。主要症状为急性起病的呼吸困难,停药后 48～72 小时症状消失。有时候可能出现低热,不会出现嗜酸性粒细胞增多和抗核抗体。胸片多为弥漫性双侧肺泡-间质影。少数案例显示肺毛细血管楔压正常。

(四) 美西麦角、溴隐亭和卡麦角林

美西麦角、溴隐亭和卡麦角林的结构类似,因此它们产生相似的胸膜不良反应。由于现在有新的替代药,目前美西麦角已很少用于治疗血管性头痛。溴隐亭和卡麦角林用于治疗帕金森病。这些药物引起的胸膜疾病起病隐匿。主要的临床特点是出现胸膜增厚和胸腔积液,且停药后这些改变可逆。很少出现大量胸腔积液,通常不会出现胸膜炎疼痛,但胸水中可能会出现淋巴细胞[181]。

(五) 右旋糖酐

Hyskon 是一种可以引起非心源性肺水肿的低分子右旋糖酐[182]。主要用于宫腔镜手术约 500ml 低分子量的右旋糖酐就可以使子宫内膜腔扩张继而提高生育力。如果使用剂量超过 500ml、子宫内膜表面刺激过度或手术过程超过 45 分钟就会使非心源性肺水肿的发病率显著升高。除非心源性肺水肿外,凝血障碍也会出现。

(六) 苯丙胺类药

20 世纪 60 年代,食欲抑制药富马酸氨苯唑啉造成了许多肺动脉高压的病例。而最近的药右芬氟拉明、芬氟拉明、苯丁胺也可引起肺动脉高压[183],这些药物还可引起心脏瓣膜病[184]。虽然这些药物在 2004 年就撤销上市,但即便停用该类药物,其导致疾病的临床表现也会持续存在,因此对于有呼吸困难、心血管症状或心脏杂音的患者应仔细询问是否有用该类药物的病史以排除这类疾病。一项纳入 340 名肺动脉高压患者的回顾性研究表明其中 29% 的患者有使用包括基苯丙胺、安非他明、可卡因的药物史,这表明仔细询问用药史的重要性。

(七) 食管静脉曲张硬化治疗

使用鱼肝油酸钠、十四烷基硫酸钠或乙醇胺油酸进行食管静脉曲张硬化治疗可以引起多种肺部异常。通常注射约 1ml 这类物质进入曲张静脉内或其周围,在一个疗程中最多注射 15～20 次。梅奥诊所报道 85% 的病例术后不久就可出现胸片异常,但其临床意义很小[185]。25% 的患者出现胸腔积液,33% 的患者出现纵隔扩大,12% 的患者有肺不张,9% 的患者有肺部阴影。发热、胸痛和呼吸困难在术后很常见但症状严重的很少。

文献报道中,高达 50% 的患者出现胸腔积液,但大多数都无症状[185]。胸腔积液多见于注入大量液体且患者每个部位的液体体积都有所增加。严重的并发症如纵隔炎和症状显著的食管破裂很少见,但若患者发热持续超过 24 小时、大量胸腔积液、持续胸痛时应该疑诊这类并发症。低于 1% 的硬化治疗患者会出现 ARDS。

(八) 苯妥英

关于苯妥英是否会产生实质性肺疾病及纵隔淋巴结肿大,文献报道的观点不一。进行了详细患者研究的报告不支持苯妥英导致实质性肺疾病的可能性[186,187]。目前仅有两例苯妥英引起肺疾病的患者,但这两例都是药物性 SLE。一些罕见的病例会出现过敏性肺炎,BAL 液或活检组织以淋巴细胞为主。事实是,苯妥英是常见的长期用药之一,但却没有显示出其诱导显著性肺疾病。

(九) 丹曲林

丹曲林是治疗痉挛性神经系统疾病的长效骨骼肌松弛药[188]。现已有一些病例报道用药后出现慢性胸腔积液或心包炎,或两者都有。一些服用丹曲林的患者还可出现外周血嗜酸性粒细胞增多。

关键点

■ 由于诊断药物性肺病需要排除绝大多数疾病,因此我们可能低估了药物性肺病的发生率。对于不能解释的肺病,临床医生必须高度怀疑药物性肺病的可能。

■ 药物导致的大多数不良反应都是基于病例报告和间接证据而发现。

■ 肺毒性损伤的可能机制包括:①氧化损伤;②直接细胞毒性作用;③磷脂沉积;④免疫介导的肺损伤。

■ 出现弥漫性肺阴影时应考虑化疗引起的肺毒性损伤的鉴别诊断,因为几乎所有的组织学都证实会出现这种表现。

■ 即使有些情况下药物的累积毒性效应是一个严重的问题,但是通过系列影像学和生理学改变来筛查疾病,对诊断的价值非常有限。

■ 大多数药物性肺不良反应停止用药后是可逆的,如果有必要,合理加用糖皮质激素对治疗有帮助。

■ 再次给予患者使用可疑药物通常是很危险的,因此不推荐这种做法。

(毛辉 译)

参考文献

以下是主要的文献,完整的文献请登录 *ExpertConsult* 查阅。

Camus P, Martin WJ 2nd, Rosenow EC 3rd: Amiodarone pulmonary toxicity. *Clin Chest Med* 25(1):65–75, 2004.

Dimopoulou I, Bamias A, Lyberopoulos P, et al: Pulmonary toxicity from novel antineoplastic agents. *Ann Oncol* 17:372–379, 2006.

Limper AH: Chemotherapy-induced lung disease. *Clin Chest Med* 25(1):53–64, 2004.

Mendez JL, Nadrous HF, Hartman TE, et al: Chronic nitrofurantoin-induced lung disease. *Mayo Clin Proc* 80:1298–1302, 2005.

Vahid B, Marik PE: Pulmonary complications of novel antineoplastic agents for solid tumors. *Chest* 133(2):528–538, 2008.

第十三部分

环境和职业风险

第72章　职业相关性哮喘

CATHERINE LEMIÈRE,MD,MSc · OLIVIER VANDENPLAS, MD,PhD

一、引言

职业相关性哮喘(work-related asthma,WRA)因其高罹患率及所造成的社会负担成为一个重要的公共健康问题。WRA 是一个宽泛的概念指在工作场所导致恶化的哮喘[1]。WRA 包括职业性哮喘(occupational asthma,OA)和职业加重型哮喘(work-exacerbated asthma,WEA),OA 指工作场所中的特异性制剂引发的哮喘,WEA 是指工作场所中非特异性刺激使哮喘加重,但并不是它引起哮喘(图 72-1)[2]。

一些关于 OA 的定义已经被提出。最近美国胸科医师共识发表了关于 WRA 最新声明[3]:"职业性哮喘是指在工作场所中特异性致敏物质〔如吸入性蛋白〔大于 10kD 的高分子量(high-molecular-weight,HMW)蛋白〕〕及化学物〔低分子量(low-molecu-lar-weight,LMW)物质〕)或暴露于吸入性刺激物诱发的原发性哮喘或静止性哮喘的复发(即儿童期哮喘或已经处于缓解期很长时间的哮喘),前者被称为增敏剂诱导 OA,后者被称为刺激物诱导 OA。"

增敏剂诱导 OA 也被定义为"存在潜伏期的哮喘",提示了潜在免疫机制的存在是导致从职业暴露到哮喘症状发作的潜伏期的原因[4]。

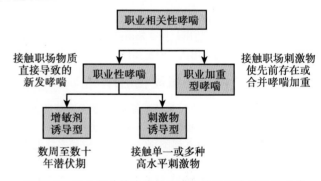

图 72-1　职业相关性哮喘基于哮喘的原因和时间的分类

刺激物诱导(职业性)哮喘(irritant-induced asthma,IIA)也被称为"无潜伏期哮喘"或"非免疫性 OA"[5],它包含一系列广泛的涉及刺激性机制的哮喘表型,这与免疫机制引起的 OA 相反。单次暴露于高浓度刺激物几小时后哮喘快速发作〔即急性发作性 IIA 或反应性气道功能障碍综合征(reactive airways dysfunction syndrome,RADS)〕[6]是 IIA 最典型的表型,而其他临床表型(如"低剂量反应性气道功能障碍""非速发型 IIA"或"存在潜伏期的 IIA")[7-13,13a]与职场刺激物暴露的因果关系尚不明确。

WEA 在过去的十年中收到了越来越多的关注。美国胸科学会工作组提出 WEA 最新定义[2]，由 4 个标准组成：①存在已诊断的哮喘。哮喘的发病可能早于目前的职业或首发于目前的工作地点但并不是由现在工作场所的特异性暴露引起的；②哮喘症状发作、药物使用、卫生保健利用的频率增长与工作呈时间相关性。医学检验结果也许可以证明更常见的异常；③工作场所的暴露或环境可以加剧哮喘存在；④职业性哮喘（由特异性确定的职业暴露引起的哮喘）的可能性小。

尽管有明确的定义，在临床实践中区分各种情况往往是很困难的。准确的诊断是至关重要的，因为该病的诊断会导致职业变动和（或）一些经济补偿。本章将回顾增敏剂诱导 OA、IIA、WEA 的流行病学、病理生理学、诊断、管理、预防及社会经济学影响。

二、增敏剂诱导型哮喘

（一）流行病学

OA 发作频率的评估有多种来源，包括高危人员的横断面及纵向研究，职业病记录，自愿告知程序和以人群为基础的调查。直至 2007 年公布的数据汇总分析指出 17.6% 的成人发作性哮喘归因于职业场所暴露[14]。

对于接触增敏制剂的劳动者的横断面调查得出的职业性哮喘患病率差别很大，但这种评估很大程度上被诊断标准和选择偏倚影响。前瞻性队列研究报道接触实验动物[15]、小麦粉[16]、乳胶手套[17]的工人发病率从 1.8 例/（100 人·年）至 1.4 例/（100 人·年）不等。根据不同国家的公告方案和补偿金统计得出的发病率为每年每百万工人新发病例从 24 例至 174 例不等[18-24]。不同国家的差异可能源于工业活动的地理差异，以及诊断标准和数据收集程序的异质性。

欧洲社区呼吸健康调查Ⅱ（European Community Respiratory Health Survey Ⅱ）得出更高的比例，每年每百万人中有 250~478 例工作导致哮喘的新发病例[25,26]。这些数据表明这种疾病很大程度上仍未被认识清楚。因为缺乏客观检查，导致 OA 不能确诊，从而影响了人口调查。

（二）致病原

工作中用到的大量物质（>400）都可以引起免疫介导的 OA[27]。它们通常分为 HMW 和 LMW 物质（表 72-1）。HMW 物质是植物和动物来源的（糖）蛋白。LMW 物质包括化学品、金属和木材粉尘。决定职业性物质潜在致敏性的内在特征尚不明确。引起 OA 的 LMW 物质通常是可以与气道蛋白的羟基、氨基、巯基功能键相结合的高活性亲电子化合物。定量构效关系模型已经确定了一些与呼吸道敏感性高危相关的活性基团（如异氰酸盐[N═C═O]、羧基[C═O]、氨基[NH₂]），尤其是当 2 个或更多基团存在于同一分子中[28]。

事实上，被报道的多数（50%~90%）OA 病例都是由少数物质引起的（如面粉、二异氰酸酯、乳胶、过硫酸盐、醛、动物、木粉尘、金属、酶）[24,29]。然而致病原根据工业活动模式，在不同地理区域的分布范围很广[18-24]。OA 发病率最高的是面包师、糕点师、其他食品加工者、喷漆师、理发师、木工、医护人员、清洁工、农民、实验室技术人员和焊工。

表 72-1　引起职业性哮喘的主要物质

物质		职业/工业
高分子量物质		
谷物、面粉	小麦、黑麦、大麦、荞麦	面粉作坊，面包师，糕点师
乳胶	橡胶树蛋白	医护人员、实验室技术人员
动物	小鼠、大鼠、牛、海产品	实验室工人、农民、海产品加工
酶	α-淀粉酶、枯草杆菌蛋白酶、碱性蛋白酶、木瓜蛋白酶、菠萝蛋白酶、胰酶	烘焙产品生产、面包师、洗涤剂生产、医药产业、食品工业
低分子量物质		
异氰酸酯	甲苯二异氰酸酯（TDI）、亚甲基二异氰酸酯（MDI）、六亚甲基二异氰酸酯（HDI）	聚氨酯生产，塑料工业，绝缘，成型，喷漆
金属	铬，镍，钴，铂	金属精炼厂，金属合金生产，电镀，焊接
生物杀灭剂	甲醛，戊二醛，季铵化合物	医护人员，清洁工
过硫酸盐	毛发漂白剂	理发师
丙烯酸酯	氰基丙烯酸酯、甲基丙烯酸酯、二丙烯酸酯、三丙烯酸酯	粘合剂、牙科和整形外科材料、雕塑指甲、印刷油墨、油漆和涂料
酸酐	邻苯二甲酸酐、偏苯三酸酐、马来酸酐、四氯酸酐	环氧树脂工人
活性染料	活性黑 5，吡唑啉酮衍生物，乙烯基砜、胭脂红	纺织工人、食品工业工人
木材	红雪松，绿柄桑、白木，橡树等	锯木厂工人、木匠、橱柜和家具制造商

（三）病理生理学

增敏剂诱导 OA 的病理生理学通常涉及 IgE 介导机制。这种机制主要涉及 HMW 物质。尽管特异性 IgE 也涉及由 LMW 物质导致的 OA（如铂盐、偏苯三酸酐、其他酸酐），在大多数由 LMW 引起的 OA 中尚未发现特异性 IgE 抗体的产生或 IgE 受体的上调[30]。

1. IgE 介导的免疫

由 IgE 依赖性物质引起的 OA 的病理生理学与非职业相关性过敏性哮喘相似。HMW 物质作为完全抗原诱导特异性 IgE 抗体产生，而低分子量职业性制剂有可能作为半抗原与蛋白质结合形成功能性抗原从而诱导特异性 IgE 抗体。在异氰酸酯诱发哮喘中特异性 IgE 的角色仍具有争议[31]。异氰酸酯特异性 IgE 的出现似乎是异氰酸酯诱发性哮喘很好的预测物（特异性 89% ~ 100%）[3]，而特异性 IgG 似乎主要与接触异氰酸酯相关[32]。但是，异氰酸酯诱发性哮喘是否为一种 IgE 介导性疾病仍然是一个值得讨论的问题[31]。

2. 非 IgE 介导的免疫

细胞介导反应很可能在 LMW 物质诱发 OA 中扮演重要的角色。尽管化学性呼吸道过敏原的主要免疫反应是 Th2 型，其他细胞可能发挥重要的支持或调节作用。CD4、CD8 阳性 T 细胞和像白介素 1（IL-1）、IL-4、IL-5、IL-6、IL-15 等不同细胞因子已经在异氰酸酯诱发性哮喘患者的活检组织、支气管肺泡灌洗液（broncho alveolar lavage，BAL）、痰液中被发现[32]。中性粒细胞也有可能参与异氰酸酯诱发性哮喘，因为接触甲苯二异氰酸酯（toluene diisocyanate，TDI）后髓过氧化物酶和 IL-8 水平升高[34]。混合性 Th1/Th2 细胞因子的产生已在红雪松诱发性哮喘的样本中被发现[35]。此外，一种特异性吸入剂激发（specific-inhalation challenge，SIC）试验诱导的 CD8+细胞的混合 Th2/Th1 反应是 γ 干扰素（IFN）的主要制造者[36]。

有证据表明，异氰酸酯可以通过上调单核细胞的免疫模式识别受体和增加调节单核/巨噬细胞转运的趋化因子[巨噬细胞移动抑制因子（macrophage migration inhibitory factor，MIF），单核细胞趋化蛋白（monocyte chemoattractant protein-1，MCP-1）]刺激人体固有免疫反应[37]。此外，二异氰酸酯哮喘患者外周血单核细胞的重复抗原刺激诱导肿瘤坏死因子（tumor necrosis factor THF）α 和 MAP-1 的合成，而不是 IL-4 或 IL-5。

（四）危险因素

OA 是环境和个体易感因素相互作用的结果（表 72-2）[29]。

表 72-2　职业性哮喘发展的潜在危险因素

危险因素	证据	媒介/环境
环境因素		
高水平的曝光	强	高分子物质
	中等	低分子物质：铂盐、酸酐、异氰酸酯
吸烟	中等	（IgE 致敏）的实验动物，雪蟹、虾、三文鱼、亚麻籽、绿咖啡、酶、酸酐、铂、活性染料
	弱	临床 OA）动物实验室、酶
皮肤暴露	弱	异氰酸酯
宿主相关因素		
遗传性过敏症	强	高分子物质
	弱	低分子物质：铂、酸酐
遗传标记		
HLA Ⅱ类等位基因	中等	低分子物质：异氰酸酯、红雪松、酸酐、铂盐
抗氧化酶*	中等	异氰酸盐
单核苷酸多态性的 α-连环蛋白	中等	异氰酸盐
TLR4 基因多态性	弱	实验动物
IL-4 受体 α 和 IL13 基因多态	弱	异氰酸盐
原有的非特异性气道高反应性	中等	高分子物质（实验室动物，面粉，乳胶）
职业相关性鼻炎	强	实验动物
性别（女性）	弱	雪蟹加工者

　* 谷胱甘肽-S-转移酶和 N-乙酰基转移酶

1. 环境因素

暴露于增敏制剂的强度目前是对于 OA 进展最好识别和最重要的环境危险因素。有可靠的证据支持 HMW 物质接触水平和 IgE 介导致敏性哮喘的进展存在剂量反应关系。这种剂量反应关系也存在于一些 LMW 物质中,如箔盐、酸酐、异氰酸酯。值得注意的是,接触-反应关系会被个体易感因素和暴露时间影响。例如,基因易感标志物的作用,如某些 HLAII 类等位基因,在暴露于低水平职业性化学物可能变得更加明显[39]。WRA 症状的发生率在暴露于 HMW 物质的前 1~4 年普遍偏高,接触-反应梯度在这种暴露早期被更清楚的记录[15]。

大量研究表明吸烟可以增加对一些 HMW 和 LMW 物质 IgE 介导致敏的风险,但是吸烟和临床 OA 进展关系的证据支持还很薄弱。其他环境辅助因素的角色,如非呼吸道途径的暴露和同时暴露于工作环境中的内毒素和污染物,在很大程度上仍然不确定。

2. 宿主相关因素

特应性一贯被证明为 IgE 致敏和 OA 发展的重要的宿主危险因素,但是仅仅针对 HMW 物质。对相同过敏原暴露前致敏与工作场所过敏原存在结构上的相关性,如实验室动物工作者暴露于宠物,可能是比特应性更强的 OA 危险因素。

前瞻性队列研究表明在进入 HMW 职业性物质暴露之前的非特异性气道高反应性[40,41]和鼻炎[41,42]的出现,是这些过敏原后续的 IgE 致敏的独立危险因素。另一方面,有强有力的证据表明,暴露期间,职业性鼻炎的发展与患 OA 的风险增加相关[43,44]。然而,职业性鼻炎患者将发展成 OA 的比例仍然不清楚。在暴露于实验室动物的工人中,在超过 30~42 个月的随访期,与工作有关的鼻症状可能后续发展为 OA 的预测值仅为 11.4%。

参与处理抗原呈递给 T 淋巴细胞的 HLA Ⅱ 类分子(即,HLA-DR、HLA-DQ 与 HLA-DP 等位基因),在暴露于各种 LMW 和 HMW 职业过敏原时,赋予机体易感性或防止机体发展为职业性哮喘[45]。也有一些建议与 Th2 细胞分化相关基因[即,多态性的 IL-4 受体 α 链、IL13、CD14(C159T)基因]可能在 OA 的发展起到一定的作用。参与保护对抗氧化应激的基因,如谷胱甘肽 S-转移酶(GST)和 N-乙酰基转移酶(NAT),已与异氰酸酯诱导职业性哮喘风险增加相关(即,GSTM1 基因和慢 N-乙酰化表型)或保护作用(即,GSTP1 * Val/Val 基因)。总体而言,目前可用的信息表明,遗传标记在确定易感人群时有较低的预测值。此外,有令人信服的证据表明,各种各样的环境因素可以与遗传因素相互作用,影响疾病的易感性。

(五) 诊断

OA 的诊断建立是非常困难的。一个全面和综合的方法,包括职业史、临床症状,并在功能性的和炎症性的特征及职业暴露的媒介都需要采集,以实现准确的诊断。这种方法是总结在图 72-2。调查的每一步都有很大的限制,可能因几个测试的组合而衰减[46]。实践的局限性和优势,不同的诊断测试的有效性总结在表 72-3。每一个有新发哮喘的成年人都应怀疑为职业性哮喘。虽然呼吸道症状(如哮喘、呼吸困难、胸闷、咳嗽、咳痰)与非

职业性哮喘类似,但职业性哮喘的出现及严重程度与职业暴露有关。症状可以从工作开始出现,直至工作结束,甚至在工作结束后的周末或节假日,症状可消失或减轻。大部分职业性哮喘患者均有鼻炎与呼吸道症状,且往往先于呼吸道症状,尤其是暴露于高分子物质。虽然完整的临床和职业病史,必须仔细记录,但低阳性预测值的职业性哮喘不能仅仅只建立在临床及职业史的基础上[47]。

表 72-3　职业性哮喘研究中各诊断测试方法的优缺点

诊断测试方法	优缺点
评估非特异性支气管高反应	■ 简单,价格低廉 ■ 可确认哮喘的诊断 ■ 对于 OA 的诊断特异性较低。气道高反应性的情况下不排除 OA 患者已调离工作岗位 ■ 将不能排除 OA 的诊断
免疫测试	■ 易于操作,价格低廉 ■ 商用成熟(皮肤点刺试验或特异性的 IgEHMW 过敏原) ■ 某些特异性的 LMW 过敏原测量(酐,酸,异氰酸酯,醛),但灵敏度低 ■ 除乳胶外,对于大多数职业性过敏原缺少标准规定 ■ 可以识别是否过敏但不一定是疾病
PEF 监测	■ 价格低廉 ■ 需要工人的配合 ■ 低黏度(<60%) ■ 结果可能被伪造 ■ 需要 2 周时间在岗和离岗,几乎不可能 ■ 当工人离开岗位的时实验将不能继续 ■ 没有标准方法来评估实验结果 ■ 实验结果的评估需要经验
在实验室中特定吸入	■ 当结果为阳性时可以确认 OA 的诊断 ■ 有可能出现假阳性 ■ 费用昂贵 ■ 世界上仅有极少数实验室可以开展
在工作地点特定吸入	■ 在正常工作环境下呈阴性可以排除诊断 ■ 需要正常的工作环境 ■ 费用昂贵
无创气道炎症测试	■ 唾液细胞计数 ■ 侧面佐证 OA 的确诊 ■ 费用昂贵 ■ 不能广泛推广 ■ 不能仅仅凭借该数据确诊 OA ■ 呼出气一氧化氮 ■ 操作简单 ■ 结果不一致 ■ 难于评估 ■ 易受其他因素影响

一个好的职业史必须详细,不仅包括现有的职业暴露,也包括过去的职业暴露。工作经历(当前和过去的工作),症状(自然与时间关系的工作),以及潜在的风险因素,均需要记录[48]。工人在工作中可能暴露的物质,可在一系列被确认为导致职业性哮喘的综合名单中核查,和个人的职业可以在高危职业榜中找到[3]。材料安全数据表(MSD)可以参考工作场所的要求,帮助明确职场敏化剂的存在。如果致敏物质少于1%,有可能不会被列入MSD。如果可以的话,企业的职业健康记录和工业卫生记录也应当被评估。会引起OA的清单可通过如下网页进行查询:http://www.asthme.csst.qC.ca/document/Info_Gen/AgenProf/Bernstein/BernsteinAng.htm。

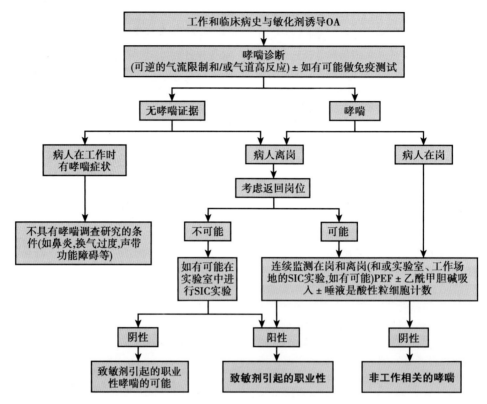

图72-2 在敏化剂的调查引起的职业性哮喘的诊断方法。OA,职业性哮喘;PEF,呼气峰流速;SIC,特异性支气管激发试验

可在如下网址找到可能遇到的职业因素:http://www.asthme.csst.qc.ca/document/Info_Med/IdCauses/Bernstein/OccupationalAsthma-Agentsbyoccupation.pdf。

获得职业史后,通过可逆的气流受限和(或)气道高反应的记录应当被确诊为职业性哮喘。然而,远离暴露环境的患者,即使缺少气道高反应,也不排除OA的诊断。易过敏的工人接触疑似物质时,有必要做一个免疫测试。尽管在HMW中这些实验的准确率很高,但市场上很难购买到符合标准的皮肤和体外试剂。当LMW可疑的时候,皮肤点刺试验几乎没用。

应当评估工作原因引起的哮喘,分别在工作状态、休班状态和(或)在实验室、工作地点特定吸入,连续测量呼气流量峰值定(peak expiratory flow,PEF)和(或)非特异的支气管高反应。

评估气道功能对于研究OA是一项非常重要的步骤。它可用于哮喘的诊断,在脱离工作一段时间后,可以用来确认哮喘的诊断和判定气道功能是否改善。然而,其他研究表明,对于OA的确诊需要清楚如下测试的诊断性能:在岗或者离岗时非特异性支气管高反应阳性和隐性的预测。尽管如此,工作一段时间后,工人的呼吸道症状将表现出正常的气道功能,从而导致不能确诊OA和哮喘。在这种情况下,应考虑另一种确诊[3]。

如前所述,连续测量在岗和离岗人员的PEF对于确认OA是非常有用的[48]。PEF的监视周期不得少于2周暴露环境和相同时间的非暴露环境,除非在早期的工作条件下即有明显的变化记录。在监测周期内,哮喘的治疗方案保持不变。然而,类似于普通哮喘,PEF监测已经显示出较差的效果,而且如果不采用电子PEF计,结果有可能会被篡改。

SCI测试包含暴露在实验室和(或)工作场所的疑似职业环境中[50,50a]。这些测试被认为是对照实验,但它们通常很费时,而且需要专门的设备,只有很少的中心实验室可以开展相应实验。当满足如下条件时,特殊的实验是有用的:①对连续监测的PEF或气道功能有疑问,导致不能确诊OA;②一个明显是OA的病患需要鉴定出诱因;③一个被怀疑可以引起OA的新诱因;④病人不能返回原有工作岗位时。如果诱因使用错误或者不能模拟暴露的工作环境时,有可能导致假阴性。SICs已经被证明是安全的,系统性使用类固醇药物很少引起严重的哮喘反应[50b]。

在进行OA调查时,无创的气道功能测试是有必要的。有证据表明,OA患者的唾液中嗜酸性粒细胞百分比会在工作时增加,离开岗位后减少[51,52]。该项实验可以弥补现在的OA研究的不足。虽然呼出气一氧化氮(fractionalexhaled nitric oxide,Fe-NO)的测试比唾液中细胞比例的测试更为容易,但目前并没有证据显示它对OA的研究有益[53]。FeNO的测试因为缺乏特异性,因此它比唾液中细胞分布数量更难理解,和潜在的混合因素一样,它将影响结果的判定。然而,最近的证据显示对于暴露在 HMW 环境中,它将显示出高特异性[54]。在一些外表型的 OA 中,是否需要监测 FeNO 还有待商议。做出准确的 OA 诊断将非常重要,因为它会对社会和经济带来非常明显的影响。

（六）预后和管理

通过对目前数据的系统评价,完全避免接触过敏原乃是治疗 OA 的最佳疗法[55,56]。尽管减少暴露在过敏原中的替代疗法可以被接受,但是现有的有限证据表明,与完全停止接触相比,它对哮喘的改善可能性较低并具有更高的恶化风险。

免疫疗法仅能用于过敏环境中的工人测试和(或)HMW 所导致的 OA,IgE-依赖反应已被应用。免疫疗法主要用于医务工作者对乳胶过敏[58]。尽管免疫疗法可以减少对皮肤和呼吸道的刺激,但在大量的治疗案例中会诱发系统性的反应[59]。通过选取一些过敏(谷类[60]、海鳌[61]、实验动物[62]和树木[63])原进行免疫疗法后,少见或偶见过敏症状和呼吸症状的改善。然而,免疫疗法是否在长期来说改变职业性哮喘的预后,仍有待确定。

然而,免疫治疗能否改变 OA 的长期预后仍未可知。OA 的高分子蛋白抗体等免疫治疗仍需要更深入的研究。

有一些病例报告指出,使用抗 IgE 奥马佐单抗(omalizumab)可以使面粉诱导的持续暴露的这部分患者获得更好的哮喘控制,但仍然需要更深入的前瞻性研究。

临床医生应该意识到终止致敏因素暴露后 OA 并不能完全逆转。脱离致病环境多年后,大约有 70% 的 OA 患者哮喘症状及气道高反应仍持续存在。除了环境干预,OA 的药物治疗应当遵循哮喘的临床治疗指南。

一级预防皆在防止职业暴露以及随后可能发生的 OA。其主要的预防策略在于对职业暴露的控制,因为有强有力的证据表明暴露等级与 OA 之间存在剂量反应关系。控制暴露可以通过一系列措施来实现,包括任何时间对已知潜在致敏因素的消除:①对致敏物质的修饰(如去污剂酶的封装);②低敏物质代替高敏物质(如二异氰酸酯的非挥发性低聚物,粉末和蛋白致敏原含量低的乳胶手套);③工作环境的改善(如负压通风,将作业环境密闭);④对雇佣双方进行安全作业的学习及教育;⑤特定工种使用特定个人防护装备。另一项措施是在招聘体检时进行易感个体的筛查,排除易感个体或让其远离高风险的工种。由于目前所知的个体敏感性标记物只能为 OA 的可能性提供较低的阳性预测值(见表 72-2),导致这项策略效率低下且存在过度评估,尤其是在特异性低的标记物在人群中普遍存在时。尽管如此,医师仍可能会对有哮喘和过敏性疾病的青少年提供合理的职业相关建议,因为其潜在的特异性体质增加了他们对工作中高分子致敏原的风险。

敏化剂诱导 OA 的二级预防包括在疾病早期(最好是临床前)进行检测,通过合理的清除暴露因素的干预措施来改变疾病的进程。二级预防理论基础在于,早诊断及症状轻微的 OA 患者脱离职业暴露后预后更好。从业人员和医务人员对该病认识的提高是加强 OA 认知的关键,因为目前仍然存在诊断不足和不适当的研究。最新证据表明,设计合理的监测计划,对识别那些症状轻微且相对预后较好的个体是有效的。

一些观察性研究和历史数据表明预防是有效的,可以减少因医务人员使用天然乳胶手套、去污工业中使用酶类、面粉、试验动物以及异氰酸酯所致的职业性哮喘和职业性鼻炎的发病率。然而现有数据不能区分预防策略中不痛因素的相对效果,因为这些往往是通过定向教育、暴露控制以及医疗监督等综合措施来实现的。

（七）社会经济学影响

世界范围的研究表明 OA 具有巨大的社会经济学效应。越来越多的证据表明 WRA 与重症哮喘相关,相对于非职业性哮喘而言,需要更多的医疗资源配置。此外,OA 比非职业性哮喘间接成本更高,因为前者需要经常性工作变动以避免或减少接触致病因素。对 OA 工人的随访研究表明,他们的生存状况与高失业率(18% ~69%)及低收入(44% ~74%)有关。较差的社会经济学效与不能做到完全避免暴露、教育水平低下、老龄化以及缺乏有效的再就业培训有关。

由于职业因素导致的特异性气道高反应几乎不可能完全消失,因此 OA 工人应考虑永远调离该工种。他们应该彻底了解赔偿的可能性,确诊患者应当按照国家规定上报适当的公共卫生机构。生理功能损害的评价应该考虑到哮喘的特征,气道阻塞的程度,非特异性气道高反应的等级和哮喘控制所需药物的强度。

三、刺激物诱导型哮喘

（一）流行病学

世界范围内的监测结果表明,RADS 和 IIA 占全部 WRA 的 5% ~18% 。但基于人口因素进行的急性吸入事件对哮喘全球负担的调查研究却很少。欧洲共同体健康呼吸调查的纵向研究部分发现急性吸入性事件是哮喘发生的高危因素。几个横向研究表明,哮喘个体与健康对照相比,往往有高剂量的刺激性清洁用品的接触史。一项纵向研究表明,参加世贸中心灾难救援的救援人员,暴露于高剂量的碱性粉尘,随访 5 ~6 年,哮喘的发病风险升高,尤其是在暴露后的第一个月内。

基于职业因素的纵向研究表明,金属作业及纸浆厂工人,反复暴露于高剂量的氯、臭氧、二氧化硫,其哮喘的发病风险增加。工作环境中,高浓度的刺激剂可称之为"毒气",经常在流行病学研究中被工人们回忆起来。较少的流行病学研究认为工作中重复和(或)慢性暴露于较低水平的刺激性混合物在哮喘的发展中有一定的作用,除了暴露于清洁剂的工人,在这些人群中,经常使用含氯漂白剂和氨水,使得哮喘发病风险升高。刺激性毒剂暴露谱有可能诱发从高剂量暴露所致 RADS 到低剂量所致气道功能紊乱综合征的哮喘的不同临床表现,而非"突发性 IIA"或"潜伏期 IIA"。然而,目前"低剂量"刺激物诱发的哮喘在职业个体中还不能进行可靠的诊断。

（二）病理生理学

肺对刺激剂的不同反应受多种因素影响,如暴露的强度,物理性质(如蒸气压,溶解性)和化学反应性。值得一提的是,虽然许多刺激剂具有刺激性气味,但气味与毒性并不相关。其生物学效应取决于上和(或)下气道中刺激物的沉积量。水溶性刺激物和空气动力学直径大于 5μm 的颗粒的主要沉积于上气道和近端气道。非水溶性刺激物和直径在 0.5~5μm 的颗粒可到达远端气道和肺泡,但往往不会引起太大的刺激(见第 11 及 75 章)。

急性 IIA 的发展与多种高浓度的刺激烟尘、气体、喷雾剂、甚至粉剂有关(表 72-4),常见于挥发性化合物泄漏、刺激剂在减压过程中的意外释放、热降解产业中复杂混合物在意外火灾中的释放、密闭环境内换气率的不慎降低。职业暴露事故中吸入刺激物及其混合物往往是无法避免的。

表 72-4　引起急性刺激性哮喘的暴露物质举例

暴露物质	实例
气体	氯(如次氯酸钠与酸混合),氯胺类(次氯酸钠与氨水混合),二氧化硫,氧化氮类,硫酸二甲酯
酸类	醋酸、盐酸、氢氟酸、氢溴酸
碱类	氨水、氧化钙(石灰)、肼
杀虫剂	福尔马林、环氧乙烷、熏蒸剂、杀虫药(威百亩,敌敌畏)
卤化物	溴氯二氟甲烷(灭火器)
诱导剂	三氟甲烷、含氯氟烃(氟氯化碳,氟利昂的热降解物)、铀
溶剂	过氯乙烯
烟尘	尾气、油漆、尿素、火烟、碘化物(碘、碘化铝、碘化氢)、六氟化铀、氢和碳酰氟
喷雾剂	漆(非特指)、胶水(芳香烃)
粉剂	世贸中心的碱性粉尘、氧化钙(石灰)
可疑致敏剂	异氰酸盐类、邻苯二甲酸酐

尽管确切的导致持续性哮喘的病理生理机制,在很大程度上仍然是推测,但是吸入刺激物的确会引发气道上皮细胞损伤、持久性炎症反应以及气道重塑。高浓度暴露于刺激剂的支气管活检显示明显的上皮细胞脱落、由淋巴细胞介导的炎性反应、气道重塑以及胶原沉积。上述变化在动物实验中也能观察到。两项对大量急性 IIA 病例的研究,提供了大量的在气道炎症和重塑的长期预后的信息。两项研究都表明上述炎性反应的特点类似于脱离职业暴露的致敏剂所致哮喘,均出现嗜酸性或者中性粒细胞的增加。然而,相对于致敏剂诱导的哮喘,IIA 患者上皮下纤维化更为突出。总之,IIA 急性期的病理改变与急性中毒损伤一致,而长期状态类似致敏剂诱导的 OA。

(三) 危险因素

决定 IIA 启动和持续的环境和宿主因素仍未可知。曾暴露于乙酸泄露的受试者中记录了职业卫生学家对暴露水平的定性评估与非特异性气道高反应的发病率之间的关系。对暴露于高浓度氯的纸浆厂工人进行跟踪调查,相对于毒气事件的数量,其严重程度和医院急诊科就诊依据,是非特异性气道高反应持续性更为显著的危险因素。IIA 的发展与吸烟及遗传特异性并无

相关。参加世贸中心救援和清理的工作人员,呼吸道疾病发展的主要危险因素在于 48 小时内所处的位置以及救援和清洗理过程中暴露的持续时间。吸烟是诱发或者加重的危险因素,而特异性被确定为上呼吸道而非下呼吸道的一个危险因素。

(四) 诊断

RADS(换言之,急性 IIA)的特点是在一次性(通常是偶然的)高浓度暴露于各种刺激剂后 24 小时内出现哮喘症状,而之前并没有哮喘病史。对这种情况的诊断,Brooks 和他的同事们提出了严格的临床诊断标准(表 72-5)。哮喘的诊断应当基于气流受限在使用支气管舒张剂后肺容量的改变或者组胺/乙酰胆碱引起的非特异性气道高反应性。应仔细考虑是否存在其他类似的临床表现,如刺激性声带功能障碍。哮喘与职业暴露的因果关系,通过设置吸入事故与哮喘急剧发病之间时序关联性的合理置信水平来记录。这种情况,可以视为明确的刺激剂诱发性哮喘。然而,世贸中心的悲剧带来了新的见解:大量地暴露于碱性粉尘和燃烧产物的复杂混合物后,哮喘的发生可以潜伏几个月。尽管反复多次高水平暴露于刺激物者比反应性气道障碍综合征少,但其因果关系的确立可以通过记录需要医疗护理的或者需要报告给急救单位的或者职业卫生服务中心的吸入事件的同类症状来完成。这些个体应当被视为"可能的" IIA。

表 72-5　反应性气道功能障碍综合征(急性刺激性哮喘)的诊断标准

1. 发病前无哮喘症状或处于稳定期
2. 在单一的特异性吸入暴露或事故后出现哮喘症状
3. 有刺激性的蒸汽、气体、烟气或高浓度的烟雾暴露史
4. 暴露后数分钟到几小时内并少于 24 小时内出现哮喘症状
5. 存在可逆性气流受限或者组胺/乙酰胆碱引起的非特异性气道高反应
6. 排除其他类似哮喘的肺部疾病

Adapted from Brooks SM, Weiss MA, Bernstein IL: Reactive airwaysdysfunction syndrome (RADS). Persistent asthma syndrome after highl evel irritant exposures. *Chest* 88(3):376-384,1985;Brooks SM,Bernstein IL: Irritant-induced airway disorders. *Immunol Allergy Clin North Am.* Nov31(4):747-768,2011;Tarlo SM,Balmes J,Balkissoon R,et al:Diagnosis and management of work-related asthma:American College of Chest Physicians Consensus Statement. *Chest* 134(3 Suppl):1S-41S,2008.

急性 IIA 和致敏剂诱导性 OA 各自的临床特点明显,鉴别不难。与致敏物诱导性 OA 不同,急性 IIA 在哮喘症状出现之前,没有暴露潜伏期,但在多次高水平暴露后,会出现明显的潜伏期。IIA 患者在再次暴露于引起症状的低浓度的刺激物后,不会发生 WRA 症状,因为他们对致敏因素不敏感。然而,急性 IIA 可能会发生 WRA 症状,这是由于他们的非特异性的气道高反应使他们对工作中的刺激剂更为敏感。他们在暴露于单一强烈的低分子化合物后,气道处于高敏状态。与此相反的是,吸入高浓度的已知的致敏剂可以诱发 IIA。因此,吸入含有疑似致敏剂的特效吸入剂后气道激发情况,对于区分 IIA 和致敏物诱导性 OA 可能是有用的。

工作中每日重复暴露于中等水平的呼吸道刺激物引发哮喘的临床报告中,支持职业性哮喘的证据较少,这些证据主要依赖

于以下发现：①成人哮喘发病史（甚至稳定期哮喘的再次发作）；②反复刺激物接触史；③确定的致敏剂在受试者工作环境中的缺失。临床上，中等水平表露引起的哮喘与非职业性哮喘的难以鉴别。慢性/迟发性刺激性哮喘发生的可能性只能通过流行病学研究来推断，这些流行病学研究提示工作中频繁的中重度暴露于刺激性化合物，哮喘的发病风险增加。

（五）预后及治疗

现有的少量数据表明，脱离职业暴露后，两类职业性哮喘的预后类似。非特异性气道高反应在急性症状发生数年后得到改善。然而，从长期来看，约三分之一的急性 IIA 患者存在持续的非特异性气道高反应，并且需要吸入糖皮质激素治疗。

刺激性哮喘的管理数据有限，主要是急性刺激性哮喘的病例报告。有一些证据表明，刺激性哮喘患者在接受口服和（或）吸入糖皮质激素治疗后能迅速获益，尽管治疗剂量和时间仍未可知。与致敏剂诱导的职业性哮喘不同，急性刺激性哮喘患者在进行适当的哮喘管理后能够继续日常工作，尽管工作中接触刺激物会使哮喘症状加重，而哮喘加重会降低他们在污染或灰尘环境中工作的能力。刺激性哮喘的管理可能会因为一些并发症的原因而更加复杂，这些并发症如慢性鼻炎、对多种化学物质的不耐受以及创伤后应激综合征，工作中意外接触刺激性物质即会导致这些疾病。

（六）预防

刺激性哮喘的一级预防在于消除导致哮喘的高水平暴露风险。这些措施主要是指通过密闭以及足够的通风这样的职业卫生防护措施将职业暴露控制在安全水平。对可疑呼吸道致敏剂空气浓度的持续监测。

呼吸道刺激和报警系统检测峰值接触在某些设置可能是适当的。预防的一个重要组成部分，是实现教育工人安全处理化学物质，有效使用个人防护设备和措施，防止事故发生。

四、职业加重型哮喘

（一）流行病学

文献中报道的 WEA 的发病率因定义、评估机构（临床或流行病学的）的不同而不同，已有的 12 个研究提供了 WEA 发病率的整体估计。这些研究是在 7 个国家的普通人群或普通卫生健康机构中进行的。哮喘的定义不止一种，包括基于患者自诉或临床资料作出的临床诊断，以及基于肺功能的客观检查结果做出的诊断[115,116]。有一些研究报道了其发病率在所有成人哮喘中的占比，以及在所有患哮喘的成年工作者的占比。在这 12 个研究中 WEA 的发病率从 13% 到 58% 不等，中位数为 21.5%。根据在岗和离岗期间 PEF 的不同改变而诊断的 WEA 的研究中，患哮喘的工人中 WEA 的发病率是 14%[117]。最近的一个系统评价文献估计 21.5% 患哮喘的病人因为工作场所的环境刺激因素加重[2]。即便因定义及样本总体不同发病率从一个研究到另一个研究的变化跨度很大，WEA 的发病率占成人哮喘的比值估计在 20% 左右，在总的哮喘人群中占较大的比例。

（二）病理生理学

WEA 的病理生理学改变很大程度上与引起哮喘加重的触发物类型有关。没有理由认为 WEA 的病理生理学改变与在非职业相关性哮喘中观察到的因普通变应原触发加重的病理生理学改变存在不同。当触发物为刺激剂组成，一般来说病理生理学改变和 IIA 的表现类似。主要表现为气道上皮细胞受损，气道上皮受损的程度可能与呼吸功能受损相关，这已被纽约 9.11 事件中的消防员所证实。在氯暴露的小鼠模型，这种情况下氧化应激在发病机制中起主要作用，且使用抗氧化剂可减轻上皮的损伤。氯暴露的动物模型显示损害的程度与吸入刺激物的剂量有关。

（三）职业暴露与职业加重型哮喘

WEA 相关暴露的认识已经被报道，不仅有已暴露在临床、监测项目、工人赔偿机构的 WEA 样本的相关研究，还有当潜在的混杂因素可控时，使用一种危险设置的方法来检验 WEA 与职业暴露的关系。这个关于职业加重型哮喘的研究评估独立个案主要在北美以及欧洲实施。主要的记录因素包括化学品、粉尘、烟雾、油漆和清洁用品。比起这些因素，也有一些因素较少频繁出现，例如物理因素中的运动、温度或情绪压力也被报道与职业加重型哮喘因素相关。

（四）诊断

职业加重型哮喘被认为在所有哮喘患者中症状很难被控制，患者抱怨他们的症状逐渐恶化，在工作过程中哮喘药物的使用需求增加。

建立职业加重型哮喘诊断之前，哮喘的诊断需要确认目标的措施。大多数哮喘指南建议呼吸量测定法的性能，使用支气管舒张剂前后最大呼气量增加 12% 以及绝对值增加至少 200ml。在缺乏可逆的气流限制，测量可以确诊的哮喘气道高反应。缺乏客观证实哮喘的诊断在 30% 的情况下会导致误诊。此外，非特异性的呼吸道症状是时常发生的，可以模仿哮喘在工人暴露在灰尘或刺激物环境。

职业加重型哮喘的诊断依赖于证实：①哮喘急性加重和职业暴露之间的关系；或②在工作期间哮喘控制不佳；③职业性哮喘的测定是不可能的。哮喘发作或哮喘控制失败可以记录控制哮喘症状的频率和严重程度的改变或需要增加哮喘药物。哮喘发作也可以记录在工作中需要急诊就诊或住院或呼吸功能变化。连续的呼吸峰流速值监测可以显示在在岗期间增加的变化以及离岗后。识别的引发哮喘因素的症状是很重要的不仅证实我们诊断职业加重型哮喘，而且减少或消除不良环境条件的场所。识别多个触发物是常见的，因为工人们经常接触数个并有的因素。

虽然仅有有限的数据来对职业加重型哮喘的管理，专业组织建议尽量减少工作中的暴露和优化标准医疗管理哮喘（如药物治疗，避免症状的诱因）。虽然有明确的证据表明，持续暴露因素，对职业性哮喘的工人的哮喘是有害的；持续接触会触发职业加重型哮喘我们还没有深入研究，因此是未知的。有限的证据表明，职业性哮喘的工人在远离职业暴露可能在肺功能和哮喘控制上有很大的改善。

（五）从非职业性哮喘或职业性哮喘区分职业加重型哮喘

很少有研究比较职业加重型哮喘与非职业性哮喘。职业加重型哮喘工人的临床特点与成人非职业性哮喘是有很大差别的。一些研究报道职业加重型哮喘的工人往往年纪偏大，另一研究表明吸烟是导致职业加重型哮喘增长的重要因素。在职业加重型哮喘中没有证实有特定的风险因素。

职业加重型哮喘与职业性哮喘很难区分，尤其是在病例报告一个新的哮喘发作在工作场所中。研究比较职业加重型哮喘与职业性哮喘差异发现可以解释为不同人群研究（普通人群 vs 三级诊所）。在美国的基础设定的情况下，为职业风险（传感器）实现了监测病例定义前哨事件通知系统。Goe 和他的同事发现职业加重型哮喘更倾向于女性、青年、非白人和非吸烟者。这些发现并没有在职业加重型哮喘的研究中参照临床和证实在工作中或者消极的特异性吸入剂激发试验的可疑因素导致哮喘症状恶化的证实。

Lemière 和他的同事们发现，在调整了年龄、哮喘控制、FEV1 后，与职业性哮喘相比，职业加重型哮喘与更频繁地使用吸入型皮质类固醇激素、嗜酸性粒细胞的表型和高比例的吸烟者更有关联。

在工作场所工作初期，哮喘发作的时机不一定能区分职业加重型哮喘和职业性哮喘。例如，Larbanois 和同事定义的职业加重型哮喘是通过职业相关性哮喘的症状和消极的特异性吸入剂激发试验，并且发现 71 个职业加重型哮喘中仅有 7% 的患者就业前患有哮喘。同时，哮喘发作前就业工作的环境并不排除职业性哮喘的诊断。在之前诊断哮喘的工人可能在他们的工作场所激活致敏原并发展成职业性哮喘。同事哮喘症状的频繁发作和严重程度通常是被关注的。

在职业加重型哮喘和职业性哮喘中，当工作环境改善或者远离暴露源，可能会使哮喘症状恶化。连续的呼气峰流数值监测可以显示更大的可变性在工作期间与远离工作两种情况下，并且比起职业加重型哮喘，变化的呼气峰流数值在职业性哮喘的学科中更广泛应用。然而，在临床实践中，呼气峰流数值的多变性不能区分职业性哮喘与职业加重型哮喘。

特异性吸入剂激发试验测试可以执行诊断职业性哮喘，一个积极的结果证实职业性哮喘的结论。尽管可以假阴性测试，但特异性吸入剂激发试验阴性对诊断为职业加重型哮喘是有利的。在一些临床研究，职业性哮喘和职业加重型哮喘的诊断取决于特异性吸入剂激发试验的阳性或阴性。然而，这些测试并没有获得大多数的认可。

嗜酸性粒细胞的表型是更频繁在职业性哮喘对照职业加重型哮喘中发现。职业性哮喘的工人通常显示在暴露在致敏原中时嗜酸性粒细胞的表型是增加的。相比之下，职业加重型哮喘没有增加嗜酸性粒细胞的炎症反应在工作与时间远离工作或在在实验室中暴露于可疑的致敏原时。

表 72-6　职业加重型哮喘和非职业相关性哮喘与职业性哮喘比较的特点

特点	与非职业相关性哮喘的成人比较	与职业性哮喘的成人比较
性别	与职业加重型哮喘相似或男性优势的	与职业加重型哮喘相似或女性更大量的
年龄	老年	相似或青年
种族	更多非白人	更多非白人
教育	更少	N/A
吸烟嗜好	更喜欢熏制的烟草	更多吸烟者
哮喘发作	更多的哮喘发作需要急诊或住院在职业加重；相同数量的哮喘发作需要急诊或住院	哮喘症状持续时间更长，哮喘自我症状更严重；吸入糖皮质激素的更多的需求在职业加重型哮喘
功能特点	相似的第一秒用力呼气容积，PC20	少变异的呼气峰流数值在职业加重型哮喘和职业性哮喘，PC20 也许在职业加重型哮喘中更低
气道炎症	根据研究发现中性粒细胞炎症不一致	不太可能有嗜酸性气道炎变

ICS，吸入糖皮质激素；OA，职业性哮喘；PEF，呼气峰流数值

（六）社会经济影响

职业加重型哮喘对工人和社会整体有重大影响。工人们倾向于出现哮喘症状干扰他们工作效率，导致旷工。虽然在当前没有数据，在工作时，职业加重型哮喘的患者的缺勤率减少了劳动力的参与，在工作职责的限制，损失工作日（"旷工"），在工作时间减少有效性（"工作狂"）可能是巨大的。出勤是用于描述员工因身体原因或其他障碍导致在工作中生产力减少的术语。非生产性的工人能产生更高的价值比起他们在工作中缺席。除了降低工作效率，工人不得不寻求医疗保健，去急诊或住院。

如果审查所有的职业加重型哮喘，从布列塔尼和他同事 2001 年和 2002 年的数据表明，受试者在职业加重型哮喘中所承受的痛苦在美国是非职业性哮喘个体的 4.8 倍。超过 4.8 倍到急诊室至少一次，2.5 倍在之前的 12 个月因为哮喘恶化拜访他们的医师。Lemière 和他的同事证实这些数据显示 341 名职业相关性哮喘与 381 名非职业相关性哮喘在过去一年相比，至加拿大第三级诊所或者其他诊所诊治（4.1 vs 1.2，P<0.05），并且因为哮喘住院（0.04 vs 0.008，P<0.05）。在最近的职业相关性哮喘的队列研究在两个魁北克第三级诊所，Lemière 和他的同事们表明，医疗卫生相关的成本在职业加重型哮喘和职业性哮喘之间是相似的，但是在过去一年中在第三级诊所的花费是非职业相关性哮喘整个的十倍。

尽管在诊断职业性哮喘后患者减少暴露源接触，使职业性哮喘的成本显著降低诊断，但职业加重型哮喘的诊断并没有显著降低。一些研究表明职业加重型哮喘导致丢失工作是有意义的。在职业加重型哮喘中有一个高的不雇佣率及有一个高失业率在我们工人（30%～50%）中，与职业性哮喘是相同的。职业加重型哮喘及工作频繁变动的影响。减少的收入在职业加重型哮喘和职业性哮喘是类似的。总的来说，职业加重型哮喘在工人和社会中通过大量的健康管理资源和引导大量的失业率对社会经济的影响有着巨大的效应。

关键点

- 工作环境会导致不同类型的与工作相关的哮喘（职业相关性哮喘）包括职业性哮喘［即工作所致哮喘引起的通过免疫（敏化剂诱导）或非免疫性刺激（刺激物诱导）］和职业加重型哮喘（即先存在或同时出现的在工作中的非特异性刺激所致哮喘加重）。
- 职业加重型哮喘由于高患病率、长期对呼吸健康的影响及对工人和社会影响和社会经济影响，成为一个重大的公共卫生问题。
- 敏感剂诱导职业性哮喘的研究，推荐的治疗是完全脱离常见的致敏物，尽管痊愈的概率很低尤其是诊断延迟。
- 敏感剂诱导职业性哮喘的诊断应该建立在最高精确度水平上，进行一个全面的调查，以避免不必要的接触。
- 与敏感剂诱导职业性哮喘不同，在低浓度启动刺激症状，刺激物诱导职业性哮喘没有显露出职业相关性哮喘的症状。
- 刺激物职业性哮喘是以暴露后早发性为特点，然而，刺激物职业性哮喘还可以在不知不觉中在几个月后大量接触碱性尘埃和燃烧产品的复杂混合物时发生，如同世界贸易中心灾难所示。

- 职业加重型哮喘在所有哮喘患者中是很难控制的，当患者诉说病情加重或在工作时需要增加哮喘用药，应高度怀疑职业加重型哮喘。
- 职业加重型哮喘很难从职业性哮喘的种类中区分，尤其是在当前工作场所报告一个新的哮喘病例时。

（杜文　袁兴娅　周家青　邓娟 译，赵立强 校）

参考文献

以下是主要的文献，完整的文献请登录 *ExpertConsult* 查阅。

Baur X, Aasen TB, Burge PS, et al: ERS Task Force on the Management of Work-Related Asthma: the management of work-related asthma guidelines: a broader perspective. *Eur Respir Rev* 21(124):125–139, 2012.

Baur X, Sigsgaard T, Aasen TB, et al: ERS Task Force on the Management of Work-Related Asthma. Guidelines for the management of work-related asthma. *Eur Respir J* 39(3):529–545, 2012.

Beach J, Russell K, Blitz S, et al: A systematic review of the diagnosis of occupational asthma. *Chest* 131:569–578, 2007.

Brooks SM, Bernstein IL: Irritant-induced airway disorders. *Immunol Allergy Clin North Am* 31(4):747–768, 2011.

Henneberger PK, Redlich CA, Callahan DB, et al: An official American Thoracic Society statement: work-exacerbated asthma. *Am J Respir Crit Care Med* 184(3):368–378, 2011.

Tarlo SM, Balmes J, Balkissoon R, et al: Diagnosis and management of work-related asthma: American College of Chest Physicians consensus statement. *Chest* 134(3 Suppl):1S–41S, 2008.

Vandenplas O, Dressel H, Nowak D, et al: What is the optimal management option for occupational asthma? *Eur Respir Rev* 21(124):97–104, 2012.

第73章　尘肺

ROBERT L. COWIE，MD · MARGARET R. BECKLAKE，MD，MBBCh

一、引言

（一）定义

百科全书中国际劳工组织（the International Labour Organization，ILO）职业安全与健康里将尘肺定义为"粉尘在肺内的蓄积和组织对粉尘存在的反应"。矿物粉尘在肺内的主要反应为肺纤维化。尘肺定义中没有包括的情况有：哮喘、慢性阻塞性肺疾病（chronic obstructive pulmonary disease，COPD）以及过敏性肺炎，这些疾病没有特异性，不是尘肺病人所特有的。

（二）粉尘在肺内的沉积及组织反应

粉尘在肺内的沉积取决于粉尘颗粒的大小、几何形状及空气动力学特征。粉尘的清除取决于黏液纤维向上清除系统及细胞学尤其是巨噬细胞参与的清除机制（见第 12 章）。粉尘在肺内的沉积取决于粉尘的沉积及机体对其的清除。生物学反应与粉尘沉积的时间和量以及粉尘性质有关。肺组织产生的对无机粉尘的反应取决于粉尘颗粒的大小以及粉尘的生物学活性，而这又取决于粉尘表面的化学和物理学性质。一些粉尘，如煤尘，是相对惰性的粉尘，可能需要在肺内沉积相当大的量才会引起相对较轻的组织反应。其他粉尘，特别是二氧化硅和石棉粉尘，对机体有很强的危害性。产生的实质性反应包括结节性纤维化（典型的例子是矽结节）、弥漫性纤维化（典型的例子是石棉肺）及形成伴局灶性肺气肿的斑（典型的例子是煤尘斑）。不典型的或混合性的纤维化被认为是除了硅尘外还同时吸入了含其他矿物粉尘和纤维的混合粉尘的结果。对任何已知的粉尘暴露，组织反应的严重程度与粉尘在肺内累积沉积的量有关。

（三）暴露-反应关系

据流行病学研究结果，肺内沉积的粉尘量只能间接估计。然而，就个体而言，暴露量可以从工作史、从工厂的工艺发展史，包括有效的粉尘控制，以及从粉尘浓度的环境监测来更直接的估计。

证明存在暴露-反应关系对临床工作是有意义的。例如，当暴露于已知的与疾病风险增加有关的粉尘水平时，可有利于尘肺的临床诊断。通常暴露-反应关系指单个个体的情况，但也可能存在暴露量很大的个体没受什么影响，而暴露量少的个体却患病。因此，美国政府工业卫生会议（the American Conference of Government and Industrial Hygienists，ACGIH）设定了一些环境标准，如阈值限值，即如果在整个工作期间这些标准均达标，那么劳动者是不太可能患病的。然而，粉尘采样可能是有问题的，即使工作场所的平均粉尘浓度低于阈值限值，然而几乎一半的粉尘采样超过了这个数值。所以，临床医生不应该仅凭患者接触粉尘的时间太久远、太短，或者患者所在的劳动场所的粉尘浓度没有超过阈值限值就拒绝下尘肺的诊断。某些疑诊病例可能对粉尘异常敏感，或者粉尘暴露史较特别，也可能相同的暴露量的情况下某些个体肺内沉积的粉尘较其他人更多。

（四）胸部影像学检查

ILO 的标准片可用来对胸片上出现的弥漫性肺实质性疾病进行描述性解释，最初设立标准片的目的是为了对职业性肺病展开流行病学研究，当然也可以用于临床工作。2011 年 ILO 的指南收纳了数字影像，并且形成了一套数字影像的标准片。肺实质性疾病的阅片很容易产生变异，标准片除了可以提高阅片的一致性，它们还可以促使临床医生考虑某个个体病例的流行病学资料背景。依据形状和大小将小阴影分为圆形小阴影：p，q，r（直径分别为：<1.5mm，1.5~3mm，>3mm）；不规则小阴影：s，t，u（宽度分别为：<1.5mm，1.5~3mm，>3mm）。密集度的判定根据标准片采用十二小级分级法（0/-，0/0，0/1，直到 3/2，3/3，3/+）。大阴影被分为 A 型（一个或多个，其中单个直径超过 1cm，但是多个融合的直径没有超过 5cm）。B 型（一个或多个阴影直径大于 5cm，融合的面积没有超过一个上肺区）、C 型（>B 型）。胸膜增厚依据宽度（a≤5mm、10mm>b>5mm、c≥10mm）、范围（占侧胸壁的范围：1 级=0~1/4，2 级=1/4~1/2，3 级>1/2）来进行分级。胸膜钙化的范围也进行了分级。标准对其他特点也提供了解释。

在美国，美国国家职业安全与健康研究所（the National Institute of Occupational Safety and Health，NIOSH）管理国家煤炭工人健康监护计划，为煤炭工人提供定期体检的机会。该计划采用质量控制的影像学技术和阅读程序，使用 ILO 的分类法，并对阅片者进行培训。这包括为医生举行培训研讨会，这样他们可能具有 A 级阅片资格（比如，参加了研讨会者），或者通过了一个全面的考试，即将 120 张 X 线胸片按照 ILO 分类法成功进行分类后取得 B 级阅片资格。

传统的 X 线胸片或数字图像是对工作场所进行尘肺病监测的基石。计算机断层扫描（computed tomography CT）以及高分辨率 CT（high-resolution computed tomography，HRCT）已经彻底改变了临床病例的评估方法。CT 以及 HRCT 相对传统胸片来说更敏感，可详细描述肺和胸膜病变的特点，对病变的范围以及融合团块都显示得很清楚。磁共振成像在尘肺病诊断中的作用是有限的，但该技术可以用来区分胸膜斑和间皮瘤。正电子发射断层扫描（positron emission tomography，PET）已被用于检测尘肺患者是否患肺部肿瘤。但在进行性大块纤维化病变、煤工尘肺的良性肺结节以及尘肺患者的纵隔淋巴结中的代谢活性增加，限制了该项技术的使用。胸片因为接受度广，价格适中，同时辐射剂量偏低，阅片标准也易于掌握，仍然是广为接受的检测和评价方法。

（五）临床问题、肺功能及治疗原则

临床医师评价疑似尘肺病例时面临两个主要任务，首先是临床医生必需评估疾病过程的状态，包括发病部位（气道、肺实质还是胸膜）、病变范围，也包括判断是否影响到患者的状态，尤其是在目前工作中的表现（损伤或致残的证据）。评估机体功能受损是基于症状以及对静息和运动时肺功能水平的测量（见第

25 章及 26 章）。尘肺患者可表现为明显正常的肺功能，也可以表现为主要是阻塞性、限制性或者混合性肺功能障碍。对每个患者肺功能报告的解读通常是使用参考值或预测值。然而，考虑到那些从事粉尘职业的人群比一般人群初始肺功能好、平均初始肺容积高，而大多数预测值是基于一般人群产生的，这可能引起误判。因此，基于明显正常的肺功能而低估肺功能在尘肺的作用是不合适的。是否致残要在更广泛的背景下评估，如是否个体适合他或她的工作，因此要求更多有关工作内容的专业知识。

其次，临床医生需要判定是否存在环境或职业的粉尘暴露，暴露持续的时间、强度，以及暴露的特点是否全部或部分代表了患者目前的情况。对于这个任务，关键的工具是职业史，这可以通过工人能提供的关于他或她的职业、加工的原料以及相应的工艺流程这些增加的常常是广泛的信息来完成。因为尘肺是组织对沉积在肺内的粉尘的反应，它可在粉尘暴露已停止后出现或进展。因此，完整的暴露史很重要，包括学生的暑期工作、军事服务工作及短期工作。此外，在工业化国家，已报道有 25%~60% 的男性及高达 30% 的女性在工作中接触粉尘或烟雾，这进一步证实一个事实，即职业史在呼吸医学实践中和吸烟史一样重要。有时，为了明确个体对假定的粉尘或其分解产物产生了职业暴露，有必要对生物标本［如痰、支气管肺泡灌洗液（BAL）、经纤维支气管镜或开胸肺活检标本］进行分析，对暴露时间久远，或暴露史不完整或不可信的情况下需要这样做。图 73-1 给出的病案中的病理标本里证实了假定的粉尘的存在。在图 73-9 图例中病案记录描述的是一个运用肺内粉尘负荷测量明确病因的例子。

在 20 世纪早期，结核是尘肺的常见并发症。虽然现在在工业化国家结核病相对较少，但在正在进行工业化的国家仍是一个重要的问题，且增加很快，另一方面这也因为人类免疫缺陷病毒（HIV）的流行在南非特别突出。

尘肺病可出现或进展，但不会消失，除非在工作暴露终止后。一般来说，患尘肺的工人不应继续有职业粉尘暴露。

医师有法律义务来上报所有的尘肺病例。尘肺病的诊断反映了工作场所环境控制的失败，这可能需要一个相应的政府机构进行干预。在州及国家之间疾病上报的实践和赔偿立法方面存在差异。医师应清楚在其执业地点的相应程序。

（六）流行病学及对临床实践的影响

关于这些疾病在劳动者中及劳动者之间的分布信息以及影响分布的因素为临床医生进行诊断、判断预后以及制订治疗方案提供了科学的依据。因此，了解在位于当地的行业中尘肺的发病率可以协助医生诊断。同样，判断预后取决于以劳动力为基础的信息，了解影响疾病进展的因素是有利还是不利的，以及即使在较低水平的进一步暴露对疾病进展可能的影响。

在随后的讨论中，考虑到职业风险、病理生理学和流行病学，以及与诊断、预后及治疗相关的临床问题，我们对不同类型的尘肺分别进行讨论。在各大洲及许多国家，有很大一部分人群在工作中存在粉尘暴露，因此潜在存在患尘肺病的风险。有风险的职业和工作在表 73-1 中没有被完全列出。但在一般的工作实践中可作为指南使用。对于那些从事职业健康或职业医学的工作者，应该制定一个更专业的参考文本，将有风险的职业描述得更详细。

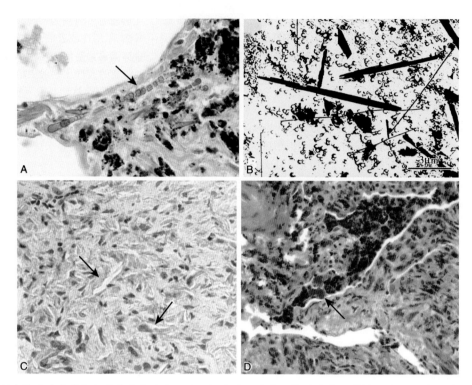

图 73-1　在四例尘肺病患者肺组织中发现的致病因子。A. 南非一名患石棉肺的青石棉矿工肺组织中的典型石棉小体(箭头所指)。B. 来自于塞特福德地区一名患石棉肺的长期接触温石棉的 67 岁矿工的肺消化组织,通过 0.2mm 大小孔径的过滤器成像(在照片中小冲孔区域的孔显示很明显)。利用形态学标准和 X 射线能谱仪(EDS)细纤维被证实为温石棉。通过 EDS 检查图中的粗纤维被证实为透闪石。在这个矿区,在开采的矿石中有少量透闪石,这些透闪石在肺组织中优先沉积下来。角闪石,如青石棉、铁石棉以及透闪石构成了最常见的石棉小体的核心。在肺组织中发现的每一个石棉小体,裸纤维的数量至少比其高几个数量级。C. 来自于一名在一家云母粉碎加工厂工作的 53 岁男子的肺切片。云母(箭头所示)显示为双折射(亮白色)的细长颗粒。D. 来自于一名铸造工人的肺组织显示非晶黑碳颗粒和一簇圆形覆铁颗粒(箭头所示)。像这样的颗粒团在曾暴露于铁粉尘和烟雾的焊工和铸造工人的肺切片中经常看到。(A、C 及 D 由南非国家职业健康研究所提供;B 由原蒙特利尔市麦克吉尔大学职业卫生学院病理科的 Drs. Bruce Case、R. S. Fraser 及 Dr. Patrick Sébastien 提供)

二、矽肺

(一) 定义

矽肺是是由于吸入晶体二氧化硅而导致的一种肺纤维化疾病,吸入的晶体硅通常为石英,少数为方石英和鳞石英。非晶体二氧化硅是相对无毒的;硅酸盐如石棉、云母及滑石引起的肺损伤不同,故分开进行阐述。

(二) 仍然有风险的行业和职业

矽肺是一种古老的疾病,对于世界范围内各种各样暴露于石英粉尘的职业中的男性和女性来说仍然是一个主要的疾病。表 73-1 提供了一些常见的行业的例子,在这些行业中工人存在二氧化硅的暴露风险。建筑业、表面处理和井下凿岩工作一直是 NIOSH 警示文件中的对象。铸造厂也是矽尘的主要来源。最近的报告显示参与包括道路在内的混凝土结构的修补、修复或拆除的工人也有患矽肺的风险。少见的可以引起矽肺的职业包括通过喷砂加压打磨生产牛仔布的工人、石材雕刻工、花岗岩台面制造商、牙科技师及使用白垩模具的珠宝商。目前许多矽肺病例来自于运用相对较新技术的行业,如果没有伴随的现代控制技术,产生了比传统行业和工作更细的粉尘微粒。许多"新"型尘肺常常在后来被证实为矽肺,通常存在于一个之前没有被认为是危险的行业中,或是二氧化硅与其他粉尘混合所致的尘肺。

矽肺常常是远期粉尘暴露的结果,而不是在当前工作场所所致。患矽肺的风险取决于粉尘暴露的水平,虽然其可以控制,但有证据表明,粉尘浓度水平可能监管不当,在许多工作场所采样精度也很低。

在世界范围内矽肺的爆发及死于该病一直持续有报道,即使在拥有先进的法律体系和环境监测计划的国家,如美国、加拿大、欧洲及南非。美国的数据显示 1995 年后矽肺死亡率的下降在减慢了,同时低于 45 岁年龄组的死亡率增加了。这些数据显示"尽管存在法律可强制执行的限值,高强度过度暴露于可吸入性晶体硅继续存在。"在中国有 2300 万工人暴露于二氧化硅,而在美国,NIOSH 估计,至少 170 万工人暴露于二氧化硅,其中每年至少有 1500～2360 的新发矽肺患者。矽肺病例在一般环境暴露及农业工人中也有报道。

(三) 病理学表现

矽肺的临床病理类型分为:①慢性矽肺,典型的过程是通常暴露于石英含量小于 30% 的可吸入性粉尘,时间以几十年而不是几年计算;②快进型矽肺,接触粉尘时间更短,暴露强度更大;③急性矽肺发生在暴露量更强、粉尘更细微及粉尘中二氧化硅含量很高的情况。如那些在喷砂行业发生的暴露,暴露的时间以月而不是年计算。

慢性矽肺是最常见的矽肺类型。慢性矽肺的标志是矽结节的形成,是病理学上少数几个具有特异性的病变之一(图73-2A

和B,电子图73-1)。矽结节首先在肺门淋巴结形成,可能局限在此区域;它们可能钙化包裹,损伤或侵蚀破坏气道,该病可进一步损伤肺实质。通常双肺均受影响,病变主要位于上肺区。

快进型矽肺的病理学变化与慢性矽肺类似。然而,矽结节的形成更快(接触粉尘3~10年后),在肺内分布的范围可更广,病变中的细胞多于纤维化。

表73-1 有患矽肺风险的行业和职业

行业举例	有关的职业
采矿,隧道及挖掘	
井下作业:金、铜、铁、锡、铀、土木工程项目	矿工、钻工、遂道工、掘进工、凿岩工
露天作业:煤、铁、基坑开挖	移动式钻机操作工
采石	
花岗岩、砂岩、石板、砂、瓷石/黏土	钻工、锻工、掘进工
石方	
花岗岩棚、纪念碑	切割工、修整工、钻工、抛光工、打磨工、砖瓦工
铸造厂	
有色金属和非有色金属	制模工、打芯工、清理工*、制芯工、铸工
磨料磨具	
生产:石英粉、金属抛光、砂纸及在涂料、橡胶和塑料中的填料	破碎工、粉碎工、搅拌工、磨料生产工
喷砂:石油钻机、墓碑、牛仔布的生产	高速喷嘴操作工
陶瓷业	
制造陶器、石器,及为炉和窑制造耐火砖	干式作业的情况下,在这些产品的生产过程中所涉及到的所有工人
其他	
玻璃制造、锅炉结垢处理、传统工艺品、石材研磨机、宝石工人、牙科技师、混凝土结构改建	

* 清理工,铸造工厂内负责对磨损的金属铸件进行喷砂、打磨等清理工作的工人

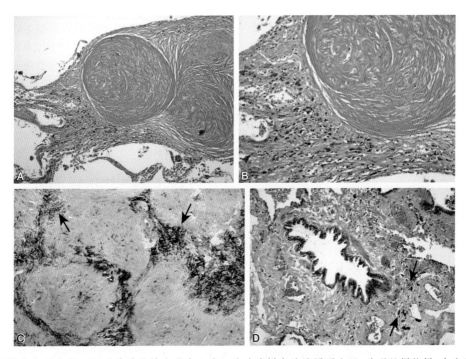

图73-2 慢性矽肺的病理改变。A.矽结节的特点是中心为细胞玻璃样变的胶原蛋白区,外观呈螺纹样,含尘巨噬细胞位于结节的周边。B.在高倍镜下矽结节的这些特点的显示得更清楚。C.进行性大块状纤维化显示融合的矽结节和含尘巨噬细胞聚集(箭头所示)。D.矿物粉尘致小气道疾病的特点是支气管周围纤维组织中含有一定量的色素(箭头所示)。(由南非国家职业健康研究所提供)

随着慢性矽肺和快进型矽肺病的进展,结节可融合,进一步形成进行性大块纤维化(progressive massive fibrosis, PMF)(见图73-2C),这也被称为复杂型矽肺。这些病变的直径至少达1cm(常常更大),通常位于双肺上叶。它们往往破坏肺的结构,可形成空洞,空洞可能提示存在结核。类风湿结节可在矽肺病变的基础上形成,可见于患类风湿性关节炎或循环中有高水平类风湿因子的患者,其病变背景里可有矽结节形成。类风湿结节不常见于二氧化硅暴露,更多见于煤尘暴露(见随后的讨论)。

急性矽肺的特征和肺泡蛋白沉积症完全相同(见第70章),二氧化硅微粒和组织反应产生的多种生物标志物可以从肺泡腔及肺泡灌洗液里的蛋白样物质中发现。

接触粉尘的个体,无论是否患矽肺,也可发生与职业性粉尘暴露相关的其他疾病,如慢性支气管炎和肺气肿。在工作场所发生的职业性粉尘及烟雾暴露与暴露于吸烟引起的烟雾其病理学表现是相似的。小气道异常,包括纤维化改变及呼吸性细支气管的色素沉着(见图73-2D),可见于暴露于包括那些引起矽肺在内的多种矿物粉尘后。

矽结节也可见于颈部和腹部淋巴结,偶尔可见于肝脏、脾及骨髓。

(四) 发病机制

二氧化硅粉尘的致病性是由颗粒的物理的、机械的以及化学性质所决定的。一个关于矽肺的评论总结了二氧化硅在肺部产生炎症和形成纤维化的过程。然而,引起和促进炎症及纤维化过程的细胞学机制还不完全清楚。人们一致认为破碎新产生的二氧化硅微粒,如喷砂过程中产生的,比"陈旧"的二氧化硅对肺泡巨噬细胞的毒性更大,大概是因为其氧化还原电位高的缘故。其他矿物,特别是含有黏土成分的,黏土可以黏附在二氧化硅颗粒表面,形成"包裹"的二氧化硅,这比未包裹的二氧化硅粉尘毒性小。这可以解释在煤矿和赤铁矿的矿工中出现的对二氧化硅的相对非致纤维化效应,因观察到合并暴露于其他粉尘后矽肺发病率降低了。粒径小于5μm的二氧化硅颗粒可以到达下呼吸道,进一步可进入肺泡。粉尘暴露的强度决定了肺损伤的程度。

肿瘤坏死因子-α(TNF-α)和白细胞介素1(IL-1)在矽肺的发病中有着重要的作用,而抑制这些细胞因子的实验已经显示可以阻止矽肺的形成。生长因子,如转化生长因子-β(TGF-β),在二氧化硅引起的肺纤维化过程中起重要作用(也与致癌有关)。有一个述评更详尽地描述了机体对矽尘的免疫应答反应以及先天免疫和适应性免疫的作用。虽然矽肺的主要决定因素是暴露于含二氧化硅的粉尘的水平,个体对疾病的易感性在疾病的形成过程中和严重程度方面可能发挥一定的作用。

(五) 流行病学:长期趋势及其对临床医生的影响

在20世纪,矽肺从一个迅速致命的疾病变成一个相对温和的致残的疾病。原因包括环境控制的改善、肺结核发病率的下降以及药物治疗肺结核的出现。尽管如此,仍有必要关注这个本可避免的疾病在21世纪继续成为发病率和死亡率的重要原因。

矽肺的患病率很难估计,因为有风险的行业数量众多(见表73-1)、在正在工业化及已经工业化国家里的短期劳动力较多,以及工人在离开工作场所后仍不断发病(和进展)。尽管已取得了进展,实际上已报道的矽肺来自于1970年后开始工作的多种行业的工人,据估计已报道的病例大大低于真实的矽肺病例总数。在考虑单个个体患矽肺的风险时,暴露时间和强度是首先要考虑的,但峰值暴露也很重要。当临床及影像学表现提示矽肺时,医生不应该轻易拒绝矽肺的诊断,即使患者的职业暴露不明显或者所从事的职业不是已知的和矽肺有关的职业。

(六) 肺结核

矽肺和结核具有相关性很早就已被意识到。矽肺患者患活动性肺结核的比例比那些未患矽肺的相同劳动者高20~30倍。影响矽肺患者患结核的因素包括矽肺的严重程度和类型(急性及快进型矽肺患者感染肺结核的风险相当高)、劳动力所在人群肺结核的发病率,以及他们的年龄、一般健康状况,及是否感染艾滋病毒。暴露于二氧化硅,即使未患矽肺,个体也可能易感肺结核。

结核病的特点是形成坏死性上皮样肉芽肿,单纯矽肺见不到这个病变。虽然结核分枝杆菌是常见的引起感染的微生物,非结核分枝杆菌在人群中分枝杆菌感染的疾病中占很大比例,人群中非结核分枝杆菌的感染更常见。吸烟已显示增加了矽肺患者患结核的风险。也有一些证据表明矽肺患者存在真菌感染的风险。

(七) 气流阻塞及慢性支气管炎

COPD与慢性支气管炎是长期因职业暴露于受二氧化硅粉尘污染的环境的常见表现,可形成于患或未患矽肺的暴露于二氧化硅的个体。小气道异常,包括纤维化改变及呼吸性细支气管的色素沉着(见图73-2D),也可见于暴露于包括二氧化硅在内的多种矿物性粉尘后。据估计在南非工龄超过30年的未患矽肺及肺结核的金矿工人中,因矿物粉尘暴露,肺功能中用力肺活量的额外平均损失为208ml(正常男性随着年龄增长30年以上的预期损失为400~500ml,而粉尘暴露引起的下降超过其208ml)。一个关于在碎石厂工作的青少年和年轻人的研究显示,肺功能下降是肺发育受损的证据,这是由于高强度暴露于可吸入性晶体二氧化硅所致。吸烟可进一步增强二氧化硅粉尘对气流阻塞的作用。

(八) 结缔组织疾病、肾脏疾病及心血管疾病

报道显示吸入二氧化硅和某些结缔组织疾病,包括进行性系统性硬化症、系统性红斑狼疮,以及如前所述的类风湿关节炎存在相关性。流行病学证据显示暴露于二氧化硅及患矽肺的人群中类风湿性关节炎的患病率增加。已显示系统性硬化症与矽肺有关,但也为可仅暴露于二氧化硅而未患矽肺。红斑狼疮与急性及快进型矽肺之间具有相关性的证据是最强的,但慢性矽肺尚无定论。

在二氧化硅暴露的工人中已有肾脏疾病的报道。一些研究提出可能与免疫复合体肾小球炎或二氧化硅的直接细胞毒性作用有关。矽肺已被认为与抗中性粒细胞胞浆抗体(ANCA)阳性,以及与血管炎可能有关。

心血管疾病也可能与二氧化硅暴露有关,最近一个有关

74 040名二氧化硅暴露的工人的队列研究的报道发现与非暴露工人相比其死亡率增加,心血管疾病是主要的死亡原因。

（九）肺癌

明确是否矽肺与肺癌之间存在相关性很困难,因为二氧化硅暴露的工人中吸烟的比例很高,且伴随的氡暴露很常见。对没有氡暴露也不吸烟的矽肺工人的研究表明矽肺与肺癌之间有明显的关系,但对有二氧化硅暴露而未患矽肺患肺癌的风险是否增加仍有一些怀疑。

（十）临床表现

慢性矽肺的症状和体征可能是最轻的。主要的症状是呼吸困难,但慢性矽肺在没有其他呼吸系统疾病的情况下,即使这种症状也可能没有。没有症状的慢性矽肺患者很少会去进行胸片检查。呼吸困难的出现标志着并发症如 PMF 或肺结核的形成,或者反映合并相关的气道疾病。咳嗽和咯痰是常见的症状,常常与慢性支气管炎有关,也可能是肺结核或肺癌的表现。胸痛不是矽肺的特征表现,也不像发热或体重下降这样的全身症状,而这些症状在排除其他疾病外是肺结核或肺癌的表现。杵状指也不是矽肺的特征表现,它的出现须考虑肺癌的可能。

在快进型矽肺及急性矽肺,症状演化的时间尺度是以年或月为单位,而不是以几十年为单位。在急性矽肺,呼吸困难可在数月内使患者致残,随后出现气体交换障碍以及呼吸衰竭。

（十一）影像学表现

无合并症的矽肺的特点是在胸片上出现圆形小阴影,按照 ILO 分类法进行分级(如上文所述)。一般来说,粉尘暴露、肺内的粉尘量、肺部的病理学表现及胸片之间存在很好的相关性。然而,偶尔,即使由组织学检查明确的晚期矽肺也可能在胸片上表现不明显。

矽结节通常是对称分布的,往往先出现在上肺区(图73-3),随后,当然并不总是如此,涉及其他区(电子图73-2)。肺门淋巴结肿大可能先于肺实质性病变出现之前。当蛋壳样钙化出现时,虽然没有特异性,也强烈提示着矽肺病的存在(图73-4,也见图73-3和电子图73-3)。

PMF 的特点是圆形小阴影聚集形成的较大的病变(电子图73-4A)。根据 ILO 的标准按照其宽度和长度将其分分级(A 级至 C 级)。CT 检查优于胸片,它不仅可显示矽结节,评估其范围,也可显示小阴影的早期聚集(电子图73-4B ~ E,视频73-1 和视频73-2)。随着时间的推移,大块病变趋于收缩,通常位于肺上叶,周围形成灶周气肿带(电子图73-5 及电子图73-6),气肿带常常位于肺底部。在这个过程中,先前明显的圆形小阴影可能会消失,导致在胸片上必须和结核相区别。多个大阴影的快速形成提示类风湿性矽肺,但新的病变,尤其是空洞的形成,应被视作分枝杆菌病的证据。急性矽肺病的影像学特征是肺部弥漫性改变,通常显示为肺泡腔和间质性的病变模式而不是通常的结节形成。

（十二）肺功能

矽肺的严重程度以及相关的或伴随的气道和血管的改变的决定了肺功能状况。在慢性矽肺,肺功能试验[第1秒钟用力呼气量(FEV_1),FEV_1/用力肺活量(FVC)]通常反映气流受限。在更晚期的慢性矽肺患者一氧化碳弥散量(DL_{CO})的下降通常是明显的,可能反映了相关的肺气肿。

在快进型矽肺和急性矽肺,肺功能的改变更显著,进展更快。在急性矽肺,肺功能显示为限制性通气障碍及气体交换功能下降,而这可导致呼吸衰竭。

（十三）诊断及并发症

矽肺的诊断是基于粉尘暴露触史及典型的影像学改变得出的。当患者的粉尘暴露史久远、遗忘或漏掉了,抑或从事的不是一个公认的粉尘暴露的职业,这时问题就产生了。偶尔会出现影像学表现不典型,如没有出现典型的小结节仅出现肺门淋巴结肿大或者肺部大阴影。在 BAL 标本中检测到二氧化硅可以提示矽肺的诊断。当进行性大快纤维化或其他不典型表现与肺癌、肺结核及其他诊断不易区分时进行肺活检是必要的。活检标本应进行包括二氧化硅在内的粉尘的微量分析。

不常见的并发症包括肺心病、自发性气胸、支气管结石症以及因肿大钙化的肺门淋巴结压迫导致的气管支气管梗阻。矽肺患者活动性肺结核的诊断比非矽肺患者更难,但是,一般来说,

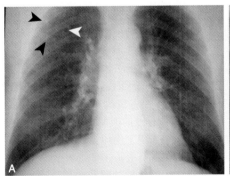
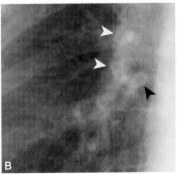
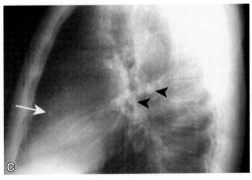

图73-3　矽肺的影像学表现:A.后前位胸片显示病变主要位于上肺区,但显示的结节不典型、不对称(短箭头所示)。B.更详细的图像显示了肺门淋巴结"蛋壳样"钙化(短箭头所示)。这后一个特点强烈提示胸片上肺实质内的结节阴影是矽肺的改变,尽管这个病人有着煤矿井下工作30年的历史。C.侧位片显示蛋壳样钙化(短箭头所示),也可见一个更大及可能已钙化的位于后方的结节以及一个小的钙化了的肺实质结节(长箭头所示)。后者的表现与已愈合的原发性肺结核病灶相似。如果结核杆菌检测阳性支持结核诊断,应对潜在的结核感染予以一系列治疗。(由卡尔加里大学的 Dr. J. H. M. MacGregor 提供)

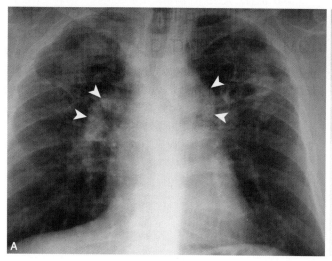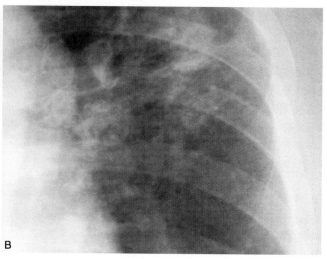

图 73-4　进行性大块纤维化。A. 后前位胸片显示进行性大块纤维化(PMF)的特点,伴纵隔和支气管周围淋巴结有(蛋壳样)钙化(箭头所指),与复杂矽肺相一致,为一个在玻璃厂铲沙的男性工人的胸片表现。B. 放大的的影像图显示在多个小结节及蛋壳样钙化的背景里的 PMF。(由卡尔加里大学的 Dr. J. H. M. MacGregor 提供)

将一个采样很好的痰标本或通过雾化吸入高渗盐水诱导的痰标本进行分枝杆菌培养对诊断有利。咳嗽、咯血、体重下降、发热,或任何新的影像学特征(电子图 73-7)的出现应进行痰培养或将 BAL 灌洗液进行培养,及对组织标本进行组织学检测与培养。在许多情况下,是胸部影像学检查而不是临床表现首先提示矽肺中肺结核的存在(参见电子图 73-7,视频 73-3),但也应注意到,矽肺患者也有患肺外结核风险。

(十四)治疗和控制

疾病一旦存在,慢性矽肺的纤维化过程被认为是不可逆的。因此针对个体的治疗直接指向阻止疾病的进展及并发症的形成。应该建议患者调换工种,新工种的工作环境应不包含二氧化硅的矽尘。即使没有再进一步的暴露,这种疾病通常也会进展,但进展的速度可能变缓。

阻断导致慢性矽肺的炎症过程的干预措施包括吸入铝或聚乙烯基吡啶-N-氧化物以及口服汉防己甲素还没有被证明是成功的。目前的兴趣在于运用肺灌洗来清除肺内的二氧化硅,但对急性或慢性矽肺的进展有利的影响还未被证实。所有类型的矽肺的治疗应指向控制分枝杆菌病的感染。这对急性、快进型矽肺和有艾滋病病毒感染的矽肺工人特别重要。所有的矽肺患者均应进行结核菌素皮试或 γ-干扰素(IFN-γ)释放试验。阳性者即使没有结核病的证据,为预防潜在的结核感染,也应进行抗结核治疗(见第 35 章)。

在慢性阻塞性肺疾病、肺结核和肺癌的形成过程中,二氧化硅暴露与吸烟相互作用,这使得在工作场所推行戒烟计划很重要。

因为急性和快进型矽肺的预后很差,且往往发生在较年青的患者,在这种情况下,应考虑肺移植(见第 106 章)。

矽肺控制最重要的方面是预防。要实现这个目标,需要持续努力提高对矽肺的认识。最近在美国报道的死于矽肺的年轻患者均是发生于建筑业和制造业的暴露,没有采矿业。从事喷砂牛仔布加工死亡的年轻患者的死亡事件提醒我们,对与矽肺有关的传统职业外的二氧化硅的危害常常缺乏意识。

三、煤工尘肺

(一)定义及有风险的职业

煤工尘肺(coal workers' pneumoconiosis,CWP)是由煤尘沉积在肺内引起的一个独特病理学病变。组织对煤尘沉积的反应包括煤斑和煤结节(单纯煤工尘肺)和 PMF(复杂煤工尘肺)(图 73-5)。

煤工尘肺的主要有风险的职业是煤炭开采,在 20 世纪 70 年代这个行业在英国大约雇佣了 250 000 名工人,当时西欧也有相当人数的工人从事着这个工作。在 1986 年在美国雇佣的煤炭工人大约有 175 000 名。从那时起,这个数量一直在稳步下降,到 1999 年降到约为 80 000,但在 2011 年,这个数字增加到 143 437。据估计,在中国有 600 万名煤炭工人。在东欧、印度和非洲、澳大利亚和南美大陆也有煤炭开采。因为机械化开采致煤炭的产量增加,粉尘的潜在暴露量也增加了。离岗的和在岗的煤炭工人中都陆续检测出煤工尘肺。露天煤炭工人也有患尘肺病的风险,但他们并不总是包括在监护计划中。

煤矿粉尘中含有一定量的石英,其含量取决于含矿岩石的性质、煤层的大小以及用于开采煤层的工艺流程(包括机械化程度)。当开采的煤层位于坚硬的岩石中时,煤炭工人也可以形成矽结节。矽肺病在具有高品位或高等级煤炭的煤矿中(参见随后的"发病机制")及在煤层外围作业的工人中,如掘进工中较常见。目前的证据表明,即使没有患煤工尘肺,煤炭开采也与慢性支气管炎、慢性气流受阻和肺气肿有关。

其他有暴露于煤尘或碳尘的风险的职业包括煤炭的装卸(如在商店或船舱装载及装卸煤炭)、石墨矿的开采及碳厂中的研磨加工、碳电极的制造及炭黑的制造和使用。

(二)病理学表现

煤工尘肺的基本病灶是煤斑,在宏观检查时可以看到(但不

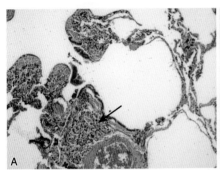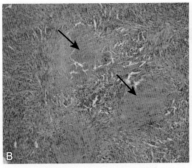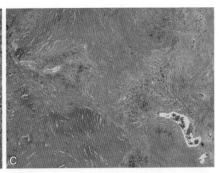

图 73-5 煤工尘肺的病理学改变：来自于南非矿工的标本。A. 煤斑显示煤尘及含尘巨噬细胞的聚积在远端气道壁,此处证实有网状纤维及少量胶原纤维。B. 煤结节由煤尘及含尘巨噬细胞以及致密、不规则沉积的胶原蛋白(箭头所示)组成。这种病变是显而易见的。相关的局灶性肺气肿也很明显。C. 进行性大块纤维化伴随结节聚集以及致密胶原沉积。(由南非国家职业健康研究所提供)

能触及)是一个呈黑色的小的病变(≤4mm),最初分布在肺上叶,随后可以影响到肺下叶。在显微镜下看到,煤斑由粉尘和尘细胞围绕着呼吸性细支气管呈星状聚集而成,含有网状纤维和少量胶原蛋白(见图 73-5)。局灶性肺气肿,一种小叶中心性肺气肿,位于煤斑内及其周围,和煤斑一起形成煤工尘肺的特征性病变。煤结节病灶较明显,除了含尘巨噬细胞和网状纤维,还含有较多随意排列的胶原纤维。煤结节,是由于暴露于含有二氧化硅的煤尘所致,通常与煤斑伴随存在。典型的矽肺病变可见于约 12% 的美国煤矿工人,当肺内粉尘残留物中包含 18% 或更多的石英时形成。其他的特征包括胸膜下粉尘沉积,肺门和纵隔淋巴结肿大,以及偶尔出现煤尘引起的壁层胸膜淋巴管改变。

PMF(复杂 CWP)被定义为一个直径等于或大于 1cm 的纤维化尘肺病变。这些病变体积较大,往往呈不规则、界限清楚的深黑色质硬的组织块,通常出现在重度单纯煤工尘肺的背景里。PMF 通常位于上叶后段或下叶的背段,通常是双侧的(图 73-6 和图 73-7)。在显微镜下病变显示与煤结节的相似(见图 73-5C)。它们可破坏气道、血管及叶间隙,使组织结构紊乱。空洞并不少见,可能是缺血性坏死的后果,因为血管闭塞在 PMF 区内很常见。

类风湿性尘肺,也被称为 Caplan 综合征,是煤工尘肺合并类风湿性关节炎或一种类风湿素质的一种表现。它的特点是结节

比煤结节大,边缘更光滑。色素呈同心圆状排列,含有的粉尘较 PMF 病变少。这些病变可能会形成空洞或者钙化。镜下的表现与类风湿矽肺病变中所描述的相似(见前面"矽肺"的"病理学"下的讨论)。在结节的活性区域包含含尘巨噬细胞、淋巴细胞、中性粒细胞及浆细胞。当失去活性时,它们可能会崩解或钙化。类风湿性尘肺病变最初发现于威尔士煤矿工人中,比利时煤矿工人中也有报道,但在北美的煤炭工人中不常见。

弥漫性间质纤维化在煤矿工人中也有报道,纤维化中可能含有黑色煤尘,可能会出现类似于寻常型间质性肺炎(UIP)的表现。然而,与普通人群中的弥漫性肺间质纤维化相比,它有一个相对良性的临床过程。

(三) 发病机制

随着暴露于煤尘的强度和时间的增加,患 CWP 的风险也相应增高。煤尘对肺的影响也与它的等级有关,等级是度量煤炭变质的程度,这是由它的碳含量所决定的。无烟煤等级最高(含碳 93%),其次是烟煤、次烟煤和褐煤。褐煤含碳最低,为 60% ~ 70%。流行病学研究发现煤工尘肺在高等级煤矿比低等级煤矿更常见。这可能是高等级煤矿较低等级煤矿其煤尘颗粒的相对表面积更大,有较多的表面自由基以及出现的二氧化硅更多有关。煤尘斑和煤结节的形成都与肺内大量沉积的相对惰性的粉

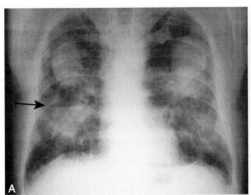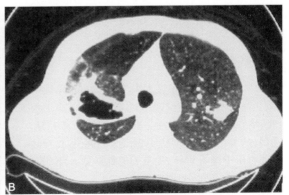

图 73-6 进行性大块纤维化(PMF)。A. 胸片显示 PMF 病变,合并右下肺空洞形成,空洞中有液气平(箭头所示)。这个影像代表了复杂煤工尘肺。B. 胸部 CT 检查显示背景里结节弥漫分布,右肺 PMF 病变合并空洞形成。(由卡尔加里大学的 Dr. J. H. M. MacGregor 提供)

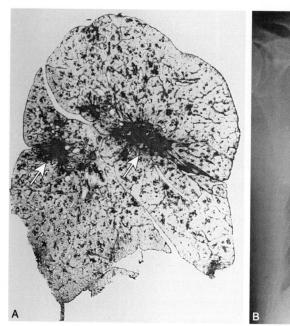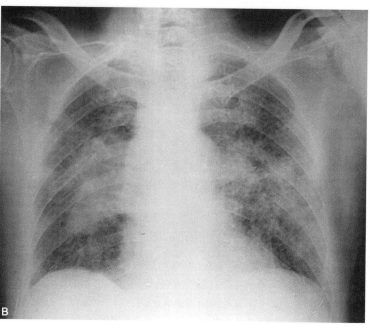

图 73-7　进行性大块纤维化（PMF）。A. 来自于阿巴拉契亚地区一名 71 岁的煤矿工人的全肺切片。这名矿工不吸烟，已在井下工作 28 年，主要在采煤面工作（直接在煤矿煤炭表层的开采面采煤）。在正中矢状切面显示大块状病变位于左肺下叶背段和上叶中部（箭头所示）。PMF 病变的背景为单纯结节及煤斑性煤工尘肺。在多个区域证实存在结节的聚集。在煤尘斑周围存在轻度的局灶性肺气肿。B. 胸片显示 PMF 的背景具有较多结节的特征。右肺的大块病变显示 PMF 具有向肺门方向收缩移动的趋势。片中阴影有点不典型，因其主要位于下肺的位置。（病例来自于美国国家职业安全与健康研究所 W. Laqueur 收藏所，由 Drs. V. Vallyathan 及 F. H. Y. Green 提供）

尘有关。随着肺内粉尘的负荷增加，肺泡巨噬细胞被激活，活性氧被释放。这又反过来触发了包括白细胞介素、TNF 在内的细胞因子的释放，从而启动了炎症和纤维化的过程，导致尘肺病的形成，也引发了蛋白酶的释放，这与肺气肿的形成有关。然而，相比于如二氧化硅和石棉等更具生物活性的粉尘，由煤尘引起的纤维化相对较弱，范围也不广泛。

虽然形成 PMF 的确切发病机制仍不明确，这些病变被认为与肺内沉积的煤尘的量、粉尘中吸入二氧化硅的比例及其表面的生物活性、个体的免疫和遗传因素以及是否患肺结核有关。在这些因素中，肺内总的粉尘负荷似乎是最重要的。另外，在不同的煤矿、不同的矿区以及不同的国家单纯性尘肺及 PMF 的发病率存在显著不同，这表明粉尘颗粒的其他特征，包括形状、大小、成分、生物活性及其在肺组织中的耐久性，也是 CWP 和 PMF 形成的风险因素。

（四）流行病学和病史

对煤矿工人的早期研究表明，采煤工作，或即便出现单纯型 CWP 也不会出现更高的死亡率。这些研究可能没有将健康工人的效应纳入研究，最近的研究表明，煤尘暴露者的死亡率增加。总的来说，在美国，从 1982 年至 2000 年相比从 1968 年至 1981 年 CWP 患者的死亡率下降了 36%，但更近的数据显示自 2002 年以来，65 岁之前潜在寿命的缩短增加了。

在美国和欧洲，虽然 CWP 的发病率一直在平稳的下降，但新的病例不断被发现。自 1995 年以来显示与煤尘相关的疾病在增加，尽管这与目前采用的粉尘标准明显有关。出现 PMF 比患单纯 CWP 对煤炭工人预期的健康和生活的影响更严重，最近

的数据显示美国煤矿井下矿工中 PMF 的发病率急剧增加。PMF 的风险因素包括患 CWP 及其阶段、粉尘暴露的强度及暴露于粉尘的工人的年龄。二氧化硅在 PMF 形成中的作用仍是有争议的，但一般认为是重要的。有关急进性 CWP 矿工的一项研究表明，二氧化硅暴露在 PMF 形成过程中可能起关键作用。急进性 CWP 的风险因子包括在小煤矿的采煤作业面工作、年龄偏小以及在肯塔基东部和西弗吉尼亚采掘。

（五）类风湿尘肺

类风湿尘肺（Caplan 综合征）因其独特的影像学表现最初被认为是煤矿工人 PMF 的另一个类型。活动性关节炎或循环中的类风湿因子被认为与类风湿尘肺有关。目前，大多数证据表明类风湿关节炎的出现或类风湿性疾病的易感性，或两者均有，是由于个体由于自身因素改变了对煤尘暴露的反应。相反地，粉尘暴露似乎不是类风湿关节炎的一个危险因素。CWP 没有显示与其他结缔组织病有关联。

（六）二氧化硅的作用

虽然公认二氧化硅在 CWP 的发病中不起主要作用，煤矿工人，尤其是那些开采无烟煤的工人，可能发生矽肺病变。这种情况下，矽肺通常与 CWP 合并存在。虽然暴露于二氧化硅及煤尘的混合粉尘比同等单纯暴露于二氧化硅所患矽肺的程度较轻，二氧化硅暴露仍从未被当作是形成 PMF 的危险因素。

（七）气流阻塞及慢性支气管炎

采煤与阻塞性肺疾病之间具有相关性现已被几个纵向研究

证实,显示不考虑是否患 CWP 的因素,气流因暴露于煤尘而受限。在有患 CWP 风险的暴露水平引起的效果与吸烟引起的相当。

黏液高分泌(慢性支气管炎)在煤矿工人中很常见,但没有显示在 COPD 的形成过程中起直接的作用。同戒烟后的反应一样,黏液高分泌通常在停止粉尘暴露后消失。支气管高反应性的出现提示煤炭工人易患 COPD。

(八) 肺结核和肿瘤

分枝杆菌感染,不论是结核分枝杆菌(见电子图 73-7)或非结核分枝杆菌所致,在未患矽肺的情况下,没有被证实在 CWP 中更常见。大多数证据表明,采煤工作与肺癌无关;然而,最近的两项研究报道了肺癌和采煤之间具有相关性。也有记录表明患胃癌的风险增加,但在对 8899 名煤炭工人 23 年的随访研究中发现这个现象不明显。

(九) 临床表现

单纯 CWP 被视为无症状或体征的疾病状态。诊断主要依据影像学表现。报道的大多数煤炭工人的咳嗽和咯痰症状很可能是粉尘引起的慢性支气管炎的结果。活动后气促通常是由于相应的慢性气流受阻所致或与 PMF 的形成有关。虽然 A 型 PMF(病变直径为 1~5cm)的患者可能是无症状的,随着 PMF 进展呼吸功能受损及肺功能下降逐渐出现。侵犯到气道的 PMF 可能引起异常的呼吸音。大的或双侧的 PMF 病变可引起低氧血症及右心功能不全。类风湿性关节炎患者出现新的肺部病变、皮下类风湿结节,或类风湿因子阳性提示患类风湿性尘肺的可能性增加。肺部病变可伴或不伴关节疾病合并存在。

(十) 胸部 X 线片表现

单纯 CWP 在胸片的标志是在肺实质中出现圆形小阴影(电子图 73-8)(参见在这一章中"绪论"中有关胸片的讨论部分。)煤斑在胸片上通常表现为小的 p 结节(小于 1.5mm),但在轻至中度煤工尘肺的 X 线片上可显示无结节样改变。已发现肺内大量沉积的煤尘与小的圆形 p 结节与有关。当胸片上出现更大的 q 结节与 r 结节时,通常显示煤结节的存在及肺内含有更大比例的石英。

因为胸片检查已显示对出现的煤斑及煤结节不敏感,在某些病例需要使用 CT 检查。圆形小阴影通常首先见于肺上区,在疾病进一步进展时可见于其他肺区。结节密度与尸检中肺内含尘量密切相关。密集度达 1/0 的不规则形小阴影也可见于老年及吸烟人群,而在煤炭工人中可能与合并存在的纤维化及肺气肿有关。圆形小阴影可能从不会消退,但肺气肿的存在似乎使胸片阅读时的密集度减少了。肺门淋巴结肿大很常见,但蛋壳样钙化不常见。在最近的一个报道中提出不规则形小阴影的出现显示肺间质纤维化的存在,这被认为是暴露于煤尘的特征性表现,这个报道同时对传统观点认为在 CWP 中的结节阴影主要位于肺上区提出了质疑。

PMF 是影像学诊断,当实质阴影直径超过 1cm 就可诊断。在一个明显连续的过程中出现一个截点,这显然是武断的,这点已被和影像学表现无关的 PMF 的病理学检查所证实。相反,大约三分之一在 X 线片上诊断为 PMF 的病例,通过尸检已证实为其他病变,包括肿瘤、类风湿结节或结核病灶愈合后留下的瘢痕。PMF 病变在肺上叶更常见,常位于后方,通常与邻近的肺组织分界很清。随着病变进一步发展,PMF 几乎都是双侧性的(见图 73-6 及图 73-7)。它们的形状较不规则,伴空洞或钙化。当病变向肺门或肺尖收缩,可能在肺的外周看到大泡性病变。

在类风湿尘肺胸片上见到的病变与 PMF 的胸片上的病变相似,但通常病变形式更多样化,多位于肺的外周。病变的直径在 0.5 至 5cm 不等,可能会在几周内出现。这些病变通常出现在阴影密集度较低的病变中,而与 PMF 通常的情况不符。它们可能会出现空洞,其中包含液平,空洞周围可出现钙化。在某些病例,病变会消失,常常是完全消失,但可能在稍后的时间出现许多新的病变。ILO 影像学分类法给被认为是类风湿性尘肺的病变提供了一个特殊的符号(rp)。

(十一) 肺功能

关于单纯 CWP 与肺功能异常之间相关性的争议一直存在,这很大程度上是因为煤尘已被证实都可导致阻塞性肺疾病及尘肺的发生。一般来说,单纯 CWP 对肺功能已证实的影响较小可能是真实的。部分原因可能是由于接触粉尘工种的健康选择效应有关。不规则形小阴影及 PMF 均已显示与肺功能异常有关。在复杂煤矿尘肺出现肺功能下降,包括 FVC 和 FEV$_1$ 降低,肺总量(TLC)和残气量增加,以及 DL$_{CO}$ 下降(特别是出现圆形小阴影与不规则形小阴影混合存在时)。在未患 CWP 的不吸烟的煤炭工人中也注意到了类似的改变。肺动脉高压的形成与晚期 PMF 肺血管床的减少一致。

(十二) 诊断、并发症及治疗

煤尘的职业暴露史以及胸部 X 线片检查是诊断 CWP 最基本的元素。当 X 线片上 CWP 的表现不典型时,进行一次胸部 CT 扫描可用来证实 CWP 存在的证据。

没有数据表明 CWP 本身患分枝杆菌感染的风险增加,无论是结核性或非结核分枝杆菌。但对被认为有严重的矽尘暴露或有证据表明患矽肺的煤矿工人应考虑潜在结核杆菌感染的可能,并应进行相应的治疗。其他并发症包括类风湿结节,其在煤炭开采比在金矿开采接触粉尘更常见,而硬皮病则恰恰相反。大多数证据表明采煤工作没有增加患肺癌的风险,但对是否增加患胃癌的风险,一些数据显示支持,一些数据显示不支持。

治疗的原则总结在本章的"绪论"里,在"矽肺"一节进行了阐述。影像学上密度显示为 1 级及以上的患者应建议调换职业,将其调换至一个不再接触粉尘的工种,因为该患者存在发展为 PMF 的风险。治疗其他粉尘相关、吸烟相关或粉尘与吸烟均相关的疾病,如慢性支气管炎和肺气肿,不是那么容易的。应将建议戒烟作为治疗的基本原则。虽然没有数据表明吸烟与 CWP 之间存在相互作用,但采煤与吸烟都可导致 COPD 的发生。

四、石棉所致的肺纤维化(石棉肺)及胸膜纤维化

(一) 石棉矿

1. 历史和用途

石棉是一种古老的矿物,从史前时代就为人类所开采,它具

有耐久性、抗热性及其具有可纺性的纤维性质。随着机械化的发展，石棉的商业化运用随之增加。在两次世界大战期间其运用呈指数级的增长。在1976年年产量超过500万吨，达到顶峰。而在20世纪80年代初稳定在约400万吨。仅在20世纪80年代末，当接触石棉粉尘对健康不良的影响成为一个公众日益关注的问题时，在欧洲和北美洲的石棉生产才开始下降。在2010年，世界石棉消费总量，其中主要是温石棉，据估计已达200万吨。与之相比，非石棉矿物硅酸盐的年度全球产量约为3000万吨。虽然在2012年石棉的使用已被限制或禁止，其替代品的使用比例增加，但仅仅只有54个国家已禁止或严格限制石棉的使用。在非洲、亚洲和南美大陆，石棉的需求继续存在，因为石棉作为一种廉价耐用的材料，用于水网建设和房屋建筑业，而为迅速城市化的人口所需，因此在许多国家，石棉的消耗仍然较高且不断增长。

目前石棉这个词语（在希腊语里的意思是"不灭"）是作为天然蛇纹石和角闪石族矿物硅酸盐的一个总称。尽管起源及物理和化学性质不同，这些硅酸盐均呈纤维状的共性，那就是它们天然呈束状，从中可以很容易将纤维丝分离出来。

作为标准设置的基础，美国职业安全与健康管理局（the Occupational Safety and Health Administration, OSHA）将纤维定义为一个长度大于5μm，纵横比等于或大于3:1的微粒。

表73-2列出了一些在人体肺组织中发现的硅酸矿物盐，并对它们的商业用途作了大致的介绍。从健康效应的角度出发，最重要的是石棉纤维和人造矿物纤维。生物效价（以及致病性）一般取决于传递到靶器官的剂量、纤维的大小及在肺组织的耐久性。对于所有的纤维及所有的相关的疾病来说，每个这些参数的作用可能是不一样的。大于10μm的非致纤维化颗粒很少达到肺实质，而长达200μm的纤维若直径小于3μm可以在肺内发现。

2. 人类暴露源

表73-2列出了更常见的人类暴露于石棉的来源。下面的讨论主要涉及与暴露于石棉纤维有关，然而，原则同样适用于暴露于其他纤维。

在工业化国家，以及正在迅速进行工业化的国家，最有可能引起人类暴露的是职业性的，可能发生于采矿、粉碎、运输、制造以及应用或使用原纤维及其制造的产品的过程中。在二战中，暴露的主要来源是在海军造船、修理或改装行业；在第二次世界大战后期间，暴露的主要来源是在建筑和运输行业，虽然在造船、修理或改装业的风险继续存在。在二战后建筑物里含石棉的材料包括板、面板、堆焊、绝缘、瓦及地面覆盖、屋面和嵌缝。因此工人在维护操作或拆除使用了含石棉材料的工厂和建筑物时就产生了暴露。其他的人类暴露包括从船舶或建筑物清除石棉绝缘材料或隔热材料时或处理工业废物如废弃石棉厂的垃圾场时。在大多数工业化国家，由于公众对石棉危害的认识提高以及控制条例的实施，这些暴露源已经减少了。然而，最近在2004年，据美国劳工部估计，有130万名工人仍然在工作场所暴露于石棉，特别是在美国的建筑业和一般工业，而且，在最近的一份报告中显示目前产生的石棉暴露也与当地的及进口的含石棉的货物有关。数据显示石棉暴露确实已经减少了，虽然最近的一项来自美国的研究比较了从1980年至1992年间以及从

1993年至2005年间进行检查的个体，在819名患肺癌、恶性间皮瘤及石棉肺的患者的肺组织中发现青石棉纤维增加，难以解释。

间接职业暴露，也被称为旁观者暴露，是指那些由于工作原因需要他们在那些直接使用石棉或含石棉材料工作的其他人附近工作从而产生的暴露。例子是木匠和焊工，他们可能与在现场将石棉进行混合操作的隔热或绝缘材料制造工人密切接触，而且常常位于封闭的空间中。工人经常在造船、修理及改装行业和建筑行业发生间接暴露。

家庭暴露的发生主要是由于被纤维污染的工作服被带回家的后果。家庭暴露仍占石棉相关疾病，主要是胸膜疾病的一小部分比例，据报道，在英国一项研究中，家庭暴露在恶性间皮瘤中占到15%。鉴于这种肿瘤的潜伏期长（20~40年），家庭暴露可能是进入21世纪后出现的新发较轻病例的源头。

生活在石棉矿山、粉碎或加工厂附近时可以引起环境和住宅暴露。在1960年，一个报告报道了在南非西北开普省的居民和青石棉矿工中发现的31例接连发生的恶性间皮瘤病例，这种暴露的来源第一次引起了医生明显的关注。在这一地区直到1995都有新病例的报道，而且因为职业和环境暴露一直持续到20世纪70年代，预计该病例会持续产生和增加，直到或超过2010年。一个队列研究研究了生活在魁北克省温石棉矿附近超过4500名妇女的死亡率数据，将其与这个省的60个参考地区的137.5万妇女的死亡率数据进行了比较，在生活在石棉矿区的妇女中发现了7例死于间皮瘤，而生活在参考地区的人群中一个也没有发现。从利比、蒙大纳开采的蛭石被运送到全国各地，已发现其受到了石棉纤维的污染。在曾居住在利比蛭石废物堆附近且从未在蛭石行业工作过的明尼阿波利斯的居民中已发现石棉相关的胸膜疾病的患病率高，如果他们曾经在蛭石废物堆中玩耍过或接触过废物堆，则发病率更高。与利比蛭石的异地加工有关的类似的废物堆据估计存在于横跨美国的250个地点。在利比一个以社区为基础的研究发现局限性胸膜异常与限制性肺功能障碍有关。非工业源的环境暴露已有记录，如在东欧农村地区的居民其居住的土地土壤已被各种纤维所污染。此外，在土耳其村庄的居民中，有良性及恶性石棉相关的胸膜疾病的流行，他们用毛沸石凝灰岩建造家园，或在灰泥及石膏里加用毛沸石及透闪石。而在中国西南部的大姚县（注：音译），目前那里的土壤里发现有青石棉。自20世纪80年代以来一个主要的关注点是居住在第二次世界大战后期间建造的公共建筑（包括学校）、商业楼宇及住宅中的居住者的潜在暴露风险，在当时含石棉材料在建筑中得到了广泛的应用。由美国国会授权的健康评论得出的结论是：除了托管人和其他负责维护建筑的人外，在建筑物中的暴露相较于在工作场所遇到的暴露少一个数量级。该报告还提供了终生患癌症的风险估计（参见后面的"石棉肺、石棉暴露、肺癌及间皮瘤"）。

3. 吸入纤维的命运

纤维在肺内的累积是暴露、沉积、清除和存留的结果，所有的过程取决于纤维的大小以及暴露的水平、强度和程度。肺对短的纤维及温石棉纤维的清除能力比对长的纤维及角闪石纤维强。肺内纤维存留分布是不均匀的，在气流通路更短的肺区发现了更多的纤维，石棉肺积累的长纤维比那些仅仅有轻微气道

表 73-2　已在人肺组织中发现的矿物硅酸盐*

矿物：族与形态	主要的矿产所在地、商业的或其他情况的分布	主要商业用途和（或）其他来源的人类暴露
石棉矿		
蛇纹石		
温石棉[†]（白石棉）	加拿大（魁北克、不列颠哥伦比亚、育空、纽芬兰岛[‡]）、俄罗斯、中国（四川）、巴西、地中海国家（塞浦路斯、科西嘉岛、希腊、意大利）、非洲南部（南非、津巴布韦、斯威士兰）	刹车片、造船和修理，抛光宝石、石材切割、油石切削、铸造作业（主要用于绝缘材料）石棉水泥制品（管、排水沟、瓦、屋顶材料）；保温、防火、强化塑料（风扇叶片、电气开关）；纺织材料；摩擦材料；纸制品；过滤器、喷雾产品
角闪石		
青石棉（蓝石棉）	南非（西北开普敦[‡]），西澳大利亚[‡]	混合使用，主要是与水泥混合，但也用在上面列出的一些产品中
铁石棉（褐石棉）	南非（北部省，前德兰士瓦）	
直闪石	芬兰[‡]	橡胶和塑料中的填料
透闪石	在某些滑石、铁、蛭石矿（例如利比，蒙大纳）的矿石受到污染；也发现于一些农业土壤中	在加工过程中可或不可能被去除掉农村家庭在使用（例如，粉刷）
卡明顿闪石	在某些铁矿中受到污染的矿石（通常不是纤维形态）	没有商业用途
非石棉矿物硅酸盐	40 个国家，包括中国、美国（佐治亚州、北卡罗莱纳州）、英国（康沃尔）、德国、埃及、日本	在纸、塑料、砖和水泥、橡胶、油漆等生产中充当功能性填料；耐火黏土、耐火材料、陶瓷、润滑剂
黏土矿物（通常是细粒及粉末状的），如高岭土和蒙脱土（膨润土）		
凹凸棒石和海泡石	美国（佐治亚州，佛罗里达州）、西班牙、澳大利亚、南非	油吸收剂；农药载体
滑石（通常为片状但可以卷成卷）	美国（佛蒙特州、蒙大纳州、纽约州、加利福尼亚州）、意大利、西班牙、挪威、中国、日本、韩国、加拿大	陶瓷、造纸、化妆品、制药、动物饲料、化肥、抗结块剂、涂料、清漆、增塑剂
云母（通常为片状）白云母	美国（北卡罗莱纳、佐治亚州和其他州）、法国、西班牙、中国、印度、意大利	在塑料、钻探井位、特殊油漆中作为填料；耐火材料；半导体；绝缘材料；防腐材料；焊条
蛭石（受热时膨胀）	南非、美国（蒙大纳州、弗吉尼亚州）、澳大利亚、肯尼亚	吸收剂（园艺）；石膏灰泥；石膏板；绝缘材料；防火材料
硅灰石（以针状或纤维形式存在于灰岩中）	美国（加利福尼亚州，纽约州）、日本、前苏联、芬兰、墨西哥、澳大利亚	在陶瓷工业中作为填料/助熔剂；用在乳胶漆和油性漆；焊接助熔剂；在硬质纤维板中作为石棉替代品、绝缘材料及刹车片
沸石（纤维状的），如毛沸石[§]	土耳其（卡帕多西亚和安纳托利亚地区）[§]；非商业性矿藏	用毛沸石岩建造的房屋；含透闪石纤维的土壤；用在灰泥和石膏中的海泡石
其他（主要是非纤维形态）	全球范围内（熔岩洞中）；在包括几个欧洲国家、美国和日本在内的 16 个国家开采	用于污染物和放射性废物控制；也用于催化剂、吸附剂、调节器
人造矿物纤维		
玻璃棉和丝、岩棉、矿渣棉、陶瓷纤维	在世界各地的工厂生产	用在许多之前使用石棉的地方：玻璃纤维丝用于垫、层压、纱线的生产；玻璃岩及矿渣棉作为绝缘材料用于建筑、汽车制造及舰艇建造；陶瓷纤维用于强化布、磁盘、制动器、垫片、板和纸的生产；高性能陶瓷纤维用于喷气发动机、航天器的制造

 * 这个列表并不详尽，读者应参考其他资料得到更多的信息。石棉矿物总是表现出纤维的习性，非石棉矿物硅酸盐也可有类似的习性。大多数硅酸盐矿产矿物学上是多种多样，成分不一的，就如同矿物的大多数商业化形式一样。

 [†] 占世界商业产量的 90% 以上；其他纤维用于与温石棉纤维混合使用。

 [‡] 已停止采矿。

 [§] 在土耳其村庄三种流行病中的一种与毛沸石有关。其他两种与透闪石和（或）石棉有关。截止 2012 年，54 个国家已禁止使用石棉或严格限制其使用，但在所有国家，对某些特定用途是允许使用的。在 2005 年，在欧洲共同体实施了禁止令

病变形成的更多。等于或小于 3μm 的纤维被激活的巨噬细胞吞噬，然后被转移到淋巴管。长纤维被不完全吞噬，常常被多个巨噬细胞吞噬，成为病变的核心，因其与石棉暴露有关最初被称为石棉小体。虽然在人肺组织中大多数被包裹的纤维进行 X 线衍射分析时，已被证实含有石棉（通常是角闪石），但不仅仅只有石棉纤维才会被包裹。术语含铁小体本身已强调了其他矿物纤维可在人肺组织中发生包裹的事实（关于纤维向胸膜腔转运的讨论，见第 79 和 82 章）。

在暴露个体的肺内，未包裹的或裸纤维（仅在电子显微镜下可见）的数量超过了被包裹的纤维（石棉小体或含铁小体）的数量，后者在 5～10 000 倍的光镜下可见。很多年以来，被包裹的石棉纤维，即石棉小体，已被认为是石棉暴露的标志，无论是过去还是现在暴露。确凿无疑是由于其独特的结构以及其在光镜下很容易看见。出现一个以上的被包裹的纤维已被作为（受到挑战）石棉肺的病理学诊断的一个必要标准，即使在一个有相应的曝露史的个体。当石棉小体在肺内组织水平高时，可在痰或支气管肺泡灌洗液中发现。当暴露发生的时间很近，它们的发现也更常见，暴露于角闪石纤维比温石棉纤维更常见。在暴露于石棉的工人，尤其是在那些患石棉肺的工人其 BAL 液中也会出现细胞的、生化的特征性表现和矿物学的特征。

4. 暴露与剂量-反应关系

一直以来流行病学研究已证实石棉相关的肺实质纤维化存在暴露-反应关系。在不同的产业领域之间暴露-反应关系存在不同，这可能与纤维的大小（纤维越小致病性越强），纤维的性质、它们的滞留性以及它们在肺组织中的生物耐久性（角闪石比温石棉致病性更强）有关。石棉相关的胸膜疾病的暴露-反应关系也常被证实，但粉尘在肺内存留的时间比累积的暴露量更重要。矿物学分析也显示在温石棉暴露及铁石棉暴露的工人中均存在纤维化的程度与纤维的浓度相一致的现象。矿物纤维的毒性由它们的物理及空气动力学性能所决定，它们决定了粉尘的沉积及滞留。与致纤维化及可能致癌也有关的是纤维的可溶性（其决定了纤维在肺组织内存在与否）、它们的表面特性及电荷（可影响它们对细胞膜的毒性及游离基的形成）以及长-宽的纵横比（可影响细胞的毒性）。

（二）石棉肺（肺实质纤维化）

1. 病理和发病机制

石棉肺的病变主要位于双肺下叶及胸膜下区域。在其他区域散发的石棉肺病变较轻，常常由局灶性支气管周围纤维化及局部慢性间质性炎症、肺泡腔内巨噬细胞的积聚以及肺泡 II 型细胞增生组成。当疾病进展时第二及第三级细支气管及肺泡管也会被累及到，纤维化可扩展到肺泡间质（图 73-8A）。当疾病进展时，细小纤维条索灶分布于肺叶边缘及叶间隔，脏层胸膜增厚是不可逆的。蜂窝状纤维化主要位于胸膜下及双肺下叶。与矽肺不同，石棉肺气管支气管淋巴结没有特征性改变，且进行性大块纤维化也不常见。晚期石棉相关的肺纤维化仅靠石棉小体或未包裹的石棉纤维与由于其他原因所致的肺晚期纤维化相区别（图 73-8B）。

一般而言，肺纤维化程度与肺内所承载的纤维负荷有关。根据动物和人类的数据，石棉被认为是从肺泡炎开始，当纤维负荷低以及纤维被清除后肺泡炎可以消除。如果纤维负荷低但持续在肺内存在，非进行性的远端气道病变，即矿物粉尘引起的气道周围疾病可形成。如果肺内粉尘负荷高，肺泡和间质巨噬细胞对纤维的吞噬作用是不完整的，纤维连接蛋白与其他促炎因子及细胞毒性因子，如自由氧自由基一起被释放。这些因素与成纤维细胞相互作用，并募集成纤维细胞到损伤部位，增生并释放胶原蛋白。如果持续下去，这将导致不可逆的损伤，肺泡腔消失、慢性肺间质纤维化及石棉肺的形成。

2. 流行病学和病史

由于世界各地工作场所的暴露水平不断受到目前推荐的控制水平的限制，临床上的石棉肺比以前相对减少，且病情也没有原来严重。然而，在美国，虽然其他尘肺（CWP 及矽肺）的致死率在下降，石棉肺的致死率在 1968 至 1999 年间可能增加了 10 倍之多，预计在 2024 年前不会下降。类似的趋势在澳大利亚也很明显，而在英国及加拿大，据报道认证的由石棉肺引起的死亡率或致残率在下降。然而，从英国最近的一份报告显示，虽然其他尘肺病越来越少，英国的石棉肺发病率直到 2005 年都在上升，从那以后仅有轻微下降。因为低水平暴露于石棉，暴露和疾病发病之间的时间间隔增加了。暴露的模式也决定了疾病的性

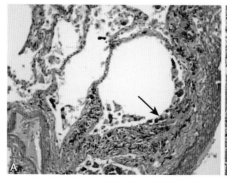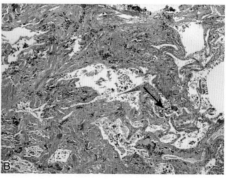

图 73-8　石棉肺的病理学表现：来自于南非的石棉矿工标本。**A.** 石棉小体（箭头所示），伴随纤维化开始进行。周围肺实质的结构被保存。**B.** 弥漫性肺纤维化与肺结构的破坏、蜂窝肺形成；石棉小体可见于肺泡腔及肺间质（箭头所示）。（来自于南非国家职业健康研究所）

质。在间歇性暴露但暴露的粉尘强度高的职业,胸膜与肺实质影像学异常率之比可能会超过20,而在那些工人发生更持续暴露的职业,其胸膜与肺实质影像学异常率之比接近2:1。对肺实质和胸膜影像学异常的损伤和进展率两者而言,暴露的年龄小是一个独立的决定因素,提示粉尘在肺内的存留时间在其发病机制中具有重要作用。决定石棉肺进展的其他因素包括暴露的水平和持续时间、累积暴露量以及纤维类型。相比于单纯暴露于温石棉,石棉肺在暴露于角闪石、青石棉、铁石棉或角闪石与温石棉的混合物后更容易发生。一旦诊断明确,在影像学上石棉肺的表现常常会进展。即使在暴露停止很长时间后石棉肺在影像学上可出现及进展;在魁北克省温石棉矿工及粉碎工的一项研究中,在暴露后经过平均17年的随访期,记录到的胸膜肺实质疾病发病率和进展率分别为31%和9%。没有进一步的暴露后产生的疾病进展与直到离岗时的累积暴露量有关。遗传特征似乎在决定石棉引起的肺纤维化的形成和程度方面有一定的作用。

吸烟的作用值得关注,因其在无论是恶性还是非恶性的呼吸系统疾病中是一个普遍的危险因素。有一些证据表明,在ILO分类法上影像学上显示为等级偏低的不规则小阴影可能是由吸烟引起的。病理学研究没有提供石棉肺的等级和吸烟之间有关联的证据,虽然有证据表明吸烟促进了纤维在肺中的滞留。

3. 临床表现

石棉肺的典型表现为呼吸困难。呼吸困难往往先于疾病的其他表现出现。因此,由于其主观性质有可能被临床医生低估。然而,它与暴露水平一致性的关系提示它与石棉肺的早期肺实质改变有关。据报道,持续性干咳很常见,在一些研究系列中几乎像呼吸困难一样频繁,原因已归结为与肺的受体受到刺激有关。胸闷或胸痛,或两者均有,这并不少见,这可能是由于急性石棉相关的胸膜反应所致。

肺底的爆裂音,是石棉肺早期的独特的体征,是细、脆、持续的声音,常常先在腋下和肺底部听到,当疾病进展时更普遍。其他听到的声音,包括粗湿啰音和干啰音,可能与吸烟或职业环境中的粉尘所致的气道疾病有关。在某些患者身上看到杵状指形成,偶尔脚趾也呈杵状。晚期表现包括呼吸和循环衰竭,而这些与癌症一起,是常见的死亡原因。

4. 影像学表现

后前位胸片在石棉肺的临床初步诊断及对暴露工人的健康监护中仍然是一个关键工具。ILO分类法使用术语"不规则形小阴影"来描述在肺实质上形成的不规则线状阴影,它使得正常肺组织中见到的支气管血管树枝状结构模糊、紊乱。实质内阴影通常首先出现在较低的侧肺区(电子图73-9)。随着密集度的增加,心缘变得模糊(电子图73-10)。在主要暴露为纤维时圆形小阴影较少见,更可能在也有二氧化硅暴露的工人中看到(如石棉水泥工人)。

用HRCT提供的增加的图像可以更好地识别早期肺纤维化改变(电子图73-11),特别是对识别胸膜下肺实质改变,因为胸片上胸膜纤维化的影像重叠及覆盖可能使其模糊不清,不易分辨(电子图73-12)。叶间裂的脏层胸膜增厚是常见的。壁层胸膜的改变(见下文)也很常见,出现胸膜斑(特别是如果它们是双侧的)(见电子图73-12)或胸膜增厚为肺实质性病变与石棉有关提供了额外的证据。肺门淋巴结肿大不是石棉肺的特异性表现。PMF病变,包括包括类风湿尘肺比暴露于煤尘或矽尘的工人少见。中晚期石棉肺影像学表现的特征很明显,很少存在诊断问题,而早期疾病的发现可能需要使用ILO的标准片和HRCT检查。CT扫描对识别局部胸膜及肺的病变也很有用,其中包括圆形肺不张(电子图73-13A~D,视频73-4),它必须与肺癌相鉴别,因为它通常表现为一个局部的块影样病变(图73-9)。HRCT

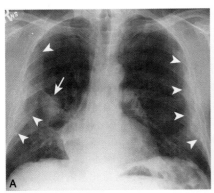
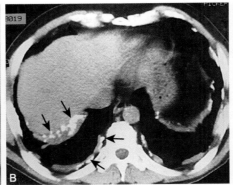
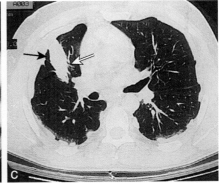

图73-9 一名50岁男性所患的石棉相关肺实质和胸膜疾病(双侧胸膜纤维化及不典型圆形肺不张)。从17岁起患者就一直从事电工工作,首先在建筑业工作10年(已知暴露于石棉),然后二战期间在海军舰艇上短暂的工作过,随后在过去的20年里一直在一个化工厂工作(已知暴露于滑石粉)。他的运动耐力很好,唯一的主诉为干咳。在4年前就已经发现其胸片异常。**A.** 后前位胸片显示双侧膈肌斑块、双侧胸膜广泛增厚(短箭头所指)以及在右中肺区存在一个局限性病变,其在过去的一年里增大了(长白箭头所指)。**B.** 在CT上显示的胸膜斑比在胸片上显示的更广泛。许多斑块(黑长箭头所指)已钙化。另外,HRCT显示的胸膜下带状纤维化与胸膜斑或胸膜增厚有关,或两者均有关。因为局限性病变(**C**中长箭头所指)在过去的一年里增大了,所以通过外科手术将其去除,之后测得的肺容量与一氧化碳弥散量分别超过预估值的100%与98%。这个病变是良性的,由胸膜、胸膜下组织及间质纤维化组成。肺组织消化后分析显示如下:每毫克干柏组织中含36个石棉小体及7570条纤维,其中超过半数的纤维为石棉纤维,不到1%的为滑石。这些发现提示他早期,而不是最近的职业暴露才是他胸膜疾病的病因。(由蒙特利尔皇家维多利亚医院放射科的 Dr. J. Kosiuk 进行了影像学研究;麦克吉尔大学职业卫生学院的 Dr. A. Dufresn 对肺内粉尘进行了分析)

也能识别合并存在的其他肺疾病,如肺气肿,鉴别胸膜下脂肪与胸膜增厚及胸膜斑(电子图 73-14)。

5. 肺功能

石棉肺的诊断明确后,常常但也不一定总是检测到限制性肺功能障碍,肺活量、肺总量(TLC)及 DL_{CO} 下降。在对暴露人群的多个研究中发现,相当比例的个体(在某些研究中高达一半)表现为混合性或阻塞性通气功能障碍,与受到矿物粉尘污染的粉尘职业中工作产生的对气道和肺实质的影响一致。当重复进行肺功能检查用于评估疾病的进展,简单的肺容积测量,如 FVC 似乎是最有用的。

6. 诊断及并发症

诊断标准取决于它需要诊断的目的。临床诊断建立在明确出现肺纤维化、其程度及性质,以及是否暴露的时间和强度足够引起个体有罹患石棉肺的风险。特征越少,诊断的可能性越小。暴露得越少,存在因果关系的可能性就越小。当影像学和肺功能改变的表现不典型,其他影像学检查,包括 CT 或 HRCT 是有帮助的。当缺乏看起来足够的暴露史时,需要进行肺活检来明确疾病的性质,以及肺内是否存在石棉及其在肺内的负荷。痰检对识别石棉小体作为肺内粉尘负荷的证据可能是有用的,但与 BAL 相比远不够敏感。石棉肺的诊断因其法律归属性目的要求更高的确定性及使用随所涉及的法律行政制度变化的标准。大多数公布的标准认为组织病理学检查是明确诊断的最佳手段。当缺乏组织病理学检查时,提出了以下标准:①一个可靠的石棉暴露史;②暴露和检测之间有一个适当的滞后时间;③胸片或 HRCT 扫描上肺纤维化的证据;④限制性肺功能障碍;⑤双侧肺固定的吸气性爆裂音;⑥杵状手指或脚趾,或两者均有。其中,暴露史及影像学证据被认为是最重要的,其他的标准起支持作用。

患石棉肺的患者患肺癌的风险很高,石棉暴露也有致间皮瘤的风险。从事粉尘职业工作也可使工人有患 COPD 的风险,并发症肺结核及类风湿性尘肺在石棉肺中不常见。

7. 石棉肺、石棉暴露、肺癌及间皮瘤(见第 52 章和第 82 章)

在 1977 年,国际癌症研究所(the International Agency for Research on Cancer,IARC)将石棉定为人类致癌物,靶向组织为肺、喉和胸膜。从那时起,有相当多积累的证据支持这一观点,即肺癌和石棉暴露有关,伴或不伴罹患石棉肺,虽然现在仍有反对意见。吸烟增加了患肺癌的风险,在最近一篇讨论吸烟、石棉暴露以及石棉之间独立的及联合的影响的文章中,认为在死于肺癌的风险上吸烟和石棉暴露被认为有相加性效应,而吸烟与石棉肺有"超相加"效应。这份报告显示当接触石棉的绝缘体工人戒烟后,患肺癌的风险明显下降,戒烟后在 10 年内风险减半,30 年后降低到不吸烟者的水平。在产生暴露的工人中其他影响到患肺癌风险的因素包括行业(石棉纺织比石棉水泥行业风险更大)、纤维类型(暴露于角闪石、青石棉、铁石棉或透闪石,以及角闪石与温石棉混合的纤维比只暴露于温石棉的风险更高)及纤维大小(长纤维比短纤维致癌作用更强)。

不同于石棉肺作为石棉暴露个体重要死因,工作场所粉尘暴露控制的引入导致了肿瘤的出现增加,通过石棉粉尘负荷在

肺癌病例中比在石棉肺病例中更低这个事实解释了这个现象。例如,在魁北克的温石棉矿工中,将在那些死于石棉肺、死于肺癌及非暴露者的纤维含量相比,在每克干肺组织中的温石棉纤维分别为 3000 万、1300 万和 200 万根;对于那些在西北太平洋从事与石棉暴露的交易者,在那里铁石棉是占主导地位的纤维,每克干肺组织中纤维的等效的数字分别为 1000 万、100 万和 70 万根。肺癌的所有组织细胞类型已被证明与石棉暴露有关,这进一步支持石棉作为致癌物的直接作用,而与是否患石棉肺无关。

公众非常关注的是在用含石棉材料建造的学校上学或在用含石棉材料建造的建筑物里工作患癌症的风险。因癌症早死的终生风险,据估计从 5 岁到 18 岁的学校暴露为每百万暴露人群中为 6 人,而在含石棉材料的办公楼里上班每百万暴露人群中为 4 人;将这些风险与在符合由 OSHA 提出的当前允许暴露限值 0.1 纤维/毫升的工作场所工作 20 年的人群相比,其风险为每百万人口为 2000 人。恶性间皮瘤已在学校教师中有报道;人群研究没有显示在建筑物中使用石棉其有关的间皮瘤的发病率增加。

(三) 胸膜斑

1. 病理及发病机制

胸膜斑是具有特征性的、光滑的、白色的、边界不规则的突出的病变,常常位于壁层胸膜,而很少在脏层胸膜发现(电子图 73-15)。胸膜斑可从小的病变到病变广泛分布,通常不与肺相粘连。它们常位于中肺区的后外侧,沿着肋骨走形分布,以及位于膈上。胸膜斑不常见于纵隔和心包胸膜,很少在肺尖和肋膈沟发现。显微切片上,胸膜斑由无血管的、无细胞的、表面平行的或呈轮状的叠层胶原纤维组成,伴玻璃样变和偶尔可见成纤维细胞。肉眼可见的钙化很常见,镜下的钙化更常见,尤其在侧胸膜上的胸膜斑。病变通常由间皮细胞覆盖。细石棉纤维在电子显微镜下可见。有斑块的普通人群的肺已显示含有超过 50～250 倍的长的、细的、以角闪石纤维为主的纤维。在魁北克省的石棉开采及粉碎工人中,以及那些在西北太平洋地区从事涉及石棉暴露的贸易中的人中,肺内石棉纤维负荷与那些在与肺癌相关的暴露中见到的相似(见更早的描述)。胸膜斑被认为形成于纤维运动并进入胸膜腔后(也参见第 82 章)。一旦纤维进入了胸膜腔,巨噬细胞及细胞间的相互作用可决定纤维局限在局部并形成胸膜斑。在缺乏巨噬细胞的情况下,胸膜反应往往是无序及弥漫性的。胸膜斑位于腔壁的位置,这可能由于这样一个事实,对石棉纤维及巨噬细胞来说,从胸膜腔的唯一出口是通过直接连接壁胸膜淋巴管的气孔。胸膜纤维化及胸膜斑可能有相同的发病机制。

2. 临床表现

胸膜斑,在没有肺实质病变时,常常没有症状和体征,通常在常规胸片检查中偶然发现。它们是否可见取决于胸膜斑的厚度以及 X 射线束的投照方向。尸检中发现的胸膜斑病例只有一部分通过后前位胸片发现(见电子图 73-9、电子图 73-10 和电子图 73-12A)。斜位片提高了检出率。CT 和 HRCT 扫描可以识别早期、未完全形成的斑块(电子图 73-13B～E),且可以区分斑块与胸膜外脂肪垫。在过去,胸膜斑被看作为石棉暴露的"名片",这意味着它们对静息或运动时的肺功能没有产生影响。事实

上,在流行病学研究中,那些有胸膜斑的肺容积(主要是肺活量和 FVC)一般平均是温和但持续性下降。DL_{CO} 一般是正常的。越来越多地,也认识到在某些个体胸膜斑可能与致残有关。潜在的机制可能是在运动过程中吸气功能受到抑制,导致呼吸工作量的增加。

3. 流行病学

胸膜斑仍然是最常见的、而且往往是石棉暴露的唯一表现,且石棉暴露是胸膜斑最常见的原因。双侧胸膜斑比单侧斑块更提示可能与石棉暴露相关,单侧斑块需排除其他的原因。肺内粉尘产生的时间及其在肺部的存留时间是这种独特胸膜病变的决定因素;吸烟被认为有一些作用但不是起完全作用。家庭内和住宅的暴露被认为与胸膜斑的产生有关(见之前,在"石棉矿"章节中关于人类暴露的讨论),在东地中海国家科西嘉岛、希腊、塞浦路斯和土耳其的一些农村地区已记载有非常高的胸膜钙化率(≤30%)。环境的(非职业)暴露来自于利比、蒙大纳的被石棉污染的蛭石,至少在美国对这种材料进行加工的几处加工点中的一处已有报道。病人和临床医生更关心的是斑块的预后意义。在一项研究中发现它们与肺泡炎有关,反应为支气管肺泡细胞计数的变化,以及与形成实质性肺疾病的可能性增加可能有关。瑞典一项包括 1596 名男性的有关死亡率的队列研究的结果认为胸片上的胸膜斑提示石棉暴露较强,以及患间皮瘤也可能为患肺癌的风险增加。这种风险提出了在那些有胸膜斑的人中进行胸片筛查的问题,在没有明确有益的证据的情况下仍然是存有争议的话题。

(四) 胸膜纤维化及脏层胸膜反应

1. 病理学表现

如同胸膜斑,胸膜纤维化和脏层胸膜反应可能是局部或弥漫性的,厚度不一,从肺表面呈乳白色的病变到被白色的膜包裹一侧肺的大部或双侧肺的病变。叶间裂通常被影响到。脏层胸膜病变可能会很严重,即使出现的肺实质反应很轻微。偶尔,一个局部的胸膜反应本身可以形成皱褶并发生表面粘附,使毗邻的肺组织粘连,导致一个边界清楚的胸膜实质病变或假瘤形成,又称为圆形肺不张(参见图 73-9,电子图 73-13)。石棉小体和纤维通常发现于脏层胸膜,胸膜下的肺实质,或两者均有。肺内粉尘负荷通常反应职业暴露,然而,纤维计数明显少于石棉肺中所见。

2. 流行病学

如同胸膜斑,胸膜纤维化和脏壁层胸膜反应可能在影像学上没有肺实质纤维化表现时被发现,这种情况正在增加。相应的职业暴露(见表 73-2)常常是短期的、严重的、久远的暴露以及常与角闪石有关。潜伏期通常很长,最近的一个报道是 34 年,这反映这样一个事实,这些反应与首次暴露后的时间有关(粉尘在吸入肺内后持续存留),而与累积暴露剂量无关。已报道在芬兰及南非胸膜纤维化与环境暴露于石棉采矿作业有关(参见之前在"人类暴露源"下的讨论),在保加利亚、捷克、斯洛伐克、波兰、希腊和土耳其与非采矿作业(农业)有关。在已考虑到任何相关的肺实质纤维化的影响后,多个流行病学研究结果也一致显示胸膜纤维化的出现与肺功能的下降有关。

3. 诊断

相比于胸膜斑,胸膜纤维化不是石棉暴露的特异性表现,在鉴别诊断时需考虑其他原因引起的胸膜纤维化。石棉-相关胸膜增厚的诊断通常最初是基于胸片得出的。如同胸膜斑,常没有临床表现或很轻,常常是常规胸片检查偶然发现的异常。经过仔细问诊,可以从患者身上问到一个久远的暴露史,暴露史常常很短但通常很重。影像学上显示为异常的圆形肺不张可能存在于一个无症状的患者身上,通常有一个明确的暴露史。相反,一些患者出现呼吸困难或胸痛,或两者均有,有或没有急性发作史,这是由于良性胸腔积液导致(参见后面)。胸膜纤维化限制了肺的运动,没有相应的肺实质性疾病时,临床症状可能是很轻的,即使可能检测到肺功能受损。即使出现严重的胸膜病变,肺功能下降也不一定很重。在一项研究中,任何胸膜病变可以引起 FEV_1 及 FVC 平均分别下降 0.22L 及 0.40L,但偶尔胸膜纤维化变得很严重,导致呼吸和循环衰竭,需要行胸膜剥离术。

胸膜纤维化的 X 线和 CT 表现在"胸膜斑"下讨论。如果有石棉暴露史,肋膈角的消失可能代表石棉所致良性胸腔积液的残留物粘连。在圆形肺不张,CT 扫描对显示圆形病变与其他胸膜改变的关系时特别有用。虽然如此,圆形肺不张的鉴别诊断也应包括肺癌,而在一些病例中诊断只能通过手术确立。

(五) 石棉相关的良性胸腔积液

石棉相关的良性胸腔积液可能在没有胸膜因石棉暴露受累的证据之前出现,或可能标志着一个已经存在的胸膜反应的范围及严重程度增加。"良性"一词并不意味着没有临床意义,而是说积液与间皮瘤无关。石棉相关的良性胸腔积液通常出现在首次暴露后 15 年内,首次石棉暴露后中位数为 38 年,常常在暴露已停止后出现。它们更常见于 20 岁及 30 岁年龄段,可能是那个年龄组石棉相关胸膜疾病的最常见表现。发作通常是短暂的,可能是无症状的,但可能表现为胸闷,偶尔为胸痛、发热及呼吸困难。通常是少量的渗出液,混有少量红细胞及含有白细胞。石棉小体在积液中很少发现,但它们可通过活检在胸膜下肺实质中发现。血沉常常是增高的。诊断是通过排除其他诊断得出的,建议的标准包括:①暴露史;②没有其他可能引起胸腔积液的原因;③经过 3 年随访后无肿瘤发生。因为胸腔积液的细胞学检查很少可以起决定性作用,常常需要胸腔镜活检排除其他原因所致胸腔积液,明确胸腔积液中纤维的存在(很少有),胸膜中的纤维(有时有),或胸膜下肺实质里的纤维(不是经常有),并排除恶性肿瘤,尤其是恶性胸膜间皮瘤。良性石棉相关胸腔积液的常见病理表现为细胞结构很少的慢性纤维性胸膜炎。

良性石棉相关的胸腔积液的预后通常良好,大多自动消失,不论是第一次发作还是复发。它们可能会在对侧胸腔复发。虽然胸腔积液是间皮瘤的一种常见的表现形式,没有证据表明良性胸腔积液是未来胸膜恶性肿瘤的信号。它的出现更多代表了石棉相关胸膜纤维化演变的一个阶段,也有发展为肺实质纤维化(石棉肺)的风险。发病机制尚不清楚。纤维对胸膜的炎性效应及对表面间皮层的直接细胞毒性均已涉及。

(六) 治疗、预防和健康监护

指导临床治疗所有石棉相关的肺和胸膜疾病的原则与那些

没有石棉暴露的肺和胸膜疾病的治疗指导原则没有什么不同。然而,重要的是对每一例石棉相关疾病作出相应的通告。通告,连同任何有关赔偿的程序,取决于当地的司法管辖权。应给予就业指导,知晓进一步暴露对疾病进展及病史的影响,以及进一步发展为石棉相关疾病的风险。重要的是要强调,即使在没有任何进一步暴露,所有良性石棉相关疾病可由于已在肺内存留的粉尘负荷而进展。

已证明没有有效的治疗措施可阻断石棉肺发病的过程。晚期石棉肺患者可行肺及心肺移植,但由于相关的胸膜疾病,可能会出现技术上的困难。

对于良性的石棉相关的胸膜疾病而言,有合理的证据表明那些患胸膜纤维化的患者将来患肺实质纤维化的风险很大。胸膜纤维化或胸膜斑的出现与恶性胸膜间皮瘤和肺癌的风险增加相关。美国胸科医师协会的一份文件重点关注了关于石棉暴露的健康效应有还是没有达成共识的领域。

作为一种公共卫生措施,一项关于石棉的国际禁令一直倡导控制其使用。然而,工业化国家所强加的国际禁令带来了相关的问题,包括缺乏廉价的石棉替代品,这对那些正在进行工业化的国家尤其重要,它们代表了目前石棉使用的大多数需求;以及缺乏与对石棉所进行的相似的研究,来验证包括人造纤维在内的替代产品的安全性及有效性。虽然大多数数据没有显示那些发生了人造纤维职业暴露的人患肺癌及间皮瘤的的风险增加,但对其潜在的对健康致病影响的关注仍然存在。最近的研究报道了暴露于矿物棉和耐火陶瓷纤维增加了石棉暴露工人患间皮瘤的风险。

吸烟在纤维化的肺实质疾病的起始及进展中可能起作用,且有明确的使患肺癌的风险成倍增加的作用,这强烈的提示给予个体戒烟建议,并且为被石棉粉尘污染的工作场所工作的工人制定戒烟计划。戒烟应该对石棉暴露个体有利,甚至于比非暴露个体更有利,因为这两种因素可以相互作用。

间皮瘤的风险可能会随着时间的推移下降。虽然在欧洲和澳大利亚,据估计直到 21 世纪第二个十年发病率才可能会下降,然而一份来自于英国海军船坞 2003 年的报告显示发病率在 1991 年已达到顶峰,从那以后一直在下降。类似的趋势已在瑞典和荷兰被观察到,其中在瑞典男性的发病率在 1995 年达到高峰,随后下降。这种进步至少部分地归功于在 20 世纪 70 年代在有关国家推广的石棉安全生产指南。

五、非石棉矿物硅酸盐及肺部疾病

曝露于一些列于表 73-2 中的非石棉矿物硅酸盐可引起肺部疾病。在大多数城市居民的肺中发现有硅酸盐尘埃颗粒,并且,一般而言,它们显示的生物活性低。疾病可能在长时间、高强度暴露后形成;最初,它的特点是含尘巨噬细胞在呼吸性细支气管周围聚集,随后出现粉尘纤维伴少量胶原蛋白沉积;这种疾病的进展似乎与肺内粉尘负荷有关。硅酸盐广泛用作填料(高岭土、滑石粉及绿泥石)、绝缘材料(云母、蛭石)和在其他应用中作为吸收剂(凹凸棒石、海泡石)。黏土矿物、滑石、云母(因为它们的片状结构又称层状硅酸盐类)构成一个重要的族类。世界上硅酸盐的生产和使用(估计在 1991 年仅滑石粉一项就为 530 万吨)大大超过了石棉矿物,其在 20 世纪 70 年代末达到高峰,为

500 万吨。在 1989 年一个北约的研讨会前,它们作为一个族类对人类的毒性甚少被研究,虽然三类硅酸盐(滑石粉、凹凸棒石及海泡石)已由 IARC 评估了人类致癌的风险。本节中的信息来源于本次研讨会的报告及其他来源。滑石粉,更多的时候是云母颗粒可以形成含铁小体的核心。一般来说,非纤维形态的硅酸盐对肺的作用与煤尘对肺的作用相似,除非它们含有这些矿物的纤维形态或被石棉纤维污染,在这种情况下,其效果与石棉产生的接近。硅酸盐的存在可能调节了二氧化硅(石英)的生物学效应。

(一) 高岭土尘肺

高岭土尘肺的病变常常主要为细胞及粉尘组成。单纯高岭土尘肺通常没有临床表现,也不引起肺功能的变化。但极少数情况,有可能出现肺间质纤维化或 PMF 以及肺功能损害。从 10 项高岭土暴露工人的调查中发现,影像学上出现单纯尘肺(大多数是圆形小阴影)的发生率从不到 1% 至 26.3% 不等,而复杂尘肺及胸膜改变很少见。一般来说,发病率与粉尘暴露的水平及持续时间,以及是否被其他矿物,包括二氧化硅污染有关。虽然已经提到肺癌与高岭土暴露有关,目前没有死亡率的队列研究被报道。

(二) 滑石尘肺

滑石尘肺病变包括含尘巨噬细胞在支气管周围及血管周围间质内积聚,形成边界不清的结节样病变,其中可见双折射滑石晶体以及异物肉芽肿。一般来说,疾病发展很慢,PMF 很少见。可能合并结核感染,但这可能反映伴随了二氧化硅的暴露。间质纤维化也可以形成。已报道了在那些静脉途径使用使用含滑石的药片的人出现了滑石栓塞引起的肉芽肿性肺动脉炎(电子图 73-16)。包括胸膜斑在内的胸膜改变很常见,它们通常与采矿发生的暴露有关,可能由于含纤维的矿物粉尘(透闪石或直闪石)污染所致。对滑石的反应可能很难与由二氧化硅或石棉所引起的反应相区分,因为工业级别的滑石常常受到这两者的污染,甚至以这两者为主。在 6 项有关滑石暴露工人的调查中发现,圆形小阴影的发生率从不到 1% 至 37% 不等,在一些研究中发现暴露于纯滑石的发现率更低,而在工龄较长的工人中发现率则更高。在 7 个有关滑石暴露的队列研究中有 3 个报道了非恶性呼吸道疾病包括尘肺的致死率过高。另外,在 7 个队列研究中有 5 个研究发现呼吸系统癌症的致死率过高,但这些发现必须谨慎解释,因为它们是仅基于每个队列研究中 13 名或更少的死亡人数得出的。在这其中有 4 名可能与合并暴露了其他的肿瘤致癌物(矿物纤维、氡、二氧化硅)有关。队列研究中报道了几例间皮瘤,但均暴露于被纤维污染的粉尘。

(三) 云母尘肺

云母尘肺的病变包括被网状纤维包围的粉尘颗粒,而通常伴随的细胞反应相对较少,虽然也有发现有肉芽肿的间质性纤维化的病例报告。在 3 个暴露于云母粉尘的工人的调查中发现,影像学上诊断为尘肺的发病率为 1% 至 44% 不等,高发病率的为暴露于受石英污染的云母粉尘。没有死亡率的研究报告,但有一个病例报告报道了一名患腹膜间皮瘤的云母暴露工人。蛭石,也是一种云母,没有显示对动物的肺有毒性。然而,在 4

个有关蛭石暴露的采矿工人的调查中发现,尘肺影像学诊断率为从少于1%至18%不等,胸膜改变为从3%至28%不等,而在一个加工厂,发现诊断率更高,这可能与累积暴露量有关。在云母暴露的工人中胸腔积液及胸膜增厚也被报道,但被认为与蛭石被角闪石污染有关。在利比、蒙大纳开采的蛭石已发现受到石棉的污染,这与在之前的采矿工、粉碎工及加工工人中所患的石棉肺、间皮瘤及肺癌有关。该材料已被广泛应用于建筑物的保温,这已引起了人们对那些通过建筑维修和翻新所引起的暴露的关注。一例病例报告报道了在加利福尼亚扩建厂暴露于利比蛭石50年后患致命石棉肺的病例,强调即使是短暂但高强度的暴露于这种材料也存在风险。对这名患者进行肺活检纤维分析显示每克干肺组织中的纤维为800万根,这个水平显然与石棉肺的诊断相一致,其中68%为透闪石纤维,10年前在其间质性肺疾病的证据不明显时就已注意到他胸片上有胸膜斑的存在。最近的一份报告强调了蒙大纳州之外进行利比蛭石加工的许多加工点中的一处的环境暴露效应。

1990年的一篇综述的作者总结说:①没有证据表明职业暴露于纯高岭土、滑石粉、云母或蛭石对健康有任何重要的风险;②长期大量接触高岭土和云母粉尘可导致轻微的影像学改变,但在暴露于这些层状硅酸盐的工人中有临床意义的尘肺可能是粉尘被二氧化硅或石棉纤维污染的结果;③胸膜病变在滑石暴露的工人中常见,但可能是由于纤维污染物所致;④在若干暴露的工人中记录的肺癌及间皮瘤的发病率增加可能是由于暴露于矿石或粉碎加工产品中的二氧化硅或纤维污染物。

(四) 人造玻璃纤维

人造玻璃纤维(man-made vitreous fibers,MMVFs),包括玻璃纤维、矿物棉、耐火陶瓷纤维、矿物纤维如碳石墨、芳纶、碳化硅及氧化铝。自从在一些国家限制或禁止使用石棉以来,其生产已显著增加。与石棉纤维相同,MMVF毒性的决定因素是:①它们的大小(直径<0.25μm,长>8μm的细、长纤维风险最大);②它们的生物持久性,这可以在生产过程中根据最终用途调整;③靶器官剂量。MMVFs与石棉纤维不同,可溶性更强、不耐用,生物持久性更差,其顺序为:玻璃>岩>陶瓷纤维。生产MMVFs的工厂中空气中粉尘浓度水平通常低于1根纤维/毫升,除了在密闭空间中使用绝缘棉外在大多数应用中粉尘浓度水平更低。空气中纤维的直径,除了陶瓷纤维,一般较大(1mm),因此属不可吸入性粉尘。尽管它们对皮肤和粘膜有强烈的刺激性作用,目前还没有确凿的证据表明这些纤维在人类可引起肺纤维化、胸膜病变或非特异性呼吸系统疾病。但是,耐火陶瓷纤维可能增强了吸烟引起气道疾病中的作用。在几个暴露于MMVFs的队列研究中发现肺癌标准化死亡率比增加,现在认为是吸烟引起的。然而,基于工龄长患肺癌的风险明显增加,一些机构已推荐暴露剂量为0.5~1根纤维/毫升。没有证据表明MMVF工人患间皮瘤的风险增加,但是,正如前面提到的,一个法国的报告表明,在也暴露于石棉的工人中矿物棉增加了患间皮瘤的风险。

六、铍肺病

(一) 铍:用途、人类毒性和暴露源

铍是一种稀有金属,因为它重量轻,抗拉强度高,熔点高

(1500℃),优良的合金化性能(铍铜合金应用最广泛),良好的导热性和导电性,耐腐蚀性,并能降低核裂变的速度,在现代工业中应用很广。其主要来源是阿根廷、巴西、印度、津巴布韦、南非和美国。它对人类的毒性是在20世纪30年代在欧洲首次被发现的。在20世纪40年代在美国流行的一种慢性铍病(chronic beryllium disease,CBD)被确认为是在荧光灯行业暴露的结果,导致其在该行业中停止使用以及在其他行业中建立工程控制制度处理铍相关问题。最初,大量急性铍中毒,一种急性的中毒性肺炎被报道。但现在急性病例很少见。慢性铍中毒,一个同结节病特征类似的疾病,一直持续被报道。铍暴露产生的病例来自于各种各样的行业中,包括制造合金、陶瓷、影像成像设备和真空管以及在铍的提取和冶炼过程中。已有在有牙科实验室暴露于铍的病例被报道,但那些在牙科诊所工作的人没有风险,那些佩戴牙冠或其他已成型的产品的人也没有风险。1987年在美国据估计在以下行业:航空航天、电子、陶瓷、金属包括废金属精炼、核工业(反应堆,核武器)、电信、工具和模具以及焊接,潜在暴露的个体的数量在30 000和800 000之间。居住在铍的生产设施附近的居民中也有铍中毒病例的报道,一名妻子清洗有铍暴露的丈夫的衣服也发生了铍中毒。在世界贸易中心参与救援工作的消防队员所患的结节病样肉芽肿性肺疾病起源是不明确的,可能为铍中毒或另一种环境原因所致的肉芽肿性肺疾病。

(二) 病理学及免疫发病机制

CBD是一个以非坏死性肉芽肿为特征的全身多系统疾病,虽然它们的主要表现位于肺。CBD的病理学检查特征是出现淋巴细胞性肺泡炎(辅助/诱导T细胞),以及与结节病没有区别的非干酪性上皮样肉芽肿(电子图73-17A和B)。随着病变成熟,进展到间质纤维化成纤维细胞的活性不同。肉芽肿性病变可能偶尔会在其他地方发现,包括胸腔和腹腔淋巴结、脾、肝、肾、和肾上腺。

铍通过吸入,偶尔通过皮肤进入人体。进入人体后它首先作为一个特异的抗原(单独或作为一种半抗原通过IL-2受体途径),引起特异性CD4淋巴细胞增殖,释放淋巴因子,形成肉芽肿。因为该物质持续存在于肺中,并随着时间的推移缓慢释放,这就解释了即使没有进一步暴露的情况下仍有疾病出现及继续进展。有证据表明铍病的易感性存在一个潜在的遗传基础,与主要组织相容性复合体(MHC)Ⅱ类分子标记物[人类白细胞抗原(HLA)-DPβ-1Glu69]载体的状态有关。这增加了对过程(暴露)风险因素的影响。铍引起的迟发型超敏反应的证据可通过对从血液或BAL获得的淋巴细胞进行体外铍淋巴细胞增殖试验(BeLPT)来确定。虽然这些反应被认为仅提示暴露和致敏性,而不是疾病。在一个系列研究中发现8个致敏的个体中有6人经支气管活检发现有肉芽肿。

铍被认为是一种人类致癌物,特别是存在铍肺病时;在1993年,IARC将铍列为一类人类致癌物。

(三) 临床表现

急性铍病很少见,临床表现包括咳嗽、胸痛、痰中带血、爆裂音、胸片上斑片状实变。这种疾病通常是与偶然的高暴露有关,可出现与急性呼吸窘迫综合征的表现相似的急性综合征,或表

现为肺炎的亚急性形式。CBD 可能随着急性铍肺炎后出现，但常常形成于没有先前的急性事件。CBD 的临床表现与肺结核病的表现类似，但肺外表现包括肺门和纵隔淋巴结肿大，以及脾大不常见。可能表现为没有症状。症状通常包括呼吸困难、咳嗽、胸痛、体重减轻、乏力和关节痛。体征包括爆裂音，但胸部疾病的体征常常是没有的。影像学改变可能先于症状的出现。常见的表现是不规则的结节或不规则阴影(电子图 73-18A 和 B，视频 73-5)；肺门淋巴结肿大(参见电子图 73-18C 和 D)见于约 40% 的病例，但通常轻微。在疾病的后期阶段，可见斑片状纤维化、局灶性肺气肿或组织变形紊乱以及广泛的蜂窝样改变。在晚期 CBD，肺功能通常显示为一个限制性通气功能障碍，但在轻度或中度的疾病，可能会表现为包括阻塞性通气功能障碍或表现为单纯 DL_{CO} 下降。CBD 的临床过程是可变的。有些病例保持稳定，有的复发，有的缓解，而有一些进展迅猛。

(四) 诊断及治疗

CBD 的诊断是基于确切的铍暴露史，与诊断相一致的肺部疾病的证据，以及对血液或肺泡灌洗液进行 BeLPT 试验为阳性。BeLPT 试验被用于三种铍相关疾病类型的诊断：铍致敏(血或 BAL 液进行 BeLPT 试验阳性，但活检阴性)，亚临床型铍病(BeLPT 试验及活检阳性但没有疾病的临床或影像学表现)，以及慢性铍中毒(BeLPT 试验及活检阳性，有临床和疾病的影像学表现)。

鉴于 CBD 潜在的长潜伏期，尽管自 20 世纪 50 年代以来暴露普遍减少以及其发病率下降，CBD 仍应作为结节病的鉴别诊断。当结节病在工作场所群体性出现，临床医生应警惕这可能是典型慢性铍中毒的表现。在这种情况下，应注意与潜在暴露于铍有关的更广泛的职业。

在疾病治疗中最重要的一步是完全停止进一步铍暴露，这个建议也应给予 BeLPT 试验阳性的暴露工人，即使没有该病的临床和影像学表现，因为发现其相关的肺肉芽肿发病率较高。皮质类固醇激素治疗已被推荐在 CBD 中使用，长期的类固醇治疗被认为对改变疾病的过程有利，虽然目前还没有治愈的病例报告。

七、硬金属病

硬金属病，在 20 世纪 40 年代首先在在德国报道，现在已经从许多国家报道。硬质合金的制造过程是通过一个称为烧结的过程，即粉末一起在高温下的熔化。在制造硬金属时，一种碳化钨粉末(通常添加碳化钽或碳化钛)和 10% 钴被加压，并加热到 1500℃。由此产生的"硬金属"具有钻石般的硬度、极高的强度以及耐热性。由于这些特点，硬质金属制品在工业上有广泛的应用，如钻头尖端(从牙科到工程钻探和钻石抛光)、切割和挖掘工具、砂轮、模具、喷气发动机及铁磁体。人类暴露于硬金属制品的制造过程中，以及在它们的维护和使用中。烧结件的磨削过程产生高浓度的粉尘和钴。

硬金属工人工作相关的疾病可能是急性(鼻炎和哮喘)、亚急性(过敏性肺炎)，或慢性(弥漫性及进行性间质纤维化)。间质纤维化的特点是由肺泡 II 型细胞和巨噬细胞(电子图 17-19)组成的特殊的多核巨细胞，它有时可以从 BAL 获得。已报道暴

露于碳化钨产品和钻石抛光机两个因素的间质性肺疾病被认为是对钴的一种过敏性肺炎，钴与金属碳化物反应产生活性氧而致病。与一些 HLA-DP 等位基因的关系也可能涉及到，这对为什么只有一小部分暴露的人发病提供了一个合理的解释。1998 年在法国 10 个机构中进行的一个全行业的队列研究记录了同时暴露于钴和碳化钨的肺癌死亡率增加。一份有关工作场所调查的评论显示间质性疾病是罕见的，而气道疾病，包括支气管炎和哮喘更多见。间质性疾病(电子图 73-20 和视频 73-6)和气道疾病均可以在同一个个体上看到。诊断是根据暴露史、相应的临床表现以及活检标本的病理学和矿物学表现得出的。碳化钨和钴均已在与硬金属肺疾病相关的小叶中心纤维化病变处被发现。及时诊断和停止暴露可能会逆转包括哮喘在内的急性疾病，防止形成慢性疾病。已经有几个报告报道了终止暴露与接受糖皮质激素治疗的反应。预防需要控制暴露。对于管理人员的暴露，测量尿中的钴可能是有用的。

八、碳化硅(金刚砂)尘肺

金刚砂是一种用作磨料的硬度极高的碳化硅，金刚砂尘肺与金刚砂制造的暴露有关。在目前的暴露水平下，这种疾病通常较轻且非进行性的。然而，有一些证据表明，那些暴露于含有二氧化硅和纤维成分的原料的个体，存在患尘肺、肺功能障碍以及可能存在患肺癌的风险。

九、新的尘肺

与暴露于金属加工液、尼龙、人造丝及聚丙烯绒毛、铟、爆米花调味剂(双乙酰)以及已被描述过的纳米颗粒等相关的肺疾病。最近的一项评论详细介绍了这些疾病及与暴露于纽约世界贸易中心燃烧和崩塌有关的肺疾病。

关键点

- 在工作环境中暴露于粉尘的人群众多，因此职业暴露包括早期职业暴露应该作为呼吸系统评价的一部分。
- 诊断尘肺最重要的信息是胸片和职业暴露史，但有时胸部 CT 和活检也需要，尤其对于石棉肺。
- 因为吸烟和粉尘的互相作用，在工作环境中推行禁烟运动是很重要的。
- 暴露于粉尘的工人有罹患 COPD 和慢性支气管炎的风险。在一些病例中，他们还可能罹患肺纤维化和肺癌。
- 一系列新老但不甚典型的工业行业例如混凝土修复、石雕、牛仔裤喷沙等有患硅肺的风险。
- 硅尘是肺结核及其他分枝杆菌导致的肺疾病、肺癌、COPD 和结缔组织病的危险因素。
- 煤矿是普遍存在的，随着行业机械化，持续不断将地下及地表的煤矿工人暴露于大量的粉尘。煤矿工人的尘肺高发病率在小型煤矿中尤其多见。
- 石棉相关疾病在未来的数十年仍存在，因为在暴露与患病之间存在较长的潜伏期，以及石棉依旧随处可见。

(周敏 译，赵立强 校)

参考文献

以下是主要的文献,完整的文献请登录 *ExpertConsult* 查阅。

General

American Thoracic Society: Occupational contribution to the burden of airway disease. *Am J Respir Crit Care Med* 167(5):787–797, 2003.

Churg A, Green FHY: *Pathology of occupational lung disease*, ed 2, Baltimore, 1998, Williams & Wilkins.

Hendrick DJ, Burge PS, Beckett WS, Churg A, editors: *Occupational disorders of the lung*, London, 2002, WB Saunders.

International Labour Office: *Encyclopedia of occupational health and safety*, ed 4, Geneva, 1998, International Labour Office.

Tarlo SM, Cullinan P, Nemery B, editors: *Occupational and environmental lung diseases*, Chichester, 2010, Wiley-Blackwell.

Sauler M, Gulati M: Newly recognized occupational and environmental causes of chronic terminal airways and parenchymal lung disease. *Clin Chest Med* 33(4):667–680, 2012.

Silica

American Thoracic Society: Adverse effects of crystalline silica exposure. *Am J Respir Crit Care Med* 155:761–768, 1997.

Leung CC, Yu IT, Chen W: Silicosis. *Lancet* 379(9830):2018–2012, 2008.

Ziskind M, Jones RN, Weill H: Silicosis. *Am Rev Respir Dis* 113:643–665, 1976.

Coal

National Institute for Occupational Safety and Health: *Occupational exposure to respirable coal mine dust*, Cincinnati, 1995, U.S. Department of Health and Human Services, Public Health Services, Centers for Disease Control and Prevention, NIOSH.

National Institute for Occupational Safety and Health: *Coal mine dust exposures and associated health outcomes: a review of information published since 1995*, Cincinnati, 2011, U.S. Department of Health and Human Services, Public Health Services, Centers for Disease Control and Prevention, NIOSH. DHHS (NIOSH) Publication No. 2011–2172.

Asbestos

American Thoracic Society: Diagnosis and initial management of nonmalignant diseases related to asbestos. *Am J Respir Crit Care Med* 170:691–715, 2004.

Craighead JE, Abraham JL, Churg A, et al: The pathology of asbestos-associated diseases of the lungs and pleural cavities: diagnostic criteria and proposed grading schema. *Arch Pathol Lab Med* 106:544–596, 1982.

Roggli VL, Gibbs AR, Attanoos R, et al: Pathology of asbestosis—an update of the diagnostic criteria: report of the asbestosis committee of the College of American Pathologists and Pulmonary Pathology Society. *Arch Pathol Lab Med* 134(3):462–480, 2010.

第74章 室内外空气污染

JOHN R. BALMES, MD · MARK D. EISNER, MD, MPH

一、引言

　　1930 年比利时默兹河流域的烟雾事件、1948 年美国宾夕法尼亚州多诺拉烟雾事件及 1952 年伦敦的烟雾事件，这些灾难性的空气污染事件的引发都与空气停滞造成高浓度的环境污染物有关，特别是二氧化硫和颗粒物的聚集。在每一个事件中，呼吸症状和死亡率都有着显著的增加。这些"雾灾"提供了确凿的证据以证明空气污染会导致直接致命的严重后果。自那时以来，科学调查揭示了空气污染对呼吸健康各种不利的影响，从哮喘恶化到呼吸系统有疾病的死亡率。

　　呼吸系统是空气污染物的侵入口，其损害是遭受到空气污染的主要后果。本章综述了主要的空气污染物，即由美国环境保护署(U. S. Environmental Protectio Agency, EPA) 定义的、被称为标准污染物，以及这些污染物如何影响呼吸道和肺部健康(表74-1)。本章综合考虑室内和室外的空气污染，并且对呼吸系统健康状况最密切相关的空气污染进行了回顾。

表 74-1　美国国家初级空气质量标准(标准污染物)

染物	标准[*]	平均周期
颗粒物质 <10μm(PM$_{10}$)	150μg/m^3	24 小时
颗粒物质 <2.5μm(PM$_{2.5}$)	12μg/m^3 35μg/m^3	1 年 24 小时
二氧化硫	75ppb(214μg/m^3) 500ppb(1430μg/m^3)	1 小时 3 小时
二氧化氮	100ppb(188μg/m^3) 53ppb(100μg/m^3)	1 小时 1 年
臭氧	75ppb(100μg/m^3)	8 小时
铅	0.15μg/m^3	平均 3 个月
一氧化碳	9ppm(10mg/m^3) 35ppm(40mg/m^3)	8 小时 1 小时

　　[*] 这里列出两个标准，第一个是初级空气质量标准，由美国环境保护署设置，用于保护健康。列出的第二个标准是所谓的二级标准，设置该标准是为了保护福利。

　　Ppb，十亿分之几；ppm，百万分之几

二、空气污染物

（一）污染物——它们是什么？它们为什么重要？

　　空气污染包括化学物质、颗粒或生物材料对大气的污染，这些物质会导致人类的发病率和死亡率增加，损害其他生物如植物，或对自然环境产生不利的影响，例如减少能见度。污染物可以从移动源(例如车辆)、固定源(例如工厂、电厂和炼油厂)和室内资源(例如建筑材料、燃气灶、被动吸烟以及清洁产品)等处排放[1-3]。

　　有毒空气污染物(有毒气体)是一类空气污染物，该类污染物可能会导致癌症或者对人体健康产生其他严重的影响，比如出生缺陷。这些物质，如苯、镉，尽管通过呼吸道进入人体，但主要对非呼吸系统产生影响。

　　空气污染物影响呼吸系统的主要类型有颗粒物(particulate matter, PM)、二氧化硫(SO$_2$)、二氧化氮(NO$_2$)和臭氧(O$_3$)(表 74-2)。这些污染物的主要来源包括移动污染源和固定污染源。臭氧是机动车尾气中氮氧化物和碳氢化合物作用下产生的二次污染物。它是光化学污染或"烟雾"的主要组成部分。这些污染

表74-2　与肺部不良反应相关的主要污染物

污染物	室外来源	室内来源	不良影响
颗粒物质	机动车尾气、发电厂	烟草和木材、烟	哮喘和慢性阻塞性肺疾病加重,心肺疾病的死亡率增加
硫氧化物	发电厂、炼油厂、冶炼厂	燃气灶和炉、煤油取暖器	呼吸道损伤(呼吸道细支气管炎),肺防御受损,对过敏原的反应增强
臭氧	机动车尾气	飞机座舱、焊接、复印机、臭氧发生器	呼吸道损伤(呼吸道细支气管炎),肺功能下降,哮喘发作,对过敏原的反应增强
氡	无	住宅地下室	肺癌
多环芳烃碳氢化合物	柴油机废气	烟草烟雾	肺癌

物对呼吸系统健康的影响将在本章节中后面讨论。两个其他的空气污染物,一氧化碳(CO)和铅,也是通过呼吸道进入人体,主要导致非肺毒性疾病,在本章节中不做进一步探讨。

室内空气质量已越来越重要。在美国,由于许多地区的室外环境空气污染水平有所下降,因此室内空气污染的影响相对增加。此外,北美居民大部分的时间是在室内,增加了他们的室内空气污染物的暴露时间[4,5]。同时,家庭和办公楼建设的变化,导致空气交换率较低,增加了室内排放的污染物的水平[6]。在发展中国家,家庭烹饪和加热产生的生物烟雾造成的室内空气污染,是导致发病率和死亡率的主要原因[7]。

(二) 污染物的一般性质、来源和分布

颗粒物(PM)、硫氧化物、二氧化氮(NO_2)、臭氧(O_3)是最广泛存在的污染物,会对肺部健康造成不良的影响。

PM是一种重要的污染物。在美国西部和世界许多其他地区,颗粒物污染不是由含硫燃料的燃烧驱动。大气污染来源多种包括自然源(例如海雾和风沙)和人为因素(如电厂和机动车)的来源。此外,颗粒物质进入大气可以是初级的(直接发射的粒子)或次级的(在大气中发生的、由复杂的化学反应生成的颗粒,并包括气相前体,如SO_2和氮氧化物)。在北美洲,次级颗粒包括大部分的微粒污染。

在流行病学研究中,研究人员已经按照空气动力学直径定义了颗粒的大小,因为大多数颗粒具有不规则的几何形状与几何直径,不能被很容易地测量。空气动力学直径是一个单位密度为1g/ml的完美球体的直径,与我们讨论的粒子具有相同的空气动力学性能(例如沉降速度)。较大的颗粒在鼻子和喉咙被过滤掉,但小于10μm直径的颗粒(即PM_{10})可沉积在呼吸道[8,9]。细颗粒,即直径小于2.5μm的颗粒($PM_{2.5}$),将穿透到肺泡,超细颗粒物($PM_{0.1}$)可以通过肺泡再扩散到其他器官。

颗粒的尺寸也决定粒子能传播多远以及在环境中能存在多长时间。细颗粒可以传播很长的距离,并在大气中保持数天到数周的时间;"粗"的粒子(>2.5~10μm)传播距离很短,在大气中的半衰期只有几分钟到几个小时[10]。例如,在主要道路上汽车产生的超细颗粒排放浓度随着道路的距离快速衰减;在或超过300m的距离,浓度回落到背景水平。

细颗粒物(可入肺颗粒物$PM_{2.5}$)主要是由不同的水量和几个主要成份组成(硫酸盐、酸、硝酸盐、元素碳、有机碳、微量金属),具体所含成份取决于颗粒的来源[11]。在燃烧过程中,产生$PM_{2.5}$并直接排放到大气,但也通过成核、凝结、或液相反应等过程中产生的气体形成。粗颗粒($PM_{10~2.5}$)主要是由地壳(岩石、土壤)、生物(花粉、孢子)和工业成份组成;它们主要是机械过程中由较大的颗粒产生的小颗粒。

二氧化硫是由矿物燃料如煤和原油中的硫燃烧产生的。二氧化硫污染的主要来源包括发电厂、炼油厂、冶炼厂、纸浆厂等。在美国,由于电厂使用含硫煤,在东北部和中西部的二氧化硫浓度普遍较高。二氧化硫本身是一种透明的、高度水溶性气体,所以它能被有效吸收在上呼吸道的黏膜表面。吸入的二氧化硫的小部分到达肺部远端区域,但易感者如哮喘患者仍可能遭受不良呼吸健康的影响[12,13]。然而,释放到大气中的二氧化硫并没有以气体的形式存在,相反,它与水、微量金属和其他污染物发生化学反应形成微粒气溶胶。从含硫燃料中产生的粒子性质在地理上不同,但硫酸和各种金属的、酸性的以及铵硫酸盐等物质普遍存在。硫氧化物和小颗粒的混合物可能被吹离源头很远,经历从气体到颗粒相的连续转变,最终成为能深度影响植物群和动物群的"酸雨"[14]。

二氧化氮由氮氧化物快速生成,在燃烧时产生,机动车辆和发电厂是其主要的污染物来源。二氧化氮浓度最高的地区往往是大城市市中心的核心区域,那里具有主要道路,通常交通拥堵。由于大气中二氧化氮含量与交通排放非常吻合,在流行病学研究中,它经常被认为是与交通有关的空气污染的标志。二氧化氮和氧气反应生成臭氧和一氧化氮,但这是一个双向作用的反应,使得二氧化氮集中的区域臭氧水平通常较低。因此,在邻近主要道路附近臭氧水平往往较低。

臭氧主要来自于太阳光对机动车内燃机排放废气的作用[15]。这些排放的废气中最重要的物质是未燃烧的碳氢化合物(所谓的挥发性有机化合物,或称为VOC)和氮氧化物。在远离交通源的大气层,紫外线照射挥发性有机化合物和氮氧化物的混合物,导致一系列复杂的化学反应,产生臭氧、烷基硝酸盐、过氧乙酰硝酸酯、醇、醚、酸、过氧酸,以及其他有机和无机化合物,在气体和微粒气溶胶相中存在[15]。这种污染物的混合物具有典型的"烟雾"特点,存在于拥有大量的机动车辆和阳光充足的地区,如洛杉矶盆地。

因为臭氧和二氧化氮在烟雾中是最高浓度的气体,它们显然对动物和人类能够造成毒性作用,因此一直是最广泛研究的氧化剂污染物。这两种气体具有不溶性,在上呼吸道吸收不良。

从而,高比例的吸入剂量可以达到肺部外周的部分,可能造成从上呼吸道到肺泡的任何部位的损伤[16,17]。

室外空气中含有大量已知的肺癌致癌物质,如多环芳烃(PAHs)、N-亚硝基化合物和石棉。但是,这些致癌物质在环境空气中的浓度是相当低的。尤其是柴油废气成分中包含多环芳烃颗粒。流行病学研究提供了一致的证据表明,暴露于柴油废气中的工人具有肺癌的超高风险,国际研究机构将其列为已知的人类致癌物质[18-21]。几个大型的流行病学研究也将肺癌与长期暴露于颗粒物、二氧化硫、臭氧污染的环境中相关联[22-26]。

虽然大多数关注已给予室外空气中的污染物,现在很明显,在家庭住宅、公共建筑等室内微环境,空气中的污染物浓度升高也很常见[6,27]。在发达国家,室内有点源污染,如二手烟和燃气灶的使用,与室外空气相比较,污染物浓度显著增加。在发展中国家,生物质燃料仍然在低效的炉灶内燃烧,被用于烹饪和取暖。生物质烟是一种气体和颗粒物的混合物,与烟草烟雾相似,但不含尼古丁。在评估空气污染对总体健康的影响时,必须综合考虑室内和室外的污染。

三、与呼吸系统影响相关空气污染的防御机制

呼吸系统,由于每天遇到无数的粒子和气体,已经发展了一个有效的防御系统,去除吸入空气中的杂质。防御的各种机制是相互关联的,以协调的方式工作。任何对防御机制的扰动,无论是先天缺陷、疾病,或吸入污染物本身的影响,都会导致相互协调的防御系统的崩溃和疾病的发展。

(一) 颗粒沉积与清除(见第 11 章)

颗粒的大小决定了它们在呼吸道中的沉积位置[28]。大颗粒(直径大于 $10\mu m$)能够在鼻部通过纤毛简单的过滤被有效去除。那些不能被过滤除去的粒子将主要被称为嵌塞的过程沉积。通过鼻、口和分支气道的途径是曲折的。由于吸入颗粒不能轻易改变方向来遵循气流通路的突然变化,从而对上呼吸道和下呼吸道的黏膜造成损伤。气道分支特别容易发生颗粒嵌塞。过滤和嵌塞的互补机制是有效的,所以很少有超过 $10\mu m$ 的颗粒到达下呼吸道。

较小的颗粒受到过滤和嵌入的影响较小;其沉积的部位更多地由沉降和扩散过程决定[28]。沉降是粒子在重力作用下以恒定速度下降的趋势。它强烈受到粒子密度、粒径和周围气体粘度的影响。当空气深入肺部时,气流的速度减小,在重力的影响下,颗粒会从气流中掉出来。沉降是中等尺寸颗粒($0.5\sim 3\mu m$)在小支气管、细支气管和肺泡中沉积的主要机制。

然而,最小的粒子($<0.5\mu m$)是由扩散机制沉积的。这些粒子的随机运动(布朗),将影响末端细支气管和肺泡的气道黏膜,从吸气气流中去除它们。

呼吸的方式可以影响颗粒的沉积。较高的呼吸速率增加气流速度,促进颗粒在近端气道的嵌入。相反,增加潮气量会导致颗粒更深的肺部渗透;当呼吸速度变慢时,有更多的扩散和沉降时间在远端气道和肺泡沉积颗粒。

在颗粒沉积在气管支气管树之后,咳嗽和黏液纤毛清除功能是最重要的防御机制。对于清除在较大的、更主要的气体通道的颗粒沉积来说,咳嗽是最有效的。它是由传入神经刺激产生,传入神经大量存在于喉黏膜和气管支气管树的分支点,颗粒最有可能在这些地方沉积[29]。

"纤毛扶梯"是清除沉积在气管支气管树颗粒的重要系统;它从近端气管至末端细支气管、从头到尾的呼吸道进行操作。黏液层是由杯状细胞和上皮浆液细胞分泌的产物,由黏膜下层黏液细胞和浆液细胞分泌而成。黏液层通过上皮细胞纤毛的协调搏动推进口腔方向。通过黏液纤毛系统,粒子被有效去除,因此需要由专门的分泌细胞分泌糖蛋白,由呼吸道上皮细胞运输水和溶质维持液化,并且还需要呼吸道纤毛的协调功能。任何这些功能的障碍,无论是先天或后天的疾病影响分泌黏液或水(如囊性纤维化、慢性支气管炎)或纤毛功能(例如纤毛不动综合征),都将导致粒子较长时间停留在呼吸道,以及其他可能对健康更大的不良影响。

一些粒子会沉积在远端气道和肺泡,超出纤毛扶梯的范围。消除这些粒子的中心机制包括肺泡巨噬细胞,它们吞噬沉积在肺气体交换部分的粒子,消化或将粒子迁移至呼吸性细支气管、并且上升到的纤毛扶梯。一小部分装满颗粒的巨噬细胞迁移到支气管周围或血管周围的结缔组织,这是一个缓慢的清除方法,需要数周时间。由于巨噬细胞是可吸入颗粒物的主要吞噬细胞,巨噬细胞的碳含量已被用来作为流行病学逻辑研究中暴露在颗粒物污染的生物标志物[30]。

(二) 气体——沉积和损伤是溶解度作用的结果

气态污染物,如臭氧、二氧化氮和二氧化硫,在呼吸道沉积的部位主要取决于其水溶性作用的结果。对于高溶解性气体,鼻子是重要的防御功能,因为吸入鼻内的空气要经过一个大的、具有不规则表面的鼻甲。湍流促进空气与黏膜表面接触,增加吸附量。在平静呼吸的条件下,大多数的吸入空气经过鼻部的过滤后,到达声门的气体中二氧化硫的浓度已经不足鼻部的 2%[31]。吸入的气体流速越快,二氧化硫去除的比例就越小。此外,嘴巴吸收气体时,其过滤效率大大低于鼻子。随着运动强度的增加,运动通气需求上升,通过嘴巴吸入气体的比例会随之增加大。因此,锻炼时,到达下呼吸道的可溶性污染物的含量会增加,有三种原因:吸气流量增加,通过口腔吸入空气的比例增大,随着时间的推移吸入空气的总量增加。通气水平的重要性,取决于运动的水平和口鼻呼吸的分布,这可能在对二氧化硫的支气管收缩反应的研究中有最好的证明,其中,在口腔呼吸过程中的反应最大,鼻腔呼吸时反应最小[32]。此外,患有阻塞性鼻疾病的人似乎更容易受到可溶性污染物气体的不良呼吸影响。

(三) 氧化应激

空气污染,尤其是颗粒物和臭氧,能够导致肺的氧化负担增加。为减少对人体生物大分子的氧化损伤,人的肺部有一个综合的抗氧化系统,由酶和可溶性抗氧化剂组成。该系统包括几个抗氧化防御机制,能够解毒活性产物或将其转换成由其他抗氧化剂调质解毒的产物。但是,如果氧化负担过于大,活性反应组分可能会抑制抗氧化系统发挥作用,或者甚至使抗氧化系统失去作用。产生的活性氧(ROS)和活性氮与抗氧化能力之间的不平衡导致的"氧化应激"的状态,促进几种呼吸系统疾病的发

病机制[33-35]。

当不平衡存在时,过量的氧物种会诱导细胞应激反应,激活了一批氧化还原敏感性信号级联。最初的反应是介导很大一部分通过转录因子核因子 2-相关因子 2,导致超过 200 以上的抗氧化和解毒酶的转录激活,被统称为第二阶段反应[36]。二阶段酶的例子包括血红素加氧酶 1、谷胱甘肽-S-转移酶同工酶、还原型烟酰胺腺嘌呤二核苷酸磷酸醌氧化还原酶、过氧化氢酶、超氧化物歧化酶和谷胱甘肽过氧化物酶。如果第二阶段反应不能阻止活性氧(ROS)产物的进一步增加,人体的主要细胞成分,包括膜脂、蛋白质、碳水化合物和 DNA 将被损伤,可能发生炎症和组织损伤。

氧化应激诱导的促炎作用是通过氧化还原敏感性丝裂原活化蛋白激酶和核因子-KB 级联,负责细胞因子、趋化因子和年附分子的表达[37]。细胞毒性作用与线粒体膜损伤有关,将导致释放引起肺细胞凋亡的因子[38]。污染物诱导的氧化损伤的病理生理后果,包括气道炎症导致哮喘病情加重,增加感染的易感性,增强过敏反应,并且,如果重复感染或成为慢性病,会导致气道重塑。

四、空气污染对健康影响的研究方法

为了制定合理的国家政策,保护公众免受污染物对健康造成不利影响,科学的研究是必要的,以阐述各种污染物对健康的影响和定义风险实质性增加的污染物阈值水平。国家政策制定的科学基础基于以下几种研究证据:人口中空气污染与疾病之间的关联性流行病学研究,实验室控制的人类暴露研究,研究污染物对动物肺结构和功能的影响,以及体外毒性研究。这些研究设计都有其优点和缺点,并且没有一个研究可以提供暴露在自然条件下、来自一个特定的污染物的有害影响的不可辩驳的证据(表 74-3)。因此,空气质量标准的基准,与流行病学、临床、动物和体外研究提供的证据相一致,并设置提供安全边际,以保护一般人群中的易感人群。

表 74-3　研究大气污染的方法

方法	优势	缺点
流行病学研究	一般人群代表性样本;自然暴露;广泛的污染物;广泛的健康结果;易感人群的研究	偶然性、偏差和混杂对研究的有效性产生影响;当存在多污染物的混合物时,单个污染物的影响不易分离;通常没有关于生物机制的信息
控制暴露人体研究	严格的实验设计;消除偏见和混淆;暴露水平的系统控制;易感人群的研究	急性效应并不一定预测慢性效应;有限的风险范围和结果评估
动物研究	评价污染物对肺结构和功能影响的最佳方法;剂量反应关系(从最低水平对健康产生影响到死亡)	物种间对污染物的反应差异大;对人类的适用性往往不确定
体外研究	阐明细胞的机制;严格的实验控制	仅限于可用的细胞系;对完整的人类生物体的适用性往往不确定

(一)流行病学研究

流行病学研究在评价空气污染相关的健康影响方面有重要作用,因为它们涉及人类受试者的"真实世界"暴露。流行病学研究的优点包括具有评估广泛的健康影响的能力和较大人口规模的代表性抽样。但是,这些研究必须解决混杂的问题以及其他偏差来源。此外,虽然流行病学研究为监督管理干预的支持起着关键的作用,但不提供机制的数据;人类、动物和细胞毒理学数据需要了解机制的途径。

对于每一个假定的污染相关的健康影响,证据必须从已出版的文献汇编,合成和评估因果效应的可能性。通常,指导评估是否一个特定的污染物(例如颗粒物 PM)产生一个特定的呼吸道疾病(如慢性阻塞性肺疾病[慢性阻塞性肺疾病])是由奥斯汀·布莱德福·希尔先生提出,美国外科医生于 1964 开始使用。这些包括协会的力、协会的一致性、特异性、时间关系、连贯性、生物学理论和曝光响应梯度。使用这种方法来评估证据的强度,为监管决策提供了良好的基础。

在空气污染相关健康影响的流行病学研究中,必须解决混杂问题。所有那些已认定和控制的混杂因素往往是难以确信的(如吸烟、职业暴露和社会经济地位)。日常使用的时间序列研究相关的日平均空气污染水平(例如可入肺颗粒物)、包含健康结果的每日计数(如死亡数),是一种好的方法,能够较好的控制在相对短的时间内不改变的混杂因素[40,41]。

流行病学研究的另一个困难是,大多数室外环境包括复杂的污染物混合物。评估单个污染物的影响,一个接一个评估,可能会错过混合物的影响。一个相关的问题是"多重共线性",这是因为空气中的污染物浓度是彼此相关的,因此很难分析出每种污染物对个体健康的影响。研究者们曾经尝试使用复杂的统计建模来解决这些潜在的混杂问题,但它们仍然是进行有效推论的挑战[42,43,43a]。

空气污染流行病学研究的另一个主要挑战是暴露评估。在许多研究中,评估个人暴露,以描绘每个主体的家庭场所(有时是学校或工作场所)内的空气污染,与固定污染监测器相比较进行评估。最近的进展也允许调查人员进行暴露于特定的污染物的个人监测,但基于所需的费用和其他运筹方面的考虑,使得这种不可行[44]。选择与疾病因果关系最密切的暴露指标需要慎重考虑。对于臭氧,例如,从上午 10 点到晚上 6 点这 8 个小时的平均值可能是最合适的,因为美国环保署(EPA)颁布的空气质量标准采用八小时的平均时间,这些时间反映光化学对早上通勤期间内机动车辆排放的臭氧前体物的影响。与此相反,更短的峰值暴露将更适合评估二氧化硫对哮喘恶化的影响。

在暴露于污染物开始与导致发病结果之间,是否存在时间

"滞后"(例如,一天或几天),也是一个需要考虑的重要问题。

(二) 控制暴露人体研究

实验研究是在严格控制的条件下暴露受试人于污染物中。这样的研究可以严格评估单一污染物或混合气体,如柴油废气对急性反应比如肺功能或气道炎症的影响。除了记录污染物的急性健康影响,控制人体暴露研究还可以评估引起肺功能降低或其他急性反应的污染物的最小浓度。这些研究还可以评估污染物对人口中易感人群的影响,如成人哮喘。此外,对炎症、氧化应激等其他病理生理过程的生物标志物的测量,可以提供机制的见解。

控制人体暴露研究的一个主要优点是(近似)消除混杂和偏差,因为暴露采用实验式的诱导和精心的控制。然而由于这些研究评估急性作用,它们本身很难推断出更慢性或反复暴露的影响。例如,一个短暂的暴露于臭氧引起的急性减少肺功能的结果,并不一定表示长期或反复接触臭氧会导致慢性阻塞性肺疾病(COPD)的发展。然而,控制人体暴露研究,结合流行病学和动物毒理学研究,可以为建立污染物对呼吸健康结果的因果关系提供重要的数据。

(三) 动物研究

动物研究为研究空气污染对肺结构的影响提供了最有效的方法。此外,动物研究允许评估范围内的浓度的影响,因此可以构建剂量—反应曲线,范围从肺功能或结构的第一个可测量的变化开始直到死亡。动物研究也提供一个独特的机会,可以仔细分析污染相关的健康影响的发病机制。

动物研究的主要限制是物种之间对污染物的反应差异大。因此,动物研究结果对人类的适用性,特别是剂量—反应关系,可能并不总是明确的。例如,啮齿类动物,可以容忍较高水平的臭氧而不会发展到对肺的结构损伤,而猕猴发生损伤的水平接近环境浓度[45]。此外,人类常见的肺部疾病,如哮喘和囊性纤维化,动物不能完全复制,从而阻碍了这些易感人群对污染物相关效应的研究。

(四) 体外研究

暴露于特定空气污染物的细胞培养,有助于阐明肺损伤、炎症和其他不利呼吸健康影响的机制。具体而言,细胞培养系统已被用于研究颗粒和其他空气污染物对炎性细胞因子、氧化应激、DNA损伤和细胞毒性的影响[46-52]。采用支气管上皮细胞、肺泡上皮细胞、单核细胞、树突状细胞和其他细胞系培养,对于研究空气污染对呼吸系统的反应机制是有益的。

(五) 空气污染的研究——将这些方法综合起来研究

总之,没有一个单一的研究设计或学科,可以建立空气污染对健康的影响,并提供监管的基础。流行病学研究是必需的,因为该研究方法可评价实际空气污染对一般人群呼吸系统健康结果的影响。流行病学研究的局限性通常意味着,需要从人体暴露控制研究、动物研究以及体外研究得到的数据同流行病学研究结果一致,以提供足够的证据支持监管政策。

五、室内空气污染

室内空气质量已日益成为人类健康的重要决定因素。由于发达国家的室外环境空气污染水平有所下降,而且由于这些国家的居民大部分时间都待在室内,因此室内空气污染对人体健康的相对影响增加了[5]。个体接触空气污染的状况,必须考虑室内的空气质量(表74-4)。

表74-4　室内空气污染物

污染物种类	室内污染源
燃烧(比如二氧化氮,一氧化碳,PM$_{2.5}$,多环芳烃)	二手烟 燃气灶,烤箱,热水器和壁炉 炊烟(灶、壁炉) 煤油加热器 蜡烛和香
建筑材料(比如甲醛、挥发性有机化合物)	胶合板 颗粒板 地毯
清洁材料(如氨气、氯气、氯胺)	漂白剂,氨,洗涤剂

(一) 室内污染源

室内空气污染物的浓度取决于室内和室外的排放源(图74-1)[6,27,53]。室外排放源决定室外污染浓度,进而影响室内空气质量[54]。室外污染对室内环境的渗透程度很大程度上取决于

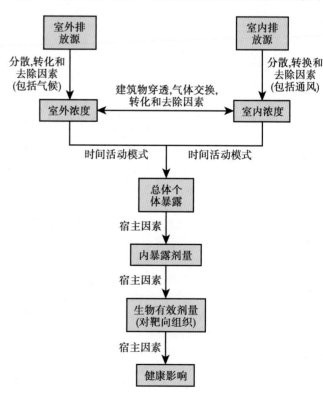

图74-1　室外污染、室内污染对健康影响的关系

室外空气渗入室内的速率[55]。空气渗透率是一个复杂的函数，与建筑施工与保温的"气密性"、建筑的位置和方向、外墙和窗户的数量、周围的地形和障碍、风的速度和方向、室内室外的温度梯度、通风系统的类型（例如：加热、通风、空调系统）和效率等均有关系。

时间活动模式会影响个人暴露。个人在室内与室外的相对时间将影响室内污染物对个人的总暴露量。在家中特定地点花费的时间将影响特定污染物的暴露，而室内污染物浓度的分布会随建筑物的不同区域而不同，尤其是对室内产生的污染物[55]。此外，活动水平会影响代谢速率和呼吸速率，这也会影响个人对室内污染物的暴露。

（二）室内燃烧：室内空气污染的主要来源

室内污染的主要来源是燃烧，特别是二手烟的暴露、煤气炉的使用以及在火炉和壁炉内燃烧木材。煤油取暖器也是室内空气污染问题的重要来源。表74-4显示了从这些来源释放的主要室内污染物，这些污染物对人体的肺部有不良的影响。

（三）二手烟与阻塞性肺病

二手烟也许是众所周知的室内污染物。强有力的证据表明它会导致肺癌、冠心病以及降低寿命[56-58]。除了这些不良的健康影响，二手烟还包含呼吸刺激物，如二氧化硫、氨、丙烯醛和甲醛[5]。二手烟是一个复杂的混合物，含有成千上万的气相和颗粒物质。允许吸烟的家庭室内的可吸入颗粒物水平比不吸烟的家庭高十倍[59]。暴露于某些工作场所可能更高，尤其是在酒吧和赌场。

被动吸烟也与过敏现象有关，如血清免疫球蛋白E水平升高[60]。因此，二手烟具有通过刺激或致敏机制诱发哮喘新病例的潜力。来自多个研究结果的证据表明，儿童中新发哮喘与暴露于二手烟有着一定的因果关系[5,61,62]。

成人新发哮喘病也似乎与暴露于二手烟相关。横断面、病例对照和队列研究表明，暴露于二手烟和成人哮喘发病之间有一定的联系[62-70]。特别是暴露于工作场所的二手烟，似乎与成人哮喘诱导相关[69]。

除了哮喘的诱导，暴露于二手烟也是儿童和成人哮喘发作的可能原因[5]。父母吸烟导致哮喘患儿症状加重，肺功能更差以及促使稳定哮喘儿童哮喘控制指标恶化[62,71]。同样，暴露于二手烟，无论是在家里还是在工作中，也会引起成年人的哮喘加重[72-78]。此外，暴露于二手烟环境，对成人哮喘患者肺功能的影响似乎比一般人群更严重[72,79]。

暴露于二手烟也可能引起正常个体的呼吸道症状和肺功能受损[67,72,80-82]。在终生生活居所和工作场所里长期暴露于二手烟的一组老年人群，通过十年的跟踪随访，发现他们的肺功能下降更快[83]。对高职业性暴露于二手烟的调酒师进行研究，发现二手烟和较差的呼吸道健康之间有着密切的联系。由于无烟工作场所的法律已在世界各地的几个不同的地方实施，调酒师和餐厅的员工都体验到了呼吸道症状的减少和肺功能的改善[79,84,85]。

新近的证据表明，暴露于二手烟也可能是COPD的起因，而不依赖于个人吸烟[85a]。来自美国的一项人群研究发现，排除潜在的混杂因素后累积暴露于家庭和工作场所的二手烟与COPD相关的风险更大[86]。来自中国的最近的一项研究也发现，在家庭和工作场所暴露于二手烟与慢性阻塞性肺疾病有着更大的风险[87]。其他的流行病学研究也支持暴露于二手烟与慢性阻塞性肺疾病发展之间的相关性[67,88-92]。在慢性阻塞性肺疾病患者中，暴露于二手烟可能会增加呼吸道症状、较差健康状况的以及急性加重的风险[93-95]。

（四）燃气灶暴露：哮喘恶化的原因

尽管尚无最新的出生队列研究，横断面流行病学研究表明，与家用电暖炉相比，家庭使用燃气灶增加了儿童患哮喘的风险，它是二氧化氮的主要来源[96-98]。在成人哮喘病患者中，一项前瞻性调查研究发现，使用燃气灶与呼吸症状、活动受限和急诊科就诊的风险增加有关[99]。另一时间序列分析发现，燃气灶的使用对每天最大呼气流量和呼吸道症状有负面影响[100]。相反，英国的一个纵向队列研究发现暴露于煤气炉对成年哮喘患者的哮喘持续症状或呼吸症状无影响[101]；欧洲共同体呼吸健康调查人员发现，燃气灶与哮喘症状之间没有明显的联系[102]。而且，一个前瞻期的成年哮喘患者队列研究发现，暴露于燃气灶对哮喘结局没有影响[77,103]并且，在基于人群的美国的成人样本中，没有观察到暴露于燃气灶与肺功能损害之间的关联[104]。总的来说，证据不充分表明燃气灶的使用能够作为在现有的成人哮喘患者的加重因素。然而，在儿童哮喘患者中，有更强烈的证据证明，暴露于室内二氧化氮有毒害因素，与对哮喘的控制较差相关[105,106]。

（五）暴露于木材烟尘——对呼吸系统健康的影响

木材烟尘，这是从家庭的壁炉或木材火炉使用产生的，包含强大的呼吸道刺激物如甲醛、丙烯醛、氮氧化物、二氧化硫。它也是微粒空气污染的主要来源[107]。

已经证明，暴露于极高的木材烟水平与呼吸问题有关。在轮班工作后，森林消防队员历经了急性肺功能的下降[108]。同样，荒地火灾也与呼吸道症状增加有关联，并关系到呼吸道问题相关的医疗保健使用[109]。在发展中国家，在通风不良的家庭中，慢性支气管炎和慢性阻塞性肺病与来自家庭烹饪和取暖产生的烟雾有关[6,94,110,111,111a]。这种环境中的暴露水平非常高，可能是发展中国家女性患慢性阻塞性肺病的主要原因，因为她们不吸烟[110]。烹饪时使用其他生物质燃料，如作物残留物或粪便以及煤炭也可以导致慢性呼吸道症状和气流阻塞[111]。在发达国家，用木头和（或）木炭烹调也与慢性阻塞性肺病的风险有关。

暴露于住宅的生物质烟雾对哮喘的呼吸健康影响尚不清楚。先前的研究报道结果仍有矛盾[77,99,105,112-115]。然而，来自对儿童哮喘和过敏的国际研究分析，纳入了超过250 000名来自31个多国家的儿童，发现使用明火做饭和哮喘症状和报道哮喘的患病率相关[116]。发达国家对木材烟的危害通常要比在很大程度上在明火上做饭的国家要低得多，因此，这种风险如何导致哮喘负担还不太清楚。

（六）煤油加热器的使用对呼吸系统的影响

煤油加热器会大大增加室内细颗粒物的浓度（$PM_{2.5}$）、硫酸盐气溶胶（SO_4^{2-}）和酸性气溶胶（H^+），以及一氧化碳[117]。煤油在化学成分上与柴油相似。但是，现有的证据不确定煤油加热器的使用是否是发达国家的呼吸和哮喘症状的原因[96,105,117-119]。在发展中国家,煤油也可以用于低效的灯芯灯照明使用,这种燃料与呼吸道感染的风险增加相关联,尤其是结核病[120,121]。

（七）其他室内污染物——"有毒"室内环境

除了室内燃烧外,还有许多其他的室内污染物来源。建筑材料,如胶合板、刨花板和地毯可以散发甲醛;家具释放甲醛和挥发性有机化合物(VOCs);油漆、清洁剂和复印机可以释放挥发性有机化合物(VOCs);氡可来自土壤源[6,27]。用漂白剂和其他化合物的清洗可以释放出氯气和氨气,这对呼吸道产生刺激。漂白剂和氨水或其他氮源组合也可以产生氯胺,这可能会引起呼吸道症状[122]。在这些物质中,氡暴露与肺癌有关[123]。暴露于氯、氯胺和挥发性有机物可能导致呼吸道症状,其中一些会引发哮喘,但在得出最后的结论前,进一步的证据是必要的[122,124,125]。

六、室外空气污染——特定污染物对呼吸系统的不良影响

（一）颗粒物

由于默兹河流域和多诺拉的灾难性空气污染事件,以及伦敦大雾,大量的流行病学研究已经调查了空气颗粒物污染对健康的影响。有强有力一致的证据表明,颗粒污染导致过早死亡,这主要是来自心血管和呼吸系统产生的原因[22,26,126-130]。通过测量颗粒污染物水平的每日波动,短期暴露和长期慢性暴露都与死亡率有关。特别是,哈佛六城市研究和美国癌症协会的研究对微粒空气污染作用于长期健康的影响提供了重要的见解。证据表明,PM_{10}和可吸入颗粒物($PM_{2.5}$)导致病死率明显增加,但特别强的是$PM_{2.5}$。虽然颗粒物污染与其他污染物如二氧化硫密切相关,但颗粒物对死亡率有很强的独立影响。

颗粒物增加呼吸道症状。例如,儿童下呼吸道症状,如咳嗽、喘息或呼吸急促与暴露于颗粒物中有关[131-133]。患哮喘的儿童尤其脆弱[134,135-138]。成人哮喘患者暴露于较高水平的颗粒物中,将增加因病情急性加重的导致医疗保健使用的风险[139,140]。

颗粒物也与较差肺功能有关,无论是对于儿童还是成人。在加利福尼亚南部进行的儿童健康研究,多年来跟踪了数千名儿童,发现微粒污染与肺功能降低率有关[141-143]。另一项研究采用气道巨噬细胞中碳含量作为生物暴露于石化燃料颗粒物的生物标志物;对于儿童,气道巨噬细胞的碳含量和肺功能之间存在剂量依赖性负相关,包括1秒钟用力呼气容积(FEV_1)[30]。因为它使用了与颗粒接触有关的气道相关生物标志物,这项研究为儿童暴露于颗粒物和肺功能受损之间提供了关键的支持。在成人中,微粒污染也与肺功能差和慢性阻塞性肺疾病(COPD)的风险增加有关,这可能反映了儿童肺功能的下降或随后的加速下降[94,141,144,145]。为了支持颗粒物污染与慢性阻塞性肺疾病之间的关联性,其他的一些研究验证了COPD患者住院治疗和死亡的风险增大与暴露于环境颗粒物存在联系[139,140,146-148]。

重要的是,减少颗粒空气污染可以改善肺功能,延长人群寿命。瑞士的一份研究报告(SAPALDIA)调查了一组成人大样本人群,跟踪了11年的空气质量的变化与肺功能下降的相关

性[149]。$10\mu g/m^3$颗粒物的减少,能够相应地减少一秒钟用力呼气量每年衰退的速率。为进一步了解可吸入肺颗粒物下降水平对死亡率的影响,另一项研究调查了遍及美国的211都市county,时间大约从1980到2000年[128],显示在剔除人口和吸烟因素的影响后减少$10\mu g/m^3$颗粒物吸入与预期寿命平均增加0.61年相关,在这项研究的20年中,平均预期寿命增加了2.72年。作者估计,高达15%的改善寿命可以归因于颗粒物污染水平下降。在哈佛六个城市的研究中,氡粒子水平的下降也被证明与美国死亡率降低有关[126]。

微粒污染的另一个重要组成部分是柴油机尾气。重型柴油车和柴油机汽车的柴油排放是世界许多地区微粒空气污染的主要原因。柴油机排气颗粒有一个中心碳核和吸附的有机化合物,包括多环芳烃(PAHs)和其他已知的致癌物质。在卡车司机、铁路工人和矿工中职业暴露于柴油机尾气与肺癌发病风险增加有关[18-21]。毒理学研究证实柴油机尾气含致癌物质[21]。

暴露于柴油机排气可引起哮喘患者肺功能急性恶化。一项随机交叉研究将成年轻度至中度哮喘受试者随机分为两组,午餐时间分别在牛津街(最繁忙的购物街,仅允许柴油动力公交车和出租车通行)或在海德公园步行[150]。细颗粒和超细颗粒水平比牛津街海德公园高约三倍。比较受试者一秒钟用力呼气量(FEV_1)最大下降率,结果表明走在牛津街比海德公园下降更为明显,而痰中的中性粒细胞炎症生物标志物在牛津行走后也有所增加。其他研究表明,柴油废气可能有利于Th2免疫反应,进一步表明这种形式的过敏性疾病和哮喘与颗粒物污染明显相关[151,152]。柴油废气含有多环芳烃,已证明多环基烃恶化哮喘患者的结局,可能通过表观遗传机制,以减少T调节细胞功能[153]。

（二）二氧化硫

在周围环境中,硫氧化物的主要来源是含硫的矿物燃料,如煤和石油的燃烧。二氧化硫是最重要的硫氧化物(SOx),就大气化学和对人体健康的影响而言。硫氧化物通常被认为包括三氧化硫(SO_3)气相硫酸(H_2SO_4),但两者在大气中的浓度几乎不存在导致大量人体暴露,除有工业或交通事故外。作为标准污染物,二氧化硫由美国环保署(EPA)监管。最新认为与急性健康影响相关的SO_2暴露源来自火山爆发[154]。

支气管收缩是二氧化硫引起的主要急性影响,可能受支气管树中化学感受器的调节。特别是,哮喘患者对二氧化硫的影响最为敏感,可能是由于已有的气道炎症增加介质的释放,自主神经系统的改变,对化学敏感受体的过度反应[155,156]。多个控制性人体暴露研究观察到,哮喘患者暴露于类似环境空气中二氧化硫的浓度锻炼5～10分钟,发现即有症状性支气管收缩[157,158]。

在发表的研究中,相对稳定的哮喘患者暴露于浓度范围在200～300ppb的二氧化硫(与现行美国环保局每小时平均75ppb的标准相比较)和运动时,15%～30%的患者存在中度或重度的肺功能的衰退(气道阻力增加>100%或第一秒用力呼气容积下降>15%)[32,158]。暴露在400ppb或更高浓度时,更高比例(20%～60%)的哮喘患者个体在运动中发生二氧化硫诱发的支气管收缩。其明显的浓度依赖关系已经得到证明,暴露于浓度

在 200 ~ 1000ppb 的二氧化硫,哮喘患者的影响程度和比例均增加。无哮喘的人群通常在这些浓度水平不会发生支气管收缩。

多种流行病学研究的结果显示短期暴露(一般平均 24 小时)于周围环境的二氧化硫和呼吸系统疾病的发病相关。这些研究是在 24 小时环境二氧化硫平均浓度范围(1 ~ 30ppb)、最大值范围(12 ~ 75ppb)的地区完成的。几个多城市研究和单一城市研究发现,24 小时平均二氧化硫浓度与儿童中的呼吸道症状之间相关,特别是与儿童哮喘患者明显相关[159-162]。周围环境中二氧化硫浓度与肺功能下降和所有呼吸道疾病的医疗保健使用存在普遍一致的相关性,尤其是儿童和老年人(≥65 岁),同样与哮喘也存在相关[163-167]。

流行病学研究中发现的 24 小时平均二氧化硫暴露与哮喘症状和肺功能改变的相关性,是由于短期峰值暴露的结果,类似于 5 ~ 10 分钟控制性人体暴露研究中产生有症状的支气管收缩。换句话说,二氧化硫对呼吸系统症状和肺功能的影响,在人体实验研究中观察到的峰值暴露与流行病学调查中观察到的急诊室就诊和住院就诊增加相一致。为避免哮喘患者支气管哮喘急性发作,美国环保署在 2010 年增加了 1 小时的环境空气质量标准,二氧化硫浓度为 75ppb。

由于燃烧含硫燃料如煤和加热油都会排放二氧化硫和可入肺颗粒物,二氧化硫的流行病学研究需要解决潜在的混杂因素,与其他污染物区分开来。在研究中对多污染物模型进行了评估,二氧化硫对呼吸健康结果的影响似乎是强大的且与气态混合污染物的影响无关,包括二氧化氮和臭氧,但二氧化硫的影响并不总是认为与颗粒物无关[165,168]。

为了空气质量管理,一些研究已经评估了二氧化硫浓度下降对呼吸道症状的影响。在德国东部,环境中二氧化硫浓度显著下降(20 世纪 90 年代的 90%),同时呼吸道症状的发病率也下降[169]。然而,在研究期间,其他环境空气污染物浓度也有所降低,包括颗粒物约降低 60%。在香港类似的研究中,该地区 1990 法规要求使用低硫燃料发电,道路上行驶的车辆需使用低硫燃油,结果在环境中二氧化硫的浓度降低幅度达 80%,随之来的是人群呼吸系统症状的减少,而环境中颗粒物的减少小于 20%[170]。虽然在这两项干预研究中,观察到的呼吸道症状改善可能部分归因于空气污染物浓度下降,而不是二氧化硫浓度下降,然而,结果支持二氧化硫和呼吸健康之间的相关性。

(三) 二氧化氮

氮氧化物(NO_x)一词包括所有形式的氮氧化物,包括一氧化氮(NO)、二氧化氮(NO_2),以及所有其他由一氧化氮和二氧化氮形成的氮氧化物。燃烧源排放氮氧化物,主要是一氧化氮,包括少量二氧化氮。机动车辆和电力公司是美国最大的两个氮氧化物来源。一氧化氮是主要的氮氧化物,从大多数燃烧源排放,但迅速转化为二氧化氮;因此,二氧化氮是对健康影响的研究焦点。二氧化氮是一个标准的污染物,由美国环保署规定控制,以保护公众健康。它是氧化性气体,类似于臭氧,但比臭氧氧化性弱。虽然在筒仓有时发现具有高浓度二氧化氮,众所周知可导致急性甚至致命性肺水肿的"silo filler 疾病"[171],而过去十多年的流行病学研究中没有确切研究证实室外空气中较低水平的二氧化氮对健康不利的影响。当室内二氧化氮浓度经常超过室外的浓度,特别是在装有燃气灶的家庭,越来越明显时,研

究兴趣集中在暴露于室内空气二氧化氮可能增加呼吸道感染的发病率,部分是因为动物研究表明暴露二氧化氮增加感染的风险[172]。

控制性人体暴露研究提供了证据,在短暂的暴露于二氧化氮后,增加哮喘受试者呼吸道对非特异性和特异性刺激的反应。早期的一些研究表明,短期的(30 ~ 60 分钟)暴露于浓度范围在 100 ~ 300ppb 的二氧化氮,可能导致对非特异性支气管收缩剂如乙酰甲胆碱和组胺的气道反应性增加[173]。最近哮喘过敏原激发试验的研究显示,在静息状态时暴露于 260ppb 低浓度的二氧化氮 30 分钟,二氧化氮可增加过敏原诱导的支气管收缩和炎症反应[174,175]。

大量的流行病学研究证据支持环境二氧化氮和呼吸系统发病率之间的相关性,特别是在哮喘患者。一项特异性干预效果评估的研究显示,减少暴露于室内气体加热器释放的二氧化氮,哮喘患儿呼吸道症状得到改善[176]。采用社区环境监测研究,通过划分暴露于不同含量的二氧化氮环境,也发现环境中二氧化氮含量和哮喘儿童呼吸道症状之间的关系[10,159]。24 小时平均环境浓度在美国典型大城市的范围内的城市中观察到呈正相关。多种污染模型结果表明,在校正了包括臭氧、颗粒物和一氧化碳等混合污染物浓度后,二氧化氮的相关性是强大的。

多个流行病学研究显示,短期环境二氧化氮浓度和呼吸系统疾病的急诊科就诊和住院成正相关性,尤其是哮喘[168,177-179]。对于儿童和老年人(年龄 65 岁以上)当考虑所有呼吸系统疾病作为结果,而对于儿童和所有年龄的成人考虑哮喘作为结果时,这些相关性特别的一致。

流行病学证据除了表明短期暴露于空气中二氧化氮能导致呼吸系统发病率增加,证据还显示长期暴露于也与肺功能生长发育减慢有关。从纵向的儿童健康研究结果表明,肺功能生长发育减慢的人大部分是居住在加利福尼亚南部的具有相对高的年平均空气二氧化氮浓度的社区的女孩和男孩[141]。在该社区,年平均二氧化氮浓度范围约从 5 ~ 40ppb,远高于现行美国环保署制定的国家环境空气质量平均每年 53ppb 的标准。在该队列研究中,颗粒物、无机(主要是硝酸)酸性蒸气及靠近交通(<500m)也发现了类似的相关性;交通污染物较高的相关性,使得很难确定二氧化氮对肺功能发育的独立影响[141,180]。

有趣的是来自几个研究结果,包括来自两个儿童健康的研究结果表明,长期居住暴露于二氧化氮与儿童哮喘的风险增加相关[181-183,183a]。然而,二氧化氮本身可能不是致病原,而二氧化氮浓度是一个暴露交通污染混合物的很好标志物[182]。

因为在人体实验研究中,短期暴露于二氧化氮可诱发哮喘患者更高的气道反应性,并且与呼吸疾病发生,尤其是哮喘相关联。在流行病学研究中,有相一致的证据支持短期平均时间作为空气质量标准控制污染物。为保护哮喘患者免于遭受急性发作,2010 年美国环保署颁布了二氧化氮新的一小时环境空气质量标准为 100ppb。

(四) 臭氧

臭氧是一种无色、刺激性、相对不溶于水的气体,连同其他光化学氧化剂和细颗粒,形成"烟雾"。对流层或地面的臭氧是一种环境污染物,与发现在地球表面的、大于 10km 高度的平流层的臭氧不同。臭氧由一系列阳光驱动的反应产生,涉及氮氧

化物(NOx)和挥发性有机物(VOCs),其主要来自移动源(比如机动车辆),但有些时候也来自固定污染源。能够促进臭氧生成的气象条件,通常呈现在从晚春到初秋。臭氧通常在下午浓度达到高峰,在交通早高峰和明亮的阳光下照射几个小时之后。由于其高的化学反应性,环境中的臭氧往往不会渗透到建筑物。然而,臭氧的室内来源包括电动机或紫外光的办公设备,如复印机和静电装置(如空气净化器和离子发生器)。

虽然臭氧一直与南加利福尼亚烟雾有关,北美洲的其他许多地区也有高浓度的污染物,尤其是休斯敦、墨西哥城,夏季在美国东部和加拿大的城市。在这些地区,每年有许多天,出现臭氧超标,超出现行美国环保署颁布的国家环境空气质量标准。

臭氧是一种强效的氧化剂,能够与多种细胞的外部和内部的分子发生反应。臭氧与不饱和脂类发生反应时,会产生导致细胞损伤或细胞死亡的自由基和有毒中间产物[184]。直接细胞毒作用是臭氧诱导组织损伤的主要机制;由炎症反应产生的继发性损伤可能也起了一定的作用。

研究表明,大剂量的吸入臭氧沉积在上、下气道近端[185]。然而,由于其相对不溶于水,相当一部分会渗透到远端气道和肺泡。在组织水平,这些部位剂量是最高的[186]。如人体运动吸气流速增加时,可能会抑制上气道"洗涤机制",导致臭氧在远端肺组织更多的沉积[187]。

大多数关于臭氧对健康影响的研究都集中在短期暴露。在控制人体暴露研究中,健康受试者吸入臭氧引起一秒钟用力呼气量和用力肺活量降低,其降低量与臭氧的浓度、暴露时间和每分钟通气量有关[188-190]。这些肺功能损害主要是由于吸气量减少,而不是气道阻塞。深吸气量减少的机制可能是神经介导的,涉及肺 C 纤维吸气努力的非自主抑制[191]。奇怪的是:与年轻、健康受试者相比较,年长者和吸烟者表现出更低的臭氧诱导的肺功能降低[192]。臭氧引起肺功能的急性下降通常在 24 小时内消退。已经证明在健康受试者中,当他们运动期间暴露于目前美国空气质量标准以下的浓度,第一秒用力呼气容积(FEV₁)统计学上呈现显著的减退[193]。

呼吸道症状(例如胸骨后不适、咳嗽、喘息、呼吸困难)与这些肺功能降低相关[190]。短期暴露于臭氧的另一个副作用是增加了气道对非特异性刺激如乙酰甲胆碱和组胺的反应性[190]。相比肺功能急性降低,这种影响可能会持续更长,甚至可以对那些没有体验到第一秒用力呼气容积(FEV₁)降低的个体有影响。

臭氧暴露可能通过多种机制引起不良的呼吸后果。这些后果包括鼻腔炎症改变、I 型肺泡细胞损伤、气道纤毛上皮细胞的损伤,中性粒细胞浸润气道黏膜、增加肺泡灌洗液中性粒细胞和炎症介质[194-196]。已证明在运动时暴露于环境浓度后,包括低于目前美国空气质量标准浓度的水平,将引起气道炎症[193,197]。

暴露于臭氧对人类的慢性影响还没有被充分定义。据推测,慢性暴露会导致结构的变化;然而,到目前为止,大多数的毒理学研究中,长期暴露于环境浓度的啮齿类动物没有结构损伤的证据。然而,对猕猴的研究表明,暴露于臭氧导致新生儿猕猴气道发育异常,特别是臭氧与屋尘螨同时暴露[198]。此外,一些流行病学研究,但不是所有的,显示长期居住在高环境臭氧环境可导致儿童的小气道重塑[141,199,200]。

多个流行病学研究表明,高浓度臭氧与哮喘急性加重发生

率和呼吸疾病相关的呼吸科住院/呼吸科急诊的增加相关[201,202]。这些发现的生物合理性由控制性人体暴露研究结果支持,表明臭氧增加非特异性气道反应性,哮喘患者对暴露有更大的炎症反应,特异性致敏哮喘患者增强了对吸入过敏原的支气管收缩反应[203,204]。除了原有的哮喘发作,一些证据表明,暴露于臭氧可诱导哮喘的新病例;例如,在洛杉矶流域污染严重的地区,孩子们在户外运动可能增加哮喘风险 3 ~ 4 倍[205]。

欧洲和美国研究报道臭氧短期和长期的暴露都与死亡风险增加有关[206-208]。虽然首次关于这种影响的报道是可吸入颗粒物,但臭氧和细颗粒都能够在肺部深处产生氧化应激和局部炎症。与颗粒物死亡率研究中所观察到结果的相似,患有心脏病和肺病的老年人是臭氧相关死亡风险最高的人群。如果过度氧化应激是导致心脏病和肺疾病患者早期死亡的关键步骤,暴露于环境的臭氧和颗粒物与风险增加相关也就不足为奇了。另外的一些研究表明,生活在加利福尼亚南部的年轻人增加了氧化应激和细胞遗传学损伤,与那些生活在北部的加利福尼亚的年轻人相比,可能与暴露于臭氧的浓度差异有关[209,210]。

总之,在美国数以千万计的人暴露于超过目前美国国家环境空气质量标准的臭氧环境中。这种暴露能诱导肺功能急性损伤和呼吸系统症状。虽然这些影响是短暂的,急性呼吸道损伤和炎症也可以通过短期暴露于环境浓度臭氧而诱导。哮喘的恶化和老年人死亡风险增加是短期暴露对健康最重要的影响。臭氧的所致的急性损伤和炎症的长期后果尚不清楚,但有流行病学证据表明与气道重塑一致。

关键点

- 虽然对空气污染危害人类健康的认识不到一个世纪,但在定义污染物的来源、性质和分布方面取得了很大的进展。最近,室内空气污染的重要性已经变得非常明显。
- 流行病学研究,结合控制性人体暴露研究、动物研究和体外研究,已经描述了空气污染对许多呼吸和心血管健康的严重影响。但是,关于多个污染物共同作用的影响、污染对易感人群的影响及增加健康风险的最低环境污染水平,这些重要的问题仍然不清楚。需要进一步的研究来解答这些重要的问题。
- 美国和其他发达国家在净化空气方面取得了很大进展,但室内和室外污染物的水平仍然高于人类健康的期望。在发展中国家,空气污染的主要来源是来自家庭取暖和烹饪的生物性烟雾,这可能是世界上导致女性阻塞性肺病的主要原因。
- 进一步研究阐明空气污染重要遗留问题,特别是公众关注的包括生物烟雾在内的空气污染物的安全阈值,将使未来的政策有助于保护公众健康。

(刘丹 译,李为民 校)

参考文献

以下是主要的文献,完整的文献请登录 *ExpertConsult* 查阅。

Brook RD, Rajagopalan S, Pope CA 3rd, et al: Particulate matter air pollution and cardiovascular disease: an update to the scientific statement from the American Heart Association. *Circulation* 121:2331–2378, 2010.

Eisner MD, Anthonisen N, Coultas D, et al: An official American Thoracic

Society public policy statement: novel risk factors and the global burden of chronic obstructive pulmonary disease. *Am J Respir Crit Care Med* 182:693–718, 2010.

Friedman MS, Powell KE, Hutwagner L: Impact of changes in transportation and commuting behaviors during the 1996 Summer Olympic Games in Atlanta on air quality and childhood asthma. *JAMA* 285:897–905, 2001.

Gauderman WJ, Avol E, Gilliland F, et al: The effect of air pollution on lung development from 10 to 18 years of age. *N Engl J Med* 351:1057–1067, 2004.

Guarnieri M, Balmes JR: Outdoor air pollution and asthma. *Lancet* 383(9928):1581–1592, 2014.

Johns DO, Linn WS: A review of controlled human SO_2 exposure studies contributing to the US EPA integrated science assessment for sulfur oxides. *Inhal Toxicol* 23:33–43, 2011.

McConnell R, Islam T, Shankardass K, et al: Childhood incident asthma and traffic-related air pollution at home and school. *Environ Health Perspect* 118:1021–1026, 2010.

McCreanor J, Cullinan P, Nieuwenhuijsen MJ, et al: Respiratory effects of exposure to diesel traffic in persons with asthma. *N Engl J Med* 357:2348–2358, 2007.

Mortimer K, Gordon SB, Jindal SK, et al: Household air pollution is a major avoidable risk factor for cardiorespiratory disease. *Chest* 142:1308–1315, 2012.

Oberg M, Jaakkola MS, Woodward A, et al: Worldwide burden of disease from exposure to second-hand smoke: a retrospective analysis of data from 192 countries. *Lancet* 377(9760):139–146, 2011.

Silverman DT, Samanic CM, Lubin JH, et al: The Diesel Exhaust in Miners study: a nested case-control study of lung cancer and diesel exhaust. *J Natl Cancer Inst* 104:855–868, 2012.

第75章　毒物暴露的急性反应

PAUL D. BLANC, MD, MSPH

一、引言

本章重点介绍接触毒物后肺部的急性效应。首先,此处的"急性反应"指接触毒物后数分钟至数小时内肺部启动的应答;一般来说,接触的毒物剂量均远远大于人类环境甚至工作环境所允许的安全剂量;此外,本章讨论的靶器官仅限于肺,需要注意的是,靶器官并不等同于暴露途径。大部分情况下,造成肺损伤的途径多为吸入,但百草枯及烃类通过消化道吸收后也可造成肺损伤,上述毒性反应均是本章讨论的内容。而部分通过吸入接触的毒物(例如一些具有神经系统抑制作用的吸入性溶媒),其主要的靶器官并非肺部,这一类毒性反应本章不会涉及。另外,本章不涉及与免疫记忆有关的应答反应(如过敏性肺炎、职业性哮喘等),这些反应均以首次接触引起的超敏状态为基础。最后,一些毒物引起的亚急性反应(数天至数月内发生)也不属于讨论范围,如二乙酰引起的"爆米花工人肺"及其他芳香业工人相关疾病[1,2]、合成纺织纤维引起的"棉花工人肺"[3,4]、染料引起的"Ardystil 肺"[5,6]等。

二、吸入性毒物致病机制

（一）刺激性毒物吸入介导的应答模式

具有急性肺毒性的物质较多(表 75-1),但其引起的临床表现大多相同。刺激性毒物可以多种形式被吸入,如气体、蒸汽(如正常温度、压强下表现为固体或液体的物质)、烟雾(如悬浮在气体介质中的固体小颗粒,常为金属)等。此外,气溶胶也是常见的形式,它是多种物质形态的混合体,如气体介质中散布小液滴或微粒等;烟也属于气溶胶,它是物质不完全燃烧的结果。

吸入性毒物可引起整个呼吸道广泛性的细胞损伤,其首发症状及靶部位主要取决于吸入物(气体、蒸汽、烟雾、气溶胶)溶解度,对于烟雾、气溶胶而言,还取决于其中颗粒、液滴的物理特征。其他决定损伤类型的因素包括:①毒物吸入量;②暴露时间;③吸入气中的毒物浓度;④其他理化特征(如 pH、化学反应活性);⑤宿主特征,如年龄、呼吸道保护措施、伴发疾病等。吸入任何刺激性毒物均可造成广泛的呼吸道损伤。

表 75-1　毒物暴露的急性反应及其临床症状

临床症状	相关毒物	备注
黏膜及气道刺激症状(如喉痉挛、支气管痉挛及双眼、鼻腔、喉头烧灼感)为主,伴或不伴远端肺损伤(如肺水肿、弥漫性肺泡损伤)	氯气、二氧化氯、氯胺,溴,二氧化硫,酸性气溶胶(如含硫酸、盐酸、氢氟酸的气溶胶),氨气,氯化锌(烟雾弹)	低水平暴露仅出现黏膜刺激症状,而高水平暴露可合并远端肺损伤
远端肺损伤为主(如肺水肿、弥漫性肺泡损伤),不伴或仅有轻度黏膜及气道刺激症状	二氧化氮、光气、臭氧、镉烟尘、水银蒸气、羰基镍、碳氟化合物(防水材料)	毒物暴露可为隐匿性的,症状多在 24~48 小时后出现
自限性的流感样症状,具有明确的暴露史,且在 6~12 小时后出现发热、白细胞增多	氧化锌烟尘、有机粉尘吸入、聚合物烟尘、内毒素	若出现低氧血症、肺损伤等表现提示可能为其他病因
摄入异物后出现肺炎	烃、油脂、百草枯	重气溶胶吸入可导致类脂质体肺炎;百草枯可通过皮肤吸收入体内

氨气[7]、二氧化硫[8]便是典型的高度水溶性毒物，接触这类毒物后会立即出现结膜黏膜、上呼吸道刺激症状。而氮氧化物[9]、臭氧[10]、光气[11]等水溶性较低，接触后无刺激症状，因此反而会延长暴露时间、拖延病情。上述毒物均可导致远端肺损伤，但对于水溶性较高的毒物而言，严重的上呼吸道症状会先于远端气道、肺泡损伤出现[12]。

由于本身的理化特征或超出了上呼吸道溶解能力，刺激性毒物可到达下呼吸道，损伤肺上皮及内皮细胞。其病理改变为非特异性弥漫性肺泡损伤，其中致死性病理改变包括局部或广泛性肺水肿（此时肺泡腔内聚集大量富含蛋白质的液体）、透明膜形成、肺泡上皮脱落，同时可伴有支气管黏膜及支气管壁的损毁、脱落。此外，刺激性毒物可导致肺出血，但并非主要的病理改变，以肺出血为突出表现者多见于其他毒物或非毒物引起的疾病[13]（详见第 67 章）。

从细胞层面上讲，呼吸道损伤可能与细胞内酸、碱、自由基或其他活性物质形成及沉积有关，但具体机制目前尚不明确。即便是常见的化工用品（如氯气）以及具有大量人类、动物相关数据的化学战剂（如光气），其机制也并不清楚[14-17]。

（二）其他应答模式

刺激性毒物吸入介导的应答模式是主要的、但并非唯一的急性应答模式。对于众多的其他毒物暴露所致的肺损伤，较难从解剖学上进行清晰的分类。这些暴露多可导致非免疫性的肺损伤，症状上与 ARDS 类似，病理上多表现为弥漫性肺泡损伤。除此之外，还可导致其他类型的气道损伤综合征，如重金属肺炎[18]、烃吸入[19]、百草枯相关肺损伤[20,21]等。需要关注的是，吸入热综合征并未合并明显的肺损伤，这类自限性的急性综合征可能与细胞因子的异常分泌有关[22]。

三、基本处理原则

接触毒物后，相应临床症状及体征可延迟出现。保护所救病患，移除相关暴露物，随之第二个最重要的救治策略为保护气道（例如，预先气管插管以防因进展性气道水肿所致的气道阻塞）和治疗低氧血症。最早出现症状的部位可为鼻咽及喉部的损伤，因为吸入性水溶性毒物在这两部位的浓度最高。上气道也可成为首发器官[23]，见于可引起血管性水肿的毒物。毒物暴露数小时内，进行性气道水肿、黏液脓性痰、支气管黏液溢等相继出现。此外，支气管收缩、支气管周围水肿、支气管黏膜脱落等改变可导致肺不张；而远端气道、肺泡的上皮及内皮细胞损伤则可导致高渗透性肺水肿，其严重程度从轻度间质水肿到弥漫性肺泡损伤不等。肺水肿可在毒物暴露后立即出现，也可延迟 24～48 小时。化学毒物还可导致气胸、纵隔气肿等并发症[24-29]。

一旦发现中毒，应立即将相关人员转移到安全环境，终止毒物暴露。后续关键处理原则包括：①气道保护：必要时应采取预防性插管，以防止因进展性气道水肿导致的急进性气道梗阻；②治疗低氧血症。此外，弥漫性肺泡损伤的处理可参照其他病因引起的急性肺损伤，重点为保护性通气策略[30]。若出现急性支气管痉挛，提示存在气道梗阻，需使用支气管扩张剂治疗。

关于刺激性毒物所致急性肺损伤的后续治疗，某些零星研究陆续报道过全身使用糖皮质激素在急性期的作用[28]，但目前尚缺乏相关临床对照研究或动物实验的支持[31,32]。相比之下，局部使用吸入性糖皮质激素具有更高的收益比，例如急性烟吸入出现支气管痉挛，支气管扩张剂治疗无效时，可使用吸入性糖皮质激素治疗[33]。此外，对于毒物暴露所致的肺损伤，预防性使用抗生素并无明显获益，抗生素应当使用于已有明确感染证据（包括呼吸机相关肺炎）的患者[34,35]。迄今为止，尚无明确证据支持使用其他药物（包括抗氧化剂等）治疗中毒性肺损伤，该话题是目前研究的热点[31,36]。

然而，针对某些特殊的毒物暴露，可采用特异性疗法。例如，百草枯中毒可致急性肺损伤，由于高浓度氧可加重病变[20]，因此氧毒性是治疗过程中需要关注的问题。同样针对于百草枯中毒，一些研究发现免疫抑制疗法可减轻肺损伤，但该论点缺乏随机对照研究支持[21]。在一些金属中毒的案例中，螯合作用被证明具有一定疗效。此外，对于吸入热而言，它具有自限性，因此首要治疗原则是避免后续暴露[22]。

四、慢性后遗症及残留效应

刺激性毒物急性暴露可造成气道结构、功能的永久性改变，幸存患者多伴随后遗症，其中较为常见的为上呼吸道（鼻、咽、喉等）相关病变，包括慢性鼻炎或反应性上气道功能障碍综合征（reactive upper airway dysfunction syndrome, RUDS）、嗅觉丧失、声带功能异常等[37-40]。

对于同质群体进行随访发现：该群体在刺激性毒物急性暴露后，仅极少数出现重度肺损伤，大部分个体均伴有持续性存在的气流受限及气道高反应性；该研究结果与流行病学资料并不一致[41-43]。这种刺激性毒物急性暴露后持续存在的气道高反应被称为反应性气道功能障碍综合征（reactive airway dysfunction syndrome, RADS）[44-47]，其更常用的名称为刺激物相关性哮喘[48,49]。由于该疾病属于职业相关性哮喘，详细介绍参见第 72 章。

刺激性毒物急性暴露所致的少见后遗症主要为下气道、肺实质慢性损伤。对 ARDS 康复患者（病因多样，主要为脓毒症）的长期随访表明：肺容量下降、气流受限、换气功能受损可长期、持续存在[50]。其他罕见并发症包括闭塞性细支气管炎（bronchiolitis obliterans, BO）[51-58]、支气管扩张[7,57,59-62]、机化性肺炎[63,64]等。其中，BO 的常见原因为氮氧化物暴露，但即便是二氧化氮急性暴露也较少导致该疾病[65]，例如：在 20 例中度至重度二氧化氮暴露的患者中，仅 1 例出现 BO[52]。刺激物导致的 BO 以支气管内肉芽组织形成为特征，这一病变也被称为增殖性 BO，以区别于缩窄性 BO。后者可能与二乙酰引起的"爆米花工人肺"有关[2]，并见于一例"9·11 事件"幸存者[66]及一项关于伊拉克及阿富汗退伍军人（无毒物暴露史）的系列报道[67]；同时，苯乙烯玻璃钢船造船业也可能与缩窄性 BO 有关，但其机制为慢性长期接触而非急性暴露[68]。此外，严重的刺激性毒物急性暴露可导致限制性气流受限[59,69]，同时合并残气量下降[70,71]。最后，毒物暴露后还可出现非特异性呼吸功能障碍，可能是心理因素导致的躯体症状；当合并创伤后应激障碍（post traumatic stress disorder, PTSD）时，患者的诊治变得更为复杂[72-75]。

五、特殊暴露(详见表75-2)

表75-2 急性暴露后可导致肺损伤的毒物

毒物	常见暴露途径	参考文献
酸性气溶胶	电镀、微电子行业、其他制造业	110,125-129
丙烯醛	建筑物或野外火灾、其他燃烧	269,270
氨气	工业制冷剂泄漏、肥料	7,294,298
短裸甲藻毒素	"赤潮"气溶胶	285,287
溴	水处理、化工制造	58,299-302
镉烟尘	焊接时的火焰切割、钣金材料	168-172
氯胺及三氯化氮	漂白剂或含氯化合物与氨类混合	90-92
氯气	氨气泄漏、水处理、漂白剂与酸混合	14,76-85
二氧化氯	纸浆漂白	116,117
暴动控制剂(催泪剂)	军事行动或演练	157-160
硫酸二甲酯	生产硫酸的化工厂	123,124
碳氟聚合物	过度加热聚合物	131,198,204
碳氟喷雾	防水材料或相关的气溶胶喷雾	236-240
烃	吸入低黏滞度的物质、喷火表演	19,246,248,253,255
硫化氢	下水道或粪池、化石燃料、地热产物	306,309-311
水银蒸汽	提炼金、加热朱砂	174-181
溴甲烷	杀虫熏蒸剂	304
异氰酸甲酯	杀虫剂制造业	312,314
异硫氰酸甲酯;	威百亩降解产物	315,316
芥子气	化学战剂	59,141-143
羰基镍	镍加工、金属回收	182-186
二氧化氮	青贮饲料、燃烧、爆炸、焊接、硝酸与其他物质混合	9,52,104,105,108
有机粉尘/气溶胶	被污染的灰尘、生物气溶胶	22,217,222,223
有机磷酸盐	杀虫剂、化学战剂	131,132
臭氧	漂白剂、水处理、等离子焊接	10
百草枯	经皮接触或经口摄入	20,259
光气	氯化溶剂降解产物	11,16
磷化氢	含磷化铝/磷化锌的熏蒸剂、微电子行业	330-332
二氧化硫	制冷剂、水泥制造业、矿业、纸浆制造业	8,118-120
三丁基锡	防霉的涂料添加剂	196
钒	矿石加工、化石燃料副产物、催化剂	192,193
氯化锌	烟雾弹("白烟")	162,166
氧化锌烟尘	焊接镀锌钢材、黄铜铸件	199,200,216

（一）氯气、氯胺、盐酸及相关化学物质

在引起肺损伤的毒物中，氯气是最常见的致死性毒物[15,76,77]。常见的暴露途径为工业泄漏[78,79]、环境释放（尤其是在运输过程中）[80,81]、水净化[82]、游泳池相关事件[83,84]、家用清洁剂造成的意外[85]、自制化学炸药[86]及恐怖袭击[87]。由于氯气呈黄绿色并具有刺鼻性气味，常有明确的暴露史；同时，由于其密度比空气大，可沉积到低洼地区，因此一战中曾被用于壕沟战[88]。但也有例外：曾经发生过一起事件，泄漏的氯气顺着加热的工厂外墙上升，使位于房顶的工人中毒[78]；在另一起泄漏事件中，氯气最先沉积在一座宿舍的地下室中，随后进入中央送暖系统，蔓延了整栋宿舍楼[89]。

由于可通过含氯制品生成，氯气暴露史可相对间接。例如，常用的液体漂白剂中含有次氯酸盐，干粉漂白剂中含有氯化磷酸酯；与家庭用品或工业制品[43]中的酸（如盐酸、磷酸、氢氟酸[85]等）接触后，可立即释放氯气。而将含氯制品与氨混合后可生成氯胺[如一氯胺（NH_2Cl）、二氯胺（$NHCl_2$）等]及相关化合物[尤其是三氯化氮（NCl_3）][90,92]，它们可对局部肺组织产生刺激作用，并释放氯气、次氯酸、氨气等[85,90,91]。需要注意的是，此处的氯胺需与氯胺-T进行鉴别，后者是常用的消毒剂，具有化学增敏剂的作用，可诱发过敏性哮喘及其他免疫记忆相关性应答。此外，在游泳池水中，误将含氯水与氨给体混合也可产生刺激物，其中以三氯化氮为主[93]。

而上述暴露并非只在混合多种化学品时发生。在密闭空间内吸入次氯酸盐气溶胶可导致刺激性肺损伤，该状况常见于清扫浴室。类似的，工业产生的盐酸及次氯酸气溶胶也可对呼吸道造成刺激。此外，某些特殊的工业操作需使用无机氯衍生物，它是氯气暴露的重要来源，包括纸浆加工中用到的二氧化氯[94]、微电子行业常用的氯硅烷[95]、活性金属卤化物（如氯化锑、氯化钛等）[18]、氯化亚砜（可降解产生氯化氢、二氧化硫）[54,96]。

对于氯气及其相关化合物而言，急性肺损伤程度与到达肺部的有效剂量有关。以氯气为例，其剂量反应被认为是浓度与暴露时间的向量积（哈伯定律），但实验数据表明这一关系并不稳定[97]。在前面的内容中提到，水溶性是决定毒物到达下气道剂量的重要因素，氯气、二氧化氯、氯胺及三氯化氮等物质水溶性差，因此在吸入相同剂量后，它们到达下气道的有效剂量远远高于高水溶性毒物（如酸性气溶胶等）。然而，即便是上述低水溶性毒物，也会造成不同程度的急性黏膜、上气道刺激症状。

氯气可引起各种形式的呼吸道刺激性效应，包括轻度黏膜反应、上气道反应及弥漫性肺泡损伤[78-88,98]。同时，氯气及含氯制品常常引发持续性气道高反应，这一结果并非由氯气的某独特效应导致，而是与氯气暴露频率有关[14,43,48,49]。此外，关于合并气道高反应的患者是否对氯气更为敏感，既往研究并未得到一致结论[99,100]。

氯气暴露后，若出现急性或残留性支气管痉挛，可使用吸入性支气管扩张剂治疗，但雾化吸入碳酸氢钠的疗效仍无相关对照研究支持[91,100,101]。此外，在一项小型对照研究中，对氯气暴露的患者予重碳酸盐吸入治疗 3 个月或更久，该疗法对于刺激物介导的哮喘具有一定疗效[102]。

（二）氮氧化物、臭氧、二氧化硫、酸性气溶胶

这类物质均为常见的大气污染源，其低水平暴露产生的效应详见第 74 章，高水平暴露的主要结局为肺损伤。其中，臭氧[10]、氮氧化物（尤其是二氧化氮）水溶性差，上气道症状少见，主要引起肺损伤[103]；而二氧化硫、酸性气溶胶水溶度高，即便如此，当暴露剂量足够大时也可引起弥漫性肺泡损伤。

有机物降解时可发生高强度的氮氧化物暴露，此种情况常见于务农者（可导致二氧化氮介导的肺损伤）[52,104,105]、密闭空间内的内燃机（如室内溜冰场的磨冰设备）[9,106-108]、聚合物热降解（见于结构火灾）[34]、炸弹爆炸（可释放毒气）[56,109]、硝酸相关的化学反应（它可在空气中降解，或与金属、有机物发生反应，上述过程均可释放毒气）[110-112]、焊接（尤其是气体保护焊，如惰性气体焊接法、钨极氩弧焊）[111]、二氧化氮压缩气体泄漏[114]等。其中，炸弹爆炸曾是氮氧化物暴露的主要来源[109]。此外，一氧化氮在医疗行业中常用，但接触氧气时可立即生成二氧化氮，因此在保存、运输过程中须格外小心[115]。

职业相关的高强度臭氧暴露较为罕见，可见于焊接行业[113]。目前，水净化、纸浆漂白过程中的臭氧暴露已引起关注，后者同时还可引起二氧化氯暴露[116,117]。

高强度二氧化硫暴露的主要来源包括采矿及矿石冶炼[8]、硅酸盐水泥制造[118]、水果的硫处理[119]、工业泄漏[120]等。在造纸行业中，二氧化硫是亚硫酸法制浆的重要原材料，在慢性低水平暴露的基础上，常常发生二氧化硫急性泄漏[116,117,121]。此外，二氧化硫还曾是常用的制冷剂[122]。

酸性气溶胶种类繁多。首先，硫酸气溶胶常见于大气污染，相关暴露在多种行业中时有发生；除直接接触外，硫酸二甲酯（剧毒）降解是其重要来源[123,124]。其次，多种有机或无机酸也可形成溶胶、蒸汽，导致急性气道损伤，如铬酸[125]、醋酸[126]、蚁酸[127]、氢氟酸[112,128,129]等。其中，氢氟酸暴露多见于铝冶炼工业[132]、微电子及磷肥制造业、含氢氟酸除锈剂的家庭使用（与次氯酸盐漂白剂混合后，还可合并氯气暴露）、氟化高聚物的不完全燃烧（高温分解）[131]等。此外，六氟化硫降解可释放氟化氢，前者在多种设备中被用作绝缘液[133]。吸入氢氟酸（氟化氢）后，除出现非特异性刺激效应外，还可导致低钙血症，可能与氟化钙形成有关[130]。

（三）化学战剂及暴动控制剂

1. 概述

化学战剂暴露并非只存在于历史中[86,134,135]，也常常发生于当代恐怖袭击及军事冲突[136]。因此，相关疾病的诊断及治疗再度成为医学界关注的领域。关于化学战剂暴露的综述较多[137-139]，本章将加以总结后介绍。除此之外，本章还会涉及其他军事或人群管制药品，重点关注呼吸道损伤。生物战剂相关内容详见第 40 章。

2. 硫芥子气

硫芥子气在一战中被广泛使用。自二战以来，它是唯一仍被用于军事活动中的化学武器。又被称作"芥子气"，然而尽管

如此,它并非以气体状态存在。硫芥子气属于发泡剂,与皮肤接触后可出现水疱,吸入气道后导致急性呼吸道损伤。基于伊拉克战争中伊朗退伍军人的资料表明:硫芥子气暴露幸存者可出现气管支气管炎、哮喘、支气管扩张、气管支气管软化、闭塞性细支气管炎、纤维化等后遗症[59,140-143]。氮芥是硫芥子气的衍生物,最早被用于军事活动,随后也被用到化工行业中。氮芥泄漏导致的急性肺损伤时有发生[144]。

3. 光气

光气也曾是一战中广泛使用的毒气,目前主要用于化工行业,是常用的操作助剂。含氯的溶剂(如二氯甲烷)[11,145]热分解或在紫外线强烈照射下可产生光气。相关暴露可见于焊接行业,原因是焊接前常用氯代烃去除金属表面油污,后者可产生光气。光气在气道中的渗透能力极强,接触者出现临床症状的时间较晚,多见于暴露后 12~24 小时[17,30,146,147,147a]。

4. 三氯硝基甲

作为一战中常用的另一种毒气,微量的三氯硝基甲即可导致呼吸道刺激症状。目前主要用于化工制造业,是合成熏剂的原料之一[148-150]。

5. 神经毒物

现代化学战剂中有一类以有机磷农药为基础合成的毒物,主要以神经系统为靶器官,VX 便是其中的典型[151,152]。这类致死性的神经毒剂可引起呼吸道症状,包括 M 受体激活(如支气管黏液溢、支气管痉挛)及 N 受体去极化阻滞(呼吸肌麻痹)效应。其治疗手段主要为恢复相关酶活性、逆转过量乙酰胆碱酯酶的效应[153]。

6. 氯苯乙酮(梅斯)及其他催泪剂、氯化锌

与化学战剂不同,暴动控制剂(又名"催泪剂")的主要作用是通过间接的黏膜刺激,使人群丧失行动能力[154]。目前,运用最广泛的催泪剂是氯苯乙酮(梅斯)及氯代苯亚甲基丙二腈(CS催泪性毒气)[155,156]。此外,催泪剂还可导致下气道损伤,高强度暴露(如密闭的建筑物中)时甚至可出现永久性呼吸道损伤[157-160]。不同于催泪剂,烟雾弹释放的"气体"(有时被称作"白烟")中包含呼吸道刺激物(如氯化锌烟尘,由六氯乙烷、氧化锌反应产生),可引起严重的下呼吸道损伤[161,162]。军人、警察及相关行业人员常常因不周密的训练演习而被迫暴露[27,161-166]。

(四) 有毒金属

1. 概述

吸入金属烟尘或金属蒸汽后可引起急性肺炎[18]。与光气及氮氧化合物气体相似,金属烟尘不会立即引起明显的刺激症状,因此其暴露史通常较为隐匿。患者一般在吸入金属烟尘 12~48 小时后出现呼吸窘迫,发热也是常见症状之一,过去曾被称为"金属烟尘热",但本书不采用此名称[167]。有毒金属的毒性机制可能为抑制了细胞内的酶活性或其他重要生物功能。

2. 镉、汞、镍

镉、汞、镍(以羰基镍形式存在)是与临床关系最紧密的有毒

金属。镉暴露通常发生在焊接、钎焊、火焰切割等领域中或在通风不畅的环境内熔融金属[168-171],其来源多为焊条、黄铜钎料、金属镀层[113]。在一些制作珠宝的家庭作坊中,加工银时会使用到镉,此时也可发生相关暴露[172,173]。

汞极易挥发,其高强度暴露通常发生于一些开放性操作,最常见者为金属加热回收过程(如在家庭作坊内提炼汞合金、从电子设备中回收汞金属等)[174-181]。在医疗行业中,燃烧硫化汞(朱砂)、氧化汞等也可致汞暴露[179]。螯合作用对于治疗汞导致的重金属肺炎的效用目前尚不明确。

羰基镍是一种有机金属衍生物,具有潜在的肺毒性,相关暴露常发生在镍提炼、金属回收作业及以羰基镍为催化剂的一些生产过程中[182-186]。在一例个案中曾报道:在未接触羰基镍的金属喷涂操作中,出现了致死性的镍烟尘吸入,提示在某些情况下,无机镍也可导致急性肺损伤[187]。尽管有资料显示某些金属螯合剂(如二乙氨荒酸钠、戒酒硫等)可用于治疗镍相关的肺损伤,但相关证据并不充分[188]。

3. 其他金属

锑、锰、铍等金属可导致类似于金属性肺炎的急性肺损伤,但在过去的 50 年中,相关报道极其罕见[7]。近来有研究报道吸入铜烟尘也可致急性肺损伤[189]。另外,四氧化锇具有潜在的呼吸道刺激性,被用于恐怖袭击;幸运的是,迄今为止相关暴露少有发生[190]。另一个具有潜在肺毒性的金属为氧化铈,为常用的燃料添加剂,相关实验数据表明它可引起急性吸入性损伤[191]。

除上述金属外,还有两种金属互化物也与呼吸道刺激症状密切相关。其中一类金属互化物是钒,通常以金属氧化物形式存在,常见于金属加工、化石燃料生产过程中,但后者浓度相对较低。钒可引起急性支气管炎[192],富含钒的燃油灰分被认为是引起锅炉工人急性呼吸道症状的关键因素[193]。在一项个案报道中,燃油熔炉中的灰烬引起了弥漫性肺泡损伤,尽管在灰烬中检测到了钒,但其致病机制仍不明确[194]。在另一个案例中,焦磷酸氧钒被发现与肺炎有关[195]。另一种金属互化物是三丁基锡,它是一种有机锡化合物,包含 1 个或多个锡分子。三丁基锡为常用的防霉材料,也可导致急性气道刺激症状[196]。

(五) 金属烟雾热、聚合物烟雾热、有机粉尘毒性综合征及其他吸入热

吸入某些烟尘或有机粉尘后,可出现类似的流感样呼吸道症状[22,197],如发热、寒战、不适、肌痛等,多于暴露后 4~8 小时出现,被统称为"吸入热"[22,167,198]。吸入热常见的呼吸道症状包括咳嗽、轻度呼吸困难,合并外周血白细胞增多,同时支气管肺泡灌洗液查见大量中性粒细胞。若胸部 CT 查见肺部结节影,或合并低氧血症者,多不支持该诊断[199-201]。上述症状均为自限性,多于 12~48 小时内逐渐消失。此外,吸入热均具有一个共同特征,即快速耐受;若反复暴露于该物质,则机体的反应强度逐渐减弱,众所周知的例子便是在黄铜铸工、棉纺厂工人中发现的"星期一晨热"[22,202,203]。

若出现肺炎的相关症状或体征,则需考虑其他更严重的疾病,如镉肺炎[169,170]、过敏性肺炎、活动性感染、吸入温度依赖性含氟聚合物燃烧副产物(包括氟化氢、全氟异丁烯,后者毒性比光气更强)[204,205,205a]。含碳氟化合物的气溶胶喷雾也可引起中

毒性肺炎,但该疾病不同于聚合物烟尘热(吸入含氟聚合物燃烧副产物所致)、急性肺损伤,需特殊的治疗手段。

金属烟尘热与氧化锌吸入有关,多见于黄铜铸工或焊接镀锌金属的过程[206]。在焊接相关的病例报道中,氧化锌烟尘可导致急性肺部反应,但可能与合并镉或二氧化氮暴露有关[209];同时,相关对照试验也并不支持将其作为氧化锌吸入的效应[200]。除此之外,仅有极少量的资料表明其他金属(如镁、铜)也可引起吸入热[167,207],但相关实验数据将镁剔除出了该行列[208]。

聚合物烟尘热多与含氟聚合物的热分解产物(如特氟龙及相关材料)有关[198,210-212]。相关病理机制尚不清楚,可能与肺内细胞因子的异常分泌有关[213-216]。

有机粉尘毒性综合征(organic dust toxic syndrome, ODTS)与吸入嗜热菌、真菌孢子污染物有关,包括木屑[217]、稻草[218]、青贮饲料[219]、种子[220]、谷物及面粉[221]、纺织原料[203]等。农业生产工业化(尤其是动物约束技术、动物集中饲养)是增大 ODTS 风险的重要原因,这一过程中还可产生刺激性气体,如硫化氢、氨气等[222,223]。ODTS 又被称作肺霉菌毒素中毒症[224]、青贮料卸载机综合征[219]、纺织热[225]等,历史上记载最详细的一次 ODTS 爆发出现在床垫厂工人中,与被污染的棉床垫有关[203]。污染水源形成的气溶胶被吸入后,也可导致与 ODTS 类似的发热综合征。例如,吸入被军团菌污染的气溶胶(不同于急性感染,无肺炎的相关证据),也被称为"庞蒂亚克热"[226-228]。引起水性气溶胶相关性吸入热的源头包括桑拿及热水浴池[229,230]、商业性加湿系统[231,232]、金属加工时用到的冷却液[233]等。根据来源的不同,这些疾病分别具有其独特的名称,包括加湿器热[232]、洗澡水热[229]等。水性气溶胶吸入热多为自限性,且短时间内发病率极高,上述特点可区分吸入热与其他疾病。此外,细胞因子的异常分泌可能与 ODTS、水性气溶胶吸入热有关[22,235]。

(六) 碳氟化合物气溶胶喷雾肺炎

碳氟化合物气溶胶喷雾可引起急性肺损伤,这是一种新兴的综合征,最早见于 20 世纪 90 年代[236],又被称作"马毯肺"、"登山者肺"等[239-244]。暴露多发生于某些职业场所(如建筑工地)或使用非处方产品后,其过程可十分短暂,且不依赖于密闭空间;暴露来源主要为防水皮革及某些纺织物喷雾,此外地板保护剂、防锈喷雾、止浆器、滑雪蜡也可引起相关暴露[236-243]。碳氟化合物气溶胶喷雾暴露不同于含氯聚合物烟尘热、其他聚合物高温降解产生的刺激性副产物相关暴露,其首发症状为氟碳气溶胶肺炎,于暴露后数小时内出现,随后可合并不同程度的非特异性急性肺损伤。对于碳氟化合物气溶胶喷雾暴露患者而言,主要采用支持治疗。该疾病亦有其他各种各样的称谓,如"马地毯肺""登山者肺",这些称谓可能会模糊该综合征模式单一的特征。

(七) 烃肺炎及吞火者肺

经口摄入或吸入烃类物质均可导致烃肺炎。对于儿童而言,不具备安全瓶盖的容器常常是烃吸入的"元凶",儿童多在玩耍过程中吸入容器内的松香水、海豹油(家具上光剂的常见成分)、灯油、石蜡、松脂、汽油、打火机液等[19,245-247]。而在成人中,烃吸入主要见于操作柴油重型设备或拖拉机的人员,他们在使用虹吸管吸取燃油时易吸入气道[248-249]。摄入烃类物质后,尽管也可出现中枢神经系统抑制等症状,但其致命风险仍是烃吸入及伴随的肺损伤,其中肺膨出是烃肺炎的标志性并发症[250]。不

同于吸入性烃肺炎,烃蒸汽吸入主要导致中枢神经系统及心脏病变,肺并非其靶器官,但仍有少量案例以肺损伤为主[251]。此外,静脉摄入烃类物质者也以肺损伤为主,曾见于一些罕见的自杀案例[252]。

烃肺炎的另一常见途径为喷火表演。表演者多使用一些易燃材料帮助喷火,操作不慎时即可发生烃吸入,因此烃肺炎又被叫做"吞火者肺"[253,254]。导致该疾病的常见烃类物质包括煤油、汽油、喷气燃料、一种富含烃类的石油馏出物(在法国被称为"kerdan")等[255,256];此外,尚有一项案例报道了香茅油导致的吞火者肺[253]。在儿童中,吞火者肺可合并肺膨出[257]。值得注意的是,吞火者肺有时被等同于急性类脂性肺炎,事实上这是不恰当的[258]。

烃类黏滞度低,极易被吸入气道[19,246],因此烃吸入可发生在经口摄入烃类物质时,也可见于随之而来的呕吐。此外,烃类可能导致肺泡表面活性物质降解,但相关临床表现并无特异性。

(八) 百草枯

百草枯是一种常用的除草剂,具有潜在毒性。经口摄入是主要暴露途径,直接经皮渗入或经由皮肤破损处进入机体后,也可出现一系列反应。目前,尚未发现气道吸入百草枯的相关损伤。

百草枯致死多见于一些自杀事件[20,259,260]。在美国,通过口服百草枯自杀较为罕见,而在其他国家中则相对普遍得多,这可能与农作物使用百草枯的普遍程度及其获得的难易程度有关[259,261]。口服百草枯可致急性胃肠道坏死及多器官衰竭,然而度过急性期后,肺便成为了主要的靶器官。与百草枯类似,敌草快也是常用的除草剂,但不会引起肺损伤,而是以肾衰竭和颅内出血为主[262]。

不同于消化道损伤机制,百草枯的肺毒性并不表现为腐蚀性刺激损伤。肺部病变多发生于口服百草枯后 24～48 小时,以进展性肺水肿为主,可逐渐演变为 ARDS,伴弥漫性肺泡损伤;需要注意的是,后者可在短时间内快速进展为肺纤维化。度过急性多器官毒性期后,患者出现迅速恶化的呼吸窘迫、低氧血症、限制性通气障碍,伴肺顺应性及弥散功能下降,并于数天或数周内死于呼吸衰竭[20,259]。而少量幸存者后期可缓慢轻度恢复部分肺功能[263]。

百草枯的致病机制为生成超氧自由基,该过程可能依赖于铁,后续氧疗或放疗均可加重病变。血浆百草枯水平可被测定,并用于预测预后[264];而关于百草枯中毒的治疗,目前并无特效解毒剂,血流灌注的作用也尚未得到明确证实[20,259];部分研究表示免疫抑制治疗可能带来获益,但该论点仍有待临床对照研究证实[21,259]。此外,多器官衰竭多发生于口服百草枯 6 周后,并于 1～2 周内迅速导致死亡。

(九) 烟尘吸入

烟尘吸入的来源复杂,高温分解或裂解产生的众多物质均与之有关[34,265]。裂解指有机物在无氧状态下发生的高温分解,常见产物为多种气体及木炭等,多发于通风不畅的建筑物内的火灾。火灾中发生烟尘吸入后,首先引起气道高温损伤,主要局限于上气道,最危险的并发症是喉水肿[266,267];随后一氧化碳、氰化物等可导致缺氧,引起多种肺外损伤。最重要的是,裂解产生多种肺毒性刺激物,可损伤整个气道,导致严重的肺部并发症。

通常情况下,火灾中的刺激物来自天然或合成聚合物的

高温分解,分解产物的种类取决于底物性质、火焰温度等,并与氧气是否充足有关[268]。聚合物通常不会分解为相应的单体,例如,聚氯乙烯燃烧后释放氯化氢,而非形成氯乙烯。但多种聚合物分解可产生相同产物,如盐酸(氯化氢)、氢氟酸(氟化氢)及其他酸性物质、氨气、光气、氮氧化物等。烟雾弹释放的氯化锌"烟雾"不在此处讨论。

在烟尘吸入相关暴露中,有一类需要特别关注的物质是醛类,它常常是烟尘吸入引起高强度刺激性肺损伤的主要原因。这类物质包括甲醛、乙醛、丙烯醛等。其中丙烯醛具有高度活性,引起的刺激症状最重,但对于大部分医务人员来说都相对陌生。丙烯醛是合成或天然聚合物的裂解产物[269,270],除在火灾中形成外,也被大量生产并用作杀虫剂,用于农田浇灌时可能引起丙烯醛暴露[271]。

前文提及,烟尘吸入的后果主要受其空气浓度、水溶性等因素影响。而烟尘中包含多种成分,各成分间及其与空气中某些物质的相互作用使得这一问题更加复杂化。例如,空气中的可吸入颗粒(如油烟等)具有吸附性,可充当载体辅助烟尘进入气道。事实上,关于烟尘吸入的诸多问题目前尚无详细数据阐明,在处理这类问题时,需关注以下方面:涉及成分(如是否包含某些合成类聚合物)、相关暴露史(如是否处于密闭环境)、是否存在高温损伤。若合并一氧化碳、氧化物暴露时,还应监测血浆中碳氧血红蛋白、高铁血红蛋白浓度,以判定病情严重程度。

在研究烟尘吸入时,消防员及非职业性暴露人群是重点关注对象。大型火灾及农作物燃烧可造成大范围的烟尘吸入,对这些人群进行研究发现:烟尘吸入可导致急性及持续性气流阻塞、非特异性气道高反应[272-280],此外,支气管扩张及 BO 也是常见的并发症[55,57]。而另一项关于9·11事件幸存者的研究则相对不具备参考性,由于该事件烟尘中包含了来自于混凝土、石膏、玻璃纤维的碱性物质,并非标准意义上的烟尘[281]。

(十) 药理综合征

某些天然或合成的物质具有类似于药物的药理作用,通过影响细胞内关键的信号通路或位点,对呼吸系统造成损害,这一效应被称为药理综合征。例如,前文提到的某些化学战剂可通过抑制乙酰胆碱酯酶,对呼吸功能造成致命影响[151,152]。许多常用的农药也有类似作用,如有机磷农药、氨基甲酸酯类杀虫剂等。一项关于该农药的系列报道发现:大量相关暴露患者出现了呼吸衰竭,这类人群病死率极高;而所有未出现呼吸衰竭的患者均存活[282]。

辣椒素可经由 P 物质影响机体功能,在相关职业暴露中(如加工辣椒的工人)引起咳嗽等症状[283];而被用作自卫喷雾时,除常见的眼部损伤外,也可导致呼吸道刺激[284,284a]。短裸甲藻毒素则通过激活钠离子通道影响肺内细胞活性,引起咳嗽、打喷嚏、喘息等症状[285-287]。该毒素由腰鞭毛虫合成,后者是赤潮的重要原因,因此在赤潮时,风或冲浪等因素可导致短裸甲藻毒素吸入。对于救生员而言,该毒素是职业性呼吸系统疾病的重要原因[288]。此外,有害费氏藻毒素也可引起呼吸道刺激症状,但并非其主要危害[289-290]。

(十一) 其他吸入性暴露

1. 氨

在室温、大气压条件下,无水氨以氨气的形式存在;而通常情况下人们接触的氨为液态,存在于众多清洁液中。氨暴露多发于化工厂、运输途中、商业性制冷系统及农业操作(如施肥)[7,291-295]。在少数情况下,某些非法合成甲基苯丙胺的场所发生火灾时也可出现氨暴露,但此时多合并热烧伤及其他暴露[296,297]。氨刺激性强(如双眼烧灼感),这一性质具有警示作用,然而当瞬间发生高强度暴露或无法立即逃离暴露环境时,仍可导致严重的肺损伤。哮喘、支气管扩张是常见的并发症[7,294],暴露后也可残留上气道相关症状,如嗅觉减退等[37]。而最严重的并发症是喉水肿、气道阻塞、急性肺水肿及肺炎(如细菌性二重感染),可导致死亡。此外,在一项个案报道中,氨暴露患者于1年内接受了肺移植手术[298]。

2. 溴及溴甲烷

溴是一种刺激性卤素,通常情况下呈液态而非气态,但挥发性较强。溴暴露常见于化工合成及水净化等领域[58,299-302],其刺激性强于氯气,是氨气的近100倍[303]。溴甲烷是工业中常用的熏蒸剂,相关暴露的风险较溴更高,它可引起呼吸道刺激症状,但神经系统症状才是其关注重点[304,305]。

3. 硫化氢

硫化氢是石油开采及提炼过程中常见的副产物,也可来源于有机物降解,因此又被称为"下水道气体"。相关暴露常见于密闭空间内的作业、溺粪[306]、临近火山或地热能的区域[307]。硫化氢可引起呼吸道刺激,然而更严重的危害是细胞毒性窒息,可破坏细胞色素氧化酶及细胞呼吸功能,导致急性的心血管系统衰竭甚至死亡。在对幸存者进行后续强化支持治疗的过程中,发现也存在急性肺损伤。而对于低剂量的硫化氢暴露而言,刺激性症状是主要的临床表现[306,308-311]。

4. 异氰酸甲酯及异硫氰酸甲酯

异氰酸甲酯(methylisocyanate,MIC)仅用于一些合成杀虫剂的化工行业,由于其强烈的腐蚀性,可导致以肺水肿[312-314]为主的损伤。1984年发生在印度博帕尔的 MIC 泄漏事件造成了大量的人员伤亡,使得这一物质受到关注。异硫氰酸甲酯是土壤熏蒸剂威百亩的降解产物,具有与 MIC 相似的刺激性,可引起呼吸道症状,且也出现过大量泄漏事件[315,316]。此外,与聚氨酯相关的异氰酸酯(如甲苯异氰酸酯、二苯甲烷二异氰酸盐、六亚甲基二异氰酸酯等)也具有呼吸道刺激性,但其致敏作用更为重要(详见第72章)。

(十二) 其他暴露

除上述物质外,尚存在许多可引起急性肺损伤的其他物质,包括二乙氨基乙醇及环己胺(两者均为锅炉中的防腐蚀添加剂)[317,318]、杀草强及草甘膦(均为常用的除草剂)[319,320]、叠氮化钠(具有多种化工用途,但相关吸入事件主要与汽车安全气囊有关)[321]、重氮甲烷(易爆,具有高度肺毒性,相关症状出现较晚,类似于二氧化氮)[322,323]、乙硼烷(刺激性气体,常用于生产微电子设备)[324,325]、钡(吸入后可导致支气管痉挛、呼吸肌无力、低钾血症)[326]、硒化氢(刺激性气体,常用于一些工业生产过程,也是某些金属加工过程中的副产物)[327,328]等。最近,在韩国暴发了一起严重的吸入性肺损伤,起因是加湿器消毒剂中添加了聚六亚甲基胍盐酸盐(PHMG)及乙氧基乙基氯胍(PGH)[329,329a]。

　　磷化氢是重要的农用熏蒸剂,同时被广泛运用于微电子行业。该物质具有肺毒性,也可损伤其他器官。当潮湿的空气与固态的磷化铝、磷化氢接触时,可立即产生磷化氢气体。因此,在粮食仓储设施、运输粮食的火车中易发生相关暴露[330,331];动物进食上述原材料后,也可在饲养员中引起相关暴露[332]。作为环氧树脂及其他树脂合成的原材料,无水醋酸可通过急性吸入引起急性肺损伤[333],但偏苯三甲酸酐则主要通过亚急性暴露引起重度肺出血[13]。二氧化碳并非呼吸道刺激物,但可引起气短、呼吸急促等症状,严重者可发生窒息;相关暴露主要见于一些特殊的自然环境或干冰升华(密闭空间内)[334-336]。婴儿爽身粉(滑石粉)吸入在儿童中可导致急性肺炎,多发生在重度暴露后数小时内;而在婴儿中,不含滑石粉成分的爽身粉也可导致肺炎[337-339]。除此之外,对苯二胺也可引起肺部损伤,它是一种常用的染发剂,与指甲花混合后也可用于短时纹身;在亚洲、非洲地区,口服对苯二胺常常被用作一种自残途径,除引起横纹肌溶解、肾脏损伤外,还可导致血管性水肿,进而出现气道梗阻[23]。

　　除此之外,许多天然形成的物质也与气道损伤有关,但其临床表现均缺乏特异性。流行病学资料显示,黑葡萄穗霉可污染居民区水源,在婴儿中引起大规模的肺出血,但美国疾控中心对上述病例进行随访分析后推翻了这一联系[340,341]。其他霉菌及其产物也可引起肺损伤,且这一病变不同于自限性 ODTS[342]。

　　人类吸入马勃菌孢子后,可出现一种严重的急性肺部综合征,叫做马勃菌病。在宠物狗中,马勃菌孢子还可引起致命性损伤[343-345]。目前,相关致病机制尚不明确,但重度暴露后的高发病率提示可能为毒性作用,而非过敏或感染。

关键点

- 短时吸入毒性物质可对肺部造成严重损害。
- 多种物质具有肺毒性,但其临床表现相对较为单一。
- 毒物对肺部的损伤效应主要取决于其暴露强度、暴露时间,而水溶性及其他理化性质也有一定影响。
- 大范围的肺损伤可导致急性肺水肿、弥漫性肺泡损伤。
- 较为重要的特殊暴露包括氯气、氮氧化物、二氧化硫、酸性气溶胶、毒性金属烟雾、多种裂解产物。
- 除急性刺激症状及急性肺损伤(如气道损伤、弥漫性肺泡损伤等)外,毒物暴露相关的其他急性反应还包括吸入热(具有自限性,与细胞因子有关)和某些靶特异性效应(如胆碱酯酶抑制等)。
- 经口摄入某些物质(如烃类、百草枯等)也可导致肺部的相应病变。

(李镭　译,李为民　校)

参考文献

以下是主要的文献,完整的文献请登录 *ExpertConsult* 查阅。

Blanc P, Boushey HA: The lung in metal fume fever. *Semin Respir Med* 14:212–225, 1993.

Chalela JA, Burnett T: Chemical terrorism for the intensivist. *Mil Med* 177:495–500, 2012.

Das R, Blanc PD: Chlorine gas exposure and the lung. *Toxicol Ind Health* 9:439–455, 1993.

Emad A, Rezaian GR: The diversity of the effects of sulfur mustard gas inhalation on respiratory system 10 years after a single, heavy exposure: analysis of 197 cases. *Chest* 112:734–738, 1997.

Gawarammana IB, Buckley NA: Medical management of paraquat ingestion. *Br J Clin Pharmacol* 72:745–757, 2011.

Hoy R: Work-related laryngeal syndromes. *Curr Opin Allergy Clin Immunol* 12:95–101, 2012.

May S, Romberger DJ, Poole JA: Respiratory health effects of large animal farming environments. *J Toxicol Environ Health B Crit Rev* 15:524–541, 2012.

Nemery B: Metal toxicity and the respiratory tract. *Eur Respir J* 3:202–219, 1990.

Russel D, Blaine PG, Rice P: Clinical management of casualties exposed to lung damaging agents: a critical review. *Emerg Med J* 23:421–424, 2006.

Zhao YA, Shusterman D: Occupational rhinitis and other work-related upper respiratory tract conditions. *Clin Chest Med* 33:637–647, 2012.

Useful Resources for Information about Specific Toxins

- National Library of Medicine's TOXNET (http://toxnet.nlm.nih.gov/) is a web-based collection of resources covering toxicology, chemical safety, environmental health, and related areas.
- The Household Products Database (http://householdproducts.nlm.nih.gov/) is a consumer guide that provides information on the potential health effects of chemicals contained in more than 7000 common household products used inside and around the home.
- Tox Town (http://toxtown.nlm.nih.gov) is an interactive guide to commonly encountered toxic substances, public health, and the environment.
- TOXMAP (http://toxmap.nlm.nih.gov) is an interactive mapping site that helps users explore the geographic distribution of certain chemical releases, their relative amounts, and their trends over time.
- Haz-Map (http://hazmap.nlm.nih.gov) is an occupational health database designed for health and safety professionals and for consumers seeking information about the health effects of exposure to chemicals and biologics at work.
- WISER (Wireless Information System for Emergency Responders) (http://wiser.nlm.nih.gov) is a system designed to assist first responders in hazardous material incidents.

第76章 胸部创伤和爆震伤

D. DANTE YEH, MD · JARONE LEE, MD, MPH

一、胸部创伤

（一）引言

在所有的创伤患者中,胸部损伤在受伤现场的死亡率排第二位;而对于已送达医院的患者,胸部创伤死亡率排第三位。在非战斗性损伤中,最常见的是肺部钝性伤,以及由此引起的血胸和气胸,可占所有伤者的 20%[1]。大部分患者行胸腔闭式引流术即可,需行床旁开胸术、急诊开胸术和延期开胸手术的患者比例总共不超过 15%[1]。胸外伤患者的总体死亡率在 10% 左右,但格拉斯哥昏迷评分越低,提示预后越差[1]。研究表明其他提示预后不良的因素还包括:老年患者、钝性伤机制、多根肋骨骨折、合并肢体的长骨骨折。

（二）床旁开胸手术适应证

部分胸外伤患者送到医院时已经没有生命体征,在急诊室床旁开胸手术或床旁开胸心肺复苏术可能会使部分患者获益,但这取决于生命体征消失时间的长短(穿刺伤患者应控制在 15 分钟内;钝性伤患者应控制在 10 分钟内)[2-3]。手术的目的是快速修补胸内损伤或解除心包压塞,以及阻断降主动脉以保证脑和心脏的灌注。一旦出现支气管-静脉瘘引起的空气栓塞,还可以夹闭肺门,防止气体进一步蔓延入循环系统。床旁开胸手术往往需要对胸内损伤进行准确的修补,在胸外科医生不在现场的情况下最好不要尝试。Rhee 等报道急诊室床旁开胸的患者总体存活率为 7.4%,其中穿刺损伤的患者存活率为 15%,单纯心脏穿刺损伤的患者存活率为 35%[4]。然而,钝性损伤引起的心跳骤停病例,存活率却很低(2%)[4]。

在行急诊室床旁开胸之前,心脏超声检查非常重要,因为如果反复的心脏停搏又没有心包压塞,床旁开胸的效果不大[3]。对于严格选择适应证的患者,实行侵入性外科手术的干预后,可取得极好的长期生存。其中一半的患者可以顺利出院,超过 75% 的患者意识正常,而且能下床活动,没有创伤后应激障碍[5]。然而不恰当的床旁开胸不但对患者的生存率没有改善,还会造成医疗资源浪费,增加医务人员针刺伤、骨折断端刺伤的风险[6]。

（三）急诊开胸手术适应证

一般情况下急诊开胸手术的适应证包括:胸腔闭式引流初次

引流量大于 1500ml;伤后第一个 24 小时胸腔引流量大于 1500ml;血性胸腔引流量连续 3 小时每小时大于 200ml;大量漏气(漏气存在于吸气和呼吸相且合并肺不张,或呼吸机通气而潮气量不能维持);或不能纠正的低血压[7]。少数情况下,患者突发血压下降或新发神经系统症状,而这些情况刚好出现在正压通气以后,空气栓塞的可能性非常大,需要行急诊开胸手术探查。

（四）延迟开胸手术适应证

延迟开胸手术适合于伤情稳定后的患者,常用于治疗凝固性血胸、限制性肺不张、持续漏气或肋骨骨折复位(下文详述)。

（五）骨性胸廓损伤

肋骨骨折

外伤住院患者有 10% 合并肋骨骨折[8,9]。肋骨骨折并发的疼痛常常被低估;1/3 的肋骨骨折患者需要住院进行镇痛治疗,而且会有 1/3 的患者会因为肋骨骨折并发肺部感染[10]。仰卧位胸部 X 线片诊断肋骨骨折的敏感性只有 50%,因此肋骨骨折的实际发生率可能更高。胸部 CT(电子图 76-1)对于肋骨骨折敏感性更好并能发现伴随的隐蔽损伤[8]。一般来说肋骨骨折易于其结构最薄弱处(后角)或直接的至伤暴力作用点[11]。肋骨骨折很少是单发损伤,有 50% 的患者合并其他明显损伤[10]。低位肋骨损伤(第 9～12 肋)应该排除腹腔实质脏器(脾脏或肝脏)损伤。

对于肋骨骨折的评估,Pressley 等提出了一项简单且基于最初临床发现(年龄、肋骨骨折数量、肺挫伤程度、单侧或双侧肋骨骨折)的评价体系,并据此来预测患者行气管插管机械通气和需要在重症监护室(ICU)治疗的可能性[12](表 76-1)。评分在 7 或 8 分的患者死亡的可能性很大,需要 ICU 治疗和机械通气。同样的,评分大于 5 分的患者预示其需要住院更长时间,需要更长时间的机械通气。其他研究发现随着肋骨骨折数量的增加,ICU 治疗时间、住院时间和死亡率都会相应增加[13,14]。

对于绝大多数的肋骨骨折患者,以支持治疗为主,外加积极的镇痛治疗和肺康复治疗。深呼吸训练器的运用可排除气道分泌物,减少肺部感染的发生率。镇痛方法包括口服镇痛(包括阿片类镇痛剂)、间歇性静脉镇痛、患者可控的按需镇痛、硬膜外镇

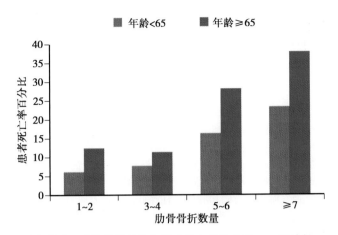

图 76-1　肋骨骨折数量与患者死亡率的关系。一项对创伤住院患者的回顾性研究发现,死亡率随肋骨骨折数量的增加而升高,据此易于量化创伤的严重程度。肋骨骨折相同的情况下,65 岁以上的患者死亡率更高。(From Stawicki SPG, Michael D, Hoey, Brian A, et al: Rib fractures in the elderly: a marker of injury severity. *J Am Geriatr Soc* 52: 805-808, 2004.)

表 76-1　胸壁创伤评分

年龄(年)		肋骨骨折数量	
<45 = 1 分		<3 = 1 分	
45 ~ 65 = 2 分		3 ~ 5 = 2 分	
>65 = 3 分		>5 = 3 分	
分数:		分数:	
肺挫伤		**双侧肋骨骨折**	
无 = 0 分		无 = 0 分	
轻度 = 1 分		有 = 2 分	
重度 = 2 分			
双侧 = 3 分			
分数:		分数:	
		总分: _____	

From Pressley CM, Fry WR, Philp AS, Berry SD, Smith RS. Predicting outcome of patients with chest wall injury. *Am J Surg* 204: 910-914, 2012.

痛(thoracic epidural analgesia, TEA)、胸膜内阻滞、肋间阻滞和椎旁阻滞[15]。可选择的非阿片类镇痛药包括:对乙酰氨基酚,非甾体类抗炎药(包括酮咯酸),抗惊厥药如加巴喷丁和局部利多卡因贴剂[16]。一项单病例数较少的中心研究对比了 TEA 与静脉阿片类镇痛药对肋骨骨折患者的镇痛疗效,结果显示 TEA 效果更好,并且可以促进肺功能恢复,减少机械通气时间,减少感染,减少肺部并发症,缩短 ICU 治疗时间,缩短住院时间[17-24]。目前,胸部钝性伤优先选择 TEA[26]。然而,TEA 并没有得到很好的运用。研究表明在可以接受 TEA 的患者中,实施的比例少于 30%[27]。TEA 也存在风险和副反应,如:低血压、硬膜外血肿、尿潴留和硬膜外脓肿。

然而,最近的一项荟萃分析却表明 TEA 对于患者的持续机械通气时间、ICU 治疗时间、住院时间和死亡率减少均没有明显益

处[28]。对于 TEA 要取得良好的效果,病例的选择至关重要。虽然所有的肋骨骨折均有 TEA 的适应证,但经过仔细检查后确定呼吸窘迫是否是由疼痛引起尤为关键,事实上,有报道表明 TEA 在老年患者中使用可以增加并发症的发生率,延长住院时间[29]。

另一种可选择的镇痛方法是胸椎旁阻滞(thoracic paravertebral block, TPVB)或胸椎旁置管,方法简便易学,成功率超过 90%,而且副作用少[30,31]。一旦成功,TPVB 可以缓解疼痛,改善肺功能[32]。TPVB 只提供单侧的镇痛,因此只适用于单侧肋骨骨折的患者;尽管如此,TPVB 还可以运用于 TEA 有禁忌证的患者,如凝血功能障碍、脊柱骨折或意识状态改变的患者。

对于大于 45 岁,4 根以上肋骨骨折的患者,除了镇痛外,有创呼吸支持和营养支持等有效的多学科临床路径运用可缩短机械通气时间、减少住院时间、感染并发症和死亡率[33]。

肋骨骨折的老年患者并发症更高:15% 的患者需要气管插管,肺部感染更高达 31%[34-36](图 76-1)。在大于 45 岁,4 根以上肋骨骨折的患者中,并发症发生率明显增加[37]。Bulger 等报道在伤情相同的前提下,大于 65 岁的肋骨骨折患者的并发症发生率和死亡率是年轻患者的 2 倍[27]。另外肺活量检测结果可以预测住院时间和确定患者出院后是否需要继续康复治疗[38]。

肋骨骨折不愈合的几率较小,并主要表现为慢性疼痛和不适[10]。典型的表现为随访中有部分患者会有持续的慢性疼痛,影响工作和生活[39]。有研究表明,单纯肋骨骨折,无其他内科合并症的患者在伤后 30 天会表现出更多的功能障碍。这些患者平均需要 70 个工作日来恢复[40]。肋骨骨折后 2 个月,有超过 75% 的患者仍然有功能障碍[41]。有趣的是只有伤后的初始疼痛强度是预测伤后功能障碍的独立危险因素。肋骨骨折总数和双侧肋骨骨折均无统计学意义[41]。

(1)连枷胸:连枷胸是最严重的胸部钝性伤(见第 98 章)。死亡率高达 40%[42]。从影像学上讲,连枷胸定义为 3 根或以上连续的肋骨发生 2 处或以上的骨折。临床上连枷胸表现为在吸气相更为明显的胸壁反常运动(视频 76-1 和视频 76-2)。连枷胸的至伤暴力非常大,常常伴随肺挫伤。

连枷胸的治疗在过去半个世纪有明显的进步。起初大家认为反常呼吸运动是呼吸衰竭和低氧血症的主要原因。现在发现呼吸功能的损害是由受伤区域下的肺挫伤引起的。医生们曾经努力通过外固定来纠正反常呼吸运动("sand bagging"),然后是肺部正压通气内固定[43,44]。因此,在 20 世纪中期,几乎所有的连枷胸患者的治疗措施都是机械通气。但从 20 世纪 70 年代中期开始,一些内科医生发现部分连枷胸患者不需要机械通气就能维持呼吸功能。从那时起大家认识到受伤区域的肺挫伤程度才是决定预后的关键因素[45]。目前已经只有不到 50% 的连枷胸患者需要机械通气[46]。严重的换气功能障碍而不是胸壁浮动成为了评估连枷胸患者是否需要机械通气的关键因素[47]。

对于目前连枷胸的治疗,恰当的镇痛是关键。根据 Eastern Association for the Surgery of Trauma 的指南,TEA 应该作为首选[48]。如果有经皮置管禁忌,胸椎旁阻滞也可以考虑。如果患者的呼吸功能损害没有达到气管插管的标准,可以尝试使用无创呼吸机支持外加 TEA 的方案。如果患者没有呼吸窘迫,则不推荐使用气管插管机械通气来做活动胸壁的内固定。

外科手术固定浮动胸壁的技术已经在欧洲和亚洲运用了数十年时间,但在美国的运用还很少,这可能与医生对这项技术本身不了解以及其循证医学证据的缺乏有关。一项针对创伤外科医生、骨科医生和胸外科医生的调查表明,只有 26% 的医生实施

和协助实施过这项技术,而且大部分医生不知道关于这项技术的随机对照研究[49]。欧洲和亚洲的学者所报道的外科胸壁固定技术可以使患者获益,但这些报道普遍存在证据级别较低,病例数较少和单中心研究等不足[50-52]。迄今为止,有3个随机对照研究和一项meta分析结果来支持外科胸壁固定技术在连枷胸患者中的运用[43]。Tanaka等报道实施外科内固定的患者可减少机械通气时间,降低肺部感染几率,缩短ICU治疗时间,改善肺功能康复,使患者更快的返回工作岗位[53]。Granetzny等也报道了相似结果[54]。最近,Marasco等报道了外科手术可以缩短ICU治疗时间,降低气管切开的几率,但在机械通气时间上两者并无差异[46]。目前手术干预的最佳时机还不清楚,而且也没有研究对比过手术与TEA联合胸部康复治疗之间的差异。卫生经济学分析表明在不考虑外科手术花费的情况下,手术内固定连枷胸在成本效益分析中具备优势[55]。

目前报道了很多种外科肋骨固定技术,其中包括:钢丝缝合、对合器、金属材料板或可吸收材料板加螺钉内固定[10]。deMoya等发表的一篇病例对照研究表明,肋骨内固定可明显减少镇痛药的使用[56]。肋骨内固定植入物感染不常见,发生率大约为2%[10]。

单侧肺通气和高频震荡通气等抢救性治疗措施可以在传统机械通气不能改善患者氧合的情况下使用,但是,并没有证据支持需要常规使用这些技术。

对非手术治疗的连枷胸患者长期随访发现,功能障碍最为突出,70%的患者有呼吸困难,超过50%的患者有慢性疼痛[48,57]。接近一半的患者无法工作[58]。

(2)胸骨骨折: 胸骨骨折最常见的原因是车祸(电子图76-2)[59]。在安全带还没有广泛运用的年代,胸骨骨折被认为是伤情严重的标志。因此,一些患者被要求住院并密切观察以排除其他严重损伤,如心脏钝性伤。其他报道表明胸骨骨折实际上不是引起并发症和死亡的主要原因,造成死亡的主要原因是合并损伤[59-62]。由于安全带的广泛运用,胸骨骨折发生率增加而死亡率在降低[63,64]。

对于胸骨骨折的患者在最初的检查中排除心脏钝性伤是必要的,可选择的检查有12导联心电图和血清肌钙蛋白测定。出现心律失常、ST段改变、传导阻滞、心肌缺血表现和升高的肌钙蛋白等异常筛查结果均应行心脏超声检查以确诊;心电图和肌钙蛋白检查正常可基本排除心脏钝性伤[65]。核医学检查对于心脏钝性伤诊断价值不大。胸骨骨折的镇痛和肋骨骨折一样重要,胸骨骨折很少需要进行固定治疗。

(3)锁骨骨折: 锁骨是中线骨和肩关节之间起支撑作用的一段S形骨。它可以保护肺尖、臂丛神经和锁骨下血管。锁骨骨折会直接影响上肢和胸部,而且在所有肩胛带的骨折中,锁骨骨折占44%[66]。

锁骨中段1/3骨折最常见,占所有锁骨骨折的69%~81%[66]。诊断锁骨骨折需要影像学检查,X线片最常用,但有的骨折类型只能用CT检查才能明确。特殊的照片体位可以明确诸如隐匿性骨折、位移型骨折或胸锁关节脱位(电子图76-3和电子图76-4)。特殊体位包括轴线位、头部倾斜45°位或头部倾斜40°位。

锁骨骨折以非手术治疗为主,颈肩吊带或8字绷带固定2~6周,避免提重物和对抗性运动4~6周。手术治疗适用于所有的开放骨折,骨折后皮肤隆起可能被骨折端刺破变为开放性骨折,以及有血管神经损伤的骨折。最近的一篇队列meta分析纳入了8项研究共555个病例来比较手术与保守疗法治疗锁骨骨

折。遗憾的是因为各研究之间异质性和高危因素之间的变异,并没有得出具有很强说服力的结论,作者建议是否选择手术治疗应该根据不同患者的具体情况决定[67]。

(六) 肺实质损伤

1. 肺挫伤

肺挫伤很常见,在所有胸部钝性伤患者中占30%~75%[48],在所有外伤住院患者中占17%。肺挫伤绝大部分由胸部钝性暴力造成,但也见于弹道穿过肺组织后引起。在显微镜下挫伤肺组织表现为水肿、肺泡和肺实质内出血、肺不张,以上均可导致肺内分流、通气血流比失调和肺顺应性降低。患者表现为低氧血症、高碳酸血症和呼吸困难。所有的这些表现在肺挫伤后不是立即出现,而是在伤后24小时内表现出来。肺挫伤的自然病程包括伤后几天内功能障碍逐渐加重,然后于一周内缓解[68]。

严重的肺挫伤会导致全身反应。动物实验表明在单侧肺挫伤后,毛细血管渗漏会出现在同侧和对侧肺组织中。双肺都会产生水肿和炎症细胞聚集[69]。免疫因子会在局部和全身一起增加,有证据表明这将引起全身的免疫抑制[70-73]。另外,肺挫伤会启动免疫系统对二次打击的过度反应,如肺部感染[69,74](图76-2)。有

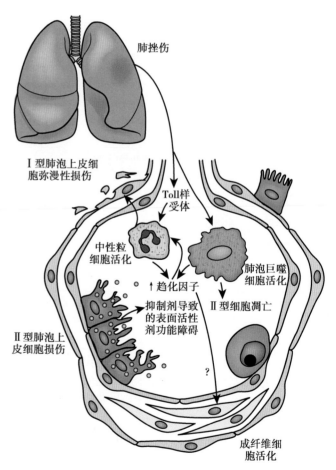

图76-2　肺挫伤后的炎症反应。上图显示了在肺挫伤后固有炎症反应时细胞和各种介质之间的相互作用。这些炎症反应会加重肺挫伤,而研究这个过程可能会找到治疗创伤的靶点。(From Raghavendran K,Notter RH,Davidson BA,et al:Lung contusion:inflammatory mechanisms and interaction with other injuries. *Shock* 32:122-130,2009.)

肺挫伤的患者呼吸机相关肺炎的几率是没有肺挫伤患者的 2 倍[75]。伤后 6 年的随访发现,一半以上的肺挫伤患者在 CT 上出现不同程度的肺纤维化[76],长期肺功能会受到影响[39]。

不是所有的肺挫伤都有临床症状,所以多位研究者试图找到影响预后的关键因素。DeMoya 等建立了一项简单的评分体系来预测肺挫伤的严重程度,其中包括初次 CT 的表现、格拉斯哥昏迷评分和肋骨骨折的数量,并结合这些因素来决定患者是否需要机械通气。有趣的是,在这个研究中,只有不到 1/3 肺挫伤患者是在初次胸片中证实的(电子图 76-5)[77]。其他学者对这些隐匿性的肺挫伤提出了质疑(只在 CT 上显示,电子图 76-6)。Deunk 等对 255 例肺挫伤患者进行的前瞻性研究表明,隐匿性肺挫伤患者的病情进展并不比没有肺挫伤的患者差,而那些在胸片和 CT 中均表现出肺挫伤的患者预后明显较差[78]。部分研究者还研究了肺挫伤区域占肺总容积的百分比和预后的关系。结果发现肺挫伤超过 20% 的患者需要机械通气、并发肺部感染和急性呼吸窘迫综合征(respiratory distress syndrome, ARDS)的风险明显增加[79]。

目前对于肺挫伤还没有很好的治疗措施,主要是支持治疗和防止医源性损伤。类固醇激素和预防性抗生素均不推荐使用。40 多年前,Trinkle 等就认识到晶体液的输注会增大肺挫伤面积,而利尿则会减少肺挫伤面积[80]。其他研究者还探索了垂体后叶加压素和右旋美托咪啶在肺挫伤患者治疗中的药理作用[81]。最近一项动物研究表明右旋美托咪啶可以改善肺挫伤患者的血流动力学参数,减少炎症渗出,使肺损伤局限化,减轻肺水肿[82]。肺挫伤早期的患者低氧血症通常很严重(动脉血气分析 $PO_2/FIO_2 < 200$),可尝试无创通气以改善氧合避免气管插管,但是应该密切监测防止发生气胸[83,84]。动物实验中呼气末正压通气可以减少肺挫伤面积。一项小样本量临床研究表明通气策略加上肺复张康复可以成功的增加肺复张体积[85]。气道压力释放通气可以减少肺挫伤患者肺部感染的发生率;然而这项研究的经验和证据略显不足[75]。对于单侧肺挫伤严重的患者,可以考虑使用对侧单肺通气[86]。高频振荡通气,表面活性剂的运用,俯卧位通气和体外膜肺等抢救性措施的运用目前还处于尝试阶段并缺乏研究支持[87-90]。

在肺挫伤的治疗过程中要保证充足的组织灌注。也要避免不必要的液体摄入,可以运用肺动脉导管监测来指导利尿治疗[48]。纤维支气管镜肺的泌物清理和充分的镇痛是防止肺部感染的关键。

2. 肺裂伤

肺裂伤指肺实质的撕裂导致的肺泡壁结构紊乱。导致肺裂伤的机制包括:胸廓被反复挤压,或当声门闭合时,突发的胸内压升高引起的肺泡内压力增加,导致肺实质的撕裂。肺裂伤也可由骨折的肋骨断端刺伤、弹道伤、锐器穿刺伤或既往胸腔粘连后撕裂引起。撕裂肺组织被血凝块或(和)气体覆盖,在胸部影像学上表现为一个或多个伴有液气平的肺实质内空腔(电子图 76-7),周围肺组织有实变以及由于出血和肺不张引起的磨玻璃样改变。

胸外伤的患者很少需要行急诊开胸手术,在这些急诊手术的患者中,只有 1/3 的严重肺损伤的患者会行肺切除,手术目的主要是为了控制出血或切除不能修复的支气管损伤[91]。切除范围包括非解剖性的楔形切除,肺叶切除,以及有严重损伤的患者行全肺切除。对于大部分非穿刺伤,简单缝合或束状切开缝扎即可[91-93](图 76-3)。对于外伤患者,切除范围越大死亡率越高是毫无疑问的,其中楔形切除为 19%,肺叶切除为 27%,全肺切除为 53%。

大部分患者可以耐受楔形切除和肺叶切除,而全肺切除会导致患者右心负荷显著增加,死于右心衰竭。Cryer 等建立的理论模型发现全肺切除后 4 小时内肺动脉压力会增加到 500%[94]。全肺切除术后并发症也很常见,包括肺部感染、支气管胸膜瘘、脓胸或肺血管侵蚀引起的大出血。

3. 支气管胸膜瘘

支气管胸膜瘘指支气管通过胸膜腔和胸廓造口处直接与大气相通。大部分患者可以自行愈合,而持续的支气管胸膜瘘会减少患者的潮气量并严重影响患者的呼吸功能。持续漏气会妨碍瘘口的愈合,因此有必要用适当的措施减少漏气。

非手术治疗包括减少气道压力(如减少潮气量、降低呼气末

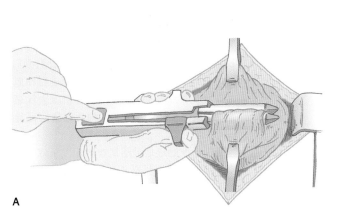
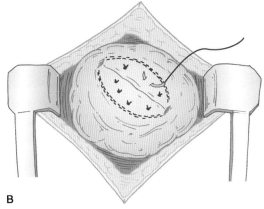

图 76-3　保留肺的"束状切断术"可以迅速打开肺贯通伤的伤道,及时结扎损伤的血管和支气管。A. 切割缝合器直接穿过肺贯通伤的伤道,然后击发,迅速切开和缝合伤道("束切断术")暴露损伤的血管和支气管。B. 显露出血的血管后可以选择性的结扎和缝扎血管,避免不必要的肺楔形切除、肺叶切除或全肺切除。(From Asensio JA, Demetriades D, Berne JD, et al: Stapled pulmonary tractotomy: a rapid way to control hemorrhage in penetrating pulmonary injuries. *J Am CollSurg* 185:486-487,1977)

正压和缩短吸气时间），通过胸腔引流管对胸膜腔加压，根据支气管胸膜瘘的位置行单侧肺通气或高频震荡通气[95-97]。纤维支气管镜可用于定位支气管损伤部位（近端）或受到影响的肺段（远端）。运用气囊序贯堵塞段支气管可以明确支气管胸膜瘘的位置，并运用硝酸银、氰基丙烯酸盐黏合剂、明胶、纤维蛋白，甚至是坠子（fishing weights）来闭合瘘口[98-102]。保守治疗 7 天以上无效的支气管胸膜瘘可以行胸膜固定或外科手术干预。

4. 其他

（1）气胸：气胸指气体进入胸膜腔，在钝性伤和锐器伤中发生率分别为 40% 和 20%（见第 81 章）[103]。根据气胸种类的不同，临床表现可以是无症状的，也可以是致命的。张力性气胸指随着胸腔内压力的增加导致纵隔向对侧移位，压迫或扭曲上下腔静脉导致心脏前负荷和心输出量的急剧下降（图 76-4）。临床上表现为低血压和低氧血症，应立即减低胸膜腔压力，可以选择粗针穿刺或胸腔置管。目前根据 Advanced Trauma Life Support Program[104] 的建议应行第二肋间锁骨中线的粗针穿刺排气减压。然而，一些研究者质疑在这个位置穿刺的效率，并建议在第 5 肋间腋中线穿刺，因为这个位置胸壁较薄[105]。另外，侧面穿刺还可以避免乳内动脉、锁骨下动脉或肺动脉损伤引起的致命性大出血[106,107]。还有的学者推荐直接行胸腔闭式引流以避免穿刺失败延误治疗[108]。

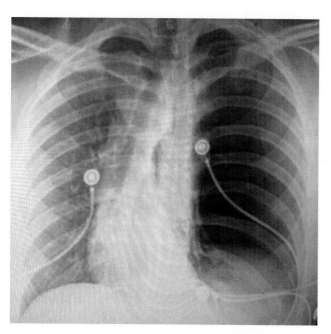

图 76-4　张力性气胸。左侧胸腔的压力把纵隔推向右侧，并压迫左半膈肌，使左侧肋间隙增宽。低氧血症的原因是张力性气胸妨碍了静脉血回流入右心，机制包括两方面：胸内亚增高和纵隔推移造成的上腔静脉折叠。必须立即减压排气

开放性气胸或胸部吮吸伤口是一种特殊的气胸，由于胸壁缺损，空气可以随着膈肌的运动进入胸腔。如果胸壁缺损的大小达到支气管管径将会影响患者的通气，因为气体会优先从胸壁缺损漏出[109]。在手术修补胸壁缺损之前，应以单向活瓣或特殊包扎封闭胸壁缺损，使气体只能从胸腔排出。

对于不太严重的气胸，是否需要胸腔引流取决于呼吸困难的程度和发展为张力性气胸的可能性。通过非置管治疗气胸，气胸每天的平均吸收率在 1.25%[110]。临床上评估气胸不只局限于气胸的多少，还应考虑患者的基础疾病（如合并慢性阻塞性肺疾病）和其他合并伤。胸腔闭式引流并不是没有风险，目前一系列病例报道显示有 15% ~ 20% 的置管相关并发症，而且还有 15% 的病例因为置管位置不佳需要再次置管[111,112]（图 76-5）。还有一种潜在致命的并发症即置管后引起的复张性肺水肿[113]（图 76-6）。置管期间不推荐预防使用抗生素[114]。

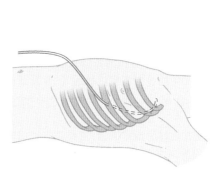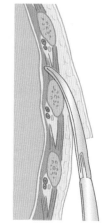

图 76-5　胸腔闭式引流术。图示为在腋中线行胸腔闭式引流置管；胸腔引流管直接向前放置，引流气胸。（From Van Way CW III, Buerk CA：Surgical skills in patient care. St. Louis, 1978, CV Mosby. ）

隐匿性气胸是指只能由 CT 扫描发现而无法通过胸部 X 线片和临床查体发现的气胸（图 76-7）。在严重创伤的患者中隐匿性气胸发生率高达 12%[115,116]，CT 筛查诊断为气胸的外伤患者中有 50% 是隐匿性气胸[117]。便携式 X 光照片在仰卧位胸片中诊断气胸的敏感性只有 50%，而超声较胸片在诊断气胸方面却显示了越来越多的优越性[118-127]。仰卧位胸片上深沟征是提示气胸的有力证据（图 76-8）。

隐匿性气胸的治疗在过去 30 年中经历了三阶段，从无选择性的胸腔置管到只是对正压通气的患者行胸腔引流[128]，最后是只对选择性患者行胸腔引流[115,128]。Moore 等发起的一项由 16 个创伤中心参与包含 569 例患者的大样本量多中心研究表明，只有 21% 的隐匿性气胸患者需要立即行胸腔置管引流。对于剩下的患者，只有 6% 因为气胸扩大、呼吸窘迫或进行性血胸无法继续观察需要置管。在这些病例中，14% 的正压通气患者需要行闭式引流。更重要的是，没有患者因为延迟置管而导致严重后果[129]。

气胸引流后的标准处理是定期复查胸片以了解气胸吸收的情况。床旁检查漏气情况也是必不可少的，漏气主要是由于肺泡和胸膜腔相通引起的[130]。漏气的严重程度可以根据其与呼吸的关系分为不同等级，区别不同等级的标准为用力呼气相漏气、呼气相漏气、吸气相漏气和持续漏气。大部分伤情稳定的漏气患者可能在用力呼气相（咳嗽）或呼气相漏气，这样的患者均可通过保守治疗治愈[130]。一般情况下，漏气的患者在拔管前的标准处理流程是先用 20cmH$_2$O 负压吸引，然后去除负压后观察

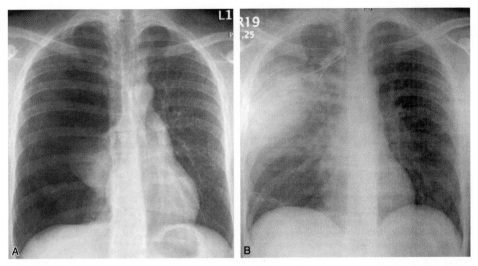

图 76-6　复张性肺水肿。**A.** 胸片示右侧气胸,右肺几乎完全塌陷。**B.** 同一个患者行右侧胸腔闭式引流术后,右上肺外带出现透光度下降,局部区域出现复张性损伤和肺水肿。(From Malota M,Kowarik MC,Bechtold B,Kopp R：Reexpansion pulmonary edema following a posttraumatic pneumothorax：a case report and review of the literature. *World J Emerg Surg* 6：32,2011.)

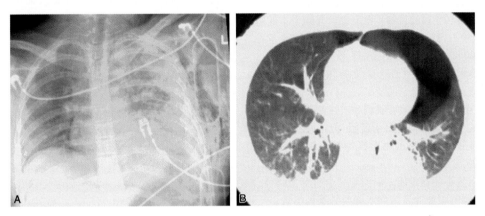

图 76-7　隐匿性气胸。**A.** 肺部钝性伤患者的胸部前后位胸片,无明显气胸。**B.** CT 扫描显示左侧大量的隐匿性气胸。(From Ball CG,Hameed SM,Evans D,et al：Occult pneumothorax in the mechanically ventilated trauma patient. *Can J Surg* 46：373-379,2003.)

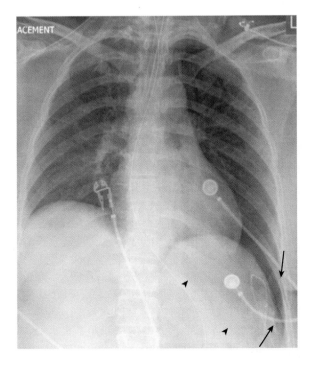

图 76-8　胸片深沟征。在仰卧患者的前后位胸片上,左侧膈肌外侧缘与右侧对比出现深沟(箭头)提示左侧胸腔。也可以出现左侧膈肌表面透光度增加并出现含气组织平面(箭头尖),提示膈肌的前外侧有气体聚集

是否漏气。习惯上是去除负压吸引后拍一次胸片,拔管前再拍一次,以检测气胸是否有复发。拔管后气胸的复发率为 11% ～ 24%,然而只要是少量稳定气胸,并且患者没有症状,保守治疗后气胸大部分均能自行吸收[131,132]。在拔管之前通常的做法是观察 24 小时,但 Schulman 等提出观察时间可以缩短,因为临床上气胸复发一般在 3 小时内[133]。

越来越多的证据表明 14-16F 的猪尾导管可以达到大口径(28 ～ 40F)胸腔引流管同样的效果,这种技术伤口更小,而且可以通过穿刺完成,减少疼痛[134,135]。

(2)血胸:血胸指血液聚集在胸膜腔内,从轻微不适到威胁生命的情况均可见于临床(电子图 76-8)。通常情况下,仰卧位胸片发现血胸,则胸腔积血至少超过 200ml。如同隐匿性气胸一样,隐匿性血胸的引流也应该考虑积血量和胸腔闭式引流的并发症。

血胸首先需要胸腔闭式引流。根据初次引流量来决定是需要急诊开胸手术还是继续观察。如果出血来源于肺实质,则可以通过使肺复张来达到止血目的,因为肺循环毕竟是低压系统。如果出血来源于肋间血管或乳内血管,往往不能自行止血,需要急诊开胸手术以达到确切止血的目的。血胸急诊开胸手术的适应证包括:血流动力学不稳定,初次引流超过 1500ml,引流量在 24 小时内超过 1500ml,或连续 3 小时每小时引流量超过 200ml[136]。来源于胸腔大血管(主动脉、肺动脉)的出血,急诊手术往往是在患者血流动力学不稳定的情况下进行的。

血胸确切止血、引流充分后,拔管流程和前述的气胸拔管流程相似。主要需要关注的是平均每日引流量,但这并没有统一的指南和建议,大部分创伤外科医生建议每天引流量减少到 100 ～ 300ml 均可拔管。

有 20% 的病例血胸不能通过闭式引流管完全引流[132,137,138]。如果不处理,凝固性血胸可能并发脓胸或胸腔纤维板形成[139]。安置更多的闭式引流管对血凝块的引流帮助不大。

据报道早期胸腔镜手术清除血胸(伤后 5 天内)与延迟手术或增加闭式引流管比较,可以缩短血胸患者的住院时间,减少开胸手术的几率[140,141]。根据 Eastern Association for the Surgery of Trauma 指南,凝固性血胸应该早期行胸腔镜血胸清除术(一级证据),而不应该再次行胸腔闭式引流。胸腔镜手术应该在患者入院后 3 ～ 7 天内进行(二级证据),这样可以减少感染和开胸手术的几率。经 CT 证实的小于 300ml 的凝固性血胸可以观察[142]。目前,胸膜腔内注射溶栓剂可以作为胸腔镜手术后的二线治疗手段,也可用于治疗亚急性血胸促进引流[143,144]。

在过去的 10 年间,引流血胸所使用的胸腔引流管有越来越细的趋势[135]。Inaba 等用 28 ～ 32F 引流管和 36 ～ 40F 引流管作对比后发现,初次引流量、胸腔引流管留置时间均相似,两组间的引流管相关并发症和再次置管率均无明显差异[145]。最近的一项动物实验从流体力学的角度证实了小号引流管对血胸引流的效果与大号引流管相当。Niinami 等报道 19F 硅胶引流管的引流效果是 11L/小时[146](图 76-9)。同样的,Kulvatunyou 和同事也报道了 14F 猪尾套管引流血液的效率和大口径传统引流管相当,并且并发症无明显增加[147]。

(3)乳糜胸:创伤性乳糜胸是由于外伤引起的胸导管破损造成的,非常少见。乳糜胸表现为胸膜腔积聚由胃肠道来源的牛奶样渗出物,如果渗出物甘油三酯含量大于 110mg/dl,无论

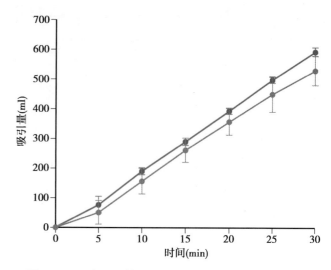

图 76-9　两种不同管径的引流管引流效率对比。小管(19F,蓝色)在引流液体的效率上和大管(28F,棕色)相当。(From Niinami H, Tabata M, Takeuchi Y, Umezu M: Experimental assessment of the drainage capacity of small silastic chest drains. *Asian Cardiovasc Thorac Ann* 14:223-226,2006.)

否有淋巴细胞聚集均可以明确诊断[148]。初始治疗包括促进肺扩张,胃肠外营养支持和奥曲肽注射。如果保守治疗失败,则需要考虑胸导管栓塞或外科手术干预[149]。然而,目前对保守治疗的最佳时限还没有明确。

(4)外伤后肺囊肿/血肿:也称为外伤后假性肺囊肿,是肺撕裂伤后在肺实质内形成的腔隙(电子图 76-9)。没有症状的患者可于保守治疗数周后痊愈。如果并发囊内感染,可以使用抗生素或 CT 引导下穿刺引流。若微创治疗失败可以行手术切除(胸腔镜或开胸手术)。

(七)气管支气管损伤

气管支气管损伤一般有两种表现,这取决于损伤的部位、大小和与胸膜腔的关系。一种是症状立即表现出来并需要立即处理(11%);另一种症状隐匿,难于诊断[150,151]。2/3 的患者不能在 24 小时内明确诊断,10% 的患者在体格检查和放射影像学检查中均未发现胸部损伤[150]。在第二种患者中延迟修补并未发现并发症明显增加。气管支气管损伤邻近的大血管撕裂是引起死亡的主要原因[152]。即使是完全断裂,周围的结缔组织也能保持气管支气管的连续性。钝性暴力导致气管支气管树损伤的机制有三种:气管和脊柱挤压导致破裂、声门闭合时胸内压增高导致破裂和剪切力撕裂[153]。

绝大部分气管支气管损伤出现在距隆突 2.5cm 内,以累及主支气管的损伤为主(86%)。患者的临床表现包括呼吸困难(最常见)、声音嘶哑、喘鸣、咯血、捻发音或呼吸窘迫。典型的影像学表现有垂肺征,Oh 等首先于 1969 年进行了描述,这是支气管断裂的典型征象。患者如果有气胸这一征象会更加明显,如果只有气胸,压缩的肺组织会向肺门聚集(向心性移位),而合并支气管断裂则肺组织会向侧胸壁移动(外周性移位)(图 76-10)。CT 扫描可以证实支气管不连续(电子图 76-10 和视频 76-3)和纵隔气肿。纵隔气肿或难治性气胸应怀疑有气管或近端支气管断

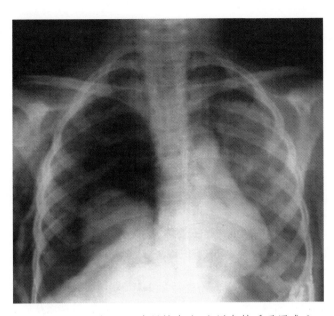

图76-10 垂肺征。8岁男性患儿,主诉急性呼吸困难6小时后拍摄的胸片。双侧气胸,以右侧为主。胸壁及纵隔软组织广泛气肿。右肺位于肺门下方(垂肺征),常常提示完全的主支气管断裂。右侧已行胸腔闭式引流,但右侧大量气胸无明显改善。(From Savas R, Alper H: Fallen lung sign: radiographic findings. *Diagn Interv Radiol* 14:120-121,2008.)

裂。纤维支气管镜检查可以明确诊断。

对于严重的威胁生命的气管支气管断裂必须立即修补,但是对于小的部分损伤,选择性插管或密切观察也可以取得良好的效果[7,154]。

伤后没有及时明确诊断导致的迟发并发症包括支气管胸膜瘘、肺不张、支气管扩张和阻塞性肺炎,以及纵隔感染和颈部脓肿等严重并发症。

(八)膈肌损伤

膈肌损伤少见但是后果严重,常可致命,占钝性伤患者的比例不到1%,但死亡率高达21%[155]。超过90%为车祸造成。2/3的膈肌损伤发生在左侧,可能是由于肝脏在右侧形成了缓冲垫。由于膈肌破裂致伤暴力相对较大,膈肌损伤往往伴随肺(77%)、肝脏(52%)、脾脏(32%)和胃(19%)的损伤[155]。

体格检查对于膈肌破裂的诊断是不确切的。大部分膈肌穿刺伤可以完全没有症状。钝性伤患者有呼吸困难和疼痛,但这些症状并没有特异性。胸部X线平片诊断能检出不到50%的左侧膈肌破裂(电子图76-11)和仅仅17%的右侧膈肌破裂[156](图76-11)。CT扫描诊断钝性膈肌破裂敏感性较高。膈肌损伤的影像学征象包括:鼻饲管位于膈肌轮廓上方,膈肌不连续,腹腔脏器疝入胸腔(电子图76-12),膈肌增厚(电子图76-13),驼峰征,镶边征,相关脏器征(电子图76-14),项圈征(电子图76-15),以及悬挂征[157,158]。

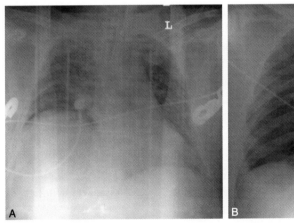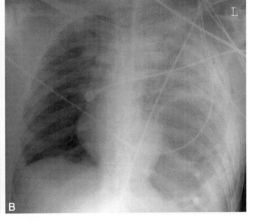

图76-11 外伤性膈肌破裂。A.右侧膈肌损伤。胸部正位片提示除右侧膈肌明显升高外无明显特殊发现。但是在这类创伤患者中,肝脏可以经过膈肌的破口疝入右侧胸腔,表现类似于右侧膈肌抬高。B.左侧膈肌损伤。胸部正位片示胃疝入左侧胸腔,提示左侧膈肌严重撕裂

所有的急性膈肌损伤均应该手术修补。对于外伤性膈疝的自然病程研究很少,但是腹腔的正压和胸腔的负压长时间作用会使更多的腹腔脏器进入胸腔。对于左侧的胸腹穿刺伤,如果没有急诊胸腔手术探查的适应证,建议行诊断性腹腔镜探查,因为有20%的患者有膈肌损伤[159,160]。

二、肺爆震伤

(一)引言

随着世界范围内恐怖炸弹袭击的增加,导致出现大量的爆震伤[161]。爆震伤患者需要接受专业推荐的标准创伤检查。另外,这样的患者还会表现出爆震伤特有的肺损伤[162]。

由于炸弹种类、爆炸位置和针对人群的不同(军队或平民),爆震伤员的伤情表现也不同。部队伤员与平民伤员有截然不同的特点。部队伤员一般为年轻人,平时身体状况良好,一般都有防弹衣保护其胸部和腹部,平民伤员则从小孩到老年人都有,并且没有身体护具。因此平民伤员的胸腹脏器损伤较部队伤员多。一般来说,爆震伤员会遭受多重穿透和钝性损伤,包括创伤性肢体离断。根据爆炸的不同阶段爆震伤分为以下类型:①直接爆震伤;②间接爆震伤;③三级爆震伤;④四级爆震伤[162]。

（二）直接爆震伤

直接爆震伤来自于爆震波的直接作用（见后文）。表面存在不同密度介质的器官更易受到爆震波的损伤，如气体和组织之间或液体与气体之间。受伤表现为肺气压伤、鼓膜破裂、胃肠道挫伤/穿孔，以及创伤性肢体离断。先前用鼓膜破裂作为爆震伤伤情严重的标志，但近期研究表明其敏感性和特异性均较差，并不可靠[163]。现在倾向于用以下标准作为爆震伤伤情严重的标志：①体表烧伤面积大于10%；②头面部骨折；③头部和躯干的穿透伤[163]。

（三）间接爆震伤

间接爆震伤是由爆炸引起的碎片穿透造成。这些碎片包括炸弹破片和从其他受害者身体来源的骨骼和牙齿等。有个案报道爆震伤生物碎片可传播乙型肝炎[164,165]。理论上也可以传播丙型肝炎和HIV病毒。

（四）三级爆震伤

三级爆震伤主要是由伤者被爆震波冲击后撞上硬物造成。爆炸后掉落的碎片撞击和挤压造成的伤害也归入此类。

（五）四级爆震伤

四级爆震伤包括其他所有跟爆炸相关的损伤，如烧伤、窒息、辐射、中毒、心理创伤和治疗过程中的病情恶化。

（六）爆震波的物理特点

爆炸是固体或液体产生化学反应在极短时间内气化所造成的。爆炸释放其能量的主要方式是冲击波，在巨大压力的推动下冲击波传播速度超过音速[166]。结果导致伤者先感受到爆炸冲击波再听到声音。在开放空间中，爆炸冲击波的传播方式是可以通过波的物理特性来预测的[167]。

爆炸发生在有限的空间或水中则破坏力更加惊人和致命[162,164]。在这样的条件下，冲击波会在两种不同的介质表面进行反弹，如冲击波碰到墙壁或气液交界面。反射回来的冲击波和原有冲击波形成叠加后能量更加强大，形成更致命的冲击波。另外，冲击波可以被角度超过40°的平面反射，增强来波形成新的冲击波。这一现象被称为"马赫效应的形成"[168]。研究表明发生在角落里的爆炸威力是发生在空旷地带的8倍[164]。

爆炸对人体的伤害是由爆炸冲击波直接作用于人体造成的。由于人体组织密度的不均匀性，爆炸冲击波穿过人体组织时会在不均匀组织的表面之间反射造成破坏。例如，肺爆震伤是由于冲击波进入充满液气反射面的肺组织后波幅不断改变造成的损伤。其他有气体和组织交界平面的器官包括胃肠道、鼓膜和肢体，特别是肢体中不同密度的组织如软组织、骨组织等与空气形成了多个不同平面，且位置比较集中。根据生理学机制的不同可把造成这些损伤的机制分为三类：①散裂力；②内爆力；③惯性力[162,167]。

1. 散裂力

当冲击波使一种组织碎裂进入另一种组织的时候散裂力起了主要作用，常常是高密度的组织会进入低密度组织。例如，散裂力导致血液从毛细血管进入肺泡，引起肺泡出血。

2. 内爆力

冲击波的高压面进入人体时内爆力起主要作用。结果就是气体被快速压缩然后重新膨胀造成伤害。例如，被冲击波压缩的空气进入肺泡后重新膨胀引起肺气压伤。另外，这种气体密度的快速变化可能会导致空气栓子进入循环系统。

3. 惯性力

惯性力出现在当不同密度的组织吸收冲击波的能量不同而造成组织损害。结果导致不同的组织运动的速度不同。不同的组织平面剪切力不同，造成大面积损伤，典型的表现是组织撕裂和肢体离断。

肺爆震伤的至伤机制包含了上述所有力的作用。一开始是肺泡结构的破坏，紧接着肺泡出血。在肺泡中游离的血红蛋白导致自由基的形成，加重其水肿和早期炎症反应[169,170]。白细胞聚集并释放炎症因子在伤后12~24小时内导致肺上皮细胞破坏，以及在24~56小时内的血管内皮细胞破坏。这些级联放大的炎症反应导致ARDS。

组织学检查肺爆震伤表现为血管周围水肿，在伤后12小时内的肺泡扩张、出血，和进一步的上皮破坏并与基底膜分离[169,170]。

（七）肺爆震伤的治疗

肺爆震伤的初始治疗应该遵循标准局部创伤处理共识和高级创伤后生命支持教材。爆炸后幸存的直接肺爆震伤的患者死亡率达11%，这意味着其中的部分伤者伤情严重。

肺爆震伤的临床表现包括：气短、咳嗽、胸痛、咯血、发绀和呼吸急促。低氧血症比较典型，但在伤后的最初几个小时可能不会进展。而一项研究发现只有28%的患者在初次就诊中出现低氧血症[170]。

所有怀疑肺爆震伤的患者均应尽快行胸片检查。胸片检查不但能发现经典的蝙蝠翅现象，还可以显示皮下气肿、气胸、肺间质气肿、心包积气、纵隔气肿和腹腔积气。

直接肺爆震伤的患者治疗与ARDS类似。包括限制液体入量以减少肺水肿的几率，在不引起高碳酸血症的前提下运用低潮气量肺保护通气，降低呼吸峰压和平台期压力[171]。难治性患者可考虑行一氧化氮吸入、前列环素吸入和开放肺通气策略。然而，运用体外膜肺治疗需更加小心。肺爆震伤的患者有肺泡出血的潜在病理生理改变，有报道称运用体外膜肺期间的抗凝治疗可以引起灾难性的肺出血[172]。

肺爆震伤出现空气栓塞很罕见，治疗目的是阻止气栓进一步进入循环系统。可以行左侧卧，头低脚高位，使气栓存留在左心尖。减小正压通气压力以减少呼吸峰压，也可以考虑行高压氧治疗。由于CT扫描、心脏超声和眼底镜检查视网膜气泡均不可靠，故空气栓塞只是临床诊断。

肺爆震伤后幸存的患者有极好的长期生存率。一项研究表明，伤后一年的患者肺功能恢复正常，肺部并发症极少[173]。

（八）胸外伤患者的急救处理和诊断方法

每个外伤患者的评估都应该从"ABCs"（气道、呼吸和循环）开始。一旦怀疑张力性气胸应该立即对胸膜腔进行置管减压。在评估完"ABCs"后紧接着应该是完整的体格检查，重点关注患者的呼吸音是否减低,颈静脉的扩张程度,是否有皮下气肿,是否有上肢脉搏或神经功能缺失。

如果考虑胸部损伤而患者的生命体征平稳,检查应该从胸片和胸部超声开始。胸部超声检查是以体格检查的结果为依据及补充。胸部超声应该仔细的检查每个患者的心包和双侧胸腔。大量的或临床症状明显的气胸应该在离开急诊室之前立即处理。根据胸片和超声的结果决定患者是否需要行 CT 扫描或纤维支气管镜检查来明确伤情。

关键点

- 绝大部分气胸和血胸的患者只需要安置胸腔闭式引流即可。
- 充分的镇痛是治疗肋骨骨折和连枷胸的基础。
- 肺挫伤是一系列并发症的始动因素,而且能引起全身免疫功能障碍。
- 隐匿性气胸可以密切观察,无需处理,甚至在正压通气的患者也是如此。
- 肺爆震伤是一种特殊类型的肺损伤,常见于处于密闭空间内的爆炸幸存者。
- 肺爆震伤的诊断需要基于临床观察和胸部平片才能确诊。爆震伤后的肺损伤是引起患者死亡的主要因素。
- 肺爆震伤的处理大部分是支持治疗,与处理急性呼吸窘迫综合征类似。

（马林 译,刘伦旭 校）

参考文献

以下是主要的文献,完整的文献请登录 ExpertConsult 查阅。

Batchinsky AI, Weiss WB, Jordan BS, et al: Ventilation-perfusion relationships following experimental pulmonary contusion. *J Appl Physiol* 103:895–902, 2007.

Burlew CC, Moore EE, Moore FA, et al: Western Trauma Association Critical Decisions in Trauma: resuscitative thoracotomy. *J Trauma Acute Care Surg* 73:1357–1361, 2012.

Cryer HG, Mavroudis C, Yu J, et al: Shock, transfusion, and pneumonectomy. Death is due to right heart failure and increased pulmonary vascular resistance. *Ann Surg* 212:197–201, 1990.

DuBose J, Inaba K, Okoye O, et al: Development of posttraumatic empyema in patients with retained hemothorax: results of a prospective, observational AAST study. *J Trauma Acute Care Surg* 73:752–757, 2012.

Ha DV, Johnson D: High frequency oscillatory ventilation in the management of a high output bronchopleural fistula: a case report. *Can J Anaesth* 51:78–83, 2004.

Hernandez G, Fernandez R, Lopez-Reina P, et al: Noninvasive ventilation reduces intubation in chest trauma–related hypoxemia: a randomized clinical trial. *Chest* 137:74–80, 2010.

Inaba K, Branco BC, Eckstein M, et al: Optimal positioning for emergent needle thoracostomy: a cadaver-based study. *J Trauma* 71:1099–1103, discussion 1103, 2011.

Karmakar MK, Ho AM: Acute pain management of patients with multiple fractured ribs. *J Trauma* 54:615–625, 2003.

Karmy-Jones R, Jurkovich GJ, Shatz DV, et al: Management of traumatic lung injury: a Western Trauma Association Multicenter review. *J Trauma* 51:1049–1053, 2001.

Lavery GG, Lowry KG: Management of blast injuries and shock lung. *Curr Opin Anaesthesiol* 17:151–157, 2004.

Marasco SF, Davies AR, Cooper J, et al: Prospective randomized controlled trial of operative rib fixation in traumatic flail chest. *J Am Coll Surg* 216:924–932, 2013.

Mohta M, Verma P, Saxena AK, et al: Prospective, randomized comparison of continous thoracic epidural and thoracic paravertebral infusion in patients with unilateral multiple fracture ribs—a pilot study. *J Trauma* 66:1096–1101, 2009.

Mowery NT, Gunter OL, Collier BR, et al: Practice management guidelines for management of hemothorax and occult pneumothorax. *J Trauma* 70:510–518, 2011.

Nirula R, Mayberry JC: Rib fracture fixation: controversies and technical challenges. *Am Surg* 76:793–802, 2010.

Simon B, Ebert J, Bokhari F, et al: Management of pulmonary contusion and flail chest: an Eastern Association for the Surgery of Trauma practice management guideline. *J Trauma Acute Care Surg* 73:S351–S361, 2012.

Simon BJ, Cushman J, Barraco R, et al: Pain management guidelines for blunt thoracic trauma. *J Trauma* 59:1256–1267, 2005.

Todd SRM, Michael M, Holcomb JB, et al: A multidisciplinary clinical pathway decreases rib fracture-associated infectious morbidity and mortality in high-risk trauma patients. *Am J Surg* 192:806–811, 2006.

Velmahos GC, Karaiskakis M, Salim A, et al: Normal electrocardiography and serum troponin I levels preclude the presence of clinically significant blunt cardiac injury. *J Trauma* 54:45–50, discussion 50–41, 2003.

Walkey AJ, Nair S, Papadopoulos S, et al: Use of airway pressure release ventilation is associated with a reduced incidence of ventilator-associated pneumonia in patients with pulmonary contusion. *J Trauma* 70:E42–E47, 2011.

Yeh DD, Schecter WP: Primary blast injuries—an updated concise review. *World J Surg* 36:966–972, 2012.

Ziegler D, Agarwal N: The morbidity and mortality of rib fractures. *J Trauma* 37:975–979, 1994.

第77章　高原病

ANDREW M. LUKS, MD · ROBERT B. SCHOENE, MD · ERIK R. SWENSON, MD

一、引言

近一亿人生活在海拔高于2500m以上的高原地区，这些高原地区主要分布于北美落基山脉、南美安第斯山脉、东非埃塞俄比亚高地以及亚洲中南部的喜马拉雅山脉。这些地区的人们已逐渐形成适应海拔高达5000m地区的生活能力，但某些情况下，高海拔地区环境也会导致部分居民形成一些慢性疾病。除长期居民外，有许多平原地区的人也不时前往高海拔地区进行工作和娱乐。这些较为急性的高原环境暴露也导致了出现急性高原病或原有疾病的高原相关性恶化。随着对这些风险的了解越来越深入，人们开始寻找前往这些地区时合理规避相关风险的举措。因此，希望能够通过咨询医师得到尽量减少风险以及解决问题的相关指导。

本章回顾了人体对高原的正常适应过程，特别是在大气压降低情况下空气中氧气向组织内转运时的代偿性变化。讨论了急性和慢性适应过程，并探究了决定适应极限及影响高原表现的因素。此外，本章节还回顾了适应不良的后果——急性和慢性高原反应，并且讨论了处理这些问题的策略。最后，也为计划进行高原旅行但具有潜在医学问题的旅行者提供了建议。

二、对高原的适应

当空气中氧气转移至组织内时，氧分压（PO_2）减小。通气、局部通气与血流的匹配、氧气自空气至血液的扩散、循环内运输、氧气自血液至组织的弥散以及线粒体中的新陈代谢是构成氧气运输链中的各个环节。随着海拔升高，大气压逐渐下降（表77-1），这一运输链中每个环节的PO_2均低于其在海平面时的数值。在此运输链中的各个环节中，均发生着不同程度的代偿反应，以升高PO_2维持充足的氧气运输，从而提高机体对低氧环境的耐受。

适应过程对于高原生存极为重要。如果有人通过直升飞机自海平面突然急速上升到珠穆朗玛峰（8848m）山顶，他会在几分钟内失去意识并很快死亡，而以适当速度缓慢上升的登山者可在没有明显影响的情况下完成攀登，因为他的身体适应了低氧环境。自十九世纪后半期开始，研究者就已对这些适应性反应进行了全面的研究并发表了大量的文献，Swenson和Bartsch以及West和同事们对这些研究进行了深入的总结。下文总结了对高原的适应性反应的关键特征。

表77-1　美国标准大气压：海拔、大气压和吸入氧分压*

海拔 （m）	海拔 （英尺）	大气压 （mmHg）	吸入 PO_2 （mmHg）
0	0	760	159
1000	3280	674	141
2000	6560	596	125
3000	9840	526	110
4000	13 120	463	97
5000	16 400	405	85
6000	19 680	354	79
8000	26 240	268	56
8848	29 028	253	43

* 除8848m之外的数值均来自于中分纬度（45°N）。在较高纬度时有更大差异。

Modified with permission from Altman PL, Dittmer DS, editors: *Respiration and circulation*. Bethesda, 1971, pp 12-13.

（一）肺适应

1. 通气控制

急性反应。 当机体急性暴露于低氧环境中，其肺泡通气增加，这一反应即低氧通气反应（hypoxic ventilator response，HVR）。它最大程度地减少了肺泡PO_2的降低（图77-1）。不同个体的这一反应程度不同，此反应在随后提到的高原适应、适应不良和高原表现中发挥着重要作用。在动脉PO_2下降至低于60mmHg之前，通气通常不会出现很大程度增加。在某一特定海拔高度，通气在数周内持续增加，这一过程称为通气适应。在极高海拔时，每分钟通气量的增加可能极为显著，表明出现了很大的代谢消耗。在靠近珠穆朗玛峰山顶的某处（海拔8400m，大气压约为

272mmHg），采集多人数据所得到的结果显示，平均动脉 PCO_2 为 13mmHg。尽管吸入 PO_2 仅为 47mmHg，但平均动脉 PO_2 仍可维持在 30mmHg 左右。

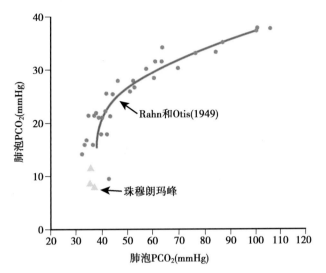

图77-1　氧气-二氧化碳示意图，显示了个体在高原地区肺泡内的气体组成。圆点代表由 Rahn 和 Otis 采集的数据（Rahn H，Otis AB：Man's respiratory response during and after acclimatization to high altitude. *Am J Physiol* 157：445-449，1949），三角形代表在珠穆朗玛峰的三个海拔高度所测得的数据，结果显示在极高海拔时，显著的过度通气使肺泡 PO_2 维持在 35mmHg 左右。（From West JB，Hackett PH，Maret KH，et al：Pulmonary gas exchange on the summit of Mt. Everest. *J Appl Physiol* 55：678-687，1983.）

HVR 由位于颈动脉体中的外周化学感受器介导。来自于整个颈动脉窦的神经放电与动脉 PO_2 降低呈双曲线形相关关系，颈动脉体外周化学感受器的手术切除（例如用于治疗顽固性呼吸困难的颈动脉内膜切除术或双侧颈动脉体切除术）可导致机体丧失对急性缺氧的通气反应。

人体在相对恒定的低氧刺激反应中，通气量随着时间而增加（图77-2）。在初始高原暴露后，每分钟通气量急剧升高，而脊髓和外周化学传感器处的动脉 PCO_2 减少并抑制了通气反应。随后，通气量持续增加数天甚至数月。以往对于通气量持续进行性增加的解释是肾脏对呼吸性碱中毒的代偿较慢，使得低氧刺激对通气的影响几乎全部表现出来。但是，血液酸碱度测定结果显示，当通气量增加时，低碳酸性碱血症依然持续存在。这表明除肾脏代偿之外，还存在其他机制导致了这一变化，而肾脏代偿在 3～4 天内完成。在海拔 3100m 处停留长达 3 周的期间内，脑脊液（CSF）和脊髓化学感受器处存在相对性酸中毒，从而引起了通气增加，但腰大池 CSF 仍保持碱性。而在去适应期间，即使动脉 PCO_2 以及血液和 CSF 的 pH 恢复到正常时，机体仍存在过度通气。脑间质和细胞内液体的 pH 也没有表现出能够解释通气增加的变化。这些结果表明，除氢离子以外，还存在其他介质引起高原停留期间的过度通气反应。其中一种可能的介质是大脑中通过促红细胞生成素受体发挥作用的促红细胞生成素信号分子。另一个可能促进通气进行性增加的因素是颈动脉体对低氧的敏感性随时间逐渐增加。

（1）间歇性低氧暴露：通气量持续性增加通常与持续数天

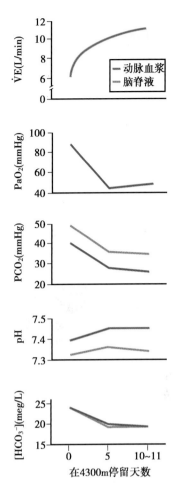

图77-2　在海拔 4300m 处停留 10～11 天期间的通气适应性变化。由于脑脊液酸碱度变化与血浆变化一致，通气量持续增加。HCO_3^-，碳酸氢根；PaO_2，动脉氧分压；PCO_2，二氧化碳分压；$\dot{V}E$，每分钟通气量。（From Forster HV，Dempsey JA，Chosy LW：Incomplete compensation of CSF［H^+］in man during acclimatization to high altitude ［4300m］. *J Appl Physiol* 38：1067-1072，1975.）

至数周的低氧暴露有关。较短时间的间歇性低氧暴露也会影响对于氧气和二氧化碳的通气反应。目前研究主要集中于低氧刺激引发生理反应所必需的"剂量"和频率。例如，在有 CO_2 和无 CO_2（即不同浓度 PCO_2）的低氧（呼气末 PO_2 = 55mmHg）环境下暴露 8 小时，与对照组相比，可增加对二氧化碳的化学敏感性，而在模拟的 4500m 海拔以每天 1 小时的低氧暴露与暴露后低氧期间的 HVR 增加、通气当量（$\dot{V}E/\dot{V}O_2$）和动脉 SO_2 有关。

（2）慢性通气适应：长期高原居民与适应高原的平原地区居民相比，在相同海拔具有较低的通气量和较高的动脉 PCO_2，并对急性低氧通气反应迟钝。迟钝的通气反应与颈动脉体肥大一起发生，可能是一种适应现象，从而使得较低的动脉 PO_2 与低通气相关的呼吸功减少所抵消。

2. 肺功能和力学

随着海拔升高，肺功能以多种方式进行改变。在最初 24 小时中，肺活量下降并且在高原地区始终保持抑制状态。肺活量下降可能的机制包括：间质液体量增加，气道收缩、裹气和一些肺单位的延迟排空、肺血管充血、呼吸肌力量减弱以及低碳酸血症所致的肺顺应性下降。此外,最大呼气流速增加,气道阻力减小。经推测,气道阻力减小的原因可能是空气密度降低,抵消了缺氧和低碳酸血症造成的气道收缩。

与此相反,与非高原原住居民相比,高原居民的肺活量有所增加,其升高幅度取决于在高原地区停留的时间。出生并生长于高原地区的居民比后来才搬至高原地区的居民拥有更大的肺活量。

3. 气体交换

通气与血流灌注匹配。急性低氧期间通气量的增加受到了心输出量和肺灌注增多的匹配。此外,肺泡缺氧引发了低氧性肺血管收缩(hypoxic pulmonary vasoconstriction,HPV),从而增加了肺血管阻力。这些变化导致了血流重新分配至那些在海平面时通常较少充分灌注的肺区域,因此可能改善了 $\dot{V}/\dot{Q}$ 比例,同时改善了气体交换。

弥散:多个因素限制了在高原地区时氧气自肺泡至血液的弥散。大气压下降使得肺泡 PO_2 降低,这反过来降低了弥散的压力梯度,使得在高于 2500m 的海拔地区,即使静止状态下 0.75 秒的预计毛细血管转运时间也可能不足以达到末端毛细血管的氧气弥散平衡;运动时,由于血液通过肺毛细血管的转运时间缩短以及混合静脉 PO_2 下降更多,弥散障碍更为严重。由于低动脉 PO_2 位于氧-血红蛋白解离曲线的陡峭部分,所以 PO_2 很小程度的降低也会导致肺毛细血管氧气含量与在海平面时相比成比例的很大程度的下降。West 和 Wagner 对这些影响因素在珠穆朗玛峰山顶(P_B 约 250mmHg)时的情况进行了模拟,发现远远没有达到肺泡毛细血管氧气弥散平衡(图 77-3)。

随着在高原长期生活,机体肺的弥散能力逐渐增强,但具体机制尚不明确。与旅居者相比,高原居民具有更低的肺泡-动脉氧分压差[$P_{A-a}O_2$],并且弥散能力增强,尽管其通气较少,但静止和运动时的动脉 PO_2 较高。

(二) 心血管适应

1. 心脏反应

随着急性缺氧和动脉氧含量减少,人体通过增加心输出量来维持氧供,因此对于任何给定的劳动强度,心输出量均比海平面时更大。约 1 周后,心输出量与劳动强度之间的关系恢复至位于海平面时的水平。心输出量的增加主要是因为心率加快而非每搏输出量增加。实际上,每搏输出量在最初高原暴露时是下降的,并且在适应过程中始终低于海平面时水平。有研究显示,在低氧环境下心肌收缩能力得到保持,因此每搏输出量减小的原因并非心肌功能受到抑制;与此相反,原因可能是血浆容量减少造成的前负荷降低。当旅居者急性暴露至高原环境下其体循环血压增加,这可能是交感神经兴奋性增加造成的,但随着时间延长会逐渐降低。实际上,在搬至高原仅 1~2 年后,许多人会出现体循环血压降低,可能是低氧环境对全身动脉平滑肌造成的舒张作用引起的继发影响。

2. 血流动力学反应

在高原地区,低肺泡 PO_2 导致肺血管收缩,此反应被称为

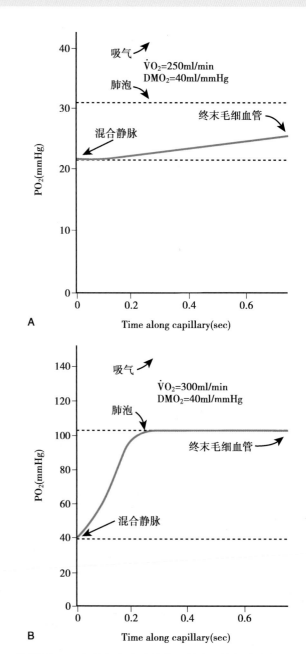

图 77-3 一名登山者在珠穆朗玛峰山顶(A)(大气压 = 250m,吸入 $PO_2 = 43mmHg$)和海平面水平(B)(大气压 = 760mmHg,吸入 $PO_2 = 150mmHg$)处于静止时肺毛细血管内氧分压(PO_2)的计算时间过程的比较。在海平面时,有足够的时间进行肺泡和末端毛细血管的氧气平衡,而在极高海拔地区,即使是静止时,当假定红细胞的转运时间与在海平面处类似时,也无法达到完全平衡,导致末端毛细血管的血液并未完全饱和。 $\dot{V}O_2$,耗氧量;DMO_2 ,肺泡毛细血管膜的弥散能力。(From West JB,Wagner PD:Predicted gas exchange on the summit of Mt. Everest. *Respir-Physiol* 42:1-16,1980.)

HPV。在肺泡 PO_2 降低至 70mmHg 之前肺动脉压增加很少,而降至该点以下后肺动脉压随即出现明显的升高(图 77-4)。但是,这一反应存在很大的个体差异。

慢性低氧暴露可导致肺血管阻力和肺动脉压力出现更大程度的增加,因为肺血管收缩、红细胞增多引起高黏血症,以及平

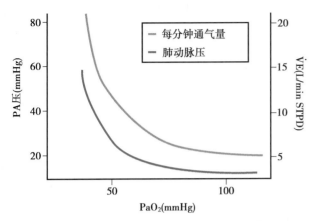

图 77-4 动脉氧分压（PaO₂）与每分钟通气量（V̇E）和肺动脉（PA）压之间的关系。尽管个体间存在差异，但在 PaO₂ 下降至 70mmHg 之前通气量和肺血管反应均未增加。（From Reeves JT，Wagner WW Jr，McMurtry F，et al：Physiological effects of highaltitude on the pulmonary circulation. In Robertshaw D，editor：*International review of physiology：environmental physiology Ⅲ*. Baltimore，1979，University Park Press，pp 289-310. ）

滑肌肥大和胶原蛋白增生而出现大量血管重构。这些变化的准确时间过程还不清楚。在一项长达 40 天的模拟珠穆朗玛峰攀登（Operation Everest Ⅱ）研究中，Groves 及同事将个体暴露于逐渐降低的吸入 PO₂ 环境中，证实了肺血管阻力增加了三倍以上。有趣的是，在 40 天后，吸入 100% 的氧气也未能将肺血管阻力恢复至海平面水平。这一结果表明肺血管系统可在仅仅数周内重构。根据变化的严重程度不同，特别是内膜纤维化的程度不同，可能需要在低海拔地区数月或数年的时间来逆转肺动脉高压。

（三）血液系统适应

1. 红细胞生成反应

血红蛋白浓度在进入高海拔地区的 1～2 天内即升高，并且会在数周内持续上升。最开始的升高原因是多尿导致的血液浓缩；随后的变化是由红细胞生成增多造成的，而红细胞生成增多的原因是低氧介导的肾脏释放促红细胞生成素增加。血浆促红细胞生成素水平在登高的 24～48 小时内增高，随后 3 周内随着逐渐适应高原环境而下降。红细胞压积和血容量均有所增加。这一红细胞生成反应在海拔下降时停止，并且红细胞压积会在约 3 周内恢复至海平面水平。

尽管红细胞压积通常随海拔升高而增加，但在旅居者和高原居民中均存在个体差异。在不同高原地区人群中也可观察到类似的差异，这可能是由基因决定的：安第斯山脉原住民具有比喜马拉雅山脉或埃塞俄比亚高原居民更强的红细胞生成能力。目前还不清楚安第斯山脉原住民的红细胞生成能力更强是由遗传因素决定，还是环境暴露如矿区内或附近的钴水平很高或低氧肾感受的红细胞生成反应上调导致。

尽管血红蛋白浓度上升可使得动脉氧含量增高，它也可能使氧供减弱，当红细胞压积达到 60% 时，血液黏度足以增加至损害心输出量并限制微循环系统的灌注。

2. 氧气-血红蛋白亲和力

通过血液进行的氧运输也会受到氧气-血红蛋白亲和力的影响，主要由氧气-血红蛋白解离曲线的形状和位置特征决定。氧气-血红蛋白相互关系的一个重要特征是当动脉 PO₂ 下降至低于 60mmHg 时解离曲线变陡峭。因此，随着海拔上升，动脉 PO₂ 下降至血红蛋白的氧气含量陡峭下降而 PO₂ 仅少量降低的范围。

为了减轻对氧气运输的潜在严重影响，氧气-血红蛋白关系发生了适应性变化。例如，随着初始高原暴露及由此产生的呼吸性碱中毒，氧离曲线向左偏移。这种偏移增强了肺部的氧气负荷并且增加了动脉氧气含量，但其代价是组织中的氧气卸载能力降低。随着时间延长，该曲线偏移回到右边，这是对 2,3-二磷酸甘油酸浓度增高以及呼吸性碱中毒的肾脏代偿反应，并且改善了组织中的氧气解离状况。

3. 凝血

凝血系统并未表现出一致的变化，高原环境对于血小板计数、出血时间以及凝血酶和纤维蛋白形成标记物的影响相互矛盾。在高原性肺水肿（high altitude pulmonarye dema，HAPE）患者中，纤维蛋白原水平升高以及血凝块溶解时间延长，这一结果被视为是血栓形成和血小板聚集可能会促成此疾病的证据。但是，Bartsch 及其同事对出现 HAPE 的受试者进行了严谨的纵向研究，总结认为血小板和凝血变化并没有发挥致病作用。在高原环境的血栓风险可能与潜在的凝血障碍有关，但还需进一步研究。

（四）组织适应

在氧气运输的最后阶段，氧气自血浆转移至线粒体中氧化磷酸化部位。氧气从毛细血管至细胞质的转移需要 10mmHg 的驱动压进行，而从细胞质至线粒体的转移仅需要 1～2mmHg 的驱动压。在海拔升至一定水平时，毛细血管 PO₂ 可能会下降至影响氧气从血浆至线粒体的水平。机体结构改变和生化反应（例如减小肌纤维大小从而减少从血液到线粒体的转移距离、肌红蛋白浓度增加以及氧化代谢中涉及的酶的水平或活性升高）有助于克服这一问题。这种结构改变和代谢适应可能是由基因转录通过低氧诱导因子 1 和 2 来驱动的，这些因子可调节低氧耐受所涉及的数百个基因，如促红细胞生成素、血管内皮细胞生长因子、一氧化氮合酶以及中间代谢中的许多酶。最后，近来也有证据显示，许多细胞表达细胞球蛋白、血红素蛋白，其氧结合和运输特性与肌红蛋白类似，可能在低氧环境中上调并且在适应性反应中发挥了作用。

（五）中枢神经系统适应

1. 脑血流量

急性高原暴露时，低氧引起脑血流量的增加。这在一定程度上可以代偿低碳酸血症引起的脑血管收缩。最终的结果是脑血流量适度增加且增加的脑血流量在白质和灰质之间大致呈平均分布。急性脑血管反应可能具有双相性质，首先是由于急性低碳酸血症引发的脑血流量减少，其后是由于低氧血症导致的脑血流量持续增加。在 4～5 天之后,脑血流量减少,但仍高出海平面平均水平的 13%。脑血流量的增加有助于在动脉氧含量很低时持续保持氧供,直到机体其他适应机制生效,提高动脉血氧气含量。

2. 脑功能

当所处海拔升高时,人体的运动神经,感官和复杂的认知能力逐渐受损。在海拔 3048m,学习能力开始下降;海拔 6100m 时,出现感觉,知觉和运动能力的下降。登山者若不及时补充氧气,攀登到 8500m 或更高时,将会出现短期的记忆受损。海拔升高导致动脉血中二氧化硫快速或中度的降至原有的 85%,损害精神集中和精细动作协调能力,当浓度继续减少至 75% 时,会导致机体判断力变差,易怒和肌肉功能减弱。

个体是否会在高海拔地区发生神经功能障碍很难预测,但结合珠穆朗玛峰实地调查和室内模拟研究珠穆朗玛峰的数据,证明了有高 HVR 和高动脉二氧化硫浓度的个体更容易发生明显的功能障碍。对于这些发现一个可能的解释是那些有强烈HVR 的人可能有更明显的低碳酸性脑血管收缩及更少的大脑氧供。

最近的一项研究中,运用脑 MRI 对曾登上海拔 5895～8848m 的登山者进行分析,发现了大脑皮层下病变的证据,这项研究并没有将这些发现的结果和神经功能障碍联系起来,但是该结果对高原暴露是否会导致永久性脑损伤和神经失调是否会持续提出了一系列的疑问。现有证据表明,海拔急剧升高所导致的学习、记忆和语言表达能力下降会在一年内回归正常水平,但一些精细动作协调的问题可能需要更长时间恢复。

3. 细胞适应机制

当外周组织的细胞球蛋白上调时,颅内神经球蛋白,这一种与血红蛋白和肌红蛋白相关的蛋白,在缺氧应激中表达会上升,可能参与限制神经功能失调或损伤。

(六) 体液平衡与肾功能

进入高原地区,人体会出现利尿和尿钠排泄效应,与 HVR一样,这些外周化学感受器所介导的反应在不同个体间在最初的 24～48 小时内有近 10 倍的差异。在适应高原后,进一步的上升可能导致额外的利尿和尿钠排泄效应。具体原因尚不清楚,但它与肾素、血管紧张素、醛固酮和心房利钠肽水平的变化关系不大。在急性低氧环境中,尿蛋白排泄率增加 2～3 倍,如同时合并高原疾病,尿蛋白排泄率增加更多。

三、在高原地区普通海平面水平活动的变化

(一) 睡眠

失眠在高原是一种常见的问题。在一项药物预防急性高山病(acutemountainsickness,AMS)研究中,超过 70% 的接受安慰剂的患者报告有低质量的睡眠。除了睡眠障碍的主观证据之外,客观证据也证明睡眠质量差,包括觉醒次数增加、睡眠结构改变和周期性呼吸发生率的增加(视频 77-1)。此外,在睡眠中旅居

者和高原居民都经历着最为严重的低氧血症,因为呼吸暂停常伴随着急剧瞬间的氧饱和度下降。

在高原地区发生周期性呼吸的机制在其他地方被总结过,一致观点是睡眠可以消除大部分大脑皮质对呼吸的影响,此时低氧血症主要靠颈动脉化学感受器来代偿。低氧血症所致PCO_2 变化对低氧驱动的影响在于在阻系统中通气的波动。在中等海拔高度地区(<3000m),周期性呼吸随着几天后对高原的适应逐渐消失,但在高海拔地区,周期性呼吸会持续很长一段时间。

高海拔地区睡眠中的周期性呼吸可以通过吸入补充性氧气来消除(图 77-5),同时也可以通过使用呼吸兴奋剂如乙酰唑胺来防治。回顾乙酰唑胺预防 AMS 的试验,相比于安慰剂组,乙酰唑胺组的睡眠质量得到改善。最近,苯二氮䓬类药物——替马西泮也被证实可减少周期性呼吸的发生率,改善睡眠质量,且对第二天的反应时间和觉醒维持无负面效应。伽马氨基丁酸受体药物,包括唑吡坦和扎来普隆,可以改善睡眠质量和睡眠结构,但没有证据表明可以减少周期性呼吸。

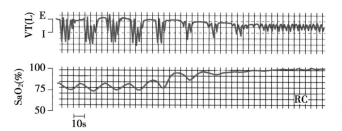

图 77-5　低海拔地区居民在海拔 5400m 处睡眠过程中,吸入空气(左半部分)和氧气(右半部分)时记录的周期性呼吸。上面记录的是潮气量(VT,呼吸量向下),下面记录的是动脉氧饱和度(SaO₂,%)。(From Lahiri S, Maret K,Sherpa MG:Dependence of high-altitude sleep apnea on ventilatory sensitivityto hypoxia. *Respir Physiol* 52:281-301,1983.)

(二) 运动

在高原地区进行运动与在海平面有很多方面的不同。

1. 最大做功

在急性长期缺氧暴露中,最大耗氧量($\dot{V}O_2max$)和做功能力相对于海平面水平均有所减少。海拔每上升 1000m,最大耗氧量减少约 10%。在 0.5atm 水平,$\dot{V}O_2max$ 约为海平面水平的一半;在 0.33atm 水平(如珠穆朗玛峰顶点),$\dot{V}O_2max$ 大约只有海平面水平的 23%。因为最大摄氧量随海拔高度升高而减少,运动高峰期的平均最大每分通气量和心率相对于海平面水平明显减少(图 77-6)。

2. 通气量

由于空气密度的降低和氧气量的减少,在高海拔地区要获得相同的摄氧量需要更大的通气量。因此,在海平面相比,高原地区对运动的通气反应增强。例如,位于海拔 6300m 处时,特定代谢率情况下的通气量(通气当量,$\dot{V}E/\dot{V}O_2$)几乎是海平面水平的四倍。这种通气量的增加是海拔高度上升和个体 HVR 的

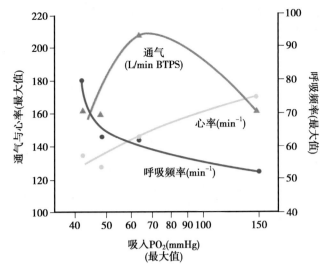

图 77-6　最大通气量（$\dot{V}_{Emax}$）、呼吸频率和心率与吸入 PO_2。吸入 PO_2 为 64mmHg（相当于 6300m 海拔高度）时，由于缺氧对通气的刺激及吸入空气密度的降低，$\dot{V}_{Emax}$ 增加至 200L/min 以上；吸入 PO_2 为 43mmHg（相当于海拔超过 8000m，如珠穆朗玛峰），$\dot{V}_{Emax}$ 减少，这可能是因为低强度劳动代谢需求降低。呼吸频率持续增加。最大心率随海拔升高而减小。（From West JB，Boyer SJ，Graber DJ，et al：Maximal exercise at extreme altitudes on Mount Everest. *J Appl Physiol* 55：688-702，1983.）

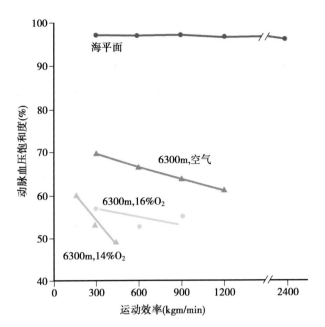

图 77-7　在高原地区动脉血氧饱和度与运动强度的关系。动脉血氧饱和度（%）在海平面不随运动负荷的增加而降低，但在高海拔地区随运动负荷增加而显著降低。这可能与氧气从肺泡转移至红蛋白的弥散受限有关。（From West JB，Boyer SJ，Graber DJ，et al：Maximal exercise at extreme altitudes on Mount Everest. *J Appl Physiol* 55：688-702，1983.）

共同作用的结果。然而通气量的增加也有代价，在极高海拔处，运动时的呼吸耗氧量可能高达总代谢率的 40%，这可能会导致心输出量分配至呼吸肌增多而分配至运动肌肉减少。运动时严重的呼吸困难会影响运动的强度和持续时间；休息时，呼吸困难快速缓解。

3. 气体交换

在海平面，大多数正常人即使运动强度增加，动脉血氧饱和度也基本保持正常。而在高原地区则不同，不管是短期还是长期持续性高原环境暴露，动脉血氧饱和度均随运动强度增加而降低（图 77-7）。肺泡缺氧降低了弥散驱动梯度，同时肺毛细管转移时间因心输出量增加而被缩短，从而引起了弥散障碍（见图 77-3），通气血流比例失调可导致气体交换异常，非均匀性的低氧肺血管反应可导致肺间质液体积聚，反过来引起通气灌注不匹配，进而影响气体交换。

4. 心血管反应

对于某一假定的次最大劳动负荷，在高原运动时，心输出量和心率均高于海平面水平。随着对高原的适应，心输出量恢复至海平面水平，而心率保持较高水平。然而，在高原地区的最大做功能力、最大心率及最大心输出量均较海平面水平有所减少。随着对高原的适应，最大做功能力也无法随时间恢复至海平面水平，最大心输出量、心率和心搏量均保持减少。

在高海拔地区运动时，肺动脉压力会升高。而肺动脉高压是否会影响运动能力尚不清楚。一方面，由于心输出量在适当的运动强度下保持稳定，另一方面，健康旅居者肺血管阻力的增加并未影响其运动。然而，在有关高原适应的研究中，相对于安

慰剂组，在海拔 5245m 处进行最大运动负荷试验前给予磷酸二酯酶抑制剂-西地那非，可降低肺动脉高压，同时提高最大运动负荷。但其他研究并未证实这一结论。西地那非可提高动脉氧合作用，可解释最大运动负荷提高。但肺动脉压力升高是否影响高原地区运动能力尚不清楚。

5. 高原下的运动表现

不同海拔高度对运动表现的影响与活动的类型和在该海拔高度下的停留时间有关。在低于 3000m 的海拔高度下少于两分钟时间内的跑步表现不会受到影响，甚至还可能因为空气密度降低和阻力减少而略有改善。但在较长时间的测试上运动表现呈可预见地减少。即使停留时间延长，也仅能部分恢复至海平面水平。最后，与前述相同，在高海拔下的最大氧气消耗量、峰值心率和峰值每分钟换气量均有所减少。无论停留时间的长短或训练强度如何，这些数值均无法恢复至海平面水平。

6. 高原地区的训练

科学家们对于在高海拔地区生活训练是否有助于提高在低海拔地区的运动能力表现有着很大的兴趣。过去，许多精英长跑运动员在海拔 2000～2500m 的地方接受训练，但是并没有在回到海平面后表现出有效的结果，这是因为运动员并没有在该海拔高度下达到他们在海平面能达到的最大速度和运动功率。最近，人们更感兴趣使用间歇性低氧暴露作为一种替代手段来研究高原适应性训练对海平面运动表现的益处。例如 Beidleman 及其同事发现运动员间歇性暴露在 4300m 高度下持续三周可以提高受训运动员的速度和耐力。Levine 及其同事在他们的代表

性研究中对以下四组良好匹配的运动员进行了研究:①低海拔生活和训练组(1350m);②低海拔生活和高海拔训练组(3000m);③高海拔生活且高海拔训练组;④高海拔生活和低海拔训练组。他们发现高海拔生活低海拔训练组似乎在缺氧调节中受益却没有损失对应的训练强度。这种优势推测是由于在高海拔环境暴露中血红蛋白小幅度升高所致。虽然在红细胞生成反应中,运动表现的提高存在个体差异,但依然观察到这种现象。

由于许多运动员并不能很容易的获得高海拔训练条件,最近的研究热点集中在"如何给运动员一座高山",方式为运动员可以每天在低氧帐篷中生活,这种帐篷可以安装在他们的家中或培训中心。但是根据实践和研究所述,关键的问题在于如何设定低氧暴露的"剂量"和什么水平的运动负荷有助于提升运动员在海平面高度的运动表现。一篇以此为主题的研究综述指出,运动员需要在2000~2500m海拔高度停留至少4周,每天至少22小时,才能获得高海拔生活低海拔训练模型带来的生理益处。然而,在最近的一项安慰剂对照实验中发现在不知自己是否处于"海拔生活"组的精英运动员并没有从这种方法中获得运动能力的提高。

四、适应不良

之前介绍的生理性适应使大多数人拥有在高海拔下暴露的适应性能力。但是不论最后达到何种高度,当以过快的速度上升至海拔2500m以上时,个体可能会发生一些不良反应,同时也可能出现三种形式的急性高原疾病之一:AMS、HAPE和高原脑水肿(HACE)。随着个体在高原上停留时间延长,这些疾病的风险会逐渐下降,因此长期居民并不易受这些问题的影响。然而一些慢性高原疾病比如慢性高原反应和右心衰竭会影响在高原居民人群的健康状况并且已经成为重要的公共健康问题。

(一) 平原地区居民进入高原地区时的问题

1. 易患高原疾病

急性高原疾病的发病率和严重程度取决于几个因素,包括上升的速度、停留时间的长短以及个体的易感性。当天来回的高海拔之旅比在高海拔地区过夜具有更低的发病风险,因为缺氧会在睡眠时加剧,并且暴露时间延长与高海拔过夜有关。高原疾病的易感性在个体之间有很大差别,但是对于某一个体来说,其症状在相同的上升速度和其他条件下往往具有可重复性。而男性和女性对于AMS具有同样的易感性,年轻人和肥胖者易感性可能会稍高。近期前往高海拔地区旅行和在中等高度(>1900m)海拔处居住对机体有保护作用。值得注意的是,良好的身体状况并不具有任何保护作用。现有数据也不足以证明先前存在的慢性疾病会增加高原疾病的易感性。

目前还没有足够的手段可以预测哪类人群将会在海拔的上升过程中罹患高原疾病。HVR和缺氧过程中的动脉血氧饱和度等变量已经被提议作为AMS发病的有效预测指标,但是还没有在进一步的研究中得到验证,而能够可靠预测高原疾病易感性的特异性基因标志物也有待鉴定。Richalet及其同事提出了一个模型以识别具有严重高原疾病风险因素的患者,但是这种预

测工具需要用到低氧条件下的心肺运动测试,因此缺乏大范围使用的基础。

高原性脑水肿易感个体已经显示出对静止缺氧和含氧量正常的运动具有强烈的HPV和剧烈的肺血管反应,但这种关系还没有在前瞻性研究中得到证实。综上所述,目前唯一有效的预测工具就是病人既往在高原地区的经验,特别是在之前和计划中的上升速度和高度情况都相似的时候。

2. 急性高山病

AMS是急性高原疾病的最常见形式,会影响1850m和4240m高度间旅行者中的大约22%~50%。随着普通人群中高原疾病风险意识的提高,一般旅行地区中的发病率都在下降,但在快速攀登至高海拔地区的特定区域,如乞力马扎罗山等地方,高山病仍具有很高的发病率(高达70%)。

(1) 临床表现:AMS的显著症状包括头痛和一个或多个其他症状,包括精神不振、失眠、厌食、恶心、头晕以及严重的情况下呕吐,尽管在最近的讨论中,对于头痛是否可以用作诊断依据仍存在争论。高山病症状在开始上升时并没有立即开始,相反,会在到达2400m高度以上的几个小时后才发作,该症状发作的海拔高度差异在个体之间十分显著。虽然很多人主诉在胸口有压抑感,但在病人休息的时候很少有呼吸窘迫的表现。

AMS通常没有很明确的体征,尽管在有些诊断报告中有听诊呼吸爆破音和外周水肿的记载。体温不存在明显改变,有一些研究报告提到了体温的轻度增加,其他报告指出体温下降1.7℃且代谢率没有变化。具有AMS的个体与健康个体相比其氧饱和度值较低,但在某些特定海拔下,在正常氧饱和度的个体中也可发现AMS。

AMS的临床表现并不具有特异性,在鉴别诊断中也必须考虑其他原因,包括脱水、低温、低钠血症、衰竭、宿醉、一氧化碳中毒、呼吸或脑感染。诊断一般只是基于临床病史,并没有验证性实验。若诊断为AMS而不是更严重的HACE,患者必须接受神经和精神状态检查。

(2) 未经治疗的AMS自然病程:在一项将印度士兵空运至3300~5500m的研究中,失能性疾病通常持续2~5天,但全面复苏往往需要较长的时间。3天之内38%的士兵完全恢复,1周后40%的患者仍患病,13%的患者在1个月后仍有症状。在较低海拔(2700m)睡觉休息的游客,症状持续的平均水平为15个小时(范围:6~94小时)。大多数人在1~3天内会忍受自己的症状或将症状看作病情好转的过程,但有些AMS患者会寻求医疗帮助或被要求下山。很小比例的AMS患者会罹患HACE或HAPE,特别是在不顾病情继续登山时。

(3) 病理生理学:当前的概念强调AMS的脑病因。在严重的疾病中,神经成像和脑活检显示出颅内压增高和脑水肿。脑MRI研究已经显示出在HACE的患者中只有白质而没有灰质水肿,证明水肿是血管源性,并且起源限定于白质。脑MRI也显示AMS患者与正常人相比,脑容量略有增加,并且脑脊液体积减小。随后的研究发现相互矛盾的数据,一些报告表明没有出现与脑水肿一致的变化而其他报告显示了轻度至中度AMS患者的大脑体积有所增加以及细胞毒性水肿的证据。脑水肿的研究提出,AMS的发展在一定程度上取决于将CSF移出颅骨的能力,而具有较小脑室和脑脊液空间的个体处于劣势。这种说法被称

为"紧密结合"假说,可能解释了年轻人中易感性增加的原因,因为中老年人随年龄增长的沟中体积增加可提供更多的空间容纳轻度脑肿胀。

虽然有证据表明脑水肿在严重 AMS 中起作用,但目前还不清楚这是否会导致此疾病的较轻形式。此前一项与 AMS 早期受试者颅内压相关的研究并未能证明脑脊液压力的增加。因为头痛在 AMS 早期出现而此时不太可能出现水肿和颅内压的显著升高,因此应当考虑其他原因。经典的解释是 AMS 的头痛等症状是由脑血管扩张造成的,因为 AMS 症状的严重程度还没有被证实与大脑中动脉血流溢流速度有关。有限的证据表明,5-HT₁ 受体激动剂舒马曲坦可预防 AMS 或治疗高海拔头痛,这表明异常脑血管反应性或神经反应在 AMS 的病理生理学中发挥了作用。另一种解释是,缺氧诱导的血脑屏障变化可以改变具有潜在神经毒性或刺激性的血浆化合物的渗透性。在动物和细胞培养研究中,缺氧已被证明可介导血-脑屏障对大分子的通透性增加,但是并没有在人类中观察到这种现象。这些血脑屏障改变的潜在机制尚不清楚,其他因素如氧自由基和血管内皮生长因子被认为可能参与其中。

在严重的 AMS 患者中发现的可能脑水肿、血管神经性水肿和蛋白尿还表明 AMS 患者有可能存在水盐代谢失衡,并且毛细血管的通透性有所增加。与对照组相比,AMS 易感个体具有较高的醛固酮及抗利尿激素水平,并表现出利尿、净水分流失和低抗利尿激素分泌的表现。最近一项研究确认了关于抗利尿激素参与作用的研究结果,但发现在健康对照组和 AM 易感者之间的醛固酮水平没有差别。激素水平的这些改变不能归因于全身毛细血管通透性或内皮细胞功能障碍的增加,这些患有和没有 AMS 的受试者证明已标记蛋白的总体经血管渗出并没有差别。

肺换气不足也可能造成 AMS 的发病。乙酰唑胺和茶碱这两种呼吸系统兴奋剂可以防止海拔升高导致的供氧失调,并可降低 AMS 的发生率。但目前前瞻性研究没有证明海拔升高之前的低 HVR 水平与高 AMS 发病率之间存在相关性。Bartsch 及其同事证实 AMS 早期患者相比良好适应受试者更容易发生肺换气不足,这表明 HVR 的钝化是 AMS 的结果而不是原因。

(4) 预防: 最近出版的指南已经指出合适的药物和非药物措施可以防止或改善 AMS。因为过快上升到高海拔地区是高原疾病发作的主要危险因素,因此,逐步上升和预备适应环境的休息被认为是预防各种形式的高原疾病的最好办法。在 3000m 以上,建议个人每晚睡眠的海拔高度差不应超过 300~500m,并且应该每间隔 3~4 天或者在急速升高后设置一个适应日,在同一海拔下睡眠两晚。只有一个研究以随机对照的方式试图揭示缓慢上升的好处,严格遵守出版的指南可能因为实际条件的限制而存在困难。旅行者应避免用力过猛,避免大量饮酒或使用麻醉药物,尤其是在睡前,以避免换气不足,这可能会加剧高海拔的低氧血症。这些对策没有经过严格的研究,但代表了根据高海拔地区已知生理变化而采取的公认措施。

药物还可以用于 AMS 预防。用于 AMS 预防的最常用药物是乙酰唑胺。它的主要作用是肾碳酸酐酶抑制,可导致碳酸氢盐利尿反应和代谢性酸中毒,从而反过来刺激换气,增加肺泡氧压,并增强在组织中的氧气解离释放。实际上,药物通过加速数天内的换气适应速度来加速机体对环境的适应。乙酰唑胺对身体其他部分例如外周和中枢化学感受器中的碳酸酐酶的作用也可有助于其预防作用。

乙酰唑胺的合理剂量一直存在争论,但大多数文献一直推荐的剂量为 125~250mg 每日两次(表 77-2)。乙酰唑胺的耐受性很高,最常见的副作用是手、脚和嘴唇感觉异常,还可能出现恶心和嗜睡,以及可能感觉碳酸饮料味道平淡,这可能是由于上颚处二氧化碳水合反应抑制的继发性作用。乙酰唑胺具有磺酰胺基团,因此具有与所有磺胺类药物相同的注意事项。发生交叉反应的可能性较低(约 7%~10%),但也有病例报告记载了具有磺胺过敏史的人在服用乙酰唑胺后产生致命的过敏反应。

表 77-2　正常人和患有潜在疾病的患者对高原疾病药物的使用和剂量

药物	正常个体用药剂量	肝病	慢性肾病	其他重要用药事项
乙酰唑胺	AMS 预防:125 或 250mg 每日两次 AMS 治疗:250mg 每日两次	禁用	GFR < 10ml/min、代谢性酸中毒、低钾血症、高钙血症、高磷血症或肾结石复发的病人禁用	病人有长期高剂量阿司匹林史或肺换气限制时避免使用 FEV₁ < 25% 预测) 磺胺药过敏者慎用 服用托吡酯者禁用
地塞米松	AMS 预防:4mg 每日两次或 2mg 每日四次 HACE 治疗:一次 8mg,之后每 6 小时 4mg	无禁忌;无需调整剂量	无禁忌;无需调整剂量	在糖尿病患者中使用时可能出现血糖值升高 有消化性溃疡或上消化道出血风险的患者禁用 有阿米巴病或类圆线虫病风险的患者慎用
硝苯吡啶	HAPE 预防:20~30mg 缓释剂,每 12 小时一次 HAPE 治疗:20~30mg 缓释剂,每 12 小时一次	减小剂量(10mg 每日两次)	无禁忌;无需调整剂量	同时服用通过 CYP450 3A4 和 1A2 途径代谢药物的患者慎用 与其他抗高血压药物同时使用时慎用

表 77-2　正常人和患有潜在疾病的患者对高原疾病药物的使用和剂量(续)

药物	正常个体用药剂量	肝病	慢性肾病	其他重要用药事项
他达拉非	HAPE 预防:10mg 每日两次 HAPE 治疗:未知	儿童规格 A 和 B:最多每天 10mg 儿童规格 C:禁用他达拉非	当 GFR < 50ml/min 时需要调整剂量。当 GFR 为 30~50ml/min 时,使用 5mg 剂量,48 小时内最多 10mg。如果 GFR < 30ml/min,服用不多于 5mg	胃食管反流的风险增加 同时服用通过 CYP450 3A4 途径代谢药物的患者慎用 避免与硝酸盐或 α 阻滞剂同时使用
西地那非	HAPE 预防:每 8 小时 50mg HAPE 治疗:未知	建议减小剂量。从 25mg 每日三次的剂量开始 有静脉曲张破裂出血风险者禁用	当 GFR < 30ml/min 时需要调整剂量	胃食管反流的风险增加 同时服用通过 CYP450 3A4 途径代谢药物的患者慎用 避免与硝酸盐或 α 阻滞剂同时使用
沙美特罗	HAPE 预防:125μg 每日两次 HAPE 治疗:对 HAPE 治疗无确定作用	数据不足	无禁忌;无需调整剂量	禁止与 β 受体抑制剂、单胺氧化酶抑制剂或三环类抗抑郁药同用 在易发心率失常的冠心病患者中可能有副作用

AMS,急性高山病;FEV$_1$,第 1 秒用力呼气量;GFR,肾小球滤过率;HACE,高原脑水肿;HAPE,高原肺水肿

对于不耐受或不能服用乙酰唑胺的患者,地塞米松是预防 AMS 的有效替代品。几项研究对地塞米松和乙酰唑胺进行了比较,发现这两种药物在预防 AMS 方面的效力大致相同。地塞米松并不能加快适应过程,并且如果服用中断可能会再次出现症状。建议剂量可参见表 77-2。

如前所述,茶碱可以预防 AMS 但鉴于该药物的治疗窗口窄,不推荐将其用于 AMS 的治疗。关于银杏萃取物对 AMS 预防的作用,相关报道结论并不一致,这可能是由制造商之间不同的生产标准造成的,因此也不推荐用于 AMS 预防。近期部分研究还集中在探讨布洛芬对 AMS 预防的潜在作用,但尚未证明此药物预防 AMS 的作用优于乙酰唑胺,所以暂不将其纳入标准建议。

在大多数情况下,药物预防是没有必要的,海拔缓慢升高已足以有效预防 AMS。药物预防适用于那些已知具有高原疾病高风险的人群,如已知对 AMS 易感且正要返回过去曾发病海拔高度地区的人群,要飞行至高海拔目的地(例如拉巴斯,玻利维亚)的人群,或是工作需要迅速提升海拔的人群(例如救援队)等。

(5) **治疗**:一般情况下,海拔降低会导致各种形式的高原疾病出现缓解。轻度发病的病人可能不需要降低海拔,但是,通常需要在相同海拔高度下停留并休息一段时间以进行恢复。在疾病更严重的情况下,病人应不断降低海拔高度直到症状缓解。海拔下降程度需要视情况轻重而定,不太严重的情况可能只需要下降 300m 即可缓解,而更严重的疾病可能需要进一步下降高度。有时,由于地形所限而无法下降,则需要进行必要的替代治疗。如果氧气瓶或制氧机可以使用,则需要给病情严重的病人补充氧气,或者可以通过使用轻巧便携的高压氧舱(图 77-8)来给病人创造一个"低海拔"的环境。这种高压氧舱可加压至 2psi 并模仿大约 1500m 处的海拔环境。可通过脚踏泵给予充足的气流,以保持低二氧化碳浓度和接近 21% 的氧气浓度。研究表明,该高压氧舱可以制造等同于 0.26~0.3FIO$_2$ 的氧气补充,但这种

方法对于幽闭恐惧症和呕吐病人的治疗存在困难。作为予氧疗法,该法通常可以立即减轻症状,但严重的高山病需要长时间进行治疗,以确保病人自该高压氧舱移出后情况可得到持续改善。

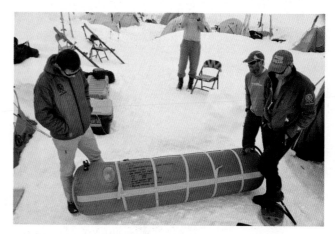

图 77-8　在无法补充氧气或是不能降低海拔时用于治疗严重高原疾病的便携式高压氧舱。患病个体被放置在袋子中,然后使用气密拉链闭合。通过脚踏泵给袋子充气,并增加其内的气压。通过袋子壁上的塑料窗来保持视觉接触,并可通过整个袋壁进行语言沟通。一旦充气达到目标压力,仍需要连续对该袋进行泵送空气以维持该目标压力,并确保足够的通风。根据袋子达到的气压,它可以模拟下降 600~1500m 海拔后对袋内个体的影响。(版权所有 Andrew Luks,医学博士)

乙酰唑胺可以减轻 AMS 的症状并改善氧合,而阿司匹林、布洛芬和对乙酰氨基酚已表现出对与 AMS 相关头痛的治疗作用。丙氯拉嗪可以治疗恶心和呕吐,与其他一些止吐药不同,它可能会增加而不是抑制肺换气。即使不用来预防 AMS,地塞米松也应该成为高原旅行者的医疗工具包中的常备药,尤其是在

边远山区,因为地塞米松可以快速控制多变的症状,从而使得病人无需长期卧床,降低急救的成本。

3. 高原脑水肿

高原脑水肿(high-altitude cerebral edema,HACE)是一种潜在致命的急性高原疾病,其定义为 AMS 患者开始出现精神状态改变和(或)共济失调,或虽未发生 AMS,但近期到高原后存在两种神经系统体征。一般出现该疾病的海拔高度要高于 AMS。

除了共济失调和意识改变,很多人都会发生不能忍受的头痛、持续恶心和呕吐以及虚弱无力。发病个体也可能会发生多种神经系统症状和体征,包括视乳头水肿、视力改变、颅神经麻痹、膀胱功能障碍、异常反射、感觉异常、麻痹、失语、抽筋、幻觉、癫痫发作和行为改变。如果没有立即确定并正确治疗该疾病,则可能会继发晕厥和死亡。

高原脑水肿已报告的发生率为 $0.53\% \sim 1.25\%$,真实的发生率很难评价,因为 AMS 进展的界限很难确定,其症状和体征与肺水肿诱导严重血氧不足后继发的大脑缺氧类似。鉴别诊断包括所有其他病因的脑水肿,例如一氧化碳中毒、高血压危象、继发于 HAPE 的严重脑缺氧、脑膜炎、低血糖、中重度低温和偏头痛性脑病。由于 HACE 是全部神经功能障碍的常见问题,以几个小时内逐渐发作为标志,所以突然发作和(或)存在局灶性神经系统缺陷、高体温或颈部强直时应立即考虑其他备选诊断。现场诊断的基础是临床病史和临床检查。脚尖直线行走是测试共济失调是否存在的有效测试(视频 77-2)。当医疗条件许可时,MRI 显示胼胝体存在可逆性 T2 权重信号特别是在胼胝体压部,这种发现有助于区分 HACE 和其他疾病。

HACE 死亡人群的病理报告显示存在严重脑水肿。发现内容包括脑回肿胀变平、脑沟受压迫、小脑扁桃体和大脑皮层脑疝、小点状出血、静脉以及静脉窦血栓形成。非致死性 HACE 患者大脑 MRI 也显示出血铁质沉积的证据,该发现与微出血的表现一致。

HACE 没有明确的治疗方法,但恢复速度较 AMS 和 HAPE 慢,海拔高度可能需要降低超过 1000m。如果不能降低海拔,则氧气或高压疗法可作为临时抢救措施。仅有的疗法研究中,严重的神经系统症状和体征对呋塞米和倍他松有反应,但并未以单独或是前瞻性的方式对药物进行研究。地塞米松是当前 HACE 治疗的常规使用药物(见表 77-2)。有提议使用甘露醇和甘油进行治疗,但由于不能充分地监测血清渗透压和血容量状态所以很难安全地用于现场治疗,应仅在医院或诊所背景下使用。

4. 高原肺水肿

高原肺水肿(high-altitude pulmonary edema,HAPE)是高原疾病死亡的最常见原因。该疾病之前被误诊为肺炎、支气管炎或充血性心力衰竭,Hultgren 及其同事以及 Houston 的报告揭示了其与非心源性肺水肿之间的差异。

(1) 临床表现:HAPE 一般在海拔升高超过 2400m 后的 2 ~ 4 天内出现症状,最常见病症开始于第二晚。在疾病的早期阶段,患者运动耐量下降,患者用力后需要越来越长的恢复时间。患者也会主诉疲劳、虚弱和持续性干咳;也可能会存在 AMS 症状。随着疾病加重,患者轻微用力后即出现气短。休息时呼吸困难、胸闷和咳粉色泡沫痰均是严重疾病的晚期表现。即使没有并发 HACE,严重缺氧也会产生脑部改变、共济失调和意识改变。

体格检查时,根据血气和 X 线表现,患者的表现一般优于预期。患者可能出现高至 38.5℃ 的低度发热,以及心动过速和呼吸急促。右中肺野可闻及爆裂音,随着疾病加重爆裂音更加弥漫。查体还可能会观察到广泛的苍白和甲床紫绀。X 线片和计算机断层扫描显示片状肺泡不透明病变,可能限制在 1 个区域(开始时主要表现在右肺野)或广泛发作,这些取决于疾病的严重程度(图 77-9)。动脉血气显示重度缺氧。例如在 4559m 海拔进行的一项研究中,发生 HAPE 的个体患者平均 PO_2 为 $23 \pm 3mmHg$,平均血氧饱和度为 $48\pm8\%$,而健康对照者的分别为 $40\pm 5mmHg$ 和 $78\% \pm7\%$ 。肺动脉压较高,但肺动脉楔压正常,心脏大小未增大。

(2) 病理学发现:22 例因 HAPE 死亡的患者尸检表明。富含红细胞的蛋白质性渗出液伴透明膜是典型表现。全部患者均有中性粒细胞累积的肺炎区域,但没有证据表明细菌累积。肺

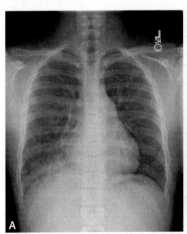
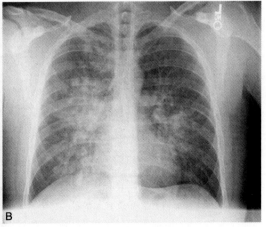

图 77-9　高原肺水肿。A. 15 岁男孩高原肺水肿的典型肺部 X 线表现。注意水肿是单侧的,主要位于右侧。B. 27 岁男性的重度高原肺水肿。注意该病例的心脏大小正常,存在双侧肺不透明病变。(由 Peter Hackett 提供)

静脉未扩张。大部分报告提到毛细血管和小动脉栓塞、纤维素沉积、出血和梗死。

当海拔升高至 4559m 的前 24 小时内获取的支气管肺泡灌洗样本表明红细胞和蛋白质增多,但没有炎症性介质和中性粒细胞,而疾病进展后获得的样本显示更多蛋白质、中性粒细胞增多,同时有证据显示了以各种炎症介质如白三烯 B_4 和血栓素 B_2、白细胞介素-1、白细胞介素-6 和白细胞介素-8 以及肿瘤坏死因子 α 为标志的炎症。

（3）可能的机制:HAPE 是一种非心源性肺水肿。左心室功能和肺毛细血管楔压保持正常。虽然 HAPE 的发生机制仍不完全清楚,但肺动脉压力升高可能在疾病过程中发挥了核心作用,因此多项研究表明,与健康对照者相比,发病患者的肺动脉压力明显升高。

HAPE 易感个体的 HPV 加重,可能是因为肺动脉压力升高;多项研究表明,HAPE 易感人群在缺氧性呼吸、常氧和低氧运动期间以及在登高水肿发病前,肺动脉高压异常较高。较低 HVR 和轻微较低肺容量也可能是因为肺泡缺氧加重和可用血管数量减少导致肺动脉压力增加。最后,证据提示交感神经兴奋性增强和肺动脉内皮细胞产生的血管活性物质(ET-1、NO)改变可能导致较强的 HPV。

强效内皮源性肺血管收缩剂 ET-1 水平在 HAPE 易感个体中升高,与肺动脉压力升高相关,而常见血管舒张剂 NO 水平在 HAPE 易感受试者中较低。Bailey 等证实 HAPE 受试者在高海拔地区时 NO 水平较低,有证据表明,HAPE 发生期间肺血管循环中自由基增多,这些可能导致了疾病的发展。因此,血管收缩剂(ET-1)和血管扩张剂(NO)的内在失衡可能构成了 HAPE 易感受试者的重要敏感因素,这种不平衡为干预治疗提供了可能途径。

考虑到肺动脉压力升高在高原肺水肿发病机制中的重要性,当重度肺动脉高压患者在海平面下没有典型肺水肿时,这些升高的肺动脉压如何引起液体潴留？Hultgren 提出,当小动脉收缩没有保护下游血管时,不均匀缺氧性血管收缩导致肺脏超微血管的灌注过多。不均匀灌注的临床表现是典型的片状 X 线表现(见图 77-9),可以通过呼吸低氧气体混合物个体的 MRI 研究发现,表明 HAPE 易感受试者中发生了较严重的异质性区域灌注。

过度灌注水肿的漏液可能是因为毛细血管压力障碍,这时的高剪切力引起毛细血管前小动脉和毛细血管的生物机械应力和损伤。高压和剪切力导致高渗透性漏液的机制可能涉及持续的压力相关现象,期间血浆和均匀红细胞从血管内间隙移动到间质中,然后到肺泡腔。压力升高水平较低时,胶原伸展和其他支持性细胞外基质要素可能会诱导动态和快速可逆性屏障渗透性改变,持续时间越长,压力升高越明显,导致毛细血管破裂和肺泡出血,与重症 HAPE 中的观察现象相同。

虽然通过数据大致确定了 HAPE 的机制基础,但 HAPE 患者的支气管肺泡灌洗液研究表明与对照者相比其细胞结构增多,并存在趋化性(白三烯 B_4)和血管活性(血栓素 B_2)介质,这使得学者对炎症作用产生了兴趣。Swenson 等探讨了炎症是原发还是继发现象,在该研究中于达 4559m 的最初 24 小时内对 HAPE 易感个体和正常对照者进行了支气管肺泡灌洗,比其他研究获得灌洗液样本的时间要早。在这个较早时间点,虽然灌洗

液显示蛋白和红细胞含量很高,该水平与通过超声心动图测定的肺动脉压具有对应关系(图 77-10),但没有证据表明细胞因子表达或中性粒细胞招募。这些发现巩固了一个概念,即 HAPE 是高血管内压的结果,而不是炎症过程造成的。

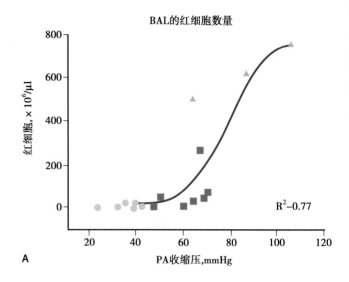

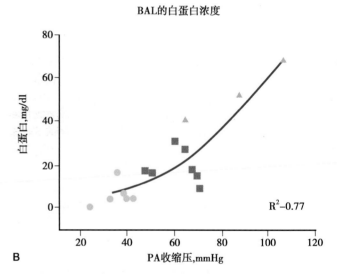

图 77-10　正常和 HAPE 易感个体在海平面以及 4559m 处,用超声心动图所测得的肺动脉压(PA)、支气管肺泡灌洗液(BAL)的红细胞数量和白蛋白浓度之间的相关性。两个图片下左侧的圆形表明低纬度(490m)时的正常红细胞和白蛋白数值;矩形表明 4559m 进行支气管镜检查时未发生 HAPE 的 HAPE 易感个体;三角形表明 4559m 进行支气管镜检查时临床考虑发生 HAPE 的 HAPE 易感个体。研究提供了高原数据的最佳拟合曲线的相关系数。(From Swenson ER, Maggiorini M, Mongovin S, et al: Pathogenesis of high-altitude pulmonary edema: inflammationis not an etiologic factor. *J Am Med Assoc* 287: 2228-2235, 2002.)

虽然在大多数病例中,炎症并不是主要因素,但在特定条件下仍发挥了作用。呼吸道病毒感染会使儿童易感 HAPE,有报道表明,成人发生 HAPE 前有病毒感染。这提示病毒感染可能会触发炎症,使得微血管内皮更容易受到压力增高的损伤。上呼

吸道感染和后续炎症的这种潜在作用可能导致部分患者在非常的海拔高度时(1500~2400m)出现 HAPE。

肺脏液体转运动态机制的改变也可能导致 HAPE。研究表明缺氧会增加肺泡经表皮钠转运和肺泡液体清除,而后者对正常肺脏液体平衡具有重要作用。肺泡表皮功能模型的人类后续研究表明,鼻黏膜间存在跨上皮电位差,在 HAPE 易感个体与非易感对照者的对比中可以观察到其在常氧条件下鼻黏膜间存在较低的跨上皮电位,这可能是上皮钠通道转运钠减少造成的。后续研究证实,HAPE 易感个体和对照者在常氧条件下有鼻电位差异,但这些差异不能导致上皮钠通道活动的改变。β_2-受体刺激可能增加跨肺泡钠转运,一项现场研究报告发现,通过吸入长效 β_2 激动剂沙美特罗可以成功预防 HAPE。然而,考虑到这种药物的多种活性,包括增加对缺氧的呼吸反应、压紧细胞间接触,所以仍不能确定肺泡液体清除增强对研究阳性结果的贡献。最后,ET-1 可以将大鼠模型肺泡液体清除率降低 65%,提供了另一种可能导致人类 HAPE 的潜在机制。

Allemann 等研究表明,在低纬度和高纬度时,与健康对照者比较,HAPE 易感者卵圆孔未闭发生率增高,并提出存在这种情况会增加 HAPE 的风险。然而,现在仍不明确卵圆孔未闭是否会引起 HAPE,或者是旅居高纬度期间肺动脉压显著增高或 HAPE 易感个体所见常氧运动的后遗症。

最后,研究提出 HAPE 是一种神经源性肺水肿,因为红细胞的存在、HAPE 灌洗液中的血清蛋白谱以及结构损伤的缺乏,均可成为这种非心源性肺水肿中观察到的特征。交感神经介导的肺静脉收缩被认为在神经源性肺水肿中有很大作用,但之前发现交感神经活性增加可能对 HAPE 有作用,研究表明 α-肾上腺素阻滞可以降低 HAPE 时的肺动脉压。然而,HAPE 缺乏神经源性肺水肿中常见的重度神经性损伤。虽然某些 HAPE 患者同时发生 AMS 或 HACE,但其严重程度远低于大部分神经源性肺水肿的中央神经系统改变(例如蛛网膜下出血)。

(4) **预防**:如前所述,AMS 非药理学预防措施也适用于 HAPE,缓慢升高海拔是最重要的措施。由于不能识别的亚临床肺水肿可能会在运动后转为临床水肿,因此受试者应避免在环境适应前过分用力,尤其是劳累时。硝苯地平是可以减轻 HPV 的一种钙通道阻滞剂,可以有效地在有既往病史的受试者中预防 HAPE。由于 HAPE 的发生率很低,所以对于已知易感个体应保留使用预防性硝苯地平。单项研究表明,高剂量吸入沙美特罗可以提高肺泡液体清除率,可能对预防作用有益,尽管现有研究使用了极高剂量(2.5 倍消除治疗剂量)的沙美特罗可能对预防有益,但这可能出现影响患者耐受性的副作用。最近,Maggiorini 及其同事证实,他达拉非这种具有肺血管舒张特性的磷酸二酯酶抑制剂也可以在已知易感个体中预防疾病。此项研究的一个意外结果是地塞米松在这方面也有效。后续研究已经确定地塞米松可以在登高 4559m 后降低预估肺动脉压,但因为作用机制未明,地塞米松用于 HAPE 预防的临床经验仍然十分有限,并不是标准 HAPE 预防方案的组成部分。这些药物的推荐剂量如表格 77-2 所示。

(5) **治疗**:适当的治疗取决于疾病的严重程度和及时的处理。对于位置较远而限制获取治疗的患者,首选措施是降低到较低高度。高度下降期间患者的用力水平也应限制,因为用力可能会增加肺动脉压,加重肺水肿。如果早期确诊 HAPE,则仅降低 500~1000m 即可加速恢复,患者可以在 2 或 3 天后再次谨慎升高海拔。如果因天气或其他因素而不可能降低海拔,则补充供氧或便携式高压氧舱可以作为紧急首选措施。如果两种选择都不可得,则正压面罩换气可以改善氧合作用,虽然其对结果的作用还未确定。

考虑到偏僻情况下的选择余地有限,因此必须使用肺血管扩张剂如硝苯地平,无论是否有补充供氧。然而支持这种实践的数据有限,推荐措施大致依赖于广泛的临床经验。单项研究表明,不能降低高度或没有补充吸氧时,硝苯地平可用于治疗 HAPE,但该研究样本量最小,缺乏对照组。并未对其他肺血管舒张剂如他达拉非和西地那非进行治疗 HAPE 的研究,但文献报告表明临床医师也使用这些药物用于 HAPE 治疗,通常是与钙通道阻滞剂疗法联用。鉴于没有数据支持的益处以及存在触发系统性低血压的风险,应避免同时使用两种肺血管舒张剂。现场环境下也应注意这种警告,这时几乎每种可用药物都会使用,而除重病外的大部分患者通过休息和补充供氧就可以很好地处理。

在不太偏僻的位置如滑雪场,卧床和吸氧治疗就已足够,可能没有必要撤退到较低高度。对于经过选择的患有轻度疾病且由家庭或朋友监测临床过程的患者,可能可以送到家中或有补充供氧的旅馆中,而不是去医院。可能需要在发病的海拔高度下进行 24~72 小时的氧气治疗才会使得水肿完全消失,而将患者转移至较低海拔可能加快恢复速度。患者病情加重或保守措施改善失败时,可以对患者增加使用肺血管舒张剂。没有数据对硝苯地平和磷酸二酯酶抑制剂进行比较,但有更多使用较便宜的硝苯地平的临床经验。单个病例系列证明连续气道正压换气可以缓解 HAPE 患者的呼吸困难,但没有对照数据来显示这种改善结果。因为在 HAPE 中出现过高达 38.5℃ 的体温,因此不能由于体温升高而决定立即应用抗菌药物,除非临床状况符合肺炎的表现。采用适当方案后未改善的患者应调查低氧血症和肺浸润的其他原因。

(二) 高原地区居民的问题

1. 慢性高山病

这种疾病首次由 Monge 于 1928 年描述于安第斯山居民,通常称为南美洲安第斯山地病,慢性高山病(chronic mountain sickness,CMS)是慢性高原疾病的常用描述形式。这种疾病见于在高原出生和生活的人群,以及移居高原并长期停留超过 1 年的平原人群。过度红细胞增多症定义为血细胞比容超过 60%~70%,或与高原健康居民比较高于平均值 2 个标准差,这是这种综合征的基本特征,可以依据近期共识报告中规定的标准对其严重程度进行分级。

CMS 发病率具有地区和民族差异。这种疾病罕见于西藏高原原住民,但频繁发生于安第斯山、北美落基山和平原人移居的其他山地地区,例如汉族人再次定居到西藏。这些地区差异的原因目前还不确定,但认为是西藏人所经历更有利于适应过程的结果,因为与安第斯山人比较,西藏人在西藏高原上停留的时间更长。特别是,与其他高原人群相比西藏人明显较少出现 HPV 和红细胞增多症,这些可能是较长时期生活后更成功适应的标志。

(1) **临床表现**:CMS 的症状与低海拔时发生红细胞增多症

人群所见的情况类似：头痛、头晕、昏睡、记忆和精神状态受损以及睡眠差，后续研究显示还可存在发绀、多血症外观以及血细胞比容和血红蛋白增高。排除红细胞增多症的全部其他原因即可确定该诊断。实际上，CMS发生率和其他方面的文献结论存在更多矛盾，可能是因为诊断确认不充分。例如，Monge和Leon-Velarde及其同事注意到，CMS患者的支气管并发症发生频率较高，而Kryger及其同事发现科罗拉多州莱德维尔的CMS患者中肺脏病的发生率为50%。实际上，当作为综合征考虑时，有可能很多病例表现出在某些潜在慢性肺疾病、高原以及可能的重金属中毒之间存在着相互作用。

（2）**病理生理学**：CMS的可能启动因素是HVR减弱和相对换气不足。换气不足会加重肺泡缺氧和动脉低氧血症。反之，肺泡缺氧可以触发更严重的HPV和肺动脉高压，而动脉低氧血症会导致肺动脉压力增加，红细胞产生增多。CMS患者在运动时还可观察到快速间质液体蓄积，这也可能会促进低氧血症形成。

然而，换气不足、红细胞增多症与CMS之间的准确因果关系并未完全明确。例如，红细胞增多症已证明可以减弱呼吸反应，而低氧血症本身可能会导致换气抑制，证据为补充供氧时某些CMS原住民的换气增加。同时也应注意HPV可能不止导致肺泡缺氧加重，因为与居住在相同海拔高度的健康个体比较，CMS患者对适度锻炼具有增加的肺动脉压反应，该现象在此前所述的HAPE易感患者中也可观察到。

CMS的过度红细胞增多症可能是由更严重的低氧血症导致的，对测定的动脉SO_2而言，实际的血细胞比容一般高于预期，提示发病个体对给定低氧刺激会产生增强的红细胞生成反应。在落基山脉进行的研究提示夜间氧饱和度严重下降也可能导致红细胞增多症发生，该研究还表明与健康对照者相比CMS患者睡眠期间的低氧血症更严重。最后，Jefferson及其同事发现，安第斯矿区的大部分CMS和过度红细胞增多症患者都存在可检测水平的血清钴浓度，已知这种重金属可刺激肾脏红细胞生成素的产生。这一结果可能解释了高海拔矿区CMS发生率较高的原因。

红细胞增多症一旦发生也有可能会导致此前所述的肺血管问题，因为血粘稠度增高会导致肺血管阻力增高。与HPV导致的气体交换损害和肺血管改变一致，红细胞增多症的发作代表了CMS的一个转折点，最终导致这些患者临床状况加重甚至死亡。

（3）**治疗**：治疗CMS的关键是减少红细胞。对红细胞生成而言，改善氧合作用从而减少缺氧刺激是实现该目标的最符合生理的方法。虽然移居至低海拔是实现这些目标的确定途径，但该途径对很多患者而言不可接受，一般会采用其他治疗方法。也有患者采用放血疗法，但除了常规实践和即刻主观改善的作用之外，其长期益处并没有得到证实。睡眠期间低氧气流量吸入可能有效，尤其是对于睡眠期间氧饱和度显著下降的患者。较早的研究数据提示，基于刺激换气和增加肺泡PO_2的能力，甲羟孕酮可能对降低血细胞比容和治疗CMS有效，而更近期的数据表明乙酰唑胺是一种便宜、安全和有效的干预疗法。每日使用血管紧张素转换酶抑制剂也可以抑制红细胞生成素分泌，并减少放血疗法的需求。

2. 高原性肺动脉高压

这是高原长期居民另一种形式的高原相关疾病，描述于安第斯山脉以外的其他区域。与高原肺动脉高压比较，其标志为

肺动脉高压和肺心病不伴有红细胞增多症。依据近期共识，如果海拔超过2500m居民的平均肺动脉压超过30mmHg或收缩肺动脉压超过50mmHg，具有右心室肥大、右心衰竭和重度低氧血症且不存在过度红细胞增多症（男性的血红蛋白低于21g/dl，女性的低于19g/dl），则该居民患有高原肺动脉高压。这种疾病和亚急性高山疾病有相当部分的重叠，后者是平原人移居高原后数周至数月发生肺动脉高压和右心衰竭的综合征，患病个体在高原停留的时间有显著差异。对于这种情况是否能真正代表与CMS不同的单独疾病或只是相同疾病的变体，目前仍存在很多争议。

发病个体表现为呼吸困难、咳嗽、紫绀、外周性水肿，体格检查结果与右心衰竭一致。心电图结果可能存在电轴右偏、右心室肥大和肺性P波，而胸部影像学显示右心室和右心房增大，肺动脉膨出。肺动脉血流动力学与CMS患者中所见结果类似。该疾病的最佳治疗方法是移居至低海拔地区，但与CMS相同，当降低海拔不可行时，则必须选择药物治疗。然而，除一项小型安慰剂对照临床试验表明磷酸二酯酶抑制剂西地那非治疗3个月可以适度降低肺动脉高压（大约6~7mmHg）并改善6分钟行走距离之外，目前仍没有对这种或其他肺动脉血管舒张剂进行的较大型的临床研究。目前也并没有正式的治疗方案。

3. 再登高肺水肿

某些人在高原地区居住数年后移居较低海拔，然后再次进入高海拔后可能发生HAPE。这种现象最常见于秘鲁，由于航空旅行的便利性，高原居民可以从海平面非常快速地返回高原。科罗拉多州莱德维尔也报告了一些病例，但尼泊尔和西藏没有相关报告，这可能是因为不能轻易实现高海拔的快速返回。作者认为再登高者的HAPE发病率可能比旅行者初次登高要高，但缺乏真实的发病率数据；儿童和青少年可能比成人更易感。据推测，长期高原暴露后肺小动脉肌肉化程度增加会在再登高者中导致非常高的肺动脉压，从而引起水肿。一项由Marticorena和Hultgren进行的研究表明单独卧床休息治疗对于轻到中度病例而言已经足够，除此之外，对再登高HAPE没有进行治疗相关的临床试验，该疾病的治疗方法应当与未适应平原人中HAPE的治疗方法相同。

五、原有疾病与高原

根据很多常见疾病如一般人群中的高血压和慢性阻塞性肺病（COPD）的发病率，很多高原旅行者可能存在潜在的医疗状况。这种情况引出了2个重要问题：①潜在疾病是否使这些个体容易发生高原疾病？②高原条件下增加的缺氧刺激是否会对其潜在疾病的控制产生不良影响？迄今为止，很少有研究会探讨患有呼吸系统或其他疾病的患者访问高原目的地时会诱发什么疾病，而在患者进入高原地区前后可采用哪些防治措施的相关研究数据则更少。以下章节中讨论了几种主要类别的呼吸系统疾病，而其他主要疾病类别包括心脏病、肾脏疾病和糖尿病会在其他部分进行总结。

（一）呼吸系统疾病

高原暴露会对患有肺疾病的患者带来诸多风险，这些在其他文章中已经进行了广泛的讨论。本文将简单描述几种常见的

肺部疾病。

1. 慢性阻塞性肺病和间质性肺病

大气压下降和吸入 PO_2 的后续下降使重度 COPD 和间质性肺病患者存在动脉氧饱和度下降的风险，用力时尤其如此。患有中度至重度 COPD（$EFV_1 < 1.5L$）和间质性肺病的患者应在旅行前对其出现低氧血症的风险以及补充供氧的需求进行评估，可由几种可能策略中选择一种使用，包括考虑动脉血气分析和海平面下肺功能检测结果、心肺运动检测或是采用缺氧海拔刺激检测等进行刺激性缺氧条件暴露的风险预测。对动脉 PO_2 低于 50mmHg 预测值（与确定商业飞行中补充供氧需求的阈值相同）的患者，应开具家庭吸氧的医嘱，以及能使患者到达目的地的医嘱处方（例如滑雪旅游胜地）。疾病严重程度较低的患者的备选策略是根据提前填写氧饱和度下降至低于特定阈值的家庭吸氧处方，用便携式手持器械自行监测脉搏血氧饱和度。COPD 患者应携带控制药品和急救药品旅行，防止其疾病加重。因为 COPD 或间质性肺病患者在高于 3000m 海拔地区睡眠的安全性未知，因此这类患者应在低于 3000m 海拔的地区入睡。

2. 哮喘

大气温度、湿度和密度的改变可能会改变哮喘患者的肺脏机械参数和气流阻塞情况，但现场数据表明，轻度和控制良好的哮喘患者在高达 5000m 海拔时的支气管反应性下降，可以耐受海拔 6410m 高度而症状无显著改变。进行任何高原旅行前，患者必须很好地控制哮喘，应携带控制药品和充足的急救吸入剂以及泼尼松进行旅行，以防疾病加重。

3. 肺血管疾病

在患有肺动脉高压的患者中，肺泡低氧张力可以引起 HPV 并增加肺动脉压，可能导致其他急性右心衰竭或 HAPE。没有系统性研究对这些组织进行检查，但几份病例报告和病例系列研究证实，在患有继发于解剖学或非解剖学病因的肺动脉高压的患者中出现了 HAPE。已知或可疑肺动脉高压的患者应进行超声心动图检查以检测肺动脉压。中重度患者应避免高原旅行，但禁止旅行的阈值仍不明确。现有证据显示，大约 40mmHg 的平均肺动脉压可以增加 HAPE 发病率，但在高原地区 HAPE 的病例报告中则记录了很宽的压力值区间。疾病严重程度较低的患者应使用硝苯地平，并应鼓励使用手持式器械或通过定期访问当地诊所来监测脉搏血氧饱和度。先天肺动脉缺乏的患者也应避免高原旅行，因为这些个体已知易感 HAPE。目前还不确定肺切除术后的患者是否也存在相同风险，但这些患者应采取谨慎措施以避免高原暴露。

4. 睡眠呼吸暂停综合征

虽然高原大气压和空气密度降低可能会导致这种环境下的阻塞性睡眠呼吸暂停的严重程度有所减轻，但近期现场研究显示，在海拔升高至 2950m 时阻塞性睡眠呼吸暂停仍持续存在，并伴有中心性呼吸暂停的次数显著增加，模拟驾驶任务的能力受损，收缩压增高，心脏心律失常的发生频率更高。考虑到这些问题，如果可以可靠地获取电力，则对于中重度阻塞性睡眠呼吸暂停患者来说明智的做法是随身携带持续气道正压换气器械进行旅行。如果因后勤问题不能使用持续气道正压换气装置，则可以考虑使用乙酰唑胺（250mg，每日 2 次），该药可以在海拔 2590m 下于睡眠期间降低患者呼吸暂停低换气指数，改善睡眠效率和主观失眠，并且降低收缩压峰值。

5. 血栓栓塞性疾病

虽然很多病例报告记录了高原下动脉或静脉血栓栓塞性疾病，但对这些病例进行的综述表明，大部分事件都发生于有潜在凝血功能障碍的人群。没有强力证据表明，正常个体在高原时的血栓栓塞风险会增高。因此，高原旅行前无需对无症状人群进行血栓栓塞筛查，也没有证据表明需要在此前未应用抗凝药物的人群中开始抗凝治疗。旅行期间应努力保持适度活动和充分补水。高海拔地区来去的过程可能伴有凝血指标国际标准化比率的改变，进行华法令治疗的患者应当引起重视，在长期旅行返回时或是在新海拔地区长期停留时注意定期监测随访国际标准化比率数值。

（二）高原反应药物与潜在医学问题

如前所述，乙酰唑胺、地塞米松、硝苯地平和磷酸二酯酶抑制剂对预防和治疗高原疾病具有显著作用。这些药物的疗效和安全性主要是通过在无潜在医学疾病的健康对照者中进行研究来确定。然而，考虑到高原旅行的人数越来越多，很多使用这些药物治疗高原疾病的患者有可能还具有潜在医学问题，或者会使用可以引起不良药物相互作用的其他药物。在这类患者人群中选择和应用高原疾病药物的实践指南已在其他文章中综述，并在表 77-2 中进行了总结。

关键点

- 在氧气运输链的每一个环节中，重要的适应能力可使机体在较低氧气水平的环境下保持氧气运输供给。但是，这些代偿幅度具有个体差异，会影响个体对这种环境的耐受性。
- 睡眠的各个方面，包括呼吸模式、睡眠结构和睡眠质量的主观印象均是可变的，并可以成为高海拔地区的低睡眠质量的重要组成部分。
- 机体在高原地区的最大运动耐量减弱，即使在高原地区长期停留和适应仍不能恢复至海平面的基线水平。
- 快速上升至高海拔地区是急性高原疾病发生的主要原因，逐渐登高是预防的最佳非药物方式。
- 急性高山病是最常见的急性高原疾病，临床标志为头痛发作合并一种或多种其他症状，包括上升至高原后几个小时内发生的头重脚轻、胃肠道不适、疲劳和睡眠质量差等。
- 高原脑水肿和高原肺水肿不是常见形式的重度急性高原疾病，有死亡风险但及时确诊和治疗可以有效避免。
- 高原地区的长期居民一般对急性高原疾病不易感，但有发生两种慢性高原疾病即慢性高山病和高原性肺动脉高压的风险，其最佳治疗方法是回到较低海拔地区生活。
- 有潜在医学疾病的高原旅行者应进行旅行前评估，以评价潜在疾病过程是否可能在高海拔时加重。预防用药的选择和剂量的使用可能需要依据患者的基础情况进行调整。

（罗汶鑫　杨婧 译，易群 校）

参考文献

以下是主要的文献,完整的文献请登录 *ExpertConsult* 查阅。

Beall CM: Andean, Tibetan, and Ethiopian patterns of adaptation to high-altitude hypoxia. *Integr Comp Biol* 46:18–24, 2006.

Hackett PH, Rennie D, Levine HD: The incidence, importance, and prophylaxis of acute mountain sickness. *Lancet* 2:1149–1155, 1976.

Hultgren HN, Lopez CE, Lundberg E, et al: Physiologic studies of pulmonary edema at high altitude. *Circulation* 29:393–408, 1964.

Leon-Velarde F, Maggiorini M, Reeves JT, et al: Consensus statement on chronic and subacute high altitude diseases. *High Alt Med Biol* 6:147–157, 2005.

Luks AM, McIntosh SE, Grissom CK, et al: Wilderness Medical Society consensus guidelines for the prevention and treatment of acute altitude illness. *Wilderness Environ Med* 21:146–155, 2010.

Maggiorini M, Brunner-La Rocca HP, Peth S, et al: Both tadalafil and dexamethasone may reduce the incidence of high-altitude pulmonary edema: a randomized trial. *Ann Intern Med* 145:497–506, 2006.

Semenza GL: Hypoxia-inducible factors in physiology and medicine. *Cell* 148:399–408, 2012.

Smith CA, Dempsey JA, Hornbein TF: Control of breathing at high altitude. In Hornbein TF, Schoene RB, editors: *High altitude: an exploration of human adaptation*, New York, 2001, Marcel Dekker, Inc, pp 139–174.

Swenson ER, Maggiorini M, Mongovin S, et al: Pathogenesis of high-altitude pulmonary edema: inflammation is not an etiologic factor. *J Am Med Assoc* 287:2228–2235, 2002.

West JB: Rate of ventilatory acclimatization to extreme altitude. *Respir Physiol* 74:323–333, 1988.

第78章 潜水医学

ALFRED A. BOVE,MD,PhD · TOM S. NEUMAN,MD

一、引言

在压缩空气中潜水和工作,是在危险环境中的职业性暴露,这种状况一百多年来一直存在。在过去的 60 年里,潜水已经成为全世界数百万人的娱乐项目。任何一位医师都可能会遇到一个患有与潜水暴露有关疾病的患者或想要获得潜水体检合格证的休闲潜水员。

有时医生可能遇到关于潜水暴露方面的急性医疗情况。如减压病、动脉气体栓塞或溺水。本章为进行治疗、咨询,或在感兴趣的环境医学领域进行更深层次学习提供了基础。

(一) 压力增加

水下暴露直接导致压力不断增大,与深度成正比(表 78-1)。在高压氧舱中,用于水下施工和水下栖息地的加压隧道和沉箱,也会暴露在压力之下。当深度增加,潜水员通过使用呼吸设备使呼吸密度增加后的气体,这种装备可提供氧气并可以消除二氧化碳。深度增加,压力也会导致气体体积减少,并增加气体溶解在人体组织中的量。术语"大气压"(atmosphere,ATM)和"绝对大气压"(atmosphere absolute,ATA)都指压力;但是 ATM,可以用作相对术语(33 英尺的水深等价于 1 个 ATA 的水,1 英尺 = 0.3048m),而 ATA 始终用于绝对大压力(33 英尺水深相当于 2 个 ATA)。ATA 是本章中使用的术语,一般用来进行方程计算,如波义耳定律。

(二) 浸水

胸内血容量随着浸水增加而增加。浸没期间,潜水员提高静水压以防止血液从外周静脉汇集,增加跨膈压力,并增加静脉回流。在头部以下浸泡在水中的情况下,胸腔内血容量估计为700ml。中心动脉血液转移则导致心排血量和中心静脉压的增加。因为利钠激素的释放和抗利尿激素的抑制,胸腔内血量增加可以导致利尿效果。

表 78-1　压力对应的高度和深度

	英尺	ATA	mmHg	psi
高出海平面海拔	12 000	0.636	483	9.3
	8000	0.742	564	10.9
	4000	0.863	656	12.7
海平面	0	1	760	14.7
海水中深度	33	2	1520	29.4
	66	3	2280	44.1
	99	4	3040	58.8
	132	5	3800	73.5

ATA,绝对大气压;psi,磅/平方英寸

(三) 热暴露

大多数潜水都是在水温低于体表温度的地方,潜水员会在潜水过程中失去热量。在没有保护服装甚至在相对温暖水中(例如,22~23℃)会迅速发生体温过低。当暴露在冷水中时,耗氧量上升,在暴露于冷水时会产生额外的体热并减少核心温度变化,冷应激会触发产热反应。冷水潜水也会导致周围血管收缩;血管收缩的幅度依赖于身体的核心温度,相反,核心体温是受热保护和水温影响的。在水温30℃以上的水中做中等运动量,可以抑制潜水员的热损失。在这种情况下,热疗可以起到作用。

(四) 潜水所需能量

一位水肺(自协式水下呼吸器)潜水者在水下以 1.0 节的速度(约 100 英尺/分或每小时 1.15 英里或每小时 1.85km)游泳,消耗氧气约 25ml/(kg·min)(图 78-1)。一位潜水者用最大耗氧速度——用每分钟 40ml/kg 可以承受几分钟以 1.3 节的速度游泳,但呼吸会变得异常急促并补偿性产生乳酸。对于具有最

大耗氧速度(每分钟 40ml/kg)的潜水员来说,以最大能力的 50% 工作,可持续以大约为 0.9 节或是 90 英尺/分钟的速度游泳。然而潜水员最大耗氧速度 255ml/(kg·min),只能维持大约 0.55 节或是 55 英尺/分钟的速度。在安全建议下,运动潜水员应该可以忍受持续在 20ml 氧气/(kg·min)的条件下工作(最大限度的 50%)。条件差的潜水员会体验到严重呼吸困难,甚至超过他们在轻度压力条件下的无氧临界值。

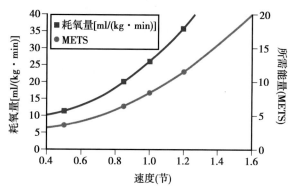

图 78-1 耗氧量和代谢当量(METS)用于显示水下游泳。速度用节来表示;1 节 = 1 海里/小时;1 节 = 每分钟 100 英尺 = 1.15 英里每小时 = 1.85 千米/小时。(Data from Navy Department: *U. S. Navy diving manual*, vol 1, rev 3: Air diving. Publication No. NAVSEA 0994-LP-001-9110. Washington, DC, 1996, U. S. Navy Department.)

二、设备

(一) 开放式水肺

潜水中最常用的呼吸设备是开放式水肺。该设备(图 78-2)

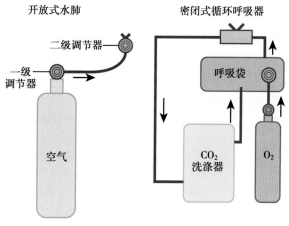

图 78-2 两种类型的自给潜水系统。开放式水肺通常用于休闲潜水。呼出的空气是直接排到周围的水中。密闭式循环呼吸器通过一个二氧化碳洗涤器,可以将呼出的空气再循环,混合额外的呼吸气体,并通过呼吸袋返回到潜水员。呼吸气体通过需求阀补充。该系统可以使用 100% 的氧气或富氧混合空气。其他形式的呼吸器系统包含独立的氧气和惰性气体供应,用小型计算机控制气体混合以保持恒定的氧分压

是由一个含有压缩空气,并连接到压力调节器的金属气缸组成,这个调节器可以把压力降低到周围环境。当然,只有当吸入程序启动,并让符合潜水员分钟通气量的气流进入,该器件才可以提供环境压力的空气,呼出气体直接释放到周围的水中。一个典型的水肺潜水气瓶可以提供大约 2100L 地面上(1 个 ATA)的空气。这个体积与环境压力成正比,随着环境压力降低而降低。例如在 66 英尺深的海水里或有 3 个 ATA 的深度中,有效的空气体积减少到 700L。空气每分钟通气量为 20L/min,在地面上可以持续供给 105 分钟的氧气,在 66 英尺深的海水里只能供给 35 分钟。在深度超过 200 英尺的海水里,因为有限的空气供给,氮麻醉和氧中毒,开放式水肺常常会受到限制。

(二) 密闭式循环呼吸器

自给式呼吸器使用二氧化碳吸收剂以去除呼出的二氧化碳并只补充消耗的氧气。惰性气体是通过使用二氧化碳吸收剂在循环呼出气体时得以保存,然后在气体被再次吸入之前添加氧气(见图 78-2)。少量气体释放到周围的水中,氧气在充分进行数小时曝光后可以输入,气体的消耗是独立于深度的。虽然在过去,仅仅是商业和军事潜水员使用密闭式循环呼吸器,这种装置现在也在休闲潜水员中很受欢迎。

(三) 地面供气设备

商业潜水经常采用这种形式的设备。潜水员呼吸从地面泵送到头盔里的压缩空气或其他气体混合物。该潜水头盔附着在潜水服的领口上,使得空气从头盔流入潜水服里,形成空气层来进行热量保护。现代系统在头盔中,包含一个内置的肺式供氧面罩。

三、潜水相关疾病:术语

戈尔丁和他的同事将身体组织里的惰性气体过饱和并成变为气泡状的相关疾病叫做减压病(decompression sickness, DCS)。他们说减压病的系统形式,涉及中央神经系统、肺部和血液循环("重度"Ⅱ型)和一个非系统(外围)形式,涉及皮肤、骨骼和关节("轻度"Ⅰ型)。动脉气体栓塞的命名是分别基于其与肺部气压伤的关系而定的。弗朗西斯和史密斯的建议给这两种疾病用以长期减压病这个术语来称呼,因为它们在临床上难以分离,并且需要类似治疗方式。

四、压力的影响:波义耳定律

(一) 气体体积与深度的关系

波义耳定律指出,如果一种理想气体的质量保持恒定,那么体积和压力是负相关。因此,当压力增加一倍,体积减少到原来的二分之一。因为气体体积与 ATA 成正比,所以气体体积从地面到水下 33 英尺(1~2 个 ATA),比水下 33~66 英尺(2~3 个 ATA)的变化要大。

(二) 气压伤

随着压力增加,肺体积不断扩大,中耳、鼻窦和胃肠道被缩

小。组织位移进入这些缩小的空间可能会造成的相关组织损伤和功能障碍。气压伤可能会通过闭塞的孔洞影响鼻窦,这个剩余的气孔会在牙齿填充物和牙齿之间,或在潜水头盔内的空间里。

1. 肺部气压伤和动脉气体栓塞

潜水员呼吸的气体被加压到环境压力,以便潜水员下潜时,从呼吸供给到气道的压力梯度不会改变。本克、鲍拉克和亚当斯等人认为肺部气压伤是在潜水员上升时,由于呼吸不足和肺部过度扩张引起。后续研究更深入地探索了肺部气压伤的机制和预防。在呼吸空气受压后,从海底深处上升到地表的潜水人员,可能会在离地表4英尺的地方受到肺部气压伤。

(1) **病理生理学**:在实验条件下,95 ~ 110cmH$_2$O 的肺与肺内腔之间的压差(即气管内和胸膜内压力之差)足以破坏肺实质并迫使气体进入间质。额外的肺泡将通过血管周围鞘迁移,从而引起纵隔气肿及气胸。气体也可以到腹膜后腔和颈部的皮下组织里。额外的肺泡内气体可通过血管破裂进入循环,到达心脏的左侧,并作为气态栓塞进入动脉循环。气泡在整个动脉循环传播会导致其他器官系统和骨骼肌肉的损伤,这在血清肌酸激酶水平的上升中可见一斑。

肺部气压伤可以在被认为不会患上肺部高压的潜水员身上发现。隐匿性肺部疾病可能会导致无法解释的气压伤和脑空气栓塞。流行病学研究没有证据证明哮喘和增加患肺部气压伤的风险之间有显著的关系。

(2) **动脉气体栓塞的临床表现**:动脉气体栓塞经常会波及大脑。在上岸的几分钟内,潜水员会出现意识丧失、偏瘫、昏迷和神志异常的症状。癫痫、眩晕、视觉障碍、感觉改变、头痛和循环衰竭是常见的症状。如果他们及时再加压,大多数人都可以完全康复。

当他们在水中失去知觉,动脉气体栓塞的受害者经常会被淹死。胸片(图 78-3)可能显示的是弥漫性肺水肿的图示。大约

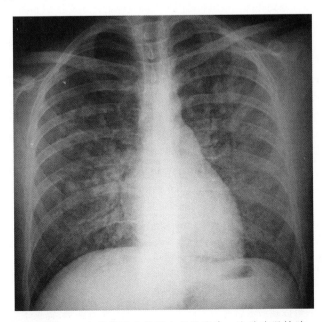

图 78-3 一个遭遇溺水的潜水员的胸片。这种弥漫性肺水肿是暗示潜水员肺部吸入水

5%的患者会立即发生呼吸暂停,昏迷,心跳骤停。这一灾难性的过程导致心脏和大血管内充满空气。许多人都对心肺复苏和高级生命支持措施没有反应。一份包含 31 例潜水患者伴随脑空气栓塞的报告显示以下发现:25% 有纵隔气肿,10% 有皮下气肿,6% 有心脏腔内积气,3% 有气腹,以及 3% 有气胸。52% 显示与溺水相关的肺部阴影。

纵隔气肿一般是与胸骨后疼痛轻度相关。吸气、咳嗽或吞咽可能加剧胸痛。除非纵隔气肿严重,否则通常不与循环衰竭的发生相关。在体检中,心脏跳动时同步发出的吱嘎杂音可以用于听诊(阿曼征)。胸片能够证实诊断,一般不需要治疗。

皮下气肿在脖子和锁骨上窝引起的肿胀和磨擦音,咽喉肿痛,声音嘶哑和吞咽困难。X 线片可在不明显的情况下产生很大帮助,但 CT 扫描更加敏感,并且可以在可疑病例的诊断中确认气压伤。额外的肺泡气进入胸膜腔会引起气胸。实验室检测可能会显示红细胞压积水平和几种血清酶水平的升高。治疗动脉气体栓塞需要高压氧舱再加压(见下文)。

2. 中耳气压伤

中耳气压伤对于潜水员来说,是最常见的与潜水有关的疾病。当潜水员在下潜时咽鼓管被阻塞且中耳不能与日益增加的环境压力保持平衡,中耳就会遭遇气压伤。鼓膜向内移位,可能产生破裂。中耳可能被充血黏膜产生的血填充。该疾病的并发症是感染与听力损失。下潜期间产生的症状,包括随着深度增加,受影响的耳朵产生的疼痛。在没有适当平衡的情况下缓解疼痛通常会导致鼓膜破裂。当鼓膜破裂冷水进入中耳,可能因为单侧前庭刺激而导致眩晕。晚期并发症包括细菌性中耳炎,浆液性中耳炎和慢性鼓膜穿孔。在中耳气压伤罕见情况下,面部神经因为增加的压力和暂时面部麻痹而受伤。一种改进的瓦尔萨尔瓦动作通常被用来平衡中耳压力。因为中耳气压伤会引起中耳水肿和出血,除非治愈,否则耳内压力均衡通常是不可能的。若有中耳气压伤则通常禁止潜水,直到它被治愈。

压力眩晕:当中耳两侧压力减少不均匀时,在上浮过程中可能发生眩晕。压力不平衡导致内耳内部结构的差异化刺激,从而产生所谓的压力眩晕。眩晕的感觉可能在潜水后会持续 1 ~ 2 小时,无须治疗就会逐渐消失。症状类似于内耳炎,且包括恶心、呕吐和全身不适。一些受试者如果他们有过先前损伤或内耳炎感染,可能特别容易遭受压力眩晕。对于易感个体,采用中等剂量的抗组胺药或减充血剂可能防止症状产生。这种疾病必须同前庭系统相区别,其通常与较深、长时间潜水有关。

3. 内耳气压伤

内耳气压伤可能发生在潜水员下降时采用强力的瓦尔萨尔瓦动作来平衡中耳压力。当咽鼓管被阻塞,中耳压力相对于环境压力逐渐成负相关,当做了一个瓦尔萨尔瓦动作,胸内压力、中央静脉压、脑脊液的压力和内耳压力都会升高,超过环境压力,从而增加了内耳外淋巴和中耳之间的变化率。圆形或椭圆形的窗洞可能会破裂,外淋巴会从内耳漏出到中耳。症状包括眩晕、恶心、呕吐、耳鸣和患侧听力损失。严重程度可能会有所不同。有的潜水员只在潜水后,抱怨听力丧失、耳鸣或眩晕。

治疗手段从保守治疗到对圆形或椭圆形的窗洞手术修复,

方法各异。苯二氮䓬类药物治疗眩晕和恶心。耳鸣和听力降低会转为慢性疾病,特别是如果没有任何治疗的情况下。潜水员临床如果表现出内耳气压伤,且圆形或椭圆形的窗洞完好无损,那么柯蒂氏器和前庭系统可能有压力损伤。

内耳型症状可能在上岸 2 小时内出现,并可能发生包括眩晕和听力丧失。人们对于该机制知之甚少,但可能涉及内耳中气泡的形成或全身气泡栓塞。据报道有内耳症状的潜水员卵圆孔未闭(PRO)发病率更高。这种情况会增加气泡左分流的风险并导致减压的产生;这样的关联表明内耳的症状也可能是由于空气栓塞。内耳症状正确的治疗是高压压缩治疗。

4. 鼻窦气压伤

当窦口被遮挡,窦腔内的压力相对于环境压力成负值,并且黏膜血管会充血,最终破裂。下潜过程中,受影响鼻窦所产生的疼痛和上升过程中鼻出血是常见症状。潜水时的头痛可能表明蝶窦气压伤。治疗包括使用减充血剂和排空受影响的窦。窦腔中持久出血可能会导致细菌性鼻窦炎。预防可以通过避免在鼻咽部充血情况下潜水以及谨慎使用减充血剂。如果上颌窦口被遮挡,三叉神经的上颌支可能在上升过程受到挤压,导致眶下皮肤感觉异常,这通常在 2～3 小时消退。

5. 非常见气压伤形式

面部气压伤(面镜挤压)发生在使用潜水面具分布的区域。面部水肿、瘀斑和结膜出血可在潜水后显现。眼眶血肿及复视也是其并发症,该病症是自限性的,不需要治疗。

当在下降的过程中,牙齿填充物下或在衰减区域的气孔会被压缩 牙齿压伤会导致严重的牙痛。细心的牙科护理可以防止这种疾病。

在潜水时,由于错误的呼吸器或空气吞咽,空气进入胃肠道会对胃肠道产生损伤。在上升过程中,膨胀的空气会扩张胃或肠道。胃扩张可以闭塞食管和胃的结合部,并防止嗳气。胃扩张可引起胃部破裂和气腹。潜水员可能会遭遇腹痛,且在上升过程中加剧疼痛。治疗需要手术修复破损内脏。潜水员之前做过胃部手术可能会导致胃部空气潴留。

五、溶解惰性气体效应:亨利定律

(一) 惰性气体动力学

根据亨利定律,气体溶解在组织、脂肪和水中:$Q = c \cdot P$,其中 c 为溶解度系数,P 为气体的分压,Q 为确定溶解的惰性气体数量。增加环境压力会增大人体组织中溶解气体的浓度。气体局部压力和气体在特定组织中的溶解度(表 78-2)决定了溶解气体含量。虽然亨利定律确定了组织中的气体含量,但达到平衡则需要有限的时间。影响进入率的因素包括血液流动和气体进入组织的扩散速率。组织气体浓度如下图的渐进曲线,当时间过去,在给定压力下,组织气体浓度接近最大浓度值。当环境压力降低,类似的动力学控制会将惰性气体从组织排出。不同的身体部位有不同的气体交换特征。

因为大多数潜水活动,持续时间短(如几分钟到几小时)且深度也很浅(如深度不超过 200 英尺),根据亨利定律,只有少数

身体组织才能达到压力平衡。潜水员在时间短的潜水中,可以根据基于潜水的深度和时间的上升时间表,返回到地面。潜水暴露足够长的时间,所有组织在新的环境压力下达到平衡并达到惰性气体完全饱和。潜水员可以在压力下花很长的时间(几周),在增加的压力下,所有的组织达到饱和,没有产生严重的生理变化。

表 78-2 惰性气体的特性 *

气体	分子重量	脂溶性†	溶解性	麻醉能力‡
氦	4	0.015	0.009	0.23
氖	20	0.019	0.009	0.28
氢	2	0.036	0.018	0.55
氮	28	0.067	0.013	1
氩	40	0.14	0.026	2.32

* 各种气体的脂溶性与其麻醉能力有关,麻醉气体列表中氦最少,氩最多。

† 为气体体积/溶质体积在 1bar。

‡ 价值等同于氮相关。

Adapted from Bennett PB:Inert gas narcosis and HPNS. In Bove AA, editor:*Bove and Davis' diving medicine*,ed 4,Philadelphia,2004,WB Saunders,pp 225-240.

(二) 组织中的惰性气体过饱和

当呼吸气体加压后,潜水员上升,组织中的气体达到过饱和。当过饱和度过大,溶解的气体会离开溶液,并形成游离气体。最近的研究表明,血液微粒是血液气泡形成的病灶。

(三) 减压病

过饱和导致溶解的气体变为气态形式。上升过程中,血液和组织中的气体扩张导致组织和器官的损害和功能障碍,静脉气体栓塞到肺部。减压病是因为游离气体的产生对组织和器官造成损害而引起的疾病。

伯特率先描述了减压病的病理生理学。后人在 20 世纪对潜水员和沉箱工人的尸检得出减压病是由于在血液和组织中的游离气体所造成的。基于游离气体的体积和位置,他们能够解释这种疾病的种类和严重程度。瘫痪是由于脊髓中的游离气体导致的,脑功能障碍则是脑内的游离气体造成的,呼吸困难与肺循环中的游离气体有关,肌肉和关节疼痛可能是由于在韧带、筋膜、骨膜、骨髓或神经鞘中的游离气体而导致的。

哈伦贝克和他的同事描述的在血液和组织中的游离气体效果不是由机械梗阻造成的。后来的研究确定了凝结和血小板活化,血管内凝血,血管内血浆渗漏,血液浓缩,和低血容量作为气泡的表面效果。静脉气栓在减压病明显症状出现前通常是存在的。游离气和组织损伤会导致炎症级联反应的激活。炎症应答会导致液体渗漏到全身和肺血管床的间质组织。

1. 减压病其他影响因素

可以在潜水后利用超声来进行血管内气泡探测,提供了发现气泡的方法。许多潜水员有静脉气栓但没有减压病的表现。阈值或剂量反应关系的概念已经假定,其中需要一个游离气体

的体积以产生临床症状和很少有无临床症状的情况。在潜水或高海拔暴露一段时间后，无症状潜水员和飞行员身上的静脉气泡与患减压病增长风险有关，在减压时的运动和温度，对于减压病来说是危险的因素。屏气的潜水员会在频繁的潜水活动中患上减压病。

在一定程度下，保持过饱和度可以避免症状发生。临界压力比的概念即为大多数减压工作提供了基础从而防止减压病的发生。关键压力比这一概念是大部分用于预防DCS的减压表的基础。机体被认为是一系列组织组成并伴随不同的气体吸收率和排出率。虽然这些组织不代表离散解剖结构，但它们提供了一个简便的方法去理解惰性气体动力学的交换。在大多数的减压时间表中，在上升过程中，适当的停止是为了避免组织与特定的气体交换率的过饱和(图78-4)。减压程序为空气，氮和氧，氦和氧，氮，氦和氧(三种混合气)，氢与氧，以及一些罕见地球气体如氩和氖提供了很好的定义。

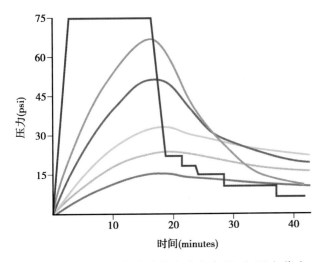

图78-4 理论上氮气浓度的表达为在75磅/平方英寸(5.1个ATA)的压力单位下，以加粗线表示深度剖面。曲线显示了五个理论上的组织室与不同的气体交换率。在压力之下，在不同组织室里，气体浓度会上升到不同的程度。当压力降低，在不同组织室里的气体浓度以不同速率减少。在回到基线期间，开始进一步减压之前，暂停可以允许组织浓度下降至安全的过饱和度。(Data from Boycott AE, Damant GCC, Haldane J: The prevention of compressed air illness. J Hyg[Cambridge] 8:342-443,1908.)

(1) 卵圆孔未闭：Moon和他的同事报道了30例有减压病病史的患者，他通过研究超声心动图来判断卵圆孔未闭。18例患有严重减压病的人中有61%的人超声显示有分流，而在正常志愿者中则有25%患病率。威尔姆斯赫斯特和他的同事通过心房间隔缺损，诊断出一个患有反常性气体栓塞的患者，并认为反常性气体栓塞增强了减压病的症状。摩恩和他的同事评估了90个有减压病史的患者，他们学习采用超声心动图通过卵圆孔未闭来检测右向左分流。90个人中59%遭遇过严重的减压反应，而31个人几乎没有或只有轻微的症状。

若存在卵圆孔未闭，一个通过卵圆孔未闭的静脉气泡可引发脑部气栓。吉尔门布莱和他的同事发现有着脑部减压症的潜水员相比与对照组来说，其产生大卵圆孔未闭的几率要更多。博林杰和同事展现了用卵圆孔未闭来进行磁共振成像检测脑部

的情况在增加。洪内克和他的同事证明 大的卵圆孔未闭可能增加潜水员患上减压症的风险，会导致严重的静脉气体栓塞。卵圆孔未闭的存在可以增加两到四倍患减压症的风险。高患病率的卵圆孔未闭入口和非常低的减压症发生率暗示我们卵圆孔未闭在减压病的病理中只扮演一个小角色。目前没有必要关闭卵圆孔未闭从而预防措施。

(2) 年龄：美国空军关于飞行暴露的一份10年研究报告中指出，从1500英尺到30 000英尺的变化中，研究显示42岁及以上的飞行员比18～21岁的飞行员更易受影响，且影响增加了三倍。卡图兰和他的同事发现气泡的形成，年龄增加和运动潜水员潜水状态下降有联系。克林曼和他的同事报告称相比于更有经验的潜水员，减压病在新手中发病率增加。布莱托及其同事发现称，年龄和潜水暴露会增加患上减压病的风险。

(3) 与高度的关系：暴露在18 000英尺的高空上(0.5个ATA)，会导致组织中产生游离气体，因为过饱和惰性气体溶解于大气压力之中了。即使他们遵循既定上升的协议从海底到地表，当潜水员潜水后去海拔较高地区，其都会增加组织中的游离气体。常见竞技潜水员在潜水后不久，乘坐商业飞机飞行(相当于海拔高度约8000英尺)。

2. 临床表现

相比于体育和军事潜水员，商业潜水员减压症发病率最高。肌肉骨骼减压症(Ⅰ型)是最常见的形式。对于运动潜水员来说，减压症的发病率为1/5000。

减压病可以与其他疾病表现相似(表78-3)。游离气体进入静脉系统会造成不同程度的肺血管阻塞。一个典型的综合征通过胸痛、呼吸困难("电抗器")和咳嗽表现出来。随着对血管内皮的损伤，微血管闭塞和组织缺血的重点区域，减压症经常与血液中的游离气体相关并会产生激活炎症的组织损伤。对于潜水员来说，减压症常见的表现就是脊髓功能障碍，通常在膈下水平。症状包括感觉异常、肌肉无力、下肢瘫痪、肠或膀胱失禁的尿潴留和阳痿。突然从深处上升(爆破)可能会导致大规模的减压症综合征、脑和脊髓神经综合征、无意识、低血容量性休克、肺水肿和高死亡率。严重减压病(Ⅱ型)的一个少见却重要的症状是突然的急性神经性听力障碍，以及前庭功能障碍。此型减压病通常出现在长时间潜水后，如果没有接受治疗，还可能导致耳聋。

表78-3 减压病频率

症状	所占比例(%)
皮肤瘙痒	4
头痛	11
疲劳/不适	13
骨/关节痛	54
脊髓/背痛	11
脊髓/神经	22
呼吸	21

Adapted from Navy Department: *U. S. Navy diving manual*, Vol 5, Rev 6: Diving medicine and recompression chamber operations (NAVSEA 0910-LP-106-0957), Washington DC, 2011. http://www.supsalv.org/00c3_publications.asp.

减压病患者在骨骼肌系统方面会出现四肢及关节疼痛等症状。人们有时可能将局部关节的疼痛症状与伤伤引发的疼痛搞混淆，导致减压病未能被及时诊断出来。在某些人群中，潜水员中股骨头坏死的发病比率很高，比如很久之前骨骼肌系统出现过问题的减压病患者、采用潜函沉沉到深水区长期工作的施工人员、潜水指导员，以及从事商业潜水工作的工人。红斑或紫癜性皮疹（大理石状皮肤）也可能是减压病的病症。Grover 及其同事对诊断减压病介绍了系统的方法。

3. 诊断测试

胸部 X 线检查可用于诊断气胸、与肺部压力过大有关的纵隔气肿、以及由吸送气或呛噎引起的毛细血管渗漏而导致的肺部异常。胸部或腹部 CT 可用于诊断气胸、纵隔气肿或气腹。在大多数情况下，没有必要为了拿到放射性检查结果而推迟加压处理。如果怀疑患者得了气胸，可以先做胸片，进而决定是否插入胸管。在脑损伤发生后，进行神经和心理测试会有助于了解患者的治疗反应。眼震电流描记法和听力描记法可以用来区分内耳减压病和内耳气压伤。内耳减压病需进行加压处理，而内耳气压伤需要卧床休息、避免压力也可能需要手术治疗。两种疾病发病原因不同（见前文），所需的治疗方法也不同。通过磁共振成像结合临床表现可诊断中枢神经系统损伤。没有和压力有关疾病病史的潜水者大脑的磁共振成像在某些研究中也发现了异常。

4. 治疗

空气栓塞症和减压病的临床表现常常重合。治疗减压病和空气栓塞症首先要采用的方法都是通过加压处理是使压力平衡，加压是在高压氧舱中或者通过给氧法进行的。流体替换和抗血小板药物也是初始治疗的一部分。一旦压力和氧气稳定后，患者需要循环系统从身体组织中将惰性气体带走，在肺部通过呼气排出，而缓慢降压。通过及时的治疗，减压病和空气栓塞症的患者都有很好的康复预后。而当治疗推迟，或病症更严重时，脑部或脊髓可能出现永久性伤害。

（1）**高压治疗**：空气栓塞症和减压病的患者在出现症状后应立刻进行加压处理。关于病史和身体状态的评估也应展开，包括神经系统检查和认知评估，这些评估结果最好能够在治疗前获得。训练有素的医疗团队在高压氧舱内对病患进行治疗。加压治疗应遵循美国海军潜水手册中列出的要求进行，包括间歇给氧疗法，该疗法可产生的压力相当于人处在 60 英尺深度（60fsw）的水下所受的压力。

大多数医护人员遵循高压氧舱治疗要求来治疗一型和二型减压病，时间约为 6 小时。有人指出，治疗因减压病导致的大理石状皮肤可以通过加压治疗，但是大多数情况下该症状可自行消失。皮肤瘙痒和红斑也可以在高压氧舱内进行治疗，但如果仅仅皮肤出现症状并不需要加压治疗。

如果潜水员从极深的水里回到水面却没有进行足够的减压，医护人员可能会使用压力治疗表给潜水员加压使"症状减缓"，或者使用替换气体的混合物（即氦气和氧气），或者将潜水员置于特定深度来稳定医疗效果（饱和治疗）。对于使用水面供气式装具或水下呼吸器的潜水员，治疗使用的主要气体为氧气和空气。治疗潜水深度大于水下 60fsw 的潜水员，也可以使用浓缩的氮氧（氮化物）或氦氧（氦氧混合气）。

可以对病患重复进行高压氧治疗，但是目前对何时停止重复治疗尚无定论。治疗可以持续进行，直到没有出现新的症状改变，或者病患处数量达到某个数值（如 5 处）。通过对照试验研究重复治疗的效果并不可行。空气栓塞症的治疗也要遵循相似的原则。加压水下 60fsw 深度的压力，或者通过氧气治疗都基本有效。如果加压至水下 60fsw 深度的压力后症状仍无减轻，可以加压至水下 165fsw 深度的压力（6ATA）。

（2）**补充氧气和水分**：出水后给予纯氧高压疗法有助于空气栓塞症和减压病治疗。静脉补液也是初步治疗中有效的疗法。由于高血糖可加重中枢神经系统损伤，所以含葡萄糖的静脉注射溶液一定要谨慎使用。测量红细胞容积和尿比重是进行流体替代疗法的参考。

（3）**紧急治疗**：因为潜水员受伤的地方可能离医院较远，所以在将病患转移至配备高压氧舱医院的过程中，需要采取一定的治疗措施。紧急治疗应包括通过面罩输纯氧，口服阿司匹林 325～975mg，以及静脉滴注乳酸林格氏液（或生理盐水）。一项研究表明，在转移过程中如果对病患进行输氧、服用阿司匹林、静脉输液，以及静脉注射 1～2g 氢化可的松，三分之二的患者最后能够得到有效的医治。然而，紧急治疗是否会影响长期的治疗结果还未得到论证。良好的紧急治疗不应耽搁患者转移到提供加压治疗医院的时间。

六、惰性气体麻醉

惰性气体麻醉（氮麻醉）是由于处于深于水下 100fsw 深度进行吸气导致的，症状包括精细运动控制能力和高阶心理状态的丧失、无法良好应对情绪压力、敌意和无意识。症状随着深于水下 100fsw 深度的增加而愈加严重。在水下 300～400fsw 深度，水压导致的氮麻醉效果可能会引发无意识。疲劳，繁重的工作，低体温可以增加氮麻醉效果。随着潜水员回到较浅的深度，症状立即消失。通常，潜水员会忘记这些症状。麻醉效果随着惰性气体的不同而各不相同（见表78-2）。

七、氧气中毒

氧气中毒主要影响潜水员的中枢神经系统。肺型氧中毒在潜水少见，但在时间延长的高压氧治疗中仍需要得到关注。大脑的急性氧中毒通常发生在氧分压超过 1.4ATA 的时候。大脑对更高的分压可以容忍一小段时间。氧气中毒潜水员可能会产生听觉或视觉幻觉，一般会遭受癫痫大发作。在水下，癫痫发作可导致溺水。例如，32% 的氧气混合气体在水下 111fsw 深度给潜水者施加 1.4ATA 的氧分压。潜水员已经知道，在深度大于此数值时，吸入氧气会使癫痫发作。

八、潜水健康要求

军事潜水员有最严格的要求，而休闲潜水者要求最为松散。商业潜水员，沉箱和隧道工人，高压氧舱的工人都有各自独特的标准。限制心血管功能或肺功能的身体失调、体力衰退、影响运动能力的代谢紊乱，和某些生理缺陷都会影响潜水安全。

（一）锻炼要求

潜水时的工作量根据潜水类型的不同而不同（见前面）。一名潜水员在水下保持 1.0 节的速度游泳，氧气消耗约为 5ml/（kg·min）。从安全角度考虑，为了在不良潜水条件下确保安全，建议潜水员承担的持续工作量约 25ml/（kg·min）。那些达不到这一身体水平的潜水员，应该避免高强度的体力活动。

（二）疾病引起的突发昏厥

癫痫被认为是潜水禁忌，因为潜水员在水下发生癫痫会有溺水的风险，同时也可能威胁到其他试图进行营救的潜水员。对于有癫痫病史的潜水员候选人，如果在近四年没有癫痫发病记录，同时未服用抗癫痫药物，才可考虑让其潜水。胰岛素依赖型糖尿病被认为是商业和军事潜水的禁忌，因为会存在患低血糖的风险。通过特殊的训练，胰岛素依赖型运动潜水员也可以进行安全潜水。

（三）肺部疾病

哮喘患者是否适合游泳存在争议，因为在潜水上升时可能出现空气滞留或肺部过分膨胀。肺气压伤的不断增加的风险尚未有临床证据支持。对于有哮喘病史的潜水者而言，安全的标准包括运动后呼吸中段气流降低不低于 50%。有关哮喘和潜水相关问题的更详细的讨论已发表。临床和操作经验表明，有自发性气胸、肺大疱或肺囊肿病史的潜水者在潜水时有得张力性气胸的风险。需要通过使用肋间针或胸管，对胸膜腔进行快速的减压治疗，而这在偏远的潜水地点是很难操作的。

（四）心脏疾病

冠状动脉疾病患者可能在潜水时出现心绞痛、心肌梗死或者突然死亡。在和潜水相关的死亡中，死于心血管疾病可能性最高的人群是年龄段在 60～70 岁的人群。在潜水员警报网络所报道的 33 起在潜水时猝死的案例中，31 人死于冠状动脉疾病，1 人死于中风，1 人死于主动脉瓣狭窄。筛选潜水候选人是否患有冠心病在运动潜水领域尤为重要，因为在培训中因年龄和慢性疾病，候选人患冠状动脉疾病的风险会增加。

在减压时，患有房间隔缺损的潜水候选人的静脉循环中可能会出现反常栓塞气泡。房间隔缺损被认为是潜水的禁忌。和房间隔缺损相比，卵圆孔未闭在减压病中似乎并不严重，并不建议预先关闭。室间隔缺损并没有引起的反常栓塞气泡的风险。患有心脏从右向左分流和动脉血氧低下的患者通常运动能力有限，不应潜水。相关的详细治疗方法可以找到其他地方找到。

潜水引发的心律不齐：许多研究者都已经对潜水导致的反应性心动过缓做了描述。人以及哺乳动物在潜水时面部浸在水中，身体变冷，身体对此做出的反应与反射性心动过缓有关。海洋哺乳动物在憋气潜水时身体做出的自动调整是节约氧气的反射性行为，但这种效果对于人类而言并没有如此重要。溺水和游泳者家族长期遗传的 QT 综合征有联系，而潜水员可能会面临同样的风险。

九、溺水

据报道，溺水是美国每年 100～150 件潜水事故中的主要死亡原因。然而，心脏性猝死或空气栓塞症可能是诱发因素，甚至是很多溺水事件的主要原因。历史上，人们使用溺水和差点溺水来分别表示溺水死亡的人与幸存者。现在，对所有遭受淹没事件的个人都采用溺水一词更简单，也更合理。

屏息潜水前的故意换气过度与溺水事件相关。换气过度降低动脉二氧化碳分压，所以屏息断点会一直持续到人体感到血氧不足，之后人被迫进行呼吸。反过来，血氧不足使人失去意识，然后溺水。这被称为"浅水晕眩"。心房和心室心律失常在较长时间的屏息试验中出现，但是否这些心律失常在很大程度上造成了溺水还需要进一步研究。

因体温过低而导致溺水被频繁报道。然而，由于潜水员几乎都使用了保温保护，所以这其实并不常见。体温过低会抑制人体的能力，直到到达无意识或者无助的状态。溺水时，人本来在水面上，之后头部扎入水里，导致溺水。在冷水中，人的最长屏息时间大幅缩小，人在汹涌的海浪中淹没后，在水中幸存下来的可能也大大降低。在极少的情况下，体温过低可以对溺水的受害者起到保护作用（见后文）。只有体温过低是通过造成无意识而导致溺水的。在潜水事故中，潜水员空气供给的污染和一氧化碳一起，使人快速失去意识。由氧气诱发的癫痫（见前文）是使用含有富氧空气的混合气体进行呼吸的潜水员的死亡原因之一。

（一）病理生理学

大约 10%～15% 的溺水者没有在浸没时吸入液体。为了解释这些个体没有吸入液体的原因，研究者作出假设，反射性喉痉挛一直持续到反射换气活动停止。然后，针对早期干性溺死动物得出的研究结果并不支持死亡案例的干性溺死的假设。很有可能，这些病例实际上代表心律不齐造成的死亡。在这些情况下，如果溺水者可以在继发于低氧血症的损伤发生之前重新进行呼吸，那么是可以进行快速复苏的，也会平安无事。

与没有吸入溺液的受害者不同，吸入溺液的受害者持续保持血氧不足的状态，即使离开液体后恢复呼吸了也还是如此。因此，血氧不足持续的时间较长，更有可能对其他器官系统造成二次损伤。持续的血氧不足是由于肺部由于吸入溺液造成直接损伤，使身体某些区域通气血流比值较低。吸入盐水后，高渗液使渗出的液体进入肺泡，吸入的杂物（砂、硅藻、藻类等）会造成反应性渗出物。因此，肺泡被填满，人无法呼吸。吸入淡水过后，表面活性剂被冲出肺，导致局部肺泡塌陷、低通气血流比值以及血氧不足。这些异常一直持续至肺损伤问题解决或者表面活性剂可再生。

溺水者通常在溺水时吞下大量的流体，所以通常伴随因胃扩张而造成的呼吸功能损伤。呕吐或吸入胃内容物会使溺水情况更为复杂。血氧不足和肺泡通气量的下降产生一系列的后果。动脉二氧化碳分压迅速升高，pH 迅速下降。代谢性酸中毒会加剧，因为溺水者常常在溺水时挣扎。最终，心血管系统崩溃，导致心脏骤停。

如果血氧不足，并且心输出量的减少持续时间足够长，就一定会造成缺氧脑损伤。尽管电解质紊乱通常不是溺水时的一个重要的问题，但是这种情况的例外就是在死海里溺水的案例，死海中的电解质浓度高于正常海水。溺水带来的后果还有吸入性肺炎。关于溺水造成的肺炎的病原体及临床表现是人们广泛研究的一个领域。

因为,在溺水中,心脏骤停的严重程度仅次于血氧不足,心脏骤停可以在很久以后才出现。如果溺水者所浸的水足够冷,其接触表面的面积质量比足够大,其吸入了足够多的水,那么其体核温度会大大降低。体核温度低时,需氧量也会降低,那么溺水者有几率可以在较长时间的浸没中幸存。

(二) 临床表现

溺水者的临床表现大有不同。如果患者在现场被检测为无意识且无生命体征,但是急诊室时可能会血液循环稳定而且神经完好。而当场被检测血液循环稳定的溺水者到医院时情况可能已经急剧恶化。

1. 心血管系统

严重溺水者可能会遇到心脏骤停,并对现场抢救的检测做出反应。这些反应是否代表过早的心肺复苏术或代表对治疗的反应,答案是不确定。然而,溺水者被带到急诊室后仍需要心肺复苏术的也不常见。如果患者在现场接受心肺复苏术后心脏跳动平稳,或者从未心脏骤停,那么这种情况一般是室上性心动过速。如果患者心脏跳动节奏能维持生命,那么情况很可能是血氧不足和酸中毒,然后才是室上性心动过速。有潜在的心脏疾病的患者可能会面临原发性心脏骤停,像溺水一样。心脏通道出现问题的范围和频率对于游泳引发的心律失常综合征的影响比以前假设的要大。

心脏骤停之后人会进行终末频死呼吸,继发于此之后,如果吸入溺液,会使病理诊断变得更为复杂,因此依靠吸溺液而进行分析的尸检报告可能具有误导性。

2. 肺部系统

吸溺液的患者可能出现很少或完全没有呼吸系统症状,也可能由于直接的肺损伤,出现严重肺水肿。吸入大量溺液的患者可能产生肺内右向左的分流,以及轻度到重度的血氧不足。动脉二氧化碳分压的升高或降低取决于肺泡通气量(表78-4)。胸片可以显示出分布不匀的混浊,最常见于外围或内侧基底区域,或者非心源性肺水肿(见图78-3)。通过肺损伤的放射线照片无法准确判断临床病程。有明确的肺部疾病的患者的放射性照片上显示的异常可能很小,而临床损伤很小的患者的放射性照片可能显示出严重的异常。

| 表78-4 | 呼吸室内空气的接近溺死者到达医院后的平均血气分析 | | | |

	pH	PaCO₂ (mmHg)	PaO₂ (mmHg)	碱过剩 (mEq)
淡水	7.26	38	66	−9
海水	7.37	36	56	−5
全部	7.30	37	62	−7

Adapted from Modell JH, Davis JH, Giammona ST, et al: Blood gas and electrolyte changes in human near-drowning victims. *JAMA* 203: 337-343, 1968.

Wilmshurst 及其同事,以及 Hampson、Dunford,描述了在潜水员身上发现的有趣肺水肿形式。表现是潜水时严重的呼吸困难、伴随动脉血氧不足、肺部堵塞,以及正常的心血管系统。该综合征可能与负压肺水肿有关,负压肺水肿在麻醉文献中有详细介绍。然而,也有证据表明,存在多个可能造成这种综合征的心血管作用。

3. 神经功能状态

溺水患者神经功能状态可能大不相同。溺水者可能患的最具破坏性、持续时间最长的后果是严重的永久性神经损伤。

(三) 治疗

尽管不常发生,仍有研究报道溺水引发的心脏骤停后出现神经功能的恢复。因为在这种情况下,心脏骤停是血氧不足和酸中毒导致的结果。所以首要目标,是必须建立一个可靠的气道支持和提供尽可能高氧浓度的气体。当动脉血气结果出来后,应给予纯氧吸入。气管插管是建立气道的首选方法。但这种方法需要考虑到是否出现了相伴的颈部损伤,以及是否有吸入胃内容物的风险。但如果没有创伤迹象或病史,那么颈椎受损伤的风险很低。

溺水引发的心脏骤停的患者,可能会出现影响严重的代谢性酸中毒。治疗这种酸中毒所需的碳酸氢盐剂量远高于原发性心脏病患者心脏骤停时所需剂量。注射碳酸氢盐后,动脉气血测定结果会指导接下来的剂量。同时应插入胃管,给予胃减压,还需测量身体温度,以避免体温过低。如果体温过低,需要采取复温措施。一旦建立了符合要求的气道通气,心脏活动恢复,就必须建立足够的动脉氧分压来保证充足的氧气被运送到组织。有时,患者会出现血压和心脏输出的显著降低。一般情况而言,应对低血压的方法是注射试验溶剂,但是对于患肺水肿的溺水者来说这种方法并不合适。此类患者需要的是创伤性血流动力学监测。只有掌握了肺动脉楔压和心输出量之后,才能对使用何种液体和升高血压药物作出决定。在判断患有非心源性肺水肿患者的血管内容积时,独立的对中央静脉压力进行测量不是准确的方法。在潜水员浸没在水中而得肺水肿的案例中,血氧不足的原因不是吸入溺液,治疗应包括利用利尿剂减少肺部堵塞。

呼气末正压通气对恢复异常的通气血流比值极为有效,而异常的通气血流比值是血氧不足治疗的原因。通常需要极少量的压力就可以达到足够的氧化程度。呼气末正压通气显然不会影响潜在的肺损伤,但是可以保证肺部在修复过程中可以得到充足的氧化。同时保证了修复过程中,吸入的氧气不会有毒,不会伤害肺部。通常肺损伤问题在48至72小时内可解决,使用辅助呼吸的时长在大多数情况下是较短的,除非受到了感染。如果患者可以承受的话,经鼻持续气道正压通气和双相气道正压通气都是进行短期辅助呼吸的好方法。目前没有足够的数据支撑反比通气在溺水案例中的使用。可以在给溺水者使用有创性的氧化方法之前,先使用高速流氧气输送系统持续一小段时间,这样做可能更审慎。氧气和二氧化碳水平的优化(以及血清葡萄糖水平)可能也有助于伴随性神经损伤的修复。

抗生素在吸入海水或泳池水的溺水者身上的使用,只适用于那些发烧、产生脓性分泌物的患者。预防性抗生素的使用不能降低死亡率或减少发病率。因为大多数差点溺死的溺水者的肺部感染都是在医院感染的,预防性抗生素似乎只适用于耐药菌的选择。如果溺水者吸入了许多受到污染的水,其中包括已知或疑似的微生物(比如在热水浴缸中吸水的例子),那么预防性抗生素的使用可能是合适的。溺水案例中的罕见并复杂的情况是吸入沙子和砾石。使用支气管镜对溺水者进行常规检查可能并不可行,因为操作过程中可能因为机械通气而伴随产生许多困难。

常规使用肾上腺皮质甾类来治疗溺水引起的肺损伤也是不可行的。针对此类吸溺液带来的损伤和其他形式的损伤做出的实验表明,固醇不会影响长期结果或短期发病率。人工和动物表面活性剂、体外膜肺氧合、心肺转流术和低温也被用于治疗溺水引起的肺损伤。如果溺水者除了轻度的呼吸道症状之外,还有胸片异常或动脉血液气体测量结果异常应的话都应加以重视,因为肺部损伤可能不会在事故发生后数小时内产生临床表现。几乎所有肺换气有严重问题的溺水者在事故发生后 4~8 小时内都会这样。所以可以考虑将有此种表现的患者移出急诊室。事实上,目前的证据表明,许多溺水者都能在被施救后被安全送回家。

(四) 预后

溺水者的预后主要取决于其浸没在水中的时间长度,缺氧持续的时间长度,继发于缺氧的其他损伤的严重程度。如果患者到达医院时神经功能完整,那么预后较好,神经系统不会受损。经历心脏骤停的患者也未必预后差。然而,如果在最初紧急救治阶段以及转移至医院期间保持心脏骤停的患者预后不容乐观。在患者转移至医院过程中,如果在心脏骤停后自发呼吸恢复是好预后的标志。浸泡时间的长短和继发于缺氧后的其他损伤相关,所以也和预后相关。目前没有预后测试可以作为治疗决策的可靠依据,也无法对严重的低体温带来的后果作出预测。

关键点
- 中耳气压性损伤是最常见的潜水损伤,而肺气压伤虽然罕见,却是最严重的气压伤,因为有出现脑部空气栓塞症的风险。
- 减压病是由于惰性气体随着压力的增大在体内溶解,游离气体存在于血液和组织中形成减压病。

- 急性减压病的临床表现包括大脑和脊髓疾病,肌肉骨骼疼痛、胸痛、呼吸困难,以及下水压力增大后出现皮疹并持续存在超过 24 小时。
- 受伤后,应立刻在高压氧舱对减压病和空气栓塞症进行治疗。
- 评估一个人的身体水平是否适合潜水要考虑潜水的类型(休闲、商业或军事),以及一系列可能在潜水环境中恶化的慢性疾病。房间隔缺损由于会增加患空气栓塞症风险,所以被认为是潜水的禁忌。
- 尽管潜水时没有吸入溺液在理论上是可能的,但是大多数的溺水者会将溺液吸入肺部,同时伴随着血氧不足。
- 溺水者的治疗方案包括使用正压通气和吸氧改善血氧不足、治疗代谢性酸中毒、以及伴随出现的心律失常,同时在需要时使用抗生素。

(何彦琪 译,李为民 校)

参考文献

以下是主要的文献,完整的文献请登录 *ExpertConsult* 查阅。

Ackerman MJ, Tester DJ, Porter CJ: Swimming, a gene-specific arrhythmogenic trigger for inherited long QT syndrome. *Mayo Clin Proc* 74:1088–1094, 1999.

Bierens JJLM, editor: *Handbook on drowning: prevention, rescue, and treatment*, Berlin, 2006, Springer-Verlag.

Bove AA: *Bove and Davis' diving medicine*, ed 4, Philadelphia, 2004, Elsevier.

Bove AA: The cardiovascular system and diving risk. *Undersea Hyperb Med* 38:261–269, 2011.

Hampson NB, Dunford RG: Pulmonary edema of scuba divers. *Undersea Hyperb Med* 24:29–33, 1997.

Lynch JH, Bove AA: Diving medicine: a review of current evidence. *J Am Board Fam Med* 22:399–407, 2009.

Navy Department: *U.S. Navy diving manual*, Rev 6 (Publication No. NAVSEA 0910-LP-106–0957), Washington, DC, 2008, U.S. Navy Department.

Slade JB Jr, Hattori T, Ray CS, et al: Pulmonary edema associated with scuba diving: case reports and review. *Chest* 120:1686–1694, 2001.

Szpilman D, Bierens JJLM, Handley AJ, et al: Drowning. *N Engl J Med* 366:2102–2110, 2012.

Vann RD, Butler FK, Mitchell SJ, et al: Decompression illness. *Lancet* 377:153–164, 2011.

第十四部分

胸膜疾病

第79章　胸腔积液

V. COURTNEY BROADDUS, MD · RICHARD W. LIGHT, MD

一、引言

胸膜腔是由两层胸膜形成的密闭腔隙,其中脏层胸膜包绕在肺的表面,壁层胸膜覆盖胸壁的内侧和膈肌。胸膜腔内存在少量的液体和蛋白质,由循环系统进入胸膜腔并由淋巴系统进行引流。胸膜腔为负压,从而保证肺的膨隆。由于胸膜间皮是可渗漏的,过多的液体可以透过胸膜进入负压的胸膜腔并积聚形成胸腔积液。胸腔积液在临床上很常见,多种病因可以引起胸腔积液。胸腔积液可来自邻近的胸膜病变,也可能是由远处胸部、腹腔脏器病变所致。根据胸水中蛋白和乳酸脱氢酶(LDH)浓度,胸水可以分为渗出液和漏出液两大类。渗出液必须符合(Light 标准)的至少一条,而漏出液则均不符合:胸水蛋白与血清蛋白的比值大于 0.5,胸水与血清 LDH 比值大于 0.6,胸水 LDH 超过血清 LDH 正常值上限的三分之二。在本章节我

们将讨论生理性和病理性的胸腔积液。

其他章节涉及了胸膜的解剖(第 1 章)、胸腔感染(第 80章)、胸膜肿瘤(第 82 章)。气胸、乳糜胸、血胸和胸壁纤维化在第 81 章讨论。本章节主要讨论漏出液和与肿瘤、感染无关的渗出液。

二、胸膜:形成和功能

两层胸膜与肺根处交汇。绵羊的胸膜与人的胸膜相似,单侧胸膜(包括内陷入肺裂的胸膜)面积大约 1000cm^2。正常的胸膜腔大约宽 18 ~ 20μm,在其游离部位达到最大。有研究表明,胸膜腔的两层胸膜并没有相互接触,因此其是真实存在而不是潜在的间隙。

胸膜的主要功能是为了保护肺脏随呼吸在胸壁的膨胀运动。如果肺与胸壁粘连,会限制肺脏的呼吸运动。由于被光滑

的胸膜包绕,尽管肺脏与胸壁仍然相连,但是随着呼吸肺脏能运动几个肋间隙。临床和实验室研究显示,胸膜粘连并不会引起肺功能的大的异常。大多数的研究表明其只影响患侧肺活量,而在另外一个研究中还影响健侧肺。如果胸膜增厚伴随胸膜纤维化,肺功能受损比气胸和单纯的胸膜腔闭塞严重。

脏层胸膜可以给肺脏提供机械支撑:可以维持肺的形状、限制肺的过度膨胀和协助呼气动作。由于间皮下结缔组织与肺间质的结缔组织相连,脏层胸膜可以负担胸腔内负压,从而可以降低肺泡的过度膨胀,避免或减少破裂以及气胸的机会。

胸膜腔还可以减少肺水肿的发生。在许多研究中发现,在流体静力学或肺通透性增加的肺水肿,胸膜腔可以提供额外的保护性因素避免发生肺泡水肿。充血性心力衰竭患者漏出性胸腔积液的产生就反映了其对肺功能的影响非常轻微。

三、胚胎发育和解剖

妊娠 3 周开始,胸膜、心包和腹膜腔就开始由中胚层逐渐发育形成。到第 9 周为止,胸膜腔逐渐与心包腔和腹膜腔分离。三个中胚层间隙如果分隔不完整,可以导致多囊、憩室、缺失等异常改变。随着肺的发育,肺胚内陷入脏层胸膜并逐渐被胸膜覆盖。

光滑的胸膜覆盖持续呼吸运动的肺,而胸膜是由单层的间皮细胞构成的。这些间皮细胞形状可以是平的或者骰状、柱状的,这主要取决于间皮下层组织的伸展程度。这些细胞有多种与胸膜生理有关的重要功能。间皮细胞可以分泌细胞外基质的大分子物质并组合成为成熟的基质、吞噬颗粒和产生纤溶因子和促凝血因子、产生中性粒细胞和巨噬细胞趋化因子。间皮细胞还可以产生多种细胞因子如 TGF-β、表皮生长因子、血小板源性生长因子,这些生长因子对胸膜的炎症和纤维化非常重要。

胸膜表面不规则的分布着许多微绒毛。这些微绒毛的功能仍然未知,可能与增加胸膜表面代谢面积有关。间皮细胞分泌透明质酸而不产生黏蛋白,产生角蛋白微丝,在上皮细胞特殊染色(Ber-EP4、B72.3、Leu. M1 和 CEA)阴性,钙视网膜蛋白和间皮素染色阳性,这些特征可以用于胸水中间皮细胞的鉴定。

间皮细胞覆盖在一层薄的基底膜上面,下面是富含胶原和弹性蛋白的结缔组织。尽管胸膜壁层结缔组织厚度均匀一致,但是脏层胸膜变化很大。一般而言,胸膜顶的脏层胸膜较薄而胸膜底的脏层胸膜较厚。令人感兴趣的是,在大多数哺乳动物的胸膜顶胸膜均匀一致,而胸膜底胸膜变异较大(见图 1-31)。与肺间质相比,脏层胸膜含有更多的胶原成分而弹性蛋白相对较少,这与胸膜的生理作用是相一致的。胸膜的结缔组织与肺的结缔组织相连,内含有血管和淋巴管。间皮下组织提供胸膜机械张力并含有多种生长因子促进细胞生长,提示间皮细胞可能与组织修复和再生有关。

(一) 血液供应

壁层胸膜是由肋间动脉供血的(图 79-1A)。在人和其他大型哺乳动物,脏层胸膜是由支气管动脉提供血液并引流入肺静脉(图 79-1B)。既往对脏层胸膜究竟是由支气管动脉还是肺循

环供血经常造成混淆。人的两层胸膜各有一套供血系统,脏层胸膜由于汇入一个相对低压的静脉系统,其灌注压较壁层胸膜的肋间供血系统低。

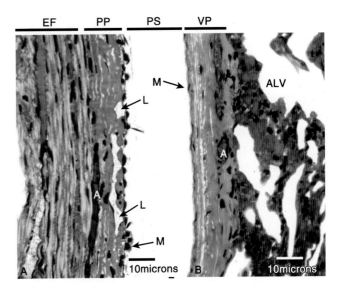

图 79-1　光镜下绵羊的脏层胸膜和壁层胸膜,绵羊的胸膜结构类似于人类。两层胸膜都被单层的间皮细胞覆盖。A. 壁层胸膜(parietal pleura, PP)是位于胸膜腔(pleural space, PS)和胸内筋膜(endothoracic fascia, EF)的致密结缔组织之间的一层疏松结缔组织。在疏松结缔组织中有来自肋间血管的微小血管(A)和淋巴陷窝(L),均通过小孔开口于胸膜腔。B. 脏层胸膜(visceral pleura, VP)位于胸膜腔和肺泡(alveoli, ALV)之间,其血供主要由支气管动脉供血,后回流于肺静脉。胸膜富含弹力蛋白和胶原纤维。(引自 Staub NC, Wiener-Kronish JP, Albertine KH: Transport through the pleura: physiology of normal liquid and solute exchange in the pleural space. In Chrétien J, Bignon J, Hirsch A editors: *The pleura in health and disease*. New York, 1985, Marcel Dekker, pp 174-175, courtesy Marcel Dekker, Inc.)

(二) 淋巴引流

如果在胸膜腔注入碳颗粒用来标记淋巴引流途径,我们可以看到黑色的碳颗粒被引流到壁层胸膜侧的淋巴管而不是脏层胸膜侧(图 79-2)(见图 1-32C)。脏层胸膜有很多淋巴管,但是往往不与胸膜腔相连(见图 1-27)。包括兔、绵羊和人,壁层胸膜淋巴通过与间皮层下一些直径为 8～10μm 的吻合口与胸膜腔相通,这些小洞主要是由间断的间皮层与淋巴内皮相连形成(见图 1-32A、B)。吻合口可以内吞像红细胞大小的颗粒。在众多研究中,淋巴管是胸膜腔液体的主要引流途径。胸膜腔的液体从吻合口引流入间皮下层像蜘蛛形状的陷窝,随之被引流入肋间淋巴管、胸骨旁淋巴管、主动脉旁淋巴结、胸导管,最后汇入静脉系统。淋巴管细胞与间皮细胞形态不一样,其构成的 Kampmeier 灶与腹膜腔的淋巴管类似,主要与免疫功能有关。

(三) 神经支配

壁层胸膜含有感觉神经纤维,由肋间神经和膈神经支配,是

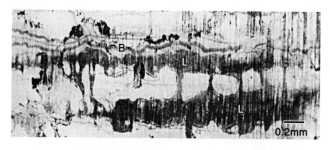

图 79-2 肋间隙之间壁层胸膜的淋巴陷窝的显微图像。胶态碳被注入胸膜腔以标记淋巴引流。当胸膜上看到胶态碳以后,淋巴陷窝(L)就像一个大蓄水池。B 为血管。(引自 Wiley-Liss, a division of Wiley and Sons, Inc., copyright owner. From Albertine KH, Wiener-Kronish JP, Staub NC: The structure of the parietal pleura and its relationship to pleural liquid dynamics in sheep. *Anat Rec* 208:406, 1984.)

引起胸痛的主要部位。其中肋骨和膈周区域由肋间神经支配,胸痛与胸壁相连。膈中央区域主要由膈神经支配,这一疼痛区主要表现为同侧肩部。而脏层胸膜含有的感觉神经纤维主要与疼痛和呼吸困难等其他感觉有关。胸膜粘连也含有痛觉纤维,与胸腔手术和胸膜固定术后的胸痛有关。

四、胸膜腔的生理

(一) 正常的胸腔液体和蛋白更新

在过去的 10~20 年时间,胸膜腔内的液体是由胸膜的静脉产生并透过胸膜进入胸膜腔并与胸膜顶的淋巴管相连这一理论逐渐形成了共识(图 79-3)。因此,胸膜腔与体内其他体腔是类

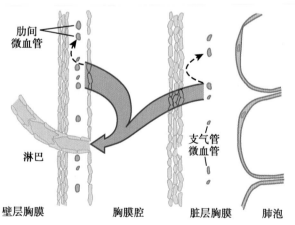

图 79-3 正常的胸腔内液体的产生和代谢。脏层胸膜和壁层胸膜里的微小血管滤过的液体部分被重吸收(虚线箭头所指)。剩下的低蛋白间质液体经胸膜间皮层流入胸膜腔。胸膜液体通过壁层胸膜淋巴窦流入胸膜腔。(引自 Staub, NC, Wiener-Kronish JP, Albertine, KH: Transport through the pleura: Physiology of normal liquid and solute exchange in the pleural space. In Chrétien J, Bignon J, Hirsch A, eds: *The pleura in health and disease*, New York, 1985, Marcel Dekker, p. 182, courtesy Marcel Dekker.)

似的。关于这一理论目前有以下证据:

1. 胸膜腔内的压力比两层胸膜间质的压力低,这种压力差可以驱动液体进入胸膜腔。
2. 胸膜无论是在体外还是体内均可以渗漏液体和蛋白,胸膜不能阻止液体和蛋白的渗漏。
3. 间皮细胞表达为转运蛋白和水通道蛋白,但是这些结构并未显示出可以吸收胸腔积液。尽管正常的胸膜腔液体比血浆含有更多的碳酸氢根从而表现为碱性,但没有证据显示间皮细胞参与了碳酸氢根的浓度差。如果间皮细胞确实是可渗漏的,那就很难解释间皮细胞如何维持这一浓度差(碳酸氢根的浓度差可以用离子透过半渗透膜的被动转运来解释,这一现象称为唐南平衡)。
4. 胸膜腔的液体生成是比较缓慢并且处于动态平衡的。在用放射性标记的白蛋白所进行的非侵袭性的研究中发现,绵羊胸腔液体的产生大约为每小时 0.01ml/kg,在棕色人种中大约为每小时 0.5ml 或每天 12ml。
5. 正常胸膜内液体的蛋白浓度均稍低,可能是由于胸膜在压力梯度下对大分子蛋白过滤所致。绵羊胸膜内液体的蛋白浓度为 10g/L,胸膜腔液体与血浆蛋白浓度比为 0.15,这与其他经静脉的高压过滤渗透类似。而一般的低压的肺静脉的过滤体系一般有更高的蛋白浓度 45g/L,与血浆蛋白的浓度比也为 0.69。
6. 大部分液体都积聚于胸膜腔,而不会发生扩散或主动转运。胸膜腔内液体的蛋白浓度相对恒定证实了这一观点。如果液体能扩散或被主动转运,则胸膜腔内蛋白的浓度会逐渐升高。并且,如果红细胞进入胸膜腔也能被完整地吸收而保持液体和蛋白浓度的相对稳定。这也提示了胸膜的渗透孔径足以大过绵羊红细胞的直径(6~8μm)。这可能是由壁层胸膜上孔(直径 10~12μm)渗漏进入胸膜淋巴管。这些淋巴管有足够的容纳体积以便吸收。如果人工在绵羊胸膜腔注入液体,则胸膜的吸收速度由基础的 0.01ml/kg 提高到 0.28ml/kg,接近 30 倍。

(二) 胸腔压力

人的胸腔内压力在胸部中分功能残气量时为 -5cmH$_2$O,而在肺总量的时候为 -30cmH$_2$O。如果肺顺应性降低,胸膜腔内的压力会进一步降低。在一个行胸腔穿刺术的患者的临床研究中发现,胸膜腔负压更大的患者比负压小的患者的肺活量有一定程度的增加,推测可能是肺存在潜在的疾病或者顺应性降低。

尽管胸膜腔的压力低于大气压,但是气体并没有积聚在胸膜腔。毛细血管的空气压力大约为 700mmHg 或者比大气压低 60mmHg。毛细血管内低于大气压的溶解气体有助于维持胸膜腔没有气体并有助于胸膜腔内气体的吸收。众所周知,为了吸收胸腔内气体,我们可以吸入高浓度的氧气从而降低血液中的氮气浓度,增加浓度梯度。氧气替代肺泡内的氮气,降低毛细血管内局部的氮气压力。由于氧气和血红蛋白的氧离曲线的平台期限制了氧气的吸收,吸入氧气并不能显著提高毛细血管内的局部氧气压力。

五、胸膜腔的病理生理

（一）胸腔积液

胸膜腔内液体积聚形成胸腔积液,其产生的速度和排出的速度可能都发生了改变。如果只有产生增加,则产生速度需要增快 30 倍以超过淋巴管的清除速度;如果只有排出速度降低,则在每天产生 12ml 的速度下要 1 个月以上才能在胸片上看到胸腔积液。因此,在临床上胸腔积液的产生更可能是两种因素共同作用的结果。

产生增加可能是来源于体循环或肺循环毛细血管的渗透增加或流入了其他液体(如乳糜、脑脊液、尿液或通过导管注入的静脉液体)。淋巴管功能障碍(如壁层胸膜淋巴管阻塞、淋巴管收缩减少、引流淋巴结被浸润累积、淋巴管引流区体静脉压增高等)均可以引起胸腔内液体排出减少。人体的胸腔内液体排出速率的研究相对较少,但是结核患者、恶性胸腔积液和黄甲综合征的患者淋巴管排出减少已经得到证实。在很多病例中,胸腔内液体产生增加和排出减少往往共同作用,从而导致胸腔积液。

为了鉴别胸腔积液的病因,胸腔积液可以分为渗出液和漏出液。漏出液往往是由毛细血管屏障的流体静水压增高或者跨膜渗透压降低导致液体泄露所致。漏出液产生往往是与胸膜自身疾病无关。而渗出液往往是毛细血管屏障通透性增加所致。蛋白比、LDH 比和胸水 LDH 的浓度共同构成 Light 标准。

漏出液往往是由低蛋白血症所致。大多数漏出液甚至胸腔积液都是心衰所致。这一类漏出液往往是由肺毛细血管泄漏出液体至肺间质,进而透过脏层胸膜进入胸膜腔。其他的漏出液还包括肾病综合征和肺不张,这主要是由于胸膜毛细血管的流体静水压或渗透压改变所致。有时漏出液,特别是少量的积液往往是由排出速率降低所致。肝源性水肿腹水或腹膜透析往往是由腹膜腔经膈肌裂孔进入低压的胸膜腔。其他低蛋白的液体如尿液、脑脊液和静脉内液体如果引流不畅,则往往流入胸膜腔。

渗出液往往是由肺、胸膜或者邻近组织的毛细血管受损所致。大部分渗出液如肺炎和肺栓塞往往是在肺部炎症或者损伤时产生的高蛋白胸水进入胸膜腔。其他还包括胸膜的炎症、感染或肿瘤引起的胸水。渗出液还包括纵隔疾病所致(食管破裂或乳糜胸)、腹膜后疾病(胰腺假性囊肿)、腹腔疾病(自发性细菌性腹膜炎或 Meig 综合征)等。

无论是渗出液还是漏出液,淋巴管阻塞都可能导致胸腔积液的产生。而淋巴管对胸水的清除与蛋白浓度无关,蛋白浓度只与胸水的产生有关而与胸水的清除无关。

（二）胸腔积液对肺功能和心脏功能的影响

当胸腔积液时,肺被积液压缩,而胸壁向外退缩,膈肌低平,甚至反转。如果肺和胸壁的顺应性正常,肺活量的减少则由三分之一量的胸腔积液和三分之二量的胸廓体积改变所致。因此,肺活量的减少量是低于胸腔积液的量。如果肺是正常

的,没有证据显示胸腔积液会引起明显的低氧血症,推测可能肺的通气和灌注也同时发生了改变。事实上在一个研究中在胸腔穿刺术后存在轻度的低氧血症,尤其是通气还未正常而灌注已经恢复的情况下。而在另外一个研究中使用多种惰性气体来定量 V/Q 比值,研究发现胸腔积液可以引起肺内灌注旁流(6.9%),而在胸腔穿刺术抽出 700ml 液体 30 分钟后重新测量只会发生轻度的改变(6.1%)。对顽固性低氧需要机械通气的患者,胸腔穿刺术可以改善患者的低氧血症。但是对机械通气时行胸腔穿刺的并发症目前尚未达成共识。因此,胸腔积液和胸腔穿刺术对氧合的影响因人而异,主要可能与患者的肺功能有关。

大量的胸腔积液会影响心脏功能,主要是降低心腔的舒张压和心脏充盈。在一个 27 例患者的临床研究中,单侧胸腔超过一半的大量胸腔积液会引起明显的心包填塞。大多数患者伴有颈静脉压升高、奇脉、右心衰等,在胸腔穿刺术抽出胸腔积液 1L 后 24 小时后,所有患者以上症状缓解。大量胸腔积液,特别是左侧胸腔积液所致的心功能不全往往是可逆的。胸腔穿刺术(平均 1.5L)可以改善单侧胸腔积液患者的运动耐力。

胸腔积液患者的主要症状包括胸痛、咳嗽和呼吸困难。症状不同是由于累及的部位不同所致。胸痛往往是由壁层胸膜或脏层胸膜的炎症所致,常常伴有胸膜摩擦音,反映了胸膜间异常的活动(音频 16-11)。咳嗽主要由胸腔积液时肺的变形所致,同样在气胸时也可以引起咳嗽。呼吸困难主要是由于胸腔积液所致胸壁呼吸肌以及膈肌运动减弱而引起。在抽出大量的胸腔积液以后,患者的呼吸困难很快得到改善,而肺活量只有轻微甚至没有增加,而 PO_2 可以发生轻度下降。在一项研究中发现,九名患者在抽出 1800ml 的胸腔积液以后,肺活量只增加了 300ml,但是呼吸困难都得到明显缓解。尽管肺活量只增加了很少,但是在胸腔穿刺后肺活量基本不变时胸腔内负压增加,增加了胸壁呼吸肌和膈肌的呼吸效率。呼吸困难另外一个可能的原因是胸水的重量使膈肌翻转,在胸腔穿刺术后膈肌形状得以恢复。胸腔积液的机械效应可以引起呼吸困难,移除胸水后呼吸困难得以改善。

六、胸腔积液的治疗

胸腔积液的体格检查包括叩浊、呼吸音降低、胸腔积液平面以上的支气管呼吸音以及震颤减弱。当大量胸腔积液时,还可以引起患侧胸壁和肋间隙膨隆。荟萃分析中总结叩浊和震颤减弱是最常见的体征(见第 16 章)。

如果怀疑患者可能有胸腔积液,则需要对患者进行胸部影像学检查。肋膈角变钝往往提示胸腔积液。游离的胸腔积液在患者站立位时主要位于胸腔的后肋膈角。因此在胸片(见图 18-7 和图 18-9)或彩超检查(见电子图 18-21)中如果后肋膈角变钝或侧位片膈肌后份消失,均提示可能存在游离的胸腔积液。如果胸腔与肺之间的距离小于 10mm,则胸腔积液不明显且难以行胸腔穿刺。如果距离大于 10mm,则需要进行相关检查明确胸腔积液的原因。

（一）胸腔积液的鉴别诊断

多种疾病可以引起胸腔积液（表79-1）。表79-2显示的是胸腔积液常见病因的发生率。心衰和肝硬化是最常见的漏出液病因。肺炎、恶性肿瘤、PE和胃肠疾病是渗出液90%的病因。

（二）渗出液和漏出液的鉴别

诊断性胸腔穿刺术应应用于胸片、超声和胸部CT发现有游离胸水的患者。如果患者有明显的心衰，则应在心衰得到控制后进行。如果患者有发热、胸痛或双侧不对称胸腔积液，则胸腔穿刺术应立刻进行。

胸腔穿刺术是一项比较安全的操作，尤其是对有经验的操作者而言。由于其采用细针穿刺，其对血小板减少或凝血功能障碍甚至正压通气的患者而言均是比较安全的。操作时要选择

表79-1　胸腔积液的鉴别诊断

漏出液	血管胶原疾病
充血性心力衰竭	风湿性胸膜炎
心包疾病	系统性狼疮
肝硬化	红斑狼疮
肾病综合征	药物引起的狼疮
腹膜透析	免疫母细胞淋巴结病
尿胸	干燥综合征
黏液性水肿	变应性肉芽肿性血管炎
中心静脉闭塞	韦格肉芽肿性血管炎
蛛网膜下腔-胸膜瘘	心脏损伤后
静脉闭塞	冠脉搭桥术后
骨髓移植	Fontan手术
反流性疾病	石棉暴露
渗出液	结节病
肿瘤疾病（见第82章）	尿毒症
转移性肿瘤	卵巢雄激素过多症
间皮瘤	黄甲综合征
原发性渗出性淋巴瘤	药物引起的胸膜疾病
脓胸相关淋巴瘤	呋喃妥因
感染性疾病（见第80章）	丹曲林
化脓性细菌感染	美西麦角
结核	溴隐亭
放线菌和诺卡菌病	甲基苄肼
真菌感染	胺碘酮
病毒感染	达沙替尼
寄生虫感染	放疗
肺栓塞	电烧伤
胃肠疾病	反流性损伤
食管穿孔	血胸（见第81章）
胰腺炎	乳糜胸（见第81章）
腹腔内脓肿	
膈疝	
腹膜后手术	

表79-2　美国胸腔积液的年发病例数

积液类型	年发病例数
充血性心力衰竭	500 000
肺炎（细菌性）	300 000
恶性肿瘤	200 000
肺癌	60 000
乳腺癌	50 000
淋巴瘤	40 000
其他	50 000
肺栓塞	150 000
病毒疾病	100 000
冠脉搭桥术后	60 000
肝硬化	50 000
胃肠疾病	25 000
胶原血管疾病	6000
结核	2500
石棉暴露	2000
间皮瘤	1500

引自 Light RW: Pleural diseases, ed 6. Philadelphia, 2013, Lippincott Williams & Wilkins.

正确的体位、适当的穿刺点和足够的皮肤和壁层胸膜麻醉。进针应从肋骨上缘进针，避免损伤肋间隙的血管神经束，后者走行于脊柱旁肋间隙的中间约13cm后走行于肋骨后面（电子图79-1，见电子图19-1E）。因此，在胸腔穿刺术的时候要尽量避免中线至锁骨中线的区域。

胸腔穿刺术的并发症包括气胸和血胸（见电子图79-1）。既往研究表面，气胸的发生率只有2%～6%，且只有一半的患者需要胸腔闭式引流，而血胸的发生率更低，只有1%。气胸多与吸入空气、多针穿刺和新症状的发生有关。特别是既往有胸部放疗史、多次胸腔穿刺术和使用真空瓶引流的患者更容易发生。患者往往耐受良好，术后并不需要常规行胸部影像学检查。术后的胸部影像学检查往往很少有阳性发现。超声引导下可以提高胸腔穿刺的安全性，但主要应应用于高风险的病例，例如少量或分隔的胸腔积液、肺功能差或肺大疱以及正压通气的患者。

诊断性胸腔穿刺术的首要问题是解决胸腔积液究竟是渗出液还是漏出液。两者之间的主要鉴别是看胸水和血清蛋白和LDH的水平。渗出液至少应满足一项：①胸水蛋白/血清蛋白大于0.5；②胸水LDH/血清LDH大于0.6；③胸水LDH高于血清LDH2/3正常上限。而漏出液则均不符合以上三条。如果是漏出液，则先处理原发疾病如心衰、肝硬化和肾病。少数情况下肿瘤的胸外作用或者并发的心衰也可以引起漏出液，患者的胸水中很难发现肿瘤细胞。

但以上这些标准可以导致25%的病例发生误诊。如果一个患者怀疑有漏出液，则需要更多的检查来证实。如果血清蛋白和胸水蛋白浓度差高于3.1g/dl，或白蛋白浓度差高于1.2g/dl，则患者是漏出液。如果胸水的NT-BNP升高（>1300pg/dl），则患

者可能是心衰导致的漏出液。

大多数研究都根据一个截止值来区分渗出液和漏出液。另外一个方法是由 Heffner 和他同事推荐的根据渗出液和漏出液的似然比来确定。这个方法是根据评价值（如胸水的 LDH）越高，则胸水是渗出液的可能性越大；评价值越低，则胸水是漏出液的可能性越低。当这些似然比数据联合 Bayes 原则使用，可以进一步验证结果。这一方法的缺点是在预测时医生对其判断存在较大的差异。并且，大多数医生很难掌握这一方法涉及的数学理论。这一方法并未将渗出液和漏出液之间区别选定一个确切的值。过高或过低的值分别代表渗出液和漏出液，而在两者之间则既可能是渗出液又可能是漏出液。

如果一个患者怀疑是漏出液，有价值的检查主要是胸水的蛋白和 LDH 水平；而怀疑是渗出液，则需要一些其他的实验室检查。在一个研究中，320 例胸水中有 83 例诊断为漏出液。随之又针对这 83 例漏出液又做了 725 个检查，其中有 9 例假阳性。如果胸水怀疑为渗出液，则样本需要送细胞学、淀粉酶、葡萄糖、细胞分类计数以及培养等。

（三）渗出性胸腔积液的区分

如果胸腔积液被诊断为渗出液，则需要明确表 79-1 中的病因，其中肺炎、肿瘤和 PE 是大多数渗出液的病因。在未诊断时，胸水的蛋白和 LDH 值、葡萄糖值、细胞分类计数以及病原学和细胞学的检查均应进行。在部分患者中，其他指标如胸水的 pH、淀粉酶、抗核抗体、风湿因子、ADA、脂肪分析等可能对诊断有所帮助。当然，这些检查不见得效价比高，但是对诊断不清的渗出液则非常重要。

1. 胸水的外观

胸水的外观和气味均应描述。如果胸水闻起来有腐臭味，往往提示合并细菌（特别是厌氧菌）感染。如果是尿臭味，可能合并尿胸。如果胸水是血性胸水，则需要进行红细胞计数。如果红细胞比容大于 50%，患者可能有血胸，需要安置胸腔闭式引流以监测患者的出血速度。如果胸水的红细胞比容低于 1%，则往往不会有明显的外观改变。如果红细胞比容在 1%~50% 之间，则往往提示患者可能是恶性肿瘤、PE 或者外伤引起的胸腔积液。

如果胸水是浑浊、乳糜或者血性的，则胸水需要离心后检测上清液。如果胸水在离心后变得澄清，则可能是胸水里面存在细胞和沉渣；而离心后仍然浑浊，则胸水可能是乳糜（见图 81-8，电子图 81-8，视频 81-1）或假性乳糜（电子图 79-2A）。乳糜和假性乳糜可以根据患者的病史、沉淀物中的胆固醇结晶（电子图 79-2B）、上清液的脂肪分析得以鉴别。如果是乳糜胸，则病程为急性病程，没有胸膜增厚和胆固醇结晶，胸水的甘油三酯往往高于 110mg/dl（1.24mmol/L）。而假性乳糜往往是慢性病程，伴有胸膜增厚和胆固醇结晶，胸水的甘油三酯水平往往正常。

2. 胸水的蛋白

渗出液的蛋白均有升高，因此胸水的蛋白含量对大多数渗出液的鉴别诊断没有意义。但是如果胸水蛋白含量大于 5g/dl，则结核的可能性较大。如果小于 5g/dl，则可能是尿胸、继发于腹膜透析、脑脊髓液漏和中心静脉阻塞引起的继发胸水。

3. 胸水的 LDH

胸水的蛋白和 LDH 均由血清渗透产生，因此往往作为衡量血管通透性的指标。LDH 是细胞内的一种酶，往往作为胸水鉴别中的重要因子。渗出液中的 LDH 均升高，因此在渗出液中 LDH 不能用于鉴别诊断。并且，LDH 的同工酶也不能用于渗出液的鉴别诊断。但是，在诊断性胸腔穿刺术后，均应测定胸水的 LDH 值，因为 LDH 反映了胸水炎症的严重程度。如果多次胸腔穿刺发现胸水的 LDH 进行性升高，则胸腔的炎症进一步恶化，医生需要进一步采取积极的诊治措施。如果胸水的 LDH 进行性下降，则胸腔炎症逐渐好转，患者可以观察随访。如果胸水的 LDH 满足渗出液标准而蛋白不满足，胸水往往是由肿瘤或肺炎旁胸腔积液所致。

4. 胸水的葡萄糖

胸水葡萄糖降低往往往往意味存在两种原因：胸膜增厚导致葡萄糖不能正常渗透入胸腔和胸膜腔内葡萄糖代谢增加。未诊断的渗出液均需要测定葡萄糖浓度，如果胸水的葡萄糖浓度< 60mg/dl 或 3.3mmol/L，则病因主要是：肺炎旁胸腔积液、恶性肿瘤、结核性胸腔积液、风湿性胸腔积液、血胸、并殖吸虫病或伴有嗜酸粒细胞肉芽肿的多血管炎（EGPA、变应性肉芽肿综合征）。如果患者的肺炎旁胸腔积液的葡萄糖低于 40mg/dl 或 2.2mmol/L，则需要考虑安置胸腔闭式引流。而风湿性胸腔积液的葡萄糖可以低于 30mg/dl 或 1.7mmol/L。而系统性红斑狼疮所致的胸腔积液葡萄糖往往大于 80mg/dl 或 4.4mol/L。恶性肿瘤所致的胸水如果葡萄糖浓度低，则胸水往往细胞学阳性，并且患者预后差，往往生存时间少于 2 个月。

5. 胸水的白细胞计数和分类计数

胸水需要送检白细胞计数和分类计数，则需要加入抗凝管防止白细胞凝聚。正常胸腔内积液的白细胞计数为 1700/μl。胸腔积液时细胞计数诊断价值有限。胸水白细胞计数 1000/μl 是区分渗出液和漏出液的标准之一。如果白细胞计数大于 10 000/μl，常见的病因包括脓胸和肺炎旁胸腔积液、胰腺炎、PE 和胶原血管疾病以及恶性肿瘤和结核。

胸水的分类计数比白细胞计数的鉴别诊断价值大。正常胸腔内液体巨噬细胞占 75% 而淋巴细胞占 23%。如果细胞比例发生变化，可能提示胸腔发生相关的疾病。胸腔积液的白细胞分类计数应该分成几大类：多形核细胞、嗜酸粒细胞、小淋巴细胞、间皮细胞和其他单个核细胞。多形核细胞为主的胸腔积液多为急性病程，常见病因有肺炎、PE、胰腺炎、腹腔内脓肿、早期结核。而单个核为主的胸腔积液主要见于一些慢性病程的疾病。

胸水中的嗜酸粒细胞（约 10% 或以上）主要是胸膜腔内的空气或血液所致。IL-5 也是比较重要的趋化因子，往往胸水的嗜酸粒细胞计数与胸水的 IL-5 水平密切相关。一般而言，首次胸腔穿刺术后未能发现胸水的嗜酸粒细胞增加，但是反复多次穿刺后由于空气和血液的进入后可以引起胸水的嗜酸粒细胞增多。一般而言嗜酸粒细胞增多出现在外伤性的血胸的第 2 周，这种嗜酸粒细胞增多可能是由胸腔内 CD4+T 细胞分泌的 IL-5 所致并与气胸引起的 2 型免疫反应有关。并且这种嗜酸粒细胞增多还可以出现在外周血中。PE 合并的血性胸水中嗜酸粒细胞也明显增多。嗜酸粒细胞增多在气胸 3 天后可以出现,6 天后达到顶峰。

在排除空气和血液所致的原因后,392 例嗜酸粒细胞增多的胸腔积液的病因主要包括:寄生虫疾病占 40%,肿瘤占 17%,肺炎旁胸腔积液占 13%,结核占 6%,PE 占 4%,漏出液占 8%,其余占 13%。如果嗜酸粒细胞增多原因不明,则需要进行一些特殊的检查。石棉所致的胸水往往嗜酸粒细胞增多。在一项研究中,29 例石棉所致的胸腔积液患者中有 15 例(52%)存在嗜酸粒细胞增多。药物(如呋喃妥因、丹曲林)所致的胸水往往也会嗜酸粒细胞增多。肺炎旁胸腔积液的嗜酸粒细胞增多往往伴随葡萄糖和 pH 的降低和 LDH 的升高。EGPA 是另一类引起嗜酸粒细胞增多的胸腔积液的疾病。

间皮细胞衬于胸壁内侧。结核性胸腔积液很难找到间皮细胞。在肺炎旁胸腔积液中也很难发现间皮细胞。

淋巴细胞性胸腔积液主要是指胸水中含有超过 50% 的小淋巴细胞。大多数淋巴细胞性胸腔积液是肿瘤和结核所致。在两项研究中 96 例渗出液患者中有 90 例是淋巴细胞性胸腔积液,主要病因均为结核和恶性肿瘤。这两种疾病均可以进行胸膜活检确诊,因此淋巴细胞性胸腔积液往往提示需进行胸膜活检。大多数情况区分胸水的 T 淋巴细胞和 B 淋巴细胞对鉴别诊断价值不大,大多数情况下胸水都是 CD4+ 的 T 淋巴细胞占优势。这只有在怀疑有慢性淋巴细胞白血病和淋巴瘤时才有意义,这时往往是 B 淋巴细胞占优势。

6. 胸水细胞学

渗出液在未诊断时均应送细胞学检查。胸部肿瘤的胸水细胞学检查阳性率可以达到 60%。如果三次标本的连续送检,可以使胸水细胞学的阳性率达到 90%。一般而言,胸水细胞学的阳性率在 40% ~87% 之间。阳性率主要和肿瘤的类型有关。例如,霍奇金病的胸水细胞学阳性率低于 25%,而大多数腺癌患者细胞学检查都可以得到阳性结果。如果细胞学涂片和细胞块检查在有经验的细胞学专家检查下可以提高胸水检查的阳性率。多次送检可以提高诊断的阳性率,因为多次送检可以获得一些新鲜的标本便于诊断。诊断的阳性率与细胞学专家的经验也密切相关。免疫组化染色可以借助一些新的标记,有利于确定诊断和确定组织来源,提高诊断的效率。并且细胞学可以提供足够的 DNA 来进行 EGFR 突变和二代测序的检查。

7. 肿瘤的其他检查

细胞学检查可能由于敏感性(肿瘤细胞与间皮细胞、良性细胞区分不开)和特异性(肿瘤细胞少)的不足而导致诊断不清。可以进行一些特殊的检查来协助肿瘤的诊断。FISH 可以通过特殊的探针与某些特殊的染色体结合,从而确定细胞为肿瘤细胞。恶性肿瘤的 DNA 在早期可以发生甲基化,PCR 可以检测出这一变化,并且 PCR 方法还可以区分腺癌和间皮瘤的基因表达方式。EFGR 突变状态可以预测患者对靶向治疗药物的反应。而生物标记也存在特异性不高的缺点。胸水间皮素的测定有助于间皮瘤的诊断,并且胸水的测定比血清更加精确。但是常规检测间皮素并没有必要。

8. 培养和细菌染色

胸水如果为渗出液且病因未明均需要分别行细菌(包括需氧菌和厌氧菌)、分枝杆菌和真菌培养。革兰染色也需要同时行。如果怀疑肺炎旁胸腔积液并伴有最初革兰染色阴性,则需要对胸水行离心后对沉淀物进行革兰染色,细菌往往和白细胞和沉渣混合在沉淀物中。和普通培养基相比,血培养可以提高阳性率,在一个 62 例患者胸腔感染的研究中,需氧和厌氧的血培养可以提高病原菌的检出率 38% ~59%。

查找细菌的抗原或 DNA 是一种有效的方法。这种方法特别是对儿童,尤其是在胸腔穿刺术前已经使用了抗生素而普通培养很难有阳性结果的时候。这种分子生物学检测迅速而精确。抗原检测可用于链球菌肺炎和化脓性链球菌感染的检测。在一个研究中通过对 RNA16S 核糖体扩增和测序发现,成人的胸腔感染和肺炎是不一样的。菌种特异性的 PCR 检测可能可以作为一种更标准化的病原微生物检测,与 16S PCR 相比,其诊断的精度可以进一步提高,当然这种方法也存在一定的假阳性,可能会限制其临床使用。

(四) 胸腔积液的其他诊断实验

1. 胸水 pH 和 PCO₂

胸水 pH 在以下情况下可以低于 7.2:①肺炎旁胸腔积液;②食管破裂;③风湿性胸膜炎;④结核性胸膜炎;⑤恶性肿瘤所致胸水;⑥血胸;⑦系统性酸中毒;⑧肺吸虫病;⑨狼疮性胸腔积液;⑩尿胸。胸水 pH 降低主要是由于乳酸和二氧化碳在胸水中积聚。胸水的 pH 决定是否需要安置胸腔闭式引流。胸水 pH 降低是一个肺炎旁胸腔积液的敏感炎性指标,往往提示患者需要进行胸腔引流。

胸水的 pH 测定往往推荐于肺炎旁胸水的常规检查。一般而言,胸水 pH 降低往往伴随胸水葡萄糖的降低,因此,胸水葡萄糖测定可以做为胸水 pH 测定的替代。当测定胸水 pH 时,应同时测量动脉血的 pH。采集的胸水应密封在肝素抗凝的试管中并放置在冰上送检。如果胸水未密封,则可能导致胸水中的二氧化碳排出导致胸水 pH 升高。pH 测定必须使用血气机,pH 表和试纸精确度较差。穿刺针内的残留空气和利多卡因可能会影响胸水的 PH,但葡萄糖不受影响。在一个 2012 名肺科医生的调查中发现,40% 的医生不认为血气分析仪是唯一精确测定胸水 pH 的方法,并且有接近 40% 的医生误以为医院的实验室是在用血气分析仪做 pH 测定。如果 pH 的测定不能满足精确测定的要求,可以选择胸水葡萄糖测定做为替代。

2. 胸水的淀粉酶

食管穿孔、胰腺炎和恶性肿瘤可以引起胸水的淀粉酶升高。但由于这几种情况相对少见,所以淀粉酶测定并未做为常规检查。如果是食管破裂,淀粉酶的来源主要是唾液腺。在动物模型中可以观察到食管破裂后两小时即可检测到胸水淀粉酶的升高。如果发生胰腺胸膜瘘,则胸水的淀粉酶可以升高到 > 4000IU/ml。有 10% 左右的肿瘤患者可以发生胸水淀粉酶的轻度增高。这种情况下原发肿瘤大多数都不是胰腺癌。恶性肿瘤的胸水淀粉酶升高可以用同工酶来区分胰腺疾病所致,因为其主要是唾液腺类型的淀粉酶。而脂肪酶只来源于胰腺,因此胸水脂肪酶升高则可以判断为胰腺来源。

3. 血管胶原疾病的检测

大约 5% 的风湿性关节炎和 50% 的 SLE 的患者在病程中会出现胸腔积液。有时胸水可以是这些疾病的首发体征,因此,在未诊断的渗出液时一定要考虑到这些疾病的可能。

抗核抗体滴度的检测是诊断狼疮性胸膜炎的重要检查,尽管现有证据显示抗核抗体阳性的特异性并不高。狼疮性胸膜炎的患者 ANA 滴度往往>1:40,但其他原因的胸水 ANA 阳性的比例在 11%~27% 之间。无论是 ANA 滴度还是胸水与血清 ANA 的比例、以及染色的其他方式均未能提高 SLE 的诊断特异性。实际上,如果胸水 ANA 阳性而患者没有 SLE,则患者是恶性肿瘤的可能性较大。SLE 患者如果胸水 ANA 阴性则具有较高的阴性预计值;如果胸水 ANA、dsDNA、ENA 阴性,则不支持狼疮性胸膜炎的诊断。

如果怀疑风湿性胸腔积液,则患者的临床特征有助于诊断,应测定胸水的风湿因子。患者胸水风湿因子大于或等于 1:320 或比血清滴度增高,才能诊断风湿性胸膜炎。

4. 腺苷脱氨酶

ADA 是活化的淋巴细胞产物,可以催化腺苷转变为肌酐,对人体正常的免疫功能非常重要。ADA 在结核性胸膜炎的患者胸水中明显升高。HIV 的患者可能会存在假阴性,但 ADA 还是 HIV 患者结核性胸膜炎的敏感指标。ADA 也可以在其他如中性粒细胞性的胸水中升高,在一项研究中显示 40% 的肺炎旁胸腔积液和半数以上的淋巴瘤均可以出现胸水 ADA 的升高。由于其敏感性高,如果 ADA<40IU/L 则可以排除结核性胸膜炎的诊断。

5. γ 干扰素

γ 干扰素是一种 T 淋巴细胞因子,主要是用于结核分枝杆菌的诊断。结核性胸腔积液的 γ 干扰素几乎都升高。γ 干扰素和 ADA 一样有用,但 ADA 检测费用低,因此 ADA 应先被检测。与 ADA 相比,γ 干扰素不能诊断是否为活跃的结核,因此,现未推荐于胸水的检测。

6. 结核分枝杆菌的分子诊断技术

PCR 检测胸水或活检标本的 DNA、核酸探针检测培养标本中的病原菌、限制性核酸内切酶解片段多态性、基因易感性研究筛选耐药基因这四种技术可以用于结核分枝杆菌的分子诊断。

理论上 PCR 可以迅速地诊断分枝杆菌感染,并且具有较高的敏感性和特异性。而事实上 PCR 在检测临床标本时敏感性却并不高,可能是由于在检测过程中靶 DNA 的降解或体液对扩增的抑制所致。PCR 扩增显示了较高的特异性,因此阳性可以诊断分枝杆菌感染;但由于敏感性较低,其不能用于排除诊断。在广泛应用之前,应当考虑检测的费用比较高,并且其也不能判断病原菌是否耐药。未来分子技术对结核杆菌和其他生长缓慢的病原微生物的诊断一定会非常重要。

(五) 可疑胸腔积液的影像诊断

如果患者胸部影像学检查有异常,要考虑患者是否存在胸腔积液。两个主要因素影响胸腔内游离胸水的分布:由于肺没有胸水密度大,胸水分布于胸膜腔大部分下垂的部位;肺存在弹性回缩,肺叶在大多数情况下仍能保持原有的形状。

当患者处于直立状态下,胸水主要积聚在肺下叶和膈肌之间。如果胸水少于 75ml,则胸水只能积聚在这里而不会流入胸膜肋膈隐窝。当更多液体积聚,则胸水流进后肋膈角而导致后肋膈角在侧位片上变钝。当一侧或双侧后肋膈角模糊时要考虑患者是否存在胸腔积液。如果双侧后肋膈角是清晰的,则可以排除患者有游离的胸腔积液。当下肺有实变或肺炎时,胸部影像学往往会漏诊胸腔积液,应考虑进行其他的检查。

当胸水较多时,侧肋膈角和后肋膈角在前后位胸片上均可以变钝。Collins 等研究显示至少在尸体的胸膜腔注入 175ml 的液体才能使侧肋膈角变钝。在某些病例,即使超过 500ml 的胸水侧肋膈角也没有变钝。当更多的胸水积聚时,患侧膈肌轮廓消失,胸水沿着前、后、侧胸壁上涨,形成典型的胸腔积液的弯月形形状而肺叶形状变得模糊。

以上的改变只是提示可能存在胸腔积液而不能作为诊断的依据。卧位胸片和胸部超声检查可以用于疑诊胸腔积液的患者。如果一侧胸腔模糊不清,则卧位胸片没用,因为胸腔已没有含气的肺。侧位胸片主要是利用游离胸水沉积于胸膜腔的下垂部位来检查胸腔积液。当患者处于侧卧位时,游离胸水位于胸壁与肺之间低垂部位(图 79-4)。只要在正确的卧位摄片下,即使 5ml 的胸水也可以清晰暴露。胸水的量可以用测量胸壁与肺之间的距离来半定量(见图 79-4)。如前所述,如果这个距离小于 10mm,则胸水量少而不能进行胸腔穿刺。

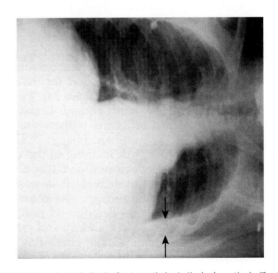

图 79-4 左侧卧位胸片显示游离液体存在。胸水量可以通过测量两个箭头之间的距离来进行半定量

脏层胸膜和壁层胸膜或叶间裂的粘连可以引起胸水的粘连。胸水分隔容易在胸膜广泛炎症的情况下发生,比如肺炎旁胸腔积液和结核性胸膜炎。当分隔位于胸壁与肺组织之间,可以显示出特异性的胸部影像学特征。胸片示显示为 D 形影,D 的基底部朝向胸壁,而圆弧状朝向肺组织。没有支气管气相有助于鉴别胸腔积液和肺实质病变。对分隔的胸腔积液最好用超声或胸部 CT 来鉴别。

1. 超声检查

超声检查是一种可以确定和定位分隔胸腔积液的方法。如果存在胸腔积液,超声检查中来自于皮肤、肋间肌和壁层胸膜的近端回声信号与来自于脏层胸膜和肺组织的远端回声之间存在着一个无回声区。超声与 CT 相比,其操作简单而迅速、没有射线暴露、价格低廉并且可以为胸腔穿刺和胸膜活检提供引导。

超声检查可以为胸腔穿刺术提供正确的穿刺部位。如果患者是中到大量的胸腔积液,胸腔穿刺术可以不必超声引导,但是大量研究显示超声引导下气胸的发生率较低。如果胸水较少或者初次穿刺未能抽到胸水,应行胸腔超声检查。如果要行胸腔超声检查,应该在超声检查同时行胸腔穿刺。皮肤标记定位后患者返回病房,由于皮肤和胸腔积液的位置可能发生了改变,将导致胸腔穿刺术不成功。并且在超声检查的同时行胸腔穿刺术,可以给超声医生提供有价值的反馈信息,提高超声医生的技能。

2. CT

胸部 CT 目前是诊断胸腔病变最好的检查方法,其可以区分到底是胸腔还是肺实质的病变。在注入造影剂后,肺实质显示灌注增强,而胸腔则没有增强。用 CT 不能区分胸腔积液是渗出液和漏出液。

胸部 CT 可以鉴别肺实质邻近胸壁的肺脓肿和胸腔积脓,前者可以看到液气水平。主要的鉴别特征主要位于病变的边缘。积脓的空腔无论是内壁还是外壁都是一样厚(见电子图 80-2 和电子图 80-5),邻近的肺组织往往受压,其与胸壁的夹角往往是钝角(见电子图 33-7B)。大多数积脓成棱镜状而显示为胸膜分裂征(图 79-5A,也见电子图 80-2 和电子图 80-5)。而肺脓肿的空腔壁往往不是一样厚,邻近的肺组织也没有受压(见电子图 33-4、电子图 33-13B 和 C、电子图 33-21D 和 E),与胸壁的夹角往往是锐角(图 79-5B)。

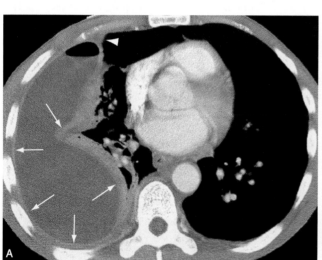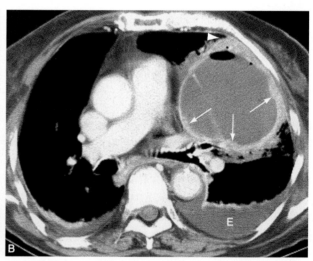

图 79-5   脓胸与肺脓肿的典型 CT 特征。**A.** 轴位 CT 一名伴有发热和胸膜炎患者显示了典型的脓胸特征,包括病变及胸壁(箭头)之间的钝角的形成、一个透镜形、光滑的内壁(箭头),对周围结构的推移(注意心脏和大血管的左移)。注意增强的壁层和脏层胸膜,代表"胸膜分裂"(箭头)和液气水平的存在,表明支气管瘘的存在。**B.** 一位发热、咳嗽、咳恶臭痰患者 CT 扫描显示的典型的肺脓肿特征,包括病灶和胸壁(箭头)之间的锐角的形成;病灶为圆形、厚壁空洞、内壁不光滑(箭头);尽管病灶较大,但对周围结构推移不明显。因此,肺脓肿主要侵袭邻近肺组织而不是破坏肺组织。当然也可以合并脓胸(E)。(Courtesy Michael Gotway, MD.)

在弥漫性胸膜疾病,胸部 CT 可以区分恶性和良性病变。恶性病变的特征包括胸膜增厚、胸膜结节(见电子图 53-5)、壁层胸膜增厚超过 1cm、纵隔胸膜受累(见电子图 53-4,视频 79-1)。区分胸膜转移和间皮瘤则比较困难,腺癌发生胸膜转移较多。

CT 肺动脉血管显影是诊断 PE 的一线检查(见第 57 章)。对肺栓塞伴有胸腔积液的患者可以先进行超声检查。如果超声检查确定血栓,则患者可以接受相应的抗血栓治疗。即使阴性,患者仍然可能会有 PE。既往主要行肺的通气-血流灌注检查。目前已逐渐被 CTPA 取代。CTPA 对远端、节段性的肺栓塞诊断的敏感性和特异性均非常高。和肺通气-血流灌注相比,CTPA 同样可以得到精确诊断。诊断性扫描可以用来排除肺栓塞或启动抗凝治疗。如未得到诊断,则需要行肺动脉造影。

3. MRI

目前,MRI 对胸腔积液的诊断并不像超声和 CT 检查那样让人满意。随着 MRI 技术的进步,通过无创检查诊断胸水是可能的。呼吸和心脏运动是 MRI 评估胸水的主要障碍。MRI 在诊断胸膜腔恶性肿瘤和判断是否侵犯胸膜、膈肌方面优于胸部 CT。

4. 正电子发射断层扫描和 PET/CT

正电子发射断层扫描(PET)是通过放射性同位素^{18}F-氟脱氧葡萄糖浓度来反映组织的新陈代谢活跃度。大多数恶性细胞代谢率高于良性细胞,因此 PET 可以帮助区分恶性和良性病变、恶性肿瘤患者的分期和判断有无复发。PET/CT 发明于 1998 年,通过把 CT 详细的解剖信息与 PET 代谢信息整合,从而用于诊断。与单独的 CT 或 PET 相比,PET/CT 更容易发现恶性病灶并精确定位,并与周围正常组织区分开来(见第 82 章)。

(六) 病因未明的渗出性胸腔积液的有创性操作

在未确诊的渗出性胸腔积液患者中,可以考虑采用几种侵入性检测方式:包括普通胸膜活检或影像检查引导下的穿刺活检、支气管镜检查、胸腔镜或外科胸腔镜。有大约 20% 的渗出性胸腔积液是未诊断就自然缓解并没有后遗症。未确诊的渗出性胸腔积液患者有三个因素决定是否需要侵入性检查达到进一步诊断的目的。第一,患者的症状和临床过程。如果症状少或随着时间的推移症状有所改善,预示着可能不需要进一步检查。第二,胸水 LDH 的动态变化。如果胸水 LDH 水平随着连续的胸腔穿刺术升高,提示患者需要更多的检查方法。第三,患者的态度。如果患者为胸腔积液的病因感到焦虑,应采取更积极的方法。当一个诊断未明的渗出液在没有治疗的情况下自行缓解,要考虑是否存在 PE 和肺结核。

1. 胸膜活检

通过穿刺活检可以获得壁层胸膜组织的小标本,通常称为盲取或闭式胸膜活检。最常用的针是 Cope 针和 Abrams 针。胸膜活检主要用来鉴别恶性胸腔积液和结核性胸腔积液,当怀疑胸腔积液为这两种疾病时应考虑胸膜活检。

在恶性胸膜疾病中胸膜穿刺活检阳性率在 40% ~60%。总的来说,胸水细胞学的阳性率甚至更高,可能因为脱落细胞来自于全部胸膜,而胸膜活检只能在局部区域取到样本。在 281 例恶性胸腔积液中,胸膜活检阳性率是 43%,而胸水细胞学阳性率是 58%。有 7% 的患者胸膜活检结果为阳性,而胸水细胞学检查结果是阴性。一项纳入 66 名患者的研究发现,虽然胸水细胞学阳性可能性比胸膜活检高(69% vs 48%),但是胸膜活检在一些胸水细胞学阴性的患者中能获得阳性诊断。针对疑似恶性胸腔积液患者,只有在诊断性胸腔穿刺术获得的细胞学未确诊的情况下才进行胸膜活检。如果 CT 显示胸膜增厚或胸膜结节,CT 引导下胸膜活检是一个很好的选择。

胸膜活检术用于诊断结核性胸膜炎比诊断恶性肿瘤有更大的作用。50% ~80% 的肉芽肿患者中首次胸膜活检就是阳性的。通过胸膜活检找到肉芽肿性炎症是诊断结核性胸膜炎的重要依据;并不一定要找到干酪样坏死或抗酸杆菌才诊断结核,极少数情况下真菌病、结节病、风湿性胸膜炎也可以产生肉芽肿性胸膜炎。当疑似结核性胸膜炎时,胸膜活检的一部分标本应被用来进行分枝杆菌的培养。在 21 例结核性胸膜炎患者中,有 20 例(95%)显微镜检查或活检培养是阳性的;而在另一个研究中 113 例结核性胸腔积液患者中胸膜活检(通过病理或培养显示肉芽肿)的敏感性是 92%。如果患者有结核性胸膜炎,初次活检没有得到诊断,那么第二次活检阳性率为 10% ~40%。

胸膜活检最大的价值在于获取肺结核分枝杆菌的组织来培养测定药物敏感性。通常如果患者表现为淋巴细胞比例增高的渗出性胸腔积液,则结核性胸膜炎的可能性是最大的。诊断可以通过检测胸水 ADA 或 γ-干扰素来进一步明确。在这种情况下,即使没有胸膜活检的结果也可以给予患者进行诊断性抗结核治疗。当患者可能是耐药结核感染时,穿刺活检可以获得组织进行微生物培养。诱导痰也可以用来进行微生物培养,即使

胸部影像学只显示胸膜受累而肺上没有受累及。诱导痰培养的阳性率与胸膜活检培养的差不多(52% vs 62%)。胸腔镜行胸膜活检进行培养的阳性率高于盲刺活检。在 51 例患者身上采取不同的方法比较,胸腔镜检查获得培养阳性的结核分枝杆菌的概率为 76%,而 Abrams 针获得概率为 48%。如果需要获得组织用于培养,胸腔镜检查可能是首选。

穿刺活检的两个主要的并发症是气胸和出血。只有约 1% 的胸膜活检患者发生气胸需要闭式引流。许多患者发生气胸是因为空气通过活检针泄漏,而不是因为穿破肺组织。血胸可由于穿刺损伤肋间动脉或静脉所致。在既往研究中,227 例患者中只有 2 例发生致死性血胸。胸膜活检针也可以误插入到肝、脾、肾等器官而导致出血。在一般情况下,出血并发症罕见。

如果常规实验室检测、胸水细胞学和一次胸膜活检后胸腔积液诊断未明,那下一步该如何处置这类患者? Poe 和同事随访了 143 例患者,随访时间从 12 个月到 72 个月不等。在此期间,有 29 个患者被诊断为恶性胸膜疾病,有一例被诊断为结核性胸膜炎。在 29 例最后确诊为恶性肿瘤的病例中,大部分是根据患者存在如体重丢失、全身症状或先前的癌症史来临床诊断恶性肿瘤。因此,如果诊断未明的渗出性胸腔积液,临床影像学没有恶性肿瘤证据,最好的选择就是观察随访。如有证据提示是恶性肿瘤,导航下的胸膜活检或胸腔镜检查可能是选择之一。

2. 影像检查引导下的胸膜活检

患者胸腔积液高度怀疑恶性肿瘤时,CT 引导下的胸膜活检可能取代盲取的胸膜活检。在一项随机研究中,50 个疑似恶性胸腔积液的患者细胞学检查阴性,进行 CT 引导下胸膜活检(87%)比盲取胸膜活检(47%)更容易明确诊断。当积液量很少的、局部形成包裹或胸膜增厚而没有积液的情况下,CT 引导胸膜活检是一个很好的选择。PET/CT 可能进一步通过改进活检部位和选择活检病灶而增加诊断阳性率。

3. 支气管镜检查

在未确诊的胸腔积液患者还可以进行支气管镜检查(第 22 章)。如果患者有伴随的肺实质病变或咯血,支气管镜检查阳性率可达到 75%。如果患者既没有肺实质病变也没有咯血,支气管镜对胸腔积液的诊断阳性率低于 10%。所有未确诊的渗出性胸膜胸腔积液患者均应进行胸部 CT 检查。只有在 CT 扫描显示肺实质病变、气道阻塞或者患者咯血时,才需要进行支气管镜检查。支气管镜检查时,特别注意有肺实质病变的这些部位。

4. 胸腔镜或电视胸外科

胸腔镜检查将在 24 章讨论。胸腔镜检查可能对常规胸水检查和胸膜活检后胸腔积液原因仍不清楚的患者是非常有必要的。在许多情况下,尤其是对于恶性肿瘤的评估,胸腔镜检查可能比针吸活组织检查更有价值。在更容易获取诊断的同时,胸腔镜还可以在检查过程中行胸膜固定术。胸腔镜检查可以由呼吸科医生在局部麻醉和清醒镇静进行,术中直视下获取胸膜组织;也可以由外科医生操作,通常称为电视胸外科(VATS),采用全身麻醉和双腔气管插管实现单肺通气而进行外科手术。

哪些未确诊的胸腔积液应该进行胸腔镜检查? 在 90% 以上的恶性肿瘤包括间皮瘤通过胸腔镜检查均可以得到诊断。滑石

粉可以在操作过程中吹入,可以用于控制大部分患者的积液。尽管如此,这一手术仍有一定的风险,术后需要安置胸腔引流管,并且需要考虑这一手术的经济成本。在患者做了诊断性胸腔穿刺术以及胸膜针刺活检后仍未确诊的胸腔积液时,均应考虑进行胸腔镜检查,特别是高度怀疑恶性肿瘤的患者。

5. 开胸活检

开胸胸膜活检可以提供胸膜病变的最佳可视化的和最好的活检标本。如今,在大多数情况下微创胸腔镜可以取代开胸术。开胸胸膜活检的主要适应症包括诊断未明的胸腔积液进行性加重、胸腔镜不能到达的部位或者胸腔镜检查失败的患者。既往恶性间皮瘤的诊断通过开胸胸膜活检来完成,但现在大多数的情况是可以通过用胸腔镜确诊。

应当强调的是,开胸胸膜活检也不是百分之百能为胸腔积液的患者提供诊断。在1962年至1972年这11年间,在梅奥诊所的51胸腔积液的患者在开胸胸膜活检后仍未明确诊断。在这些患者中的31例(61%)得到自行缓解且诱因不明。13例患者最终被证实为恶性肿瘤,其中有6例为淋巴瘤,4例为恶性间皮瘤。因此,诊断未明的胸腔积液患者可以采取观察随访,除非有确切的证据考虑为恶性肿瘤的诊断。自从这个研究以后,在诊断试验中增加侵入性操作诊断率和改进现有治疗手段得到进一步提高。

七、漏出性胸腔积液

漏出性胸腔积液经常伴随很多临床常见疾病。值得注意的是,大多数情况下漏出性胸腔积液的病因并不是胸膜或肺疾病本身所引起的,而是心脏、肝脏和肾脏的疾病所致。尽管患者可能是因为呼吸道症状就诊,这些症状往往可能是由肺外疾病引起的。

(一) 充血性心力衰竭

充血性心脏衰竭(congestive heart failure, CHF)可能是胸腔积液最常见的原因。心衰患者胸腔积液的发生率高。在一个研究中60例CHF患者急性加重时,胸部CT扫描50例(83%)有右侧胸腔积液,46例(77%)有左侧胸腔积液。三分之一的患者胸腔积液量超过700ml。

1. 病理生理学

CHF导致的胸腔积液往往与肺间质液通过间皮细胞清除进入胸膜腔有关。在既往的一项研究中,原位分离绵羊肺发现,容量负荷增加导致了液体漏出跨肺进入胸膜腔。胸腔积液与肺淋巴和肺间质水肿液具有相同的蛋白质浓度。肺水肿患者发生胸腔积液的比例为25%。在临床中,如果CHF患者有明显的肺水肿,那么出现胸腔积液的可能性更大。

2. 临床表现

CHF导致的胸腔积液通常有临床症状和心脏衰竭的表现,如劳力性呼吸困难、端坐呼吸、夜尿增多、血管神经性水肿、颈静脉怒张、水泡音和奔马律。胸部X线显示心脏扩大和胸腔积液。

CHF的胸腔积液往往是双侧的,右侧(图79-6A)大量胸腔积液。在CT影像可以看到,间质和肺泡水肿往往表现为肺间质增厚(图79-6B和视频79-2)。肺间质增厚往往代表间质水肿,把水肿的肺进行冰冻以后即可证明水肿发生的位置;间质水肿是连续的,从小叶间隔到胸膜下腔,显示了水肿从整个脏层胸膜移动到胸膜腔(图79-6C)。

在250例合并CHF和胸腔积液的患者尸检研究中,88%的患者为双侧胸腔积液,右侧胸腔积液的平均为1084ml比左侧的稍多(913ml)。另外,对35例有单侧胸腔积液的患者,46%有PE或者肺炎。Weiss和Spodick报道称,51例CHF合并胸腔积液的患者73%为双侧积液,19%有单侧右侧胸腔积液,9%单侧左侧积液。在100例双侧胸腔积液的患者研究中,CHF是最常见的积液原因,但往往是多因素共同作用所致;事实上,大部分的积液是渗出性,CHF是第二个最常见的原因。

胸腔积液一般都是在右侧量多,主要是由于右侧的肺组织较大。在容量负荷超载羊身上,液体从右侧肺泄漏率高于左侧,

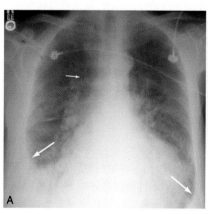
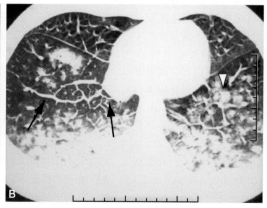
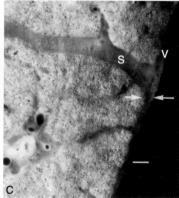

图79-6　充血性心衰的渗出表现。A. 肺水肿患者的正位胸片显示:心脏长大,双侧胸腔积液(大箭头)和中央间质增厚,包括Kerley A线(小箭头)。可以注意到,右侧胸腔积液比左侧胸腔积液稍多。**B.** 肺水肿患者胸部CT扫描显示双侧间质水肿,以基底部中央小叶的磨玻璃不透明结节为表现(箭头所示),以及光滑的小叶间隔增厚(箭头)。两侧胸腔积液也存在。**C.** 给予容积负荷后的冰冻的羊肺显示:水肿像一根连续带(箭头之间)连接小叶间隔(S)和内脏胸膜下(V),它可以跨越进入到胸膜腔。水平条=1mm。(**AB**, Courtesy Michael Gotway, MD; **C**, Reproduced with permission from Broaddus VC, Wiener-Kronish JP, Staub NC: Clearance of lung edema into the pleural space of volume-loaded anesthetized sheep. *J Appl Physiol* 68(6):2627,1990.)

可能是由于右肺的容量和表面积均较大所致。在另一项清醒羊的研究，积液的吸收速率左右两侧没有差别，表明胸水形成有差异是左右两侧胸膜腔尺寸大小差异的原因。

尽管 CHF 是最常见的双侧胸腔积液的病因，但是如果没有心脏长大的话要考虑是否存在其他原因。在一项研究中有双侧胸腔积液的 78 个患者中，如果心脏大小正常，只有 4% 的积液是由 CHF 引起的。

3. 诊断和管理

诊断通常是由 CHF 的临床图像来确定。如果患者是单侧胸腔积液、双侧胸腔积液不对称、患者有发热、患者有胸痛、患者无心脏长大，均应实施诊断性胸腔穿刺术。如果这些条件都不满足，那么可以治疗 CHF 和继续观察；如果积液经治疗未缓解，则仍然需要进行诊断性胸腔穿刺。

CHF 患者胸腔积液通常是漏出液。然而，如果患者正在使用利尿剂，胸水蛋白和 LDH 值可能会增加，则胸水也就可能符合 Light's 渗出标准。类似的现象也曾在腹水文献中描述。如果胸腔受到创伤、以及为了减轻肝淤血而使用利尿剂从而导致的血清 LDH 下降，胸水的 LDH 还可能进一步升高。通常来说胸腔积液蛋白和 LDH 的值均满足 Light 渗出标准是非常少见的。如果患者血清减去胸水蛋白水平大于 3.1g/dl 或者血清减去胸水白蛋白水平大于 1.2g/dl，那么胸水漏出液的性质自然可以确定。

胸水 N 末端脑钠肽激素（NT-proBNP）的测量是一种有效的检测方法，它相比血清对胸水蛋白梯度对胸水性质的判断可能更精确，但价格也更昂贵。胸水的 NT-proBNP 是优于 BNP。在一项系统回顾和 10 项荟萃分析的研究中，胸水 NT-proBNP 被证明在诊断由 CHF 引起的胸水中更有用，研究中使用了不同阈值，但是在这项回顾分析中，作者提出了一个阈值 1500ng/ml 用于诊断（平均水平是 >6000pg/ml）。

CHF 患者和由后负荷减少、利尿剂使用或者强心剂使用引起的胸腔积液都应积极治疗。当心衰得以纠正，那么患者胸腔积液通常能也能缓解。如果第一次评估患者时有明显呼吸困难，为缓解患者症状胸腔穿刺术是应该考虑的。少数情况下，尽管频繁治疗 CHF，患者仍有持续大量胸腔积液，如果此类患者呼吸困难，可以通过胸腔穿刺术得到缓解，可考虑使用胸膜固定术来控制积液量，使用硬化剂如强力霉素或滑石粉、或插入的留置导管来起作用。

（二）肝源性胸水

肝硬化患者发生胸水的可能性为 6%，如果存在腹水，发生的可能性会更高。在部分肝性胸水患者中也可以没有腹水，据推测可能由于当时的压力梯度和低电阻导致的膈肌缺陷，让所有的腹水转移到胸膜腔。

1. 病理生理

在肝硬化腹水患者中导致胸腔积液的主要机制可能是由于从腹膜腔的腹水通过膈肌缺损进入胸膜腔。血浆渗透压的降低只是一个辅助因素。

膈肌缺陷已经被用很多方法证明。利伯曼和他的同事介绍 500～1000ml 空气进入到 5 位合并肝硬化、腹水和胸腔积液的患者腹膜腔，发现 48 小时内，所有患者发展成气胸。在这些患者中的有一个通过胸腔镜证实气泡通过膈肌缺陷进入胸腔的。其中的 2 位患者尸检证实存在膈肌缺陷。通过胸腔镜可以发现膈肌不同的缺损，如泡或窗孔。腹膜和胸膜之间没有直接的淋巴连接。两者之间的连接是通过已经存在的发育缺陷或由于外伤或拉伸引起的缺损。

2. 临床表现

肝硬化和腹水患者的胸腔积液的临床情况通常由肝硬化和腹水主导。然存在大量胸腔积液可能会产生严重呼吸困难。肝硬化腹水相关的胸腔积液通常量很大，可占据半个胸腔。大量积液的形成是因为膈肌缺陷允许液体从腹腔进入到胸膜腔，直到胸腔压力接近腹腔压力。胸水通常是右侧（80%），偶尔左侧（17%）或双侧（3%）。

3. 诊断和治疗

肝性胸水诊断的成立常常建立在临床影像学上。如果存在疑问，诊断可通过注射[99m]TC 硫胶体至腹腔内然后行胸部扫描得到证实。腹腔穿刺和胸腔穿刺两者均应进行，以证实腹水和胸水均为漏出液。Xiol 和他的同事在 60 例患有肝硬化和腹水的患者身上进行胸腔穿刺术。在不是肝性胸水的 18 例（30%）患者中，包括 9 例自发性细菌性胸膜炎、2 例肺结核、2 例腺癌、2 例肺炎旁积液和 3 例未确诊。肝性胸水患者胸水蛋白水平通常比腹水中高，但仍低于 3.0g/dl，LDH 水平也低。如果中性粒细胞数大于 500 细胞数/μl，应考虑自发性胸膜炎合并自发性腹膜炎。

胸腔积液合并肝硬化和腹水首先应治疗腹水。胸部闭式引流应当避免，因为腹水仍然会通过胸部管而漏出，这样会导致大量液体和蛋白的损失，甚至发生致死性心血管事件。此时患者应给予低盐饮食和利尿剂治疗，通常是速尿和螺内酯。

如果饮食和利尿剂无法控制积液，则下一步可选择的治疗是肝移植。肝性胸水患者肝移植后症状明显改善，与没有肝性胸水的患者几乎一样；但也不是说肝性胸水就直接考虑肝移植。下一个好的方法很可能是经颈静脉肝内植入门体分流（TIPS）。TIPS 通常在肝性胸水的管理中有效。Kinasewitz 和 Keddissi 总结了 115 例难治性肝性胸水患者在接受 TIPS 手术后的文献，并报道说，得到控制的胸水占 80%，但 12% 的患者发展至肝性脑病。在一项关于 TIPS 的长期随访研究中，发现 73 例患者在接受 TIPS 手术 1 个月内有 59% 的患者完全缓解，21% 部分缓解，但是有 15% 发展至肝性脑病，30 天的死亡率为 19%。生存是与 TIPS 术前终末期肝病（MELD）得分是相关的：MELD 小于 15，中位生存期 875 天，MELD 大于 15，中位生存期是 180 天。如果没有 TIPS，也没有肝移植，最好的替代治疗可能是 VATS 修补膈肌缺陷和胸膜固定术。Cerfolio 和 Bryant 在 41 例患者进行了这一手术，成功率达到 80%。黄和他的同事成功地在 10 例患者身上采用胸膜或网膜来修复膈肌缺损。在最近的 77 例患者的回顾性研究中指出，对于那些不能耐受肝移植或 TIPS 手术的患者，预后非常差。

4. 自发性细菌性胸膜炎

自发性细菌性胸膜炎，是指肝性胸水的继发感染，排除肺炎旁感染。最初被称为自发性细菌性脓胸，使用胸膜炎来强调其与自发性细菌性腹膜炎的相似性,其治疗不需要胸腔穿刺术。如果胸水培养是阳性、胸水嗜中性粒细胞计数大于 250 个细胞/μl,并排除肺炎所致,则自发性细菌性胸膜炎的诊断就可以成立;如果胸水培养物是阴性但胸水中性粒细胞计数大于 500 个细胞/μl,则培养阴性的自发性细菌性胸膜炎诊断可以成立。在西班牙的一系列数据中,120 例中的 16 例(13%)有肝性胸水的患者诊断有自发性细菌胸膜炎;24 例中的 10 例(43%)有自发性细菌性胸膜炎患者与细菌性腹膜炎无关,自发性细菌胸膜炎的正确治疗需要全身应用抗生素。但胸腔闭式引流并不一定需要安置。在美国自发性细菌性胸膜炎是否常见仍有待观察。

(三) 肾病综合征

肾病综合征患者胸腔积液发生率较高。在一项 52 例患者的研究中,21% 的患者有胸腔积液。肾病综合征引起的漏出性胸腔积液发生的机制可能是血浆渗透压的下降、盐潴留导致的高血容量引起的静水压的增高。肾病综合征患者胸水通常是双侧的,位置常常出现在肺的下部。

肾病综合征患者都应行胸腔穿刺术,用胸水来证明胸腔液体是漏出液。并且肾病综合征的胸水患者要考虑和合并 PE 的可能性。在一个 36 例肾病综合征患者研究中,22% 发生了肺栓塞。如果胸水是渗出性的,则应该做 CT 肺血管造影。

有肾病综合征患者要通过减少蛋白在尿中的流失来增加血清中蛋白水平来减少胸水。如果治疗失败,应考虑使用硬化剂来行胸膜固定术。

(四) 腹膜透析

腹膜透析常常伴随急性进展的胸水。在日本一项 3195 例患者的回顾性研究中,持续接受腹膜透析的患者中有 1.6% 由于透析液从腹腔运动至胸膜腔而发展成胸腔积液。有 50% 腹膜透析的患者 30 天内产生胸腔积液,但 18% 患者在出现胸腔积液之前已接受了一年多透析。约 90% 积液发生在右侧胸腔。

这些患者胸水的葡萄糖水平介于透析液和血清之间、蛋白水平低于 10g/L(1.0g/dl)、LDH 水平比较低。胸水比腹水 LDH 的水平高,而葡萄糖水平更低。尽管胸腹水的相互运动在部分患者中自发停止,但如果持续进行腹膜透析,往往需要外科手术。选择的治疗包括针对膈肌缺损关闭的胸腔镜手术,其次是胸膜固定术。替代疗法是单独的胸膜固定术或开胸修补膈肌缺陷。

(五) 尿胸

腹膜后尿路梗阻而尿液积聚(尿性囊肿)可导致胸腔积液。胸腔积液的机制不明,可能是腹膜后尿液积聚出现尿漏沿压力梯度进入胸膜腔。胸水可能表现为尿,闻起来也像尿。有"尿胸"的患者胸水肌酐水平高于血清,但是 10% 的其他积液也满足这一标准。当腹膜后尿路梗阻解除后,胸水也很快消失了。

(六) 黏液性水肿

胸腔积液有时作为黏液性水肿的并发症。大多数有黏液性水肿和胸腔积液患者伴有心包积液。在一系列的 25 例继发于黏液性水肿的心包积液患者中有 13 例(52%)伴随胸膜腔积液。当胸腔积液和心包积液同时存在时,胸腔积液通常是漏出性的。

单纯合并心包积液的胸腔积液,通常是介于渗出液和漏出液之间的。虽然形成积液的机制未知,可能与甲状腺功能低下引起的淋巴功能下降有关。甲状腺替代治疗可能是黏液性水肿引起的胸腔积液的最有效的治疗方法。

(七) 心包疾病

胸腔积液通常见于心包积液的患者(视频 79-3)。这类患者的胸腔积液很少有特征性,可以是漏出液也可以是渗出液。在 35 例缩窄性心包积液患者中,60% 的患者影像学检查证实存在胸腔积液。Weiss 和 Spodick 在回顾性研究中发现,124 例心包积液的患者中 35 例(28%)有胸腔积液。在 35 例患者中有 21 例为左侧胸腔积液,2 例为右侧胸腔积液,剩下的 12 例为双侧胸腔积液。然而,在另一系列 21 例合并心包积液、胸腔积液的患者中,右侧胸腔积液只有 9 例(43%),剩下的 12 例(57%)为双侧胸腔积液。

与心包疾病相关的胸腔积液发生机制仍不清楚。在缩窄性心包炎中,胸腔积液的原因为继发于心包疾病的肺和全身毛细血管压力高,导致漏出性胸腔积液。但是这往往是双侧胸腔积液。然而在炎症性心包疾病中,胸水倾向于左侧,尽管积液的特征没有得到很好的描述,这很可能是心包炎症扩散到邻近胸膜或者可能是积液直接跨心包膜到胸膜腔而形成积液。

(八) 其他原因导致的漏出性胸腔积液

蛛网膜下腔胸膜瘘发展可导致脑脊液(CSF)在胸膜腔的积聚。胸水看起来像低蛋白和低 LDH 的脑脊液。蛛网膜下腔胸膜瘘可以在脑室胸腔分流术后,也可在穿通伤后、骨折或胸椎手术后出现。如果诊断存在疑问,可以测量胸水里 β_2 转铁蛋白,因为只有脑脊液中含有这种分子。这种情况下如果不通过外科干预,很少能够自愈。

中央静脉阻塞可引起大量、持续的漏出液,可能是由于静脉压力增高导致的液体形成增加和淋巴回流减少所致。静脉回流受阻作为持续漏出积液的原因,应考虑与半奇静脉、头臂静脉和上腔静脉闭塞有关。解除梗阻可导致积液减少。

肺静脉闭塞性疾病常常具有少量的胸腔积液。胸水的特性没有被描述,但是它可能是漏出液,因为积液很可能跟增加的肺间质液相关。继发性肺动脉高压合并右心衰的患者常常有少量的双侧胸腔积液。

肺栓塞已被报道与漏出性胸腔积液有关。然而在一项肺栓塞患者胸腔积液的研究中发现,60 例胸腔积液是渗出液。胸膜淀粉样变也与漏出液相关,可能是由于心衰和淀粉样蛋白浸润胸膜联合作用的结果。细胞因子如血管内皮生长因子(VEGF)可发挥作用,在一个研究中,由于原发性系统性淀粉样变导致持续性胸腔积液的患者有四分之三用抗 VEGF 抗体治疗后,胸腔积液得到明显改善。

八、渗出性胸腔积液

渗出性胸腔积液是临床常见的问题。这些积液可能是炎症、创伤或肿瘤发展的结果,可以涉及胸膜表面、相邻的肺或更远的组织中,如纵隔或腹部器官。由于感染所致的积液的进一步讨论将列于第 80 章,特殊类型积液(乳糜胸和血胸)在第 81 章中讨论,胸膜肿瘤继发的积液将在第 82 章介绍。

（一）肺栓塞

对于未确诊的胸腔积液最经常被忽视的诊断为 PE。据估计，在美国，每年至少有 500 000 人发展成静脉血栓栓塞。由于 PE 患者至少 30% 存在胸腔积液，每年超过 15 万继发于 PE 的胸腔积液应被诊断。因此，继发 PE 的胸腔积液比继发支气管肺癌的胸腔积液更多。尽管如此，在大多数研究中，PE 在胸腔积液的病因中小于 5%。PE 的诊断与治疗在第 57 章中讨论。

1. 临床表现

PE 患者的症状可分为三大类：①胸痛或咯血；②单独的呼吸困难；③循环衰竭。在肺栓塞的前瞻性研究诊断（PIOPED）的研究中，胸痛或咯血的患者 56% 有胸腔积液，仅仅有呼吸困难的患者 26% 有胸腔积液，但是循环衰竭的患者均没有胸腔积液。

大约 50% 有渗出性积液的患者在胸片上看到实变影。实变影通常在肺的下叶，是以胸膜为底，并向着肺门的楔型改变。渗出性积液通常很少（图 79-7）；在一项研究中，56 例中 48 例（86%）仅有肋膈角变钝，没有胸水超过单侧胸腔三分之一以上的患者。胸腔积液可以单侧也可以双侧。在一项合并肺栓塞和胸腔积液的 63 例患者的研究中，有 16 例（25%）积液是双侧的。

有趣的是，在一项怀疑可能是 PE 的患者中使用 CT 肺动脉造影（CTPA）的研究中，那些被证实是 PE 的患者有胸腔积液的可能性比没有 PE 可能性大（50% VS 58%；57% vs 56%）。在另一项使用 CTPA 研究中，有 PE 的患者（29/60 或者 48%）比没有 PE 的患者（76/225 或者 34%）合并胸水可能性更大；胸腔积液往往很少，大多数不需要进行胸腔穿刺术。请注意，在那些没有 PE 患者和合并 PE 的患者在胸水多少、部位上都是很相似的。疑有 PE 的患者可能有其他潜在的疾病使他们易患胸腔积液，如 CHF 或肺炎。

胸水分析在诊断肺栓塞后胸腔积液的价值是有限的，因为胸水没有任何特征性的。胸腔积液几乎总是渗出液。胸水红细胞计数超过 100 000/μl 的不到 20%，低于 10 000 个/μl 的至少 30%。胸水白细胞计数可以从不到 100 变化到超过 50 000/μl。这些不同的白细胞计数可以多形核白细胞、嗜酸性粒细胞、或单核细胞占优势。

2. 诊断

PE 的诊断是在第 57 章中讨论。尽管患者有明显的 CHF，每一个合并有胸腔积液的患者 PE 的可能性都应被考虑进去。在 290 例合并 CHF 和胸腔积液患者尸检中，60 例（21%）有 PE。当高度怀疑栓塞相关的胸腔积液的时候，患者应当立即开始肝素

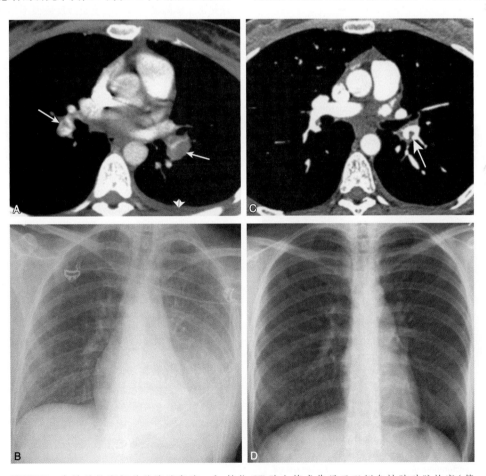

图 79-7　急性肺栓塞相关的胸腔积液。A. 轴位 CT 肺血管成像显示双侧急性肺动脉栓塞（箭头所示）；左侧微量胸腔积液（双箭头所示）。B. 在肺动脉造影（A）后 5 天的胸部正位片示左下肺实变伴左侧大量胸腔积液。C. 1 个多月后轴位 CT 肺血管成像显示，经过治疗，双侧肺动脉栓塞接近完全消退（箭头所示）。D. 超过 1 个月后胸部正位片示左下肺实变及胸腔积液完全消失（见视频 79-4A 和 B）。（Courtesy Michael Gotway，MD.）

的治疗,并进行 PE 的筛查。

针对未确诊胸水的患者,PE 应当怀疑,CTPA 是首选的检查,因为它可以提供肺实质、纵隔和胸膜相关的信息,并提供胸腔积液病因的线索(见图 79-7)(视频 79-4A 和视频 79-4B)。另一个针对怀疑有 PE 的胸腔积液患者使用 CTPA 而非灌注扫描的原因是积液的存在使得肺扫描更加难以描述。

3. 治疗

与栓塞相关的积液与任何 PE 患者在治疗上都是相同的(见第 57 章)。存在血性胸水不是使用肝素的禁忌证,必要时可选择溶栓治疗。栓塞相关的积液通常在第一个 3 天内到达他们的最大量。如果积液在此时间后的量在增加,患者可能有复发性栓塞、胸腔感染或血胸,那么诊断性胸腔穿刺应该执行。如果胸水血细胞与外周血红细胞压积比容值是大于 50%,血胸就存在,在这种情况下,抗凝应中止,并安置胸腔引流管。

(二) 腹部疾病

许多腹部疾病可以引起肺部体征和症状。本节将介绍导致胸腔积液的最重要的这些疾病。

1. 食管穿孔

在渗出性胸腔积液的鉴别诊断中应考虑食管破裂的诊断,因为如果这种情况得不到迅速处理,死亡率会非常高,大约 30% ~ 60%。食管穿孔的患者约 60% 有胸腔积液,约 25% 合并有气胸。胸腔积液通常是左侧的(图 79-8),但也可能是右侧或双侧。

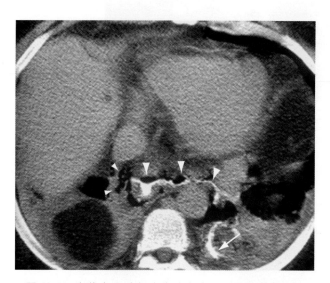

图 79-8 食管穿孔引起的胸腔积液。一位胸痛患者的轴位胸部 CT 显示胸部下段纵隔气肿(小箭头所示),水溶性口服造影剂从破裂的食管(大箭头)通过纵隔漏入到左侧胸腔内(箭头所示)。(From Fadoo F,Ruiz DE,Dawn SK,et al:Helical CT esophagography for the evaluation of suspected esophageal perforation or rupture. *AJR Am J Roentgenol* 182:1177-1179,2004.)

食管穿孔通常是食管镜后的并发症,当在食管里试图取出异物或扩张食管时这种可能性更大。总体而言,与食管镜检查相关的食管穿孔发生率是 0.15% 到 0.70%。针对食管静脉曲张

插入 Blakemore-Sengstaken 管子可能导致食管破裂。通常,此类患者由于并发严重疾病和多种疾病而容易发生漏诊。食管穿孔可由食管超声心动图、异物、食管癌、胃插管、胸外伤、胸部手术或呕吐(布尔哈弗综合征)导致。在一项关于引起 160 例食管穿孔的所有原因的回顾性研究中,胸腔积液的可能性为 52%,气胸为 11%。

(1) **临床表现**:急性纵隔炎导致的食管穿孔的症状是口咽部内容物进入纵隔造成污染。大多数食管穿孔的发病率是由于纵隔感染所致,还有口咽部菌群进入到胸膜腔造成的感染。

食管穿孔的患者通常是急性发病。随着食管自发性破裂,患者下胸部或上腹部出现撕裂样或爆炸样疼痛。胸痛常常难以忍受,阿片类药物可以减轻症状。超过 50% 的患者有少量吐血。在胸骨上切迹存在皮下气肿提示可能存在食管穿孔。少于 10% 的患者在破裂后四小时内有皮下气肿。当食管穿孔是在食管镜过程中出现的,内镜一般检查不到;往往在操作后数小时内发展为持续性胸部或腹部疼痛。

(2) **诊断**:食管破裂的诊断应该在所有合并急性渗出性胸腔积液的患者中考虑到。食管破裂最好的筛选试验似乎是胸腔积液中淀粉酶的水平。胸水淀粉酶水平升高是由于唾液进入胸膜腔所致。继发于食管穿孔的胸腔积液 pH 通常低于 7.00,这往往是由于纵隔炎所致的严重炎性反应而不是胃液反流进入胸膜腔所引起的。胸水中出现鳞状上皮细胞或食物颗粒高度提示该诊断。其他研究提示如果胸引流管引流量超过 500ml/d,存在多种微生物菌群的胸水则应考虑食管破裂。当食管穿孔被食管钡餐证实后,则诊断成立(见图 79-8)。

(3) **治疗**:食管破裂的治疗方法包括非手术支架、食管修补术和食管切除术,手术方式取决于食管的潜在疾病和破口的大小。由食管穿孔引起的纵隔炎以及其他原因将详细地在第 84 章中讨论。

2. 胰腺疾病

三种不同类型的非恶性胰腺疾病的可以伴随有胸腔积液:急性胰腺炎,慢性胰腺炎伴假性囊肿、胰性腹水。

(1) **急性胰腺炎**:在一项 133 例初次患急性胰腺炎患者的研究中,50% 患者胸部 CT 显示有胸水。51 例(77%)患者胸水是双侧的,10 例(15%)为单纯左侧胸水,5 例(8%)单纯右侧胸水。急性胰腺炎合并胸水患者比那些没有胸水的患者病情更重,死亡率更高。伴随急性胰腺炎的渗出性胸水通常由膈肌炎症和急性胰腺炎所产生的渗出液的透过膈肌进入胸腔所产生的。

临床表现通常以腹部症状为主,包括疼痛、恶心和呕吐。但是有时呼吸道症状包括胸膜疼痛和呼吸困难也可以为主要临床表现。除了少到中量的胸腔积液外,胸片可以显示膈肌升高和膈肌模糊不清。胸水中淀粉酶升高提示该诊断,但食管破裂的诊断必须排除。胸水的主要是以多核白细胞为主的渗出液,血糖水平正常。

(2) **慢性胰腺炎性胸腔积液**:慢性胰腺疾病患者可能存在大量胸腔积液。当胰腺导管破裂,可以在胰腺中形成假性囊肿。窦道可以从假性囊肿通过主动脉或食管裂孔进入纵隔并延伸开来。一旦窦道到达纵隔,可以形成纵隔假性囊肿,或者它可能破裂进入单侧或双侧胸腔,导致大量的慢性胸腔积液(图 79-9)。

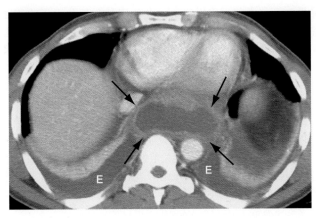

图 79-9　胰腺假性囊肿所致的胸腔积液。慢性胰腺炎患者胸部下份的轴位 CT 图像显示双侧胸腔积液（E），纵隔内的囊性肿块（箭头）为假性囊肿。（Courtesy Michael Gotway, MD.）

慢性胰腺疾病合并胸腔积液的患者,通常是以胸部症状为主,如呼吸困难、咳嗽、胸痛。大多数患者没有腹部症状,因为胰腺胸膜瘘使胰腺假性囊肿逐渐萎缩。胸腔积液往往是大量胸水,在胸腔穿刺后迅速复发。积液通常是左侧的,但也可能是对侧或双侧。

诊断的关键是一个胸水淀粉酶水平显著升高,一般大于 1000IU/ml,而血清淀粉酶的水平仅轻度升高。有慢性胰腺胸膜疾病的患者通常很容易伴随胸水淀粉酶水平升高的恶性胸腔积液鉴别,因为假性囊肿的淀粉酶水平是高得多。在极少数情况下区别不明显,可以通过测量淀粉酶同工酶,因为与恶性肿瘤相关的淀粉酶是唾液,而不是胰腺类型。超声和 CT 二者在建立胰腺假性囊肿的诊断时均是有用的。内镜下逆行胰胆管造影通常用来发现瘘管或其他胰腺病变。

患有慢性胰腺胸腔积液的患者应给予 2～3 周的保守治疗,该治疗包括用鼻胃管进食、暂停口服、阿托品抑制胰腺分泌和反复胸腔穿刺术治疗。连续生长抑素输注可以减少胰腺分泌和促进瘘口封闭。4 周内保守治疗成功的患者约 40%。如果保守治疗无效,应实施剖腹手术。胰腺导管的解剖系统应在手术前通过内窥逆行胰胆管造影进行评估或在手术同时进行胰腺造影。如果窦道被发现,应当结扎或切除。胰腺应被部分切除,用空肠 Roux-en-Y 环引流,或两者同时进行,这取决于胰腺影像学的发现。

另一种方法是试图利用 CT 引导下经皮腹部假性囊肿引流。为了将胰腺酶的炎性反应引起的胸膜增厚剥离掉,对某些患者来说可能需要胸膜剥脱术。

(3) 胰性胸水:有些胰腺疾病患者发展至有高淀粉酶和高蛋白水平特点的腹水。如果这样的患者恰巧有膈肌缺陷,可导致积液从腹膜腔到胸膜腔发展成大量胸腔积液。胰性胸水的治疗与胰性腹水是一样的,应该执行连续的胸腔穿刺术,而不是连续的腹腔穿刺术。

3. 腹腔内脓肿

胸腔积液常常见于腹腔内脓肿。在诊断未明的以中性粒细胞为主的胸腔积液,如果患者没有肺实质病变,应考虑腹内脓肿发生胸腔积液的可能性。发展成渗出性胸腔积液的主要机制可能是膈肌刺激。

膈下脓肿是通常是腹腔内脓肿引起胸腔积液最多的原因;膈下脓肿发展成胸腔积液的可能性约为 80%。胰腺脓肿和其他腹内脓肿引起胸腔积液的发生率大约为 40%,在脾脓肿为 30%,在肝内脓肿为 20%。随着胰腺脓肿进展,胸水中具有高的淀粉酶水平。

(1) 临床表现:膈下脓肿最常见于腹腔内手术后 1～3 周的并发症。脾切除和胃切除术最可能并发左膈下脓肿。有约 10% 膈下脓肿患者之前没有实施腹部外科手术。脓肿可能由胃、十二指肠、盲肠、结肠或憩室穿孔,或由憩室炎、胆囊炎、胰腺炎或创伤所导致。多数患者有发热、白细胞增多和腹痛,但通常没有定位体征或症状。

多数肝内化脓性脓肿患者有发烧和厌食。腹部疼痛是常见的,通常不局限于右上腹。通过体格检查发现增大的柔软的肝脏可以证明。实验室检查显示白细胞增多、贫血、碱性磷酸酶水平升高和高胆红素血症。

胰腺脓肿通常出现在急性胰腺炎后。如果患者对初始治疗无反应,或者如果急性胰腺炎发作的 3 周内仍然发热,腹部疼痛、白细胞增多,这一诊断应高度怀疑。脾脓肿少见,通常出现在患者的全身感染。细菌性心内膜炎是最常见的潜在感染。

继发腹腔内脓肿患者的胸水为渗出液,以多形核白细胞为主。胸水白细胞计数可能会超过 50 000/μl,而胸水 pH 和葡萄糖浓度通常分别保持在高于 7.20 和 60mg/dl(3.33mmol/L)。胸水很少被感染。

(2) 诊断和治疗:腹腔脓肿诊断的确立最好用腹部 CT 扫描(电子图 79-6 和视频 79-5)。腹腔内脓肿的治疗主要是进行脓肿引流和抗生素治疗。

(3) 腹腔外科手术:腹腔手术患者有 50% 在手术后前几天发生胸腔积液。在上腹部手术、肺不张患者术后、以及手术时有游离的腹水患者中术后胸腔积液发生率较高。腹腔手术 72 小时以内出现胸水可能与膈肌刺激或者腹腔内积液的跨膈肌运动有关。术后患者大量胸水,伴随发热时,应该实施诊断性胸腔穿刺以排除胸腔感染。此外,PE 的可能性应予以考虑。如果积液在手术后 72 小时仍在进展,这可能与手术过程本身无关,而需寻求其他原因,如 PE 导致的腹腔内脓肿和高血容量。

4. 肝移植

大多数接受肝移植的患者术后会出现胸腔积液。在一项包含 300 位肝移植患者的研究中,68% 的患者出现了胸腔积液,21 例(7%)的患者胸腔积液量超过一侧胸腔的 25%。其中单侧胸腔积液 153 例,双侧胸腔积液 53 例。另外需要接受治疗性胸腔穿刺或胸腔闭式引流的患者约 10%。这类胸腔积液一般在术后三天以内积液量逐渐增加,而逐步吸收的时间约几周至几月。右侧横膈下的创伤和刺激可能是这类疾病的原因。术中应用血纤维蛋白黏合剂涂抹横膈表面能够很大程度上预防这种胸腔积液。

5. 胆源性胸腔积液

胆源性胸腔积液来源于胆管胸腔瘘。瘘可能继发于胆道创伤、胆道化脓性感染或者手术,特别是合并梗阻性黄疸患者。因此对于合并胆道梗阻的患者,要怀疑这类疾病。虽然胸腔积液中会出现胆汁,胸水胆红素与血胆红素比值>1.0。胆道引流是主要的治疗方法。约有50%的患者会合并胸腔脓肿和胆汁性胸水。这类患者需要进行脓腔剥脱术和膈肌重建术。

(三) 炎性疾病

1. 类风湿性胸膜炎

在类风湿关节炎患者中也会出现胸腔积液。约有5%类风湿性关节炎患者会出现胸腔积液,其中20%的患者合并胸骨疼痛。尽管类风湿关节炎在女性中更加多见,但是类风湿性胸腔积液在男性中更多见,约有10%的男性和2%的女性类风湿性关节炎患者会出现这种情况。

（1）临床表现:大部分风湿性胸腔积液患者年龄大于35岁。其中80%是男性,80%合并皮下结节。通常在风湿性关节炎发生数年后出现,也有少数患者也会同时发生。

患者可能没有症状,或者有胸痛,发烧、疼痛或两者均有。也有患者会出现呼吸困难。胸片上表现为少-中量的胸腔积液。25%的患者存在双侧胸腔积液。随着时间延长,可能会出现积液由一侧发展到另一侧,或者双侧转变为单侧。另外1/3的患者表现出胸腔积液的其他表现。

（2）诊断:风湿性关节炎患者合并胸腔积液应考虑类风湿性胸膜炎。

胸水生化检查出现以下情况应考虑这种疾病:①葡萄糖<30mg/Dl(1.67mmol/L);②LDH>2倍正常值上限;③风湿因子滴度大于1:320且大于血浆风湿因子滴度。但是有时候胸水葡萄糖水平并不低,随着疾病的进展葡萄糖水平逐渐降低。另外一个特征是胸腔积液中出现胆固醇结晶或者胆固醇水平升高。而细胞学检查可能会发现comet细胞(电子图79-7)。

鉴别诊断包括肺炎性胸腔积液,而且肺炎性胸腔积液的发病率远高于风湿性关节炎性胸腔积液。胸水需氧菌和厌氧菌培养阳性是主要的鉴别方法。

（3）预后和治疗:类风湿性胸腔积液病程变化较大。大部分患者在3个月内均能自愈。但是部分患者可能病程迁延不愈或者逐步加重。目前尚无研究表明抗风湿治疗能够影响类风湿胸腔积液。胸腔内糖皮质激素注射的价值也尚不明确。合并呼吸困难的胸膜增厚患者可以考虑实施胸膜剥脱术。但是在类风湿性患者研患者中实施这种手术非常困难,因为肺与纤维板之间的间隙常常很难分离。

2. 狼疮性胸腔积液

约40%的系统性红斑狼疮或药物性狼疮患者合并胸腔积液。

（1）临床表现:大部分这类患者在出现胸腔积液前首先表现为关节炎或者关节痛。几乎所有患者合并胸痛和发热。狼疮性胸腔积液常与潜在疾病的进展和加重相关。通常表现为少量的双侧胸腔积液。

许多报告证明了药物性狼疮引起的胸腔积液。肼苯哒嗪、普鲁卡因胺、异烟肼、苯妥英和氯丙嗪是常见的能够引起狼疮性胸腔积液的药物。另外还有70种其他药物。www.pneumotox.com提供药物相关不良反应的在线查询,包括药物性狼疮。无论自发性还是药物性狼疮胸腔积液,在临床表现、症状和放射性检查

结果方面相类似。药物性狼疮在停用药物后的数天内逐步减退。

（2）诊断:各种不明原因引起的胸腔积液均因考虑狼疮性胸腔积液。患者症状进展时胸腔积液穿刺引流可以查见多核细胞和单核细胞。过去认为胸水中ANA滴度升高能够诊断狼疮性胸腔积液,但是现在认为胸水ANA滴度升高并无诊断意义。因此该病的诊断主要依靠狼疮的特异性临床表现和血清学检查结果。

（3）治疗:不同于类风湿关节炎胸腔积液,系统性红斑狼疮性胸腔积液对糖皮质激素治疗反应良好。因此这类患者建议给予口服糖皮质激素冲击治疗。对于治疗反应差的患者可以给予糖皮质激素注射治疗。这类患者可以考虑胸膜固定术。对于药物性狼疮性胸腔积液,应首先停用相关药物。

(四) 其他炎性疾病

嗜酸性肉芽肿(Churg-Stauss病)、肉芽肿病(Wegener病)和干燥综合征等均在相关章节中讲述。在临床上,少部分这类患者也会合并胸腔积液。

(五) 结节病

结节病合并胸腔积液(见第66章)的发生率约为1%。这类患者常有广泛的实质结节,特别是胸腔外的结节。大部分患者没有症状。另外一半的患者会出现胸痛和呼吸困难。这类患者常表现为少量的胸水,约有1/3的患者出现为双侧胸腔积液。这种胸腔积液是漏出液,其中小淋巴细胞显著升高。这类疾病的诊断必须排除其他胸水淋巴细胞升高的疾病,比如结核。这类患者的胸水常常是自限性的,也有患者需要接受糖皮质激素治疗。

(六) 石棉暴露

其他不明原因的胸腔积液可能是长期明确的或者隐性的石棉暴露的结果。Eper等随访分析了1135例石棉工人,其中35人(约3%)出现了不明原因的胸腔积液。越严重的石棉暴露,患者出现胸腔积液的可能性越大。有的患者在石棉暴露后5年内出现胸腔积液,但是大部分患者症状出现的中位时间约为30年。

这类患者的病理学机制尚不清楚。石棉纤维长短各异,经肺进入胸膜和胸膜腔后被淋巴系统包裹。它们形成持续的低度炎症反应引起淋巴管回吸收减慢而毛细血管渗透率增加。这种协同作用引发胸腔积液。同时免疫学机制也参与这个过程。

1. 临床表现

这类患者甚少有临床表现。Eper等的研究发现66%的患者无临床表现。胸部放射学检查可见少-中量的胸腔积液。其中双侧积液约占10%。胸水是渗出性的,单核细胞和多核细胞显著增多。他们还发现52%(29例中的15例)患者嗜酸性粒细胞升高。

2. 诊断

良性石棉性胸腔积液的诊断需要排除其他疾病。包括以下标准:①石棉暴露的病史;②排除其他感染性疾病、恶性肿瘤等;

③随访 2 年并且确认良性疾病。

另外必须通过胸腔镜及胸膜活检排除间皮瘤（见视频 82-4）。

3. 预后

这类疾病的是一种长期慢性疾病，可能反复复发或者进展为广泛的胸膜纤维化。可在 3 月内逐步吸收。约有 20% 的患者出现广泛的胸膜纤维化合并同侧肋膈角消失。10% 的患者合并肺不张。目前这种疾病缺乏有效的治疗方法。其他有关石棉导致的肺疾病的介绍详见第 73 章。

（七）尿毒症

尿毒症可能并发纤维素性胸膜炎和胸腔积液[62]。尿毒症引起胸腔积液的发病机制尚不清楚。这可能是有些类似于对尿毒症性心包炎，因为有一半以上的尿毒症胸膜炎患者还有尿毒性心包炎（电子图 79-8）。尿毒症胸腔积液的发病率约为 3%。尿毒症的程度和胸腔积液的发展没有密切的联系。胸部 CT 扫描发现长期接受血液透析的患者的胸腔积液发病率约 50%。在一项针对 100 例积液住院血液透析尿毒症患者研究中看到的病因如下：心脏衰竭，46 例；尿毒症，16 例；肺炎旁积液，15 例；肺不张，11 例；其他，12 例[224]。在另一项 76 例血液透析患者的胸腔积液研究中，尿毒症引起的占 24%，而肺炎旁积液（24%）和CHF（20%）也很常见[225]。

尿毒症患者发生胸腔积液经常占据一侧胸腔的 50% 以上，并且约 20% 患者的发生双侧胸腔积液[226]。50% 以上的患者的症状与胸膜症状有关，发热（50%）、胸痛（30%）、咳嗽（35%）、和呼吸困难（20%）是最常见的症状。胸腔液体通常是血性或浆液血性。胸水细胞分类计数主要是淋巴细胞为主[226]。胸膜活检标本中都显示有慢性纤维素胸膜炎。

尿毒症性胸膜炎的诊断要排除患者慢性肾衰竭。透析后约 75% 的患者积液在 4～6 周内逐渐消失。剩下的 25% 患者其胸腔积液持续进展或复发。偶见患者出现明显的胸膜增厚，可能需要去胸膜剥脱。

（八）心脏损伤后综合征

心脏损伤后综合征（post-cardiac injury syndrome，PCIS），也被称为心包切除术后综合征或心肌梗死后（德雷斯勒）综合征，其特征在于损伤的心肌或心包综合发生心包炎、胸膜炎、肺炎等[227,228]。在一个研究中，非复杂 PCIS 被定义为心脏损伤后温度高于 100.5 °F、患者烦躁不安、心包摩擦音和少量心包积液或不伴有胸腔积液。复杂 PCIS 被定义为一个非复杂 PCIS 加上需要住院、同时需要或无需心包穿刺或胸腔穿刺术[229]。Imazio 和他的同事[230]定义 PCIS 至少存在以下两个特征：无法解释的发热，胸痛，心包摩擦音，新的或恶化胸腔积液，新的或恶化心包积液。PCIS 在心肌梗死（电子图 79-9）、心脏手术、胸部撞击伤、经皮左心室穿刺和植入心脏起搏器后发生率较高[227]。心肌梗死后 PCIS 的发病率约 1%，比心脏手术后稍高[62]。这种综合征的确切发病机制不明，可能是一个免疫反应。

1. 临床表现

该综合征通常在受伤约 3 周后的发生，也可能在 3 天至 1 年中的任何时间发生。两种主要症状是发热和胸痛。胸痛往往先于开始发热，可以从轻微钝痛到剧烈疼痛。有时，它可能伴有胸膜炎。大多数患者有心包摩擦音。约 50% 患者存在肺部渗出模糊音，实验室检查提示白细胞与红细胞沉降率升高。

约三分之二的 PCIS 患者出现胸腔积液[227]。大多数患者是双侧胸腔少量积液。胸腔积液通常是血性和浆液血性。细胞分类计数主要是多形核白细胞或单核细胞，这取决于病程的缓急[227]。

2. 诊断

患者心脏受损后出现胸腔积液应考虑 PCIS 诊断。该综合征的诊断由临床图像、并通过排除 CHF、PE 和肺炎确立。

3. 治疗

PCIS 通常给予甾体类消炎药，如阿司匹林、秋水仙碱或消炎痛治疗。严重情况下可以使用皮质类固醇。

（九）冠脉搭桥术后

在美国每年有超过 60 万患者接受 CABG 手术。约 10% 的患者接受 CABG 手术后将发生胸腔积液，在随后的一个月将占据其胸廓的 25% 以上[231]，CABG 手术是在美国导致胸腔积液最常见原因之一。CABG 手术后少量胸腔积液发生率较高。在一项研究中，通过超声检测 47 例患者术后的胸腔积液 7 天为 89%，第 14 天为 77%，第 30 天为 57%[232]。在 349 例 CABG 后，胸片显示术后 30 天胸腔积液发生率为 62%；40 例（11%）积液超过单侧胸腔 25%[231]。CABG 术后胸腔积液通常是左侧或双侧，如果双侧积液，积液通常是在左侧多[231]。

CABG 术后患者胸腔积液的主要症状是呼吸困难[231]。无论是胸痛还是发热都应考虑是另一种诊断。所有 CABG 患者手术后均应考虑合并胸腔积液，积液可以分为血性和浆液血性。血性积液可能继发出血进入胸膜腔。它们在手术后的 30 天内达到它们的最大量，与胸水和外周血嗜酸性粒细胞有关，具有较高的胸液 LDH 水平[233]，一到两次治疗性胸腔穿刺术后可以得到缓解[233]。相反，浆液性胸腔积液的原因是未知的。他们往往在手术后 30 天以上达到最大量，淋巴细胞比例超过 50%，并具有相对低的胸液 LDH 水平[233]。积液大多数可以通过一次或两次治疗性胸腔穿刺术得到缓解[231]，但部分比较难以控制。抗炎药物或利尿剂是否对这些积液的治疗有效还未知。在一项双盲随机对照研究中的 360 例患者使用秋水仙碱与安慰剂来预防术后积液[234]。接受秋水仙碱治疗的患者胸腔积液（12.2% vs 26.5%）和心包积液（12.8% vs 22.8%）较安慰剂有显著的较低。

（十）Fontan 手术

在三尖瓣闭锁、单心室腔的患者，Fontan 手术使右心房、下腔静脉、肺动脉与右心室之间发生吻合。术后胸腔积液显著增加并发症的发生。胸腔积液在手术前有明显的体肺侧支血管的患者中更有可能发生。因此，Spicer 和同事[235]建议在血管造影过程中栓塞这些血管。如果 Fontan 手术让静脉血分流到体循环，术后胸腔引流量可以降低约 50%[236]。Fontan 手术后胸腔积液一般是渗出液，少数可以是乳糜胸。治疗通常选择胸腹膜分流术。其次可以选择后期的自右向左分流术或化学胸膜固定术。

（十一）药物反应

狼疮样综合征可以发生与药物相关的不良反应,并已在本章和第71章中讨论过。目前已有许多胸腔积液与药物相关的病例报告[237],以下的药物是已知的最常引起胸腔积液的药物。

1. 呋喃妥因

呋喃妥因用药后常常引起胸腔积液。这种反应可以是一个急性或慢性过程[238]。急性过程往往在开始治疗的1个月内出现,表现为呼吸困难、咳嗽和发热。约20%的患者有肺部阴影、积液。大约3%的患者只有积液。大多数患者有外周血嗜酸性细胞增多(>350/μl)和淋巴细胞减少症(<1000/μl)[239]。患者服用呋喃妥因2个月至5年出现慢性过程,相比急性过程不常见。发生胸腔积液的患者低于10%,通常伴有肺实变影[238]。

呋喃妥因所致胸腔积液的诊断应建立在患者正在服用呋喃妥因怀疑合并胸腔积液。如果停用药物,患者通常在1~4天内改善临床症状。急性发病的患者胸片1周内恢复正常,而慢性发病者病程则长得多[238]。

2. 丹曲林

丹曲林钠是一种长效骨骼肌松弛药物,具有类似于呋喃妥因的化学结构。它的使用可能会导致胸膜或心包疾病的发展[240]。胸腔积液往往是单侧的,常见于使用丹曲林最初2个月至12年。患者可有发热、胸膜炎性胸痛。胸腔积液表现为血糖水平正常和嗜酸性粒细胞的增加[240]。停止使用丹曲林,患者症状在几天内改善,但可能需要几个月的时间完全解决胸腔积液。

3. 麦角新碱

二甲麦角新碱的给药可导致与呋喃妥因类似的胸膜疾病[241]。麦角新碱治疗后1个月至3年出现包括胸痛、呼吸困难、发热等症状。胸片常可见双侧包裹性胸腔积液和胸膜增厚[241]。当麦角新碱停药后,患者症状改善。然而在一个研究中13例患者中有两例患者发生了重度胸膜纤维化,需要持续服用药物时间来缓解症状(18个月和36个月)[241]。

4. 麦角生物碱

麦角生物碱类药物如溴隐亭、麦角胺、双氢麦角胺、麦角、培高利特和多巴胺,在帕金森病的长期治疗中可导致胸膜改变[237]。到1988年,就已经报道共23例。所有患者均为男性,使用药物6个月至4年才出现症状。2%至5%的接受长期麦角生物碱治疗的患者发展成胸膜疾病。患者既往有石棉接触史则胸膜疾病的发生率较高[242]。胸片显示,大多数患者单侧或双侧胸膜增厚或积液。胸腔液体的分析表明主要是淋巴细胞渗出和嗜酸性细胞渗出[243]。麦角生物碱治疗期间发生胸膜疾病的自然病程尚不清楚。在继续服用药物的患者疾病进一步进展[243]。

5. 甲基苄肼

化疗药物甲基苄肼治疗后有两例患者发生了胸膜反应,包括寒战、咳嗽、呼吸困难,双侧肺实变影伴有胸腔积液[62]。这两例患者在甲基苄肼治疗后的数小时内症状发生,再次使用又复

发,停止药物则症状缓解。

6. 胺碘酮

胺碘酮抗心律失常,可能会产生严重的肺毒性。胸腔积液被视为胺碘酮毒性的表现,但比较罕见。大多数情况下,会伴随肺实质的损害,但病例报告并没有报道[237]。胸膜液体的分类计数可能主要是淋巴细胞、巨噬细胞或多形核白细胞[237]。

7. 白细胞介素-2

重组IL-2有时被用来治疗恶性肿瘤,尤其是恶性黑色素瘤和肾细胞癌。其中IL-2使用的主要副作用是肺实变和胸腔积液,这可能与全身毛细血管渗漏综合征相关[62]。IL-2用药后发生胸腔积液的概率约为50%[237]。胸腔积液的特征没有被描述。在IL-2治疗停止后,积液逐渐消失。然而,在一项研究中,17%的患者在停止治疗后4周内仍有胸腔积液[244]。

8. 达沙替尼

达沙替尼是多种酪氨酸激酶抑制剂的抑制剂,主要用于与现有疗法抵抗成人慢性骨髓性白血病治疗。达沙替尼引起胸腔积液的发病率比较高。Qunitas-CARDAMA和与之相关的245例报告表明,135例患者在治疗后有35%发现有胸腔积液,大约一半的患者积液占一侧胸腔25%以上。80%的患者为双侧性胸腔积液。积液大多为渗出液。当停止使用达沙替尼或给药类固醇时,积液得到解决。当达沙替尼每天给药一次不是两次时,积液较少。有趣的是,临床上胸腔积液的患者对达沙替尼有较好的治疗反应[245]。

（十二）其他病因

1. 肺移植

肺移植可以使引流的淋巴管被阻断。因此,通过淋巴管引流的液体直接进入胸腔。胸腔并发症如血胸、脓胸和持续漏气大大增加术后致残率和死亡率[245B]。移植3个月后胸腔积液的发生率约为30%~60%[246,247]。在12个月的积液发生率小于10%[247]。积液是典型的良性淋巴细胞为主的渗出液[246]。患者肺移植术后的并发症是可能发展为胸腔积液。在一项研究中,胸腔积液可见于19例急性排斥反应中74%查见胸腔积液,8例慢性排斥反应有88%可见胸腔积液,11例感染有55%可见胸腔积液,4例淋巴增生性疾病有75%可见胸腔积液[248]。(在第106章提供了有关肺移植的更多细节。)

2. 梅格斯综合征

Meigs和Cass[249]最初描述了一种与胸腔积液相关的以腹水和固体卵巢良性肿瘤为特征的综合征。随后,它已成为一组包括良性囊性卵巢肿瘤、子宫良性肿瘤(平滑肌瘤)和低度恶性卵巢肿瘤无转移证据的综合征[62]。由肿瘤分泌的大量液体造成腹水。VEGF可能在腹水和腹膜积液中发挥重要作用,因为VEGF水平在腹水和腹膜液体中都高[250]。胸腔积液被认为是腹水液通过隔膜缺陷进入胸膜腔的结果。

梅格斯综合征患者通常有的慢性疾病特点是消瘦、胸水、腹水和盆腔包块。重要的是要认识到并非所有有该症状的患者都

有转移性恶性肿瘤。大约 70% 的积液在右侧胸,20% 为双侧。胸膜积液通常为伴随较低白细胞计数(<1000/μl)的渗出液,偶为血性。胸腔积液中 CA-125 的水平可能升高,但这不应该作为恶性肿瘤的指示[250]。

女性患者如果有盆腔肿块、腹水、胸腔积液应考虑梅格斯综合征的诊断。如果此类患者的胸液细胞学阴性,应进行诊断性腹腔镜检查或剖腹探查,以确定是否有腹膜转移。原发肿瘤切除后,通常术后 2 周腹水和胸腔积液得到缓解。

3. 子宫内膜异位症

重度子宫内膜异位症的患者偶尔有大量腹水呈现。在一个回顾性分析中,27 例患者中有 10 例(37%)有胸腔积液[251]。积液通常是右侧或双侧。胸膜液体是一种血液或巧克力色的渗出物。血清癌胚抗原水平升高,提示可能为卵巢癌。激素疗法包括尝试使用促性腺激素释放激素激动剂,但通常是无效的。许多患者需要经腹全子宫切除术加上双侧输卵管卵巢切除术可以得到缓解[251]。

4. 卵巢过度刺激综合征

这种综合征是一种严重的促排卵的并发症。主要的临床表现的特征是多囊卵巢、血性积液[250]。这一综合征可能并发肾衰竭、低血容量性休克、血栓栓塞发作、急性呼吸窘迫综合征甚至死亡。虽然这种综合征的病理生理学不完全清楚,可能是由于外源性人绒毛膜促性腺激素作用于卵巢颗粒细胞,使 VEGF 生成增加,毛细血管的通透性也增加所致[250]。

在 2~3 周内接受人绒毛膜促性腺激素的患者可以出现该综合征。患者通常表现为腹痛、腹胀、咳嗽、呼吸困难、经腹水引起胸腔积液,或两者兼而有之。胸腔积液通常是双侧的,而胸腔液体主要是中性粒细胞和相对较低 LDH 水平的渗出液。严重的情况下需要补充血容量、纠正电解质紊乱和预防静脉血栓[250]。

5. 肺萎陷

长期大量积液、胸腔穿刺后复发的积液及长期诊断不清的积液都可以造成下肺压迫性不张(图 79-10)。早期炎症以后,在脏层胸膜可能形成纤维板,阻止肺部扩张,造成下肺的"陷闭"。继发的胸腔负压导致慢性胸腔积液的发展[252,253]。

继发于肺萎陷的慢性胸腔积液患者通常是无症状的,但也可以有呼吸困难。急性胸膜炎症状,如胸膜炎性胸痛和发热少见,但患者往往会有这样的主诉。肺萎陷继发胸腔积液的一个特点是,胸腔积液的量相对恒定。肺萎陷时,胸膜积液往往是渗出液,胸腔积液的血清蛋白的比例为约 0.5,胸腔积液的 LDH 与血清 LDH 的比率为约 0.6。

在具有稳定、慢性胸腔积液的患者中应怀疑肺萎陷继发胸腔积液的诊断,尤其如果患者具有尿毒症病史、胸部放疗或胸外科手术史[253]。如果 200~400ml 的空气在胸腔穿刺时可以注入到胸膜间隙,则证明脏层胸膜有增厚。在一些机构中,胸腔测压在治疗胸穿时常规使用,如果胸膜压力迅速下降(胸水流出 1L 胸腔内压降低超过 14~15cmH$_2$O),空气进入胸膜腔使胸膜压力恢复到正常范围(−5cmH$_2$O)。因此,人工气胸后胸部 CT 扫描可以评估脏层胸膜[253]。

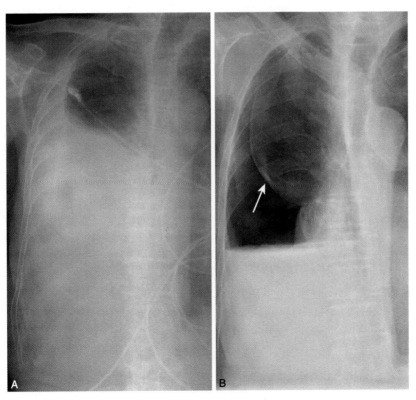

图 79-10　肺萎陷所致的胸腔积液。胸部正位片(A)显示右侧大量胸腔积液。之后的胸片(B)中部分积液被引流,下肺得以显露,且有脏层胸膜增厚(箭头)。尽管存在胸腔内负压,肺仍未能完全复张。空气沿着引流管进入到胸膜腔。(Courtesy Michael Gotway,MD.)

对于肺萎陷的治疗是开胸剥脱术。然而,这一手术仅在有肺萎陷症状的患者中进行。如果患者是无症状或轻微症状,如果胸部影像学、胸水结果和胸膜压力测量都比较正常,则患者可以继续观察。

6. 黄甲综合征

这种综合征是包括变形的黄色指甲、淋巴水肿和胸腔积液。三个表现可能在病程不同时期发生,因此并不在每一个患者身上同时存在。这种综合征的发生可能是由于淋巴管[254,255]的发育不全或淋巴管功能的降低[256]。该病发生在成年人(平均年龄为53岁,在一项研究中为61岁[257,258]),可能不治而愈[257]。

通常情况下,指甲有淡黄色或绿色,并且伴有过度弯曲(图79-10)。指甲也明显增厚,可能会出现横向起垄或甲床分离。50%胸膜积液的为大量双侧胸腔积液。一旦此综合征患者发生胸腔积液,则往往是持续存在并在胸腔穿刺后迅速复发[254]。胸腔积液通常是淋巴细胞为主的渗出液[254]。胸腔积液的LDH相对于胸腔积液蛋白质含量较低[62]。

诊断通常是由胸腔积液、淋巴水肿、黄指甲的存在来确定的。如果胸腔积液是该综合征的第一个表现,则诊断非常困难。没有特异性的药物可以用来治疗该综合征。如果是大量胸腔积液,可采用胸膜剥脱术或胸膜切除术来治疗[258a]。

7. 导管错位引起的胸腔积液

颈内静脉和锁骨下静脉管错位进入纵隔或胸腔都可以引起单侧(电子图79-11)或双侧的大量胸腔积液[259]。胸水可能是乳糜或者血性[260]。如果患者在纵隔附近迅速出现胸水,则应考虑这一病因的可能,患者应进行胸腔穿刺评估。

在过去的几年中,柔软的小口径聚氨酯管使鼻胃管和鼻饲的患者更舒适。然而,这些导管错位可导致严重的胸膜并发症。气胸是最常见的并发症,但肠内营养注入胸腔可以引起脓胸,或两者兼有[261]。这些小的柔性管插入外套针,使该装置更容易使用。装入外套针以后,管变得足够坚硬,穿透结构相对容易。如果患者有气管插管或神志改变,这一风险就更大[261]。为了减少这些并发症,应由有经验的人员来插入导管,插入过程中患者咳嗽则应立即去除导管。如果感觉到阻力,则不应该继续推进,在喂食前应行胸部放射检查来确定该管的前端位置[262]。如果肠内营养剂进入胸膜腔,应立即拔出胸管。此外,应仔细观察该患者的脓胸发展[261]。

关键点

- 如同身体其他部位的组织间隙一样,正常的液体进入胸膜腔通常很慢。液体的流出主要是通过壁层胸膜淋巴管,其储备容量大,通常情况下可以容纳增加的液体量而不导致积液。

- 当疾病或疾病的合并症导致进入胸膜腔的液体增加,而从中胸膜腔中流出的量减少,那么就会出现胸腔积液;两者对胸腔积液的形成都非常重要。

- 身体其他部位过量的液体可以移动进入胸膜腔,基于这些原因:①胸腔压力为负压($-5 \sim -30cmH_2O$);②间皮层的渗漏;③胸膜腔的高容量。

- 漏出液的形成通常是由静水压增高所导致和(或)渗透压降低,往往伴随蛋白和乳酸脱氢酶(LDH)的降低,胸腔/血清蛋白<0.5和胸腔/血清LDH<0.6和LDH不到正常值上限的三分之二(Light标准)。

- 漏出液蛋白浓度较低(<0.5g/dl),可以来自于脑脊液、尿、腹膜透析液或静脉内的液体进入胸膜腔。

- 炎症性、感染性和肿瘤性疾病可引起渗出性积液,积液中蛋白浓度高,伴或不伴LDH浓度升高。

- 大多数漏出液是充血性心力衰竭所致。当诱因不明,蛋白和LDH水平不是典型的漏出液改变,可能会发生于使用利尿剂后,胸水N-末端前脑利钠肽是一个敏感性和特异性都很高的指标。

- 大部分渗出液是由肺炎、恶性肿瘤或肺栓塞引起。

- 大约20%的渗出性胸腔积液一直没有确诊,部分可自行缓解。是否采用侵入性操作确诊取决于:①患者的症状和临床病程;②胸水LDH随着时间变化的趋势;③患者对诊断的期望值。

（王可　译）

参考文献

以下是主要的文献,完整的文献请登录 *ExpertConsult* 查阅。

Broaddus VC, Wiener-Kronish JP, Berthiaume Y, et al: Removal of pleural liquid and protein by lymphatics in awake sheep. *J Appl Physiol* 64:384–390, 1988.

Broaddus VC, Wiener-Kronish JP, Staub NC: Clearance of lung edema into the pleural space of volume-loaded anesthetized sheep. *J Appl Physiol* 68:2623–2630, 1990.

Estenne M, Yernault J-C, de Troyer A: Mechanism of relief of dyspnea after thoracocentesis in patients with large pleural effusions. *Am J Med* 74:813–819, 1983.

Leckie WJH, Tothill P: Albumin turnover in pleural effusions. *Clin Sci* 29:339–352, 1965.

Light RW: *Pleural diseases*, ed 6, Philadelphia, 2013, Lippincott, Williams & Wilkins.

Light RW, MacGregor MI, Luchsinger PC, et al: Pleural effusions: the diagnostic separation of transudates and exudates. *Ann Intern Med* 77(4):507–513, 1972.

Romero-Candeira S, Fernandez C, Martin C, et al: Influence of diuretics on the concentration of proteins and other components of pleural transudates in patients with heart failure. *Am J Med* 110:681–686, 2001.

Wiener-Kronish JP, Broaddus VC: Interrelationship of pleural and pulmonary interstitial liquid. *Annu Rev Physiol* 55:209–226, 1993.

第80章　胸腔感染

NICK A. MASKELL,DM · RICHARD W. LIGHT,MD

一、引言

在美国,每年约有 100 万患者因肺炎住院,其中约 60 000 例会发展为脓胸,另外约有 25 000 例因创伤和医源性器械损伤等原因发展为胸腔感染[1,2]。每年治疗这些患者所需住院费用超过 5 亿美元[1,2]。肺炎合并肺炎相关性胸腔积液的发病率和死亡率均高于单纯肺炎患者,有研究表明:肺炎合并肺炎相关性胸腔积液患者的死亡风险较单纯肺炎患者高 3.4 倍[3]。此外,胸腔积液的发病率在世界范围内仍在上升[4-6]。尽管在过去 10 年里,针对胸腔积液的治疗方法在不断进步,但其发病率和死亡率仍未获得显著改善。

二、历史回顾

胸腔感染是一种由来已久的疾病,对这种疾病的描述最早可以追溯到 5000 多年前[7],现代医学之父希波克拉底首次持续性记录了该病的临床表现和治疗。直到 1919 年流感大暴发之前,开胸引流仍是胸腔感染的标准治疗方法,但这种治疗方法的死亡率高达 70%。1918 年成立的美国陆军脓胸委员会解决了这个问题。该委员会通过动物实验发现,对患有脓胸的犬进行早期开胸引流比延迟干预的死亡率更高,并建议采用由 Hewitt 和 Bulau 提出的胸腔闭式引流技术[8,9]。最终委员会提出对该病的综合治疗指南:充分的脓液闭式引流,避免早期开胸引流,闭合胸膜腔,合理的营养支持。一篇由 Graham 撰写的里程碑式的论著里记录了这一时期的进步,患者短期死亡率下降到 4%[10]。100 多年前的治疗原则直到今天还基本保持不变。20世纪 40 年代青霉素的发明使胸腔感染的治疗取得了重大进步,使死亡率有了进一步降低。在 19 世纪末,优于开胸引流的外科技术发展起来,包括 Estlander[11] 和 Schede[12] 等描述的胸廓成形术及 Fowler 和 Beck[13] 等描述的胸膜剥脱术。最近引入的电视辅助胸腔镜技术(video-assisted thoracic surgery,VATS)越来越多地被认为是胸腔感染患者的手术治疗方式。

三、发病率

一些来自美国、加拿大、欧洲和亚洲的报导显示胸腔感染的发病率显著增加,这些患者包括了儿童和成人,虽然大部分数据来自发达国家,但这种现象已经扩展至全球范围[4,6,14-16]。胸腔感染的发病率在 20 世纪 90 年代中后期逐渐上升。Grijalva 在美国进行了一项长达 13 年关于肺炎伴脓胸动态发展的研究,他和同事[6] 发现:1996—2008 年间,脓胸患者住院率增加了一倍,从 3.04/10 000 增加到 5.98/10 000;另一项来自加拿大的研究得出了相似的结果,这项研究也证实了年龄在 65 岁及以上与年龄在 19 岁以下的脓胸患者的发病率[(17~20)/10 000 vs(2~4)/10 000]有显著差异[4]。

脓胸的死亡率似乎也在不断上升。一项对犹他州人群的调查显示,2000 年至 2005 年期间脓胸的死亡率相比 1950 年至 1975 年期间上升了 6 倍[17];在一项大数据分析中,住院病人的短期死亡率高达 18%[18];而重症监护患者的死亡率高达 41%[19];在英国的一项大型多中心试验中,平均年龄为 59 岁的脓胸患者在治疗后 1 年死亡率为 8%~20%[20]。

脓胸发病率升高的原因目前尚不清楚。2000 年随着七价肺炎球菌结合疫苗的引入,接种疫苗后,疫苗覆盖血清型的肺炎球菌性脓胸患儿数量减少,而疫苗未覆盖血清型的肺炎球菌性脓胸患儿数量增多[21]。在成人中,疫苗未覆盖血清型的肺炎球菌性脓胸也在增多。但这不能解释 Grijalva 及其同事观察到的金黄色葡萄球菌性脓胸增加这一现象。

四、流行病学

胸腔感染可发生在任何年龄段,呈双峰分布,其中一个发病高峰在儿童期,另一个在老年期。男性的发病率为女性的两倍,正如图80-1所示,一项多中心胸腔脓毒症成年患者的大型队列研究显示了患者的年龄和性别分布。胸腔感染在糖尿病、酒精依赖、药物成瘾或类风湿关节炎患者中也比较常见[22,23]。牙齿排列不良及误吸也是该病的危险因素[18]。

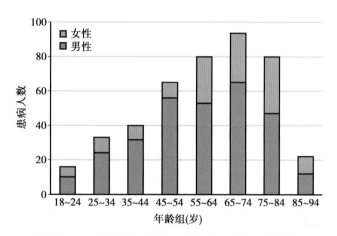

图80-1　一项英国的大型队列研究中成人胸腔感染的年龄和性别分布。胸腔感染多见于男性,65 ~ 74 岁年龄组的发病率最高。(数据来自 Maskell NA,Davies CW,Nunn AJ,et al:U. K. controlled trial of intrapleural streptokinase for pleural infection. *N Engl J Med* 352:865-874,2005.)

胸腔感染的潜在病因多种多样,其中大多数来源于社区。尽管该病多由社区获得性肺炎所致,但相当比例的患者在 CT 中未发现确切证据,因此这部分患者被认为是通过血液传播或口咽部细菌的直接迁移所致[24]。第二大群体是医院获得性胸腔感染,这类患者往往是因其他原因长期住院、术后并发症或侵入性操作所致。例如,肺移植术后常见的胸腔感染或其他胸腔并发症。其他原因包括腹腔脓毒症通过膈肌直接蔓延、钝性或穿透性胸部创伤,食管穿孔或周围型肺脓肿破入胸腔等[23,25,26]。

五、发病机制

胸腔感染的演变可分为三个阶段,每个阶段之间可以相互重叠。第一阶段,渗出期。其特征为无菌性胸腔积液快速流入胸腔,由于渗透性增加,部分积液来源于肺间质间隙,部分来源于壁层胸膜。胸腔积液中含有少量的白细胞和乳酸脱氢酶(lactate dehydrogenase,LDH),葡萄糖浓度和 pH 处于正常范围[27,28]。在这一阶段,几乎不需要进行胸腔引流,单用抗生素就足够。

第二阶段,纤维脓性期。当细菌侵入无菌性渗出性积液后,则进展为纤维脓性期。这一阶段,胸腔积液中堆积的白细胞、细菌和细胞碎片增多,积液量增加。纤维蛋白随之沉积于脏层与

壁层胸膜之间,胸腔积液于此阶段出现分隔趋势,可能减弱胸腔引流效果,积液中 pH 和葡萄糖浓度进一步降低,而乳酸脱氢酶浓度升高。

最后一个阶段是组织期,其特征是侵袭性的成纤维细胞沿着胸膜表面生长,形成非弹性的膜,称为"胸膜皮",这种膜往往范围广泛并在很大程度上降低肺功能,此时胸腔积液量往往较多,内含脓液和细胞碎片。

原发性脓胸多是由口咽部细菌直接转移或血行传播而来。在此情况下,细菌侵入胸腔将使病程直接进入纤维脓性期。

六、临床表现

除了一些极罕见的病例外[47],典型的胸腔感染临床表现很难和肺炎进行鉴别,患者均可出现呼吸困难、咳嗽、发热、乏力等症状,部分患者可出现胸膜炎性胸痛[29]。事实上,有相当数量的肺炎患者在无症状改变的情况下发展为肺炎旁胸腔积液。此外,单纯性或复杂性胸腔积液也无法通过症状进行区分。

单纯性胸腔积液的定义为积液中葡萄糖浓度>40mg/dl,pH>7.2,革兰氏染色阴性,超声下未见分隔。复杂性肺炎旁胸腔积液在超声下呈包裹性分隔或葡萄糖浓度<40mg/dl 或 pH<7.2。对于初始抗生素治疗数日症状无改善者[30]或表现为持续发热或有脓毒症体征的患者应高度怀疑肺炎旁胸腔积液,并迅速做进一步检查[31]。

对于长时间持续胸腔感染者,患者病程中可表现出恶性进展特征,常常表现为体重显著下降、盗汗、食欲缺乏等症状。

七、胸腔积液取样

存在异常体征、症状、血液学检查结果及有提示意义的影像学表现者应行胸腔穿刺证实并早期取样。然而,在一项小型回顾性分析中,Skouras 及其同事推荐:在胸部 CT 上厚度小于 2cm 的肺炎旁胸腔积液可以采用抗生素治疗而无需进行取样,因为这类积液往往不会进展为复杂性胸腔积液或需要干预[32],但这类患者仍需密切观察并给予合理的抗生素治疗。

八、生化检查

首次胸腔穿刺即有明显脓液时,应直接进行胸腔置管,虽然不需要对样本行进一步的生物化学检查,但微生物学检查仍非常重要。

在初步检查中,胸腔积液的 pH 可能是复杂性胸腔积液最好的鉴别点。大量研究表明:基于感染相关的早期生物化学指标改变而进行引流的患者预后更佳。Heffner 及其同事在一项荟萃分析中发现[33],胸腔积液 pH 的诊断精确性 ROC 曲线表明:如果 pH<7.2,则需进行胸腔置管治疗胸腔感染。考虑胸腔感染时应进行酸碱分析(或葡萄糖分析),由于 pH 试纸和 pH 计精确性不足,酸碱分析应通过血气分析仪进行测量[34]。另一些机构认为葡萄糖浓度是一项有意义的检测,因为不易出错,这些机构常选择根据葡萄糖浓度进行判断。

最新的指南将 pH 7.2 定义为诊断复杂性胸腔积液的临界值,低于临界值则应进行引流。值得注意的是,液体 pH 可因取

样与加工过程的细微改变而发生较大的变化,从而对治疗方式产生巨大影响。在一项关于胸腔积液 pH 的研究中,Rahman 及其同事发现一些在检测中可能导致结果出现偏差的情况,如取样注射器中残留少量肝素或局部麻醉剂可能显著降低 pH;或注射器中残留少量空气可使 pH 升高(如果注射器中含有 2ml 液体和 1ml 空气,则 pH 平均升高 0.08)。这些误差可导致超过 2/3 的患者在临床诊断上出现显著变化[35]。如上所述,当不易获得 pH 时,检测葡萄糖浓度同样是有效的[33]。样本应收集在血糖采集管中送至实验室,检测值 <2.2mmol/L(40mg/dl)提示需要进行胸腔置管引流。值得注意的是,在恶性胸腔积液、类风湿性胸腔积液、继发于食管破裂的胸腔积液中胸腔积液中 pH 和葡萄糖浓度可能很低,因此用于指导胸腔置管引流的价值仅限于发生肺炎旁胸腔积液时。

LDH 的测量值在复杂性肺炎旁胸腔积液和脓胸中偏高。LDH 在胸腔感染的纤维脓性期和组织期明显上升。当单用抗生素进行治疗时,反复穿刺发现 LDH 升高则表示治疗无反应,应考虑进行胸腔置管引流。

九、微生物学

自抗生素问世以来,胸腔积液培养阳性的细菌学特征已发生改变。在抗生素问世以前,最常见的病原菌为肺炎链球菌或溶血葡萄球菌[36]。1955 年至 1965 年间,随着抗生素的引入,金黄色葡萄球菌成为最常见的致病菌,致病菌的发病率和分布也

发生了较大变化。此外,在致病菌的发病率和分布上也有了全球性和区域性差异。

一项关于胸腔感染的研究发现[37],采用标准培养法与核酸扩增技术辨识致病菌,获得了 74% 的总体辨识率。由于成本限制,克隆技术仅运用到一小部分病例中(3%),核酸扩增技术在 38% 培养阴性样本中发现了致病菌,35% 的样本在培养和核酸扩增中同时发现了相同的致病菌。

在一个主要为社区获得性胸腔感染的群体中(85%),咽峡炎链球菌群(过去称为米勒链球菌群)成为了主导菌群,这些细菌和革兰氏阳性需氧菌在 65% 的病例中被发现,证实了肺脓肿和肺炎在本质上的差异;其他细菌包括葡萄球菌(11%)、革兰氏阴性需氧菌(如大肠杆菌)(9%)和厌氧菌(20%)。在 20% 的病例中发现了多种微生物样本,这一结果可能低估了真实的发病率,因为有研究通过克隆技术发现:在其他的病例分析中,高达四分之三的社区获得性胸腔感染病例发现了厌氧菌,而在这项病例分析中被忽略[38]。

与社区获得性胸腔感染完全不同,医院获得性胸腔感染的发病率在这项队列研究中仅为 15%,大多数病原菌(58%)为革兰氏阴性菌或葡萄球菌,后者中超过 70% 为耐甲氧西林金黄色葡萄球菌[37]。在重症监护病房的患者中也发现了类似的革兰氏阴性菌占主导地位的现象[19],医院获得性胸腔感染与社区获得性胸腔感染也因此存在很多不同,在临床中需要使用不同的抗生素进行经验性治疗。表 80-1 总结了 1996 年至 2012 年英文文献中报道的超过 2000 例培养阳性的病例。

表 80-1　1996—2012 年英文文献中 2175 例胸腔感染培养阳性(包括医院获得性和社区获得性胸腔感染)结果汇总

需氧菌(革兰染色阳性)	比例	需氧菌(革兰染色阴性)	比例	厌氧菌	比例
肺炎链球菌	32	大肠埃希菌	3	梭杆菌属	2
米勒链球菌	10	克雷伯菌属	3	拟杆菌属	2
其他链球菌属	10	流感嗜血杆菌	1	消化链球菌属	6
金黄色葡萄球菌	10	其他大肠杆菌属	2	普氏菌属	1
化脓性链球菌	2	变形杆菌	1	混合厌氧菌	1
耐甲氧西林金黄色葡萄球菌	2	其他肠杆菌属	2	其他	6
肠球菌属	1	铜绿假单胞菌	3		
总计	67		15		18

采用血培养瓶培养胸腔积液能够增加产量;Menzies 及其同事[39]第一个提出了将 BACTEC 血培养瓶系统(Becton, Dickinson U. K.)用于胸腔感染能够增加微生物诊断率的可比较的前瞻性证据。血培养瓶于床旁进行胸腔积液接种后进行标准胸腔积液培养能提高 21% 的微生物诊断率。在小部分标准培养阳性的样本(4%)中,使用血培养瓶发现了其他的微生物,这些微生物可能改变抗生素的选择与应用,而这些结果通过非感染对照组样本未出现假阳性结果。29% 的样本进行胸腔积液标准培养阳性,而血培养瓶培养阴性,这表明一些潜在的微生物更喜欢特定的生长介质。这项研究表明,使用这种广泛可获得且相对便宜的技术使诊断率有了显著增加,应在常规胸腔积液培养中加入血培养瓶进行胸腔积液接种技术。

十、抗生素选择与疗程

疾病发作时进行初始经验性抗生素选择应首先明确胸腔感染为社区获得性或医院获得性。医院获得性胸腔感染致病菌谱不同且死亡率相当高(图 80-2)。由于这种环境中常常可见厌氧菌,且很难培养成功,因此,对所有怀疑胸腔感染的患者进行抗生素治疗时都应该经验性覆盖厌氧菌。在选择抗生素进行联合治疗时,联系当地的微生物学家十分重要,因为抗生素耐药模式在不同的地理区域间变化很大。

目前缺乏针对胸腔感染进行抗生素治疗最佳疗程的相关研究。根据我们的经验,病情严重需要住院时,则推荐静脉内抗生

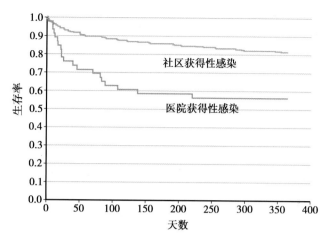

图80-2 脓胸后生存率。在多中心胸腔内脓毒症队列试验中,通过 Kaplan-Meier 曲线比较社区获得性与医院获得性胸腔感染,发现医院获得性胸腔感染具有更高的死亡率。(From Maskell NA, Batt S, Hedley EL, et al: The bacteriology of pleural infection by genetic and standard methods and its mortality significance. *Am J Respir Crit Care Med* 174:817-823,2006.)

素治疗,当改为相同剂量的抗生素口服时,则在出院前通常还需要 1~3 周的抗生素治疗。抗生素治疗疗程取决于炎症因子(C-reactive protein,CRP)及持续性低热,而不是影像学表现,因为影像学改变通常滞后于临床症状改善。

胸腔内应用抗生素治疗的潜在作用通常不被考虑,这方面也缺乏随机对照试验数据。大部分静脉内抗生素以合适的浓度渗入胸腔,在这种情况下,胸腔内抗生素使用并没有十分重要的作用。值得注意的是氨基糖苷类抗生素胸腔渗透性不高,应避免使用。

十一、营养学

胸腔感染的患者,尤其是脓胸患者,发病延迟,受慢性感染持久性代谢的影响。一项已经发表的大型病例分析发现,低白蛋白浓度已经成为不良结局的标志物[40]。在治疗过程中,我们往往忽视患者发病时的营养状况,营养支持应优先于置管引流和合适的抗生素治疗,强制进行早期营养评估。

十二、早期危险分层

一个关于胸腔感染不良结局的可靠且敏感的临床预测模型将使临床医生能够根据危险因素对患者进行分诊,并对结局最差的患者选择更积极和有效的治疗。迄今为止,我们仍缺少可靠的验证方法去识别胸腔感染发病时具有高风险的患者。根据症状持续时间、脓性胸腔积液、感染性胸腔积液量及影像学上壁层胸膜增厚程度选择性进行手术。在一项连续纳入 85 例患者的队列研究中,根据结构化治疗指南进行临床护理,以评估公认的基线预测因子是否能够可靠识别高风险患者。结果发现只有脓性胸腔积液对不良结局具有预测能力,但这不具有敏感和特异的临床价值[41]。在另一项研究中,这一发现得到了证实。虽然胸膜增厚并不常见,且与临床残疾没有相关性,残余胸膜厚度

仍被认为是预测因子[42]。

尽管遗传因素与环境因素之间可能存在复杂的交互作用从而导致胸腔感染的发展[21],但这些因素还未被确定。然而,一些确定的危险因素,尤其是慢性过度饮酒和使用静脉内药物,可能因为胃内容物的误吸而增加脓性感染的风险。除此之外,Chalmers 及其同事[43]描述了另外四种可能够预测胸腔感染进展的独立危险因素:血清白蛋白浓度<30g/L,血清 CRP 浓度>100mg/L,血小板计数>400×10^9/L,血清钠浓度<130mmol/L。这项研究指出:常规使用的肺炎或败血症分数不够用于预测结局,并建议使用这六种危险因素的总体得分,虽然这仍需要证实。有趣的是,研究发现慢性阻塞性肺疾病患者发展为胸腔感染的风险较低,这可能是由于广泛的炎症反应使机体对胸膜的细菌产生了衰减性反应[44]。

通过对英国 MIST1 试验招募的患者进行研究,得到一个结局评分,这个评分可用于确诊为胸腔感染的患者进行风险评估[45],这一结果随后通过 MIST2 队列研究得到了验证。分析患者的 32 项基本特征发现,5 种因素(年龄、血清尿素氮、血清白蛋白水平、脓性积液和感染的可能来源)可用于预测最终结局,从而将患者分为低危,中危,或高危组。低危组患者 3 个月内的死亡率低于 5%,而高危组患者 3 个月内死亡率接近 50%。该分层系统的主要优势是允许医生在可能成功的情况下对发病患者进行早期纤维蛋白溶解治疗或手术治疗。

十三、胸腔感染的影像学检查

影像学检查对胸腔感染的初步诊断及处理至关重要,胸部 X 线平片、CT 及超声检查对胸腔感染患者的处理均有作用。

(一) 影像学检查

发热、胸痛和胸腔积液提示胸腔感染的可能。包裹性胸腔积液在胸部 X 线平片上表现为 D 形的胸膜下阴影(图 80-3 及电子图 80-1A),如果医生不清楚这种常见特征,则可能被误认为肺

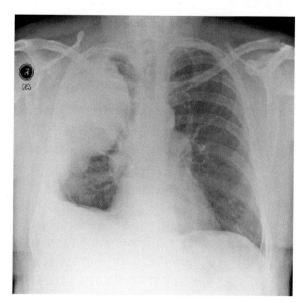

图80-3 脓胸。正位胸片显示 D 形阴影,提示肺实质外病变,多见于胸腔感染

部肿块。对于仰卧位机械通气的患者,自由移动的积液沉积于胸腔底部,在胸部影像学上表现为模糊的半胸。

对所有怀疑胸腔感染的病例都建议行胸部超声检查(见电子图 80-1),因为它能够提供重要信息,并能为积液的收集提供最合适的胸部置管部位,同时减少医源性损伤[46]。超声检查在检测包裹性积液及分隔上比 CT 成像更准确,并能检测到胸部平片上不可见的少量积液。

胸部 CT 扫描(见电子图 80-1H ~ K),尤其是胸部增强 CT 扫描,并不是对所有胸腔感染的患者都是必需的,其适用于尝试胸腔置管进行持续收集胸腔积液的患者,怀疑近端阻塞性病变的患者,以及考虑手术的患者。它能够为包裹性胸腔积液提供详细信息(视频 80-1),确认胸腔置管部位,在诊断不明确时(图 80-4 及表 80-2)可以区分脓胸与肺脓肿(见电子图 33-7B ~ E)。

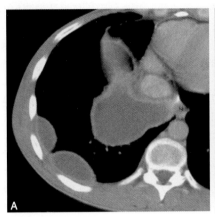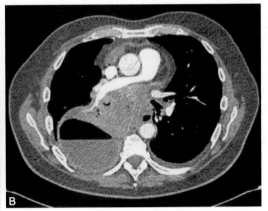

图 80-4　胸部增强 CT 扫描可以区别胸膜与实质病变。A. 脓胸。B. 肺脓肿。也可以从表 80-2 和第 18 章区别肺脓肿与脓胸的特征中观察到

表 80-2　胸腔感染与肺脓肿影像学表现的主要差异

脓胸	肺脓肿
透镜形	圆形
包绕并压迫肺组织	积液与肺边界不清
积液边缘与胸壁呈钝角	与胸壁呈锐角相连
壁厚而光滑	壁厚而不规则
邻近无血管	邻近有血管

磁共振成像通常适用于不能行 CT 成像或对放射存在高风险的患者,其特别善于发现胸腔积液中的分隔及多房(图 80-5)。

(二) 支气管镜检查

医生应意识到近端梗阻性病变可能是脓胸的病因,虽然这并不常见(一项大型病例分析中比例<4%),但在胸部平片有提示时应考虑到,尤其是胸部平片显示纵隔移向胸腔积液一侧或对简单一线治疗无反应的患者。对于怀疑支气管阻塞的患者,可以进行支气管镜检查或胸部 CT 检查。对所有胸腔感染的患者行常规支气管镜检查是无意义的。

当脓胸位于阻塞性支气管远端,其根本原因通常是恶性肿瘤,一旦获得组织学确诊,通过放射治疗、激光治疗、支架植入缓解梗阻能够有效治疗脓胸,如果这些方法失败,持续口服抗生素治疗可以预防当前的脓毒症。

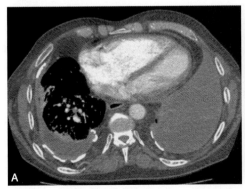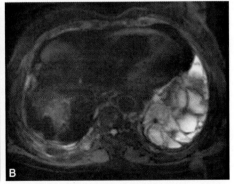

图 80-5　脓胸 MRI。A. 胸部增强 CT 扫描提示继发于胸腔感染的左侧大量复杂性胸腔积液。B. 对同一个患者进行磁共振 T2 加权成像提示分隔性、多房性胸腔积液

十四、管径大小

过去十年里，出现了由大孔径导管到通过 Seldinger 技术置入的小管径胸部导管这一转变，在实践中的这一转变缺少大型、组织良好的随机对照试验的结果，更多的是因为置管技术相对轻松、较小的导管引流在置管时及置管原位固定后对患者产生的疼痛更少[47]。

对于胸腔感染的病例，我们初步推荐在超声引导下置入小口径导管(12F)，并定期进行生理盐水冲洗以确保管道通畅。指南推荐可以通过三通管每 6 小时滴注 30ml 生理盐水，如果仍不能有效引流积液，可以考虑大口径导管引流。更换导管通常不是因为阻塞，而是因为不正确的固定方式导致导管脱落。

虽然没有比较胸腔感染置入大口径与小口径导管的随机试验，但一项回顾性研究分析了 405 名参加 MIST 试验的患者。作为研究的一部分，该项研究收集了管径使用大小的数据。研究发现大口径与小口径导管在患者死亡人数及需要胸外科手术频率上没有差异。然而，大口径导管在置管时及原位引流中产生的疼痛显著增多[48]。

另一项纳入了 103 名胸腔感染患者的研究发现，小口径胸导管在 78% 的病例中起着明确的治疗作用[49]。另外两项关于使用大口径胸导管的病例分析中也有着相似的成功率[50,51]。值得注意的是，这项研究发现，影像科医生引导下置管能明确改善置管结果。因此，我们推荐在超声引导下将导管置于胸腔积液最大的分腔中。

十五、溶栓治疗

1949 年，Tillet 和 Sherry 首次描述了使用纤维蛋白溶解物质分解纤维性胸膜分隔[52]，使用部分纯化的含有链激酶和链道酶(一种脱氧核糖核酸酶)的链球菌外毒素引流术后感染性血胸。由于这种治疗有免疫副作用，并没有成为常规治疗方法。

链激酶是一种来源于 C 组 β-溶血性链球菌细菌蛋白的蛋白水解酶。它形成复杂的纤溶酶原，然后将其他的循环纤溶酶原转化为纤溶酶，纤溶酶溶解新鲜的纤维蛋白凝块，并消化凝血酶原与纤维蛋白原。其来源于细菌，与尿激酶不同，具有抗原性。

在一项包含 24 例患者的病例分析中，Davies 及其同事开始帮助患者消除对胸腔内溶栓的恐惧[53]，胸腔内溶栓被证明是安全的，并且能改善临床结局。其他的研究往往关注于尿激酶在包裹性胸腔积液中的使用，已经证明这种方法能减少治疗失败(通过手术转诊或死亡进行判断)，缩短住院时间，并能得到更好的手术结果[54-56]。然而，这些研究多为小的临床试验或病例分析，缺乏推广能力。

2005 年的 MIST1 试验[23]从英国招募了 454 名胸腔感染患者，分别接受胸腔内链激酶溶栓或安慰剂治疗。纳入标准反映了真实做法，即强烈依赖于当地医院的诊断、抗生素选择、胸部导管的使用以及外科转诊。这项试验未发现对外科转诊及死亡患者使用链激酶的任何显著效益，在任何亚组分析中对住院时间和其他方面均没有改善。

然而，一项 Cochrane 的综述发现胸腔内溶栓能够减少治疗失败率，降低胸腔感染进行手术治疗的必要，但不能降低死亡率[57]。选择链激酶作为主要的溶解剂可能导致出现这些结果，因为其作用机制依赖于使用胸腔内的部分纤溶酶原在剩余的纤溶酶原转化为纤溶酶之前形成复合物[58]。然而，2010 年的英国胸科学会指南并不推荐常规使用胸腔内溶栓，但可以考虑选择一些病例进行使用[59]。

在 MIST2 的盲法、2×2 阶析因试验中[20]，210 例胸腔感染患者随机分配到 4 个治疗组中进行 3 天的治疗：胸腔内组织型纤溶酶原激活剂(t-PA)与脱氧核糖核酸酶(DNase)，t-PA 与安慰剂，安慰剂与 DNase，或者双安慰剂。主要终点是胸腔积液不透明度的改变，通过比较治疗第 1 天与第 7 天胸部平片中积液占据的半胸比例。胸腔积液不透明度的平均改变值(±SD)在 t-PA-DNase 组比双安慰剂组显著增多(−29.5% ± 23.3% vs −17.2% ±19.6%；差异，−7.9%)，单用 t-PA 与单用 DNase 组(−17.2% ±24.3% vs −14.7% ±16.4%)与双安慰剂组相比，没有显著差异。

3 个月内发生外科转诊的患者在 t-PA-DNase 组比双安慰剂组少[2/48(4%) vs 8/51(16%)]。外科转诊比值比在 DNase 组[比值比 0.17,18/46(39%)]比安慰剂组大(比值比 3.56)。t-PA-DNase 联合治疗与双安慰剂组相比，与减少住院时间相关(差异−6.7 天)。单一药物的使用与双安慰剂组相比，住院时间没有显著差异。

作者得出的结论是，胸腔内 t-PA-DNase 治疗能够改善胸腔感染患者的积液引流，降低外科转诊率及住院时间；单独使用 DNase 或 t-PA 治疗无效。事实上，DNase 单药治疗与外科转诊增加相关。对感染性胸腔积液患者使用联合治疗减少了大约两倍的积液(清除了大约 30% 的患侧胸廓容积，减少了大约 60% 的胸腔积液)，这种治疗方法与不良反应无相关性。来自 8 个试验中心的报告发现，对抗生素或胸廓造口引流无效的患者进行 tPA/DNase 联合治疗，虽然会出现疼痛及出血，但治疗仍是获益的[59]。总之，目前仍需大型临床试验证实这种治疗方法的安全性及指导医生针对最受益的患者进行治疗，目前这种治疗方法具有发展前景。

十六、疗效监测

确定患者对治疗有无反应是一项具有挑战性的任务。影像学表现的改善往往落后于临床改善，因此，在我们看来，影像学表现不是一个很好的用于评估是否需要进一步干预的指标。对治疗反应最佳的标志物包括 C-反应蛋白(CRP)下降(数值上降低一半，理想值是降低到<100mg/L)，最高温度降低，以及与脓毒症治疗相关的临床症状缓解。如果这些标志物都在改善，则不需要进一步的胸腔置管或外科手术。

如果患者刚好以最小的优势避免了外科手术，则建议延长口服抗生素疗程(大约 4 ~ 6 周)，门诊密切随访，复查胸片及 CRP。

十七、手术方式选择

初始药物治疗失败或晚期出现高度机化性脓胸表现为胸膜显著增厚及包裹形成时，患者则往往需要外科手术治疗，实际操作中可有所不同，一些医疗中心有极低的早期手术阈值[60]。尽管尝试胸腔置管引流及足够的抗生素治疗，被认定为"失败"的观点并不明确。评价治疗失败的一项重要的指标是持续性败血症的发生征象，另一项重要指标是未清除纤维素与包裹性积液相关的长期呼吸窘迫风险。

现代手术方式的选择多种多样，可以根据个人情况进行调整。电视辅助胸腔镜手术（video-assisted thoracoscopic surgery，VATS）通常需要全麻及单肺通气，但对于全麻有高风险的患者也可以在局麻下进行（图 80-6 及视频 80-2）。起初 VATS 用于彻底的胸腔清创[61]，目前也能对特别晚期或慢性的脓胸患者进行胸膜剥脱术，虽然后一种情形可能减少出现良好结局的机会[62]。尽管如此，在脓毒症的治疗及临床稳定性上，VATS 的总体成功率超过 85%。

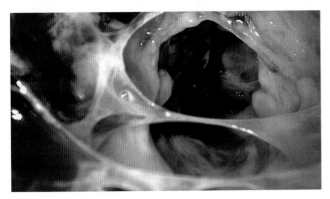

图 80-6　26 岁女性脓胸患者行电视辅助胸腔镜手术术中（如视频 80-2 所示）

脓胸的开放性胸膜剥脱术是既往的主要治疗方法，随着 VATS 的广泛使用，其作用容易被忽略[63]。因此，目前主要在微创方法失败时进行，开胸行胸膜剥脱术使得肺部可以完全活动，这对塌陷肺来说极其有效[64]。一项 1996 年的研究发现这种手术的死亡率大约为 3%[65]。

处理胸腔感染急性期的患者，胸膜剥脱术仅用于胸腔感染的控制，其不应仅仅用于切除增厚的胸膜，因为增厚的胸膜可以在之后的 4~6 个月内自行消退。

对于反复发作或极其复杂的脓胸，可以在肋骨之间植入一个小的假体设备以维持引流路径，更永久地达到这一效果的方法是开放性窗口引流，这涉及切除 2~3 根肋骨从而为胸腔创造一个直接的开口，提供胸腔填塞的机会[66]。手术开瓣（Eloesser 瓣，电子图 80-3）的优势在于创造一个无管引流的皮肤衬瘘。如果这种方法失败了，则可能需要行胸肌成形术，借一大块肌肉填塞胸腔，这通常适用于支气管胸膜瘘（见电子图 80-3B）、肺塌陷及术后脓胸的患者[64]。

有一种更保守的方法可用于对外科手术有高风险的高选择性患者，即胸腔置管联合长期口服抗生素治疗[67]。我们的经验是，虽然这种方法偶尔有效，仍然值得进一步研究。

十八、总结

细菌引起的胸腔感染在世界范围内的发病率正在升高，随着致病菌谱的改变及潜在的病因学，早期诊断及简单治疗，如抗生素、营养支持、胸腔引流，是良好治疗的基石。对于引流不全的患者，胸腔内 t-PA 联合 DNase 溶栓治疗比起手术治疗也是一个好的选择。然而，目前仍需进一步的试验确定其在治疗中的地位。与此同时，微创手术治疗，如 VATS 被广泛运用，身体状况虚弱的患者在需要时可以局麻下进行手术治疗。

十九、结核性胸膜炎

在世界很多地方，结核（TB）是渗出性胸腔积液最常见的病因。然而，结核性胸膜炎在美国相对不常见，从 1993 年到 2003 年这十年间仅报道了 7549 例，在这期间，胸膜结核在全部结核病例中占 3.6%[68]。在一些非洲国家，胸膜结核的发病率似乎更高，结核患者出现胸腔积液的比例超过 30%[69]。人类免疫缺陷病毒（HIV）对结核性胸膜炎发病率的影响仍不清楚；一些研究发现 HIV 感染可以增加发病率，而另一些研究结果则相反[69]。还有一些作者提出，胸膜结核合并 HIV 感染患者与无 HIV 感染患者相比，具有不同的发病机制[70]，这种差异部分是由免疫抑制状态导致。CD4>200cells/μl 的患者与 CD4<200cells/μl 的患者相比，结核性胸膜炎的患病率更高[71]，这与迟发型超敏反应在胸腔积液发展中的作用一致。

胸腔积液作为结核的临床表现如同原发性硬下疳作为梅毒的临床表现，两者都是自限性疾病，且几乎没有直接的联系，但两者都可能在多年后导致严重的疾病。大多数继发于结核的胸腔积液能够自发吸收；然而，如果患者没有进行抗结核治疗，则在随后的 5 年有 50% 的可能发展为活动性结核[77]。

（一）发病机制

结核性胸腔积液可能是原发感染获得前 3~6 个月的结果或表示结核复发。分子流行病学研究证实，结核性胸膜炎是结核感染的早期表现[72]。迟发型超敏反应在结核性胸膜炎的发病机制中起着重要的作用。致敏的动物于胸腔内注射结核菌素蛋白导致快速出现渗出性胸腔积液[73]。当给予动物抗淋巴细胞血清，胸腔积液的发展则受到抑制。观察发现，大约 80% 的结核性胸膜炎患者积液培养阴性，这支持了一个论点，即迟发型超敏反应在人类结核性胸腔积液的发展中起着重要作用。

虽然对结核菌素蛋白产生的迟发型超敏反应被认为是结核性胸膜炎的主要原因，但大约 1/3 的结核性胸膜炎患者在第一次皮肤结核菌素皮肤试验为阴性。皮肤试验阴性被认为是由于循环纯化衍生物-胸膜腔内的淋巴细胞或抑制细胞的封存所致，无论是粘附的单核细胞还是 Fc-bearing 细胞，都是在血液中被发现，而不是在胸膜腔中发现的。

（二）临床表现

结核性胸膜炎在大约 2/3 的患者中表现为急性病，而在剩下的 1/3 中则表现为慢性病。75% 的急性发病患者以咳嗽、胸痛为特征，其表现与细菌性肺炎出现类肺炎性胸腔积液相似（电子图 80-4）；慢性发病的特征是低热、乏力、体重下降。

继发于结核性胸膜炎的胸腔积液表现与恶性胸腔积液相似，通常为单侧，量小到中度，有时也可能大量（电子图 80-5），占据整个单侧胸部。高达 86% 的患者合并实质疾病（电子图 80-6，见电子图 80-4 和电子图 80-5），这种病人的胸腔积液几乎总是在实质透亮度减低一侧,常常提示活动性肺实质疾病。甚至在影像学证据上没有浸及肺实质的病例中,胸腔积液仍与胸膜下感染病灶有关。一项研究可以支持这一论点,结核分枝杆菌患者的诱导痰量在影像学上没有器质性病变的患者(55%)中比有器质性病变证据的患者(45%)高[74]。

(三) 胸腔积液

结核性胸膜炎患者的胸腔积液是渗出液,主要含有小淋巴细胞,虽然一项 2002 年的病例分析发现,17% 确诊病例的胸腔积液中含有的淋巴细胞少于 50%[75]。但在大约 11% 的病例分析中,胸腔积液以多核白细胞为主,这更可能是疾病早期的表现[76]。胸腔积液的葡萄糖浓度通常和血清相似,但也可能更低。胸腔积液蛋白浓度高于 5.0g/dl 提示结核性胸膜炎,这可能是由强烈的炎症反应及胸膜毛细血管渗漏所致。

(四) 诊断

虽然在美国由结核所致的胸腔积液所占比例很小,但对未确诊的渗出性胸腔积液患者都应考虑结核性胸膜炎的可能[77]。在过去的 40 年里,诊断结核性胸膜炎最常见的方法是进行胸膜活检,这一"金标准"检测。然而,最近几年,随着胸腔积液检查的发展,多种检查在确诊及排除结核性胸膜炎上可能有用[77]。其中最有用的,尤其是联合检测时,包括:①积液中腺苷脱氨酶(ADA)浓度;②γ-干扰素浓度;③分枝杆菌 DNA 多聚酶链反应。所有患者都应该进行以上 3 种检查中至少 1 项。初步期望 γ-干扰素试验应用于积液中具有诊断益处[78,79],但事实似乎并非如此[80,81]。其他的研究标志物还包括 CRP[82]、ADA2[83]、INF-α[84]。

未确诊的渗出性胸腔积液患者都应该对积液进行分枝杆菌培养。也有人建议增强培养的方法,例如显微镜观察药物敏感性试验可能对胸膜结核的诊断起着一定作用而无需活检[85]。诱导痰样本也应该进行涂片和培养,因为这在 50% 的患者中呈阳性[74]。如果积液或痰培养阳性,则开始进行结核标准治疗。如果培养阴性而其他试验中有一项阳性,除非患者有与阳性结果相关性疾病或怀疑指标因为其他原因降低,否则患者也应该进行抗结核治疗。对于耐药性结核高发地区,在可行的情况下,则倾向于通过穿刺活检或胸腔镜获得胸膜组织进行培养。胸腔镜活检是获得组织最理想的方式,但是,如果没有胸腔镜,则传统的胸膜穿刺盲检也是一项重要的诊断方式[86],尤其是与 ADA 及特异细胞计数联合使用时[87]。超声引导下用 Abrams 针进行胸膜穿刺盲检与其他形式的盲检相比可能是最好的方式[88]。如果患者对治疗没有反应,则有必要对其他原因进行进一步检查。

(五) 治疗

结核性胸膜炎患者应给予与肺结核患者相同的抗结核药物治疗方案。通过治疗,患者体温通常于 2 周之内恢复正常,胸腔积液于 6 周之内消退。有时,在开始抗结核治疗后,胸腔积液发生恶化[89],或者对患者进行肺实质结核治疗时出现胸腔积液[90]。这种情况下,应该考虑诊断错误,但是矛盾的恶化可以提示正确的诊断和适当的抗结核治疗[89,90]。50% 的患者在开始治疗后一年可能出现轻度的残余胸膜纤维化。一些研究者在结核性胸膜积液引流中使用纤维蛋白溶剂能够对残余胸膜纤维化起着较好的长期改善作用[91]。尽管如此,纤维化的存在不一定

和最初的胸腔积液结果相关,具有的临床意义有限。

全身性糖皮质激素在治疗结核性胸膜炎中的作用仍存在争议。根据文献回顾,没有足够的循证医学数据支持关于使用辅助性糖皮质激素治疗结核性胸膜炎的建议[92]。糖皮质激素可考虑用于症状明显的患者,但仅适用于经过适当抗结核治疗后的患者。但也有证据表明,应该避免对 HIV 合并结核性胸膜炎的患者使用糖皮质激素,因为这可能会增加患 Kaposi 肉瘤的风险[93]。对于中-大量胸腔积液产生症状的患者可以考虑行治疗性胸腔穿刺术,否则,胸腔完整性引流似乎对长期结局没有显著效果[94]。

二十、放线菌病

超过 50% 的胸部放线菌病患者都有胸膜受累[95]。在一项包括 15 例患者的病例分析中,6 例有胸腔积液,另外 6 例有明显的胸膜增厚[95]。胸部影像学特征是局限性肺部病变延伸到胸壁,伴随胸膜增厚或胸腔积液。放线菌病引起的胸腔积液可以是以多核白细胞为主的弗兰克脓液或以淋巴细胞为主的浆液。

慢性浸润性肺病变通过叶间裂延伸到邻近肺叶时,应考虑放线菌病。胸壁脓肿或引流窦道的出现提示了这一诊断,正如骨膜增生或骨质破坏引起的骨骼变化(见电子图 33-23B)。厌氧培养发现以色列放线菌可以明确诊断。胸膜放线菌病患者应该进行大剂量青霉素或合适的抗菌药物长期治疗。胸腔积液的处理与其他细菌性肺炎相似。

二十一、诺卡菌病

大约 50% 的肺诺卡菌病患者出现胸腔积液[95]。继发于诺卡菌病的胸腔积液患者通常会有相关的肺实质影(电子图 80-7)。胸腔积液可以从浆液性到弗兰克脓液,积液培养可能阳性,也可能不是阳性。由于大多数诺卡菌病患者免疫力低下[96],这个诊断应该在免疫抑制合并肺实质影及胸腔积液的患者中考虑。诺卡菌病的诊断通常需要需氧培养,虽然聚合酶链式反应在一些病例中成功使用[97]。培养应该观察至少两周,因为星形诺卡菌是一种生长缓慢的细菌。胸膜诺卡菌病患者应该进行磺胺类药物或合适的抗菌药物治疗,并对积液进行任何一种肺炎合并胸腔积液一样的处理。

二十二、真菌感染

肺部真菌感染将在第 37 和 38 章进行讨论。这一部分主要是关于曲霉病,芽生菌病,环孢子菌病,隐球菌病以及组织胞浆菌病的胸膜并发症。另外,还包括了杰氏肺囊虫病。

(一) 曲霉菌病

胸腔偶尔会感染真菌,通常是曲霉菌[98]。胸腔曲霉菌病通常发生于以下两种情形:因肺结核进行人工气胸治疗的患者;较少见的是发生于肺叶切除或全肺切除的患者,这种情况下常常发生支气管胸膜瘘。胸腔曲霉菌病已经以健康个体的方式描述过[98a]。

对任何有因肺结核进行人工气胸治疗史,并出现慢性感染

症状(如体重减轻、乏力、低热及慢性咳嗽)的患者,都应怀疑胸腔曲霉菌病。胸片显示胸膜增厚程度逐渐增加,胸腔内可见气-液平面,提示出现支气管胸膜瘘[98]。一些患者的肺部或胸腔内可见真菌球。对积液进行真菌培养发现曲霉菌属真菌可确认诊断。胸腔曲霉菌病患者因产生抗曲霉属真菌抗体而在沉淀素血液试验中呈阳性。

胸腔曲霉菌病的最佳治疗方法为受累胸膜手术切除联合受累肺叶切除或整个单侧肺切除联合药物治疗,药物治疗可以采取全身或局部抗真菌治疗的方式。肺切除术通常是必要的,因为感染倾向于潜在的入侵和破坏肺组织。如果合适的话,手术应尽早进行,以避免发生进一步破坏。一些胸腔曲霉菌病患者因为太虚弱而不能进行外科手术。这种病人应该进行开放引流(Eloesser 瓣)并每日嵌入两性霉素 B 浸润的纱布[99]。

一般在手术前及术后都应给予全身药物治疗。一种方案是起始使用两性霉素 B 治疗 2~4 周,随后使用更现代的药物,如唑类,进行长期治疗。治疗至少应持续 6 个月,虽然有些患者可能需要更长时间的治疗[100]。局部胸腔内真菌治疗可以作为全身治疗的辅助疗法[101]。

(二) 芽生菌病

在感染皮炎芽生菌的患者中,大约 10% 会出现胸腔积液,另外 40% 及以上会出现胸膜增厚[102]。胸腔芽生菌病与结核性胸膜炎有相似的症状和体征。胸腔积液通常是以小淋巴细胞为主的渗出液,虽然多核白细胞也可能占优势。因为胸膜活检结果可能为非干酪样肉芽肿,对于临床表现与结核性胸膜炎相似,且胸膜活检为肉芽肿的患者,应该考虑芽生菌病。通过分泌物、胸腔积液或组织切片发现相应的微生物可以确诊。胸腔芽生菌病患者应给予伊曲康唑或两性霉素 B 进行治疗。

(三) 球孢子菌病

与球孢子菌病相关的胸膜疾病有两种。第一种与原发性良性感染有关,可能伴或不伴随肺实质受累。第二种发生于球孢子菌腔破裂形成液气胸时。

1. 原发性球孢子菌病

原发性球孢子菌病住院患者出现胸腔积液的发病率大约为15%[103]。大多数患者出现发热、胸膜炎性胸痛。胸腔积液总是单侧性的,并且可能占据 50% 以上的单侧胸腔[103]。大约 50% 的患者伴有肺实质不透明影。胸腔积液是以小淋巴细胞及嗜酸性粒细胞为主的渗出液[103]。有时,胸腔积液可能是脓性[103]。胸腔积液粗球孢子菌培养在大约 20% 的患者中呈阳性,聚合酶链反应结果较差[104]。然而,胸膜活检样本培养几乎总是阳性。原发性球孢子菌病患者合并胸腔积液不需要全身治疗。补体结合效价在球孢子菌性胸腔积液患者中通常较高。单是滴度高不能作为治疗的依据。有长期或严重症状、播散的依据或有播散高风险的患者可以考虑给予唑类进行一线药物治疗。

2. 球孢子菌腔破裂

1%~5% 的慢性空洞性球孢子菌病患者可能出现液气胸(见图 37-6)。空洞破入胸腔通常是由伴随全身毒性症状的急性病发展而来。这些患者应立即进行胸腔闭式引流以排除气体和

积液。大多数患者需要开胸切除部分或全部肺叶,大部分患者需要一定程度的胸膜剥脱[77]。

(四) 隐球菌病

隐球菌病累及胸膜是由原发性胸膜下隐球菌结节向胸腔延伸所致。大约 50% 的胸腔隐球菌病患者有播散性疾病,大部分都会有伴随的肺实质异常。大多数有隐球菌性胸腔积液的患者都是免疫抑制的状态,许多患者患有获得性免疫缺陷综合征(AIDS)[105]。胸腔积液通常是以小淋巴细胞为主的渗出液。

不是所有胸腔隐球菌病患者都需要全身抗真菌治疗[77]。血液或脑脊液中有隐球菌抗原的患者,免疫抑制的患者,包括艾滋病患者,以及积液扩大的患者,尤其是积液中细胞计数与 LDH 浓度逐渐增加的患者应考虑进行治疗[77]。

(五) 组织胞浆菌病

组织胞浆菌病患者很少出现胸腔积液。在一项包括 254 例肺组织胞浆菌病患者的文献综述中,仅有 1 例出现胸腔积液[106]。继发于组织胞浆菌病的胸腔积液患者通常呈亚急性发病,其特征为低热、胸膜炎性胸痛。胸片通常表现为除胸腔积液之外的不透明影或胸膜下结节[107]。胸腔积液多是以淋巴细胞为主的渗出液,胸膜活检可能为非干酪样肉芽肿。继发于组织胞浆菌病的胸腔积液通常不需要全身治疗,因为正常情况下积液可以在几周内自发消退。如果积液持续时间超过 3~4 周或为免疫抑制患者,则应该进行全身治疗。

(六) 杰氏肺囊虫病

杰氏肺囊虫病患者很少出现胸腔积液,但仍有相关报道。然而,除了对严重免疫抑制患者的胸腔积液进行检测外,没有证据支持对杰氏肺囊虫病并发的胸腔积液做常规检测[108]。当出现胸腔积液时,则可能向肺部延伸,并且常并发气胸(见电子图90-15)。杰氏肺囊虫病并发的胸腔积液是一种蛋白浓度相对较低,LDH 浓度高于血清正常上限的渗出液。有时,可在胸腔积液中看见杰氏肺囊虫。

二十三、病毒感染

病毒感染在未确诊的渗出性胸腔积液中占相当大的比例。然而,由于确诊依赖于病毒分离或病毒抗体滴度明显升高,所以病毒感染很少确诊。这些研究并不是在未确诊的胸腔积液患者中常规获得的。

(一) 原发性非典型肺炎

所谓的原发性非典型肺炎(通常是由支原体或病毒引起的)胸腔积液的发生率高达 20%[109]。与非典型肺炎相关的胸腔积液通常体积较小,是主要含有中性粒细胞的渗出液。如果有足够的积液,如前所述,应进行胸腔穿刺以排除复杂性肺炎旁胸腔积液。

(二) 其他病毒

病毒感染在不伴随有肺实质不透明影的胸腔积液中所占比例比公认的更高。在一场流行病中,554 名土耳其士兵出现了急

性发热性疾病,其特点是胸膜炎性胸痛,单核细胞为主的胸腔积液,不伴有肺实质不透明影。虽然没有进行血清学检查,也没有发现病原体,但这种自愈性疾病被认为是由病毒感染引起的[110]。

几乎所有汉坦病毒肺综合征患者都有胸腔积液。起初,积液为漏出液,主要是由心功能不全引起,随后,积液为渗出液[111]。几乎所有出血性登革热重症患者都有胸腔积液。也有报道指出胸腔积液可由肝炎、传染性单核细胞增多症、呼吸道合胞病毒、流感病毒、接种未灭活的麻疹病毒疫苗、巨细胞病毒、单纯疱疹病毒、拉沙热病毒感染引起。胸腔积液已经不是感染埃博拉病毒的主要特征[111a]。

(三) 获得性免疫缺陷综合征

艾滋病患者可能出现胸腔积液,但其发生率比肺实质不透明影并发胸腔积液少。在一项包括 1225 例来源于弗罗里达杰克逊维尔的连续入院的艾滋病患者的病例分析中,胸腔积液的发生率是 15%[112]。艾滋病患者出现胸腔积液的原因很广泛。来源于工业化国家的病例分析中,主要包括静脉吸毒者,主要的原因是肺炎旁胸腔积液。以同性恋为主的病例分析中,最常见的原因是卡波西肉瘤。来源于非洲的病例分析中,最常见的原因是结核。艾滋病患者出现胸腔积液的其他原因包括原发性渗出性淋巴瘤(见电子图 90-37)、杰氏肺囊虫病、机会性感染、肾功能衰竭和充血性心力衰竭。

艾滋病患者伴随肺炎旁胸腔积液应该像任何肺炎旁胸腔积液一样进行治疗。复杂性肺炎旁胸腔积液在艾滋病患者中的发生率较高[113]。肺卡波西肉瘤伴发胸腔积液的发病率大约是 50%(电子图 80-8)。大部分由卡波西肉瘤引起的胸腔积液患者有双侧肺实质不透明影(见电子图 80-8B 所示)。诊断胸膜受累很困难,往往取决于卡波西肉瘤的确诊,需要通过支气管镜检查,高分辨率 CT,或胸腔镜检查。胸腔积液通常为血清性或出血性渗出液。胸膜卡波西肉瘤伴发的胸腔积液细胞学检查总是为阴性,由于壁层胸膜往往没有受累,胸膜活检结果通常也是阴性。

艾滋病患者伴发的胸腔积液应该进行诊断性胸腔穿刺术,包括进行细菌、结核分枝杆菌和真菌培养,以及检测积液中 ADA 水平。如果这些检查还不能确诊,则应考虑进行胸腔镜检查,并对有症状的患者行胸腔镜下胸膜黏合术。

二十四、寄生虫病

肺部寄生虫感染将在第 39 章进行讨论。这一章节也讲述了可能累及胸膜的寄生虫病包括阿米巴病、包虫病及肺吸虫病。

(一) 阿米巴病

大约 20% 的阿米巴肝脓肿患者将会发展胸膜肺综合征[114]。胸腔积液有两种不同的发病机制。首先,阿米巴肝脓肿刺激膈肌产生交感神经性积液,这种方式与化脓性肝脓肿类似。其次,阿米巴肝脓肿通过膈肌破入胸腔,从而产生胸腔积液(见电子图 33-29)[115]。

阿米巴肝脓肿出现交感神经性胸腔积液比脓肿破裂通过膈肌产生胸腔积液更常见[115]。胸腔积液没有很好的特征化。凝

胶扩散试验、间接血凝试验、酶联免疫吸附试验阳性可以确定诊断。这些试验在超过 98% 的肠外阿米巴病患者中呈阳性[115]。阿米巴脓肿患者出现交感神经性胸腔积液应给予抗阿米巴药物治疗。阿米巴肝脓肿跨膈肌破裂通常表现为右上腹疼痛突然加重,可能伴随有撕裂感[114]。随后出现进行性呼吸窘迫,败血症,有时可发展为休克。胸腔积液通常量较大,一侧胸部浑浊,纵隔移向对侧[114]。如胸腔积液进行诊断性胸腔穿刺术一样,发现"鱼肉酱"或"巧克力酱"可以提示阿米巴脓肿跨膈肌破裂。跨膈肌破裂的患者应立即置管行胸腔闭式引流术。患者也应该进行抗阿米巴药物治疗,与阿米巴交感神经性胸腔积液患者的治疗指南一样,使用甲硝唑治疗。虽然阿米巴脓胸的脓液是无菌性的,但由于大约 1/3 的患者并发胸腔细菌感染,对胸腔积液应常规进行细菌培养。如果出现细菌感染,应给予适当的抗生素治疗。

(二) 包虫病

包虫病在以下三种情况中可累及胸腔:①肺包虫囊肿可能破入胸腔;②肝包虫囊肿或罕见的脾囊肿可能通过膈肌破入胸腔;③包虫囊肿缓慢长大进入胸腔[117]。当囊肿破入胸腔时,可以导致脓胸或气胸[117]。在一项包含 474 例肺包虫病的病例分析中,6% 的患者出现了胸膜增厚或胸腔积液[118]。

当包虫囊肿破入胸腔时,患者出现急性症状,即突发性撕裂性胸痛,呼吸困难,机体抗原性休克,囊肿也频繁破入气管支气管树,形成液气胸性支气管胸膜瘘,这可能变为继发性感染[117]。胸膜活检标本或胸腔积液中发现包虫头节与小钩,或通过联合血清学试验与影像学可以确诊胸腔包虫病。CT 或磁共振成像可见胸腔分叶状囊性病变[116]。

除了继发性感染外,胸腔积液中常常可见嗜酸性粒细胞。胸腔包虫病患者应立即进行开胸手术清除寄生虫,切除原发囊肿,封闭支气管胸膜瘘[117]。如果不能清除所有的囊肿或囊肿发生破裂,患者应给予抗原虫治疗。另一种非手术性治疗方法为 PAIR 疗法(穿刺、抽吸、注射、再抽吸),虽然这可能引起过敏反应[116]。

(三) 肺吸虫病

肺吸虫病常常累及胸膜。在一项包含 71 例患者的病例分析中,43 例(61%)有胸膜疾病,其中 20 例出现单侧胸腔积液,6 例出现双侧胸腔积液,6 例出现单侧液气胸,6 例出现双侧液气胸,5 例出现胸膜增厚[119]。肺吸虫病可能出现在美国本地从未离开过的人群中。

胸腔肺吸虫病表现为一种慢性疾病,大约 50% 的患者伴随出现肺部实质影。胸腔肺吸虫病产生的胸腔积液十分典型,为渗出液,其中葡萄糖浓度低于 10mg/dl(0.56mmol/L),LDH 浓度高于血清正常水平上限 3 倍,pH 低于 7.10,有较高比例的嗜酸性粒细胞[120]。除此之外,可能出现胆固醇结晶或乳糜胸。胸腔积液表现为低 pH,低葡萄糖水平及大量嗜酸性粒细胞的情况有两种,一种是胸腔肺吸虫病,另一种是嗜酸性肉芽肿性血管炎(Churg-Strauss 综合征),胸腔积液中通常无卵子。

胸腔积液结果的独特性强烈提示了胸腔肺吸虫病的诊断,虽然在一些病例中需要进行肺活检。通过痰液、粪便、积液中发现有盖的卵细胞可以明确诊断。卫氏并殖吸虫补体结合抗体滴度超过 1∶8 强烈提示胸腔肺吸虫病的诊断[120]。肺吸虫病的治疗将在 37 章进行讨论。

关键点

- 在全球范围内成人和儿童胸腔感染的发病率日益增加,其原因尚不明确。
- 只有约 60% 的胸腔感染病例的标准细菌培养结果为阳性,血培养联合标准培养可以提高检出率。
- 社区获得性胸腔感染与医院获得性胸腔感染是由不同的微生物感染所致,在进行经验性抗生素治疗时应区别对待。
- 胸腔感染处理的基本原则是静脉使用抗生素,充分引流和营养支持。
- 如果肺炎旁胸腔积液的 pH 低于 7.20,葡萄糖水平低于 40mg/dl,或者有明显的包裹性胸腔积液,则通常需要胸腔置管引流以缓解胸腔的脓毒症。
- 外科技术如电视辅助胸腔镜手术已经广泛应用于临床,对微创治疗失败的大部分患者可考虑采用。
- 胸腔内组织型纤溶酶原激活剂联合 DNase 能改善脓胸的影像学表现,缩短住院时间。但在成为常规的治疗方法之前还有待进一步的研究。

(甘芸翠　田攀文 译,田攀文 校)

参考文献

以下是主要的文献,完整的文献请登录 ExpertConsult 查阅。

Diacon AH, Van de Wal BW, Wyser C, et al: Diagnostic tools in tuberculous pleurisy: a direct comparative study. *Eur Respir J* 22:589–591, 2003.

Grijalva CG, Zhu Y, Nuorti JP, Griffin MR: Emergence of parapneumonic empyema in the USA. *Thorax* 66:663–668, 2011.

Light R: *Pleural diseases*, ed 6, Baltimore, 2013, Lippincott Williams & Wilkins.

Rahman NM, Maskell NA, West A, et al: Intrapleural use of tissue plasminogen activator and DNase in pleural infection. *N Engl J Med* 365:518–526, 2011.

Rahman NM, Mishra EK, Davies HE, et al: Clinically important factors influencing the diagnostic measurement of pleural fluid pH and glucose. *Am J Respir Crit Care Med* 178:483–490, 2008.

第81章 气胸、乳糜胸、血胸和纤维胸

RICHARD W. LIGHT, MD · Y. C. GARY LEE, MBChB, PhD

一、引言

气胸是气体进入胸腔所造成的积气状态。气胸可分为自发性和创伤性气胸。前者是在没有外伤或其他明显诱因时出现的气胸;后者由直接或间接的胸部创伤所致,其中包括诊断或治疗操作所致气胸(医源性气胸,iatrogenic pneumothoraces)。自发性气胸又可分为原发性和继发性。原发性自发性气胸(primary spontaneous pneumothorax,PSP)发生在无基础肺部疾病的健康人,而继发性自发性气胸(secondary spontaneous pneumothorax,SSP)并发于有潜在肺部疾病的人群,其中慢性阻塞性肺疾病(COPD)患者最为常见。

大多数胸腔积液是漏出液或渗出液(标准详见第79章),偶尔是乳糜样、假性乳糜样或血样。本章详细描述了乳糜胸、假性乳糜样及血胸的发病机制和临床表现。同时,也介绍了由慢性机化性胸膜疾病所致的纤维胸。

二、气胸的病理生理学

正常情况下在整个呼吸周期胸腔内压均为负压。肺泡与胸膜之间的压力梯度(跨肺压)是由肺向内弹性回缩对抗产生。在自主呼吸时胸腔内压与大气压相比也是负的。肺的功能残气量和呼气末肺容量是胸廓向外扩张的体积,也等于肺向内弹性回缩的体积[1]。

当肺泡或肺内其他的气体空间与胸腔之间产生破口时,气体将从肺泡进入胸膜腔直到压力差消失或破口封闭。同样地,胸壁创伤产生的胸腔与大气交通,气体也将进入胸膜腔直到压力差消失或破口封闭。图81-1展示了气胸对患侧胸腔和肺体积的影响。在这个例子中,足够的气体进入胸腔使得胸膜腔内压力从 $-5cmH_2O$ 上升到 $-2.5cmH_2O$,而肺内压或回缩压从 $5cmH_2O$ 降低到 $2.5cmH_2O$。引起这种胸腔内压变化所需的气体量约为患者肺总量的33%:根据压力-容积曲线,大多数胸腔内气体(约肺总量的25%)是由肺内气体直接进入,余下的是由胸腔扩张引起的肺内气体被动进入胸膜腔(约占肺总量的8%)。胸腔内压力的升高可以引起纵隔向健侧移位,患侧胸廓增大及相应侧纵隔下移。但上述情况并不仅仅出现在张力性气胸中。

气胸主要的生理影响是肺活量(如图81-1所示)和动脉氧分压(PO_2)的下降。原发性自发性气胸(PSP)的患者,肺活量的减少通常是患者可耐受的。然而,如果是肺功能不正常的患者发生气胸时,肺活量的减少会引起肺泡通气不足性呼吸衰竭和酸中毒[1]。

大多数气胸的患者动脉血氧分压(PO_2)会下降,肺泡-动脉血氧压力差增高。在一项关于12例自发性气胸患者的报道中,有9例患者(75%)动脉血氧分压(PO_2)小于80mmHg,2例继发

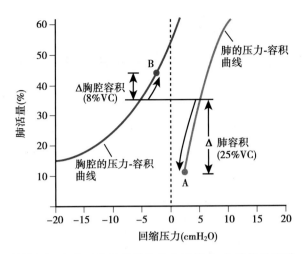

图81-1 气胸对肺及单侧胸腔体积影响：气胸使得胸膜腔内压力从−5cmH₂O上升到−2.5cmH₂O。肺（A）和胸腔（B）的体积随各自的压力-容积曲线变化。值得注意的是单侧胸腔体积增大时肺的体积是缩小的。单侧胸腔体积和肺体积变化是独立的，因为它们有两条不同的压力-容积曲线。VC，肺活量。（Redrawn from Light RW: *Pleural diseases*, ed 4, Philadelphia, 2001, Lippincott Williams & Wilkins, p 286.）

性气胸患者动脉血氧分压均小于55mmHg[2]。

动脉氧分压下降主要是由于通气-血流比率减少及通气不足导致的动静脉分流，偶尔是由肺泡通气不足引起。Norris团队研究表明[2]在12例自发性气胸患者中存在平均10%以上的右向左分流。大量气胸时分流会更多。当气胸量不足单侧胸腔25%时，动静脉分流不会增加[2]。

当胸腔内气体被排出后，动脉氧分压通常会升高，但需要花几个小时。Norris团队[2]研究了3例初始分流大于20%的气胸患者，在排出胸腔内气体后的90分钟内，分流减少了10%，但仍残留5%的分流。这种恢复的延迟可能与气胸持续时间及肺泡复张所需时间有关。

三、原发性自发性气胸

（一）发病率

一项来自英国的研究表明每年自发性气胸的发病率在男性和女性中分别是24/100 000人和9.8/100 000人[3]，其中大约有一半都是原发性自发性气胸（PSP）。这意味着在美国每年可能有22 500人发生自发性气胸。

（二）病因

PSP常发生于没有肺部疾病的健康人群，通常是由胸膜下肺大泡（多在肺尖）破裂引起[4]。胸腔镜治疗PSP时，超过75%的患者可发现肺大泡的存在[4]。这种胸膜下肺大泡的发病机制以及其破裂的诱发因素尚不清楚，可能与遗传异常、支气管炎症和侧支通气不均衡有关[4]。吸烟与PSP有较强的相关性。回顾分析4项独立的PSP患者的病例研究发现，505例中有461例（91%）是吸烟者或有既往吸烟史[1]。发生自发性气胸的风险和

吸烟程度相关。在男性患者中发生气胸的相对危险度（RR），轻度吸烟者（1～12支/天）是非吸烟人群的8倍，中度吸烟（13～22支/天）是22倍，重度吸烟（>22支/天）是103倍[5]。病因可能是由于吸烟引发小气道的病变，从而导致胸膜下肺大泡的形成。

PSP多见于瘦高体型。一项研究表明，发生气胸的新兵比一般新兵平均高2英寸，轻25磅[1]。胸廓长度的增加也许促进胸膜下肺大泡的形成。每垂直升高1cm，胸腔压力下降约0.20cmH₂O，在较高人群里肺尖的胸膜压力会负得更多。因此，肺尖的肺泡承受着更大的平均向外的压力。时间一长，在该压力的作用下，遗传易感个体可形成胸膜下肺大泡。

PSP具有遗传易感性。Birt-Hogg-Dubé综合征是一种常染色体显性遗传病，主要特点为自发性气胸发病率增高（见图69-10）、良性皮肤肿瘤及肾脏肿瘤[6]。该病是由位于染色体17p11.2上卵泡刺激素基因突变引起[6]。存在该突变的患者中约40%可发生气胸[6]。在马凡综合征和高胱氨酸尿症患者中气胸发生也很常见。

传统观念认为气胸中的气体来自单个气道供给的肺泡。近期多项研究质疑该观念的准确性；一项应用吸入型荧光素的研究认为气胸中气体不仅仅来自肺泡[7]，他们提出了"胸膜疏松"的可能，即气体可从脏层胸膜上的多个胸膜孔漏出。支气管内单向通气试验也发现，必须封闭多个段支气管才能阻止气体漏出[8]，这说明气体可从多个部位和（或）经由侧支通气漏出。

（三）临床表现

PSP常常发生在20岁左右，很少超过40岁。PSP通常发生在静息状态下，很少在剧烈运动时发生[1]。

胸痛和呼吸困难是主要的症状。胸痛通常急性起病，一般位于气胸侧。少数情况下，可出现霍纳综合征（Horner syndrome），可能是由于纵隔移位牵拉交感神经节所致。

除了轻微的心动过速，患者生命体征通常是平稳的。如果出现严重的心动过速（>140次/分钟）、低血压、发绀、心电机械分离等情况应怀疑张力性气胸。气胸侧胸廓通常比对侧饱满，同时呼吸动度也较小。患侧触觉震颤消失，叩诊鼓音，呼吸音减低或者消失。右侧气胸时肝缘可能下移。大量气胸时气管可能偏向健侧。

（四）诊断

结合病史、查体以及胸片上提示有气胸线（图81-2）可诊断气胸。以下标准可鉴别脏层胸膜线和其他线状影如皮肤褶皱。气胸线的两侧都是气体密度，而皮肤褶皱通常两侧是没有气体密度的。胸膜线通常是光滑、易于辨认的，而皮肤褶皱常常至少有一侧不好辨认。气胸线常常是连续的，大致沿胸壁内的轮廓走行，因此直立位时，气胸线出现在肺尖（如果没有胸膜粘连），朝肺底部逐渐变缓平。皮肤褶皱界线常不连续，在两端时会消失，且看不到一个完整的轮廓。最后，气胸线是没有肺血管交叉穿过的，皮肤皱褶可看到肺血管交叉穿过（电子图81-1）。

在疑似病例中，侧卧位片（气胸侧朝上，电子图81-2）、彩超、胸部CT（见图76-7）可以协助诊断。呼气末胸片（见图18-5）诊断气胸仅比吸气末的片子稍敏感，所以不常规推荐[4]。PSP患者中大约有15%合并少量胸腔积液，影像学上可以看见气-液平（电子图81-3，见电子图81-2）。胸腔积液常有较高的嗜酸性粒

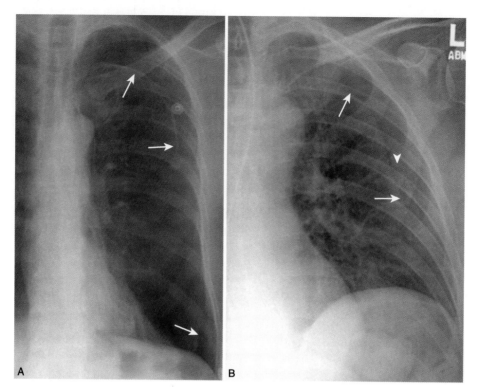

图81-2　气胸与皮肤褶皱的鉴别。A. 气胸的胸部平片。胸膜线两侧透光度增高,一侧是进入胸膜腔的气体和一侧是肺内气体。线条可以清晰追踪它的走行(下部箭所示)。气胸线的上面(上部箭)和侧面(中部箭)是看不到血管走行的。B. 皮肤褶的胸片(箭),可能会被误认为是气胸。边界的两侧只有一面有光亮。界限边缘不清晰(下部箭所示)。在界限的外侧可以看到血管影(箭头)

细胞百分比[9]。在极少数情况下,自发性气胸可并发胸膜活动性出血,从而产生血气胸[10]。若患者血流动力学不稳定,则需要行紧急手术[1]。

处理气胸时,需要评估肺萎陷的体积。首先可以测量肺和单侧胸腔的"直径"进行预估:肺根部到脏层胸膜的距离(肺直径)或者到胸壁的距离(单侧胸腔直径)。因为肺和单侧胸廓的体积约等于其相应直径的立方,因此可以通过测定肺及半侧胸的直径,计算直径的立方,用以下公式(称为 Light 指数),预估肺塌陷的程度(气胸百分比,或者 PTX%)[1]:

$$PTX\% = 100\% \times [1-(单侧肺直径/单侧胸腔直径)^3]$$

气胸时可抽出的气体量与 Light 指数有明显的相关性($r = 0.84$)[11]。

(五) 复发率

随访 PSP 患者,发现其在第一次发病后的几个月内复发风险很高。一项研究[12]对 153 例 PSP 患者进行了为期平均 54 个月的随访,发现有 39% 的患者在同侧可再次发生气胸,并且大多数都在 1 年内发生。有趣的是,大约有 15% 患者是在对侧发生了气胸。

目前有很多关于预测气胸复发可能性的研究。身高较高、低体重指数(body mass index,BMI)及持续吸烟的患者更易复发气胸[13]。在高分辨率薄层 CT 扫描时有肺大泡或肺气肿的患者气胸复发率也会更高[14]。一旦患者有一次气胸复发后,如果不采取措施预防的话,50% 的患者可再次复发。

(六) 治疗

管理 PSP 患者有两个目标:排除胸腔内气体和预防复发。治疗方法包括观察、吸氧、简单穿刺抽气、单纯胸腔闭式引流、胸腔置管注入胸膜黏合剂、胸腔镜下肺大泡切除和胸膜固定术,以及开胸手术。当为气胸患者选择治疗方式时,要切记 PSP 虽令人困扰,但很少威胁生命。目前发布的指南,如美国胸科医师学会[15]和英国胸科医师协会[16]的指南,都强调了尚缺乏有关气胸治疗的对照研究。

1. 观察

一旦消除了肺泡与胸膜腔之间的裂隙,胸膜里残留的气体会被逐渐吸收,尽管过程很缓慢。Kircher 和 Swartze[17]估计每 24 小时吸收的气体约占单侧胸腔体积的 1.25%。对于气体量约 20% 的气胸患者,气体自然吸收大约需要 16 天。吸氧可以促进气体的吸收(详见下一节)。

2. 吸氧

气胸的患者,气体可通过胸膜脏层和壁层的毛细血管进出胸膜腔。气体的移动取决于毛细血管和胸膜腔之间的分压差、每单位表面积血流以及周围组织气体吸收能力。通常情况下,吸入空气时,患者毛细血管压力之和是 706mmHg(PN_2,573;PH_2O,47;PCO_2,46;PO_2,40mmHg)。假设气胸时胸腔压力是 0,那么气体吸收的净梯度仅有 54mmHg(760 ~ 706)。然而,如果患者吸入100%的纯氧,那么毛细血管压力之和可能低于200mmHg(PN$_2$可能接近0,同时PO$_2$仍<100mmHg)。因此气体吸收的净梯度将会扩大到550mmHg,是吸入普通空气患者的10倍[1]。

实验诱导的气胸兔子模型,吸入湿化的100%纯氧后,气体吸收速度可提高约6倍[18]。在自发性气胸患者的系列研究中,高浓度吸氧可使气体吸收速度增加4倍[19]。任何类别的气胸住院患者,若不能耐受胸腔穿刺或者胸腔置管术,均应给予高流量氧气吸入治疗。

3. 简单穿刺抽气

单侧气胸量大于15%的大多数PSP患者应首先采取简单穿刺抽气治疗。大约60%的PSP患者经过这种治疗有效。如果治疗成功,简单穿刺抽气可以避免入院,也减少了安置引流管的痛苦。同时,简单穿刺抽气后气胸复发率和胸腔置管引流术相似。

这个过程是,局麻后,将一个连接有聚乙烯导管的相对较小的针(约16G)插入第二肋间隙的锁骨中线位置。如气胸有分隔或者粘连就选择其他位置进针。当针插入后,再拔出针套,只将导管留在胸膜腔内。导管上连接着三通活塞和一个60ml的注射器。手动抽吸空气直到抽不出为止。然后封闭导管几个小时。如果胸片确定没有复发的话,可以移除导管,患者也可以出院了。或者,留院观察一晚,也可以在导管上安置Heimlich单向活门后出院[20a]。如果抽出的空气总量超过4L而仍没有感受到抽吸阻力,可能是肺未复张,这时需选择其他治疗。

第一次PSP的患者应首选在门诊进行简单穿刺抽气治疗。对于居住较远的患者可以考虑留院观察一晚。患者应该在24～72小时内复查胸部X线片。如果抽吸不成功的话,那应该行胸腔镜或胸腔闭式引流[21]。研究发现,气胸抽吸成功后再予300mg米诺环素胸膜腔内注射,可将PSP复发率从49%降至29%[22]。对于继发性自发性气胸或者复发的PSP患者不推荐简单穿刺抽气治疗。

4. 胸腔闭式引流术

在过去的几十年里,大多数PSP患者初始治疗方式是胸腔闭式引流术。一般在简单穿刺抽气术无效,且没有条件做胸腔镜时可选择胸腔闭式引流术。它可以使压缩的肺快速复张,而无需长期住院。在一个纳入了81例胸腔闭式引流术患者的研究中,研究者发现该治疗的平均住院时间只有4天(范围是3～6天)。其中只有3例(4%)患者在安置胸导管引流数天后仍有气体持续漏出[23]。

胸腔闭式引流术时使用相对较小的导管(8～16Fr)或猪尾巴导管(8～10Fr),和使用较大管子一样有效[16]。通常在胸腔引流的第一个24小时内建议使用水封瓶来避免气体的过多放出,以减少复张性肺水肿的风险。

在肺复张以及导管停止漏气24小时后,可以考虑移除引流管。当负压排气系统的水封瓶里在冒泡时说明仍有气体漏出。如果平静呼吸时没有气泡冒出,应让患者咳嗽。若不再冒泡则说明没有气体漏出。在移除引流管之前,是否应该先夹闭导管观察有无气胸的复发仍具有争议[15]。如果72小时后仍有漏气,应考虑行自体血修补术(见后)。如果安置胸腔闭式引流管后72小时后仍有气体漏出,则应考虑行胸腔镜治疗。

5. 胸膜黏合术

在气胸第一次复发时可以通过在胸膜腔内注入黏合剂来减少PSP的复发率。胸腔镜下肺大泡闭合术和胸膜磨损粘连术可将气胸复发率降至5%以下,是常规推荐的选择。此外,通过注入滑石粉或者四环素的胸膜粘连术可以将复发率从40%减少至25%(图81-3)[25]。大颗粒的滑石粉用来减少发生急性肺部炎症的风险[26]。一些人推荐使用四环素衍生物(如强力霉素或二甲胺四环素)(详见第82章)。博来霉素不推荐使用,因为试验发现它用在动物的正常胸膜里并没有产生胸膜粘连[27],且目前并无用于治疗气胸患者的研究数据。

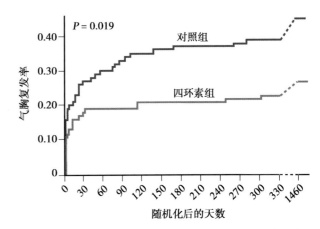

图81-3　气胸的复发。在退伍军人管理局关于自发性气胸的研究里发现给予四环素治疗组气胸复发率低于对照组。(Redrawn from Light RW, O'Hara VS, Moritz TE, et al: Intrapleural tetracycline for the prevention of recurrent spontaneous pneumothorax. *JAMA* 264:2224-2230,1990.)

6. 针对持续气漏的自体血修补术

持续性气漏可导致自发性气胸患者住院周期延长。自体血修补术是一种针对长期气漏的便宜且非侵入性的治疗方式[28,29]。抽取静脉血(50～100ml),不加抗凝剂,通过胸腔引流管及时注入胸膜腔内[28]。胸腔引流管不能夹闭,因为持续气漏时,有发生张力性气胸的风险。可适当升高导管位置(大约60cm)使得血液保留在没有夹闭的胸膜腔内。根据文献回顾,血液修补术可使107例患者中的91.7%气漏停止[28]。血液修补术是否能防止气胸复发仍是未知的。一个小规模研究(n=32)随访了12～48个月后,没有发现气胸的复发[30]。

7. 胸腔镜

简单穿刺抽吸失败或者气胸复发时可选择电视辅助胸腔镜(VATS)(详见第24章)。在一项纳入27例研究的荟萃分析中发现该治疗的复发率仅为5.4%[31]。VATS会尽量消除肺大泡(如内固定或者缝合术[32]),并制造胸膜粘连。胸膜磨损可能是引起胸膜粘连最好的方式[33,34],但是一些人推荐使用肺尖胸膜切除术[35]。与肺大泡固定并行胸膜粘连的手术相比,未行胸膜粘连的肺大泡固定术复发率更高,故不推荐使用。

VATS术后最常见的并发症是持续气漏,但通常发生率不足5%。VATS缩短了住院周期(平均3天),与传统开胸术相比降低了发病率[31]。

胸腔镜下吹入滑石粉（不进行大泡内固定和胸膜磨损）也有报道[36]。在一项纳入了 59 例患者的研究中，这种方法在为期 5 年的随访中复发率为 5%[37]。常规胸腔镜手术是否与 VATS 等效，仍需进行对照研究。

8. 胸廓切开术

不能进行 VATS 时，可选择胸廓切开术下肺大泡缝合和胸膜磨损。经腋下小切口开胸术可以减少创伤和瘢痕长度[37]。在一项荟萃分析中发现胸廓切开术治疗气胸的复发率仅为 1.1%，明显优于 VATS[24]。从脏壁层胸膜切除术到用干燥海绵磨损胸膜等多种方法，已被用于产生胸膜表面划痕。所有的方法均有效且疗效相似，所以推荐使用干纱布磨损胸膜，因为它相较胸膜切除术创伤小，也不会干扰后续的开胸治疗。

9. 治疗小结

大多数患者第一次出现 PSP 时应该给予简单穿刺抽吸治疗。而简单抽吸治疗失败的患者应安置胸腔闭式引流管。如果仍存在持续气漏，应该立即进行 VATS，并采用肺泡内固定和通过胸膜磨损来产生胸膜粘连。当无法进行胸腔镜时，可以尝试血液修补术或者用四环素衍生物或滑石粉产生胸膜粘连。胸廓切开术虽然有效但会延长住院时间和增加术后并发症。反复发作的 PSP 患者应该进行 VATS 或胸廓切开术。

四、继发性自发性气胸

继发性自发性气胸（SSP）发生于有肺部基础疾病的患者，因此比原发性气胸更严重，因为它会进一步降低患者已受损的肺功能储备。此外，肺部基础疾病的存在可使气胸的诊断和治疗更加困难。

（一）发病率

SSP 的发病率和 PSP 相似[38]。据估计，在美国每年有 15 000 例新发 SSP 病例。大于 75 岁的男性是气胸发生率最高的，每年有 60/100 000 人。

（二）病因

几乎所有肺部疾病均与 SSP 有关，但 SSP 患者最常见的基础疾病是慢性阻塞性肺病。在一项关于 505 例 SSP 患者的研究中，384 例患者合并慢性阻塞性肺病，93 例合并肿瘤，26 例有结节病，9 例有肺结核，16 例存在其他肺部感染，13 例则合并上述多种疾病[39]。在 COPD 患者中，SSP 的发生率会随 COPD 的严重程度进展而增加。在退伍军人管理局关于气胸的研究[25]里，229 例患者中有 27% 的患者 FEV_1/FVC 比率低于 0.40。获得性免疫缺陷综合征（AIDS）患者的肺孢子菌感染也是发生 SSP 最常见的原因之一（见电子图 90-15）[40]。囊性纤维化患者发病率也较高。在囊性纤维化基金会注册的超过 28 000 名的该病患者中，其气胸发生率是 3.4%[41]。此外，淋巴管平滑肌瘤（图 81-4，详见第 69 章和电子图 69-7）和朗格汉斯细胞组织细胞增生症（原称组织细胞增生症 X[42]）患者（详见第 54 和 63 章）自发性气胸的发生率也较高。

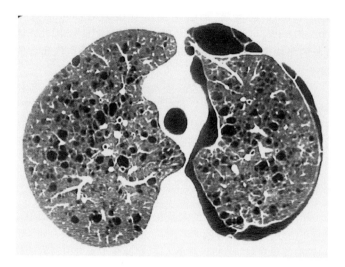

图 81-4　淋巴管平滑肌瘤患者的胸部 CT 表现。双肺多发、圆形、大小较一致的薄壁囊腔，以及左侧的气胸。（Courtesy Dr. Lisete Teixeira, University of Sao Paulo, Brazil.）

（三）临床表现

一般而言，SSP 的临床特征（呼吸困难、胸痛、发绀和低血压）比 PSP 更严重。在退伍军人管理局关于气胸的研究[25]里，气胸的死亡率是 1%[25]。

（四）诊断

任何 COPD 患者突发呼吸困难和（或）胸痛时，均应考虑气胸的可能。查体也许帮助不大，因为有基础肺疾病的患者可能已经存在类似气胸的体征，如肺过度扩张、触觉震颤减弱、叩诊呈鼓音以及听诊时双肺呼吸音减弱。

由于存在肺气肿，COPD 患者的胸片上很难看到气胸线。因此气胸容易被忽视，特别是当 X 线片曝光过度时。在肺部疾病的患者中，气胸的影像学外观可因为基础疾病的存在而发生改变。正常肺的区域肺部塌陷比有肺大泡和严重肺气肿病变的区域更加明显和均匀，因为病变区域弹性回缩力降低且可能有空气滞留。

鉴别 SSP 与 COPD 患者的薄壁肺大泡相当重要。肺大泡明显的胸膜线通常是凹向侧胸壁，因为它是大疱的内侧缘。而气胸时胸膜线通常是凸向侧胸壁。必要时可行 CT 扫描来鉴别诊断 COPD 患者的气胸和肺大泡（图 81-5）。

（五）复发率

无论是否采取预防复发的措施，SSP 的复发率都高于 PSP 患者。在一个为期 3～5 年的观察性研究中，研究者发现 SSP（约 45%）患者复发率高于 PSP（约 30%）患者[12,25]。

（六）治疗

对任何疑似 SSP 的患者都应进行紧急评估，因为有报道显示在安置引流管之前患者已经死亡。这样的死亡报告在 57 例继发于 COPD 的气胸患者中有 3 例（5%）[43]，15 例继发于囊性纤维化的气胸患者中有 3 例（20%）[44]。如此高的直接死亡率强调了预防复发的必要性。

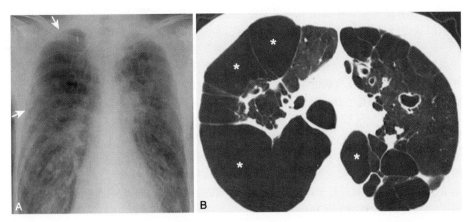

图81-5　类似气胸的肺大泡。A.囊性纤维化患者的正位胸片,右肺尖广泛的肺大疱最初被误认为气胸。注意右上肺野透亮区(箭头所示)。B.CT扫描证实了大泡的存在(*),排除了气胸

如果时间允许的话,几乎每一个 SSP 患者的初始治疗应该选择胸腔闭式引流术。单纯的穿刺抽吸术通常不被推荐,除非是在紧急情况下(见后),因为单纯穿刺抽吸术通常无效且不能预防复发。即便是排出很小量的气体也可以迅速改善气胸的症状。对于接受机械通气的患者,需要立即安置胸腔引流管,因为机械通气可能加重气胸。

和 PSP 患者相比,SSP 患者肺部更难复张,持续气体引流的时间也较长。在由 COPD 引发的 SSP 患者中,肺复张需要的中位时间为 5 天(PSP 患者只需要 1 天)[43],而更多的患者需要长期胸腔闭式引流。胸腔闭式引流 7 天后,20% 左右的 SSP 患者肺部仍没有复张或引流管中仍有气体持续漏出[43]。

胸腔闭式引流术之后,大多数 SSP 患者应考虑行胸腔镜治疗。胸腔闭式引流术 72 小时后肺部仍无复张或引流管仍有气体漏出时,应该考虑行胸腔镜。如果最初的 72 小时内肺部已经复张或引流管已停止漏气时则应尽力防止其复发。胸腔镜手术预防复发的疗效优于化学性胸膜粘连术(复发率分别为约 5% 和 20%)[12,25]。如果胸腔镜不可用(或)不适合时,才考虑行化学性胸膜粘连术(如前述)来防止气胸的复发。在胸腔镜不可用且胸腔闭式引流后仍有持续气漏时可以考虑血液修补术[45]。胸廓切开术也可选择。

SSP 患者使用胸膜粘连术制剂可能对将来的肺移植产生影响。然而在 1998 年的一个专家共识会议声明在囊性纤维化患者中,胸膜粘连术并不是一个肺移植的禁忌证[46]。不过,胸膜粘连术可能使将来的肺移植的难度增大,建议向移植外科医生咨询为宜。

(七)艾滋病患者中继发于肺孢子菌的气胸

感染卡氏肺孢子菌的艾滋病患者自发性气胸的发生率相对较高。大约有 5% 接受喷他脒预防性治疗的艾滋病患者可发生自发性气胸。大多数发生自发性气胸的艾滋病患者均有卡氏肺孢子菌感染的历史,许多都正在接受喷他脒预防性治疗,且大多数都是肺孢子菌的复发感染[1,40]。胸膜下多发性肺囊肿或空洞,常伴胸膜下坏死,可能是自发性气胸高发的原因[1](见电子图 90-15)。患者发生一侧气胸后,其对侧气胸也可能发生。值得注意的是,艾滋病患者医源性气胸也较常见,尤其是有机械通气或肺部有创操作者[1,40]。

可能由于破裂的肺空洞周围存在坏死灶,感染卡氏肺孢子菌的艾滋病患者的自发性气胸治疗难度极大。一项纳入了 20 例患者的报告显示,胸腔闭式引流的平均持续时间是 20 天,其中有 11 名患者接受了胸膜粘连术,5 名患者行了胸廓切开术[47]。

自发性气胸的艾滋病患者应行胸腔闭式引流术。如果引流管持续漏气超过数天,有两个选择:安置 Heimlich 阀或使用电视辅助胸腔镜治疗。在这种患者中使用血液修补术治疗没有文献支持。一般来说,安置 Heimlich 阀是首选的,因为可以通过门诊进行治疗。

如果用 Heimlich 阀来复张肺部时气体流速过快,可以考虑行电视辅助胸腔镜。Wait[48] 报道在 32 例自发性气胸的艾滋病患者中有 30 例通过胸腔镜下吹入滑石粉(无大泡内固定)后可有效控制。如果计划行手术干预治疗,则应尽早进行,以避免住院周期延长并减少发病率。

(八)继发于结核病的气胸

因肺结核住院的患者中有 1% ~ 3% 会发生气胸[49](电子图 81-4)。所有这些患者的初始治疗应该是胸腔闭式引流术。在一项 28 例患者的研究中,通过观察或反复胸腔穿刺术治疗的 11 例患者中有 7 例死亡[49],而行胸腔闭式引流术治疗的 17 例患者中只有 1 个死亡(死亡率分别为 64% 和 6%)。胸腔闭式引流术应与抗结核治疗一同进行。如果 7 天后肺部仍未复张或引流管仍有气体漏出,则应该考虑行胸腔镜或胸廓切开术[50]。

五、医源性气胸

医源性气胸可能比 SSP 和 PSP 的总和都还要常见。目前,医源性气胸最主要的原因是经胸廓的细针穿刺术(见图 19-10)。在这个过程中医源性气胸的发生率大约是 25%,而有 10% 的气胸患者需要接受胸腔闭式引流术[1]。如果是 COPD 患者,或病灶位于肺部深处,或者进针路线角度过宽(这些可能与穿刺路径数量增加相关),则该操作更容易引发气胸[51,52]。患者卧位穿刺活检或血液修补术等多种方式一直都没有被证明能减

少气胸的发生率。一篇文献表明在拔出导针过程中向穿刺路径中滴注 0.9% 的氯化钠溶液进行封闭,可显著降低气胸的发生率[53]。

机械通气是另一个高危因素。在早期一项有 553 例机械通气患者的研究中,有 4% 患者发生气胸[54]。气胸的发生率在以下情况时会增高:患者有吸入性肺炎(37%),使用呼气末正压通气(15%),气管插管误插于右侧主支气管(13%)或者患有 COPD(8%)[54]。在另一项研究中,725 例急性呼吸窘迫综合征的患者气胸的发病率为 6.9%[55]。对于急性呼吸窘迫综合征的患者,如果通气平台压力超过 35cmH$_2$O 或如果肺顺应性低于 30ml/cmH$_2$O 时,气压性创伤的发生率较高。对于哮喘的患者,气压性创伤发生率和死亡率也较高,目前以上两种疾病都可采取小潮气量和允许性高碳酸血症的通气策略。

导致医源性气胸的其他常见原因有胸腔穿刺术(2.5%),胸膜活检(8%)和经支气管肺活检术(6%)(电子图 81-5)。医源性气胸也会增加心肺复苏术(CRP)的难度。其他一些引起医源性气胸的原因是锁骨下穿刺(电子图 81-6)或颈内静脉置管、气管切开术、肋间神经阻滞术、纵隔镜检查、肝活检、以及胃管插入术[1]。射频消融术正越来越多地用于治疗肺肿瘤,其导致的气胸发生率也较高(约 30%)[56,57]。在一项关于 137 种医疗操作的研究中,有 27 种可导致有症状的气胸,且后者需行胸腔引流术治疗[58]。在另一个研究中发现,气胸发生的风险与肿瘤消融的数量、电极位置以及通过肺的电极轨迹相关。

(一) 诊断

若使用机械通气的患者临床症状突然恶化,则需要怀疑医源性气胸的可能。在容控模式下监视仪上的峰压和平台压会增高,而在压控模式下潮气量下降,则提示该类患者的气胸发生。

患者接受干预治疗后呼吸困难症状加重时要考虑医源性气胸的可能。需注意的是,气胸的症状在干预治疗后 24 小时或者更长时间内可能并不明显[59]。诊断需要超声或胸片证实。患者存在肺部弥漫片影时,其肺部塌陷可能不易发现,但在胸腔内的空气可能形成"深沟"征(图 81-6)。

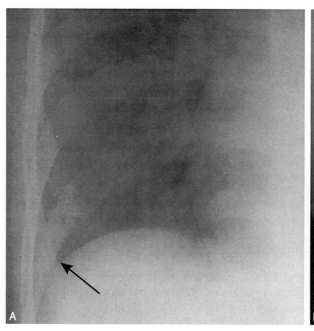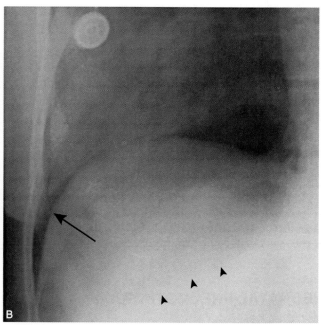

图 81-6　气胸患者仰卧位表现。仰卧位胸片在气胸形成前(A)和形成后(B)的右侧肋膈角的具体征象。两个插图均显示右下肺弥漫性浸润。注意肋膈角(长箭头所示)的变化:主要是由于空气进入膈肌和胸壁之间的胸膜腔内而形成"深沟"征。空气在前胸膜腔内也可以出现一个气体-组织之间的界面(短箭头所示)

(二) 治疗

医源性气胸的治疗与自发性气胸的不同在于,防止复发并不是一个主要问题。如果患者没有症状或仅有少量症状,且气胸量少(如单侧气胸量<15%)时,可以继续观察。吸氧可以加快气体吸收率(详见前面章节)。否则,可以选用单纯抽吸术(跟 PSP 患者治疗方式一样)[60]。如果单纯抽吸术无效,需行胸腔闭式引流治疗。而有 Heimlich 阀的小口径导管在这种情况较为有效[61]。

继发于正压机械通气的医源性气胸患者需行紧急胸腔闭式引流术,因为在正压通气的情况下气体可持续进入胸腔内直到胸腔内压力超过大气压力,进而发生张力性气胸。如果需要患者继续接受机械通气治疗,引流管至少应保留至停止漏气 48 小时。有时,支气管胸膜瘘太大会导致大多数吸入的气体都通过引流管排出。虽然空气从引流管中排出,但仍然提供了有效的通气,因为它的二氧化碳含量与呼出气类似[62]。两项在成人中的研究[63,64]已经证实,高频通气不能持续改善气体交换或者减少瘘口的空气排出。

六、创伤性(非医源性)气胸

钝伤后气胸的发生率取决于创伤的严重程度。在一些研究中发现此种气胸的发生率超过 35%[65]。

（一）发病机制

创伤性气胸既可以是由胸廓穿透性损伤所致，也可以是非穿透性损伤所致（见图 76-4、图 76-7、图 76-8 和图 76-10，电子图 76-10 和电子图 84-2）。在穿透性损伤中，伤口使得气体既可以通过胸壁进入胸膜腔内，又可以经由支气管树通过肺胸膜进入胸膜腔。在非穿透性损伤中，气胸可能是由于肋骨骨折或异位所引起的肺胸膜的撕裂所致。然而，大多数继发于非穿透性损伤的患者并不存在肋骨骨折。这种情况下考虑可能是由于胸廓骤然压缩使得肺泡压力增高进而破裂，然后气体进入肺间质并流向肺胸膜及纵隔胸膜。一旦肺胸膜或者纵隔胸膜破裂就形成了气胸。

（二）诊断及治疗

气胸可以通过超声，胸片和 CT 诊断。在胸片上没有发现，而在 CT 上发现的气胸称为隐秘性气胸[1]，大约占了创伤性气胸的 40%[66]（见图 76-7）。最近几年，超声（见第 20 章）越来越多地被急诊科医师及外科医生用来确定是否存在气胸[66]。与卧位胸片相比，超声判定气胸更加敏感[66,67]，但仍然存在假阳性，尤其是在有肺部基础疾病如 COPD 的患者[68]。

大多数创伤性气胸的患者初始治疗应是胸腔闭式引流术。然而，隐秘性气胸或者气胸所致肺与胸腔壁的距离不超过 1.5cm 时，除非患者需要机械通气治疗，常不推荐行胸腔闭式引流术[69]。在一项研究中显示，333 例气胸不超过 1.5cm 的患者初始治疗未采取胸腔导管引流术，后来仅有 33（10%）的患者需要行胸腔闭式引流术。给予胸腔闭式引流术后，肺的复张及气体的排出通常在 24 小时内。如果几天之后仍有气体的漏出的话，就考虑行胸腔镜来寻找以及修补漏气的部位。

创伤性气胸在两种不常见的情况下需进行紧急开胸术。第一种情况是气管或主支气管的破裂（见电子图 76-10 和电子图 84-2），常见于前 3 根肋骨中有 1 根或以上的前方或侧方的骨折，该骨折常常与一些患者的咯血症状有关[71]。纤维支气管镜可用来搜寻支气管的破口[71]，之后可行手术修补，通常可以使远端肺功能完全恢复[71]。

第二种情况是食管的创伤性破裂，这种情况几乎都伴有液气胸（见图 84-7）。检测胸腔积液的淀粉酶浓度是一种诊断食管破裂可信度较高的方法[72]。若淀粉酶升高，则应行食管影像学检查。快速确立食管破裂的诊断很重要，因为如果不行紧急手术的话，该病的死亡率将近 100%。

（三）航空旅行与气胸

航太医学会规定气胸的患者要在胸片证实气体已经吸收后 2~3 周才能乘坐飞机[73]。一项纳入 12 例患者的研究显示，10 名患者在胸片证实气体吸收至少 14 天后乘飞机时并没有出现症状，而 2 例患者在胸片示气体吸收后不到 14 天时就去乘飞机，其中有 1 例患者气胸复发，出现了呼吸困难的症状[74]。然而，一个近期发表的文章显示，出院 48 小时后没有出现气胸复发的患者乘坐飞机是安全的[74a]。

七、新生儿气胸

在新生儿中大约有 1%~2% 在出生后会发生自发性气胸，

其中超过一半的会有症状[18,75]。而男性新生儿发病率通常是均值的两倍。气胸的新生儿通常是足月儿或过期产儿，有需复苏的胎儿窘迫史，或者因为难产而有胎粪、血液或黏液的误吸病史[18]。

在新生儿呼吸窘迫综合征的患儿中气胸的发生率较高（一项 295 例新生儿的研究中有 19%）[76]（电子图 81-7）。其中，接受间歇呼气末正压通气治疗的婴儿气胸发病率为 29%，接受持续气道正压通气治疗的为 11%，未接受任何呼吸辅助治疗的仅为 4%[76]。在一项超过 2 万个新生儿的研究中发现，出生于 1999 年且出生时体重在 401~1500g 的新生儿，气胸发生率为 6.3%，而在出生时体重不足 750g 的新生儿，气胸发生率可达 15%[77]。

（一）发病机制

新生儿自发性气胸的形成与肺第一次扩张存在的机械性问题相关。在出生后最初的几次呼吸中，跨肺压平均是 40cmH$_2$O，偶尔可高达 100cmH$_2$O[1]。出生时肺泡最先快速打开，但如果支气管被误吸的胎粪、血液或是黏液阻塞时，较高的跨肺压会使肺部破裂。60cmH$_2$O 的跨肺压就会导致成人肺破裂，而在新生兔子上跨肺压只要达到 45cmH$_2$O 就会使肺破裂[1]。

（二）临床表现

根据气胸程度的不同，新生儿自发性气胸的症状差别很大，可以是没有症状或是有严重的呼吸窘迫综合征。少量气胸时，可发生轻度窒息伴一定程度的烦躁或者不安。大量气胸时，可有严重的呼吸窘迫，出现明显的呼吸急促、打鼾、憋气及发绀[18]。新生儿查体发现气胸体征难度较大，因为健侧肺呼吸音可在新生儿小胸腔内广泛传导。最可靠的征象是远离气胸侧的心尖搏动[18]。需行胸片确诊（见电子图 81-7）。

新生儿呼吸窘迫综合征患者生命体征改变，常预示着气胸的发生。在一项研究中，有 49 例患者中有 12 例患者发生气胸时出现了心脏骤停，其他大多数患者都出现了血压、脉搏或者呼吸频率的下降[76]。然而，在另一项研究中发现气胸的最早体征为血压、心率或者脉压的增高[78]。新生儿呼吸窘迫综合征患儿出现气胸后，有研究报道其死亡率超过 60%。

（三）治疗

没有症状或有轻微症状的自发性气胸患儿可以密切观察，因为气胸通常会在几日内吸收。密切监测患儿以防气胸的加重或者张力性气胸的发生[18]。吸氧可以加快气胸的吸收，但是需要密切监测，因为有高氧发生晶状体后纤维素增生的风险[18]。在任何症状较重的新生儿都应该安置胸腔闭式引流。在一项 76 例自发性气胸的新生儿研究中，有 18 例因呼吸衰竭需要机械通气，7 例因肺动脉高压需要一氧化氮或体外氧合膜治疗[79]，但最终所有患儿的肺部受累都得到了解决[79]。几乎所有呼吸窘迫综合征合并气胸的新生儿都需要行胸腔闭式引流术，因为在这种情况下，气胸会使呼吸状况变得更差且有使气胸气体量继续增大的风险。

八、月经性气胸

月经性气胸是在月经时出现的气胸（图 81-7）。早至 2004

年,就有 229 例病例被报道[80],但仍可能存在漏诊和漏报。月经性气胸时,呼吸道的症状通常在月经来的 24 ~ 48 小时出现[81]。大多数气胸都是在右侧,但发生于左侧及双肺的气胸也有报道[81]。月经性气胸很容易复发,确诊前患者通常平均有 5 次气胸发生。

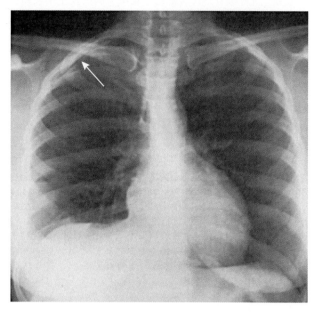

图 81-7　月经性气胸。一位 32 岁女性患者胸部正位 X 线片显示右侧少量气胸(箭头所指)。这是在月经期间发生的第四次气胸。(Courtesy Dr. Lewis S. Lehman, San Francisco.)

(一) 发病机制

月经性气胸的发病机制不清楚。最早描述该综合征时[82],人们认为是由于在月经期间,进入腹膜腔的空气通过横膈缺损进入胸膜腔产生。随后在一个病例回顾中,研究者纳入 28 例已行胸腔镜的患者,发现 18 例患者有子宫内膜异位,主要是横膈膜,有 21 例患者存在横膈膜穿孔或结节[83]。研究表明横膈膜子宫内膜异位症存在时,异位的内膜组织会发生周期性坏死使得横膈膜穿孔[84]。这些研究者认为横膈膜异常是发生月经性气胸的基本条件[83,84]。同样,脏胸膜子宫内膜异位症也可导致月经期间出现肺泡胸膜的空气泄漏。

(二) 诊断和治疗

任何妇女在月经来的 48 小时内发生自发性气胸都应该怀疑月经性气胸的可能。月经性气胸的治疗目标主要是治疗确诊或是怀疑的子宫内膜异位症,主要通过抑制异位的子宫内膜进行。可以通过口服避孕药抑制排卵,或通过达那唑抑制促性腺激素,或者通过促性腺激素释放激素产生药物性卵巢切除[80],来达到治疗目的。其他治疗方法包括:胸腔镜下肺泡内固定术,封闭横膈膜缺损和壁胸膜磨损术,胸膜切除术,或胸膜粘连术[80]。有研究对 28 例患者进行了胸腔镜下膈穿孔修补及胸膜粘连术联合促性腺激素抑制的治疗,其气胸的复发率仍高达 32%。

九、张力性气胸

张力性气胸是在吸气及呼气过程中胸廓内压超过大气压而

形成的[1]。大多数患者是由于机械通气或心肺复苏过程中气道内正压所致[1]。自主呼吸的患者发生张力性气胸的发病机制,可能存在某种单向活瓣的机制,使得患者吸气时进入胸腔的气体多于呼气时排出的气体,因此在正压的作用下,气体越来越多地积蓄在胸膜腔内[1]。

(一) 病理生理学

张力性气胸发生时常表现为患者心肺功能的突然恶化。这可能是由静脉回流受损所致心输出量减少,加上因通气血流比失衡所致的严重缺氧共同作用形成。对机械通气的绵羊进行研究发现,诱导产生的张力性气胸(平均胸膜内压为 +25cmH$_2$O)可使心输出量从 3.5 减少到 1.1L/min[85]。动脉血的氧分压也从 159mmHg 的基线值下降至 59mmHg。对猪[86]及狗[87]诱导形成张力性气胸的试验中,也观察到了心输出量及氧饱和的类似下降。同样,机械通气的患者出现张力性气胸时,心输出量也有明显下降[88]。

(二) 临床表现

张力性气胸最常发生于接受正压机械通气或 CRP 术的患者[89]。偶尔也出现在自发性气胸或者高压氧疗的患者。张力性气胸也可以发生在细口径胸腔引流管的单向阀门连接不当时[90]。

张力性气胸的临床表现常为呼吸窘迫、发绀、明显的心动过速、大汗、明显的低氧血症,有时会有呼吸性酸中毒。机械通气的患者症状突然恶化要怀疑张力性气胸的可能。在容量控制通气模式下,患者的峰压通常会明显增加,而压力控制的模式下,总潮气量会显著下降[1]。行 CRP 术的患者通气突然变得困难时也应该怀疑张力性气胸的可能。研究者对 3500 例死者进行尸检,有 12 例张力性气胸死前并未被发现;其中 10 例接受了机械通气治疗,9 例接受了 CPR[91]。确诊气胸的患者病情突然恶化或行可能致气胸的有创操作过程中患者症状加重时都应该怀疑张力性气胸。

(三) 诊断和治疗

张力性气胸是内科的急症。诊断时不能将时间浪费在等待影像学检查结果上,应该通过临床症状和查体来进行判断[1](见图 76-4 和电子图 81-7)。患者应立即给予高流量的氧气吸入。一旦患侧确定,需立即将连有针头的小管径导管(14 ~ 16G)通过胸前第二肋间隙插入胸膜腔内[1]。导管应留在胸膜腔内,并与和大气连通,直至气体从针筒停止排出。胸腔内多余的气体可以通过注射器及三通阀排出。同时,患者也要做好行紧急胸腔闭式引流术的准备。

十、复张性肺水肿

因气胸或胸腔积液导致肺塌陷了一段时间的患者,当其肺被快速复张时,可发生单侧肺水肿[复张性肺水肿(reexpansion pulmonary edema,RPE)]。复张性肺水肿的患者会出现不同程度的低氧血症和低血压。偶尔可出现双侧肺水肿,则患者可能需要气管插管及机械通气。少数情况下该症可致命,即使是在平时健康的年轻人中。复张性肺水肿的发生率可能相对较低,因为退伍军人合作管理局对超过 200 例自发性气胸进行研究，并没有患者出现 RPE[25]。在一项有 320 例自发性气胸患者的回顾性研究中，有 3 例（1%）发生了复张性肺水肿[92]。1988 年的一篇文献综述报道了 53 例复张性肺水肿，其中有 11 例是致命的（21%）[93]。这个比例也许被高估了，因为非致命的复张性肺水肿通常很少报道而且大多数的患者并没有症状[94]。

（一）病理生理学

复张性肺水肿是由肺血管通透性增加所致。在动物和人体实验中发现，水肿液富含蛋白，表明肺水肿的形成是因毛细血管通透性增加所致而不是静水压增高所致。目前认为肺复张时对肺的机械性压力损伤了毛细血管，进而导致肺水肿的发生。活性氧导致的再灌注损伤可能是另一个致病原因。一些动物实验[95-98]表明，使用活性氧清除剂如二甲基硫脲、过氧化氢酶或超氧化物歧化酶等，都可部分抑制 RPE 进展时中性粒细胞的浸润，但在实验条件下并没有发现可以明显减少水肿液的产生。同时，中性粒细胞减少并不影响水肿液体量。目前认为，在这些原因中，肺部的机械性压力是导致 RPE 最可能的原因。

大多数 RPE 出现在气胸或胸腔积液存在 3 天以上且胸腔内负压已形成的患者中。在动物试验里也有相似的发现。

（二）临床表现

安置胸腔引流管或者胸腔穿刺大量抽气/液过程中或上述过程后立即出现的恶性咳嗽或者胸闷，是 RPE 患者特征性症状。症状通常是在 12~24 小时内进展，连续的胸片影像提示进行性加重的同侧肺水肿（见图 76-6），疾病进展时可能累及对侧肺。治疗以对症支持为主，即吸氧和利尿，必要时行气管插管或机械通气。有报道表明，在症状出现的第一小时内给予持续正压通气可以终止症状[98]。症状出现时为防止因气体的抽吸进一步加重症状，可将胸腔引流管安置在水封瓶中。

（三）预防

由于 RPE 是致命的，所以重在预防。任何大量气胸或者胸腔积液的患者进行胸腔闭式引流或胸腔穿刺时，均应警惕发生复张性肺水肿的可能。自发性气胸患者安置胸腔闭式引流时，导管最初应该连接在水封瓶里而不是直接将胸膜腔内抽吸成负压。但如果水封瓶负压吸引装置在 24~48 小时内未使肺复张，可以考虑使用直接负压抽吸[1]。

当行胸腔穿刺术时，患者如果出现气紧或咳嗽则需立即停止操作。在一项纳入 941 例胸腔穿刺术的研究中，其中 119 例患者引流超过 1500ml，而仅有 2 例出现影像学上的 RPE 性阴影（0.2%），这两例患者分别引流了 1000ml 和 1200ml 胸腔积液，两者均没有症状，也不需要治疗[99]。因此，RPE 很罕见，且临床意义不大。胸腔穿刺时需密切监测患者症状。尽管建议胸膜腔测压法监测胸膜腔压力，但这些方法还没有被证实能改变这一罕见并发症的发生率。

十一、乳糜胸

胸腔积液可以是乳白色或浑浊的。离心之后若乳白色仍然存在，则提示胸腔积液中脂质含量高。高水平的脂质可通过两种独立机制积聚在胸腔积液中。其一，胸导管破损后乳糜进入胸膜腔，形成乳糜胸（乳糜性胸腔积液）。其二，大量的胆固醇或磷脂蛋白复合物积聚在胸腔积液，形成假性乳糜胸（乳糜样或胆固醇样胸腔积液）[100]。由于相关病因学和治疗策略完全不同，因此诊断及鉴别上述两种情况显得尤为重要。

（一）病理生理学

胸导管以乳糜微粒的形式运输膳食脂肪，当胸导管破坏时，便形成了乳糜胸。乳糜微粒在肠内形成后，便进入肠道乳糜管，并被运送到乳糜池。乳糜管是直径 2~3mm 宽的薄壁管道，从乳糜池发出，在椎体前表面走行于主动脉和奇静脉之间，并经由膈肌主动脉裂孔进入后纵隔。随后，后纵隔内胸导管在胸膜外沿脊柱右前方向上走行。在第四到第六胸椎水平，胸导管跨至脊柱左侧，并朝颅骨方向继续向上进入位于主动脉弓、锁骨下动脉及食管左侧的上纵隔内。因此，若胸导管尾部破裂，往往产生右侧乳糜胸；而近颅骨部分的胸管道破裂，则往往产生左侧乳糜胸[100]。一旦通过胸廓上口，胸导管便会弓状弯曲行至锁骨上方，经由左锁骨下动脉、椎动脉和甲状颈干动脉的前方，最终汇入左颈静脉和锁骨下静脉。

以上是胸导管最常见的走行路径，但其走行常有广泛的解剖变异。例如，人群中有 40% 可有两根甚至 3 根胸导管。众所周知，人群中也可能存在很多侧支静脉与淋巴静脉吻合。按理来说，若治疗性结扎胸导管后，乳糜是可以经由这些通道运输至血液的。广泛的解剖变异及多个侧支静脉可致使胸导管损伤增加，尤其是在行胸科手术时[101]。

乳糜是胸导管引流的牛奶样乳白色的液体，通常分为 3 层：含奶油样乳糜微粒的最上层，牛奶样的中间层以及含细胞成分的最下层。乳糜具有抑菌性[100]，没有刺激性，不会引起胸膜增厚。

胸导管一般每天可送运 1500~2500ml 的乳糜液。脂肪的吸收可使胸导管中淋巴的流动速度在数小时内增加 2~10 倍。非蛋白质或碳水化合物类液体的吸收，也会增加乳糜液的流动，而饥饿时则会减少其流动量。乳糜最主要的细胞成分是 T 淋巴细胞。长期乳糜不足可能导致严重营养不良，脱水，电解质紊乱和低脂血症，以及 T 淋巴细胞和 B 淋巴细胞缺乏导致免疫缺陷[100]。

（二）病因

乳糜胸可由创伤（包括手术）或者非创伤性因素所致：各研究中其相关发病率差异较大。对 5 个独立研究、共计 143 例患者的回顾性分析发现，超过 50% 的乳糜胸由肿瘤所致，尤其是淋巴瘤（视频 81-1），其次是创伤所致[1]。然而，一个纳入 203 例患者的单中心研究中发现，与非创伤性原因（44%）相比，创伤/手术是乳糜胸最常见的病因（50%）[102]。

胸导管及附属淋巴系统的解剖学变异，使得胸导管在心血管或胸部手术过程中容易受损，尤其是涉及前纵隔的手术。例如，有 1%~4% 的食管切除术患者可并发乳糜胸[103]。总的来说，心胸部手术后乳糜胸的发生率较低（0.5%~2.5%）[104,105]。手术涉及移动左锁骨下动脉时，特别容易并发乳糜胸。肺或心脏（或两个同时）的移植会切断淋巴引流，导致乳糜胸[106]。据报道，乳糜胸也可并发于其他各种手术后，包括食管镜、星状神经节阻滞、胸交感神经切除术、高位经腰部主动脉造影术、肺切除术、甲状腺手术、脊柱手术[1]，甚至胃缝合术[107]。双侧乳糜胸也可并发于双侧颈淋巴结清扫术后[108]。乳糜胸常出现在先天性膈疝修补术后（一项纳入 1383 例患者的研究中其发生率为4.3%），尤其是在采用了补丁修补术或者体外膜肺氧合后。大多数患者（>80%）可行保守治疗，且死亡率并不会增加[109]。为了方便手术中识别胸导管，推荐在高风险手术（如食管切除术）前摄入油脂类食物（可增加胸导管中乳糜的流动及导管管径）[110]。

非手术创伤也可导致乳糜胸。颈部或胸部的穿透伤可破坏胸导管。非穿透性损伤所致乳糜胸出现在脊柱过伸或者椎体骨折时，特别是进食高脂餐后短时间内的损伤。其他次要的创伤因素如举重、拉伸、严重的阵发性咳嗽或呕吐，分娩和打哈欠时剧烈的拉伸也可能与乳糜胸的形成有关[100]。继发于闭合性损伤的乳糜胸常出现在右侧，破裂部位常位于第 9 或者第 10 胸椎的区域。

乳糜胸也可以是乳糜性腹水经膈肌进入胸腔形成[111]。造成乳糜性腹水的原因中包括了许多形成乳糜胸的病因。此外，肝硬化可能是乳糜性腹水及相关乳糜胸的原因。这种乳糜胸是漏出液，可能是肝硬化低蛋白性腹水稀释所致。

还有许多造成乳糜胸的其他原因，虽然它们仅占所有乳糜胸原因中的一小部分。淋巴管平滑肌瘤病（详见第 69 章）及其他淋巴异常，如肺淋巴管扩张、黄甲综合征、淋巴结肿大、胸导管淋巴管炎等均可导致乳糜胸，病因还有结节性硬化症、淀粉样变、纵隔纤维化、狼疮和 Gorham 综合征。胸导管汇入的静脉系统压力升高（如上腔静脉或锁骨下静脉血栓形成或阻塞）是导致乳糜胸的另一个原因[100]。术后的患者中，伴中心静脉血栓形成的患者发生乳糜胸的风险可能增高 5 倍[112]。上腔静脉综合征患者的胸腔积液中大约有 1/5 是乳糜胸[113]。

乳糜胸在找不到病因时（约占所有病例的 5% ~ 10%）可以诊断为特发性。但必须排除淋巴瘤。

胎儿和新生儿乳糜胸

胎儿乳糜胸是一种不常见但很重要的疾病，需要密切监测以防止并发症的发生，并发症包括自然流产或出生后死亡[114]。胎儿乳糜胸通常被称为原发性胎儿胸腔积液，因为大多数病例都没有明显病因[114]。先天性淋巴管扩张较罕见，但可造成新生儿乳糜胸[115]。细胞（主要是淋巴细胞）的遗传学分析有助于检测染色体的异常。

乳糜胸是最常见的新生儿胸腔积液类型[114]，发生率大概是1:15 000。值得注意的是，胸腔积液开始是澄清的，直到喂养开始时才会变成乳白色[114]。这可能是由持续性胎儿乳糜胸所致[114]，但也可能由胸导管发育异常或生产时创伤致胸导管破裂引起[116]。静脉压力增高，尤其是有先天性心脏病或者中心静脉导管血栓形成，是新生儿乳糜胸形成的另一个公认的原因[114]。但许多乳糜胸都是特发的。

数个候选基因的突变被认为和先天性乳糜胸的形成有关，包括整合素 α9（ITGA9）和 β1（ITGB1）、血管内皮生长因子受体3（FLT4 和 FOXC2）。整合素 α9β1 广泛表达于平滑肌组织，是细胞外基质受体蛋白及血管细胞黏附分子-1 的受体。动物研究发现 α9 亚单位参与淋巴系统包括胸导管的正常发育。携带 α9 亚单位纯合无义突变的小鼠可发生双侧大量先天性乳糜胸[117]。产前胸膜粘连术治疗无效的 5 名乳糜胸胎儿中，有 4 例存在

ITGA9 错义突变（c. 1210G>A，p. G404S）杂合型显性遗传，而产前胸膜粘连术治疗有效乳糜胸胎儿中则未发现该突变存在。

在小鼠卵巢肿瘤模型中发现，表皮生长因子 C 参与肿瘤相关性淋巴管的形成和乳糜性腹水的形成。Chy-3-突变小鼠，也即包含 Vegfc 基因染色体缺失的小鼠，可有真皮层淋巴引流发育不良，致使乳糜性腹水及淋巴水肿的形成[119]。携带 Pi3kca（磷酸肌醇 3-激酶）基因突变的转基因小鼠也会有淋巴系统发育缺陷，并有乳糜性腹水的产生[120]。Rasa1（也称为 p120 RasGAP）是一种 Ras GTP 酶激活蛋白，可调控成年小鼠和人类的血管生长。在小鼠中，Rasa1 基因的全身缺失具有早期致死性，该致死性是由广泛淋巴管增生和泄漏所致的乳糜胸引起[121]。

（三）临床表现

乳糜胸的症状、查体及胸部影像学表现和其他原因所致的等量胸腔积液的表现一致。因为乳糜液没有促炎作用，所以胸膜炎性胸痛和发热很少见。乳糜性心包积液和乳糜性腹水可同时存在。

对于非创伤性乳糜胸，隐匿起病的劳力性呼吸困难最为常见。对于创伤性乳糜胸，通常胸腔积液的出现和创伤之间会有2 ~ 10 天的延迟[122]。在延迟的这段时间里，乳糜液可能会聚集在后纵隔，形成一个影像学可见的纵隔内阴影即乳糜瘤，乳糜瘤最终破入胸膜腔形成乳糜胸。

新生儿乳糜胸在出生后的前几天内可表现为呼吸窘迫。15% 的胎儿在出生后的 24 小时内会有症状，而 75% 的胎儿则在出生后第一周末的时候出现症状。大多数新生儿乳糜胸要么右侧要么双侧，而很少单独出现在左侧[116]。羊水过多时，婴儿发生乳糜胸的可能性较大[116]。而胎儿乳糜胸通常仅通过超声即可诊断。

乳糜胸最主要的威胁是乳糜引流出体外导致营养不良。每天损失 1.5 ~ 2.5L 的富含蛋白质、脂肪、电解质和淋巴细胞的液体，会迅速导致患者营养不良及免疫力低下。

（四）诊断

根据其白色、无色无味、牛奶样的外观可诊断乳糜胸，但须和脓胸及假性乳糜胸相鉴别（图 81-8）。脓胸牛奶样外观是由其内悬浮的白细胞及碎片构成，这些悬浮物离心后会沉淀下来，留下一层清亮的上层清液。在乳糜及乳糜样胸腔积液里，牛奶样乳白色的外观是由高脂量造成的，离心后的上层清液仍将是混浊的。乳糜样积液主要含脂质胆固醇或磷脂蛋白复合物而不是乳糜微粒（乳糜胸主要成分）[123]。值得强调的是，乳糜胸的胸腔积液偶尔可为血性甚至是清亮黄色液体。有研究发现只有 44%的乳糜胸是乳白色的[124]。

应检测胸水和血清中的甘油三酯和胆固醇水平。乳糜胸所致的胸腔积液内，甘油三酯水平常高于 110mg/dl（1.24mmol/L），胸腔积液的甘油三酯与血清甘油三酯水平的比率大于 1.0，胸腔积液的胆固醇水平与血清胆固醇之比小于 1.0[111]。但禁食可能会明显减少胸腔积液中的甘油三酯水平，因而会产生假阴性结果[125]。如果脂质检测后仍有怀疑，可给患者高脂肪餐后再抽取胸腔积液进行检测。或者，若在胸腔积液脂蛋白分析中检测到乳糜微粒则可证实乳糜胸的诊断[126]。后者对于甘油三酯水平在可疑范围（50 ~ 110mg/dl）内时较有价值。乳糜胸的胸腔

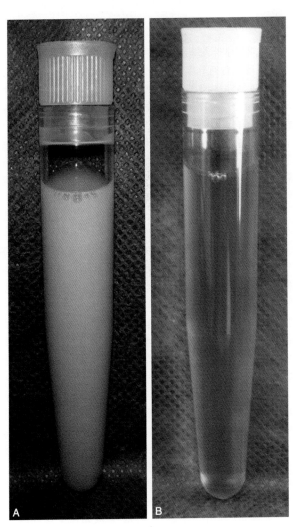

图 81-8　低脂饮食前后的乳糜胸胸水。A. 乳糜胸牛奶样外观，其内甘油三酯水平大于 700mg/dl，胆固醇低于 70mg/dl。B. 低脂饮食后胸腔积液外观清亮，其内甘油三酯的水平也有下降。（引自 Scholz GA，Sirbu H，Anders K，et al：Persisting right-sided chylothorax in a patient with chronic lymphocytic leukemia：a case report. *J Med Case Rep* 5：492，2011.）

积液中甘油三酯水平很少低于 50mg/dl。鉴别乳糜性和乳糜样胸腔积液很重要（见后文）。

典型乳糜性胸腔积液富含淋巴细胞，其内蛋白水平与渗出性胸腔积液蛋白质含量相当，但前者乳酸脱氢酶水平较低[124]。乳糜电解质成分和血清类似，蛋白含量通常在 3g/dl 左右。漏出性乳糜胸通常是由于现有疾病的并发症（尤其是肝硬化）产生的漏出液。而乳酸脱氢酶水平升高应考虑并发症存在的可能（如感染）[124,127]。磁共振成像可以确定高脂肪信号，而胸部 CT 显示胸腔积液为脂肪样低信号（电子图 81-8 和视频 81-2），上述影像结果可支持乳糜胸的诊断。

确诊乳糜胸后，寻找病因是很重要的。因为淋巴瘤是非创伤性乳糜胸最常见的（也是可治疗的）病因，有必要行纵隔及腹部 CT 搜寻淋巴结的病变，同时也有利于淋巴管平滑肌瘤病的诊断。双足淋巴管造影术或显像术（如锝-99m 标记人血清白蛋白）有助于标注胸导管乳糜漏出的部位[128-130]。另一种可选择的方法是直接淋巴结穿刺注射染料[101]。可选择碘油，该染料有一定硬化剂效应，因此使用时有封闭胸导管的潜在优势[101]。磁共振平扫[131]或淋巴管显像术联合三维磁共振成像可提供淋巴管详细的解剖及功能[132]。胸膜活检或胸腔镜通常不用于诊断乳糜胸，因为胸膜一般不受累。

（五）治疗

1. 一般治疗

乳糜胸的治疗需遵循以下原则：①保证营养，同时减少乳糜液的产生；②通过抽吸乳糜液来减轻呼吸困难的症状；③封闭缺口（表 81-1）。目前尚无基于证据的乳糜胸管理指南，只能在一定程度上依赖于临床情况（例如，成人与儿童[133]，创伤性与非创伤）及乳糜漏的速度。

表 81-1　乳糜胸的处理
保证营养，同时减少乳糜液的产生
饮食：中链脂肪酸甘油三酯饮食或全静脉营养
奥曲肽
通过抽吸乳糜液来减轻呼吸困难的症状
胸腔穿刺术（仅短期）
胸腔导管引口术（仅短期）
胸腹膜或胸膜静脉分流术
胸膜粘连术/留置胸腔导管
治疗潜在的缺陷
胸导管栓塞术
胸导管结扎（胸腔镜或开胸手术）
夹闭或纤维蛋白胶封闭胸导管漏口
纵隔淋巴瘤放疗

2. 保证营养及减少乳糜液的产生

抽吸出大量乳糜液对患者的主要危害是营养不良和免疫缺陷。因此尽快对乳糜胸进行治疗很重要。

无论何种原因，减少乳糜液的流动可以促进胸导管漏口的关闭。这可以通过使用肠外高营养治疗来提供营养。另外，低脂饮食且主要摄入以中链脂肪酸甘油三酯为主的脂肪可以减少乳糜液流动，因为中链脂肪酸甘油三酯可以直接吸收进入血液[100]（见图 81-8）。以上建议在经验丰富的营养师指导下进行。

许多化合物已经用于加快胸导管漏口的关闭。大多数研究是小儿患者术后使用奥曲肽（一种生长激素抑制素类似物）的非对照研究，但在成年人或非创伤性乳糜胸中该药物的使用证据相对较少；迫切需要大样本量的对照研究。一项纳入了 85 例儿童乳糜胸研究发现，其中 85% 的患者饮食管理治疗有效，剩余 15% 的患者中一半生长激素抑制素治疗是成功的，但是没有发现可预测奥曲肽疗效的因素[134]。奥曲肽作用机制尚不清楚，可能是与其能减少肠道脂肪（特别是甘油三酯）吸收和增加粪便脂肪排出有关[135]。常见的副作用包括面部潮红、恶心和腹泻。其他试验的制剂包括依替福林[136]（拟交感神经药物，可以引起胸导管周围平滑肌的收缩）和 XIII 因子；这些制剂的结果需要进一步的验证。

3. 通过抽吸乳糜液来减轻呼吸困难的症状

开始可以选择胸膜穿刺术或胸腔导管引流术,但需要尽量缩短引流时间,以避免营养不良或是免疫抑制。

如果乳糜胸不能快速引流推荐采用胸腹膜分流术,这可减少营养不良及免疫抑制的风险,原因是它并没有将淋巴液排出体外。有研究者认为乳糜胸诊断一旦确立,胸腹膜分流术应该作为一线治疗。目前为止,大多数关于胸腹膜分流术的研究人群都是儿童。如果存在腹水,胸腹膜分流是禁忌,而源于中央静脉血栓的乳糜胸此方法也不太可能成功[137]。乳糜液还可以通过胸膜静脉分流术重新回到体循环[138]。而乳糜胸留置引流管的方法仅在几个回顾性小样本量的研究中有报道[139]。

4. 关闭乳糜漏口

创伤性乳糜胸时,胸导管的破口通常会自行闭合。相反,非创伤性乳糜胸可能更需要手术的干预[140]。在一项研究中(n=74),创伤性乳糜胸中50%的患者可通过内科(非手术)方式治愈乳糜胸,而在非创伤性乳糜胸中这个比率只有27%。此外,非创伤性乳糜胸的乳糜性胸腔积液常更易复发(50%比创伤性乳糜胸的13%)。淋巴成像似乎对于治疗没有实质性影响[141]。

如果胸腹膜分流术无效,或患者引流管中乳糜液有增无减超过7天,则需要更积极的侵入性治疗。有研究纳入并分析了27例肺叶切除后出现乳糜胸的患者,发现尽管有全静脉营养的支持,大量引流(每24小时大于500ml)仍极可能需要再次手术[105]。在另一项关于肺叶切除术后乳糜胸的研究中发现,15例低引流量(平均300ml/d)患者中有13例保守治疗有效,而11例大引流量患者中仅6例有效[142]。

5. 控制乳糜漏的几种方法

采用滑石粉胸膜固定术已经在一些报告中显示有效[143]。最近,淋巴栓塞或封闭[101]已经在一些研究中得到证实,完全或部分缓解约为70%[144-146]。荧光镜引导下通过腹膜套管穿刺胸导管,并采用多种方法进行胸导管(如微线圈等)栓塞。对于胸导管不能插管的患者,用导管针穿破导管可有效减少或停止乳糜漏[144]。经胸导管微导管内乳糜池逆行栓塞术已被用于治疗乳糜性腹水[147]。栓塞材料可有线圈、明胶海绵和强力霉素[147]。

淋巴栓塞无法进行或失败者,可以考虑行胸导管漏口修复术。结扎术通常可通过VATS实施,但有时也需要开胸。腹腔镜和剖腹手术方法也曾被尝试过。结扎部位可位于导管漏口的上方和下方,或者在胸腔内最低点[148]。许多新的技术也已经有所尝试,包括纤维蛋白胶在漏口周围中的应用[149],机器人结扎[150],以及计算机控制的透热系统胸导管热熔[151]。腹腔镜下胸导管结扎术也有成功的报道[152]。

理想情况下,术前应该通过淋巴管造影或显像确定漏口的部位。术前口服奶油也可有助于识别胸导管[153]。

如果因为技术的原因VATS下胸导管结扎不成功的话,应该采用胸膜固定术(例如,部分胸膜切除术或滑石粉注入法等)来消除胸膜腔。在一项实验性研究(n=7)中,胸腔手术后乳糜胸行纵隔放疗治疗有效[154]。

6. 特殊注意事项

(1) 非创伤性乳糜胸:如果患者已确诊为淋巴瘤或转移性肿瘤,则纵隔放疗对乳糜胸有效。一项研究提示,纵隔腔放疗对淋巴瘤和转移性肿瘤患者发生乳糜胸后的有效控制率分别为68%和50%[155]。如果放疗失败,则应考虑行栓塞术、胸肋膜固定术或胸腹膜分流术[156]。

如果非创伤性乳糜胸的病因未知,最初的处理方式同创伤性乳糜胸患者,如前所述。为有时间进行充分评估,可考虑行胸腹膜分流术。如果胸部CT和淋巴管造影结果正常,可以认为乳糜胸是由于小创伤造成的,其破口可在数周内自行闭合。

(2) 胎儿先天性乳糜胸:先天性乳糜胸,可以在子宫内或出生后诊断,它会引起发育异常,有时甚至是致命的[114]。在一项研究中发现,598例胎儿水肿患者中有3.2%存在先天性乳糜胸,而其相关死亡率为5.9%[157]。如果在子宫内就诊断了,产妇应该进行饮食限制[158]。超声引导下胸腔穿刺术可以用来减少乳糜胸水[159],因为大量的积液在出生时可能导致婴儿肺发育不全和呼吸窘迫[114]。如果乳糜胸再次出现,则需考虑行胸膜-羊膜分流术[160]。在一个小样本量的病例报告中,超声引导下的胸膜腔内OK-432[161]或产妇外周血[162]注射可有效控制乳糜胸,该过程类似制造胸膜粘连。

如果先天性乳糜胸是出生后诊断的,婴儿应该反复给予胸腔穿刺的保守治疗,以避免呼吸道受累,同时提供肠外营养或给予中链甘油三酯饮食[163]。一个小样本量的研究尝试了将母乳离心(以减少脂肪含量)的喂养方法[164]。尽管奥曲肽治疗的支持证据仍然有限,但它具有良好的安全性,因此可以尝试使用。若乳糜胸在第三次胸腔穿刺后仍再次出现,则需考虑行胸腹膜分流术。如果分流术失败,建议行胸导管结扎术[114]。一项关于先天性乳糜胸(n=10)的研究中发现,那些孕期不足、出生时体重较低,且引流量超过50ml/(kg·d)的患儿保守治疗更易无效,必须行手术治疗[165]。

(3) 肺淋巴管平滑肌瘤病:肺淋巴管平滑肌瘤病(lymphangioleiomyomatosis,LAM)是一种罕见疾病,育龄妇女常见,主要特征是进行性呼吸困难,反复发生气胸及乳糜性胸水(详见第69章)。据报道,LAM患者乳糜胸发生率有10%[166]~30%[167]。它可以是散发性,也可出现在结节性硬化症的患者(LAM相关型),而前者乳糜胸发病率更高[166]。LAM发生的平均年龄在30岁出头[168],而乳糜胸发生的平均年龄是在40岁出头[166]。乳糜胸通常是单侧的,但也可以为双侧[166],或并发乳糜腹水。乳糜胸被认为是由于淋巴管周围平滑肌增生导致淋巴阻塞,以及纵隔及腹膜后淋巴结内不成熟平滑肌细胞浸润所致[169]。一般CT扫描可诊断LAM(见图81-4)。典型的LAM细胞团也可以在乳糜性胸水中发现[170]。

继发于LAM的乳糜胸处理一般原则类似于非创伤性乳糜胸。这些患者乳糜胸的病程长短差别极大[166]。对某些患者来说,简单的胸腔穿刺术足以缓解症状[166]。然而,两项研究分析发现,19例LAM乳糜胸患者中有12例需要行胸膜粘连术或胸导管结扎术,以控制乳糜液再次出现[166,171]。另一个研究表明,12例乳糜性胸腔积液的患者应用西罗莫司,能有效控制乳糜胸水并改善肺功能[172]。

当考虑行胸肋膜粘连术时,应权衡其对未来肺移植的影响,因为肺移植是部分 LAM 患者（一项研究显示有 19%）的治疗选择[173]。这部分患者肺移植的并发症发病率和死亡率是增高的，特别是反复气胸致胸膜粘连的患者在术中出血风险明显增高[174]，而胸膜固定术也有可能会增加这种风险。虽然胸膜固定术不是未来肺移植的绝对禁忌证，但 LAM 乳糜胸患者行胸膜固定术或胸导管结扎术之前需咨询移植外科医生。

十二、假性乳糜胸（乳糜样胸腔积液，胆固醇胸腔积液）

假性乳糜胸（乳糜样胸腔积液）也可能产生乳白色浑浊的胸腔积液。它的浑浊程度与高胆固醇或高磷脂-蛋白复合物水平有关。假性乳糜胸目前仅有少于 200 例的文献报道[175]，相比真性乳糜胸不太常见。

（一）发病机制

尽管假性乳糜胸的首次报告是在一个世纪前，但其确切发病机制仍不清楚。大多数假性乳糜胸患者有明显的胸膜增厚，有时伴有钙化，而且胸腔积液通常是长期存在的。一般来讲，如果渗出性积液长时间（数月至数年）持续存在于胸膜严重增厚的纤维化部位，它就很可能富含高胆固醇[100]。然而，越来越多的报道发现没有慢性胸膜炎或严重胸膜增厚的患者亦可发生假性乳糜胸，这些发现挑战了传统观念[176]。

乳糜样胸腔积液内大部分胆固醇与高密度脂蛋白有关，此与急性渗出液的胆固醇不同，后者主要是低密度脂蛋白[177]。目前认为，急性炎症时，胆固醇会更多地渗透进入胸腔积液[177]。此外，随着疾病的进展，进入胸腔膜的红细胞和白细胞变性后也会增加胆固醇含量[178]。胸膜增厚后会抑制胆固醇从胸膜腔的排除[177]。假性乳糜胸的患者中血清胆固醇水平和全身胆固醇代谢通常是正常的。

乳糜样胸腔积液最常出现在结核性胸膜炎后（54%），包括行人工气胸治疗的患者。成功治疗急性结核性胸膜炎并不能阻止假性乳糜胸的发生[175]。假性乳糜胸还见于慢性风湿性胸膜炎（约占假性乳糜胸的 9%），还有少量见于肺吸虫病和创伤（包括胸外科手术）[179]的患者。

（二）临床表现

长期胸腔积液患者常常出现假性乳糜胸，但并不是所有患者都会出现。胸腔积液转变为乳糜样的平均时间是 5 年，但也有更短时间的报道[176,180]。

许多乳糜样的胸腔积液患者没有症状，或者与胸腔积液出现前相比，症状至少没有什么变化。其症状常与基础疾病病程相关，或者与积液和胸膜增厚所致的肺活动受限有关。某些患者的胸腔积液会随时间逐渐增多，导致进行性呼吸困难[100]。

（三）诊断

胸腔积液常常为慢性，并与胸膜增厚及钙化相关。胸腔积液为乳白色，需与乳糜胸和脓胸相鉴别（见前文）。胸腔积液中有胆固醇晶体的存在可以诊断假性乳糜胸。胆固醇晶体可使胸腔积液呈现出一种独特的绸缎样光泽，而该晶体在显微镜下呈典型长菱形外观。并不是所有乳糜样胸腔积液患者的胸水中都

有胆固醇晶体；但大多数胸腔积液中胆固醇水平均有升高（> 250mg/dl，或 6.45mmol/L）[1]。假性乳糜胸中胸腔积液甘油三酸酯水平也较高。胸部 CT 扫描可发现胸腔积液中悬浮脂肪层存在[181]。

（四）治疗

假性乳糜患者应该考虑肺结核的可能，尽管结核性假性乳糜胸通常培养不出结核分枝杆菌[175]。我们建议只有在有症状的患者才行引流术，在抗酸染色阳性或结核分枝杆菌培养阳性，以及大量胸腔积液怀疑结核的患者中推荐抗结核治疗（见第 35 章）。

当患者因呼吸困难出现活动耐量受限时，应该行治疗性胸腔穿刺术以提高其活动耐量[178]。增厚的胸膜及胸膜腔内负压可使胸腔穿刺操作困难[100]。外科胸膜剥离术支持证据有限，只有当患者症状明显且肺功能良好时才考虑该手术。

十三、血胸

血胸是指血液出现在胸膜腔内，尤其是当血细胞比容大于或等于外周血的 50%[1]。当诊断性胸腔穿刺术穿出血性胸腔积液时，常需检测血细胞比容。即使胸腔积液表现为纯血性，其内血细胞比容也常常低于 5%[1]。

（一）创伤性血胸

胸腔、膈肌、肺、血管或者纵隔的外伤可使血液进入胸膜腔。血液进入胸膜腔后会迅速凝固，但可能由于心肺运动产生的物理性搅拌，血栓可能会脱去纤维蛋白，进而变为液体，无法再次形成凝块。血胸的早期可能形成分隔。

1. 诊断

任何穿透性或非穿透性胸部创伤的患者均应怀疑创伤性血胸（图 81-9，见电子图 76-8）。应该强调的是血胸早期可能在胸部 X 线片上不会有明显的表现。有研究报道了 130 例继发于非穿透性创伤血胸患者，其中有 24% 的血胸患者在最初的胸片上没有表现[182]。一部分患者由于仰卧位或立位 X 线片没有血胸征象而被漏诊[182]。

CT 扫描检测血胸比胸部平片更敏感。在一项有 103 例钝挫伤患者的研究中[65]，有 21 例（20%）血胸患者在常规胸片没有检测到胸腔积液而通过胸部 CT 检测到了。有严重胸外伤的患者，应行胸部 CT 来确定血胸、气胸、肺挫伤及骨折存在的可能[65]。

目前超声已经在许多急诊部门中应用，一项研究显示其与胸片检测血胸的效果相当（n = 240，特异性为 100%，敏感性 96%）[183]。CT 扫描到高密度影可能提示血肿，主要是由血凝块回缩或陈旧性积血中血红蛋白含量较高导致（图 81-10）[184]。

在一项纳入了 36 例顿挫伤患者的研究中，有三分之一在受伤 18 小时 ~ 6 天后血胸才延迟出现，尤其是那些多发或异位肋骨骨折患者[185]。但在另一个纳入了 100 例胸穿透伤患者的研究发现，所有血胸均发生在创伤最开始的 3 小时内[186]。

创伤性血胸患者应立即行胸腔闭式引流术，利于胸膜腔血液的排出，让两层胸膜表面贴合在一起（有些人认为这可有助于

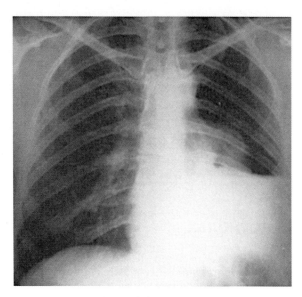

图 81-9　车祸所致全身多发伤患者的胸部正位片。患者存在血气胸。及时予胸腔导管闭式引流后,血液和气体从胸膜腔排出,1 周后患者胸片恢复正常

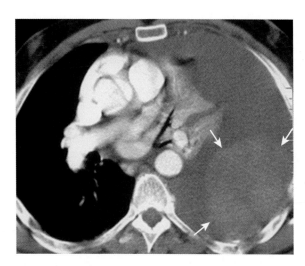

图 81-10　左侧大量血胸患者的轴位 CT 扫描。高密度区域("箭头所示")为回缩的血栓块。偶尔未凝固的红细胞沉积于胸腔积液底层,形成"液-液平面",即出现所谓的血比容征象(见电子图 81-9B)(Courtesy Michael Gotway, MD.)

止血),同时可利于计算失血量,并可以减少后续脓胸的发生率。尽管血胸的血液成分所含的血红蛋白和凝血因子都比新鲜血液要少,但从胸腔排出的血液仍可以用于自体输血[187]。

有条件的话,引流管应在影像学引导下置入,以避免损伤患侧横膈,因为其他原因如肺不张或膈神经麻痹存在时横膈可能会抬高。一般推荐使用大口径引流管来避免血液的凝固,尽管目前还没有证据支持。观察性研究发现用 28 ~ 32F 管径的导管引流对患者的预后并没有显著影响(与 36 ~ 40F 管径的引流管相比)[188]。一旦引流停止,应尽快拔出胸腔引流管,以降低胸膜感染的风险。

胸腔出血多少时需要行外科手术,目前没有精确的阈值;但如果出血大于 200ml/h 且出血没有减慢的迹象时,应考虑手术治疗。VATS 已很大程度上取代了胸廓切开术[189],胸廓切开术

只适用于急性大量出血时。在一项有 328 例患者的研究中,研究者未发现 VATS 时机和成功率之间存在相关性。需行胸廓切开术(和 VATS 失败)的独立预测因素包括膈肌受伤,积血量大于 900ml 的血胸,和首次安置胸腔导管时未使用抗生素[190]。

在一项关于活动性血胸患者的研究中,研究者发现引流量大于 200ml/h 的患者应行 CT 增强扫描,可确定肋间动脉的出血部位。随后的经导管动脉栓塞术可以成功止血[191]。

2. 并发症

创伤性血胸四个主要潜在并发症是胸膜腔内血块滞留、胸膜感染、胸腔积液,以及可能出现纤维胸。一个回顾性研究发现,1728 例胸部创伤患者中有 24 例(1.4%)存在残余血胸[192]。大多数患者胸膜腔内可有少到中量凝血,该部分患者即使不进行干预,也不会出现胸膜的异常[193]。如果超过 30% 的胸腔被血凝块所占据,则应清除血胸。是否需要胸腔镜清除血胸不应该仅凭普通胸片结果,而需要行 CT 检查[194]。VATS 为主要治疗方式,很少需要行胸廓造口引流[189]。凝固的血液应该在 7 天内清除,因为在此之后血凝块会机化,更难去除[189]。在一项前瞻性随机试验中,VATS 去除残留血胸比胸廓造口引流术更有效。在这项研究中,行 VATS 的患者住院时间(3.6 天,胸廓造口引流者 7 天)和引流的持续时间(2.5 天,胸廓造口引流者 4.5 天)更短[195]。另一个研究中发现,在入院 3 天内行胸腔镜治疗与晚些时候行该治疗相比,前者可以降低手术难度(和减少操作时间)和缩短住院周期[192]。

根据一些描述性研究结果,一旦出血控制,在胸膜内注入抗纤溶药物(如链激酶、尿激酶)对于血胸合并陈旧性血凝块的患者可能是安全的[196]。然而,尚无对照研究证实抗纤溶性药物与保守治疗或手术治疗之间的疗效差异。

脓胸会出现在 1% 到 4% 的创伤性血胸患者中[193,197],特别是对于那些存在休克或有严重胸膜污染、腹部损伤或长时间胸腔引流的患者[193,197]。在一个多中心前瞻性研究中(n = 328),创伤后血胸残留的患者发生脓胸的风险高达 26.8%[198]。肋骨骨折、损伤严重程度评分 ≥ 25 以及需要额外的干预措施清除胸腔残余血,都是发生脓胸的预测因子。预防性使用抗生素(如,头孢唑啉 500mg,每 6 个小时,直到移除导管)可以减少胸膜感染的发生率[199],血胸后胸膜感染的治疗和肺炎后胸膜感染的处理一样(见第 80 章)。

10% 以上的创伤性血胸患者拔出引流管会出现胸腔积液[193,197]。大多数情况下,胸膜积液会自行吸收,而不会引起胸膜的异常。但这些患者需行诊断性胸腔穿刺术来排除细菌的存在。

一般认为仅有 1% 以下的血胸患者会发展为纤维胸。血气胸存在或者血胸并发感染时更容易发生纤维胸。纤维胸最终治疗为胸膜剥离术。但值得注意的是,纤维胸剥离术需要在受伤后延迟几个月进行,以利于胸膜增厚自行吸收。

(二)医源性血胸

医源性血胸最常见的原因是胸部手术[200],但经皮中心静脉或动脉置管[201]引起的血胸也比较常见。胸腔穿刺术(电子图 81-9)、胸膜活检、胸部引流管置入、经皮肺穿或活检(见电子图 19-1)、经气管活检、内镜下食道静脉曲张治疗或心肺复苏都有可能发生医源性血胸。医源性患者应该及时治疗,治疗方法同

创伤性血胸一样,可以安置胸腔引流管,必要时行胸腔镜或开胸手术。

(三) 非创伤性血胸

非创伤性血胸是比较少见的。最常见的原因是恶性胸膜疾病,其次是肺栓塞的抗凝治疗[202]。尽管行了开胸探查术,部分患者血胸的原因仍然未知。

自发性血胸可能源于胸廓内异常血管的破裂,如胸膜下动静脉畸形、主动脉或肺动脉瘤、动脉导管未闭、主动脉缩窄等。自发性血胸的其他原因包括出血疾病(如血友病、血小板减少症)的并发症,自发性气胸的并发症、肺隔离症、子宫内膜异位症、水痘性肺炎或胸内骨髓造血。自发性血胸是神经纤维瘤病的一个很罕见但具有潜在致命风险的并发症,无论该血胸是来自大型动脉(如主动脉)的血管瘤性改变还是小血管的发育不良,都可能具有致命性。

纵隔肿瘤也可以引起自发性血胸,而且是双侧的。腹腔脏器的病变也可引起胸膜腔内血液积聚,如脾动脉动脉瘤破裂,胰腺假性囊肿或肝细胞癌破裂后血液可经由横膈进入胸腔。

抗凝治疗(华法林[203]或低分子肝素[204]或普通肝素[202])或胸膜腔内抗纤溶治疗[203]均可并发血胸。血胸通常在抗凝治疗后 4 ~ 7 天出现,但它也可能发生在治疗开始很久之后。血胸发生时,患者凝血指标结果可能在可接受的治疗范围之内[202]。

自发性血胸患者应该安置胸腔引流管,以排出胸腔内血液,并可量化出血速度。如果持续快速出血(>100ml/h),则应该行紧急开胸手术。

十四、纤维胸

胸膜纤维化通常发生于严重胸膜炎症之后;然而,炎症过程导致纤维化的机制尚不清楚(视频 81-3)。促纤维化细胞因子,特别是转化生长因子-β(TGF-β),可能发挥着重要作用。在各种动物模型中,TGF-β 通过直接或载体转染后可引起胸膜纤维化,而抗 TGF-β 抗体可抑制脓胸的胸膜粘连形成[205]。

纤维胸是脓胸或血胸最常见的并发症,此外肺结核、胶原血管疾病、尿毒症、肺吸虫病、药物反应及其他胸膜损伤均可以导致纤维胸。系统性纤维化疾病,如肾源性系统性纤维化和免疫球蛋白 G4 相关性硬化性疾病[206],也可累及胸膜。有个别家族性病例的报道显示胸膜纤维化也可以是特发性的[207]。

结核性胸膜炎常见,但罕见并发纤维胸[208]。一项研究中发现,81 例结核性胸膜炎的患者有 10% 存在限制性通气功能障碍的后遗症,但大多较轻微[209]。早期引流胸腔积液[210]或是全身使用皮质类固醇[211],对结核性胸膜炎患者后续发生胸膜增厚或限制性肺通气功能障碍均有明显的影响。胸腔积液里的炎症标记物对胸膜增厚的预测价值也很小[209]。

石棉暴露也可能导致纤维胸(也称为弥漫性胸膜增厚),通常是双侧的[212]。该类情况时,脏层胸膜可出现广泛纤维化,并与壁层胸膜表面粘连,致使胸膜腔消失[212]。目前已知弥漫性胸膜增厚是发生于良性石棉性胸腔积液之后,并且人们认为这是形成纤维胸的必要前提[213]。在一项纳入了 44 例弥漫性胸膜增厚患者的研究中,一半的患者有良性石棉性胸腔积液的病史;反之,54% 有良性石棉性胸腔积液的患者后期形成了胸膜增

厚[213]。弥漫性胸膜增厚通常但不总是与石棉暴露的严重程度相关[212](见电子图 73-14),其发病率会随着第一次暴露后时间的推移而增加[213]。胸膜纤维化通常是进展性的,可导致限制性肺功能障碍,尤其是在肋膈角消失者中[214]。

胸膜纤维化(伴或不伴肺纤维化)也可发生在麦角生物碱使用后(如溴隐亭、培高利特和二甲麦角新碱)[203,215]。有人提出,有石棉接触史者服用溴隐亭后更易发生该药诱导的胸膜纤维化[216]。麦角生物碱所致的胸膜纤维化,其呼吸困难起病常较隐匿,大多数患者在使用该类药物至少 6 个月后才开始出现呼吸困难[203]。胸膜增厚通常是双侧的,也可以是单侧的,且可能与肋膜炎性疼痛相关。全身症状的出现和血清炎症标记物的升高也有报道[215]。溴隐亭治疗的患者,若停止药物使用,其纤维胸将停止进展,并可能自行缓解[203],但完全缓解罕见。皮质类固醇常用于治疗该类纤维化,但其有效性尚未确定[203]。胸膜纤维化往往是双侧的(如果是由系统原因所致),可能与合并的腹膜纤维化相关[217]。

最近报道了一组疾病综合征,合称特发性胸膜纤维弹性组织增生症[218-221]。它的特征是胸膜及胸膜下实质进行性纤维化增厚,通常发生在上叶,其与引起纤维胸的已知病因不相关。呼吸困难、咳嗽和反复感染是比较常见的[218]。

碳纳米管,其很多特性类似于石棉纤维,近期已引起人们警惕,因为在动物研究中该物质能刺激胸膜和胸膜下肺组织发生明显纤维化[222]。这些纳米管有高拉伸性能和较高长宽比,被吸入后,可以从远端肺泡移行到胸膜腔[223,224]。碳纳米管长期的安全性,尤其是对于人类,正在进行深入研究。

尽管胸膜纤维化通常是一个不希望出现的情况,但它常以治疗性目的(胸膜固定术)用于控制胸膜积液和气胸。胸膜粘连术是医源性诱导胸膜纤维化的过程,该术使胸膜脏层和壁层粘连在一起,以消除胸膜腔,从而防止液体或空气的重新积聚[225]。有趣的是,胸膜固定术对肺功能并无重大的影响,甚至是经过几十年后。研究者回顾了 22 ~ 35 年前因自发性气胸行相关治疗的患者,其中 80 例进行了滑石粉胸膜粘连术,这些患者胸片上显示有明显的胸膜增厚,但与当时仅进行单纯引流的患者(n=34)相比,前者对患者限制性肺功能的变化影响很小[226]。许多关于人类和动物的小规模研究,也同样发现胸膜粘连术后患者肺容量和气体交换并没有明显受损[225]。这些观察性研究表明,纤维胸的后果要有显著临床意义的话,要么有非常广泛的胸膜纤维化(远远超过治疗性胸膜粘连术),要么同时伴有肺实质纤维化。

(一) 诊断

在一项超过 70 000 例的大型人口筛查研究中,人群中有3.6% 在放射检查时发现存在胸膜增厚[227]。纤维胸的诊断通常基于影像学发现和易感病因的存在(如过往的损伤或感染)(电子图 81-10 ~ 电子图 81-12)。放射学检查表现为肺周围胸膜均匀增厚。钙化经常出现在增厚胸膜的内部(图 81-11,见电子图81-12),可作为精确测量胸膜增厚厚度的指示标志。肥胖受试者(体重指数> 30)可发现胸膜明显增厚,可能是胸膜外脂肪沉积的结果[228]。CT 扫描可轻易区分脂肪及纤维性增厚。

CT 评分系统可以量化胸膜的厚度和患侧胸膜的周长(以及其他胸膜改变,如圆形肺不张和胸膜斑块),目前已证实,该评分系统与肺功能测量值受损程度密切相关(特别是肺总量和弥散

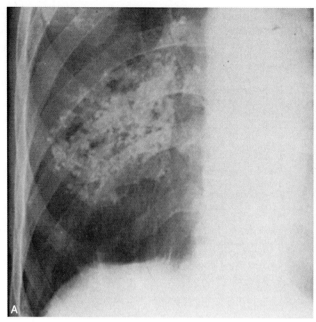
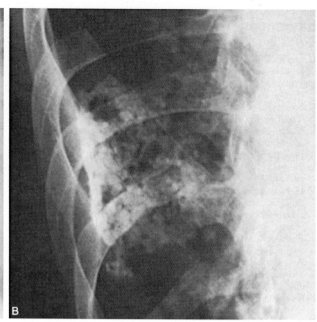

图81-11　纤维胸。62岁男性患者正位(**A**)和斜位(**B**)胸片,显示了右侧局灶性纤维胸及钙化斑块。患者32年前曾有右侧脓胸病史。(From Hinshaw HC,Murray JF:*Diseases of the chest*,Philadelphia,1980,WB Saunders,p 912.)

能力)[229]。

常规肺功能检查常提示有轻到重度限制性通气功能障碍[213]。石棉诱导的弥漫性胸膜增厚,其限制性障碍来自于膈肌肋表面和低位肋胸膜的炎性受累,致使胸膜粘连形成,最终使吸气时膈肌和胸腔运动受限[230]。胸腔扩张的减少是限制性通气的主要原因,因为膈肌此时仍可以通过收缩,使膈顶部下降来辅助吸气[230]。研究发现,石棉所致弥漫性胸膜增厚患者中有95%存在劳力性呼吸困难[231]。同时也会出现活动耐量的下降[232]。

广泛性纤维胸患者的肺功能可能会严重受损(图81-12)。胸膜明显增厚,可使单侧胸廓回缩变小、肋间隙变窄及纵隔向患侧偏移。严重、特别是双侧纤维胸的患者,可能出现高碳酸血症型呼吸衰竭,可能需要给予无创辅助通气治疗[233]。

(二) 治疗

需要强调的是,近期发生过血胸、脓胸或结核性胸膜炎的患者,在疾病急性期后的3~6个月会出现明显的自发症状和一定程度的胸膜增厚[234]。纤维胸患者应该避免使用能引起胸膜纤维化的药物。

胸膜剥离术(手术移除胸膜表面纤维层)已经被用于治疗纤维胸。但术后改善程度不同,其中有许多研究发现该术疗效并不令人满意[235,236]。手术是否成功部分取决于肺的基础状况。如果基础肺功能正常,肺胸膜剥离术后患者肺活量可能会改善,但若有广泛的肺实质疾病,术后肺活量甚至可能降低。纤维胸的持续时间并不能预测其预后。手术的发病率和死亡率对预后也有一定影响[237]。因此,只有在胸膜明显纤维化(相对肺基础功能尚可)、因劳力性呼吸困难出现生活质量下降的患者中,才予考虑胸膜剥离术。石棉所致双侧纤维胸的患者行胸膜剥离术,术后疗效令人失望,可能是由于合并了肺纤维化[238]。

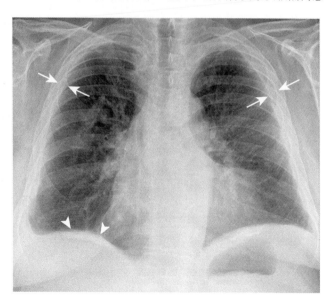

图81-12　弥漫性胸膜增厚。一位有长期石棉接触史的患者胸部平片,患者有进行性呼吸困难,肺功能提示限制性通气功能障碍。胸片显示双侧弥漫性胸膜增厚(双箭头所示),肋膈角变钝及右侧膈肌钙化斑块(箭头)

关键点

- 大部分原发性自发性气胸患者治疗第一步通常推荐单纯穿刺抽吸术。
- 继发性自发性气胸具有潜在致命风险,在其第一次发作时就应考虑预防复发。
- 乳糜胸的特点是富含乳糜微粒的乳白色液体。提倡早期干预控制乳糜胸,来减少长期胸腔引流导致的营养不良。
- 假性乳糜胸特点是含有胆固醇晶体,需与真性乳糜胸鉴别,而两者致病原因及处理方式完全不同。
- 创伤性血胸应该尽早引流,如果出血量大于200ml/h,则需要行外科手术或介入放射治疗。创伤性血胸的并发症有胸膜腔内血液凝结、胸膜感染、胸腔积液及纤维胸。

■ 发生过血胸、脓胸或结核性胸膜炎的患者，在疾病急性期后的 3～6 个月可能会出现胸膜增厚。若胸膜增厚已存在数月且患者出现明显的劳力性呼吸困难时，应考虑行胸膜剥离术。

（赵爽 译，陈勃江　何杨 校）

参考文献

以下是主要的文献，完整的文献请登录 *ExpertConsult* 查阅。

Alifano M, Jablonski C, Kadiri H, et al: Catamenial and non-catamenial, endometriosis-related or nonendometriosis-related pneumothorax referred for surgery. *Am J Respir Crit Care Med* 176:1048–1053, 2007.

Casali C, Stefani A, Ligabue G, et al: Role of blebs and bullae detected by high-resolution computed tomography and recurrent spontaneous pneumothorax. *Ann Thorac Surg* 95:249–255, 2013.

Hooper C, Lee YCG, Maskell NA: Investigation of a unilateral pleural effusion in adults: British Thoracic Society pleural disease guideline 2010. *Thorax* 65:ii4–ii17, 2010.

Light RW: *Pleural diseases*, ed 6, Baltimore, 2013, Lippincott Williams & Wilkins.

Light RW, Lee YCG, editors: *Textbook of pleural diseases*, ed 2, London, 2008, Hodder Arnold.

Lyon S, Mott N, Koukounaras J, et al: Role of interventional radiology in the management of chylothorax: a review of the current management of high output chylothorax. *Cardiovasc Intervent Radiol* 36:599–607, 2013.

MacDuff A, Arnold A, Harvey J: Management of spontaneous pneumothorax: British Thoracic Society pleural disease guideline 2010. *Thorax* 65(Suppl 2):ii18–ii31, 2010.

Manley K, Coonar A, Wells F, et al: Blood patch for persistent air leak: a review of the current literature. *Curr Opin Pulm Med* 13:333–338, 2012.

第82章　胸膜肿瘤

V. COURTNEY BROADDUS，MD · BRUCE W. S. ROBINSON，MBBS，MD

一、引言

胸膜肿瘤分为原发性和继发性肿瘤。胸膜转移性肿瘤是最常见的胸膜继发性疾病，故首先讨论。据估计，在美国，每年罹患胸膜转移性疾病约20万人，是引起渗出性胸腔积液第二大常见原因（仅次于感染）[1]。不幸的是，它代表转移性扩散，故治疗目标是姑息，而非治愈。这类疾病预后差，中位生存期仅为4个月[2]。胸膜腔的原发性肿瘤则更少见。在这类疾病中，恶性间皮瘤数量最多，全球每年约15 000新发病例，美国每年约3000新发病例，而且发病率正逐年上升[1]。虽然恶性间皮瘤恶名远播，但它比转移性胸膜疾病预后更好，中位生存期可达到12个月[3]。尽管恶性间皮瘤目前尚不能根治，但已经取得了进展。其他罕见而又有趣的肿瘤，包括胸膜孤立性纤维瘤、原发性渗出性淋巴瘤和脓胸相关性淋巴瘤，也将在本章一并讨论。

二、胸膜转移性疾病

（一）肿瘤类型

有些肿瘤容易发生胸膜转移，特别是肺癌、乳腺癌、淋巴瘤，以及较少见的胃肠道、泌尿生殖系统恶性肿瘤（表82-1）。胸膜转移性疾病，约半数会产生胸腔积液，且多为渗出性[4]。然而，仍有10%的恶性胸腔积液，无法确定肿瘤来源[5]。

转移扩散的途径有助于确定肿瘤来源。恶性间皮瘤通常是起源于壁胸膜，后扩散至脏胸膜；而支气管源性恶性肿瘤和其他类型肿瘤转移，通常先侵犯脏胸膜，再扩散至壁胸膜，极少单独侵犯壁胸膜[4,6]。支气管肺癌引起的恶性胸腔积液，多位于原发肿瘤的同侧。一项包含24例样本的尸检报告发现，其中有17例为患侧的胸腔积液[6]。

（二）临床特征

恶性胸膜疾病最常见的症状是呼吸困难，也可能引起咳嗽，常与胸腔积液的产生相关（详见第79章）。若呼吸困难和咳嗽

源于胸腔积液，则可通过胸腔穿刺来减轻症状。若胸腔穿刺不能缓解症状，应怀疑肿瘤侵犯肺或胸膜壁，或者合并其他疾病。胸痛性质多为钝痛；胸痛多提示胸壁以及胸膜的感觉神经受累。通常认为感觉纤维多位于脏胸膜，故胸痛并非一定是胸壁受累[7]。在一项病案系列报道中发现，34%恶性胸腔积液患者会出现胸部钝痛，24%为胸膜炎性胸痛[8]。而良性胸腔积液的患者，则多为胸膜炎性胸痛[8]。全身症状可表现为乏力和食欲缺乏。

表82-1　可产生恶性胸腔积液的原发性肿瘤

原发性肿瘤的部位	占总数的比例（%）
肺	37.5
乳腺	16.8
淋巴	11.5
胃肠道	6.9
泌尿生殖系统	9.4
其他	7.3
来源不明	10.7

从5个不同的报告中汇总了2040位患者。其他类别包括卵巢癌、肉瘤、子宫癌和子宫颈癌及其他癌。

From Antunes G，Neville E，Duffy J，Ali N：BTS guidelines for the management of malignant pleural effusions. *Thorax* 58：ii29-ii38，2003.

（三）恶性胸腔积液

恶性胸膜疾病可不伴胸腔积液（视频82-1）。恶性肿瘤患者的尸检结果发现40%[6]～45%[4]恶性胸膜疾病不伴胸腔积液。另外，肿瘤细胞可不通过积液扩散至胸膜腔。因为对不伴胸腔积液的肺癌患者进行术前胸膜腔灌洗，其细胞学检查阳性（见电子图18-35和电子图53-5）。另一项研究纳入1200例行根治性手术切除且不伴积液的肺癌患者，术前胸膜腔灌洗液显示5.3%细胞学检查阳性[9]。胸膜腔灌洗液细胞学阳性多提示预后不良，未来TNM分期修正可能会考虑这一因素。对于术前胸膜腔灌

洗液细胞学检查阳性的患者，一些专家建议辅助化疗[10]。恶性胸腔积液的进展，依赖肿瘤细胞分泌活性介质的能力，或者诱发正常组织发生炎症反应、血管形成、纤维蛋白溶解等过程[11]。

肺癌是引起恶性胸腔积液首要原因[12]（见表 82-1）。超过半数的恶性胸腔积液是由肺癌和乳腺癌引起。在支气管源性恶性肿瘤中，所有组织学亚型均可引起胸腔积液，其中腺癌最易导致恶性胸腔积液[13]。

乳腺癌是导致恶性胸腔积液的第二大病因[12,14]。从乳腺癌初次诊断到发展至胸腔积液，过程一般为 2 年，但也可长达 20 年。积液通常位于肿瘤原发灶同侧（50%），但也可以是对侧（40%），甚至是更为少见的双侧（10%）[15]。

根据大多数病案系列报道，淋巴瘤位居第三大病因，并且可能是导致年轻患者发生恶性胸腔积液最常见的原因[14]。胸腔积液常见于非霍奇金淋巴瘤（电子图 82-1）和霍奇金淋巴瘤[16]。约 16% 非霍奇金淋巴瘤患者会出现恶性胸腔积液，当其他部位出现淋巴瘤的征兆时，大部分患者同时合并胸腔积液[17]。大量胸腔积液细胞学研究表明，胸膜腔易受累[18]。部分非霍奇金淋巴瘤患者会产生乳糜胸：一项研究纳入 88 例乳糜胸患者，12.5% 是由非霍奇金淋巴瘤引起的[19]。在霍奇金淋巴瘤患者中，积液可由肺门或纵隔淋巴结以及胸膜受累引起[16]。另一项研究纳入 110 例霍奇金淋巴瘤患者，26 例（24%）合并胸腔积液，单侧和双侧积液各占一半。胸腔积液在疾病晚期、结外侵犯以及纵隔占位性疾病中更常见[20]。

恶性肿瘤可能通过增加液体生成和减少液体排出而产生胸腔积液（表 82-2）（见第 79 章）。胸水产生增加的机制包括：①肿瘤细胞直接侵袭，炎性和血管活性细胞因子[如血管内皮生长因子（VEGF）]以及损伤（如放疗所致）等因素引起胸膜血管通透性增加；②感染、肺栓塞等引起肺血管通透性增加，或肺梗死时液体从肺循环至胸膜腔；③静脉回流受阻或低蛋白血症使静水压增加；④其他原因，如胸导管损伤后形成乳糜漏。以下机制通过减少淋巴回流，使胸水吸收减少：①壁胸膜淋巴管或纵隔淋巴结受累；②支气管阻塞引起的肺不张，使胸内压降低；③中心静脉压升高，例如上腔静脉综合征。恶性肿瘤产生胸腔积液，是多个因素共同作用而成[21]。单是恶性肿瘤自身便足以破坏胸水产生和吸收的平衡，导致胸腔积液大量积累。或者，恶性肿瘤可缓慢改变这个平衡，并不产生大量积液，因为胸水产生过多可通过淋巴回流吸收；而非恶性疾病，如心脏衰竭及肺炎，也会打破平衡，产生有症状的胸腔积液。很多情况下，恶性肿瘤会促使积液形成，但并不是唯一的因素[21]。不同机制的共同作用，可解释恶性肿瘤与漏出液的关系，例如，恶性肿瘤是否影响淋巴回流，以及单独的渗出过程是否使液体进入胸膜腔增加[22]。以同样的方式，恶性肿瘤可导致双侧胸腔积液；在一项前瞻性研究中，发现恶性肿瘤与其他机制一样，都是导致胸水产生的常见原因[23]。

表 82-2　恶性肿瘤引起胸腔积液的生理学机制（肿瘤性和副肿瘤性）

胸水增加途径	机制	部位/来源	举例
产生增加	血管通透性增加	胸膜血管	肿瘤侵袭
			细胞因子（如 VEGF）
			损伤（如放疗）
		肺血管	感染（如阻塞性肺炎）
			细胞因子/损伤
	血管静水压梯度增加	胸膜血管	胸内压降低（如肺不张）
			静脉压升高（如 SVC 综合征）
			血浆渗透压降低（如低蛋白血症）
	非血管因素	胸导管	乳糜胸
吸收减少	淋巴回流受阻	胸膜淋巴管	壁胸膜受累
		淋巴结	纵隔淋巴结受累
	对抗淋巴回流梯度增加		胸内压减低（如肺不张）
			静脉压增加（如 SVC 综合征）

胸水产生增加以及吸收减少可能都是产生持续的胸腔积液的原因。"副肿瘤性"指的是发生在胸膜腔外的机制。

SVC，上腔静脉；VEGF，血管内皮生长因子。

改编自 Broaddus VC：Physiology：fluid and solute exchange in normal physiological states. In Light R, Lee Y, editors：*Textbook of pleural diseases*, ed 2, London, 2008, Hodder Arnold Publishers, pp 43-48.

在一些动物实验中，已经确定参与血管生成和影响血管通透性的生物活性分子，如血管内皮生长因子（VEGF），在恶性胸腔积液的产生过程中至关重要[11]。在非小细胞肺癌合并恶性胸腔积液的患者中，积液中的 VEGF 水平增高与预后不良有关[24]。了解胸腔积液的形成机制，有助于研究新的治疗方法，如抑制 VEGF、抑制 VEGF 受体或者干扰其在血管通透性和血管生成中的作用。其实，我们已经观察到抗 VEGF 治疗的临床效果，目前正在进行相关临床试验，旨在明确针对抗 VEGF 的靶向治疗（如贝伐珠单抗或西地尼布）是否能控制恶性胸腔积液[25,26]。

（四）胸腔积液分析

恶性胸腔积液多是渗出液。积液中可能仅乳酸脱氢酶（LDH 比值和绝对值）符合渗出液标准，蛋白水平并不符合[27]。研究显示，LDH 会随着细胞更新和细胞裂解增加而升高，而血管通透性增加才会使胸水中的蛋白浓度增加。另外一些研究发现约5%的恶性胸腔积液是漏出液[28]。大多数情况下，这些"恶性"漏出液的根本原因是由充血性心脏衰竭或其他已知可形成漏出液的原因（例如，上腔静脉综合征，容量负荷过重）引起的，而恶性肿瘤是继发的、促因因素[28]。恶性肿瘤也可能是漏出液的根本原因，例如，恶性肿瘤影响了胸腔积液的淋巴吸收过程。正常的胸腔液体会逐渐累积，形成漏出液。有病例报告称，转移性结肠癌，无其他合并症，出现了漏出性胸腔积液，细胞学结果阴性；在1个月内积液发展成渗出液，细胞学结果阳性[29]。活检示壁胸膜淋巴受累，这表明漏出液的根本原因是胸腔液体淋巴回流障碍，而后出现的渗出液是胸膜膜受累引起的。

恶性胸腔积液有可能出现血性胸腔积液；恶性肿瘤其实是血性胸水最常见的原因[30]。然而，约一半的恶性胸腔积液外观上不是血性胸水，胸水红细胞计数低于10 000个细胞/μl[30]。细胞分类计数结果显示，淋巴细胞占多数较常见，但单核细胞或嗜酸性细胞占多数不能排除诊断。胸水嗜酸性粒细胞增多症（嗜酸性粒细胞>10%）并不常见，对此诊断存在争议[31]。然而，在最近的一项研究中，纳入460例胸水患者，其中，20%嗜酸性胸水是恶性胸水；20%非嗜酸性积液也是恶性胸水，表明嗜酸性胸水可能是恶性胸水，而且嗜酸性细胞增多并不改变恶性肿瘤的可能性[32]。很多因素可以引起嗜酸粒细胞增多，如检测之前有空气或血液进入胸膜腔。在另一项研究中，只研究首次胸腔穿刺获得的胸水标本，以避免人为因素引起检测之前空气或血液进入胸膜腔，仍有12.6%胸水嗜酸性粒细胞增多。嗜酸性粒细胞增多，并不能用于区分良恶性积液[33]。

大约20%的恶性胸水会出现葡萄糖浓度低于60mg/dl[34]。若胸腔积液葡萄糖水平低，通常pH也低，并且胸膜腔肿瘤负荷可能较大。有研究发现，胸水葡萄糖水平或pH低的患者，生存期更短，胸膜固定术的疗效不佳[35,36]。但是，其他研究发现，胸水pH不是确切的预后预测因子[37,38]，也不能预测胸膜固定术的疗效[37,39]。因此，无论是胸腔积液pH，还是葡萄糖水平，均不是选择胸膜固定术的依据。事实上，生存期最佳的预测因子可能不是胸膜腔的因素；用于预测生存期的最佳标准是Karnofsky评分，是基于既往史和体格检查结果进行评分，分值范围从0至100。

10%的恶性胸腔积液中胸水淀粉酶浓度升高[40]。鉴定发现淀粉酶来源于唾液腺而不是胰腺[41]。在一系列关于胸腔积液的报道中，研究显示恶性胸腔积液淀粉酶显著升高（>600IU/L）是预后不良因子。

（五）影像学评估

恶性胸腔积液量差异很大。有些可能是少量，仅几毫升，只引起肋膈角变钝，而一些大量积液，可覆盖单侧胸廓。事实上，恶性肿瘤是胸腔积液最常见的原因，大量积液可表现为占据三分之二单侧胸腔，或者完全占据单侧胸腔的巨大量积液（电子图82-2A，见电子图82-1A）。一项纳入766例患者的回顾性研究发现，大量胸水和巨大量胸水，55%由恶性肿瘤引起的[42]。脓胸和结核性胸腔积液也可表现为大量和巨大量胸腔积液。具体而言，大量胸腔积液多数由肺癌或乳腺癌引起。与相对少量的胸腔积液相比，大量胸腔积液细胞学检查阳性率并无明显增加（大量63%，少量53%）。

大量胸腔积液时，需关注纵隔的位置。通常大量积液会使

纵隔移位（见电子图82-2A）。如果纵隔位于中线，我们需警惕：①两侧的胸内压相当，提示已经发生大范围肺萎陷，与胸水产生的压力相当；②纵隔被固定在中线，不能随压力差而发生偏移。如果纵隔偏向患侧，很可能是患侧压力低于健侧（视频82-2）；此时，肺组织不能对异常降低的压力产生反应，完全复张。比如由于主支气管被肿瘤堵塞或浸润，肺扩张受到限制（见电子图82-2B），即使放置胸腔引流管，肺也不可能复张。当纵隔向有大量胸水一侧移位时，不推荐放置胸腔引流管。而下一步应完善支气管镜检查，弄清支气管阻塞是否是肺复张失败的原因。

计算机断层扫描（CT）的优势是详细呈现胸膜表面情况，以及肺实质、胸壁和纵隔的情况，并可获得肿瘤原发灶和分期情况的线索。恶性胸膜疾病的典型特征是胸膜增厚（>1cm）、不规则、有结节（图82-1，电子图82-3，也见电子图18-35和电子图53-5）。一项纳入40例恶性胸腔积液疑诊病例的前瞻性CT研究发现，上述胸膜特征可很好地区分良恶性疾病，诊断恶性肿瘤的敏感性、特异性分别为84%和100%[43]。另一项大样本CT研究连续纳入211例胸腔积液患者，恶性肿瘤最具特征性的征象是胸膜结节和胸膜结节状增厚[44]。恶性肿瘤和脓胸均可出现单纯胸膜增厚，但不具有特异性。虽然胸膜结节具有高度特异性，但不敏感，因为仅有17%的恶性积液会出现胸膜结节。有趣的是，50%的恶性胸腔积液患者CT表现无胸膜异常，其他CT表现如肺肿块，胸壁受累，纵隔淋巴结增大和肝转移则提示恶性肿瘤（视频82-3）[44]。在肺癌患者中，即使极小量的胸腔积液也提示可能有癌浸润。研究表明，CT上极少量（厚度<10mm）的积液，也是预后不良的因素；因为极少量积液提示胸膜腔或纵隔淋巴结的早期浸润[45]。

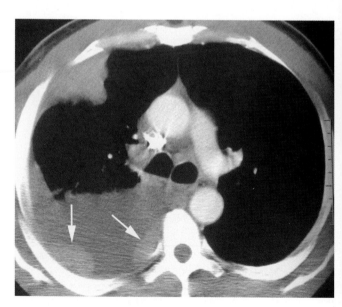

图82-1 转移性腺癌。轴位增强胸部CT显示右侧胸腔积液伴有壁层胸膜来源的强化的结节样肿块（箭头所指），后被证明是转移性腺癌。（Courtesy Michael Gotway, MD）

目前不提倡常规采用磁共振成像（MRI）来评估恶性积液。但由于MRI软组织分辨率高，可用于进一步评估肿瘤的浸润情况[46]。当要评估位于胸廓顶端的胸壁和胸膜的情况时，进行MRI检查可能非常有价值。

^{18}F-氟脱氧葡萄糖正电子发射断层扫描（PET）可用于区分胸膜良恶性病变[47]，并为恶性肿瘤分期提供依据（见电子图 53-4）。但不能将恶性肿瘤与所有良性胸膜腔炎症性疾病区分开来，如滑石粉胸膜固定术引起的胸膜改变[48]（图 82-2）。一位曾行滑石粉胸膜固定术的患者，PET/CT 显示滑石粉沉积区域，衰减增加，^{18}F-氟脱氧葡萄糖摄取增多[49]。

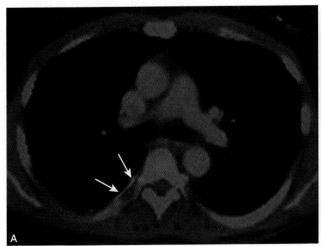 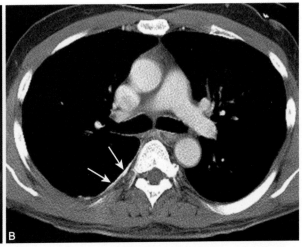

图 82-2　行滑石粉胸膜固定术的部位在 PET 中显示出活性增强。A. 一名反复发生气胸的患者行滑石粉胸膜固定术后的 PET/CT 显像，图中显示胸膜摄取增加（箭头所指处）。B. 胸部轴位 CT 影像显示，PET 摄取增高对应的部位显示出滑石粉沉积的高衰减特征。（Courtesy Michael Gotway, MD）

（六）诊断

据报道，约 60% 的患者是通过细胞学检查确诊[50]，但细胞学检测的诊断阳性率不一，与肿瘤类型、胸膜腔的受累范围以及检查医师的经验有关（见第 79 章）。与鳞癌相比，腺癌细胞学检查的阳性率更高，这也许是因为腺癌在肺外周部位更常见，侵袭胸膜腔可能性更大[30]。细胞学检查的阳性率与积液量关系不大。有研究报道，大量积液（63%）和中少量积液（53%）细胞学检查的阳性率接近[42]。

细胞团块的免疫组织化学染色可协助诊断。一些生物标志物在肺原发肿瘤中阳性率更高，如甲状腺转录因子 1，而 GATA3 是乳腺癌的标志物，具有较高的敏感性和特异性[51]。

细胞学标本可用于上皮生长因子受体（EGFR）检测[52]，而当细胞学检查仅看见少量甚至未看见癌细胞时，高度敏感的测序，如二代测序，仍可检测这些标志物[53]。

当细胞学检查阴性或不能确定时，则有必要完善组织活检。以前，细胞学结果阴性，下一步即行经胸壁皮肤针刺胸膜活检。但是，恶性肿瘤通常是侵犯壁胸膜局部，使其可能完全错过病变区域。影像学定位下胸膜活检准确性更高。一项随机研究比较了经胸壁皮肤针刺胸膜活检和 CT 引导下胸膜活检，结果显示 CT 引导下胸膜活检敏感性明显增加（87% vs 47%），阴性预测值更高（80% vs 44%）[54]。胸腔镜可观察整个胸膜面（见第 24 章和电子图 53-5B）。可疑病灶的定向活检鉴别转移性胸膜疾病，准确率可达 100%[55]。同时还能为免疫组化和分子标志物检测（如表皮生长因子受体）提供大组织标本。必要时还可提供肿瘤的大体外观，为肿瘤分期、粘连剥离提供依据，还可在滑石粉胸膜固定术前，清除胸膜腔积液。当颈部、锁骨上或其他区域淋巴结异常肿大时，可通过淋巴结细针穿刺诊断转移性疾病，或通过内镜下或支气管内超声引导下纵隔淋巴结活检，从而避免胸膜腔侵入性检查[57]。

进一步研究癌症的分子生物学，可能需要确定恶性肿瘤的生物标志物。胸腔积液的标志物可协助细胞学诊断（见第 79 章），但是生物标志物的敏感性和特异性不定，不能完全用于区分良恶性疾病。虽然我们可通过临床特征推断恶性肿瘤的存在（症状持续超过 1 月，无发热，血性浆液性胸水，胸部 CT 提示恶性肿瘤），但联合多个肿瘤标志物可提高诊断准确率[56]。有时在间皮瘤中检测间皮细胞的产物间皮素可能具有诊断意义（见下文"间皮瘤"部分）。但是，胸水间皮素升高，恶性胸腔积液多见，不仅限于间皮瘤，而良性积液中间皮素不升高。因此，间皮素水平升高，强烈提示恶性肿瘤的存在。

以后的诊断措施可能会包括基因分析，如分析肿瘤恶性基因特征（DNA 甲基化，突变，微卫星，端粒酶，非整倍性），或基因表达指纹（微阵列）特征[58,59]。如前所述，胸膜细胞的基因检测结果可能决定治疗的方向；例如，在恶性胸膜细胞中检测到 EGFR 突变可以预测对 EGFR 酪氨酸激酶抑制剂的疗效，如厄洛替尼或吉非替尼[52,53,60]。作为人类基因组计划的意外收获，高通量测序技术能对全基因组或外显子组进行快速测序。由于所有的癌症都是唯一的，希望这可以催生特异的标志物和靶向治疗的出现（如开发出特异性疫苗，"驱动"宿主免疫系统攻击自身的癌症）[61]。

（七）治疗和姑息

制定恶性胸腔积液的姑息性和治疗性方案取决于多个因素（表 82-3）。治疗措施很多，更趋向于无创的治疗措施。临床医生应首先确定积液是否引起呼吸困难或咳嗽，以及症状的出现是否因为积液对心肺功能的影响（见第 79 章）。有症状的积液需要尽量控制积液，通常采取闭塞胸膜腔或内源性、外源性胸水引流的方法。肺是否能完全复张，患者的一般情况以及能否获得某种治疗措施（如胸腔镜），均有助于临床医生作出临床决策。总体目标是用创伤最小、并发症最少、费用最低的治疗措施,最大程度减轻症状。欧洲呼吸协会/美国胸科协会和英国胸科协会已经制定出指南,规范管理姑息治疗[12,62,63]。

表 82-3 控制恶性胸腔积液的措施

治疗措施	目标患者群体
化疗	化疗反应良好的肿瘤
胸腔穿刺	缓慢复发的胸水 生存期非常短的患者
胸膜固定术 　通过胸腔导管 　通过胸腔镜	 肺能复张 可松解肺粘连,并取活检 有开展胸腔镜的条件
留置导管	对门诊患者适用 对肺萎陷有益
胸腹腔分流术	患者可自行操作泵 对肺萎陷有益 特别适合乳糜胸
胸膜切除术 　通过胸腔镜 　通过开胸术	 适用于其他创伤小的措施治疗失败后 患者一般情况好,预期生存时间长

肿瘤原发灶引起的胸腔积液,应该考虑全身化疗。乳腺癌、小细胞肺癌和淋巴瘤引起的恶性胸腔积液,可能对化疗有反应[15,64,65]。放疗可能对肿瘤原发灶或胸壁局部病灶有效,但其应用受限于一些临近胸膜的器官对放疗太敏感,如肺和心脏。如前所述,恶性胸腔积液最常见且最易导致患者衰弱的症状是呼吸困难,姑息治疗的首要目标就是缓解呼吸困难。

胸膜腔反复穿刺引流,有时可治疗有症状的胸腔积液,例如,胸水积聚缓慢并且患者选择该方案的情况下。但如果恶性胸水多且产生迅速,则需要频繁穿刺。所以,该方案仅对某些患者有价值,如预期寿命非常短的患者。

如果肺与壁层胸膜粘连后能复张,则可以考虑采用化学胸膜固定术。即使不能完全复张,只要肺能覆盖大部分壁层胸膜,胸膜固定术对抑制大量症状性胸水的复发都应该是有效的,可以考虑[63]。使用滑石粉进行胸膜固定在大多数(70% ~ 100%)患者中是有效的,而且,它比其他介质更有效,如四环素和博莱霉素[62,66]。滑石粉胸膜固定术会产生疼痛,而且可能会在少数患者中引发肺水肿和急性呼吸衰竭[1]。研究表明细小的滑石粉颗粒(< 10μm)可均匀分布于胸膜腔。在一项随机研究中,比较胸膜固定术采用粒级滑石粉(去除大多数 10μm 以上的颗粒)和使用包含小颗粒的混合滑石粉,粒级滑石粉的并发症更少[67]。虽然目前已经研究出替代性介质,但滑石粉仍应用最广。尽管如此,比较 5 个国家的肺脏病学家的研究发现,胸膜固定术中使用的介质各不相同[68],其他介质包括四环素、博来霉素、聚维酮碘、氮芥、短小棒状杆菌和硝酸银[66]。

可将滑石粉混悬液通过胸腔引流管滴注至胸膜腔,也可在胸腔镜下将滑石粉末洒在胸膜腔。滑石粉混悬液可通过大、小引流管用药,都不用翻转患者。前瞻性研究表明,虽然滑石粉胸膜固定术仅适用于极少部分患者[69],与小口径引流管(12F)相比,胸膜固定术使用大口径引流管并无临床获益,并且使用同位素标记的滑石粉或观察临床结局发现,患者的效果不会更

好[70]。通过小口径导管滴注滑石粉悬液并且 24 小时后拔除导管,其疗效肯定[71]。一项前瞻性随机研究比较了滑石粉悬液和滑石粉粉末,发现效果相当。71% 使用滑石粉悬液、78% 使用滑石粉粉末的患者 30 天后症状缓解。亚组分析发现合并肺癌或乳腺癌的患者,使用滑石粉粉末的效果更好(滑石粉粉末 82% 有效,滑石粉悬液 67% 有效)[72]。胸腔镜或可视图像下胸腔镜手术,在注入滑石粉粉末和粘连剥离的同时,可完全清除胸腔积液,因此,在特定患者中治疗成功率更高。

研究表明,长期留置导管可替代化学胸膜固定术,甚至在很多病人中,联合应用上述方案后能拔除导管。局麻下置入导管,之后门诊随访,每天或隔天放胸水。对于不能施行胸膜固定术的患者,如肺不能复张的患者,这种措施是唯一替代疗法。很多患者留置导管不仅能缓解症状,更能促进痊愈,即使在引流管拔除后,也不再产生胸水。一项纳入 263 例恶性胸腔积液的回顾性研究发现,留置胸膜导管,直至引流量低于 50ml/d,58% 的患者可拔除导管[73]。导管的平均总留置时间是 29 天。在以下患者中,单独安置导管成功率更高:乳腺癌和妇科肿瘤(分别是 70% 和 72%),细胞学检查阳性,患侧肺可完全复张。这种门诊治疗方案的额外获益是可以减少住院时间,这是姑息性治疗过程中极具吸引力的方式。一项随机对照研究比较了留置导管和滑石粉胸膜固定术两种治疗措施,106 例恶性胸腔积液患者,或在门诊安置导管,或住院部通过胸腔引流管行滑石粉胸膜固定术,两种治疗措施疗效差异不大,都可以减轻呼吸困难,患者的生活质量一样。且滑石粉胸膜固定术组有更多的患者接受了进一步治疗(22% vs 6%),安置导管组有更多的患者出现不良反应。尽管如此,两种治疗方案疗效相近,使得患者的意愿成为治疗方案选择的关键[74],也可联合应用两种治疗方案。一项前瞻性研究在恶性胸腔积液患者中,同时行胸腔镜下滑石粉胸膜固定术和安置胸膜腔导管[75]。在这 30 位患者中,92% 的患者胸膜固定术治疗有效,可在 8 天内拔除导管。联合治疗可能会增加有效性,却并不会延长住院时间或增加不良反应。

肺复张不良或胸膜固定术治疗失败,也可选择胸膜腹膜分流作为姑息治疗方案,且是乳糜胸患者的首选方案。该方案是临时性的,而其他治疗方案不可逆。虽然该方案创伤性更大,但流向腹腔的乳糜液,通过不同途径被吸收,从而最大程度减少蛋白和淋巴细胞的流失。大多数(95%)患者呼吸困难缓解[76]。只是外部泵室必须每天多次手动按压,才能使胸腔积液转移至腹腔。

胸腔镜下胸膜切除术可使胸膜联合。但是,随着胸膜固定术和安置胸膜腔导管的出现,目前已经不推荐胸膜切除术。

(八)预后

恶性胸腔积液患者,总体预后不良。综合多项研究,总体纳入 400 位患者,分析发现其中位生存期为 4 个月[2]。不同的原发肿瘤类型,生存期差异较大。肺癌合并恶性胸腔积液,中位生存期是 3 个月,乳腺癌合并恶性胸腔积液,中位生存期是 5 个月,间皮瘤是 6 个月,淋巴瘤是 9 个月。胸腔积液 pH 及葡萄糖水平用以预测患者预后的证据并不充分[2]。最有力的预测因子似乎是 Karnofsky 活动量表。一项前瞻性研究纳入 85 位恶性胸腔积液患者,均完成胸腔镜下胸膜固定术,其中,Karnofsky 评分超过 70 分的患者,中位生存期 13.2 个月,而评分低于 30 的患者,中位生存期 1.1 个月[38]。当与胸腔积液 pH,葡萄糖水平以及胸膜表面肿瘤浸润

范围相比，Karnofsky 活动量表是唯一有意义的生存预测因子。

鉴于肺癌患者合并恶性胸腔积液的预期寿命短，已经影响了肺癌合并恶性胸腔积液分期的修订[77]（见第 53 章）。第 6 版 TNM 分期 1997 年开始实施，胸膜腔恶性肿瘤的原发病灶分期是 T4 期，总体分期为ⅢB 期，与其他浸润性肿瘤的预后相似。对分期及分期对生存的影响进行综合再评估发现，恶性胸腔积液患者比其他 T4M0 期的患者预后更差（8 个月 vs 13 个月），而与有对侧肺转移的患者预后更相似（10 个月）[77]。在修正后的分期，胸膜腔恶性肿瘤（恶性胸腔积液或者胸膜结节性恶性肿瘤），以及对侧肺转移性结节，都定为胸内转移性疾病（M1a）。由于胸内转移性疾病（M1a）预后更好，与胸外转移性疾病（M1b）单独划分。

三、间皮瘤

（一）发病率和病因学

恶性胸膜间皮瘤并不常见，也不罕见，美国每年有 3000 例新发病例。直至 2020 年前后，预计美国和西欧的病例数会逐年增加，因为二战后石棉或含石棉产品的职业暴露增加[78]。石棉曾盛极一时，因为它不仅价格低廉，防火，绝缘良好，还可以纺织或者铸模至其他很多产品中。石棉甚至可以拿来制造牙刷[79]和卷烟滤嘴[80]。石棉被广泛应用于工业和建筑材料中，但其实它对人体有害。作用机制很多（见下文）[81]。

2020 年后，预计西欧的病例数会趋于稳定，之后会逐渐减少。因为 19 世纪 70 年代中期到 90 年代，开始限制石棉的使用，对工人实施保护措施，减少石棉制品，这些措施使石棉的职业暴露减少。在一些工业化国家，比如日本，限制石棉的使用延迟了几十年，间皮瘤的"流行"也会相应延迟几十年。在很多环境保护措施少的发展中国家，依然在开采石棉，石棉的使用已经攀升到一个相当高的水平，这使石棉相关性疾病进入一个恐怖的新纪元[82]。全球的石棉使用情况各不相同，一些国家颁布"石棉禁令"，另外一些国家肆无忌惮地使用石棉。美国并未颁布禁令，但是石棉的使用已经降到不足峰值的 1%[83]。在那些无石棉使用限制的国家，未来恶性胸膜间皮瘤的发病率会达到很高的水平。由于吸入石棉和吸烟的共同放大效应，预计石棉导致的肺癌会有所增加[84]（见第 52 章）。

石棉暴露量大的人群，间皮瘤发生率随之增加，这些人群包括石棉工业中的工人、从事绝缘工作的工人、管道安装工、造船厂工人、刹车机械工、铁路工人、建筑工人、木工、水管工、电工、画家、非石棉矿工、焊工、机械工、矿工和维修石棉建筑的工人。女性间皮瘤患者少见，唯一确定的暴露因素是配偶沾染石棉的衣物。若儿童意外石棉暴露，可能会导致青年时期发生间皮瘤。

除了开采、加工石棉的人群（"第一批"）和工业中接触石棉的人群（"第二批"），现在还出现了第三批人，在家中或工作环境中意外短期、少量的石棉暴露[86]。房屋翻新最易出现意外暴露，这也是导致间皮瘤发生率增加的一个原因[86]。世界贸易大楼坍塌后，周围居住的人群暴露于粉尘中，也可能会增加间皮瘤的发生[87]。此外，纳米颗粒和纳米管的使用增加，引起类似于石棉的不可预见的毒性作用，已经得到关注，但这尚未得到证实[88,89]。

有假设提出，其他因素也可以导致间皮瘤的发生。1955 年至 1961 年，在美国和其他国家，出现被猿猴病毒（SV40）污染的脊髓灰质炎疫苗，其是否会导致间皮瘤的发生，一直存在争议。SV40 非常有趣，它可分别与控制增殖和凋亡关键步骤的视网膜母细胞瘤蛋白以及 p53 结合，并使其失活，从而使细胞持续增殖。一篇纳入 15 项研究的系统评价发现，间皮瘤组织中检测到 SV40 的几率是正常对照组织中的 17 倍[90]。体外细胞和动物实验表明，SV40 可与石棉协同作用，诱导、促进间皮瘤的发生[91]。但人类中的因果关系尚未确定，流行病学研究并未发现 SV40 暴露人群的间皮瘤发生率增加[92,93]。即使检测到 SV40 病毒的 DNA 序列，但并不能证明它在间皮瘤的发展过程中发挥作用。要成为癌基因，病毒蛋白必须得到表达，而且削弱细胞中与正常功能相关的蛋白的作用。现在，SV40 仍备受争议，它更可能是石棉的协同致癌因子，而不是间皮瘤的主要病因。可以关注支持[94]和反对[95]SV40 是间皮瘤病因的讨论。

吸烟并不会增加间皮瘤的发生率[96]，也未发现石英或者人造玻璃纤维（岩石渣/矿渣和玻璃纤维）与职业性间皮瘤有关[97,98]。石油提炼工人中有很多确诊病例。研究者曾一度认为石油或石油制品暴露会增加发病率，现证实是由于职业性的石棉暴露所致[99]。电离辐射可能是间皮瘤发生的原因，或者可能促进间皮瘤的发展；钍造影剂（含有二氧化钍）暴露、放疗以及核工作者的低剂量辐射暴露，间皮瘤发病风险有小幅度攀升[100]。

环境中的石棉暴露也与间皮瘤的发展有关。大量人群的低剂量暴露，可能仅在肺内产生"背景"石棉水平，但由于暴露人群庞大，可能导致间皮瘤病例数的增加（类似于广泛的光照暴露和黑素瘤发展的关系）[102]。毛沸石是一种非石棉晶体纤维形式的矿物沸石，在一些土耳其村庄，发现人群有毛沸石暴露，其间皮瘤的发生率非常高。许多地方都发现毛沸石的身影，包括美国西部。采用含有毛沸石的砾石铺路，可能带来潜在风险[102,103]。

家族性地中海热患者出现胸膜慢性炎症，也可能引起间皮瘤。已有至少 4 例该类疾病报道，产生原因可能是反复发生的浆膜炎[104]。研究表明在大多数城市居民的肺中含有少量石棉纤维[105]。

虽然以百万计的工人有石棉暴露，但仅少数发展为间皮瘤，其中遗传因素可能增加其易感性。家族聚集现象也是支持遗传易感性，虽然也有可能因为集体石棉暴露[106]。在土耳其的卡帕多西亚地区，人群广泛暴露于毛沸石，这些患者对间皮瘤的易感性似乎是常染色体显性遗传[107]。全基因组关联分析报道了间皮瘤的易感基因[108]。尽管间皮瘤很少出现家族聚集现象，但有研究报道细胞 BAP1（BRCA1 相关蛋白-1）突变与此有关，该突变还会增加葡萄膜黑素瘤的易感性[109]。

（二）遗传特征

与间皮瘤关系最为密切的三个肿瘤抑制基因是 *CDKN2A*（或 *P16INK4A-P14ARF*）、2 型神经纤维瘤病（*NF2*）基因和 BAP1 泛素化相关基因[110]（见第 51 章肺癌的基因异常讨论部分）。通过研究细胞遗传学和杂合性基因缺失，发现染色体上相同的基因缺失，表明这些区域可能包含关键肿瘤抑制基因。研究发现基因缺失多位于染色体 1p、3p、6q、9p、13q、15q、22q 区域。致癌基因或增殖促进基因，包括编码 c-Myc、生长因子和生长因子受体（如血小板源性生长因子、EGFR），在间皮瘤产生过程中发挥作用。基因表达谱和高通量二代测序技术有可能发现新的基因异常；相关异常基因的发现，为预测间皮瘤预后、协助诊断、指导治疗、开发新的治疗方案提供依据[111-113]。

石棉纤维在胸膜中的作用

石棉暴露与间皮瘤的发生之间存在很长的潜伏期,其中需要多种基因参与。支气管源性恶性肿瘤,可通过反复获取支气管上皮来研究其自然病程,间皮瘤与之不同,胸膜腔很难取样,使其自然病程尚不清楚[114]。石棉纤维可引起许多胸膜疾病,包括胸膜斑、圆形肺不张、纤维化和石棉良性胸膜炎[115]。其中,间皮瘤的潜伏期最长。

石棉纤维形状长而薄,可吸入肺内,并转移至胸膜腔,积聚于壁胸膜,与间皮细胞相互作用,长达几十年[114]。石棉纤维可在某些位点沉积,碳也可沉积于此,胸腔镜下表现为"黑点";这些位点可能正是胸腔积液和胸膜细胞的淋巴清除位点[116]。石棉纤维被巨噬细胞吞噬后,引发肺和胸膜的慢性炎症。石棉纤维还可进入间皮细胞内,干扰染色体分离,导致染色体损伤,通过其含有的铁产生活性氧,引起 DNA 的氧化损伤[117]。细胞和动物研究发现,石棉既可通过产生自由基引起 DNA 损伤,还可通过机械破坏,引起染色体损伤[118]。在这个过程中,细胞增殖能力增强,产生凋亡抵抗。慢性炎症和染色体、DNA 损伤联合作用,产生致癌效应[119]。肿瘤抑制基因关键区域的缺失可能是间皮瘤发生的关键。如果 SV40 参与该过程,它可能与控制细胞增殖和存活的关键调节因子结合,并使其失活,如视网膜母细胞瘤和 p53 蛋白。

（三）临床特征

从首次石棉暴露到发展为有临床症状的疾病,潜伏期很长(通常为 30~40 年),故间皮瘤的平均发病年龄是 60 岁[78]。男性发病率更高,可能是因为从事石棉相关行业工作的人群中,男性居多。

症状和查体常无特征性发现,多数患者出现非胸膜炎性胸痛或呼吸困难[120]。与胸膜转移性疾病相比,间皮瘤引起的胸痛多是剧烈的酸痛,难以控制。间皮瘤很少出现咳嗽、发热、寒战、出汗、疲劳。晚期疾病中更易出现疲劳、恶病质和疼痛。当出现胸腔积液或包块时,才会出现体征。病程后期,患者常感觉胸壁塌陷,活动度降低。有时肿瘤直接侵犯胸壁,表现为质软、无触痛的胸壁包块。

实验室检查通常也无特异性发现,多伴有贫血和血小板增多。40% 的患者会出现血小板增多(血小板> 400 000/μl),可能与肿瘤产生白细胞介素-6 有关,并且提示预后不良[121,122]。血清间皮素水平的检测可用于协助诊断间皮瘤,监测疾病的进展[123]。

（四）影像学检查

胸部 X 线最常发现单侧中到大面积胸腔积液或单侧胸膜增厚(结节性或光滑性)[120](图 82-3 和视频 82-4)。一项纳入 99 例恶性间皮瘤患者的研究表明,最常见的 CT 表现是胸膜上肿瘤呈环状延伸(电子图 82-4)(70%)[124]。其他表现有周围肺组织多个结节包绕(电子图 82-5)(28%),胸膜增厚,在肺和胸膜交界处形成不规则边缘(26%),胸膜增厚伴胸膜结节形成(20%)。还可见到软组织和胸壁浸润(电子图 82-6)伴肋骨破坏(视频 82-5)。随着疾病进展,肺逐渐被肿瘤包裹,CT 表现为纵隔向患侧移位,而肺体积缩小(见图 82-3)。疾病后期可出现淋巴转移征象(电子图 82-7)。肿瘤继续进展,可能会侵犯对侧胸壁。通常胸膜斑少见;仅 28% 的患者可出现影像学上明显的斑块(电子

图 82-8)[125]。纵隔淋巴结增大更常见于转移性疾病,而不是间皮瘤。有报道称,间皮瘤以胸部 X 线片或 CT 上的多发纵隔淋巴结肿大为首发表现,但极其罕见[126],虽然 PET 扫描常能发现影像学上大小形态正常的活性淋巴结[127]。通过多变量分析能够发现支持恶性胸膜瘤而不是转移性胸膜疾病的影像学特征,包括环形胸膜受累,纵隔胸膜受累以及胸膜增厚超过 1cm 等[124]。

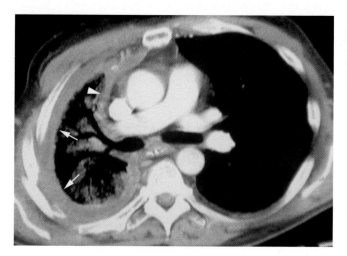

图 82-3　间皮瘤。轴位胸部 CT 扫描显示,右侧胸膜弥漫性增厚(箭头所示),伴有右侧胸腔容积显著减少。此外,还存在纵隔胸膜受累(箭头所示)。(Courtesy Michael Gotway,MD)

相比于 CT,一些临床医师更倾向于采用 MRI 检查结果作为分期和术前评估的手段(电子图 82-9)。因为有一项研究发现,与 CT 相比,MRI 可展示病灶范围,以及胸壁、膈肌受累程度[128](图 82-4)。

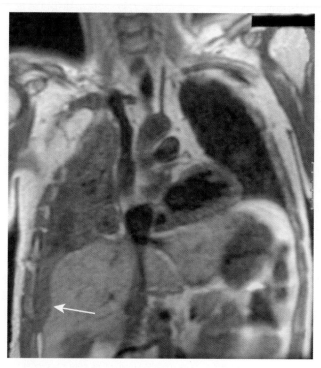

图 82-4　间皮瘤。与图 82-3 中为同一恶性间皮瘤患者,MRI 显示被肿瘤侵犯穿透膈肌(箭头所示)。(Courtesy Michael Gotway,MD)

但 MRI 并无明显的临床优势。更早的研究中，Heelan 和他的同事[129]发现 MRI 能更好地检测组织侵袭区域；但是，MRI 的使用，不能改进疾病的分期和治疗。

PET，尤其是 PET/CT，有望成为区分良恶性疾病的工具，同时协助疾病分期（图 82-5，见电子图 82-4E～H 和电子图 82-5C）。对于即将接受手术的间皮瘤患者而言，PET/CT 比单独的 PET、CT 和 MRI 更为准确[130]。希望 PET 的功能显像有助于对患者进行预后分层[131]以及监测治疗反应[132]。

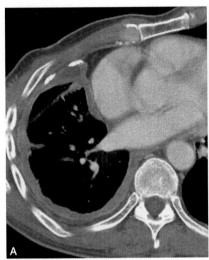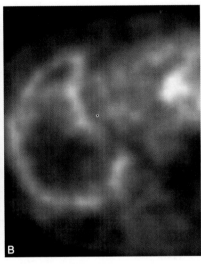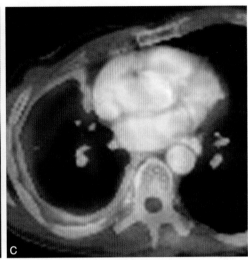

图 82-5　恶性胸膜间皮瘤的 PET/CT 表现。A. 轴位增强胸部 CT 显示广泛的、接近于圆周的右侧胸膜增厚，伴有影响右侧胸部的肺体积损失。B. PET 和（C）融合的 PET/CT 图像显示肿瘤内广泛的代谢活性，且与 CT 中所示的胸膜增厚部位具有相关性。（Courtesy Michael Gotway，MD）

对于考虑接受广泛减瘤手术的患者，如胸膜外肺切除术（切除整个胸膜、同侧心包、膈肌和肺），应尽可能明确疾病范围，尤其应排除未知的胸膜外侵犯。需联合多种影像学技术，评估患者最佳治疗方案[133]。单一影像学检测可能不够；术前评估，即使影像学检查阴性的患者，常还需要完善其他检查，如可疑结节的内镜超声下活检，对侧胸膜或腹膜的腔镜显像（见后文"手术治疗"部分）[134]。

（五）诊断

对于胸腔积液细胞学检查是否能用于诊断间皮瘤，存在争议。一些研究表明细胞学检测特异性很高，其他研究认为需要组织病理学检查[135-137]。细胞样品微阵列分析基因表达谱也可协助诊断[138]。临床唯一使用的血清生物标志物是血清间皮素，诊断间皮瘤的特异性很高（高于 90%），敏感性仅为 50%。其他生物标志物如透明质酸、骨桥蛋白和纤维蛋白 3 则缺乏特异性[139]。间皮素的高特异性，意味着积液性质未明的患者，血清间皮素水平升高，间皮瘤的可能性很高。胸腔积液中的间皮素水平也可协助诊断[140]。

闭式胸膜活检常不能取到肿瘤组织，但是可采用 CT 或超声引导来提高阳性率。有一项研究将患者随机分配行闭式胸膜活检或 CT 引导下胸膜活检，闭式胸膜活检诊断间皮瘤的敏感性是 55%（6/11），CT 引导下胸膜活检诊断间皮瘤的敏感性是 89%（8/9）；虽然纳入样本量小，差异并不显著，但 CT 引导下胸膜活检在诊断其他胸膜恶性肿瘤，也具有相同的优势[54]。目前免疫组化染色常用来区分间皮瘤和转移性腺癌，有时却难以区分。而更难以鉴别的是间皮瘤与良性间皮细胞增生伴胸膜炎。诊断不明时，需要手术活检明确。手术活检不仅为免疫组化和电镜提供更大的标本，还可提供有关肿瘤生物学行为的关键信息。间皮瘤性质独特，开始多为壁胸膜表面的细胞集落，逐渐融合、

扩散至脏胸膜。远处转移通常是疾病的晚期。相反，转移性腺癌常出现在脏胸膜，且多与远处转移相关。

手术活检首选胸腔镜下活检（见第 24 章）。胸腔镜检查不仅可获得大样本，还可以引流胸水，使萎陷肺组织复张[141]。如果肺组织未萎陷，可在手术结束时喷入滑石粉使胸膜固定。由于间皮瘤倾向于在活检和安置导管位置种植，后期行减瘤术时需慎重考虑胸腔镜的插入位置[135]。很少有胸腔镜检查误诊的报道，误诊的病例多是由于粘连阻止胸腔镜到达肿瘤原发灶[142]。如果不能行胸腔镜检查，开胸活检诊断率与之类似，具有很高的诊断率。

据报道，在这种情况下喷入滑石粉，阻止胸腔积液复发的成功率高达 95%[143]（见视频 24-5）。滑石粉胸膜固定术不会影响后期减瘤术。但是滑石粉胸膜固定术会干扰其他胸腔内治疗，如在临床试验中，通常会在胸膜固定术前考虑基因治疗。滑石粉胸膜固定术后随访发现，在滑石粉沉积区域在 PET 上表现为长期活性增强[48]（见图 82-2）。此时，PET/CT 有助于定位这些区域，区分 PET 上活性增强的区域和 CT 上衰减增加的区域[48]。

（六）病理特征

病理学家很难区分间皮瘤、转移性腺癌以及非恶性反应性间皮瘤。目前间皮瘤诊断主要依赖免疫组织化学染色，包括间皮瘤染色阳性的抗体（钙视黄素，细胞角蛋白 5/6，WT1）和那些染色阴性的抗体（例如，腺癌特异性染色如 CEA、MOC-31、B72.3 和 Ber-EP4）[144,145]。具体选择哪种抗体取决于怀疑的诊断[45]。电镜下间皮瘤的典型超微结构特征包括细胞质张力丝和长而弯曲、有分枝的微绒毛；而腺瘤的微绒毛相对短、宽、直[146]。目前很少使用电镜，因为免疫组化更快、更便宜、更有价值；如有需要，还可通过电镜检测福尔马林固定的石蜡组织的微绒毛[145]。

尽管采用多个免疫组化染色指标联合来区分间皮瘤和腺癌,但均不特异,特别是低分化肿瘤。肉瘤和双相间皮瘤比较特殊,特别是需要将其与其他肉瘤区分开来的时候[144]。

(七) 预后和分期

恶性间皮瘤患者的中位生存期是 9 ~ 12 个月[147,167]。不管治疗方案如何,上皮细胞型间皮瘤患者预后最好,肉瘤细胞型最差,混合型或双相型通常介于其他两型之间[147]。两项独立的研究均发现,年龄、男性、一般情况、白细胞增多、胸痛这些因素与预后不良有关[21,148]。

肿瘤分期对考虑手术的患者很重要,且一直存在争议。在国际间皮瘤兴趣小组(IMIG)提出基于 TNM 分期的提议前[149],至少有 6 个关于间皮瘤分期的提案。包括使用最为广泛的 Butchart 分期系统在内,这 6 个分期方案都不能明确预测生存[150]。IMIG 基于 TNM 的分期系统与当前的非小细胞肺癌的分期系统类似(表 82-4)。Memorial Sloan Kettering 进一步的外科研究支持该系统的预后价值[151,152]。例如,Ⅰ期患者的中位生存期为 30 个月,而Ⅳ期患者的中位生存期为 8 个月[152]。但 Brigham 团队发现该分期系统对明确手术可切除性用处不大,并提出了另一种被广泛使用的分期系统[153](表 82-5)。该分期系统需要切除后才能明确手术边缘,主要适用于手术后分期。国际肺癌研究协会(IASLC)和 IMIG 正在开发新分期系统,他们共同组建了一个大型多中心国际化患者数据库;初步分析表明,使用肿瘤和结节性质来描述分期,可预测预后[154]。

表 82-4 恶性胸膜间皮瘤的 IMIG 分期系统

T1	肿瘤局限于同侧壁胸膜
T1a	未累及脏胸膜
T1b	散在、点状累及脏胸膜
T2	肿瘤累及同侧整个胸膜,包括脏、壁胸膜伴膈肌受累 或,受累脏胸膜相互融合,形成裂沟 或,从脏胸膜侵入肺实质
T3	局部晚期但有可能切除
T4	局部晚期但技术上不可切除
NX	局部淋巴结无法评价
N0	无淋巴结转移
N1	转移至同侧支气管肺或肺门淋巴结
N2	转移至隆突下或同侧纵隔淋巴结
N3	转移至对侧纵隔或内乳淋巴结,或任何一侧锁骨上淋巴结转移
MX	远处转移无法评价
M0	无远处转移
M1	有远处转移

分期	类型
Ⅰ期	
Ⅰa 期	T1aN0M0
Ⅰb 期	T1bN0M0
Ⅱ期	T2N0M0
Ⅲ期	任何 T3M0 任何 N1M0 任何 N2M0
Ⅳ期	任何 T4 任何 N3 任何 M1

引自 Rusch V,Group IMI:A proposed new international TNM staging system for malignant pleural mesothelioma. Chest 108:1122-1128,1995.

表 82-5 恶性胸膜间皮瘤 Brigham 分期系统

分期	描述
Ⅰ 期	完全切除
Ⅱ 期	手术切缘阳性和(或)胸膜内腺病*
Ⅲ 期	局部扩大和胸膜外疾病
Ⅳ 期	远处转移

* 胸膜内腺病是在切除的胸膜包膜内存在淋巴结

引自 Sugarbaker DJ,Norberto JJ,Swanson SJ:Surgical staging and work-up of patients with diffuse malignant pleural mesothelioma. Semin Thorac Cardiovasc Surg 9:356-360,1997.

分期系统可由预后评分系统补充,无需手术分期。欧洲癌症研究和治疗协会以及癌症和白血病组 B 提出的临床评分系统,纳入患者一般情况,组织病理学结果和其他实验室检查结果[121]。另外,生物标志物水平的变化可能是一个准确的预后因子[155]。

(八) 治疗方式

间皮瘤的最佳治疗方案尚未确定。因为间皮瘤罕见、散发,不如其他肿瘤常见,国际上缺乏随机、对照实验。欧洲呼吸协会[156]、澳大利亚石棉疾病研究所[157]、国际癌症综合服务网联合对此提出了治疗指南[158]。

1. 外科手术

外科手术的两大主要目的是姑息性减轻症状和治疗性减瘤。由于生物学行为相似,原发肿瘤的胚胎起源相似,大家一致认为间皮瘤的治疗应参照卵巢癌的治疗流程[159]。在这两种疾病中,单独外科手术均不能阻止疾病的复发。但手术减瘤联合术后化疗,已经成功治疗一部分卵巢癌患者。间皮瘤的手术减瘤可采用两种主要的术式:一是胸膜剥除术(P/D),一是胸膜外肺切除术(EPP)。P/D 从胸膜表面切除所有的肿块,保留胸膜下的肺组织,IASLC 和 IMIG 推荐这种术式。扩大的胸膜剥除术则提倡一同切除纵隔和心包[160]。EPP 则是切除肺组织,连同周围的壁胸膜、心包、纵隔一并切除,之后用人工材料替代心包和纵隔。手术具有挑战性,常需经验丰富的外科医生完成。EPP 手术难度极大,起初手术相关死亡率高达 30%。但随着外科手术、麻醉和监护水平的提高,以及目标患者更为准确的筛选方案,目前经验丰富的医疗中心,该手术死亡率低于 4%,这个几率与肺切除术相当[161]。P/D 和 EPP 都伴随后侧胸腔切开术,因此前期胸膜固定术是两种手术的禁忌证。

术前评估包括肿瘤分期、心功能、肺功能的详细评估。大多数手术仅限于在上皮细胞形态特征的患者。早期肿瘤,且局限在单侧胸腔,肿瘤减瘤术可能有效。胸部 CT 和 MRI 通常作为评估分期的第一步。一些医疗中心更加推崇 MRI,因为可评估肿瘤对纵隔的侵犯。许多医疗中心还要求完善 PET 或 PET/CT。一些医疗中心认为,纵隔淋巴结受累是预后不良的征象,需要在 EPP 术前,通过纵隔镜或超声内镜或支气管超声内镜对可疑淋巴结活检。尽管在影像学上没有异常发现,一些团队仍完善纵隔镜和腹腔镜进行手术分期,因为间皮瘤常常通过纵隔转移至腹膜[134]。

系列病案报道称,对于已经完成扩大筛查的患者,外科减瘤术有生存获益。有研究比较两种术式,发现与 EPP 相比,P/D 能获得更好的生存[151,162]。但同一批研究者后续随访报道发现,两种术式的中位生存时间无差异[152]。两个系列报道均提示,胸膜切除术治疗失败通常是由于局部复发,而 EPP 治疗失败通常是因为胸腔外转移。这些结果均低估了外科手术根治间皮瘤的难度。

这些研究表明,单纯手术并不能治愈间皮瘤。伯明翰女子医院的 Sugarbaker 和他的同事[161]开创了新的治疗策略,即采用 EPP 肿瘤减瘤,随后予以化疗和高剂量放疗来消灭残余肿瘤细胞。这种治疗方式可达到 19 个月的中位生存期,5 年生存率 15%[161]。具有这 3 个特征(即上皮细胞类型,手术切缘干净,淋巴结未受累)的患者,中位生存期 51 个月,5 年生存率 46%。但肉瘤细胞型间皮瘤预后极差。以上研究结果激动人心,但因为存在选择性偏倚受到批判。鉴于缺乏前瞻性随机研究比较术后是否采用辅助治疗,作为临床管理或支持治疗手段,手术减瘤术后辅以放化疗的治疗性和姑息性获益尚不明确。一些反对者指出,因为缺乏未经治疗的长期存活者,实际上手术既给患者带来损伤,又无生存获益[163]。一项非随机前瞻性研究,比较接受手术和其他治疗(化疗或放疗)的 52 例患者与未经治疗的 64 位患者,似乎治疗组有姑息性作用,但两组间的生存期并无差异[164]。在随机研究出现之前,间皮瘤的最佳治疗方式仍不清楚。

手术减瘤术联合其他杀细胞手段来消灭胸腔表面残存的肿瘤细胞(包括高温和光动力学疗法)并未取得成功。目前外科减瘤术和辅助治疗例如高温、光动力疗法、化疗、免疫疗法、放疗的疗效并不清楚。减瘤术后采用其他措施,清除残余肿瘤细胞,可能会改善预后。有文献报道间皮瘤的根治性手术[165,166],但在随机试验和分期方案达成共识之前,其疗效仍然不能确定,而且随机试验和分期都很难实现。

2. 化疗

间皮瘤主要有 2 种化疗方案。最常用的是包括广谱抗叶酸制剂培美曲塞联合铂剂如顺铂。一项 Ⅲ 期临床试验纳入 456 例患者,比较了这种联合方案与单用顺铂的方案[167]。研究显示培美曲塞联合顺铂的方案缓解率明显高于比单用顺铂组(41.3% vs 16.7%),差异具有统计学意义,并且联合方案生存率更高(12.1 个月 vs 9.3 个月)。通过补充叶酸和维生素 B_{12} 可明显降低毒性反应,却不改变生存获益。其他治疗方案通常采用假核苷酸吉西他滨联合铂类。将近一半的患者使用这种方案可改善症状,33% 获得部分缓解,60% 疾病稳定,但与历史对照相比,无生存获益[168]。

3. 研究中的新方案

关于间皮瘤分子生物学的研究和导致恶性表型发生的细胞机制的研究,目前已经在进一步验证几个可能的治疗靶点,部分已开展临床试验。在免疫毒性试验中,毒物标记的间皮瘤单克隆抗体反应较好[169]。

4. 放疗

尽管已有很多体外实验的证据[170],一些放射病理学家提出间皮瘤是放疗抵抗的肿瘤。除此之外,受累胸壁的放疗还受到器官敏感和肿瘤范围广的限制。因此,似乎 EPP 术后放疗应用受限,对缓解胸壁病灶引起的疼痛也作用有限。预防性胸壁放疗可能减少胸壁手术切口处复发率,但是关于放疗在这方面的应用并未达成共识,还需要随机对照实验来证实[171]。目前研究热点领域是疾病早期采用 EPP 术后高剂量单侧胸部放疗。在精确分期的患者中,这种方式可减少肿瘤复发,但是将近一半的患者随后会出现单发远处转移。胸腔内滴注细胞因子方案的使用受限于许多细胞因子半衰期短,需要反复注射或者通过胸膜引流管持续输注[172]。

5. 免疫治疗

众所周知,间皮瘤会引发微弱免疫反应。这促使很多研究者开展增强免疫反应的研究[173]。19 世纪 90 年代早期报道的研究,胸内应用 γ 干扰素 1 周 2 次,持续 1 个月,早期疾病的反应率达 56%[174]。对 21 位者持续输注白介素-2,有 4 位患者获得部分缓解,总体生存时间 16 个月[175]。在这两项报道中,该方法副作用小,副作用主要包括发热和全身症状。动物实验发现干扰素具有抑制间皮瘤细胞增殖的效果,还可以增加顺铂的细胞毒性作用。这些研究结果促使研究者,在晚期间皮瘤患者中比较顺铂联合阿霉素与单用干扰素 α-2b 两种治疗方案,已进入 Ⅱ 期临床实验[176]。结果显示总体缓解率一般,大多数患者出现严重的骨髓抑制,使得这一方案的使用受到限制[176]。其他免疫治疗方案,是研究的热点领域,目前有研究关注患者个体化疫苗[177,178]。

6. 基因治疗

基因治疗可能特别适合间皮瘤。间皮瘤局限于某个特定体腔,易定位,有足够用于基因导入的表面[179]。已在研究的间皮瘤的基因治疗措施包括突变补偿、分子化疗、基因免疫增强。突变补偿尝试阻断或替代异常表达的基因。在间皮瘤中最好的例子就是补偿 p16 基因表达的缺失,p16 表达缺失是间皮瘤持续存在的基因异常。在小鼠间皮瘤模型中,使用腺病毒载体使 p16 再表达,可改善小鼠的生存[180]。分子化疗是一种细胞基因修饰技术,使肿瘤细胞对药物敏感。例如将含单纯疱疹病毒胸苷激酶的腺病毒载体注射进患者胸腔,病毒被间皮瘤细胞摄取,单纯疱疹病毒胸苷激酶促进细胞代谢,产生更昔洛韦毒性副产物。在临床试验中,该治疗手段受到病毒不均衡摄取和机体对病毒产生免疫等特点的限制[181]。基因修饰是采用基因诱导抗肿瘤炎性反应发挥作用[182,182a]。

7. 姑息治疗

疼痛在间皮瘤患者中很常见,且致残率高。胸壁受累会引起局部躯体疼痛,肋间神经受累或者椎骨受累会引起神经源性疼痛,肺受累会引起弥漫性内脏性疼痛。阿片类药物,例如液体吗啡加缓释吗啡是控制疼痛的主要方式。非甾体类抗炎药对躯体疼痛有效。解痉剂,如卡巴咪嗪或者丙戊酸钠,对神经性疼痛有效。一些患者需要通过鞘内注射或者神经阻滞缓解疼痛。已经有综述评估脊髓索切开术的疗效,即切开前外侧脊髓中的横向脊髓灰质区。虽然其似乎安全、有效,但是尚需进一步研究和国家批准[183]。

间皮瘤患者常见症状有呼吸困难和咳嗽,多是大量胸腔积液或者肿瘤转移所致。上文已经介绍了恶性胸腔积液的姑息性治疗,一些治疗措施也适用于间皮瘤导致的胸腔积液。如果未来不需要永久的胸膜腔,则可考虑滑石粉胸膜固定术。滑石粉胸膜固定术对间皮瘤引发的胸腔积液有效,且治疗费用较低。正如上文所述,可通过导管滴注滑石粉混悬液,也可通过胸腔镜洒入滑石粉粉末,两者效果相当。无论采取哪种方法,受累肺必须可复张,使脏、壁胸膜互相粘连。另外还可安置胸腔导管长期引流。

在姑息治疗中,心理治疗也很重要,因为这类疾病常导致患者产生害怕、生气、痛苦等心理反应[184,185]。当有石棉暴露史的患者有资格获得补偿时,医生可以向患者提供该信息;在美国的一项研究中显示,医生常常错过了告知患者关于补偿和法律补救的机会[186]。

(九) 化学预防与筛查

对有石棉暴露史的人群,采用有效的化学预防策略可减少间皮瘤的发病率[187]。截止目前为止,石棉暴露的人群实行化学预防并未显示出成效[188]。

针对高危人群的筛选有望早期发现病灶,治疗反应更好。目前正在进行高危人群筛选试验,以期验证常规低剂量 CT 筛选的价值[189]。血清间皮素检测早期诊断率高(15% ~ 40%),但是,作为早期间皮瘤的标志物敏感性不够,仍需要更加敏感的生物标志物[190]。

其他有关间皮瘤的临床和基础研究的信息可在 IMIG 每半年一次的会议报告中找到[191],也可搜索美国国家癌症研究所(www. nci. nih. gov)、美国癌症网站(Abramson 癌症中心,宾夕法尼亚大学,www. oncolink. com)。美国国立卫生研究院赞助的有关患者转诊的研究正在进行中,可搜索 www. clinicaltrials. gov。

四、胸膜孤立性纤维瘤

孤立性纤维瘤是间质性肿瘤,不仅出现在胸膜,也可出现在全身[192]。现在使用孤立性纤维瘤这个术语,比之前的术语更好(如两性间皮瘤或者局灶间皮瘤),原因如下:该定义明确区分恶性胸膜间皮瘤或者承认其中含恶性肿瘤,并承认其细胞起源更可能是多能成纤维细胞而不是间皮细胞[193,194]。胸膜局部肿瘤比恶性间皮瘤更罕见,占胸膜良性肿瘤的 8% 和胸膜肿瘤的10%[195]。超过 50% 的患者无症状,仅在偶然的胸片检查时发现[196]。一旦出现症状,通常是慢性症状,与肿瘤的机械作用有关。多数表现为咳嗽、呼吸困难、胸痛[193,197]。

这种肿瘤可产生副癌综合征。14%[197] ~ 19%[193]的患者可出现肥大性骨关节病,通常在手术切除后几个月后出现。4% ~

14% 可出现低血糖,但是这个比例可能被高估,因为低血糖的患者更容易就医。低血糖源于肿瘤产生胰岛素样生长因子2,它在外周和肝脏具有胰岛素活性[198]。与其他低血糖相关的非胰岛细胞肿瘤一样,肿瘤切除后,低血糖可被纠正。因为糖皮质激素可抑制胰岛素样生长因子 2 的产生,如果不能手术,或者手术延迟,应用糖皮质激素可治疗低血糖[199]。

许多胸膜孤立性纤维瘤起源于脏胸膜,部分起源于壁层胸膜[197]。有些长在肺实质的肿瘤,其边界通过椎弓根附着于胸膜(见电子图 56-11),常为圆形,边界清晰,直径可长达几厘米。在断层上,肿瘤呈纤维螺旋样,有时伴有钙化、出血或中心性坏死。组织学检查发现细胞呈细长或纺锤形。孤立性纤维瘤免疫组化染色 vimentin 和 CD34 阳性,ketatin 阴性(血液祖细胞抗原),可因此与与恶性间皮瘤相区别[197,200]。

影像学常显示为单发病灶(图 82-6,见电子图 56-7、电子图 56-8、电子图 56-10 和电子图 56-11),很少占满整个单侧胸腔(见电子图 56-9),平均大小为 6cm。一项研究发现,似乎大多数肿块不具有胸膜相关性肿瘤的外观,胸膜相关性肿瘤通常在胸片表现为与胸壁成锐角(电子图 82-10)[201]。可能与病灶大小和肿瘤通常从椎弓根延续到肺组织有关。有时,起源于椎弓根的肿块活动性大,卧位可观察到肿块随机性运动。CT 或 MRI 可发现一些较大的肿瘤里具有异质性成分,包括囊性坏死和出血(见电子图 56-7 和电子图 56-9)。所有的肿瘤具有光滑或分叶征象,不侵犯深部组织。偶尔可见密集钙化点[202]。孤立性纤维瘤在 MRI 的 T1 和 T2 信号下均是低信号(见电子图 56-7C 和 D)[203]。PET 鉴别孤立性纤维瘤和恶性间皮瘤的研究很少。但是,文献中的一些案例提示孤立性纤维瘤在 PET 图像上呈现[18]F-氟脱氧葡萄糖低摄取或不摄取(见电子图 56-10C)[204]。

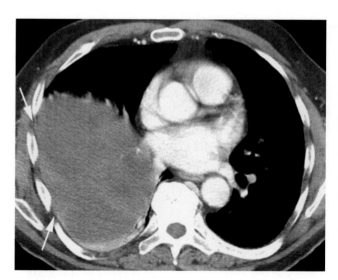

图 82-6 胸膜孤立性纤维瘤。轴位 CT 影像显示,右下胸腔存在一个与胸壁广泛接触的巨大的不均匀团块(箭头所示)(Courtesy Michael Gotway, MD.)

胸片或者 CT 对诊断具有很强的提示意义。如果胸膜腔一个巨大的肿块,伴有副癌综合征,就更倾向于胸膜孤立性纤维瘤的诊断。细针穿刺意义不大,因为即使肿块中存在恶性成分,细针穿刺也很有可能穿刺失败。大多数情况下建议手术,既可诊断,也可治疗。

大多数情况下,手术切除可达到根治。当肿瘤起源于脏胸膜时,手术切除可采用楔形切除或肺叶切除。也有报道称术后多年复发的情况,有时发生恶性变(见电子图56-12和电子图56-13)[193,205]。术后随访推荐每年复查胸部影像学。有时候副癌综合征的出现常伴随肿瘤的复发[197]。

由于再切除可能性小,肿瘤复发后治疗难度增加。现在VEGF靶向治疗和抗血管形成具有治疗前景[192]。

五、原发性渗出性淋巴瘤

原发性渗出性淋巴瘤(primary effusion lymphoma, PEL)属于晚期B细胞淋巴瘤,出现在人体浆膜腔(胸膜、腹膜、心包),不伴明显的肿块(图82-7),但偶尔出现在浆膜腔以外的组织[206]。因为它易发生于浆膜腔,因此常认为它是体腔淋巴瘤的一部分[207]。PEL是HHV8引起的体腔淋巴瘤[207],HHV8也是卡波西肉瘤的致病因素。大多数PEL发生在男性同性恋者感染HIV后期。少数PEL发生于HIV阴性的患者,通常是东欧或者地中海裔的老年人,流行病学模式与典型的HIV阴性的卡波西肉瘤相似[207]。许多HIV阳性的PEL患者同时存在EBV感染[207],表明HHV8和EBV之间可能协同致病。但是,HHV8通常被认为是原发病因,PEL的诊断也需要检测到HHV8[207]。

PEL多是HIV感染的晚期表现。因此,在HIV感染晚期的患者中,若发生渗出性淋巴细胞性胸水时,应考虑PEL的诊断。胸部CT可发现轻度胸膜增厚,不伴肿块和纵隔淋巴结肿大[208](见图82-7)。胸腔积液LDH水平可异常增高[194]。细胞学检测到多形性大淋巴细胞常提示诊断。淋巴细胞染色提示B或T细胞抗原阴性[209]。可通过免疫印迹检测受累组织DNA,或者石蜡标本原位杂交,或者通过原位逆转录PCR检测细胞学涂片或细胞块,确定HHV8的感染[210]。

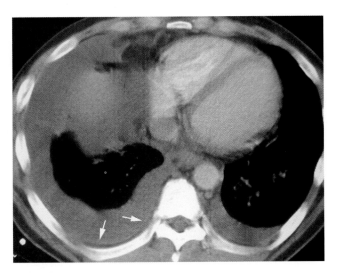

图82-7 原发性渗出性淋巴瘤。在轴位CT上,恶性肿瘤表现为双侧胸腔积液。箭头表示轻度增厚胸膜,无结节。(Courtesy Michael Gotway, MD)

PEL预后差,报道中其生存期在6至9个月之间。预后常取决于受累体腔的数量[211]。通常尝试的治疗方案是类似CHOP的化疗方案(环磷酰胺、多柔比星、长春新碱和泼尼松)。如果患者HIV阳性,则采用抗逆转录病毒治疗[212]。一些患者单独用抗逆转录病毒治疗有效,这表明免疫重建对淋巴瘤有效[212]。通过对HHV8的生存周期的研究,有望发现更多针对病因的特殊治疗方案[209]。

六、脓胸相关性淋巴瘤

脓胸相关性淋巴瘤(pyothorax-associated lymphoma, PAL)与EBV有关,属于HHV8阴性淋巴瘤,与EBV感染有关[207]。它是非霍奇金淋巴瘤的晚期,表现为胸膜腔巨大肿块,胸膜慢性炎症的患者尤其多见,常继发于结核治疗后的人工气胸[213]。患病人群主要在日本,西方国家也有报道。病案系列报道PAL与EBV感染有关,一项研究表明,70%的肿瘤存在EBV感染的证据[215]。细胞类型以B细胞多见,通常具有类浆细胞特征,但是偶尔同时具有B/T两种细胞的亚型[214]。PEL与HIV或高龄引起的全身免疫缺陷有关,PAL与之不同,它与局部胸膜免疫受限和抗原刺激有关[207]。

日本一项较大型的研究纳入106例PAL患者,发现诊断PAL的平均年龄是64岁(介于46~82岁之间)[215]。在这些患者中,至少有20年的脓胸病史(平均37年,最长64年),以男性为主(男女比例12:1)。所有患者都有胸膜慢性炎症,要么是结核治疗过程产生的人工气胸(占80%),抑或是结核性胸膜炎(17%)。最常见的临床表现是发热,伴或不伴背痛。胸片或CT上可见胸膜慢性炎症区域有局部肿块[216]。报道称PET发现肿块区域摄取率更高[217]。目前尚无大型研究评估该疾病的特殊治疗手段。有报道称放疗比化疗效果更好[218,219]。在一项纳入106例患者的综述中,描述了这些患者接受的治疗手段,包括外科切除、类似于CHOP方案的化疗或者放疗[215]。患者开始对化疗有反应,但是临床结局差,5年生存率仅为22%[215]。研究发现,qPCR测定血清EBV的载量与肿瘤大小相关,表明对EBV阳性的PAL患者而言,监测血清EBV载量可能有助于疾病管理[219]。

关键点

■ 恶性胸腔积液最常见的原因是肺癌,其次是乳腺癌和淋巴瘤。

■ 恶性胸腔积液通常是通过细胞学诊断(60%的患者),腺癌诊断率高,鳞癌诊断率低。如果细胞学检测阴性,胸腔镜引导下活检诊断率高(80%~100%)。

■ 无胸腔积液时,恶性肿瘤也可能侵犯胸膜腔。根据肺癌第7版TNM分期,胸膜受累,伴或不伴胸腔积液,现均归为肿瘤转移(M1a,胸腔内转移)。

■ 恶性胸腔积液的姑息治疗方案包括反复引流、胸膜固定术、安置胸腔引流管引流。选取何种治疗方案取决于患者的预期寿命和肺是否能复张。门诊患者可安置胸腔引流管引流,但许多患者可出现胸腔粘连和引流管脱出。

■ 当患者出现持续的、未确诊的渗出液,特别是有石棉暴露史,胸膜呈环形增厚和纵隔胸膜受累等情况时,应该考虑胸膜间皮瘤。胸水或血清间皮素增高提示间皮瘤的诊断,但确诊需要活检。胸腔镜是常用的活检方法,因为可以取足够的组织标本作免疫组化。

■ 大样本前瞻性随机试验表明,顺铂联合培美曲塞对胸膜间皮瘤有效。尽管尚无随机试验,外科手术可能对减瘤有作用,也是综合治疗的一部分,综合治疗还包括化疗和放疗。

■ 胸膜孤立性纤维瘤是间质肿瘤,可以侵犯脏胸膜,通常手术可根治。

■ 原发性渗出性淋巴瘤(PEL)和脓胸相关性淋巴瘤(PAL)通常发生于胸膜腔,开始无肿块形成,随后出现肿块。PEL 与 HIV 引起的全身免疫抑制相关,HHV8 可引起 PEL。PAL 与胸膜慢性炎症和 EBV 病毒感染有关。

(余何　李晓欧　译,田攀文　校)

参考文献

以下是主要的文献,完整的文献请登录 *ExpertConsult* 查阅。

Alleman JE, Mossman BT: Asbestos revisited. *Sci Am* 277:70–75, 1997.

Boutin C, Dumortier P, Rey F, et al: Black spots concentrate oncogenic asbestos fibers in the parietal pleura: thoracoscopic and mineralogic study. *Am J Respir Crit Care Med* 153:444–449, 1996.

Broaddus VC, Everitt JI, Black B, Kane AB: Non-neoplastic and neoplastic pleural endpoints following fiber exposure. *J Toxicol Environ Health B Crit Rev* 14:153–178, 2011.

Burrows CM, Mathews C, Colt HG: Predicting survival in patients with recurrent symptomatic malignant pleural effusions. *Chest* 117:73–78, 2000.

Buttitta F, Felicioni L, Del Grammastro M, et al: Effective assessment of egfr mutation status in bronchoalveolar lavage and pleural fluids by next-generation sequencing. *Clin Cancer Res* 19:691–698, 2013.

Creaney J, Francis RJ, Dick IM, et al: Serum soluble mesothelin concentrations in malignant pleural mesothelioma: relationship to tumor volume, clinical stage and changes in tumor burden. *Clin Cancer Res* 17:1181–1189, 2011.

Davies HE, Mishra EK, Kahan BC, et al: Effect of an indwelling pleural catheter vs chest tube and talc pleurodesis for relieving dyspnea in patients with malignant pleural effusion: the TIME2 randomized controlled trial. *JAMA* 307:2383–2389, 2012.

Heffner JE, Nietert PJ, Barbieri C: Pleural fluid pH as a predictor of survival for patients with malignant pleural effusions. *Chest* 117:79–86, 2000.

Husain AN, Colby T, Ordonez N, et al: Guidelines for pathologic diagnosis of malignant mesothelioma: 2012 update of the consensus statement from the International Mesothelioma Interest Group. *Arch Pathol Lab Med* 137:647–667, 2013.

Kane AB, Hurt RH: Nanotoxicology: the asbestos analogy revisited. *Nat Nanotechnol* 3:378–379, 2008.

Maskell NA, Gleeson FV, Davies RJ: Standard pleural biopsy versus CT-guided cutting-needle biopsy for diagnosis of malignant disease in pleural effusions: a randomised controlled trial. *Lancet* 361:1326–1330, 2003.

Maskell NA, Lee YC, Gleeson FV, et al: Randomized trials describing lung inflammation after pleurodesis with talc of varying particle size. *Am J Respir Crit Care Med* 170:377–382, 2004.

Nishikawa K, Takahashi K, Karjalainen A, et al: Recent mortality from pleural mesothelioma, historical patterns of asbestos use, and adoption of bans: a global assessment. *Environ Health Perspect* 116:1675–1680, 2008.

Nishimura SL, Broaddus VC: Asbestos-induced pleural disease. *Clin Chest Med* 19:311–329, 1998.

Olsen NJ, Franklin PJ, Reid A, et al: Increasing incidence of malignant mesothelioma after exposure to asbestos during home maintenance and renovation. *Med J Aust* 195:271–274, 2011.

Prakash US, Reiman HM: Comparison of needle biopsy with cytologic analysis for the evaluation of pleural effusions: analysis of cytologic analysis in 414 cases. *Mayo Clin Proc* 60:158–164, 1985.

Roberts ME, Neville E, Berrisford RG, et al: Management of a malignant pleural effusion: British Thoracic Society pleural disease guideline. *Thorax* 65(Suppl 2):ii32–ii40, 2010.

Robinson BW, Lake RA: Advances in malignant mesothelioma. *N Engl J Med* 353:1591–1603, 2005.

Testa JR, Cheung M, Pei J, et al: Germline BAP1 mutations predispose to malignant mesothelioma. *Nat Genet* 43:1022–1025, 2011.

Vachani A, Moon E, Albelda SM: Gene therapy for mesothelioma. *Curr Treat Options Oncol* 12:173–180, 2011.

Warren WH, Kim AW, Liptay MJ: Identification of clinical factors predicting Pleurx catheter removal in patients treated for malignant pleural effusion. *Eur J Cardiothorac Surg* 33:89–94, 2008.

第十五部分

纵隔疾病

第83章　纵隔肿瘤及囊肿

GUANG-SHING CHENG,MD · THOMAS K. VARGHESE JR.,
MD,MS · DAVID R. PARK,MD

一、引言

　　纵隔是胸腔中两侧胸膜腔之间的区域,该区域包括了除双肺之外的心脏及其他胸部脏器。由于纵隔中包含多种重要脏器并能影响多种疾病进程,其常被作为一个独立的区域加以研究。纵隔来源的肿瘤包含了一组难以分类的异质性的良恶性疾病。大多数纵隔疾病常无特异性的临床表现,而且组织标本获得相对较难,由此给纵隔疾病的诊治带来很大挑战。本章节主要介绍纵隔的正常解剖、纵隔内的脏器、纵隔疾病的临床表现以及目前可用的纵隔疾病的诊断方法。本章还阐述了纵隔肿瘤及囊肿的特异性临床表现,以及纵隔疾病的一般诊治原则。病理部分讨论的重点是纵隔原发性肿瘤;肺癌部分则仅讨论与纵隔相关的临床表现。

二、纵隔的正常解剖

　　纵隔分为前纵隔、中纵隔、后纵隔三部分。纵隔的分部与胚胎时期三个部分的发育特征以及相对独立的疾病临床表现相吻合。纵隔中脏器的解剖关系在侧位胸片矢状位成像时表现得最为清楚(图83-1)。

　　前纵隔包含心脏前方及上方的所有脏器;其分界线为:胸骨、第一肋及一条从胸廓入口沿着心脏前缘和头臂血管一直到横膈的一条假想曲线。前纵隔中有胸腺、沿胸骨下延伸的甲状腺、甲状旁腺及淋巴组织(表83-1)。

　　中纵隔位于前纵隔的背侧,从心前缘下方延伸至横膈后,转至心脏后缘及气管后壁。中纵隔包含心脏、心包、主动脉弓及其主要分支血管、无名静脉及上腔静脉(superior vena cava,SVC)、肺动脉及肺门、气管及几组淋巴结。膈神经和迷走神经上部于中纵隔中走行。

　　后纵隔包括心脏气管之后,后方肋骨以及椎旁沟之前的区域。该区域从横膈向上延伸至第一肋。其中包含食管、降主动脉、奇静脉、半奇静脉、椎旁淋巴结和胸导管。迷走神经下部和交感干于后纵隔中走行。

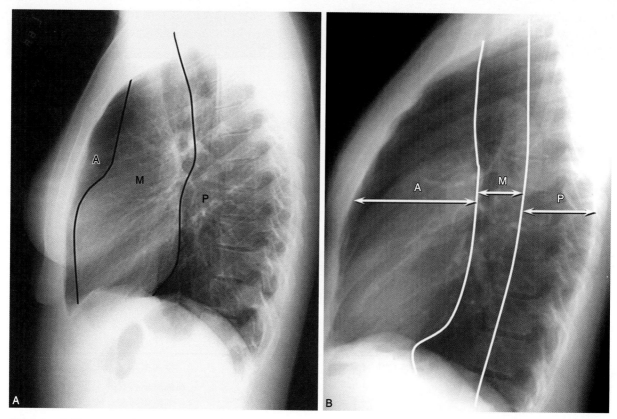

图83-1　纵隔。A.依照解剖学惯例,纵隔被分为前(A)、中(M)、后(P)纵隔三部分,如图中侧位胸片所示。B.新的胸部影像学方法被建立,使得纵隔肿瘤的鉴别诊断更加准确。这种新的影像学方法中,前纵隔(A)定义为:从胸廓入口处开始沿气管前壁、心脏后缘一直到横隔的沿线与前胸壁内面之间的区域。后纵隔(P)定义为:胸椎前方1cm沿线之后的区域。中纵隔(M)定义为前、后纵隔之间的区域。(图片来自 Whitten CR,Khan S,Munneke GJ,Grubnic S:A diagnostic approach to mediastinal abnormalities. *Radiographics* 27:657-671,2007.)

表83-1　纵隔解剖
前纵隔
胸腺
胸骨下甲状腺、甲状旁腺
淋巴管和淋巴结
结缔组织
中纵隔
心脏
心包
主动脉弓及大血管
无名静脉和上腔静脉
肺动脉
肺门
淋巴结
膈神经和迷走神经
结缔组织
后纵隔
食管
降主动脉
奇静脉及半奇静脉
椎旁淋巴管
胸导管
迷走神经(下部)
交感干
结缔组织

三、纵隔疾病的临床表现

(一)无症状恶性肿瘤患者

评估肺癌患者纵隔受累程度的最主要原因是纵隔的受累程度对临床治疗措施的选择非常重要。肺癌分期的详细内容见第21和53章。细致的评估肺癌患者的纵隔受累程度,对决定患者采取手术切除或者其他治疗方式至关重要。

胸部以外的恶性肿瘤也可能侵犯纵隔。尤其是起源于头颈部、食管、泌尿生殖系统、乳腺以及皮肤(恶性黑色素瘤)的肿瘤最为常见。

(二)无症状占位病变

绝大多数的纵隔占位均是偶然发现——至少一半的纵隔占位病变没有临床症状,且一般是对非纵隔相关疾病进行胸片检查时发现。大约80%的无症状纵隔占位是良性肿瘤,超过一半的具有临床症状的纵隔占位则为恶性。

(三)压迫或侵犯邻近器官

纵隔占位性病变的临床症状常常是占位压迫或侵袭其他胸内邻近结构引起的。肿瘤对纵隔内组织的牵拉、邻近组织侵袭、骨骼侵蚀是引起胸痛最常见的原因。咳嗽常常是肿瘤压迫气管、支气管的外壁所致。出血、声音嘶哑或喘鸣也可是临床表现之一。肿瘤侵犯胸膜或者胸膜炎常导致胸腔积液、疼痛及呼吸困难。肿瘤压迫或者直接侵犯食管将会导致吞咽困难。前纵隔肿瘤甚至会导致心包积液或者心包压塞，中纵隔肿瘤可能导致右心室流出道阻塞以及肺心病，但均比较罕见。

上腔静脉由于其管壁薄、管内压力小，使其在受到肿瘤压迫时最容易闭塞。上胸部、头颈部静脉压增高会导致上腔静脉综合征，其主要特征是上胸部和颈部相应的附属静脉扩张，水肿，面部、颈部及上部躯干淤血，球结膜充血水肿（见图 53-3A，B）。神经系统将会出现头疼、意识不清、视物模糊等症状。患者处于仰卧位时症状加重。导致上腔静脉综合征的许多良性疾病已经被认知，支气管源性肿瘤（视频 83-1，电子图 83-1）及淋巴瘤（视频 83-2，电子图 83-2）是目前导致上腔静脉综合征的最主要原因。

压迫或侵犯喉返神经可能导致声音嘶哑，交感干受累可导致 Horner 综合征，膈神经受累导致膈肌麻痹，进而造成呼吸困难，迷走神经受累引起心动过速，脊髓受压迫而出现相应节段的临床表现。

（四）全身症状或综合征

发热、厌食、体重减轻和其他系统性症状均属于纵隔恶性肿瘤或炎症的非特异性症状。

此外，纵隔原发性肿瘤往往伴随一系列的临床综合征（表 83-2）。一些综合征具有典型的内分泌活动，例如胸腔内甲状腺肿大将会伴随甲状腺毒症。胸腺瘤将出现库欣（Cushing）综合征。胸腺瘤往往海域重症肌无力（视频 83-3，电子图 83-4）有关。具有促性腺激素分泌生殖细胞瘤患者会出现男性乳房发育；嗜铬细胞瘤患者将出现高血压。甲状旁腺肿瘤或淋巴瘤患者会出现高钙血症。通常认为某些胸膜肿瘤、畸胎瘤、纤维细胞瘤、神经性肉瘤的患者出现低血糖症状也与内分泌活动有关。

四、纵隔影像

对纵隔进行检查相对困难。影像学检查在纵隔疾病的初步评估中扮演了重要的角色。这些检查包括传统的影像学检查、CT、MRI、经胸超声内镜、PET 和其他影像学方法。

（一）传统影像学检查

大多数纵隔疾病往往最先通过标准的前后位和侧位胸片被发现，某些纵隔占位具有特征性的影像学表现（表 83-3）。例如，畸胎瘤一般发生在前纵隔且包含钙化区域（牙齿或骨骼），脂肪和软组织。神经源性肿瘤往往发生在后纵隔，并且与周围组织分界清晰。支气管源性囊肿常沿气管、隆突或主支气管分布。这些发现往往提示纵隔占位的可能来源，但还需要更进一步的影像学检查。

表 83-2　系统综合征与纵隔占位病变

综合征	相关占位
内分泌影响	
甲状腺功能减退或亢进	纵隔甲状腺肿大
高钙血症	甲状旁腺腺瘤、淋巴瘤
高血压	嗜铬细胞瘤、星形胶质细胞瘤、化学受体瘤
库欣（Cushing）综合征	
低血糖	良性肿瘤、胸腺瘤
男性乳房发育	间质细胞肿瘤
腹泻	生殖细胞源性肿瘤
	星形胶质细胞瘤、神经纤维瘤
自身免疫影响	
视性眼阵挛	神经纤维瘤
重症肌无力	胸腺瘤
红细胞发育不全	胸腺瘤
心肌炎	胸腺瘤
低丙球蛋白血症	胸腺瘤
先天性症状	
神经纤维瘤病	神经纤维瘤
多发性神经内分泌肿瘤	甲状旁腺腺瘤、嗜铬细胞瘤
未知原因	
酒精性疼痛	霍奇金淋巴瘤
发热、盗汗	淋巴瘤

表 83-3　纵隔疾病的影像学特征

影像学表现	可能病因
初发性巨大肿块	前纵隔：淋巴瘤、干细胞瘤、胸腺瘤或胸腺癌 后纵隔：神经生殖细胞瘤
叶间裂中泪滴形肿块	心包或支气管源性囊肿
CT 扫描呈脂肪密度	中纵隔脂肪瘤
肿块伴钙化	肿块边缘钙化： 囊状胸膜瘤或甲状腺癌 动脉瘤 矽肺病（蛋壳样钙化） 肿块中心钙化： 甲状腺癌 畸胎瘤
牙齿或骨骼	畸胎瘤
静脉结石	血管瘤
肿块中气-液平	食管疾病 膈疝 发育性囊肿 囊性畸胎瘤 脓肿
肿块伴随实质性占位	炎性肉芽肿/感染 转移性气管源性癌 淋巴瘤伴肺侵犯 食管异常伴吸入性肺炎 原发癌灶挤压食管
肿块伴随胸膜腔积液	移性癌伴随胸膜侵犯 淋巴结炎性肉芽肿
骨质侵蚀或破坏	风湿性关节炎 外周神经或交感干肿瘤 脊膜凸出
脊柱或肋骨畸形	肠源性囊肿

（二）纵隔CT

CT影像是纵隔疾病检查的主要方法,因为其能同时显示解剖学位置、形态和肿块密度。横断面CT影像非常适合于纵隔组织的检查,因为纵隔的大多数组织垂直于横断面。静脉内造影剂的使用有助于判断血管和肿块及其他纵隔结构的关系。CT图片中较易辨认的结构包括高密度钙化组织、对比增强的

血管以及低密度脂肪组织(图83-2)。正常解剖学变异和充满积液的囊肿非常容易与实性肿块相区别,后者常形态不规则且有坏死的区域。异常的纵隔CT表现见表83-3。畸胎瘤(视频83-4,电子图83-9和电子图83-10)、胸腺脂肪瘤(视频83-5,电子图83-11)、大网膜疝(视频83-6,电子图83-12)的CT诊断准确性可达100%,但是CT诊断所有纵隔疾病的准确性低于50%。

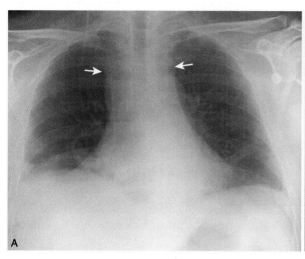
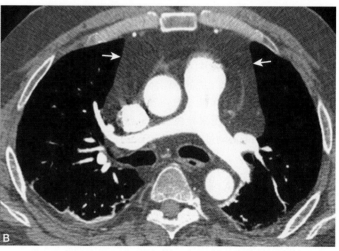

图83-2　纵隔脂肪瘤。胸片(A)示弥漫性纵隔增宽(箭),胸部CT示纵隔脂肪瘤患者的前纵隔中大量脂肪堆积

淋巴结较易通过CT扫描发现,而且可以通过大小和形态进行分类。纵隔淋巴结的短轴直径超过1cm被定义为淋巴结异常增大并且怀疑是恶性肿瘤细胞转移所致。目前大多数有关CT判断肺癌分期的荟萃分析中,使用淋巴结直径大于1cm作为标准,其中位明显性和特异性分别为55%和81%。与之前Ground和其合作者所报道的结论相似。然而,即使在确诊支气管肺癌的患者中,直径大于2cm或者具有中心性坏死的淋巴结,仍然有10%~37%是良性。

虽然CT并不能可靠地区分良恶性疾病的,但是它仍然是纵隔占位性疾病或者疑似肺癌患者中的首选检查方法。CT扫描能够对纵隔结构进行精确地解剖学定位,并能引导侵入性检查和分期,或者能够确定临床上疑似纵隔侵犯或者重要脏器侵犯的根治性切除。

（三）磁共振

尽管磁共振(MRI)很少用于纵隔疾病的诊断,但相比CT仍有潜在的优势。MRI通过测定组织的所释放的能量在物质内部不同结构环境中不同的衰减来成像。其在评估软组织结构和组织边界方面优于CT扫描(图83-3)。MRI不适用造影剂就能得到血管影像(图83-4)(视频83-7A、B),因此MRI可用于不能耐受CT检查时碘油造影剂的患者。其电离辐射几乎可以忽略。

MRI被用于诊断神经系统肿瘤,其也能被用于诊断胸腺瘤以及区分胸腺先天性囊肿和胸腺癌。MRI也能被用于术前判定肺上沟瘤或者侵犯纵隔、胸壁以及膈肌的肿瘤。

CT主要被用于对肺癌进行分期。MRI可能被用于特殊情况下的解剖学定位,比如术前判定肺上沟瘤或者侵犯纵隔、胸壁以及膈肌的肿瘤。一项多中心临床试验对比肺癌患者中CT和

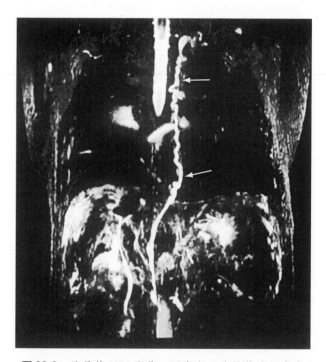

图83-3　胸导管MRI影像。图中所示胸导管的正常走行,从下纵隔起始,从患者右侧逐渐斜向上走到左侧,沿着左侧纵隔上行,最终汇入锁骨下静脉。图中患者由于患有肝硬化,胸导管较正常人明显增粗、曲折。（From Takahashi H, Kuboyama S, Abe H, et al: Clinical feasibility of noncontrast-enhanced magnetic resonance lymphograph of the thoracic duct. *Chest* 124:2136-2142, 2003.）

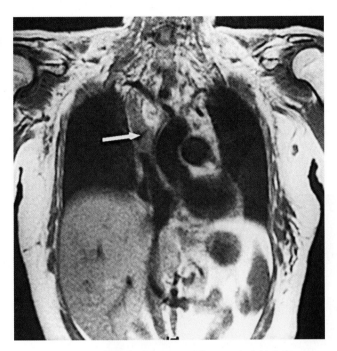

图 83-4　上腔静脉综合征 MRI 影像。52 岁女性患者,患多发性骨髓瘤,同时伴有上腔静脉阻塞综合征,同时行中心静脉置管以备骨髓移植。冠状面图像显示解剖结构清晰,心脏大血管呈现黑色"留空"征。上腔静脉被血栓完全堵塞(箭)

MRI 的应用发现二者在诊断纵隔淋巴结侵犯时具有相似的准确性,但是 MRI 在诊断肿瘤直接侵犯纵隔时表现更优(视频 83-8,电子图 83-15;也见第 18 章)。基于恶性肿瘤中的水分子弥散值较低的原理,一项纳入 53 例受试者的研究表明,弥散加权 MRI 区分纵隔良恶性肿瘤的敏感性为 95%,特异性为 87%。然而,使用 MRI 鉴别纵隔肿瘤良恶性仍需要进一步研究。

(四)　超声成像

超声检查可以明确肿块的囊性区域,但是无法区分肿块的良恶性。经胸壁和内镜超声,均有助于引导内镜活检的实施。

(五)　放射核显像

核素显像主要依赖于核素标记物的位置,由于目标组织特殊的代谢或者免疫学特性,核素标记物因此能够特供靶组织的功能学影像。单纯的放射性核素扫描的空间定位能力很差,但是,特异性的探针将会使得整体的检测准确性大大提高。核素显像具有鉴定肿瘤良恶性以及仅通过单次全身扫描判断是否发生远处转移的潜力。

PET 是最常用的核素显像方式,它主要依靠高能量子探针,例如 FDG,FDG 能够示踪代谢活跃的肿瘤组织。其结果显示为相对于背景的高辐射信号以及非常好的空间分辨率(图 83-5)。最近,联合使用 PET 和 CT 技术,极大地提高了定位诊断的准确性,但是也因此导致诊断的特异性较低,假阳性率增高。

PET 用于纵隔疾病的诊断,主要集中用于术前对代谢方式

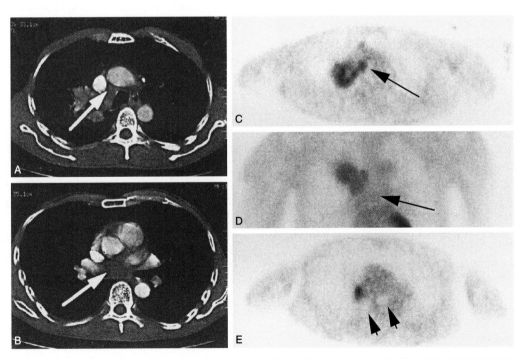

图 83-5　右肺上叶鳞状细胞癌的胸部 CT 及 PET 影像。肿瘤原发灶及右侧气管旁淋巴结(A)隆突下淋巴结(B)的 CT 影像(箭)。PET 影像表明肿瘤原发灶及右气管旁淋巴结代谢活性增高(箭)C(横断面)D(冠状面),但是冠状面(D)及横断面(E)均未显示隆突下淋巴结代谢增高(箭)。E 图中箭头所示为主支气管。纵隔镜活检表明气管右侧淋巴结为恶性转移,但是隆突下淋巴结增大,未发现转移。(From Vansteenkiste JF,Stroobants SG,De Leyn PR,et al:Mediastinal lymph node staging with FDG-PET scan in patients with potentially operable non-small cell lung cancer:a prospective analysis of 50 cases. Leuven Lung Cancer Group. *Chest* 112:1480-1486,1997.)

改变的胸部恶性肿瘤进行分期以及术前计划的制订。在对疑似肺癌患者的诊断方面,PET 能够确定纵隔中、胸腔以外的异常代谢病灶,以便能够为肿瘤组织的活检提供帮助,进而确定肿瘤的组织类型及分期。尽管 PET 已经被广泛使用,但仍缺乏定量诊断标准,且诊断准确性还远达不到要求。粒细胞肉芽肿、炎症、或者感染灶均可导致假阳性的结果。一项更新的荟萃分析表明,相比 CT,FDG-PET 在进行肺癌纵隔分期上具有更高的准确性,其敏感性为 80%,特异性 88%;如果 CT 显示纵隔淋巴肿大,则 FDG-PET 诊断的敏感性提高,但特异性降低。PET 诊断阳性的情况下,如果纵隔的发现可能导致随后治疗

策略的改变,则必须通过纵隔淋巴结活检确定(见第 21 和 53 章)。

PET 对于转移灶的诊断效果远远好于其对于原发性纵隔疾病的诊断。FDG-PET 能够鉴别胸腺瘤和胸腺癌,但是对进展性和非进展性的压型鉴别敏感性较低。其不用于胸腺瘤的常规检查方式。然而,对于纵隔淋巴瘤,PET 则是治疗前评估及随访的标准检查手段(图 83-6)。FDG-PET 也被用于生殖细胞瘤,尤其是纵隔精原细胞瘤的化疗后检测。PET 在检测神经源性肿瘤方面作用很小。纵隔的高代谢病灶也可能是肉瘤、分枝杆菌或者真菌感染、或者棕色脂肪。

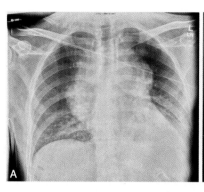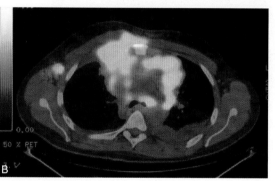

图 83-6　纵隔淋巴瘤。A. 胸部平片示 36 岁男性患者,其胸部灰色区域为淋巴瘤,表现为胸部巨大肿块。B. 治疗前 PET-CT 扫描示前纵隔区域高代谢肿块,侵犯胸壁及胸肌,同时伴有腋下淋巴结浸润

其他纵隔疾病的核素显像技术包括:甲状腺组织的放射性碘显像;阳性结果表明甲状腺病理学改变。但由于用于 CT 造影剂的放射性碘油能够阻止几周甚至更长时间的正常碘的摄取,因此此项检查必须谨慎。

五、纵隔组织的获取

纵隔疾病的确诊依赖于对组织样本的检测。诊断结果将会影响后续治疗,那么纵隔组织活检是必需的。决定采用纵隔活检,而非手术切除有赖于初诊结果。如果无论活检结果如何,手术切除都是明确的治疗方式,则应该立即行手术切除。

纵隔组织活检的可能方式包括针吸活检以及经支气管活检、经皮活检或者经食管活检。外科手术活检包括纵隔镜及胸腔镜,但是创伤更大。

(一) 影像引导下活检术

1. 超声内镜引导下的经支气管针吸活检

相较于外科纵隔镜,通过经支气管针吸活检(TBNA)来评估纵隔疾病或者中纵隔的其他病变的创伤性较小。虽然没有明显的并发症报道,但是 TBNA 的敏感性很低,只有 14%～50%。

近年来发展起来的术超声内镜引导下的经支气管针吸活检技术(EBUS-TBNA),能够显著改善微小创伤情况下,肺科医生对非小细胞肺癌的诊断和分期。通过安装在纤维支气管镜前的微型超声波探头,使用 22 号针头的 TBNA 能够被超声实时引导。清楚的靶病灶和周围血管组织的视野,极大地提高了

诊断能力。EBUS-TBNA 很容易的能够到达上下气管旁、隆突下以及肺门淋巴结,以及纵隔、肺门等任意邻近大气道附近的肿瘤。相较于纵隔镜,EBUS-TBNA 在诊断隆突下后方淋巴结以及肺门淋巴结或肿瘤方面优势明显。而且患者随治随走,花费明显降低。

EBUS-TBNA 在诊断肺癌时的有效性已经被证实,其用于诊断例如肉瘤等其他疾病时也扮演越来越重要的角色。一项由于纵隔及肺门淋巴结重大而疑似肉瘤的 50 例患者的随机对照实验表明,EBUS-TBNA 的诊断阈明显高于盲法 TBNA,其敏感性 83%,特异性 100%。一项对 77 例分离后的肿大纵隔淋巴结的回顾性研究表明,肉瘤、结核、淋巴瘤或者其他恶性肿瘤占 67 例,因此,这些患者均需要进一步接受创伤性更大的纵隔镜检查。

EBUS-TBNA 对确诊原发或复发性淋巴瘤非常有效。然而,其用于诊断原发性纵隔淋巴结异常增生则还有争议,因为其提供的组织量尚不足以进行组织学分型。

2. 超声内镜引导下针吸活检

超声内镜引导下的活检依赖于活检针的安放。纵隔的某些区域无法通过食管接近,比如隆突下后方淋巴结,因此,该路径在某些患者中显得特别有用。EUS 引导的活检诊断难以手术的肺癌,具有和 PET 相似的敏感性,更高的特异性(100% vs 72%)。在某些患者中,该方法能够用于确诊纵隔转移灶的存在,因此避免了外科手术活检。

3. 经皮细针针吸活检

经皮针吸活检主要用于前纵隔,一般使用超声,更多情况使

用 CT 引导(图 83-7)。对纵隔疾病的经皮针吸活检与肺病灶的经皮活检有类似的发病率和收益。类似于 TBNA,经皮活检很少遇到大出血。目前报道表明经皮活检已经能准确诊断很多疾病。

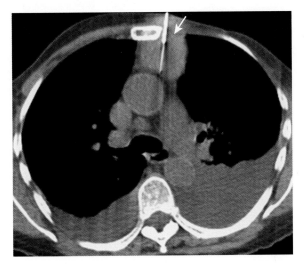

图 83-7 CT 引导下的上纵隔肿块经皮针吸活检。图中所示:活检针经过胸骨旁于乳腺内血管中间进入肿块(箭,左乳腺内动脉)。相关发现包括气管旁淋巴结和胸腔积液

(二)外科活检术

1. 纵隔镜

纵隔镜(mediastinoscopy)能对前纵隔下部的淋巴结或者其他肿块进行直接检查。经颈部纵隔镜能够达到气管旁和隆突下淋巴结,前纵隔镜(或者前或胸骨旁纵隔镜)能到达主动脉肺动脉窗淋巴结。虽然比经皮或者纤维支气管镜创伤更大,但纵隔镜能获取整个淋巴用于组织学检测,而不是像针吸活检那样的细胞团块或者小块组织碎片。纵隔镜主要用于支气管源性肿瘤的分期,也用于纵隔淋巴结肿大或者纵隔肿块的诊断。冰冻切片或者组织印片能提供快速、准确、及时的治疗性切除难以性的判断。

手术医师为了行纵隔镜而进行术前的纵隔解剖与侧位胸片的描述解剖学结构有很大的不同。对于纵隔镜来说,需要按照解剖学结构位于气管的前、后、左、右来描述。纵隔镜使用全麻,但是患者不需要住院,仅仅在门诊即可完成。

纵隔镜安全,耐受性高。其并发症包括气胸、出血、喉返神经或膈神经麻痹、气管损伤、食管穿孔、胸导管撕裂、气体栓塞和纵隔炎症。

2. 电视辅助胸腔镜手术

纵隔淋巴结活检也可通过电视辅助胸腔镜手术(VATS)进行。VATS 能够到达双侧肺门以及下肺韧带处的淋巴结。此外,进过右侧胸壁,VATS 能接近右气管旁淋巴结及隆突下淋巴结。左侧 VATS 能够到达主动脉肺动脉窗淋巴结。VATS 也被用于评估纵隔疾病中,胸膜及肺的损伤程度。切除纵隔胸膜后就能够对纵隔淋巴结取样,用于食管癌等恶性疾病的分期以及原发

性纵隔肿瘤和囊肿切除。VATS 需要全麻,胸腔插管,患者需要住院。

六、纵隔肿瘤

(一)分类

一般认为纵隔肿瘤为原发性,即肿瘤来源于纵隔内的结构,或者继发性,一般常为胸部内外恶性肿瘤转移而来。

纵隔肿瘤最常用的临床分类是根据其位于前纵隔、中纵隔、后纵隔进行分类(表 83-4),这样分类的主要依据是纵隔肿瘤一般不超过解剖学边界。任何一个区域的纵隔肿瘤可能是由于其他纵隔区域的肿瘤来源,或者扩展到纵隔其他区域(图 83-8)。

在一项包括 400 例连续病例的研究中,25% 的患者具有原发性囊性病灶,42% 是恶性病灶。前纵隔是病灶最易发生的地方,而且更易为恶性,接下来是后纵隔,最后是中纵隔。尽管 2/3 的纵隔肿瘤是良性,是否是恶性肿瘤主要依赖于肿瘤发生的区

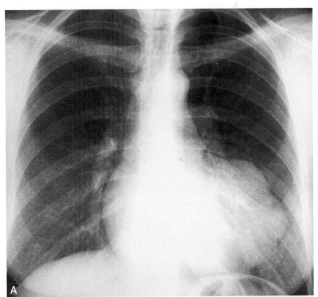

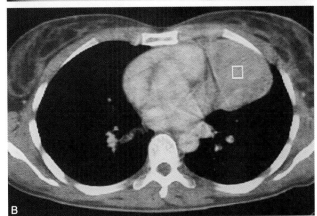

图 83-8 胸腺瘤。胸部影像学典型表现(**A**,前后位胸片)及胸部 CT(**B**)示前中纵隔巨大肿块。术中证实该肿瘤为良性胸腺瘤,来源于前纵隔,并通过一细长分支扩展到中纵隔。(Courtesy Dr. Robert Stevens, Wenatchee, WA.)

表 83-4　纵隔肿瘤

前纵隔	中纵隔	后纵隔
胸腺肿瘤	淋巴结肿大	神经细胞源性肿瘤
生殖细胞肿瘤	反应性、粒细胞炎症	脊膜膨出
畸胎瘤	转移	食管占位
精原细胞瘤	血管滤泡淋巴组织样增生	癌
非精原细胞瘤型生殖细胞瘤	淋巴瘤	憩室
备胎细胞癌	胸腺囊肿	膈疝(Bochdalek)
绒毛膜癌	心包囊肿	混杂类型
淋巴瘤	肠重复性囊肿	
霍奇金淋巴瘤	支气管囊肿	
非霍奇金淋巴瘤	肠囊肿	
甲状腺肿瘤	其他	
甲状旁腺肿瘤	血管扩张	
间充质细胞瘤	膈疝(hiatal)	
脂肪瘤		
纤维瘤		
淋巴血管瘤		
血管瘤		
肉瘤		
膈疝(Morgagni)		
NUT 中线癌		

域,患者年龄,以及是否有临床症状。38 例纵隔恶性肿瘤患者中,31 例患者出现临床症状。

（二）发病率

纵隔肿瘤发病率难以准确查明。在一项超过 9000 例肺癌患者的 CT 扫描试验中,纵隔肿瘤的偶然发现率为 0.77%;在一年后随访 CT 中的发病率为 0.01%。基于 Silverman 和 Sabiston 从文献中收集的接近 2400 例患者的数据表明,胸腺瘤及囊肿是成年人中最常见的肿瘤,接下来是神经源性肿瘤及淋巴瘤(表 83-5)。最近

表 83-5　成年及儿童中纵隔肿瘤发病率

肿瘤	成人(%)	儿童(%)
胸腺瘤	19	—
囊肿	21	18
气管源性	7	8
心包	7	<1
肠	3	8
其他	4	2
神经细胞源性肿瘤	21	40
淋巴瘤	13	18
生殖细胞瘤	11	11
内分泌(甲状腺,甲状旁腺,良性肿瘤)	6	—
间充质细胞瘤	7	9
原发癌		
其他恶性肿瘤	3	4

Data from Silverman NA, Sabiston DC Jr: Mediastinal masses. *Surg Clin North Am* 60:757-777,1980.

的研究表明了类似的结果,但 Cohen 及其同行通过 45 年的调查发现纵隔肿瘤的总体发病率有所升高,而且淋巴瘤和恶性神经源性肿瘤的比例有所增高。神经源性肿瘤、淋巴瘤、胸腺囊肿占所有纵隔肿瘤的 60%。淋巴瘤和生殖细胞肿瘤比如畸胎瘤、精原细胞瘤占 25%,其他类型的良恶性肿瘤,占 15%。

七、纵隔肿瘤和囊肿

（一）前纵隔肿瘤

1. 胸腺肿瘤

胸腺瘤是前纵隔最常见的肿瘤,主要在重症肌无力的患者全面检查时发现。胸腺瘤发病率较低,其在美国的总体发病率为 0.13/(100 000 人·年)。好发人群为 40~60 岁,亚洲、非裔美国人中发病率较高,发病率没有性别差异。

虽然大多数胸腺瘤都是非侵袭型的,但是仍有 1/3 的胸腺瘤突破其包膜。疾病晚期包括局部组织结构浸润已经心包受累,但是淋巴道、血行转移罕见。其组织学分类仍存在较大争议。目前 WHO 分类主要依据组织学特性,并不能准确的预测临床预后,因此,患者的治疗主要基于组织学特性,即肿瘤对局部组织结构的浸润程度。多数医生使用 Masaoka 临床分期系统,该分期主要基于肿瘤突破薄膜后对周围组织结构的浸润程度。Moran 和他的同事最近提出了新的分期系统,该系统中患者的总体预后和复发主要依赖于肿瘤浸润程度。最近国际胸腺恶性肿瘤组织(the International Thymic Malignancies Interest Group,ITMIG)以及国际肺癌协会(the International Association for the Study of Lung Cancer,IASLC)合作提出了基于 TNM 的新的分类方式,该分类方式有望于 2017 年

发布。

临床上,大多数胸腺瘤患者无临床症状,1/3 的患者出现非特异性的胸痛、咳嗽或者局部肿瘤引起的呼吸困难。40% ~ 70% 的患者有实验室证据表明其拥有至少一个以上系统综合征。胸腺瘤与很多系统性综合征有关,多数主要来源于自身免疫系统。其最主要的表现为重症肌无力,存在于大约 10% ~ 50% 的患者中,主要由于突触后乙酰胆碱受体的自身抗体导致。其他相关的综合征包括单纯红细胞发育不全、心肌炎、低丙球蛋白血症。胸腺瘤患者通常有较高的血管疾病、Whipple 病以及其他部位恶性肿瘤的发病率。

胸部平片中,胸腺瘤主要表现为心脏大血管附近的圆形、平滑或者单侧分叶肿物(图 83-9)。与伴有临床症状的胸腺增生相比,胸腺瘤通常破坏腺体正常形状并且向另一侧侵袭。CT 扫描中,大多数胸腺瘤表现为前纵隔的脂肪环绕的 5 ~ 10cm 的圆形实性肿物,1/3 的胸腺瘤呈现囊状、坏死或者出血区域,导致异形性增加。增强 CT 对于胸腺瘤的分期十分重要,尤其是侵犯血管的肿瘤。MRI 能够区别良性囊肿、囊性胸腺瘤以及胸腺癌。核素显像对胸腺瘤的诊断意义不大。基于胸腺瘤不活跃的特性,许多胸腺瘤 FDG 摄取率很低,限制了 PET 在鉴别良恶性胸腺肿瘤中的应用。

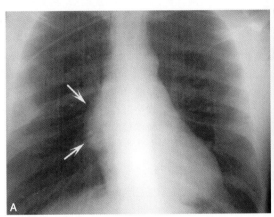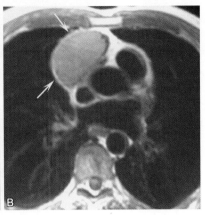

图 83-9 胸腺瘤。A. 前后位胸片示沿着中纵隔右侧分布的边缘平滑的肿瘤(箭)。B. 心底横断面 MRI T1 加权像示肿瘤(箭)密度叫周围肌肉组织稍高,主要位于前纵隔。肿瘤边界光滑,与周围组织分界清,属于有包膜胸腺瘤。(Courtesy Michael Gotway, MD.)

胸腺瘤的主要治疗方式是手术切除,手术后一般预后良好。术后通常辅助放疗,术前化疗或新辅助化疗对晚期胸腺瘤更有意义。

无其他组织侵袭的胸腺瘤患者,其术后生存时间与常人无异。侵袭性胸腺瘤预后较差,其 5 年生存率为 50% ~77%,10 年生存率 30% ~55%。1/3 的患者出现术后复发。来源于欧洲胸外科协会数据库的一项最新的最大规模的回顾性研究表明,Masaoka 分期较晚(具有侵袭的证据)、切除不完全、非胸腺组织学是引起复发和预后差的危险因素。

胸腺癌是一种进行性的上皮源性肿瘤,能局部侵犯并且远处转移。这种罕见的肿瘤主要发生于中年男性,主要症状为咳嗽、呼吸困难、胸痛以及非特异性的临床症状。影像学检查中,胸腺癌一般是伴有坏死和钙化区域的异形性肿物。PET 扫描示其具有高 FDG 摄取率。其预后主要取决于组织学及解剖学分期,一般较差。手术切除为治疗方式之一,放化疗主要用于难以手术切除的患者。

胸腺偶尔也有良性肿瘤。它们可导致库欣(Cushing)综合征并且与多发性内分泌腺瘤有关。局部侵袭可导致手术难以完全切除,并且临床病程较长。另外,胸腺也是中纵隔霍奇金淋巴瘤的好发部位,淋巴瘤化疗也可导致胸腺增大(胸腺反弹)(电子图 83-25),类似于原发疾病复发。其他胸腺肿瘤包括良性胸腺增生(电子图 83-26)、胸腺囊肿及胸腺脂肪瘤(视频 83-5,电子图 83-11)。

2. 生殖细胞肿瘤

大约 10% ~12% 的原发性纵隔肿瘤来源于胚胎发育时期异常迁移的多潜能生殖细胞。这些肿瘤被分成三类:良性畸胎瘤、精原细胞瘤以及非精原细胞生殖细胞瘤。

畸胎瘤是最常见的生殖细胞肿瘤,主要由它们来源区域之外的组织构成,但是其细胞可来源于所有的 3 个胚层。皮样囊肿主要指仅包含真皮及其附属结构的肿瘤。畸胎瘤主要发生于年轻人,但是任何年龄段的患者均有报道;男性和女性患病率相同。大多数畸胎瘤患者表现出由肿瘤导致的症状;只有 1/3 的患者无症状。主要症状包括疼痛、咳嗽和呼吸困难。畸胎瘤能突破胸膜或者心包。如果肿瘤突入气管,患者可能会出现咯血,甚至咳出分化的组织,例如头发或者皮下组织。

胸片中,畸胎瘤光滑、圆形,具有包膜。实性组织可以呈分叶状且不对称。CT 扫描中(视频 83-4,电子图 83-10)发现软组织、脂肪、钙化(偶尔发现牙齿和骨骼)即可确诊,这也是少数手术前即可确诊的肿瘤(图 83-10)。由于畸胎瘤具有恶变潜质,并且能侵犯周围的器官,所有的畸胎瘤都应行手术切除。辅助化疗能改善恶性畸胎瘤的生存情况。

精源性及非精源性生殖细胞瘤均为恶性肿瘤且常伴有临床症状。胸片中该肿瘤表现为前纵隔巨大肿块(视频 83-9,电子图 83-29)。精源细胞瘤主要见于 30 岁左右的男性患者。多数患者由于胸痛、呼吸困难、咳嗽、声嘶或吞咽困难就诊。精源性肿瘤是进展性的恶性肿瘤,能够局部侵犯和远处转移,通常有骨转移。肿瘤能够堵塞上腔静脉。肿瘤能够分泌促性腺激素,但不是 α-甲胎蛋白。预后差的因素包括年龄大于 35 岁,上腔静脉堵塞,锁骨上、颈部及肺门淋巴结肿大,发热。精源细胞瘤对放疗极其敏感,即使是播散性的肿瘤,对化疗也十分敏感。随着铂

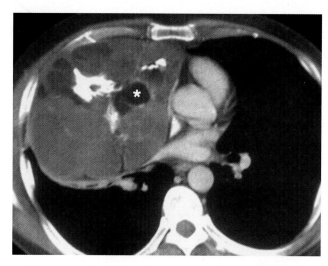

图83-10　畸胎瘤。心底横断面 CT 示前纵隔右侧异形性衰减的巨大肿瘤。可见钙化组织、软组织、脂肪（＊）。前纵隔肿瘤伴随脂肪与畸胎瘤高度一致。（Courtesy Michael Gotway，MD.）

类药物的使用，大约有 80% 的患者能够长期生存。

非精源性纵隔生殖细胞肿瘤包括胚胎细胞癌和绒毛膜癌。类似于精源细胞瘤，这些肿瘤主要发生于 30~40 岁的男性，通常伴有症状，且比生殖器官癌症预后差。胚胎细胞癌也被称为内胚窦瘤或卵黄囊瘤（视频83-10，电子图83-30）。这些高度进展的肿瘤能分泌性激素，α-甲胎蛋白或绒毛膜癌抗原。人促性腺激素能够引起临床症状，例如男性乳房发育，见于 50% 的患者。并发症包括 Klinefelter 综合征及恶性出血。大多数患者出现播散性疾病，预后较精源细胞瘤更差。铂类药物的使用能够显著改善预后，超过 50% 的患者能够长期生存。手术完全切除辅以术后化疗的患者也能够长期生存。即使出现肿瘤播散的患者对化疗的反应也很好，骨髓移植也是治疗方式之一。

3. 淋巴瘤

淋巴瘤是纵隔肿瘤的主要类型之一，其和其他纵隔肿瘤的主要区别是药物治疗而不是手术治疗。淋巴瘤占所有成人和儿童纵隔肿瘤的 10%~20%。淋巴瘤是儿童中最常见的前、中纵隔肿瘤；大多数儿童的纵隔肿瘤是霍奇金淋巴瘤（HL），一半是非霍奇金淋巴瘤（NHL）。HL 呈现双峰分布，主要发生在婴幼儿年轻人以及 50 岁以上的人，而 NHL 主要见于老年人。

纵隔原发性 B 细胞淋巴瘤（PMBL）是 NHL 中的一个独立的亚型，具有和结节硬化性 HL 类似的表现。主要见于 30~40 岁的女性。肿瘤主要位于前纵隔并侵犯胸腺（见图83-6）。SVC 综合征是 PMBL 的主要表现，而 HL 中较少见（见视频83-2 和电子图83-2），并且侵犯肺门淋巴结和肺实质。然而，这些均是明显的不重合的组织学特征。HL 主要是呈结节样生长模式，其特征为 Hodgkin/Reed 镜影细胞，并且具有特异性的免疫学表型：CD30+，CD45-，85% 的患者 CD15+。PMBL 的主要组织学特征是弥散性的浸润型大细胞，并且具有成熟 B 细胞的免疫表型，CD20 阳性。B 细胞淋巴瘤具有 PMBL 和 HL 的双重特性，因此被称作"灰色区域淋巴瘤"。

区分 HL 和 PMBL 对于指导治疗非常重要，因此组织活检很

有必要。目前针对早期纵隔疾病的治疗标准是联合治疗，包括 ABVD（阿霉素、博来霉素、长春碱、氮烯唑胺）以及放疗。非纵隔 HL 的治疗目前还存在争议；目前的临床试验表明单独化疗不能改变总体生存率，但是增加疾病进展风险。放疗有益的同时也带来很多并发症，包括肺纤维化、心血管疾病、继发性恶性肿瘤例如乳腺癌和肺癌。

PMBL 主要通过免疫组织化学治疗，包括利妥昔单抗和 CHOP（环磷酰胺、阿霉素、长春新碱、强的松），序贯放疗。标准剂量的治疗有效性 75%，目前最新的证据表明增强剂量能够改善 PMBL 患者的预后。DA-EPOCH（剂量调整的依托泊苷、长春新碱、阿霉素、环磷酰胺、强的松、利妥昔单抗）能够使 97% 的患者受益，而且不需要序贯放疗。由于疾病的分期更为明确，毒性低效果好的联合放化疗的使用，HL 和 NHL 的换在过去 20 年中的生存率已经明显改善。对于 PMBL 的患者使用新的化疗药物，序贯放疗显得不是非常有必要。PET 扫描，常常被用于淋巴瘤患者的重新分期，具有较高的阴性预测值，能够被用于评估化疗后何时开始放疗；目前临床试验正在进行中。其他有效的替代疗法包括骨髓移植。大约 75% 的 HL 患者能够被治愈，但化疗药物的远期毒性还是增加了死亡率。

4. 甲状腺结节

外科中，异位的甲状腺仅占纵隔肿瘤的 10%，但是在临床实践中更为常见。纵隔中的甲状腺主要有 2 个来源，最常见的情况是颈部的甲状腺向下延伸进入前纵隔。原发性前纵隔甲状腺，主要起源于胚胎时期异位的甲状腺，比较罕见。异位的甲状腺主要位于前纵隔，但是也见于中或后纵隔。胸内甲状腺主要见于中年或老年的妇女。尽管其常无临床症状，但是也能引起声嘶、咳嗽，或者面部、手臂肿胀。胸内甲状腺通过放射性碘造影很容易识别，只要在静脉注射碘对比剂之前完成扫描，碘造影剂能够在几个星期内抑制碘的摄取。CT 扫描中，高放射性密度者则应该考虑为甲状腺，尤其是碘油造影剂注射后。治疗主要是外科切除。

5. 甲状旁腺结节

纵隔甲状旁腺大约占甲状旁腺功能亢进的 10%，外科手术抵抗的甲状旁腺功能亢进的甲状旁腺腺瘤最好发于纵隔。一半的异位甲状旁腺位于前纵隔，一般靠近胸腺。甲状旁腺囊肿增大足以导致胸片上呈现肿物样，并且导致临床症状，但是异位甲状旁腺可能非常难以被定位。定位异位的甲状旁腺主要依靠 CT 血管造影、超声、MRI 及锝-99m 显像。选择性的动脉造影或静脉甲状旁腺激素取样已经被放射性核素显像所取代。甲状旁腺腺瘤主要通过完全手术切除来治疗，通过 VATS 切除越来越收到提倡。甲状旁腺癌可能是功能性的，但是也有局部浸润，可能会有转移。治疗方式主要是影像学或者功能定位引导下的手术切除。

6. 间充质细胞瘤

此分类下的纵隔肿瘤包括脂肪瘤、纤维瘤、间皮瘤以及淋巴血管瘤（见表83-4）。这些肿瘤起源于结缔组织、脂肪、平滑肌、条纹肌、血管或者淋巴管，能够发生在纵隔的任何地方。组织学和临床学上来说，它们与其相应的正常组织区别不大。除非病

灶非常大,否则有临床症状的出现常表明病灶为恶性。

　　脂肪瘤是最常见的纵隔间充质细胞瘤,主要发生在前纵隔。脂肪瘤可以有包膜或者无包膜,表现为光滑的圆形的边界清楚的肿物。CT图像(图83-11)中其特征性的低密度脂肪影像使其非常容易被诊断,如果是质性肿瘤,周围组织浸润,或者周围界限不清楚,则应该排除恶性肿瘤(脂肪肉瘤或者脂肪纤维瘤)或畸胎瘤。较脂肪瘤更常见的是纵隔脂肪增多症,或者更多的组织形态正常的非包膜的脂肪组织(见图83-2)。纵隔脂肪增多症在胸片上表现为边界平滑或突出正常的纵隔轮廓,其较低的均一性CT密度值能够确立诊断。纵隔脂肪瘤不挤压其他组织,也不占据其他组织结构的位置。

　　纵隔肉瘤非常罕见,但是如果出现,则一般是神经鞘肉瘤,梭状细胞癌,平滑肌肉瘤或者脂肪肉瘤。一些病例可能是由于

之前的放射性治疗导致。成年人的原发性纵隔肉瘤非常罕见;它能够发生远处转移,并且呈进行性发展。

7. 原发癌

　　一系列的纵隔肿瘤统计及个案报道中均报道了很多纵隔罕见肿瘤。20世纪80年代开始的个案报道表明原发性纵隔癌比例不足前纵隔恶性肿瘤的1%的。自从这些病例被报道之后,很少有将纵隔原发性肿瘤当做特殊的疾病来报道。也许是因为这些肿瘤代表了一组来源不明的异质性的转移癌,或者一些未分类的疾病。

　　20世纪90年代,很多高度进展性的纵隔或者其他中线结构上的肿瘤被报道;2003年首次发现这些癌被发现具有t(15;19)转移突变,导致了BRD4-NUT融合基因。这些NUT中线癌均非常致命,表现为巨大肿块,具有局部肿块症状及远处转移。分子靶向治疗癌灶方法的出现使得这些未分化或者低分化的表皮样癌变得可以治疗。

(二) 中纵隔肿瘤

1. 淋巴结肿大

　　纵隔淋巴结分类方式有很多,包括最近被接受的国际研究肺癌协会的分类。图83-12展示了根据胸部平片和CT扫描结果的主要纵隔淋巴结的分组情况。大多数作者认为正常淋巴结直径的上限为1cm。

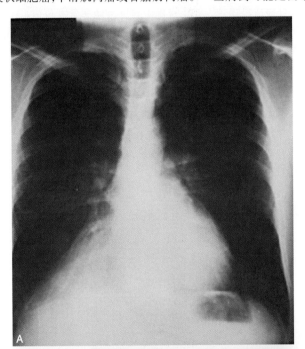

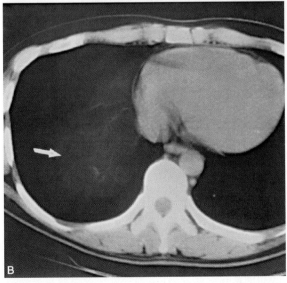

图83-11　脂肪瘤。A.胸片示31岁男性患者,右侧心膈角处异常。B.横断面CT示一个圆形的均质的脂肪密度特性的纵隔脂肪瘤,延伸至右侧胸部(箭)

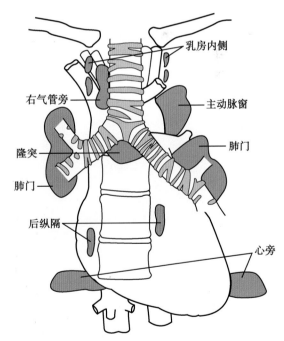

图83-12　纵隔淋巴结分组简图。(Redrawn from McLoud TC,Meyer JE:Mediastinal metastases. *Radiol Clin North Am* 20:453-468,1982.)

　　评估纵隔淋巴结对肺癌进行分期的内容已经在本书其他章节讲述(见第53章)。纵隔淋巴结增大最常见的原因是淋巴瘤、转移癌、炎性肉芽肿例如肉瘤病或感染。当淋巴结增大伴有肺部实变时应该考虑感染。肺结核是导致淋巴结增大的常见原

因，而且其与肉瘤病或者恶性肿瘤类似，通常对于已知有结核危险因素的患者，例如最近暴露或在结核区居住的患者应该考虑结核性淋巴结增大的可能。真菌感染导致炎性肉芽肿，尤其是组织胞浆菌病，可能出现纵隔或者肺门淋巴结肿大，而没有肺实变。

纵隔淋巴结肿大的其他少见原因包括淋巴结增生症（Castleman 病）血管淋巴滤泡增生等。纵隔淋巴结肿大还见于 HIV 感染的患者，通常由于感染，或者淋巴瘤、Kaposi 肉瘤，或者其他非感染性因素导致。

2. 发育性囊肿

不同种类的发育性囊肿占所有纵隔肿瘤的 10% ~ 20%。大多数能够被定义为支气管源性、肠源性或者心包源性。支气管源性和肠源性囊肿分别均起源于异常的腹部、背部前肠，因此常被称为前肠重复囊肿。

支气管源性囊肿主要来源大气道，常常位于隆突之后（见图 83-15），有时有可能和食管相连，甚至位于心包腔内。囊壁通常包含软骨和呼吸道上皮。常为偶然发现，没有临床症状，

然而，它们有可能和器官支气管树相通，引发感染；扩张到足够大可以引起气道阻塞，肺动脉压迫，或者血流动力学改变，或者破裂。肠源性囊肿与支气管囊肿的位置和临床表现类似，但是具有消化道上皮。成年人中较少见，主要见于婴儿和儿童，这些患儿中可能并发椎管扩张以及脊柱畸形（称为神经肠样囊肿）。肠源性囊肿偶尔可能呈多发性，并且伴随其他位置的消化道扩张。

心包囊肿占成年人囊肿的 1/3，但是儿童较少见（见表 83-5）。它们主要沿着心包、膈或者前胸壁右侧心膈角分布。罕见有心包囊肿与心包腔相通。尽管一般无任何影响，但是心包囊肿增大可能导致右心室流出道梗阻，或者其破裂或出血导致心包压塞或心跳骤停。

发育性囊肿通常经过 CT 或者超声确诊（图 83-13A），或者通过针吸活检确诊。MRI 对确定囊肿来源非常有价值（图 83-13B ~ D）。心包囊肿可以通过影像学长期随访，仅在其引起症状后手术切除。支气管囊肿如果无症状可以长期随访。然而，许多作者主张诊断性切除以减少可能的并发症。治疗性针吸活检、胸腔镜、纵隔镜均可以替代开胸手术。

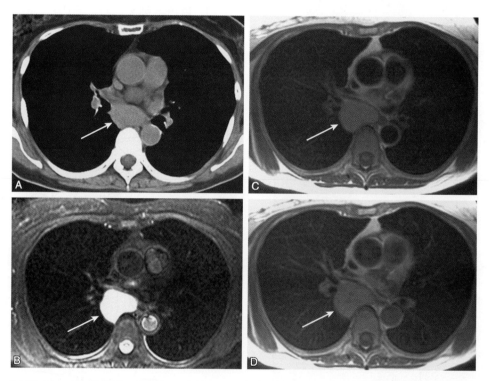

图 83-13 支气管囊肿。横断面 CT(A)示心下部中高密度影(箭)。TIR MRI(B)和横断面非增强 DIR(C)示同样的结构(箭)。注意，B 图中，TIR 图像中类似液体密度的高密度影，以及 C 图 DIR 图像中类似蛋白质或出血的中等增强影，也是其 CT 影像中高密度影的原因。增强 DIR MRI(D)示静脉注射造影剂后未见病灶增强(箭)，是典型的肠源性囊肿的表现。（Courtesy Mihael Gotway, MD.）

（三）后纵隔肿瘤

神经源性肿瘤

后纵隔肿瘤主要来源于神经系统，大约占成人的 20%，是儿童比例的 2 倍（见表 83-5）。神经源性肿瘤在 CT 上表现为单侧的脊柱旁肿物。临床表现包括神经或骨骼侵犯导致的胸痛，继发与器官压迫的呼吸困难，椎管内肿瘤压迫脊髓导致的神经功能受损。此外，许多神经源性肿瘤激素分泌活跃。MRI 是怀疑神经源性肿瘤时常用的检查手段。尽管大多数神经源性肿瘤是良性，外科切除仍是解除肿瘤局部表现的主要手段。

神经源性肿瘤根据来源不同分为:外周神经、交感干或者副神经节组织来源(表83-6)。外周神经来源肿瘤包括神经纤维瘤、神经鞘瘤、神经肉瘤。神经纤维瘤包括神经鞘细胞和神经细胞,并且是外周神经来源中最常见的肿瘤。肿瘤被神经鞘不完全包绕,而且可能长得很大,压迫其他神经或者组织进而引起症状。纵隔神经纤维瘤可能是神经纤维增生症(von Recklinghausen 病)的一个表现。如图身体其他部位一样,神经纤维瘤最终由 10% ~ 15% 的患者发生恶性转移。

表 83-6　纵隔神经源性肿瘤

外周神经来源肿瘤

神经纤维瘤

神经鞘瘤(施万细胞瘤)

神经肉瘤

交感神经来源肿瘤

星形胶质细胞瘤

节细胞神经母细胞瘤

神经纤维瘤

副神经节源性肿瘤

嗜铬细胞瘤

副神经节瘤(化学感受器瘤)

神经鞘瘤,或者叫做施万细胞瘤(视频 83-11A、B 和电子图 83-43),是另一种来源于神经鞘的常见的神经源性肿瘤。主要见于 30~50 岁的人,神经鞘瘤常无症状,胸片中表现为边界清楚,密度均一的影像(图83-14A)。神经鞘瘤通常完全被包裹,不侵犯周边组织,但有可能延伸进入椎间孔(图83-14B、C)。神经鞘瘤和神经纤维瘤的治疗方式均为手术切除。

恶性神经鞘瘤通常也起源于恶性神经纤维细胞瘤,恶性施万细胞瘤或者神经源性纤维肉瘤。这些肿瘤均呈进展性,具有局部侵犯和远处转移特性。一半以上来源于神经纤维增生症的患者。通常需要扩大切除,并且辅以术后放疗。

来源于交感神经细胞的肿瘤通常见于儿童,并且呈现出一系列的肿瘤表现,比如良性的星形胶质细胞瘤,或者恶性节细胞神经母细胞瘤以及神经纤维肉瘤。星形胶质细胞瘤表现的

症状多由肿瘤自身导致,通常由外科手术治疗。节细胞神经母细胞瘤症状出现迅速,并能够局部侵犯,但是很少远处转移。神经纤维肉瘤进展迅速,很快侵犯周围组织结构,并且在发现时已经广泛远处转移。这些肿瘤常常能释放内分泌多肽以及儿茶酚胺,并且伴随有腹泻、发热、厌食、体重减轻。合成儿茶酚胺的倾向使得可以利用肿瘤细胞摄取儿茶酚胺前体 I 或者 MIBG 来进行诊断、确认远处转移或者治疗。神经纤维肉瘤的治疗主要基于疾病进展的危险程度使用逐渐扩大的治疗策略。

来源于化学感受器的肿瘤包括嗜铬细胞瘤,很少于纵隔中被发现,并且与相应的腹部的副神经节细胞肿瘤难以在组织和临床上区分。副神经节细胞肿瘤能分泌儿茶酚胺,可以通过 MIBG 进行检测和治疗。该肿瘤通常为良性,很少转移,但是常常局部侵犯,并且具有很高的发病率和死亡率。

(四) 混合型纵隔肿瘤

1. 良性肿瘤

胰腺假性囊肿通常通过主动脉或者食管裂孔扩展到纵隔。胰腺假性囊肿在前中后纵隔均有被报道。水样囊肿也罕见有从纵隔来源的。后纵隔偶尔可以发现胸导管囊肿。慢性溶血性贫血患者髓外造血(视频 83-12,电子图 83-44 和电子图 83-45)也可以表现为纵隔肿瘤,主要见于后纵隔。脊膜膨出,过度生长的脊髓膜沿着脊神经分布,也可以表现为后纵隔肿物。

2. 血管肿物及血管扩张

虽然不是真正意义上的肿瘤,但是在胸片中,鉴别诊断时一定需要考虑血管肿瘤。它包括:狭窄后动脉扩张,动脉瘤(视频 83-13 和电子图 83-46)或者大血管弯曲,主动脉挛缩,无名静脉或上腔静脉瘤,永存左上腔静脉,奇静脉(视频 83-14,电子图 83-48)或者半奇静脉扩张,肺血管异常,肺静脉曲张,曲张伴门静脉高压(电子图 83-49)。先天性肺动脉干扩张、任何原因导致的肺动脉高压均能表现为纵隔肿物。主动脉外伤或者更多血管损伤均能导致纵隔出血。

血管造影已经被广泛用于诊断纵隔中血管肿物的来源,但是目前来看,增强 CT 更为方便。MRI 可以使得患者免受造影剂

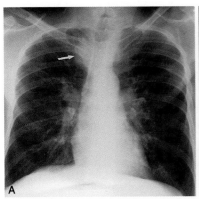
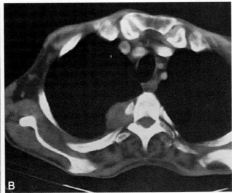
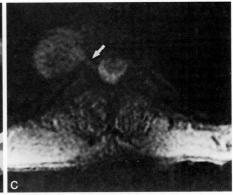

图 83-14　64 岁无症状患者,手术证实为神经鞘瘤或施万细胞瘤的影像。A. 前位胸片示右锁骨头后方肿瘤(箭)。B. 横断面 CT 示均一密度、边界清晰的身体后方脊柱旁肿瘤影。C. MRI 示肿瘤侵入椎间孔(箭)

和辐射的伤害。

3. 膈疝

大网膜(视频 83-15,电子图 93-50;见视频 83-6,电子图 83-12)或者其他腹部内容物可能通过膈肌的几个潜在孔道进入胸腔导致纵隔肿物。通过 Morgagni 孔的膈疝(电子图 83-50)可以导致心膈角肿物,通常位于前纵隔右侧。Bochdalek 疝(电子图 83-51)主要位于后纵隔,一般位于左侧,因为肝阻挡了右侧膈疝的形成。食管周围的脂肪导致了食管裂孔疝,表现为纵隔肿物。CT 图像常常表现为边界清晰的占位影被认为是血管,能够帮助鉴别膈疝和脂肪瘤。

八、纵隔肿瘤的治疗

(一) 初步评估

在现代影像学技术,如 CT、MRI、核素成像等的帮助下,

纵隔肿瘤的评估常常包括了肺科医生、放射科医生和胸外科医生。纵隔疾病的鉴别诊断依赖于影像学、症状以及肿瘤的解剖学位置,大小和形态。对于偶然发现的纵隔肿瘤,首先需要考虑的问题是其良恶性,如果是良性,其是否引起局部的临床症状。至少,胸部增强 CT 应该被用于经过胸片发现的所有纵隔肿瘤。该结果有助于鉴别诊断,并且指导进一步的影像学方法或者治疗方案的选择。如果相比于之前的影像学检查,肿瘤形态稳定,则不需要进一步的影像学检查。一些类型的肿瘤,可以通过临床表现和 CT 影响就直接确诊。比如血管瘤、髓外造血、心包囊肿和发育性囊肿,纵隔脂肪增生症等。疑似纵隔甲状腺组织,可以通过放射性碘造影加以判断。

(二) 外科治疗

大多数患者而言,外科手术切除是最佳治疗方案。决定采用活检还是手术切除主要依赖于影像学的诊断。建议的诊断流程如图 83-15 所示。

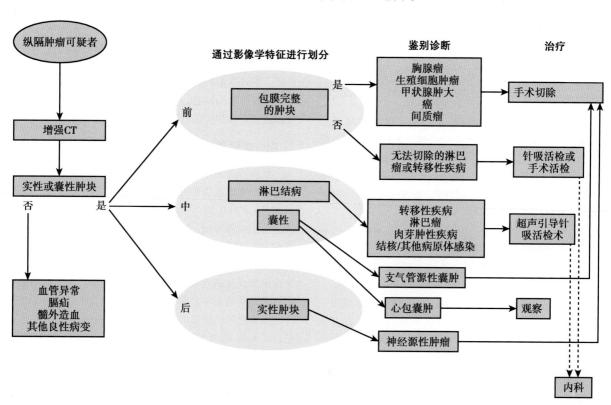

图 83-15 纵隔肿瘤处理的建议流程

对于前纵隔肿瘤,包膜良好者可以手术切除,如果高度怀疑淋巴瘤,则应该行组织活检。活检也别用于前纵隔难以切除的肿瘤。前纵隔肿瘤活检技术包括 CT 引导下的细针穿刺活检或者纵隔镜针吸活检。经颈纵隔镜由于较少用于前纵隔肿瘤,主要是由于前纵隔肿瘤不靠近气管前平面。经过侧胸 VATS 切除常常用于经过经验判断可以切除的病灶。前纵隔肿瘤可以通过 VATS,胸骨切开或者经颈部切除。近些年来,机器人 VATS 手术已经被用于前纵隔肿瘤切除。

成年人大多数的中纵隔肿瘤是恶性肿瘤,最常见的是淋巴

瘤或者转移癌。因此对于中纵隔的肿瘤,活检是首要步骤。活检可以通过 CT 引导、EBUS 或者 BUS-TBNA 引导,也可以通过纵隔镜或者 VATS。基于 EBUS-TBNA 较高的敏感性和阴性预测值,其应该作为首选。如果影像学发现为良性囊性病灶,则可以通过 VATS 或者开胸手术切除。

后纵隔的肿瘤常通过 VATS 或者开胸手术切除。如果病灶疑似恶性,或者直径大于 5cm,或伴有炎症或者感染遮挡切除平面,则应该选择开胸手术(确保切缘阴性)。外科手术经验对治疗方式的选择至关重要。

致谢

感谢 David J. Pierson 博士在为本书第 1 版、第 2 版编写本章内容，以及与 DRP 共同编写第 3 版本章内容所作的贡献。

关键点

- 纵隔，包含了胸部的主要脏器，能够以侧位胸片上的解剖学边界为依据，分为三部分：前纵隔、中纵隔和后纵隔。
- 大多数纵隔肿瘤为良性，肿瘤为恶性的可能性，取决于肿瘤部位、患者因素及临床表现。有症状的纵隔肿瘤常为恶性。
- 前纵隔最常见的肿瘤包括胸腺瘤、生殖细胞瘤、淋巴瘤。中纵隔包括淋巴结病和良性发育性囊肿。孤立性的纵隔淋巴结肿大，其可能原因是肉瘤病、肺结核、肺癌或者胸外恶性肿瘤转移。后纵隔主要包括神经源性肿瘤。
- 大多数纵隔肿瘤和囊肿可能会发生恶变，产生局部压迫或者侵犯周围器官，均应行手术切除。

（车国卫　译）

参考文献

以下是主要的文献，完整的文献请登录 ExpertConsult 查阅。

Davis RD Jr, Oldham HNJ, Sabiston DC Jr: Primary cysts and neoplasms of the mediastinum: recent changes in clinical presentation, methods of diagnosis, management, and results. *Ann Thorac Surg* 44:229–237, 1987.

Duwe BV, Sterman DH, Musani AI: Tumors of the mediastinum (Review). *Chest* 128:2893–2909, 2005.

Engels EA: Epidemiology of thymoma and associated malignancies (Review). *J Thoracic Oncol* 5:S260–S265, 2010.

Grant C, Dunleavy K, Eberle FC, et al: Primary mediastinal large B-cell lymphoma, classic Hodgkin lymphoma presenting in the mediastinum, and mediastinal gray zone lymphoma: what is the oncologist to do? (Review). *Curr Hematol Malig Rep* 6:157–163, 2011.

Juanpere S, Canete N, Ortuno P, et al: A diagnostic approach to the mediastinal masses. *Insights Imaging* 4:29–52, 2013.

Marom EM: Advances in thymoma imaging. *J Thorac Imaging* 28:69–80, 2013.

Silverman NA, Sabiston DC Jr: Mediastinal masses (Review). *Surg Clin North Am* 60:757–777, 1980.

Silvestri GA, Gonzalez AV, Jantz MA, et al: Methods for staging non-small cell lung cancer: diagnosis and management of lung cancer, ed 3. American College of Chest Physicians evidence-based clinical practice guidelines. *Chest* 143:e211S–e250S, 2013.

GUANG-SHING CHENG,MD · THOMAS K. VARGHESE, JR. ,MD,MS · DAVID R. PARK,MD

一、引言

纵隔积气及纵隔炎是发生于纵隔潜在腔隙与组织的一类疾病。有时两者会同时发生,例如食管破裂后。所谓的纵隔积气通常是指空气异常的在纵隔存在,同时不伴随感染;纵隔炎是指纵隔无论是否伴有气体而出现感染。这些情况常出现在各种独立临床情况中。上述两个因素往往从造成任何破坏纵隔结构完整性或是从身体其他部位扩散到纵隔结构而出现的。因此,解剖学上认为这两个疾病的过程是相似的。然而,纵隔积气和纵隔炎在病理生理学、临床症状、处理方式和临床影响方面两者是截然不同的,因此我们分别进行讨论。

二、解剖

纵隔包含有气管和食管,它们都是与外界相通的含气结构,同时也有定植的微生物。此外,纵隔淋巴结过滤了气道和吸收了有机物、抗原和灰尘的肺实质。结果,沉积在气道或者肺远端的物质可通过淋巴系统传输,气体或者炎症以及感染物质可以很容易打破纵隔结构的完整性从而进入纵隔内。气体通过在颈部、胸腔和腹腔的软组织结构进入并且在纵隔内移动(图84-1)。包绕在气管、食管和颈部大血管周围的组织一直延续到胸腔内构成了纵隔腔隙,与食管一起下行穿过膈肌与腹膜后间隙组织相联系。这些相同的组织也从肺门的组织和支气管延续到肺支气管血管鞘的远端(见图84-1)[1]。这样,气体或者炎症就可以通过这些组织的解剖空间到达纵隔的任何部位。

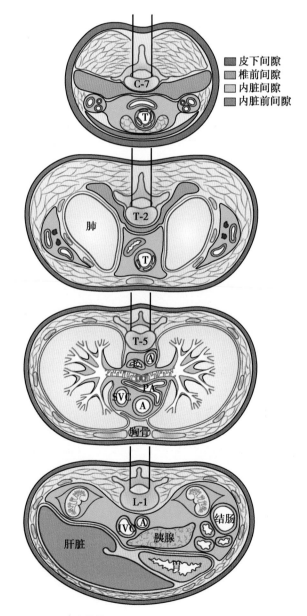

■ 皮下间隙
■ 椎前间隙
□ 内脏间隙
■ 内脏前间隙

图84-1　纵隔的结构。纵隔的软组织结构包括(在T2到T5的水平)相对于那些颈部(在C7的水平)和上腹部(在L1的水平)表明连续性内脏空间(图中浅绿色显示)。A,主动脉;E,食管;IVC,下腔静脉;PA,肺动脉;SVC,上腔静脉;T,气管

三、纵隔积气

纵隔积气是指空气或者其他气体存在于纵隔中，又被称为纵隔气肿。另外还有几种肺泡外异常含气的情况，包括皮下气肿、肺间质肺气肿、心包积气、腹腔积气、腹膜后积气、颅内积气和脊髓积气（气体在椎管）。气胸，最常见的危及生命的异常肺泡外积气形式，将会在其他章节进行讨论（见第 81 章）。

纵隔积气和皮下气肿首次在胎儿分娩中被发现。Louise Bourgeois，作为法国皇后的助产士，在 1617 年她的"观察"写道（Gordon[2]引用的）："我看到她试图停止哭泣，并且我恳求她不要停下来，担心她的喉咙会膨胀。"第一份正式的有关分娩是纵隔积气和皮下气肿的医学文件是由 Simmons 在 1784 年所记录，并且这份文件整合了持续到 1927 年间超过 130 例的患者[2]。

在接下来的 20 年里，Hamman[3,4]已经彻底地阐述了自发性纵隔积气的临床特点，并且 Macklin 和 Macklin[5] 详细地阐明了它的病理生理学。尽管对于这些先驱研究者的描述已无更多内容需要补充，但是如今看来纵隔积气和其他的肺泡外积气有了更多的临床情况。这些内容包括在重症监护中的机械通气和其他情况如减压潜水伤、胸部外伤和哮喘。

（一）病理生理学

纵隔积气的病理生理表现主要依赖于所发生的临床情况。纵隔积气最常见是来于肺泡破裂，但也可以来于上呼吸道、胸内气道或胃肠道。气体可以通过某些感染产生，或者气体可以在外伤或手术后进入纵隔。这些潜在的导致纵隔气肿的原因已经汇总于表 84-1 中，同时也会在随后的几部分进行阐述。

表 84-1　纵隔内气体的来源

来源于上呼吸道	来源于肺实质	来源于体外
头颈部感染（牙源性，唾液腺，颈部淋巴结炎，扁桃体炎，扁桃体脓肿，面部骨骼的骨髓炎）骨折（包括鼻窦、眼眶、下颌骨和其他面部骨骼）其他黏膜破坏（外伤，手术，气管插管）牙科手术（拔牙，空气涡轮机钻孔）	肺泡的直接破裂（穿透伤，手术，支气管活检，细针穿刺）"自发性"肺泡破裂（肺泡间和邻近支气管血管束）	颈部或胸部穿透伤的手术方法（气管切开，纵隔镜手术，胸切开术）伴随有皮下气肿的胸腔引流
来源于胸腔内的气道	**来自于胃肠道**	**来源于产气微生物的感染**
钝性或穿透性胸部创伤异物医源性（支气管镜，支气管刷，支气管活检，细针穿刺）肿瘤	食管穿孔经腹或腹膜后积气（胃或肠穿孔，憩室炎，盲肠积气，胃镜，活检，感染）	急性细菌性纵隔炎头颈部感染

1. 源于上呼吸道的气体

来自于头部和颈部向下到达纵隔的气体可以有多种方式产生。咽后脓肿是气体在颈部长期产生的原因，但其他感染包括牙齿脓肿、颈淋巴结炎、唾液腺腺病毒感染、扁桃体炎和面部骨骼的骨髓炎也能产生类似的情况[1,6]。牙源性的感染也被认为是最常见的原因[7]。

拔牙或牙齿钻孔之后可以发生纵隔积气。伴随口腔内的正压力增大，空气可以通过钻开的牙槽进入这些软组织——例如，作为吹号手的士兵在拔牙之后颈部出现了肿胀[8]。

伤及鼻窦、眼眶、下颌和上气道相邻的其他面部骨骼均可以为颈部筋膜平面提供气体进入的通道，尤其是在鼻子吹气后。涉及上呼吸道的外科手术时，气体可能通过口咽黏膜或者气管的破口进入颈部。例如，纵隔积气气肿和皮下气肿是气管切开术后很常见的表现；在一个前瞻性系列研究中发现近 13%的案例出现类似的情况[9]。

纵隔积气也可能出现在当下咽骨的黏膜或者气管膜部受损并且进行气管插管或套管气囊过度膨胀时（电子图 84-1）[10]。气管损伤伴食管破裂时，张嘴吸气时也会导致纵隔积气[11,12]。

2. 源于胸腔内气道的气体

闭合性胸外伤，尤其是车祸发生时的减速损伤，可能会引起气管或主支气管的撕裂或断裂，从而让空气进入纵隔（电子图 84-2 和视频 84-1，见电子图 76-10 和视频 76-3）[13]。虽然气管近端可能会受损，但大多数此类伤害主要发生在距离隆突 3cm 之内，考虑可能是由于移动的物体突然受到撞击时，产生剪切力，同时气道隆突是相对固定的。

其他潜在的来自于胸内气道引起的纵隔积气的原因包括由异物和支气管或食管肿瘤的侵蚀。内脏穿孔相比于支气管镜检查更多见于食管内镜检查。然而，越来越多地使用支气管镜活检技术和对支气管阻塞的治疗，纵隔积气越来越多见。

3. 源于肺实质的气体

大多数纵隔积气是源于肺泡的破裂。肺泡可能会在肺实质受损时破裂，气体会从撕裂的肺泡和终末细支气管逸出。手术后，气体可以从切割表面逸出，或由中心静脉通路置管的过程中造成的肺的小破口逸出，又或者经皮或经支气管肺活检的创口逸出。然而，大多数导致纵隔积气的情况是"自发性"肺泡破裂。

（1）自发性肺泡破裂的机制。 破损的肺泡壁以及气体进入支气管血管束会导致压力梯度，足以破坏肺泡壁的基底部并且迫使气体进入肺实质，如图84-2[1,5,14]所示。虽然已经认识到通过单独增加肺泡内压力能够产生肺泡破裂，但是动物实验已经证明，增加肺泡体积，由于跨肺压力的增加会增大肺泡的体积，这是一个导

致肺泡壁破坏的很重要的因素[15]。类似的情况可以通过下述几种表现解释肺泡破裂，如咳嗽和打喷嚏之后；胸部肌肉和腹壁的收缩会有短暂的肺泡内高压，同时跨肺压和肺泡体积不增加[16]。

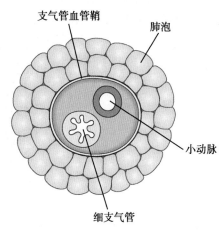
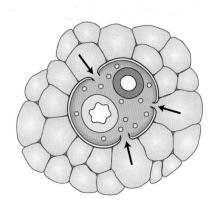

支气管血管鞘
肺泡
小动脉
细支气管

图84-2　肺泡外气体运动进入支气管血管束。图显示肺泡破裂通过它们之间的压力梯度进入支气管血管鞘的机制（Redrawn from Maunder RJ, Pierson DJ, Hudson LD: Subcutaneous and mediastinal emphysema: pathophysiology, diagnosis, and management. *Arch Intern Med* 144:1447-1453, 1984. ）

当外界压力下降出现减压的情况时，肺泡的体积毫无疑问有助于肺泡的破裂[16,17]。肺泡破裂的机制考虑是由于气体在上升中困于肺内，进而膨胀所造成的[18,19]。

肺部基础疾病可能也很重要。纵隔积气以及其他的来自肺部肺泡外的气体也常受到机械通气[16,20]和自主呼吸的影响[1,5]。

（2）**肺泡破裂后气体的播散**。随着空气进入支气管血管束，如图84-2阐述的那样，会产生间质性肺气肿（电子图84-3）。这既是肺泡破裂的初始结果，也是肺泡外气体的明显表现。Munsell[21] Laennec 把这个称为"叶间性肺气肿"。与肺实质内的压力相比，纵隔内的压力如同胸膜腔内的压力一样均是负压，从而使得空气随压力差而移动到纵隔[22]。这个在图84-3 中有说明，同时也在 1944 年 Macklin 和 Macklin 的文章中以动物实验按步骤做了详细的说明[5]：

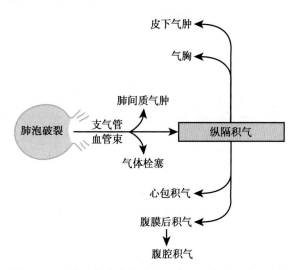

皮下气肿
气胸
肺间质气肿
肺泡破裂　支气管血管束　纵隔积气
气体栓塞
心包积气
腹膜后积气
腹腔积气

图84-3　肺泡外气体在体内的流动。从肺泡到肺泡外气体的运动显示可能的以下序列的不同形式的肺泡破裂后气体逸出的情况

第一步是气体穿过肺泡过度膨胀的区域底层而进入到下面的血管鞘。气泡在一开始的时候沿着血管鞘移动，凝聚和变得越来越大。这种在肺间质中的空气流动如同河流般汇总而变得越来越明显。当到达肺根部时，气体得以进入纵隔并使得其变得膨胀。伴随着气体源源不断地进入，腹膜后、前纵隔及颈根部和腋下的皮下组织均出现气肿。个别极端情况下，纵隔发生破裂，导致了气胸。

这些典型的观察结果已在近年的研究中得到证实，但是在概念上，几乎没有什么更新。

（3）**空气进入胸膜腔**。一旦进入纵隔，空气沿着阻力最小的路径通过纵隔筋膜及上覆胸膜进入胸膜腔。该模型在动物实验中得到证实，持续观察轻度的膨胀保持压力，产生出间质性肺气肿，而不是创建一个纵隔积气或气胸，而且在临床病例中多数机械通气的患者，纵隔积气先于气胸[23]。另一个气胸产生的机制表明，空气是朝向肺的外周，而不是朝向纵隔，并且通过胸膜下的破裂穿过肺的脏层表面。这些之中的哪一个机制最常引起"自发"气胸是不确定的。

（4）**空气进入腹腔**。来自于肺泡破裂后的肺泡外空气既可以出现腹膜腔积气也可以出现在腹膜后积气（电子图84-4）[24]。来自纵隔的空气可以通过食管旁疏松的结缔组织通过膈肌到达腹膜后空间。腹膜后的空气可以通过腹膜进入腹腔。

4. 源于胃肠道的气体

纵隔内的积气可以来自于膈肌上下的胃肠道。Boerhaave 综合征中，食管破裂会导致空气和其他物质进入纵隔内（电子图84-5）[25]。在这种情况下，纵隔积气会伴有急性纵隔炎，这个将会在后面的章节中进行讨论。纵隔积气可以来自于上消化道内镜检查导致的食管穿孔[26]，或者摄入腐蚀性的物质，如百草枯[27]或者碱液（氢氧化物）。自发性纵隔积气很少见于贲门失弛缓症[28]。

起源于腹膜后的空气很少会进入到纵隔内[1]。腹膜后引起

纵隔积气的原因主要包括十二指肠溃疡穿孔、溃疡性结肠炎、结肠憩室(见电子图84-4)、肠壁囊样积气症、"直肠气压伤"[29],以及乙状结肠镜检查、结肠镜检查和钡灌肠[30]。

5. 源自于外部和其他来源的气体

纵隔积气可以来自于外部的空气进入体内,尤其是当皮下组织平面被施加正压力时。空气可以在气管切开术过程中通过颈部软组织进入纵隔[9],也可以通过肩部关节镜手术穿过胸壁进入纵隔[31],或由工业事故的发生造成[32]。纵隔气体也可以来自于气胸,这是一个不同寻常的机制:在胸膜腔的气体可以通过管胸腔闭式引流术通道到达皮下组织,可以到颈部,然后也可以穿透向下进入纵隔。纵隔积气也被观察到出现在结核治疗时进入到腹膜以下[33],或是通过腹腔镜手术时[34],也可以通过盆腔镜检查时通过女性生殖系统通道[35]、冲洗[36]、产后检查[37],或进入阴道[38-40],尤其是在怀孕时[41]。

当出现急性细菌性纵隔炎时,产气微生物会在纵隔内形成气体。然而,纵隔积气更常见的是与胃肠道(Boerhaave综合征)、呼吸道(坏死性肺炎)或者外界的空气(胸骨后纵隔炎)相关。这些内容会在后面的章节介绍。

(二)临床分类和症状

纵隔积气可分为自发性和继发性。自发性纵隔积气的形成没有明显的致病原因,但仍然可以有诱发条件或促发因素。自发性纵隔积气多见于年轻患者并且通常是良性的自限性的。相反,继发性纵隔积气通常有特别的病理事件诸如机械通气的损伤、胸内或医源性外伤、感染,或者其他急性病症。与自发性纵隔积气相比,继发性纵隔积气有更高的发病率和死亡率,可能是由于一些比较基础的原因。因此,在没有很明显的其他因素的情况下,更应该深入的探讨有关继发性纵隔积气的原因(表84-2)[42]。

1. 自发性纵隔积气

(1) 易感因素。25%~40%的伴有自发性纵隔积气的患者都有潜在肺部疾病,显示在图的两列中[42,43]。有肺部疾病的患者中,超过一半的人(电子图84-6)存在间质性肺疾病。其他肺实质疾病伴有纵隔积气的还包括肺不张[5]、毛细支气管炎[44,45]、肺炎[46,47]、流行性感冒[5,21]、麻疹[48]和血液性肿瘤转移[49]。

阻塞性肺部疾病,尤其是急性哮喘,是导致纵隔积气的很重要的一个诱发因素。在极少数情况下,哮喘发作时伴有纵隔积气可导致危及生命的呼吸和血流动力学的改变[50,50a]。虽然哮喘发作时胸片不是常规的检查手段,但一项研究发现哮喘发作入院的479例儿童胸部X线片中有5.4%的出现纵隔积气[51]。吸烟作为纵隔积气的诱发因素之一,产生机制尚不清楚[42,52]。

(2) 促发因素。主动控制呼吸模式有时会导致肺泡破裂。"自主性正压呼吸",最初是在二战期间提出的做法,持续缓慢,深吸入气体,然后通过紧闭的双唇用力呼气。这个动作也被一些登山者所采用,主要是为获得更多的氧气进入血液所采取的手段。然而,这个动作可能会导致肺泡破裂。Vosk和Houston[53]是同一个登山队的成员,他们作为患者提到过在爬山的上升过程中做过"自主性正压呼吸"的动作。

表84-2	自发性和继发性纵隔积气
自发性	**继发性**
自主选择性呼吸模式	**气压伤**
吸食大麻和可卡因	机械通气
肺功能检查	无创机械通气
登山"自主正压呼吸"	手动通气
管乐器演奏伴随大喊大叫,呼喊,唱歌	心肺复苏,麻醉,或运输
	设备故障或误行麻醉或氧疗
	哈姆立克急救法
	减速伤
非自主选择性呼吸模式	**侵入性操作**
分娩	食管穿孔
呕吐	支气管针吸活检
发作;癫痫持续状态	
暴力咳嗽;打喷嚏;打嗝	
繁重体力活动;竞技比赛	
用力大便	
气道和肺固有的疾病	
哮喘	
肺不张	
毛细支气管炎	
肺炎	
流感	
麻疹	
结核	
矽肺	
异物	
肿瘤	

吸入性药物的普遍使用已成为自发性纵隔积气的诱发因素[43,52a]。典型案例如:吸入大麻后抵抗紧闭的声门[54];或者吸入游离碱可卡因后[55,56],有些患者有时会通过纸板管道增加额外的呼吸道压力[57]。值得注意的是,可卡因对肺实质直接毒性作用相比,一些作者认为,可卡因吸入导致的纵隔积气应视为次要的结果[52]。在两个大学兄弟会上,作为娱乐消遣一次性吸入一罐笑气也报道会引起纵隔积气[58]。

呼吸模式的非自主性控制比自主性控制为更常见的诱发因素。这些引起纵隔积气的原因包括:紧张或如分娩过程中的劳累[2];呕吐伴随暴食症[59],妊娠剧吐[60],以及糖尿病酮症酸中毒[61];长期的紧张抽搐癫痫发作[62]、竞技比赛[63,64]及剧烈咳嗽[65]、打喷嚏和打嗝;用力大便[1,5]。任何剧烈的活动,短暂的产生胸内压力大的改变可能会导致肺泡破裂导致纵隔积气。

(3) 无易感或诱发因素。虽然有潜在易感因素的病史或有疾病过程会引起大多数患者的"自发性"纵隔积气,然而有少数病例已被提及并没有这种关联性,它们称为哈曼综合征。哈曼最开始的患者是一名51岁的医生,没有任何诱发因素[3]。随后哈曼又报告了几个其他病例"特发性"纵隔积气;在现有的报道中,也有通过胸部计算机断层扫描测定是正常的患者出现纵隔积气[3,66]。

2. 继发性纵隔积气

继发性纵隔积气的机制包括钝性胸部创伤、食管穿孔或其他侵入性操作，或少见情况如前所述在颈部、胸部或腹部的病变[66a]。

（1）**气压伤**。在最近的研究中发现，机械通气气压伤在继发性纵隔积气中占多达三分之一或更多的病例[42]。在正压通气时的肺泡破裂被认为是正常的肺实质在异常气道的区域过度膨胀所导致。气体随后向纵隔流动导致了纵隔积气，并且通过纵隔胸膜破裂导致气胸的发展。在低潮气量通气应用之前，气压伤几乎达到机械通气患者的四分之一，死亡率很高[23]。从历史上看，大潮气量和高水平的呼吸末压力被认为是易患机械通气气压伤的主要原因，但这些也可能与潜在的肺部疾病有关[16,67,68]。

Gammon 和其他人已经发现急性呼吸窘迫综合征（ARDS）是最常见的与气压伤相关的情况，其中机械通气是唯一的独立相关风险因素[23,69]。对呼吸机的设置，包括潮气量、峰值和高原气道压力的研究，并没有发现与气压伤在机械通气患者中有相关性[70]。虽然在大规模临床试验中低潮气量气压伤的发生率（6ml/kg）肺保护通气策略和传统的大潮气量是相同的（12ml/kg）[68]，但当和历史记录以及医生的经验相比时，气压伤的整体发生率是有所下降的[23,68]。

和传统的机械通气相比，无创正压通气与气压伤相关性较小。这可能是因为使用较低气道压力和正在接受治疗较轻的肺部疾病。例如，在 331 例使用此方法的患者中，连续面罩气道正压通气与纵隔积气相关的案例只有一个，引自一篇综述[71]。

例如在心肺复苏期间使用人工通气，空气或者氧气在高压下进入从而可能引起气压伤。不恰当的连接氧气管可以限制呼气从而导致危及生命的气压伤[72]，类似的错误还出现在麻醉和手术时[73,74]。

减速伤的时候，即使没有胸部开放性伤口或移位肋骨骨折，也可引起气压伤。虽然这种减速伤最常见来自于机动车事故中，但它们也可以发生在落水时声门闭合而对胸部的挤压[14,75]。纵隔积气也会因使用海姆利克氏操作法复苏时造成[76]。

（2）**感染**。继发性纵隔积气感染的病因包括形成气体的有机性纵隔炎，卡氏肺囊虫肺炎患者感染伴有人类性免疫缺陷病毒（电子图 84-7）或肺炎与空洞病变。

（三）临床表现及诊断

1. 症状、体征和实验室检查

胸痛是纵隔积气患者最常见的症状[1,66]。曾经有报道大部分自发性纵隔积气患者和健康的年轻人会出现不明原因的急性胸痛[66,77]。典型疼痛位于胸骨后并且随运动、呼吸、位置的变化而加重。它常会放射到背部、肩部或手臂。不适感会延伸到颈部、咽。喉周的空气夹层可能引起吞咽困难或发音困难，以低沉的声音为特点。呼吸困难和咳嗽也是常见的症状[66]。在半数的病例中，查体发现颈部和锁骨上可触及的爆裂声区[77]，发绀和颈部静脉怒张也可以观察到[21]。哈曼标志，或哈曼的紧缩[21,78]，在心前区和吸气期间可听到与心跳同步的吱嘎声或咔哒声，并在左侧卧位时增强[1,21,79]。它被描述为类似于由摩擦两个橡胶气球产生的噪音一样[21]。虽然哈曼认为是纵隔积气存

在时的病症，但在其他情况下也可以听到，如气胸但没有纵隔积气的影像学依据时[1]。

纵隔内有空气引起的反应性炎症会导致低热以及轻度至中度白细胞增多[1,21]。在一个系列中，23 例患者有 16 例白细胞计数大于 10 000/mm^3，并且有 5 例是大于 20 000/mm^3，1~2 天后无需处理恢复到正常[21]。

心电图变化被认为在某些情况下排除了没有其他心脏疾病的异常但发生纵隔积气[21]。心电图可表现弥漫低电压、非特异性轴的变化、ST-T 波改变，以及 ST 段抬高在横向胸前导联[21]。这些变化在合并有气胸时也可以观察到并可能部分纵隔结构的移位有关。

2. 影像学特征

纵隔积气是胸部 X 线检测最常发现的地方同时纵隔积气也可能是肺泡空气中的第一个表现出来的。诊断通常是表现为透亮的细线，沿左侧心脏边界看的最清楚（图 84-4 和电子图 84-8A，见电子图 84-5A）[1]。其他常见的标志是主动脉弓，其由高亮的光环环绕，还有"连续的膈肌"标志[80]，一个连续的完整的透亮线从膈肌到心脏的下方（图 84-5，见电子图 84-8B）。纵隔空气在侧位上可以更容易地看到，这可能表明胸骨后积气或垂直条纹的主动脉、肺动脉（即所谓的动脉环绕标志；见电子图 84-8C 和 D），或者其他纵隔结构[1]。纵隔积气较少遇到的胸片表现包括：在"胸膜外气体"标志（见电子图 84-8E 和 F），Naclerio 的"V"标志（见电子图 84-8G），剩余的胸腺（一般在较年轻的患者中典型，被称为胸腺起航标志；见电子图 84-8H~J），以及空气或气体被困在肺韧带内（见电子图 84-8K）。纵隔积气和少量气胸鉴别起来可能很困难。少量气胸患者在侧卧位可能显示空气上升到胸部的最高部分，但如果在纵隔积气中几乎没有变化的空间[81]。其他胸部 X 线类似纵隔积气的表现包括不常见的（斜）网络纤维（见电子图 84-9）、内侧大疱和马赫带（见电子图 84-10）。

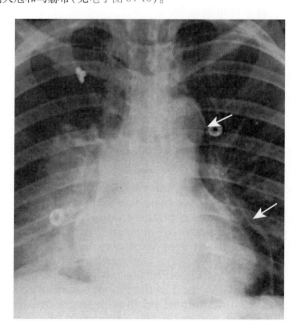

图 84-4　纵隔积气。一个 47 岁男性患者的胸片提示其在医院行右肺下叶肺炎治疗时出现纵隔积气的情况；图像显示纵隔胸膜内气体的位移（箭头）

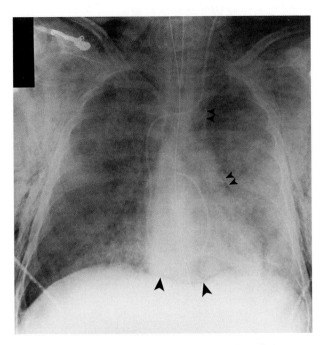

图 84-5　纵隔积气。"持续性横膈膜"标志是在有纵隔积气的患者在为急性呼吸窘迫综合征行机械通气时出现。一个完整的透亮线(大箭头)是从偏侧膈的一侧到另一侧,渲染下心脏边界清晰可见。空气也存在纵隔里(小箭头)和在肩部,颈部和胸壁的软组织里

皮下气肿很容易在颈部或胸部的组织平面被发现,表现为条纹或者口袋状。它常常勾勒出胸壁组织,使胸肌清晰地显示。皮下气肿及纵隔积气的患者常见于机械通气的患者[82,83],在一个早期系列的研究中(图 84-6)占了 7% 的病例[82]。正压通气时肺泡破裂的这些迹象是重要的临床危险信号,因为气胸可能在这些人群中有至少一半的情况发生[23,83]。

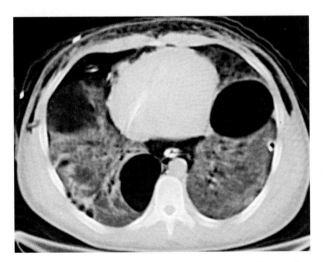

图 84-6　纵隔积气。胸部 CT 显示纵隔积气伴随广泛皮下气肿的患者经历了急性呼吸窘迫综合征机械通气处理。纵隔空气可在中间和后纵隔组成部分内看到

胸部 CT 比胸片在检测胸腔异常空气中更为敏感和有效,应视为在做重要的决定或者当潜在原因不清楚时作为检测方

式[81]。这在由于钝性损伤的患者中尤为明显,其中仅有 15% 的患者可通过 X 线胸片发现[84]。

(四) 处理方式

1. 自然史

在大多数纵隔积气的情况下,空气贯穿整个纵隔并经过胸廓进入皮下组织[1]。皮下气肿很少有危险。一旦原始泄露气体的地方被密封了,皮下积气在不用手术的情况下自然就消失了。皮下气肿完全消失通常需要几个星期的时间,因此,辅导患者保持稳定的状态是治疗中很重要的一个环节。

2. 自发性纵隔积气的处理

诱发或促发自发因素性的纵隔积气的治疗通常伴随着逐渐异常气体的吸收。吸氧可能有利于吸收,但对于纵隔积气治疗来说很少用到。大多数情况下,多数病例仍然是保守治疗[85,85a]。

在极少数情况下纵隔积气能产生危及生命的心血管衰竭[2,5,86]。在 150 多年前,Laënnec 曾经描述过一个很详细的事件,这个也和 Munsell 有关[21]。伟大的法国医生被称看到一个小男孩被粪车碾过:Laënnec 说明了他的 4 岁的患者被安置在帐篷里,点着蜡烛。在极端情况下,Laënnec 用锐利的木枝插入男孩的颈部,锁骨上区,和前胸部;大量的空气快速喷出,扑灭了蜡烛,随后男孩得以恢复。现代医学对于这个紧急减压方案并没有太多的改进,除了对于针头的替换。

大多数经验丰富的医生会为气道撞击或心血管危险准备侵入性的治疗方式(电子图 84-11)。在这些情况下,锁骨排气切口似乎是最谨慎的方法[87]。

3. 正压通气时纵隔积气的处理

纵隔或皮下空气中的外观在正压通气下患者纵隔和皮下积气的表现反应了患者的生理反应以及呼吸状态的评估情况。立即停止正压通气通常是不可行的,但调整呼吸机参数是可以减少空气进入纵隔的倾向,降低气胸发作的风险。降低潮气量有可能可以减少发作风险。呼气末压力应被减少或停止。隐匿性呼气末压力,或者"自动呼气末压力",可以增加空气的漏出,如果出现了,就应减少[88]。最后,支气管痉挛和其他潜在的导致空气滞留的病因在机械通气过程中应及时治疗。咳嗽抑制应予以考虑。

气管支气管破裂导致肺泡外气体产生需要及时诊断和手术修复[13]。这种情况应与收到胸部钝性创伤的患者伴有广泛软组织积气的存在,气道出血或未能解决的气胸鉴别(见电子图 84-2)[1,14]。如果在胸片上气管支气管破裂是可以明确的,那么在肺门处就可以有肺部坍塌的表现(见图 76-10)[89]。当这些情况出现时,患者应立即送进手术室,第一步骤是紧急行支气管镜来明确诊断[1]。在手术室进行支气管镜检查明确后有利于立即行手术干预。患者进行了插管并且在胸部 CT 上发现有纵隔积气的但临床稳定的患者考虑在气管支气管树有一小块的撕裂。在这些稳定的患者中,可以通过做快速床旁支气管镜检查,用以明确诊断,如果得到证实,将需要立即考虑在手术室进行下一步处理。然而,这些是与胸外科手术紧密相关的以确保和手术处

理有序而且没有延迟。

四、纵隔炎

纵隔炎包括了一系列与纵隔结构相关的炎症。大多数纵隔炎是由感染引起的,其临床表现变化在很大程度上取决于长期的潜在的慢性过程,而不是由于特定的微生物病因。急性纵隔炎通常是严重的表现,并且要求及时发现和治疗。慢性纵隔炎包括从活跃的肉芽肿感染到终末期纤维化。最近的文献对这些问题的描述提示目前纵隔炎仍相对罕见。尽管如此,鉴于其致灭性的发病率和死亡率,认识纵隔炎和它的表现形式是非常重要的。

(一)急性纵隔炎

急性纵隔炎曾经是一个罕见的疾病,通常是在剧烈呕吐食管破裂后的致命的疾病(电子图 84-11)或者是发生于穿透性外伤时。伴随着用内窥镜操作和经胸骨正中心脏外科手术增多,急性纵隔炎现在是很常见的医源性并发症并且可有不同的临床表现。相对无痛性感染可称为"化脓",而不是"急性"。在一些情况下,需要区分之间这些疾病和慢性"肉芽肿性"和"纤维化"的纵隔炎。

下面的讨论主要结合临床图片并根据纵隔(表 84-3)的机制对急性纵隔炎进行处理。

表 84-3　急性纵隔炎:病因和临床表现
胸内脏的穿孔
食管
有力呕吐(布尔哈弗综合征)
直接穿透伤
异物
仪器检查:食管镜;硬化;食管气道闭孔
侵蚀:癌灶;坏死性感染
气管或主支气管
直接穿透伤
仪器检查:诊断性支气管镜检查;治疗性支气管镜检查;插管
异物
癌侵蚀
纵隔外部感染的直接延伸
咽后间隙;牙源性
胰腺炎
肺;胸膜;心包
淋巴结
椎旁脓肿
纵隔后心胸外科手术
吸入性炭疽热

1. 来自内脏穿孔导致的纵隔炎

布尔哈弗综合征是指用力呕吐后导致的食管破裂(见电子图 84-5 和电子图 84-11),特别是暴饮暴食或过度饮酒之后。它是急性纵隔炎最典型的例子[90,91],虽然不是最常见的。单侧或双侧气胸是常见的,并迅速发展至积脓(图 84-7)。自发性食管破裂很难诊断而且可能被误认为是腹部的疾病,特别是在没有明确的病史的患者中。在剧烈呕吐时,食管中的压力超过了正常食管壁拉伸的强度。穿孔最常见的位置是下部左外侧壁,该肌束在食管的纵向层可以分离,导致黏膜的气泡进入纵隔以及发生爆裂。

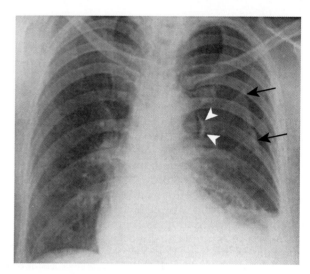

图 84-7　食管穿孔。一个 64 岁的女性患者胸片提示在食管创伤穿孔 16 小时之后沿横向主动脉弓(箭头)有微弱的代表透亮的纵隔积气。此外,左侧气胸(箭头)和胸腔积液也可以看到

在典型的食管破裂相关的急性纵隔炎中,起病是突然的和剧烈的。患者表现为严重的持续的胸骨后疼痛,在呼吸或咳嗽时加重,并可能有濒死感。疼痛如果和前纵隔相关的话有可能会放射到颈部和耳朵。根性痛,后纵隔和下纵隔的疼痛会辐射到胸部的肩胛骨之间。全身毒性症状和体征是很典型的,包括高热、寒战、心动过速和呼吸急促。体格检查可能会提示锁骨上丰满,胸骨或胸锁关节疼痛、捻发音,以及其他纵隔的体征和皮下气肿。哈曼表现有特点但并不总是存在的。气管偏差、颈静脉怒张和其他的纵隔结构的体征可能在随后的临床上表现出来。这些是自发性食管破裂的典型表现如布尔哈弗综合征,但是在不太严重的病情时不会表现得很明显。

尽管不多见,诊断或内镜手术治疗时造成的食管穿孔是当代急性纵隔炎的一个重要病因[92]。胃镜诊断导致的穿孔约小于 0.03%[93]。治疗的方式,如狭窄的扩张(电子图 84-12)和内镜下黏膜切除术,有更高的穿孔风险,约 2%~6%[93]。此外,恶性病变的治疗有可能比良性病变造成穿孔的可能性更高[94]。食管阻塞式导气管和吞噬异物也可以造成食管穿孔,尤其是当操作不当时。曾有报道说六个因犯了为了获得监禁前的缓刑而吞下的"星形"造型的皮下注射器针头[95]。所有情况都需要手术治疗。碱性溶液的意外或故意摄入如百草枯或碱液也可导致食

管穿孔[27]。

食管穿孔的诊断依赖于适当的临床检查。胸片的特点是弥漫性纵隔增宽和纵隔及邻近软组织存在空气。纵隔空气流体水平可以看出,气胸或者液气胸可能存在。CT 可更清晰地描述这些异常。通过摄入对比剂可以更容易观察到进入食管周围或胸膜腔的气体[96,97]。

弗兰克非包容性食管穿孔需要及时手术修补,纵隔及胸膜腔引流,和适当的抗生素使用[98,99]。经皮 CT 引导下导管引流脓肿,常常应用于感染局限化并且临床表现并不是很紧急的情况(见电子图 84-12E ~ H)。在一个描述 51 例患者的研究中,3 例在采取干预前就死亡了,31 例行标准开胸手术和修复,其中 11 人死亡并且 17 例高度选择的患者进行了有针对性的引流处理和抗生素治疗[100]。

由于内镜引起的食管穿孔可以在早期发现,如果及时治疗,发病和死亡是可以避免的。如果胃镜检测到,可以立即用夹子修复小的穿孔。在某些情况下,食管穿孔可以通过内镜放置支架进行治疗[101,102]。此外,一旦检测到穿孔,外科医生应该介入并且使用广谱

抗生素治疗[93]。穿孔在 24 小时内进行修复时,恢复率很高。

食管癌术后食管破裂造成的急性纵隔炎并发症可能包括局部脓肿形成,广泛脓胸和持久的食管瘘。病程迁延是常见的,并且再探查可能必须确保足够的引流。死亡率主要和患者的选择和处理方法的差异有关。手术引流的时机是确定临床结局的最重要步骤。现代系列报告采用一贯的侵略性手术治疗自发性食管破裂后存活率高达 90%[103,104]。

支气管气道穿孔和留置中心静脉导管的迁移是其他医源性纵隔炎的原因。相比食管镜检查而言,支气管镜检查很少引起纵隔炎[105]。然而,对于恶性肿瘤并伴随有慢性呼吸道定植或阻塞性肺炎患者的处理,越来越多地使用激光和机械的支气管内的操作方式,增加了潜在的纵隔并发症发生可能性。超声引导下经支气管细针穿刺后发生纵隔炎已有报道,但总体来说是一个罕见的事件[105]。血管内导管可能是急性纵隔炎感染的另一来源,当导管尖端侵蚀并穿过血管壁进入纵隔(图 84-8 和视频 84-2)。滴入高渗[106],发泡剂,或者血管活性物质,通过导管可诱导化学反应,而不是感染和炎症。

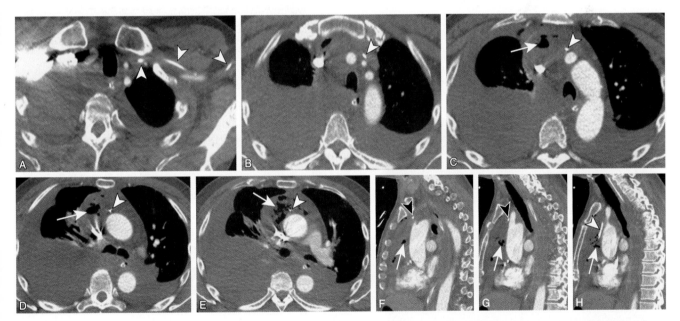

图 84-8 提示源自外周静脉导管插入引起的静脉穿孔而进入胸腔。横截面(A ~ E;见视频 84-2)和矢状面(F ~ H)增强胸部 CT 显示外周置入静脉导管(箭头)从左上肢通过左锁骨下和头臂静脉(箭头,A ~ C),但随后进入到前纵隔(箭头,D 和 E)。纵隔积气(箭头)代表发展中的脓肿。(Courtesy Michael Gotway,MD)

2. 来自纵隔外炎症的直接蔓延

坏死性纵隔炎是由于头部和颈部的直接蔓延引起的[107]。牙周、扁桃体、牙源性或咽部感染可通过椎前,内脏,或气管前间隙或颈动脉鞘蔓延到纵隔[6,108],虽然常见的途径是通过咽的空隙到达后纵隔(图 84-9)[109,110]。最近的研究表明,从牙源性感染到咽部感染已成为最常见坏死性纵隔炎的来源[107,111,112]。大多数感染是混合的,包含有需氧和厌氧微生物;化脓性胸腔和心包受累也是常见的[107]。这种类型的纵隔感染会导致迅速脓毒症和多器官功能衰竭,并有一个高死亡率[109,110,113,114]。高术前死亡率最密切相关的原因是诊断延误[115]。

除了先前所描述的食管穿孔后急性纵隔炎的临床体征,伴随有坏死性纵隔炎的患者可能会扩大到咽后间隙,有或没有液

气平面,气管前移,和在颈部的外侧膜有正常颈椎前凸的缺失,颈部和胸部 CT 通常可以明确(图 84-10)[109]。

坏死性纵隔炎治疗成功取决于早期诊断,及时的抗生素治疗并积极的手术引流。多种手术方法可供纵隔引流选择,同时方法的选择取决于病情程度和患者的情况[115]。一个颈部的方法可用于上纵隔的局部引流,虽然现在大多数外科医生对于怀疑有弥漫性病变的患者倡导开胸勘探和清创[107,112]。这种做法在 Corsten 和他的同事的研究中得到证实[109],那就是死亡率在患者单独使用颈部引流时为 47%,而加入胸腔纵隔引流后为 19%。常规术后颈部 CT 成像和用这些图片辅助下侵袭性再探查引流可以减少这种情况的死亡率甚至更进一步[110]。在最近的一个 17 例研究中,经胸手术中位时间约为 6 小时,只有一个患者出现了早期死亡[114]。

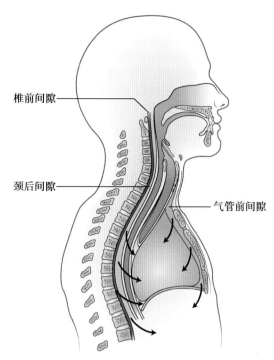

图 84-9　颈部及其与纵隔相联系的三个深间隙（Redrawn from Freeman RK, Vallières E, Verrier ED, et al: Descending necrotizing mediastinitis: an analysis of the effects of serial surgical debridement on patient mortality. *J Thorac Cardiovasc Surg* 119:260-267,2000.）

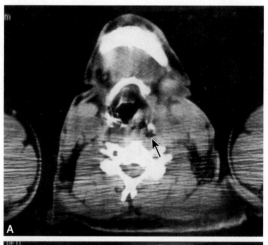
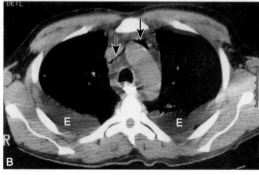

图 84-10　显示一个 35 岁男性患者的胸部 CT 有坏死性纵隔炎。A. 在颈部舌骨水平，有咽后软组织积气（箭头）与咽旁间隙炎症存在。B. 在胸部主动脉弓水平，在大血管周围有积气（箭头）。在气管旁组织有炎性改变伴随双侧胸腔积液（E）（From Corsten MJ, Shamji FM, Odell PF, et al: Optimal treatment of descending necrotizing mediastinitis. *Thorax* 52:702-708,1997.）

尽管电视辅助胸腔镜手术等经皮引流方式已经有描述并且可能适合于早期疾病，开放式手术引流仍然是标准的方法。胸腔内来自其他部位的感染直接延伸是急性纵隔炎发生的一种罕见病因。这样的蔓延可能与侵蚀性肿瘤相关，在前胸壁和颈部注射吸毒的患者感染或脊椎或结核感染的并发症。胸部受伤也可能导致急性纵隔炎，特别是如果伤口引起内脏穿孔或严重污染，或者如果已经延迟就医。在这种情况下，如果患者还有其他相关的伤情时急性纵隔炎表现可能不明显。

胰腺炎已有报道会蔓延到纵隔，呈现急性纵隔炎的纵隔增宽的图像。在这样的情况下，蔓延大概是通过主动脉食管间隙。胃和食管溃疡也有报道是纵隔炎的原因，甚至有时会侵蚀到心包。

3. 胸心外科手术后引起的纵隔炎

心脏手术后的纵隔炎[116,117]和心脏移植及心肺联合移植是现代另一种医源性急性纵隔炎病因的形式[118-120]。

心脏手术后纵隔感染的发生率约为 0.4% 至 5.0%，但也有报道低于 1%[121]。后胸骨纵隔炎已成为主要临床问题，不是因为高发病情况而是因为通过胸骨正中心脏手术已变成了一种广泛使用的方法。

心脏手术后纵隔炎发生的风险因素包括潜在的合并症如糖尿病和阻塞肺部疾病以及高龄[121,122,122a]。围术期危险因素包括：剃毛，而不是脱毛；采用双侧乳内动脉移植；长时间的手术过程和灌注；更多地使用烧灼或骨蜡；术后早期低心输出状态，以及大量术后出血。如果是术后因出血而再次手术，或者如冠状动脉旁路的多个通路需要更换，又或者如果患者术后需要 48 小时以上的机械通气，那么纵隔炎的发生率会大大增加。

严格的感染控制措施和严格的手术室无菌技术仍然是重要的预防手段[121]。预防性使用鼻内莫匹罗星软膏剂已经显示对于接受大型手术的患者可减少 50% 的金黄色葡萄球菌的院内感染情况[123]，因此目前也建议将其常规使用。

术后纵隔炎的细菌学疾病主要是早期人工瓣膜性心内膜炎。表皮葡萄球菌和金黄色葡萄球菌一直是最常见的菌株[124,125]，并且多达 40% 的病例有混合感染[124]。耐甲氧西林金黄色葡萄球菌是一种比较罕见的但致命的病因[126]。少见的生物包括厌氧菌和革兰氏阴性杆菌[124,127]、念珠菌[124,128]和非结核分枝杆菌（尤其是龟分枝杆菌和结核分枝偶发）[116]。

心脏手术后急性纵隔炎的表现比其他因素引起的纵隔炎要好一些，这可能是因为它仍然相对较局限并早期可以确认。通常情况下，临床表现包括发热和全身症状，随后菌血症和伤口感染的局部体征[129]。在大多数患者中发现可以从胸骨切口和其他地方进行引流[124,129,130]。

诊断通常是在胸骨伤口再探查时提出的，并依赖于临床症状。CT 在识别和辨别软组织肿胀、液体包裹和胸骨糜烂或裂开时是非常有用的（电子图 84-13）[131]。然而，由于肿胀和液体包裹是术后早期常见的情况，当它们持续存在 14 天或更久，它们是非常显著的[131,132]。患者出现发热、血培养阳性且在胸骨术后伤口的异常应该是手术进行评估的内容。如在其他情况时，治疗胸骨后纵隔炎应包括全身应用抗生素和早期手术探查与清创引流的处理[121,124,133,134]。心脏手术后纵隔炎的死亡率报道有很大的差别。这些患者通常需要多个外科手术并最终在伤口覆盖带有血管活性的肌瓣。目前,多数患者生存,死亡率为 20% 至 40%[121,129]。幸存者的住院时间通常因为这种并发症所延长[135]。

4. "主要纵隔炎":吸入性炭疽热

炭疽热、炭疽杆菌感染引起的,主要是存在于牛、绵羊和山羊中的疾病,最多见于中东,现在已作为生物恐怖主义的重要疾病(见第 40 章)。临床症状根据所感染的途径不同而定,分为:皮肤,胃肠道,注射式或吸入。炭疽热感染的最常见途径是经皮肤感染,通过直接接触隐藏或感染的动物毛发而引起感染。胃肠道炭疽热是由于摄入被炭疽孢子污染的肉类引起的。近日,在英国和欧洲的海洛因服用者中可以观察到,因注射引起的炭疽感染主要表现为严重的软组织感染[136]。

吸入性炭疽热,或毛工病,是吸入动物源性炭疽孢子造成的。吸入到远端空气空间的炭疽孢子存在于肺泡巨噬细胞并转运到纵隔淋巴结,在那里它们引起出血性纵隔炎,其次是菌血症,败血症和休克。即使有积极对症支持治疗死亡率依然很高[137-139]。炭疽杆菌的毒力与两种毒素的产物有关,分别叫致命毒素和水肿毒素,如一个抵抗吞噬的胶囊[136]。零星炭疽很少见,有一个报告,记录了在这个国家 25 年里只有两例确诊病例[140]。然而,炭疽一直备受关注是因为其毁灭性的临床表现和它有作为生物战和被生物恐怖主义者利用的潜在风险[138,139,141,142]。1979 年,在俄罗斯的斯维尔德洛夫斯克暴发性出现了 42 例武器级炭疽[141]。在 2001 年的秋天,炭疽孢子被故意通过美国邮政服务的系统分散,从而导致暴发 11 例皮肤炭疽和 11 例吸入性炭疽热[143,144]。

吸入性炭疽的现代临床知识在很大程度上是从这些有限的暴发的病例中获得。患者通常遇到的双相疾病表现,如具有初始类似流感的病情持续 2 ~ 4 天,其特征是发热、不适、肌痛和干咳。这之后是急性纵隔炎暴发性阶段,伴随有呼吸窘迫、胸痛、发绀、血流动力学不稳定[138,139,143,144]。一旦发展到脓毒性休克,它通常需要持久的支持治疗措施[136]。胸片和胸部 CT 通常显示纵隔增宽和胸腔积液(见图 40-2)[145]。血液浓缩、纵隔增宽和神志改变是吸入性炭疽的特点,并有助于区别社区获得性肺炎[136]。诊断是建立在组织或体液的革兰氏阳性表现、棚车形杆菌标本或血液中的棕黄色外壳。直接荧光抗体试验、聚合酶链反应及血清学测试可用于确诊。

从历史上看,吸入性炭疽热一直是毁灭性,即使有合适的治疗方法:据可查资料显示在美国发生的 13 例散发病例中有 12 例是致命的结果[137]。2001 年生物恐怖主义的爆发,恰当的诊断和抗生素治疗加上积极纵隔及胸腔引流结果使 11 名患者中有 6 例都存活了[144]。

治疗的基础是一开始怀疑是炭疽就应该及时用抗生素。推荐的初始治疗方案包括环丙沙星或强力霉素与第二剂药物,无论是克林霉素或青霉素[136]。炭疽是抗第三代和第四代头孢菌素。多数患者在发生生物恐怖袭击时使用多个药物,包括氟喹诺酮治疗[143]。对于暴露后预防,环丙沙星或强力霉素口服以及与抗毒素抗体的免疫治疗都是推荐的[136,146]。

(二) 慢性肉芽肿性纵隔炎和纤维化

慢性肉芽肿性纵隔炎和纵隔纤维化是慢性纵隔疾病两种表现形式。紊乱以及活动连续下降的肉芽肿性纵隔炎变为纵隔纤维化已经在文章作了不同的描述——纵隔淋巴结炎、纵隔肉芽肿、硬化性纵隔炎、纵隔胶原、纤维化纵隔炎、特发性成纤维纵隔炎性损伤——但是从概念,所有这些可被认为是一个通用名称的变型(图 84-11)。

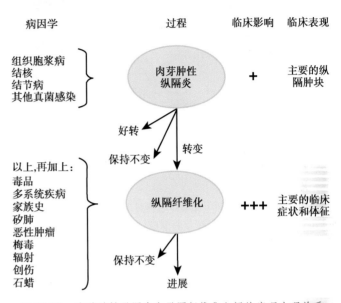

图 84-11 肉芽肿性纵隔炎和纵隔纤维化之间的病理生理关系

1. 病因与病理生理学

在北美,大多数肉芽肿性纵隔炎病例是由组织胞浆菌病引起的;全世界范围内,结核病是最常见的病因[147-150]。组织胞浆菌病和结核病加起来占了所有确诊的病例约 83%[147,151]。肉芽肿感染是纵隔纤维化的常见原因(见图 84-11)。

最重要的慢性非感染性纵隔疾病是结节病,占已知病因的肉芽肿性纵隔炎 11% 的病例[147]。二甲麦角新碱,一种曾经使用于严重血管性头痛的药物,常导致纵隔纤维化。其他非感染性的报道引起纵隔纤维化包括矽肺[152]、石蜡(称为晚期充填术结核病并发症)和创伤性纵隔血肿[153]。结节硬化型霍奇金淋巴瘤也可能误诊为纵隔纤维化[154]。已有报道说纵隔照射引起纵隔纤维化伴随上腔静脉和支气管梗阻[155]。

慢性疾病纵隔的起源是最容易用组织胞浆菌病或结核来举例。感染开始主要聚焦在肺,它会蔓延到纵隔淋巴结和诱导发生纵隔淋巴结炎和腺周炎。最后,干酪性淋巴结分解成不规则的肿块,通过网络连接纤维状封装愈合,并且在一些情况下,形成密集的钙化。网络连接纤维化胶囊的厚度是临床图像的主要决定因素:当 2 ~ 5mm 的厚度,它的临床影响较小;然而,如果在胶囊达到 6 ~ 9mm,它可侵入或干扰邻近组织[148,156]。这个良性的局部"治疗"过程中可以产生重要的生理影响,是由于纵隔的紧凑性和其结构的重要性及脆弱性所决定的(图 84-12)。不确定这些概念或一些其他机制是否起作用,但显而易见的是,宿主反应在其中起着重要的作用。

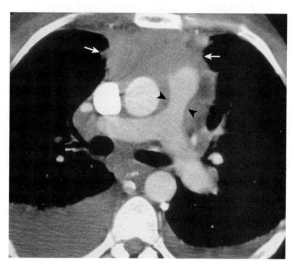

图 84-12　纵隔纤维化。横截面 CT 通过主肺动脉平面提示纵隔软组织异常浸润(箭头),主肺动脉的压缩(箭头)。肿块对血管和支气管占位效应是纵隔纤维化的特征

这个过程的症状和生理效应是通过所涉及的淋巴结的位置所决定。最常见的是,所涉及的淋巴结常是在右侧的肺门周围区域(电子图 84-14),也许这种偏爱右侧的位置会导致更高的上腔静脉阻塞的慢性纵隔炎的患病率。在随后的纤维化过程中,纵隔的整个上部都可能参与其中。

2. 临床表现

在从活动性肉芽肿性纵隔炎持续到纵隔纤维化,前者往往是无症状的,并可以通过胸片偶然发现;而后者趋向于引起临床表现[78]。由 Loyd 和他同事在 52 例纵隔纤维化和组织胞浆菌病的研究中发现[157],初期症状 41% 为咳嗽,32% 为呼吸困难,31% 为咯血,以及 23% 为胸痛。临床表现发展要么是因为网络纤维化侵入或压缩了纵隔结构或者因为钙化侵蚀邻近结构。这些表现可分别分组到上腔静脉、呼吸道、食管、主要肺血管和纵隔神经中去。

(1) 上腔静脉阻塞。上腔静脉梗阻是肉芽肿性纵隔炎和纵隔纤维化中最常见的并发症[147,158]。虽然大多数患者上腔静脉梗阻有恶性肿瘤(见电子图 83-1 和电子图 83-2),但良性原因占其中约 3% 至 6%[159,160],大部分是由于肉芽肿性纵隔炎或纵隔纤维化引起的[155]。上腔静脉阻塞可发生在肉芽肿性纵隔炎和纵隔纤维化的任何阶段;在 Schowengerdt 和他同事的研究中[147],上腔静脉梗阻存在于 77% 有症状的患者有肉芽肿性纵隔炎同时存在于 52% 有纵隔纤维化的患者中。

典型的表现是上腔静脉综合征[161]。由于梗阻逐渐发展,通道容易分流大部分的静脉血流(图 84-13)。因此,症状和所预期的可能是不太突出并且可以随时间改善[150]。然而,即使慢性的上腔静脉梗阻也可引起严重的并发症,如食管静脉曲张出血,反复上下肢血栓性静脉炎和静脉炎后综合征。不太常见的是下腔静脉或奇静脉会参与其中[147]。胸导管阻塞是罕见的[147]但可产生乳糜胸和其相关联的临床表现形式。

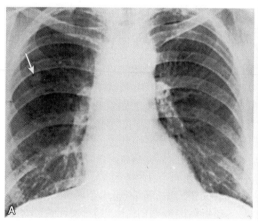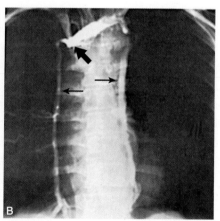

图 84-13　纵隔纤维化(从组织胞浆菌病这种情况下)与上腔静脉阻塞和丰富的侧支循环。A. 前正位胸片显示了右肺(箭头)外围上纵隔扩大的肉芽肿。B. 快速注射造影剂到肘前静脉的图像可以提示出上腔静脉(粗箭头)完全阻塞,伴随有双侧乳内静充满(细箭头)。(From Fraser RG, Paré JAP, Paré PD, et al: Diagnosis of diseases of the chest, vol Ⅱ, ed 3. Philadelphia, 1989, WB Saunders, p. 955.)

(2) 气道受累。呼吸道并发症,包括呼吸困难、咳嗽和咯血,是最常见的慢性纵隔疾病的临床表现[78,157],它们也构成了最常见的手术治疗的原因[78]。任何主气道可能会受到影响,但右肺中叶是被报告最为频繁的并且常常伴随有右肺中叶综合征的特点。还有一种罕见的并发症,支气管食管瘘,可同时出现咯血和呕血的表现[162]。

(3) 食管受累。食管受累可包括外在压迫、牵引憩室、干扰食管蠕动或出血,也会有吞咽困难、胸痛和嗳气[147]。

(4) 肺血管受累。纵隔纤维化可以影响到心脏[147-149]两侧

并涉及大血管,如果是这样,预后可能更严重。阻碍一个或两个肺主动脉可能会导致肺动脉高压、肺心病和右侧心脏衰竭(见电子图 37-1 和电子图 54-22)[163]。肺静脉狭窄可引起临床类似严重二尖瓣狭窄的情况,伴随有肺静脉高压和反复发作咯血。肺静脉高压可是单侧的。如果只有一个肺静脉参与,这可能会导致单侧肺水肿和纤维化(见电子图 37-1)。偶尔纤维化改变累及肺实质,明显有血管压缩,这也可能是早期肺梗死的结果(见电子图 54-22)。随着全身静脉狭窄的限制,侧支血管经常是丰富的(见电子图 54-21)。

（5）纵隔神经受累。截断或压缩纵隔神经可引起各种情况。声嘶可由于喉返神经损伤引起[147,149]，膈肌麻痹可由于一个或两个膈神经受损引起，霍纳综合征可来自于自主神经节受损，同时迷走神经受损会引起持久性心动过速。

3. 诊断和治疗

在大多数情况下，为了区分是上腔静脉综合征引起的，或者是局部纵隔肿块，或其他表现慢性纵隔炎之间良性和恶性的原因，手术探查是很有必要的。偶尔情况下，X 线片记录到一个不变的外观或肿块中密集的钙化可在没有手术的情况下有能力作出诊断。

胸片在大多数患者中会出现异常。肉芽肿性纵隔炎更多的时候表现为局限的一个肿块，通常在右气管区域，并且以后网状纤维化更频繁地产生并扩展到纵隔上部分，但这些特点是各不相同[149,150]。肿块往往是光滑而且分叶状[150]，在上腔静脉综合征的对比研究情况下，常显示患处光滑和锥形[149]，而相反的更粗糙的外观通常被考虑患有癌症。在一些情况下，纵隔在标准胸片上看上去是正常的，并且静脉造影或胸部 CT 是证明临床明显梗阻的解剖学基础方法（见电子图 54-21 和电子图 54-22）[150]。MRI 相比较 CT 扫描在评估血管时更有用[164]。

纵隔肉芽肿或纵隔纤维化的特定药物治疗的作用目前尚不清楚[78]。一些证据表明与组织胞浆菌病相关的活跃炎症病例可能与抗真菌治疗相关[158,165]，但具体抗真菌治疗适应证仍不清楚。类似的保守办法应在结核病相关纵隔并发症中采用，除非痰或组织样品是分枝杆菌阳性或令人信服的临床证据表明活动性肺结核存在。

这种疾病的临床表现似乎是宿主因素导致的，不亚于感染本身。因此，治疗也已针对宿主的炎症反应。有报道说纵隔及腹膜后纤维化与皮质类固醇应用出现了完全相反的结论[166,167]。看来纤维化弥漫性形式可以更可能影响抗炎疗法[168]。如在抗微生物的情况下治疗，肉芽肿纵隔炎和纵隔纤维化的抗炎治疗最适合的方式目前仍未知[169]。

在探索诊断的过程中，一些外科医生建议去除尽可能多的炎症或纤维化物质以减少其体积，也许可减少对邻近组织的影响[169]。手术减瘤与发病率和死亡率有着密切的相关性。不过，已经关于手术治疗的零星案例有报告获得了成功[78]。外科手术中绕过阻塞的腔静脉在技术上有难度，而且并不总是有效，尽管这仍可能在治疗食管静脉曲张出血或反复上肢血栓性静脉炎时需要考虑的内容。血管内支架置入术是另一种选择（见图 54-21）[170]。梗阻后肺血管是预后差的标志，并且因为这种并发症，治疗的选择是有限的，手术重建、血管造影扩张和支架置入很少会成功[171]。

致谢

感谢 David J. Pierson 博士在为本书第 1 版、第 2 版编写本章内容，以及与 DRP 共同编写第 3 版本章内容所作的贡献。

关键点

- 纵隔积气指气体存在于纵隔，通常来源于肺部的肺泡破裂，但也可能来自于上呼吸道或胃肠道。
- 纵隔积气的治疗主要依赖于对潜在疾病的成功治疗。很少有需要直接干预在纵隔积存的气体。
- 急性纵隔炎通常是突发的和剧烈的疾病，现在是内窥镜操作中或是胸骨切开外科手术后感染并发症里导致的最常见的食管穿孔而引起的。
- 所有形式的急性纵隔炎都是会危及生命并要求及时诊断、影像检查、外科引流和抗菌治疗。
- 慢性纵隔炎来自于纵隔肉芽肿性炎，最常见由于组织胞浆菌病和它的纤维化作用。并发症包括支气管阻塞，上腔静脉综合征，食管压迫和肺血管阻塞。
- 慢性纵隔炎处理的目的是缓解并发症。抗炎和抗菌治疗的作用在目前来说并不清楚。

（车国卫 译）

参考文献

以下是主要的文献，完整的文献请登录 *ExpertConsult* 查阅。

Bjerke HS: Boerhaave's syndrome and barogenic injuries of the esophagus (review). *Chest Surg Clin North Am* 4:819–825, 1994.

Blero D, Deviere J: Endoscopic complications—avoidance and management (review). *Nat Rev Gastroenterol Hepatol* 9:162–172, 2012.

Hamman L: Mediastinal emphysema. *J Am Med Assoc* 128:1–6, 1945.

Iyer VN, Joshi AY, Ryu JH: Spontaneous pneumomediastinum: analysis of 62 consecutive adult patients. *Mayo Clin Proc* 84:417–421, 2009.

Macklin MT, Macklin CC: Malignant interstitial emphysema of the lungs and mediastinum as an important occult complication in many respiratory diseases and other conditions: an interpretation of the clinical literature in the light of laboratory experiment. *Medicine* 23:281–358, 1944.

McNeeley MF, Chung JH, Bhalla S, Godwin JD: Imaging of granulomatous fibrosing mediastinitis (review). *Am J Roentgenol* 199:319–327, 2012.

Munsell WP: Pneumomediastinum. A report of 28 cases and review of the literature. *J Am Med Assoc* 202:689–693, 1967.

Ridder GJ, Maier W, Kinzer S, et al: Descending necrotizing mediastinitis: contemporary trends in etiology, diagnosis, management, and outcome. *Ann Surg* 251:528–534, 2010.

Sweeney DA, Hicks CW, Cui X, et al: Anthrax infection (review). *Am J Respir Crit Care Med* 184:1333–1341, 2011.

第85章　睡眠期间呼吸运动和上气道的控制

RICHARD L. HORNER, PhD · ATUL MALHOTRA, MD

一、引言

呼吸问题是导致睡眠障碍中最为常见和严重的根本原因之一。此类呼吸问题与包括高血压、心脏病、中风、糖尿病、肥胖和脑功能下降等一系列损害健康的事件相关。本章节围绕几个与睡眠期间呼吸和上气道控制有关的临床相关的基本概念进行讲述。这些概念以基础生理学原理作为基础,并且将它们应用于临床上与睡眠相关的呼吸问题中。为了便于进一步理解与睡眠相关的呼吸问题,我们提出了几个在睡眠期间较大影响呼吸功能的"扰动因素"。同时,我们还强调虽然每个扰动因素被单独解释,但是在任何一个人中几个扰动因素可以同时存在并诱发呼吸功能障碍。类似的呼吸功能障碍可以仅在睡眠期间发生,也可以同时在觉醒状态下发生,并在睡眠期间加重。最终,在睡眠期间呼吸控制机制与这些扰动因素的相互作用严重影响了整体临床病程、疾病的稳定性和长期疗效。

二、觉醒状态与睡眠

本节归纳总结了一些形成觉醒状态、非快速眼球运动(non-rapid eye movement, non-REM)睡眠和快速眼球运动(rapid eye movement, REM)睡眠的关键脑回路。了解这些机制有助于我们理解"睡眠开关"的原理[1,2]。其原理又可用于解释在睡眠期间药物诱导的镇静和呼吸抑制是如何在脑通路中形成的。

(一) 觉醒和睡眠的产生

1. 觉醒

图 85-1A 显示了一些调节脑部觉醒和睡眠活动的主要神经元簇。含有 5-羟色胺、去甲肾上腺素、组胺、多巴胺、食欲素(也称为下丘脑泌素)、乙酰胆碱和谷氨酸的细胞群共同促进大脑觉醒的激活。这种大脑激活状态在脑电图(electroencephalogram, EEG)中表现为相对低电压和快波活动,并且姿势肌的肌电图中表现为静息运动相。

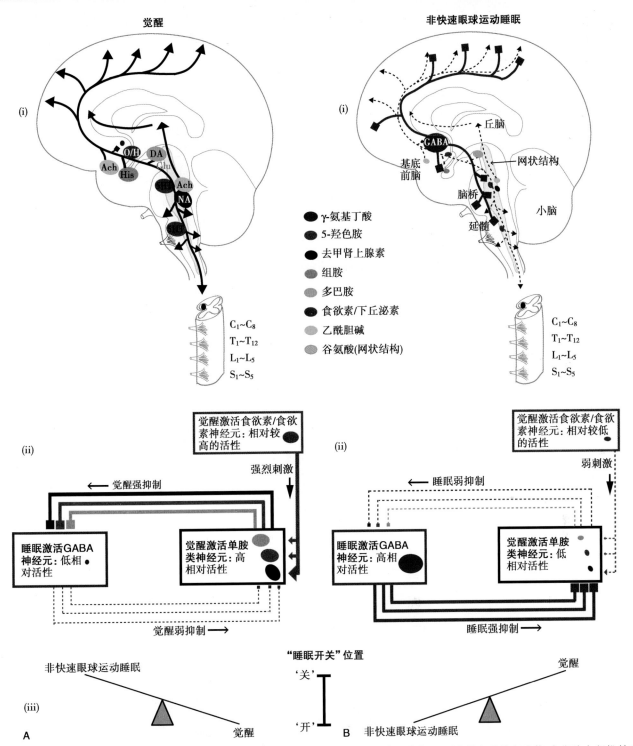

图 85-1　该模式图显示产生觉醒（A）和非快速眼球运动睡眠（B）的主要神经群及其相关作用。（i）是主要神经元簇，它们的上行投射系统负责在脑皮质层产生觉醒脑电波，并且它们的下行投射系统影响脑干自主网络和脑干活动的活性。促进觉醒的神经元受到含有抑制性神经递质 γ-氨基丁酸（GABA）的神经元簇的抑制作用时形成非快速眼球运动睡眠。图中显示了保持觉醒、非快速眼球运动睡眠的结构以及"睡眠"开关（ii 和 iii）。促进觉醒和促进睡眠的神经元群的相互抑制导致"睡眠"开关在两者中的稳定。这种稳定保证了人类夜间的睡眠和白天的觉醒状态。觉醒状态转换至夜间睡眠状态的过程（以及随后清晨的觉醒）与人体温度的生理性下降（后来的生理性体温上升）有关：体温的下降激活了促进睡眠的 γ-氨基丁酸能神经系统；与之相反，体温的上升抑制了促进睡眠的 γ-氨基丁酸能神经系统的活动。促进非快速眼球运动睡眠的 γ-氨基丁酸能神经元包括了位于腹外侧视前区、下丘脑前部区域以及基底前脑区域中的神经元。为了有直观的体验我们画出了神经元群的相对位置和大小，但是这并不代表着严格的解剖学定位。相对高水平活性的神经元活动由大号符号和实线表示，而相对低水平活性的神经元活动由小号符号和虚线表示。来自神经元群的抑制性神经元投射系统由 ■ 表示，实线箭头代表兴奋性投射系统。更多详细信息，请参阅正文。（改编自 Horner RL：Emerging principles and neural substrates underlying tonic sleep-state-dependent influences on respiratory motor activity. *Philos Trans R Soc Lond B Biol Sci* 364，2553-2564，2009；Horner RL：Central neural control of respiratory neurons and motoneurons during sleep. In Kryger MH，Roth T，Dement WC，editors：*Principles and practice of sleep medicine.* St. Louis，2011，Elsevier Saunders，pp. 237-249；Horner RL：Respiratory physiology. In Kushida C，editor：*Encyclopedia of sleep*，vol. 1. Waltham，MA，2013，Academic Press，pp. 517-524；Saper CB，Scammell TE，Lu J：Hypothalamic regulation of sleep and circadian rhythms. *Nature* 437：1257-1263，2005. © Richard L. Horner，PhD，University of Toronto.）

一些神经元簇对大脑觉醒状态的激活有着显著作用,包括分别位于脑桥、髓质背侧和中缝尾端的5-羟色胺能神经元;蓝斑去甲肾上腺素能神经元;结节乳头核的组胺能神经元;腹侧中脑导水管周围灰质的多巴胺能神经元;外侧下丘脑穹隆部食欲素/下丘泌素能神经元;脑桥和基底前脑区域乙酰胆碱能的脑桥核和外背侧被盖核;前文提及的一些神经元簇加上网状结构中分散的谷氨酸能神经元。

2. 非快速眼球运动睡眠

非快速眼球运动睡眠通常被认为是睡眠阶段中具有"恢复"功能的非做梦阶段。它是由脑部觉醒系统中抑制觉醒状态的神经元促进和维持的(见图85-1B)。促使进入非快速眼球运动睡眠的抑制系统包括了腹外侧视前区、下丘脑前部区域以及基底

前脑区域中的神经元构成的主要细胞群。形成这种非快速运动睡眠抑制系统的细胞群合成和分泌抑制性氨基酸γ-氨基丁酸(gamma-aminobutyric acid,GABA)和甘丙肽神经肽。γ-氨基丁酸是脑部主要的抑制性神经递质之一。脑部觉醒系统中γ-氨基丁酸直接介导的抑制作用(参见"觉醒",图85-1A)与脑皮质投影的抑制性γ-氨基丁酸能神经元的作用(见图85-1B)相互叠加,形成相对高电压和慢波的脑电图。该种波形的脑电图是非快速眼球运动睡眠的代表波形。

3. 快速眼球运动睡眠

与之相反,快速眼球运动睡眠与睡眠中做梦有关。并且其伴随着骨骼肌的麻痹(张力缺乏),同时也可以影响呼吸。快速眼球运动睡眠的生成涉及两个主要途径(图85-2)。这些途径的

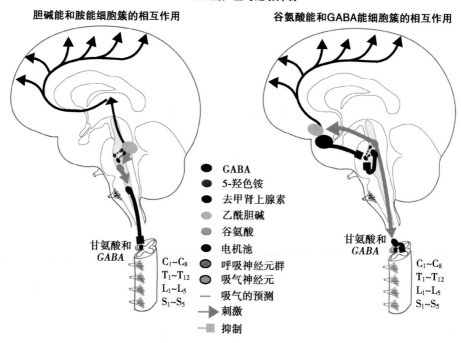

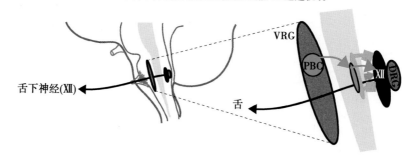

图85-2 该模式图显示产生快速眼球运动睡眠的主要神经群和其相关作用。快速眼球运动睡眠的产生目前有两种解释:胆碱能和胺能细胞簇(左上)的相互作用,或是谷氨酸能和GABA能细胞簇(右上)的相互作用。虽然文中更详细地讨论了两种机制,但是每种机制都可以解释快速眼球运动睡眠的基本特征:①脑皮质活动活跃;②脊柱活动活性的抑制作用减弱。在快速眼球运动睡眠时期脊柱活动活性的抑制是由脊髓内侧和腹侧角的下行投射系统和抑制性氨基酸甘氨酸(主要)与GABA在脊髓运动神经元的释放增加所调节。如图底部所示,快速眼球运动睡眠时期上气道运动受到抑制的机制不同。例如,对于通过脑神经Ⅻ支配舌肌运动的舌下运动神经元来说,在快速眼球运动睡眠时期胆碱能相关神经元具有强大的抑制作用。这种抑制抵消了吸气对来自腹侧呼吸群的前包钦格复合体和来自侧网状结构的前运动神经元组成的运动神经元的作用(后两者为吸气神经元用蓝色表示)。图中还显示了背侧呼吸群。舌下运动神经元还接收网状结构中依赖强直状态的驱动(灰色表示)。抑制性神经元投射由■表示,并且兴奋性投射由实心箭头表示。有关详细信息,请参阅正文。GABA,γ-氨基丁酸。(© Richard L. Horner,PhD,University of Toronto)

激活是确定快速眼球运动睡眠的标志：①脑电图中的低电压、快波；②姿势运动神经的抑制。脑电图的重要改变代表了位于脑桥和基底前脑在非快速眼球运动睡眠中处于相对抑制状态的胆碱能细胞群被重新激活（见图 85-2）。快速眼球运动睡眠时期脊柱运动的活性主要通过甘氨酸能和少量下行的 γ-氨基丁酸能神经回路所抑制。然而，在快速眼球运动睡眠中同时见到的上气道肌活动受到严重抑制的现象似乎是由不同的机制所引发的。快速眼球运动睡眠时期颏舌肌的抑制通过另外两个途径被抑制：①去易化（即撤除兴奋性输入）主要通过减少舌下运动神经的去甲肾上腺素和 5-羟色胺的兴奋性进行调节；②G 蛋白耦联钾通道联合新发现的毒蕈碱受体共同介导的抑制作用[3]。后者在图 85-2 中示出，其环路将在“呼吸及其控制”中被进一步解释。

（二）“睡眠开关”

促进觉醒的神经元系统（见图 85-1A）和促进非快速眼球运动睡眠神经元系统（见图 85-1B）之间存在相反的作用。这项机制导致在觉醒状态下，促进觉醒的神经系统活动呈相对高水平状态和促进睡眠的 γ-氨基丁酸能神经系统活动呈相对低水平状态（见图 85-1A，ii）。相反，非快速眼球运动睡眠与促进睡眠的 γ-氨基丁酸能神经系统活动的相对高水平和促进觉醒的神经元系统活动相对低水平相关（见图 85-1B，ii）。

促进觉醒和促进睡眠的两个神经元系统的相反作用导致任意一方占据掌控地位时大脑呈现与之对应的稳定状态。这种机制构成了“睡眠开关”，开关在觉醒或是睡眠状态下都是稳定的，因为当一方处于活动状态的同时另一方处于抑制状态（见图 85-1）。例如在非快速眼球运动睡眠期间，γ-氨基丁酸能神经元处于活动状态的同时，通过抑制促进觉醒的神经元系统来增强其自身的活性。

（三）常见神经抑制药物对大脑觉醒状态的影响

图 85-1 展示了促进觉醒和睡眠的神经系统的相反作用、“觉醒和睡眠的产生”和睡眠开关，以及通过改变脑部关键区域兴奋性和抑制性神经递质的平衡改变大脑觉醒状态的过程。然而，脑部神经化学物质的平衡不仅可以随着觉醒和睡眠的自然状态而改变，摄入常用的神经抑制药物也可以改变其平衡。这些药物包括苯二氮䓬类药物、咪唑并吡啶类化合物（非苯二氮䓬类镇静催眠药）、巴比妥类、乙醇和一些吸入性（如异氟烷）或注射用（如异丙酚或依托咪酯）的普通麻醉剂。所有这些药物与 GABA$_A$ 受体的结合位点相互作用。该受体与 γ-氨基丁酸结合后可提高 γ-氨基丁酸在结合位点上的神经抑制作用[4]。在图 85-1 中有几个神经抑制药物作用于内源性觉醒-睡眠环路的位点，从而达到抑制脑部觉醒状态，促进镇静或意识丧失的效果[4]。因此，这些药物有效的打破了内源性觉醒-睡眠环路中的“平衡”，远离脑部觉醒状态，达到镇静作用。

睡眠开关的原理有助于理解自然睡眠期间和神经抑制性药物服用后大脑觉醒能力受到抑制的现象是两种机制的作用结果。第一种是增强抑制性 γ-氨基丁酸能神经元的影响，第二种是觉醒相关刺激作用的继发性抑制（见图 85-1B，ii）。这是一个双重效应。因为其本身固有的相互联系，这些抑制和兴奋机制不能独立存在。这个原理对理解睡眠和药物诱导的呼吸抑制有更深层次的意义。

（四）诱导睡眠的药物及其引发的呼吸抑制

睡眠开关的机制及其在睡眠和药物诱导的镇静中的作用（详见“常见神经抑制药物对大脑觉醒状态的影响”）都有助于了解呼吸抑制的原理。呼吸网络及其相关控制系统受到图 85-1 和图 85-2 所示的相同状态下依赖性觉醒/睡眠系统的影响。这种觉醒和睡眠依赖性神经元系统也明显的投射于呼吸网络。

因此，在自然睡眠期间和许多常用镇静剂和麻醉药的作用下，γ-氨基丁酸能抑制系统兴奋性增加和相对应的脑觉醒系统兴奋性的相应减少（如“常见神经抑制药物对大脑觉醒状态的影响”所提及的）。其最终结果是睡眠开关的平衡向着脑部低水平觉醒状态倾斜，并且呼吸网络的驱动力也相应改变。正如在“呼吸及其控制”中所述，这些状态依赖性的驱动力影响肌组织，特别是上呼吸道的肌组织。因此易感个体倾向于患有阻塞性睡眠呼吸暂停低通气综合征[5]。呼吸控制的关键要素有呼吸神经元、运动神经元和参与呼吸反射调节的位点（参见“呼吸及其控制”）。大脑通过改变这些关键要素中的神经化合物的含量作为辅助提高呼吸的装置。

三、呼吸及其调控

脑干呼吸网络的复杂性可以被归纳为三个基本要素：

1. 产生呼吸节律并且驱动呼吸网络中其他组分表达呼吸节律活动的呼吸神经元。

2. 支配和活化主要和次要呼吸肌的呼吸运动神经元。主要呼吸肌是指收缩后形成气流的肌群（例如膈肌）。相比之下，次要（辅助）呼吸肌收缩不产生气流。它们的功能是维持气道（例如维持上呼吸道管径的咽肌）或以其他方式辅助呼吸（例如保持肺容积的肋间肌）。

3. 检测血气变化并形成相应生理反应的化学感受器。例如在睡眠低通气的情况下，正常生理反应包括化学感受器介导的增加通气和刺激人从睡眠中觉醒。在一些情况下，当增加通气的反馈效应本身无效时，从睡眠中觉醒对生存是至关重要的。例如，去掉睡眠中令婴儿窒息的毯子以防止窒息和突发的婴儿死亡综合征。

以下章节叙述了产生呼吸及其控制调节的关键路径。

（一）呼吸神经元

1. 组成

图 85-3 展示了产生呼吸节律和运动的呼吸网络的主要构成成分：腹侧呼吸群（ventral respiratory group，VRG）包括呼气性包钦格复合体（Bötzinger complex）神经元、吸气性前包钦格复合体（pre-Bötzinger complex，PBC）神经元、头腹侧呼吸群（主要为吸气性）神经元和尾腹侧呼吸群（主要是呼气性）神经元；背侧呼吸群（dorsal respiratory group，DRG）主要包含吸气性神经元。它和与之相关的孤立区域都是颈动脉体和主动脉体化学和压力感受器以及肺迷走神经传入神经等控制呼吸反射的重要传入投射区域。

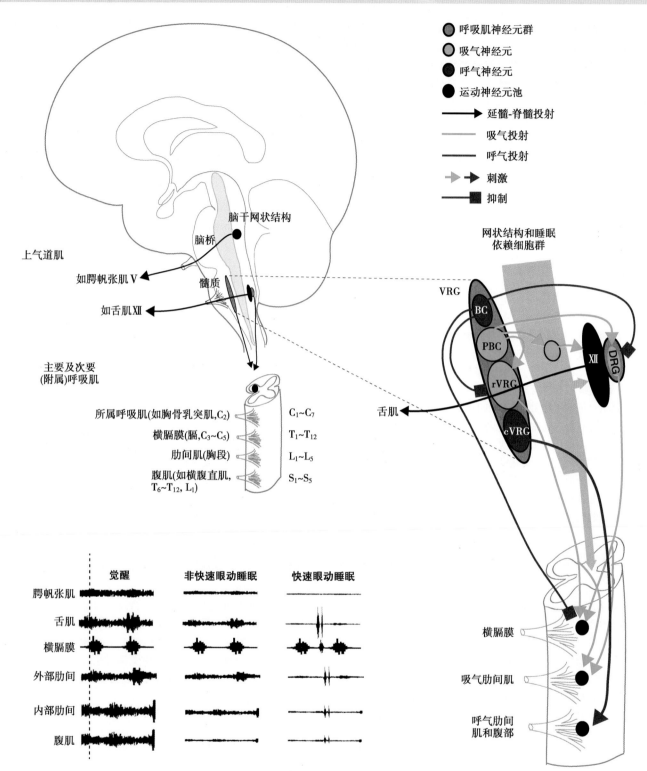

图85-3 示意图显示了一些主要的神经元群和它们用于传至不同呼吸肌的传出信号的组织结构。左上方图显示了支配上呼吸道肌和呼吸泵的主要和次要(辅助)肌的主要神经元组和运动神经。图右侧显示了放大后的腹侧和背侧呼吸群(分别为 VRG 和 DRG)神经元的主要集群,以及它们对包括呼吸网络的其他神经元的投射。舌下运动神经受网状结构中状态依赖性神经元的支配。关于与后者相关的更多细节请参见正文。图左下方显示了各种与呼吸运动相关群的肌电图活动:腭、舌、膈肌及其附件、肋间肌,以及腹部与呼吸相关的肌群。值得注意的是,与呼吸运动的关联性和紧张性活动水平在不同的肌中是不同的。一些肌例如腭帆张肌主要表现为强直性活动,如舌肌和肋间肌的其他肌则表现为强直性活动和呼吸运动。这种强直状态和呼吸相关运动的相对平衡可以在睡眠-觉醒状态之间改变;其中强直性活动通常在睡眠中被抑制。膈肌运动的起始点由虚线示出。BC,包钦格复合体;cVRG,尾腹侧呼吸群;PBC,前包钦格复合体;rVRG,头腹侧呼吸群。有关详细信息,请参阅正文。(改编自 Horner RL: Emerging principles and neural substrates underlying tonic sleep-state-dependent influences on respiratory motor activity. *Philos Trans R Soc Lond B Biol Sci* 364,2553-2564,2009; Horner RL: Central neural control of respiratory neurons and motoneurons during sleep. In Kryger MH, Roth T, Dement WC, editors: *Principles and practice of sleep medicine.* St. Louis,2011,Elsevier, Saunders,pp. 237-249; Horner RL: Respiratory physiology. In Kushida C, editor: *Encyclopedia of sleep, vol. 1.* Waltham, MA,2013,Academic Press,pp. 517-524. © Richard L. Horner, PhD, University of Toronto.)

脑干也拥有舌下和三叉神经运动核的运动神经元(见图85-3),其可支配维持上呼吸道开放非常重要的肌[5]。疑核区域具有通过迷走神经、舌咽神经和副神经支配喉咽肌的运动神经元。在脑桥中的呼吸神经元(未标示)也具有调节髓质呼吸神经元活性的功能。

2. 呼吸节律和运动活性

图85-3还显示了一些被认为是延髓固有呼吸神经元,即投射到其他髓质呼吸神经元并影响其活性的神经元,但是延髓固有呼吸神经元本身不投射到运动神经元[5]。其他被认为是延脊呼吸前运动神经元,即投射至脊髓运动神经元的神经元,继而支配相应的呼吸泵和控制呼吸的腹部肌群。

3. 吸气运动

前包钦格复合体是重要的延髓固有呼吸神经元群。哺乳动物的该区域在形成基本呼吸节律中起关键作用[6]。前包钦格复合体神经元在吸气阶段驱动腹侧呼吸群和背侧呼吸群延髓固有呼吸神经元,继而激活脊髓吸气膈运动神经元和肋间运动神经元(见图85-3)。在动物模型中前包钦格复合神经元的失活导致共济失调性呼吸和中枢性呼吸暂停,在睡眠期

间尤为明显[7,8]。前包钦格复合体也是阿片类药物抑制呼吸频率的关键作用部位[9]。

4. 呼气运动

在呼气中,包钦格复合体的呼气神经元抑制了吸气性前包钦格复合体神经元和运动神经元(见图85-3)。此外,在呼气过程中尾腹侧呼吸神经元群增加脊髓呼气运动神经元的兴奋性(见图85-3),尽管这种兴奋性在静息状态下激活呼气性肌的作用不明显。

5. 呼吸节律的形成和中枢性呼吸暂停

无意识的自主呼吸节律由构成呼吸网络的各个神经元的膜内在特性和彼此的连接产生。然而,这种节律性表达的本质是潜在的强直性兴奋积累至一定程度。强直性兴奋的主要来源是前面提及的觉醒依赖性神经系统(见图85-1)以及外周和中枢化学感受器(图85-4)。强直性兴奋是产生呼吸节律的充分必要条件。去除这种强直性兴奋可以消除呼吸节律。睡眠或神经抑制药物(见图85-1)或化学感受器输入信号减弱(参见“呼吸依赖于睡眠中的反馈调节”)都可以导致呼吸节律的消失并发展成为中枢性睡眠呼吸暂停。

中枢化学感受器/反应器感受CO₂/H⁺的一些位置

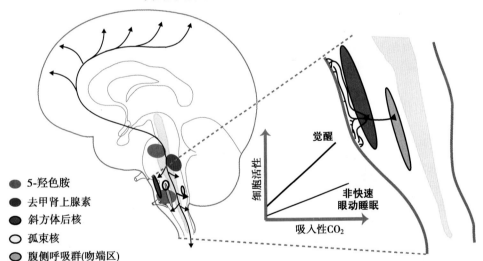

图85-4　图中展示了脑部感受 CO_2/H^+ 变化的化学感受器的位置。一部分位点与睡眠和觉醒状态下的脑觉醒系统的调节密切相关(例如含5-羟色胺能和去甲肾上腺素能的细胞簇;见图85-1)。另外一部分位点与呼吸神经元的活性和反射效应密切相关(如孤束核和腹侧呼吸群;参见图85-3)。对 CO_2/H^+ 变化敏感的关键部位是位于临近髓质腹侧面的斜方体后核。图中大脑右半球的该区域被相应放大。来自斜方体后核神经元的分支树突在髓质表面检测脑脊液,并通过 CO_2 分压的上升和 H^+ 浓度的降低活化。 CO_2/H^+ 的变化与包括腹侧呼吸群在内的多个脑区域相关,继而驱动呼吸运动。插图显示了脑干5-羟色胺能神经元对增加吸入性 CO_2 量的反应。以下特征值得注意:①基线活动(即吸入性 CO_2 分压为零时)在觉醒状态下高于睡眠状态,与图85-1一致;②不论吸入性 CO_2 分压如何变化,觉醒状态下的神经元活性比睡眠状态下神经元活性更大;③觉醒时反应的斜率比在睡眠时大。总之,这三个特征符合 CO_2 对呼吸的总体反应规律(与图85-7相比)。(© Richard L. Horner, PhD, University of Toronto)

（二）呼吸运动神经元和呼吸肌的活动

1. 呼吸肌与呼吸的关联程度不一

不同的呼吸肌有着不同程度的呼吸相关活性和（或）强直性（如非节律性、连续性或背景）活动。例如膈肌几乎只与呼吸运动相关，而腭肌、舌肌、肋间肌和腹肌都仅在不同程度上与呼吸运动和强直性活动相关。这种差异的生理基础是驱动相应呼吸肌的呼吸神经元本身与呼吸运动的紧密程度不同[10]。如一些呼吸神经元几乎完全由形成呼吸节律的神经元驱动，并且较少受到其他输入信号的影响。相反，还有一些呼吸神经元受到形成呼吸节律的神经元的影响较弱，而受到非呼吸性的强直性输入信号的影响较强[10]。这种非呼吸性的强直性输入信号可以来自图85-1中标识出的睡眠状态依赖性细胞群。

2. 睡眠的影响

Texas Tech 大学的 John Orem 认为由于相关的生理学机制，呼吸神经元和运动神经元与呼吸关系的不同紧密程度具有重要意义[10]。被形成呼吸节律的神经元强烈驱动的那些呼吸神经元在觉醒到非快速眼球运动睡眠过度时受到的影响最小。相反，那些受非呼吸性强直性输入信号影响较大的呼吸神经元在睡眠过度时受到的影响最大。后一种情况下，某些呼吸肌的活动在睡眠期间彻底停止或显著被抑制，特别是清醒时活性表现为显著强直性的呼吸肌，例如上呼吸道和胸壁的肌群（参见图85-3）。此效应的关键生理机制和临床影响被认为是"上气道运动神经元和补偿反射对睡眠非常敏感，并且在睡眠状态时活性下降"。上呼吸道肌肉失去强直性输入信号是睡眠状态下上呼吸道肌活性受抑制的主要原因之一，也是阻塞性睡眠呼吸暂停的易感因素。

（三）化学感受器和化学性反射

位置和状态依赖性反应

动脉血氧气和 CO_2 水平由位于颈总动脉分叉处的外周化学感受器和位于脑的中枢化学感受器调节。中枢化学感受器位于斜方体后核尾部靠近髓质腹面的区域（见图85-4）[11]。斜方体后核中的细胞对 CO_2/H^+ 浓度的变化非常敏感。这些对 CO_2/H^+ 浓度变化非常敏感的神经元具有可以延伸到髓质腹侧面的树突。通过这些树突，细胞可以检测周围脑脊液的 pH。这些细胞还具有投射至头腹侧呼吸群的轴突，并通过轴突驱动呼吸网络的活动。

除了斜方体后核以外，图85-1 中列出的一些觉醒状态下兴奋/睡眠状态下无活性的细胞群也会对 CO_2/H^+ 浓度的变化做出相应改变，如5-羟色胺能和去甲肾上腺素能神经元（见图85-4）。无论吸入性 CO_2 如何变化，这些神经元在睡眠状态下的活性和应答速度（即应答的斜率）比觉醒状态下减弱。正如后文所提及的，觉醒过渡至睡眠状态下出现高碳酸血症时细胞活性的变化与总体通气应答一致。

四、睡眠呼吸功能障碍和不稳定性的综合生理机制

本节的目的是整合前面章节中确定的关键概念和原则，以

确定各种可能导致睡眠呼吸功能障碍的机制。

（一）呼吸依赖于睡眠中的反馈调节

1. 机制

呼吸网络中的紧张性兴奋占据主要优势是驱动呼吸节律和激活呼吸肌的必要条件（参见"呼吸节律的形成和中枢性呼吸暂停"）。觉醒状态的大脑觉醒系统（见图85-1）是调节这种自主和不自主呼吸紧张性兴奋的主要来源，统称为行为影响或呼吸的"觉醒刺激"[12]。图85-5 展示了从清醒到非快速眼球运动睡眠时行为影响的减少或消失对呼吸网络的刺激。最终，呼吸系统仅依赖于非快速眼球运动睡眠中的反馈调节以保持足够的兴奋性。

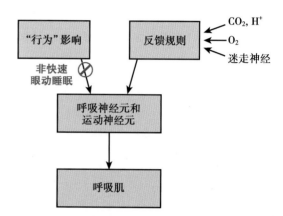

图85-5　模式图展现了呼吸神经元和运动神经元的传出信号由行为影响和反馈调节控制。反馈调节包括对 CO_2/H^+ 浓度、O_2 水平的控制，以及迷走神经对呼吸道的作用和肺的机械牵张和通气反应。值得注意的是，在非快速眼球运动睡眠中行为影响的活性显著降低或完全停止。呼吸运动的维持绝大部分取决于新陈代谢物（CO_2 和 O_2）的作用。最终导致在睡眠状态下，任何原因造成的新陈代谢物控制缺陷即可引发严重的呼吸障碍，但在觉醒状态下呼吸功能可能是正常的。行为影响包括作用于呼吸运动的且依赖觉醒状态的自主和非自主性机制。（© Richard L. Horner, PhD, University of Toronto）

外周和中枢化学感受器的紧张性兴奋通常足以在非快速眼球运动睡眠中维持有效呼吸。然而，图85-5 中所示机制的严重后果是一旦由于任何原因，任何化学感受器的反馈减少或缺失都会在非快速眼球运动睡眠中引起严重的呼吸障碍，造成觉醒对呼吸系统的刺激效应消失。有趣的是，与非快速眼球运动睡眠相比，在快速眼球运动睡眠期间，脑觉醒系统的高度活跃状态（见图85-3）具有足够的非特异性兴奋可以驱动呼吸网络以恢复呼吸。

2. 应用

低碳酸血症可能是中枢性呼吸暂停的原因。有趣的是，低碳酸血症本身并不足以在觉醒状态下或快速眼球运动睡眠中引起中枢性呼吸暂停，因为低碳酸血症的相关作用会影响呼吸。然而，在非快速眼球运动睡眠中低碳酸血症可以引起中枢性呼

吸暂停,因为缺乏脑觉醒系统对呼吸网络的刺激效应(即行为影响)。低碳酸血症和非快速眼球运动睡眠中行为影响对呼吸作用的减弱这些关键因素组合在一起,导致驱动产生和维持呼吸的脑干网络的两个关键来源消失。觉醒状态下的通气过度可以导致低碳酸血症在睡眠的伊始出现,比如化学感受器输入信号的增强(如充血性心力衰竭引起)或者作用于呼吸的行为影响放大(如焦虑症所引起)。睡眠开始时的低碳酸血症也可以由睡眠障碍引起的短暂过度通气或睡眠中的短暂觉醒导致。体内 CO_2 储备的过度消耗而引发的不稳定呼吸(详见"环路增益及其重要性")易导致过度通气。在低碳酸血症引起的多种效应中,非快速眼球运动睡眠期间中枢性睡眠呼吸暂停在临床上显得尤为重要。

再列举一例更好的体现紧张性刺激的重要性。患有先天性中枢性低通气综合征(congenital central hypoventilation syndrome, CCHS)的患者化学感受存在缺陷。他们表现为在非快速眼球运动睡眠中通气功能存在障碍,但是在清醒状态和快速眼球运动睡眠期间通气功能正常。超过 99% 的先天性中枢性低通气综合征患者中存在 PHOX2B(paired-like homeobox 2b)基因的突变,该基因由参与外周和中枢化学感受的神经元表达。呼吸神经元不表达 PHOX2B 可以解释为什么这些患者在觉醒状态下呼吸功能是正常的,因为它不影响呼吸性神经元的功能。此外,觉醒状态本身为呼吸系统提供了足够的兴奋性驱动,以掩盖由 PHOX2B 突变引起的化学感受器主要活性缺失的问题。先天性中枢性低通气综合征的患者在快速眼球运动睡眠中呼吸功能正常,进一步证实了快速眼球运动睡眠状态下脑部活性处于高水平(见图 85-2),其可以提供充足的行为驱动力以帮助呼吸网重新建立呼吸。

最后举一例以强调觉醒状态作为呼吸运动的独立驱动力的巨大影响。深度非快速眼球运动睡眠状态和使用麻醉后是阿片类药物作用于前包钦格复合体中最易使呼吸频率受到抑制的时候[9]。在这种情况下,即使阿片类药物作用于在哺乳动物中形成呼吸节律的关键位点的前包钦格复合体中,觉醒状态下也可以保持呼吸运动。然而,非快速眼球运动睡眠和麻醉状态下,没有觉醒状态刺激呼吸运动将会有呼吸受到抑制的危险。该实例进一步强调了以下机制:觉醒状态本身可以为呼吸系统提供足够的兴奋性驱动以掩盖,至少部分掩盖呼吸控制中的明显缺陷。此例是由药物诱导的缺陷。与该机制相关的临床应用为镇静剂被公开承认可以在意识清楚的患者中被良好耐受。但是当睡眠期间撤去觉醒对呼吸运动的刺激时,患者可能具有明显的呼吸抑制。当患有睡眠相关性呼吸问题的患者使用阿片类物质镇痛时,特别是在家中将苯二氮䓬类药物和(或)酒精联合使用时,这种情况是特别危险的。

(二) 环路增益及其重要性

1. 机制

环路增益是描述反馈控制系统的总增益或灵敏度的工程术语。高增益系统对任何的干扰因素都有快速、强烈的反应,而低增益系统的反应缓慢柔和。效应增益(plant gain)和控制器增益(controller gain)组成了整体环路的增益(图 85-6)。效应增益主

要反映了呼吸消除二氧化碳的有效性,即通气本身的变化对动脉二氧化碳的影响程度。控制器增益主要反映化学应答性,例如动脉 CO_2 的变化对通气的影响程度。

总的来说,高环路增益易导致通气的不稳定性。因为在通气过程中较小的扰动就可以触发呼吸运动的停止。尤其是动脉血中 CO_2 分压的变化更容易达到使呼吸暂停的阈值(见图 85-6)。对呼吸中给定扰动的应答值(如过度通气)除以干扰本身的量值(例如呼吸暂停、叹息)即为定量的环路增益值。如果环路增益小于 1,则系统可校正其自身(即标准化呼吸),但是如果环路增益为 1 或更大,则系统处于不稳定状态。在后一种情况下,呼吸中扰动因素形成的较大通气应答本身可以变为随后的扰动因素,因此产生持续的不稳定性。总体而言,效应和(或)控制器增益的增加可能导致呼吸不稳定性的增加,因为它们降低了 CO_2 的有效储备,即增加的通气量将动脉血 CO_2 分压降低至化学性呼吸暂停阈值(见图 85-6)[13]。

2. 应用

一些特殊的情况可以改变效应和(或)控制器获益造成睡眠呼吸障碍。例如当功能残气量降低、死腔或代谢性 CO_2 产生增多导致的通气量增加可以有效地将动脉 CO_2 分压降低至使呼吸暂停的阈值。这是因为以上每种情况都发生了效应增益的提高和继发的由于二氧化碳存储量的减少而出现的呼吸不稳定表现(见图 85-6C)[13]。诸如鼻腔持续气道正压通气或呼气末正压通气等干预措施可以通过增加功能残气量和减小死腔来帮助稳定呼吸,从而有效地减少设备增益。稳态和动态效应增益之间的微小区别在其他地方讨论[14]。相似的,中枢神经系统紊乱或神经肌肉瘫痪继发的肺泡换气不足患者也易在睡眠中出现不稳定呼吸。尽管静息时呼吸平衡位置向右移动造成静息状态的动脉 CO_2 分压升高(见图 85-6C 上的橙色符号)[13],但是呼吸的不稳定也可以由 CO_2 储备的降低来解释。患有心力衰竭的患者在睡眠期间也有不稳定的呼吸。在这些患者中,心力衰竭相关的化学感受器反应性增加诱发交感神经系统的激活,继而导致控制器增益增加和 CO_2 储备的再次减少(见图 85-6D)。

(三) 睡眠中的觉醒:呼吸障碍的后果和原因

1. 机制

对缺氧和高碳酸血症的通气反应是动脉血气稳态调节的基础。这些通气反应在非快速眼球运动睡眠期间比清醒状态时减少,并且在快速眼球运动睡眠中进一步下降[15](图 85-7)。在人类的非快速眼球运动睡眠和快速眼球运动睡眠中,高碳酸血症从睡眠状态唤醒人类的阈值水平是相似的。而窒息缺氧导致觉醒时(例如阻塞性睡眠呼吸暂停所出现的缺氧),非快速眼球运动睡眠状态下动脉血氧饱和度的阈值常常低于快速眼球运动睡眠状态下的动脉血氧饱和度(见图 85-7)[15]。CO_2 等张力性缺氧也是从睡眠中唤起觉醒的微弱刺激,并且其平均阈值在非快速眼球运动睡眠和快速眼球运动睡眠之间相似[15]。

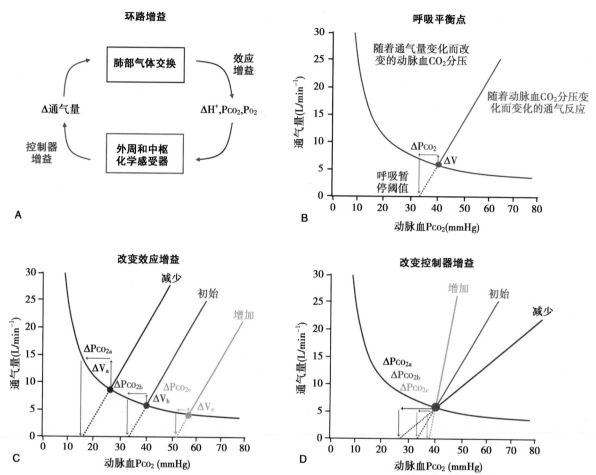

图85-6　示意图说明环路增益(包括设备和控制器增益)如何确定呼吸的平衡点,并影响呼吸稳定性/不稳定性。**A.** 肺部气体交换改变了肺通气变量,其本身影响呼吸。效应增益主要反映消除 CO_2 的通气有效性(例如功能残气量较低、死腔较少或新陈代谢速率较低)。控制器增益主要是化学感受器反应性的结果(例如在心力衰竭中增加)。**B.** 稳定呼吸的平衡点用红色符号(●)表示。静息呼吸的平衡点位于随着动脉血 CO_2 分压变化而变化的通气反应(红线)与随着通气量变化而改变的动脉血 CO_2 分压(蓝色的代谢双曲线)的交叉点。根据通气反应(红色虚线),通气量随着动脉血 CO_2 分压的降低而减少,直至出现呼吸暂停(到达呼吸暂停阈值)。迫使动脉血 CO_2 分压降低至呼吸暂停阈值时增加的通气量称为 CO_2 储备。**C和D.** 静息状态下处于呼吸的平衡位置和呼吸暂停阈值时,呼吸具有不稳定倾向。效应增益或控制器增益的减少导致在呼吸暂停之前,需要大幅度增加通气量才能消耗完 CO_2 的储备(**C和D**,棕线)。相比之下,效应增益或控制器增益的增加会导致在呼吸暂停之前,仅需增加少量的通气量就可以耗尽 CO_2 储备(**C和D**,橙线)。产生这种现象的原理是效应增益和控制器增益对睡眠中通气的不稳定和呼吸紊乱起主要作用。例如,尽管静息状态下动脉血 CO_2 分压升高(●**C**点),继发于中枢神经系统障碍或神经肌肉瘫痪的肺泡换气不足的患者易在睡眠中产生周期性呼吸运动。同样的,交感神经系统介导的化学感受器反应性增加的心力衰竭患者也易在睡眠中表现为周期性呼吸运动(●**D**点)。(改编自 Phil-lipson EA,Bowes G:Control of breathing during sleep. In Cherniack NS,Widdicombe JG,editors:*Handbook of physiology*, section 3,control of breathing,part 2,the respiratory system,vol. II,Bethesda,MD,1986,American Physiological Society,pp. 649-689;Dempsey JA,Veasey SC,Morgan BJ,O'Donnell CP:Pathophysiol-ogy of sleep apnea. *Physiol Rev* 90:47-112,2010. © Richard L. Horner,PhD,University of Toronto.)

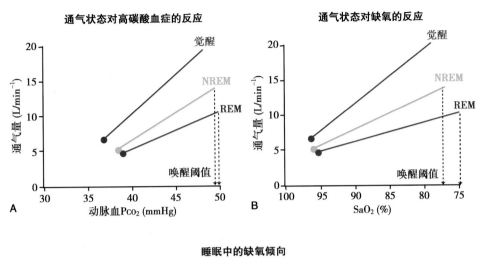

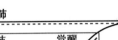

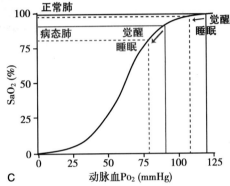

图 85-7　图表显示通气状态和觉醒状态对高碳酸血症(A)和缺氧(B)的反应。注意：①觉醒状态下(●)基础通气量比非快速眼球运动睡眠(NREM,●)和快速眼球运动睡眠下(REM,●)的基础通气量大；②无论动脉血 CO_2 分压升高或动脉血氧饱和度(SaO_2)下降程度如何变化，觉醒状态下的通气量均比非快速眼球运动睡眠和快速眼球运动睡眠下的通气量大；③高碳酸血症和缺氧条件下通气反应的斜率(增益)在觉醒期间也比在非快速眼球运动睡眠期间大，并且快速眼球运动睡眠期间其斜率最小。此外，图中还显示出睡眠状态下高碳酸血症(A)和窒息缺氧(B)刺激觉醒的相应阈值(参见正文的其他细节)，以及从睡眠中觉醒时动脉血氧分压和觉醒到睡眠过程中 SaO_2 减少的幅度(C)。觉醒状态过渡至睡眠时，通气量的生理性减少导致动脉血氧分压的生理性下降，但是仅表现为 SaO_2 的轻微减少，因为起始动脉血氧分压在氧合血红蛋白解离曲线(蓝线,C)的平坦部分。例如，居住在海平面水平的人群或肺部健康和(或)具有正常通气和肺灌注的健康人群都有此种生理性表现。然而，如果患者觉醒状态时即表现为缺氧并且 SaO_2 位于解离曲线的陡峭部分(约90%)，觉醒至睡眠过程中下降相同程度的通气量和动脉血氧分压可导致 SaO_2 的大幅降低。相关临床表现参见正文。(改编自 Douglas NJ: Respiratory physiology: understanding the control of ventilation. In Kryger MH, Roth T, Dement WC, editors: *Principles and practice of sleep medicine.* St. Louis, 2011, Elsevier, Saunders, pp. 250-258; Thompson SR, Ackermann U, Horner RL: Sleep as a teaching tool for integrating respiratory physiology and motor control. *Adv Physiol Educ* 25:101-116, 2001; Horner RL: Pathophysiology of obstructive sleep apnea. *J Cardiopulmon Rehabil Prev* 28:289-298, 2008; Horner RL: Respiratory physiology. In Kushida C, editor: *Encyclopedia of sleep*, vol. 1. Waltham, MA, 2013, Academic Press, pp. 517-524. © Richard L. Horner, PhD, University of Toronto.)

从觉醒到睡眠时通气量的生理性减少通常导致动脉氧饱和度的微小变化，因为起始动脉氧分压在氧合血红蛋白解离曲线的平坦部分。但是，如果患者觉醒状态时即表现为缺氧并且血氧饱和度位于解离曲线的陡峭部分，觉醒至睡眠过程中血氧饱和度将大幅降低。这种情况可以在高海拔地区、患有肺部疾病或任何原因导致的通气抑制和(或)呼吸损伤时见到。其生理学机制是任何原因下(例如高海拔、肺部疾病等)动脉血氧饱和度的降低都会使睡眠期间低氧血症进一步恶化，特别是在快速眼球运动睡眠中。

2. 应用

高碳酸血症和缺氧的通气反应与睡眠中的觉醒之间相互作用可以引起呼吸的不稳定和中枢性呼吸暂停。图85-8以高碳酸血症的通气反应为例简述了其相互作用。但是，总的来说缺氧或高碳酸血症合并缺氧(如睡眠呼吸障碍中出现的窒息)的通气反应与睡眠至觉醒期间不稳定呼吸也符合这一规律。这些相互作用的生理学原理为觉醒和非快速眼球运动睡眠中稳定呼吸的平衡点，因为任何原因被移动将导致睡眠伊始时的不稳定呼吸和中枢性呼吸暂停,特别是当睡眠伊始伴随着如从睡眠中觉醒等呼吸扰动因素时(见图85-8)。这种平衡点的移动可以在许多临床实例中观察到。例如在由焦虑、充血性心力衰竭或其他原因引起的急性或慢性过度通气的情况下,刺激觉醒期间的通气平衡点向左移动。同样的,睡眠期间通气平衡点可能由于药物诱导的呼吸抑制等原因而向右偏移。以上任何一种情况下都是从睡眠中的觉醒刺激作为初始扰动因素以引起呼吸的不稳定和中枢性呼吸暂停。

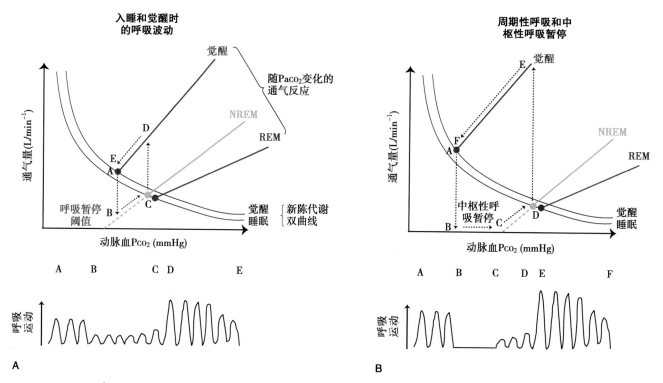

图 85-8 示意图显示高碳酸血症下的通气反应如何与睡眠至觉醒的过渡状态相互作用引起不稳定呼吸和中枢性呼吸暂停。左图中的点 A(●)显示了觉醒状态下稳定呼吸的平衡点。该平衡点位于随着动脉血 CO_2 分压变化而变化的通气反应(红色直线)和随通气量改变而变化的动脉血 CO_2 分压(蓝色代谢双曲线)的相交处。此外,图中还显示了非快速眼球运动睡眠(NREM)和快速眼球运动睡眠(REM)中动脉血 CO_2 分压升高时的通气反应(分别为绿色和棕色线)。以及在非快速眼球运动睡眠中动脉血 CO_2 分压的减少如何导致通气量的减少甚至是呼吸暂停(绿色虚线)。睡眠伊始,动脉血 CO_2 分压处于觉醒时的水平(A 点)并且根据睡眠时 CO_2 对通气的反应(绿色虚线)可知此时通气量较小(B 点)。这种通气的减少与代谢率不成比例,因此通气量朝着新的睡眠平衡位置(C 点,●)逐渐增加。如果患者从睡眠中觉醒,那么用于代表睡眠中新的呼吸平衡点的动脉血 CO_2 分压(●)现在作为觉醒条件下 CO_2 对通气反应的高碳酸血症刺激,促使通气量显著增加(C 点至 D 点)。D 点处通气水平的升高与当前的代谢率不成比例,因此通气量朝着觉醒时的平衡位置(D 点至 E 点,●)逐渐减小。通气量随着睡眠和觉醒状态的更替而不断的升高和下降直至建立稳定的睡眠。这种效应的生理学原理可以解释为什么不管任何原因导致的觉醒和非快速眼球运动睡眠中平衡点(●和●)的移动都可以导致睡眠开始时的周期性呼吸运动和中枢性呼吸暂停。这种周期性呼吸运动和中枢性呼吸暂停如右图所示。(© Richard L. Horner,PhD,University of Toronto)

(四)上气道运动功能和补偿性反射反应对睡眠中的抑制现象特别敏感

1. 原理

促使舌下运动神经元驱动呼吸的主要动力不同于脊髓呼吸神经元;前者来自网状结构而后者来源于延脊呼吸神经元(见图 85-2 和图 85-3)。因此舌下运动神经元与脊髓吸气运动神经元不同,它在呼气中不被抑制(见图 85-3)。这一点表明在呼气中颏舌肌仅仅表现为连续性兴奋性信号输入。这一关键机制的相关生理和临床作用在"应用"小节中详细解释。然而,现在需要重申的是网状结构中包含具有睡眠状态依赖活性的细胞群(参见"觉醒与睡眠",图 85-1 和图 85-2)。这种结构特征可以显著调节舌下运动神经元在自然睡眠-觉醒状态的兴奋性,以及神经抑制药物抑制作用的特殊易感性(见图 85-1)。

虽然网状结构主要影响上呼吸道运动神经元的兴奋性,但也通过网状脊髓束影响脊髓运动神经元(见图 85-3)。值得注意的是,网状结构对膈运动神经元的影响明显小于上呼吸道运动神经元的影响,因为其网状脊髓连接的密度/作用明显缩小。这种结构特征的生理和临床意义在于上呼吸道肌群的运动比膈肌更容易随着睡眠-觉醒状态的变化和神经抑制药物的作用而发生变化。这也解释了为什么膈肌的运动与其他呼吸肌相比在睡眠-

觉醒状态下更加稳定,特别是与那些具有呼吸作用和非呼吸或姿势功能(例如舌肌和胸壁肌)的呼吸肌相比。

2. 应用

睡眠对呼吸运动和呼吸肌紧张性的不同效应,尤其是对上气道肌群的效应,有着多种不同的应用(见图85-3)。例如,舌肌和腭肌的紧张性运动构成了气道开放的基础水平,睡眠中其运动减少与气道变窄和阻塞性睡眠呼吸暂停的发病机制有关。睡眠中胸壁肌活动受到抑制被认为增加了胸廓顺应性并且降低了功能残气量;这些都可能导致肺换气不足,尤其容易在婴儿身上发生,因为婴儿的胸廓顺应性较成人高。

(五) 总体原因:多种机制都可能导致睡眠呼吸障碍

正如前面章节中所提及的,不同的个体都可以因为不同的原因导致睡眠呼吸障碍;并且不同的因素组合在一起形成了不同病理生理机制导致了疾病的严重程度不一。每位睡眠呼吸障碍患者的发病机制不同,包括整晚或两次睡眠之间、年龄和体重差异以及处方和非处方药的使用。所以对于所有睡眠呼吸障碍患者,尚不能找出一个主要机制,并针对该主要致病机制对所有患者进行有针对性的治疗。如何设计一个简单有效的方法来诊断患有睡眠呼吸障碍的患者并针对各个患者体内相关的致病机制分别进行靶向治疗是临床工作中面临的挑战。总而言之,各种机制都可以导致睡眠呼吸障碍,并且医务人员需要确定导致患者出现临床症状的特殊发病机制以进行个体化治疗。

五、呼吸控制的临床相关概念被定义为"扰动"

(一) 肥胖症

随着肥胖症患病趋势的不断增加以及病情程度的不断严重,人们越来越重视其对呼吸功能的重要作用。人们已经发现了阻塞性睡眠呼吸暂停和肥胖低通气等肥胖综合征,而且肥胖症还被发现同样作用于其他疾病,例如哮喘和慢性阻塞性肺疾病。

1. 机制

肥胖症对呼吸作用的影响可以大致分为对上气道和胸壁的机械影响、各种脂肪细胞因子对神经体液的影响以及可能通过作用于动脉血 CO_2 分压设定点对中枢呼吸驱动的影响。脂肪堆积于上呼吸道周围并且压迫上呼吸道产生机械影响[16]。咽腔气道的跨壁压是测量上气道开放程度的重要标志;脂肪堆积导致跨壁压负值增加或正压减小,提示上气道管径减小。腹部脂肪堆积可通过减少呼气末肺容积导致上气道壁受到的牵拉力减小而造成气道管径减小,最终进一步降低咽部气道通畅程度。降低的肺容量还可以通过提高效应增益,从而作为一种扰动因素增加朝向不稳定呼吸的趋势(参见"环路增益及其重要性")。另外,脂肪细胞产生的促炎细胞因子使肥胖症也参与了气道炎症作用。这可能是肥胖人群发生哮喘的部分原因。小鼠模型已

经表明瘦素在呼吸控制中有重要作用;缺乏瘦素的 ob/ob 小鼠呈现低通气表象,补充瘦素后其通气功能恢复。然而,瘦素对肥胖人群通气功能的影响仍然不太清楚[17]。此外,改变动脉血 CO_2 分压设定点后,肥胖症可能影响中枢呼吸驱动力。一些重度肥胖患者的动脉血 CO_2 分压设定点升高。这可能是由于在睡眠初期 CO_2 的累积造成的。并且目前认为觉醒状态下清除的 CO_2 不足以抵消先前睡眠期间累积的 CO_2;其结果导致睡眠期间动脉血 CO_2 分压逐渐升高,并最终持续至觉醒阶段。但是,肥胖低通气综合征的基础遗传和神经生物学机制仍有待确立。

2. 应用

肥胖症是阻塞性睡眠呼吸暂停的主要可逆的危险因素。大量数据显示减轻体重对减少呼吸暂停和提高动脉血氧饱和度非常重要。然而,肥胖与阻塞性睡眠呼吸暂停之间的关系仍有待进一步发掘。第一,通过饮食和锻炼难以实现体重减轻,因此减肥手术被越来越多地用于阻塞性睡眠呼吸暂停的治疗中。第二,即使患者体重有明显减轻,通常只能轻微改善阻塞性睡眠呼吸暂停的严重程度。例如,体重减轻 10.7 ± 0.7kg,睡眠期间患者仅可以平均每小时减少 9.7 ± 2 个呼吸暂停-低通气事件的发生[18]。因此,对于许多患者来说为解决阻塞性睡眠呼吸暂停的问题可能需要大幅度的减重。第三,几项研究都表明在通过药物或手术方法减轻体重后,阻塞性睡眠呼吸暂停可以在体重未变化的情况下随时复发。脂肪的重新分布和年龄的增长可能是这些患者睡眠呼吸暂停复发的原因。第四,一些数据以及临床经验表明睡眠呼吸暂停的治疗与体重的增加相关[19]。这种现象的机制仍然处于争议中,但是可能与以下因素相关:阻塞性睡眠呼吸暂停的治疗减少了睡眠期间的能量消耗,并且恢复了与摄入卡路里相关的社会行为,比如外出就餐。总而言之,无论基本机制以及治疗方式如何,合理饮食和锻炼指导应向大多数阻塞性睡眠呼吸暂停的患者提供。

(二) 心力衰竭

大量的文献表明睡眠障碍和心脏疾病之间存在双向联系[20]。睡眠剥夺和睡眠呼吸暂停都与心血管疾病的发病率增加有关。此外,心血管疾病患者同时患有睡眠呼吸障碍的比例非常大。例如,大约三分之二的左心室收缩功能受损的患者患有中枢性或阻塞性睡眠呼吸暂停。中枢性和阻塞性呼吸暂停非常相似;它们通常发生在相同的患者中并且可能具有类似的基础机制。虽然一些生理学文献报道了关于充血性心力衰竭中导致呼吸不稳定的机制,但是其神经生物学机制仍不太清楚。而且,相关临床数据的缺乏使人们对其机制的了解非常有限,目前为止无法有效帮助病人。

1. 机制

心脏病患者出现呼吸功能紊乱有着多种作用机制。第一,与没有中枢性呼吸暂停的心力衰竭患者相比,充血性心力衰竭合并中枢性睡眠呼吸暂停(表现为潮式呼吸)患者的化学感受器活性更高[21]。因此,作为整个环路增益的重要部分(参见"环路增益及其重要性")的控制器增益在中枢性睡眠呼吸暂停合并充血性心力衰竭患者中可能提高。同时合并有肺水肿、低氧血症

可进一步增加通气驱动力。第二，因为充血性心力衰竭患者的基线动脉血 CO_2 分压通常较低，所以这些患者与呼吸更稳定的患者相比动脉血 CO_2 分压更接近于呼吸暂停阈值(参见"呼吸依赖于睡眠中的反馈调节"和"睡眠中的觉醒：呼吸障碍的后果和原因")[22]。第三，左心房压力的升高可以通过减少 CO_2 储备来增加通气驱动力和呼吸暂停的倾向[23]。第四，血管外肺水的积聚可以通过增加肺弹性回缩力从而降低呼气末肺容积并且刺激近毛细管感受器促进通气。上气道的周围水肿也可能在充血性心力衰竭患者身上发生的上气道塌陷中非常重要[24]。因此，由于不稳定的通气控制以及受损的咽部力学，阻塞性和中枢性睡眠呼吸暂停都可在这些患者中发生。

2. 应用

治疗充血性心力衰竭患者的睡眠呼吸障碍应重点关注在心力衰竭的治疗上。利尿剂和降低心脏后负荷的药物可以减轻呼吸不稳定的倾向。利尿剂治疗可以降低血管外肺水、左心房压力和上气道周围水肿。血管紧张素转换酶抑制剂可以改善心脏功能，从而降低心脏充盈压力并且通过提高循环流动改善肺水肿。其他治疗如氧疗或乙酰唑胺可以帮助稳定呼吸[25]，特别是对于环路增益升高的患者来说。这种作用可以通过降低环路增益来介导，其可能作用于通气控制系统(如控制器增益，见图85-6)使其灵敏度降低而形成。鼻腔持续正压通气治疗可以使一部分患者受益，尽管呼吸障碍仍然经常发生[26]。理论上，持续气道正压通气应该对这些患者有益，因为其可以减少心脏的前后负荷。现在一项多中心临床试验正在评估持续性气道正压通气治疗对临床结果的影响。目前为止的数据显示持续性气道正压通气治疗对阻塞性或中枢性睡眠呼吸暂停的充血性心力衰竭的患者是有益的。但是仍需等待试验完成后再做定论。

(三) 老年

老年是阻塞性和中枢性睡眠呼吸暂停的一个主要危险因素。对于儿童来说，患有腺样体及扁桃体肥大是阻塞性睡眠呼吸暂停的危险因素，并且随着年龄的增加患病率也随之增加。对于女性来说，围绝经期是一个危险因素。而在男性，阻塞性睡眠呼吸暂停随年龄增长而越发常见。中枢性睡眠呼吸暂停在儿童中并不常见，但其患病率也会随着年龄增加而增加。然而，这些现象的机制尚不清楚。

1. 机制

年龄从许多方面作用于睡眠呼吸暂停。老年患者许多保持上呼吸道通畅的重要反射都有不同程度的受损，如为抵抗小于大气压的气道收缩压力而增加咽喉肌活性的负压反射[27]。这种反射的损伤加上随时间推移弹性组织强度的下降都有可能导致老年人咽腔气道塌陷发生情况比年轻个体多。因为随着年龄增加，脂肪更易堆积于上气道周围，所以老年人的咽喉旁脂肪层体积较年轻个体大，而且这种情况的发生与患者体重无关。此外，衰老也会减少肺弹性回缩力。尽管这一发现的咽部力学作用仍不清楚。关于呼吸的控制，几项研究均表明衰老对总的环路增益没有明显影响[28]。但是仍有相关研究正在进一步验证这个问题。

2. 应用

鉴于老年人睡眠呼吸暂停的机制可能不同于年轻人，这些发现可能具有相关临床意义。例如，个体化治疗老年性睡眠呼吸暂停时可以通过药物作用于受损负压反射的感觉性或中枢神经组分。而治疗年轻患者时需要采取其他方法才能更有成效。此外，由于老年人引起呼吸暂停的机制不同，阻塞性睡眠呼吸暂停的老年患者的不良后果与年轻患者的不同。例如，与年轻者相比老年阻塞性睡眠呼吸暂停患者的食管压力负值减小[29]，这可能是由于觉醒阈值或通气驱动力在不同年龄之间的差异。因为食管压力间接反映了心外压，所以人们可以认为老年阻塞性睡眠呼吸暂停患者的心脏跨壁压(心壁应力/后负荷)低于年轻患者。这样的病理生理学机制可能有助于解释老年阻塞性睡眠呼吸暂停患者与年轻患者相比发生不良事件的概率明显减少[30]。事实上，年轻人与老年人的睡眠呼吸暂停在机制成因、结局和治疗方法上都不尽相同。

(四) 其他临床情况

大多数呼吸障碍在睡眠期间通气功能出现恶化。在睡眠中出现恶化情况的综合生理学原理和机制在"睡眠呼吸功能障碍和不稳定性的生理机制"中有所解释。虽然相关的神经生物学基础仍不甚清晰，但是关于低通气综合征、神经肌肉疾病和肺间质性病变的若干原理可以被深入探讨。

1. 机制

睡眠呼吸障碍中导致肺通气进一步恶化至少有三种重要的因素。第一，在"睡眠呼吸功能障碍和不稳定性的生理机制"被详细介绍的行为影响或觉醒刺对呼吸的作用和图85-5展示的机制从觉醒过渡到非快速眼球运动睡眠中突然停止。因此，随着睡眠的开始，通气驱动力几乎立即减少。结果导致睡眠中动脉血 CO_2 分压升高，并且在患有呼吸性酸中毒的患者中通气不足的情况恶化。然而，与非快速眼球运动睡眠相比，快速眼球运动睡眠期间的行为影响恢复至一定程度，导致一些患者的气体交换功能改善(参见"呼吸依赖于睡眠的反馈调节")。第二，如前文所述，在非快速眼球运动睡眠期间，上呼吸道的狭窄使得由化学反应性构成的控制器增益降低。控制器增益的这种减小导致随动脉血 CO_2 分压上升的每分通气量增加幅度减小。第三，快速眼球运动睡眠期间呼吸辅助肌的张力下降导致依赖辅助肌实现通气的患者更加依赖膈肌的运动。对于一些患者来说，随之伴随的化学敏感性的降低使得快速眼球运动睡眠期比非快速眼球运动期间更易导致明显的高碳酸血症和低氧血症(参见"化学感受器和化学性反射")。其可能是由于胸壁肌的运动输出信号减少导致呼气末容积在睡眠的各个阶段相应降低。最终造成功能残气量和血氧饱和度的降低以及通过改变效应增益出现呼吸不稳定(参见"环路增益及其重要性")。

2. 应用

上述所提及的原理机制导致包括低通气综合征、神经肌肉疾病和肺间质性病变患者的气体交换进一步恶化。

（1）**低通气综合征**：觉醒时即有高碳酸血症的患者在非快速眼球运动睡眠期间其碳酸血症程度进一步加深。然而，在快速眼球运动睡眠期间碳酸血症的程度是有差异的，因为一些患者有先天性中枢性低通气综合征的患者实际上在快速眼球运动睡眠期间气体交换量是有上升趋势的。另一方面，一些如肥胖型低通气的患者，快速眼球运动睡眠期间比非快速眼球运动睡眠期间气体交换情况进一步恶化。通常双水平正压通气模式在低通气患者的非快速眼球运动和快速眼球运动睡眠期间能够有效的维持气体交换。而多种呼吸兴奋剂维持气体交换的作用并不明显。

（2）**神经肌肉疾病**：患有神经肌肉病的患者在非快速眼球运动睡眠期间气体交换较差，并且在快速眼球运动睡眠期间情况进一步恶化。在这些患者中，觉醒刺激的丧失、上气道运动神经功能降低、快速眼球运动睡眠期间辅助呼吸肌的功能障碍以及功能残气量的下降都可能导致呼吸功能受损。治疗这些患者需要尽可能地找到潜在致病原因并且使用双水平无创正压通气作为支持治疗的一部分。

（3）**肺间质性病变**：在患有肺间质性疾病（如肺气肿或肺纤维化）的患者中，非快速眼球运动和快速眼球运动睡眠期间气体交换情况较差的原因及机制可能是相似的。治疗应尽可能解决基础肺部疾病，并且进行支持性通气。一部分患者也可患有重叠综合征，即同时患有慢性阻塞性肺病与阻塞性睡眠呼吸暂停。这些患者由于心血管病的死亡率较高，但是迄今为止并没有任何有效的方法可以治疗这种重叠综合征。

六、针对潜在作用机制的个体化治疗

目前治疗阻塞性睡眠呼吸暂停的方案是鼻腔持续性气道正压通气。这种治疗方案的疗效非常确切。但由于其耐受性差异导致临床实践中的效果不一，替代疗法的疗效大打折扣，并且费用昂贵操作繁琐。因此，许多研究者主张进一步研究以机械理论为基础治疗睡眠呼吸障碍的新方法。如咽腭或舌后位置的解剖学异常等阻塞性睡眠呼吸暂停的多种致病原因及机制[31]为新的治疗方法打开了大门。临床研究表明在阻塞性睡眠呼吸暂停患者中总是在咽腭部水平发生上气道的塌陷，而且其中大约有一半的患者上气道的塌陷还会延伸至舌后部[32]。快速眼球运动睡眠与非快速眼球运动睡眠相比，上气道阻塞的位置可以延伸至更尾端。其最可能的解释是在快速眼球运动睡眠中咽肌的活动受到了更大的抑制。对于那些咽腭部气道塌陷的患者来说，悬雍垂腭咽成形术被认为可以起到很好的疗效，但是对于舌后位置发生气道塌陷的患者来说疗效较差。

对主要由增高的环路增益导致的阻塞性睡眠呼吸暂停患者，吸入氧气或口服乙酰唑胺等有效降低环路增益的措施可以改善呼吸道异常。一些患者可能以在睡眠中上气道的肌张力和（或）相关补偿反射反应为主要问题。此类患者可以通过服用药物的方法增加舌下神经的输出信号[33]，同时可能增加舌下神经刺激[34]。具有造成阻塞性睡眠呼吸暂停的多种诱因的患者可以联合几种治疗方法来解决潜在的异常问题。阻塞性睡眠呼吸暂停机制为核心的个性化治疗已经通过个体化医学的概念受到广泛关注。这个概念可以应用在与睡眠期间呼吸异常相关的所有疾病中去。

关键点

- 阻塞性睡眠呼吸暂停非常常见，主要导致神经和心血管的不良事件。上气道解剖异常、通气控制的不稳定性和上气道扩张肌的异常都可能导致患者上气道易发生阻塞。

- 非快速眼球运动睡眠期间使用镇静药物或麻醉剂会诱导大脑处于神经抑制状态，其与舌下运动神经元传出信号降低有关。传出信号的降低可能诱发上气道的阻塞。在解剖异常的个体中发生概率更大。

- 快速眼球运动睡眠与广泛的骨骼肌肌张力障碍相关，其也影响如颏舌肌等上呼吸道扩张肌的强度。颏舌肌肌张力异常的机制被认为与依赖觉醒状态的细胞组中兴奋性输入的突然中断和与 G 蛋白耦联钾通道的毒蕈碱受体途径介导的活性抑制有关。

- 阿片类麻醉剂通过激活阿片类受体和继发抑制前包钦格复合体的输出信号产生中枢性呼吸暂停和呼吸抑制。前包钦格复合体是呼吸节律形成的关键来源，其驱动呼吸网络中其他组成成分节律活动的表达。

- 阿片类麻醉剂还可以通过弱化觉醒状态下呼吸网络的紧张性兴奋刺激造成严重的睡眠呼吸抑制，特别是对于那些依赖紧张性行为输入的睡眠呼吸障碍患者。

- 肥胖症主要是由于上气道和胸壁的解剖作用造成阻塞性睡眠呼吸暂停，尽管脂肪细胞因子对通气控制的影响也极其重要。

- 环路增益是用于描述反馈控制系统中不稳定性倾向的工程术语。环路增益的提高表明了系统的不稳定。也就是说即使一个微小的扰动因素作用都可以形成周期性影响。充血性心力衰竭与升高的环路增益有关。因此，心力衰竭患者经常会有睡眠呼吸暂停。

- 老龄化与上呼吸道保护性反射的下降和解剖异常有关，这可能使咽腔气道易于塌陷。老年睡眠呼吸障碍患者的结局可能有所改善，因为他们的病理生理机制与年轻患者不同。例如较年轻患者相比，老年睡眠呼吸障碍患者胸膜腔气道压力的波动较小。其降低了心壁压力从而有效减少了心血管疾病的发生风险。

（胡丹婧　郭璐　译，李为民　校）

参考文献

以下是主要的文献，完整的文献请登录 *ExpertConsult* 查阅。

Dempsey JA, Veasey SC, Morgan BJ, O'Donnell CP: Pathophysiology of sleep apnea. *Physiol Rev* 90:47–112, 2010.

Eastwood PR, Malhotra A, Palmer LJ, et al: Obstructive sleep apnoea: from pathogenesis to treatment: current controversies and future directions. *Respirology* 15:587–595, 2010.

Eckert DJ, White DP, Jordan AS, et al: Defining phenotypic causes of obstructive sleep apnea: identification of novel therapeutic targets. *Am J Respir Crit Care Med* 188:996–1004, 2013.

Horner RL: Central neural control of respiratory neurons and motoneurons during sleep. In Kryger MH, Roth T, Dement WC, editors: *Principles and practice of sleep medicine*, ed 5, St. Louis, 2011, Elsevier Saunders, pp 237–249.

Horner RL: Neural control of the upper airway: integrative physiological mechanisms and relevance for sleep disordered breathing. *Compr Physiol* 2:479–535, 2012.

GERARD F. CURLEY, MB, MSc, PhD · BRIAN P. KA-VANAGH, MB · JOHN G. LAFFEY, MD, MA

一、引言

二氧化碳（carbon dioxide，CO_2）产生于细胞有氧呼吸过程中，并且是所有需氧生物体产生的"废产物"。动脉血二氧化碳分压（arterial CO_2 tension，arterial PCO_2）代表着机体产生 CO_2 的量，清除 CO_2 的量，在某些情况下还包括吸入 CO_2 的量[再呼吸（rebreathed）或 CO_2 直接进入呼吸回路中]三者之间的平衡。吸入 CO_2（$FICO_2$）的量常可忽略不计，而 CO_2 产生量的改变可能造成全身 CO_2 分压的改变。例如在发热和甲状腺功能亢进等高代谢状态下，CO_2 产生量增加，但这些增加量通常可被适度增加的肺泡通气量所抵消，从而使动脉血 PCO_2 维持正常水平。因此，动脉血 PCO_2 最重要的决定因素实际上是机体清除 CO_2 的速率。

低碳酸血症常见于许多疾病状态，如早期轻度哮喘、高原性肺水肿及急性肺损伤，但往往易被忽略。另外，人为造成的低碳酸血症是一种常见但颇具争议的，降低急性脑损伤成人或儿童颅内压的方法。相反，过去的临床实践常常通过提高潮气量和增加分钟通气量来避免高碳酸血症的发生，尽力使动脉血 PCO_2 保持在"正常生理"范围内。

随着对 CO_2 生物学意义理解的加深，人们认识到低碳酸血症或高碳酸血症可能在急性脏器衰竭或损伤的发展中起到作

用[1]。在临床前研究模型中，人为造成的高碳酸血症可保护肺和全身器官避免损伤，甚至超过减少潮气量带来的保护效应。此外，低碳酸血症可产生独立的危害效应。一小部分研究提示了高碳酸血症在高度肺牵张患者中的潜在获益。本章节回顾了目前低碳酸血症和高碳酸血症在健康个体和患者中的临床现状，讨论 CO_2 基础研究为我们带来的启示，指出有关低碳酸血症及高碳酸血症的尚待解决的关键问题以及探讨其对治疗肺部疾病患者潜在的临床意义。

二、动脉血 CO_2 分压的调节

在健康个体中，动脉血 PCO_2 由二氧化碳分压及肺泡通气之间的负反馈调节维持在一个稳定范围内。CO_2 在调节和控制呼吸方面具有重要的作用，同时，呼吸性酸中毒是一个有效的呼吸兴奋剂。邻近颈动脉分叉处颈动脉小球上的 I 型球细胞和脑干上数个区域的化学感受神经元可感受 pH 及动脉血 PCO_2 的变化。正常的潮式呼吸时，颈动脉化学感受器对于维持稳定的动脉血 PCO_2 水平是至关重要的[1a]。外周化学感受器对于动脉血 PCO_2 的短暂改变的反应比中枢神经元快很多[2]，但中枢化学感受神经元可通过对通气的更强大刺激作用应答高碳酸血症[3]。

动脉血 PCO_2 的改变对通气的调节是(至少部分是)pH 依赖的。质子的产生是由 CO_2 通过与水自发的结合反应，由碳酸酐酶催化生成碳酸，而后碳酸又解离成碳酸根离子(HCO_3^-)和 H^+ 离子。CO_2 和 CO_2/H^+ 水平的变化可以被颈动脉小球以及后脑的几个区域上的特殊化学感受神经元所感受[4,5]，尽管目前还不是很确定这些细胞到底是检测 pH，CO_2，HCO_3^- 还是细胞膜两侧 pH 的梯度。通气对于高碳酸血症的反应强于对于代谢性酸中毒的反应[6,7]，提示了 CO_2 感受器的存在。外周化学感受器主要对 PO_2 和 H^+ 浓度的改变作出反应，它们的作用是维持 PO_2 和 H^+ 浓度的稳定。中枢化学感受器主要对 CO_2/H^+ 作出反应，它们的作用是维持脑脊液中 H^+ 浓度的稳定。这些部位任何急性的 H^+ 浓度变化几乎立刻会被肺通气量的改变而抵消，之后会被肾脏缓慢地纠正[8]。

三、动脉血 CO_2 变化的原因

动脉血 PCO_2 常用来表达 CO_2 的产生量，CO_2 的清除量，在极少数情况下还包括吸入 CO_2 的量($FiCO_2$ 常接近于零)之间的关系。

$$PaCO_2 \propto \frac{CO_2\ 产生}{CO_2\ 消除} + 吸入\ CO_2\ 的量$$

(一) 意外高碳酸血症或意外低碳酸血症

意外高碳酸血症最常见于手术室或重症监护病房，由机械通气出错所致。其中最关键的是导致通气不足的错误，例如呼吸回路连接错误或分钟通气量设置不合适。另外，由于呼吸回路的错误连接或是 CO_2 吸收器消耗过多，呼出气体(含有 5% CO_2)重新被吸入[9]。

其他造成意外高碳酸血症的原因包括继发于药物导致呼吸抑制的通气不足[10]，以及严重的气道阻塞如哮喘持续状态[11]或大量吸入(如吸入颗粒)[12]。在分钟通气量不变(如患者进行机械通气时)的情况下，无效腔的增加(如肺栓塞)会导致肺泡通气量降低以及高碳酸血症，尽管多数情况下，患者可以通过增加分钟通气量来维持 CO_2 在正常或稍低的范围内。慢性高碳酸血症常可由进展的限制性或阻塞性通气障碍例如肺纤维化，慢性阻塞性气道疾病，阻塞性睡眠呼吸暂停，可导致慢性高碳酸血症。高代谢状态如发热、脓毒血症、恶性高热、甲状腺危象或过食，可使 CO_2 产生量增加。此外，碳酸氢盐缓冲系($NaHCO_3$)的应用会导致额外的 CO_2 产生。最后，如果肺泡通气量没有增加，CO_2 产生量的显著增加会直接导致动脉血 PCO_2 的升高，然而肺泡通气量的轻微提高即可抵消这部分动脉血 PCO_2 的升高。

在机械通气中，意外低碳酸血症比意外高碳酸血症更常见，尤其是在手术室外，没有呼气末 CO_2 浓度监测的情况下。在一项研究中，70% 用直升机转移到美国急救中心(U. S. trauma center)的患者被发现有严重的低碳酸血症(呼气末 CO_2 < 30mmHg)[13]。在儿童中，意外低碳酸血症往往由高频通气或体外支持[例如，体外膜肺(extracorporeal membrane oxygenation, ECMO)和心肺分流术(cardiopulmonary bypass)]引起[14-16]。

(二) 允许性高碳酸血症

允许性高碳酸血症是指为减少呼吸机相关性肺损伤，机械

通气的患者(如急性呼吸窘迫综合征、哮喘持续状态)采用低潮气量低频率通气而引起的动脉血 PCO_2 的升高。

1984 年，Darioli 和 Perret 首次描述了人为造成的通气不足[17]，他们纳入 29 例哮喘持续状态的机械通气患者(共进行 34 段机械通气)，为减少气压伤，所有患者均被人为降低通气量(造成严重的高碳酸血症)。这组患者没有一例死亡，而这样的结果在当时对于插管的哮喘持续状态的病人来说是极其难得的。第二年，Wung 及其同事[18]报道了一项 15 例持续肺动脉高压新生儿进行人为高碳酸血症治疗的研究，这项研究在当时是非常瞩目的。因为在这之前，人们一直认为强有力的高通气(达到低碳酸血症以减少肺血管阻力)是对这种疾病的有效干预措施，但这种疾病的结局常常为死亡或发展为慢性肺部疾病。而 Wung 及其同事[18]报道的这组新生儿中没有一例死亡，仅有一例患儿发展为慢性肺部疾病。

接下来，Hickling 及其同事[19]在他们对于平台压力和潮气量被限制情况下，ARDS 患者生存率如何改善的具有重大意义的描述中首次使用了"允许性高碳酸血症"这一名词[19,20]。在所有这些病例中，高碳酸血症是可耐受的(允许性的)，不是经过特殊诱导的。然而，最终的目的是为了减少过多的潮气量和气道压力所造成的气压伤，高碳酸血症只是这一策略造成的结果。由于这些新进展，临床医生们越来越接受重症患者的高碳酸血症。

(三) 人为造成的高碳酸血症或低碳酸血症

过去人们常常通过采用吸入 CO_2 来加快麻醉苏醒的进程，其原理是依赖刺激自主呼吸从而增加挥发性麻醉气体的清除率(利用机械通气增加分钟通气量可清除挥发性的麻醉气体，但同时也会导致低碳酸血症以及长时间呼吸暂停)。这种在麻醉末期采用吸入 CO_2 的量的方法最初叫做"脱醚法"(de-etherization)[21]，到 80 年代时停止使用，主要原因是这种方法往往会造成易被忽视的高碳酸血症。

最近的临床研究证实了即使对于现代使用的更强的不可溶性麻醉药，治疗性高碳酸血症也可加快麻醉苏醒[22]。并且呼气末 CO_2 的监测——20 世纪 80 年代所不具有的技术——也可帮助避免过度的高碳酸血症的产生。这种在有自主呼吸的麻醉患者中的高碳酸血症型的高通气可以将麻醉苏醒时间缩短至原来的一半[23]，并且对患者术后意识功能恢复以及手术室的效率都有好处。

治疗性高碳酸血症(therapeutic hypercapnia)指升高 CO_2 可能对病危者有益，并且超过减轻气压伤所带来的好处。如果这一概念被证实是在临床上可行的，那么除了降低潮气量之外，"治疗性的"升高动脉血 PCO_2，对 ARDS 也是有益的。尽管一些临床前研究都提示高碳酸血症对一些实验模型是有益的，但这种概念还未在病危患者中证实过。

相反，治疗性低碳酸血症(therapeutic hypocapnia)常常用于治疗成人和儿童的急性脑损伤[24-26]。通过大脑动脉收缩时脑血容量降低，低碳酸血症可导致颅内压(intracranial pressure, ICP)降低。因为通常认为 ICP 升高是不利的且低碳酸血症在过去被认为是有益的，所以对于急性脑损伤患者，即使 ICP 没有升高，也广泛采取高通气治疗策略[26]。这使人们理所当然地认为在急性脑损伤中高通气的程度越高越好，甚至有时会提倡极度的

低碳酸血症[27-31]，然而近期研究证明了这一观点不可信。

四、CO_2 在血中的转运

大量的 CO_2 都是在线粒体中产生的，而线粒体也是细胞内 CO_2 浓度最高的地方。CO_2 的转运是顺 CO_2 分压梯度的，由线粒体开始，分别经过细胞质、细胞膜、毛细血管、小静脉、大静脉，最终进入混合静脉血而后在肺泡中被消除。

血中 CO_2 的转运包括三种不同的机制，这三种不同的机制根据静脉血动脉血的区分，分别携带特定比例的 CO_2[32]。血浆中溶解的 CO_2，称作动脉血 PCO_2（即：动脉血 CO_2 分压），仅占血液中运输的 CO_2 总量的 5%～10%。血液中几乎 90% 的 CO_2 都被转化为碳酸氢盐离子（HCO_3^-），而这些碳酸氢盐离子多是由红细胞中的碳酸酐酶催化合成的。其余的 CO_2（5%～10%）与血红蛋白（hemoglobin）分子的末端氨基酸组结合成为氨基甲酰血红蛋白[32]。正常动脉血 CO_2 的含量是每升血中 21.5mmol，而在静脉血中含量稍高（23.3mmol/L）。总之，超过 80% 的 CO_2 都存在于红细胞中。

氧气诱发的高碳酸血症

CO_2 在血液中的转运会被氧气所影响，导致 PCO_2 波动。这种氧气诱发的高碳酸血症可见于终末期肺病，需要吸入额外 O_2 的患者。之前认为氧气诱发高碳酸血症的机制是由于氧气会抑制那些主要依赖低氧刺激通气患者的呼吸。而事实上这些患者的分钟通气量是不会减少的[33,34]。近来人们更深刻地认识了氧气诱发高碳酸血症的机制，认为其中有三个重要的组成部分，分别是何尔登效应（the Haldane effect）、受损的缺氧肺动脉收缩及分钟通气量增加受限[35]。

何尔登效应（the Haldane effect）[36]指动脉血 PO_2 升高会降低血液储存 CO_2 能力（包括血红蛋白所结合的、氨基甲酰所结合的以及 HCO_3^- 所结合的 CO_2），从而使 CO_2 分压升高的现象。何尔登效应有两个重要的要素。首先，动脉血 PO_2 升高会降低氨基甲酰复合物的形成，使 CO_2 与血红蛋白结合率降低，从而溶解的 CO_2 增多（PCO_2）。其次，组氨酸在血红蛋白的缓冲特性中发挥着重要的作用，组氨酸中含有的咪唑基在生理 pH 下是 H^+ 离子的有效缓冲剂，同时，咪唑基也在血红素与血红蛋白链之间起重要的连接作用。当 PO_2 升高，更多的 O_2 与血红蛋白结合，使血红蛋白变构。这种变构会影响与血红素连接的组氨酸，使其对 H^+ 离子的缓冲作用降低，从而 H^+ 与 HCO_3^- 结合增多，使储存的 CO_2 释放出来。

对于终末期肺病的患者，缺氧性的肺血管收缩是一种重要的将通气不足处的肺动脉血转运往通气较好处的机制（见第 4 章和第 6 章）。动脉血 PO_2 升高抑制了缺氧性的肺血管收缩，于是含有 CO_2 的动脉血便滞留于通气不佳处，CO_2 排出率也随之下降。虽然多数病人可以通过稍稍增加分钟通气量来代偿这部分增加的 PCO_2，但对于大多数终末期肺病的患者来说是不可能的。

五、CO_2 的分子效应

（一）酸碱平衡和离子平衡

CO_2 在酸碱平衡的调节中起着重要的作用，因为碳酸氢盐——CO_2 缓冲系是血液中最主要的缓冲体系。代谢性酸中毒时，血液中多余的 H^+ 与 HCO_3^- 结合形成弱酸 H_2CO_3。高碳酸血症通常会导致酸中毒，因为 CO_2 可与水结合形成碳酸，而碳酸又可解离成碳酸根（HCO_3^-）和 H^+。由此产生的质子可与特定氨基酸的滴定基团反应，使细胞膜和细胞水环境中许多蛋白质和酶的结构改变[37]。因为酸中毒可抑制许多细胞功能，所以机体可通过多种策略使细胞内和细胞外的 pH 保持在一个相对窄的范围内[38]。细胞内的酸中毒可在几小时内被纠正，相反肾脏的代偿则需要 1～2 天[39]。这种缓冲是通过细胞膜上有活性的离子交换通道将 H^+ 泵出而将钠离子泵入完成。

CO_2 对细胞内及细胞外的离子浓度都有影响。低碳酸血症发生时，氢离子快速外流，但这种代偿机制很容易被耗竭，如果低碳酸血症持续时，易发生系统性碱中毒。肾脏有更加有效的代偿机制，即减少氢离子排出并增加碳酸氢盐的排出，同时减少铵盐的排出[40]。（低碳酸血症性）碱中毒时，伴随着 H^+ 外流而有 K^+（和 Na^+）的内流，而导致中度的低钾血症[41]。此外，由于细胞内磷酸化过程的增加，磷酸盐也流向胞内[42]。碱中毒时，白蛋白释放结合的 H^+ 离子，其与 Ca^+ 离子交换，从而降低离子钙组分[43]，这可能引起严重后果[44]。

（二）对蛋白质功能和代谢的影响

CO_2 分子可直接与蛋白质中的游离氨基结合形成氨基甲酰残基[45-47]。这种蛋白质与 CO_2 的结合可以修饰蛋白质的结构和功能，由此可观察到 CO_2 造成的酸中毒与其他原因造成的酸中毒的不同之处。典型的例子为波尔效应（the Bohr effect），即动脉血 PCO_2 升高时，血红蛋白-氧气解离曲线右移，使 Hb 与 O_2 亲和力降低，促进氧气向组织中转移。

细胞内碱中毒造成的后果是抑制磷酸果糖激酶限速酶的活性，激活糖酵解[48]。而碱血症可以增加乳酸的产生（酸血症减少其产生），作为一种产生 H^+ 离子的反馈调节机制来代偿细胞内碱中毒[49]。

六、对呼吸系统的影响

（一）肺血管

CO_2 对肺血管的影响与对体循环血管的影响相反，高碳酸血症可以通过增加心输出量和肺血管阻力来增加肺血管压力[50]（表 86-1）。尽管高碳酸血症可增加肺动脉压力和肺血管阻力，但这种增加在既往有肺动脉高压的患者中却不明显[51]。高碳酸血症造成肺血管收缩的效力不及低氧血症，其更重要的效应可能是增加低氧造成的血管收缩[37]。尽管对 CO_2 介导肺血管收缩的机制理解尚有不足，但这种效应似乎是由儿茶酚胺调节的[52]。

低碳酸血症性碱中毒使肺血管扩张[53]，这常用于降低肺动脉高压，特别是对于新生儿先天性心脏病和持续性肺动脉高压（表 86-2）。

表 86-1　高碳酸血症的作用

器官系统	生理作用	病理生理结果
心血管	**心脏输出和心肌灌注** 增加心脏输出 直接减少心脏收缩性[128] 间接的交感作用平衡(增加的前负荷,心率,心肌收缩力),减少后负荷 (降低血管紧张度)[129] 冠脉血管舒张,主要通过一氧化氮[130]	改善心脏输出以及组织的氧输送[129]
	全身氧输送 血红蛋白氧合曲线右移(Bohr 效应)[134] 红细胞压积可能急性升高[131]	改善氧气输送及组织交换[133]
	氧气需求 HCA 减少了细胞呼吸及氧气消耗[132]	组织氧气需求减少
呼吸	**呼吸控制** 颈动脉体和后脑的一些特殊的化学敏感的神经元能够感受到 CO_2/H^+ 水平的变化[4,5]	氧气诱发的高碳酸血症(原理见文字部分)
	肺血管阻力 增加的心脏输出和肺血管阻力[50] 增加了缺氧引起的肺血管收缩[37]	急性高碳酸血症能使肺动脉高压恶化 提高通气血流变
	气道阻力 小气道的直接扩张[57] 间接的-副交感介导的-大气道收缩[56]	CO_2 的相反作用能使气道阻力变化净值很小[59] 对通气血流比的影响(如肺栓塞时)
	肺顺应性 增加的表面活性物质分泌[61] 增加的肺组织顺应性[60]	肺顺应性改善
	气体交换 CO_2 改变肺血管和气道的张力来适应局部的通气血流情况	通气血流比改善 在正常[64-66]和损伤[67]的肺部,此机制可以增加动脉氧合
神经	**颅内压** 增加脑部血流量和血容量[90]	增加颅内压
	脑部氧合 增加脑部血流量[90] 增加脑部氧合[263]	增加脑部氧合-对缺血状态的潜在益处[262]
	脑部氧气需求 减少中枢神经系统氧气需求[263]	改善脑部氧气供需比[263]
免疫和炎症	**中性粒细胞和巨噬细胞功能** 抑制中性粒细胞和巨噬细胞迁移和黏附[171] 减少重要促免疫细胞因子的释放(如 TNF-α、IL-8 和 IL-6)[152] 抑制巨噬细胞以及细胞内杀菌作用(通过辅酶的磷酸氧化还原过程)[177]	减少宿主对损伤的反应 减少促免疫反应 潜在的延长脓毒症的风险
	自由基 减少黄嘌呤氧自由基的产生[162] 减少了 NO 衍生自由基的产生(NO_2,NO_3),并且使平衡从 O_2 衍生向 N_2 衍生移动(如硝化反应)[165]	减少自由基介导的损伤 减少了杀微生物的作用
代谢	**细胞内代谢** 细胞内酸化抑制糖酵解,通过抑制限速酶磷酸果糖激酶的活性[48] 酸血症通过反馈系统抑制了乳酸的产生[49]	代谢减少-缺氧状态可潜在获益 减少代谢需求

表 86-2　低碳酸血症的作用

器官系统	生理作用	病理生理结果
心血管	**心脏输出和心肌灌注** 减少心脏输出 增加全身血管阻力[140] 过度通气阻碍静脉血回流[142] 减少心肌血流,不依赖于心肌负荷[139] 增加心肌的氧摄取(过度通气的结果)[141]	减少心脏输出 可能加重心肌缺血损伤
	全身氧气输送 血红蛋白氧合曲线向左移(血红蛋白与氧气结合力增加)[134] 乳酸快速增加一定程度代偿[137],以及2,3二磷酸甘油酸异构酯的浓度在几小时内增加[138] 全身动脉收缩降低了总体和局部的氧供应[135,136]	降低了氧气向组织的输送
	氧气需求 增加了细胞的激发以及对氧气需求[120]	氧气供需不平衡
呼吸	**呼吸控制** 颈动脉体和后脑的一些特殊的化学敏感的神经元能够感受到 CO_2/H^+ 水平的变化[4,5]	陈-施呼吸和睡眠呼吸暂停被认为是由于脑部对 CO_2 的化学敏感性降低以及左心室收缩功能障碍[291]
	肺血管阻力 低碳酸血症碱中毒能够引起肺血管舒张[53]	急性低碳酸血症能够减轻肺动脉高压,特别是在先天性心脏病和新生儿持续性肺动脉高压时 恶化通气血流比
	气道阻力 直接收缩小气道[54,55]	影响通气血流比,可能有益(如肺栓塞时的局部血流不足)或有害(如哮喘)
	肺顺应性 增加肺泡通透性[74],降低顺应性[237]并且减少表面活性物质产生[238] 这些效应可以在肺泡 CO_2 正常时减轻[66,238,239,241],有时可在吸入 CO_2 增高时被抑制[66,163,165,213]	减少肺顺应性恶化肺损伤
	气体交换 支气管狭窄恶化[56] 减少侧枝通气[72,73]以及降低肺组织顺应性[60] 减弱了低氧时肺血管的收缩并且增加肺内分流[64]	恶化了通气血流比 总的效应是动脉 O_2 的净减少 减弱了低氧时肺血管的收缩恶化肺内分流和组织氧合[64]
神经	**颅内压(ICP)** 通过小动脉收缩以及脑血容量的减少降低ICP	急性低碳酸血症降低ICP,在ICP急剧升高时能够潜在地挽救生命
	脑部氧合 减少脑血流量[108] 减少全身氧合	减少脑部氧合-对缺血状态潜在有害 脑血管收缩可能减少总灌注[113];在局部缺血时,缺氧区域的血流会选择性降低[263],并且梗塞面积会增加[263,268] 终止持续的低碳酸血症能突然引起脑部充血并且升高颅内压[116]
	脑部氧需求 通过增加神经元的兴奋性,CNS的氧需求增加[269],通过突触兴奋的传递[269]并且通过对神经元膜表面的直接作用[120]	恶化脑部氧气供需比
酸碱	快速启动细胞氢离子外流(易衰竭) 接下来肾代偿机制:减少氢离子分泌,增加碳酸氢盐排除,并且减少铵盐分泌[40]	氢离子由细胞内向细胞外流动伴随着:①反方向的 K^+(和 Na^+)流向细胞内(由此产生的低钾血症一般不严重[40]);②由于细胞内磷酸化增加,磷酸盐的移动[42];③白蛋白释放结合的 H^+,来交换 Ca^{2+},从而降低 Ca^{2+} 浓度[43],可能造成严重后果[44]
代谢	细胞内碱化激活了糖酵解,由于抑制了限速酶磷酸果糖激酶[48] 碱血症通过反馈系统增加了乳酸的产生[49]	增加了组织的氧需求

（二）气道阻力和肺顺应性

CO_2 可影响气道张力，低碳酸血症使支气管收缩，而高碳酸血症在离体气道组织中使支气管扩张[54,55]。研究显示，高碳酸血症既可增加[56]也可降低[57]气道阻力。这种矛盾现象可解释为直接扩张小气道和间接——通过迷走神经调节的——收缩大气道。事实上，在未被麻醉的具有自主呼吸的个体中，CO_2 相关的呼吸力学改变完全是由上呼吸道阻力造成的[56]。在机械通气的个体中，高碳酸血症可能降低气道阻力[58]，而 CO_2 的相反作用可能使气道阻力的净变化很小[59]。

呼吸性酸中毒时，由于肺泡内 CO_2 增加[60]或肺泡表面活性物质分泌增加或在酸性环境下具有更有效的降低表面张力的性质[61]，肺实质顺应性增加。

（三）气体交换

在正常人的肺中，CO_2 可以调节肺血管和气道张力。肺泡 PCO_2 增加可使支气管舒张，而肺动脉血 PCO_2 增加会使肺血管阻力增加。这种 CO_2 对支气管及肺动脉平滑肌张力的不同生理效应是为了促进局部通气和灌注的平衡。例如，肺动脉阻塞会导致局部低氧血症，继而使支气管收缩[62,63]，从而使气流流出这些无灌注的肺泡。依据这个原理，CO_2 的干预可以改善通气和灌注之间的平衡，同时能提高健康[64-66]和不健康[67]的肺脏的动脉氧合。

肺泡 CO_2 可改变腺泡和更大肺单位的通气分布[68]，并增进整体的通气-灌注平衡[64,69]，从而改善气体交换[70]。$FiCO_2$ 和动脉血 PO_2 之间有一种剂量反应关系[65,66]。然而在 ARDS 患者中，允许性高碳酸血症（由降低潮气量引起）会导致分流增加，但这也可能是由于降低潮气量后的肺不张引起的[71]。

严重的低碳酸血症会造成支气管收缩，降低侧支通气[72,73]，降低肺顺应性[60]。低碳酸血症也可减弱低氧性的肺血管收缩，并增加肺内分流[64]。最终的效应是净降低动脉血 PO_2。

在啮齿类动物的离体肺组织中，低碳酸血症性碱中毒可损伤肺毛细血管的通透性[74]。相反，高碳酸血症则通过将 Na^+/K^+ ATP 酶从肺泡上皮细胞的基底外侧膜内吞，使健康离体灌流肺泡液体清除率降低[75]。但该现象在活体肺组织或是受损肺组织中是否同样适用还有待研究。

（四）膈肌功能

高碳酸血症对膈肌的作用很复杂且尚未研究清楚。有临床前研究证实，当肺泡通气未控制时，高碳酸血症可损害膈肌功能。有研究证实将大鼠长期暴露于高碳酸血症的环境中，（7.5% CO_2，6 周），会显著抑制膈肌功能，改变膈肌结构，使膈肌中慢抽搐纤维增多而快抽搐纤维减少[76]。事实上，仅仅暴露于7% 吸入 CO_2 的环境下 15 分钟，也会造成神经肌肉功能暂时性的[77]和可逆性[78]的改变。相反，在控制肺泡通气且 CO_2 缓慢增加的研究中，高碳酸血症可能保护膈肌免受损伤[79]。所以高碳酸血症对膈肌的毒性作用到底是由于 CO_2 的直接作用还是引起通气增加使膈肌疲劳，目前仍不清楚。

七、对中枢神经系统的影响

（一）脑血流量

动脉血 PCO_2 的波动引起脑血流量（cerebral blood flow，CBF）的变化取决于多个因素，包括 CBF 的基础值，脑灌注压，以及是否麻醉。在许多不同的条件下，许多研究报道动脉血 PCO_2 每升高 1mmHg，CBF 就会升高 $1 \sim 2\text{ml}/(100\text{g} \cdot \text{min})$[80-82]；动脉血 PCO_2 降至 $20 \sim 25\text{mmHg}$ 时，CBF 会减少 40% 到 50%，但是当 PCO_2 进一步降低时，CBF 受影响很小了。在被麻醉的动物中，动脉血 PCO_2 升高至 80mmHg 时，CBF 的增加量达到最大，为100% ~200%[83]，但在清醒状态下，动脉血 PCO_2 升至 80mmHg 时可使 CBF 增加六倍；在这种情况下，CBF 增加量的一半是由内源性儿茶酚胺和活化的神经元代谢引起的[84]。因此，对于清醒个体，严重的高碳酸血症可能通过两种机制引起脑血流量的增加：CO_2 对脑血管的直接作用以及神经元代谢率的增加和儿茶酚胺释放的间接作用。

但这些影响不是持久的：当低碳酸血症持续 4 小时，由于脑脊液和细胞外 HCO_3^- 的减少和细胞外 pH 的逐渐纠正，CBF 可恢复至基础值的 10% 以内[85]。

CO_2 对 CBF 变化的调节范围取决于 CBF 的基础值，而 CBF 的基础值在大脑各个部位是不相同的。当动脉血 PCO_2 改变时，脑血流量多的部位改变幅度更大。在创伤性脑损伤的患者中，动脉血 PCO_2 每改变 1mmHg，CBF 会改变 3%[86]，但由于 CBF 的变化取决于其基础值，CBF 基础值低的患者改变更少[86]。不同区域差别显著。在被麻醉的猫的大脑皮质中，CBF 基础值为 $86\text{ml}/(100\text{g} \cdot \text{min})$，动脉血 PCO_2 每改变 1mmHg，CBF 改变 1.7ml[81]。相反，脊髓血流量为 $46\text{ml}/(100\text{g} \cdot \text{min})$，动脉血 PCO_2 每改变 1mmHg 可使 CBF 改变0.9ml[81]。在对兔子[82]和人类的研究中也有类似的报道[87]。

（二）低碳酸血症和脑血管收缩

动脉血 CO_2 张力对脑血管活性的调节机制是由血管的大小和类型决定的。对脑血管张力的影响是由 pH 改变而不是 CO_2 本身引起的[88]。脑动脉直径只对 pH 改变产生反应而不对缓冲过的 CO_2 张力起反应[89]。另外，CO_2 对脑血管张力的影响主要限于脑动脉系统，而对伴行的静脉或毛细血管的影响很小[90]。

呼吸性酸中毒可诱发脑内小动脉的前毛细血管扩张[91]，并且所有的脑动脉都会对 CO_2 分压改变表现出一定地反应，越大的动脉越不敏感，而小的软脑膜动脉是最敏感的[92]。非侵入性的技术不能监测到此类小动脉的改变，例如经颅多普勒超声，主要检测更大动脉的变化[92]。

尽管 CO_2 对 CBF 的调节机制有直接的和间接的，但其对脑血管张力的调节只有通过直接对小动脉壁的作用这一条途径[88,93,94]而不是通过儿茶酚胺分泌或交感紧张的改变[83,95]。血管内皮和平滑肌层在这一过程中起着重要的作用。许多研究证实 PCO_2 的变化引起血管内皮释放一氧化氮（nitric oxide，NO），是最关键的机制。给予外源性 NO 供体可降低基础脑血管阻力，钝化低碳酸血症引起的人体大脑血管收缩反应[96]。脑血管内皮损伤常与脑血管对 CO_2 反应受损有关，同时会平行地损伤脑血管内皮分泌 NO 功能[97]。抑制 NO 合酶能降低高碳酸血症引起的血管舒张[98,99]。抑制 NO 合酶的神经元亚型可减少高碳酸血症引起的顶叶皮层[100]和视网膜循环[101]的血管舒张。

相反，在成年啮齿类动物中，体内血管内皮的损害并不能改变脑血管对高碳酸血症的反应[102]，这提示了其他通路的存在。CO_2 对血管张力的调节根本是由于改变了细胞内钙离子浓度和敏感性[103]。碱中毒时血管平滑肌细胞内钙离子浓度升高，使血管张力升高[104]。此外，NO 激活血管平滑肌的鸟苷酸活化酶，使环鸟苷酸浓度增加[105]，从而使钙通道磷酸化[106]。

细胞外钙离子浓度升高可阻止碱中毒引起的脑内小动脉舒张，提示减少血管平滑肌钙离子的再次进入可能部分调节碱中毒引起的血管张力减小[93]。此外，酸中毒时钾通道的开放使钾离子外流，细胞超极化，电压门控的钙通道关闭，通过减少钙离子内流而降低血管张力[107]。

（三）脑灌注——流量和容量

在高 ICP 的情况下引起低碳酸血症的首要目的是减少脑血容量（图 86-1）。然而 CO_2 对血管张力的调节很大程度上仅限于动脉[90]，因此动脉血 PCO_2 的变化对 CBF 的影响远大于比其对脑血容量的影响（图 86-2）。Fortune 及其同事[108]证实了在志愿者中，低碳酸血症使脑血容量降低了 7% 而使 CBF 降低了 30%以上。因为在创伤性脑损伤后的第一个 24 小时内低 CBF 很常见，所以人们担心过度通气会诱发脑出血[109]。总之，低碳酸血症引起的脑灌注降低所付出的代价超过了颅内容积降低所带来的好处。即使如此，低碳酸血症在急性脑损伤病人的管理中还是有较为广泛的应用[26]（图 86-3）。

（四）脑氧合

在人体中，当动脉血 PCO_2 降至 20～25mmHg，CBF 降至 20～25ml/（100g·min）[110,111]，但是当极度碳酸血症时，无论是麻醉状态下（动脉血 PCO_2 10mmHg）[111]还是非麻醉状态下（动脉血 PCO_2 16mmHg）[85]，CBF 都不会降至更低。在非麻醉状态下，正常体温的人类和灵长类动物脑缺血最早的症状和体征如意识混乱、不能听从指令、局灶性神经缺陷和脑电图测得的脑电活动减慢，均可见于 CBF 水平处于 20～30ml/（100g·min）；然而，如果要造成神经细胞死亡，CBF 则需降至 10ml/（100g·min）[112,113]。

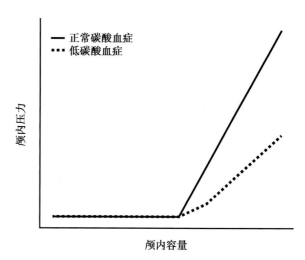

图 86-1   低碳酸血症应用于颅内压升高患者的原理。由于颅腔容积固定，水肿、肿瘤或是血肿形成等原因引起的脑组织容积增大在最初阶段可被另一部分脑组织的移位所抵消。急性低碳酸血症可减少脑血流量，从而暂时降低颅内压。（引自 Curley G, Kavanagh BP, Laffey JG: Hypocapnia and the injured brain: more harm than benefit. *Crit Care Med* 38:1348-1359, 2010.）

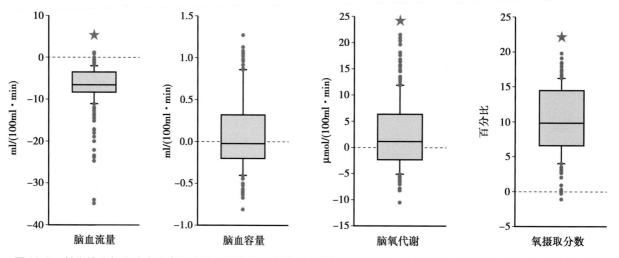

图 86-2   创伤性脑损伤的病人中低碳酸血症降低局部脑灌注并增加氧摄取。箱线图表示了脑血流量，脑血容量，脑氧代谢和过度通气时氧摄取分数的变化。测量了 18 个受试者脑损伤后 2～7 天里，18 个部位。每个方格中心的横线代表中位值，下上边界分别代表 25 和 75 百分位值，误差线为 10 和 90 百分位值，外部的闭合圆圈代表数据值。★$P < 0.001$，Wilcoxon's signed-rank 检验和 Bonferroni 校正，与正常及高碳酸血症值对比。（引自 Coles JP, Fryer TD, Coleman MR, et al: Hyperventilation following head injury: effect on ischemic burden and cerebral oxidative metabolism. *Crit Care Med* 35:568-578, 2007.）

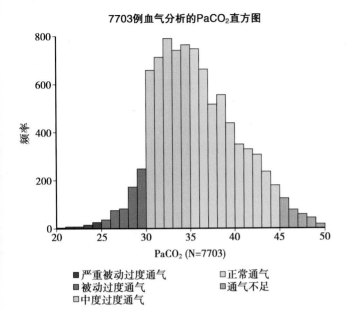

7703例血气分析的PaCO₂直方图

图86-3　低碳酸血症在创伤性脑损伤患者中的发生频率。血气分析中动脉 CO_2 分压值的分布向低碳酸血症偏移，绝大多数分布于 30 到 35mmHg 之间，说明过度通气疗法被广泛应用并得到加强。(引自 Neumann JO, Chambers IR, Citerio G, et al: The use of hyperventilation therapy after traumatic brain injury in Europe: an analysis of the BrainIT database. *Intensive Care Med* 34:1676-1682, 2008.)

过度通气可使 CBF 降至缺氧水平，在人体和动物中，动脉血 PCO_2 降至 20 到 25mmHg 时脑电活动减慢[114]，精神功能受损[115]，而这两项都提示轻度脑缺血。严重的低碳酸血症还可增加中枢神经系统(central nervous system, CNS)的乳酸水平，这与氧代谢受损[116,117]及低碳酸血症时皮质 PO_2 降低相一致。事实上，严重的低碳酸血症(动脉血 PCO_2 10mmHg)时，尽管 CBF 处于低水平的停滞期，但皮质 PO_2 仍可继续降低。这提示低碳酸血症程度的加深还可使局部耗氧量增加或是局部氧传输抑制[118,119]。明显的碱中毒还可造成氧合血红蛋白解离曲线左移，使氧气在肺部的摄取增加，但使氧气转运至其他组织器官受限，包括脑。

低碳酸血症通过对神经细胞膜的直接作用[122]，增加神经元兴奋性[120,121]，同时增加大脑内葡萄糖的利用[123,124]，导致神经细胞中葡萄糖消耗，而厌氧代谢增加[125,126]。同时，碱中毒，尤其是呼吸性碱中毒，可使缺血时低 pH 导致内源性有机酸(如乳酸)产生减少的这一负反馈调节受阻[127]。这可能使营养供应减少时细胞下调代谢水平这一保护机制受阻。

总之，多数研究表明，正常大脑中，低碳酸血症可将 CBF 降至脑缺氧水平，但不至于降至可造成神经元快速死亡的低 CBF 水平。如果低碳酸血症导致正常脑组织缺氧，往往程度较轻，且不伴有大脑总体氧代谢的失调。然而，过度通气对正常大脑造成的长期影响还是未知的。因此，总的来说，低碳酸血症可通过增加脑组织氧消耗和降低脑组织氧供应导致脑缺血。这一结论使低碳酸血症在 ICP 增高威胁生命时的应用受限，而采用其他的特定措施来处理。

八、对心血管系统的影响

（一）体循环

呼吸性酸中毒可直接降低心肌[128]和血管平滑肌的收缩力。但这可被高碳酸血症调节的交感肾上腺作用所引起的前负荷和心率增加，心肌收缩力增强，和后负荷降低所抵消，最终使心输出量净增加[129]。高碳酸血症可造成变化的心输出量、缺氧性肺血管收缩和肺内分流之间的复杂相互作用，而使动脉血 PO_2 净增加。由于高碳酸血症通常会增加心输出量，所以总体氧转运增加。呼吸性酸中毒可导致冠脉舒张，主要是由 NO 所调节[130]。高碳酸血症和酸中毒使血红蛋白氧离曲线右移，降低 Hb 对氧的亲和力，并且呼吸性酸中毒还可使红细胞比容迅速上升，其机制可能涉及交感神经介导的自体输血[131]，从而进一步增加组织的氧输送。酸中毒可能降低细胞呼吸和氧消耗[132]，造成供应和需求之间的不平衡。另外，呼吸性酸中毒还可增加皮下组织和肠壁的 O_2 分压[133]。

另一方面，低碳酸血症和碱中毒可增加 Hb 对氧的亲和力(使血红蛋白氧解离曲线左移)[134]并使微循环血流减少[135,136]，进一步损害局部氧输送。这种影响在某种程度上可被快速增加的乳酸产生[137]和2,3-二磷酸甘油酸[138]浓度增加所抵消，但在几小时后这可能会对解离曲线产生相反的作用。

低碳酸血症可不依赖于心肌负荷减少心肌血流[139]。有冠脉疾病的患者，轻微地过度通气能轻度增加体循环血管阻力并减少心脏指数[140]。此外，过度通气使心肌摄氧量增加[141]。更显著的低碳酸血症水平可减少心输出量[142]，并且与被动过度通气有关的对胸腔内压力造成的间接影响可损害静脉回流并进一步降低心输出量[143]。

（二）CO_2 变化对内脏的影响

高碳酸血症可改善局部的——包括肠系膜的——血流量[144]并增加外周微循环流量[145]，因此增加了氧气输送和内脏组织的氧合。高碳酸血症可保护受伤动物胃肠黏膜的氧合[146]，并可逆转失血性休克时胃黏膜的氧合[147,148]和协同卡托普利(catopril)的作用[146]。

CO_2 对内脏器官的影响尚未被很好地理解。CO_2 和酸碱平衡调节着内脏器官的细胞功能。酸中毒保护肝细胞不受缺氧或化学性缺氧诱导的细胞死亡的影响[150]，而恢复至正常的 pH 时这种保护则不复存在。这种效应代表着对低氧和缺血性应激的一种保护和适应。在肾脏，酸中毒可保护肾皮质中独立的肾小管不受缺氧的损伤[149]，呼吸性酸中毒，尤其当与低氧血症相伴时，可产生明显的交感神经系统激活，导致剧烈的肾血管收缩和肾小管对钠重吸收，使肾小球滤过率下降并增加液体潴留[151]。

九、炎症与修复

（一）炎症介质的产生

高碳酸血症和酸中毒抑制了免疫效应细胞的细胞因子信号

传导[152-155]。酸中毒可减少中性粒细胞(polymorphonuclear leukocytes，PMNs)[152]和巨噬细胞[154]重要的的促炎症细胞因子(如TNF-α、IL-8、IL-6)的分泌;这其中PMNs分泌的IL-8尤为重要，它是在对感染的急性炎性应答中起着重要的调节作用[152]。然而，使用乙酰唑胺(acetazolamide)进行预处理时PNM分泌IL-8会被抑制，这种药可降低PCO_2对中性粒细胞内pH的影响[152]。

CO2介导的细胞因子抑制是持续性的。事实上，在CO2气腹(应用于腹腔镜手术)的3天后，腹膜上的巨噬细胞会减少TNF-α的分泌[156]，这一现象可能是因为一种在炎症，损伤和修复中起转录调控作用的调节因子，核因子-κB(nuclear factor-kappa B，NF-κB)受到抑制所引起的[157]。

(二) 补体活性

在先天性免疫中需要补体系统来定位病原以供吞噬或溶解;而补体可被酸中毒激活。酸性环境可激活C5与C6的结合，通过经典途径形成裂解复合物——C5b6a[158]。由于C3转化酶激活增加，补体旁路途径也可被酸中毒激活，其可反过来增加补体与红细胞的结合或解离[159]。C3(和C5)可被呼吸性或乳酸性酸中毒也包括盐酸释放的H^+所激活[160]，这一激活作用是由酸中毒本身引起的[160]。

(三) 自由基的产生

呼吸性酸中毒可减少自由基对脑组织[161]和肺组织[162]的损伤，也可减少自由基对肺部缺血再灌注的损伤[163]。高碳酸血症可减少NO-来源的自由基(NO_2，NO_3)的产生[164]和内毒素引起的损害[165]，也可使从O_2来源自由基转向N_2来源自由基(如硝化反应)[166,167]。这一作用可能是有益的因为严重一些的损伤都与氧化和硝化反应有关[168]。然而，除了其对中性粒细胞的作用之外，呼吸性酸中毒是否可以减少在体组织的氧化损伤还是未知的。

(四) 固有免疫反应

中性粒细胞、巨噬细胞和循环单核细胞是先天性免疫应答的要素，且在对细菌感染的应答中发挥重要的作用[169]。它们可以直接被细菌，细菌的产物或是炎症分子如补体所激活。中性粒细胞可快速定位感染或炎症部位，从血液中迁徙出来，快速接触并吞噬细菌。由于吞噬体可与含有强效酶的毒性颗粒融合，包括弹力酶，蛋白酶，尼克酰胺腺嘌呤二核苷酸磷酸氧化酶(产生超氧阴离子和过氧化氢)和髓过氧化物酶(产生次氯酸)，被吞噬后细菌可被快速裂解破坏[170]。PMNs的迁徙是关键，一旦其迁徙至感染灶的过程受到损害，脓毒血症的预后就会变得更差[169]。循环单核细胞(以及在组织中与之相对应的巨噬细胞)在脓毒血症时可通过提呈细菌抗原和分泌趋化因子协同淋巴细胞的活化，而巨噬细胞可被细菌或分子例如内毒素或补体成分活化。最终，单核和巨噬细胞可以通过与单核细胞同样的机制杀死并吞噬抗原，但速率较中性粒细胞慢。

呼吸性酸中毒可抑制中性粒细胞和巨噬细胞功能，且这种抑制具有持久性。例如，对离体的腹膜巨噬细胞的抑制可持续3天[153,156]。高碳酸血症抑制巨噬细胞TNF-α产生的机制未明，但其需要比暂时暴露(约30分钟)更长的时间，且即使在TNF-α mRNA水平正常的情况下，和周围CO2水平恢复正常持续一段时

间以后也会发生[154]。高碳酸血症或酸中毒还可通过其他途径影响这些进程，包括改变细胞内pH，减少中性粒细胞的募集和迁徙，抑制吞噬细胞的氧化作用，损害细胞因子与效应细胞之间的信号传导，或加速中性粒细胞的死亡。

1. 吞噬细胞的迁徙、趋化和黏附

中性粒细胞的迁徙是免疫防御中的关键因素，其依赖于数个步骤如细胞骨架重建、膜再循环(胞吞，胞吐)、整合素介导的对病灶的附着和再附着，和细胞容积的调节。这其中许多步骤都依赖于合适的pH，因此呼吸性酸中毒可减少中性粒细胞和巨噬细胞向感染灶的募集。酸中毒影响中性粒细胞的趋化和迁徙[171,172]，呼吸性酸中毒减少中性粒细胞中趋化因子、选择素，和细胞内黏附分子的表达[152,157,173,174]，而这些因子可调节中性粒细胞—内皮之间的相互作用而影响其从血管中迁徙。最终，在活体内，呼吸性酸中毒可减少肺内的中性粒细胞随体内内毒素迁徙[165]。

2. 吞噬细胞的杀菌作用

中性粒细胞和巨噬细胞中的吞噬体可内化病原体，并能与核内体和溶酶体融合，再使病原体被强大的酶溶解。这一过程需要细菌的吞噬作用和一次完整的"呼吸爆发"所产生的活性氧簇(O_2^-，H_2O_2，HClO)，能参与核内体和溶酶体的杀菌作用。呼吸性和代谢性酸中毒均可损害中性粒细胞和巨噬细胞的吞噬作用;尤其是在酸化阻碍ROS产生后和巨噬细胞吞噬细菌后不能恢复正常的细胞内pH(intracellular pH，pHi)[175]，代谢性[176]和呼吸性[177]酸中毒可抑制中性粒细胞的吞噬作用。比较起来，周围pH的轻微变化对中性粒细胞的吞噬作用影响很小，但对接下来的溶解作用影响较大[178]。最终，组织内的酸中毒可抑制巨噬细胞的吞噬作用。

尼克酰胺腺嘌呤二核苷酸磷酸氧化酶可催化产生许多氧自由基，而这种酶对pH十分敏感[179]。例如，pHi降低时(低于6.8)，巨噬细胞O_2^-产量也呈线性降低[180]，并且呼吸性[152,181]和代谢性[176,182-184]酸中毒可抑制未受刺激的[152,181]或者受一系列化学或微生物刺激的[152,184]中性粒细胞中氧化物的产生[152,184]。尽管胞外pH明显下降至6.5可能激活中性粒细胞(例如，增加H_2O_2和整合素CD18的产生)，但这可能反映实验性使用了强HCl[174]。

3. 抑制吞噬细胞的机制

对pHi的调节是细胞功能的关键;一般来说，酸中毒可降低酶活性和蛋白质功能，尤其当pHi小于6.8时。由于CO2是可弥散的，所以高碳酸血症可快速降低pHi从而抑制中性粒细胞[152]和巨噬细胞[185]的功能。免疫细胞中有两种关键的系统调节pHi:Na/H交换器和质膜ATP酶V型H[186]。这些酶使pHi保持在生理范围内(6.8～7.3)，这一范围对免疫应答及其他重要的生理功能如增殖，分化，凋亡，迁徙，细胞骨架组织和细胞容积的维持都是必要的。

刺激或活化后[152,187]中性粒细胞内pHi降低，但如果胞外pH在生理范围内，pHi可恢复至正常。这是很重要的一点，因为不能调节胞质内pH的PMNs，其迁徙[188,189]和凋亡[152,190]功能都受到损害。然而，胞外呼吸性酸中毒可快速降低中性粒细胞的

pHi[152,174,188]，且酸性环境下炎性病灶区的中性粒细胞不能维持正常的 pHi[191]。因此持续的"酸负荷"，例如持续允许性（或其他类型）的酸中毒，可以破坏 PMNs 对 pHi 的维持作用和正常细胞的内稳态和功能。尤其是对已经活化的 PMNs[191]。

4. 中性粒细胞死亡

中性粒细胞的生命周期很短（释放到循环系统之后的 48 小时内），其以细胞凋亡而终，这是吞噬细胞活动之后的生理结局。相反，吞噬作用之后嗜中性粒细胞的坏死是一种不适应性反应，因为杀菌和消化可能不完全，与细胞凋亡相反，酶的释放会导致组织破坏[192]。较低的细胞外 pH（如高碳酸血酸中毒出现的）可能会延迟嗜中性粒细胞的凋亡，并延长 PMN 的寿命[174]。然而，高碳酸血酸中毒也会降低 pHi[152]，这可能会使中性粒细胞倾向于经历坏死而非凋亡[190]。因此，高碳酸血酸中毒对嗜中性粒细胞命运的净效应（有益或者有害），尚无定论。

（五）适应性免疫应答

适应性免疫在很多癌症中是非常重要的，这些癌症具有血管形成差、组织缺氧和酸中毒等典型特征[193]，而其中酸中毒可能会损害宿主对肿瘤细胞的应答，导致肿瘤生长和转移。然而，酸中毒的影响是非常复杂的。例如，酸中毒抑制活化的杀伤淋巴细胞[194]和自然杀伤细胞[195]的细胞毒性，通过细胞毒性 T 淋巴细胞降低肿瘤细胞的溶解[196]，并抑制 IL-2 刺激的淋巴细胞增殖[197]。相反，酸中毒会增强 IL-2 刺激的淋巴细胞的活性[198,199]，同样也能增强树突状细胞的抗原呈递能力[200]。酸中毒的这些相反作用的净效应目前仍不清楚。然而，高碳酸血酸中毒确实会增强小鼠肿瘤的传播[201]，引起人们对高碳酸血酸中毒所引起的细胞介导免疫力抑制的关注[153]。

（六）细菌增殖

高碳酸血症和酸中毒对细菌增殖发挥不同的作用。例如，在 PCO_2 约为 0.05 大气压［类似于肠内大肠杆菌（Escherichia coli, E. coli）的一般环境］时，可观察到大肠杆菌的最佳厌氧生长；在 PCO_2 约为 0.2 大气压的情况下，其不会受到抑制，但是当 PCO_2 大于 0.6 大气压的时候，其会受到抑制[202]。实际上，当 CO_2 为大剂量（约 350 大气压）时，E. coli 菌落计数会减半[203]。尽管其机制仍不清楚，但是这种抑制是受 CO_2 的直接调节[204]，这种作用对其他微生物也类似，其中酵母的耐药性更强，而革兰氏阴性生物敏感[205]。

尽管其很重要，但是在这些研究中 CO_2 的水平远远高于人们所见到的。事实上，临床相关的代谢性酸中毒可增强细菌增殖，如可以观察到机械拉伸的肺上皮细胞可发展成促进 E. coli 增长的乳酸酸中毒[206]。这种由酸中毒所引起的大肠杆菌增殖已被证明是由氢离子（不是 CO_2）引起的，并会受到局部缓冲的破坏[206]。

从呼吸机相关肺炎患者中分离出来的很多细菌［E. coli、奇异变形杆菌（Proteus mirabilis, P. mirabilis）、深红沙雷菌（Serratia rubidaea, S. subidaea）、肺炎克雷伯菌（Klebsiella pneumonia, K. pneumoniae）、粪肠球菌（Enterococcus faecalis, E. faecalis）和绿脓杆菌（Pseudomonas aeruginosa, P. aeruginosa）］在酸化的培养基中生长得更好[206]，而一种很重要的病原体［即，甲氧西林耐药性金黄色葡萄球菌（methicillinresistant Staphylococcus aureus, MRSA）］在碱性 pH 中生长最佳[206]。总的来说，尽管极高水平的 CO_2 可能会抑制细菌的生长，但是其临床相关水平的酸中毒可能会促进其生长；因此，高碳酸酸中毒对细菌生长的净影响仍不明确。

十、CO_2 对修复和溶解的作用

（一）上皮完整性的修复

CO_2 水平升高直接抑制肺泡上皮浆膜的再封闭[207]，并降低对肺泡上皮伤口的修复[208]，这二者都是促进肺损伤之后修复的重要机制。呼吸性酸中毒对呼吸机相关性肺损伤的肺上皮细胞膜的修复具有直接的 pH 依赖性抑制作用[209]，而该修复机制取决于将脂质易位到受损的细胞膜上[210]。相反，CO_2 升高对肺上皮伤口修复的作用取决于高碳酸血症本身而不是酸中毒，且它似乎是通过对细胞迁移的影响发挥修复作用[211]。CO_2（pH 独立性）诱导微小 RNA-183（miR-183），即使是在高 PCO_2 水平（120mmHg）的条件下，也可能会引起线粒体功能紊乱，而这反过来会损害细胞增殖和存活[212]。

（二）肺通透性和液体清除

肺积水和肺水清除分别对损伤和修复具有重要的促进作用。呼吸性酸中毒可直接降低缺血-再灌注引起的肺毛细血管通透性[213]，而低碳酸碱中毒会导致其恶化[74]。相反，在健康的离体灌注肺中，高碳酸血症会减少肺泡液体清除[75]。高碳酸血症会激活细胞外的信号调节激酶[214]，而其反过来会激活单磷酸腺苷激活的蛋白激酶，导致 Na^+，K^+-ATP 酶从肺泡上皮细胞基底侧膜中经内吞作用撤回。

十一、细胞感应和基因激活

（一）细胞感应机制

如在调节动脉 CO_2 章节中所述，CO_2 的细胞感应最典型特征是中枢和周围神经细胞中与呼吸控制相关。然而，是否这些化学敏感神经元会直接检测 CO_2 的变化或者通过氢离子浓度的变化来进行检测，这一点仍不清楚。此外，HCO^+（而不是 CO_2 或 H^+）直接激活腺苷酸环化酶[215]，增加环腺苷酸，并激活蛋白激酶 A[216]；这反过来会导致 L 型 Ca^{2+} 通道的开放，允许 Ca^{2+} 的流入。这种变化可能会介导假定（目前还未确定）的 CO_2 受体的应答。此外，CO_2 升高（不依赖于 pH）激活颈动脉细胞核的血管球细胞中的 L 型钙通道，同时也会导致钙的流入[217,218]。

（二）基因激活

细胞感应的一个重要下游结果是基因激活。目前，通过基因芯片研究，了解到小鼠肺组织[219,220]、线虫［秀丽隐杆线虫（Caenorhabditis elegans, C. elegans）］[221]和果蝇［黑腹果蝇（Drosophila melanogaster, D. melanogaster）］[222]暴露于高浓度的 CO_2 之后，CO_2 引起了基因激活。暴露在大气环境下的高碳酸血症新生小鼠显示，其与调节细胞黏附、生长和信号转导有关的肺基因

表达增加,而与天然免疫有关的基因表达减低[219]。高碳酸血症也会抑制小鼠巨噬细胞产生脂多糖引起的细胞因子(和吞噬作用),这可能是由 NF-κB 的同时抑制引起的[220],其与小鼠胚胎成纤维细胞以及其他哺乳动物细胞类型中高碳酸血症所引起的 NF-κB 信号受损一致[223]。

CO₂ 暴露也会导致生物模型 C(C. elegans)[221] 和 D(D. melanogaster)[222] 中基因表达的变化,其中这种转录的调节大部分是由 NF-κB 转录因子家族的抑制引起的。例如,高碳酸血症损伤 D(D. melanogaster)的天然免疫应答,增加其对细菌感染的敏感性,这与 Relish(一种 NF-kB 同系物)及其相关基因的

抑制有关[221]。

因此,CO₂ 会引起普通的基因表达模式,这些模式在不同物种间得到保存。其关键特征包括抑制天然免疫相关的基因和抑制 NF-κB 信号(图 86-4)[224]。NF-κB 被抑制分子(IκBs)限制在细胞质基质中,而炎性刺激物激活上游信号级联反应,引起 IκB 的磷酸化和降解;这会释放 NF-κB,并允许其转位到其激活天然免疫和炎症相关基因表达的细胞核中[225]。CO₂ 可能通过其诱导的 IKKa 亚基的核定位,直接抑制 NF-κB 通路,从而阻止 IkB 的降解[223]。高碳酸血症在体外机械牵拉引起损伤和体内呼吸机相关肺损伤中的保护性作用是通过 NF-κB 通路的抑制来介导的[226]。

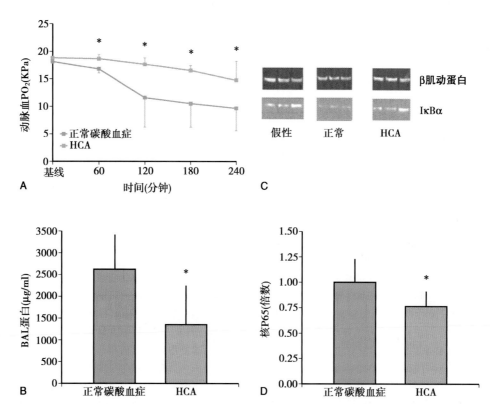

图 86-4　呼吸性酸中毒(HCA)减少高拉伸通气引起的肺损伤以及激活啮齿动物的 NF-κB 通路的指标。与血碳酸正常相比,HCA 降低动脉血氧压力的减量(A),并降低支气管肺泡灌洗(BAL)的蛋白浓度(B)。HCA 通过过量的机械拉伸,抑制 NF-κB 通路的激活。特别地,HCA 破坏 NF-κB 抑制剂血浆浓度、IkBa 浓度的减少(C)。与血碳酸正常相比,这导致 HCA 中 NF-kB 活性 P65 亚基核浓度的降低(D)。*,与血碳酸正常显著不同(P<0.05,ANIVA)。(引自 Contreras M, Ansari B, Curley G, et al: Hypercapnic acidosis attenuates ventilation-induced lung injury by a nuclear factor-kappaB-dependent mechanism. *Crit Care Med* 40(9):2622-2630,2012.)

十二、肺的病理生理学

(一)临床前模型

在几种体内和体外肺损伤模型中(除了呼吸机相关性肺损伤之外,还包括内毒素引起的肺损伤[165]、肺[162,163]和肠系膜[66]缺血-再灌注损伤),呼吸性酸中毒均具有保护作用(见图 86-4)[66,164,227,224]。在 E. coli 肺炎中,高碳酸血症通过不依赖中性粒细胞的机制[229],降低组织损伤[228],其也会降低短期或长期全身性多种微生物败血症所引起的肺损伤[208]。与急性肺动脉高压

不同,慢性暴露在高碳酸血症中会导致成人[230]和新生大鼠中[231]由缺氧引起的肺高血压的逆转,并保护新生肺实质和血管免受损伤[232]。

与保护性作用相反,高碳酸血症对免疫力和修复具有一些副作用。尽管在急性[229]和已确定的[228]肺部败血症中具有保护性作用,但是较长时间的高碳酸血症(48 小时)会加快细菌增殖,且出现更加明显的肺部损伤[177]。此外,低呼吸频率和低潮气量所致的高碳酸血症会加重内毒素引起的肺损伤[233],同时会增加嗜中性粒细胞黏附和黏附分子的表达[234]。最后,如前所述,损伤修复的重要方面也可能会受到高碳酸血症的损害,例如上皮创伤修复[207,211](可能是通过抑制 NF-κB 而发挥作用)[211]

和肺泡水肿清除[75]。

长期以来,低碳酸血症都被认为与肺的副作用有关,同时其也被认为是ARDS的"病原"[235]。低碳酸血症可能通过两种方式促进肺损伤。首先,引起低碳酸血症的高潮气量本身就能引起呼吸机相关的肺损伤[236]。其次,低碳酸血症可能在不存在呼吸机相关性肺损伤的情况下,直接损伤肺部,并可能增加肺毛细血管通透性[74],降低顺应性[237],抑制表面活性剂[238],并增强炎症[66,239,240]。当肺泡 CO_2 浓度达到正常后,这些作用可改善。在某些情况下,这些作用可通过升高吸入 CO_2 来预防[66,163,165,213]。最后,肺泡低碳酸血症减弱低氧肺血管收缩,恶化肺内分流和全身性氧合[64]。

(二)急性呼吸窘迫综合征

低潮气量通气试验为 CO_2 的独立作用提供了较少的直接见解,因为患者未被随机化成高碳酸血症;实际上,在比较6ml/kg和12ml/kg目标潮气量的大型ARDS网络试验中,在较低潮气量组的平均较大动脉 PCO_2 为5mm Hg[236]。然而,采用该大型试验的数据库时,其多变量分析表明,中度水平的高碳酸血酸中毒(pH为7.15~7.35;动脉 PCO_2 为45~65mmHg)显著降低12ml/kg组中死亡的比值比(而6ml/kg组不降低)[242],这表明允许性高碳酸血症可能会限制呼吸机引起的肺损伤。此外,Amato及其同事[243]等进行的较小型研究报道较低潮气量和较高呼吸末正压(导致动脉 PCO_2 显著增高)的组合会降低ARDS患者的死亡率。该研究[243]以及对所允许性高碳酸血症[19,20]的回顾性研究表明高动脉 PCO_2 和预后改善之间的关联,但不是因果关系。

(三)哮喘

在呼吸衰竭的常见起因中,哮喘持续状态与最高水平的高碳酸血症有关(动脉 PCO_2 通常都高于100mg,pH通常都接近7)[244,245],这通常都是暂时性的,且耐受性良好,存活率较高。在首项对大量需要机械通气的严重急性哮喘患者的研究中,控制性低通气策略的建立(即,允许性高碳酸血症)、并发症、死亡率都显著低于之前的报告。尽管这些结果已被反复确认[246-252],但是由于潮气量低,无法确定高碳酸血症是否产生将气压伤降到最低之外的其他益处。

(四)慢性阻塞性肺病

高碳酸血症在慢性阻塞性肺病中的预后通常较差[253-256],尽管高碳酸血症的预后影响受到其他潜在因素的影响,包括肺泡丢失、血氧不足和气道阻塞[257]。然而,在长期接受家庭氧疗的患者中,较高的动脉 PCO_2 可能会降低死亡率[258];这可能表明终末呼吸障碍引起的进展性高碳酸血症和呼吸中枢再校准引起的适应性高碳酸血症与较高动脉 PCO_2 耐受性之间的区别,由此可降低呼吸驱动,减少呼吸功[259,260]。由于进展性降低的每分通气量,导致这种适应性机制可能会引起动脉 PO_2 的进展性降低,但是这可能通过氧气补充疗法得到解决。

(五)新生儿和小儿的呼吸衰竭

高碳酸血症似乎是安全的,并在新生儿和小儿的呼吸衰竭中具有某些益处。新生儿呼吸窘迫综合征是早产儿中表面活性剂产生的失调,其会导致肺实质僵硬和肺泡塌陷。在一项随机

临床试验中证明,涉及允许性高碳酸血症的通气策略(45~55mmHg)对撤机具有促进作用,但在该小型研究中,其对慢性肺病或生存率没有明显的作用(图86-5)[261]。已有的数据也支持在其他小儿呼吸病理学中适应允许性高碳酸血症,例如先天性膈疝、新生儿肺动脉高压和先天性心脏病。

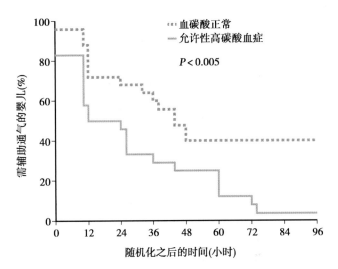

图86-5 与传统疗法相比,涉及允许性高碳酸血症的通气策略降低呼吸衰竭新生儿中机械通气的时间。(引自 Mariani G,Cifuentes J,Carlo WA:Randomized trial of permissive hypercapnia in preterm infants. *Pediatrics* 104(5 Pt 1):1082-1088,1999.)

十三、中枢神经系统病理生理学

低碳酸血症被广泛应用于处理急性脑损伤中,当升高ICP时,其可能可以救命,但是在此特定环境以外的其他环境中使用低碳酸血症可能产生神经元缺血和损伤,导致伤害。在急性脑损伤的环境下,通常都会避免高碳酸血症,因为其会增加CBF和脑容量,这可能会导致或加剧颅内高压。尽管如此,高碳酸血症可能在特定环境下,对大脑具有保护作用。

(一)临床前模型

低碳酸血症被证明在急性脑损伤中具有潜在的有害作用。低碳酸血症会恶化缺血性的脑损伤[262]、减少神经元的能量状态(即葡萄糖利用、磷酸盐的存储)[263]、恶化实验性心脏骤停之后,狗的CNS的功能性和组织学结果[264]。严重的低碳酸血症会增加新生儿[265,266]中 N-甲基-D-天门冬氨酸受体介导的神经毒性,并可能通过增加整合到膜磷脂的胆碱,来损害神经元的膜功能[267]。

通过升高 O_2 的需求和降低 O_2 的供应,低碳酸血症可能对整体CNS O_2 供求平衡产生不利的转变。大脑血管收缩可能会降低整体灌注[113],而在局部缺血中,流向缺氧区域的血流会被选择性降低[263],而梗死面积会增加[263,268]。低碳酸血症也会通过增加神经元兴奋性[269]、增加兴奋性突触传递[269]、影响神经元膜本身[120],来增加CNS的 O_2 需求。

持续性低碳酸血症的结束可能引起脑充血,并升高ICP。在持续性低碳酸血症过程中,脑细胞外液中 HCO_3^- 被耗尽,从而缓

冲能力降低,因此动脉 PCO_2 随后的任何升高都将会导致 CBF 的大量增加,因为其受到缓冲作用较小。这已在家兔[270] 和山羊的实验中证实[116]。

相反,高碳酸血症可能对受损的大脑具有直接的保护作用。高碳酸血酸中毒降低高血压危象中的血-脑屏障破坏[271]、减少缺氧缺血[262,263] 和缺氧/再氧合脑损伤[161]。在预防皮质匀浆的脂质过氧化方面,高碳酸血酸中毒比同等程度的代谢性酸中毒更有效[272]。

(二) 创伤性脑损伤

低碳酸血症通常都被用于处理创伤性脑损伤的患者,但是目前没有证据显示其可改善预后。相反,一项对创伤性脑损伤进行延长换气过度的随机对照试验表明,其使结局更差[273]。有严重创伤性脑损伤的患者被随机化为正常(动脉 PCO_2 为 35mmHg)和预防性换气过度(动脉 PCO_2 为 25mmHg)靶点;在损伤严重程度较低的患者中(格拉斯哥昏迷量表评分为 4~5 分),与血碳酸浓度正常的那些人相比,在高通量组中,较少人在 3/6/12 个月之后出现有利的结果[273]。从该研究中可得到重要的见解:在高通量 60 小时之后,ICP 的可变性更高,且平均 ICP 水平更高。因此,高通量充其量是不发挥作用(即,降低 ICP);事实上,其会恶化 ICP。最后,在第三项接受高通气量和缓冲(含有氨丁三醇)的研究中,低碳酸血症的不良反应似乎不那么严重;然而,可能这些患者损伤的严重程度较低。

(三) 新生儿脑损伤

低碳酸血症(有意的或者无意的)在新生儿中较常见。遗憾的是,其对人类未成熟的大脑尤其有害,特别是对新生儿脑白质损伤[274-279]。低碳酸血症是几种特异性损伤的关键风险因素,包括:脑室周围白质软化,导致显著的新生儿死亡率和长期的神经发育缺陷[280];在早产婴儿中所见的一种急性脑损伤——脑桥脚坏死[277];脑麻痹的发生[281]。

早产儿受到低碳酸血症损伤的可能的机制包括由于脉管系统发育不良所致的易受伤害区域[282];由于抗氧合剂消耗,通过兴奋性氨基酸造成的防御降低[283];脂多糖[284] 和炎性介质[285] 增加白质的破坏。

与匹配的未暴露的对照组相比,早产儿暴露在严重的低碳酸血症(动脉 PCO_2 <15mmHg)中,尽管是很短的一段时间,也可能会出现显著的长期神经病学异常[286]。对婴幼儿低碳酸血症的危险因素包括换气过度[286]、高频通气[16],或者 ECMO[14]。实际上,在应用 ECMO 之前,出现低碳酸血症婴儿与学龄儿童中感觉神经性耳聋的发生率升高有关[14]。最后,强力呼吸的突然中止会导致反应性充血,其可能会导致颅内出血,尤其是早产儿[287]。

(四) 急性脑卒中

换气过度通常都作为一种用于急性脑卒中患者的疗法,其原因有二。第一,在正常的自我调节脑组织中,低碳酸血症被认为是通过选择性血管收缩,优先将血流分流到缺血区;这被称为反盗现象。第二,人们认为低碳酸血症可纠正缺血区周围的局部酸中毒,以便最大程度地降低梗死范围的扩大[288]。然而,反盗现象现在已不为人所接受[268];实际上,低碳酸血症碱中毒与急性脑血管意外患者的预后较差有关[289,290]。在显著脑梗死和

左心室收缩功能障碍的情况下,在脑卒中之后可观察到潮式呼吸和中枢睡眠呼吸暂停,这些被认为是由大脑对 CO_2 的化学敏感性降低引起的[291]。

(五) 神经心理学影响

在全麻后,术中显著的低碳酸血症可能导致可检测的神经心理学损伤持续 48 小时[292];老年患者更易受伤害,其在暴露在低 CO_2 水平之后的损伤程度更高。这种损伤包括反应时间降低[126],以及更高级的功能,包括注意力、学习及人格改变[293,294]。更严重的低碳酸血症(动脉 PCO_2 约为 15mmHg)会降低健康志愿者中的智力操作能力[295];相反,麻醉过程中动脉 PCO_2 的升高与神经心理学性能改善有关[292,296]。低碳酸血症也与体外循环之后神经学结果不良有关[297],尽管在这种情况下,还存在多种其他的促进因素。

而暂时性低碳酸血症的不良神经生理学反应似乎是可逆的[111,292],但在延长暴露时间之后并不会出现这种情况。暴露在极高海拔之后造成的损伤可能是长期的,相比于低氧血症,该缺陷与低碳酸血症的关系更为密切[298],这与大部分可能出现最低水平动脉 PCO_2(将肺泡氧气含量升到最高及将血氧不足降到最低所需的)的人都处于危险中,这一观点相符。因此就出现了一个悖论:身体健康的登山者(即可以产生最大分钟通气量的人),可能最易受到 CNS 后遗症的影响。严重的 CNS 碱中毒很可能是该缺陷的基础:强烈的脑血管收缩和血红蛋白-氧气解离曲线的左移明显减少氧气输送,这就否定了肺中氧气载量升高的任何优势,然而同时出现的碱中毒会升高神经元细胞的兴奋性,并增加局部氧气的消耗。这种碱中毒可通过乙酰唑胺的预处理得到改善[299]。最后,在那些已存在神经学缺陷的人中,诱导低碳酸血症(即机械通气)可能会导致更严重的 CNS 损伤。

相反,如前所述,在麻醉之后,高碳酸血症似乎可加速恢复意识和神经认知功能[22,23]。低碳酸血症对神经认知功能的有害作用可能在被给予 CO_2 后得到逆转。

(六) 脑缺血

在神经生理学研究以及对创伤性脑损伤[125,300,301]、心脏骤停和复苏[302,303]、新生儿脑损伤[14,274,286,304] 和脑卒中[289,290] 的脑灌注或再氧合的研究中,低碳酸血症对脑缺血的作用是最明显的[111,292-296,298]。

创伤性脑损伤的最初反应是降低脑灌注[305],这会受到低碳酸血症的加剧[125],即使是中等水平(<34mmHg)也可能降低整体 CBF、增加灌注不充分的受损大脑的比例[306]。这引起高度的关注,因为局部血流不足在一般情况下(包括脑挫伤、潜在的血肿和扩散损伤)可能非常危急[307,308]。脑创伤之后[300],脑脉管系统对 CO_2 的反应性被升高,这会增加缺血的可能性,同时与该类患者中与预防性换气过度相关的结果变差相符[273]。低碳酸血症已被显示可以诱导小儿创伤性脑损伤中的危急脑缺血[301]。

神经学缺陷可能是心脏骤停最重要的并发症。在自主循环再次恢复之后,脑中氧气供应和需求平衡被改变,CBF 处于正常范围的 50%,但脑中氧气消耗增加到心脏骤停前水平[302]。在这种情况下,低碳酸血症导致脑缺血[303],并可能因此导致不良的预后。

早产儿尤其容易受到各种脑损伤综合征的影响,低碳酸血

症可促进其中某些症状,包括脑室周围白质软化[274,304]。就结果来说,早产儿提前暴露在低碳酸血症中会增加神经学缺陷的风险[286],包括感觉神经性耳聋[14]。

最后,低碳酸血症会加剧急性脑卒中之后的不良预后[289,290],这与证明低碳酸血症升高缺血性损伤程度的实验证据一致[263]。

十四、心血管病理生理学

(一) 心肌缺血

动脉 PCO_2 重大变化对心脏的主要影响是心肌的再氧合。从体外[309]或体内[310]缺血恢复之后的心肌功能在呼吸性酸中毒的条件下得到改善,梗死面积会减少。相应地,在酸中毒的条件下,内皮功能在受到缺血影响的主动脉环中得到更好地保护[311]。

相反,低碳酸血症对心肌氧气供应和需求平衡会造成不良的变化[312,313],增强心肌收缩能力[314,315]和加快心率[316],同时通过增加体循环血管阻力来增加左心室功[317]。由于这些参数是心肌氧气消耗的关键决定因素,因此氧气需求会急剧增加[140,312,315,318,319]。结合这些因素,低碳酸血症会限制心肌氧气的供应。由于心率加快、心脏舒张持续时间减少,因此灌注减少[141,312,313,320,323]。此外,血红蛋白-氧气解离曲线向左偏移,导致 Hb 对氧气的亲和力升高。氧气运输被进一步削弱,因为碱中毒导致毛细血管通透性增加[322],增加了局部水肿。这些特征可以解释观察到的实验性低碳酸血症与冠状动静脉含氧差异增大和冠状血流量减少有关的现象[141]。

低碳酸血症可能促进冠状动脉痉挛,导致变异型心绞痛,这可能在换气过度的时候发生[313]。最后,低碳酸血症可能会增加血栓形成的可能性,因为其可以增加血小板水平和聚集[324]。

(二) 心律失常

低碳酸血症和高碳酸血症都可能引起心律失常。低碳酸血症与急性疾病中的节律紊乱有关[325];其可能导致阵发性房性心律失常[326],很少会引起室性心动过速[327]或室颤[328]。这些作用可能受到心肌缺血进展的调节,特别是在变异型心绞痛中[327]。相反,碱中毒可能会抑制局麻药[329]或三环抗抑郁药[330]毒性引起的心律失常。高碳酸血症也可能通过激活交感神经系统来引起心率加快[331]。高碳酸血症之后血碳酸正常的恢复已被证明可以升高临床前模型中心房颤动的风险[332]。

(三) 全身性氧合

在实验性的脓毒症中,呼吸性酸中毒可改善组织氧合,该作用类似于给予多巴酚丁胺[333]。此外,高碳酸血症可能会升高健康手术患者中周围组织的氧合,该作用不依赖于其对心输出量的作用[334,335]。在动脉 PCO_2 水平为 150mmHg 时,组织灌注和氧合的增强似乎可达最高水平[145]。

(四) 临床证据

体外循环过程中,动脉血气处理可通过所谓的 pH 自动恒定器(其在纠正温度过程中会增加更多的 CO_2 以维持动脉 PCO_2)

或稳定剂(不加入额外的 CO_2)进行处理。在一项包含进行体外循环以修复先天性心脏病灶儿童的随机对照试验中,采用 pH 自动恒定器测量可改善术后心脏和神经功能[336],表明了术中额外 CO_2 暴露相关的净效应。

十五、感染和脓毒症

(一) 实验性肺炎

在早期滴注 *E. coli* 的大鼠实验模型中[229],在吸入的气体(血碳酸正常)中增加 CO_2 会使肺损伤严重程度降低,在严重的肺损伤[229](而不是轻度[33])中可观察到这种保护效应。此外,保护作用并不受中性粒细胞功能变化的调节[229],同时,体内细菌的增殖无变化[229,337]。在大肠杆菌肺炎(约 6 小时)中更进一步证实这一作用,不管有/无合适的抗生素,但是抗生素治疗中的保护作用会增强[228]。

与短期肺感染相反,高碳酸血症(升高大气 CO_2 水平)会加剧大鼠中长期存在的 *E. coli* 肺炎过程中的肺损伤[177]。在这种情况下,高碳酸血症(与没有增加 CO_2 对比)的肺顺应性降低、PMN 浸润增加、细菌载量升高有关。细菌数量增加的可能机制是抑制嗜中性粒细胞的功能,因为从高碳酸血症动物中所分离的 PNM 提示吞噬作用受损[177]。这些结果随后在假单胞菌(*Pseudomonas*)肺炎小鼠动物模型中被确定[338],其生存率也较低。重要的是,合适的抗生素治疗会消除高碳酸血症在长期 *E. coli* 肺炎中的有害作用(即肺损伤、细菌增殖)[177]。

(二) 实验性脓毒症

在粪性腹膜炎(即盲肠结扎和穿刺)引起的早期全身性脓毒症的啮齿动物模型中,呼吸性酸中毒降低休克的严重程度以及肺损伤的范围[208]。其保护机制仍未知,是否其对全身性血流动力学(保存混合的静脉 SO_2、全身灌注压力、血清乳酸水平)的作用独立于肺的影响(即更好的氧合、更少水肿、减少支气管肺泡灌洗介质水平和嗜中性粒细胞计数),这一点也未知,因为在有/无暴露在高碳酸血症的情况下,腹膜和血流中的细菌载量类似[208]。此外,生存率并无变化。

在粪性腹膜炎的绵羊模型中也报导了类似的作用(图 86-6)[333]。在该研究中,出现腹膜炎之后,动物被随机分成高碳酸血酸中毒、多巴酚丁胺输注或对照情况。在随机分成高碳酸学症和多巴酚丁胺之后(两者都高于对照组),关键的血流动力学参数(即心率、心脏指数和氧输送)都类似,而正常血碳酸对照组中的乳酸水平较低。然而,高碳酸血症(而非多巴酚丁胺)降低肺损伤的指数(即,肺中积水、分流分数和氧合)[333]。高碳酸血症对生存率没有影响。

在腹腔镜手术中广泛采用腹膜内注入 CO_2,结果导致腹膜腔和血浆中 CO_2 水平很高。当在实验性内毒素脓毒症之前[339]或在其过程中[340]给予 CO_2 气腹(对比肺门注气法)可改善生存率;这些结果在小鼠[341]和家兔[342]模型中的实验性多种微生物腹膜炎中被复制(图 86-7)。其保护作用似乎是由于高碳酸血症与局部腹膜酸中毒结合后免疫调节效应有关[343](如 IL-10 介导 TNF-a 的下调),而不是通过全身性的反应[344,345]。

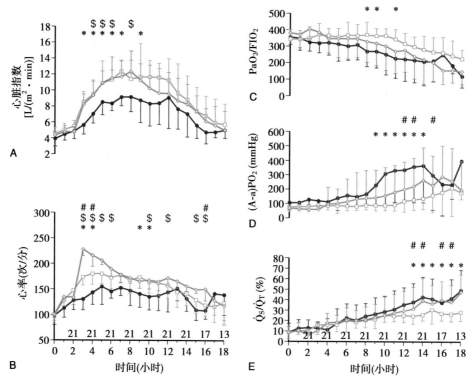

图 86-6 呼吸性酸中毒改善血流动力学功能,降低绵羊模型中全身性败血症之后的肺损伤。与正常血碳酸动物(蓝线)相比,随着时间的推移,高碳酸血症(绿线)增加了心脏指数(A)和心率(B),其增加的程度可与多巴酚丁胺(棕色线)处理正常碳酸学动物的相比。随着时间的推移,与正常血碳酸(蓝线)和通过多巴酚丁胺处理的动物(棕色线)相比,高碳酸血酸中毒(绿线)增加动脉 PO_2/FiO_2 之比(C),降低肺泡/动脉氧张力差异[(A-a) PO_2](D),并降低分流分数($\dot{Q}_s/\dot{Q}_T$)*(E),高碳酸血症和对照动物间 $P<0.05$;#,高碳酸血症和多巴酚丁胺之间的 $P<0.05$;$,多巴酚丁胺和对照动物之间 $P<0.05$。横坐标上的数字表明在相应的时间点存活的动物数量。(改自 Wang Z,Su F,Bruhn A,et al:Acute hypercapnia improves indices of tissue oxygenation more than dobutamine in septic shock. *Am J Respir Crit Care Med* 177:178-183,2008. Figs 2 and 3.)

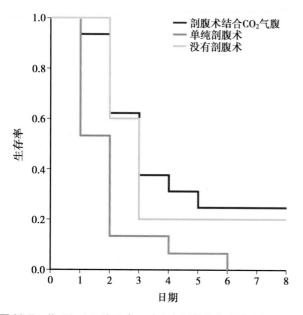

图 86-7 将 CO_2 注入腹腔中可改善盲肠结扎和穿刺引起的全身性败血症之后的生存率。首先对动物进行盲肠结扎和穿刺处理。四小时之后,对动物进行剖腹术结合引入 CO_2 气腹(剖腹术+CO_2),单纯剖腹术或没有剖腹术,并在随后的 8 天中确定生存率。(改自 Metzelder M,Kuebler JF,Shimotakahara A,et al:CO_2 pneumo-peritoneum increases survival in mice with polymicrobial peritonitis. *Eur J Pediatr Surg* 18:171-175,2008. Fig 3b.)

十六、将高碳酸血症降到最低的方法

高碳酸血症仍是通气失败的重要标志,因此其一直都被避免使用。目前对在严重呼吸衰竭情况下,肺机械拉伸过度有害影响认识上的进步促进临床医生对高碳酸血症的容忍。实际上,现有的大量文献证明,在儿童和成人中,暴露在极端水平的高碳酸血症(被称为超碳酸血症)之后可完全恢复。据报道,在几例暴露在极端水平的动脉 PCO_2(155 ~ 269mmHg)[346] 的儿童中,出现完全恢复且没有出现后遗症;同时也有报告表明,在动脉 PCO_2 张力高于 375mmHg(pH 为 6.6)的成人中[347,348],没有出现显著的缺陷。然而,严重高碳酸血症可能是有问题的,抑制心功能并潜在加剧肺高血压,尤其是当其快速增加时[349]。临床医生必须权衡高碳酸血症的利害作用,并对每个个案进行个体化分析。例如,在同时出现肺部和头部损伤的情况下,脑氧合和 ICP 的局部监视器可能用来指导治疗。

(一)减少无效腔的策略

这些方法旨在将回路和解剖无效腔对高碳酸血症的促进作用降到最低。在呼气末,呼吸机中远端回路到 Y 形管之间以及解剖无效腔都包含富含 CO_2 的肺泡气体,这些气体其随后在下一个吸气过程中被传递回到远端肺中。采用低潮气量通气策略时,这种再呼吸的意义更突出,因为解剖无效腔相对固定。因此人们提倡使用那些旨在将无效腔气体替换为新鲜气体的技术，以辅助保护性呼吸机策略。这些技术可以提高有效的肺泡通气，而这可促进潮气量的进一步降低，并提高保护性作用。

在呼气过程中，气管内吹气（tracheal gas insufflation，TGI）将新鲜气体连续或者节段性输送到中央气道中。在 ARDS 模型中的临床前研究证明[350]，TGI 可能削弱表面活性物质耗竭的肺组织中因通气引起肺损伤的进展[351]。当与高频震荡相结合时，TGI 已被证明可加快 CO_2 的清除[352]。然而，在连续阻碍其引入到临床实践的 TGI 的安全性和监控方面，仍然存在某些担忧[353]。在呼气过程中，无效腔气体的抽吸，以及新鲜气体的可控替换是一种相关的技术。对 8 例通过允许性高碳酸血症进行干预的慢性阻塞性肺病患者进行的一项可行性研究证明，无效腔气体的抽吸会导致动脉 PCO_2 的类似降低，但是与 TGI 相比，其内源性呼气末正压更低[354]。最后，排除呼吸机回路远端到 Y 形腔气体贡献的共轴双腔气管内套管，可能会改善通气的效率[355]。

（二）高频震荡通气

高频震荡通气（high-frequency oscillatory ventilation，HFOV）是一种非传统的通气模式，其使用低于无效腔容积的潮气量（即 35 ~ 150ml），呼吸频率从 60 ~ 2400 次/分不等（传统测量以 Hz 为单位，1Hz=60 次/分）。肺被暴露在持续正压中，然后叠加震荡的潮气量。由于潮气量通常都低于解剖无效腔，气体交换无法简单地解释为对流批量运输到肺泡。而 HFOV 通常都用于出现严重低氧血症的患者，其可用于治疗高碳酸血症，尤其是对新生儿和儿童[356]。自从 1981 年以来，HFOV 已被成功用于新生儿[357]，近期，其也被应用于青少年和成人[358]。与传统机械通气相比，HFOV 对于出现呼吸窘迫综合征[359]，且出生体重很低的婴儿来说，会有更好的结局。而在 ARDS 的成人中，尽管 Derdak 及其同事[360]早期进行的多中心试验证明 HFOV 有前景的作用，但是近期的大型多中心试验对 HFOV 在干预 ARDS 中的作用存在很大的疑问[361,362]。

（三）体外技术

体外 CO_2 清除（extracorporeal CO_2 removal，$ECCO_2R$）是指使用以将 CO_2 清除出体外为主要目的的体外回路、从而提供部分呼吸支持的过程（见第 103 章）。$ECCO_2R$ 系统可以是动-静脉的（arteriovenous，AV）或者是静脉-静脉的（venovenous，VV）。AV-$ECCO_2R$ 系统涉及在 AV 分流上插入气体交换膜，其通常是选择在股动脉和对侧股静脉之间，通过经皮插入的导管产生的。气体交换膜被连接到氧气中，其充当清除从患者血液中扩散出的 CO_2 尾气。

从理论上说，超高效率的 $ECCO_2R$ 系统可以 0.5L/min 的速度，清除身体产生的所有 CO_2，因为 1L 动脉 PCO_2 为 35mmHg 的血液中含有约 500ml 的 CO_2，体内每分钟约产生 250ml。$ECCO_2R$ 系统氧化血液的能力很受限，因为给定体积血液所能携带的有效氧具有一定的限值，体外流速应更高，以满足 O_2 的需求。通过清除 CO_2，$ECCO_2R$ 允许以氧化为主而不是以清除 CO_2 为主的通气策略。

近期，$ECCO_2R$ 系统的主要是在机械通气中难治性的严重高碳酸血酸中毒的情况下使用的。在绝大部分情况中，其是在 ARDS 患者中使用的[363,364]。目前也有大量关于其在其他临床条件下使用的研究，即作为移植的桥梁[365,366]、同时出现头部和胸部损伤[367,368]、致命的哮喘[369,370]、作为辅助撤机[371]、促进胸

部手术[372,373]、协助转运[374,375]等的辅助工具。但是这些报告都没有提供明确的获益证据。

现在，$ECCO_2R$ 聚焦在允许为 ARDS 患者提供保护性通气，在这些患者中高碳酸血酸中毒还未变得难治，而这很可能是其未来的作用所在。有时，肺损伤的严重程度使得维持 ARDS 净通气策略的低潮气量限值变得不可能，而在这些情况下，$ECCO_2R$ 可能在促进保护性通气中发挥作用。此外，当平台压已经低于 30cmH_2O 时（超保护性通气）[375a]，$ECCO_2R$ 可用于将潮气量降到 6ml/kg 以下。其对超保护性通气是否具有益处仍具争议性。实际上，低频正压机械通气 $ECCO_2R$ 的初始临床试验也表明其具有益处[376]，但是随后的一项随机对照试验无法证明其对生存率的益处[377]。

Terragni 及其同事[378]使用 VV-$ECCO_2R$ 来简化超保护性通气。他们招募了 32 例出现早期 ARDS（<72 小时）的患者，并根据 ARDSNet 方案对其进行 72 小时的通气，此时出现平台压（28 ~ 30cmH_2O 之间）的所有患者（n=10）中的潮气量从 6 降低到 4ml/kg，并开始 VV-$ECCO_2R$。该技术成功治疗所有病例中的呼吸性酸中毒，并允许继续进行保护性通气策略（4ml/kg 潮气量和更高水平的呼吸末正压）。该研究同时证明，采用 4ml/kg 的通气 72 小时之后支气管肺泡炎性细胞因子会降低，而 6ml/kg 的通气则不会降低。近期，Bein 及其同事[379]在对出现 ARDS 患者的较大型的研究中证明了出现类似的结果，这些患者被随机分成采用 ARDSNet 通气方法或者降低潮气量和每分通气量，同时结合 $ECCO_2R$。综合起来，尽管这些研究的样本量较小，但是其表明 ARDS 患者中，VV-$ECCO_2R$ 可促进超保护通气策略。

总的来说，有相当的证据证明 $ECCO_2R$ 可以有效降低动脉 PCO_2，并对 ARDS 患者中的氧合影响较小。可能更重要的是，研究表明[363,371,372,379]，$ECCO_2R$ 通过允许潮气量和吸入气道压力的降低，而促进肺保护性通气策略。然而，目前还不能得出关于 $ECCO_2R$ 对 ARDS 患者生存率的影响的有效结论。此外，高碳酸血症性酸中毒需要治疗的阈值目前仍未知，其可能根据临床具体情况的不同而不同。

（四）缓冲高碳酸血酸中毒

处理高碳酸血症的方法之一是缓冲所形成的酸中毒。这在处理进行保护性通气策略的严重呼吸衰竭患者中是非常常见的做法（可能具有争议性）。然而，目前没有证据支持缓冲作用；实际上，人们关于该种做法存在很多的特定关注。尤其是，对于碳酸氢钠的关注，该缓冲剂在临床中使用频率最高。作为一种缓冲剂，碳酸氢盐输液的有效性取决于排出 CO_2 的能力，这使得其在缓冲呼吸性酸中毒中的有效性较低。实际上，碳酸氢盐可能进一步升高肺泡通气受限的动脉 PCO_2，例如在 ARDS 中。碳酸氢盐可能纠正动脉 pH，但是其可能会加剧细胞内的酸中毒，因为当碳酸氢盐与已经扩散到细胞膜上的代谢性酸反应会产生 CO_2，然而单独碳酸氢盐则不会产生反应。然而，当在高碳酸血症的情况下考虑进行缓冲时，对氨基醇氨丁三醇[3-羟甲基氨基甲烷（tris-hydroxymethyl aminomethane，THAM）]可能会起作用。THAM 可轻易穿透细胞，并可以缓冲 pH 的变化，同时立即降低动脉 PCO_2[380]。与需要开放系统来清除 CO_2，以发挥缓冲作用的碳酸氢盐不同，THAM 在封闭或半封闭的系统中也是有效的。在 CO_2 滞留引起的酸血症中，THAM 可快速恢复 pH 和酸碱调节。在 ARDS 患者中，THAM 已被证明可以缓解快速诱导的呼吸性酸中毒的血流动力学紊乱[349]。因此，如果临床医生选择对呼

吸性酸中毒进行缓冲,那么应当清楚该方法的基本原理(例如,潜在改善酸中毒的有害血流动力学紊乱),在这种情况下应更多地考虑THAM而不是碳酸氢盐。

关键点

- 目前对肺机械牵拉过度产生有害影响的认识上的进步会促进临床医生使用会导致高碳酸血症的通气策略。因此,在危重症病患中,高碳酸血症变得越来越普遍。

- 高碳酸血症和低碳酸血症都会发挥有效的生理作用:高碳酸血症促进缺氧肺血管收缩、改善通气/灌注匹配、增加心输出量、增加全身性和组织氧合、同时增加脑血流量和体积,而低碳酸血症一般具有相反的作用。

- 低碳酸血症仍是很多疾病状态的常见组成部分(其通常都未受到重视),包括早期哮喘、高海拔肺水肿和急性肺损伤。在出现急性脑损伤的成人和儿童中,诱导低碳酸血症是常见的做法。

- 可对低碳酸血症和高碳酸血症进行处理,使其发挥有益的作用,否则可能会造成伤害。

- 应用CO_2张力变化的时机和持续时间是非常重要的。根据现有的证据,在急性脑损伤的情况下应避免低碳酸血症,颅内压显著升高和降低(颅内压降低的时间应该较短,同时应采取明确的措施)的情况除外。

- 当变化的CO_2状态可持续时,应用低碳酸血症和高碳酸血症的初始益处可能会被抵消,例如在ICP升高的低碳酸血症中,在脑脊液缓冲几小时之后,ICP降低的效果会逐渐消失,这时ICP可能会恢复血碳酸正常的水平。

- CO_2张力变化的作用取决于损伤的特定机制,例如,在临床前研究中,高碳酸血酸中毒可通过对宿主免疫应答产生抑制作用,对早期脓毒症具有益处。然而,高碳酸血症会加剧长期未接受治疗的肺炎,因为完整的宿主免疫应答对于细菌的有效清除来说是非常重要的。

(姚伟龙 陈洁 译,胡成平 校)

参考文献

以下是主要的文献,完整的文献请登录 ExpertConsult 查阅。

Caples SM, Rasmussen DL, Lee WY, et al: Impact of buffering hypercapnic acidosis on cell wounding in ventilator-injured rat lungs. Am J Physiol Lung Cell Mol Physiol 296:L140–L144, 2009.

Coles JP, Fryer TD, Coleman MR, et al: Hyperventilation following head injury: effect on ischemic burden and cerebral oxidative metabolism. Crit Care Med 35:568–578, 2007.

Costello J, Higgins B, Contreras M, et al: Hypercapnic acidosis attenuates shock and lung injury in early and prolonged systemic sepsis. Crit Care Med 37:2412–2420, 2009.

Curley G, Kavanagh BP, Laffey JG: Hypocapnia and the injured brain: more harm than benefit. Crit Care Med 38:1348–1359, 2010.

Helenius IT, Krupinski T, Turnbull DW, et al: Elevated CO2 suppresses specific Drosophila innate immune responses and resistance to bacterial infection. Proc Nat Acad Sci U S A 106:18710–18715, 2009.

Kregenow DA, Rubenfeld GD, Hudson LD, Swenson ER: Hypercapnic acidosis and mortality in acute lung injury. Crit Care Med 34:1–7, 2006.

Laffey JG, Engelberts D, Kavanagh BP: Injurious effects of hypocapnic alkalosis in the isolated lung. Am J Respir Crit Care Med 162(2 Pt 1):399–405, 2000.

Laffey JG, Jankov RP, Engelberts D, et al: Effects of therapeutic hypercapnia on mesenteric ischemia-reperfusion injury. Am J Respir Crit Care Med 168:1383–1390, 2003.

Laffey JG, Kavanagh BP: Carbon dioxide and the critically ill—too little of a good thing? (Hypothesis paper). Lancet 354:1283–1286, 1999.

Ni Chonghaile M, Higgins BD, Costello J, Laffey JG: Hypercapnic acidosis attenuates lung injury induced by established bacterial pneumonia. Anesthesiology 109:837–848, 2008.

O'Croinin DF, Nichol AD, Hopkins N, et al: Sustained hypercapnic acidosis during pulmonary infection increases bacterial load and worsens lung injury. Crit Care Med 36:2128–2135, 2008.

O'Toole D, Hassett P, Contreras M, et al: Hypercapnic acidosis attenuates pulmonary epithelial wound repair by an NF-kappaB dependent mechanism. Thorax 64:976–982, 2009.

Swenson ER, Robertson HT, Hlastala MP: Effects of inspired carbon dioxide on ventilation-perfusion matching in normoxia, hypoxia, and hyperoxia. Am J Respir Crit Care Med 149:1563–1569, 1994.

Takeshita K, Suzuki Y, Nishio K, et al: Hypercapnic acidosis attenuates endotoxin-induced nuclear factor-[kappa]B activation. Am J Respir Cell Mol Biol 29:124–132, 2003.

Wang Z, Su F, Bruhn A, et al: Acute hypercapnia improves indices of tissue oxygenation more than dobutamine in septic shock. Am J Respir Crit Care Med 177:178–183, 2008.

第87章 睡眠扰乱的结局

AARON R. MUNCEY, MD · ATUL MALHOTRA, MD

一、引言

近年来,人们逐渐认识到睡眠扰乱可能是损害健康的重要因素。众所周知,睡眠剥夺会损害认知、情感及记忆,但是近期更多研究表明睡眠剥夺对心脏代谢功能也有重大影响。阻塞性睡眠呼吸暂停(obstructive sleep apnea, OSA)是一种伴有神经认知损害和心血管功能异常的常见疾病(见第88章)。其他疾病,如中枢性睡眠呼吸暂停(见第89章)、周期性肢体运动及低通气综合征(见第85章)等也可引起睡眠片段化,进而损害心血管功能。通常来讲,"睡眠扰乱"常用于特指睡眠片段化(如OSA)和睡眠剥夺(即总睡眠时间减少)。

二、短期结局伴随潜在的远期后遗症

(一)神经认知的改变

睡眠扰乱可以影响个体的神经认知功能,这种认知功能的改变可以表现为短期的或长期的认知异常。睡眠限制28小时引起的认知损害,与饮酒后血液酒精浓度达到0.1%所引起的认知损害的程度大致相当,该酒精度超过美国大多数州法律对驾驶员血液酒精浓度的限制[1]。研究显示,部分和完全的睡眠剥夺会引起广泛的多种不同认知作业测试能力的下降,包括反应时间减慢、短期及工作记忆下降、认知任务学习能力下降及情境感知能力下降[2]。睡眠剥夺会引起工作记忆相关的执行功能(前额叶皮层)下降。睡眠剥夺会降低个体洞察问题的能力、思考的灵活性,出现固执的倾向,以及难以接收和整合新信息,难以理解信息的时间顺序[3,4]。同样的,与普通人群相比,对睡眠呼吸障碍(sleep disordered breathing, SDB)患者的认知功能研究显示,SDB患者在持续注意任务(如精神运动性警觉测试)、模拟驾驶及需要灵活性和洞察力的工作记忆方面存在中到重度的损害[5]。同时,SDB患者表现出言语流畅性下降、短期注意力的中度受损、警觉性及智力功能下降[6]。

近期,功能磁共振成像和正电子发射断层摄影技术已用于评估睡眠剥夺及睡眠片段化对认知功能的影响,这些技术是通过评估脑内特定区域葡萄糖代谢的变化实现的。一些研究数据表明,睡眠剥夺首先导致大脑皮层和皮层下结构的整体减少[7]。当患者出现认知功能受损时,与注意维持有关的脑区(如前额叶、丘脑及后联合皮层区)代谢显著降低。在睡眠剥夺时,丘脑需要增加"精力"以维持注意功能[7]。因此,睡眠剥夺24小时后,患者在注意功能测试时丘脑激活[8]。对睡眠剥夺35小时后的患者进行语言工作记忆任务时,顶叶脑区活动增加,这可能是对工作记忆全面下降的代偿机制[9]。

(二)睡眠与免疫功能

睡眠中断与睡眠限制影响免疫系统发挥正常功能。在一项前瞻性研究中,Patel等[10]通过评估约57 000名女护士(年龄37~57岁)的睡眠和患病情况,发现过长或过短的睡眠时间都是预测社区获得性肺炎风险增高的因素。与睡眠时间为8小时人群相比,睡眠时间小于5小时的女性患肺炎的相对危险度为1.4(95% CI 1.1~1.8)。睡眠时间超过9小时的女性也有相似的增加发展为肺炎的风险。同时还发现主观的睡眠质量与肺炎患病风险增加相关。另一项对153位健康志愿者(包括男性与女性)的研究发现,经鼻暴露鼻病毒后,睡眠时间少于7小时的受试者出现普通感冒症状的风险增加2.9倍(95% CI 1.2~7.3)[11]。相关研究发现,睡眠剥夺人群的自然杀伤细胞(NK细胞)活性下降、白细胞介素2(IL-2)生成减少以及炎性生物标记物生成增多[12]。相关动物研究发现,慢性睡眠剥夺会导致单核细胞数量减少、补体C3水平下降及脾重量下降。此外,睡眠剥夺的动物菌血症的患病率增加[13]。

在健康小鼠中进行的研究发现,睡眠剥夺阻断流行性感冒疫苗的免疫效果,即经历睡眠剥夺的小鼠在接种疫苗后几乎不产生免疫功能[14]。一项关于人群乙肝疫苗滴度的研究发现,睡眠时间缩短(通过体动记录仪评估,也就是活动监测及睡眠日记)与再次抗体应答反应降低相关[15]。同样的,另一项研究发现,24小时睡眠剥夺能显著降低接种疫苗后第5天健康志愿者体内H1N1抗体滴度[16]。然而,这种影响并不持久,接种疫苗后第10、17及52天抗体滴度与正常情况下相比无明显差异。由于这项研究的样本量较小(n=24),所以需要更大样本的研究来证实上述结果。睡眠剥夺对于免疫功能和疫苗滴度的影响,在危重患者尤其明显,这些危重患者的医源性感染可能会有致命的风险。进一步的研究需要量化并减少重症监护患者中与睡眠剥夺和感染相关的风险。

(三)睡眠与重症监护室

除了对免疫功能的影响,睡眠剥夺对重症监护患者还有其他重大影响[24]。重症监护室的病房存在过多的环境刺激,如警报、卫生保健提供者和其他患者的噪音以及日常照护患者时的干扰等。这种病房设置会引起患者的睡眠扰乱。推测睡眠扰乱会导致危重患者出现谵妄、免疫功能受损以及机械通气时间延长。谵妄与重症监护患者住院时间延长和死亡率增加相关。

睡眠中断与谵妄的关系存在争议，部分归因于很难于辨别它们的因果关系。谵妄的主要特征在睡眠中断患者中也很常见，包括注意力缺陷、精神状态波动和认知功能障碍。Trompeo等[17]研究了重症监护室机械通气患者谵妄与睡眠模式的关系。作者前瞻性的随访插管患者直到镇静药物停用超过 24 小时，患者是清醒的、可配合的、准备撤机的。在这个时候，对这些患者进行了一整夜多导睡眠监测（polysomnography，PSG），发现在快眼动睡眠（rapid eyemovement，REM）严重减少（REM<6%）的患者中，73% 出现谵妄[17]；在那些 REM 睡眠超过 6% 的患者中，仅有 9% 出现谵妄。尽管这项研究很有趣，但是并没有解决最初的事件是睡眠剥夺还是谵妄。还需要进一步的研究探讨睡眠剥夺对谵妄的影响机制及不同干预措施对临床结局的潜在作用。

Rompaey 等[18]将重症监护病房的成年患者随机分为睡前戴耳塞（在夜班时）与不戴耳塞两组，两组患者均通过 NEECHAM 量表评估睡眠知觉及谵妄状态。这个量表是基于神经认知过程、行为与生理控制来评估意识水平的标准化测试。研究发现，佩戴耳塞组患者睡眠知觉较好，意识模糊的发生率较低且意识模糊出现延迟，但是两组患者谵妄状态的发生率无明显差异[18]。该研究结果并不让人意外，谵妄是一个多因素作用的综合征，单一的干预措施并不能够减少其发生。值得鼓舞的是，该研究发现了一个简单、便宜的干预措施，该措施有益于辅助照料重症患者。

在重症监护病房中，人机不同步也是导致睡眠扰乱的潜在原因。一项对机械通气的重症患者的研究中，发现比例辅助通气相对于标准压力支持通气能够更好地同步改善患者的睡眠质量[19]。另一项研究证实，无创通气过程中的漏气与睡眠中断相关，这个发现可能与呼吸模式相对于口面部机械感受器的干扰相关[20]。

目前，睡眠缺失对 ICU 患者呼吸力学及其撤机的影响尚不明确。一项在健康成年男性中的研究，发现受试者睡眠剥夺 30 小时后，吸气肌的耐受和最大自主通气降低[21]。最初认为，睡眠剥夺降低了化学感受器介导的高碳酸通气驱动，但是最近有一项由 Spengler 及其同事[22]的研究表明，24 小时的睡眠剥夺不会影响静息通气状态下中枢化学感受器的敏感性。气管切开的重症患者经历了更长时间的撤机，无论是否整夜佩戴呼吸机，其睡眠质量是相似的，但是佩戴呼吸机的患者睡眠时间更长。因此作者建议撤机时间延长的患者，如果给予夜间通气将使睡眠效率增高[23]。有必要通过进一步的研究来理解睡眠剥夺对机械通气撤机的影响。

据报道，高达 61% 的 ICU 存活者的睡眠差。这个发现的影响不明确，但是睡眠质量差可能导致这些患者出现抑郁症、创伤后应激障碍和运动耐力受损[25,26]。

三、对慢性疾病的影响

（一）代谢

基础科学、转化医学及流行病学的研究表明，睡眠减少和

扰乱通过糖代谢的改变和胰岛素抵抗使个体易于出现肥胖和糖尿病，通过神经内分泌系统的影响引起食欲控制调节紊乱。许多研究发现，OSA 患者中糖尿病患病率较高，风险比（odds ratio，OR）为 1.4~2.2[27-29]。此外，睡眠限制与睡眠中断可以用来预测 2 型糖尿病患者的血糖控制情况。Aronsohn 等[30]通过对 60 名糖尿病患者进行实验室 PSG 和糖化血红蛋白（HbA1c）的测量发现，与没有合并 OSA 患者相比，校正后的平均 HbA1c 水平在轻度、中度和重度 OSA 患者中分别增加 1.5%、1.9% 和 3.7%[30]。

在一项观察健康男性志愿者睡眠负债的研究中，让他们连续 6 天每晚只睡 4 个小时，继之连续 7 天每晚睡 12 个小时，所有受试者分别在第 5 天、第 6 天和休息后的第 7 天进行IV型葡萄糖耐量测试。研究发现，与良好休息状态相比，睡眠限制时胰岛素急性反应下降 30%，并且葡萄糖处置指数（胰岛素急性反应和胰岛敏感性的乘积）也下降 40%[31]。葡萄糖处置指数降低表明 2 型糖尿病患病风险升高，事实上这些患者处置指数的范围与流行病学研究发现的 2 型糖尿病高风险患者（如西班牙妇女更易于出现妊娠期糖尿病）类似。这个发现可能的机制与睡眠扰乱相关的交感神经兴奋和反调节激素释放有关[32]。

（二）心血管疾病

许多研究已经证实了临床心血管疾病与睡眠扰乱有关。在一项大样本、前瞻性的 10 年队列研究中，随访了 70 000 余名基线时无心脏疾病的美国女性卫生健康工作者，评估冠心病的发病率及其与自我报告睡眠时间的关系。值得注意的是，这项研究表明，短睡与长睡与冠心病的发病率中度增加独立相关。这项研究与睡眠剥夺和免疫功能紊乱的双峰分布相似。校正年龄后，自我报告的睡眠时间小于 5 小时、6 小时、7 小时以及 9 小时的患者发生心血管疾病的相对风险分别为 1.8（1.3~2.4）、1.3（1.1~1.6）、1.1（0.9~1.3）和 1.6（1.2~2.1）[33]。

另外一项类似的研究纳入了 98 000 名日本人（其中男性 42%，女性 58%，年龄 40~79 岁），也观察了心血管疾病死亡率与自我报告的睡眠时间的关系。该研究的中位随访时间为 14.3 年，从 1988 年/1990 年到 2003 年。与睡眠时间为 7 小时的患者相比，睡眠时间为 4 小时的女性心血管疾病的死亡率增加，危险度（hazard ratio，HR）为 2.3，男性和女性的全因死亡率也增加（男性，HR=1.3；女性，HR=1.3）[34]。有趣的是，研究并没有发现男性睡眠时间减少与心血管疾病死亡率的关系。另外一项健康中年成人的研究调查了短睡与冠状动脉钙化事件的关系。受试者分别在 2000—2001 年及 2005—2006 年进行了计算机断层扫描，发现较长的睡眠时间与冠状动脉钙化的发生率降低相关，校正后的 OR 值为 0.7（每增加 1 小时）[35]。这个结果是校正潜在的混杂因素（年龄、性别、种族、教育程度、呼吸暂停的风险、吸烟）和介导因素（血脂、血压、体质指数、糖尿病、炎性标记物、饮酒、抑郁、敌意、自我报告的躯体疾病）后得出的。因此，相当大的流行病学数据支持了睡眠时间减少与冠心病的密切关系。

被扰乱的睡眠在高血压的发病中起作用，可能继发于交感-副交感张力平衡的破坏。前瞻性研究表明，夜间血压是较日间血压更好的预测心脏病发病风险的指标[36,37]。一项前瞻性研究评估了 5000 多名高血压患者，在随访 8.4 年（中位随访时间）的心血管结局后，发现夜间血压是心血管疾病死

亡最强有力的预测因子,并且夜间平均血压每增加 10mmHg,心血管疾病死亡相应增高 21%[36]。另一项前瞻性研究纳入 8 名血压正常的青年人(平均年龄为 24 岁)与 8 名血压正常的老年人(平均年龄为 64 岁),探讨了睡眠剥夺 24 小时对收缩压与舒张压的影响,发现在老年组收缩压与舒张压显著升高[38]。OSA 与系统性高血压和肺动脉高压均相关。动物研究提供强有力证据表明,睡眠呼吸暂停引起系统性高血压的机制主要与间歇性缺氧、交感激活以及肾素-血管紧张性系统的改变有关。

研究表明睡眠扰乱可以预测心律失常。OSA 已被表明与心房纤颤、非持续性室性心动过速及复杂心室异位相关[39]。即使在无 OSA 的健康年轻人中,一夜的睡眠剥夺与房性电-机械延迟的增加有关,而房性电-机械延迟是各种心律失常如房颤的风险标记[40]。

(三) 机制

睡眠扰乱的病理生理结局与多种改变有关,这些改变在睡眠的减少或中断后出现,包括系统性炎症、氧化应激、自主神经功能异常及血管内皮功能障碍(图 87-1)。

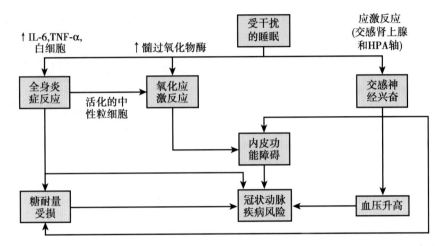

图 87-1 睡眠中断导致冠心病患病风险增加机制。睡眠片段化可能通过以上几种机制增加冠心病患病率,主要是系统性炎症,氧化应激和交感活性增加。研究睡眠作用的挑战是如何在紧密相关的机制中独立出特定的机制。HPA,下丘脑-垂体-肾上腺轴

1. 系统性炎症

总睡眠时间缺失,甚至是较小的睡眠时间减少(小于 6 小时/晚)都与促炎症反应因子白细胞介素 6(Interleukin-6,IL-6)和肿瘤坏死因子 α(tumor necrosis factor-α,TNF-α)的分泌增加相关[41]。尽管这些炎症因子分泌增加所引起的生物学结果研究较少,但是非常明确的是,IL-6 以及 TNF-α 的增加与系统性炎症疾病(如胰岛素抵抗和心血管病)相关[42]。血管粥样硬化斑块的发展和破裂是一个复杂的通过炎症介导的级联事件[43],涉及细胞因子介导的 T 细胞和单核细胞的聚集和血管壁黏附。IL-6 和 TNF-α 都是由白细胞、血管内皮细胞和脂肪细胞合成分泌的[44]。C 反应蛋白(C-reactive protein,CRP)主要是一种急性期反应物,是由 IL-6 激活并在肝脏中合成的产物,也是系统性炎症的临床标记物[45,45a]。多项关于人和动物的研究发现,在急性或慢性、部分或完全睡眠剥夺后,IL-6、TNF-α、白细胞计数及 CRP 是升高的。此外,那些报告慢性睡眠时间缩短或中断的患者,C 反应蛋白和 IL-6 水平升高[46]。因此,睡眠中断或睡眠减少可能导致慢性系统性炎症,其本身可能导致心血管疾病和糖尿病。

2. 氧化应激

睡眠剥夺与白细胞计数[46]和中性粒细胞计数升高有关[47,48]。激活的中性粒细胞的嗜苯胺蓝颗粒会释放包括髓过氧化物酶(myeloperoxidase,MPO)在内的氧化酶,流行病学研究发现,白细胞计数升高与心血管疾病风险增加相关[49,50]。MPO 是存在于血液中,通过释放活性卤素和硝化物催化氧化反应。MPO 也是氧化应激的标记物,能通过 MPO 修饰的低密度脂蛋白(low-density lipoprotein,LDL)产生导致动脉粥样硬化的物质。MPO 修饰的 LDL 是氧化应激物,并且与心血管疾病发生风险增加相关[51]。有趣的是,年轻的健康成年人在一段时间的慢性睡眠限制及恢复后,MPO 和 MPO 修饰的 LDL 均升高。例如,年轻的健康成年人在 5 个晚上的睡眠剥夺后,MPO 水平升高并在睡眠恢复的第一天达到峰值[52]。以上研究表明,慢性睡眠剥夺与恢复可能导致心血管疾病,主要通过白细胞介导的粥样硬化的氧化生物学标记物升高而实现。

3. 自主神经功能异常

睡眠扰乱导致神经内分泌应激反应的激活和交感活性的升高[53]。交感肾上腺素系统和下丘脑-垂体-肾上腺轴是涉及人类和其他生物体的神经内分泌应激反应的主要系统[54,55]。在人类和啮齿类动物中,睡眠起始与血浆中肾上腺素和去甲肾上腺素水平快速下降有关,这是交感神经输出下降的结果。清醒时,血浆肾上腺素和去甲肾上腺素水平较高提示更高的警觉状态。睡眠中断本身可能与应激反应有关。此外,慢性睡眠剥夺通过交感肾上腺素系统和下丘脑-垂体-肾上腺轴扰乱了自主神经的节律平衡[56,57]。心率变异性(一种评估自主神经张力的工具)的研究表明,在正常节律的睡眠中,从交感神经张力为主导的状态转换为以副交感神经张力为主导的状态[58]。通过观察进一步地支持这种观点,相对于清醒时,在正常的睡眠中系统性的血压会下降。

这种"夜间谷值"的现象至少部分是与睡眠中交感神经的输出下降有关[59]。

在正常的人类睡眠中,糖皮质激素的释放受到下丘脑视交叉上核的调节而呈现昼夜节律模式。尤其是糖皮质激素水平在睡眠起始后下降,在睡眠结束前达到峰值以动员能量代谢底物。睡眠中断导致糖皮质激素释放的改变,此改变继发于下丘脑-垂体-肾上腺轴的应激激活。在健康志愿者中的研究发现,睡眠扰乱和睡眠限制与内源性糖皮质激素增加相关[31,60]。然而,一些研究发现两者无关,另一些研究发现,睡眠扰乱与内源性糖皮质激素释放的轻度下降相关[61,62]。这个矛盾的结果可以用疲乏和日间疲倦相关的交感神经活性的全面抑制来解释。大量的文献表明睡眠扰乱或睡眠限制可能导致自主神经功能异常,表现为向更强的交感神经张力全面的转换。

4. 血管内皮功能异常

睡眠紊乱可能与氧化应激和自主神经功能异常相关,同时已经被认为与血管内皮功能异常有关。活性氧类物质的增加导致白细胞黏附分子表达的增加,进而激活白细胞[63]。大鼠模型的研究发现,睡眠剥夺能够通过扰乱一氧化氮合成酶和环氧合酶通路,改变血管内皮功能及血管舒张功能。对睡眠呼吸暂停患者的研究发现,睡眠紊乱与血管内皮功能异常的标记物如细胞间黏附分子-1 和 L-选择素的水平相关[64],同时也与血管内皮生长因子升高相关。这些改变导致血管舒张反应异常,更易于出现高血压和心血管疾病[65]。在最近的一个系统回顾中,通过一些测量方法譬如冠状动脉钙化情况和流量介导的肱动脉舒张测量值,发现睡眠呼吸暂停是亚临床心血管疾病的一个预测因子[66]。睡眠紊乱对血管内皮功能异常和心血管事件的影响还在研究中。

关键点

- 睡眠扰乱正逐渐成为慢性疾病和健康状态差的一个重要预测因子。
- 睡眠差与短期和长期的认知功能障碍相关。
- 睡眠差与免疫功能异常相关。
- 睡眠差与心脏代谢的影响相关如糖尿病、高血压及冠心病风险增加。
- 睡眠不足和睡眠过多均与不良的健康结局相关。
- 危重患者的睡眠质量差,通过努力优化呼吸机同步、减少噪音、中断及漏气可改善睡眠,可能减少谵妄的发生,提高免疫功能。

（谢敏　周俊英　译,唐向东　校）

参考文献

以下是主要的文献,完整的文献请登录 *ExpertConsult* 查阅。

Durmer JS, Dinges DF: Neurocognitive consequences of sleep deprivation. *Semin Neurol* 25:117–129, 2005.

Malhotra A, Loscalzo J: Sleep and cardiovascular disease: an overview. *Prog Cardiovasc Dis* 51:279–284, 2009.

Patel SR, Malhotra A, Gao X, et al: A prospective study of sleep duration and pneumonia risk in women. *Sleep* 35:97–101, 2012.

Spiegel K, Leproult R, Van Cauter E: Impact of sleep debt on metabolic and endocrine function. *Lancet* 354:1435–1439, 1999.

Trompeo AC, Vidi Y, Locane MD, et al: Sleep disturbances in the critically ill patients: role of delirium and sedative agents. *Minerva Anestesiol* 77:604–612, 2011.

Weinhouse GL, Schwab RJ: Sleep in the critically ill patient. *Sleep* 29:707–716, 2006.

第88章　阻塞型睡眠呼吸暂停

R. JOHN KIMOFF, MD

一、引言和定义

睡眠呼吸障碍是十分常见的临床疾病。睡眠中呼吸的病理学改变可能表现为呼吸气流的消失(暂停)或者减弱(低通气)或者出现相对于清醒期的持续的呼吸气流减弱(通气不足)。最常见的睡眠呼吸障碍类型是由于上气道阻塞引起的,这种类型被称为阻塞型睡眠呼吸暂停(obstructive sleep apnea, OSA)。呼吸暂停的发生也可能是由于短暂性的失去呼吸中枢驱动而引起的(中枢型呼吸暂停)。"混合型呼吸暂停"事件最开始表现为中枢型呼吸暂停,随后为阻塞型呼吸暂停。不能将患者在夜间睡眠中出现的混合型呼吸暂停认为是单纯的阻塞型和单纯的中枢型呼吸暂停的组合,这样的情况被认为是"复杂性呼吸暂停"。复杂性呼吸暂停是指在诊断性睡眠呼吸监测时同时出现阻塞型和中枢型呼吸暂停或者阻塞型呼吸暂停患者在进行持续气道正压通气(continuous positive airway pressure, CPAP)治疗的时候出现中枢型呼吸暂停。睡眠相关的通气不足是指呼吸气流持续下降伴随夜间 PCO_2 的升高或者动脉血氧饱和度(oxygen saturation, SO_2)持续下降并低于90%,而不是间歇性的呼吸暂停或者低通气。

睡眠呼吸障碍的诊断主要基于对夜间睡眠中出现的呼吸事件的判读(图88-1)[1,2]。成人呼吸暂停指呼吸气流消失并持续大于10秒。阻塞型呼吸暂停指在出现呼吸暂停的同时存在持续的呼吸努力,呼吸努力通常使用胸腹部呼吸感应体积描记术

测量,该装置可以测量矛盾性胸腹运动。相反的,中枢型呼吸暂停缺乏呼吸努力。低通气是指呼吸气流下降但是没有完全消失。这些间断出现的通气下降可能伴随血氧饱和度的下降或者可能会被睡眠中短暂的觉醒(微觉醒)终止。尽管呼吸暂停有标准化的定义,但是低通气有许多不同的诊断标准,这些标准主要基于气流下降、血氧饱和度下降的程度以及微觉醒的出现[1-3]。例如,目前美国睡眠医学研究会(the American Academy of Sleep Medicine, AASM)对低通气提出了两种可选择的定义[2](表88-1)。另外一种呼吸事件的类型是呼吸努力相关性觉醒(respiratory effort-related arousal, RERA),这些事件的主要特点是上气道在睡眠中出现轻度狭窄,气流出现轻微下降,为维持正常气流而出现的呼吸努力的增加,而气流下降的程度不足以诊断为低通气[4]。当维持正常气流的呼吸努力与微觉醒同时出现的时候就判读为 RERA(图88-2)。通常来说,RERA 的判断需要通过食道压的测量来反映呼吸努力[5]。但是,随着鼻压力测量方法的出现,轻微的气流下降或者气流受限即呼吸气流上出现的扁平信号,可以用来判定 RERA[2]。脉冲传导时间的改变(从心电图描记的 QRS 波的起始到手指脉冲波之间的时间)同样能够准确的反映呼吸努力和微觉醒[6]。表88-1 是 AASM 推荐的呼吸事件的判定标准。

评估 OSA 严重程度的标准是呼吸暂停-低通气指数(apnea-hyponea index, AHI),其计算方法是用睡眠中出现呼吸暂停和低通气的总次数除以总睡眠时间。OSA 严重程度的分级如下:正

常（无 OSA；AHI<5 次/小时）、轻度睡眠呼吸暂停（AHI≥5 并且<15 次/小时）、中度睡眠呼吸暂停（AHI≥15 并且<30 次/小时）以及重度睡眠呼吸暂停（AHI≥30 次/小时）。目前 AASM 关于多导睡眠监测（polysomnographic，PSG）的分析还定义了呼吸紊乱指数，该指数指夜间睡眠中每小时出现呼吸暂停、低通气以及呼吸努力相关性觉醒的次数[2]。

PSG 监测得出的 AHI 受到一些因素的影响[1,7-9]。例如，测量气流的工具已经从单纯依赖口鼻热敏到增加鼻气流压力信号，这种技术对于轻度气流下降的探测更加的敏感[7]。目前 OSA 患病率的估计来自于仅使用热敏探测气流技术的研

究[10,11]。增加鼻气流压力的测量可能会增加对呼吸事件的探测，进而提高 OSA 患病的诊断率。低通气事件定义的不同同样能够导致 OSA 严重程度的巨大差异[8,9]。睡眠心脏健康研究（Sleep Heart Health Study）人员分析发现，不同的低通气判定标准（从以不需要与气流相关的氧减或者觉醒作为标准到需要与气流相关的氧减作为诊断标准）会导致平均 AHI 值至少 10 倍的差别[8]。这些都会影响严重程度的估计，同时 AHI 的截点也会影响 OSA 的有无。因此在分析 PSG 监测的临床报告或者发表研究数据的时候，很有必要清楚的陈述呼吸事件的判定标准并且在结果的阐述中考虑这些因素。

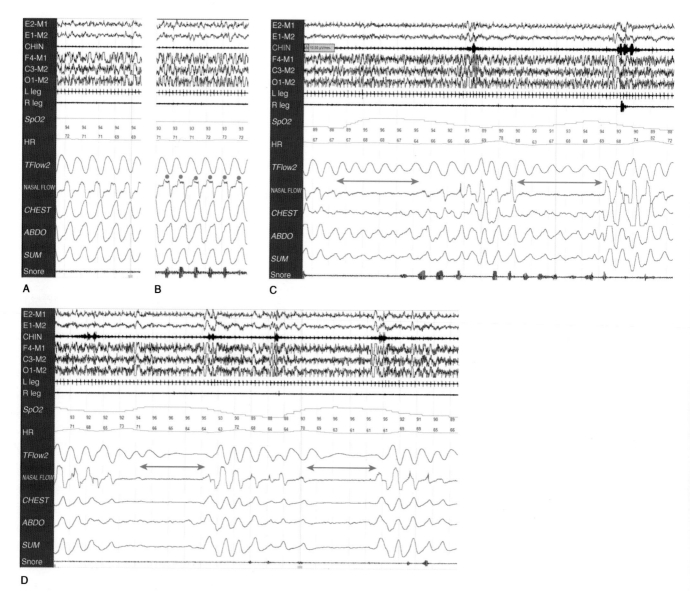

图 88-1　多导睡眠图显示的正常呼吸（A）、单纯打鼾（B）、呼吸暂停（红色箭头，C）及中枢型呼吸暂停（红色箭头，D）。在 B 中鼾声通过麦克风的信号（鼾声）显示，同时在鼻气流信号上出现了呼吸气流压扁（红点）。在 C 中显示出现呼吸事件时的热敏信号（TFlow2）中出现了持续的气流但是在鼻压力信号上没有出现气流。这个事件被定义为低通气，因为只有气流在两个信号上都消失才能判定为暂停（D）。C 中的事件判定为阻塞型是因为在事件出现时有持续的呼吸努力即在胸部努力信号（CHEST）上出现矛盾的向内的胸腔运动。D 中的事件判定为中枢型是因为呼吸气流的消失伴随呼吸努力的消失（CHEST，ABDO）

表 88-1 诊断性多导睡眠监测中呼吸事件的定义

呼吸暂停: 事件持续时间 ≥10 秒,气流比基线水平下降 ≥ 90%。呼吸暂停分类如下:

    阻塞型:如果在整个事件过程中存在持续的或者不断增加的呼吸努力

    中枢型:如果在整个事件过程中呼吸努力消失

    混合型:如果在事件开始的时候呼吸努力消失,在事件的后半部分呼吸努力重新出现

判读呼吸暂停的时候,对于最小氧减或者微觉醒没有要求

低通气: 事件持续时间 ≥10 秒,气流比最高的鼻气流压力基线水平下降 ≥30% 并伴随:

    定义 1A:动脉血氧分压比基线水平下降 ≥3% 或者微觉醒

    定义 1B:动脉血氧分压比基线水平下降 ≥4%

如果在低通气事件中存在鼾声,吸气气流受限或者出现在事件前不存在的矛盾性胸腹努力呼吸则判定为阻塞型低通气事件。

如果在低通气事件中不存在上述事件则判定为中枢型低通气事件

呼吸努力相关觉醒(RERA): 一系列持续时间 ≥10 秒的呼吸事件但是不满足呼吸暂停以及低通气的诊断,特点是呼吸努力增加或者在导致觉醒的鼻气流压力信号上出现吸入气流扁平

肺泡低通气: $PCO_2 > 55mmHg$ 持续 ≥10 分钟或者 PCO_2 比清醒平卧水平增加 ≥10mmHg,$PCO_2 > 50mmHg$ 持续 ≥10 分钟

Adapted from Berry RB, Brooks R, Garmaldo CE, et al: *The AASM manual for the scoring of sleep and associated events: rules, terminology and technical specifications*, version 2.0, Darian, IL, 2013, American Academy of Sleep Medicine.

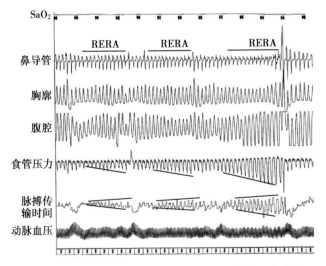

图 88-2 呼吸努力相关觉醒(RERAs)示意图。注意鼻压力信号所显示的气流扁平,以及食管压力信号所示的呼吸努力的增加。脑电信号没有在该图上显示但是在 RERA 事件结束显示微觉醒。在呼吸事件末的自主活性来自于脉搏传导时间和动脉血压信号。(引自 Pepin JL, Guillot M, Tamisier R, Levy P. The upper airway resistance syndrome. *Respiration* 83[6]:559-566,2012.)

并不是所有的 OSA 患者都存在与呼吸紊乱相关的症状。睡眠呼吸暂停综合征(sleep apnea syndrome)是用来描述 OSA 与呼吸紊乱所致的症状同时出现的综合征,比如日间过度嗜睡(excessive daytime sleepiness,EDS)[12]。日间过度嗜睡可以通过主观性问卷进行评估。评估日间过度嗜睡的常用问卷是 Epworth 嗜睡量表[13],该量表反映了应答者在 8 个常见的嗜睡相关的环境下打瞌睡的可能性(从 0 分到 3 分)(表 88-2)。如果总分大于或等于 11 分(总分 24 分)则认为存在日间嗜睡。国际睡眠障碍分类第三版(ICSD-3)关于成人 OSA 的定义为 AHI 指数大于等于 5 伴有相关症状或者 AHI 指数大于等于 15 但是不伴有相关症状(表 88-3)[12]。

表 88-2 Epworth 嗜睡量表

不同环境打瞌睡的可能性

坐下看书

看电视

在公共场合坐着不动(看电影或开会)

乘车超过 1 小时不休息

环境许可下躺下休息

坐下与人谈话

饭后安静地坐着(不喝酒)

开车的时候遇到堵车

评分=总分(正常<11 分)

指导语:你在下列情况下你有多大的可能会打瞌睡或睡着(而不是仅仅感到疲倦)?给每个情况打分。如果你从来或者很少经历那些环境,请尽量想想你在那种环境下是否会打瞌睡。

打瞌睡的可能性:0,从来不;1,轻度可能;2,中度可能;3,高度可能

表 88-3 成人阻塞型睡眠呼吸暂停的定义

OSA 的诊断要同时满足 A 和 B,或者 C:

A. 至少满足一条

患者抱怨白天嗜睡、非恢复性睡眠、疲倦或者失眠

患者存在夜间憋醒、喘气或者窒息

床伴报告在患者睡觉的时候存在鼾声大、呼吸暂停或者两者都有

患者已经诊断为高血压、心境障碍、认知功能损害、冠状动脉疾病、充血性心力衰竭、中风、心房纤颤或者 2 型糖尿病

并且

B. 睡眠监测* 显示以下信息:

每小时存在 5 次以上阻塞型呼吸事件(阻塞型或混合型呼吸暂停,低通气或者呼吸努力相关微觉醒)

或者

C. 睡眠监测* 显示以下信息:

每小时存在 15 次以上阻塞型呼吸事件(阻塞型或混合型呼吸暂停,低通气或者呼吸努力相关觉醒)

* 睡眠监测可以是在实验室进行的多导睡眠监测(PSG)或者实验室外的便携式监测,这种监测通常通过记录脑电进行睡眠分期。呼吸事件次数采用 PSG 或者便携式设备监测的睡眠事件中每小时出现的次数来表示。与 PSG 相比,便携式设备往往低估了事件的指数因为患者常常在整个监测的过程中不能入睡。在便携式设备上不能区分微觉醒相关的低通气以及呼吸努力相关微觉醒,因为在睡眠分期上不能区分出微觉醒。

改编自 *International classification of sleep disorders*, ed 3, Westchester, IL, 2014, American Academy of Sleep Medicine.

另一个用于描述阻塞型睡眠呼吸障碍疾病谱的术语是上气道阻力综合征。但是目前在 ICSD-3 中,这个类型属于阻塞型睡眠呼吸暂停的亚型。该亚型最初是 Guilleminault 及同事[4]用于描述患者在夜间睡眠中存在上气道阻力的增加、反复觉醒以及日间症状,但是并不符合传统的基于热敏诊断的低通气标准(电子图 88-1)。该综合征的定义和识别在这几年逐步发展,目前通常被认为是睡眠呼吸障碍综合征,在 PSG 上超过 50% 的事件都符合 RERAs。目前有一篇关于上气道阻塞综合征的综述[14]。

二、OSA 的发病机制

OSA 的发病机制包括了一系列复杂的相互作用的因素,包括上气道解剖异常、神经肌肉功能异常、睡眠相关的上气道扩张肌活动减弱、保护性扩张反射减弱和对化学物质以及其他呼吸刺激物的通气和觉醒反应异常(如图 88-3)。在不同的患者中不同的因素占主导作用,因此有不同的 OSA 亚型。OSA 患者上气道阻塞仅仅出现在睡眠中,这说明较明确的基本机制是睡眠相关的变化引起上气道肌肉扩张。当扩张肌肉的活动以及代偿反射不足以有效地维持明显的气道开放时,就会发生气道塌陷。第 85 章会讨论睡眠相关呼吸运动的主要影响因素,在这里就不详细说明了。这个部分主要着重于导致气道阻塞的上气道结构以及功能性改变。这里也有一些关于 OSA 全面的发病机制的综述[15,16]。

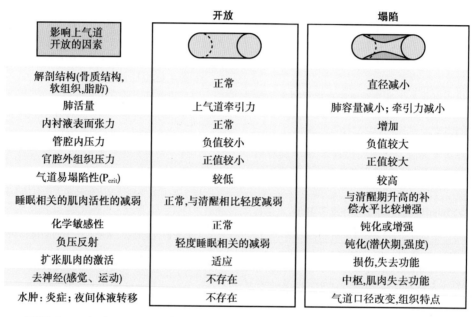

图 88-3　阻塞型睡眠呼吸暂停(OSA)在睡眠中影响上气道塌陷的因素。详细的解释见正文及第 85 章。(改编自 Kimoff R:he upper airway. In Hamid Q,Shannon J,Martin JG,editors:The *physiologic basis of respiratory disease*,Hamilton,Canada,2005,BC Dekker.)

(一) 上气道大小

一系列的影像学手段发现 OSA 患者上气道直径缩小[17]。气道直径缩小主要是发生在左右径而不是前后径。上气道的大小可能受不同骨质结构的影响[18],比如小且后缩的下颌骨或者软组织体积增大(舌、咽侧壁)[19]。尽管 OSA 患者气道截面的直径缩小了,但是气道的长度可能增加,而延长的气道更容易发生塌陷[20,21]。上气道直径也受由气管牵引所引起的肺容量的影响,所以肥胖的人在平卧位出现显著的肺容量降低可以导致上气道开放减弱[22,23]。

(二) 上气道易塌陷性

由于缺乏一坚硬的支撑物,人类的大部分气道都容易塌陷。上气道压力和气流之间的关系可以用 Starling 电阻模型模拟,在这个模型中,气道易塌陷性通过临界闭合压(P_{crit})来表示。在夜间睡眠中通过改变管腔内压力(例如:降低 OSA 患者的 CPAP 水平或者给予正常人负压)以及评估气流的下降来测量 P_{crit}。P_{crit} 的负值越大表明气道越不容易塌陷。研究发现正常呼吸($P_{crit} < -10cmH_2O$)、无呼吸暂停(P_{crit} 值从 $-10cmH_2O$ 到 $-5cmH_2O$)、阻塞型低通气(P_{crit} 值从 $-5cmH_2O$ 到 $0cmH_2O$)以及阻塞型呼吸暂停($P_{crit} > 0cmH_2O$)的患者中存在连续的上气道易塌陷性[24-26]。这些值是"被动"的 P_{crit},反映了气道被动机制属性。其他技术同样也能够测量"主动"的 P_{crit},反映了神经肌肉对于管腔内压力降低的主动代偿。主动 P_{crit} 的测量证明了在 OSA 患者中存在明显的神经肌肉代偿的损伤[26-27]。

(三) 神经肌肉因素

除了第 85 章所提到的睡眠中保护性反射的减弱外,其他一些因素也能损伤 OSA 患者上气道神经肌肉的功能。OSA

患者可能存在上气道肌肉功能的损伤,虽然这个结论还存在争议[28,29]。为了适应上气道扩张的负荷,大多数患者的上气道肌肉始终保持收缩状态,这使得肌肉更容易疲劳[30]。在重度 OSA 患者中,肌肉可能被损伤进而导致收缩功能的下降,正如英国斗牛犬模型中所显示的一样[31]。同时也有证据证明 OSA 患者中存在上气道的神经病变[32,33],这些证据来自于感觉/传入神经的损伤以及传出神经的损伤引起的肌肉去神经支配的形式[34,35],这些都可以造成神经肌肉代偿反应的损伤[15]。

(四) 上气道炎症

OSA 患者中上气道组织炎症增加,这可能是 OSA 的发病原因之一[36,37]。由鼾声、氧化应激、胃酸-蛋白酶反流、吸烟及饮酒所致的组织损伤都可以导致炎症。炎症的增加可能导致气道水肿和狭窄,进而导致软组织成分(如胶原沉积增加)和结构改变,并对肌肉收缩性造成负性影响,以导致上气道传入及传出神经病变[15,37]。虽然有研究发现吸入类固醇药物能改善轻度 OSA,但是很少有研究去评估抗炎治疗对于 OSA 患者的疗效[38]。

(五) 体液转移

Bradley 及同事的研究提出这样一个假设,在平躺或睡眠中发生的从腿部到颈部的自发体液转移可能在 OSA 的病理生理学机制中发挥重要的作用[39]。研究发现正常人穿上紧身袜之后可能将腿部的体液转移到头部,引起颈围增粗、咽部阻力增大[40]和上气道易塌陷性增加[41]。在非肥胖的 OSA 患者中发现,整夜自发的体液转移量与 AHI 相关[42]。对于 OSA 伴有静脉功能不全的患者,弹力袜阻止的白天体液在腿部的聚集与夜间的体液转移和 AHI 显著下降相关[43]。对于年老久坐以及存在静脉功能不全的 OSA 患者可以考虑使用这个方法进行治疗。

三、OSA 的临床易感因素

(一) 肥胖

OSA 与肥胖之间存在较强的联系[44,45]。约 58% 的中重度 OSA 患者都存在肥胖[4]。肥胖患者脂肪组织的沉积以及通过肺容量依赖效应均可导致上气道直径缩小[23]。肥胖与 OSA 都与氧化应激以及系统性炎症相关,并且这两个状态也会彼此强化[46]。AHI 的改变与体重的改变相关。Wisconsin 队列一项随访 8 年的研究发现,体重增加 10% 可引起 AHI 增加 32%,同时发展为 AHI 大于 15 或以上的风险为 6 倍。体重减少 10% 可引起 AHI 减少 26%[47]。体重相关的 AHI 变化在男性中比女性显著[44,45]。尽管 OSA 与肥胖之间存在密切的联系,但是很多肥胖的人并没有 OSA,并且大于三分之一的 OSA 患者并没有肥胖。

(二) 上气道解剖异常

导致 OSA 的上气道解剖异常包括颅面部严重的不对称,如 Pierre Robin 综合征[48]、良性的扁桃体肥大、口咽部恶性肿瘤[49]、巨舌及肢端肥大症[50]。鼻腔的阻塞可以导致 OSA 的发生[51],通过增加负性呼吸驱动压力维持气流,从而可能导致动力性的口咽部塌陷。然而,仅仅通过外科手术矫正鼻咽部器质性的阻塞对于改善 OSA 的严重程度作用较小[52,53]。

(三) 重力/体位

由于重力对上气道大小和形态的影响,平卧位 OSA 事件发生的频率比侧卧位多[54]。体位性 OSA 的定义是平卧位 AHI 至少是侧卧位 AHI 的两倍。阻塞型呼吸暂停的时间及相关的氧减也可能在平卧位时加重[55]。尽管体位性 OSA 的患病率不尽相同[54],研究发现体位性 OSA 在轻度(AHI 为 5 ~ 15)OSA 患者中的患病率为 49.5%、中度(AHI 为 15 ~ 30)为 19.4%、重度(AHI ≥30)为 6.5%[56]。

(四) 遗传因素

在不同人群中的研究发现,OSA 存在家族易感性。OSA 患者一级亲属患病的相对风险约为 2.0[57-59]。家系以及双胞胎的研究发现 AHI 遗传的可能性大约为 35% ~ 40%[60]。因此在评估 OSA 患者时,打鼾以及其他症状的家族史应该是常规评估的一部分。肥胖作为 OSA 的主要危险因素,同样存在遗传基础。研究发现约 40% AHI 的遗传变异与肥胖调控有共同的通路[60,61]。其余可能的遗传因素主要存在于控制颅面部结构、通气控制、睡眠-觉醒模式以及炎症的基因中[58,59,62]。有很多技术都可以监测调控 OSA 以及其并发症的特定基因通路。虽然在基因方面的研究有一些进步,但是有直接临床影响的发现还很少。目前有一些关于 OSA 基因研究的综述[57-59]。

(五) 内分泌紊乱

研究发现在未治疗的甲状腺功能低下的患者中,25% ~ 35% 的患者会出现 OSA[63,64]。上气道黏多糖及蛋白沉积的增加可能是导致 OSA 的原因。中枢呼吸控制或者上气道肌肉神经调节的改变也可能起到一定的作用。尽管在甲状腺激素替代治疗后,OSA 患者仍残留睡眠呼吸障碍,并且需要持续的标准治疗,但是替代治疗仍然能够缓解许多患者的 OSA 症状[63,64]。虽然建议临床医生在评估 OSA 患者时应该考虑甲状腺功能低下,然而对于所有可能的 OSA 患者进行常规的生化检查是没有依据的[65]。

肢端肥大症的患者中约 70% 存在睡眠呼吸障碍[66]。尽管以阻塞型呼吸暂停为主,但是仍然存在中枢型呼吸暂停。由于软组织(黏多糖及胶原沉积、水肿)及骨结构的改变,上气道容积缩小[50]。上气道肌肉病变也可能是其中的一个因素。纠正肢端肥大症患者的内分泌紊乱可以改善 OSA 的症状,但是必须同时使用 CPAP 治疗[64]。

超过 70% 患有多囊卵巢综合征的女性合并 OSA[67]。可能的机制包括激素改变(雄性激素相对过量)及向心性肥胖增多。多囊卵巢综合征与高代谢紊乱相关。OSA 可能会导致代谢功能恶化;同样的,治疗 OSA 能够改善这些患者的代谢指标[68]。对这些有内分泌紊乱同时伴 OSA 症状的患者,临床医生需要更积极的建议进行 PSG 监测。

（六）吸烟

横断面流行病学研究发现,吸烟与打鼾及 OSA 有关[69,70]。尽管睡眠心脏健康的研究者发现与非 OSA 患者相比,吸烟在 OSA 患者中的比例较低[71],但 Wisconsin 队列亚方向的分析仍发现吸烟量与 OSA 严重程度之间存在显著的量效关系[72]。可能的机制包括上气道炎症加重以及由于尼古丁引起呼吸不稳定性所致的睡眠扰乱作用。

（七）酒精和药物

酒精可以加重打鼾和 OSA,这可能是由于酒精对上气道运动功能产生了直接影响或酒精加深睡眠及使觉醒反应受损[73]。其他具有相同作用机制的药物包括肌松剂、镇静催眠药物以及阿片类物质,但是阿片类同样能够导致中枢型或者复杂性呼吸暂停。目前已经有药物对上气道运动控制影响的文献综述[74]。

四、OSA 的流行病学

（一）患病率

Wisconsin 睡眠队列是第一个重要的评估社区 OSA 患病率的研究。研究发现 OSA（AHI≥5 次/小时并且伴有白天嗜睡）在男性中的患病率为 4%、女性为 2%[75]。OSA（AHI>15 次/小时,不管有无症状）的患病率在男性中为 9%、女性中为 4%。由于种族、招募方式、记录气流的技术以及低通气定义的不同,对 OSA 患病率的估计可能不同,但是在美国、澳大利亚、亚洲以及西班牙进行的研究发现了类似的患病率。但是,值得提出的是,在 20 世纪 90 年代早期到中期发表 OSA 患病率之后,肥胖率在美国以及其他欧洲国家不断增加[76]。由于 OSA 与肥胖之间的关系,早期的数据低估了真正的患病率。因此 Wisconsin 队列的研究者发表了关于 OSA 患病率的新数据[77],OSA 综合征（AHI≥5 次/小时并且 Epworth 嗜睡评分≥11 分）在男性中的患病率为 14%,在 30~70 岁女性的患病率为 5%。所以,OSA 在人群中的患病率较高。

（二）性别差异

流行病学的研究发现,男性 OSA 的患病率是女性的 2~3 倍。很多因素可能导致 OSA 在男性中多见,包括身体脂肪分布不同、上气道解剖结构的差异（长度以及横断面）、易塌陷性以及雌激素的保护作用。绝经后妇女 OSA 的患病率是绝经前妇女的 3 倍以上,证明了雌激素具有保护作用[78,79],虽然性激素影响 OSA 的机制仍然不清楚。流行病学研究发现激素替代治疗可能具有保护作用[78,80],但是一旦患有 OSA 之后激素治疗效果较差[81]。

（三）种族

尽管有一些关于 OSA 患病率的数据来自于南非、西班牙以及亚洲人群,但是大部分关于 OSA 患病率的数据都主要来自于白人[82]。虽然南非人群中小于 25 岁[83]或者大于 65 岁[84]的 OSA 的患病率比白人人群高,但是总的来说,南非人群 OSA 的患病率与白人人群相似。最初的研究发现 OSA 的症状在西班牙人群中比白人多见[85,86],但是最近的研究却发现这两个人群 OSA 症状的出现几率相似[87]。有些研究发现尽管亚洲人群肥胖的患病率比白人低,亚洲人群 OSA 的患病率仍和白人相似。虽然在亚洲人群中肥胖是 OSA 的高危因素,但是颅面部结构可能是 OSA 病理学中更重要的因素[88,89]。种族及 OSA 的研究可能受社会经济以及居住因素所干扰。较差的社会经济水平与儿童 OSA 的高患病风险相关[90,91]。居住在较差的邻里环境中可能导致睡眠时间缩短以及睡眠觉醒增加;空气质量同样通过增加气道炎症来加重 OSA[92]。南非 OSA 患者对于 CPAP 的依从性较低可能与社会经济水平[93]和睡眠时间短有关[94]。

（四）年龄

中年以后,OSA 的患病率随着年龄的增长而增加。Wisconsin 睡眠队列的最新数据表明,男性 30 到 49 岁 OSA 的患病率为 12%,50~70 岁 OSA 的患病率为 18%,女性 30~49 岁 OSA 的患病率为 3%,50~70 岁 OSA 的患病率为 8%。研究发现,65 岁之后 OSA 的患病率显著升高（>50%）。一项大于 65 岁社区居民 OSA 患病率的研究发现,AHI 大于 5 的比例为 81%,AHI 大于 10 的比例为 62%[95]。另外一项研究发现,65 到 100 岁的男性 AHI 大于 10 的风险是 20~44 岁男性的 6.6 倍（95% CI 2.6~16.7）[96],而女性 AHI 大于 10 的风险为 6.8 倍（95% CI 0.8~25.9）。尽管有症状的老年 OSA 患者能够从治疗中获益,但是 OSA 导致的负面的健康结果仍然存在争议[97,98]。在这个领域需要随机对照研究来评估老年 OSA 患者对治疗的效应。

（五）妊娠

越来越多的数据表明妊娠可能会促进或者加重 OSA[99]。虽然没有关于妊娠妇女的大样本前瞻性 PSG 的流行病学研究,但是基于 OSA 症状、可观察到的呼吸暂停以及有限的 PSG 研究发现,在妊娠晚期,超过 20% 的孕妇存在 OSA[99]。孕妇 OSA 具有高度的临床相关性,因为它可能会导致妊娠期高血压、子痫前期、妊娠期糖尿病及低体重儿[100]。

五、OSA 的诊断

（一）问卷/预测方程

许多问卷如柏林[101]以及 STOP-BANG[102]问卷都可用于 OSA 的风险分级。同时还研制了临床预测模型如:一体化的症状和人体测量学的方法（如体重指数、颈围）[103-107]。与 PSG 比较,这些模型相对敏感（76%~96%）,但是特异性不高（13%~54%）[108]。所以,问卷或者预测模型对于筛选或者评估预先的可能性有帮助,但是客观的睡眠监测对于诊断 OSA 是必需的（见图 88-4A）。

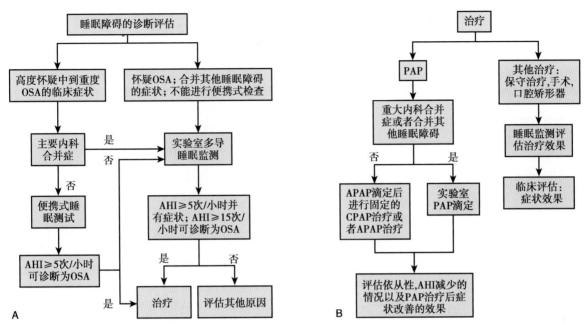

图 88-4　OSA 的诊断（A）和治疗（B）方法。对于中到重度 OSA 而不合并重大内科疾病患者的诊断和治疗途径用蓝色表示

（二）实验室的多导睡眠监测

长时间认为 OSA 的金标准测试是在实验室进行的、由技师参与的完整的整夜 PSG，被推荐作为"Ⅰ级睡眠测试"。AASM 发表了关于 PSG 的表现以及分析标准[2]。Ⅰ级测试包括脑电、眼电、下颌肌电、心电、口鼻气流、鼾声脉搏、血氧、胸部和腹部运动、体位和胫骨前肌电（用于记录周期性肢体运动）（见图 88-1）。红外线视频监测也用于记录复杂的表现和运动，用于诊断异态睡眠。睡眠分期使用脑电、眼电以及下颌肌电的信号来判断。呼吸事件的判断基于气流、胸腹运动以及血氧信号，判断标准见表 88-1。PSG 数据的判断需要经过训练有素的技术人员根据标准[2]人工判读并将睡眠、呼吸以及其他相关事件的数据以表格及图表的形式总结出来。

（三）无技师值守的睡眠监测

尽管完整的实验室 PSG 检查是诊断 OSA 的金标准，但是在很多地方资源是有限的[109]。现在可以选择"中心外"或者便携式的睡眠监测，在很多情况下，这些监测也足以诊断 OSA。除了Ⅰ级睡眠监测外（实验室 PSG），AASM 基于记录导联的数量还定义了其他三种类型的睡眠测试。Ⅱ级睡眠监测是指无技师值守的情况下进行的完整的 PSG 监测，常常用于基于人群的研究[11]。并且当病人需要完整 PSG 检查却又不能到睡眠实验室时，Ⅱ级睡眠监测具有较高的临床利用价值（如特护病房或残疾病人）。Ⅲ级监测需要呼吸气流（鼻压力或者口鼻热敏）、呼吸努力、血氧以及鼾声和体位（电子图 88-2）。Ⅳ级监测需要血氧和其他任意一个信号如气流，因此比Ⅲ级监测得到的信息少。Ⅲ级睡眠监测越来越多地被用于 OSA 的诊断和管理。最近的指南推荐使用便携式设备评估轻度到重度的患者[110]。该类患者的研究结果可能会纳入 OSA 的诊断，但是阴性的结果不能排除其他类型的疾病，因此应该进行完整的 PSG 监测。目前的指南不推荐使用便携式设备

诊断 OSA 合并其他内科并发症或者用于诊断睡眠低通气或中枢型呼吸暂停。然后，对于中到重度 OSA，数据显示在移动的临床管理部门使用便携式设备对治疗的依从性及临床结果与传统的Ⅰ级监测类似[111]（见"OSA 的疾病管理策略"章节）。

六、OSA 的临床表现

（一）症状和体征

OSA 典型的临床表现是严重的习惯性打鼾以及日间嗜睡。但是，OSA 是一个异质性较高的疾病，可能会存在不同的临床表现，同时一些中到重度的 OSA 患者可能出现一些少见的症状。OSA 的症状随着年龄的增长、体重的增加或者绝经期的出现变化，但是患者可能不容易察觉这些变化。全面的病史采集不仅包括评估 OSA 的特征，还应该评估睡眠习惯和其他可能出现的睡眠障碍对临床症状的影响。

应该询问 OSA 患者的症状是出现在夜间还是白天（表 88-4）。如果可能，应该询问配偶或者伴侣相同的问题。大多数 OSA 患者在睡觉的时候可能会出现较大的、干扰性的鼾声，导致配偶到另外一个房间休息。鼾声并不是 OSA 的特异性症状并且它在普通人群中也有较高的患病率。床伴报告的可观察到的呼吸暂停是重要的发现。尽管事件发生的频率或时间可能不准确，但是呼吸暂停后出现大声的喘息或者鼾声高度提示存在 OSA。OSA 患者自身常常意识不到呼吸暂停事件，因此并不奇怪的是患者很少自己报告夜间出现窒息或觉醒后的短促呼吸。夜间窒息的鉴别诊断包括心衰引起的夜间阵发性呼吸困难、陈-施氏呼吸、夜间哮喘、喉痉挛（特发性的或者胃酸蛋白酶反流引起的）、膈肌功能失调引起的端坐呼吸或者岛叶皮层癫痫[112]。大多数 OSA 患者不会抱怨失眠，但是如果出现失眠可能是另外一个独立的过程，因为 OSA 的治疗不能减少患者对于失眠的抱怨。

但是,OSA 很少以失眠症状为主诉出现,OSA 的治疗对于失眠有用。OSA 的其他夜间症状包括不安宁的睡眠、夜尿、遗尿(严重病例)、出汗以及性欲减退和阳痿。这些症状经 OSA 治疗之后可以缓解,这说明 OSA 与这些症状之间的联系。患者可能会在醒后抱怨口干以及未恢复性的睡眠。也可能出现晨起头痛,可能与共存的肥胖低通气导致的夜间高碳酸血症有关。

表 88-4   阻塞型睡眠呼吸暂停的症状

夜间

严重或习惯性打鼾

床伴可观察到的呼吸暂停

夜间窒息

夜间遗尿

不安宁的睡眠

多汗

性功能障碍

胃食管反流

未恢复性的睡眠

晨起头痛

日间

日间过度嗜睡

注意力不集中

记忆力下降

易怒、性格改变

抑郁症状

疲劳

OSA 主要的白天症状是过度嗜睡[113],其定义是在清醒的时间里,在不希望打瞌睡的情况下存在睡着的倾向。白天过度嗜睡可能会隐匿的存在而不被患者觉察,许多患者可能更多的描述疲劳或者缺乏精力而不是嗜睡[114]。患者在进行 OSA 评估的时候,医生应该询问患者是否在开车的时候有打瞌睡或者在停车的时候有睡着的经历,因为 OSA 会增加车祸或者差点出车祸的风险[115,116]。OSA 的其他症状包括认知功能损害如注意力难集中或记忆力下降、情绪障碍如易怒或抑郁,以及生活质量下降(在"OSA 的神经认知并发症"章节中讨论)。

(二) 嗜睡的评估

1. 问卷

评估日间嗜睡最常用的问卷是之前描述过的 Epworth 嗜睡问卷(见表 88-2)[13]。分数大于等于 11 分证明存在过度嗜睡。斯坦福嗜睡量表[117]是让患者在某一特定的时间评估他们的嗜睡程度,例如在多次小睡潜伏期测试前。选项从"感到有活力,警觉性高"到"感到困倦,非常想睡"。这个量表在研究中使用较

多,但是并没有发表标准的临床数值,因此限制了它的使用。

2. 客观嗜睡的评估

客观嗜睡的评估可以在睡眠实验室中进行,这个方法是通过一系列预先安排好的白天小睡来测量生理性嗜睡(多次睡眠潜伏期测试)或者维持觉醒的能力(觉醒维持测试)[118,119]。还有一个更可行的而不需要 PSG 监测的行为测试,叫 Osler 测试,研究发现这个测试与觉醒维持测试的结果相似[120,121]。

(三) 嗜睡的鉴别诊断

尽管日间过度嗜睡是 OSA 常见的症状,但是也很有必要考虑其他可能导致嗜睡的潜在因素(表 88-5)。日间过度嗜睡最常见的原因是睡眠时间不足。这可能是由于睡眠不足或者社会习惯、工作以及家庭生活的需要、不可控制的睡眠环境或者其他原因导致的。因此收集患者平时的上床时间、入睡时间、夜间醒来的次数及时间、平时的起床时间以及醒来是自发的还是需要刺激的相关资料是必需的。同时工作的规律和时间以及睡眠的习惯同样需要收集。如果在工作日的睡眠时间较短而需要在周末补偿睡眠的话,这通常是睡眠不足的表现。如果上述习惯持续超过 3 个月甚至更长,就认为是"睡眠不足综合征"[12]。一致的处理办法是改变睡眠习惯从而提供充足的夜间睡眠。

表 88-5   日间过度嗜睡的鉴别诊断

睡眠不足(行为导致的)

中枢源性嗜睡

　发作性睡病

　特发性嗜睡

　周期性嗜睡(如周期性嗜睡贪食综合征)

睡眠相关的运动障碍

　不宁腿综合征

　周期性肢体运动障碍

生物节律障碍

　睡眠时相延迟综合征

　睡眠时相提前综合征

　倒班工作障碍

异态睡眠

　快速动眼期睡眠行为异常

　梦游

意识不清的唤醒

　由于内科疾病、药物以及其他情况导致的嗜睡

1. 中枢型嗜睡障碍

其他内科疾病也可能导致日间过度嗜睡[12]。这些疾病包括中枢型嗜睡障碍,其中最常见的是发作性睡病。发作性睡病通常在 20 岁或者 30 岁发病,主要有四联症状,包括日间嗜睡、猝

倒、入睡前或者醒前幻觉（出现在清醒和睡眠转换之间的幻觉）和睡眠麻痹[122,123]。发作性睡病是 REM 睡眠相关的疾病，是一个快速眼动（REM）睡眠始动的疾病，因此在清醒的时候出现 REM 睡眠的特征。猝倒是由于突然的肌张力消失引起的，就像出现在 REM 睡眠中一样，该症状由清醒期的情绪（大笑、愤怒、惊讶）触发。猝倒是发作性睡病高度特异的症状，也几乎是能够确诊的症状，尽管发作性睡病也可能不存在猝倒的症状。猝倒发生的时候，肌肉失迟缓可以非常强，从而导致跌倒，也可以出现类似于晕厥的症状，尽管可能不是真正的意识丧失。猝倒与客观的短暂反射消失有关。入睡前或醒前幻觉是在入睡开始时或者从睡眠中醒过来的时候，出现典型的生动梦境并伴有强烈的视觉成分。睡眠麻痹的患者通常在从睡眠中醒来的时候不能动，因为他们是从 REM 睡眠醒过来的，因此 REM 相关的失迟缓还没有转换过来[122,123]。虽然睡眠麻痹在发作性睡病中很常见，但是正常人同样会有睡眠麻痹的经历。

发作性睡病的过度嗜睡通常使用兴奋药物治疗。莫达非尼（Provigil）是可以选择的药物[124,125]。如果莫达非尼无效，其他兴奋药物如哌甲酯（利他灵）或者安非他明也可以选择[124]。日间过度嗜睡的缓解通常和其他症状如猝倒以及睡眠麻痹的缓解相关，尽管治疗猝倒等还需要其他特定的药物。猝倒可以使用抗抑郁剂治疗（三环类、选择性 5 羟色胺及去甲肾上腺素能再摄取抑制剂和单胺氧化酶抑制剂）[124,125]。羟丁酸钠（Xyrem）也可以用来治疗猝倒，同时也可以提高夜间睡眠质量和改善日间过度嗜睡，尽管价格和可能出现的副作用限制了这个药物的使用[126]。

2. 周期性嗜睡

Klein-Levin 综合征是日间过度嗜睡较少见的原因，它通常在青年期发病，其特点是交替出现严重的嗜睡和正常的睡眠及警觉性改善[12,125]。每次发作可能持续几天，病人每天可能会睡 20 个小时。发作期通常伴有行为异常，包括饮食以及性欲增加。在发作期的支持性治疗是必需的，兴奋剂的治疗效果有限。锂盐对于某些病例可能有效[125]。

3. 特发性嗜睡

特发性嗜睡是一个排除性诊断，其特点是尽管有充足的睡眠时间、良好的睡眠卫生习惯、多次的白天小睡、主观的未扰乱的夜间睡眠以及正常的夜间 PSG 记录，仍表现为持续的过度嗜睡，而没有其他睡眠障碍的症状或者药物导致的嗜睡[12]。大多数患者夜间睡眠时间延长，但是有些却并没有。ICSD-3 对于这两种类型并没有进行区分[12]。症状可能很难控制，但是与发作性睡病治疗类似，治疗的方法还是使用兴奋剂[124,125]。

4. 睡眠相关的运动障碍

睡眠中的运动障碍可能会干扰睡眠，导致日间过度嗜睡。最常见的是不宁腿综合征（restless legs syndrome，RLS），其特点是强烈的动腿欲望通常伴有腿部不舒服或者不愉快的感觉，包括以下几点：①活动量减少或者休息的时候症状加重；②活动如走路或者伸展后能够部分或者全部缓解；③仅仅在夜间或者晚上的时候出现或者加重。症状出现的时间通常是在上床后 2~3 小时，患者常常有不舒服的感觉或者强烈的动腿欲望而出现入睡困难。一些因素能够引起或者加重 RLS，最常见的是铁缺乏。

所有的 RLS 患者都应该进行血清铁和铁蛋白检查。咖啡、兴奋物质以及其他药物可能加重 RLS。RLS 在肾透析以及充血性心衰患者中多见，同时在神经病理性疾病的患者中也常见，妊娠可能促进或者加重 RLS[127]。有研究报道家族性 RLS。基因研究证实了一些与 RLS 相关的基因位点，尽管这些数据对于 RLS 的病因学、预防或者治疗作用不大[128]。

RLS 的一线治疗[129,130]包括了纠正可能加重 RLS 的因素，特别是对于铁储存量低的患者使用铁替代治疗。很多药物都可以用于 RLS 的治疗，包括多巴胺兴奋剂，如普拉克索（乐克伯）、罗匹尼罗（力必平）[131]，也可以使用抗癫痫药如加巴喷丁及普瑞巴林[130-132]。

5. 昼夜节律睡眠-觉醒障碍

这种类型的临床疾病的特点是体内"生物钟"[133]的紊乱，以至于正常的睡眠出现在不正常的时间[134]。最常见的紊乱是睡眠时相延迟综合征[12,134]。患者通常直到凌晨（如凌晨 3 点或 3 点以后）才能入睡，一旦睡着之后睡眠是正常的，但是早晨起得很晚（如 11 点钟）。如果追踪他们"自然"的睡眠时间表，很少发现白天症状。但是，当工作或者学校是不同的作息时，睡眠时间受到限制就会出现日间嗜睡。睡眠时相延迟综合征的治疗包括调整生物钟的干预方法，如夜间服用褪黑激素和晨起暴露在阳光下[134,135]。尽管可以改变患者的作息时间，但是这个方法的效应不显著，并且如果这个方法没有被严格执行的话，患者很容易回到延迟的作息时间。一些患者会选择可以与他们延迟的时相相互兼容的职业或工作时间表。

其他的节律障碍包括睡眠时相提前综合征，患者常常在晚上很早的时候开始睡觉，早晨很早醒来。治疗包括作息时间的调整以及夜间暴露在强光下[135]。时区改变所致的睡眠障碍通常是由于在不同的时区旅行时，出现的昼夜节律紊乱，表现为后续的睡眠紊乱和白天症状[136]。治疗方法包括作息时间表的改变、适当的定时光照治疗以及使用褪黑激素[134,135]。倒班工作所致睡眠节律障碍的特点是超过 1 个月的时间里在工作时间出现过度嗜睡，并且在非常规或者轮班工作的情况下出现失眠[12]。治疗包括优化睡眠环境及作息时间表、上班前小睡、在夜班的时候暴露在强光下以及在早晨回家的时候避免强光的照射等。研究支持使用褪黑激素以及正确的使用安眠药物促进睡眠，在工作时使用莫达非尼以及咖啡促进觉醒[135]。

6. 其他情况和药物

很多内科疾病可能与睡眠紊乱相关，并且可能会导致过度嗜睡。这些疾病包括夜间呼吸疾病如夜间咳嗽或者呼吸困难、胃食管反流、夜尿频繁、慢性肾衰竭、各种感染性疾病以及慢性疼痛综合征[137]。精神病如抑郁也可能存在过度嗜睡。很多药物也可能影响夜间睡眠质量并导致过度嗜睡。因此应该仔细评估用药史及可能出现的副作用。

七、OSA 的神经认知并发症

（一）病理生理学

大部分呼吸暂停和低通气事件的终止与微觉醒相关（见图 88-1）。夜间反复出现的呼吸事件可以导致显著的睡眠连续性的破坏或者睡眠片段化。OSA 同样与深度睡眠以及"恢复性"睡眠时间减少相关,包括 NREM 3 睡眠(慢波)及 REM 睡眠。这些睡眠结构改变的特征是导致日间过度嗜睡以及 OSA 其他神经认知结局的原因之一。CPAP 的使用能够恢复 OSA 患者的睡眠连续性,并且由于 3 期和 R 期睡眠的急性反弹,患者本身可体验到睡眠质量的提高[138]。

尽管呼吸相关的睡眠片段化本身就(如:阻塞型事件不伴随氧减)能够导致日间过度嗜睡,但是对中到重度 OSA 患者的研究发现,嗜睡及其他神经认知结局与 OSA 所致的低氧的相关性更大[16,113,139]。周期性间歇性低氧小鼠模型模拟 OSA 的研究发现,严重的低氧可以导致过度嗜睡,并且氧分压恢复到正常后,过度嗜睡还可以持续 6 个月[140]。Veasey 及其同事在这些老鼠身上发现,其特定的促进觉醒的区域(位于蓝斑核以及导水管周围灰质的单胺氧化能神经元)出现神经元的损伤,同时这些损伤是通过还原型烟碱胺腺嘌呤二核苷酸磷酸盐(NADPH)介导的,在 OSA 患者中该物质减少从而引起氧化酶依赖的氧化损伤[140,141]。Nair 及其同事[142]发现老鼠的间歇性低氧也能够导致学习以及记忆的受损,主要是损伤海马区域的神经元。OSA 患者的神经影像学研究发现在海马区域以及其他与认知功能相关的区域存在改变[143,144]。因此与人类 OSA 相关的缺氧-复氧导致的嗜睡和其他神经认知功能改变的通路可能与实验动物身上发现的通路类似。但是,关于睡眠片段化和低氧介导的损伤在导致 OSA 相关的神经认知功能缺损中的作用还存在争议[145,146]。

除了那些直接与 OSA 相关的因素以外,OSA 患者的过度嗜睡还可能受其他因素的影响。一些研究还发现睡眠时间、肥胖本身以及抑郁也可能引起 OSA 患者的嗜睡症状[147,148]。

(二) 过度嗜睡、执行力下降及车祸/工作并发症

日间过度嗜睡是 OSA 最常见的症状,并且对生活质量、社会交往、职业安全和工作表现有较深远的负面影响。未治疗的 OSA 及日间嗜睡的患者发生交通事故的风险大大升高。两个 Meta 分析[115,149]显示未治疗的 OSA 患者发生交通事故的风险增加 2～3 倍(OR 2.4,95% CI 1.2～4.9)[45]。最近的一项 Meta 分析发现重度 OSA 经过 CPAP 治疗之后发生交通事故的风险可以降到 0.28 倍(95% CI 0.22～0.35)[150],换算成百分比的话,经过 CPAP 治疗之后,交通事故发生的比例可以降低 65%～78%。

对于临床内科医生来说,公共安全和 OSA 可能导致的医疗法律后果更重要。美国胸科社区最近发表了关于 OSA、嗜睡以及交通事故风险的最新的临床指南[116]。尽管 OSA 患者发生交通事故的风险无法准确预测,但是如何识别由于嗜睡出现过交通事故或者差点出现交通事故的高风险患者很重要。在治疗之前,必须告知这些患者开车的危险性,并在 1 个月内进行睡眠测试,在得到阳性结果之后开始 CPAP 治疗。临床医生还应该熟悉法律要求,在权限范围内向上级报告这些患者存在 OSA 并且限制驾驶[116]。

一个最让人担心的问题就是商业司机发生交通事故的比例升高[151,152]。一些研究发现商业司机 OSA 的患病率较高[153-155]。虽然没有研究数据表明在商业司机中 OSA 能够增加发生交通事故的风险[151],但是从普通 OSA 患者的开车文献结合公共的长途驾车引起的极大关注来看,延伸得出此结论是合理的。商业司机的常规内科检查中推荐进行 OSA 的评估。但是,这些评估大部分

依赖于司机自我报告的嗜睡和 OSA 症状,而他们会因为担心工作受到影响而不报告他们的症状[155]。一项研究发现如果让司机们网络上进行不留名报告时,他们有可能会报告更多 OSA 相关的症状[156]。多个社会声明包括评估公共交通司机 OSA 的情况及是否适合这份工作,以及在经过治疗之后可以返回工作[151]。

(三) 认知功能损害

OSA 与认知功能损害有关[144]。OSA 可以导致注意、警觉、视觉空间构建能力、语言情景、视觉空间记忆以及执行能力等方面的损害[157-159]。治疗 OSA 能够提高整体的认知功能、注意/警觉、言语、视觉记忆以及执行功能[157,159]。很多研究仅仅评估了几个月的治疗效果,因此长时间的效果还不清楚。APPLES 评估了与假 CPAP 治疗相比,OSA 患者在 CPAP 治疗第 2 和第 6 个月的认知功能的改变[160]。在第 2 个月的时候发现执行功能以及前额叶的功能有提高,但是不能持续到第 6 个月。但是,试验患者基线的认知功能均较高。未来需要更多在基线时就存在更显著的认识损害的 OSA 患者长期治疗的研究。

(四) 抑郁

OSA 患者中抑郁症状多见,并且在女性患者中更明显[161]。尽管流行病学研究显示未治疗的 OSA 是抑郁发生的危险因素[162],但抑郁与 OSA 之间的关系仍不明确。抑郁可能加重 OSA 的嗜睡和疲劳症状[148]。一些研究发现经过治疗之后抑郁的评分可能会改善,但治疗的效果不一致[163]。确诊为抑郁症的患者中,OSA 的患病率还不明确[161],但是考虑到治疗 OSA 的可能获益,应该在抑郁症的患者中筛查 OSA 症状。

(五) 其他并发症

OSA 能够导致勃起功能障碍[164,165],在动物模型中,勃起功能障碍与一氧化氮和 NADPH 途径相关[166,167]。治疗 OSA 能够改善勃起功能障碍[168]。

OSA 对于患者整体的生活质量都有较大的负性影响。采用疾病特异指数评估 OSA 对生活质量的影响,包括睡眠问卷的功能性结果[169]、卡尔加里睡眠呼吸暂停生活质量指数(Calgary Sleep Apnea Quality of Life Index)[170]及 Quebec 睡眠问卷[171]。使用这些工具进行的研究表明 OSA 相关的损伤可能是较大的,并且 OSA 经过治疗之后能够有效的改善生活质量[172,173]。

八、OSA 的心血管代谢并发症

(一) 病理生理学

阻塞型呼吸暂停和低通气可以引起一系列急性血流动力学、自主神经、生物化学、炎症性和代谢性的影响,这些均可以引起心血管功能急性和慢性的改变[174,175](见图 88-5)。呼吸暂停时自主神经的张力会发生变化,在气道再开放的时候引起交感神经介导的急性血压升高以及心率加快[176](如图 88-6)。由于高血压和血流动力学波动也可以导致血管剪切力的增加,在阻塞型呼吸暂停时,吸气努力所产生的胸腔内负压会增加左心室透壁压和心脏后负荷,心脏后负荷的增加可引起负荷过重,甚至引起心室肥大[175]。在暂停的时候出现的交感神经元

活性升高可持续到清醒期,引起持续性的高血压。OSA 相关的缺氧-复氧与缺血-再灌注具有类似的生物学影响,导致活性氧的聚集[177]。氧化应激激活核转录因子,包括缺氧诱导因子-1α和核因子 κB,从而能够激活多种多样的促炎症途径[177,178]。炎症因子反过来可能会影响内皮细胞的功能[179],促进动脉粥样硬化形成[180],同时对抗纤维蛋白溶解的/血栓形成也有影响,

这些都可能导致急性血管事件并且和交感神经活性升高相关。炎症因子还可能会增加胰岛素抵抗,进而增加心血管疾病风险[181,182]。动物研究显示间歇性缺氧对于脂质代谢也有负性影响,从而导致 OSA 的促动脉粥样硬化的效应[180]。越来越多的证据表明,基于这些病理生理学机制,OSA 对于心血管的发病率和死亡率都有很重要的临床影响。

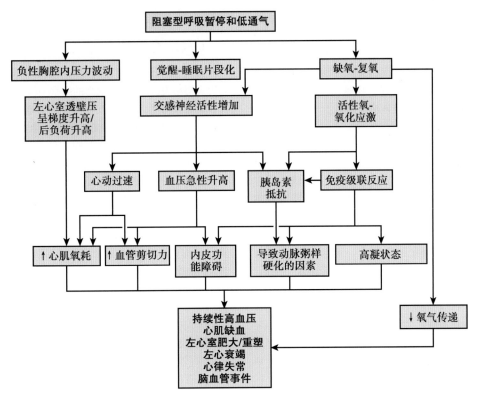

图 88-5 OSA 心血管代谢并发症的机制

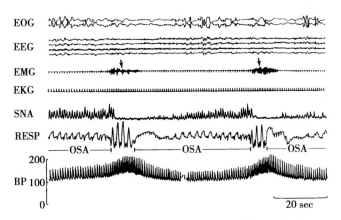

图 88-6 阻塞型呼吸暂停的交感神经活性。记录显示在阻塞型呼吸暂停时交感神经活性升高,并伴随血压以及心率的升高。暂停事件终点出现的肌肉张力的升高以及快速眼动的消失预示着从 REM 期觉醒(箭头)。(Somers VK,Dyken ME,Clary MP,Abboud FM:Sympathetic neural mechanisms in obstructive sleep apnea. *J Clin Invest* 96:1897-1904,1995.)

(二) 高血压

OSA 与心血管联系最密切的并发症是高血压。实验研究发现,狗在睡眠中反复气道阻塞会导致清醒期[183]高血压并且间歇性低氧还能导致啮齿类动物出现高血压[184]。尽管纵向队列研究对于 OSA 是否会引起高血压还有争议,但是横断面研究证实在控制肥胖之后[185,186],OSA 与高血压之间独立关系[187-189]。最近的观察性[190]和干预性[191]研究发现,OSA 治疗后血压有所下降。来自随机对照试验研究的证据发现气道正压通气(positive airway pressure,PAP)治疗能够改善高血压。一些 Meta 分析也发表了类似的结果[192-194]。最近的研究发现[194],与正常对照组相比,PAP 可以使收缩压下降 2.6mmHg(95% CI −3.6 ~ −1.6),日间血压下降 2.0mmHg(95% CI −2.8 ~ −1.2),然而夜间收缩压下降 4.1mmHg(95% CI −6.2 ~ −1.9),舒张压下降 1.9mmHg(95% CI −3.5 ~ −0.2)。尽管这些改变看起来很小,但是在人群水平上心血管疾病的一级预防有显著的作用[195]。PAP 能够通过减少 OSA 患者出现的显著的血压波动,进而保护心血管系统[194]。一些研究发现在难治性高血压中 OSA 的患病率较高(50% ~ 60%),因为在这些患者中,OSA 是继发性高血压最常见的原因[196]。两个随机对照试验证明在难治性高血压合并 OSA 的患

者中,PAP 治疗能够有效地改善血压[197,198]。

(三) 心律失常

OSA 与心律失常有关[199,200]。心动过缓,包括窦性停搏以及房室传导阻滞,在重度 OSA 患者中较正常人群多见。虽然有些数据显示 CPAP 能够改善心动过缓,但是没有随机对照试验证实这个结论[199]。关于 OSA 与室性心律失常的研究得出了不同的结论[199]。但是,越来越多的证据表明 OSA 与心房颤动相关[199-201]。相对于没有 OSA 的正常人群,心房颤动在重度 OSA 患者多见[199-202]。未治疗的 OSA 与复律[203-205] 或者导管消融术后出现的复发性心房颤动的高发病率相关[205,206]。虽然需要进行随机对照试验来确认 OSA 治疗对于心房颤动控制的作用,但是如果心房颤动患者存在 OSA 就应该治疗 OSA。

(四) 心肌梗死

流行病学的研究发现 OSA 与缺血性心脏病相关。睡眠心脏健康研究发现,OSA 与冠状动脉粥样硬化性心脏病之间存在轻度的相关性(调整后 OR 值为 1.3,95% CI 1.0 ~ 1.6)[207]。在纳入 4 个队列研究的 Meta 分析中发现,男性 OSA 患者出现冠状动脉粥样硬化性心脏病的风险是 1.9 倍(95% CI 1.1 ~ 3.5)[208],尽管在女性患者中并没有发现类似的结果[209]。但是,有研究发现急性心肌梗死患者[210] 出现 OSA 很常见,而且如果出现了的话,OSA 与更糟的心血管不良事件相关[211-213]。在观察性研究中发现,与没有接受 OSA 治疗的冠状动脉性心脏病的患者相比,在接受 OSA 治疗之后心血管事件发生较少见[214,215]。

同样的,在未筛选的 OSA 患者中,与拒绝接受 OSA 治疗的患者相比,接受 OSA 治疗的患者心血管事件的发病率和死亡率减少[216]。但是,拒绝 CPAP 治疗可能是较差的健康行为学标志,可以造成严重的影响。因此,需要进行随机对照试验来探讨 CPAP 对于心血管事件的治疗效果。目前至少有 3 个大型的临床随机试验[Sleep Apnea Cardiovascular Endpoints (SAVE)[217],Randomized Intervention with CPAP in CoronaryArtery Disease and Sleep Apnoea (RICCADSA)[218] 和 CPAP in Patients With Acute Coronary Syndrome and Obstructive Sleep Apnea[219] 评估了治疗 OSA 对心血管事件发生的影响。最近发表的多中心阻塞型睡眠呼吸暂停干预性试验(Multicentre Obstructive Sleep Apnea Interventional Cardiovascular,MOSAIC)评估 CPAP 的效应与控制替代心血管危险分值的比较,发现与正常对照组相比,治疗组累积危险性并无显著降低[220]。但是,在 MOSAIC 患者的一个亚组中发现,CPAP 治疗与内皮功能的改善显著相关[221]。对于 MOSAIC 患者进行长期的严重心血管结果的随访,可能有其他的发现。西班牙团队最近进行的一项随机试验发现,与正常对照组比较,CPAP 治疗组随访 7 年后心血管事件和高血压没有显著差异[191]。但是,每天使用呼吸机超过 4 小时的患者发生心血管事件的可能性显著降低[发病密度比为 0.7(95% CI 0.5 ~ 0.9)]。

(五) 脑血管事件

横断面以及纵向的流行病学研究发现 OSA 与中风相关[222-224]。最近的一个纳入 5 个研究的 Meta 分析发现 OSA 与中风的发生有显著的关系(OR2.2,95% CI 1.6 ~ 3.2)[208]。因此 OSA 能够预测中风,尽管中风反过来可以导致或者加重睡眠呼吸障碍。但是,很多研究发现 OSA 可能加重中风[225,226]。总之,OSA 在患有中风和短暂性脑缺血事件的患者中发生率较高,最近的一个 Meta 分析发现大约有 63%(95% CI 58% ~ 68%)的患者 AHI 大于 10(数据来自于 24 个研究)[226]。中风之后出现 OSA 可能会导致预后更差,可能反复出现中风以及中风后病死率更高[227]。中风的患者经过 CPAP 治疗后的效果可能更具有挑战性,尽管一些研究发现经过 OSA 治疗后可能会改善中风后的结局,但是治疗受到方法学的限制并且也不是绝对的[227]。

(六) 充血性心力衰竭

最初的睡眠心脏健康研究的横断面分析显示 OSA 与充血性心力衰竭相关(严重程度最高的组别 OSA 组 OR 值为 2.4),并且在长期的纵向随访中[207] 发现可能会出现新的心力衰竭[209]。有研究证实在稳定的充血性心力衰竭的患者中有 11% ~53% 存在 OSA(中枢型呼吸暂停陈-施呼吸 11% ~35%,总呼吸暂停的比例大致为 50%)[175,228]。OSA 可能会使左心室功能下降。在狗的动物模型中采用实验性方法引起重度 OSA,发现造模 8 周后可以引起左心室功能的改变以及收缩功能的下降[229]。近期纳入 6 个研究的 Meta 分析评估了 OSA 治疗对于左心室功能的影响,研究发现平均左心室射血分数显著升高 5.2%(95% CI 3.3% ~ 7.1%)[230]。但是,还需要随机对照试验来证明对于充血性心力衰竭的患者,OSA 的长期治疗在提高心血管功能以及预后方面的作用。

(七) 肺动脉高压

OSA 中肺动脉高压的发生可能与继发性左心室肥大和舒张功能障碍或者由于急性暂停相关的血流动力学改变和缺氧性血管收缩[231,232](毛细血管前肺动脉高压)引起的肺血管改变有关。OSA 患者中肺动脉高压的患病率尚不清楚。来自一项大型研究以及一些小型的研究共 519 名患者的资料显示,肺动脉高压(定义为插入心脏导管后测得平均肺动脉压(mean pulmonary artery pressure,Ppa)>25mmHg)的患病率为 10%[228]。但是,很多患者还有合并症,肺动脉高压主要的预测指标是日间的 PO_2、PCO_2 以及肺功能的降低[233,234]。有证据提示大多数没有合并症的 OSA 患者的 Ppa 和 pH 正常,即使出现异常也是轻度的[228]。同时,pH 也可能是重度异常的,但是这种情况大多数都是合并了潜在的肺功能异常[慢性阻塞型肺疾病(COPD)、肥胖限制和神经肌肉性疾病]及白天低氧和高碳酸血症[228,233-235]。早期对于重度 OSA 患者的研究发现,气管造口术后患者的 Ppa 虽然不能达到正常,但是能够得到显著的提高[232,236]。很少有研究评估 CPAP 对 pH 的作用,但是最近的一项 CPAP 对照研究发现,由超声心动图记录的患者 Ppa 收缩压从 28.9±8.6 降低到 24.0±5.8mmHg(P<0.001),特别是在初始 Ppa 升高的患者中可以见到更加明显的降低[237]。

(八) 胰岛素抵抗

越来越多的证据表明,OSA 是独立于肥胖以外的胰岛素抵抗、高血糖以及 2 型糖尿病的危险因素[181,182]。如果仔细研究 OSA 患者的话,可以发现胰岛素抵抗和高血糖的患病率较高,为 20% ~67%[182,238]。此外,与非 OSA 患者相比,OSA 患者中 2 型糖尿病的患病率升高,估计患病率为 15% ~30%[182]。如果对 2 型糖尿病的患者进行研究,可以发现 OSA 的患病率较高,为 58%[239] ~88%[240]。

关键问题在于 OSA 治疗之后是否能够改善胰岛素的敏感性并有效控制血糖。很多非对照的实验以及 7 项相对小样本量的随机对照试验发现 CPAP 治疗之后胰岛素的敏感性没有改变,因此这个问题还没有得到解决[182]。然而,2 型糖尿病患者应该高度怀疑合并 OSA,对这些患者进行 OSA 治疗之后,除血糖控制外还有一系列获益。

(九) 死亡率

由于 OSA 与心脏代谢紊乱之间的关系,因此 OSA 与高死亡率相关。大多数死亡率的升高都是由心血管疾病引起的,并且大多见于重度 OSA 患者[241-244]。值得注意的是,重度 OSA 患者的存活率与其是否抱怨嗜睡相关[241]。该结论支持对 OSA 不伴有嗜睡的患者同样应该进行治疗的观点[191]。来自于两个研究组的数据显示,OSA 中一些严重的并发症可能与癌症相关[245,246]。动物实验显示间歇性低氧以及睡眠片段化可能会通过血管或者其他机制促进肿瘤的生长[247]。但是,未来还需要研究确认 OSA 与癌症死亡率之间的关系。

九、OSA 的治疗

尽管现在 OSA 的治疗有越来越多的选择,但是对于中到重度 OSA 的治疗还是首选 PAP。但是,对于一些轻度的患者,保守治疗可能会有一定的改善作用,对于一些病人来说也可以选择口腔矫形器以及上气道手术(见图 88-4B)。

(一) 减肥及其他保守治疗

AHI 改善与体重减轻相关[44,45]。尽管在临床实践中想要达到有意义的持续的体重下降很具有挑战性,但是 3 项随机对照试验表明饮食以及生活方式的改变能够改善 OSA 的严重程度[248-250]。一项在 2 型糖尿病患者中进行的研究发现,与对照组相比,实验组通过饮食及生活方式的改变,在第一年平均体重下降 10.7kg,平均 AHI 下降 9.7 次/小时,在第四年平均体重可以下降 5.5kg,而平均 AHI 可以下降 7.7 次/小时[250]。在第 4 年,试验组中有 21% 患者的 OSA 得到了缓解,然而对照组中仅有 3% 的患者得到缓解。因此,对于肥胖患者,OSA 的治疗策略应该强调生活方式的改变和减肥。

目前很少有研究探讨减肥药物对于 OSA 的作用。在改变饮食以及生活方式的同时加用西布曲明可以改善 OSA[251,252],尽管使用者担心这种药物的心血管副作用。一项关于中到重度 OSA 患者的研究发现苯丁胺和托吡酯的缓释剂联合使用 28 周后,试验组体重显著下降,AHI 也下降(实验组下降 35.5 次/小时,而对照组下降 16.6 次/小时),并且很少有不良反应[253]。

对于病态肥胖的患者减肥手术能够显著的减轻体重并且对 OSA 有持续的改善作用[254]。一项纳入 12 项研究的 Meta 分析[255]发现减肥手术后,平均体重指数(body mass index,BMI)可以从 $55.3kg/m^2$ 下降到 $37.7kg/m^2$,平均 AHI 有显著的下降,从 54.7 次/小时下降到 15.8 次/小时。值得注意的是,仍有 62% 的患者存在一些残留的事件需要治疗(如 AHI>15 次/小时)。所以,减肥手术能够治疗 OSA,但是并不普遍。

OSA 的其他保守治疗方法包括避免酒精或者镇静药物/肌肉松弛剂的使用。至少有 50% 的 OSA 患者存在显著的体位因素,也就是说在平卧位时加重[56]。对于这些患者,体位治疗(将网球缝在睡衣的顶部,专用的体位腰带等)可能有效。但是,这种方法很难忍受或者平卧位时无效,而且长时间的依从性也可能会降低[256]。

(二) 口腔矫形器

目前研究最透彻以及最有效的口腔矫形器具是下颌骨前移装置(mandibular advancement devices,MADs),它们应该由经过专业训练的牙科医生来制作。预制的("沸腾及咬合")MADs 价格便宜但是效果不好。舌头固定装置同样有用但是效果不好[256]。与正常组比较,MADs 能够改善 AHI 及日间嗜睡,但是与 PAP 比较,该装置在减轻 AHI 以及提高日间血氧饱和度的有效性上较差[257]。因此,轻到中度的 OSA 患者以及不能或者不愿意使用 PAP 的患者建议使用 MADs[258]。重度 OSA 或者存在严重症状的患者应该使用 PAP 治疗[256,258]。一个随机对照试验比较 MAD 和 CPAP 对中到重度 OSA 患者的治疗效果,研究发现,经过一个月的治疗后,MAD 在降低 AHI 方面效果较差,但是MAD 的依从性较好。MAD 和 CPAP 都可以改善嗜睡和睡眠质量[259],患者适应 MADs 后,可依据舒适度、鼾声以及 OSA 的症状来进行调整。未来需要设计随访研究来探讨 MADs 在控制 OSA 方面的有效性[256,258]。

(三) 气道正压通气

OSA 的气道正压通气(positive airway pressure,PAP)治疗主要是通过密闭的面罩给予上气道正性压力,其作用类似于"气压性夹板",使气道膨胀防止在睡眠中出现塌陷。气道正压通气有效性较高,能够成功的缓解绝大多数 OSA 患者的症状。气道正压通气的标准模式是固定压力的 CPAP,也就是在呼气和吸气的时候给予持续的压力。在 PSG 进行的同时进行人工压力滴定是测量有效压力的金标准(见图 88-6)。有效的压力可能会由于体位(通常在平卧位的时候需要的压力最高)和睡眠分期的不同而不同(REM 睡眠时上气道肌肉松弛更严重)。最终的压力是能够缓解所有体位以及所有睡眠分期下的呼吸事件的最小压力[260]。

随机对照试验发现 PAP 能够改善日间嗜睡以及睡眠质量[173,261,262],特别是对于重度 OSA 患者的主观性嗜睡改善更明显[261]。但是,北美 CPAP 呼吸暂停试验项目(the CPAP Apnea Trial North American Program,CATNAP)发现轻到中度的 OSA 患者使用 CPAP 之后,OSA 特定的睡眠质量、嗜睡以及情绪有显著的改善[263]。OSA 患者使用 PAP 之后能够有效减少交通事故的发生率[150]。

临床治疗效果与 PAP 的依从性呈正相关[262]。但是,对于一些病人来说 PAP 的依从性具有挑战,研究发现 PAP 长期依从性为 30% ~85%[264]。在优化 PAP 依从性的同时应该考虑多种实际以及心理社会因素。目前有不同类型的面罩,包括鼻、口鼻(全脸)及鼻内面罩。患者可能需要尝试不同种类的面罩以至于达到最好的密闭及舒适效果。推荐常规使用内嵌的加热湿化器减少鼻部症状及提高依从性[265]。进行 CPAP 滴定时的教育以及支持或认知行为的干预有助于提高 PAP 的依从性[264]。

依从性可以通过 PAP 整合的微处理器客观地记录,数据包括每天使用 CPAP 的时间、残留的睡眠呼吸障碍以及面罩漏气量,并且这些数据通常很可靠[266]。客观的数据往往比患者自己报告的依从性更可靠。微处理器记录的数据通过反馈和咨询为提高依从性提供机会,以及根据这些客观的数据优化治疗(纠正面罩漏气和调整压力以减少残留的 AHI)。PAP 早期使用的依从性是能否长期使用的重要预测因子[267]。PAP 开始治疗后的依从性监测以及密切的随访是治疗过程的重要组成部分[265]。

传统的固定 CPAP 压力的调整同样被用来改善患者的舒适度以及依从性。双水平 PAP(BiPAP)在吸气的时候给予较高的压力并且在呼气时给予较低的压力。特别是在需要较高 CPAP 的患者,双水平能够提高依从性[268]。对于那些伴随夜间低通气(如:由于肥胖、COPD 或者神经肌肉疾病)而需要通气支持的 OSA 患者,BiPAP 能够同时维持气道开放又能提供更高的吸气压力增加通气量[265]。一些厂家在标准的 PAP 仪器上增加了降低呼气压力的选项。虽然调整压力能够提高患者的舒适度,但是这并不能整体改善依从性[269]。一些依从性差的患者可能会通过改变压力提高依从性[270]。

目前的 PAP 可以持续的自我调整压力,主要基于内部微处理器对气流振幅的降低、吸气气流的限制以及鼾声的分析[271]。这些仪器被称为自动 PAP(auto PAP,APAP)或者自动 BiPAP。由于自动 BiPAP 的应用在一定程度上受到限制,APAP 在 OSA 的治疗上占领了主要地位。APAP 的主要优势是对于没有主要合并症的 OSA 患者可以开始使用有效的 PAP 治疗而不需要在实验室进行人工压力滴定。在这些患者中,APAP 可以在多个夜晚的自动滴定后给予一个固定的 CPAP 压力,或者长期使用 APAP 治疗[271]。一项 Meta 分析[272]研究发现 CPAP 以及 APAP 在降低 AHI 上具有同样的效果,尽管相对于 APAP 来说,CPAP 能够提高 1.3%(95% CI 0.4% ~ 2.2%)的最低动脉血氧饱和度。两项 Meta 分析[269,272]发现 APAP 以及 CPAP 对于客观依从性以及 Epworth 嗜睡分数的降低上类似,与 APAP 比较,CPAP 有很小的但临床意义并不显著的优势。一些研究发现 CPAP 以及 APAP 治疗对于心血管疾病的结局可能不同。

(四) 手术治疗

手术治疗主要用于缓解特定位置的上气道狭窄。总之,采用手术治疗的成人 OSA 患者的成功率有限而且很难预测,并且比 PAP 治疗效果差[131,256,273]。最常采用的方法是传统的手术措施(悬雍垂腭咽成形术)或者采用射频的方式来减少上颚组织。鼻以及上颚减少的手术以及舌缩减或者舌改进术属于 1 期手术,并且可能与 2 期手术如上下颌矫治(多水平的手术)同时做或者分开做。

气管造口术是治疗 OSA 的有效方法,但是仅仅在由于并发症和患者依从性差其他方法不能使用时,才推荐使用[131]。在最近的综述中[256,273],目前认为对于中到重度的 OSA 患者,悬雍垂腭咽成形术不能有效的降低 AHI,因此重度 OSA 的患者应该使用 PAP,中度的患者应该使用 PAP 或者 MAD[131]。不推荐使用激光悬雍垂腭咽成形术治疗任何程度的 OSA,但是射频消融可以用于不愿意或者不能忍受 PAP 或者 MAD 的轻到中度的 OSA

患者[131]。非侵入性的外科手术,比如上下颌矫治或者多水平的手术,证据级别较低,并且仅仅在可选择的治疗措施失败的时候才推荐使用[131,256]。所有进行手术治疗的 OSA 患者都应该在 OSA 缓解之后重复进行客观睡眠的监测。

(五) 其他治疗措施

目前对于 OSA 没有特定的药物治疗方案[274,275]。短期的研究发现上气道锻炼对于轻到中度的 OSA 有效性是有限的,而且只有持续的练习才能保持治疗效果[256]。鼻的呼气压力阀(优化通风)对于轻到中度的 OSA 患者可能有效[276],但是对于重度 OSA 患者无效[277]。目前正在研究舌下神经刺激装置在治疗 OSA 患者的有效性[278-280]。尽管初步的结果很有前景,但是神经刺激装置的费用较高,可能会限制其使用。基于不同亚型 OSA 的治疗措施会在第 85 章中讨论(例如:高环路增益的患者使用氧疗、镇静剂可减少觉醒反应)。但是迄今为止,对于中到重度的 OSA 患者这些方法的应用受到了实际适用性的限制。

十、OSA 围术期的思考

未治疗的 OSA 与围术期的并发症增高相关,并且与围术期镇静剂、麻醉药以及阿片类药物的使用相关[281,282]。这些药物能够增加气道的易塌陷性,减弱呼吸刺激引起的通气反应,同时损伤微觉醒反应[282]。一项 Meta 分析显示[281],OSA 与手术后出现心血管事件(OR 2.1,95% CI 1.2 ~ 3.5)、急性呼吸衰竭(OR 2.4,95% CI 1.3 ~ 4.4)、手术后氧减(OR 2.3,95% CI 1.2 ~ 4.3)、转移至重症病房(OR 2.8,95% CI 1.5 ~ 5.4)以及重新插管(OR 2.1,95% CI 0.9 ~ 4.4)的可能性相关。一些国家已经在手术前、手术中以及手术后对 OSA 患者进行评估和管理[283-285]。对于已知的或者具有高风险的 OSA 患者应该在手术前给予足够的关注。对于择期手术,怀疑有 OSA 的患者应该进行诊断性监测,并且在手术前给予有效的 PAP 治疗,同时在住院期间给予持续 PAP 治疗。怀疑或者已明确患有 OSA 的患者被认为是"困难气道"的患者,应该使用最小量的阿片类药物,使用短效的镇静剂/麻醉剂,如果可能,尽量使用局部麻醉。手术后应该进行监测,同时应该在手术后进行 PAP 治疗。

十一、OSA 的疾病管理策略

考虑到 OSA 的高患病率以及昂贵的医疗花费,并且在许多国家进行实验室的 PSG 检查受限[109]。对于 OSA 的管理,需要高度专业的睡眠中心,选择一些可替代的策略进行常规的 PSG 诊断和滴定[286,287]。Mulgrew 及其同事[288]发现基于便携式设备诊断的重度 OSA 患者,使用 APAP 滴定并且给予固定的 CPAP 压力 3 个月之后的效果,与传统的在实验室诊断和人工滴定的 OSA 患者治疗的效果相同。一系列发表的研究结果均支持这个观点,同时最近的一些研究包括了更多重度的 OSA 患者[289-293]。但是,所有的这些研究都是在专业的睡眠中心进行的,并且患者与睡眠技师之间进行常规的交流。

最近澳大利亚的研究者评估了专业睡眠中心护士采用移动

式睡眠监测设备对中到重度的 OSA 患者管理方式,与传统的技师用 PSG 进行监测的管理方式进行了比较。对于护士主导的方式在 Epworth 评分的改善并不占优势,CPAP 依从性以及其他临床结局也是类似的[294]。这个研究小组进行了一系列的研究,研究中试验组是由家庭内科医生和社区临床护士进行管理,这些医生和护士在专业的睡眠中心接受过训练[295]。初级中心管理组对 Epworth 评分的改善并不占优势;CPAP 依从性以及其他临床结局也是类似的。因此对于不合并重要内科并发症的中到重度的 OSA 患者而实行移动式管理策略是可行的,但是必须与专业的睡眠中心保持密切的联系。目前已经发表了对 OSA 诊断与管理非常有用的临床指南[296]。

关键点

- 阻塞型睡眠呼吸暂停(OSA)是一个在普通人群中常见的疾病,其男性的患病率大致为 14%,女性为 5%,但是女性在绝经期之后,患病风险升高。
- OSA 致病因素存在个体差异,包括气道容积的减小、与睡眠相关的上气道肌肉活动以及保护性反射的减弱、上气道组织特征以及神经肌肉功能的改变、夜间体液转移、化学敏感性以及微觉醒反应的改变。
- OSA 与日间嗜睡以及交通事故发生率的增加相关,同时对于认知功能、情绪以及生活质量有影响。
- 研究发现 OSA 与高血压、心律失常、血管缺血性事件、充血性心力衰竭、肺动脉高压以及死亡率的升高相关。
- 阻塞型睡眠呼吸暂停综合征的诊断依靠临床病史和诊断性睡眠监测,这个监测可以描述睡眠中的阻塞型事件的出现。

- 中到重度 OSA 的标准治疗方法是气道正压通气治疗。下颌骨前移装置或者手术治疗可能对符合条件的患者有用。
- OSA 与围术期并发症的风险增加有关。如果可能,在择期手术之前应该对 OSA 进行治疗;怀疑或者已明确患有 OSA 而未治疗的患者在进行急诊手术的时候应该在手术后进行密切的监护。
- 对于不合并严重并发症的 OSA 患者来说,诊断性监测技术以及自动调整机器的改进使得动态管理成为可能。

(谭璐 任蓉 译,唐向东 校)

参考文献

以下是主要的文献,完整的文献请登录 *ExpertConsult* 查阅。

Bradley TD, Floras JS: Obstructive sleep apnoea and its cardiovascular consequences. *Lancet* 373:82–93, 2009.
Dempsey JA, Veasey SC, Morgan BJ, et al: Pathophysiology of sleep apnea. *Physiol Rev* 90:47–112, 2010.
Engleman HM, Douglas NJ: Sleep. 4: Sleepiness, cognitive function, and quality of life in obstructive sleep apnoea/hypopnoea syndrome. *Thorax* 59:618–622, 2004.
Epstein LJ, Kristo D, Strollo PJ Jr, et al: Clinical guideline for the evaluation, management and long-term care of obstructive sleep apnea in adults. *J Clin Sleep Med* 5:263–276, 2009.
International classification of sleep disorders, ed 3, Westchester, IL, 2014, American Academy of Sleep Medicine.
Peppard PE, Young T, Barnet JH, et al: Increased prevalence of sleep-disordered breathing in adults. *Am J Epidemiol* 177:1006–1014, 2013.
Randerath WJ, Verbraecken J, Andreas S, et al: Non-CPAP therapies in obstructive sleep apnoea. *Eur Respir J* 37:1000–1028, 2011.

第89章　中枢型睡眠呼吸暂停

CLODAGH M. RYAN, MB, BCh, BAO, MD · T. DOUGLAS BRADLEY, MD

一、引言

中枢型睡眠呼吸暂停(central sleep apnea, CSA)是由于呼吸肌短暂的失去呼吸驱动而引起的气流停止,通常是由于动脉CO_2分压(PCO_2)低于刺激呼吸所要求的阈值引起的。按照惯例,成人的呼吸暂停定义为气流降低超过基线的90%以上并且持续至少10秒。中枢型睡眠呼吸暂停缺乏呼吸努力和胸廓运动;与之相反的是,阻塞型呼吸暂停存在中枢驱动和呼吸努力。低通气也可能是中枢型睡眠呼吸暂停障碍的一部分。在这种情况下,气流和潮气量较正常呼吸下降50%～90%并且持续至少10秒,伴氧饱和度的下降或者微觉醒,但是缺乏上气道阻塞引起的气流受限的证据。根据监测仪器的种类的不同使得从阻塞型呼吸暂停低通气中区分出中枢型睡眠呼吸暂停变得困难(后面的内容会提到更多的细节)。

中枢型睡眠呼吸暂停障碍是指在睡眠中反复发生的中枢型睡眠呼吸暂停和低通气。由于中枢型呼吸暂停障碍的相对罕见、病理生理的不同、症状的复杂和并发症各异,因此是否存在中枢型睡眠呼吸暂停障碍很难有一个明确的界定。虽然中枢型睡眠

表89-1　中枢型睡眠呼吸暂停患者的临床特征

特征	高碳酸性中枢型睡眠呼吸暂停	非高碳酸性中枢型睡眠呼吸暂停
性别分布	相同	主要为男性
呼吸衰竭	很常见	无报道
局部水肿和肺心病	很常见	无报道
发绀	很常见	无报道
肌无力	很常见	无报道
晨起头痛	常见	不常见
打鼾	常见	很常见
鼻阻	不常见	常见
高血压	不常见	常见
夜间窒息	不常见	常见
夜间觉醒或失眠	不常见	常见
白天嗜睡	常见	很常见
无恢复的睡眠	常见	常见

引自 Bradley TD, Phillipson EA: Central sleep apnea. *Clin Chest Med* 13:493-505, 1992.

呼吸暂停障碍有一个武断的诊断标准:根据呼吸暂停低通气指数(apnea hyponea index, AHI)分为轻度(5～15次/小时)、中度(15～30次/小时)和重度(≥30次/小时),如果大部分事件是中枢型的,就可以诊断为中枢型睡眠呼吸暂停障碍。同样的,虽然中枢型睡眠呼吸暂停综合征也缺乏明确的诊断标准,但是其诊断除中枢型睡眠呼吸暂停障碍外还存在一些伴随症状,如习惯性打鼾、非恢复性睡眠、夜间觉醒、晨起头痛、失眠及日间过度嗜睡(表89-1)[1,2]。

二、中枢型睡眠呼吸暂停的诊断

CSA 的诊断需要依赖于能监测呼吸努力和气流受限的多导睡眠图监测[3,4]。最好的无创监测呼吸努力的方法是呼吸感应体积描记术[5-8]。压电晶体、口鼻气流或者口鼻热敏等方法在区分中枢型和阻塞型呼吸暂停事件上是不可信的[9-11]。许多睡眠实验室并没有区分低通气是阻塞型还是中枢型的,而当一个中枢型或阻塞型呼吸暂停患者的大部分呼吸事件是低通气时,这就是一个问题了。因为在许多情况下,睡眠呼吸暂停障碍的分类是依据小部分呼吸暂停事件诊断的。中枢型低通气的特点是由于呼吸驱动作用逐渐减弱引起的同步的胸腹部运动减弱,而没有上气道阻塞引起的气流受限[3]。一些情况下,监测呼吸努力或者气流受限需要一些更敏感的方法,比如食道压测量、膈肌肌电图[8,12]。因为心力衰竭患者的中枢型事件所伴随氧饱和度下降的程度比相同持续时间的阻塞型事件更小,所以以低通气的氧饱和度下降规则是有争议的[13]。并且,目前仍不清楚何种程度的氧饱和度下可以引起患病或者死亡[14]。

三、中枢型睡眠呼吸暂停的分类

正如表89-2 所示的一样,CSA 不仅仅是一个单一的疾病,而是异质性很强的疾病。但是,所有类型的 CSA 的共同之处是在睡眠中动脉 PCO_2 低于驱动呼吸所需的水平(如呼吸暂停阈值)。无论 PCO_2 降低还是呼吸暂停阈值升高都能使 PCO_2 低于呼吸暂停阈值。如图89-1 所示的 CSA 是由于在睡眠起始时呼吸暂停阈值升高引起的。基于理论、实践、临床的思考,中枢呼吸驱动消失存在两种潜在的不同的机制。

第一,呼吸调控系统或者神经肌肉呼吸系统的完全缺陷可以导致中枢型睡眠呼吸暂停。这种缺陷通常会抑制呼吸驱动,在白天表现为一定程度的高碳酸血症。因为在睡眠过程中,清醒期非化学的神经驱动停止,行为、皮层刺激影响及网状系统到脑干呼吸神经元的输入减少,所以在睡眠中这种缺陷的影响变得更明显。在这种情况下,呼吸调控仅仅依赖于缺陷的呼吸代谢调控系统,在睡眠中导致比清醒时更明显的高碳酸血症[15,16]。

此时,呼吸暂停发生是因为 PCO_2 下降并低于呼吸暂停阈值和 PCO_2 呼吸暂停阈值的显著升高。如图 89-2 示在高碳酸血症性 CSA 患者出现的典型的中枢型睡眠呼吸暂停:睡眠中由于呼吸驱动消失,潮气量逐渐下降直至呼吸停止。

表 89-2　中枢型睡眠呼吸暂停的分类

高碳酸血症性呼吸暂停（PCO_2>45mmHg）（呼吸驱动降低）	中枢型肺泡换气不足
	继发性
	脑干肿瘤、梗死
	脊髓灰质炎
	脑炎
	原发性
	神经肌肉病理性呼吸
	神经肌肉疾病
	肌强直性营养不良
	肌肉萎缩症
	重症肌无力
	肌萎缩侧索硬化症
	脊髓灰质炎后综合征
	膈肌瘫痪
非高碳酸血症性呼吸暂停（PCO_2<45mmHg）（呼吸驱动正常或者增加）	继发性
	充血性心力衰竭（陈-施呼吸）
	脑部病变
	肾脏衰竭
	肢端肥大症
	脑血管疾病
	心房纤颤
	高海拔周期呼吸
	阿片相关的
	复杂性呼吸暂停
	原发性
	特发性中枢型睡眠呼吸暂停

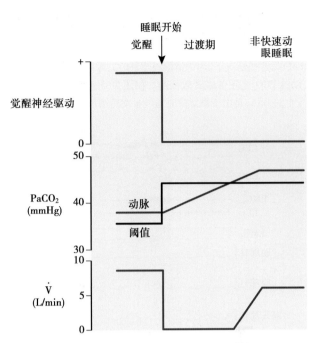

图 89-1　睡眠起始时潜在中枢型睡眠呼吸暂停的建议机制示意图。在睡眠起始时由于失去清醒时的呼吸驱动,呼吸暂停阈值(黑色标记线)升高,动脉 PCO_2($PaCO_2$)需要去维持正常的呼吸节律。这样,清醒期的适时的动脉 PCO_2(蓝色标记线),低于睡眠中节律产生的动脉 PCO_2 阈值。因此,通气量降到零时,暂停随即产生直至动脉 PCO_2 上升并大于睡眠中节律产生的阈值,于是呼吸节律重新恢复。non-REM,非快动眼睡眠)。(引自 Bradley TD, Phillipson EA: Central sleep apnea. Clin Chest Med 13:493-505,1992.)

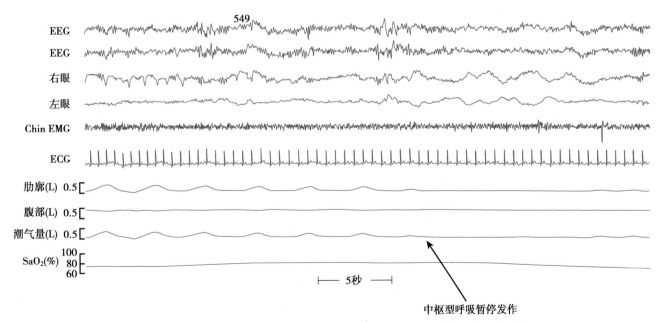

图 89-2　高碳酸血症性中枢型睡眠呼吸暂停。多导睡眠图记录到的中枢型睡眠呼吸暂停,采集于一个由于原发性中枢肺泡低通气综合征而伴有高碳酸血症性中枢型睡眠呼吸暂停的患者。图示,在呼吸暂停起始(箭头)之前,潮气量典型的逐渐下降;严重的低氧血症,在整个记录中血氧饱和度(SaO_2)低于80%。ECG,心电图;EEG,脑电图;EMG,肌电图

第二,原本完整的呼吸调控系统发生短暂波动或者不稳定也可以导致中枢型睡眠呼吸暂停。这种不稳定通常发生在犯困的时候或者较浅的非快动眼睡眠期(non-rapid eye movement sleep,NREM)。这些情况下,因为清醒或睡眠时的呼吸驱动没有受到抑制,动脉 PCO_2 是正常或者较低的。如图89-3上部分所示在睡眠中发生的 CSA,是由于微觉醒时通气量突然增加导致 PCO_2 下降并

低于呼吸暂停阈值而引起的。这种 CSA 的特征是与周期性呼吸相关,发生周期性呼吸时,潮气量在中枢型睡眠呼吸暂停、低通气以及过度通气之间发生反复的变化。几个实验模型已经验证发生中枢型睡眠呼吸暂停是由于呼吸中枢驱动的短暂性波动。几个模型的共同之处是睡眠中 PCO_2 的水平短暂性下降接近(低通气)或者低于(暂停)维持正常呼吸节律的临界阈值。

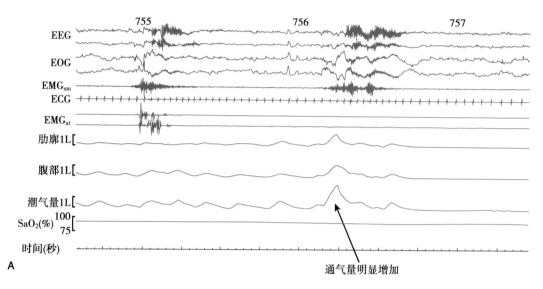

通气量明显增加

A

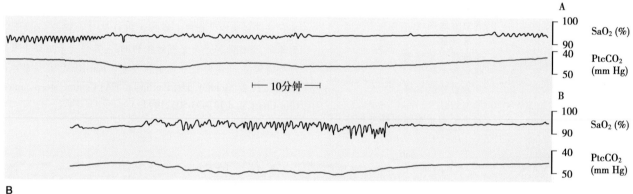

├─10分钟─┤

B

图89-3　非高碳酸血症性中枢型睡眠呼吸暂停。**上图:**多导睡眠图记录来自于一个由于特发性中枢型睡眠呼吸暂停(idiopathic central sleep apnea,ICSA)而伴有非高碳酸血症性中枢型睡眠呼吸暂停的患者。与图89-2所示不同的是,此例中枢型睡眠呼吸暂停跟随着微觉醒所触发的通气量的突然增加,通气突然增加后出现通气急剧下降至零。另外,与图89-2所示不同的是,血氧饱和度(arterial oxygen saturation,SaO_2)也是正常的。**下图:**夜间动脉 SaO_2 和经皮 PCO_2($PtcCO_2$)的缩略图,A 来自于一个 ICSA 患者,B 来自于一个阻塞型睡眠呼吸暂停患者。自右向左看,在 A 病人中,此片段包含的反复的呼吸暂停(由 SaO_2 的升降所示)之前,$PtcCO_2$ 稍下降。相反,在 B 病人,此片段包含的反复的呼吸暂停伴随 $PtcCO_2$ 稍增加。值得注意的是,$PtcCO_2$ 界面向上的偏转信号表明 $PtcCO_2$ 下降,反之亦然。ECG,心电图;EEG,脑电图;EMGat,胫骨前肌;EMGsv 下颌肌电;EOG,眼电图。(**上图**引自 Xie A,Wong B,Phillipson EA,et al:Interaction of hyperventilation and arousal in the pathogenesis of idiopathic central sleep apnea. *Am J Respir Crit Care Med* 150:489-495,1994;**下图**引自 Bradley TD,Phillipson EA:Central sleep apnea. *Clin Chest Med* 13:493-505,1992.)

这种 PCO_2 的短暂性的波动在很多条件下都可出现,最常发生在清醒到睡眠的过渡期。由于清醒时存在呼吸中枢驱动,与睡眠时相比,清醒期的通气量更大、PCO_2 水平更低[16]。当从清醒到睡眠过渡时,呼吸中枢的驱动作用逐渐减弱,尽管在清醒期 PCO_2 水平是适宜的,但是低于睡眠中的适宜值(如图89-1)。当此清醒期的 PCO_2 水平低于睡眠期节律调控的阈值时,睡眠起始

时就会发生频繁的呼吸暂停,直至 PCO_2 水平上升到临界阈值,通气才恢复。如果此时睡眠稳定,正常呼吸也会重新建立而不会出现呼吸暂停和低通气。然而,从清醒到睡眠转换时,某些容易出现周期性呼吸的患者表现为中枢神经系统状态在"清醒"和"睡眠"的反复波动。随着每一次从睡眠中短暂的觉醒,睡眠中适时的 PCO_2 水平代表清醒时的高碳酸刺激,因此通气增加,这

与清醒时对二氧化碳的反应一致。在二氧化碳所致的高碳酸状态时,在向睡眠的转换过程中,过度通气导致 PCO_2 水平下降低于呼吸暂停阈值。在这过程中,中枢神经系统所调控的通气波动幅度依赖于清醒和睡眠时 PCO_2 的差异以及清醒时对二氧化碳的通气应答程度[17]。任何放大这些变量的因素会增加出现周期性呼吸和中枢型睡眠呼吸暂停的趋势。

(一)高碳酸血症性中枢型睡眠呼吸暂停

自主呼吸过程来源于脑桥和延髓的呼吸节律中枢,呼吸中枢输入到脊髓运动神经元,从而驱动呼吸肌。高碳酸血症性中枢型睡眠呼吸暂停的发生主要是由于大脑皮质、脑干、脊髓、运动神经元或者肌肉的损伤。由于中枢的呼吸驱动减弱,高碳酸血症性中枢型睡眠呼吸暂停通常表现为清醒和睡眠中的慢性呼吸衰竭并伴有高碳酸血症。从清醒期向睡眠期转换时,已经降低的呼吸驱动进一步下降,导致通气量逐渐下降直到呼吸驱动完全停止而导致短暂性的中枢型睡眠呼吸暂停(如图 89-2)。在通气下降的同时,PCO_2 上升和动脉血氧饱和度(SaO_2)下降。与非高碳酸血症性中枢型睡眠呼吸暂停不同的是,低通气和呼吸暂停在 REM 睡眠更频繁,这种现象是由于 REM 睡眠时通气驱动进一步下降以及部分呼吸肌的麻痹引起的[18]。

1. 继发性高碳酸血症性中枢型睡眠呼吸暂停

(1)进行性变性疾病:脑干由延髓、中脑和脑桥组成。尽管呼吸中枢主要位于延髓,但是延髓会投射到脑干的其他区域。影响脑干的疾病,比如肿瘤、中风、Chiari 畸形及神经变性疾病,可能通过以下机制引起通气不足和中枢型睡眠呼吸暂停(CSA):①脑干的生理性抑制导致呼吸中枢和网状激活系统的损害;②低位脑神经的牵拉以及接受从颈动脉体到延髓传入的外周化学感受器的损伤;③延髓化学敏感性呼吸神经元的损伤[19];④脑桥背外侧呼吸中枢的变性。

Chiari 畸形是颅颈连接部的先天性异常,通常表现为小脑的下移异位,常合并脊髓空洞症、脊髓脊膜突出、脑积水和中脑导水管狭窄。Chiari 畸形分为 3 型:Ⅰ 型以小脑扁桃体异位为特征,形成小脑扁桃体疝,低至枕骨大孔水平以下,合并颈段脊髓空洞症、颅颈部骨畸形;Ⅱ 型是以小脑扁桃体和小脑蚓部突出于枕骨大孔水平以下为特征,合并脑脊液循环受阻、脑积水以及脊髓脊膜膨出;Ⅲ 型是以延髓下移异位为特征,合并枕部、顶部脑膨出。这些解剖异常可导致脑干呼吸中枢的变性从而引起通气不足,某些情况下还可能引起 CSA。

一项前瞻性研究发现,在 Ⅰ 型 Chiari 畸形的儿童患者中,CSA 的患病率为 9%,如果合并脑积水时,CSA 的患病风险会进一步增加[20]。在成年 Chiari 畸形(Ⅰ 型和 Ⅱ 型)的患者中,CSA 的患病率为 15%[21]。另外一项小型的横断面研究发现,Ⅱ 型 Chiari 畸形合并脊髓脊膜膨出患者的 CSA 的患病率高达 63%[22]。

先天性中枢型通气不足综合征(congenital central hypoventilation syndrome,CCHS)是一种由 PHOX2B 基因突变引起的罕见的遗传性疾病,20 万新生儿中大约会出现 1 例[23-25]。由于缺乏呼吸驱动作用,大多数患者在新生儿期或者儿童早期就表现为急性或慢性呼吸衰竭。然而,也有一部分可能在成年期才表现出来,通常表现为严重的呼吸道感染伴有 CSA 和阻塞型呼吸暂停(obstructive sleep apnea,OSA)[26,27]。其诊断需排除代谢性疾病、神经性疾病、肺部疾病和药物所致疾病。当怀疑患者有先天性中枢型低通气综合征时,出于遗传咨询的目的需要进行 PHOX2B 基因筛查[28,29]。

脑干的神经变性疾病包括多系统萎缩、亚急性坏死性脑脊髓病、帕金森病,这些疾病可能伴有 CSA[30-32]。CSA 的患病率随病情严重程度变化而变化。一项研究发现,80% 的神经变性疾病患者患有呼吸暂停,而其中 20% 患 CSA[33]。多发性硬化是一种脱髓鞘病变,病变部位可能在脑干也可能在脊髓,当病变在延髓呼吸中枢时,可能引起 CSA[34]。然而,其患病率并不清楚。

(2)肿瘤:脑干肿瘤相关的 CSA 案例报道总共不到 12 例,这表明肿瘤是通气不足伴 CSA 罕见的原因,与以下肿瘤有关[35-41]:胶质瘤、脑膜瘤、星形细胞瘤和纤维神经瘤。肿瘤常常侵犯延髓或者脑桥,与肿瘤的位置相比,其类型显得没那么重要。一项长达 8 年的回顾性研究发现,在推荐到睡眠门诊进行评估的患有脑干肿瘤的儿童中,14% 患有 CSA(14 名患儿中有 2 名出现 CSA)[37]。

(3)脑血管疾病:中风可能导致 CSA。高碳酸血症性 CSA 相关的中风位置通常是延髓的孤束核区,其主要负责输出到膈肌[42-45]。因为患病率可能很低,所以很少有文献报道脑血管疾病患者出现 CSA 的情况。Fabry 病是一种 X 连锁隐性遗传多系统疾病,主要特征是血管病理改变和局部缺血;有趣的是,如果在 Fabry 病中出现脑干白质病变时,22% 的患者会出现 CSA[46]。

(4)神经肌肉病:肌营养不良、肌强直性营养不良和其他遗传性或者获得性营养不良性疾病可能导致通气不足和高碳酸血症性 CSA。这些疾病损害了包含膈肌在内的呼吸肌的功能,从而引起肺泡通气不足。从清醒到睡眠的转换时,二氧化碳和低氧的通气反应降低以及呼吸肌张力的降低可能导致缺乏呼吸努力的呼吸暂停的发生(如 CSA)[18-47]。由于中枢到呼吸肌的输出仍然存在,因此严格意义上说,呼吸事件不源于中枢,而是肌肉不能产生应答,表现为肌力显著下降或者无肌力,其所致的低通气和呼吸暂停可能出现中枢型事件。从临床的观点出发,由于与缺乏中枢驱动的 CSA 的治疗相同,将其归为高碳酸血症性中枢型睡眠呼吸暂停一类也是合理的。

这些疾病大多数都在儿童期起病。尽管疾病的表现各异,随着时间的推移,大部分患者的肌肉进行性无力而发展为通气不足。除通气不足的高患病率以外,20% ~ 60% 的儿童和成年人可能患有 CSA[48-50]。当合并心肌病和心衰时,肌强直性营养不良和 Duchenne 肌营养不良患者也可出现非高碳酸性血症性陈-施呼吸(Cheynes-Stokes respiration,CSR)-CSA[51,52]。

运动神经元病包括肌萎缩侧索硬化、脊髓性肌萎缩和脊髓灰质炎后综合征。随着呼吸运动神经元的变性,可能发生通气不足和 CSA。报道显示,在肌萎缩侧索硬化患者中,CSA 的患病率大约为 18%[53],而在脊髓灰质炎后综合征患者中,其患病率大约为 5%[54]。

重症肌无力是突触后神经肌肉接头病,CSA 在该疾病中的患病率存在很大差异(0 ~ 35%),这主要与疾病的严重程度有关[49,55,56]。

2. 原发性高碳酸血症性中枢型睡眠呼吸暂停

原发性中枢型肺泡低通气综合征：中枢型肺泡低通气综合征是一个罕见的疾病，其呼吸力学、胸壁结构都是正常的，其肌肉也没有上述提到的继发病因，通常表现为慢性高碳酸血症性呼吸衰竭。导致通气不足的原发异常是外周和中枢化学感受器敏感性的降低[57]。在一些情况下，可能与CCHS有关[58]。只有很少的病例报道CSA与原发性中枢型肺泡低通气综合征的关系[18,59]。只有排除了其他类型的中枢型睡眠呼吸暂停和肺泡低通气综合征后才能诊断原发性中枢型肺泡低通气综合征。

3. 临床特征

正如表89-1所示，高碳酸血症性CSA患者以症状和后遗症为临床表现，后遗症包括伴低氧血症和高碳酸血症性慢性呼吸衰竭所致的发绀、红细胞增多症、外周水肿和肺源性心脏病[2]。潜在疾病出现之后，患者在不同时间可能表现各不相同。有些症状提示存在CSA，比如打鼾、非恢复性睡眠、晨起头痛、白天嗜睡和疲劳。然而，一些高碳酸血症性CSA患者并不存在提示睡眠呼吸暂停综合征的症状[2]。

4. 治疗

治疗高碳酸血症性CSA的首要措施是找到潜在的病因。有些时候，纠正或者治疗潜在的病因可以减轻CSA。例如，在一些肿瘤侵犯脑桥或者延髓的患者中，外科切除肿瘤能使CSA消除[60]。Ⅱ型Chiari畸形的手术治疗依赖于其畸形的严重程度，Ⅱ型Chiari畸形患者行后颅窝减压术后，CSA仍然会持续存在[22]。急性脑卒中患者的CSA不需采取特殊的干预措施，因为随着病情的恢复，CSA也会好转。然而，如果呼吸衰竭和CSA持续存在，需采取进一步的治疗。对于神经肌肉疾病，一些治疗遗传性肌病和重症肌无力的药物可以通过改善肌力以减轻CSA[61]。

大多数CSA患者的处理和慢性肺泡通气不足综合征类似。但是很少有研究报道特异针对高碳酸血症性CSA的治疗。治疗的主要目的是增加通气从而促进气体的交换和消除CSA。

重要的是要谨慎使用镇静药物，因为镇静药物可能引起急性呼吸衰竭和加重CSA。治疗中枢型肺泡换气不足相关的CSA，可以尝试用一种呼吸兴奋剂-甲羟孕酮，但通常只对小部分患者有效[62]。如果缺氧是引起中枢神经系统抑制的原因，夜间氧疗可以减轻低氧血症和CSA，甚至降低PCO_2的水平[57,59]。然而，氧疗的同时也可能终止低氧对呼吸的刺激，从而加重CSA。因此，氧疗的同时需要监测PCO_2、PO_2和动脉SaO_2。

当无法选择药物或药物治疗无效时，推荐无创通气治疗，如双水平正压通气治疗（bilevel positive airway pressure support ventilation，BiPAP）或者容量控制通气[63]。无创通气治疗的目的是降低PCO_2水平，使其在清醒时低于45mmHg，睡眠时低于50mmHg，并维持$SaO_2 \geqslant 90\%$。最行之有效的方法是多导睡眠监测，在无创通气试验中监测经皮PCO_2或小部分呼末CO_2和动脉SO_2。可以只通过夜间睡眠的无创通气来维持睡眠期和觉醒期的正常气体交换。当采取上述治疗手段后潜在的疾病仍在进展时，可能需要进行气管切开术和有创通气。然而，在高碳酸血症性CSA患者中，目前没有随机对照试验和长期的随访研究表明无创和有创机械通气治疗对高碳酸血症性CSA的合并症、死亡率和生活质量的作用。

（二）非高碳酸血症性中枢型睡眠呼吸暂停

非高碳酸血症性CSA的临床特点与高碳酸血症性CSA在很多方面有所不同（如表89-1示），该表主要列出了特发性CSA的相关症状。然而，从症状上来讲，其症状与继发性非高碳酸血症性CSA是类似的。

1. 继发性非高碳酸血症性中枢型睡眠呼吸暂停

心力衰竭相关的中枢型睡眠呼吸暂停——陈-施呼吸：关于CSR-CSA呼吸紊乱进一步的病理生理学不在此讨论。

心力衰竭相关的CSA表现为清醒和睡眠中的陈-施呼吸。由于本章重点内容为睡眠中的中枢型睡眠呼吸暂停，我们主要讨论睡眠中的陈-施呼吸-中枢型睡眠呼吸暂停，称为CSR-CSA（见第85章）。CSR-CSA与其他类型的CSA不同，其周期性呼吸的特点是潮气量渐强-渐弱模式，患者过度通气显著延长，与没有心力衰竭的患者相比，该患者的心输出量减少且肺-化学感受器循环时间延长（图89-4上图）。因此，通过多导睡眠图监测发现CSR-CSA时，高度提示心输出量降低和心功能不全。

调控CSR-CSA的机制仍不明确。但是，在所有非高碳酸血症性CSA患者中，中心环节是呼吸调控的不稳定性，来源于睡眠状态依赖的对通气的代谢性调控，尤其是PCO_2[2]。图89-5显示CSR-CSA可能的病理生理机制。

在心力衰竭时，导致呼吸调控系统的不稳定和CSR-CSA的主要原因是慢性过度通气。慢性过度通气降低了睡眠和清醒时的动脉PCO_2，并使其更接近呼吸暂停阈值。此时一个较小的刺激比如微觉醒就使通气明显增加，这足以使PCO_2低于呼吸暂停阈值而触发中枢型睡眠呼吸暂停。导致呼吸调控的不稳定和过度通气的主要因素是环路增益升高。环路增益是一个机械术语，该术语在睡眠呼吸障碍的数学模型中首次引入来阐释CSR-CSA患者的呼吸调控不稳定性的原因[64]。简单地说，它指在一个既定的刺激下通气增加的比率。当环路增益升高时，通气变得不稳定，使得在一个既定的刺激下，其通气效应比正常时增加。因此，当中枢对CO_2的敏感性增加时，任意一个PCO_2升高将会引起更明显的通气增加，这又使得PCO_2水平降低而接近甚至低于呼吸暂停阈值。

无论心力衰竭患者是否伴有CSR-CSA，其心输出量并无明显差异。这样看来，心输出量降低和循环时间延长并不是中枢型睡眠呼吸暂停的关键发病机制[74]。此外，在小部分狗的研究中发现，仅仅肺-颈动脉体循环时间延长就可能会出现周期性呼吸；只有其时间接近1分钟或者更长时（这时间远超过在心力衰竭患者所观察到的），才会出现周期性呼吸[75]。然而，这些因素在渐强-渐弱模式呼吸的形成中起了作用，因为潮气量的增加速度和过度通气的持续时间与肺-化学感受器循环时间呈直接正比，与心输出量呈间接正比[76]。因此，与单纯CSA患者相比，合并心力衰竭的CSA患者的心输出量更低，肺-化学感受器循环时间、过度通气时间和周期性呼吸的周期时间更长（见图89-4）[76]。

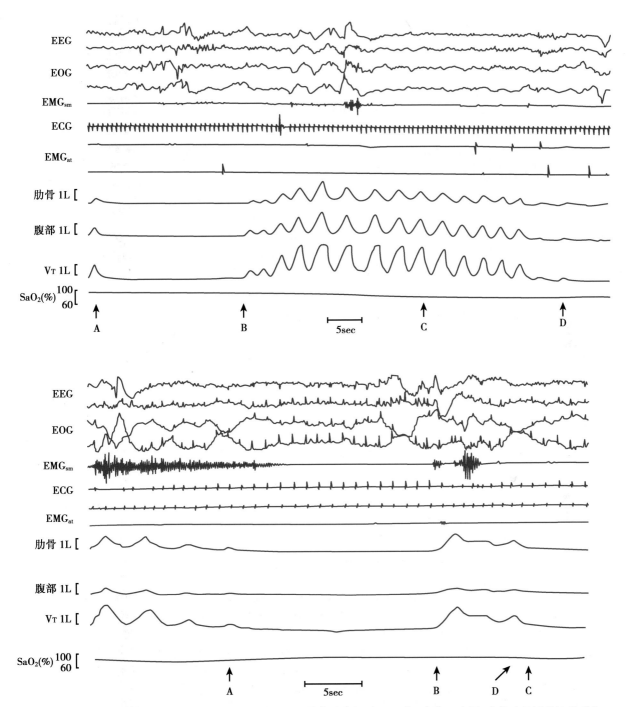

图 89-4 非高碳酸性中枢型睡眠呼吸暂停:陈-施呼吸和特发性中枢型睡眠呼吸暂停。**上图:**多导睡眠图所记录到的一个心衰患者的陈-施呼吸相关的中枢型睡眠呼吸暂停(Cheyne-Stokes respiration with a central sleep apnea,CSR-CSA)。当潮气量无偏移时,显示缺乏胸廓和腹部的运动,这表明缺乏呼吸中枢驱动。紧跟着呼吸暂停,潮气量逐强-渐弱模式(典型的 CSR-CSA),伴随周期时间延长。A、B 点分别是呼吸暂停的起点和终点,C 点是血氧饱和度(arterial oxygen saturation,SaO₂)最低点。因此,B 到 C 的距离代表呼吸暂停结束后到血氧最低所需要的时间,这是通过放在耳朵的血氧计测量的(肺-耳循环时间)。D 点代表过度通气的终点。与下图的特发性中枢型睡眠呼吸暂停比较,CSR-CSA 患者的呼吸暂停持续时间(A 到 B)是一样的(26 秒),但是其肺-耳循环时间(B 到 C=26 秒)、整个周期时间(A 到 D=65 秒)和过度通气的时间(B 到 D=46 秒)更长。这是因为该患者的心输出量更低,并且整个周期时间和肺-耳循环时间与心输出量呈反比。**下图:**多导睡眠图所记录的特发性中枢型睡眠呼吸暂停患者的一次中枢型睡眠呼吸暂停。与上图所示的 CSR-CSA 比较,其呼吸暂停持续时间是一样的(A 到 B=18 秒),而肺-耳循环时间(B 到 C=8 秒)、整个周期时间(A 到 D=25 秒)和过度通气的时间(B 到 D=7 秒)更短。ECG,心电图;EEG,脑电图;EMGat,胫骨前肌肌电;EMGsm,下颌肌电;EOG,眼电图。(引自 Hall MJ,Xie A,Rutherford R,et al:Cycle length of periodic breathing in patients with and without heart failure. *Am J Respir Crit Care Med* 154(2 Pt 1):376-381,1996.)

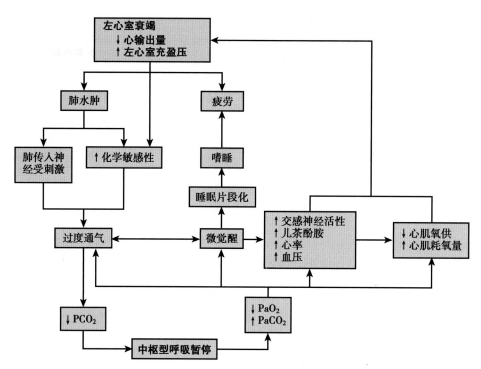

图89-5 陈施呼吸相关性中枢型睡眠呼吸暂停的病理生理机制。左心衰竭导致心输出量降低和左室充盈压增加，进而引起肺水肿并刺激肺的迷走神经刺激性感受器。与此同时化学敏感性增加，进一步导致过度通气和低碳酸血症。当 PCO_2 低于呼吸暂停阈值时触发一次呼吸暂停，在呼吸暂停时 PO_2 下降和 PCO_2 升高，最终使通气恢复和微觉醒。微觉醒又触发下一次过度通气和呼吸暂停。睡眠中低氧血症和微觉醒的相结合使交感神经系统活性增加，进一步引起心率和血压升高；反过来面临氧供减少时又增加了心脏氧耗量。氧供需的不平衡和交感过度兴奋结合起来导致左心功能进一步恶化。另外，反复微觉醒所致的睡眠的片段化可以引起疲劳，在小部分人中引起嗜睡。SNA，交感神经活性。(引自 Leung RS, Bradley TD: Sleep apnea and cardiovascular disease. *Am J Respir Crit Care Med* 164:2147-2165, 2001.)

心力衰竭是一种很常见的疾病，人群中患病率大约为 1.5%[77]。早年的研究发现，在有症状的男性心衰患者中，CSR-CSA 的患病率接近 40%[78]。最新的流行病学研究发现，心力衰竭患者（包括男性和女性）中的 CSR-CSA 患病率大幅度降低，为 $15\% \sim 26\%$[79-82]，可能的原因是在女性患者中 CSR-CSA 并不常见。CSR-CSA 在无症状的左心室收缩功能不全的患者中也很常见[83]。CSR-CSA 的危险因素包括年龄（>60 岁）、男性、心房纤颤、清醒期低碳酸血症（PCO_2 <38mmHg）、利尿剂的使用、较为严重的心力衰竭（射血分数低）、纽约心功能分级高、脑钠肽（BNP）升高、肺毛细血管楔压升高[66]以及左室收缩末期容积高[78-80,82,84]。

在心衰患者中，CSA 和 OSA 可以同时存在。在整夜睡眠或者在很长一段时间内，一小部分病人的呼吸事件可以在两种呼吸暂停类型之间转换[74,85-87]。阻塞型事件为主向中枢型事件为主的转换与 PCO_2 水平下降、循环时间延长和过度通气有关[86,87]。这种转换表明心输出量的恶化以及左室充盈压的升高，这是 OSA 的不良血流动力学的结果[88]。相反地，中枢型事件为主向阻塞型为主的转换与左室射血分数升高和循环时间缩短有关[85]。观察性的研究提示心力衰竭和呼吸暂停之间存在病理生理相互作用。也就是说，呼吸暂停可以影响心功能，而心功能也可影响呼吸暂停的类型。因此，在某些心力衰竭患者中，CSA 和 OSA 可能是睡眠呼吸相关障碍谱系的一部分，并随着潜在的心血管功能变化而相互转换。

心衰患者发生 OSA 和 CSR-CSA 的一个可能病因是白天腿部体液潴留和夜间体液再分布，同时这也是呼吸暂停类型转换的原因。夜间腿部体液转移量与睡眠呼吸暂停指数（AHI）的关系在心衰合并 OSA 或 CSA 患者中都进行过相关研究[89]。在 OSA 患者中，随着体液转移，患者颈围增加，而颈围与 AHI 密切相关。这些观察性研究表明，颈部液体的增加可以导致 OSA 加重。这可能是因为咽腔周围组织压力增加，进而增加气道的易塌陷性[90]。在 CSA 患者中，随着体液转移，患者夜间 PCO_2 降低，这表明转移到肺的体液刺激了肺刺激性感受器，从而引起过度换气而使 PCO_2 降低，使其接近或者低于呼吸暂停阈值[89,91]。另外，与 OSA 患者相比，CSA 患者从腿部转移的体液量更大。因此，随着时间的变化，不同程度的体液转移在呼吸暂停类型转换间起主要作用。夜间体液转移的量与白天坐位时间呈正相关，与体育锻炼时间呈负相关。

2. 临床特征

尽管 CSR-CSA 常见的症状包括端坐呼吸、夜间阵发性呼吸困难、可观察到的呼吸暂停、疲劳和失眠[92]，然而这些症状与 CSR-CSA 并无直接联系。比如，CSR-CSA 患者通常不会表现为打鼾或日间过度嗜睡[79,93,94]。也无确切证据表明 CSR-CSA 对患者生活质量有负面影响[94]。

CSR-CSA 是否仅仅是左室充盈压升高和心功能差的表现,或者 CSA-CSA 是否独立于其他因素而对心功能及其预后有负面影响,这仍然是一个争议的问题。均衡各方证据,CSR-CSA 对心功能预后有负面影响。大部分(但不是全部的)单中心的观察性研究发现,CSR-CSA 会增加 2 到 3 倍的死亡风险或者心脏移植的风险[80,95-101]。因为样本量普遍偏少并且 CSR-CSA 的定义及量化标准也不一致,因此在解读这些研究时需谨慎。由于这些研究是在广泛使用 β-受体阻滞剂、植入式心脏除颤器、心脏再同步治疗心衰之前进行的,因此这些研究可能不再具有实用性[98-101]。

已经有研究发现,交感神经活性增加与心衰患者的不良预后有关,同时其也是 CSR-CSA 预后不良的原因[102]。研究表明,CSR-CSA 主要通过间歇性暂停相关的缺氧和微觉醒[104-106] 来增加清醒期和睡眠期的交感神经活性[103]。较高的交感神经活性会导致肾素醛固酮系统活化,并且随着时间的推移,导致钙调节异常进而引起心律失常,最后导致心肌收缩性下降[83]。CSA 增加心衰患者死亡率的机制可能是通过增加自主神经功能紊乱、心律失常倾向和猝死共同作用的结果[79,107]。

另一方面,一些证据表明 CSR-CSA 并不会对心衰患者的血流动力学有不良影响。最新的研究表明,OSA 患者的搏出量和心输出量下降,与之相反 CSA 患者的搏出量和心输出量实际上有轻微的升高[88]。其原因并不明确,这个研究表明对于心输出量低的患者来说,在特定的环境下,CSR-CSA 可能会有补偿效应,对心血管功能的影响不完全是有害的。

3. 治疗

CSR-CSA 很少引起症状,所以很难界定对症治疗的目标。无论如何,CSR-CSA 与发病率和死亡率风险增加有关,一个合乎逻辑的治疗目标是降低发病率和死亡率。然而,并没有随机试验证据证明治疗可以降低发病率和死亡率。因此,由于并没有治疗 CSR-CSA 的明确界限,治疗 CSR-CSA 的决定取决于临床判断,需要考虑到以下附加条件:减轻 CSR-CSA 的严重程度的治疗可能并不能改善患者的症状、生活质量及长期结局。目前所有 CSR-CSA 的干预手段均需要进一步研究以评估长期的有效性和安全性。

4. 心衰的治疗

因为 CSR-CSA 的出现是心衰的结果,所以选择药物和采取措施治疗潜在的心衰是合理的。有些非对照的观察性研究表明血管紧张素转换酶抑制剂[108]、β 受体阻滞剂[109]、心脏再同步治疗[110] 可以减轻心衰患者 CSR-CSA 的严重程度。然而,这些结果并没有在随机试验中得到印证。一项大型的流行病学研究发现,β 受体阻滞剂的使用并不能减轻 CSR-CSA 的严重程度和减少发生频率[79]。另一项研究发现,窦性心动过缓伴 CSA 的患者采用心房夺获起搏治疗后能降低 AHI,但是这些病人并没有心衰[111]。然而,这些结果并没有得到重复。在另一项小型研究中发现,终末期心衰患者行心脏移植后减轻了 CSR-CSA 的严重程度[73]。尽管可考虑使用以上提及的一种或多种方法,然而上述方法并没有一个是针对 CSR-CSA 的特定治疗。这些方法均只能在有潜在心衰的情况下使用。

5. 气道正压通气

(1) 持续气道正压通气: 持续气道正压通气(continuous positive airway pressure,CPAP)的治疗效果在心衰合并 CSR-CSA 的患者中广泛研究过。CPAP 的急性应用增加心衰患者的胸内压,进而降低左右心室容积(前负荷)和左室跨壁压(后负荷)并减轻呼吸肌的负荷进而降低呼吸做功[103,112]。在左室充盈压升高患者中,CPAP 可以升高每搏输出量和心输出量,但是对于左室充盈压正常或者下降的患者却起相反作用[113]。

几个随机对照试验发现,心衰合并 CSR-CSA 的患者持续使用 CPAP 1 ~ 3 个月后,AHI 下降 50% ~ 60%[103,114]。但是其机制并不太清楚,可能与以下原因有关:肺容量的增加使肺内 O_2 储存增加而抑制动脉氧分压的波动,肺含水量的降低使其肺刺激性感受器的刺激下降,通气量的降低使得 PCO_2 升高并高于呼吸暂停阈值[103]。其他小型的心衰合并 CSR-CSA 患者的随机对照研究表明,CPAP 增加左室射血分数,降低二尖瓣反流和交感神经活性[103,115]。

最大的 CPAP 随机对照试验是加拿大的对心衰合并中枢型睡眠呼吸暂停患者的正压通气研究(CANPAP),该研究纳入 258 名患者,平均随访时间及最大随访时间分别为 24 个月和 64 个月[116]。CPAP 治疗使 AHI 下降约 55%、左室射血分数升高、6 分钟的步行距离增加,同时降低了交感神经系统活性。然而,对主要的结局即心脏移植的生存率并无影响。因此,不推荐 CSR-CSA 患者常规使用 CPAP。然而,该试验的析因分析发现,使用 CPAP 后 AHI 下降并低于 15 的患者的心脏移植生存率比对照组和 CPAP 治疗后 AHI 仍大于 15 的患者明显更高[117]。这些研究结果表明,可以尝试使用 CPAP 治疗心衰合并 CSR-CSA 的患者,如果治疗后 AHI 低于 15 时 CPAP 可能降低其合并症和死亡率的作用。然而,如果治疗后 AHI 仍大于 15 时,考虑到潜在的危害应该停止使用 CPAP[117]。

(2) 伺服通气(adaptive servoventilation,ASV): ASV 是一种专门为缓解 CSR-CSA 设计的正压通气疗法。对于 CSR-CSA 患者来说,ASV 类似于一个心脏起搏器:当探测到中枢型睡眠呼吸暂停时,提供一个间歇性辅助通气;当探测到病人的自主呼吸时,辅助通气就停止。对于心衰合并 CSR-CSA 患者来说,与 CPAP、BiPAP 和氧疗相比,ASV 能更明显的降低 AHI[118-120]。然而,ASV 对心衰合并 CSR-CSA 患者的临床作用并不一致。一项纳入 72 名患者并随访 3 月的随机对照研究发现,ASV 组和对照组间的左室射血分数、脑钠肽和生活质量并无明显差异[121]。另一项纳入 26 名患者随访 4 周的随机对照研究发现,ASV 提高客观的警觉性、降低 BNP 水平,但对左室射血分数、主观嗜睡、模拟驾驶能力和生活质量并无影响[93]。然而,缺乏长期的随机对照试验评估 ASV 对死亡率和患病率的影响。因此,没有充足的临床证据支持 ASV 应用于心衰合并 CSR-CSA 的患者,还需要更多的大规模的随机对照研究。

(3) 氧疗: 氧疗可减轻 CSA 相关的动脉 PO_2 下降,从而使外周化学感受器刺激减少,进一步降低环路增益,降低出现过度通气的机会,进而避免 PCO_2 下降并低于呼吸暂停阈值[122]。在氧疗的同时测量 PCO_2 发现,当 AHI 显著下降时[123],PCO_2 水平会增加;而当 AHI 下降幅度较小时,PCO_2 水平并无变化[124]。这表明,氧疗缓解 CSR-CSA 的一个可能机制是通过抑制通气而增加 PCO_2 水平,使其超过呼吸暂停阈值。

一些小型的随机对照试验发现,氧疗可以使心衰合并 CSR-CSA 患者的 AHI 下降约 50%,给氧的时间从 1 天到 2 个月不等[123,125-127]。然而氧疗对生理作用和临床结局并不一致。Staniforth 和同事[126] 发现,1 月的氧疗可以降低夜间尿中去甲肾上腺素的水平,但对白天血浆去甲肾上腺素、BNP、嗜睡程度和生活质量无影响。在另外一项随机对照研究中,Andreas 及其同事[125]

对 22 例心衰合并 CSR-CSA 患者进行 7 天夜间氧疗后发现,最高氧耗量和通气效率升高,然而生活质量无改善。Arzt 和同事[128]招募 10 名患者进行夜间氧疗,另外 16 例进行 CPAP 治疗(压力 8~10cmH₂O),治疗 3 个月后发现两种方法都使 AHI 下降约 67%,但是只有 CPAP 能改善通气效率及左室射血分数,而两者对最高氧耗量均无影响。家庭氧疗试验(HOT)[129]随机将 51 例患者分配到吸氧组和非吸氧组,经过 1 年治疗后发现,与对照组相比,吸氧组 CSR-CSA 的严重程度显著降低和生活质量(使用特定活动量表评估)改善,然而两组在心血管事件上无差异。

尽管给氧能减轻心衰患者的 CSR-CSA 和降低交感神经活性,然而在改善心血管功能和临床结局方面结果不一致。并且,心衰患者氧疗可能引起组织氧气过多,进而引起氧化应激,对血流动力学产生不利影响,比如升高血管阻力、血压和左室充盈压以及降低心输出量[130-132]。因此,没有充足的证据支持对心衰合并 CSR-CSA 的患者使用氧疗。

(4) 呼吸兴奋剂:乙酰唑胺是一种碳酸酐酶抑制剂,可以引起代谢性酸中毒,进而对呼吸的刺激增加,同时降低呼吸暂停阈值[133]。一项小型的为期 6 天的随机对照试验研究发现,乙酰唑胺能使心衰合并 CSR-CSA 患者的 AHI 降低 38%,同时缓解患者白天的嗜睡和疲劳[134]。茶碱是一种腺苷受体阻滞剂,能刺激呼吸中枢,增加心脏的收缩性。另一项为期 5 天的研究纳入了 15 例心衰合并 CSR-CSA 患者,发现茶碱能降低 AHI 但不能提高左室射血分数[135-137]。尽管茶碱曾广泛用于急性心衰的治疗,但是由于其可增加心律失常和猝死的风险,目前已不再用于心衰治疗[138,139]。因此,这两种药物都不建议用于治疗 CSR-CSA。

(5) 二氧化碳:吸入二氧化碳或者增加无效腔可以使动脉 PCO_2 升高,并高于呼吸暂停阈值,从而终止心衰患者的 CSR-CSA(如图 89-6)[66,140]。然而并没有证据表明通过上述方法升高 PCO_2 能获得益处。而且,因为二氧化碳使交感神经活性升高并干扰睡眠,同时也没有长期的研究证明其安全性和有效性,所以并不推荐使用二氧化碳治疗 CSR-CSA。

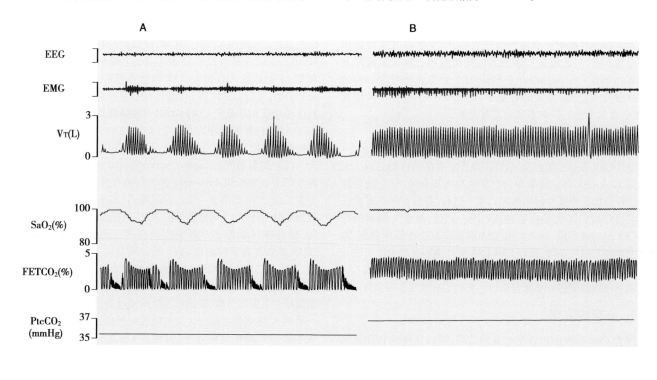

图 89-6　吸入二氧化碳后终止陈-施呼吸。多导睡眠图记录的一个病人在非快动眼睡眠 2 期反复出现陈-施呼吸相关的中枢型睡眠呼吸暂停,A 点表示吸入空气,而 B 点吸入 1% 二氧化碳和空气。吸入二氧化碳时,反复呼吸暂停(潮气量 VT)和动脉血氧饱和度(SaO_2)的下降终止,同时伴有经皮二氧化碳($PtcCO_2$)升高 1.6mmHg。EEG,脑电图;EMG,下颌肌电;$FETCO_2$,呼末二氧化碳。(引自 Lorenzi-Filho G,Rankin F,Bies I,et al:Effects of inhaled carbon dioxide and oxygen on Cheyne-Stokes respiration in patients with heart failure. *Am J Respir Crit Care Med* 159:1490-1498,1999.)

(6) 膈神经起搏:经上腔静脉的单侧静脉膈神经刺激疗法可以调控呼吸,该方法正在被研究用于治疗 CSR-CSA。一项小型的开放性研究发现,夜间每隔几分钟刺激膈神经能降低 AHI。但是,关于试验设计和间歇性刺激膈神经的模式并没有很好定义,对结果很难进行评价[142]。需要进一步的研究去证明这种干预手段的长期应用是否可行,以及是否能改善临床结局。

(7) 脑血管疾病相关的中枢型睡眠呼吸暂停:在脑血管疾病患者中,10%~15% 会出现非高碳酸血症性 CSA,其病理机制和临床特征并不明确[143,144,144a]。但是,几项研究发现 CSA 的发生和中风类型、部位及面积无关。在某些病人中,CSA 表现为 CSR-CSA,而在这些患者中 CSR-CSA 主要与无症状性左心室收缩功能不全有关[143,144]。这项观察研究表明,中风患者的 CSR-CSA 与潜在的心功能不全有关[145],这与心衰患者发生 CSR-CSA 机制类似。然而,并没有对这个结果的临床意义和治疗手段进行深入研究。因此如果中风患者出现 CSR-CSA,提示应该去寻找其左心室收缩功能不全的证据。

（8）**心房纤颤相关的中枢型睡眠呼吸暂停**：在心衰患者中，心房纤颤会增加发生 CSR-CSA 的风险[79]。在没有心衰、脑血管疾病、肾脏疾病的 CSA 患者中，心房纤颤的发生率为 27%，而 OSA 患者中仅为 1.7%，在没有呼吸暂停的患者中为 3.3%[146]。CSA 与心房纤颤存在密切联系的原因并不明确，但是最可能的原因与心衰的机制相同，通过降低心输出量、增加肺静脉压而刺激肺迷走神经感受器进而引起过度通气和低碳酸血症。

（9）**肾衰相关的中枢型睡眠呼吸暂停**：在终末期肾病患者中同样存在 CSA，然而由于大多数研究的样本较小，其患病率难以准确估计[147,148]。在早期的研究中，CSA 在肾衰患者中的患病率为 9% ~ 75%[148-150]。最新的研究纳入 89 名 4/5 期慢性肾脏疾病患者和 75 名终末期肾病的透析患者，发现 CSA 并不常见，中枢型睡眠呼吸暂停指数的中位数为 0 到 0.7[151]。然而，终末期肾病的透析患者同时存在阻塞型、中枢型和混合型呼吸暂停事件的几率较高[149,150,152]。CSA 的预测因子包括心房纤颤、胸片显示的心胸比率增大和 PCO_2 降低，这些都表明肾脏疾病导致 CSA 的机制与心衰、心房纤颤类似，与液体超负荷有关[148]。非随机试验发现一夜的 CPAP 减轻了 6 名终末期肾脏疾病患者的 CSA[150]。另外一项研究纳入 14 名同时存在阻塞和中枢型睡眠呼吸暂停的患者，从常规的一周 3 次的血液透析过渡到密集的夜间血液透析后，其所有种类的呼吸暂停事件均减少，这主要与 PCO_2 增加有关[149]。夜间的体液转移有助于减少 CSA 和其他类型的呼吸事件，在 OSA 患者中主要与转移至颈部的体液减少相关，而在 CSA 患者中与转移至肺部的体液减少相关[89,153]。

（10）**肢端肥大症相关的中枢型睡眠呼吸暂停**：肢端肥大症患者 CSA 和 OSA 的患病率均较高。一项研究发现，54 例肢端肥大症患者中有 20% 患者有 CSA[154]。高碳酸通气反应的斜率与生长激素和 IGF-1 有关，这就表明这些物质可能对呼吸有调控作用。并且，CSA 的严重程度与二氧化碳反应和 IGF-1 水平直接相关。

肢端肥大症患者 CSA 的临床特征没有详细阐明，但与 OSA 临床表现类似，包括打鼾、日间过度嗜睡[154]。一项非随机对照研究纳入 19 例肢端肥大症合并呼吸暂停患者，通过生长抑素类似物（即奥曲肽）治疗肢端肥大症后，AHI 下降 50%，并且阻塞型和中枢型事件均减少[155]。同样的，另外一项研究纳入 6 例患者，经蝶骨腺样体切除术治疗后，阻塞型和中枢型事件均减少，但并没有评估对暂停相关症状的影响[156]。

（11）**高海拔相关的中枢型睡眠呼吸暂停**（见第 77 章）：在高海拔地区，低气压低氧血症引起过度通气，使睡眠中的 PCO_2 反复下降并低于呼吸暂停阈值[157]。在高海拔地区，当地人和平原居住者都可出现 CSA，但不是所有人都会出现[158]。但是，男性更容易出现其他形式的类似非高碳酸血症性 CSA，在高原地区男性比女性更容易发生 CSA 的机制仍不清楚[159]。

低海拔居住者从海拔 2400m 迁移到 7546m 后，CSA 事件的发生频率显著增加，周期性呼吸的周期长度显著缩短[160-162]。周期长度的显著缩短可能是因为心输出量增加，因此缩短了肺-化学感受器的循环时间。随着时间的推移，低海拔居住者适应高海拔环境后，CSA 事件逐渐减少[163,164]。其主要原因是经过 2 ~ 3 天后，代谢因素对呼吸性碱中毒的补偿。因此，动脉 PCO_2 与呼吸暂停阈值的差异增加，随着时间的推移导致周期性呼吸减弱[133]。在高海拔地区，CSA 相关的症状包括睡眠质量差、夜间呼吸困难、晨起头痛和认知受损[165-168]。

回到低海拔地区后，高海拔相关的 CSA 迅速缓解。在高海拔地区时，CSA 的特殊治疗包括氧疗，使得 PCO_2 升高而高于呼吸暂停阈值，从而呼吸暂停很快缓解并改善主观睡眠质量[167]。呼吸兴奋剂也可减轻高海拔相关的 CSA。比如，一项纳入 30 例高海拔 CSA 患者的随机研究发现，乙酰唑胺或者茶碱可以明显缓解 CSA。但是，60% 使用乙酰唑胺的患者出现感觉异常和味觉改变，70% 使用茶碱的患者出现心悸[169]。

一项在高海拔地区开展的随机试验纳入 33 例受试者，研究发现羟基安定使 CSA 的严重程度中度下降[170]。可能的机制是镇静药物降低从睡眠中微觉醒的频率，从而阻止突然的过度通气以及随之而来的 PCO_2 的下降甚至低于呼吸暂停阈值。目前，尚无强力推荐用于治疗高海拔相关 CSA 的药物，但氧疗或者使用乙酰唑胺看起来是合乎逻辑的。因为无论如何常规吸氧和乙酰唑胺均可以纠正低氧血症，避免了急性高山病和高原肺水肿的发生。

（12）**阿片类物质相关的中枢型睡眠呼吸暂停**：曾有报道，使用阿片类物质的患者会出现中枢型和阻塞型呼吸暂停[171-173]。阿片类物质引起 CSA 至少有 2 个原因。第一，阿片类物质激活抑制呼吸驱动的脑区，尤其是延髓前包式复合体的内源性阿片受体的激活，而引起呼吸抑制[174]。在入睡时，这种呼吸抑制的加重可能进一步导致 CSA 和低通气。如果这样的话，预计会发生高碳酸血症。然而，使用美沙酮出现 CSA 的患者在清醒期时进行动脉血气分析发现，PCO_2 在正常范围且与 CSA 的发生和严重程度无关[172,175-177]。因此，阿片类物质导致的 CSA 似乎与高碳酸血症和呼吸抑制并无关系，而其本身是非高碳酸血症性类型。

第二，阿片类物质激活组胺受体使肺循环和体循环动静脉扩张[178,179]。静脉扩张可引起外周静脉充盈，在急性心源性肺水肿患者中，可以缓解左室充盈和肺充血情况。慢性阿片类物质的使用可能引起内脏和腿部毛细血管的慢性充盈[180]。因此，其机制同心衰患者发生 CSA 的机制类似。夜间卧位时，大量的体液转移聚集至肺，刺激迷走神经而引起过度通气，导致 PCO_2 下降并低于呼吸暂停阈值[89,181]。然而，这只是一个推测的机制。

麻醉性药物滥用者的 CSA 的严重程度可能每天都不同，主要与使用剂量有关，剂量越高，AHI 越高[172,182,183]。回顾性研究发现，就诊于睡眠中心的阿片类物质滥用者，单纯的 CSA 的患病率为 14% ~ 30%[172,182,184,185]。

阿片类物质使用相关的中枢神经系统症状包括头晕、恶心、神经认知损害和嗜睡[186]。很难判断这些症状是由于阿片类物质的使用还是 CSA 引起的。慢性阿片类物质的使用可能增加猝死的风险，主要与心律失常有关，但是至今没有证据表明这与 CSA 或者其他睡眠呼吸障碍有关[187]。

在停止使用阿片类物质后，阿片类物质使用相关的 CSA 的严重程度和嗜睡症状得到减轻或者缓解[188,189]。然而，由于成瘾和慢性疼痛，停用阿片类物质并不可行。在一些小型的回顾性非随机试验中，CPAP、BiPAP 和 ASV 曾实验性地用于治疗阿片类物质引起的 CSA。两项关于 CPAP 治疗的小型回顾性研究的研究结果并不一致：一项研究发现 CPAP 无效，另外一项研究发现，54% 使用 CPAP 的患者的 AHI 下降至接近或者低于 5[190]。之后的一项研究通过氧疗配合 CPAP 缓解 81% 患者的 CSA[190]。BiPAP 和氧疗能缓解额外的 10% 的 CSA。ASV 仅在一些小型的研究中评估了其疗效，研究结果并不一致[189,191,192,192a]。

（13）**复杂性中枢型睡眠呼吸暂停**：复杂性中枢型睡眠呼吸暂停最初的定义为阻塞型呼吸暂停患者在 CPAP 治疗时或者治疗后出现的中枢型睡眠呼吸暂停，称为 CPAP 相关的中枢型睡眠呼吸暂停。随后，CSA 在 OSA 患者行以下治疗时被报道：正颌手术[193,194]、使用下颌前移矫正器[195]、气管切开术[196]和鼻部手术[192]，这些称为治疗相关的中枢型睡眠呼吸暂停。然而，复杂性呼吸暂停的定义仍存在争议，是否是一个明确的疾病。复杂性呼吸暂停这个术语曾用来描述治疗中枢型、阻塞型和混合型呼吸暂停后出现的持久性中枢型睡眠呼吸暂停，称之为 CPAP-持久性中枢型睡眠呼吸暂停。因此，至今复杂性呼吸暂停没有一个明确的定义[198,199]。在这一章节中，复杂性呼吸暂停包括治疗相关 CSA 和治疗持久性 CSA。

OSA 患者开始使用 CPAP 以及进行其他治疗后出现 CSA 的可能的机制是：在存在较强的中枢呼吸驱动的 OSA 患者中，当上气道阻塞缓解后，通气量增加从而导致 PCO_2 下降并低于呼吸暂停阈值[198,200]。

OSA 合并或者不合并心衰的患者行 CPAP 治疗后，治疗相关的 CSA 的患病率为 5% ~ 20%[200-205]。使用 CPAP 2 ~ 3 个月后，50% 没有心衰的患者的 CSA 会缓解。在行气管切开术 6 个月后，治疗相关的 CSA 同样也下降[206]。

在非选择的睡眠队列中，出现治疗相关的 CSA 的危险因素有睡眠质量差、高血压、冠心病、心衰、阿片类物质使用和更严重的 OSA[201,203,207]。在心衰患者中，出现 CPAP 相关的 CSA 的危险因素包括老年、低的动脉 PCO_2、较差的纽约心功能分级、较少的利尿剂使用量以及升高的 CO_2 通气反应[205]。但是，高达三分之一的 CPAP 相关的中枢型睡眠呼吸暂停并无这些危险因素[208]。

经过 2 ~ 3 个月治疗后，大部分患者的治疗相关的 CSA 会缓解。因此对于大多数患者来说，不必要采取特定的治疗。而且，即便是治疗相关的 CSA 持续存在，其白天嗜睡也会改善[201]。尽管使用 CPAP 和其他治疗后，复杂性呼吸暂停仍然持续存在，没有相关研究探讨这些治疗对复杂性 CSA 的长期效果。

持续性治疗相关的 CSA 的治疗手段包括：BiPAP、ASV、氧疗及增加无效腔。在大多数研究中，复杂性 CSA 是否治疗并不依赖于患者的症状。BiPAP 治疗方面的研究结果不一致，其中一项研究发现 BiPAP 对 CSA 有改善[209]，另外两项研究发现无改善[210,211]。一项回顾性研究发现，在 CPAP 治疗的基础上使用无排气的面罩从而增加 50 ~ 200ml 无效腔后，CSA 缓解[212]。ASV 使 79% ~ 100% 的患者的治疗相关的 CSA 得到缓解[213-215]。一项前瞻性随机试验发现，经过 6 ~ 12 周的 ASV 治疗后，97% ~ 100% 患者的 CPAP 相关的 CSA 得到缓解[205,207,216]。

6. 原发性非高碳酸血症性中枢型睡眠呼吸暂停

特发性中枢型睡眠呼吸暂停：是一种排除心血管疾病和其他可能原因导致的 CSA 和低通气。两项大型流行病学研究发现，男性的患病率为 0.4%[217]，女性为 0%[218]。由于这是健康人群的研究，可以认为大多数的 CSA 是特发性中枢型睡眠呼吸暂停。因此，特发性中枢型睡眠呼吸暂停是一种罕见的疾病。

同 CSR-CSA 一样，特发性中枢型睡眠呼吸暂停的患者在清醒期或者睡眠时存在过度通气，使 PCO_2 下降。过度通气的原因与外周和中枢化学感受器的反应性增加有关，从而引起环路增益增加而导致呼吸不稳定[71,219,220]。中枢型低通气和暂停事件通常在通

气突然增加后出现，微觉醒触发通气增加进而导致 PCO_2 下降甚至低于呼吸暂停阈值。他们对低碳酸的依赖性是通过观察到吸入小剂量二氧化碳或增加无效腔可以增加 PCO_2，进而使睡眠呼吸障碍立即得到缓解来阐明的[221]。正如 CSR-CSA，中枢型事件在 NREM 睡眠时主要表现为呼吸气流的下降，而 REM 睡眠时表现为气流的完全停止。与心衰合并 CSR-CSA 的患者相比，由于较短的肺-化学感受器循环时间以及较高的每搏输出量和心输出量，患者的低通气的持续时间和周期性呼吸的周期更短（见图 89-4）[76]。

在某些方面，特发性中枢型睡眠呼吸暂停的临床表现与 OSA 相同，患者通常是肥胖的中老年男性，常伴有打鼾、非恢复性睡眠和日间过度嗜睡，但更常伴有失眠。由于缺乏对这种疾病的自然病程研究，所以很难估计其临床意义。治疗包括呼吸兴奋剂如乙酰唑胺[169,222]，它对呼吸提供了一个持续的刺激，从而减少了通气的波动。关于乙酰唑胺的非对照的研究结果并不一致，也没有仔细评估其临床结局，因此目前并不推荐乙酰唑胺用于该疾病的长期治疗。

微觉醒增加和睡眠的不稳定可能引起中枢型睡眠呼吸暂停，镇静药物曾实验性的用于减少微觉醒而减轻特发性中枢型睡眠呼吸暂停。一项关于非 GABA 受体激动剂为期九周的开放性非随机对照试验发现[223]，唑吡坦能使患者的 AHI 下降 55%，同时微觉醒频率和主观嗜睡程度也有缓解。一项关于苯二氮䓬镇静药物——三唑仑的一整夜随机对照试验发现[224]，AHI 中度下降的同时觉醒频率也有所下降。由于这些研究的人数偏少，循证的治疗推荐需要更大样本量的随机对照试验。目前没有研究去评估正压通气治疗对特发性中枢型睡眠呼吸暂停的疗效。

关键点

- 中枢型睡眠呼吸暂停是一种罕见的异质性疾病，睡眠时其 PCO_2 通常低于呼吸暂停阈值，要么是 PCO_2 下降，要么是呼吸暂停阈值升高。

- 中枢型睡眠呼吸暂停是在缺乏上气道阻塞引起的气流受限时，由于呼吸中枢驱动下降而反复出现的气流下降（低通气）和气流停止（暂停）。

- 根据是否有高碳酸血症将中枢型睡眠呼吸暂停分为两类：
  - 高碳酸血症性中枢型睡眠呼吸暂停：主要是因为呼吸中枢损害或者神经肌肉疾病对呼吸肌的影响，从清醒到睡眠过渡时，由于缺乏呼吸驱动，中枢型睡眠呼吸暂停会加重，并且在快动眼睡眠期更明显。
  - 非高碳酸血症性中枢型睡眠呼吸暂停：通常与中枢呼吸驱动增加有关，中枢驱动增加导致过度通气，进而导致 PCO_2 下降并低于呼吸暂停阈值，并且在非快动眼睡眠期更明显。

- 陈-施呼吸相关的中枢型睡眠呼吸暂停是一种非高碳酸血症性中枢型睡眠呼吸暂停，通常与心衰有关，表现为周期性渐强-渐弱的呼吸，并且在非快动眼睡眠期更显著，而且会增加死亡的风险。

- 复杂性呼吸暂停是对阻塞型呼吸暂停进行 CPAP 或者其他干预治疗时出现的一种 CSA（治疗相关 CSA），或者是对一种合并有中枢型、混合型和阻塞型呼吸暂停的治疗后持续存在的 CSA（治疗持久性 CSA）。

（李桃美　雷飞　周俊英 译，唐向东 校）

参考文献

以下是主要的文献，完整的文献请登录 *ExpertConsult* 查阅。

Aurora RN, Chowdhuri S, Ramar K, et al: The treatment of central sleep apnea syndromes in adults: practice parameters with an evidence-based literature review and meta-analyses. *Sleep* 35(1):17–40, 2012.

Berry RB, Budhiraja R, Gamaldo CE, et al: *The AASM manual for the scoring of sleep and associated events: rules, terminology and technical specifications*, Version 2, Darien, Illinois, 2012, American Academy of Sleep Medicine.

Bourke SC, Gibson GJ: Sleep and breathing in neuromuscular disease. *Eur Respir J* 19(6):1194–1201, 2002.

Bradley TD, Logan AG, Kimoff RJ, et al: Continuous positive airway pressure for central sleep apnea and heart failure. *N Engl J Med* 353(19):2025–2033, 2005.

Bradley TD, McNicholas WT, Rutherford R, et al: Clinical and physiologic heterogeneity of the central sleep apnea syndrome. *Am Rev Respir Dis* 134(2):217–221, 1986.

Fleetham J, Ayas N, Bradley D, et al: CTS Sleep Disordered Breathing Committee: Canadian Thoracic Society guidelines: diagnosis and treatment of sleep disordered breathing in adults. *Can Respir J* 13:387–392, 2006.

Hall MJ, Xie A, Rutherford R, et al: Cycle length of periodic breathing in patients with and without heart failure. *Am J Respir Crit Care Med* 154(2 Pt 1):376–381, 1996.

Lorenzi-Filho G, Rankin F, Bies I, et al: Effects of inhaled carbon dioxide and oxygen on Cheyne-Stokes respiration in patients with heart failure. *Am J Respir Crit Care Med* 159(5 Pt 1):1490–1498, 1999.

Naughton M, Benard D, Tam A, et al: Role of hyperventilation in the pathogenesis of central sleep apneas in patients with congestive heart failure. *Am Rev Respir Dis* 148(2):330–338, 1993.

Orem J, Kubin L: Respiratory physiology: central neural control. In Kryger M, Roth T, Dement WC, editors: *Principles and practice of sleep medicine*, Philadelphia, 2000, WB Saunders, pp 205–220.

Simms T, Brijbassi M, Montemurro LT, Bradley TD: Differential timing of arousals in obstructive and central sleep apnea in patients with heart failure. *J Clin Sleep Med* 9(8):773–779, 2013.

Sleep and associated events: rules, terminology and technical specifications, Version 2, Darien, IL, 2012, American Academy of Sleep Medicine.

Solin P, Bergin P, Richardson M, et al: Influence of pulmonary capillary wedge pressure on central apnea in heart failure. *Circulation* 99(12):1574–1579, 1999.

Solin P, Roebuck T, Johns DP, et al: Peripheral and central ventilatory responses in central sleep apnea with and without congestive heart failure. *Am J Respir Crit Care Med* 162(6):2194–2200, 2000.

Xie A, Rankin F, Rutherford R, Bradley TD: Effects of inhaled CO_2 and added dead space on idiopathic central sleep apnea. *J Appl Physiol* 82(3):918–926, 1997.

Xie A, Rutherford R, Rankin F, et al: Hypocapnia and increased ventilatory responsiveness in patients with idiopathic central sleep apnea. *Am J Respir Crit Care Med* 152(6 Pt 1):1950–1955, 1995.

Xie A, Skatrud JB, Puleo DS, et al: Apnea-hypopnea threshold for CO_2 in patients with congestive heart failure. *Am J Respir Crit Care Med* 165(9):1245–1250, 2002.

Yumino D, Redolfi S, Ruttanaumpawan P, et al: Nocturnal rostral fluid shift: a unifying concept for the pathogenesis of obstructive and central sleep apnea in men with heart failure. *Circulation* 121(14):1598–1605, 2010.

Yumino D, Wang H, Floras JS, et al: Prevalence and physiological predictors of sleep apnea in patients with heart failure and systolic dysfunction. *J Card Fail* 15(4):279–285, 2009.

第十七部分

肺外疾病的呼吸系统表现

第90章　HIV 感染的肺部并发症

KRISTINA CROTHERS, MD · ALISON MORRIS, MD, MS · LAURENCE HUANG, MD, MAS

一、引言

　　艾滋病(AIDS)自 1981 年首次报道以来,我们对 HIV 及相关感染性和非感染性并发症方面的了解取得了重大进步。抗反转录病毒治疗(antiretroviral therapy, ART)能有效抑制 HIV 复制,治疗和预防 HIV 相关并发症,从而使 HIV 感染者的预后得到了极大改善。本章节中所指的 ART 是药物剂量固定的组合方案,可有效抑制病毒复制,预防 HIV 耐药毒株的产生。在 ART 方案可及的国家,HIV 感染新发病例数和 AIDS 相关死亡人数都有大幅度下降[1]。然而,遗憾的是,目前很多国家尚不能提供 ART 治疗药物,而 HIV 疫苗也遥遥无期。因此,预防 HIV 新发病例,找出和治疗 HIV 感染者,延缓 AIDS 进程依然是世界关注的焦点。

　　肺是 HIV 感染的主要靶器官之一,肺部感染也是 HIV 感染者发病和死亡的主要原因。HIV 感染者合并肺部感染的临床表现广泛,包括感染性和非感染性(表 90-1)[2]。其中的肺孢子菌肺炎(PCP)等为 AIDS 特异性肺部表现,细菌性肺炎等为 HIV 相关肺部感染,而肺癌、肺动脉高压、慢性阻塞性肺病(COPD)等虽然不是 AIDS 的特异性肺部表现,但在 HIV 感染时更易出现。肺部结节病与 HIV 感染的相关性尚不明确,其在 AIDS 病程中的出现可能只是巧合。HIV 感染者常因肺部或其他并发症出现病情

表 90-1 肺部并发症

感染性
细菌*
　肺炎链球菌
　嗜血杆菌属
　金黄色葡萄球菌
　铜绿假单胞菌
　其他细菌
分枝杆菌
　结核分枝杆菌†
　鸟型分枝杆菌‡
　堪萨斯分枝杆菌‡
　其他分枝杆菌‡
真菌
　耶氏肺孢子菌(以前称为卡氏肺孢子虫)§
　新型隐球菌‡
　荚膜组织胞浆菌‡
　粗球孢子菌‡
　曲霉菌属(以烟曲霉菌最常见)
　皮炎芽生菌
　马尔尼菲蓝状菌
　其他真菌

表 90-1　肺部并发症（续）

病毒
　巨细胞病毒[§]
　其他病毒

寄生虫
　弓形虫[‖]
　其他寄生虫

恶性肿瘤
　卡波西肉瘤[§]
　非霍奇金淋巴瘤[§]
　支气管肺癌

间质性肺炎
　淋巴细胞间质性肺炎[¶]
　非特异性间质性肺炎

其他
　慢性阻塞性肺病
　哮喘
　肺动脉高压
　结节病
　免疫重建炎症反应综合征

---

　* 成人或青少年（>13 岁）的复发性感染（一年之内复发≥2 次）可视为 AIDS 特异性疾病；儿童感染时不应视为 AIDS 特异性疾病。

　† 成人或青少年可用于诊断 AIDS，儿童肺外结核或者播散性结核也可用于诊断 AIDS。

　‡ 肺外或者播散型结核可用于诊断 AIDS。

　§ 可用于诊断 AIDS。

　‖ 累及中枢神经系统时可用于诊断 AIDS。

　¶ 可用于诊断儿童 AIDS，不适用于成人或青少年。

　此表改自 Murray JF, Mills J: Pulmonary infectious complications of human immunodeficiency virus infection. *Am Rev Respir Dis* 141:1356-1372, 1582-1598, 1990.

危重，如 HIV 感染者行肺移植手术虽不常见，但确有报道[3,3a]。该章节将对 HIV 的流行病学、免疫失常及 HIV 感染者肺部并发症的评估方法进行简要总结，着重介绍 HIV 感染相关肺部疾病的临床表现、诊断、治疗和预防。

二、流行病学

　　AIDS 在全球肆虐，影响极大，其感染在全球不成比例分布，在中低收入国家，尤其是撒哈拉沙漠以南的非洲地区感染率最高。估计 2012 年全球 HIV 感染人数为 3530 万[4]。总体上，全球 18~49 岁成年人 HIV 的感染率为 0.8%。撒哈拉沙漠以南非洲地区感染率最高，为 4.9%，其次为加勒比海地区、东欧和中非地区。美国 CDC 估计，2012 年美国感染 HIV 的人数为 110 万[5]。

　　令人鼓舞的是，HIV 感染率在过去 10 年呈下降趋势。2011 年全球 HIV 新增病例数为 230 万，相比 2001 年下降了 20%[4]。AIDS 相关死亡率也从 2005 年的 230 万下降到了 2012 年的 160 万[4]。自 ART 出现以来，HIV 感染者的生存率有了极大提高，美国目前 HIV 感染存活人数比以往任何时候都高[6]。在美国的 HIV 感染者多能获得抗病毒治疗，因而能实现体内病毒载量的有效抑制，维持较高的 CD4[+] T 淋巴细胞水平[7]。

　　全球 HIV 感染的性别和种族差异大。据估计，在撒哈拉沙漠以南的非洲地区，女性 HIV 感染者占存活人数的 58%，美国女性 HIV 感染者只占存活人数的 21%[4]。在 AIDS 流行早期，以非西班牙裔男-男同性性行为所占比例最高[8]。少数民族感染 HIV 的人数正逐年增加，新发感染者以黑色人种、西班牙人种和拉丁美洲人种为主[9,10]。

三、免疫异常

　　若无抗病毒治疗，HIV 感染者的免疫系统功能将不可避免的逐渐下降，表现为免疫失调，免疫功能障碍和免疫缺陷综合征。HIV 感染主要入侵 CD4[+] 阳性的淋巴细胞和单核细胞[11]。在感染初期，HIV 可导致黏膜相关淋巴组织的效应和记忆 CD4[+] 淋巴细胞大量耗竭[12]。在 HIV 感染慢性期，未进行抗病毒治疗的感染者会出现广泛的免疫功能激活，继而出现天然和记忆性 T 淋巴细胞数量的进行性下降，最终导致系统性的 CD4[+] T 淋巴细胞耗竭[12,13]。T 细胞不仅数量下降，其功能也出现障碍，导致宿主对 T 细胞依赖抗原出现异常免疫反应。HIV 感染也导致 B 细胞功能障碍，如多克隆激活，高 γ 球蛋白血症，进而出现特异性免疫反应的缺失。免疫功能障碍、失调与 CD4[+] 淋巴细胞的耗竭将大大增加 HIV 感染者合并其他感染和并发症的风险。抗反转录病毒治疗能极大地降低 HIV 感染者的机会性感染和死亡率[1]，同时也能降低 HIV 感染后期出现的慢性免疫激活[12]。但是，免疫激活和慢性炎症反应也可持续存在，尤其是 HIV 感染者在开始抗病毒治疗时其基线 CD4[+] 细胞计数本来就已经很低，或者是中断抗病毒治疗[14,15]。尽管正在接受抗病毒治疗，HIV 感染也可能会由于残留的炎症和免疫缺陷原因导致的心血管疾病，肾脏，肝脏疾病并发症导致过早死亡[16,17]。

　　HIV 感染会导致肺和呼吸道的防御功能障碍，如呼吸道黏液纤毛清除功能以及呼吸道分泌可溶性防御分子障碍，使肺部感染的风险增加[18]。HIV 感染导致肺实质对病原体的天然免疫和适应性免疫功能受损。例如，HIV 感染者的肺泡巨噬细胞对病原体的识别功能受损，包括出现 Toll 样受体 4 的信号传递异常[19,20]。HIV 感染者支气管肺泡的 CD4[+] T 细胞对一些重要的呼吸道病原体（包括流感病毒和结核分枝杆菌）的免疫反应受损[21]。有证据显示，HIV 感染可刺激和活化肺泡炎性细胞，引起慢性炎症反应[22]。此外，动物实验也提示，HIV 相关蛋白可破坏肺泡上皮细胞的屏障功能[23]。

　　HIV 感染相关慢性炎症和免疫反应导致的慢性肺部并发症的机制尚不明确。HIV 感染与细胞水平的改变相关[18]，然而 HIV 导致胃肠道黏膜 CD4[+] T 细胞耗竭的现象并不在肺部发生[24]。相反，HIV 感染者支气管肺泡灌洗液的 CD4[+] T 细胞水平还高于回肠末端[18]。HIV 可感染肺泡巨噬细胞、T 细胞和成纤维细胞。HIV 感染的肺泡巨噬细胞曾被认为是潜在的病毒储存库，而最新的证据提示肺部 HIV 感染的 T 细胞才是长期的病毒存储库[25]。肺作为 HIV 感染细胞独立保护室的临床意义尚不完全清楚[26]。

四、诊断方法

　　评估 HIV 感染者合并肺部疾病的目的在于明确诊断。明确诊断优于经验性治疗的原因有很多。尽管每一例 HIV 感染合并肺部疾病的患者可有特异的临床和影像学表现，但这些特点会重叠，而且患者的临床表现有时是不典型的，或有多个肺部疾病同时存在。如果没有有效的治疗，HIV 感染者合并肺炎后将很快进展为肺功能衰竭和死亡。用于治疗 HIV 相关肺部疾病的药物毒副作用大，而且可与其他治疗药物发生相互作用。

HIV 相关肺部疾病的评估应该从患者的病史和体格检查开始[27]。对肺部感染可疑的患者应该进行实验室检查和胸片检查。在大多数情况下，上述检查结果可明确诊断和治疗方案。但有时候，尚需要肺功能检测、胸部 CT，或增强 CT 进行鉴别诊断和优化治疗方案。

鉴于 CD4+淋巴细胞计数和纤维支气管镜检查在诊断和评估确诊或疑似 HIV 感染者合并肺部疾病中的特殊重要性，本章节对其也作了简要的总结。其他诊断方法在特殊并发症和疾病中的应用将在其他章节讨论。关于其他诊断方法的更多内容见本书的第 17 章。

（一）CD4+淋巴细胞计数

CD4+淋巴细胞计数可预测 HIV 感染者发生特定机会性感染和 HIV 相关肿瘤的风险。HIV 感染相关肺部疾病患者的 CD4+淋巴细胞计数正常或偏低，高于正常计数的非常少见[28]。CD4+淋巴细胞计数增高见于 HIV 阴性的肺部感染，如细菌性肺炎、肺结核和非霍奇金淋巴瘤。这些疾病可在任何 CD4+T 淋巴细胞计数的 HIV 阳性患者中出现，只是其发病率和临床表现会随着 CD4+T 淋巴细胞计数的下降而发生改变（见下文疾病讨论部分）。

当 CD4+T 淋巴细胞计数<200 个/μl，HIV 患者合并细菌性肺炎时常伴有菌血症，而且结核多呈现为肺外结核或播散性结核，同时也要考虑诊断肺孢子菌肺炎和隐球菌肺炎（一般不会在 CD4+T 淋巴细胞计数>200 个/μl 时发生）。当 CD4+淋巴细胞计数<50～100 个/μl，要考虑真菌、某些病毒（如巨细胞病毒）、原虫（如弓形虫）、非结核分枝杆菌（如鸟型分枝杆菌）和卡波西肉瘤的诊断。这些疾病大多以肺外或者播散性为主，可为主要的临床表现。

HIV 感染者检测当时的 CD4+T 淋巴细胞水平最能反映其发生机会性感染的风险[29]。HIV 感染者在接受至少 3 个月有效的抗病毒治疗后，且 CD4+T 淋巴细胞计数>200 个/μl 时，可安全终止 PCP 的一级和二级预防。证据显示，当 CD4+T 淋巴细胞计数恢复至一定的水平时，可安全终止对鸟型分枝杆菌、隐球菌、组织胞浆菌、粗球孢子菌和弓形虫的预防[29]。

（二）纤维支气管镜

纤维支气管镜检查一般需要在以下情况时使用：HIV 感染者合并严重肺部感染时需要快速明确诊断；可疑卡波西肉瘤；可疑非霍奇金淋巴瘤（当其他诊断方法更具有侵袭性，或不能明确诊断时）；使用一般的侵袭性方法（如诱导排痰）不能明确诊断时；经验性治疗无效时。纤维支气管镜检查的禁忌证同样适用于 HIV 感染者，但 HIV 感染不应该认为是纤维支气管镜检查的禁忌。

是否进行支气管肺泡灌洗和经支气管镜肺活检取决于其对可疑疾病诊断敏感性。支气管肺泡灌洗和经支气管镜肺活检通常在 HIV 感染患者首次支气管镜检查时进行。研究显示，这两种检测方法在鉴定病原时互为补充：支气管肺泡灌洗和经支气管镜肺活检的敏感性分别为 86% 和 87%。当两种方法结合时，其对所有病原体检查的敏感性可达到 98%，对肺孢子菌肺炎的敏感性达到 100%[30]。目前，怀疑肺孢子菌肺炎时，一般只进行单独的支气管肺泡灌洗检查，其敏感性可达到或超过 97%[31]。支气管肺泡灌洗阴性结果几乎可以完全排除肺孢子菌肺炎的诊断（除非是非常罕见的病例）[31]。

经支气管镜肺活检可以提高纤维支气管镜在诊断其他一系列重要病原微生物（包括结核、地方性真菌性肺炎）的敏感性。另外，侵袭性曲霉菌、巨细胞病毒肺炎和非霍奇金淋巴瘤的确诊也需要经支气管镜肺活检或者其他的肺活检标本的组织学检测。所以，当临床和影像学检查提示上述疾病时，应进行支气管肺泡灌洗和经支气管镜肺活检加以明确。

五、感染性并发症

根据感染病原体的种类（见表 90-1），本章节总结了 HIV 感染者的主要肺部感染并发症。

（一）细菌

AIDS 流行早期，在报道的 HIV 相关肺部感染性并发症中，细菌性肺炎只占一小部分。随后，细菌性肺炎逐渐被认识到是 HIV 感染的常见并发症，并先于其他机会性感染发生。美国 CDC 在 1993 年将反复发作的细菌性肺炎（12 个月内发作次数≥2 次）加入到 AIDS 的特异性并发症列表之中[32]。

在抗病毒治疗引入 AIDS 临床以前，Hirschtick 与同事[33] 在"HIV 感染肺部并发症研究"（PCHIS）中证实，HIV 感染者发生社区获得性肺炎的风险增加。研究结果指出，HIV 感染组中每 100 人每年发生细菌性肺炎的次数为 5.5 次，而非 HIV 感染组仅为 0.9 次（P<0.001）。与正常人群相比，HIV 感染者（即使 CD4+T 淋巴细胞计数>500 个/μl）更容易发生细菌性肺炎。HIV 感染者发生细菌性肺炎的风险随着 CD4+T 淋巴细胞计数的下降而增加。当 CD4+T 淋巴细胞计数>500 个/μl 时，每 100 名 HIV 感染者每年发生细菌性肺炎的次数为 2.3 次，而当 CD4+T 淋巴细胞计数<200 个/μl 时，其次数增加为 10.8 次。静脉吸毒者细菌性肺炎的发病率要明显高于男男同性性行为者或男性 HIV 感染者的女性伴侣。吸烟增加细菌性肺炎的发生率，尤其是在 HIV 感染者 CD4+淋巴细胞计数<200 个/μl 时。

抗病毒治疗自 1996 年引入临床至今，HIV 感染者发生社区获得性细菌性肺炎的发病率已经下降，虽然其下降的幅度尚不及 PCP 下降的幅度[34]。美国 CDC 一项前瞻性回顾性调查（含 11 个城市）的研究结果显示：HIV 感染者（年龄≥13 岁）复发性肺炎的发病率从 1992 年的 22/1000 下降到了 1997 年的 10.7/1000[35]。其他研究也显示抗病毒治疗使 HIV 患者发生社区获得性肺炎[36]和医院获得性肺炎[37]的风险下降。因此，抗病毒治疗明显降低了 HIV 感染者发生细菌性肺炎的风险。另外，复方新诺明在预防 PCP 中的使用也降低了细菌性肺炎的发生[38]。

尽管 HIV 感染者发生细菌性肺炎的风险较以前有了明显下降，但仍高于非 HIV 感染者[39,40]。细菌性肺炎的发生与 HIV 感染者的短期和长期死亡率相关[38,41]。在抗病毒治疗时代，细菌性肺炎仍然是常见并发症的一个重要原因是 HIV 感染人群吸烟率高[42]。多项研究指出,吸烟增加肺炎的发生(无论 CD4$^+$T 淋巴细胞计数水平)[33,38,43,44],戒烟降低肺炎的风险[45]。另外,静脉吸毒也是细菌性肺炎重要的危险因素。HIV 感染后中性粒细胞数量下降、功能受损,若感染者同时伴有吸烟将进一步增加发生细菌性肺炎的风险。

多种细菌可导致 HIV 相关细菌性肺炎。与非 HIV 感染者相似,肺炎链球菌和嗜血杆菌是引起 HIV 感染者发生社区获得性肺炎的最常见病原菌。多项研究显示,50% ~ 60% 的社区获得性肺炎由上述两种细菌引起[33,46],也是目前 HIV 感染者发生社区获得性肺炎的最常见分离菌[47,47a]。金黄色葡萄球菌也是社区获得性肺炎的致病菌之一(无论 HIV 感染者是否有静脉吸毒史)[47-49]。铜绿假单胞菌(常见的医院获得性感染病原菌)也可导致 HIV 感染者发生肺炎,尤其是 AIDS 进展期患者。在一项纳入 111 例 HIV 感染合并肺炎(社区获得性和院内获得性)的研究中,金黄色葡萄球菌和铜绿假单胞菌(电子图 90-1)是最常见的致病菌[48]。其中 91% 肺炎链球菌肺炎和 63% 铜绿假单胞菌肺炎为社区获得性。其他偶尔从 HIV 感染者合并社区获得性肺炎分离出的细菌包括军团菌,马红球菌和诺卡菌属(后续章节将详细讨论)。

HIV 感染者合并医院内获得性细菌性肺炎最常见的两种病原菌为金黄色葡萄球菌和铜绿假单胞菌。这两种细菌在 CD4$^+$T 淋巴细胞计数低下的 HIV 感染者中更易分离[37,46]。耐甲氧西林金黄色葡萄球菌肺炎常伴有菌血症,死亡率高[37]。肺炎链球菌与肺炎克雷伯菌也是 HIV 感染者并发院内获得性细菌性肺炎的常见致病菌[37]。

(1) 临床表现:HIV 感染者伴发细菌性肺炎的临床及影像学表现大多与免疫功能正常人群相似,只有一些重要的表现例外[50]。由于伴发肺炎链球菌感染,HIV 感染者发生菌血症与侵袭性疾病的风险显著增加,HIV 感染者肺炎链球菌血症较非 HIV 感染者高 100 倍(年龄匹配后)[51]。研究发现,肺炎链球菌肺炎的危险因素包括酗酒、吸烟、近期住院治疗和其他疾病[52]。由于抗病毒治疗及肺炎疫苗的使用,HIV 感染者并发侵袭性肺炎链球菌疾病的发病率已经下降[53]。侵袭性肺炎链球菌肺炎病情危重,可致呼吸衰竭[54]。建议对既往未进行过 HIV 相关血清学检测,在无明显危险因素下发生侵袭性肺炎链球菌肺炎的患者进行 HIV 抗体筛查[53]。

(2) CD4$^+$ 淋巴细胞计数:在 HIV 感染的整个过程,以及在任何 CD4$^+$ 淋巴细胞计数下,HIV 感染者均可发生细菌性肺炎。细菌性肺炎与菌血症的发病率随着 CD4$^+$ 淋巴细胞计数的下降而上升。铜绿假单胞菌肺炎通常见于 HIV 感染者 CD4$^+$ 淋巴细胞计数<100 个/μl,通常是<50 个/μl 时[55,56]。

(3) 影像学:如图 90-1 所示,大多数 HIV 感染者伴发肺炎链球菌肺炎的胸片表现为肺段、肺叶、或多叶实变[57]。抗病毒治疗不影响胸片特点[58]。局灶性或播散性肺泡或间质性模糊状影虽不常见,但可见于肺炎链球菌肺炎或者流感嗜血杆菌肺炎[59,60]。虽然有相当比例的铜绿假单胞菌肺炎呈现空洞模糊影,但其主要胸片表现与肺炎链球菌肺炎或者流感嗜血杆菌肺炎相似,以局部肺叶实变为主[55,61]。

(4) 诊断:HIV 感染者与非 HIV 感染者细菌性肺炎的诊断是一致的[29,62]。尽管有了抗病毒治疗,HIV 感染者并发侵袭性

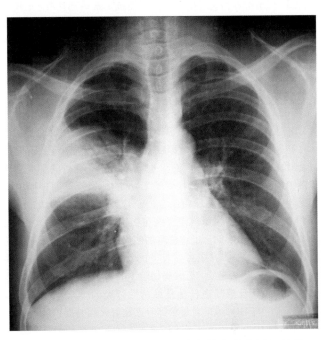

图 90-1　肺炎球菌性肺炎。尿肺炎链球菌抗原阳性的 50 岁 HIV 感染患者的胸部 X 线片示,均匀分布的空气支气管征,蔓延至胸膜表面,呈"大叶性肺炎"的表现,为典型的肺炎链球菌炎的影像学表现。(Courtesy Stephen Aston, MBChB; Malawi-Liverpool-Wellcome Trust Clinical Research Programme.)

肺炎链球菌病的风险仍然高于非 HIV 感染者[63]。CD4$^+$ 淋巴细胞计数低下的 HIV 感染者在并发细菌性肺炎时,菌血症的风险增加,因此需要进行血培养。伴胸腔积液,尤其是大量胸水或怀疑脓胸时应进行胸腔穿刺。在耐药菌常见的地区应进行细菌培养和药敏实验非常重要。

尿肺炎链球菌抗原可用于早期特异性诊断。在一项纳入 70 例肺炎链球菌成人患者的研究中,有 47 例为 HIV 感染者,其尿肺炎链球菌抗原检测的敏感性为 81%,特异性为 98%,阳性预测值 98%,阴性预测值 82%[64]。该检测在 HIV 感染者与非 HIV 感染者中的结果一致。

血降钙素原与 C 反应蛋白水平可辅助 HIV 感染者并发社区获得性肺炎与肺结核的早期鉴别诊断。与肺结核患者相比,细菌性肺炎患者血降钙素原与 C 反应蛋白水平较高(尽管在结核高发地区这两种疾病可能会重叠)[65,65a]。由于血降钙素原与 C 反应蛋白在细菌感染时升高,而在病毒性感染降低,其水平升高常作为社区获得性肺炎的生物学指标[66]。血降钙素原水平增加可预示 HIV 感染者并发下呼吸道感染(结核或细菌性感染)的高死亡率[66a]。然而,上述两项指标在诊断 HIV 感染者合并肺炎的临床意义尚需要大样本的队列研究来证实。

(5) 治疗:HIV 感染者与非 HIV 感染者细菌性肺炎的治疗是一致的(见第 33 章)[29,62]。抗生素的选择需要考虑诸多因素,如痰涂片革兰氏染色、患者基础疾病的存在(如 COPD、充血性心力衰竭及饮酒等)、临床和影像学表现、肺炎的严重程度等。对于非 HIV 感染者发生的肺炎,宜尽早开始经验性治疗,其选择的抗生素应该覆盖常见的病原菌(肺炎链球菌、流感嗜血杆菌属等),并同时考虑当地的耐药情况。对于在 HIV 感染者并发的细

菌性肺炎,不推荐经验性的大环内酯类抗生素单药治疗,尤其是在已经使用了大环内酯类抗生素预防鸟型分枝杆菌时[29]。预防使用了复方新诺明的患者更易感染耐青霉素和耐复方新诺明的肺炎链球菌[67]。对于 CD4+T 淋巴细胞计数<100 个/μl 的患者,特别是有近期住院史、中性粒细胞减少或者使用了广谱抗生素的患者,选择的抗生素应该覆盖铜绿假单胞菌。

(6) 预防:HIV 感染者应该预防使用肺炎链球菌疫苗。美国 CDC 免疫实施咨询委员会建议,对成人免疫缺陷患者(≥19岁),包括未进行过肺炎链球菌疫苗接种的 HIV 感染者,首先注射 13 价的肺炎链球菌疫苗,至少 8 周后再注射 23 价的肺炎链球菌多糖疫苗[68]。对于已经接受了 23 价的肺炎链球菌多糖疫苗的患者,13 价的肺炎链球菌结合疫苗应该至少在一年后注射。23 价的肺炎链球菌多糖疫苗应该在初次注射后 5 年再次注射,65 岁以后再注射一剂。上述疫苗的使用建议可根据临床试验的结果进行修订,具体方案可参考美国 NIHCDC 免疫实施咨询委员会,美国感染病学会/艾滋病协会(IDSA/HIVMA)的临床指南[29,68]。由于流感嗜血杆菌是细菌性肺炎的一个主要危险因素,因此,所有 HIV 感染者每年都应该注射灭活的流感疫苗。

其他细菌

军团菌引起 HIV 感染者合并细菌性肺炎并不常见,可出现社区或医院获得性军团菌肺炎[69]。免疫抑制严重或正在接受抗病毒治疗(病毒复制得到有效控制)的 HIV 感染者合并军团菌肺炎的病例均有报道[70]。其典型的胸片表现为肺泡实变影,多见于双侧。肺外特别是胃肠道和中枢神经系统也可有波及。在一项纳入 15 例 HIV 感染住院患者中有 12 例(80%)确诊合并了军团菌肺炎,其中 3 例患者死亡[70]。嗜肺军团菌是引起军团菌肺炎最常见的病原菌,但其他军团菌也有报道。尿抗原检测可快速诊断军团菌肺炎。然而,尿抗原检测主要检测的是嗜肺军团菌血清 1 型,而且其诊断敏感性与病情轻重相关。因此,细菌培养或血清学检测也应该是诊断评军团菌肺炎的一部分[71]。尿抗原检测尚未在 HIV 感染者中进行过前瞻性研究。

HIV 感染者合并马红球菌肺炎的病例也有报道。在一项回顾性分析 100 多例马红球菌肺炎患者的研究中发现,大约 2/3 的病例为 HIV 感染者[72]。同非 HIV 感染者相比,HIV 感染者更易出现马红球菌血症或肺外表现,或者两者兼有。大多数患者CD4+T 淋巴细胞计数<200 个/μl(通常<100 个/μl)[72]。一项纳入 67 例 HIV 感染合并马红球菌肺炎患者的多中心研究中发现,患者平均 CD4+T 淋巴细胞计数<35 个/μl(1 ~ 183 个 μl)[73]。典型的胸片有空洞形成(与结核或诺卡氏菌病相似),肺叶局部实变(与细菌性肺炎相似)[74]。痰、血、支气管镜灌洗液,胸水标本均能明确马红球菌肺炎的诊断。目前,马红球菌肺炎的最佳治疗方案和疗程尚未建立[72]。建议联合使用抗菌药物的,疗程至少 2 个月(通常为 6 个月)。由于复发率高,需要长期地维持治疗。

研究发现,HIV 感染者合并奴卡菌感染最常见的病原菌是星形奴卡菌,其感染最常见的部位是肺。大多数感染患者的CD4+T 淋巴细胞计数<200 个/μl。在一项纳入 30 例 HIV 感染合并奴卡菌感染者的研究中发现,患者平均 CD4+T 淋巴细胞计数为 109 个/μl(中位数:92 个/μl,范围:12 ~ 266 个/μl)[75]。奴卡菌感染的症状与肺结核相似。其影像学(电子图 90-2)通常为肺

叶或多段肺叶的空洞形成(尤其是在肺上叶区域),可见网状结节性阴影,孤立性肺肿块或胸腔积液[76]。痰液,支气管镜检查可明确肺奴卡菌感染的诊断。结合临床表现,改良抗酸染色法可初步诊断早期的奴卡菌感染。肺部奴卡菌感染需要长期复方新诺明治疗。

(二) 分枝杆菌

分枝杆菌感染早就被认识到是导致 HIV 感染患者发病和死亡的重要原因。起初发现的是 HIV 感染与播散性鸟分枝杆菌复合体病的相关性。后续研究才发现,HIV 感染与结核分枝杆菌及其他非结合分枝杆菌(如堪萨斯分枝杆菌)感染有明显的相关性。其他非结核分枝杆菌偶尔也可导致 HIV 感染者发生肺炎。

1. 结核分枝杆菌

结核是世界范围内 HIV 感染者最常见的机会性感染。尽管在个别地区,其他病原菌可能成为最主要的病原体,但均不及结核杆菌对 HIV 感染者造成如此重大的全球性威胁。同其他病原菌不同的是,结核杆菌可在人与人之间相互传播,包括传给非 HIV 感染人群。事实上,结核在至少一个 HIV 感染者的群体内传播的速度和持续的时间要远超过其在 HIV 全阴性的群体内传播[77]。

AIDS 促进了结核在世界范围内的爆炸式传播。尤其是在低收入国家,结核常常是 HIV 感染的第一个临床表现,是导致 HIV 感染死亡的首要原因。世界卫生组织估计,2011 年 HIV 感染合并结核的人数有 110 万例[78],其中 80% 的居住在撒哈拉以南的非洲[78]。有大约 1100 万 HIV 感染者合并潜伏性结核感染[78]。2011 年有超过 40 万的 HIV 感染者死于结核,是世界范围内 HIV 感染人群死亡的首要原因[78]。

AIDS 增加了美国结核病的发病率。1985 年以前,美国结核病的发病率以每年 5% ~ 6% 的幅度下降。然而,在 1985 年到 1992 年期间,结核病的发病率增加了 20%,比在正常下降幅度下的预测例数多出了 51 700 例[79]。自 1992 年开始,结核病又继续出现下降趋势。美国 2012 年新增结核病例数不到 10000 例,是自 1953 年开始实施结核病报告制度以来的最低数量[80]。HIV 感染者发生结核的比例从 2003 年的 15% 下降到了 2012 年的 7.7%[80]。

暴露结核杆菌后,HIV 感染者是否比非 HIV 感染者更易发生结核病尚不清楚。但可以肯定的是,HIV 感染者一旦感染结核杆菌,其发生原发性肺结核的风险增加,而已有的潜伏性肺结核将发展为活动性肺结核。在抗病毒治疗引入之前,HIV 感染者潜伏性结核发展为活动性肺结核的风险每年高达 10%,而正常人群终生为 5% 的风险。

HIV 感染者合并感染耐多药结核(MDR-TB)(即至少对异烟肼、利福平耐药),多提示预后不良。报道指出,与正常人群相比,HIV 感染者合并耐多药结核的比例要高。耐药结核菌感染使 HIV 感染者生存率下降,尤其是在 CD4+T 淋巴细胞计数低下或者没有接受抗病毒治疗的患者[81-83]。一项多因素分析研究发现,HIV 感染是结核杆菌单耐异烟肼、耐异烟肼和利福平、尤其是单耐利福平的独立危险因素[84]。欧洲一项关于耐多药结核危险因素的荟萃分析发现,HIV 感染本身是独立的危险因素(比值比为 3.52)[85]。另外,间断使用含利福布丁治疗方案者将

增加对利福霉素的耐药风险(包括单耐药),尤其是在患者 CD4⁺ T 淋巴细胞计数<100 个/μl 时[86]。导致获得性耐药的因素包括:初始治疗不彻底、患者依从性差、治疗失败后仅增加一种药物。限制性片段长度多态性分析提示,外源性再感染也可导致耐多药结核的发生[87]。

2006 年首次报道了广泛耐多药结核(XDR-TB),其定义为除了至少对两种主要一线抗结核药物异烟肼和利福平耐药外,还对任何氟喹诺酮类抗生素、以及二线抗结核注射药物中的至少一种耐药[88]。世界所有地区以及 HIV 感染者均有报道 XDR-TB[89-91]。由于世界范围内许多实验室只能依赖胸片结果来诊断结核,没有条件进行结核杆菌的分离和药敏实验,特别是不能对二线抗结核药物进行药敏实验,因此 XDR-TB 的真实情况不得而知。南非一项纳入 53 例 XDR-TB 感染者的研究发现,其中 44 例患者进行了 HIV 检测,结果均为 HIV 阳性,52 例患者最终全部死亡,存活时间中位数仅为 16 天[92]。流行病学证据支持人与人之间的传播,尤其是院内传播是 XDR-TB 的原因。

(1) 临床表现:世界范围内,结核是 HIV 感染者最常见的初始临床表现[93]。HIV 阳性和阴性结核患者的临床和影像学表现不同,在本书的第 35 章有全面的描述。HIV 感染是肺外结核的独立危险因素[94]。HIV 感染合并的肺结核很少发生空洞,CD4⁺ T 淋巴细胞计数<200 个/μl 的患者就更少发生[95]。

(2) CD4⁺淋巴细胞计数:结核可在 HIV 感染的任何阶段发生(无论 CD4⁺淋巴细胞计数水平),但其发生率随 CD4⁺淋巴细胞计数的下降而上升。接受抗病毒治疗的 HIV 感染者已很少发生结核。HIV 感染者合并结核的临床表现主要与患者自身的免疫抑制情况(即 CD4⁺淋巴细胞计数)相关(表 90-2)。HIV 感染早期表现为结核的再激活,多局限于肺部,而进展期多表现为播散性或肺外结核。Jones 和同事[96]研究 97 例 HIV 感染合并肺结核患者发现,在 43 例 CD4⁺淋巴细胞计数<100 个/μl 的患者中,有 30 例(70%)肺外结核;20 例 CD4⁺淋巴细胞计数为 101~200 个/μl 的患者中,有 10 例(50%)肺外结核;16 例 CD4⁺淋巴细胞计数为 201~300 个/μl 的患者中,有 7 例(44%)肺外结核;18 例 CD4⁺淋巴细胞计数>300 个/μl 的患者中,仅有 5 例(28%)肺外结核。肺外结核可发生于身体的任何部位,常见部位包括淋巴结(颈部、锁骨上或腋窝)、骨髓、泌尿生殖道、中枢神经系统和肝脏[97]。

表 90-2　HIV 感染早期和晚期所致肺结核的临床表现

特征	HIV 感染早期	HIV 感染晚期
肺外表现	10%~15%	>50%
影像学分布	肺上叶	肺下叶和中叶
影像学特征		
空洞	常见	不常见
淋巴结肿大	不常见	常见
粟粒性	不常见	常见
胸腔积液	不常见	罕见

改编自 Murray JF:Cursed duet:HIV infection and tuberculosis. *Respiration* 57:210-220,1990.

(3) 影像学:特异性的结核胸片取决于患者自身的免疫抑制情况。在 HIV 感染早期,感染者免疫功能正常,其肺结核胸片表现为肺上部阴影,常伴有空洞。在 HIV 感染进展期,肺结核胸片表现为肺中下部阴影(图 90-2,电子图 90-3),呈弥散粟粒状(电子图 90-4);但胸片也可为正常。随着 CD4⁺T 淋巴细胞计数的下降,肺空洞就更少见[95],而胸腔内淋巴结肿大变得更常见(图 90-3,电子图 90-5)。Jones 和同事[96]研究 58 例 HIV 感染合并肺结核患者发现,有 20 例患者(34%)胸片可见淋巴结肿大,其 CD4⁺淋巴细胞计数<200 个/μl,而另外 29 例 CD4⁺淋巴细胞计数>200 个/μl 患者中仅有 4 例(14%)(P=0.04))出现淋巴结肿大。抗病毒治疗也会影响 HIV 感染合并肺结核患者的胸片表现。一项纳入 209 例患者的研究发现,有接受抗病毒治疗的患者中有 82% 的胸片表现与免疫功能正常人群相似,而未接受抗病毒患者中仅有 44% 结核胸片表现与免疫功能正常值相似(P<0.001)[98]。

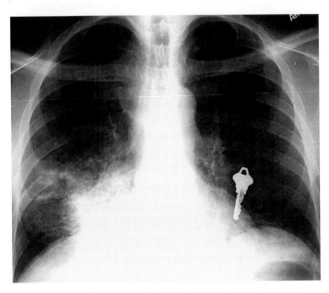

图 90-2　肺结核。HIV 感染患者的胸部 X 线片示右肺含空气支气管征的局灶性实变。痰培养为利福平耐药的结核分枝杆菌。HIV 感染晚期患者 CD4⁺淋巴细胞<50 个/μl,肺结核可以表现为中下肺实变,有助于结核病的诊断。图中可见患者口袋中的钥匙。(Courtesy L. Huang.)

(4) 诊断:HIV 感染者与非 HIV 感染者在结核的诊断上是一样的,其"金标准"依然是结合分枝杆菌的分离和培养,或者核酸扩增(第 35 章)。3 次痰标本应该做抗酸染色和分子杆菌培养[29]。推荐至少一次痰标本进行核酸扩增试验,该试验能确诊痰涂片阳性患者结核的存在。核酸扩增试验比痰涂片抗酸染色更加敏感,能更加快速的确定涂片阴性但培养阳性的标本[29,99-101]。对于咳嗽无痰或者少痰患者,应该进行诱导排痰。几乎所有的标本都能进行分枝杆菌的检测,包括痰、胸水、尿液、脑脊液、支气管肺泡灌洗液、王氏针或细针骨髓穿刺标本、及所有活检及组织标本。据报道,HIV 感染伴结核性胸腔积液患者诱导排痰分枝杆菌的培养率可高达 77%,HIV 感染进展期患者肺外标本结核杆菌的培养率更高[102]。血培养具有特异性,尤其是 CD4⁺T 淋巴细胞计数<200 个/μl 的患者。

所有结核分枝杆菌培养阳性的应进行药敏实验,药敏结果对于鉴定耐药结核杆菌,指导个体化治疗至关重要。在能够开展基因检查耐药突变的地区,结核杆菌的检出就可能更加快速[29,99,100,103]。

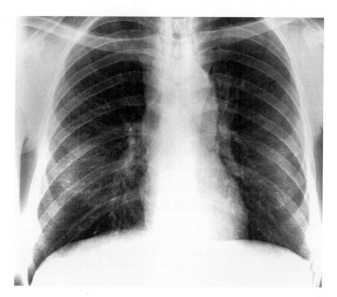

图90-3 肺结核。HIV 感染患者的胸部 X 片示纵隔淋巴结肿大,组织活检培养提示结核分枝杆菌。HIV 感染患者随 CD4⁺淋巴细胞下降时,发生胸内淋巴结病变的几率增加。(引自 Murray JF,Mills J:Pulmonary complications of HIV infection. *Am Rev Respir Dis* 141:1356-1372,1582-1598,1990.)

(5) **治疗**:HIV 感染者与非 HIV 感染者在结核的治疗上是相似的(详见第 35 章)[29]。由于肺结核是传染性疾病,对于疑似肺结核的患者应尽快进行经验性治疗以降低传播风险。无论标本来源,一旦涂片抗酸染色或者培养阳性就可以启动经验性抗结核治疗。HIV 感染疑似合并结核患者应使用四种抗结核药物:异烟肼,利福平,吡嗪酰胺和乙胺丁醇,合用维生素 B6[29,104]。推荐对结核治疗患者施行直接面视下服药的全程督导管理[29]。若利福平耐药,初始治疗方案应在专家指导下制定,方案中应包括莫西沙星或者左氧氟沙星,以及氨基糖苷类或者卷曲霉素[29]。治疗方案可根据耐药菌株的类型和药敏结果进行调整。美国 HIV 感染者和非 HIV 感染者对抗结核治疗的应答及痰培养阴转的时间是相似的[104]。然而在撒哈拉以南的非洲地区,HIV 阳性结核患者(尤其是在抗结核治疗的头两个月及有效应答后复发的)的死亡率明显高于 HIV 阴性的结核患者[105]。

与 HIV 阴性的结核患者相比,抗结核药物的毒性反应在 HIV 阳性的结核患者中更加明显。研究发现,有 40% 的 HIV 阳性结核患者在接受抗结核治疗时发生严重药物不良反应,而 HIV 阴性结核患者仅为 26%($P = 0.008$)[106]。由于 HIV 阳性结核患者同时服用大量其他药物,导致难以区别是抗结核药物还是其他药物引起的不良反应。因此,只有在有足够的证据证明是抗结核药物引起的不良反应时,才能终止一线抗结核药物(尤其是异烟肼和利福平)[104]。

尽管抗结核治疗与抗反转录病毒治疗的伴随治疗(不是序贯治疗)面临诸多挑战(后详述),但在随机对照试验中显示能有效降低死亡率,增加 AIDS 无症生存期,缩短痰涂片和培养的阴转时间[29,107-111]。因此,HIV 阳性的肺结核患者都应该同时接受抗反转录病毒治疗[29]。对于初次接受抗反转录病毒治疗的患者,若 CD4⁺T 细胞数< 50 个/μl,建议在抗结核治疗 2 周后进行;对于 CD4⁺T 细胞数≥50 个/μl 时,建议在抗结核治疗 8 ~ 12 周

后进行[29]。对于已经在接受抗病毒治疗的患者,抗结核治疗的同时应继续抗病毒治疗。

临床医生需要关注抗结核治疗伴随抗反转录病毒治疗所带来的挑战。伴随治疗可产生免疫重建炎症反应综合征,亦被称为矛盾反应,出现病情加重的临床和影像学表现。免疫重建炎症反应综合征在播散性肺结核患者,或抗结核治疗后过早启动抗反转录病毒治疗的患者更常见[108-112]。另外,抗结核与抗反转录病毒伴随治疗使患者同时服用多种药物,增加了药物之间的相互作用。HIV 蛋白酶抑制剂和非核苷类反转录酶抑制剂都能与利福霉素发生显著的药物相互作用,诱导或(和)抑制肝细胞色素 P-450(CYP)酶系。降低药物浓度会导致 HIV 和结核杆菌耐药,而提高药物浓度将增加药物的毒性作用。对于使用蛋白酶抑制剂抗反转录病毒的患者宜选用利福布丁而不是利福平抗结核,因为前者是相对较弱的 CYP3A4 诱导剂。抗反转录病毒药物与不同利福霉素药物之间相互作用的信息会定期更新发布到网页,如美国 CDC 官网。临床一线医生应专家指导下制定 HIV 感染合并结核患者的治疗方案。

(6) **暴露的预防**:所有 HIV 阳性并伴有结核症状或表现的患者应该进行呼吸道隔离,直至 3 次痰涂片均为阴性。预防耐药结核在 HIV 感染者和非 HIV 感染者之间的传播非常重要。模型研究显示,良好室内通风、快速药敏试验、抗反转录病毒治疗、呼吸道隔离都是非常有效的结核预防措施。然而,强制隔离治疗耐多药结核患者被认为会增加传播的风险。该研究认为,口罩的使用以及在门诊治疗耐多药结核能有效预防结核高流行区 1/3 耐多药结核病例的发生[113]。随机对照研究发现,口罩的使用可降低 56% 的结核传播[29,114]。

(7) **疾病的预防**:HIV 感染增加潜伏性肺结核发展成活动性肺结核的风险。因此,所有 HIV 感染患者在首次确诊时就应该进行结核菌素试验和 γ 干扰素释放试验[29,115]。HIV 感染者高风险暴露结核分歧杆菌后,应该每年进行上述两项检测。若初次检测为阴性,HIV 感染者应在接受抗反转录病毒治疗后 CD4⁺T 淋巴细胞数≥200 个/μl 时进行复查[29]。结核菌素试验和 γ 干扰素释放试验阳性的患者应进一步明确是否有活动性肺结核(临床症状和胸片)[29]。

研究表明,若 HIV 感染者潜伏性肺结核杆菌为敏感菌株,且采取了足够的预防措施,那么其发展为活动性肺结核的风险几乎可降为零[29,115-117]。HIV 感染者结核菌素试验阳性(皮肤硬结≥5mm),γ 干扰素释放试验阳性,或曾经上述试验中的 1 项或 2 项阳性,既往未进行过潜伏性或活动性肺结核的治疗者,均应进行预防治疗。HIV 阳性且与活动性肺结核患者有过密切接触的患者也应接受预防性治疗[29]。标准的预防方案为异烟肼(300mg 每日或 900mg 每周两次)加维生素 B6,疗程 9 个月[29]。潜伏性肺结核的另外一种预防方案为利福平每天 1 次,疗程 4 个月。由于严重的肝毒性和高死亡率,利福平加吡嗪酰胺(疗程 2 个月)已不再推荐使用。尽管 12 周大剂量异烟肼加利福平(每周 1 次对患者施行直接面视下服药督导)是另外一种替代方案[118],但由于抗反转录病毒药物和利福平存在药物相互作用,该方案不推荐用于正在使用抗反转录病毒治疗的 HIV 感染者。接受抗反转录病毒治疗的患者以及暴露耐药结核患者的预防方案应该在专家指导下完成。不推荐在 PPD 试验阴性 HIV 感染者使用常规的结核预防治疗[29,115]。

2. 鸟-胞内分枝杆菌复合体(MAC)

正如在第 36 章所讨论的,MAC 由一系列结核分枝杆菌构成,包括鸟分枝杆菌和胞内分枝杆菌组成。至 1980 年,全球仅有 24 例播散性 MAC 感染患者[119]。随着 AIDS 的全球肆虐,MAC 感染者数量急剧上升。由于抗反转录病毒治疗引入临床,自 1996 年以来,MAC 感染者数量已经下降[1]。

MAC 感染的发病机制目前尚不完全清楚。由于 MAC 在自然界广泛分布,故认为 MAC 为原发性感染,而非潜伏性感染的再激活[120]。目前认为 MAC 进入机体主要的途径是胃肠道,偶尔可通过肺部进入[121]。MAC 在人与人之间的传播是不常见的。几乎所有 MAC 感染都是由鸟分枝杆菌引起的,表明这些菌株之间的毒力因素差异巨大。

(1) **临床表现**:尽管肺是 MAC 进入机体血液系统的重要潜在门户,但 AIDS 患者极少出现单独的 MAC 肺部疾病[122]。MAC 感染最常见的临床表现为热消耗综合征,表现为发热、盗汗、乏力、厌食、体重下降。其他临床表现包括腹痛、慢性腹泻、肝脾肿大、淋巴结肿大、进行性贫血及少见的是肝外胆管阻塞性黄疸[123]。实验室异常指标包括严重的贫血及碱性磷酸酶水平升高。

(2) **CD4+ 淋巴细胞计数**:95% 的播散型 MAC 感染见于 CD4+ 淋巴细胞计数≤50 个/μl 的 HIV 感染者[123]。播散性 MAC 感染的其他危险因素包括血 HIV RNA 病毒数量>100 000 拷贝/ml、既往机会性感染史、既往呼吸道或消化道有 MAC 感染史[29]。

(3) **影像学**:即使呼吸道分泌物能分离出病原体,MAC 感染患者的胸片也通常表现为正常[121]。有 MAC 感染导致局灶性肺炎的病例报告(电子图 90-6),但极为罕见[122],表现为孤立性肺结节(电子图 90-7)。MAC 感染导致支气管内损伤而非肺炎的病例报告相对较多,但仍不常见[124]。支气管内损伤以粘膜下层出现"珍珠"样变(电子图 90-8),并充满抗酸杆菌。HIV 感染者合并胸腔 MAC 感染较为常见影像学表现为淋巴结肿大,伴或不伴坏死。许多独立的 MAC 肺部感染见于接受过抗反转录病毒治疗的 HIV 患者,提示其可能是免疫重建的特殊表现。临床医生在给予 HIV 感染者抗逆转录病毒治疗时应该意识到发生免疫重建炎症综合征的可能。

(4) **诊断**:HIV 感染合并 MAC 感染患者身体多处部位均能分离培养出 MAC,但最可能培养出 MAC 的部位为血液、骨髓、肝及淋巴结[123]。通过尸检确诊,血培养诊断播散性 MAC 的敏感性为 86% ~98%。身体任何无菌部位培养阳性也能确诊播散性 MAC 感染。MAC 通常能从呼吸道痰标本或者支气管肺泡灌洗液中成功分离,但其结果并不能说明 MAC 感染局限于肺部或为播散性[121,125]。若患者胸片异常且痰培养结果阳性,非免疫抑制宿主 MAC 感染应参考由美国胸科学会和美国传染病学会(ATS/IDSA)制定的诊断标准(表 36-3)[125]。MAC 感染的病理学检测具有特征性,但并非固定不变;可见大量的抗酸杆菌成团聚集于泡沫状巨噬细胞或组织细胞内;通常不见肉芽肿形成,或形成不典型。

(5) **治疗**:正如在第 36 章所强调的,MAC 感染的治疗方案的关键至少包含两种药物。一种为大环内酯类抗生素,首选克拉霉素(500mg,每天两次),但阿奇霉素(500 ~600mg/d)也可作为替代[29]。另外一种必需的药物为乙胺丁醇[15mg/(kg·d)]。

若患者有严重免疫抑制,高分枝杆菌载量或不能使用抗反转录病毒治疗时,可选用第 3 种或第 4 种药物联合使用,如利福布丁(300mg/d)、氨基糖苷类抗生素[如阿米卡星 10 ~15mg/(kg·d)静脉注射],或氟喹诺酮类抗生素(如左氧氟沙星 500mg/d)[29]。同结核的治疗一样,利福布丁与非核苷类反转录酶抑制剂或蛋白酶抑制剂同时使用时,必须进行严密监测。

(6) **暴露的预防**:尽管 MAC 可在自然环境(如食物和水源)中检出,但并没有特别需要注意避免暴露的环境或事物以预防 MAC 感染[29]。同样,尽管 MAC 在粪便或者呼吸道标本中的检出提示播散性 MAC 感染,但并不推荐对粪便或者呼吸道标本进行常规筛查。

(7) **疾病的预防**:美国疾病预防控制中心、美国国立卫生研究院及美国感染病学会艾滋病协会指南推荐对 CD4+T 淋巴细胞计数<50 个/μl,且没有临床证据表明有播散性 MAC 感染的 HIV 感染者进行 MAC 的预防治疗[29]。首选的 MAC 预防方案包括阿奇霉素(1200mg 每周或 600mg 每周两次)或者克拉霉素(500mg,每日两次)。若患者不能耐受阿奇霉素或克拉霉素,利福布丁(300mg/d)可作为替代的预防方案[29]。由于 MAC 感染利福布丁耐药相关,因此在使用之前必须先排除结核分枝杆菌感染。对于接受抗反转录病毒治疗应答良好,CD4+ 淋巴细胞计数上升>100 个/μl 至少 3 个月的 HIV 感染者,应该终止 MAC 感染的一级预防[29]。既往有播散性 MAC 感染的 HIV 感染者,应给予上述的 MAC 二级预防/长期维持方案。对于接受抗反转录病毒治疗后,CD4+ 淋巴细胞计数上升>100 个/μl 至少 6 个月的 HIV 感染者,以及使用以大环内酯类为基础的 MAC 预防方案至少 12 个月的患者,终止治疗多不会导致复发[29]。

3. 堪萨斯分枝杆菌

正如第 36 章所述,堪萨斯分枝杆菌地理分布独特,以美国南部和中部为主要分布[125]。欧洲、亚洲、非洲也有该菌聚集性感染的报道。在 AIDS 流行以前,因堪萨斯分枝杆菌感染而发病的病例非常罕见。随着 AIDS 在全球肆虐,堪萨斯分枝杆菌发病率急剧上升,甚至在非流行区也有相关病例报告。Bloch 和同事[126]研究发现,美国加利福尼亚州北部三个县累计堪萨斯分枝杆菌感染高达 2.4 例/100 000 HIV 感染者,几乎超出美国全国平均感染率的 5 倍。堪萨斯分枝杆菌性肺部感染的临床症状与肺结核难以区分[127],但尚无证据表明其可在人与人之间传播,目前认为其感染源自自然环境。

(1) **CD4+ 淋巴细胞计数**:与 HIV 感染合并肺结核相似,堪萨斯分枝杆菌性肺炎可在患者任何 CD4+ 淋巴细胞计数时发生。但大多数 HIV 感染者在合并堪萨斯分枝杆菌性肺炎时已有严重免疫抑制,而且 CD4+ 淋巴细胞计数<100 个/μl[126-128]。在抗反转录病毒治疗后,Canueto-Quintero 和同事[127]研究发现,确诊的 25 例合并堪萨斯分枝杆菌感染的 HIV 患者的平均 CD4+ 淋巴细胞计数为 25 个/μl。Witzig 及同事[128]研究发现,在 49 例合并堪萨斯分枝杆菌感染的 HIV 患者中,有 32 例患者(65%)为独立的 MAC 肺部感染(平均 CD4+ 淋巴细胞计数为 75 个/μl),另外 17 例患者为播散性 MAC 感染(平均 CD4+ 淋巴细胞计数为 28 个/μl)。

(2) **影像学**:堪萨斯分枝杆菌感染胸片表现多变,多与肺结核的影像学表现相似,包括肺泡实变、弥漫性阴影和空洞(见图

36-5,电子图90-10),胸腔包块、淋巴结肿大、胸腔积液也有报道。在一项纳入83例合并堪萨斯分枝杆菌感染的HIV感染患者的研究中发现,肺实变(66%)和结节(42%)是最常见的影像学表现,以中下肺部区域(89%)最常见。有大概10%感染者的胸片显示正常[129]。

(3)诊断:堪萨斯分枝杆菌感染的诊断依赖细菌分离和培养。用于诊断肺结核的所有技术都能用来进行诊断。然而,与肺结核诊断不同的是,发现结核分枝杆菌既能诊断肺结核,而发现堪萨斯分枝杆菌仅代表其在体内的定植而非致病[130]。诊断堪萨斯分枝杆菌感染可参考由美国胸科学会和美国传染病学会(ATS/IDSA)制定的非结核分枝杆菌病的诊断标准(见表36-3)[125]。另外,PCR限制性酶切分析hsp65基因也可用来对堪萨斯分枝杆菌进行分型和致病菌株的鉴别[131]。

(4)治疗:堪萨斯分枝杆菌性肺部感染的推荐治疗方案包括异烟肼(300mg qd)、利福平(600mg qd)、乙胺丁醇(15mg/kg qd)[125]。治疗期间,患者也应服用维生素B6(50mg qd)。接受非核苷类反转录酶抑制剂或蛋白酶抑制剂抗HIV的患者应该使用利福布丁或克拉霉素代替利福平。所有堪萨斯分枝杆菌都对吡嗪酰胺耐药,因此不能使用。细菌分离培养阴性后,患者应至少再接受12个月的治疗。

(5)预防:目前尚没有推荐用于堪萨斯分枝杆菌感染的预防措施。

4. 其他分枝杆菌

MAC和堪萨斯分枝杆菌是HIV感染者并发非结核分枝杆菌感染的主要类型。然而,其他非结核分枝杆菌也偶可分离[123,132]。暴露次数增加及宿主特定防御功能缺陷可能是HIV感染者合并MAC和堪萨斯结核菌感染多于其他非结核分枝杆菌感染的原因。不同分枝杆菌的毒力区别也可能起重要作用。

(三)真菌

在AIDS流行初期,真菌感染是AIDS患者发病和死亡的主要原因。尽管美国HIV相关机会性感染在整体上趋于下降,真菌感染仍然是重要发病原因。导致HIV感染者合并肺部感染的真菌有几种[133],但最常见的是耶氏肺孢子菌(既往被称为卡氏肺孢子虫,被认为是原虫,目前认为其为真菌),是美国和西欧HIV感染者最常见的机会性感染,常引起肺孢子菌肺炎。新型隐球菌是引起HIV感染患合并脑膜炎最常见的原因,常与HIV相关肺炎同时发生。地方性真菌如组织胞浆菌、粗球孢子菌、马尔尼菲青霉菌及稍少见的皮炎牙生菌是引起HIV感染合并地方性真菌病的主要原因,且每种真菌感染都会引起重要的肺部表现。

侵袭性曲霉菌病多发生在有严重免疫缺陷的HIV感染患者,病情凶险。关于肺部真菌感染的具体信息可参考第37和第38章。

1. 耶氏肺孢子菌

尽管总体发病率已经有很大程度下降,肺孢子菌肺炎(PCP)仍然是美国AIDS患者最常见的机会性感染[1]。在AIDS流行初期,约有2/3的患者诊断为PCP,在HIV感染进展过程中,有另外约15%~20%的患者合并PCP。抗反转录病毒治疗以及肺孢子菌预防极大降低了PCP的发病率。然而,不知道自己已经感染HIV,抗反转录病毒治疗不可及,以及对抗病毒治疗或对PCP预防依从性低或者不应答的患者仍有很大的风险合并PCP[134-136]。免疫抑制的非HIV感染人群PCP发病率的增加值得思考[137,138]。

(1)历史与流行病学:肺孢子菌最先由Chagas于20世纪初发现,在20世纪40和50年代被认识到是人类病原体。虽然其发现至今已超过一个世纪,人们对这个无处不在的病原体的了解还不够[139-142]。究其原因,主要在于肺孢子菌不能在体外培养,从而不能进一步研究。哺乳动物是肺孢子菌唯一宿主,而且很多的哺乳动物对其易感,但肺孢子菌感染具有宿主特异性[143]。肺孢子菌可以容易的在同种哺乳动物之间进行传播,但尚没有从一种动物传播到另外一种动物的报道[143]。为表明其宿主特异性,同时也为了纪念寄生虫学家Otto Jirovec教授,引起人类肺炎的肺孢子菌被命名为耶氏肺孢子菌[144,145]。

耶氏肺孢子菌在人体的具体寄居部位和传播途径尚不清楚[141,146]。其不能在体外培养,说明其离开人体宿主后不能存活。由于其感染的宿主特异性,认为其他哺乳动物是耶氏肺孢子菌的说法是令人怀疑的。耶氏肺孢子菌的宿主特异性也说明其与人类的共同进化,也反过来说明了人类携带耶氏肺孢子菌的长期历史。几乎所有人都有携带耶氏肺孢子菌。调查显示,美国3岁儿童特异性耶氏肺孢子菌抗体的阳性率约为85%~100%[147,148],提示尽管大多数人只是携带状态,并不会发生PCP。但在严重免疫抑制状况下可发展成为PCP,提示免疫抑制患者并发PCP的原因应该是其潜伏感染的再激活。在儿科病房、肿瘤门诊和病房、移植中心及其他空间受限的地方均有首次暴露后的PCP流行,提示耶氏肺孢子菌在人与人之间的传播,并发展成为PCP。分子生物学检测也证实PCP可在家庭环境与医院内通过接触传染[149,150],其传播途径可能为吸入含有耶氏肺孢子菌的气溶胶[151,152]。

(2)危险因素:HIV感染者并发PCP的危险因素包括CD4+T淋巴细胞计数<200个/μl、既往PCP病史和口咽念珠菌病。在抗反转录病毒治疗后,HIV感染者CD4+T淋巴细胞计数范围在101~200个/μl之间,以及病毒得到有效抑制的情况下,患者发生原发性PCP的风险是很低的[155,156]。

(3)CD4+淋巴细胞计数:约95%青年或成人PCP见于CD4+T淋巴细胞计数<200个/μl的HIV感染者[154]。一项AIDS多中心队列研究发现,在研究入组CD4+T淋巴细胞计数<200个/μl的HIV感染患者[153]合并PCP的风险是CD4+T淋巴细胞计数>200个/μl的HIV感染者的5倍。同时也发现,≥2周的发热,鹅口疮是PCP的独立预测因素。Stansell和同事[154]研究发现,随着CD4+T淋巴细胞计数的下降,PCP的发病率增加。当CD4+T淋巴细胞计数为101~200个/μl,每100例HIV感染者每年发生PCP为5.95例次,CD4+T淋巴细胞计数≤100个/μl时,每100例HIV感染者每年发生PCP为11.13例次。对于正在接受抗反转录病毒治疗的患者,最近一次CD4+T淋巴细胞计数以往最低的淋巴细胞计数更能预测HIV感染者并发PCP的风险。

(4)临床表现:与其他免疫抑制患者不同的是,HIV感染者PCP相关前驱症状持续时间较长。Kovacs与同事[158]发现,40例HIV感染合并PCP患者症状持续时间中位数为28天,而另外37例其他疾病合并PCP患者症状持续时间中位数仅为5天(P <

0.0002）。Kales 和同事研究发现,145 例 HIV 感染合并 PCP 患者症状持续时间的中位数为 3 周,其中 72 例患者(50%)的症状持续时间≥2 周。症状持续时间的长短可用于 PCP 与化脓性肺炎之间的鉴别诊断,后者的症状持续时间多为 3～5 天。

典型的 PCP 伴有发热,干咳,劳力性呼吸困难。在一项纳入 145 例 HIV 感染合并 PCP 患者的研究中,86% 患者伴发热,91% 伴咳嗽,95% 伴劳力性呼吸困难[158]。高体温,脓性痰,胸膜炎性胸痛一般在 PCP 不常见,可用于其与化脓性肺炎的鉴别诊断。Selwyn 及其同事[159]在一项多变量分析的研究中发现,脓性痰是细菌性肺炎,而不是 PCP 或结核的独立预测因素。

PCP 肺炎患者胸部体征可为正常。Kales 和同事[158]在一项研究中发现,其中 78 例 PCP 患者(54%)胸部体征正常。PCP 肺炎患者若肺部体征异常,最常见为肺部听诊的吸气性爆裂音,其出现提示患者病情严重,死亡率高[158]。

大量研究显示,PCP 肺炎患者血清乳酸脱氢酶(LDH)水平上升,但 LDH 上升并不能作为 PCP 肺炎的诊断标准,同时,LDH 正常也不能排除 PCP 肺炎。有报道指出,血清 S-腺苷蛋氨酸[160]及 β-D-葡聚糖[161,162]也是 PCP 的潜在诊断指标。

(5) **影像学**:PCP 肺炎的典型表现为双侧对称性网状影,多为支气管血管周围阴影(电子图 90-11),或为颗粒状或毛玻璃样阴影(电子图 90-12A)[163]。随病情严重程度,自肺门向外扩散。毛玻璃样阴影一般为 PCP 肺炎的胸部 CT 表现(电子图 90-12B)。偶尔可见单侧或不对称的阴影出现(电子图 90-13),肺叶或局灶性影像少见,而薄壁样囊肿及肺大疱常见,可在 10%～20% 的病例中出现(图 90-4)[164]。肺大疱可在 PCP 肺炎诊断时或治疗过程中出现,可为单个(电子图 90-14A)或多个(电子图

90-14B～D),可大可小,导致患者发生气胸(电子图 90-15),即 PCP 的另一影像学表现。PCP 经成功治疗后,肺大疱多可吸收消失(见电子图 90-14B～D),但也可能持续存在。

几乎所有可能的影像学表现,包括包括局灶性、叶或段性肺实变(电子图 90-16 至电子图 90-18),伴或不伴空洞的肺结节(电子图 90-19),粟粒状,均可见到[164]。肺尖或肺上叶类似结核表现的影像学改变(图 90-5,电子图 90-20)一般与患者吸入戊烷脒预防有关,但使用口服药预防或没有使用预防措施的患者也可出现此改变。PCP 很少会导致胸内淋巴结肿大以及胸腔积液,若有此影像学表现,应考虑是否是有细菌性肺炎,肺结核,其他真菌性肺炎以及肺部卡波西肉瘤的并存。PCP 患者胸片可正常,已发表的文献显示其正常率为 0～39%[163-165]。若临床高度怀疑 PCP,然而胸片正常的患者可进一步使用胸部增强 CT 明确诊断[166]。

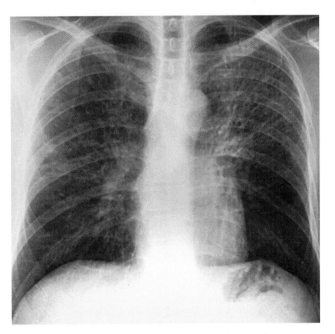

图 90-5　肺孢子菌肺炎。已接受雾化戊烷脒治疗的 HIV 感染患者合并 PCP 正位胸片显示网状浸润,主要位于上肺区。然而,未接受 PCP 预防用药的患者也可出现该影像学表现。(From Murray JF, Mills J: Pulmonary complications of HIV infection. *Am Rev Respir Dis* 141:1356-1372, 1582-1598,1990.)

(6) **诊断**:PCP 的诊断有赖于为显微镜下查到呼吸道标本耶氏肺孢子菌的包囊或(和)滋养体。其标准检测方法:吉姆萨染色和亚甲胺蓝染色、或大亚甲基四胺银染和迪夫快速染色法即能对包囊也能对滋养体进行染色。耶氏肺孢子菌单克隆抗体检测也可用于诊断[167]。报道显示,同上述诊断方法相比,基于 PCR 的分子学检查技术对 PCP 诊断的敏性更高,但特异性较差[167-168]。

自然咳痰(少见)或诱导排痰标本中也可检出耶氏肺孢子菌。其他标本包括气管内吸痰、支气管肺泡灌洗液、经皮肺穿刺活检组织、经支气管、胸腔镜或开放性肺手术获得的组织动都可用于耶氏肺孢子菌的检测。临床上使用最多的是气管内吸痰和支气管镜肺泡灌洗液标本。气管内吸痰标本适合用于 PCP 的初始诊断,但由于其敏感性低于 100%,若检测阴性,应该使用更加

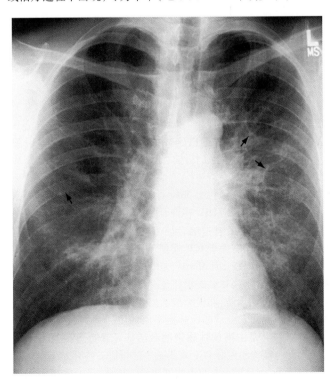

图 90-4　肺孢子菌肺炎。HIV 感染患者合并 PCP 的正位胸片显示:双侧肺门区域为主,存在颗粒状阴影和三个囊肿(箭头)。肺囊肿可单发或多发,大小均可出现,可致患者气胸(Courtesy L. Huang.)

敏感的检测方法，即支气管镜肺泡灌洗术[31]，手术部位选择胸片提示病变最严重的肺叶，对弥漫性病变选择一般选择右肺中叶。对胸片提示病变部位集中在肺上叶患者，应考虑同时灌洗肺上叶和肺中叶。尽管复方新诺明和氨苯砜在预防 PCP 中的广泛使用，目前尚无研究评估预防治疗对 PCP 诊断结果的影响。临床经验提示，虽然未接受预防治疗 PCP 患者的临床影像学表现可能会更严重，但接受预防治疗与否并不影响气管内吸痰和支气管镜肺泡灌洗术对 PCP 的诊断。

（7）治疗：复方新诺明（疗程 21 天）仍然是治疗轻、中、重度 PCP 肺炎的首选[29]。复方新诺明具有多种优点，可口服也可静脉给药，口服生物利用率高，对社区获得的多种化脓性细菌感染

均有抑制作用。剂量一般为 TMP 15mg/（kg·d）[范围 15～20mg/（kg·d）]、SMX 75mg/（kg·d）[范围 75～100mg/（kg·d）]分 3～4 次使用（表 90-3）。一般情况下，中、重度 PCP 患者选择静脉给药。HIV 感染者使用复方新诺明副作用常见，包括皮疹、发热、胃肠道不适（恶性、呕吐）、转氨酶升高、高钾血症、骨髓抑制，尤其以贫血和中性粒细胞减少常见。不良反应多发生于用药第 2 周。对于相当部分的 AIDS 患者，复方新诺明不良反应最终影响其治疗。罕见的不良反应包括 Stevens-Johnson 综合征和中毒性皮肤坏死，及一种类似于低血压感染性休克的临床综合征，发热，肺部阴影，肝肾功能损害。关于复方新诺明 PCP 治疗耐药的研究结果是不一致的[169,170]。

表 90-3 PCP 的治疗方案*

治疗方案	剂量，频率	毒性
轻度 PCP†（PaO$_2$>70mmHg 且 肺泡-动脉氧分压差＜35mmHg）		
复方新诺明（TMP-SMX）	15～20mg/kg（TMP）每 6～8 小时一次	发热，皮肤、胃肠道、血液系统
甲氧苄啶+	15～20mg/kg，每 6～8 小时一次	皮肤、胃肠道、血液系统
氨苯砜	100mg，每日一次	
克林霉素+	1800mg，每 6～8 小时一次	皮肤、胃肠道、血液系统
伯氨喹	30mg，每日一次	
阿托喹酮	750mg，每日三次	皮肤、胃肠道
中-重度 PCP‡（PaO$_2$≤70mmHg 或肺泡-动脉氧分压差≥35mmHg）		
复方新诺明（TMP-SMX）	15～20mg/kg（TMP）每 6～8 小时一次	发热，皮肤、胃肠道、血液系统
戊烷眯	3～4mg/kg IV 每日一次	肾、胰腺
克林霉素+	1800～2400mg，每 6～8 小时一次	皮肤、胃肠道、血液系统
伯氨喹	30mg，每日一次	

* 推荐治疗时间=21 日。
† 轻度 PCP 患者首选口服途径。
‡ 中-重度症 PCP 患者首选静脉注射（IV）（至少直到临床改善）。辅助糖皮质激素（强的松 40mg，PO，每日两次，持续 5 日，之后 40mg，PO，每日一次，连续 5 日，然后 20mg，PO，每日一次，连续 11 日或效力等同 Solu Medrol IV）也应管理

对复方新诺明敏感或者不能耐受的患者，其他替代治疗方案（见表 90-3）包括静脉滴注喷他脒，克林霉素+伯氨喹，甲氧苄啶+氨苯砜，阿托喹酮[29]。不应使用雾化喷他脒治疗 PCP[29]。使用棘白菌素成功治疗 PCP 的案例也有报道[171,172]。与合并结核相似，HIV 感染合并 PCP 的患者在 PCP 治疗和抗病毒治疗期间可发生矛盾反应，表现为治疗期间患者的影像结果和临床症状加重，偶可因免疫重建发生呼吸衰竭[173,174]。出现矛盾反应的患者很少需要中断抗病毒治疗，一般推荐对症治疗即可。

（8）激素治疗：1990 年，美国国立卫生研究院与美国加州大学 PCP 激素辅助治疗专家组[175]得出结论，激素治疗可以明显降低中-重度 PCP 患者发生呼吸衰竭和死亡的风险，或阻止患者血氧饱和度的下降。专家组建议，PCP 确诊或疑似患者（PaO$_2$<70mmHg 或肺泡-动脉血氧分压差>35mmHg）应辅助激素治疗，而且不论 PCP 是否确诊，辅助激素治疗与特异性抗 PCP 治疗应该同时启动。

在 AIDS 流行初期，PCP 就被认识到可继发急性呼吸衰竭，当严重到需要机械通气时，患者死亡率可达到 86% 或以上[175]。

后续来自不同医院的数据也证实了这一点；美国旧金山总医院 1981—1985 年期间的 45 例行插管和通气的 PCP 患者，最终有 39 例患者死亡，死亡率为 87%[77]。目前 PCP 患者继发急性呼吸衰竭的死亡率仍然很高（约为 30%～50%），但还是取得了一些令人鼓舞的进展[176,177]。HIV 感染合并 PCP 的患者发生呼吸衰竭时的处理与急性呼吸窘迫综合征一样，都应使用肺保护通气策略[178]。虽然尚没有关于 ICU 病房 PCP 患者机械通气的前瞻性随机临床试验[179,180]，但 Morris 及其同事[176]的一项回顾性研究发现，抗病毒治疗对 PCP 的治疗是有益的。

（9）暴露的预防：耶氏肺孢子菌的自然宿主未知[181]。目前认为自然环境及人类是耶氏肺孢子菌的可能宿主[146,182]。目前学术界对 PCP 是由潜伏性感染的激活还是新近感染是有争议的。不同免疫抑制人群 PCP 聚集感染的报道支持 PCP 是由于新近感染所致，而且可在人与人之间传播。因此，有专家指出，HIV 感染者或免疫缺陷人群应避免与 PCP 患者接触。然而，美国疾病预防控制中心、美国国立科学研究院、美国感染病学会/艾滋病协会的最新临床指南指出，"尚无足够的数据支持 HIV 感染者或免疫抑制人群需要与 PCP 患者进行标准隔离"[29]。

（10）疾病的预防：HIV 感染的成人和青少年（包括正在接受抗病毒治疗者），若 CD4$^+$T 淋巴细胞计数<200 个/μl 或既往口咽部念珠菌病史，均应接受 PCP 的一级预防，对于既往有 PCP 病史的患者，应该接受 PCP 的二级预防（表90-4）[29]。一旦启动预防，HIV 感染的成人和青少年应该维持预防治疗。多数研究显示，接受抗病毒治疗后 CD4$^+$T 淋巴细胞计数从<200 个/μl 上升至>200 个/μl 至少三个月以上，绝大多数 HIV 感染者均可安全的终止 PCP 的一级和二级预防治疗[29]。但也有极少数的 HIV 感染者在明显病毒抑制且免疫重建的情况下，终止 PCP 的二级预防后导致复发[183]。

表 90-4 PCP 的预防

预防方案	替代剂量	注释
复方新诺明片剂每日双倍剂量	复方新诺明片剂每日单剂量或双倍剂量，每周三次	对预防弓形虫和许多细菌病原体也有效
氨苯砜每日 100mg		在弓形虫免疫球蛋白 G 抗体阳性患者中，可与乙胺嘧啶、四氢叶酸联用。与乙胺嘧啶、四氢叶酸联用也考虑做二级预防
阿托伐醌混悬剂每日 1500mg，或每日两次，每次 750mg		相比于药片，生物利用率升高
通过 RespirGard Ⅱ 喷雾器使用雾化喷他脒，每月 300mg		可能增加肺外疾病风险

PCP 的标准预防方案药物包括复方新诺明、氨苯砜、阿托伐醌混悬剂以及雾化喷他脒[29]。复方新诺明是 PCP 一级和二级预防方案的首选，若患者不能耐受，则可选用氨苯砜和阿托伐醌口服。当患者既往有 PCP 病史或（及）CD4$^+$T 淋巴细胞计数<100 个/μl 时，许多专家会加用乙胺嘧啶。若患者弓形虫 IgG 抗体阳性，需加用乙胺嘧啶。雾化喷他脒是有效的，也是耐受性良好的替代预防用药。但是当该药用于 PCP 的二级预防，或患者 CD4$^+$T 淋巴细胞计数<100 个/μl 时，应密切监测 PCP 预防突破的发生。

2. 隐球菌

隐球菌病由新型隐球菌或格特隐球菌感染所致。新型隐球菌是唯一一种有荚膜的真菌，可感染正常或免疫缺陷的人群。墨汁染色或黏蛋白脂红染色可检测出新型隐球菌的多糖荚膜[184]。根据荚膜凝集反应，新型隐球菌或格特隐球菌可分为 4 种血清亚型。隐球菌感染是由于吸入菌的气溶胶来传播。广泛分布于自然界，以鸟粪、腐烂的水果及土壤中最容易分离。HIV 感染者并发隐球菌病多由新型隐球菌感染所致。澳大利亚、美国太平洋西北沿岸，以及加拿大西南部木材中可分离出格特隐球菌，因此这些地区也有相应感染的暴发。

格特隐球菌更容易感染免疫功能正常人群，但也可感染免疫功能异常的 HIV 感染者。一项基于人群的监测研究发现，美国亚特兰大地区 AIDS 患者合并隐球菌感染的发病率已经从 1992 年 1000 例患者中出现 66 例，下降到 2000 年 1000 例患者中仅出现 7 例；在美国休斯敦地区，这一数字从 1993 年 1000 例患者中出现 24 例，下降到了 2000 年 1000 例患者中仅出现 2 例[185]。利用全国监测数据，法国的一项研究发现，与抗病毒治疗以前（1985—1996 年）相比，抗病毒治疗的使用（1997—2001 年）使 HIV 感染者发生隐球菌感染的几率下降了 46%[186]。

尽管隐球菌病的总体发病率在下降，但非洲和南亚地区隐球菌的暴露和相关疾病的报道依然在增加。乌干达的一项研究表明，对持续咳嗽>2 周患者的支气管肺泡冲洗液标本进行分析后发现，有 11% 的样本分离出了隐球菌[187]。尽管该人群由隐球菌性肺炎导致的死亡非常罕见[188]，但是由于不是所有隐球菌分离阳性的患者都能得到治疗和有效的隔离，因此有可能增加隐球菌在体内定植或被分离的几率[187]。隐球菌抗原检测结果表明其感染率可能比既往所估计的要高。泰国一项研究显示，有 13% 因急性呼吸道症状而住院的 HIV 感染患者的隐球菌抗原检测为阳性[189]。在其他类似的研究中，HIV 感染合并隐球菌抗原阳性患者的比例为 5% ~ 11%。在 CD4$^+$T 淋巴细胞计数<100 个/μl 的患者中，隐球菌抗原阳性率更高[190-192]。

（1）临床表现：尽管入侵的主要门户是肺脏，但隐球菌感染通常为无症状或症状轻微，最常见的临床表现为隐球菌脑膜炎[186,193,194]。在一项纳入 106 例 HIV 感染患者的临床研究中，89 例患者（84%）出现脑膜炎，只有 4 例患者（4%）表现孤立性肺炎。在一项以人群为基础、并纳入 1322 位 HIV 感染患者合并隐球菌疾病的研究中发现，只有 45 位患者（3%）表现为无菌血症和脑膜炎的单独肺部感染[185]。尸解发现，隐球菌感染引起肺部感染的漏诊情况明显，尤其是在检测设备有限的地区[195]。

隐球菌感染最常见的呼吸系统症状是咳嗽和呼吸困难[193,196]。肋膜炎胸痛和排痰性咳嗽的临床症状也有报道[197]，或可以此鉴别诊断 PCP 肺炎和隐球菌肺病。隐球菌感染引起急性呼吸衰竭的病例也有所报道，尽管非常罕见[195]。

（2）CD4$^+$ 淋巴细胞计数：在大多情况下，隐球菌感染见于 CD4$^+$ 淋巴细胞计数<200 个/μl 的患者。一项纳入 1644 名患者的研究发现，隐球菌感染患者的 CD4$^+$ 淋巴细胞计数中位为 24 个/μl，（范围为 0 ~ 480 个/μl）[186]。一项乌干达研究（抗反转录病毒引入后）也发现，隐球菌感染患者的 CD4$^+$ 淋巴细胞计数中位为 23 个/μl[198]。

（3）影像学：隐球菌肺炎最常见的表现为双侧弥漫性间质性阴影[197,199]。Meyohas 与同事[200]在一项纳入 92 例患者的研究发现，其中 60 例（65%）表现为间质性的阴影（电子图 90-21），另外还有局灶性实变（13%）（电子图 90-22）、结节性阴影（11%）（电子图 90-23）、空腔形成（11%）（图 90-6）、胸腔积液（14%），以及肺门淋巴结(27%)(电子图90-24)。更加少见的影像学表现包括粟粒样病变(电子图90-25)[201]、孤立性结节[202]、肺部肿块[203]、孤立性胸腔积液[204],以及气胸[205]。隐球菌肺炎的胸片也可能表现正常。例如,Meyohas与同事的一项纳入92例患者的回顾分析中发现,有11%患者的胸片显示正常。

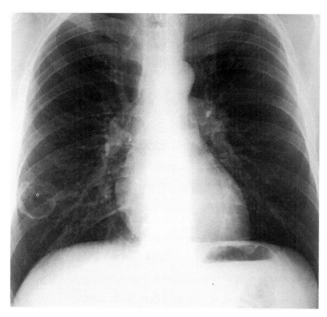

图90-6 肺隐球菌感染。一例HIV患者正位胸片示:右下肺可见单发空洞性病变。支气管肺泡灌洗液培养出新生隐球菌。在HIV感染患者中,隐球菌病可出现多种胸部影像学改变,包括胸片正常(From Stansell JD: Fungal disease in HIV-infected persons: cryptococcosis, histoplasmosis, and coccidioidomycosis. *J Thorac Imaging* 6:28-35, 1991.)

(4) **诊断:**隐球菌感染的诊断从隐球菌抗原检测开始。可选用的标本包括血清、脑脊液、尿液,支气管肺泡灌洗液[206]或胸腔积液。血清隐球菌抗原检测对于隐球菌血症的诊断具有较高的灵敏性和特异性。血清隐球菌抗原检测阴性基本上可以排除隐球菌脑膜炎的诊断,但孤立性肺隐球菌病可出现血清隐球菌抗原检测的阴性结果。若血清隐球菌抗原检测阳性,需要进一步评估弥散性感染的可能,尤其是脑膜炎的可能。但是类风湿因子,阿氏丝孢酵母菌(旧称白吉利丝孢酵母),口腔球菌属或者二氧化碳嗜纤维菌属可引起假阳性结果。有报道指出,无临床证据的个体也发现有隐球菌抗原检测阳性。血液真菌培养是特异性的,因此也是诊断的一部分。新发皮损可能是隐球菌播散的表现,因此应进一步做皮肤活检。

痰培养或支气管肺泡灌洗液培养是最常用的肺隐球菌病诊断方法,但偶尔也可使用胸腔积液标本进行培养。经纤支镜活检或胸膜活检标本也可用于诊断。Batungwanayo及其同事[197]发现,在33例肺隐球菌病中有27例(敏感性82%)由支气管肺泡灌洗液标本诊断出,在21例肺隐球菌病中有10例(敏感性48%)由经纤支镜活检标本诊断出。在某些病例中,隐球菌培养结果阴性,但支气管肺泡灌洗液标本或者胸腔积液标本的隐球菌抗原检测结果阳性也可以确诊[200]。另外,由于治疗是一样的,肺炎的诊断可基于播散性隐球菌病的存在(例如脑膜炎),以及相关的影像学表现。然而,必须注意的是患者可同时合并其他机会性感染,如PCP肺炎,并出现相同的影像学表现。

(5) **治疗:**同隐球菌脑膜炎相比,目前尚没有HIV感染者合并孤立性隐球菌肺炎,或同时合并隐球菌肺炎和脑膜炎的随机对照试验[207]。有专家单独使用氟康唑(400mg/d,疗程12个月)联合抗反转录病毒治疗HIV感染合并轻度孤立性隐球菌肺炎的患者[208]。但是,临床症状重的患者早期病情发生恶化的风险高,因此其治疗应该与播散性隐球菌病的治疗相同,使用两性霉素B脂质体[3~4mg/(kg·d)]联合氟胞嘧啶至少两周[208]。患者临床症状明显改善后,可单独使用氟康唑(400mg/d)治疗完成至少8周的疗程,之后继续使用氟康唑(200mg/d)维持治疗,时间至少一年。若HIV感染患者合并隐球菌感染的同时又合并肺结核或PCP肺炎,抗反转录病毒治疗与抗新隐球菌治疗的同时进行可导致免疫重建炎症反应综合征的出现[209]。隐球菌性脑膜炎可与无菌性脑膜炎同时存在,导致患者出现颅内高压。隐球菌性肺炎患者出现肺结节改变时,可能会导致空洞形成或胸腔内淋巴结肿大[209]。

(6) **预防:**目前尚没有对隐球菌病避免接触或药物预防(如氟康唑)的特别推荐[208]。也不推荐对无症状人群进行常规的血清隐球菌抗原筛查。

3. 荚膜组织胞浆菌

组织胞浆菌病是由在土壤生存的双相真菌,荚膜组织胞浆菌感染所致。除南极洲以外的世界各地都有分布,以北美以及加勒比海附近区域较为常见[184,210],最集中分布于密西西比、俄亥俄州及圣劳伦斯流域。在这些区域,组织胞浆菌存在于鸟类和蝙蝠的粪便造就的肥沃土壤中,有利于孢子的形成。在土壤中,该真菌以菌丝体状态存在,进行无性孢子繁殖,形成有结节的大分生孢子以及小分生孢子。其中,小分生孢子扰动后易形成气溶胶,被吸入后导致原发性肺部感染,临床症状隐匿。

一旦沉积在肺泡中,荚膜组织胞浆菌转化成酵母(或寄生)形态,导致局部肺炎。在细胞免疫反应发生前,向局部淋巴结以及网状内皮组织扩散。免疫功能正常者暴露后2~3周,约40%可出现流感样症状,如发烧、寒颤、肌肉痛、干咳和胸痛。如第37章所述,99%感染者可经过细胞免疫清除感染。然而,在免疫功能缺陷或细胞免疫缺乏的人群,感染后将进展为播散性的组织胞浆菌病。虽然大部分HIV感染相关的组织胞浆菌病是新发的,但也有可能是感染的再激活,如在组织胞浆菌非流行区的美国旧金山以及纽约等[211]。

(1) **临床表现:**虽然入侵的门户为肺,但在HIV感染人群中,通常以播散型组织胞浆菌病引起的热消耗性疾病为主要临床表现。在一项纳入72例HIV感染合并播散型组织胞浆菌病的研究中发现,其中69例(96%)患者表现为发热和体重减轻,而其中10%的病例还出现了类似脓毒血症的表现,如低血压、呼吸功能衰竭、肝肾功能衰竭及凝血障碍[212]。此类患者预后差。以呼吸系统症状、咳嗽和呼吸困难为主要临床表现的患者可出现胸片异常[212,213]。

(2) **CD4+淋巴细胞计数:**大多数播散型组织胞浆菌病患者的CD4+淋巴细胞计数<100个/μl,以<50个/μl多见。孤立性肺部疾病多见于CD4+淋巴细胞计数>300个/μl的患者[29]。实验室检查发现包括贫血,白细胞减少,血小板减少,以及肝功能异常。血清LDH和血清铁蛋白水平增高也有报道[29,210]。

（3）**影像学**：约 35%～55% 的播散型组织胞浆菌病患者可出现胸片异常[199,212,214]。胸片异常多以弥漫性、条索状以及网状阴影多见（图 90-7）。偶见肺泡阴影[199]，约 7%～11% 患者可出现局灶性阴影[213]。不到 5% 的患者发生肺门、纵隔淋巴结肿大及钙化肉芽肿，这也证实组织胞浆菌病很少是由于既往感染再激活导致的[212]。

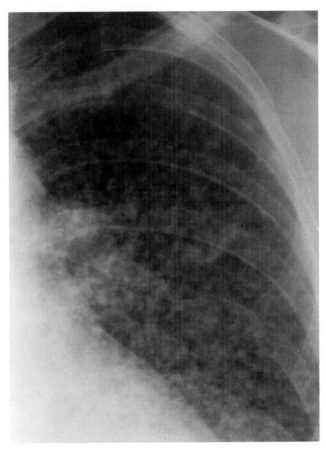

图 90-7　肺播散性真菌感染。一位 HIV 感染者的左肺中央区域的正位胸部放射影像示播散性真菌感染的中到粗网状结节影（From Stansell JD：Fungal disease in HIV-infected persons：cryptococcosis, histoplasmosis, and coccidioidomycosis. *J Thorac Imaging* 6：28-35,1991. ）

（4）**诊断**：组织胞浆菌病的诊断从抗原检测开始。组织胞浆菌抗原检测敏感，可快速确立诊断[29]。可选用的标本包括尿液、血清、脑脊液或支气管肺泡灌洗液。最新的组织胞浆菌属抗原定量检测更佳。在 HIV 感染合并播散型组织胞浆菌病的诊断中，尿液和血清组织胞浆菌属抗原的检出率分别为 100% 和 92%[215]。但在孤立性、慢性肺部感染患者中，血清或尿液标本组织胞浆菌属抗原的敏感性下降[29]。对有肺部病变的患者，支气管肺泡灌洗液的抗原检测可作为血清或尿液抗原检测的补充，以提高检测的敏感性[29,216]。若治疗成功，抗原检测值下降，若病情复发，则抗原检测值升高。因此抗原检测值的变化可用于评估疗效和复发的可能[217]。组织胞浆菌抗原检测持续阳性提示疾病的持续存在，需要继续治疗。抗原检测假阳性见于其他播散型真菌感染（如芽生菌病，球孢子菌病，副球孢子菌病，青霉菌病，或在曲霉菌病中有罕见报道），但隐球菌病以及念珠菌病中尚没有报道。组织胞浆菌可从病灶部位直接培养，但需数

周时间。血培养结果具有特异性，应作为诊断检验的一部分。Wheat 及同事[212]在一项纳入 72 例患者的研究中发现，其中 65 例患者（90%）血培养结果阳性。外周血涂片偶可发现胞内酵母。其他可用于诊断的标本来源包括骨髓、淋巴结和皮肤等。血清组织胞浆菌抗原检测在播散性感染的诊断中意义不大，但对轻度免疫功能不全伴孤立性感染患者的诊断有所帮助[29]。

（5）**治疗**：HIV 感染者合并中-重度播散型组织胞浆菌感染选用两性霉素 B 脂质体。轻度患者选用依曲康唑[29]。两性霉素 B 治疗的时间至少 2 周或直到患者临床症状改善，之后可改用伊曲康唑，直到完成至少 12 个月的疗程。合并肺部疾病或者 $CD4^+$T 细胞计数>300 个/μl 的 HIV 感染者的治疗与非 HIV 感染者相同（见第 37 章）。

（6）**暴露的预防**：在荚膜组织胞浆菌流行区域，HIV 感染者（尤其是 $CD4^+$T 细胞计数<150 个/μl）应避免有暴露风险的活动，如打扫鸡舍、翻动鸟类聚居地区的土壤及打扫、改建或拆除旧建筑物，以及洞穴探险等[29]。

（7）**疾病的预防**：即使在疫区也不推荐常规的血清学筛查。$CD4^+$T 淋巴细胞计数<150 个/μl 及高风险职业或生活在疫区的人群可考虑使用伊曲康唑进行一级预防[29]。

4.　粗球孢子菌

球孢子菌病是由生存于土壤的双相真菌、粗球孢子菌及 *Coccidioides posadasii* 感染引起的疾病。如第 37 章所述，球孢子菌病以中度流感样症状为主要表现，绝大多数既往体健的人群多能自愈。仅 5% 的感染者可发展为慢性肺部疾病，发展为播散型疾病的就更少见。HIV 感染者合并球孢子菌病可表现为局灶性或弥散性肺炎、皮肤病、脑膜炎，肝脏或淋巴结受累，播散型疾病可致命。球孢子菌主要分布于北美的半干旱地区，尤其是美国西南地区（加利福尼亚州中部、亚利桑那州南部、新墨西哥州南部及德克萨斯州西部）以及墨西哥北部地区[184,218]。美国加利福尼亚州南部的圣华金河谷以及亚利桑那州南部地区是高流行区[218]。在美州南部，尤其是阿根廷中部地区也有球孢子菌的分布。球孢子菌在土壤中以菌丝形态存在，具有特征性的节孢子。当土壤被翻动时，少量微米级的节孢子可形成气溶胶，被吸入后其直径大小正好可在支气管末梢和肺泡内沉积。节孢子在肺内沉积后转化为小球，继而分化为数百个内生孢子。小球破裂后使内生孢子广泛散播，从而聚集成新的小球，周而复始进行复制。虽然大多数 HIV 感染相关的球孢子菌病都是新发感染，但也有可能是既往感染的再激活。

（1）**临床表现**：临床表现多无特异性，包括发烧和寒战（68%）、盗汗（36%）、体重减轻（50%）[219]。虽然球孢子菌从肺部入侵，但疾病可表现为播散型和脑膜炎。其他常见受累部位包括皮肤、淋巴结、肝脏及骨骼系统。一项研究发现，约 42% HIV 感染合并球孢子菌病的患者表现为播散型球孢子菌病，25% 患者死亡[220]。球孢子菌感染引起的局灶性肺炎与细菌性肺炎表现相似，但引起的弥散性肺炎则很那与 PCP 肺炎相鉴别。

（2）**$CD4^+$ 淋巴细胞计数**：大多数播散型球孢子菌病见于 $CD4^+$ 淋巴细胞计数<100 个/μl 的患者，多<50 个/μl。而引起的局灶性肺炎多见于 $CD4^+$ 淋巴细胞计数>250 个/μl 的患者[29]。一旦怀疑播散型球孢子菌，所有患者均应该进行脑脊液检查。

（3）**影像学**：一项纳入 91 例 HIV 感染合并球孢子菌患者的

研究发现,其中65%患者的影像学表现为弥散性网状结节阴影(见图37-5);局部阴影伴单个或多个结节和空洞的少见,仅见于14%的患者[219]。可见粟粒样改变(电子图90-26)。胸腔积液和肺门淋巴结肿大,及正常的胸片均有报道。

(4)**诊断**:血清学检测对疑似球孢子菌病的诊断有意义。多项研究发现,补体结合实验及试管沉淀试验的敏感性为80%~90%[221]。酶联免疫试验的敏感性可能更高,但其特异性下降。假阴性结果可见于严重免疫缺陷合并弥漫性肺部球孢子菌病的患者。阳性结果的值越高,越能反应疾病的程度,并可用于评估患者对治疗的应答情况[222]。目前已有特异性的尿液和血清球孢子菌抗原检测,有利于重度球孢子菌病的诊断,但是需要注意的是,其他地方流行性真菌,包括组织胞浆菌,芽生菌可与球孢子菌发生交叉反应[223,224]。

球孢子菌分离和培养或者细胞学和组织学观察到球孢子菌大球体可确诊。若怀疑球孢子菌病的诊断,需要告知微生物实验室采取适当的措施避免疾病的传播。痰标本、支气管肺泡灌洗液或经支气管肺活检标本的直接镜检或培养可以确定HIV感染患者合并肺球孢子菌病的诊断。Singh和同事[219]研究发现,痰培养确诊了19例患者中的13例(68%),细胞学检查确诊了11例患者中的8例(73%),支气管肺泡灌洗液培养确诊了42例患者中的29例(69%),支气管肺泡灌洗液细胞学检查确诊了48例患者中的32例(67%),经支气管肺活检标本培养确诊了10例患者中的8例(80%),活检标本的组织学检测确诊了14例患者中的14例(100%)。

(5)**治疗**:HIV感染者合并重度(弥散性)肺球孢子菌病或播散型球孢子菌时选用两性霉素B或两性霉素B脂质体治疗[29],疗程直到患者临床症状改善,之后可改用氟康唑或伊曲康唑。每12周监测补体结合实验抗体滴度可评估患者对治疗的应答[29]。虽然临床经验有限,但对于症状轻的患者,如局灶性肺炎可全程使用氟康唑或伊曲康唑[29]。难治性的球孢子菌病可考虑使用伏立康唑或泊沙康唑[225]。由于复发率高,对于重度、弥散性球孢子菌病患者(尤其是有脑膜受损的患者),初始治疗结束后应终生使用氟康唑或伊曲康唑[29]。对于抗反转录病毒治疗获得持久性应答,CD4+细胞计数>250个/μl的HIV感染合并局灶性肺球孢子菌病的患者,可治疗12个月后停药。但建议定期复查胸片和球孢子菌血清学检查[29]。

(6)**暴露的预防**:在粗球孢子菌流行区域,HIV感染者应避免访问有暴露风险的地方,如建筑工地,土地被翻动的地方等。

(7)**疾病的预防**:流行地区可常规行血清学检查。对于生活在或曾前往流行地区的患者,当血清学试验新发阳性且CD4+淋巴细胞计数小于250个/μl时建议预防性治疗[29]。

5. 曲霉菌

曲霉菌呈全球性分布,因此暴露是无处不在的。然而,曲霉菌病是不常见的,除非感染者巨噬细胞数量或功能受损[226]。目前,已经发现的曲霉菌超过180种以上,其中最常见的致病菌为烟曲霉,约占侵袭性曲霉病的90%。虽然侵袭性曲霉病作为免疫抑制患者(尤其是血液系统恶性肿瘤或器官抑制患者)的常见并发症已有详细记录,但作为HIV感染者的合并疾病是不常见的。其他非HIV感染导致免疫功能下降的危险因素包括激素的使用、中性粒细胞减少、吸食大麻及广谱抗生素的使用[227]。自

抗反转录病毒治疗以来,曲霉菌感染的发病率已进一步下降。Holding与同事[228]在一项由美国CDC牵头的成人/青少年HIV感人疾病谱研究中发现,HIV感染者发生曲霉菌病的几率为3.5例/(1000人·年)。

(1)**临床表现**:HIV感染者可合并肺曲霉菌病的所有疾病谱(第38章),从呼吸道的定植或先前存在的肺部空洞,到气管支气管炎或阻塞性肺部曲霉病,以及到目前最严重的侵袭性曲霉菌病[227,229-231]。尽管大多数侵袭性曲霉菌病患者的CD4+细胞计数<100个/μl,但是合并曲霉菌病的危险因素更多的是由于患者巨噬细胞数量和功能的下降[如中性粒细胞减少或(和)单核细胞减少与激素或光谱抗生素的使用],而不是CD4+T细胞的绝对计数。曲霉菌病患者常见的临床表现包括发热、咳嗽、呼吸困难,偶尔可见胸膜炎性胸痛。咯血是特征性表现。影像学检查多变,包括单侧或双侧阴影、空洞形成(电子图90-27和电子图90-28)、结节状(电子图90-28)、胸腔阴影和积液[232]。

(2)**诊断**:直接镜检和分离培养可确诊曲霉菌病。无论是痰液,还是支气管肺泡灌洗液标本都是不够的。单独的显微镜观察无法将曲霉菌与镰刀菌和假阿利什菌区分开来。经纤支镜肺活检标本培养多为阴性,但痰标本、支气管肺泡灌洗液和经皮穿刺标本的培养结果多是阳性的。在没有组织浸润的证据下很难确诊,尤其是无法区分气道损伤到底是由于侵袭性曲霉菌病所致,还是曲霉菌在原有受损气道的定植。结合临床表现,反复分离出大量曲霉的情况下可作出曲霉菌病的诊断。

血清或支气管肺泡灌洗液半乳甘露聚糖抗原检测可用于其他免疫缺陷患者侵袭性肺曲霉病的诊断(见第17章和第38章)[233],尽管该检测未在HIV感染者合并可疑曲霉菌病的人群进行前瞻性研究。其他的真菌包括组织包浆菌和芽生菌可以发生交叉反应[234]。

(3)**治疗**:相对于其他真菌感染的治疗,HIV感染者合并曲霉菌病的治疗经验较少[226]。伏立康唑是推荐的一线治疗药物[29]。其他可选择的药物包括两性霉素、卡泊芬净和泊沙康唑。由于抗真菌药物抑制P450细胞色素系统,须考虑这些药物与抗反转录病毒药物的相互作用。由于曲霉菌病是AIDS的晚期并发症,所以即使治疗及时,该病预后差。

(4)**暴露的预防**:由于曲霉菌无处不在,所以预防曲霉菌的暴露是不可能的。但是,AIDS晚期患者应避免靠近腐烂的植物(如堆肥)和接触土壤。

(5)**疾病的预防**:目前尚没有推荐用于预防曲霉菌病的药物[29]。

6. 皮炎芽生菌

芽生菌病是由地方流行性的二相皮炎芽生菌引起的疾病。芽生菌病与组织包浆菌病在美国中部地区伴发存在的地方流行性疾病(第37章)。但芽生菌病没有组织包浆菌病常见,而且HIV感染相关的芽生菌病也不常见[235,236]。

(1)**临床表现**:一项纳入15例HIV感染相关芽生菌病患者的研究发现,其中只有一例患者的CD4+淋巴细胞计数<200个/μl[235]。该病呈现两种完全不同的模式:在一部分患者中局限于呼吸系统,而在另一部分患者中则呈播散性,累及包括肺在内的多个器官。15例患者中有11例(73%)有胸片的异常,以弥漫性间质增生或粟粒样结节最为常见(约55%)。只有分离培养

才能确诊皮炎芽生菌病,但镜下观察到特征性的酵母样菌丝强烈提示芽生菌感染,在等待培养结果的同时就应该使用抗真菌药物。

(2) **治疗**:HIV 感染合并重度芽生菌病的患者选择静脉注射两性霉素 B[235,236],临床症状改善后可改用口服伊曲康唑维持治疗至少 12 个月,对于没有发生免疫重建的 AIDS 患者,则治疗时间无限期延长[237]。若治疗及时,大部病灶局限于肺部的芽生菌病患者预后良好,而播散型感染者预后差(30 天内死亡率达到 40%)[235]。

7. 马尔尼菲蓝状菌

青霉菌病是由马尔尼菲蓝状菌引起的一种疾病,该细菌是一种在土壤生长的双相性真菌,是东南亚国家和泰国北部的地方性疾病,也是 HIV 感染者第三种最常见的机会性感染(排在结核杆菌和隐球菌感染之后),占 AIDS 相关疾病的 15% ~ 20%[238,239]。该疾病与土壤暴露有关,尤其在雨季(5 月到 10 月),可能通过吸入方式感染。

(1) **临床表现**:大部分青霉菌病病程患者 CD4+ 淋巴细胞计数<100 个/μl,其临床表现常被误认为结核、隐球菌病或者组织包浆菌病。最常见的临床症状包括发烧、体重下降、咳嗽和广泛性的皮肤丘疹(常伴中央凹陷)[240]。症状多持续数周,除皮肤症状外,体格检查可发现外周淋巴结和肝肿大,实验室检查以贫血最常见。

(2) **诊断**:HIV 感染者合并马尔尼菲蓝状菌感染以全身播散型最为常见,多通过血培养进行诊断。其他常见累及部位包括皮肤、淋巴结、骨髓和肺。同其他引起人类疾病的青霉菌相比,马尼菲蓝状菌在感染人体宿主后转换为酵母形式。外周血、骨髓穿刺样本和组织印片中可见含有酵母样马尼菲蓝状菌的巨噬细胞。

(3) **治疗**:两性霉素 B 与伊曲康唑序贯是标准治疗[29]。轻度感染可直接使用伊曲康唑。伊曲康唑可以治愈初期的轻中度青霉菌病。两性霉素 B 治疗 2 周后,再行 10 周的伊曲康唑治疗。研究发现,该治疗方法对播散型马尔尼菲蓝状菌感染的有效率超过 97%[241]。伏立康唑是初始治疗的替代药物[29]。若没有二级预防治疗,大部分患者可在 6 ~ 12 个月内复发。若患者正接受抗反转录病毒治疗,且 CD4+T 淋巴细胞计数>100 个/μl 至少 6 个月以上,可终止二级预防[29]。

(4) **暴露的预防**:鉴于马尔尼菲蓝状菌与土壤的密切相关性(尤其在雨季),居住在流行区的 HIV 感染者应减少可能增加暴露风险的户外活动。美国疾病预防控制中心,美国国立卫生研究院以及美国感染病学会艾滋病协会目前的指南建议 HIV 感染者应尽可能避免到马尔尼菲蓝状菌流行区[29]。

(5) **疾病的预防**:对于居住在马尔尼菲蓝状菌流行区,且 CD4+T 淋巴细胞计数<100 个/μl 的人群,推荐使用伊曲康唑进行预防治疗[29,242]。伏立康唑可作为二线药物。

8. 念珠菌

尽管 HIV 感染者合并皮肤黏膜念珠菌病常见,但肺部念珠菌病却极为罕见[243]。由于报道过临床病例较少,肺部念珠菌感染的临床表现和治疗措施尚没有完全建立。组织病理学检查有念珠菌菌丝侵入证据可以确定诊断,而仅通过呼吸道分泌物的真菌培养和鉴定是不够的。

(四) 病毒

多种病毒可感染免疫抑制人群,引起肺部疾病。但目前只有巨细胞病毒(CMV)被认为是引起 HIV 感染者肺部疾病的重要病原体。

1. 巨细胞病毒

CMV 是疱疹病毒家族中的一种双链 DNA 病毒(第 32 章)。人群感染率随年龄的增加而增加。健康人群 CMV 感染是非常常见的。目前认为 HIV 感染者体内潜伏性 CMV 的重新激活是致病的主要原因。但 CMV 原发感染在接受实质器官和骨髓移植及输血患者中也有报道,提示 HIV 感染者从外界环境中初次感染或重复感染 CMV 的可能。CMV 明确累及的部位包括视网膜,胃肠道和神经系统,但是否累及肺部尚有争论。由于 CMV 无处不在,许多学者认为 CMV 在大多数情况下只是"过路病毒"而不是病原体。然而,临床上也有 CMV 感染导致肺部疾病的明确病例。

(1) **临床表现**:HIV 感染者合并 CMV 感染最常见的两种疾病为视网膜炎和和胃肠道疾病。晚期 AIDS 患者通过支气管肺泡灌洗液检查评估机会性感染时(尤其是肺孢子菌),多可分离出 CMV。CMV 可脱落于呼吸道分泌物中,因此,仅仅在支气管肺泡灌洗液中观察到 CMV 不能作为 CMV 肺炎的诊断依据。当肺部二重感染时,针对伴存感染的治疗,而不是针对 CMV 感染,往往能获得良好的效果[244]。但是,在某些情况下确实有 CMV 肺炎的发生,而临床医生所面临的挑战就是能在其发生时能作出正确的诊断[245,246]。

CMV 肺炎最常见的临床症状包括咳嗽,呼吸困难和发热。Salomon 与同事[246]在一项纳入 18 例 CMV 肺炎患者的研究中发现,咳嗽,呼吸困难和发热发生的比率分别为 94%、94% 和 89%。呼吸道症状在其中 50% 的患者持续 2 周,而在另外 44% 患者中持续 2 ~ 4 周。

(2) **CD4+ 淋巴细胞计数**:大部分 CMV 疾病患者 CD4+ 淋巴细胞计数<50 个/μl。在一项纳入 18 例 CMV 肺炎患者(活组织检测确诊)的研究中发现,患者平均 CD4+ 淋巴细胞计数为 4 个/μl[246]。有研究发现,CMV 肺炎患者血清 LDH 水平升高[246]。

(3) **影像学**:CMV 肺炎的影像学结果变化多样,包括网状或毛玻璃样变化,肺泡和结节状阴影(电子图 90-29)[246]。可见胸腔积液。

(4) **诊断**:当怀疑 CMV 肺炎与其他终末器官疾病并存时(如视网膜炎),必须立即启动抗 CMV 治疗。CMV 感染多为播散型,同时累及全身多个器官。在治疗一个器官的 CMV 感染时,也同时治疗了其他所有的器官感染,尽管不同的器官系统感染时治疗的时间有所不同。当只有肺部感染时,治疗的难度反而更大。肺部弥漫性和特异性的细胞学改变是诊断 CMV 肺炎的唯一准确标准。支气管肺泡灌洗液 CMV 培养或经纤支镜肺活检标本的组织细胞学变化均不能诊断 CMV 肺炎[247]。当怀疑患者 CMV 肺炎时,即使患者没有眼睛不适症状,也需有经验的眼科医生进行散瞳眼底检查。

(5) **治疗**:目前关于 HIV 感染者合并 CMV 肺炎的治疗方案有限。重症肺炎患者推荐静脉注射更昔洛韦或者磷甲酸[29]。尽管对病情较轻的患者建议口服更昔洛韦,但目前尚缺乏相关数据支持[29]。上述药物的诱导治疗时间为直到临床症状改善为止,但 CMV 肺炎诱导性治疗的疗程尚未确定。局灶性 CMV 肺炎的推荐疗程为 21 天。维持治疗预防 CMV 肺炎复发的有效性尚不清楚。

（6）**暴露的预防**：HIV 感染者血清抗 CMV-IgG 阴性需要输血治疗时应给予血清抗 CMV-IgG 阴性的血液。

（7）**疾病的预防**：CMV 相关疾病最好的预防措施是抗反转录病毒治疗，使患者 CD4[+] 淋巴细胞计数维持在 100 个/μl 以上[29]。

2. 其他病毒

CMV 之外引起肺部感染症状的病毒是不常见的。支气管肺泡灌洗液中经常分离出的单纯疱疹性病毒多由于来自上呼吸道的污染。HIV 感染者下呼吸道病毒感染罕见（尸检报告为 0.2%～4%），而在其他免疫抑制疾病患者中更多见。单纯疱疹病毒肺部感染引起局灶性肺炎或者弥漫性间质性肺炎[248]。局灶性肺炎源于单纯性疱疹病毒扩散到邻近肺实质细胞，常合并坏死性支气管炎，而弥漫性间质性肺炎源于单纯疱疹病毒的血源性散播。成人 HIV 感染者由带状疱疹病毒引起的肺炎罕见[249]。婴儿和儿童淋巴细胞间质性肺炎患者的活组织标本中可检测到 EB 病毒的 DNA，但在 EB 病毒在致病中的具体作用尚不明确[250]。

美国和撒哈拉以南非洲地区的研究数据显示，相对于普通人群，成人 AIDS 患者流感相关死亡率增加[251,252]。自抗反转录病毒治疗以来，流感相关死亡率已经下降，但美国 AIDS 患者流感相关死亡率仍高于普通人群。流感的临床表现和病程在成人 HIV 感染者和非 HIV 感染者中是相似的。以 H1N1 型流感为主的研究证实了这些结果，虽然其预后在进展期 HIV 感染者中较 HIV 控制良好患者差[253-258]。对疑似或者确诊的 HIV 感染合并流感病毒的病例，推荐及时的抗流感病毒治疗。所有的 HIV 患者每年均应注射灭活的流感疫苗[29]。

（五）寄生虫

除了感染健康人群的常见单细胞和多细胞寄生虫外（第 39 章），数种寄生虫可引起 HIV 感染者的肺部疾病，其中最为常见的为弓形虫感染。

1. 刚地弓形虫

弓形虫病是由细胞内寄生的刚地弓形虫原虫引起的人畜共患疾病。家猫是刚地弓形虫的最终宿主，但所有动物均是感染的储存库。人类食用生的或未煮熟的含有弓形虫的肉类而感染。盛装家猫粪便的猫砂盒也是潜在的传染源。胎儿在母体经胎盘垂直传播而感染。HIV 感染者多由于慢性、潜伏性的弓形虫感染的再激活而发病。因此，弓形虫病预防的关键在于对未感染者避免暴露，对血清抗体阳性者进行预防治疗。弓形虫血清抗体阳性率在不同地区不一，美国地区血清阳性率约为 10%～50%，而西欧地区血清阳性率则高达 90%。

（1）**临床表现**：弓形虫感染引起的中枢神经系统疾病是常见的 HIV 相关疾病，包括弓形虫脑膜炎、局灶性脑脓肿。弓形虫引起的肺部感染罕见，可见于中枢神经系统感染或播散型感染者，也可表现为局灶性肺炎，但引起急性呼吸窘迫综合征罕见[256-261]。

（2）**CD4[+] 淋巴细胞计数**：弓形虫病患者 CD4[+] 淋巴细胞计数低。法国一项纳入 64 例肺弓形虫病患者的研究发现，患者平均（±标准差 SD）CD4[+] 淋巴细胞计数为 40（±75）个/μl[260]。

（3）**影像学**：胸片常显示双侧肺部阴影，表现为与 PCP 肺炎类似的细网状结节影，或表现为与肺结核或真菌性肺炎类似的粗网状结节[262]。胸腔积液及其他多种影像学表现均可见[263]。

（4）**诊断**：肺弓形虫病的诊断可通过支气管镜检和支气管肺泡灌洗液检查。一篇综述文章发现，通过支气管肺泡灌洗检查，17 例合并肺部感染的免疫缺陷患者中有 16 例确诊[263]。

（5）**治疗**：肺弓形虫病的治疗与中枢神经系统弓形虫感染的治疗相同。一线治疗药物为磺胺嘧啶和乙胺嘧啶联合，同时联用亚叶酸防止乙嘧啶引起的血液系统副作用[29]。推荐的替代治疗方案为克林霉素联合乙胺嘧啶和亚叶酸[29]。

（6）**暴露的预防**：弓形虫抗体阴性者应避免接触潜在的感染源。

（7）**疾病的预防**：HIV 感染者都应进行弓形虫抗体检测，若患者抗体检测阴性且 CD4[+]T 淋巴细胞计数<100 个/μl 时应该再次检测。若患者抗体检测阳性，一旦出现 CD4[+]T 淋巴细胞计数<100 个/μl 时，应该启动初级预防[29]。但在实际临床操作中，当患者 CD4[+]T 淋巴细胞计数<200 个/μl 时就要启动初级预防，因为弓形虫病的预防用药 TMP-SMX 也用于肺孢子菌肺炎的预防。对不能耐受 TMP-SMX 的患者，可选用氨苯砜联合乙胺嘧啶/亚叶酸或者阿托伐醌加或者不加乙胺嘧啶/亚叶酸[29]。若患者正接受抗反转录病毒治疗，且 CD4[+]T 淋巴细胞计数>200 个/μl 至少 3～6 个月以上，可终止弓形虫感染的一级和二级预防[29]。

2. 其他寄生虫

通常情况下，HIV 感染者合并肺部寄生虫感染罕见[264,265]。既往有关于 HIV 感染者同时合并肺孢子菌肺炎和肺微孢子虫病及肠道感染的报道[266]。因此，通过胃肠道吸入是最可能的肺部感染途径。但偶尔也有寄生虫全身播散性感染的病例，提示通过血液传播而感染的可能。最常见的呼吸系统症状包括咳嗽，呼吸困难和胸膜炎性胸痛。一篇综述文章发现，肺隐孢子虫肺炎患者出现上述 3 种呼吸道症状的几率分别是 77%、58% 和 33%[266]。粪类圆线虫肺炎（电子图 90-30）可通过痰标本检测或者支气管镜检查确诊[267,268]。类圆线虫可引起 HIV 感染者全身播散性感染[269]，但并不是重要的 HIV 感染相关并发症，即使在类圆线虫流行区也不常见[270]。

六、非感染性疾病

鉴于其发病频率及需要及时的治疗，HIV 感染者机会性感染常常是评估的重点。如结核感染可在 HIV 感染者和 HIV 非感染者之间传播。然而，在目前有效抗反转录病毒治疗的情况下，越来越多的 HIV 感染者生存时间延长，因此，合并非感染并发症的几率也随之增加[271]。除了并发感染性疾病的风险增加之外，HIV 感染者合并非感染性疾病如 COPD、肺癌和肺动脉高压的风险也增加[272]。HIV 感染者生存时间的延长、吸烟及 HIV 感染本身，都是 COPD 和肺癌发生的危险因素[273,274]。以下将对 HIV 感染者合并非感染性肺部疾病作一总结。

（一）恶性肿瘤

卡波西肉瘤和非霍奇金淋巴瘤是两种不同的 HIV 相关性恶性肿瘤，可累及胸腔，包括肺实质、气道、胸膜、肺门或纵隔淋巴结。当出现胸腔受累时，往往提示卡波西肉瘤或非霍奇金淋巴瘤已侵犯到身体的其他部位。但卡波西肉瘤和非霍奇金淋巴瘤偶尔也可局限于肺部[275]。

1. 卡波西肉瘤

是 HIV 感染最常见的恶性肿瘤。自抗反转录病毒治疗使用以来,其发病率已明显下降[276-278]。卡波西肉瘤是一种血管增殖性肿瘤,与人类疱疹病毒 8 型(HHV8,亦称作卡波西肉瘤相关疱疹病毒)[279-281]。典型发病部位是皮肤。也可累及淋巴结,胃肠道和肺。大约 90% ~ 95% 的卡波西肉瘤见于男男同性性行为者[282]。

(1) 临床表现:临床上,约 1/3 的已知卡波西肉瘤患者可检出肺卡波西肉瘤,而这个比例在尸检报告中为 50% ~ 70%。大部分肺卡波西肉瘤患者可同时伴有皮肤卡波西肉瘤。Huang 及同事对由支气管镜检查诊断的 168 例连续性肺卡波西肉瘤患者进行研究发现,其中 85% 的患者有皮肤黏膜受累的表现。另外 15% 无皮肤黏膜受累的肺卡波西肉瘤患者表现为从局限性到弥漫性的气管受损,最终结局为死亡。很大一部分肺卡波西肉瘤患者可合并机会性感染。例如,Huang 与同事[283]在纳入 168 例肺卡波西肉瘤患者的研究中发现,其中 45 例(27%)伴有机会感染,以 PCP 感染最为常见。这表明,卡波西肉瘤患者伴呼吸道症状时,不仅要评估肺卡波西肉瘤的存在,也需要评估肺部机会性感染的存在。当肺卡波西肉瘤患者合并肺机会性感染时,可出现肺卡波西肉瘤的快速进展。

(2) CD4[+] 淋巴细胞计数:肺卡波西肉瘤患者的 CD4[+] 淋巴细胞计数较低。一项纳入 168 例肺卡波西肉瘤患者的研究发现平均 CD4[+] 淋巴细胞计数为 19 个/μl,其中 68% 的患者 <50 个/μl,仅 4% 的患者 CD4[+] 淋巴细胞计数 >200 个/μl[283]。较肺部未受累的卡波西肉瘤患者相比,肺部受累患者的 CD4[+] 淋巴细胞计数更少。

(3) 影像学:肺卡波西肉瘤的典型表现为双侧肺门周围分布阴影(图 90-8 和电子图 90-31A)。典型表现包括线性阴影,结节或不同大小的结节状阴影,胸腔积液和淋巴结肿大。Gruden 和同事[284]对由支气管镜检查诊断的 76 例连续性肺卡波西肉瘤患者的胸片进行研究发现(患者的支气管肺泡灌洗液标本培养阴性),其中 95% 的胸片表现为支气管周围袖套征与轨道征,伴或不伴肺门周围阴影(电子图 90-31A),约 78% 的胸片可见小结节或结节状阴影,约 71% 可见 Kerley B 线,53% 的胸片可见胸腔积液。尽管这些胸片结果可强烈提示 HIV 阳性男男同性性行为者感染肺卡波西肉瘤的可能,但不能因此而做出诊断。应该行进一步检查来明确诊断。卡波西肉瘤患者的 CT 表现(电子图 90-31B ~ D)包括形成"火焰状"区域的支气管血管周围毛玻璃样阴影和结节状阴影,常伴小叶间隔增厚,胸腔积液,偶可见淋巴结肿大。偶可见卡波西肉瘤非典型的影像学表现(电子图 90-32)。

(4) 诊断:肺卡波西肉瘤的诊断常通过支气管镜检查。支气管镜观察到特征性的支气管黏膜红色或紫色,平整或略凸起的损伤可作出诊断(图 90-9)。观察到这些黏膜损伤并不能排除其他合并感染,而没有观察到也不能排除远端气管,肺实质,胸膜或淋巴结的损伤。在支气管镜检查没有观察到黏膜损伤,而临床症状和影像学表现又提示肺卡波西肉瘤的情况下,经纤支镜肺活检(通常是不需要的)有时可明确诊断。支气管肺泡灌洗

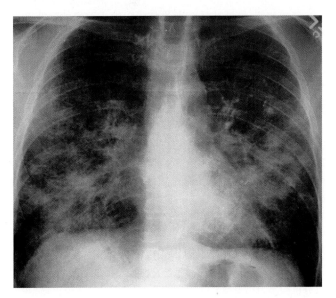

图 90-8 肺卡波西肉瘤。HIV 感染者合并肺卡波西肉瘤(支气管镜诊断)的胸部正位 X 线示:特征性双侧肺门结节和结节状阴影。(Courtesy L. Huang.)

液中可检测出人类疱疹病毒 8 型。皮肤卡波西肉瘤患者发生呼吸道症状时应进一步检查以排除其他机会感染的可能。若患者临床症状强烈提示肺卡波西肉瘤时,应首先行支气管镜检查。胸腔积液的细胞学检查和胸腔镜胸膜活检对肺卡波西肉瘤的诊断意义不大[285]。

卡波西肉瘤的镓同位素扫描阴性,相反,机会感染和非霍奇金淋巴瘤则是强阳性的。因此,镓同位素扫描结果可用于推断卡波西肉瘤的临床诊断。在缺乏支气管镜检查或组织学诊断时,通过有临床意义的胸片结果和阴性的镓同位素扫描结果可以推断肺卡波西肉瘤的诊断。

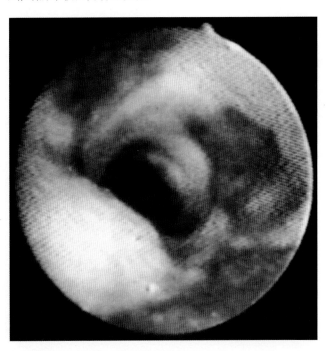

图 90-9 肺气管卡波西肉瘤。HIV 感染者支气管镜下显示气管出现典型的卡波西肉瘤。(Courtesy L. Huang.)

（5）**治疗**：抗反转录病毒治疗可以缩小肿瘤的大小和数量，因此所有 HIV 感染合并卡波西肉瘤的患者在没有用药禁忌的情况下都应该接受抗病毒治疗[286]。若为严重的系统系疾病时，阿霉素或道诺霉素是一线治疗药物。当其他恶性肿瘤（尤其是淋巴瘤）发病率增加时，肺卡波西肉瘤患者的死亡率随之增加[287]。肺卡波西肉瘤患者的生存率远低于没有肺部受累的卡波西肉瘤患者，其五年生存率分别为 49% 和 82%（*P* < 0.0001）[288]。HIV 感染者合并的恶性肿瘤中，与患者启动抗病毒治疗后发生免疫重建炎症反应综合征最可能相关的是卡波西肉瘤。卡波西肉瘤相关免疫重建炎症反应综合征可加重基础肺部损伤[289]，尤其是有内脏卡波西肉瘤的患者，可导致死亡[290]。

2. 非霍奇金淋巴瘤

几乎所有 HIV 相关的非霍奇金淋巴瘤都是 B 细胞来源。大部分可归类为小无裂 Burkitt 淋巴瘤、弥漫大 B 细胞淋巴瘤（中心母细胞或免疫母细胞性）[291]。多与 EB 病毒感染相关。非霍奇金淋巴瘤多出现在 AIDS 晚期患者。抗反转录病毒治疗之后，非霍奇金淋巴瘤与卡波西肉瘤的发病率明显下降[278]。

（1）**临床表现**：大多数 HIV 感染者合并的非霍奇金淋巴瘤表现为全身播散性疾病，可侵犯淋巴结外器官[292]，主要包括肝脏、脾脏、骨髓、脑膜、胃肠道和心包膜。少部分患者可有胸腔受累。但在临床诊断非霍奇金淋巴瘤时，高达 31% 的患者可有胸腔受累，而患者死亡后尸检结果提示患者的胸腔受累比例更高。偶可见非霍奇金淋巴瘤仅侵犯肺。

（2）**CD4$^+$ 淋巴细胞计数**：非霍奇金淋巴瘤患者 CD4$^+$ 淋巴细胞计数范围较宽。虽然大多数患者有明显的免疫功能受损，但该类患者平均 CD4$^+$ 淋巴细胞计数约为 100 个/μl，约 75% 患者的 CD4$^+$ 淋巴细胞计数>50 个/μl。在一项纳入 38 例非霍奇金淋巴瘤患者的研究中发现，其平均 CD4$^+$ 淋巴细胞计数为 67（± 65）个/μl[293]。

（3）**影像学**：胸片发现肺实质最常见的表现为单一（图 90-10，电子图 90-33）或多发结节（电子图 90-34），结节状阴影或包块（电子图 90-35），大叶性实变影和弥散性间质阴影（电子图 90-36）[293]。支气管内病变少见，但也有报道[294]。胸腔积液（多为双侧）是最常见的胸片异常，见于 40%～70% 的患者[293]。出现双侧肺门和纵隔淋巴结肿的患者比例可高达 60%。HIV 感染相关非霍奇金淋巴瘤仅侵犯胸内淋巴结，而未见明显胸外淋巴结受累的病例是罕见的。

（4）**诊断**：非霍奇金淋巴瘤的诊断必须依靠细胞学或活检组织病理发现恶性淋巴细胞。多通过针吸活检或胸外部位的活检标本进行病理检测。若患者表现为孤立的胸腔内受累，且病变部位在纤支镜可及的范围，则可通过经纤支镜肺活检和针吸活检进行诊断；若病变部位不在纤支镜可及的范围，可考虑荧光透视或 CT 引导下的针吸活检。其他的方法还包括纵隔镜检查和开胸肺活检。对于有胸腔积液的患者，可通过积液的细胞学或（和）活检进行诊断[293]。胸腔积液为渗出性，以淋巴细胞为主，LDH 水平常常很高[293]。与非 HIV 感染患者相比，HIV 感染相关肺淋巴瘤患者的胸腔积液细胞学检测的阳性率更高[295]。

（5）**治疗**：肺非霍奇金淋巴瘤的治疗是全身性疾病治疗的一部分。抗病毒治疗联合其他化学药物治疗极大地提高了 AIDS 相关非霍杰金淋巴瘤患者的中位生存期[296]。机会性感染的发生（尤其是 PCP）和骨髓储存功能的下降，都会使治疗变得十分困难。因此不管 CD4$^+$ 淋巴细胞计数的水平，所有非霍奇金淋巴瘤患者均应该考虑 PCP 肺炎的预防。

3. 原发性渗出性淋巴瘤

是一种罕见的非霍奇金淋巴瘤，主要表现为浆膜腔积液，如胸腔积液（电子图 90-37）、心包积液和腹腔积液[297]。一般不伴有淋巴结肿大和腔外肿瘤包块，积液为渗出性，以淋巴细胞为主。原发性渗出性淋巴瘤几乎仅发生于男男同性性行为人群，多在 AIDS 晚期发生，患者外周 CD4$^+$T 淋巴细胞计数平均为 200 个/μl[297]。原发性渗出性淋巴瘤的临床表现与发生的部位有关，如胸腔积液者表现为呼吸困难。胸腔原发性渗出性淋巴瘤的诊断可通过抽取胸腔积液进行组织学检测及 HHV8 的分离（所有病例均为阳性）[298]。原发性渗出性淋巴瘤缺乏 B 细胞和 T 细胞相关的抗原表达[286]。预后差，中位生存期大约只有 6 个月。治疗包括抗反转录病毒治疗和系统性化疗。可以选用对中分化和高分化非霍奇金淋巴瘤有效的化疗药物。有研究指出，西多福韦或更昔洛韦辅助治疗可延长患者的生存时间[286]。

4. 多中心型 Castleman 病

多中心型 Castleman 病（MCD）是一种罕见的浆细胞型淋巴组

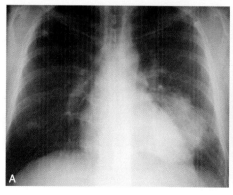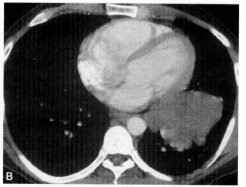

图 90-10 非霍奇金淋巴瘤。A. AIDS 患者合并肺非霍奇金淋巴瘤正位 X 片显示左下肺的团状影。B. CT 示左下肺包块，未见空气支气管征，考虑肿瘤。（Courtesy Michael B. Gotway，MD.）

织增生性疾病[299]。组织学特点是血管滤泡性淋巴结节增生[285]。在 HIV 感染者和非感染者中 MCD 都可能与卡波西肉瘤相关。大部分 HIV 阳性的 MCD 患者可有 HHV8 的感染。MCD 可在 HIV 未得到控制的患者中出现，但也可在 HIV 控制良好的患者中出现。系统性 MCD 常见的临床症状与淋巴瘤相似，包括发烧、虚弱、全身性淋巴结肿大（电子图 90-38）、贫血、高丙种球蛋白血症以及重度患者所表现的噬血细胞综合征[285]。MCD 的非特异性呼吸道症状，例如咳嗽和呼吸困难，分别见于 33% 和 75% 的患者[285]。体格检查可闻及双肺的杂音。胸片结果包括网状和（或）结节状间质性病变，纵隔淋巴结肿大，少数时候可见双侧胸腔积液[285,300]。胸部 CT 可见支气管血管结节、肺实变及纵隔淋巴肿大[301]。PCR 扩增 HHV8 病毒载量通常是升高的。虽然一般不需要支气管镜检查来诊断 MCD，但若能获得，多能在支气管肺泡灌洗液中检测出 HHV8[285]。MCD 的诊断一般通过受累淋巴结和淋巴结外病变部位的病理学检测来确定，同时也排除其他疾病，如肺结核和淋巴瘤。组织病理可见 B 细胞向浆细胞的分化。免疫组化可发现细胞的 HHV8 感染。预后差，可复发。一般根据专家建议进行治疗，包括抗反转录病毒治疗，更昔洛韦抗 HHV8 治疗[285]。也可以考虑系统性化疗和抗 CD20 单克隆抗体（利妥昔单抗）和白介素-6 受体抗体（atlizumab）；有研究提示，利妥昔单抗治疗可使患者病情持续缓解[286]。HIV 阳性 MCD 患者在使用抗反转录病毒治疗时出现致命性免疫重建炎症反应综合征的病例也有报道。

5. 非小细胞肺癌

非小细胞肺癌在 HIV 感染人群中的发病率要高于非 HIV 感染人群（见第 52 章）[275]。是否 HIV 感染本身，或者是其他一些潜在的混杂因素，如 HIV 感染人群中较高的吸烟率导致了 HIV 感染人群非小细胞肺癌的高发，目前尚有争议。在抗反转录病毒治疗引入临床后，Kirk 和同事[302]研究了 HIV 感染患者合并肺癌的死亡率，通过校正吸烟，年龄和性别后发现，HIV 感染是肺癌发生的独立危险因素（危险比，3.6；95% 可信区间：1.6 ～ 7.9）。Engel 和同事[303]的一项研究也发现，在校正吸烟率后，HIV 感染与肺癌相关（标化发病比，2.5；95% 可信区间：1.6 ～ 3.5）。Sigel 和同事[304]在一项纳入 457 例 HIV 阳性肺癌患者，614 例 HIV 阴性肺癌患者的研究（迄今为止最大的相关研究）发现，在校正吸烟和其他危险因素后，HIV 感染是肺癌的独立危险因素（发病比，1.7；95% 可信区间：1.5 ～ 1.9）。虽然 HIV 感染特异性肿瘤（如卡波西肉瘤和非霍奇金淋巴瘤）的发生率在下降，但 HIV 感染者（尤其是年龄≥50 岁）普通肿瘤的发病率却在增加[278,305]。肺癌目前是 HIV 感染患者最常见的非感染性，非 AIDS 特异性肿瘤，也是造成死亡的主要因素[278,305-310]。

（1）临床特点：在校正人口学差异后（50 岁 vs 54 岁）[311]，HIV 感染者发生肺癌的年龄较非 HIV 感染者要小。多项研究提示，HIV 感染者发生的肺癌更具有侵袭性，虽然目前机制未知。大多数 HIV 阳性的肺癌患者都吸烟。虽然所有的病理类型都能见到，但腺癌是 HIV 阳性肺癌中最常见的病理类型（这与 HIV 阴性肺癌是一样的）。第二常见的病理类型是鳞癌[303,304]。在临床表现上，HIV 感染者发生的肺癌更易进展为晚期，目前尚不清楚这是否是由于检测偏倚所致，但一项匹配年龄后的研究数据并不支持这一观点[312]。另外，Sigel 和同事

的研究发现，HIV 感染的状态并不影响肺癌的分期，大约 70% 的肺癌检出时为Ⅲ/Ⅳ期[304]。虽然肺癌可以在任何 CD4+ 淋巴细胞计数水平的患者身上发生，但免疫缺陷被认为是 HIV 感染者发生肺癌的危险因素[307,313,341]。肺基础疾病和感染，尤其是细菌性肺炎和肺结核也被认为是发生肺癌的危险因素[315]。病毒载量，以及是否接受了抗反转录病毒治疗与 HIV 感染者发生肺癌的风险没有明显的关联[302]。支气管肺癌的临床表现和影像学结果在 HIV 阳性和阴性患者中是一致的（见第 53 章）（电子图 90-39）。

（2）诊断及治疗：肺癌的诊断和治疗在 HIV 阴性和阳性患者中是一致的。HIV 感染应当被认为是一种重要的基础性疾病，就像基础性的心脏疾病一样。总的来说，HIV 感染状态并不影响肺癌患者的死亡率，在匹配年龄之后，HIV 阴性和阳性肺癌患者的中位生存期是一致的[312]。目前尚不清楚美国国立肺癌筛查项目[316]（小剂量 CT 每年对高危人群进行肺癌筛查）是否降低了 HIV 阳性吸烟人群的肺癌死亡率[316a,b]。

（二）肺动脉高压

研究显示，HIV 感染人群发生肺动脉高压的几率增加，发病率约为 0.5%[317]。虽然抗反转录病毒治疗是否降低了肺动脉高压的发病率尚有争议，但 HIV 感染者发生肺动脉高压的比例确实较大[318]。HIV 感染人群可能有肺动脉高压漏诊的情况，因为超声心动图筛查提示 HIV 感染人群有 35% 甚至超过 50% 的比例被检测出肺动脉压升高[319-321]。超声心动图通过导管可能不能准确地反映出心脏的真实压力[322]。超声心动图检查有肺动脉压力升高的 HIV 感染者更容易发生呼吸道症状，以及出现较低的一氧化碳弥散量[320]。HIV 感染者发生肺动脉高压的原因包括 HIV 蛋白的直接作用，阿片类药物的使用以及炎症反应[323-325]。

（1）临床表现：与非 HIV 感染者发生的原发性肺动脉高压相比，HIV 感染者发生肺动脉高压的年龄更年轻，心功能Ⅲ或Ⅳ级（美国纽约心脏学会心功能分级）的患者比例更低，其 1 年生存率约为 51% ～88%[326,327]。HIV 阳性肺动脉高压患者多为静脉毒品使用者，因此多为晚期的 AIDS 患者[320,327,328]。在一项纳入 131 例 HIV 阳性肺动脉高压患者的综述研究中发现[329]，其临床症状、影像学、肺功能、心电图、超声心动图及病理学表现都与非 HIV 感染者发生的原发性肺动脉高压一致。

（2）治疗：目前尚无理想的治疗方案[330]。有研究提示使用依前列醇及波生坦治疗能够改善患者的功能和血流动力学参数[331]。其他的治疗如西地那非和伊诺前列素也是有效的[332,333]。依前列醇的使用可能使 HIV 感染人群血流感染增加，而西地那韦与抗反转录病毒药物（特别是利托那韦）联合使用时可能出现血药浓度的增加。尽管目前尚有争议，但很多研究表明，单独抗反转录病毒治疗或同时联合波生坦对 HIV 感染合并肺动脉高压的治疗是有益的[317,334]。

（三）阻塞性肺疾病

HIV 感染者常合并阻塞性肺疾病，可出现一系列肺功能检测异常[335]。在抗反转录病毒治疗以前，美国 HIV 感染相关肺部并发症学组（PCHIS）的研究者对超过 1100 例 HIV 感染者进行了一系列的肺功能测试，他们发现，CD4+T 淋巴细胞计数<200

个/ul、HIV 感染相关症状、种族、吸烟、静脉毒品使用都与患者肺一氧化碳弥散量下降相关(DL_CO)[336]。PCHIS 的一项多变量分析研究发现,PCP 和细菌性肺炎与用力肺活量(FVC)、第一秒用力呼气量(FEV_1)、FEV_1/FVC 和 DL_CO 的下降相关[337]。研究发现,有相当比例的 HIV 感染者有呼吸系统症状,异常的肺功能检测(包括用力呼气流量下降、支气管扩张实验强阳性及 DL_CO 降低)[146,338-343]。HIV 感染者 FEV_1 降低与患者的健康状况下降相关[343a, b]。DL_CO 受损也可见于没有吸烟史的 HIV 感染者。一项多中心队列研究发现,HIV 感染是 DL_CO 受损的独立危险因素[345,346]。

HIV 感染者发生的哮喘可能在 HIV 感染之前就已经存在,也有可能在 HIV 感染之后才出现。与非 HIV 感染者相比,HIV 感染者在乙酰甲胆碱的诱导下更容易出现气道高反应性[342]。在一项纳入 136 例到初级保健诊所就诊的 HIV 感染者的临床研究中发现,其中有 21% 的患者有既往哮喘史,而 17% 的患者正患有哮喘[347]。另外一项研究发现有 21% 的纳入病例在临床上被诊断为哮喘,有 9% 的患者对支气管扩张剂有反应性[348]。HIV 感染合并哮喘患者的 CD4+ T 淋巴细胞计数多 >200 个/μl[347]。一项研究发现,HIV 感染儿童接受抗反转录病毒药治疗后常需要治疗哮喘,这提示免疫反应在哮喘发生中的重要作用。但是这一研究结果并不能在所有的队列研究中都能得到重复[348,349]。其他因素包括女性、肥胖等也可能是 HIV 感染者发生哮喘的危险因素[348]。

HIV 感染者合并机会性感染的公认结局是气道阻塞性疾病,慢性支气管炎和支气管扩张,但也有证据提示除了机会性感染以外[350,351],HIV 感染本身也与肺气肿/COPD 的发生有关[352]。一项纳入 HIV 阳性和 HIV 阴性退伍老兵的大样本队列研究数据显示,HIV 感染是 COPD[根据患者自我陈述和《国际疾病分类》(第 9 次修订本)进行诊断]发病率和患病率增加的独立危险因素[272,353]。抗反转录病毒治疗在 COPD 发生中的作用尚不清楚,可能与研究的人群有关。有两项研究发现,HIV 感染者接受抗反转录病毒治疗后出现气道阻塞增加[344,354],但另外不同的研究却发现高 HIV-RNA 水平与 FEV_1 的快速下降,以及阻塞性肺疾病的增加密切相关[338-340]。

治疗

总体上,HIV 感染者和 HIV 非感染者哮喘和 COPD 的治疗是相同的(见第 42 章和第 44 章)。有报道显示,蛋白酶抑制剂(特别是利托那韦)可增加吸入性氟替卡松的血药浓度,从而导致库欣综合征,或者在激素减量时出现肾上腺皮质功能减退[355]。HIV 感染者使用大剂量吸入性激素治疗 COPD 时,应该密切监测口腔念珠菌感染和细菌性肺炎的发生[356]。

(四) 间质性肺炎

尽管 HIV 感染相关肺部疾病以机会性感染和恶性肿瘤为主要表现,但也有小部分患者出现间质性肺炎的临床表现:淋巴细胞性间质性肺炎(LIP)或非特异性间质性肺炎(NSIP)[357]。

1. 淋巴细胞性间质性肺炎

虽然 Carrington 和 Liebow 在 30 年之前就描述了此病,但关于 LIP 到底是一种独立的疾病,还是多种原因导致的一种病理

反应(第 63 章),尚无定论。

(1) 临床表现:HIV 感染相关 LIP 最显著的特征是儿童发病。在 AIDS 流行初期,在工业化、高收入国家,有 1/3 到一半儿童 HIV 感染的诊断是基于其合并的淋巴细胞间质性肺炎。相反,成人 LIP 十分罕见[358]。

胸片无特异性(图 90-11),表现为双肺的网状结节影,主要分布于中上肺[359]。由于严重淋巴细胞浸润导致支气管压缩,进而出现肺泡透明度下降区域的情况是罕见的。偶可见肺门和纵隔淋巴结肿大。胸部 CT 扫描可发现 2~4mm 的小结影,通常分布于支气管血管周围(电子图 90-40),或呈弥漫的毛玻璃样影[360]。

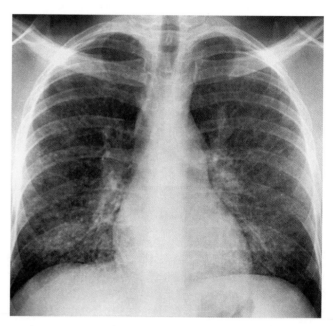

图 90-11　淋巴细胞性间质性肺炎。HIV 感染者正位 X 片示弥漫性网状影。活检提示:淋巴细胞性间质性肺炎

(2) 诊断和治疗:淋巴细胞性间质性肺炎的诊断依赖于组织病理学活检。由于该病在成人罕见,临床病例太少,尚没有明确的治疗方案。但有病例显示,单一抗反转录病毒治对该病有效[358,361]。

2. 非特异性间质性肺炎

NSIP 的组织病理特点表现为单核细胞浸润、以淋巴细胞和浆细胞主,浸润至细支气管周围和血管周围的肺间质(见第 63 章)。由于 NSIP 的诊断需要依赖活检组织的病理检查,不同研究中活检组织的采集不一,导致了 HIV 感染者不同 NSIP 发病率的报道。

(1) 临床表现:NSIP 的临床表现与 PCP 难以鉴别。然而,NSIP 患者的 CD4+ 淋巴细胞计数多 >200/μl,而 PCP 患者很少(≤5%)出现 CD4+ 淋巴细胞计数 >200 个/μl。一项纳入 67 例 HIV 阳性 NSIP 患者的研究发现,其平均 CD4+ 淋巴细胞计数为 492 个/μl,而对照组 PCP 患者的平均 CD4+ 淋巴细胞计数仅为 57 个/μl[362]。NSIP 的肺部 X 线表现为非特异性的弥漫性间质浸润影,难以与 PCP 区分。一项报道显示,36 例 HIV 阳性 NSIP 患者中有 16 例(44%)的胸片显示为正常[363]。

（2）诊断和治疗： NSIP 的诊断依赖病理活检，并同时排除其他疾病因素。关于 NSIP 的自然史知之甚少，但 NSIP 多可不经过治疗而自行缓解[362]，所以密切观察即可。但一旦发现患者出现病情加重，需反复支气管镜及活组织检测寻找其他原因（多为感染性）。

（五）结节病

尽管理论上认为肺结节病不可能在 HIV 感染人群中发生，但实际上已有大量的病例报道，并认为其发生与抗反转录病毒治疗有关[364,365]。关于肺结节病是否是 HIV 感染者发生免疫重建炎症反应综合征的一种表现，尚有争论。约 75% HIV 阳性肺结节病患者的 CD4+T 淋巴细胞计数>200 个/μl[364]。

肺结节病在 HIV 感染者与非 HIV 感染者中的临床症状和影像学表现是一致的[364,365]。如本书第 66 章所述，肺和其他受累器官出现的肉芽肿性炎是其特征性表现。肺结节病的诊断需要组织病理染色和培养（微生物如结核分枝杆菌、真菌等必须阴性）。CD4+T 淋巴细胞比例高的患者可出现淋巴细胞性肺泡炎[366]。由于目前尚没有关于 HIV 感染人群肺结节病的治疗研究，因此在没有相关数据之前，其临床管理应遵循非 HIV 感染肺结节病的治疗指南。

（六）免疫重建炎症反应综合征

IRIS 描述的是 HIV 感染者在开始抗反转录病毒治疗以后，在人体免疫系统功能逐渐从免疫抑制到免疫重建恢复的过程中，临床症状反而出现矛盾性加重的现象。IRIS 通常在抗反转录病毒治疗启动后不久发生。免疫功能重建后导致宿主对既往已经存在的临床或亚临床感染致病原的过度炎症反应。肿瘤和自身免疫性疾病相关的 IRIS 可表现为对癌症和自身抗原的炎症和免疫反应，导致疾病的进展和加重[367]。

临床的多种疾病都与 IRIS 相关，包括各种感染、结节病、自身免疫性疾病和肿瘤[368,369]。临床上与 IRIS 相关的最常见感染为结核分枝杆菌和鸟型分枝杆菌感染。IRIS 也可导致真菌感染（如 PCP、隐球菌）和病毒感染（如 CMV）的加重。IRIS 通常发生在抗反转录病毒治疗后 1~3 个月，虽然发生在治疗后数月的也有报道[369]。大多数 IRIS 的发生都是由于抗反转录病毒治疗的启动与急性机会性感染的治疗间隔太近[370,371]。但是最新的研究支持抗反转录病毒治疗应该与机会性感染的治疗同时进行，或在机会性感染治疗后不久尽快启动，该策略可提高患者的生存率[109-110,372]。抗反转录病毒治疗启动的时间应根据患者的 CD4+T 淋巴细胞计数，感染的类型或并发症，以及受累的器官而定。

一般情况下，患者发生 IRIS 后应该继续有效的抗反转录病毒治疗，但需要个体化的密切观察以及专家指导[29]。可使用非甾体抗炎药减轻炎症反应。在炎症反应严重时，例如结核性脑膜炎，或涉及中枢神经系统和气道损害危及生命时，可考虑激素的使用。目前尚没有激素使用的最佳量及用药时间，但在密切观察疗效的基础上，可使用强的松或者甲强龙 1.5mg/（kg·d），持续 2 周后剂量降至 0.75mg/（kg·d），持续 2 周[29]。

关键点

■ HIV 感染导致免疫调节异常、功能异常、免疫缺陷，外周血 CD4+淋巴细胞持续下降，尤其是在未接受有效抗反转录病毒治疗（ART）的患者。HIV 感染也会导致宿主肺和呼吸道免疫防御功能的改变。

■ HIV 感染者外周血 CD4+淋巴细胞计数决定了患者肺部并发症的风险，患者合并机会性感染和 AIDS 特异性肿瘤的风险随 CD4+淋巴细胞计数的下降而增加。

■ 全球范围内，肺结核是 HIV 感染者最常见的肺部并发症，也是导致 HIV 感染者发病和死亡的主要原因。HIV 感染者更容易合并耐药结核分枝杆菌感染。

■ 细菌性肺炎和肺孢子菌肺炎（PCP）也是 HIV 感染者常见的肺部感染。HIV 感染者容易合并的非感染性疾病包括肺癌，特异性肺动脉高压，及慢性阻塞性肺疾病。

■ HIV 感染合并肺部疾病需与多种疾病进行鉴别诊断，而且这些疾病的临床特点及影像学表现可有显著的重叠。HIV 感染合并的肺部疾病需要明确诊断。若条件允许，没有微生物学确诊的肺炎患者应尽早行支气管镜检查和支气管肺泡灌洗。

■ 近期接受抗反转录病毒治疗的 HIV 感染者可发生免疫重建炎症反应综合征，出现矛盾性的临床症状加重的现象。相关的疾病包括感染性疾病（如结核分枝杆菌和鸟型分枝杆菌感染）、恶性肿瘤（如卡波西肉瘤）和炎症性疾病（如肺结节病）。

（李红 译，唐红 校）

参考文献

以下是主要的文献，完整的文献请登录 *ExpertConsult* 查阅。

Abdool Karim SS, Naidoo K, Grobler A, et al: Timing of initiation of antiretroviral drugs during tuberculosis therapy. *N Engl J Med* 362(8):697–706, 2010.

Abdool Karim SS, Naidoo K, Grobler A, et al: Integration of antiretroviral therapy with tuberculosis treatment. *N Engl J Med* 365(16):1492–1501, 2011.

Beck JM: Abnormalities in host defense associated with HIV infection. *Clin Chest Med* 34(2):143–153, 2013.

Blanc FX, Sok T, Laureillard D, et al: Earlier versus later start of antiretroviral therapy in HIV-infected adults with tuberculosis. *N Engl J Med* 365(16):1471–1481, 2011.

Consensus statement on the use of corticosteroids as adjunctive therapy for Pneumocystis pneumonia in the acquired immunodeficiency syndrome. The National Institutes of Health-University of California Expert Panel for Corticosteroids as Adjunctive Therapy for Pneumocystis Pneumonia. *N Engl J Med* 323:1500–1504, 1990.

Crothers K, Huang L, Goulet JL, et al: HIV infection and risk for incident pulmonary diseases in the combination antiretroviral therapy era. *Am J Respir Crit Care Med* 183(3):388–395, 2011.

Diaz PT, King MA, Pacht ER, et al: Increased susceptibility to pulmonary emphysema among HIV-seropositive smokers. *Ann Intern Med* 132:369–372, 2000.

Drummond MB, Merlo CA, Astemborski J, et al: The effect of HIV infection on longitudinal lung function decline among injection drug users: a prospective cohort. *AIDS* 27(8):1303–1311, 2013.

Gingo MR, George MP, Kessinger CJ, et al: Pulmonary function abnormalities in HIV-infected patients during the current antiretroviral therapy era. *Am J Respir Crit Care Med* 182(6):790–796, 2010.

Griffith DE, Aksamit T, Brown-Elliott BA, et al: An official ATS/IDSA statement: diagnosis, treatment, and prevention of nontuberculous mycobacterial diseases. *Am J Respir Crit Care Med* 175:367–416, 2007.

Hanson DL, Chu SY, Farizo KM, et al: Distribution of CD4+ T lymphocytes at diagnosis of acquired immunodeficiency syndrome-defining and other human immunodeficiency virus-related illnesses. The Adult and Adolescent Spectrum of HIV Disease Project Group. *Arch Intern Med* 155:1537–1542, 1995.

Havlir DV, Kendall MA, Ive P, et al: Timing of antiretroviral therapy for HIV-1 infection and tuberculosis. *N Engl J Med* 365(16):1482–1491, 2011.

Hirschtick RE, Classroth J, Jordan MC, et al: Bacterial pneumonia in persons infected with the human immunodeficiency virus. Pulmonary Complications of HIV Study Group. *N Engl J Med* 333:845–851, 1995.

Jones BE, Young SM, Antoniskis D, et al: Relationship of the manifestations of tuberculosis to CD4+ cell counts in patients with human immunodeficiency virus infection. *Am Rev Respir Dis* 148:1292–1297, 1993.

Limper AH, Knox KS, Sarosi GA, et al: An official American Thoracic Society statement: treatment of fungal infections in adult pulmonary and critical care patients. *Am J Respir Crit Care Med* 183(1):96–128, 2011.

Martinson NA, Barnes GL, Moulton LH, et al: New regimens to prevent tuberculosis in adults with HIV infection. *N Engl J Med* 365(1):11–20, 2011.

Panel on Opportunistic Infections in HIV-Infected Adults and Adolescents: Guidelines for the prevention and treatment of opportunistic infections in HIV-infected adults and adolescents: recommendations from the Centers for Disease Control and Prevention, the National Institutes of Health, and the HIV Medicine Association of the Infectious Diseases Society of America, 2013. Available at: <http://aidsinfo.nih.gov/contentfiles/lvguidelines/adult_oi.pdf>. Accessed 06/26/2013.

Phair J, Munoz A, Detels R, et al: The risk of *Pneumocystis carinii* pneumonia among men infected with human immunodeficiency virus type 1. Multicenter AIDS Cohort Study Group. *N Engl J Med* 322:161–165, 1990.

Sigel K, Wisnivesky J, Gordon K, et al: HIV as an independent risk factor for incident lung cancer. *AIDS* 26(8):1017–1025, 2012.

Sitbon O, Lascoux-Combe C, Delfraissy JF, et al: Prevalence of HIV-related pulmonary arterial hypertension in the current antiretroviral therapy era. *Am J Respir Crit Care Med* 177:108–113, 2008.

Stansell JD, Osmond DH, Charlebois E, et al: Predictors of Pneumocystis carinii pneumonia in HIV-infected persons. Pulmonary Complications of HIV Infection Study Group. *Am J Respir Crit Care Med* 155:60–66, 1997.

Zolopa A, Andersen J, Powderly W, et al: Early antiretroviral therapy reduces AIDS progression/death in individuals with acute opportunistic infections: a multicenter randomized strategy trial. *PLoS ONE* 4(5): e5575, 2009.

第91章 干细胞及实体器官移植的肺部并发症

DAVID K. MADTES, MD

一、引言

干细胞移植(stem cell transplantation, SCT)是已知的唯一治疗危及生命的实体和血液系统恶性肿瘤的根治性治疗方法。实体器官移植(solid organ transplantation, SOT)也挽救了许多终末期器官疾病患者的生命。在美国,每年约有 20 000 例接受 SCT 和 28 000 例 SOT 患者[1,2]。由于处于长期免疫抑制状态,这些患者常存在患机会性感染、药物相关肺中毒和恶性肿瘤的风险[3-6]。本章将针对诊断和治疗所面临的挑战,系统性的阐述干细胞与实体器官移植患者的感染性和非感染性肺部并发症。

二、感染性并发症

尽管采取了有效的预防策略,下呼吸道感染仍然是常见的致命性并发症。感染的风险主要来源于供体和受体的流行病学暴露和"纯免疫抑制状态"[7]。对于 SCT 和 SOT 受体,移植后感染所产生的微生物谱是相似的,且遵循一定的特征性模式。图 91-1 与图 91-2 分别展示了 SCT 和 SOT 的感染性和非感染性肺部并发症的时间轴。

感染风险的第一阶段是移植术后一个月以内。对于 SCT 受体来说,第一个月的感染风险主要为急性移植物抗宿主病(graftversus-host disease, GVHD)及其治疗相关的中性粒细胞减少和免疫抑制。传统的医院感染主要由革兰氏阳性和革兰氏阴性细菌,以及单纯疱疹病毒(HSV)和白色念珠菌引起。而对于 SOT 受体,移植术后 1 个月,随着免疫抑制疗法的开始,感染的风险主要与手术和重症监护有关。

感染风险的第二阶段是术后 1~6 个月,是发生应用最大剂量免疫抑制剂治疗发生 GVHD 的 SCT 受体或避免 SOT 受体发生急性排斥反应的时期。这一阶段以机会病原体的出现为特征。感染风险的第三个阶段是在 6 个月后,此时多数患者会减少免疫抑制剂的使用。此阶段的感染主要由社区获得性病原体引起。

由于常规使用抗菌药物进行预防,由卡氏肺孢子虫(Pneumocystis Jirovecii, PCP)和巨细胞病毒(cytomegalovirus, CMV)等以往常见的病原体引起的感染越来越少见。但需注意的是,预防性使用抗生素和医院暴露容易导致抗菌药物相关的耐药病原体出现,如寡养单胞菌、毛霉菌、抗更昔洛韦 CMV 等[8]。此外,随着微生物诊断技术水平的提高,一些以往难以诊断的感染也已经可以被识别[8]。

肺部是肺脏和心脏移植后最易发生感染的部位[9-13],同时也是肝移植第二常见的感染部位[14]。一项纳入 236 例肺移植受体的多中心回顾性研究报道,25.8% 的受体术后出现肺炎,其中 57 例(67%)具有微生物病因学诊断,82.7% 为细菌感染,14% 为真菌感染,10.3% 为病毒感染[13]。

由于能引起移植者发生肺炎的病原体具有广谱性,且经验性使用抗生素可能导致并发症的产生,因此尽可能的明确致病微生物十分重要。大多数移植受体会常规选择支气管镜检查。据报道,在 SCT 受体中气管镜检查诊断率为 42%~65%[15-21],在使用抗菌药物前[15]和出现症状 24 小时内诊断率最高[16]。同样,在 SOT 受体中,支气管镜检查的诊断率为 30% 至 72%,最高是在移植后的前 6 个月内出现肺实变时[20,22-28]。在移植受体的下呼吸道标本中,对于特定病原体,推荐的支气管镜的实验室评估方法在电子表 91-1 中列出。

(一)细菌

移植后细菌性肺炎可以是院内感染或社区获得性感染,两者各有其特征性的发病时间、病原体和转归。细菌性肺炎的发生率在肺移植中为 21%~38%[11-13],在肝移植中为 5%~34%[29,30],在心脏移植中为 11%~19%[10,22,31],在肾脏移植中为 4%~7%[25,28,32,33]。最常见的 SOT 术后下呼吸道感染(lower respiratory tractinfections, LRTI)病原体是革兰氏阴性菌,包括假单胞菌属(电子图 91-1)、克雷伯杆菌、埃希杆菌、军团菌、不动杆菌、嗜麦芽窄食单胞菌,以及革兰氏阳性菌如金黄色葡萄球菌、棒状杆菌、肠球菌。而厌氧菌感染较为少见[12,13,29,34,35]。

在移植后早期,由于频繁的经验性使用广谱抗生素,SCT 术后确切的细菌性肺炎发病率难以确定,但大致的细菌性肺炎发病率已有报告,异体 SCT 为 7%~11%,自体 SCT 为 5%~15%[36-38]。最常见的细菌病原体包括大肠杆菌、假单胞菌、肺炎克雷伯菌、金黄色葡萄球菌和肺炎链球菌[38,39]。移植后晚期细菌性肺炎,发生于移植 100 天以后,通常是由于肺炎克雷伯菌、假单胞菌、肺炎链球菌和葡萄球菌所致[40]。

SCT 术后急性结核病的患病率估计为 0.23%~0.79%[41,42],而 SOT 术后患病率为 0.5%~15%,这取决于在一般人群中结核病的患病率[43]。结核病发病的中位时间为 9 个月(0.5~13 个月),甚至移植 2 年后仍可以出现[44,45]。对于移植受体,抗结核一线治疗一般包括异烟肼、吡嗪酰胺和乙胺丁

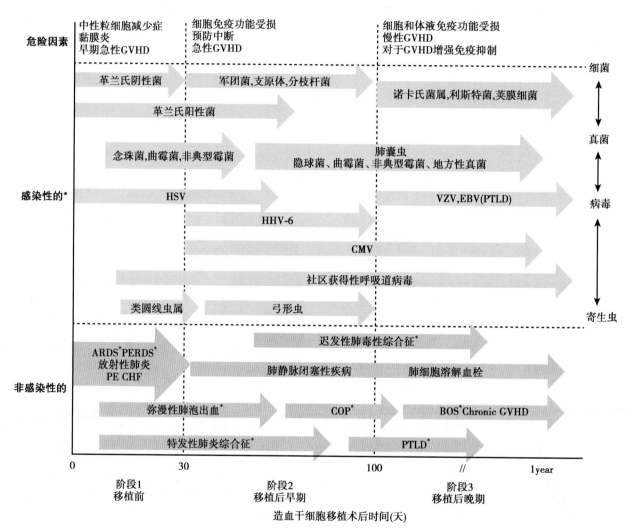

图 91-1 干细胞移植术后感染性和非感染性肺部并发症的时间轴。ARDS,急性呼吸窘迫综合征;COP,细支气管闭塞性机化性肺炎/隐源性机化性肺炎;BOS,闭塞性细支气管炎综合征;CHF,充血性心力衰竭;CMV,巨细胞病毒;EBV,Epstein-Barr 病毒;GVHD,移植物抗宿主病;HSV,单纯疱疹病毒;HHV-6,人疱疹病毒-6;PE,肺栓塞;PERDS,围植入呼吸窘迫综合征;PTLD,移植后淋巴增殖性疾病;VZV,水痘带状疱疹病毒。* 考虑以诊断性支气管镜检查:①确立或排除感染性病因;和(或)②诊断非感染性病程。(引自 Soubani AO:Respiratory infections following hematopoietic stem cell transplantation. In Agusti C,Torres A,editors:Pulmonary infection in the immunocompromised patient:strategies for management. West Sussex,UK,2009,Wiley-Blackwell,pp 213-256;Afessa B,Peters SG:Chronic non-infectious pulmonary complications in hematopoietic stem cell transplantation. In Agusti C,Torres A,editors:Pulmonary infection in the immunocompromised patients:strategies for management. West Sussex,UK,2009,Wiley-Blackwell,pp 257-284;Harris B,Lowy FD,Stover DE,Arcasoy SM:Diagnostic bronchoscopy in solid-organ and hematopoietic stem cell transplantation. *Ann Am Thorac Soc* 10(1):39-49,2013.)

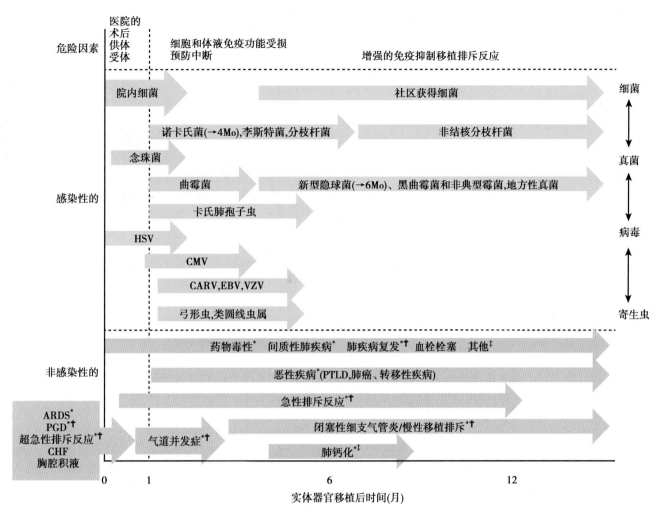

图 91-2　实体器官移植术后感染性和非感染性肺部并发症的时间轴。ARDS，急性呼吸窘迫综合征；CARV，社区获得性呼吸道病毒；CHF，充血性心力衰竭；CMV，巨细胞病毒；EBV，Epstein-Barr 病毒；HSV，单纯疱疹病毒；PGD，原发性移植物功能障碍；PTLD，移植后淋巴增殖性疾病；VZV，水痘带状疱疹病毒。* 考虑诊断性支气管镜检查：①确立或排除感染性病因；②诊断非感染性病因，如急性同种异体移植排斥，恶性肿瘤或间质性肺病；或③检查支气管吻合和其他气道异常。† 只有肺移植受体。‡ 诊断性支气管镜检查适用于肾移植受体影像学非典型转移性肺钙化的确诊。（改编自 Harris B，Lowy FD，Stover DE，Arcasoy SM：Diagnostic bronchoscopy in solid-organ and hematopoietic stem cell transplantation. *Ann Am Thorac Soc* 10（1）：39-49，2013；Fishman JA：Infection in solid-organ transplant recipients. *N Engl J Med* 357：2601-2614，2007.）

醇[43]。利福平应该避免使用，因为它能诱导细胞色素 P450 同工酶从而降低环孢素[45,46]、他克莫司[47]、西罗莫司[48,49]、依维莫司[50] 和霉酚酸酯[51,52] 等多种免疫抑制剂的血清浓度，从而导致移植排斥反应。电子表 91-2 展示了常用抗菌药物与移植患者使用的免疫抑制剂之间的相互作用。

（二）病毒

SCT 和 SOT 受体容易受到两类病毒感染：机会性病毒（特别是疱疹病毒）和社区获得性呼吸道病毒。造成肺部疾病的机会性病毒包括 CMV、HSV、水痘-带状疱疹病毒（varicella zoster virus，VZV）、EB 病毒（Epstein-Barr virus，EBV）。在早期检测、预防或抢先治疗的情况下，肺移植受体巨细胞病毒性肺炎的发生率为 4%～32%（电子图 91-2 和电子图 91-3）[53-58]，肝移植为 0～9.2%[59-62]，心移植为 0.8%～6.6%[63,64]，肾脏移植小于 1%（电子图 91-4）[65]。SCT 术后（电子图 91-5）巨细胞病毒性肺炎的发病率为 2%～6%[40,66,67]。CMV 感染的发生通常是在 SCT 与

SOT 术后的前 3 个月内；但是预防性抗病毒治疗的使用已经将其发病推迟至预防终止后。

对于 SCT 和 SOT 受体，当前诊断和管理 CMV 的指南支持使用 p65 抗原免疫分析或定量聚合酶链反应（polymerase chain reaction，PCR）检测巨细胞病毒感染患者的血清或支气管肺泡灌洗液（bronchoalveolar lavage，BAL）[68-70]。对于移植受体有两个公认的预防 CMV 疾病策略：①所有移植术后高风险患者给予抗病毒治疗进行常规预防；②对检测出病毒复制的高风险患者进行抢先治疗。两种治疗的抗病毒药物均应根据预先确定的病毒水平进行使用[68,69,71,72]。静脉（Intravenous，IV）给予更昔洛韦推荐用于治疗严重巨细胞病毒病，而口服缬更昔洛韦可用于替代治疗不太严重的病例[68,69]。

HSV 发生在 35%～68% 的未进行预防治疗的移植受体中[73]。HSV 最常见的再活化发生在移植后第 1 个月[73]。因此，建议所有 HSV 血清阳性的移植受体移植后至少接受 4 周抗病毒预防治疗，药物通常选择阿昔洛韦[74]。移植后 HSV 肺炎的临床

表现严重程度不一可以从 X 线片正常的呼吸困难,到难以脱离机械通气以及急性呼吸窘迫综合征(acute respiratory distress syndrome,ARDS)。直接荧光抗体试验或实时 PCR 检测 BAL 或其他标本可提供快速诊断[75]。HSV 肺炎治疗应该使用阿昔洛韦静脉给药,每 8 小时 10mg/kg,如果单纯疱疹病毒疾病危及生命,应考虑减少免疫抑制[74,76,77]。对阿昔洛韦耐药的 HSV,推荐使用膦甲酸钠治疗,虽然这在移植患者中是一个罕见的问题[78]。

在移植受体中,VZV 已被报道为一种罕见的肺炎迟发性病因。典型表现为先于呼吸道症状出现水疱疹。治疗应用静脉给予阿昔洛韦 10mg/kg 每 8 小时。

社区获得性呼吸道病毒(community-acquired respiratory viruses,CARVs)是 SCT 或 SOT 后感染的常见原因。CARVs 包括在冬季高发的呼吸道合胞病毒(respiratory syncytial virus,RSV)、流感、变性肺病毒(metapneumovirus,MPV)和副流感血清 1 和 2 型,全年高发的副流感病毒血清 3 型和腺病毒。对于 SCT 受体,从上呼吸道 CARV 感染至肺炎的危险因素,包括移植后早期感染、同种异体 SCT、清髓性预处理、GVHD 和淋巴细胞减少[79-84]。虽然对于 SOT 受体,进展为肺炎的危险因素并没有很明确;但是,大多数免疫抑制受体均会有最大风险发生严重疾病和预后不良[85]。对于移植受体 CARV 感染常表现为更长时间的病毒泄出(viral shedding),并可以与其他病毒、细菌感染,或病原真菌混杂感染[84,86-90]。除了直接影响,CARV 感染还有间接影响,包括增加急性和慢性排斥反应风险,如肺移植后[91,92]闭塞性细支气管炎和在非肺移植 SOT 受体中同时并发同种异体排斥反应[93]。

1. 呼吸道合胞病毒

SCT 术后 RSV 感染的发生率为 1% ~ 12%,其中 17% ~ 70% 的感染涉及下呼吸道。在肺炎的状态下死亡率在 7% ~ 33%[79]。在肺移植受体中发生 RSV 的概率是 5% ~ 12%,死亡率为 10% ~ 15%[94,95],肝移植受体中的发病率是 4%[96]。RSV 疾病的表现可以从轻微的上呼吸道感染到危及生命的肺炎。在有症状的患者中,对于 RSV 感染最敏感的诊断方法是采用逆转录(RT)-PCR 分析检测洗鼻或 BAL 液[97]。对于 SCT 受体,利巴韦林(口服或静脉±吸入利巴韦林)已被证实为可治疗 RSV 病毒性肺炎[98,99],可联合静脉注射免疫球蛋白或帕利珠单抗(一种人源化单克隆抗体,可用于预防 RSV)进行使用。对于 SOT 患者,虽然没有关于利巴韦林治疗对照研究,但吸入利巴韦林是对于 RSV 感染的心脏和肺移植受体的常规治疗方法[100-102]。

2. 流感病毒

SCT 术后的流感病毒感染率为 1% ~4%。流感性肺炎的死亡率是 15% ~28%[79]。肺移植受体流感发病率为 3% ~14%,高达 5% 的患者感染可以进展到下呼吸道[94,95,103]感染。流感病毒感染可以通过快速抗原检测和 RT-PCR 方法对洗鼻、咽拭子或 BAL 进行分析从而诊断[104]。抗病毒药物金刚烷胺和金刚乙胺可用于敏感性 A 型流感病毒的治疗,扎那米韦和奥司他韦可用于 A 和 B 型两种流感病毒的治疗[93,105]。因为奥司他韦的流感病毒耐药株在持续传播病毒的移植患者中已经被发现,这些感染可能需要目前正在研发的药物来治疗。在移植患者的治疗过程中,由于流感病毒传播状态的延长,感染控制程序更需要着重强调,以防止传染到工作人员和其他患者。

3. 副流感病毒、变性肺病毒

对于 SCT 受体,副流感病毒(Parainfluenza,PIV)血清 3 型较为常见,感染率为 0.2% ~18%,其中 12% 至 50% 的病例伴随下呼吸道感染[79]。肺移植术后副流感病毒的发病率为 2% ~17%[94,95]。对于 SCT 受体,MPV 感染率为 3% ~7%(电子图 91-6),27% ~41% 的病例伴随下呼吸道感染,并在肺炎患者中有 33% ~40% 的相关死亡率[79]。肺移植术后 MPV 的发病率为 4% ~6%[79,94,95]。个别肝或肾移植后发生 MPV 感染也有报道[95,106,107]。MPV 感染可能会增加急性排斥反应[95,108]。PIV 和 MPV 感染可以通过 RT-PCR 方法对洗鼻、咽拭子或 BAL 进行分析从而诊断。治疗主要以支持性为主;但是,静脉或吸入利巴韦林和(或)静脉注射免疫球蛋白已用于治疗下呼吸道疾病,尽管没有对照试验[95,105,109]。

(三) 真菌

基于移植相关感染监测网络(Transplant-Associated Infection Surveillance Network,TRANSNET),在 SOT 受体中侵袭性真菌感染(invasive fungal infections,IFIs)的 1 年发病率,从高到低依此是小肠移植(11.6%)、肺(8.6%)、肝(4.7%)、心(4.0%)、胰(3.4%)和肾(1.3%)[110]。最常见的病原体是侵袭性念珠菌病(53%)、侵袭性曲霉病(invasive aspergillosis,IA)(19%)(电子图 91-7 和电子图 91-8)、隐球菌(8%)、非霉菌(8%)(电子图 91-9)、地方性真菌(5%)和接合菌(2%)[110]。对于 SOT 受体,念珠菌感染相关死亡率为 5% 到 77%,其中肝移植受体死亡率最高[111,112]。侵袭性曲霉病的死亡率与移植的类型有关,范围从肺移植的 20% 到心脏和肾脏移植的 66.7%[111,113]。对于 SOT 受体,侵袭性真菌感染的危险因素包括环境暴露、使用高剂量的类固醇、抗淋巴细胞治疗与病毒感染,特别是巨细胞病毒感染[114,115]。对于肺移植患者,吻合口部位尤其容易发生真菌感染。

基于干细胞来源的不同和预处理方案,SCT 后的 IA 感染率(电子图 91-10、图 38-4 和图 38-7)可以从 0.08% 至 23%[113,116]。从诊断 IA 开始 3 个月,无论是自体移植死亡率的 54%,还是异体无亲缘移植物死亡率的 85%,都没有与早期与迟发性病毒感染死亡率有不同[113,116]。

对于移植后患者,曲霉菌感染可以出现气道定植、支气管炎、肺曲霉菌病、鼻窦炎或播散性疾病[114]。侵袭性肺曲霉病的症状包括呼吸困难、发热、咳嗽、胸痛、咯血;然而,高达 41% 的移植受体可能无呼吸道症状[117]。当 SCT 受体从中性粒细胞减少症中恢复后,64% 伴随着丝状真菌感染的 SCT 受体表现为呼吸困难,但发热的只有 32%[118]。

虽然有多种诊断策略,培养仍然是诊断念珠菌感染的金标准[119]。可供选择的方法包括血清学和分子检测。IA 诊断金标准仍然是活检后培养,并且符合临床和影像学特征[120]。对于 SCT 受体,人血清半乳甘露聚糖检测诊断 IA 具有 82% 的灵敏度和 86% 的特异性[120,121]。而对于 SOT 受体,血清半乳甘露聚糖检测具有不确定的效用,22% 敏感性和 84% 的特异性。相比于血清,BAL 有更高的特异性;半乳甘露聚糖检测 BAL 具有 60% ~82% 的灵敏度和 95% 的特异性[122-124]。虽然研究表明,采用定量 RT-PCR 检测曲霉菌的灵敏度为 67% ~77%,特异性的为 90% ~

100%,但 PCR 检测曲霉菌的方法在临床上尚无标准[124]。

对于移植受体 IFI 的治疗应基于分离出的病原菌,医院特异性且敏感性的方案和患者的临床状况。Gabardi 等[111]回顾了潜在的病原体特异性治疗方法的选择。在一般情况下,建议使用一种双管齐下的方法:①尽可能地降低免疫抑制的水平;②使用适当的抗真菌药。重要的是要认识到所有临床相关唑类抗生素药物会不同程度的抑制细胞色素 P450 同工酶,导致血清环孢素[125-130]、他克莫司[125,130-135]、西罗莫司[48,136-141]、和依维莫司[142-144]的浓度增加,可能导致神经毒性和(或)肾毒性(见电子表 91-2)。伏立康唑是 IA 的治疗剂,基于其与两性霉素相比卓越的疗效和生存获益[145]。然而,对于西罗莫司治疗的患者来说,伏立康唑的使用是禁忌[114]。唑类药物不耐受的患者两性霉素 B 脂质体可作为替代。棘白菌素(卡泊芬净、米卡芬净、阿尼芬净)可能降低他克莫司的水平但药物相互作用的可能很小,因此也是 AI 的治疗选择[114]。对于侵袭性肺曲霉病,外科手术切除术是中性粒细胞减少患者的合理选择[146]。吸入两性霉素 B 脂质体可用于治疗霉菌性支气管炎。对于 SOT 受体,目前的数据支持预防性使用抗真菌药物,无论是唑类抗真菌药物或两性霉素 B 脂质体[147]。这一主题在第 38 章中有进一步讨论。

在 SCT 受体中毛霉病已成为一个重要的 IFI 疾病,在 SCT 受体中占 8%(见电子图 38-8 ~ 电子图 38-12),在 SOT 受体中占 2%(见电子图 91-9)。毛霉病是最常见的晚期并发症(移植 3 个月后),伴随着肺部受累的病例占半数以上。在 SOT 受体中,总体死亡率是 38% ~ 48%,而在 SCT 受体中死亡率至少是 75%[148]。一线治疗是运用两性霉素 B 脂质体治疗至少 6 ~ 8 周和早期的广泛清创手术。两性霉素脂质体和棘白菌素联用被认为是对于难治病例的一线治疗方法。

耶氏肺孢子虫(以前的卡氏肺孢子虫)仍然是 SCT 和 SOT 术后潜在的致命感染,由于缺乏预防意识而导致 5% ~ 15% 的受体感染,并且归因死亡率为 18%[39,149]。感染的最大风险是在移植后的 6 个月内,除去肺移植的患者其余患者的感染风险在 1 年后开始明显下降[149]。临床表现为进行性呼吸困难、咳嗽、发热、低氧血症。胸片显示通常可包括双侧肺门、间质或肺泡实变影、结节、囊性病变或气胸。PCP 的诊断是通过诱导出的痰、BAL 液或组织中的肺孢子虫的形态学所确认的[149,150]。PCP 的一线治疗是大剂量糖皮质激素联合复方磺胺甲噁唑。甲氧苄氨嘧啶会诱导细胞色素 P450 活性,能够显著降低血清环孢菌素的浓度。大多数移植中心使用低剂量 TMP/SMX 对于是那些停止了 1 年以上药物使用的受体进行 PCP 预防;因为用药的不间断性[152],故肺移植除外。

地方性真菌感染(endemic fungal infections,EFIS)如芽生菌病(见电子图 37-15)或组织胞浆菌病,在 SCT 和 SOT 移植受体中不到 1%。从移植开始到 EFI 发病的中位时间为 10.5 个月(2 ~ 192 个月),尽管有 20% 的病例发生在移植后 5 年以上[110,153]。在 83% 的 EFI 病例中,肺是最常见的感染部位;然而,在一半以上的 SOT 受体中,这种疾病是可播散的[153]。对于移植后的患者,芽生菌病或组织胞浆菌病分别具有 25% ~ 36% 和 0 ~ 11% 的归因死亡率[153]。在针对性预防的时代,移植后球孢子菌病发病率不足 3%;然而,传播率和死亡率分别高达 30% 和 29%。由于其敏感性较低,在肝移植术后的患者中粗球孢子菌血清学效用具有不确定性[157]。

三、非感染性并发症

虽然移植后会明显增加感染的风险,但这些患者也有可能会经历非感染性肺部并发症。这些非感染性并发症可以归因于放化疗预处理阶段或免疫抑制药物的肺毒性、术后并发症、移植排斥反应或 GVHD 引起的同种异体反应性肺损伤,或肺部相关恶性肿瘤的转归(见图 91-1 和图 91-2)。电子表 91-3 描述了在术后即刻发生的最常见的并发症。

SCT 化疗方案中,个别成分与肺毒性有关。在自体 SCT 术前,卡莫司汀[或卡氮芥(bischloroethylnitrosourea,BCNU)],作为单药或联合用药治疗实体瘤和血液系统的恶性肿瘤,常常伴随着急性肺炎的发生,发病率为 4% ~ 59%[158-163]。对于淋巴瘤行自体 SCT 术后的受体,前纵隔放疗、BCNU 剂量大于 1000mg,且年龄小于 54 岁是肺炎发生的独立危险因素[158]。虽然 BCNU 相关肺毒性的作用机制尚未完全阐明,但氧化应激、谷胱甘肽功能障碍和免疫介导的肺损伤可能是其原因[164,165]。

对于自体和异体的 SCT,环磷酰胺是另一剂和全身放疗或其他化疗药物联用作为预处理方案的药物,并且与之相关的肺毒性被认为和活性氧的产生的增加以及谷胱甘肽的耗竭有关[166-170]。与其他化疗药物和放疗相关的肺毒性也在本文的其他地方进行了讨论。

(一) 早期并发症

1. 呼吸衰竭

在移植领域文献中,术后呼吸衰竭被广泛描述为增加移植术后早期死亡率的原因之一。肝移植术后,发生术后呼吸衰竭的概率为 4% ~ 42%[34,171-174]。一项有 212 名肝移植受体的单中心、回顾性临床研究发现,导致术后呼吸衰竭的原因有肺炎(56%)、肺水肿(17%)、急性肺损伤(acutelung injury,ALI)/ARDS(17%)及神经功能障碍(8%)[30]。在移植术后即刻,引起非心源性肺水肿的最常见的风险因素包括再灌注综合征、输血相关急性肺损伤(transfusion-related acute lung injury,TRALI)、败血症、肺炎、胃内容物反流误吸和急性移植排斥反应[175,176]。肾脏和心脏移植术后,围术期的呼吸衰竭较少发生。在一项单中心回顾性研究中[22],178 名肾移植受体中有 4% 发生围术期呼吸衰竭。类似的是,心脏移植术后发生呼吸衰竭的风险较低。在 Lenner 及其团队的单中心回顾性研究中[22],157 例心脏移植受体中有 4% 在移植术后发生呼吸衰竭,其中 71% 在移植术后前 6 个月中发生。

肺移植术后,导致术后早期的呼吸衰竭最常见的原因是感染或原发性移植物功能障碍(primary graft dysfunction,PGD)。PGD 是在肺移植术后 72 小时内出现的急性肺损伤,是严重缺血/再灌注损伤的一种类型(图 91-3)。肺移植受体中发生率为 10% ~ 30%[178-182]。治疗方法为基本支持疗法,包括低牵张通气策略和避免过量补液[183]。(关于 PGD 的更详细讨论参见第 106 章)

对于 SCT 的患者,移植术后早期可发生一种特殊类型的非感染性肺部并发症——特发性肺炎综合征(the idiopathic pneumonia syndrome,IPS)。IPS 被定义为:在没有发生下呼吸道活动

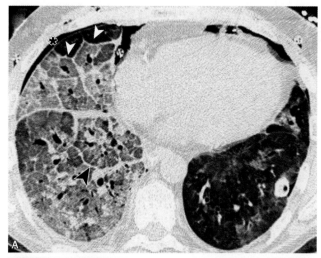

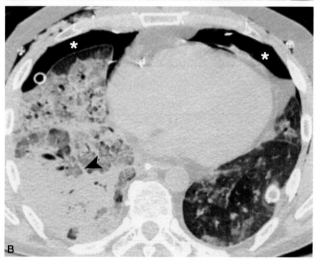

图91-3 肺移植受体原发性移植物功能障碍。A和B. 螺旋胸部CT图像（**A**和**B**）显示：在近期肺移植受体中，右肺大部及左肺下叶有大量磨玻璃样斑片影，这与肺小叶间隔增厚（箭头）和肺实变相关。上述影像结果并不是特异性的，但与急性肺损伤进程一致。轻度双侧气胸（＊）与近期的双侧肺移植相符合。（Courtesy Michael Gotway, MD.）

性感染、心功能障碍、急性肾衰竭或医源性容量超负荷的情况下，SCT术后出现的一种广泛的肺泡损伤（电子图91-11）[184,185]。IPS包含的一系列临床表现是由多种可引起肺损伤的因素导致的，如SCT预处理方案的毒性作用，免疫细胞介导的损伤，炎性细胞因子和隐性肺部感染[184,186-193]。

同种异体SCT术后IPS的累积发生率，可从非清髓性预处理后的2.2%，到应用常规足量强度放疗预处理后的8.4%[194]。同种异体SCT后IPS的中位发生时间为19天（4~106天），死亡率总体为60%至80%，而对于需要机械通气的患者而言死亡率大于95%[184,185,194-196]。虽然自体SCT术后也可发生IPS，但较异体干细胞移植而言，IPS发病率较低，发病的中位时间通常较晚（63天，范围为7~336天），对皮质类固醇的治疗反应更加敏感，并且预后也更好[40,197-202]。同种异体SCT后IPS的危险因素包括全身照射、急性GVHD、受体年龄较大和诊断为急性白血病或骨髓增生异常

综合征[185,194,197,197a]。自体SCT后IPS的危险因素包括受体年龄较大、严重口腔黏膜炎、使用全身照射或BCNU、在移植前2周内进行了胸部照射、女性性别和确诊为实体肿瘤[198-201]。

当前IPS的标准治疗策略包括应用广谱抗生素和Ⅳ皮质类固醇对呼吸衰竭患者进行肺部保护性机械通气和静脉-静脉超滤的支持性治疗。在同种异体SCT受体中，皮质类固醇（≤2mg/kg/d）的治疗反应已经显示一定的协同功效，这可能反映了造成肺损伤潜在原因的多样性。与较低剂量相比，较高剂量的皮质类固醇治疗[＞2mg/（kg·d）]并不能改善预后，但增加了真菌感染并发症的风险[194,203]。在用皮质类固醇[≥0.5mg/（kg·d）]治疗期间，推荐对伏立康唑或米卡芬净预防丝状真菌感染，因为一项单中心研究显示，16%（4/25）的IPS患者在进行尸检后诊断出真菌性肺炎[204]。

基础和临床研究表明，肿瘤坏死因子（TNF)-α的中和作用可能是治疗IPS的有用策略。在单中心研究中，依那西普（0.4mg/kg，每周两次皮下给药，共用4周）结合全身皮质类固醇和经验性抗生素的使用，可改善66%（10/15）的IPS患者的临床症状[205]。在Yanik和其同事[206]在小儿SCT受体中开展的多中心，二阶段无对照，开放性研究中，用依那西普（0.4mg/kg/剂，8次剂量对应每周两次）加皮质类固醇[2mg/（kg·d）]治疗，71%（20/28）的患者可产生完全应答，并且与历史对照组相比具有更高的总体生存率[185]。

作为临床疾病分类，IPS包括了几种形式的肺功能障碍[184,185]。其中一个亚型为弥漫性肺泡出血（diffuse alveolar hemorrhage, DAH），也称为急性肺出血（图91-4和视频91-1）或出血性肺泡炎。DAH通常在移植术后即刻发生，其特征为进行性呼吸困难、咳嗽和伴有或不伴有发热的低氧血症。DAH在同种异体SCT受体中的累积发病率为5%~12%，中位发生时间为19天（范围为5~34天），自体SCT受体中为12天（范围为0~40天）[198,207-211]。DAH的诊断可基于支气管肺泡灌洗（BAL）时逐渐回流更为血性的液体（见图67-3）[198]。DAH的治疗包括积极的血小板支持策略：维持血小板计数大于或等于100 000；和大剂量全身皮质类固醇[2mg/（kg·d）至1g/（m²·d）][212]冲击组成。添加氨基己酸或重组因子Ⅶ可进一步改善预后[209,213-215]。尽管进行了这些干预，DAH的死亡率仍在60%至100%之间，死亡原因通常为诊断后3周内发生多器官功能衰竭[208,209,216]。

围植入呼吸窘迫综合征（peri-engraftment respiratory distress syndrome, PERDS）是IPS的另一个临床亚型。PERDS通过定义在移植术后5天内发展为呼吸窘迫综合征，并占同种异体SCT后IPS病例的33%（电子图91-12和视频91-2）[217]。虽然SCT术后PERDS的临床表现与IPS的其他亚型相似，但PERDS肺功能障碍患者对皮质类固醇治疗更敏感，预后更好[218-220]。

延迟性肺部毒性综合征（delayed pulmonary toxicity syndrome, DPTS）也属于IPS的范围[221]。在接受BCNU、环磷酰胺和顺铂联合方案化疗的自体SCT受体（电子图91-13）中，DPTS的发生率为29%至64%，发病的中位时间为45天（范围为21至149天），高达92%的病例用皮质类固醇[1mg/（kg·d）]进行了治疗[221-223]。

2. 静脉血栓栓塞性疾病

静脉血栓栓塞（venous thromboembolism, VTE）是一种难被辨认的SOT并发症，尤其是对于肺移植受体。在一系列尸检中，

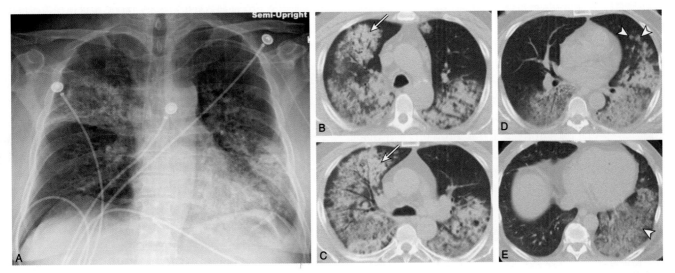

图91-4 干细胞移植后弥漫性肺泡出血。A. 在干细胞移植17天后,患者正位胸部X光片显示多灶性支气管血管管壁增厚和实变。B~E. 螺旋胸部CT在肺窗中显示的主动脉弓(B)、隆突(C)、右肺中叶支气管(D)和肺基底(E)部有多灶性磨玻璃样斑片影及肺实变影(箭头,B和C),表示发生了弥漫性肺泡出血。多发的小叶中心结节(箭头,D和E)常见于肺出血患者(CT扫描见视频91-1)。(由 Michael Gotway,MD 提供)

126名肺和心-肺联合移植受体中有34名(27%)诊断为肺栓塞[224]。相比之下,肺移植受体临死前肺动脉栓塞的诊断率仅为5%~7%,表明这一并发症尚未被充分诊断[225]。在肾移植患者中,VTE的发生率范围为0.6%~25%[226-228],并且与晚期肾功能不全、急性CMV感染和环孢菌素使用有关[229-231],而在肝移植患者中,肺栓塞的总体发生率为1%[232,233]。在159名心脏移植受体的单中心队列研究中,只有2名患者发生VTE[22]。

进行SCT的患者发展为VTE的风险有所增加。在对1514名SCT受体的回顾性研究中,移植后最初180天内,有症状性VTE的发生率为4.6%:包括0.7%的非导管相关性下肢深静脉血栓DVT和0.6%的肺栓塞[234]。这一结果与一项589例SCT患者的较小规模的回顾性研究相当。从因SCT入院至发展为非导管相关性下肢DVT的中位时间为63天,发展成肺栓塞为66天[234]。导致VTE的独立危险因素包括既往VTE病史和GVHD[234,236]。重要的是血小板减少对阻止VTE发展而言仅起到了部分保护作用[234]。在SCT患者中采取预防血栓治疗的安全性和有效性仍不确定,对于诊断明确的VTE患者进行抗凝治疗时应配合血小板输注,维持血小板计数在50×10^9/L或更高,以降低出血风险。

3. 膈肌功能障碍

膈肌功能障碍可能由于膈神经的损伤引起,手术期间的低温或机械损伤均可导致膈神经损伤。心脏或心-肺联合移植术后膈肌功能障碍的发生率为12%~43%,肺移植术后为7%~30%[237-239]。已报道的肝移植受体中膈肌麻痹的发生率为38%~44%,归因于肝上下腔静脉夹钳时造成右膈神经挤压损伤[240,241]。与没有膈神经损伤的受体相比,膈肌功能障碍可导致肝、心-肺和肺移植受体的机械通气天数和ICU停留时间的明显增加[239,240,242]。

(二)晚期并发症

1. 药物介导的肺毒性损伤

移植术后一系列与免疫抑制相关的药物诱导的肺部疾病也被报道,涉及的免疫抑制剂及其肺毒性作用模式列于电子表91-4中。

在SOT术后,用单克隆抗体进行免疫抑制治疗时很少并发肺部毒性。输入鼠单克隆抗体CD3(OKT3)可以产生细胞因子释放综合征:T淋巴细胞被OKT3瞬时激活后释放大量细胞因子之后出现裂解[243]。这一综合征的临床表现是发烧,寒战,头痛,呼吸困难,肌痛和低血压,它可导致肺水肿和移植物内血栓形成[244,245]。48小时内输注巴利昔单抗与严重的非心源性肺水肿相关[246,247]。阿仑单抗与DAH相关[248]。在部分肾移植患者中,利用利妥昔单抗诱导免疫抑制的超说明书用药,也可导致细胞因子释放综合征,其中ARDS和DAH可在给药后几小时内发生[244,249]。利妥昔单抗诱导的其他肺损伤类型包括间质性肺炎和隐源性机化性肺炎,这些病变可以在利妥昔单抗应用后的几周内发生,并且在大多数情况下停药、联合(或不联合)皮质类固醇的治疗后疾病可完全缓解[250-254]。

肝、肾和骨髓移植后,给予静脉和口服环孢菌素被报道可引起非心源性肺水肿和ARDS,停药后上述不良反应即可消失。这些不良反应被推测具有特异性[255-259]。

雷帕霉素靶蛋白(mTOR)抑制剂——西罗莫司和依维莫司,其靶向结合哺乳动物细胞的FK结合蛋白-12以抑制T、B淋巴细胞增殖,用于诱导和维持长效免疫抑制。已报道使用西罗莫司的SOT受体肺毒性发生率高达11%[260,261]。在47%的病例中最初开始西罗莫司治疗后6个月内发生了肺部毒性,65%使用西罗莫司的受体在12个月内发生肺部毒性[262]。肺毒性的临床表现包括咳嗽(96%)、疲劳(83%)、发烧(67%)、呼吸困难(33%)和咯血(8%)。查体可见明显的低氧血症(50%)和啰音(50%)[260]。CT扫描的影像学表现包括主要分布在肺周围的双侧不对称肺部斑片状实变影(机化性肺炎样)(79%),网状和磨玻璃样斑片影(17%)和肺大叶实变(4%)[260]。据报道,高达92%的病例中支气管肺泡灌洗液显示淋巴细胞性或嗜酸性粒细胞浸润、肺泡炎性改变[260,263,264]。主要组织病理类型是机化性肺炎、肺出血、弥漫性肺泡损伤,在少数病例中可出现肺泡蛋白沉积[265,266]。在使用或不使用皮质类固醇[1mg/(kg·d)]的情况下,停药才是治疗的该疾病的主要方法,停药后2~4个月内上述肺毒性相关症状可完全消退[260,261,263,265]。相对不严重的病例可以通过减少西罗莫司剂量、密切监测血药浓度对患者进行管理;然而,使用此方法可能导致肺毒性并发症的复发[261]。西罗莫司被认为是一种有效的抗增殖剂,与严重的伤口愈合并发症相关,使用西罗莫司将导致肺移植后支气管吻合口开裂几率增高[267,268]。因此,肺移植术后3个月或支气管伤口愈合后才可开始使用西罗莫司[268,269]。

依维莫司是西罗莫司的衍生物,与3.3%的心脏移植受体肺部毒性并发症相关,其肺毒性的临床、影像学和组织学表现与西罗莫司的肺毒性相似[270-273]。

2. 闭塞性细支气管炎和隐源性机化性肺炎

据报道,在同种异体SCT受体中,晚期发生非感染性肺部并发症发生率为13%~26%[274,275]。弥散性细支气管炎,也称为闭塞性细支气管炎综合征(bronchiolitis obliterans syndrome,BOS)和隐源性机化性肺炎(cryptogenic organizing pneumonia,COP),既往称为闭塞性细支气管炎机化性肺炎(bronchiolitis obliterans organizing pneumonia,BOOP),是两种与同种异体SCT术后GVHD强烈相关的迟发非感染性肺并发症[276-280]。BOS的临床标志是新发固定气流阻塞的形成,其病理特征是末端支气管的进行性缩窄性纤维化[281]。

基于本研究中所使用的空气流动阻塞的定义[277,282],过去SCT术后BOS的发病率为2%~26%。为了方便用于临床和研究目的,标准化SCT后的BOS定义,美国国立卫生研究院于2005年发表了慢性GVHD共识项目的诊断标准,通过五个特征来定义BOS:①1秒钟的呼气量(FEV$_1$)小于预测的75%;②FEV$_1$/用力肺活量(FVC)比小于0.7;③关于高分辨率计算机断层扫描(电子图91-14)出现的空气潴留,小气道增厚或支气管扩张的证据或残气量(RV)大于120%预测值或缩窄性支气管炎的病理证据;④无呼吸道感染;⑤至少一个在其他器官中有慢性GVHD的临床表现。Au及其同事[281]在1145例同种异体SCT受体的单中心回顾性研究中使用了共识诊断标准,并报道所有移植患者中BOS的总体发病率为5.5%,慢性GVHD患者中为14%。在这个研究中,从移植到诊断BOS的中位时间为439天(274~1690天)。诊断BOS后的死亡风险将增加1.6倍。同一队列的SCT受体的多因素分析认为慢性GVHD和较低的IgG水平(<350ng/dL)是BOS发展的独立危险因素[281]。

BOS的发作通常是隐秘的,伴有干咳(60%~100%),呼吸困难(50%~70%)和喘息(40%)[284]。虽然肺的组织学评价被认为是诊断闭塞性细支气管炎的权威标准,但是由于病变的异质性和小活检尺寸所导致的低灵敏度(约20%~50%),经支气管活检的效用受到了限制[285-287]。一般来说,更具侵入性的操作,如开放肺活检或视频辅助胸腔镜(VATS)是对于不常见表现的专有检查。在大多数情况下,BOS的诊断是基于在肺活量测定中,在没有其他原因例如哮喘、烟草相关肺气肿或下呼吸道感染的情况下,持续存在呼气气流阻塞[284]。虽然BOS的病因仍然不确定,但是可能的成因是由于肺抗原的同种异体识别引起的肺上皮的免疫介导损伤[277-288]。

目前并没有前瞻性关于SCT后气道阻塞的治疗的研究。鉴于所假定的BOS的同种异体免疫发病机制,免疫抑制治疗仍然是治疗的基础。过去BOS临床治疗方法是持续较长时间使用高剂量全身性皮质类固醇,例如12~24个月。然而,基于对于治疗有限的反应和潜在的高剂量系统性糖皮质激素治疗后相关重大疾病,在一些在小型临床SCT相关BOS的试验中已经显示出比较有效的辅助方法,包括使用吸入皮质类固醇[288-289]、阿奇霉素[290]和孟鲁司特,一种白三烯抑制剂[291-292]。其他用于BOS的新兴疗法包括体外光泳[293-296]、TNF-α阻断与氟吡嘧啶[297]、伊马替尼[298]和他汀类药物[299]。尽管积极治疗,SCT相关BOS预后仍不良,总体生存率在2年为44%,在5年为13%[278,300-303,303a]。

肺移植后BOS和同种异体SCT受体BOS有类似的临床表现和组织学特征。然而,在移植5.6年后,50%的肺移植受体体内,BOS更加普遍(图106-5)[285]。有关肺移植后闭塞性细支气管炎综合征的详细讨论可在第106章中找到。

在SCT之后,COP是一种不常见的,具有迟发性非感染性的并发症。在一项单中心回顾性病例对照研究中,Freudenberger等[304]在5340位同种异体患者中确定了49例(0.9%)活检证实的COP。在另一项较小的回顾性研究中,603位同种异体SCT受体中有12位诊断出COP[305]。SCT术后诊断的中位时间报告为108天(5~2819天)[304]。患者通常存在发热(61%)、呼吸困难(45%)和非生产性咳嗽(43%),症状持续中位时间为13天(3~65天)。Pipavath等[306]报道了一个16人队列,被活检证实为COP的同种异体SCT受体的影像特征。CT结果包括磨玻璃影(94%)、实变(50%)(图91-5),以及线状影(50%)伴随上叶为主(63%)。肺部生理变化与COP的诊断相关,主要是新限制性(43%)和扩散能力异常(64%),在某种程度上存在新的阻塞部位(11%)[304,305]。

支气管镜和BAL可用于排除下呼吸道感染并进行COP诊断。BAL的特征在于淋巴细胞增多症(>20%淋巴细胞),伴随CD4/CD8比值降低[305]。不同于闭塞性细支气管炎,COP通常可通过支气管镜活检诊断,在表现为非典型特征的病例中可能需要VATS[305,307,308]。组织学特征包括:①补片状填充的呼吸细支气管,肺泡管和细支气管周肺泡囊伴随肉芽组织息肉样肿块;②肺泡间隔增宽和单核细胞浸润;③泡沫巨噬细胞在肺泡内的累积(见图63-34和图63-35)[304]。急性和慢性GVHD与COP之后的发展存在着关联[304]。COP患者更有可能患有涉及皮肤的急性GVHD和涉及肠道和口腔的慢性GVHD,这表明发病机制至少有少部分,与同种异体反应性肺损伤有关。

皮质类固醇治疗是SCT相关COP的标准治疗方式,而剂量和持续时间已经从经验使用中得到。过去泼尼松剂量为0.75~1.5mg/(kg·d),总持续时间为24周[309,310]。但是,为了限制医源性并发症的风险,目前的建议是初期泼尼松剂量为0.75mg/(kg·d),持续四周之后逐渐减少,总共12周,可结合使用大环内酯类药物[311-313]。对于SCT受体,COP的预后通常随治疗好转占57%,疾病稳定占21%,进展性COP占22%,尽管16%的使用皮质类固醇的患者死于呼吸衰竭[304]。高达75%的患者在皮质类固醇减少或停止治疗后复发,并且通常在再次使用皮质类固醇或增加治疗剂量后重新产生反应[305,311]。

肺静脉闭塞性疾病(pulmonary veno-occlusive disease,PVOD)是SCT后一种罕见的迟发性并发症,表现为在移植后的3~4个月内的隐伏性疲劳和劳力性呼吸困难[314-319]。体格检查通常表

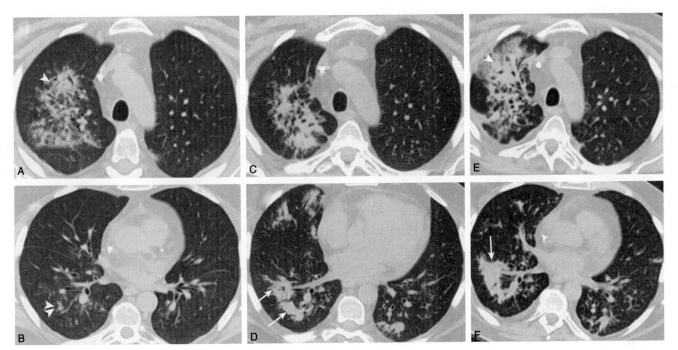

图 91-5　移植物抗宿主病在异基因造血干细胞移植受体表现为机化性肺炎。A 和 B. 胸部 CT 轴位显示斑片状肺上叶实变（箭头 A）和右肺下叶实变（双箭头 B）。C 和 D. 数周后，重复胸部 CT 显示以往所见的病变的进展。近期，支气管周围实变在右下叶支气管周围尤为明显（箭，D）。E 和 F. 随访 1 个月后的胸部 CT，上（箭头）和下（箭）的实变在 B 上继续发展。随后活检显示机化性肺炎。（来源：Michael Gotway，MD）

现为与肺动脉高压症表现一致的低氧血症和静息性心动过速。右心导管植入术显现了升高的肺动脉压伴随正常的肺毛细血管楔压，并且血管造影可以用来排除肺栓塞形成的肺动脉高压。PVOD 诊断的完全成立需要肺动脉高压三联征、肺水肿的影像学证据和正常肺动脉闭塞压三项；然而，肺活检通过广泛和弥漫性内膜增殖和肺静脉纤维化的存在可以明确诊断[320]。治疗包括高剂量皮质类固醇［甲泼尼龙 2mg/(kg·d)］，并且存在成功的案例，但在 SCT 后 PVOD 的总体预后效果仍然很差[316]。

肺溶细胞血栓（PCT）是另一种非感染性肺部并发症，涉及肺血管，在同种异体 SCT 受体中所特有和在儿童中所常见。报告显示，PCT 的发病率范围为 1.2% ~ 4%[321,322]，其中位发病时间为移植后 3 个月（1.3 ~ 11.3 个月）[322]。临床表现包括发热、咳嗽和呼吸窘迫，并且 CT 的结果从周围小结节至弥漫性阴影[321,323-325]。诊断需要肺活检，其特征为存在于末梢肺血管的血管闭塞，白细胞的滞留，内皮破裂和邻近组织梗死[321]。在单中心回顾性研究中，Ⅱ~Ⅳ级的急性和慢性 GVHD 是 PCT 恶化的独立危险因素。PCT 的治疗可使用全身性皮质类固醇［泼尼松 1 ~ 2mg/(kg·d)］，直至肺部症状解决（通常在 2 周内），然后是超过 2 ~ 4 周的类固醇用量递减[322]。急性和慢性 GVHD 有着强关联性，以及对皮质类固醇治疗的反应，表明 PCT 是同种异体反应性的肺损伤。PCT 的预后是较好的，并且没有记录在案的因此死亡的实例[322,326]。

3. 肺转移性钙化

肺转移性钙化是众所周知的慢性肾衰竭的并发症和肾移植受体的罕见的并发症[327,328]。病变处通常为直径为 2 ~ 12mm 的结节，可能是单侧或偏向上叶（电子图 91-15）[328]。患者可能无症状，虽然随着病变加深可能导致伴有限制性呼吸困难和肺功能检查中的肺弥撒功能异常[328]。对于移植受体，肺转移性钙化的临床重点是区分这一实体是肺部感染还是恶性肿瘤。

4. 恶性肿瘤

器官移植可增加恶性肿瘤的发生风险。器官移植后发生恶性肿瘤的危险因素包括：长期使用免疫抑制治疗，致癌相关病毒感染，移植受体逐渐衰老，受体移植后获得更长的存活期，以及罕见因素——恶性肿瘤细胞被转移至供体内[329-331]。与肺有关的移植相关恶性肿瘤包括非霍奇金淋巴瘤，支气管肺癌，移植后淋巴增生性疾病和卡波西肉瘤（Kaposi sarcoma，KS）。在纳入 175 732 名 SOT 受体的大型、基于人群的注册多中心研究中，移植受体中非霍奇金淋巴瘤的发生率是一般人群的 7.54 倍[330]。同样，与一般人群相比，肺癌的发病率在肺移植受体中增加了 6.13 倍，在心脏移植受体中增加了 2.67 倍，在肝移植受体中增加了 1.95 倍，在肾移植受体中增加了 1.46 倍[330]。关于肺移植受体肺癌的进一步讨论，见第 106 章。

移植后淋巴增殖性疾病（post transplantation lymphoprolifera-tive disorder，PTLD）是一种罕见而严重的并发症，由发生异质性转化的 B 淋巴细胞单克隆、多克隆增殖障碍导致，可与免疫抑制治疗相伴发生。在 SOT 术后，成人 PTLD 的发生率在不同研究中存在差异，肺移植（4.2% ~ 10.0%）、心-肺联合移植（2.2% ~ 5.8%）和心脏移植（1% ~ 6.3%）受体中发生率相对较高，肝移植（1% ~ 2.8%）和肾移植（1% ~ 2.3%）受体中发生率相对较低（电子图 91-16）[332,333-335]。肺移植术后前 12 个月，PTLD 的发病率随时间推移呈双峰分布、波动在 25% ~ 47%[333,335]。SOT 术后发生 PTLD 危险因素包括移植时受体年龄、免疫抑制程度、使用 OKT3 或抗淋巴细胞球蛋白、急性排斥发作次数、移植前受体血清 EBV 抗体阴性(尤其在供体血清 EBV 抗体阳性时)和 CMV 或 HCV 感染[336,337]。

在同种异体 SCT 术后,PTLD 同样是罕见但严重的并发症(电子图 91-17)。在一项纳入 18 014 例同种异体 SCT 受体的多中心研究中,PTLD 的总发病率为 1%,其中 82% 的病例在移植术后第 1 年内诊断[338]。对于 SCT 术后早发性 PTLD,危险因素包括:不相关或 HLA 错配的供体干细胞来源,供体骨髓 T 细胞耗竭,以及使用抗胸腺细胞球蛋白或抗 CD3 单克隆抗体进行预防或治疗急性 GVHD。对于迟发性 PTLD,确定的唯一危险因素是慢性广泛性 GVHD。对于具有两个危险因素的患者而言,PTLD 的发生率增加到 8%,具有 3 个或更多个危险因素的患者 PTLD 的发生率可增加到 22%。在同种异体 SCT 后发生 PTLD 的病例中,18% 病例报道了肺脏受累[339]。SCT 受体(35%)的总体长期生存率低于 SOT 受体(55%),在因血液系统恶性肿瘤的而进行移植的患者中预后最差[339]。有关 PTLD 的更多信息,请参见第 106 章。

KS 是发生在 SOT 受体中与免疫抑制相关的软组织恶性肿瘤。在基于纳入了 234 127 名受试者的大样本人群研究中,KS 的发病率为 8.8/(100 000 人·年),移植术后发展为 KS 的中位时间为 1.5 年[340]。在美国,移植术后发生 KS 的危险因素包括男性,老年受体年龄,西班牙裔,非美国公民身份和 HLA-B 基因座错配数[340]。KS 主要发生在预先存在人疱疹病毒-8 感染的移植受体中[341-343]。器官移植后的 KS 患者中有 20% 的病例显示内脏受累,受累器官包括肺脏[340]。

关键点

- 干细胞移植和实体器官移植后肺部并发症多见,其发病率遵循特定模式。

- 发生肺部并发症的危险因素是多种多样的,包括所移植的器官或组织的类型、免疫抑制的程度和持续时间、原有肺部疾病、合并用药、围术期的损伤和环境暴露。

- 传染病的病因必须积极地进行评估,通常为了准确诊断,需使用侵入性检查进行肺标本取样,并及时治疗。

- 使用预防性抗菌药物,可减少移植患者某些肺部感染的发病率。但是,预防性使用抗菌药物的同时也会导致耐药病原体的出现。

- 移植后非感染性早期并发症包括急性呼吸窘迫综合征、特发性肺炎综合征、静脉血栓栓塞性疾病和膈肌功能障碍;晚期并发症包括药物毒性、闭塞性细支气管炎综合征和移植术后淋巴组织增生性疾病。

(杨家印　译)

参考文献

以下是主要的文献,完整的文献请登录 *ExpertConsult* 查阅。

Afessa B, Abdulai RM, Kremers WK, et al: Risk factors and outcome of pulmonary complications after autologous hematopoietic stem cell transplant. Chest 141(2):442–450, 2012.

Cottin V, Cordier JF: Cryptogenic organizing pneumonia. *Semin Respir Crit Care Med* 33(5):462–475, 2012.

Engels EA, Pfeiffer RM, Fraumeni JF Jr, et al: Spectrum of cancer risk among U.S. solid organ transplant recipients. JAMA 306(17):1891–1901, 2011.

Filipovich AH, Weisdorf D, Pavletic S, et al: National Institutes of Health consensus development project on criteria for clinical trials in chronic graft-versus-host disease: I. Diagnosis and Staging Working Group report. *Biol Blood Marrow Transplant* 11(12):945–956, 2005.

Fishman JA, Issa NC: Infection in organ transplantation: risk factors and evolving patterns of infection (Review). *Infect Dis Clin North Am* 24(2):273–283, 2010.

Kotloff RM: Noninfectious pulmonary complications of liver, heart, and kidney transplantation (Review). *Clin Chest Med* 26(4):623–629, 2005.

Kotton CN, Kumar D, Caliendo AM, et al: International consensus guidelines on the management of cytomegalovirus in solid organ transplantation. Transplantation Society International CMV Consensus Group. *Transplantation* 89(7):779–795, 2010.

Marr KA: Fungal infections in hematopoietic stem cell transplant recipients (Review). *Med Mycol* 46(4):293–302, 2008.

Morgan J, Wannemuehler KA, Marr KA, et al: Incidence of invasive aspergillosis following hematopoietic stem cell and solid organ transplantation: interim results of a prospective multicenter surveillance program. *Med Mycol* 43(Suppl 1):S49–S58, 2005.

Panoskaltsis-Mortari A, Griese M, Madtes DK, et al: An official American Thoracic Society research statement: noninfectious lung injury after hematopoietic stem cell transplantation: idiopathic pneumonia syndrome (Review). *Am J Respir Crit Care Med* 183(9):1262–1279, 2011.

Patriarca F, Poletti V, Costabel U, et al: Clinical presentation, outcome and risk factors of late-onset non-infectious pulmonary complications after allogeneic stem cell transplantation (Review). *Curr Stem Cell Res Ther* 4(2):161–167, 2009.

Razonable RR: Management of viral infections in solid organ transplant recipients (Review). *Expert Rev Anti Infect Ther* 9(6):685–700, 2011.

Taylor AL, Marcus R, Bradley JA: Post-transplant lymphoproliferative disorders (PTLD) after solid organ transplantation (Review). *Crit Rev Oncol Hematol* 56(1):155–167, 2005.

第92章

原发性免疫缺陷的肺部并发症

JOHN M. ROUTES, MD

一、引言

原发性免疫缺陷综合征(primary immune deficiency disorders,PIDDs)是使个体更易发生感染、恶性肿瘤和自身免疫的一种免疫系统紊乱[1]。大多数 PIDDs 是可遗传的。然而,一些 PIDDs 如普通变异型免疫缺陷病(common variable immunodeficiency,CVID)经常没有家族史,其遗传学原因仍未找到。此外,还有一些疾病是由体细胞突变,而不是由胚系突变导致的[2]。因此,在诊断 PIDD 时我们不能局限于其是否可遗传。

一些不恰当的观点认为 PIDDs 罕见并且只在儿童时期诊断。临床上常见 PIDDs 在成年人发病率为 1/2000[3],罹患 PIDDs 多数为成年人,而不是儿童[4]。在美国,接受静脉注射丙球的患者中 30~44 岁占 23%,45~65 岁占 34%。随着对 PIDD 识别、诊断、治疗水平提升,存活率增加,某种程度上可以解释患病人群年龄的提高。

在评估肺部感染患者时,对于 PIDD 的诊断性评估是基本的、但常常被忽视的问题。大量研究已经指出了 PIDD 的早期诊断在降低死亡率和致死性复发性感染方面的重要性。例如,早期的造血干细胞移植(小于 3.5 个月龄)对重症联合免疫缺陷病患儿预后有显著改善[2]。静脉注射大剂量丙种球蛋白在原发性抗体缺乏患者中可以阻止许多感染相关后遗症的发生[5]。许多常规疫苗使用毒性减低的活微生物体,可导致细胞免疫或体液免疫缺陷儿童感染播散,因此在这些儿童中减毒活疫苗为禁忌。PIDD 早期诊断可以阻止这些致命感染,进一步支持了早期诊断可改善预后的论断。

对肺部感染患者进行免疫缺陷病评估的指征不仅仅局限于肺部感染本身,许多其他因素也需要考虑(表 92-1)。一般来说,患者有 2 种或 2 种以上影像学证明的感染时需进行免疫系统评估。然而,单发肺部的机会性感染也需要进行评估,排除原发性和继发性免疫缺陷病。首次出现肺炎,但合并难治性鼻窦疾病或反复胃肠道感染或其他(如自身免疫异常、难治性湿疹、特殊

面容)等 PIDD 患者常见表现时,需要进行 PIDD 评估。约 20% CVID 患者在 50 岁或以上年龄被确诊,因此,年龄不应该用于排除 PIDD 诊断。

表 92-1　普适的需要进行免疫系统评估的标准

慢性感染
复发性感染
机会性或不常见病原体感染
不寻常部位的感染
感染清除不彻底
抗菌治疗反应差
免疫病相关表现(特殊面容,手足搐搦,生长发育迟滞,难治性腹泻,鹅口疮,难治性湿疹,自身免疫异常)

PIDD 患者的病史、临床表现中可以找到提示免疫缺陷类型的线索(表 92-2)。细胞免疫缺陷通常幼年开始发病,可出现机会性、不典型病原体或分枝杆菌感染,也可有传染性病毒感染或严重口腔念珠菌感染,亦常见腹泻与吸收不良,生长发育迟缓。相比之下,体液免疫缺陷(抗体缺乏)(如 X-连锁无丙种球蛋白血症)感染表现通常推迟到生后 6 个月出现,这时母系来源的抗体水平逐渐下降,临床主要表现为反复发作的严重上、下呼吸道感染。补体缺乏可能出现与抗体缺乏相似表现,或者有反复奈瑟菌感染。和细胞免疫缺陷不同的是补体缺乏和抗体缺乏患者通常不表现出生长发育迟缓。

一种错误的观点认为原发性免疫缺陷病患者的感染绝大部分均为机会性感染。事实上,许多感染为社区常见病原体。然而,与免疫正常人群相比,这些感染可能会十分严重并且对治疗反应差。例如,反复发作的金葡菌肺炎可见于多种 PIDD,如体液免疫缺陷、补体缺乏和 toll 样受体信号通路缺陷(MyD88,IRAK-4)及 NF-κB 必需调节因子突变等[6]。最后,因本章主要

表 92-2　原发性免疫缺陷病举例

免疫缺陷病类型	举例	表现形式
抗体	XLA,CVID	上、下呼吸道感染(荚膜细菌和非典型病原体),贾第鞭毛虫病
T 细胞	DiGeorge 综合征	特殊面容,淋巴细胞减少症,鹅口疮,反复窦肺感染
T 细胞和 B 细胞	SCID(重症联合免疫缺陷病)(多种原因)	机会性感染,鹅口疮,难治性腹泻,生长发育迟滞
细胞/复合	IFN-γ/IL-12/IL-23 轴	非典型分枝杆菌,沙门菌和假单胞菌感染
吞噬细胞	CGD	反复脓肿(金葡菌、洋葱伯克霍尔德菌、曲霉菌)
补体	补体 C5 ~ C9	反复奈瑟菌感染

CGD,慢性肉芽肿病。CVID,普通变异性免疫缺陷;IFN,干扰素;IL,白介素;SCID,重症联合免疫缺陷病;XLA,X-连锁无丙种球蛋白血症

讨论 PIDD,所以注意排除继发性免疫缺陷或其他疾病(如淋巴增殖性疾病、恶性肿瘤、营养不良、应用免疫抑制药物、蛋白丢失状态、肾衰、肝衰、心衰、镰刀细胞贫血)导致的反复感染是十分必要的。

二、确立诊断

对可能合并存在免疫缺陷的患者需要用一些简便易得且廉价的筛查试验进行评估(表 92-3)[7]。对于一个成年人,CVID 也许是最常见的诊断,极少情况下是吞噬细胞缺乏与联合免疫缺陷病。因此对于成年患者,以下诊断思路可以用于筛查(图 92-1)。以上初筛试验异常需要在临床免疫科医师指导下行进一步精细检查。对免疫缺陷患者评估的目标应该是尽可能将病因定位到特定遗传学机制上。

表 92-3　免疫功能初筛试验

免疫功能	定量分析	定性分析
细胞免疫	全血细胞分类、计数 * 流式细胞计数 CD3$^+$CD4$^+$ CD3$^+$CD8$^+$ CD16$^+$CD56$^+$ 荧光原位杂交检测 22q11 　和 10p11 缺失	皮肤的迟发型超敏 反应 酶的测定(ADA,PNP) NK 细胞溶解试验
B 细胞	流式细胞计数 CD19$^+$ 或 CD20$^+$	IgG,IgA,IgGM 水平 特异性抗体免疫应答
中性粒细胞	全血细胞分类、计数 流式细胞计数 LFA-1(CD18/CD11a) CD15	氧化酶功能(NBT,DHR, 化学发光) 酶测定(MPO,G6PD) 吞噬细胞功能 趋化作用
补体	C3,C4 特异性补体成分 补体分解产物	AH$_{50}$(替代途径) CH$_{50}$(经典途径)

* 首选筛查试验用下划线标出。
ADA,腺苷脱氨酶;CBC,全血细胞计数;DHR,二氢罗丹明;FISH,荧光原位杂交;G6PD,葡萄糖-6-磷酸脱氢酶;Ig,免疫球蛋白;LFA-1,淋巴细胞功能相关抗原 1;MPO,髓过氧化酶;NBT,硝基四氮唑蓝;NK,自然杀伤细胞;PMN,中性粒细胞;PNP,嘌呤核苷磷酸化酶,一种 T 细胞关键酶

(一)抗体产生缺陷

IgG、IgA、IgM 水平测定是抗体缺乏最佳筛查手段[8]。大多数原发性抗体缺陷患者表现为一种或几种免疫球蛋白水平异常。IgG、IgA、IgM 浓度的变化形式对抗体缺乏病因学有重要提示意义。例如临床免疫专科医师经常被咨询是否应用糖皮质激素的患者存在原发性体液免疫缺陷。糖皮质激素诱导的低丙球蛋白血症,IgG 水平通常轻度下降(一般仍大于 400mg/dl),降低的程度常常反应糖皮质激素使用的剂量和时间[9],但 IgA、IgM 水平则常保持原来的水平。在 CVID 中,IgG 水平通常下降明显(低于 400mg/dl),IgA 水平在 70% 患者中下降(低于 10mg/dl),IgM 水平在超过 80% 患者中下降(小于 25mg/dl)。总之,与糖皮质激素诱导的低丙种球蛋白血症相比,CVID 患者在免疫反应时产生特异性抗体的能力更差[10]。

使用单抗结合 B 细胞表面抗原 CD19 或 CD20 方法进行流式细胞学检测,所得 B 细胞数量可以为 B 细胞免疫缺陷病提供线索。在 X-连锁无丙种球蛋白血症、常染色体隐性遗传无丙种球蛋白血症患者中,B 细胞数量常常严重下降。相反,CVID 患者 B 细胞数量通常(但不总是)是正常的。详细了解患者用药史是重要的,因为一些新药如利妥昔单抗(特异性结合 CD20 的单克隆抗体)可导致用药后数月 B 细胞显著下降。

在评估机体免疫反应时,同时用蛋白质类和多聚糖类抗原并且对该免疫反应评估 4 ~ 6 周是重要的。因为针对蛋白质类和多聚糖类抗原免疫应答所需要的免疫学条件(如辅助 T 细胞,必需的细胞因子)是不同的。免疫球蛋白数量正常或选择性 IgA 缺乏患者对多聚糖类抗原反应选择性降低,而对蛋白质类抗原没有上述差异。这种免疫缺陷(特异性抗体缺陷)会导致反复窦肺感染,在一些病例中可能需要免疫球蛋白替代疗法。

蛋白类抗原通常用于评估特异性抗体反应,包括破伤风和白喉类毒素。当前 B 型流感嗜血杆菌疫苗使用细菌多核聚糖磷酸酯荚膜的蛋白质载体,因此,流感嗜血杆菌疫苗免疫后产生的抗体可以用来衡量机体对蛋白类抗原(而不是多聚糖类抗原)免疫应答反应能力。许多成年人尚未被流感嗜血杆菌免疫,使得该疫苗在评估这些成年人的免疫反应能力上很有价值。

可以用来检测抗体反应的 2 种多聚糖类抗原有肺炎链球菌多聚糖和脑膜炎奈瑟菌疫苗(一些肺炎链球菌疫苗结合在蛋白载体上,不用来测量对多聚糖抗原的反应)。当使用肺炎链球菌疫苗时,可检测针对多种(12 种或更多)细菌荚膜抗原的免疫反应。关于肺炎链球菌疫苗免疫反应的组成有很多争论,临床免

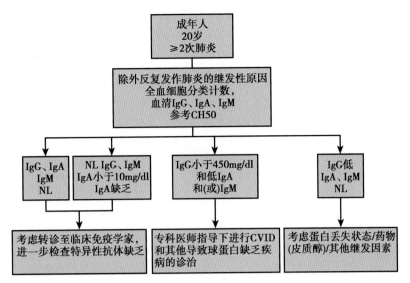

图 92-1　疑诊原发性免疫缺陷病的成年患者的诊断思路。初筛试验如上述,成年人常见诊断是 CVID,巨噬细胞缺陷和补体免疫缺陷不常见,因此,抗体水平检测,全血细胞分类计数,补体水平检测适用于初筛。鉴于 CH50 低常提示补体消耗,如果 CH50 检测提示 CH50 的缺乏与补体缺乏一致,应该进一步咨询专科医师。CVID,普通变异型免疫缺陷;NL,正常;R/O,排除

疫学家应该对特异性抗体反应作出解释[11,12]。小于 2 岁儿童通常对多聚糖类抗原不产生抗体反应,因此不使用多聚糖类抗原诊断该年龄组儿童的抗体缺乏状态。

（二）细胞免疫缺陷

细胞免疫受损的患者既可表现为 T 细胞数量下降、T 细胞功能异常,又可二者均有(见表 92-3)。T 细胞数量可通过流式细胞计数获得。CD3 抗原可用来测量总 T 细胞数量,CD4 或 CD8 分别用于测量辅助 T 细胞和细胞毒性 T 细胞。T 细胞功能可通过皮肤迟发性超敏反应(delayed-type hypersensitivity,DTH)检测。DTH 检测即用小量抗原注射到真皮层中,注射部位 48～72 小时内出现硬结(直径大于 2mm)提示阳性反应。破伤风类毒素、假丝酵母菌、毛癣菌经常作为抗原使用,因大多数成人均已发生初次免疫反应。然而 DTH 在正常婴儿经常无反应,因此对这类人群应使用体外 T 细胞功能检测[13]。反复严重的疱疹病毒感染或疑诊 SCID 的婴儿应进行自然杀伤(natural killer,NK)T 细胞(CD16/CD56)数量和功能的检测。不同淋巴细胞亚类(T 细胞、NK 细胞、B 细胞)数量的异常有助于识别婴儿 SCID 病的分子异常(表 92-4)。

（三）补体缺陷

补体缺陷状态会伴随感染增多,其初筛试验使用 CH50 与 AH50,它们分别检测补体激活的经典途径和替代途径[14](表 92-3)。CH50 测量的是溶解样品红细胞 50% 所需血清浓度或体积,AH50 用相似的方法检测替代途径。AH50 或 CH50 异常可由补体异常激活或补体大量消耗或构成补体的成分缺乏所导致。通过测量经典途径和替代途径中 2 种或更多补体成分或补体裂解产物可以鉴别这些原因。补体消耗可见多种补体成分下降,补体裂解产物增加。相比之下,补体缺乏状态表现为补体激活途经中个别组份水平下降,而补体裂解产物水平正常。

（四）吞噬细胞缺陷

吞噬细胞缺乏初筛试验有全血细胞分类计数,包括白细胞数量

和形态(表 92-3)。慢性肉芽肿病(chronic granulomatous disease,CGD)等吞噬细胞免疫缺陷病中,诊断过氧化物生成缺陷的二氢罗丹明试验(dihydrorhodamine,DHR)已替代硝基四氮唑蓝试验(nitroblue tetrazolium,NBT)[15]。DHR 优势在于简便、快捷、重复性好,并且可检测到 CGD 携带状态。NBT 和 DHR 均可以检测吞噬细胞产生超氧自由基能力。DHR 试验中用佛波酯激活含荧光染料(DHR)的吞噬细胞,激活巨噬细胞产生超氧自由基减少 DHR,流式细胞仪可检测出细胞群的荧光变化和数量。其他测定吞噬细胞功能的试验包括髓过氧化物酶、葡萄糖 6-磷酸脱氢酶测定、趋化分析、吞噬试验、杀菌试验。流式细胞检测黏附分子 CD18 和 CD15 分别代表 I 型白细胞黏附缺陷和 II 型白细胞黏附缺陷。

三、细胞免疫、体液免疫功能同时受损

重症联合免疫缺陷

重症联合免疫缺陷是一种综合征,包含多种能导致 T 细胞、B 细胞缺如或数量和功能缺失的分子缺陷[16,17]。SCID 普遍的分类方法是基于分子缺失导致 T、B、NK 细胞减少的程度(表 92-4)。

表 92-4　SCID 常见病因

SCID 分类	发生率	受累细胞	遗传方式
IL-2γ 链受体缺陷	45%～50%	T/NK	X-连锁
IL-7 受体	10%	T	常染色体隐性
腺苷脱氨酶缺乏	15%	T/B/NK	常染色体隐性
RAG1 或 RAG2	5%～8%*	T/B	常染色体隐性
JAK3	5%～10%	T/NK	常染色体隐性

* RAG1 和 RAG2 基因突变的总发生率;ADA,腺苷脱氨酶;AR,常染色体隐性;JAK,Janus 激酶;SCID,重症联合免疫缺陷

导致 SCID 的分子机制包括:突变导致细胞因子(白介素 2 受体 γ 链,JAK3,或白介素 7 受体)信号传导异常;T 细胞受体信号(CD45,ZAP-70,CD3y,CD3e,CD3C)传导异常;T、B 细胞受体基因重组缺陷(RAG1、RAG2);核苷酸修复通路缺陷(ADA 缺乏);主要组织相容性复合物 I 类和 II 类分子表达缺陷。白介素 2 受体的 γ 链基因突变引起 X-连锁重症联合免疫缺陷是最常见的 SCID,占所有病例的 50%。白介素 2 受体的 γ 链同时被白介素 4、7、11、15 和 21 受体使用,因此,合成该受体的基因突变导致上述全部细胞因子受体功能缺失。不典型 SCID 也可以由导致典型 SCID 基因的亚等位基因突变导致,意味着突变导致相关蛋白功能下降。例如 Omenn 综合征,临床表现包括严重皮肤损害(红斑、肉芽肿、剥脱)、肝脾肿大、淋巴结肿大、高 IgE 水平。另外,还有其他单基因缺陷导致 SCID,例如 Wiskott-Aldrich 综合征、DiGeorge 综合征、共济失调毛细血管扩张、X-连锁淋巴细胞增生症和一些类型高 IgM 综合征,以上疾病将另作讨论。

SCID 临床特点为严重的感染,最常见的是婴儿早期呼吸道及胃肠道感染,普通和机会致病源均可引起,播散性感染常见。其他常见表现包括鹅口疮、持续性腹泻、间质性肺炎、生长受限、淋巴结缺失。SCID 新生儿植入母体 T 细胞可引起移植物抗宿主反应。在进行造血干细胞移植前抗感染、静脉输入丙种球蛋白、预防性抗耶氏肺孢子菌都是必要的。在需要输血的情况下,只能选用辐照后且 CMV 阴性血。怀疑或确诊 SCID 的婴幼儿不能接种任何活病毒疫苗。

早期(小于 3.5 个月龄)诊断并进行造血干细胞移植可显著改善预后[2]。因此内科医师快速作出 SCID 诊断至关重要。从 2008 年美国威斯康星州开始,许多州已经开展对所有新生儿 SCID 筛查[17a,17b]。在美国政府主张下,该疾病已被加入政府推荐的新生儿筛查试验[18,19]。未进行筛查的新生儿,出现严重淋巴细胞减少(小于 2500/μm)伴反复感染和胸片上无胸腺影,应立即进行进一步检查以排除 SCID。诊断 SCID 需要流式细胞检测淋巴细胞和幼稚 T、B、NK 细胞亚群,以及检测 T 细胞是否存在有丝分裂缺陷。

除 APA 缺陷导致的 SCID,其余 SCID 治疗首选造血干细胞移植[19a]。对于 ADA 缺陷 SCID,可选择补充聚乙二醇 ADA。此外,对于 X-连锁 SCID 和 ADA 缺乏的 SCID,基因治疗已经成功应用于临床[20,21]。然而,早期试验证明基因治疗使用的逆转录病毒载体可导致插入突变,从而激活原癌基因 LMO-2,使患者患 γδT 淋巴细胞白血病[22,23]。临床前试验证明相对安全的慢病毒载体目前正在研究中[24,25,25a]。

四、抗体产生缺陷

(一)免疫球蛋白 A 缺乏

IgA 缺乏的发生率在不同人种间不同,但总发病率约为活胎的 1/400[26,27]。IgA 缺乏的病因未明。有时 IgA 缺乏可演变为 CVID,家族中也可同时有 IgA 缺乏和 CVID,提示两种疾病有共同的遗传学基础[28]。药物尤其是抗惊厥类药物经常导致 IgA 缺乏或全丙种球蛋白降低血症,停止用药后丙种球蛋白可恢复正常。

对单纯 IgA 缺乏是否可导致患者易感染一直存在大量争议[26,29]。大多数 IgA 缺乏患者并没有反复感染,并且通常因其他与感染无关问题就诊而发现。然而,一些 IgA 缺乏患者表现为反复感染,主要为呼吸道感染[30]。IgG 亚类缺陷和(或)IgG 亚类对甘露糖结合凝集素识别缺陷是否会导致该群患者易于感染,目前尚不明确[31]。与 CVID 和 X-连锁无丙种球蛋白血症相比,静脉使用丙种球蛋白替代疗法对于单独 IgA 缺乏患者不必要。对于 IgA 缺乏伴 IgG 亚类缺乏的反复或持续呼吸道感染患者,应检测接种疫苗后的抗体反应来决定是否需静脉使用丙球[32]。

IgA 缺乏的临床特征十分多变。IgA 缺乏导致的感染性并发症包括反复上呼吸道感染(中耳炎、鼻窦炎)和下呼吸道感染[30]。胃肠道感染尤其反复贾第鞭毛虫病亦可见。过敏性疾病(哮喘、过敏性鼻炎、湿疹)和自身免疫病(系统性红斑狼疮、乳糜泻、类风湿关节炎)在 IgA 缺乏患者中发病率升高。

由于存在异嗜性抗体,IgA 缺乏患者血清学试验可能出现假阳性和假阴性结果[33]。异嗜性抗体对其他物种免疫球蛋白发生反应,在 IgA 缺乏患者中因肠道黏膜抗原暴露增加使得异嗜性抗体增多。IgA 缺乏患者诊断乳糜泻存在问题,因为乳糜泻的特异性血清学试验 IgA 抗组织谷氨酰胺转移酶,在这些患者体内是缺乏的,因此 IgA 缺乏患者诊断乳糜泻应考虑其他实验室检查方法。

(二)X-连锁无丙种球蛋白血症

XLA(Bruton 无丙种球蛋白血症)是一种原发性抗体缺陷,在男性新生儿中的发病率约为 1/190 000。这种免疫缺陷是 Btk 基因突变导致的[34]。Bkt 是 B 细胞受体信号传导所必需的,对磷脂酶 Cγ2 磷酸化起重要作用[35]。Bkt 功能对于幼稚 B 淋巴细胞的存活和分化是必需的。因此,几乎所有 XLA 患者都有 B 细胞显著下降(小于淋巴细胞总量 2%)和全丙种球蛋白减少。XLA 占遗传性无丙种球蛋白血症 85%,其余为常染色体隐性遗传抗体缺陷[35]。常染色体隐性遗传与 XLA 临床特点相似。

除 B 细胞外,Bkt 亦在在髓细胞和血小板表达,但不在 NK 细胞和 T 细胞表达,故 XLA 患者 T 细胞功能正常,相比之下其他抗体产生缺陷如 CVID 和一些高 IgM 综合征则常常表现细胞免疫缺陷。高达 25% XLA 患者存在中性粒细胞减少,常可导致严重感染[36]。

扁桃体和淋巴结较小或者缺如是 XLA 查体唯一特点。大部分 XLA 患者有反复上呼吸道感染(中耳炎、鼻窦炎)和下呼吸道感染,超过 50% 患者 1 岁前即发病,且几乎所有患者 5 岁前均有症状。引起肺炎最常见病原体为荚膜细菌(肺炎链球菌、流感嗜血杆菌)[34]。非典型病原体如肺炎支原体、解脲脲原体导致的呼吸道感染亦常见。四分之一患者有胃肠道感染,最常见病原为贾第鞭毛虫,尽管其他细菌(沙门菌、志贺菌、空肠弯曲菌和幽门螺杆菌)和病毒(轮状病毒和肠道病毒)也经常可被分离出来。弥漫性感染,包括肠道病毒所致的脑炎,尤其是埃可病毒,是 XLA 致死主要原因。然而,这些感染在应用大剂量免疫球蛋白替代疗法后可以缓解[34]。

XLA 肺部并发症仍为致死的主要原因,如支气管扩张和肺心病[34]。这类病人初始评估应包括完整的肺功能检查和肺高分辨 CT。高剂量静注丙种球蛋白在降低肺部感染中有效,但不能阻止支气管扩张进展。如果发现有支气管扩张,应进行日常肺部卫生疗法(吸入 β 激动剂、吸入高渗盐水、胸部理疗),发生肺部感染时积极抗感染治疗。抗生素轮换和慢性抗菌药物治疗对免疫缺陷合并支气管扩张患者的疗效尚不明确。

在治疗严重抗体缺陷如 XLA 和 CVID 时,IVIG 和 SCIG(皮下注射丙种球蛋白,subcutaneous infusion of gamma globulin)是最常用的抗体替代方法。和 IVIG 相比,SCIG 输液相关不良反应大大减少[37]。高剂量丙种球蛋白(每月 400~600mg/kg)在预防感染上优于传统剂量 IVIG(100~150mg/kg),最佳剂量应基于预防感染效果而不是血清 IgG 水平[38,39]。并发肺感染应该积极给予抗菌药物治疗,覆盖常见荚膜细菌和不典型病原体(支原体、脲原体)[40]。

在管理抗体缺陷患者时,不恰当使用血清学检测诊断感染性疾病是常见的错误。除去 IgA 和 IgG 亚类缺陷外,抗体缺陷患者对外来抗原不产生特异性抗原抗体反应,因此用来检测特异性抗体的方法诊断是不可靠的,如果检测阳性,通常反映的是治疗时静脉输入的丙球中抗体的水平。此时,病原微生物的检测或其核酸(聚合酶链式反应)检测必须代替血清学检查。

(三)普通变异型免疫缺陷

CVID,亦称获得性低丙种球蛋白血症,是原发免疫缺陷病,累及 1:50 000~1:20 000 的新生儿[41]。CVID 是一种临床综合征,代表着一组有着相同表型的疾病。尽管症状多变,但平均发病年龄在 30 岁左右。从症状出现到诊断 CVID 常常延迟 10 年[8,42,43]。和 XLA 不同,CVID 患者常见 T 细胞异常,导致临床表现更加多变[8]。任何大于 4 岁且反复呼吸道感染(2 次或 2 次以上)的患者都应考虑 CVID 诊断。

大多数 CVID 病因学尚未明确。约 5%~10% CVID 中可发现编码 TACI(参与 B 细胞同种型转换的肿瘤坏死因子受体家族成员)基因杂合突变,且该基因的杂合性突变可显著增加 CVID 发病,双等位基因突变通常导致 CVID[44-47]。在另外一小部分患者中,ICOS(T 细胞共刺激分子)、CD19、CD20、CD21、CD81 和 BAFFR 突变是导致 CVID 的单基因突变[48-52]。总体来说,这些基因突变及其多态性在所有 CVID 中约占 10%~15%。

实验室检查可反映 CVID 的复杂性[8]。诊断标准需满足低血清 IgG(通常小于 450mg/dl)、低血清 IgA 和(或)IgM、特异性抗原抗体反应能力受损,并除外其他原发性或继发性抗体缺陷。B 细胞数量在 CVID 中表现多样,如果 B 细胞减少可能提示预后不良[8]。B 细胞亚群流式细胞学检查在预测 CVID 并发症的风险上很有价值。外周血转换记忆 B 细胞(CD27+、IgM−、IgD−)数量降低常见于脾大和累及肺部的系统性肉芽肿疾病[53-56]。约 40% CVID 患者可有 T 细胞异常,包括 T 细胞无反应性、T 淋巴细胞减少症、体外对促细胞分裂剂和抗原反应差等。

几乎所有患者可表现反复上、下呼吸道感染,包括气管炎、鼻窦炎、中耳炎和肺炎。病原体包括普通荚膜细菌(流感嗜血杆菌、肺炎链球菌)或非典型病原体(支原体)[8,40,57]。肺部感染也可由革兰氏阴性杆菌引起,尤其对于 CVID 病程较长或细胞免疫受损患者。少于 10% 患者有机会性感染[39]。由于 CVID 对非典型病原体(支原体和解脲脲原体)易感,应给予针对性敏感抗生素[40]。除呼吸道感染外,亦有不典型病原体导致关节和骨感染的报告。胃肠道感染病原与 XLA 患者相似(空肠弯曲菌、沙门菌、鞭毛虫)[8]。CVID 患者肝炎发病率有所增加(约占患者的

12%),其中丙型肝炎进展迅速,预后差。

随着高剂量免疫球蛋白使用,常见病原体引起 CVID 感染致死率已经有所下降[5]。慢性肺部疾病、恶性肿瘤、肝脏及胃肠道疾病等并发症是早期死亡最常见的危险因素[56]。尽管 CVID 患者不能针对外来抗原产生特异性抗体,他们倾向于产生自身抗体。因此自身免疫病如特发性血小板减少性紫癜(idiopathic thrombocytopenic purpura,ITP)和自身免疫性溶血(autoimmune hemolytic anemia,AHA)发病率增加[8,58]。口服糖皮质激素、免疫调节剂量的静脉丙球(2g/kg 每个月)和利妥昔单抗被用来治疗 CVID 患者合并 ITP 和 AHA[59]。

CVID 患者有肿瘤高危因素,尤其是非霍奇金淋巴瘤和胃肠道肿瘤发病率增加,且成为致死的主要原因[60]。因为 CVID 本身可有良性脾肿大和淋巴结肿大。定期仔细淋巴结和脾脏检查很重要,定期腹部 CT 评估脾脏大小和腹腔内、腹膜后淋巴结肿大,有消化道症状患者行上、下消化道内镜检查也可能有助于肿瘤的发现。

CVID 相关肺病十分复杂且是主要致死原因之一[61-65]。支气管扩张是最常见的肺病,占 CVID 患者 20%。高剂量丙球替代治疗仍不确定是否可阻止 CVID 患者支气管扩张的进展[43]。借鉴无免疫缺陷支扩患者的研究,CVID 合并支气管扩张患者可给予标准治疗,包括使用药物促进气道分泌物排出,如高渗盐水或 β2 受体激动剂联合肺部物理治疗和大环内酯类药物治疗[66-68]。闭塞性细支气管炎机化性肺炎(现称隐源性机化性肺炎)在此类患者也有报道,口服糖皮质激素治疗有效[69-70]。

弥漫性间质性肺病,包括肉芽肿性肺病、淋巴细胞性间质性肺炎、滤泡性细支气管炎和隐源性机化性肺炎等可见于 10%~25% CVID 患者,这些病对 IVIG 治疗反应不佳[61,62-65,71]。某些观点认为这种肉芽肿性肺病是一种结节病[72],该病与结节病共同特点包括同为系统性疾病、常出现纵隔和肺门淋巴结肿大、肺部和其他器官非干酪性肉芽肿。然而,这种肺病与结节病又不同[61,65],表现在组织病理可同时发现肉芽肿性病变和淋巴增殖病变(LIP、滤泡性细支气管炎和淋巴组织增生)。因此 CVID 肺部改变被称为肉芽肿性淋巴细胞性间质性肺病(granulomatous lymphocytic interstitial lung disease,GLILD)。和结节病相比,GLILD 无自发缓解倾向,对糖皮质激素反应差,全丙种球蛋白减少血症伴转化记忆 B 细胞数量减少,好发自身免疫病尤其 ITP;反复感染、活检可见大面积机化性肺炎改变[72a]。CVID 合并 GLILD 患者常出现肝脾肿大,典型病例可有弥漫性淋巴结肿大,转为非霍奇金淋巴瘤可能性增加[61,65]。HRCT 可用来评估 CVID 合并 GLILD,可表现为纵隔淋巴结肿大、弥漫磨玻璃改变、实性结节和大面积实变等,典型 GLILD 肺实质病变多位于下肺,这也和结节病不同[73]。

GLILD 病因学还不明确,TNF-α 产生过多可能导致这种肉芽肿性疾病[74],有病例报道应用 TNF-α 拮抗剂可使肉芽肿性疾病缓解,进一步支持这一猜想[75]。个案报道提示低剂量环孢素对 GLILD 有效[76]。一项回顾性分析研究了 7 名 CVID 合并 GLILD 患者,给予利妥昔单抗和硫唑嘌呤后,影像学和肺功能改善,感染发生率无增加[77],这种治疗方法仍然需要前瞻性对照性研究来进一步确认。

CVID 合并胸腺瘤被称为 Good 综合征[78,79]。目前尚不明确该病是与 CVID 截然不同的另一种疾病,抑或是 CVID 另一种临床

表现。常规胸片上胸腺瘤通常不明显,免疫评估可发现 CD4T 细胞和 B 细胞数量下降。在该组患者中自身免疫病和机会性感染更加常见,弥漫广泛细支气管炎也有报道[80]。推荐治疗方法是胸腺瘤切除,尽管这样并不能解决免疫缺陷和自身免疫的问题[78]。

鉴于肺部并发症的复杂性,CVID 患者需要定期复查胸片、肺功能和胸部高分辨 CT。在诊断 GLILD 或其他形式的间质性肺病时,应该获得足够组织以除外淋巴瘤和隐源性机化性肺炎。因此,一般通过电视胸腔镜进行肺组织活检来评估 CVID 合并弥漫性肺间质病变患者[77]。

(四) 特异性抗体缺陷

特异性抗体缺陷(specific antibody deficiency,SAD)是一种原发性抗体缺陷,特点为 IgG、IgA 和 IgM 正常,但不能对抗原,多为多聚糖类抗原如肺炎疫苗产生特异性抗体反应[81,82]。特异性抗体缺陷的患者和其他低丙种球蛋白血症的患者类似,有反复窦肺感染。SAD 诊断是通过检测特定抗体的缺失来确立的,这种抗体可对多聚糖类疫苗产生免疫反应,常见的为非结合肺炎球菌疫苗。该病细胞免疫是正常的。初始治疗与 IgA 缺乏治疗方法类似,然而顽固的窦肺感染保守治疗无效时应考虑静脉应用丙种球蛋白。

(五) IgG 亚类缺乏

IgG 亚类缺乏是血清总 IgG 水平正常伴随一个或多个 IgG 亚类水平降低。人体内共有四种 IgG:IgG1、IgG2、IgG3 和 IgG4。主要成分为 IgG1,占总 IgG 60% 以上。在一些反复窦肺感染患者中,可发现 IgG 亚类水平降低,然而,IgG 亚类异常的严重性仍不明确[83-84]。一些人认为单纯 IgG 亚类缺乏使机体更易发生反复窦肺感染。IgG 亚类缺乏,包括遗传性 IgG 亚类基因位点缺失,在正常个体也可发生[85]。由于单纯 IgG 亚类缺乏的临床严重性仍不明确,在反复窦肺感染患者初始评估中,测定 IgG 亚类

并不是必需的。对于单纯 IgG 亚类缺乏合并反复感染患者,是否静脉应用免疫球蛋白取决于个体对疫苗的反应。

(六) X-连锁淋巴组织增殖综合征

X-连锁淋巴组织增殖综合征(X-linked lymphoproliferative syndrome,XLP),或 Duncan 病,是一种罕见的原发性免疫缺陷病,表现为对 EB 病毒感染极敏感。接近 80% XLP(XLP-1)是因为接头蛋白基因 *SH2D1A*(也称 SAP,SLAM 相关基因)突变引起[86,87]。SH2D1A 接头蛋白影响多种类淋巴细胞内的多个细胞间信号传导通路,包括 T 细胞、B 细胞、NK 细胞,导致机体出现复合免疫紊乱。另一种 XLP 是 X 连锁的凋亡抑制基因突变(XLP-2),导致淋巴细胞在多种刺激下过早凋亡[87]。XLP 患者表现出独特的 EB 病毒易感性,这种感染在大多数病例中诱发免疫缺陷的发生。接近 60% 患者表现严重 EB 病毒感染,导致噬血细胞性淋巴组织增生症。男性爆发性 EB 病毒感染应考虑 XLP。除淋巴瘤只见于 XLP-1 外,XLP-1 和 XLP-2 临床表现多有重叠,脾肿大常是 XLP-2 型首发临床表现[88,89],XLP-1 型约 30% 患者 EB 病毒感染后发展为淋巴瘤或低丙种球蛋白血症。XLP 唯一有效治疗是造血干细胞移植[90,91],IVIG 通常用于预防感染。

(七) 高 IgM 综合征

高 IgM 综合征(HIGM)是一个描述性名称,反映了多种在其他方面并不相同的免疫缺陷病的一个共同实验室异常结果(高血清 IgM 伴低血清 IgA 和 IgG)(表 92-5)。但是,IgM 水平升高并非见于所有高 IgM 综合征[92-93]。因此,许多观点认为将这些不同免疫缺陷病,包括 B 细胞缺陷和其他体液、细胞免疫复合缺陷,分为一组仍有待商榷。尽管如此,这种分类方法仍然被广泛应用。尽管我们将 HIGM 归类在"抗体缺乏"中,但只有 AICDA[94] 和 UNG[95] 突变导致的原发性免疫缺陷表现抗体缺乏,其他 HIGM 均为细胞免疫和体液免疫的复杂缺陷。

表 92-5 高 IgM 综合征病因

突变基因	遗传方式	临床表型
CD40LG	X 染色体连锁	细胞免疫异常,50% 患者中性粒细胞减少,发病早反复窦肺感染,耶氏肺孢子菌肺炎,隐孢子虫感染导致的慢性腹泻,腹泻,炎症性肠病,自身免疫病
CD40	常染色体隐性	与 *CD40LG* 突变相似
NEMO(*IKK-γ*)	X 连锁	细胞免疫受损,血清 IgM 和 IgA 水平多变,外胚层发育异常(多数),反复化脓性感染,病毒感染,分枝杆菌感染
AICDA 或 *UNG*	常染色体隐性	体液免疫受损,细胞免疫正常,起病时间晚于其他高 IgM 综合征,自身免疫病和淋巴结病变增加
未知	多变的	与 *AICDA/UNG* 类似

AICDA,激活诱导胞嘧啶脱氨酶;AR,常染色体隐性遗传;Ig,免疫球蛋白;UNG,尿嘧啶 N 糖基化酶

(八) X-连锁高 IgM 综合征

经典 X-连锁高 IgM 综合征,占所有病例 2/3,是由 CD40 配合基(*CD40LG*)基因突变导致的[92,96]。活化 CD4T 细胞被诱导表达 CD40L,CD40L 与 B 细胞表面 CD40 发生相互反应。

免疫球蛋白类别转换需要特定细胞因子(IL-4)作用下,B

细胞表面 CD40 和活化 T 细胞表面 CD40L 之间相互作用。所以 *CD40LG*(或 *CD40*)基因突变会导致免疫球蛋白不能类别转换,致使后续产生免疫球蛋白类型(IgG、IgA、IgE)产生缺陷,IgM 持续存在。CD40 也表达于单核细胞及树突状细胞。缺乏 CD40L T 细胞与单核、树突状细胞 CD40 相互作用也会加剧细胞免疫缺陷[97]。*CD40* 基因缺陷是 HIGM 一种少见原因,这类 HIGM 与

XHIGM 有相似的临床表型,大多数患者血清 IgG 持续低下,血清 IgA 减少,然而,在约 50% 患者中血清 IgM 反常升高[92]。免疫后抗体反应 IgM 仅有微弱反应,没有 IgG 或者 IgA 特异性反应,也没有免疫记忆,类别转换的记忆 B 细胞数目(CD27+、IgD−、IgM−)极其低,约 50% 患者有低中性粒细胞血症,且可能对粒细胞集落刺激因子(granulocyte colony-stimulating factor, G-CSF)有反应。

XHIGM 患者早年即反复感染。逾半 XHIGM 在 1 岁前即被诊断,几乎全部在 4 岁前被诊断。高达 80% 患者会出现肺炎,常为耶氏肺孢子菌感染。常见鼻窦炎、中耳炎和其他呼吸道感染。1/3 患者顽固性腹泻,有时为隐孢子虫感染,更多时候是特发腹泻。隐孢子虫感染也是这些患者硬化性胆管炎的主要原因。中枢神经系统感染(脑炎、脑膜炎)常为埃可病毒感染,是主要的发病和致死原因。XHIGM 的治疗包括丙种球蛋白、抗耶氏肺孢子菌感染、低中性粒细胞血症时使用 G-CSF,以及考虑造血干细胞移植[98]。

1. NF-κB 关键调节因子突变

X 染色体连锁的 NF-κB 关键调节因子(NF-κB essential modifier, NEMO)基因中的亚效等位基因突变,引起免疫缺陷,表现为经常化脓性感染、分枝杆菌易感性增加和多种 B 细胞、T 细胞异常[99,100]。NEMO,也称 IKK-γ,是 IκB 激酶(IκB kinase, IKK)复合体的一部分。IKK 负责磷酸化 NF-κB 抑制子(inhibitor of NF-κB, IKB),从而释放 NF-κB,允许 NF-κB 核转位。NEMO 突变引起多变的免疫和临床表现反映了 NF-κB 在多种生物过程的重要作用。约 80% NEMO 突变患者有外胚层发育异常(牙齿异常、汗腺减少、毛发纤细、额头突出),这些患者外胚层发育异常是由于外异蛋白 A 受体不能诱导 NF-κB 活化。分枝杆菌易感性增加可能由于 CD40 连接不能激活 NF-κB 通路,导致单核细胞和树突状细胞不能产生 IL-12,T 细胞和 NK 细胞不能产生干扰素(interferon, IFN)-γ[101]。

NEMO 缺陷患者普通免疫功能筛查实验可正常。约 60% 患者有低丙种球蛋白血症或者对疫苗的特异性反应减低,仅 15% 患者血清 IgM 升高。据报道,所有 NEMO 突变患者均有 NK 细胞功能异常,NK 细胞功能可能是该疾病合理的附加筛查试验[100,102]。

NEMO 突变患者常常早年就有严重感染,感染部位常为肺、鼻窦、中耳、皮肤和深部组织(脓肿)、血(败血症)、胃肠道和中枢神经系统。近 90% 患者患化脓性感染,常由金黄色葡萄球菌、肺炎链球菌、流感嗜血杆菌引起。超过 40% 患者感染分枝杆菌(肺炎、蜂窝织炎、淋巴结炎、骨髓炎),常由结核分枝杆菌引起。约 20% 患者发生严重病毒感染(脑炎、胃肠炎、病毒血症),疱疹病毒(单纯疱疹病毒)和腺病毒是最常见的病毒类型。10% 患者发生耶氏肺孢子菌或者真菌的机会感染。20% 患者患自身免疫疾病,尤其炎症性肠病,可导致难治性腹泻。NEMO 突变患者治疗常包括丙种球蛋白替代及预防性使用抗微生物(肺囊虫、分枝杆菌)药物。造血干细胞移植在治疗此种疾病方面效果不定[103]。

2. AICDA 或 UNG 突变

AICDA[94] 或 UNG[95] 突变是引起常染色体隐性遗传高 IgM 血症的原因,AICDA 和 UNG 是类别转换重组的必要条件[104]。因此,AICDA 或 UNG 突变使血清 IgM 升高,同时血清 IgG 和 IgA 降低。AICDA 或 UNG 突变患者临床表现相似:体液免疫受损、细胞免疫正常[105],导致反复上、下呼吸道感染和胃肠道感染,常有淋巴结肿大,约 20% 患者发生自身免疫疾病(AHA 和 ITP)。

五、联合免疫缺陷或免疫缺陷综合征

(一) GATA-2 缺陷

常染色体显性遗传的 GATA-2 缺陷构成一种特殊的联合免疫缺陷[106-112,112a]。这种罕见疾病也称为"树突状细胞、单核细胞、B 细胞和 NK 细胞缺陷"、家族性骨髓增生异常/白血病伴淋巴水肿或 MonoMac(单核细胞减少症及鸟分枝杆菌感染综合征)。

正如这些名字显示的那样,该疾病临床表现多种多样,多于青少年和成年发病。免疫学特征包括树突状细胞、单核细胞、NK 细胞和 B 细胞减少。患者可能发生与粒巨噬细胞集落刺激因子抗体无关的肺泡蛋白沉积症。常有非结核分枝杆菌机会感染,特别是鸟分枝杆菌复合物感染。感染人乳头瘤病毒可引起疣以及原位癌、宫颈癌发生率增加。骨髓常示造血异常、纤维化、巨核细胞发育不良和血细胞减少;可能发生白血病。单核细胞减少症可比临床表现提早多年出现。造血干细胞移植是目前所知唯一治疗方法[113]。

(二) DiGeorge 综合征

DiGeorge 综合征(DGS),也称 22q11.2 缺失综合征或者腭心面综合征,是最常见的原发性免疫缺陷之一,约每 3000 活婴中出现 1 例。绝大多数 DGS 患者常染色体 22q11.2 有不同程度半合子缺失,有些罕见病例有 10p13 缺失。DGS 多种临床表现的分子基础是 TBX1 缺失或突变,TBX1 是对胚胎发育重要 T-box 转录因子[114]。背景基因也被认为参与 DGS 临床表现,因为有相同 22q11.2 缺失患者临床表现可能很大不同。DGS 患者表现为特有的面容,包括内眦距宽(眼距宽)、鞍状鼻、人中短、耳位低[115]。DGS 其他常见的特征包括甲状腺、甲状旁腺发育不良、免疫缺陷、自身免疫、心脏异常、颚咽闭合不全、语言延迟、发育延迟、行为和心理问题。近 90% 诊断为 DGS 婴儿有心脏异常,患有任何形式先天性心脏病的婴儿需考虑筛查 DGS,尤其是与 DGS 相关的表现,如主动脉弓离断、共同动脉干、法洛四联症、主动脉弓易位伴或不伴室间隔缺损)[41,115]。

DGS 相关的免疫缺陷非常多变,且与胸腺发育不良程度相关[115-117]。不足 0.5% DGS 患者是完全型 DGS 患者,有 T 细胞和 T 细胞功能严重缺陷,需要胸腺移植[118]。大部分 DGS 患者是部分型 DGS。部分型 DGS 通常是非致命的免疫缺陷,患者可能有一定程度的 T 细胞数目减少,这些患者 T 细胞缺陷通常比较轻微,体内体外 T 细胞功能评估(如迟发性变态反应性皮肤试验)相对正常。自身免疫 T 细胞清除有赖于完善的胸腺功能,因此 DGS 患者患自身免疫异常的发病率增加,约 10% DGS 患者有自身免疫疾病,幼年型关节炎、自身免疫性溶血性贫血、免疫相关性血小板减少症是 DGS 最常见的自身免疫疾病。关于体液免疫功能的研究目前结果尚不一致。需要免疫球蛋白替代治疗的体液免疫异常在 DGS 患者中较少见[119]。

大多数 DGS 患者可耐受活病毒疫苗,不发生并发症,但应在注射前评估患者体液和细胞免疫功能。部分型 DGS 并发感染通常包括反复窦肺感染、中耳炎,上颚结构异常可能加剧这些患者反复鼻窦疾病。除外口腔和食管可出现鹅口疮,部分型 DGS 不常发生机会性感染。完全型 DGS 极易感染机会致病菌,反映出完全型细胞免疫缺陷,这些患者应避免注射减毒活病毒疫苗,也应使用辐照血和血制品,以避免移植物抗宿主疾病。

(三) Wiskott-Aldrich 综合征

Wiskott-Aldrich 综合征(Wiskott-Aldrich syndrome,WAS)是由 WAS 蛋白(WAS protein,WASp)基因突变引起的 X 连锁疾病,特征是反复感染、湿疹性皮肤病、血小板减少[120],WAS 蛋白功能复杂,与很多衔接分子和蛋白都有相互作用,通过重组肌动蛋白细胞骨架参与细胞质信号整合。因此,WAS 蛋白功能对于免疫突触形成(如淋巴细胞和靶细胞或抗原呈递细胞之间的分子相互作用)、细胞运动、细胞转运、防御自身免疫至关重要[121]。WAS 蛋白基因突变引起四种不同疾病:①经典 WAS;②X 连锁血小板减少;③间断血小板减少;④先天性 X 连锁中性粒细胞减少(无其他 WAS 特征)[122]。我们这一章限于经典 WAS。

WAS 实验室检查常为血清 IgE 和 IgA 增加、IgM 减低和 IgG 正常。尽管血清 IgG 水平正常,荚膜多糖抗原致敏后的抗体反应却持续受损[123]。T 细胞和 NK 细胞功能常为正常,所以 WAS 为部分联合免疫缺陷[124]。血小板计数、血小板功能和血小板大小下降是该疾病的标志,造成显著出血倾向。

WAS 临床表现包括自幼年起出血时间延长、反复化脓性感染、自身免疫病、湿疹性皮炎、EBV 相关淋巴瘤发病率升高。常出现有荚膜的微生物(肺炎链球菌和流感嗜血杆菌)引起上、下呼吸道感染,反映出 WAS 患者不能对多糖抗原合成特异性抗体[123]。机会病原体引起肺部感染(耶氏肺孢子菌、乳头瘤病毒)也常见。感染和出血是常见死因。治疗 WAS 包括积极治疗并发感染和应用静脉丙种免疫球蛋白[123]。脾切除术对血小板减少症有效。WAS 最佳治疗方案是造血干细胞移植,长期生存率超 70%[121]。近来,使用慢病毒载体基因治疗成功地治疗了三位 WAS 患者[25]。

(四) 共济失调-毛细血管扩张症

共济失调-毛细血管扩张症(ataxia-telangiectasia,AT)是一种常染色体隐性疾病,致病基因为参与 DNA 断裂修复的 ATM 基因[125,126]。AT 临床表现包括神经功能障碍(小脑共济失调、动眼神经失用症、运动发育迟缓)、毛细血管扩张和免疫缺陷。几乎所有 AT 患者均有癌胚抗原和甲胎蛋白升高。ATM 基因突变及随之增加的放射敏感性导致恶性疾病发病率升高,如淋巴瘤和上皮肿瘤[125,126]。AT 血清免疫球蛋白常正常,但常有选择性 IgA 缺陷、对多糖抗原反应受损。也许是由于免疫缺陷,或是由于吞咽功能障碍,AT 患者常在幼年或童年早期有反复窦肺感染。约 20% AT 患者患有间质性肺疾病(interstitial lung disease,ILD)。ILD 最佳治疗方法尚不清楚,糖皮质激素可能有效[127]。AT 没有明确的治疗方法,但有人对患者实行抗体替代以预防 AT 的感染性并发症。

(五) 高免疫球蛋白 E 综合征

高-IgE 综合征(hyper-IgE syndrome,HIES),也称作 Job 综合征,特征是反复皮肤和肺部感染、严重湿疹、血清 IgE 升高。HIES 有两种形式,更常见的是常染色体显性 HIES(1 型 HIES),病因为编码转录因子信号传导与转录激活因子 3(signal transducer and activator of transcription-3,STAT-3)基因突变,1 型 HIES 具有常染色体隐性遗传型(2 型 HIES)不具有的免疫系统外特征(结缔组织异常、骨骼异常)[128]。另外,常染色体隐性型更常并发皮肤病毒感染(HPV、传染性软疣)和神经性并发症,且无常染色体显性型 HIES 的特征面容[128,129]。大部分常染色体隐形型 HIES 病因是编码 DOCK8 基因突变和大段缺失,DOCK8 是参与细胞内信号传导的蛋白[130,131]。以下主要讨论常染色体显性型 HIES。

HIES 临床表现包括中到重度湿疹和婴儿早期嗜酸性脓疱性毛囊炎、皮肤感染(脓肿)、皮肤黏膜念珠菌病、反复肺炎合并肺气囊,产生肺气囊是由于肺部原发感染愈合不良。HIES 综合征常见的原发病原包括金黄色葡萄球菌、肺炎链球菌、流感嗜血杆菌和白色念珠菌。

肺气囊继发曲霉、铜绿假单胞菌感染,常侵及肺血管导致肺出血或中枢神经系统感染,是 HIES 主要死因[132]。HIES 患者常缺少严重感染症状和体征,脓肿可无外部炎症反应表现(寒性脓肿),肺炎也可能临床症状很少。在治疗 HIES 并发症的肺部手术后,常有支气管瘘引起积脓[133]。

HIES 几个非免疫系统特征有助于早期诊断该疾病。HIES 患者有特征性面容(粗糙面容:下颌骨和前额凸起、眼距过宽、宽而肥厚的鼻尖)、乳牙残留、严重的骨质疏松、微小创伤后骨折、可过伸的关节[134]。最近研究发现 HIES 患者有患动脉瘤倾向,尤其冠状动脉动脉瘤[135],目前此动脉瘤的临床表现和适合的治疗尚不清楚。

常规免疫功能评估不能诊断 HIES。HIES 患者的实验室检查典型异常包括 IgE 升高(>2000IU/ml)和嗜酸性粒细胞增多。这些实验室异常并非 HIES 特有,严重过敏性皮炎患者也可能会出现。血清 IgE 升高可能随年龄增长减弱,IgE 水平正常不能除外 HIES 诊断。

HIES 致病机制的一种分子学说认为 HIES 病因是 STAT3 基因突变。STAT3 基因编码一种转录因子,是大量细胞因子(包括 IL-6 和 IL-10)生物活性所必需的[136]。IL-10 抗炎效应缺乏可能参与 HIES 患者炎症反应失衡[137]。人体 CD4+ Th17 细胞产生需要 IL-6,因此 HIES 患者有 Th17 细胞缺陷[138],Th17 细胞在防御细胞外细菌和真菌时有重要作用[139]。

HIES 治疗重点是预防和立即治疗感染,常予预防性抗微生物药物预防金色葡萄球菌感染,预防性抗真菌效果尚不明确。适宜的皮肤护理是必要的,包括使用漂白剂、局部糖皮质激素、针对湿疹的保湿措施。丙种球蛋白或可能使一些患者受益[140]。与 AD-HIES(常染色体显性型 HIES)相反,造血干细胞移植已经成功地治疗 DOCK8 缺陷导致的 AR-HIES(常染色体隐性型 HIES)[141,142]。

六、吞噬细胞缺陷

吞噬细胞缺陷可以依据是内在还是外在吞噬细胞缺陷初步分为两类。吞噬细胞内在缺陷包括黏附趋化、信号传导或细胞杀伤缺陷,外在缺陷指吞噬细胞功能正常但理想的吞噬功能所必需的辅助成分缺失,比如免疫球蛋白或补体。

存在以下几项临床指征时需评估吞噬细胞异常：中性粒细胞减少症、明显感染时无中性粒细胞增多、特殊或机会感染病原体（真菌如曲霉菌或诺卡菌，细菌如黏质沙雷菌或洋葱伯克霍尔德菌）、特殊部位感染（如复发性骨髓炎，脑、肺或肝脓肿）、系统性细菌感染、复发性皮肤或上、下呼吸道感染和寒性脓肿。除了感染，巨噬细胞缺陷患者可有持续皮肤慢性炎症反应（如湿疹样皮炎）或黏膜慢性炎症反应（如牙周炎、阿弗他口腔炎）和导致伤口愈合延迟或异常愈合的异常炎症反应。

（一）吞噬细胞缺陷：中性粒细胞凋亡增加

周期性中性粒细胞减少和先天性粒细胞缺乏（Kostmann 综合征）

周期性中性粒细胞减少是由于中性粒细胞弹力蛋白酶 2（elastase-2，ELA2）基因突变导致的一种常染色体显性疾病，*ELA2* 突变可诱导中性粒细胞前体成熟前凋亡[143]。周期性粒细胞减少有一个规律，中性粒细胞和其他血成分（血小板、单核细胞、网织红细胞）每 21 天涨落一次[143,144]。中性粒细胞减少时，患者倾向于化脓性细菌和机会病原体感染。周期性造血和粒细胞减少且伴反复感染时，应疑诊周期性粒细胞减少。为证明同时存在的感染和粒细胞减少，应连续 6 周以上行全血细胞计数（每周2~3 次）。大部分常染色体隐性先天性粒细胞缺乏症（Kostmann 综合征）是由于 *HAX1* 基因突变。HAX1 是一种线粒体蛋白，被认为能保护髓系细胞免于凋亡[145]。其他能引起先天性粒细胞缺乏的有 *WASp*、*GFI* 和 *G6PC3* 突变[146]。

先天性粒细胞缺乏症临床表现通常始于婴儿早期致命的感染，比如蜂窝织炎、脑膜炎、直肠周围脓肿或败血症[147]。先天性粒细胞缺乏症患者患有严重的中性粒细胞缺乏，粒细胞绝对计数少于 200 个/mm³，临床表现比周期性粒细胞减少更严重。先天性和周期性粒细胞缺乏症均可使用粒细胞集落刺激因子（G-CSF）治疗；它将提高大部分患者的粒细胞计数、减少感染[147]。对 G-CSF 无反应的严重粒细胞缺乏症患者，应行造血干细胞移植[148]。

（二）黏附、细胞毒作用减低

1. 白细胞黏附缺陷 I ~ III 型

白细胞尤其是中性粒细胞募集至感染灶是一个复杂的过程，包括骨髓生成和释放中性粒细胞，中性粒细胞被化学因子激活，随后黏附在内皮上，最终穿过毛细血管后微静脉内皮。中性粒细胞从外周血募集至感染灶的第一步是中性粒细胞在内皮细胞上滚动（疏松）黏附，主要由中性粒细胞上 CD15s（唾液酸化路易斯寡糖-X）和内皮细胞上的反配体（E-选择素、P-选择素）介导。黏附的下一步骤亲和力更高，主要由白细胞的整合素——白细胞功能相关抗原（leukocyte function-associated antigen，LFA-1；CD11a/CD18）与内皮细胞上的反配体细胞内的黏附分子-1 介导，整合素由两个亚基组成（α、β）非共价键结合。共同的 CD18β 链与表达于很多白细胞表面的 CD11a（LFA-1）、CD11b（Mac-1 或 CR3）、CD11c（gp150/95）和 CD11d 结合。因此，CD18 突变减少了 CD11a/CD18、CD11b/CD18 和 CD11c/CD18 表达，导致了所有白细胞内皮黏附缺陷。CD18 或 CD15s 表达缺陷分别导致了 I 型和 II 型原发性免疫缺陷白细胞黏附缺陷（LAD-I、LAD-II）[149,150]。

III 型 LAD，常染色体隐性遗传，是编码 kindlin-3 基因突变，kindlin-3 是可以调节整合素功能的一个蛋白家族成员[151-153]。

LAD-I 根据是严重 LFA-1 缺陷（低于 0.5% 正常水平）还是中度 LFA-1 缺陷（正常水平 5% ~ 10%）分为两大类[154]。LFA-1 表达完全缺陷的患者常在新生儿期发病，出现脐带脱落延迟、脐带感染（脐炎）及皮肤、牙龈、胃肠道、上下呼吸道严重感染。LFA-1 中度缺陷引起的临床表现较轻，诊断时间较晚。LAD-I 患者即使无系统性感染，由于白细胞不能黏附在内皮细胞上，也表现为中性粒细胞减少，流式细胞学中性粒细胞表面 LFA-1 水平极低可明确诊断 LAD-I 缺陷。LAD-I 治疗包括积极使用抗生素治疗感染。造血干细胞移植是 LFA-1 严重缺陷患者唯一明确的治疗[149,155]。LFA-1 中度缺陷可以通过重组 IFN-γ 治疗及长期抗生素预防来改善。

LAD-II 是一种非常罕见的疾病，特征是生长发育延迟，神经系统发育延迟和与 LAD-I 类似的反复感染。GDP-岩藻糖转运体突变导致白细胞 CD15s 缺失及合并孟买血型（hh）[156]。口服岩藻糖可诱导 CD15s 表达，可改善中枢神经系统病变、减少感染[157]。LAD-III 特征为严重出血倾向，反复细菌、真菌感染，尽管白细胞显著增加但难以形成脓液[151-153]。

2. 慢性肉芽肿病

慢性肉芽肿病是一种发病率为百万分之一的罕见免疫缺陷病，由吞噬细胞 NADPH 氧化酶系四个亚基中的一个突变引起。NADPH 氧化酶系的作用是转移一个电子给一个氧分子，形成超氧化物[158-160]。几乎三分之二的慢性肉芽肿病例是 X 染色体连锁 g91 NADPH 氧化酶亚基突变引起的，其余亚基突变（如 p22、p47、p67）为常染色体隐性遗传。

慢性肉芽肿病的临床表现出现较早（平均年龄 4.4 岁），但也有病例成人后才有所表现。其特点为反复感染过氧化氢酶阳性菌（曲霉菌、金黄色葡萄球菌、洋葱伯克霍尔德菌等）。残留部分 NADPH 功能患者（多见于常染色体隐性遗传）的临床表现更轻，生存率更高，发病时间更晚[161,162]。肺炎、皮肤感染是最多见的感染，骨髓炎、肝脓肿、淋巴结炎和肛门直肠感染也较常见[163]。慢性肉芽肿病患者，尤其是常染色体隐性亚型，吸入雾化有机粉尘可导致名为"护根物肺炎"的爆发性真菌性肺炎[164,165]。慢性肉芽肿病合并感染必须持续性抗细菌及真菌治疗联合全身性糖皮质激素应用[166-168]。最常见的 CT 异常包括实变及实性结节，均与感染和肉芽肿炎症有关[169]。侵袭性曲霉病是最多见的直接致死原因。慢性肉芽肿病患者患自身免疫疾病可能性增大，X 连锁慢性肉芽肿病患盘状红斑和光敏感风险上升[170]。如前所述，使用 NBT 或 DHR 实验测试吞噬细胞功能可简便地诊断出慢性肉芽肿病。

除感染并发症外，免疫功能及伤口愈合异常也是此疾病的特征表现[166]。炎性肉芽肿形成可导致尿路或胃肠道梗阻，可通过全身性激素应用来治疗。过分生长的肉芽组织导致伤口愈合障碍，包括术后手术切口裂开。慢性肉芽肿病特征性炎症反应异常的分子基础很复杂。通过正常人与 X 连锁慢性肉芽肿病患者的中性粒细胞全基因表达对比，可发现慢性肉芽肿患者中性粒细胞组份过表达炎性介质，且因其抗凋亡蛋白 Bcl-xl 过表达而表现出中性粒细胞凋亡缺陷[171]。此外，CGD 患者中性粒细胞凋亡后，凋亡细胞无法正常磷脂酰丝氨酸化，因而凭借此配体识别和清除凋亡细胞的吞噬细胞无法正常工作[172],因此,患者巨噬细胞对凋亡中性粒细胞清除延迟[173]。吞噬凋亡细胞障碍也可导致抗炎介质如转换生长因子 β 产生减少,导致炎症因子过度表达[166]。因此,炎性介质增多、中性粒细胞凋亡减少和凋亡清除减缓均可导致慢性肉芽肿病患者的免疫反应紊乱。

CGD 治疗包括积极的炎症治疗,如有手术指征时早期手术切除和引流[174]。预防性使用甲氧苄啶-磺胺甲噁唑可显著减少感染,尤其可降低金葡菌感染[175],预防性使用伊曲康唑可减少严重真菌感染[176]。尽管干扰素治疗是否获益仍有争论,使用 INF-γ 后,常染色体连锁和 X 染色体连锁 CGD 患者的感染率和死亡率均可降低[163,177]。造血干细胞移植逐步成为 CGD 确定性治疗的优先选择。基因疗法也已在少数患者中成功实行。

(三) 白细胞信号转导异常

IFN-γ/IL-12/IL-23 轴缺陷

Th1 型 T 细胞是一类可大量产生细胞因子的细胞,这些细胞因子(IL-2,IFN-γ,TNF-α)是完善细胞免疫反应所必须的。IFN-γ 也可由 NK 细胞产生。IFN-γ 可结合在一个异源二聚体受体上。IFN-γ 受体 1 (IFN-γR1)为配体结合受体,IFN-γ 受体 2 (IFN-γR2)为下游信号传导所必需。当配体与异源二聚体受体结合后,JAK1 和 JAK2 分子被激活,使胞浆内 STAT-1 蛋白磷酸化、同源二聚化,迁移至细胞核,激活 STAT-1 依赖基因转录。IFN-γ 可诱导树突状细胞和巨噬细胞产生更多 IL-12 p70,并正反馈诱导 NK 细胞和 T 细胞产生更多 IFN-γ。IL-12 p70 由两个以二硫键相连的亚基 p35 和 p40 组成,p40 亚基也可与 p19 亚基组合成 IL-23。IL-12 受体(IL-12R)由 IL-12Rβ1 和 IL-12Rβ2 两个亚基组成。IL-12Rβ1 同时也是 IL-23 异源二聚体(IL-12Rβ1 和 IL-23R)的组成部分。因此 IFN-γ/IL-12/IL-23 轴本质上联结是由 IFN-γ 和 IL-12 的生物功能、IL-12 与 IL-23 共用的细胞因子亚基(p40)以及 IL-12R 和 IL-23R 相同的细胞因子受体亚基(IL-12Rβ1)所构成的。

IFN-γR1、IFN-γR2、STAT-1、IL-12 p40、IL-12Rβ1、IRF-8、ISG15、NEMO(见前述)基因突变构成了一组名为孟德尔遗传易感分枝杆菌病(mendelian susceptibility to mycobacterial disease,MSMD)的原发免疫缺陷疾病(表 92-6)[180-184]。因为存在显著遗传异质性,以上 6 种基因突变(完全或部分)造成了与 MSMD 相关 13 种不同基因异常。有以上 6 种基因突变之一的患者对分枝杆菌和或沙门氏均易感,但对其余大多数病原体有抵抗力[180,181]。人类这种窄谱易感性某种程度上有些奇怪,在小鼠实验中,Th1 细胞在对许多病原体的抵抗中起着重要作用。

常染色体隐性完全性 IFN-γR1 缺陷的特征为可感染环境中分枝杆菌,常为儿童期(小于三岁)感染偶发分枝杆菌或沙门氏杆菌等生长迅速的病原。如不接受造血干细胞移植治疗,这种缺陷是致命的,然而因为 IFN-γR1 缺陷患者移植前体内存在高水平 IFN-γ,不利于进行移植,所以此类患者造血干细胞移植的成功率较低。而常染色体显性部分性 IFN-γR1 缺陷表型的严重性则要小很多,感染的平均年龄为 13 岁,这些患者易感环境中的分枝杆菌,接种卡介苗时感染可能扩散。另外,分枝杆菌骨髓炎是此类免疫缺陷的特征性合并症,可提示诊断。常染色体隐性完全性 IFN-γR2 缺陷和常染色体隐性部分性 IFN-γR2 缺陷很罕见,表型也分别与常染色体隐性完全性 IFN-γR1 缺陷及常染

色体显性部分性 IFN-γR1 缺陷相似。STAT1 突变表型由突变位置决定。如前所述,STAT-1 同源二聚体具有介导 IFN-γ 转录的作用。IFN-α/β 与受体结合后,STAT-1 也可与 STAT-2 组成异源二聚体转录因子,因此,STAT-2 突变患者也可能易患病毒和分枝杆菌感染。常染色体隐性完全 IL12B 突变是目前唯一发现的细胞因子基因引起的免疫缺陷,可导致感染沙门氏菌和分枝杆菌风险明显增加。常染色体隐性完全 IL-12Rβ1 缺陷是导致分枝杆菌病遗传易感性的首要原因,同时也明显增加沙门氏菌和分枝杆菌的易感性。IL-12B 和 IL-12Rβ1 缺陷患者也易患皮肤黏膜念珠菌感染[184,185]。常染色体隐性完全性 IL-12Rβ1 缺陷的临床表型缺陷较 IFN-γR1 或 IFN-γR2 完全性缺陷轻,只有少数患者因病去世。IFN-γ 是 IL-12B 和 IL-12Rβ1 缺陷患者治疗的重要一环。

表 92-6　孟德尔遗传分枝杆菌易感性疾病病因*

基因	遗传方式	缺陷	MSMD 患者	治疗
IFNγR1	AR/AD	C/P	39%	AR-C: HSCT, AD-P: IFN-γ
IFNγR2	AR	C/P	4%	AR-C: HSCT, AR-P: IFN-γ
STAT1	AD	P	5%	因突变位点不同而变化
IL12B	AR	C	9%	IFN-γ
IL12Rβ1	AR	C	40%	IFN-γ
NEMO (IKK-γ)	X-连锁	P	3%	HSCT

* 少数 MSMD 患者由 *ISG15*(AR)或 *IRF8*(AD/AR)突变导致
AD,常染色体显性;AR,常染色体隐性;C,完全缺如;HSCT,造血干细胞移植;IFN,干扰素;MSMD,孟德尔遗传分枝杆菌易感性疾病;P,部分缺如

七、固有免疫异常

(一) MyD88 和 IRAK-4 缺陷

Toll 样受体(toll-like receptors,TLRs)属于模式识别受体家族,它可被微生物感染激活从而进一步激活固有免疫反应。Toll 样受体可识别来自细菌、真菌、病毒等各种病原微生物的保守结构域。配体结合后,除 TLR3 外,所有 Toll 样受体家族成员均需要一种名为 MyD88 关键衔接分子来招募 IL-1 受体相关激酶(IL-1 receptor-associated kinases,IRAKs),产生下游信号事件,激活转录因子 NF-κB 和 AP-1。MyD88 和 IRAK-4 基因突变会导致表型相似原发性免疫缺陷,特征为主要由肺炎链球菌(40%)、金黄色葡萄球菌(26%)和铜绿假单胞菌(18%)引起的非侵袭性感染和侵袭性感染(脑膜炎、败血症、肝脓肿)[186-188]。目前未发现由病毒、真菌、寄生虫引起的严重感染,与之矛盾的是敲除 MyD88 基因小鼠会产生广泛免疫缺陷。侵袭性感染在此类免疫缺陷患者中发生得很早,绝大部分都发生在 2 岁以前,而随着患者年龄增加,患病风险会减低。所以因 IRAK-4 缺陷而死亡的病例均发生在患者 8 岁之前。伴有 MyD88 和 IRAK-4 缺陷的患者常常无法

产生正常免疫反应（如发热、CRP 和 WBC 升高），因此侵袭性感染会更严重。免疫功能的标准筛查实验常常表现为正常，外周血单核细胞对 IL-1 和除 TLR3 外全部 TLRs 激动剂反应生成的免疫因子减少。对 *MyD88* 和 *IRAK-4* 基因突变患者的治疗尚有争论，但预防性使用抗生素和免疫球蛋白有一定效果。

（二）补体缺陷

补体有许多重要功能，包括炎症反应调节（如血管扩张、白细胞增多、趋化作用）、免疫复合物清除、免疫反应调节（如增加抗体产生）和微生物清除（如调理素作用、中和、杀菌作用）。补体对凋亡细胞清除也有重要作用，而凋亡细胞可致产生自身抗体和诱导自身免疫，因此补体系统缺陷常表现为易患感染或自身免疫疾病[1,189]。评估补体缺陷有许多指征，如有明确自身免疫疾病家族史、有荚膜细菌反复感染、脑膜炎球菌感染家族史、不典型脑膜炎双球菌（Y、W-135）感染史、9 岁以上脑膜炎双球菌感染、反复血管性水肿。

补体早期活化成分（C1q、C1s、C2、C4）缺陷为常染色体共显性遗传，典型表现是自身免疫病（主要为系统性红斑狼疮）患病率增加。其它补体途径的存在，如替代途径和甘露糖受体结合途径，或许可以解释为何只有少数早期补体活化成分缺乏的患者发生严重细菌感染。有荚膜细菌如肺炎链球菌、流感嗜血杆菌是早期补体活化成分缺乏患者反复细菌感染的主要病原体[14]。C2 缺乏是最多见的早期补体活化成分缺乏，在新生儿中占 1:28 000 ~ 1:10 000。

经典、替代和甘露糖受体结合途径交汇于 C3。因此，C3 缺陷可引起比其余补体成分缺乏更严重的感染。C3 缺陷患者患自身免疫疾病的患病率会增加，疾病表现与抗体缺陷病相似。

补体后期活化成分（C5 ~ C9）缺陷同样为常染色体共显性遗传。患有该病患者脑膜炎奈瑟菌和淋病奈瑟菌感染的风险大大增加。由于未知原因，在此类患者的脑膜炎球菌性脑膜炎感染中，病原体大部分为脑膜炎球菌 W-135 和 Y 血清组。后期活化成分缺乏患者的自身免疫疾病发病率也是升高的，但患病率较早期活化成分缺陷患者低得多。晚期活化成分缺陷患者发生感染的年纪更大，许多至青春期仍无症状[14]。

补体替代途径缺陷（D 因子、备解素）患者极其罕见，表现为包括奈瑟菌属在内的反复细菌感染。与遗传性血管神经性水肿之外其他补体缺陷不同，备解素缺陷为 X 连锁遗传疾病。

补体缺陷治疗主要为支持治疗。患者需要注射该病常见细菌病原体（如肺炎链球菌、流感嗜血杆菌、脑膜炎奈瑟球菌）疫苗。特定状况下可预防性使用抗生素。

关键点

■ 有反复上呼吸道感染、难治性鼻窦炎或超过一次由影像学证实肺炎的患者，应被评估是否患有原发性免疫缺陷疾病（PIDDs）。PIDDs 的异常筛查结果应交由免疫专科医师进行特异性诊断。

■ 尽管机会性病原体感染通常提示应寻找原发或继发免疫缺陷病的证据，PIDDs 患者感染也经常是由常见病原体引起的。

■ PIDDs 通常无法及时诊断，导致了发病率和死亡率的上升。治疗可包括静注免疫球蛋白和造血干细胞移植。

■ PIDDs 发生的原因包括抗体产生缺陷、细胞免疫缺陷、补体缺陷或吞噬细胞功能缺陷。在成人中，普通变异型免疫缺陷（CVID）是最常见的诊断，吞噬细胞缺陷和联合免疫缺陷病很少见。

■ 尽管在成人中常见的免疫缺陷病为继发而并非原发，PIDDs 确实可见于成年人。事实上，PIDDs 成人的数量高于儿童。

■ 10% ~ 25% 普通变异型免疫缺陷（CVID）患者会发展成弥漫性肺病变，被命名为肉芽肿性淋巴细胞性间质性肺病（GLILD）。

■ 在严重抗体缺陷的患者中，微生物感染的诊断不能依赖于血清学（抗体）反应，而必须通过培养或检测微生物的抗原或核酸来完成。

（席雯 译，高占成 校）

参考文献

以下是主要的文献，完整的文献请登录 *ExpertConsult* 查阅。

Bonilla FA, Bernstein IL, Khan DA, et al: Practice parameter for the diagnosis and management of primary immunodeficiency. *Ann Allergy Asthma Immunol* 94(5 Suppl 1):S1–S63, 2005.

Chase NM, Verbsky JW, Hintermeyer MK, et al: Use of combination chemotherapy for treatment of granulomatous and lymphocytic interstitial lung disease (GLILD) in patients with common variable immunodeficiency (CVID). *J Clin Immunol* 33(1):30–39, 2013.

Gelfand EW, Ochs HD, Shearer WT: Controversies in IgG replacement therapy in patients with antibody deficiency diseases. *J Allergy Clin Immunol* 131(4):1001–1005, 2013.

Holland SM: Chronic granulomatous disease. *Hematol Oncol Clin North Am* 27(1):89–99, viii, 2013.

Huppler AR, Bishu S, Gaffen SL: Mucocutaneous candidiasis: the IL-17 pathway and implications for targeted immunotherapy. *Arthritis Res Ther* 14(4):217, 2012.

Kildebeck E, Checketts J, Porteus M: Gene therapy for primary immunodeficiencies. *Curr Opin Pediatr* 24(6):731–738, 2012.

Orange JS, Ballow M, Stiehm ER, et al: Use and interpretation of diagnostic vaccination in primary immunodeficiency: a working group report of the Basic and Clinical Immunology Interest Section of the American Academy of Allergy, Asthma & Immunology. *J Allergy Clin Immunol* 130(3 Suppl):S1–S24, 2012.

Picard C, von Bernuth H, Ghandil P, et al: Clinical features and outcome of patients with IRAK-4 and MyD88 deficiency. *Medicine* 89(6):403–425, 2010.

Resnick ES, Moshier EL, Godbold JH, Cunningham-Rundles C: Morbidity and mortality in common variable immune deficiency over 4 decades. *Blood* 119(7):1650–1657, 2012.

Salavoura K, Kolialexi A, Tsangaris G, Mavrou A: Development of cancer in patients with primary immunodeficiencies. *Anticancer Res* 28(2B):1263–1269, 2008.

Yong PF, Thaventhiran JE, Grimbacher B: "A rose is a rose is a rose," but CVID is not CVID common variable immune deficiency (CVID), what do we know in 2011. *Adv Immunol* 111:47–107, 2011.

第93章　腹部疾病的肺部并发症

ROBERTO RODRIGUEZ-ROISIN, MD, PhD · GÉRARD HU-CHON, MD

一、引言

本章节重点讨论腹腔疾病的肺部并发症。首先讨论关系最密切的食管及胃肠道疾病，然后是有特定肺部并发症的肝病，最后介绍胰腺和肾脏疾病对呼吸系统的影响。每个部分都将对相关的腹部疾病的临床表现、病理生理、病因以及治疗等方面进行讨论，以帮助临床医生诊断和治疗这些常见又极其复杂且富有挑战性的肺部并发症。

二、胃食管及胃肠道疾病

（一）胃食管反流病

胃食管反流病（gastroesophageal reflux disease, GERD）是一种"胃内容物反流引起明显症状和（或）并发症的疾病"，可引起食管和食管外临床表现。食管症状表现为胸痛发作，从轻微的反复发作的胸骨后"烧心"，到与心绞痛甚至急性心梗难以区分的急性突发性胸骨后疼痛。在食管外的症状中，慢性咳嗽、慢性喉炎和难治性哮喘最引人关注，也可引起其他呼吸系统疾病包括慢性阻塞性肺病（COPD）、慢性支气管炎、吸入性肺部并发症（吸入性肺炎、肺脓肿、支气管扩张）和肺纤维化。

1. 患病率

GERD 是一种在北美和西欧国家患病率高达 10%～20% 的常见病，亚洲国家患病率较低[1,2]。在 10%～40% 的慢性咳嗽患者中伴有 GERD，而 30%～80% 的哮喘患者有 GERD，这与患者总数、诊断方法和已明确的病因有关[3]。GERD 和慢性咳嗽之间的相关性在所有年龄组的患者中均有报道；在哮喘、喉炎及支气管炎患者中，慢性咳嗽患者并存 GERD 似乎更为普遍[4]。动态 pH 或阻抗-pH 监测研究提供了反流和咳嗽相关强有力的证据[5]。阻抗-pH 监测仪通过测量探头上电极片之间的液体食团电阻抗值可以探查食团的运动及运动方向，并与 pH 变化和症状作相关性分析。因此，借助阻抗-pH 监测酸性抑或非酸性物质，

提高了反流诊断的敏感性。过去，依据病史、内镜或食管吞钡造影诊断 GERD，大约 10% 慢性咳嗽患者发现反流[6]；相反，依据动态阻抗-pH 监测诊断，高于 40% 慢性咳嗽患者发现 GERD[7]。反流与症状之间确切关系难以评估；例如，Irwin 及同事[8]报道 24% 难治性哮喘患者临床上并无 GERD 症状。

GERD 诱发的呼吸系统疾病包括各种各样的并发症。这些疾病包括慢性支气管炎、肺炎[9]、支气管扩张[10]、特发性肺纤维化[11,12]、稳定的 COPD 和 COPD 加重[13-16]、肺移植术后闭塞性细支气管炎综合征[17-19]以及非结核分枝杆菌肺病，这些也有可能是支气管扩张和（或）抗酸药治疗的并发症[20]。

2. 发病机制

与 GERD 相关的，有三个可能的机制引起呼吸系统疾病。第一，多数与吸入相关的肺部综合征大多因大量逆向的食管反流所致。这通常会引起食管下括约肌的基础压力降低，以及食管运动功能和廓清功能减弱[21]。患者可能会出现反复发作的吸入性肺炎、支气管扩张、或者肺实变。内镜检查常常会发现严重的组织或解剖学病变，比如远端食管的食管炎或 Barrett 食管。

第二种致病机制和少量的胃内容物反流至近端（上段）食管有关。少量的吸入物就可以引起喉部和气管支气管的渗出性黏膜反应。呼吸系统症状可以不明显，其症状可从声音嘶哑或慢性咳嗽到难以控制的哮喘。Jack 等[22]同时测量了伴有 GERD 的哮喘患者气管和食管 pH，发现哮喘发作与气管内 pH 降低有关：反流引起气管内 pH 降低，导致呼气流速峰值的显著下降，明显低于没有反流的呼气流速峰值（见图 93-1）。因此，胃内容物不仅可反流入支气管而且会明显增加气道阻力。

第三，与 GERD 相关联的第三个发病机制是远端（下段）食管和气管支气管之间的迷走神经反射活动有关；这种反射机制可以通过在部分伴有哮喘的患者的食管内滴入盐酸而诱发[23,24]。

GERD 和呼吸系统疾病之间的关系变得更加复杂是因为伴有哮喘或咳嗽，或支气管扩张剂治疗所致的生理变化，它们本身就可能会引起胃食管反流。支气管痉挛和咳嗽的发作引起胸腔内负压的增加，因此对食管而言，反流就更容易发生；阻塞性呼

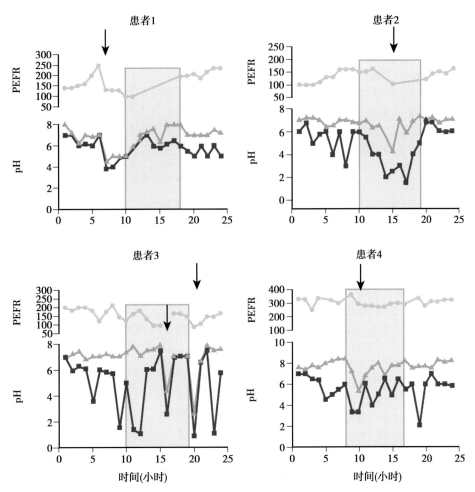

图 93-1　图中显示了对 4 例患有胃食管反流和哮喘的患者在 24 小时内同一时间点所测得的食管(蓝色正方形)和气管(浅褐色三角形)的 pH,同时也记录了呼气流速峰值(PEFR,灰绿色圆形)。研究显示有 37 次食管 pH 的大幅降低,说明存在胃食管反流。这 37 次食管 pH 下降的同时有 5 次出现了气管 pH 的降低(平均从 7.1 降到了 4.1),并伴有 PEFR 的大幅降低(均值变化了 -84 ± 16 L/min)。然而,另外的 32 次胃食管反流的发作不伴有气管吸气,PEFR 的均值变化最小(-8 ± 4 L/min)。灰色区域显示的是患者仰卧时的情况,箭头代表食管 pH、气管 pH 以及 PEFR 降低(From Jack Cl,Calverley PMA,Donnelly RJ,et al:Simultaneous tracheal and oesophageal pH measurements in asthmatic patients with gastro-oesophageal reflux. *Thoras* 50:201-204,1995.)

吸睡眠暂停综合征可能以同样的机制来增加夜间的反流[25]。此外,过度的充气或"气体滞留"可能会让膈肌变平,从而造成食管下括约肌上移靠近胸腔削弱抗反流屏障。支气管扩张剂治疗同样会促进胃食管反流。茶碱会增加胃酸的分泌并降低食管下括约肌的张力。确实,伴有胃食管反流的哮喘患者,接受气管扩张剂治疗会引起食管酸暴露的增加和反流症状的加剧[26]。特异性 β 肾上腺素能药物可松弛全身所有的平滑肌,因此也会引起胃食管反流。当 β 肾上腺素能药物经口服或静脉注射的方式给药时会引起食管下括约肌压力的下降[27],而采用吸入的方式时则没有这个作用[28]。

3. 诊断

临床指南为 GERD 的诊断和治疗提出了推荐意见[29,30]。对有难治性慢性咳嗽和难治性哮喘的患者应考虑到伴有胃食管反流病的可能性。应该询问患者是否有胃食管反流病的症状,包括胃灼烧、反流或吞咽困难。然而,患者可能会有些非典型的症状,包括胸骨后疼痛、声音嘶哑、咽喉痛、耳痛、呃逆,甚至龋齿。

无论是哮喘还是咳嗽,在躺着、饭后、饮酒时症状加重的需要特别注意是否伴有反流。如果具有典型的胃食管反流的临床表现而且 PPI 治疗试验有效,便不需要再做进一步的检查即可确诊了。

声带功能障碍是 GERD 患者的另一种呼吸系统表现。声带功能障碍主要表现为吸气时声带间断性的反常内收,引起气流受阻和呼吸困难。伴有声带功能障碍的患者可能会经常因为急性的类似哮喘发作的呼吸困难而急诊就诊[31]。

许多 GERD 患者常常没有临床症状,对这类患者,应该做有关的检查以明确诊断。便携式反流监测(pH 或阻抗-pH)是用于判定食管是否存在酸反流、反流频率和反流与症状是否相关的金标准。如前所述,多通道腔内阻抗-pH 监测比单纯的 pH 监测增加了阻抗检测,还可监测到无酸反流或弱酸反流引起的不典型症状。除此之外,阻抗-pH 监测还可帮助评估接受抑酸治疗患者的持续性反流。对诊断 GERD 用处不大的临床试验包括:①吞钡试验:可用于评估是否有 GERD 的并发症;②上消化道内镜检查和食管活检:用于有报警症状的患者和(或)排除非

GERD 的病因;③食管测压:主要用于外科手术前的评估。

4. 治疗

GERD 患者的治疗包括[29,30]:超重或肥胖的患者减重,抬高床头,睡前两到三小时内避免进食。PPI 治疗可减轻症状和治疗糜烂性食管炎。开始每日一次,在早餐前 30～60 分钟内服用。对每日一次 PPI 治疗未完全缓解的患者,可调整 PPI 剂量、服药时间或者考虑每日两次给药。PPI 治疗的疗程至少 3 个月,以确保其疗效。对 PPI 治疗无反应者应该考虑进一步的评估。对停用 PPI 后出现症状反复和(或)伴有并发症(如糜烂性食管炎和 Barrett 食管)的患者,PPI 的维持治疗应该给最低有效剂量(包括按需或间断治疗)。PPI 治疗控制反流无效时,可考虑其他的治疗措施,包括促动力药和手术治疗。促动力药可加强食管蠕动并增加食管下括约肌的张力和促进胃排空。外科手术,所有其他治疗方法都失败时可以考虑选择 Nissen 胃底折叠术。

不管用什么样的治疗方法,能缓解由 GERD 引起的肺部症状并不容易。这也说明了对大部分的有食管外症状的 GERD 患者,反流只是其诱因而不是病因。的确,尚没有充分的证据支持 GERD 在肺部症状中所启到的确切作用。Cochrane 系统评价指出[32],PPI 对治疗低龄儿童的 GERD 诱发的咳嗽是无效的;对于成人,也没有充分的数据说明 PPI 治疗 GERD 普遍有利于 GERD 所诱发的咳嗽。临床医生应该意识到咳嗽可能随着时间的推移自发性消退,同时安慰剂也有可能是有益的。尽管在哮喘控制不良的患者中伴随有无症状的 GERD 的现象十分普遍,但是用 PPI 治疗并没有能有效地改善哮喘[33]。而且,虽然很多非对照研究表明手术治疗可以改善哮喘症状,但是仍然缺少确凿的研究。COPD 患者抗反流治疗并不能改善其病情恶化[14]。对于特发性肺纤维化,尚无已发表的研究表明抗反流治疗利于改善特发性肺纤维化的自然进程。考虑到 GERD 对 GERD 相关性肺部疾病很大程度上仅仅只是一个诱发加剧的因素,PPI 可以用于这些疾病的试验性治疗,如果有效的话,可以继续应用。

(二)炎症性肠病

炎症性肠病(inflammatory bowel disease,IBD)的肠外并发症几乎可累及所有肠外器官系统。但是,令人惊讶的是,出现在肺部的疾病比出现在其他器官的疾病的"机会要小得多"[34]。之所以说这令人惊讶,是因为肠和肺有着同样的胚胎发育起源,因此它们拥有相似的薄弱环节患上免疫缺陷介导的并发症。与克罗恩病相比,肺部并发症更常见于溃疡性结肠炎。呼吸系统受累可发生于任何年龄,在一些情况下(如气道疾病),女性比男性更多见。在多数的病例中,呼吸系统症状出现在 IBD 确诊之后,绝大部分是在其后的数年出现。但是,呼吸系统的症状也可以先于或与肠道疾病的症状同时出现[35]。甚至对于没有症状的患者,也可能存在肺功能的减退,如 CO 弥散量(DL_{CO})和第一秒用力呼气量的下降,残气量的增加、支气管高反应性。已报道的关于非医源性的 IBD 肺部并发症[34-36]主要包括以下表现,见表 93-1。

大部分 IBD 本身的(非药物相关的)肺部并发症常累及气道(从喉部到细支气管的任何部位),可能表现为会厌炎、气管狭窄、支气管扩张、慢性支气管炎或细支气管炎。内镜检查可见特征性红斑、黏膜肿胀以及气道腔变形。活检病理可见黏膜溃疡、

表 93-1 炎症性肠病的非医源性呼吸系统表现

气道病变

会厌-声门下狭窄

气管支气管炎

慢性支气管炎

慢性支气管脓肿

支气管扩张

细支气管炎

闭塞性细支气管炎

弥漫性细支气管炎

肺实质病变

隐源性机化性肺炎

结节病

嗜酸性粒细胞肺炎

间质性肺病

肺纤维化

肺结节

慢性肺炎(气管支气管或结肠支气管瘘)

浆膜炎

胸腔积液

胸膜心包炎

肺血管病变

肺血管炎

肺栓塞

慢性血栓栓塞性肺动脉高压

基底膜增厚以及中性粒细胞和浆细胞浸润[34,35]。有些病例可表现为声门下区域的炎症以假瘤样病变的形式进展,并有引起威胁生命的急性上气道阻塞的可能,这时往往需要有创的方法进行处理[35,37]。各个独立的气道病变加上哮喘组成了一个整体。一个大的队列研究表明哮喘是溃疡性结肠炎和克罗恩病的最常见的肺部并发症。IBD 和哮喘之间的这种关系支持正罹患某种自身免疫疾病的患者比正常人群更有可能患上另一种与免疫有关的疾病,也许是源于它们有共同的易感基因[38]。

IBD 的另一类主要的肺部并发症是一组实质性疾病,包括肺间质疾病,比如隐源性机化性肺炎、结节病、肺间质纤维化和肺嗜酸性细胞浸润症。肺功能试验的结果可能会提示 IBD 患者(甚至当患者无临床症状和胸部 X 线片结果正常时)各种各样的肺部异常情况,最常见的就是肺通气功能障碍造成通气不足,就像之前描述的那样,当然,肺功能受限也有述及。已有报告指出 IBD 的活跃期 CO 弥散量有所减少[39],同时也指出亚临床的肺实质病变可能比之前怀疑的更广泛。而且,对无肺损害临床证据的克罗恩病患者进行支气管肺泡灌洗检查,可以发现淋巴细胞性肺泡炎的存在,这主要是由于 CD4$^+$T 细胞的增多[38]。

其他的肺部病变包括渐进性坏死结节、组织学上相应坏死区域可见中性粒细胞的浸润,这些病变曾在少数病例中有过报道[35]。在一小部分的病例中,特别是在疾病的活跃期,发现过累及胸膜或心包膜抑或两者皆受累的浆膜炎。最后,在一些克

罗恩病的病例中,有过结肠支气管瘘的报道,这些病例中的绝大多数都伴有左下叶肺炎[34]。克罗恩病累及食管较少见,但也有与食管克罗恩病相关的食管支气管瘘的病例报道[34]。虽然尝试过保守治疗,但是大多数伴有瘘的患者还是需要进行外科手术。

与对照组相比,肺血栓栓塞和慢性血栓栓塞性肺动脉高压更常见于 IBD 患者,甚至是那些无症状的 IBD 患者[36,40-42]。Grainge 等人的研究表明:稳定期的 IBD 患者比对照组有更高的风险患静脉血栓栓塞(HR 3.4);此外,IBD 急性期患者甚至会有更高的血栓栓塞的风险(HR 8.4)[43]。因为深静脉栓塞和肺栓塞可能没有临床症状,所以早期诊断更具有挑战性,同时全身抗凝治疗的持续时间应该作为肠道出血的独立危险因素[44]。

除此之外,药物常是 IBD 患者出现肺部症状的常见原因[34]。抗炎药包括对氨基水杨酸钠(柳氮磺胺吡啶、美沙拉嗪)和糖皮质激素,常是 IBD 治疗的第一步。免疫抑制剂(硫唑嘌呤、甲氨蝶呤)和肿瘤坏死因子 α 抑制剂(TNF-α 抗体)用于 IBD 维持缓解治疗。这些药物大多数都能引起呼吸系统副作用,因此 IBD 患者新出现的肺部疾病的鉴别诊断必要少要考虑到这些药物治疗的影响;要找出引起肺部疾病的可能药物并立即停药以防出现潜在的致命性的后果。药物诱发的呼吸系统表现包括嗜酸细胞性肺炎、肉芽肿性肺炎、肺间质病变、肺纤维化和对感染的高度敏感性[45,46]。硫唑嘌呤、糖皮质激素和 TNF-α 抑制剂可分别增加患者感染病毒、真菌和细胞内微生物(分枝杆菌、真菌)及相关疾病的风险。

大部分与 IBD 相关的有肺部疾病的患者都用糖皮质激素治疗,要么吸入,要么口服,它常常可使症状得到快速的控制[35,47],尤其对于那些没有严重的结构改变(如支气管扩张)的患者。肺移植已被用于一些与 IBD 相关的伴有严重呼吸损害的患者[35]。

三、肝脏疾病

(一) 胸腔积液

5% ~ 10% 的肝硬化患者会发生胸腔积液,通常指的是不伴心肺疾病的肝性胸水。肝性胸水是漏出液,除非伴有感染,通常为右侧胸水。也可以只在左侧或者两边都有,也可与腹水同时出现。积液的量通常是轻中度的,常无临床症状,但在某些情况下,它可能会大量积聚,并引起气紧。其机制和解剖学上的交通(通常是横膈膜的小缺口)以及腹腔和胸腔间的压力梯度有关,促使腹水流向胸腔。胸水的存在干扰了肺的功能,从而降低了肺容量和肺顺应性,导致了肺气体交换的异常[48]。

临床上治疗肝病合并胸腔积液常常是困难的。反复的胸腔穿刺仅仅只起暂时的作用,胸腔引流还可能导致蛋白质的大量丢失。经颈静脉肝内门体分流术可以降低门脉高压,从而减少腹水和胸水。经颈静脉肝内门体分流术常常有效,至少在短期内有效,但是长期的疗效则取决于潜在肝功能受损的严重程度[49]。如果患者不适合采用经颈静脉肝内门体分流术治疗,就应该考虑其他的治疗方法,包括采用可视下胸腔镜手术修补横膈膜缺损和(或)实施胸膜固定术[50]。

(二) 肺功能障碍

终末期肝病患者最常见的肺功能异常是 DL_{CO} 的降低;也可见到阻塞性或限制性通气障碍[51]。大量腹水的并存能够降低肺顺应性、增加胸腔压力和降低横膈膜的活动度。这些病理生理改变均可影响肺通气容量,降低气体交换效率,导致肺泡气—动脉血氧分压差增大,引起伴或不伴临床症状的低氧血症[52]。

(三) 肝肺综合征

无并发症的慢性肝病患者发生严重的低氧血症(动脉血氧分压<60mmHg)并不常见,在未合并心肺疾病的肝病患者中出现严重的低氧血症,应该高度怀疑为肝肺综合征(hepatopulmonary syndrome,HPS)。因为晚期肝病患者具有典型的过度换气和低碳酸血症,所以肺泡—动脉血氧分压差比单纯动脉氧分压,更能反映 HPS 患者的肺气体交换障碍[53]。

HPS 是一个包括以下临床三联征为特征的综合征:①进展期慢性肝病;②动脉氧合不足,最终导致严重的动脉低氧血症;③广泛的肺血管扩张[54,55]。肺部气体交换的紊乱以动脉血氧饱和度下降为特征,这种下降可分轻度、中度、重度或极重度(表93-2)。肺泡-动脉血氧分压差的增加往往和低碳酸血症及呼吸性碱中毒有关。对大部分成人,在海平面水平、平静呼吸时的肺泡-动脉血氧分压差 ≥15mmHg 被认为是异常的;对超过 64 岁的人而言,肺泡-动脉血氧分压差 ≥20mmHg 可考虑为异常。尽管 HPS 多见于大多数的一般慢性肝病,但它仍然可见于其他的一些不常见肝病,比如布加综合征[56,57]。

表 93-2 肝肺综合征的严重程度分级*

程度	肺泡-动脉血氧分压差	动脉血氧分压
轻度	≥15mmHg	≥80mmHg
中度	≥15mmHg	<80 且 ≥60mmHg
重度	≥15mmHg	<60 且 ≥50mmHg
极重度	≥15mmHg	<50[纯氧呼吸时<300mmHg(40kPa)]

* 所有数据都是对比增强超声心动图阳性患者在海平面静息状态下、呼吸室内空气所测得的

最明显的病理学证据是,肺血管系统全部外周分支在毛细血管前和毛细血管水平(直径在 15 ~ 150μm)均出现明显扩张,这些血管分支靠近肺实质的气体交换区。

1. 发病机制

尽管做了大量的研究,但 HPS 的确切发病机制仍然不清。HPS 的血液动力学紊乱机制可能与肝病时代谢紊乱、肝损伤引起的一种或多种血管活性物质产生不足及内皮细胞产生的血管舒张因子清除障碍有关[58]。

一氧化氮(NO),被认为是一个普遍存在的可"微调"血管紧张度的生物介质。推测 NO 为 HPS 发病机制中的重要关键性信号分子[54,59]。一氧化氮合酶(NOS)的持续激活可能是 HPS 高动力循环特征的原因[59]。在内皮细胞表达的结构型 NOS(eNOS,或 3 型 NOS)[60]和暴露于促炎细胞因子后在靶组织如支气管上皮细

胞表达的诱导型 NOS(iNOS,或 2 型 NOS)[61]在 HPS 的实验模型中都有表达。在进展期肝硬化患者和 HPS 患者中观察到的 NO 呼出水平的增加支持这种论点[62]。然而，在能改善 HPS 的介入治疗后，检测到的呼出气中 NO 的变化却与此相矛盾[63-65]。

在肝硬化的患者中，NO 呼出浓度与 Child-Pugh 分级和碱性磷酸酶、胆红素、天冬氨酸转氨酶、丙氨酸转氨酶及白蛋白水平之间的密切联系表明，肺中 NO 的形成可能是由通常被灭活的刺激性因子触发的[63]。更多近来的研究表明内皮素-1 和 TNF-α 在 HPS 实验模型的发展中能够相互作用[54,66,67]。碳氧血红蛋白，一个众所周知的血管扩张剂和血红蛋白分解产物，同样和 HPS 异常的气体参数有关联，提示它可能也起着一定的作用[68]。

临床上，大部分 HPS 患者有发绀、明显的杵状指，可能有气促、斜卧呼吸（假设处于直立位时其呼吸困难会更重，而斜靠着时呼吸困难则有所减轻）和高动力循环。绝大多数患者会表现出进展期肝衰竭的典型临床特征，比如门脉高压；在少数患者中，严重的肺功异常也有可能先于肝功能失常出现。在 HPS 患者中见到大量皮肤蜘蛛痣的出现已被视为严重的全身和肺循环以及气体交换异常的临床标志[69]。HPS 的严重程度通常和肝衰竭的严重程度相关[70]，表现为更高的 Child-Pugh 评分和肝静脉压力梯度，以及终末期肝病模型评分[71]。在近 1/3 的 HPS 患者中，这种综合症状可以和其他慢性呼吸系统共患病共存，如 COPD 或肺纤维化。然而，这些疾病的患者的主要临床及肺功特征通常和 HPS 患者一样[72]。

2. 诊断

全身性低血压，正常或低的肺动脉压(PPA)，过高的心输出量和肺血管阻力降低都是 HPS 的血流动力学标志。当晚期肝病患者出现低氧血症、正常或低 PPA、蜘蛛痣和杵状指综合征，就可能为 HPS。

HPS 的诊断标准如下[54]：存在肝脏疾病；气体交换异常；明确的肺泡气-动脉血氧分压差的增加(>15mmHg)，伴或不伴动脉血低氧血症（动脉血氧分压<80mmHg）；对比增强超声心动图或(和)静脉内放射性标记肺灌注扫描阳性表现。其他有助于建立 HPS 诊断的表现包括：DL_CO 降低，呼吸困难伴或不伴斜卧呼吸，以及直立位低氧血症（即当患者直立时动脉血低氧血症比斜卧时至少严重 5% 或降低 4mmHg）以及伴有正常或低 PPA 的高动力循环状态。胸部 CT 扫描似乎是非特异的，但是它可被用以排除其他的呼吸系统伴随疾病[54]。

二维对比增强超声心动图似乎是最敏感和最准确的识别右向左分流的无创检查方法，它是通过心脏搏动 3~6 次后在左心腔内发现原本位于右心房室的空气微泡的影像来实现的（图 93-2）（见视频 61-1）。正常情况下，左室的微泡回声是探测不到的，因为静脉注射的空气微泡（直径 60~90μm）停留在肺毛细血管内（直径 8~15μm）。对比增强超声心动图不能区分不同形式的肺血管异常（即前毛细血管、毛细血管和胸膜扩张 vs 动静脉的直接交通），但是它能清楚的把血管畸形和心脏内的畸形区分出来，比如卵圆孔未闭，这种情况下微气泡几乎同时在左右心出现。此外，^99m 锝大颗粒白蛋白在肺外器官（如肝、脾、肾和脑）活动的证据强烈提示右向左分流的存在，因为在正常条件下，这种白蛋白颗粒（直径 20~60μm）完全停留在毛细血管内[54]。这种检测不能区分肺内和心内的分流但是却有助于评估这种分流的严重性。

HPS 的患病率约为 5%~32%[54]。用增强超声心动图（确定肺内血管扩张的"金标准"）检查慢性肝病患者有阳性发现的大约为 20%[57,73]。然而，增强超声心动图检查结果阳性但不伴有气体交换障碍的患者，可能是不全型/顿挫型 HPS，其自然进程至今仍是未知[73,74]。

虽然缺乏描述 HPS 自然过程的数据，但未做肝移植的 HPS 患者病情进展迅速，预后较差，诊断 HPS 后中位生存期仅 41 个月[54]。在一项前瞻性研究中，HPS 是肝硬化患者预后不良的独立危险因素。有 HPS 的患者比无 HPS 的患者中位生存期显著缩短（前者为大约 11 个月，后者为 41 个月），甚至在修正了不同肝病的差异之后依然如此[75]。

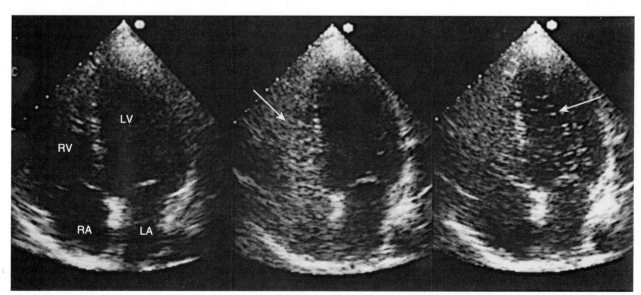

图 93-2 一位肝肺综合征患者的增强超声心动图影像。左侧，正常情况下四个心腔的影像(LA,左心房;LV,左心室;RA,右心房;RV,右心室)；中间，注射产生的空气微泡出现在右心室（箭头所示）；右侧，在 5 次心跳内，空气微泡出现在左心室（箭头所示）。空气微泡出现在左心腔极大地提示了肺内血管扩张或动静脉结构畸形的存在(Courtesy Dr. C. Paré, Hospital Clinic, Universitat de Barcelona, Barcelona.)

3. 换气功能异常

轻中度 HRS 低氧血症的主要机制是通气-血流灌注不均,本质上是由于通气区域未变但血流灌注显著增加。重度 HRS 患者肺内分流增加,并随着通气-血流灌注失衡而发展和加重。同时,随着肝功能失调加重,出现体循环和肺循环进一步扩张、低氧性肺血管反应进一步减弱,以及通气-血流灌注不均进一步加重,包括肺内分流的增加[54,76]。"弥散-灌注不足"也用于解释扩张的肺毛细血管氧气扩散梯度增加(图 93-3)。争论在于肺血管扩张导致氧向增大的毛细血管中心不当扩散。此外,高动力状态与其引起的红细胞移动时间相对缩短共存会增大这种由扩散所致的气体交换障碍[77]。

4. 治疗

许多治疗方法都被尝试过治疗 HPS,包括二甲磺酸阿米三嗪、长期氧疗、亚甲蓝和普萘洛尔,但结果都不尽如人意[77]。到目前为止唯一成功的治疗方法就是肝移植。理论上,受损器官的替换应该能阻止所有 HPS 引起的异常,除了持续性的低 DL_{CO},其机制至今尚不明确[54]。正如所预期的那样,移植前低氧血症越严重,术后所花的去适应的时间就越长[78]。迄今最大的一个单一中心的研究报告指出,HPS 患者肝移植后的 5 年生存率为 76%,这与无 HPS 的患者肝移植术后的 5 年生存率并没有什么差异[79]。

年轻、对纯氧呼吸有良好的 PO_2 反应和术前低氧血症较轻都是肝移植有良好反应的预测因素[80]。同时,这些因素也提示了肺脉管系统的良好反应性以及肺内分流不太严重。然而,关于行肝移植手术的 HRS 患者的一项最新研究表明,患者生存率与诊断 HRS 时的 PO_2 无关[81]。

(四) 门脉性肺动脉高压

肺动脉高压(pulmonary arterial hypertension,PAH)合并门脉

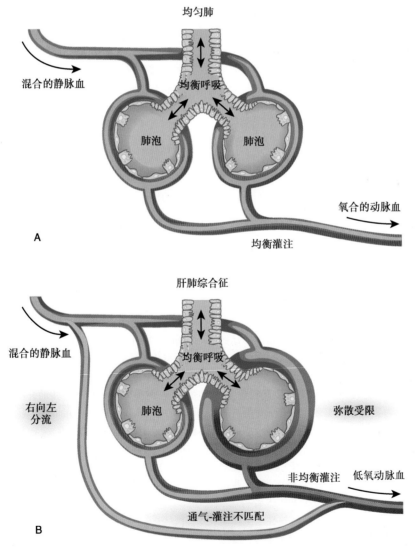

图 93-3 肝肺综合征两个肺泡间的动脉血低氧血症气体交换机制模型。A. 健康个体的均匀肺模型,均衡的肺泡气交换和肺血流。毛细血管的直径范围为 8~15μm,当通气血流比例均衡时氧气扩散入毛细血管内。B. 肝肺综合征时,许多毛细血管都有扩张,血流变得不均匀,肺泡与肺的通气血流比例失衡成为了各个临床阶段的主导机制,无论伴或不伴有肺内分流和大部分晚期阶段共存的氧气向中心毛细血管的扩散受限。(引自 Rodriguez-Roisin R,Krowka MJ: Hepatopulmonary syndrome—a liver-induced lung vascular disorder. *N Engl J Med* 358:2378-2387,2008.)

高压——也被称为门脉性肺动脉高压（portopulmonary hypertension，POPH）——是另一个难解的似乎与慢性肝病有关的肺血管疾病[55,80,82]。因为 POPH 的诊断和结局，尤其与肝移植治疗获益相关，其本质上似乎与 HPS 不同，所以强调这两种疾病的区别是十分重要的。POPH 是通过门脉高压患者出现以下三个血流动力学异常而定义的：①静息状态下 PPA 平均值超过 25mmHg；②平均肺动脉楔入压低于 15mmHg；③肺血管阻力高于 240 dynes·sec⁻¹·cm⁻⁵（正常值低于 130 dynes·sec⁻¹·cm⁻⁵）[82]。

各种各样的研究估计在那些拟肝移植的患者中门脉性肺动脉高压的患病率在 5% ~6% 之间[83]。此外，一项 536 例门脉高压患者的大型临床试验结果表明，女性和自身免疫性肝炎都会增加 POPH 发展的风险；反之，丙肝却能降低这种风险[83]。

在经典的回顾性尸检研究中，肝硬化或 POPH（或两病均有）的患者中检出有 PAH 的组织病理学证据的在 0.25% ~0.73% 之间[84]。一项由国际原发性高血压研究组进行的病例对照研究发现，7.3% 的肝硬化患者和 3.1% 的艾滋病患者有原发性（或特发性）PAH，对照组则无[85]。根据这些以及后续观察，POPH 被分类为血流动力学指标与 PAH 的标准分类和定义相一致的 PAH 中的一种，如章节 58 所述（见表 58-1）[55,86,87]。

从组织病理学的观点看，POPH 的血管病变和特发性（或原发性）PAH 的血管病变并无差别（见第 58 章），即内膜增厚、平滑肌增生、丛源性肺动脉病和原位栓塞[88]，所有这些加上血管收缩共同导致肺血管阻力大大增加[89]。Chemla 等人[90]推测通常情况下由健康肝脏代谢的血管活性物质（如血栓素、5-羟色胺、缓激肽和神经肽 Y）的门体分流可能引起肺动脉血管收缩；另一个有趣的假设则是肺内皮功能的紊乱导致了内源性舒血管物质 NO 产生减少。

POPH 最常见的症状是活动后气促，患者也有可能会经历胸痛、晕厥和咯血[91]。在大约 1/2 ~2/3 的 POPH 患者的放射影像中可见心脏轮廓增大和肺动脉突出[83,91]。总的说来，最大气流率和肺容量是正常或接近正常的，而 DL_CO、动脉 PO₂、肺泡气—动脉血氧分压差可能会降低，虽然已比 HPS 低了许多[83]。和特发性 PAH 相比，POPH 患者的 PPA 平均值较低、心脏指数及静脉血氧饱和度较高[89]。

现在对考虑实施肝移植术的患者须常规行经胸超声心动图检查，因为 POPH 的存在会影响手术结局。特发性 PAH 的典型超声心动图结果可提示门静脉高压的诊断但是却不可以证明 POPH。确诊 POPH 需要进行右心导管插入检查。直到最近，POPH 的中位生存期都被认为是极低的。不过，最新的信息表明，总体上，POPH 患者一年生存率为 88%，三年生存率为 74%，这和先天性 PAH 患者相似[86,88]。

然而，POPH 的治疗仍然是充满挑战性的，因为没有随机对照研究可借以指导；可用的药包括依前列醇、伊洛前列素、西地那非和波生坦[92]。一项回顾性研究对 31 位 POPH 患者持续 3 年评估吸入性伊洛前列素和波生坦的安全性和有效性。虽然两种药物对肝功能都是安全的，但是波生坦在改善运动能力、血流动力学和生存率（最主要）方面比伊洛前列素更有效[93]。要想提供进一步的指导无疑需要前瞻性的研究。

（五）原发性胆汁性肝硬化

原发性胆汁性肝硬化，一种自身免疫性疾病，其特征为一种慢性、胆汁淤积性、肉芽肿性，以及侵犯肝内胆管的破坏性病变[94]。病情严重时，这些病变会发展为胆汁淤积症、肝硬化和肝衰竭。其自身免疫的基础体现在一些免疫改变的出现，比如抑制型 T 细胞功能减退、高丙种球蛋白血症和抗线粒体抗体的出现。结缔组织病，如干燥综合征、Sjögren 综合征和硬皮病往往和原发性胆汁性肝硬化相关[95,96]，也与 POPH 有一定联系[83]。一些呼吸系统的异常与原发性胆汁性肝硬化有关联：间质性肺病，比如淋巴细胞性间质性肺炎和纤维性肺泡炎、亚临床结节性肺内肉芽肿病[97]；支气管肺泡灌洗液中 CD4⁺T 淋巴细胞数量的增加；阻塞性气道疾病，如支气管扩张[98]。偶尔，肺部的表现会比肝受损症状先出现[99]。此外，也可观察到由脂溶性维生素吸收减少相关的维生素 D 代谢异常所引起的骨质减少性椎体并发症所致的胸壁畸形[98]。伴或不伴通气不足的 DL_CO 的减少是该病的功能性标志，尤其当共存有结缔组织病时[99-101]。

（六）慢性活动性肝炎

慢性活动性肝炎，是一种日益增多的肝病，其特征为弥漫性肝实质炎症和肝细胞坏死，可能由病毒性肝炎、自身免疫性疾病和药物相关性肝损伤所致。肺纤维化和淋巴性间质性肺炎虽也有过报道但很少见[100,102]。在数年的隐匿性炎症（通常表现为无症状）之后，慢性活动性肝炎可以发展成肝硬化和肝衰竭，这和 HPS 有一定关联[98]。同时患有慢性丙肝和 COPD 的患者其一秒用力呼气容积逐年递减的速度会加快[103]。

（七）硬化性胆管炎

硬化性胆管炎是一种不常见的疾病，是由侵犯肝内和肝外胆管的慢性炎症所引起的。它与炎症性阻塞性气道疾病有关，比如支气管扩张。然而，这两者间的关系仍未得到证明，因为硬化性胆管炎的一个常见临床并发症，即溃疡性结肠炎，具有和其相同的呼吸系统并发症[104]。

（八）α-抗胰蛋白酶缺乏症

某些 COPD 患者的循环 α-抗胰蛋白酶水平低，这个发现引出了目前关于肺气肿发病机制的蛋白酶-抗蛋白酶理论（详见第 43 章）。这种遗传疾病几乎总是和纯合子 PiZZ 基因表型有关。遗传易感的婴儿常常表现为肝大或肝脾肿大并有胆汁淤积的证据。大部分患有 α-抗胰蛋白酶所致的肝脏疾病的儿童都能恢复，但是大约 15% 的患儿的肝硬化会继续发展，推测可能是保留在肝细胞内质网内的突变型抗胰蛋白酶的毒性作用所致[105]；已有报告称 HPS 是这种肝硬化的一种并发症[106]。COPD 是最常见的肺部并发症。COPD 与肝病的存在并无关联，发生于成人并以全腺泡型肺气肿（尤其是在肺的较低区域）和气管异常（包括支气管扩张）为特征[98]。

四、胰腺炎

胰腺炎可为急性或慢性，有两个主要的病因：胆石移位和慢性酒精中毒。但是越来越多胰腺炎的病因已经被确定，并根据首字母缩写为 TIGAR-O 进行病因学分类：毒性-代谢性、特发性、遗传性、自身免疫性、复发性和阻塞性[107]。大部分急性胰腺炎的发作都是轻度的，但是也有大约 20% 的患者呈重度发作，其中

15% ~25% 患者会死亡[108]。肺部并发症很常见,而且会造成极高的死亡率。呼吸系统并发症造成的胰腺炎患者死亡,约占其死亡原因的 22% ~29%,且动脉血低氧血症($PO_2 < 60mmHg$)是影响患者存活的一个主要因素[109]。除了低氧血症,胸腔积液和急性呼吸窘迫综合征(ARDS)也会影响急性胰腺炎患者呼吸衰竭的结局[110,111]。

(一) 呼吸衰竭

气体交换障碍,从轻度的低氧血症到 ARDS 都可能在急性胰腺炎发作时出现。急性胰腺炎的早期常常有动脉血低氧血症,胸部 X 线片结果正常[112]。最初,动脉血低氧血症常无症状且较轻微,但是应该严密检测在急性胰腺炎发作期间出现低氧血症的患者呼吸衰竭恶化情况。例如,Ranson 等人[113]曾报告,最初动脉血氧分压低于 66mmHg 的患者有 67% 随后会出现临床呼吸系统症状,其中有 39% 最终死亡[113]。

在急性胰腺炎期间且胸部 X 线片结果正常的情况下出现动脉血低氧血症的机制至今仍有很多未知。Murphy 等人[114]指出,这些患者的低氧血症是由右向左内分流增加引起的,通常在痊愈之后会有所改善。与痊愈后测量的结果相比,呼气流速、肺容量、或闭合容量并没有什么改变。他们提出,这种影像诊断无异常的低氧血症可能与肺血管渗透性的改变有关,这种改变和 ARDS 相似相对较轻[114]。De Troyer 等人[115]测量到了 DL_{CO} 的短暂减少,并提出毛细血管渗透性的增加和 DL_{CO} 的减少是由受损胰腺释放的因子所导致的。此外,Greenberg 等人[116]证实了血红蛋白氧亲和力的下降与循环脂肪酸的增加有关。

大约 15% ~20% 的重症急性胰腺炎患者会发生 ARDS,据报道死亡率为 56%[117]。出血型胰腺炎患者发生 ARDS 的几率比未出血型要高[118,119]。典型的呼吸系统症状在急性发作后 2 ~7 天内出现,此时胸部 X 线片常常表现为肺血管淤血的征象,并可发展为双侧肺弥漫性浑浊影。重度低氧血症常常和明显的低碳酸血症相关联。病理学证据提示急性肺损伤和其他原因所致的 ARDS 的病理学上难以区分[118]。

与急性胰腺炎相关的肺损伤可能是胰腺产物的直接毒性作用所致,其次可能由炎性介质的释放引起,抑或两种原因都有。一些胰腺产物有降低肺损伤的可能性。结合于肺毛细血管的磷脂酶 A_2 有降低表面活性剂中磷脂成分的酶促降解反应的作用,因此能促进肺泡破裂和增加血管渗透性[108,110]。被循环内脂肪酶降解的甘油三酸酯所产生的游离脂肪酸可能会引起肺泡水肿和出血[110]。胰酶可能会引起肺损伤并增加血管渗透性[120]。除了胰腺产物的直接作用以外,肺泡和间质内中性粒细胞的隔离据信在引起肺损伤和增加肺血管渗透性上起了重要的作用[108]。此外,在胰腺损伤期间所释放的介质,如活性氧[121]、黏附分子、血小板激活因子[110,122]和许多细胞因子,可能在与肺血管渗透性相关的方面起了一定作用[110]。

因为一开始胸部 X 线片常表现正常,临床上可能没有注意到或检测出动脉血低氧血症,但它却有着重大的意义,因此对急性胰腺炎的患者应该高度怀疑存在呼吸功能失调。在住院后的最初 48 ~72 小时内应定期监测患者的动脉血气[123]。当低氧血症加重时,需给患者补给氧气以使其动脉血氧分压提高到 70mmHg 以上。胰腺炎合并肺损伤的治疗方法是基础支持疗法,和其他形式肺损伤的治疗无异(见第 43 章)。关键的措施包括心血管支持和肺保护性通气[108]。

其他的治疗方法包括通过禁食来抑制胰腺的分泌功能、采用鼻饲和运用 H2 受体阻滞剂来抑制胃酸的分泌。研究表明,奥曲肽,一种胰腺外分泌功能的强效抑制剂,可能会同时降低急性重症胰腺炎患者的死亡率和 ARDS 的发生率[124,125]。虽然如此,有关奥曲肽在预防和治疗胰腺炎相关的 ARDS 中的作用仍然需要随机对照试验来证实[125]。

(二) 胸腔积液

急性和慢性胰腺炎都可能并发胸腔积液(见第 79 章)。在急性胰腺炎中胸腔积液相对常见,大约可见于 20%[126] ~50% 的患者[111]。大部分患者都只有少量积液,绝大多数(68%)都局限在左侧,大约 22% 两侧均有,只有 10% 的患者为单右侧积液[110]。曾提出过各种各样的机制来解释急性胰腺炎合并胸腔积液[126]:①胰酶导致漏出液增加,从膈肌的腹膜侧扩散到胸膜侧;②胸水中高浓度含酶的内容物堵塞了淋巴管从而导致胸膜渗出物的淋巴引流减少;③毗邻的胰腺炎症引起横膈膜毛细血管渗透性增加。

急性胰腺炎并发胸腔积液的患者,主要表现为腹部症状(疼痛、恶心和呕吐),偶尔也可表现出呼吸系统症状(胸膜痛和呼吸困难)。胸水淀粉酶浓度升高即可建立诊断,其浓度可比血浆淀粉酶浓度高 30 倍以上[108]。胸水通常是渗出性的,有时也呈血性,它含有高浓度的蛋白质和乳酸脱氢酶;白细胞分类计数可发现多形核细胞占多数。

急性胰腺炎所伴发的胸腔积液具有自限性,炎症消退之后可自行吸收,而不需要引流。因此,在对胰腺疾病进行治疗后的两周内,如果胸腔积液仍未被自行吸收,就应该考虑胰腺脓肿或假性囊肿的可能性。

慢性胸腔积液常常伴发于慢性复发性胰腺炎和胰腺假性囊肿。大部分病例都有酗酒病史。[127]慢性积液量多,可以占据整个单侧胸腔,并且在胸腔穿刺术后可快速地再次形成。

慢性积液的典型机制是胰腺胸膜瘘,即胰腺和胸膜腔之间直接相通。慢性胰腺炎时,胰腺导管可能会因为内压过高而破裂。一旦胰腺导管破裂,胰腺分泌物就可能会流入腹膜后腔,然后通过食管和主动脉裂孔进入纵隔,再然后进入胸膜腔(见图 93-4 或图 79-9)。偶尔,胰腺假性囊肿和胸膜腔之间可通过横膈膜穿隆而直接相通[127]。

伴有慢性胸腔积液的患者常常会述及呼吸系统症状,如胸痛和气紧。令人惊讶的是,有可能没有腹部症状,这也许是因为胰腺和胸腔间的连通减轻了假性囊肿的压力[126]。因此,对任何曾有慢性疾病或有胰腺疾病病史或酗酒史并伴有大量胸腔积液的患者都应作出慢性胰腺炎伴胸腔积液的可疑诊断[128]。其明确诊断的依据是:胸水中高浓度的淀粉酶;在存在胰腺胸膜瘘的情况下,淀粉酶浓度极高,常常超过 10 000U/L。胸部和腹部的超声和 CT 检查通常可以提示假性囊肿的存在,偶尔甚至可以见到胰腺胸膜瘘[128](见图 93-4)。经内镜逆行胆胰管造影可提供额外的关于胆道系统的信息,也可展示造影剂从胰管或假性囊肿进入腹腔的通路,虽然想要见到瘘可能有些困难[127,129]。经内镜逆行胆胰管造影加上 CT 扫描能提供完整的信息,这对于不得不接受外科手术的患者而言尤其有用。

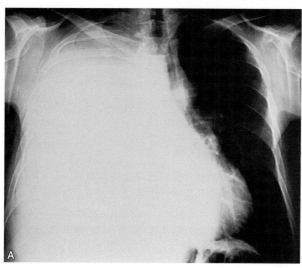
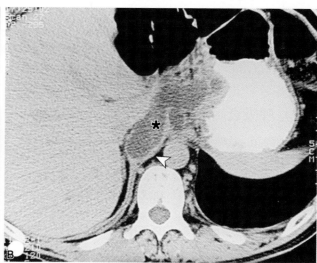

图93-4 一例胰腺假性囊肿导致的大量胸腔积液。A.胸部 X 线片可见右侧胸大量胸腔积液；B.胸腔引流后进行的上腹部 CT 扫描可见假性囊肿通过右侧支（箭头所示）或食管裂孔向头部进展（星号所示）。(Courtesy Dr. S. Navarro, Hospital Clinic, Universitat de Barcelona, Barcelona.)

慢性胰腺疾病并发胸腔积液的患者最初就应该采用鼻饲而不是经口进食，并需要给予胃肠外营养和进行治疗性胸穿以改善其症状。抑制胰腺分泌的奥曲肽已被发现有助于促进某些患者的胰腺胸膜瘘闭合的作用[130]。不过，如果在药物治疗 2~3 周后，胸水持续增加且患者仍有症状，就应该考虑采用外科手段去闭瘘。

（三）其他表现

一种被称为自身免疫性或硬化性的胰腺炎与血清 IgG4 浓度的升高有关[131]。IgG4 相关性疾病是一类纤维炎症性疾病，特征为：IgG4 阳性的浆细胞浸润为主的大量淋巴浆细胞浸润、成纤维细胞漩涡状排列（称"轮辐状"纤维化），有时血清 IgG4 浓度增加[132]。此外，IgG4 相关性疾病被公认是一类几乎涉及每一个器官的全身性疾病，包括肺；呼吸系统的所有组成成分都可涉及，比如实质性炎性假瘤、间质性肺炎、中心气道狭窄和纵隔纤维化。肺损伤通常会随着用糖皮质激素治疗胰腺炎而改善[133-135]。

五、肾脏疾病

急慢性肾病可伴随出现各种各样呼吸系统临床表现。急性和慢性肾病都可以伴发肺水肿，而胸膜疾病、肺钙化症和睡眠呼吸暂停综合征则更常伴发于慢性肾病。据以往经验，血液透析治疗会引起肺气体交换的短暂改善。本节将讨论这些疾病。系统性坏死性血管炎和与自身抗体相关的疾病常常会影响肺和肾，第 60 和第 67 章有细述。

（一）肺水肿

急性或慢性肾功能损伤的患者常伴发肺水肿。种种条件都可能会有利于水肿的形成：体液潴留、左心衰竭、低白蛋白血症和肺微血管通透性的增加。关于肺血管通透性的增加和左心衰竭

谁更重要的争论已经持续了数十年。尸检结果表明了富蛋白水肿液、透明膜和肺泡出血的存在[136,137]，支持肺血管通透性的增加可能是肺水肿形成的机制，正如同第 62 章所讨论的一样。直接从气管内吸出水肿液标本查见蛋白成分增加的这一例证，进一步支持这种假设[138]。此外，已有报道指出，肺水肿不伴有容量超负荷，且心内压和肺动脉楔入压均正常。

相反，运用双同位素技术的研究方法没能成功地在患有肾损伤和肺水肿的患者中观察到放射性同位素标记的转铁蛋白的大量聚集[139]。肾功能减退患者的蛋白聚集率和心源性肺水肿患者及正常志愿者的蛋白聚集率相似，远远低于 ARDS 患者；这些结果表明在某些（如果不是绝大多数）患有肾病的患者中肺水肿可能与肺血管通透性的增加不相关[139]。

心衰被认为在慢性肾病所伴发的肺水肿的发展中起重要作用。晚期肾功能不全常并发心脏疾病，各种各样的因素包括高血压、糖尿病、贫血、外科动静脉瘘和局部缺血性心脏疾病都可能对心功能产生不利影响[140,141]。在透析或肾移植后左心功能不全是可逆的，这表明慢性肾损伤患者可能患有一种特殊的"尿毒症心肌病"[140,142,143]。

慢性肾功能不全伴亚临床肺淤血的患者可能会有肺容量和最大呼气流速的降低，通常可在血液透析后逆转[144-146]。和左心功能不全的患者[147]相比，肾损伤伴发的亚临床肺水肿无论在透析前或透析后都与支气管高反应性无关[148]。

以临床的角度看，大部分伴发于急性或慢性肾损伤的肺水肿病例都由左心功能异常和体液潴留引起血管内容积增加所致。因此，其基本治疗应包括通过透析来除去过量的体液。

（二）胸膜疾病

在尸检中发现大约 20% ~40% 死于慢性肾功能不全的患者都有纤维素性胸膜炎[136-149]。这种纤维素性胸膜炎在临床上可能表现为胸膜炎性胸痛并伴有胸膜摩擦音[150]、胸腔积液[151]或纤维胸[152,153]。

在 257 例长期接受血液透析的住院患者中有 20% 被检查出有胸腔积液,最常见的症状为呼吸困难[154]。其他的患者可能表现为无症状或出现发热、胸痛或咳嗽。积液常为单侧,在某些病例中可能为大量积液,可占据一侧胸腔的 50% 以上。一项研究发现,大约 2/3 患者的胸水为漏出液,剩下的 1/3 为渗出液[154]。积液呈渗出性的患者,胸水的白细胞计数提示以淋巴细胞为主,活检标本通常提示慢性纤维素性胸膜炎[155]。与肾功能不全相关的"慢性尿毒症性胸膜炎"的发病机制不明,但它可能和潴留在体内的代谢性毒素有关。

积液常常会在透析之后的几周内逐渐消失,但是大约 25% 的患者可能会持续存在、加剧或者复发。如果纤维胸发展并表现出限制性通气功能障碍的症状,就应该考虑行胸膜纤维板剥除术[152,153]。

(三) 肺钙化症

转移性钙化是慢性肾脏疾病的一个常见并发症,它可能会累及许多内脏器官。通过尸检或放射性核素骨扫描,发现在 60%～80% 的透析患者中都存在这种转移性钙化[156]。在其他系统性或肺的疾病中可发现类似的弥漫性钙化[157]。肺受累很常见,但是普通的胸部影像学检查一般不能检查出异常,且大多数患者无临床症状[158]。有时,胸部 X 线或 CT 检查可见直径小于 2mm 的结节状阴影,可为弥漫性或局限性(见图 95-2)。这种结节状阴影和进行性传染性病变所致的阴影相比相对稳定。肺功能检查可能会提示限制性通气功能不足或(和)DL_{CO} 的减少。

慢性肾功能不全伴肺钙化症的发病机制很复杂,一些因素可能一起发挥了作用:①慢性酸中毒的作用,它使钙从骨中滤出;②间歇性碱中毒的作用,它利于钙盐的沉积;③甲亢的作用,它导致了骨的重吸收和细胞内的高钙血症;④低肾小球滤过率的作用,它导致了高磷血症和钙磷生成的大幅增加[156]。

通过 ^{99m} 锝二磷酸盐扫描中肺对放射物质的摄取可以明确肺钙化症的诊断(见图 95-3)[159]。肺钙化症的治疗通常得不到满意的结果,其治疗方法包括维持足量透析、减少钙磷的生成和治疗甲亢(伴甲亢时)。肾移植有时可能会改善病情,但事实上它会使病情加重[156]。

(四) 睡眠呼吸暂停

睡眠障碍,包括睡眠呼吸暂停,长期以来都被认为是终末期肾病患者的并发症(睡眠呼吸暂停的其他病因,以及它的病理生理和治疗,第 88 章有详述)。支持透析患者睡眠呼吸暂停高患病率(超过 50%)[160] 的证据在逐渐增加。以社区为基础的睡眠心脏健康的一项研究将标准的一周三次血液透析的患者和密切匹配的对照组进行比较,结果显示,透析的患者患睡眠呼吸暂停和夜间发作性重度低氧血症的风险比对照组增加了四倍(这个结果是在修正了可能对试验结果有影响的共患病后得出的)[161]。

各种各样的机制都已被提出用以解释这种进行透析治疗的终末期肾病患者的睡眠呼吸暂停的高患病率。可能最具说服力的假说包括大量的体液潴留和睡眠期间液体向上肢的转移,加重了气道的阻塞[162]。在健康人群中由身体高压区向低压区的

液体转移可伴咽喉阻力的增加支持这种假说[163]。采用相同方法的后续研究发现了上呼吸道塌陷性的增加[164]。这些研究同样支持斜靠时液体的移位更易引起阻塞性睡眠呼吸暂停的假设。

尿毒症毒素的积聚可能独立或与体液潴留一起在睡眠性疾病发病过程中发挥了作用。对 14 个有睡眠呼吸暂停的患者(不细分其可能的发病机制是毒素的积聚还是体液的潴留)进行试验,增加他们夜间血液透析的频率和时间,发现全体受试患者睡眠呼吸暂停的严重程度均得到了大大降低[165],为这一难治的和严重的临床问题提供了一个可能的但逻辑上较为复杂的解决方案。

阻塞性呼吸暂停的标准治疗方法可能有效,但运用于终末期肾病患者身上疗效有限[166]。有非对照的报道指出在肾移植后呼吸暂停的症状会得到改善[167],但是据一项研究报告,在 18 个病例中仅有 3 例在肾移植后其症状能明显改善[168]。

(五) 透析相关性低氧血症

另一个和晚期肾病及血液透析相关(现在很大程度上仅有病史上的相关性)的临床问题是,在透析开始后动脉血氧分压迅速下降 10～15mmHg,30～60 分钟后降到最低点并在透析的过程中维持[169-171]。低氧血症的严重性随透析膜的类型和透析缓冲液的化学成分变化[172,173]。关于这种现象曾经盛行的解释,即肺血管白细胞淤滞和补体的激活,现在已经被排除了。血液暴露于某些透析膜会激活其中一种补体途径,几分钟内,就会生成 C3a 和 C5a,这可能会引起肺内白细胞滞留和循环白细胞下降。基于低氧血症的发生和短暂的白细胞减少症间的暂时联系,假定动脉血氧分压的降低是由肺小血管内白细胞瘀滞引起的血流比例失调所致[174]。即使 Romaldini 等人[176] 提出了在透析过程中通气-血流比例失调有逐渐改善的趋势-这最有可能解释为是透析引起的血管外肺液的减少所致,但运用多种惰性气体消除技术的研究结果排除了血流比例失调是低氧血症发生的主要机制[175-177]。此外,在未使用可致白细胞减少的透析膜的透析患者中也可出现低氧血症[178]。

目前,关于血液透析期间动脉血氧分压降低接受度最高的解释是发生了与透析液对 CO_2 的清除相关的肺换气不足。醋酸缓冲液的清除率最高,碳酸氢盐缓冲液的清除率最低[179]。此外,醋酸缓冲液可能会进一步减少 CO_2 的呼出,因为醋酸的代谢过程会消耗 CO_2[180]。在一项对用醋酸缓冲液进行血液透析的患者的研究中,在血液透析开始的 15 分钟内,每分钟的通气量从平均 7.2L/min 降到了 5.7L/min[181]。尽管在血液透析期间动脉血氧分压大大降低,但肺泡-动脉血氧分压差却一直保持稳定[171,176]。这种非呼吸性的 CO_2 "卸载"所产生的另一个后果就是使静息时的通气量不稳定,临床表现为周期性的不规则的呼吸方式,有时也可表现为窒息[181,182]。

如今,通过使用人工合成(惰性)膜,曾经在血液透析期间出现的低白细胞血症和低氧血症已被大大消除。这种膜不会激活补体途径,因此可以避免低白细胞血症,并且像碳酸氢盐这样的透析液,也不会清除 CO_2。伴有心肺疾病的患者血液透析过程中应一直给予氧气支持。

关键点

- 胃食管反流，一种常见疾病，可引起周期性发作的胸痛，胸痛可表现为从胃灼烧到心绞痛样疼痛；可引起或加重慢性咳嗽；可引起哮喘的发作或加重其他潜在的呼吸系统疾病。
- 炎症性肠病，可并发各种各样的慢性肺病，尤其是气道病变。溃疡性结肠炎比克罗恩病更常出现肺部并发症。这些并发症包括哮喘、慢性支气管炎和支气管扩张和较少见的肺实质病变如间质性纤维化和隐源性机化性肺炎。
- 终末期肝病患者具有特征性肺部并发症：5%～10%会出现肝性胸水；肝肺综合征，以肺毛细血管显著扩张所引起的低氧血症为特征，发生于多达20%的患者；门脉性肺动脉高压（平均PPA>25mmHg）可见于约6%的患者。
- 重症急性胰腺炎发作常常伴发肺部并发症，尤其是低氧血症、胸腔积液和急性呼吸窘迫综合征，是造成高发病率和高死亡率的主要原因。
- 肾脏疾病是肺水肿、胸膜疾病、肺钙化症和睡眠呼吸暂停的重要病因，其中一部分可通过透析和（或）肾移植缓解。

（杨丽　译）

参考文献

以下是主要的文献，完整的文献请登录 *ExpertConsult* 查阅。

Black H, Mendoza M, Murin S: Thoracic manifestations of inflammatory bowel disease. *Chest* 31:524–532, 2007.

Cabanes LR, Weber SN, Matran R, et al: Bronchial hyperresponsiveness to methacholine in patients with impaired left-ventricular function. *N Engl J Med* 320:1317–1322, 1989.

Conger JD, Hammond WS, Alfrey AC, et al: Pulmonary calcification in chronic dialysis patients. *Ann Intern Med* 83:330–336, 1975.

DiMagno MJ, DiMagno EP: Chronic pancreatitis. *Curr Opin Gastroenterol* 29:531–536, 2013.

Fritz JS, Fallon MB, Kawut SM: Pulmonary vascular complications of liver disease. *Am J Respir Crit Care Med* 187:133–143, 2013.

Hurst JR, Vestbo J, Anzueto A, et al: Susceptibility to exacerbation in chronic obstructive pulmonary disease. *N Engl J Med* 363:1128–1138, 2010.

Iyer VN, Swanson KL, Cartin-Ceba R, et al: Hepatopulmonary syndrome: favorable outcomes in the MELD exception era. *Hepatology* 57:2427–2435, 2013.

Jarratt MJ, Sahn SA: Pleural effusions in hospitalized patients receiving long-term hemodialysis. *Chest* 108:470–474, 1995.

Katz PO, Gerson LB, Vela MF: Guidelines for the diagnosis and management of gastroesophageal reflux disease. *Am J Gastroenterol* 108:308–328, 2013.

Pierson DJ: Respiratory considerations in the patient with renal failure. *Respir Care* 51:413–422, 2008.

Raghu MG, Wig JD, Kochhar R, et al: Lung complications in acute pancreatitis. *J Pancreas (Online)* 8:177–185, 2007.

Ranson JHC, Turner JW, Roses DF, et al: Respiratory complications in acute pancreatitis. *Ann Surg* 179:557–566, 1974.

Rodriguez-Roisin R, Krowka MJ: Hepatopulmonary syndrome—a liver-induced lung vascular disorder. *N Engl J Med* 358:2378–2387, 2008.

Rodriguez-Roisin R, Krowka MJ, Herve P, et al: Pulmonary hepatic vascular disorders (PHD). *Eur Respir J* 24:861–880, 2004.

Schenk P, Schöniger-Hekele M, Fuhrmann V, et al: Prognostic significance of the hepatopulmonary syndrome in patients with cirrhosis. *Gastroenterology* 125:1042–1052, 2003.

Stone JH, Zen Y, Deshpande V: IgG4-related disease. *N Engl J Med* 366:539–551, 2012.

Vakil N, van Zanten SV, Kahrilas P, et al: The Montreal definition and classification of gastroesophageal reflux disease: a global evidence-based consensus. *Am J Gastroenterol* 101:1900–1920, 2008.

第94章　血液疾病的肺部并发症

ROBERTO F. MACHADO,MD · MARK T. GLADWIN,MD

一、引言

　　血液系统疾病以及其特定的治疗方法可以通几个方面对心肺系统功能产生不利影响:降低血液携氧能力,损害肺血管功能和肺免疫防御,直接肺间质损伤。本节综述了血液系统疾病肺部并发症的临床表现、流行病学、病理生理和治疗。

二、红细胞疾病

（一）贫血

　　贫血被定义为外周血循环红细胞数量减少。贫血通过降低血液的携氧能力,从而影响心肺系统的功能。由于存在多种代偿机制来适应血液携氧能力的下降,贫血的症状和体征取决于贫血的程度、贫血发展的速度、患者的氧需求以及合并的慢性心肺系统疾病。例如,休息状态下的成年人发生等容量贫血时,血红蛋白水平低至5g/dl时仍能维持足够的氧供给[1],慢性严重贫血的个体也类似。因此,贫血即便程度严重,也很少引起心力衰竭或肺水肿,当确实发生上述并发症时,很可能是由于长期心输出量增加与其他共存的心脏异常叠加而引起。从血流动力学的观点来看,当血红蛋白水平下降(尤其当血红蛋白水平<7g/dl时),心输出量增加,充盈压倾向降低,全身和肺血管阻力降低。此外,输注红细胞悬液后这些改变容易逆转[2,3]。最后,严重贫血而不伴有心肺疾病时,换气功能可以得到良好维持。

　　肺动脉高压(pulmonary hypertension,PH)是一个越来越多地被识别的慢性先天性或获得性溶血性疾病的并发症。值得注意的是,几乎所有导致溶血性贫血的病因都与PH相关(表94-1)。与肺动脉高压相关的溶血性疾病现在被认为是PH的第五类病因,其特点是机制不明,涉及多因素(见第58章)[3a]。与此相反,目前尚无PH与非溶血性贫血相关的报道,如慢性病性贫血或缺铁性贫血。这表明贫血中溶血的环节对PH的发展是必须的,这部分内容将在血红蛋白病部分详细讨论。

（二）红细胞增多症

　　血红蛋白增多症的特征是红细胞压积(女性和男性分别>

表94-1　与肺动脉高压相关的溶血性疾病

血红蛋白病
　镰状细胞病
　地中海贫血中间型和重型
　Hb Mainz 不稳定血红蛋白溶血性贫血

红细胞膜疾病
　遗传性球形红细胞症
　遗传性口形红细胞增多症
　阵发性睡眠性血红蛋白尿症
　自身免疫性溶血性贫血

红细胞酶疾病
　丙酮酸激酶缺乏症
　葡萄糖-6-磷酸脱氢酶缺乏症

微血管病性溶血性贫血
　血栓性血小板减少性紫癜
　溶血尿毒综合征
　心脏机械瓣膜病性溶血
　左心室辅助装置及体外循环手术

疟疾

48%和>52%)、血红蛋白水平(女性和男性分别>16.5g/dl和>18.5g/dl),或红细胞计数异常升高。这些测量值取决于血浆容量和红细胞量;因此在确定患者有真性红细胞增多之前,必须排除导致血浆容量减少的病因。慢性血浆容量减少伴随血红蛋白或红细胞压积升高的状态被称为 Gaisböck 病、伪红细胞增多症、应激性红细胞增多症、显性红细胞增多症及假性红细胞增多症,与利尿剂使用、酒精、肥胖、高血压及肾脏疾病相关。另一方面,确实有红细胞量增加,有绝对红细胞增多症的患者被分为原发性和继发性。继发性红细胞增多症由刺激红细胞生成的循环因子引起,通常与对慢性缺氧(如慢性缺氧性肺疾病和影响血红蛋白氧气亲和性的疾病)的生理响应而产生的促红细胞生成素相关,但也可能由分泌促红细胞生成素的肿瘤引起。

　　红细胞增多症的大多数症状与血液黏滞度增加导致的体循环和肺循环血流障碍有关。血栓栓塞事件发生于大约30%的真性红细胞增多症患者,占这些患者死亡原因的 31%[6]。继发于血栓形成、血液淤滞或梗死的肺结节性损害可见于此类患者[7]。晚期真性红细胞增多症患者,以骨髓纤维化为特征,可出现与髓外造血相关的肺和胸膜肿块[8]。

PH 被报道发生于真性红细胞增多症和其他骨髓增殖性疾病中(近期 Machado 和 Farber 的综述)[7,9-11,11a]。在一个回顾性综述里,26 位患者(12 位有髓样化生,5 位有原发性血小板增多症,6 位有真性红细胞增多症,2 位有骨髓增生异常综合征,1 位有慢性髓细胞白血病)具有肺动脉高压的心脏彩超或血流动力学证据。有趣的是,PH 诊断后的平均存活时间为 18 个月,死亡的大多数原因与心肺事件相关,提示 PH 是死亡的一个直接原因[9]。在一个后续的回顾性研究中,10 位 PH 合并骨髓增殖性肿瘤的患者(8 位有真性红细胞增多症,2 位有原发性血小板增多症),6 位有慢性、血栓栓塞性 PH,而 4 位为不明原因的 PH;这些异常最可能与骨髓增殖性疾病相关,因为并没有发现其他可引起 PH 的原因。在一项纳入 14 位 Chuvash 红细胞增多症患者的队列研究中,PH(定义为估算肺动脉收缩压 ≥ 35mmHg)的患病率为 36%[11]。PH 在这些疾病中的发病机制尚未明确,但可能涉及慢性血栓栓塞性疾病或高凝状态和高黏滞血症导致的原位血栓,以及红细胞依赖的内皮来源一氧化氮(NO)的清除[13-17] 和 HIF-1α-介导通路的上调,如内皮素-1[11]。

在真性红细胞增多症的患者,主要治疗措施是放血疗法和羟基脲抑制骨髓,以维持红细胞压积女性小于 42%,男性小于 45%,以及使用阿司匹林或阿那格雷抗血栓治疗[18-19]。在病例研究中,治疗骨髓增殖性疾病已被证实可改善 PH[9]。在慢性缺氧性疾病如慢性阻塞性肺疾病(COPD)或肺间质病患者中,长期氧疗应该能使发展为严重红细胞增多症的患者数降低。在 COPD 合并严重红细胞增多的患者,通过放血疗法来维持红细胞压积在 50% 左右,与平均肺动脉压降低、肺血管阻力降低,以及运动耐量的改善相关[20]。然而,放血疗法作为辅助治疗措施,应当限于经过合理、长期氧疗仍有显著红细胞增多和有症状的患者。

三、血红蛋白病

(一) 镰状细胞贫血

镰状细胞贫血,是镰状细胞病最常见和最严重的形式,见于 β 珠蛋白基因单个核苷酸替代的纯合子个体。这导致形成血红蛋白 S(hemoglobin S,HbS),这一结构变异体,当去氧时,其相对正常血红蛋白 A 可溶性低[21,22]。当通过微循环时,脱氧 HbS 多聚合、聚集在镰状的红细胞内。刚性、致密和镰状的细胞由于其与内皮细胞黏附的倾向增加,故在微循环中被截留。在只表达人 HbS 转基因小鼠模型的机制研究中,微血管阻塞导致缺血和再灌注损伤,促进了炎症、血栓和氧化应激[23-26]。在镰状细胞病的患者中,血管阻塞导致骨痛和急性胸痛综合征的频繁发作,使镰状细胞病更加复杂。此外,含有细胞内 HbS 多聚体的红细胞,在通过微循环时,其细胞膜持续暴露于机械性和氧化损伤。最终,累积的膜损害导致红细胞寿命缩短,因此镰状细胞贫血以慢性溶血性贫血为特征。血管内溶血释放游离血红蛋白进入血浆,游离血红蛋白清除了 NO,并释放红细胞精氨酸酶入血浆,导致 NO 合成底物精氨酸被分解[14,27,28]。因此,血管内溶血导致内皮细胞功能障碍,内皮增生,以及促氧化和促炎症应激的状态[29-35]。

据估计,全球每年约有 250 000 个纯合子镰状细胞贫血的患儿出生[36]。大约 0.15% 的非洲裔美国人是纯合子镰状细胞病,其中 8% 具有镰状细胞病的性状。尽管镰状细胞病患者的寿命有明显的延长,但估计中位死亡年龄女性为 48～58.5 岁,男性为 42～53 岁[37,38]。

镰状细胞病的急性和慢性肺部并发症是常见的,但往往被医务工作者低估。急性并发症包括哮喘和急性胸痛综合征(acute chest syndrome,ACS),而慢性并发症包括肺纤维化、PH 及肺心病。肺部并发症占成人镰状细胞病患者死亡原因的很大比重[37,39,40]。据镰状细胞病协作研究的数据,一项纳入 3764 位患者的前瞻性多中心研究显示,大于 20% 的成人患者据推测有致命的镰状细胞病肺部并发症[37]。在 299 位纳入羟基脲治疗镰状细胞贫血的多中心研究(Multicenter Study of Hydroxyurea in Sickle Cell Anemia,MSH)的长期随访研究患者中,肺部疾病是最常见的致死原因,占所有死亡的 28%[41]。

1. 急性胸痛综合征

ACS 是镰状细胞病患者中一种有代表性的肺损伤综合征,其与膜通透性的增加有关,这是急性呼吸窘迫综合征(acute respiratory distress syndrome,ARDS)的特点。在镰状细胞病的患者,ACS 在临床上被定义为发生新的肺斑片影,且累及至少一个完整的肺段,与肺泡实变一致,而非肺不张,且伴随胸痛、发热、呼吸急促、喘息或咳嗽[42]。

(1) 流行病学:ACS 是导致镰状细胞病患者住院的第二位常见原因,是导致患者入住重症监护病房和过早死亡的主要原因[37,40]。然而,最近人们越来越多地意识到长期使用羟基脲,以及早期积极地行输血治疗似乎已经降低了 ACS 发病率和死亡率,在最近结束的吸入 NO 治疗血管闭塞发作的多中心试验中,ACS 发病率有所降低也证明了这一点[43]。

ACS 可发生于任何一种镰状血红蛋白病,但更常见于镰状细胞病的纯合子个体(HbSS)。在 CSSCD 研究中,为期两年的时间内,3751 位患者中 ACS 发病率为 29%,相当于 HbSS 病患者发病率为 12.8 次发作/(100 人·年)[37]。儿童发病率较成人高(24.5 次 vs 8.8 次/100 患者人-年)。高达一半的 ACS 发作与血管闭塞性疼痛危象有关,且相当一部分患者在诊断的 2 周内会有疼痛发作[44,45]。由于高达 20% 因急性血管闭塞性疼痛危象住院的患者将在住院的 3 天内发生 ACS,因此临床医生应当警惕这一常见且潜在致命的并发症。

与 ACS 发生危险性增加的稳态实验室指标,包括白细胞计数的增加,较高的稳态血红蛋白水平,以及较低的稳态胎儿血红蛋白水平[44,45]。对于儿童,目前已有多项研究表明哮喘是 ACS 发生的一个危险因素[46-48]。其他增加 ACS 发生(或与其相关)的临床事件包括:大手术,急性肋骨骨折,股骨头缺血性坏死,妊娠,毒麻药物的使用,急性贫血,以及既往的肺部并发症[44,45]。

在血管闭塞危象住院的急性期,ACS 发生前常有血红蛋白水平的急剧下降(从稳态值平均下降 0.78g/dl)以及溶血指标的升高,如乳酸脱氢酶(lactate dehydrogenase,LDH)。ACS 发生前也可有血小板水平的下降,其水平小于 200 000/μl 是 ACS 严重程度的独立危险因素,与神经系统并发症和机械通气的风险增加相关。在我们中心,我们检测到血红蛋白和血小板计数下降的趋势,并密切注意稳态值下降的患者。

(2) **病理生理学:**3 个主要机制可能参与了 ACS 的发病:感染,骨髓脂肪组织栓塞,红细胞在血管内直接扣押导致肺损伤和梗死(表 94-2,图 94-1)。

表 94-2　670 例急性胸痛综合征发作的病因 *

病因	发作(n) 和(%) 总数	每个年龄组急性胸痛综合征发作数		
		0~9 岁(n=329)	10~19 岁(n=188)	≥20 岁(n=153)
脂肪栓塞伴或不伴感染†	59 (8.8)	24	16	19
衣原体‡	48 (7.2)	19	15	14
支原体§	44 (6.6)	29	7	8
病毒	43 (6.4)	36	5	2
细菌	30 (4.5)	13	15	12
多重感染	25 (3.7)	16	6	3
军团菌属	4 (0.6)	3	0	1
混合感染‖	3 (0.4)	0	3	0
梗死¶	108 (16.1)	50	43	15
不明原因#	306 (45.7)	139	88	79

* 由于出生日期未知,患者第一次发作的日期未纳入。

† 19 例脂肪栓塞与感染性病原体相关。

‡ 这一类别包括仅单独有衣原体鉴定的发作,不包括涉及混合感染或肺脂肪栓塞的发作。

§ 这一类别包括仅有肺炎支原体或人支原体被鉴定的发作,不包括涉及混合感染、结核分枝杆菌或肺脂肪栓塞的发作。

‖ 这一类别包括两例结核分枝杆菌和鸟型结核分枝杆菌混合感染。

¶ 当分析肺脂肪栓塞、细菌检测、病毒分离检测、血清学检测均完成且结果全为阴性时,推测为有肺梗死。

部分或全部诊断性数据不完整以及未鉴定出病原体的发作,被认为是病因未知。

经许可改编自 Vichinsky EP,Neumayr LD,Earles AN,et al:Causes and outcomes of the acute chest syndrome in sickle cell disease. National Acute Chest Syndrome Study Group. *N Engl J Med* 342:1855-1865,2000,Table 4.

在成人和儿童,ACS 最常见的病因是社区获得性病原的感染(电子图 94-1),随之发生过度的炎性肺损伤反应。大于 80% 的成人镰状细胞病患者有因"肺炎"住院的病史[29]。国家急性胸痛综合征研究组分析了 538 位镰状细胞病患者中发生的 670 起 ACS 发作,分析来自痰液和支气管肺泡灌洗物的呼吸道样本的病毒和细菌病原体,以确定其病原、临床结局以及对治疗的反应体[42]。被确定的感染性病原最常见的是不典型细菌和病毒,包括肺炎支原体(29%)、肺炎衣原体(20%)、嗜肺军团菌(2%)、呼吸道合胞病毒(10%)、微小病毒(4%)、鼻病毒(3%)、副流感病毒(2%)、A 型流感病毒(2%)、巨细胞病毒(2%)、Epstein-Barr 病毒(1%),以及单纯疱疹病毒(1%)。尽管 Hb SS 病患者很少具有正常的脾脏功能,社区获得性夹膜细菌很少能被分离。金黄色葡萄球菌在 5% 的病例中被分离,肺炎链球菌在 4% 的病例中被分离。有报道严重的 ACS 病例与季节性流感爆发相关[49,50]。

脂肪栓塞综合征是 ACS 的第二位最常见原因。它是累及多个骨髓的血管闭塞性疼痛危象的并发症,导致骨髓水肿、梗死和坏死。随之,骨髓内容物释放入体循环,并在肺循环被扣留,导致 PH、严重肺部炎症以及低氧血症(图 94-2)(电子图 94-2)[51]。释放入血流中的骨髓脂肪也能被分泌性磷脂酶 A2 转化为游离脂肪酸,可产生直接的炎症性肺损伤[52]。

最后,在大约 20% 的患者,直接的肺梗塞或血管闭塞与 ACS 的发展相关,其中一小部分患者实际上发生了楔形的肺梗塞(电子图 94-3),有时其内随之产生了中央空洞[53]。直接的肺动脉原位血栓也可见于 ACS 患者。一项法国的研究通过 CT-肺血管造影评估了 125 位患者中发生的 144 起 ACS 发作,提示无任何外周静脉血栓情况下,肺亚段血栓栓塞的发生率为 17%[54]。

溶血源性血浆游离血红蛋白和游离血红素作为 ACS 新机制的潜在作用不断涌现。Ghosh 和同事[55]向镰状细胞小鼠体内注射裂解的红细胞,引起了肺血管通透性增加,而不影响其他器官的血管通透性。此外,同一研究团队的前期研究提示,向镰状细胞小鼠静脉注射血红素引起严重、致命的急性肺损伤。这些数据提示,血浆游离血红蛋白和/或血红素可能特异地导致直接肺损伤。血管内溶血增加和血小板减少的关系提示,类似血栓性血小板减少(thrombotic thrombocytopenic purpura,TTP)的机制可能存在于一部分 ACS 患者,这与游离血红蛋白可能抑制 ADAMTS13 活性的研究结果相吻合,ADAMTS13 是一个蛋白酶,其缺乏是大部分 TTP 发生的原因[56-58]。

(3) **临床特点及评估:**起病时的临床特点与年龄相关,这很可能反映了不同年龄组的 ACS 病因不同,儿童有更高比例的感染性病因,而成人更趋向于脂肪栓塞为主的病因。总体而言,80% 的患者以发热起病,62% 为咳嗽,大约有 40% 患者有胸痛、呼吸急促、呼吸困难以及腹部、上肢、下肢、肋骨或胸骨疼痛[42]。大部分成人患者以剧烈的肢端或胸骨疼痛起病,24 或 72 小时后

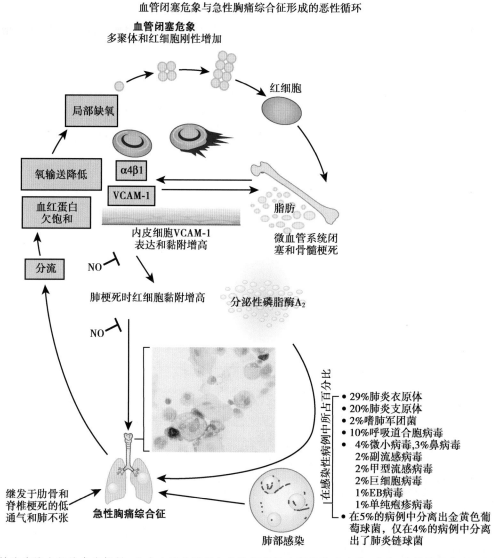

图 94-1　急性胸痛综合征的发病机制。3 个主要的诱因与急性胸痛综合征的发生有关:感染、骨髓脂肪栓塞,以及直接的红细胞血管内扣留造成的肺损伤和梗死。肺损伤导致通气-血流比不匹配/分流和低氧血症,这导致血红蛋白 S 多聚体增加和红细胞血管闭塞。这导致骨髓梗死和肺血管闭塞,促进恶性循环。脂肪栓塞可通过肺泡巨噬细胞油红染 O 染色来诊断,显示出特征性红色脂质包涵体,如图所示

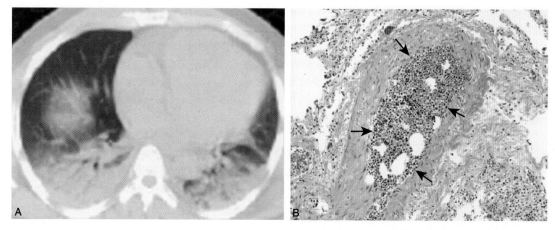

图 94-2　急性胸痛综合征中的脂肪栓塞。A. 一位急性胸痛综合征和脂肪栓塞患者的胸部 CT 扫描。B. 在血管-闭塞危象和急性胸痛综合征中突然死亡的患者的活检标本,显示骨髓组分(箭头)沿着小肺动脉分布

发展为 ACS。气道反应性疾病可见于 13% 的 ACS 病例,且在儿童中更为常见。

ACS 与系统性炎症反应相关,其平均峰值体温为 38.9℃,平均白细胞为 23 000 个/$\mu l^{3[42]}$。如前文所述,尽管较高的稳态血红蛋白值是发生 ACS 的一个主要危险因素,但急性期表现常与血红蛋白水平下降(较稳态值平均下降 0.78g/dl)和溶血指标升高相关。血小板计数小于 200 000/μl 似乎是 ACS 严重程度的一个标志,与神经系统并发症和机械通气风险增加相关[43]。分泌型磷脂酶 A_2 的水平在 ACS 病程的早期升高,甚至在影像学改变前发生,已经被用于预测此综合征的发生[59]。

由于其临床表现与可能引起 ACS 的其他原因无法区分,肺脂肪栓塞综合征的诊断依赖于鉴定出肺泡巨噬细胞内油红 O-阳性的脂质聚集(见图 94-1)。在一个 30 家中心参与的临床试验中,国家急性胸痛综合征研究组以肺泡巨噬细胞内脂质聚集阳性为基础,在 16% 的 ACS 成人和儿童患者中鉴定出有脂肪栓塞综合征[42]。传统的支气管镜已被用作肺脂肪栓塞综合征的诊断手段。传统的支气管镜已被用作诊断手段用于肺脂肪栓塞综合征的诊断。然而,诱导的痰可能是一种非侵入性代替选择检查;在一项研究中,诱导的痰标本和支气管肺泡灌洗液标本具有相似的肺泡巨噬细胞量,这两项检测方式有微小但具有统计学显著差异的相关性(r=0.65)[60]。

部分 ACS 患者表现出系统性脂肪栓塞的证据,也称为急性多器官功能衰竭综合征。在表现出急性多器官功能衰竭,以急性缺氧性呼吸衰竭、右心衰、肾脏和肝脏功能异常、精神状态改变、痫性发作、血小板减少、凝血功能异常为临床特点的患者,应该考虑此综合征[61,62]。在 ACS 的患者中,诱导痰中有满载脂质的巨噬细胞者,与无满载脂质的巨噬细胞者相比,具有显著的更多的胸部以外部位疼痛、脂肪栓塞的证据、更多的神经系统症状、更低的血小板值,以及更高的转氨酶水平[60]。这提示脂肪栓塞综合征既是 ACS 的主要病因,同时又具有更为严重的具有系统并发症的临床过程。

ACS 的平均住院时间为 10.5 天,而无并发症的血管闭塞疼痛危象为 3~4 天。13% 的 ACS 患者需要机械通气,总体死亡率为 3%,成人患者死亡率为 9%。需要机械通气和不良临床预后的危险因素包括血小板计数小于 200 000/μl(可能提示脂肪栓塞综合征)、胸片显示多个肺叶受累、自我报告或医疗记录有心脏疾病的病史。目前认为后期并发症表现为隐匿性 PH 或肺心病。事实上,在一项纳入 84 位 ACS 住院患者的研究中,13% 的患者表现为右心衰,此亚组的患者机械通气和死亡风险最高[63]。因此,PH 和右心功能不全是 ACS 期间的主要合并症,表现为休克和严重低氧血症的患者,应当考虑到右心衰。有趣的是,尽管有这些问题,严重 ACS 行机械通气的患者死亡率为 19%,预后优于 ARDS,而当前的研究显示 ARDS 死亡率接近 30%[42]。

(4) 治疗: 在门诊,有 ACS 病史的患者应当给予羟基脲治疗,因为羟基脲可将发生 ACS 的风险降低近 50%[64,65]。长期输血方案也能有效降低 ACS 的发生率[66]。由于 ACS 的诱发因素和危险因素很明确,对这部分患者行临床监测和积极、早期的治疗有可能改善预后。这可以在血管闭塞危象、发热性疾病、术后状态期间通过严密监测实现。

如果发生 ACS,一系列的治疗措施被推荐应用,如表 94-3 所列。应常规给予氧疗,维持氧饱和度在 92% 以上。积极的止痛

治疗以及激励呼吸法能将连枷胸发生的概率最小化,随之缓解支气管扩张以及肺泡缺氧。事实上,在血管闭塞疼痛影响胸壁的患者中,应用激励呼吸法被证实能降低新增肺部斑片影的发生率[53]。

表 94-3 急性胸痛综合征(ACS)的治疗

吸氧治疗,维持动脉血红蛋白氧气饱和度大于 92%

疼痛控制和诱性肺定量测定,以减少连枷胸和肺不张

临床观察
  密切监测 PO_2/FIO_2 比:
  呼吸功能恶化的诊断要特别注意

如有指征,治疗哮喘

经验性抗菌治疗
  覆盖典型和非典型呼吸道病原体
  考虑局部和季节性耐甲氧西林金黄色葡萄球菌
  预先考虑到流感病毒 A 或 B 感染,并相应地治疗/预防

输血治疗
  ACS 输血治疗的主要指针是呼吸功能恶化
  对于通常的患者,单纯输血与红细胞去除同样有效
  初始血红蛋白浓度高(≥9g/dl)或疾病更严重的患者应该
    接受红细胞去除治疗
  输注的红细胞应该 Rh、C、E 及 Kell 抗原相合,应该获得描
    述既往输血同种异体抗的记录

由于 ACS 感染性病原体的患病率高,我们推荐所有的患者行经验性抗生素治疗。考虑到不典型细菌和包膜微生物的高患病率,经验性治疗的范围应包括这些病原体。考虑到另一类微生物感染也同样重要,如耐甲氧西林金黄色葡萄球菌或流感病毒,尤其是当患者对治疗无反应或正处于每年的流感季节期间。

输血仍然是 ACS 治疗的主要措施,尽管其价值并未在随机临床试验中得到证实。快速输注红细胞能增加动脉 PO_2 和血红蛋白氧合度,可能快速改善肺部症状[42,67]。输血也能增加血液黏滞度以及随之的血管闭塞风险,因此推荐血红蛋白水平不超过 11g/dl。国家急性胸痛综合征研究组发现,单纯输血或红细胞交换术的患者之间,临床结果无显著差异,提示单纯输血作为首选初始治疗措施[42]。然而,对于起始血红蛋白浓度高或疾病更为严重的患者,推荐行红细胞交换术。由于大部分患者在发病时血红蛋白水平有显著的下降,因此在 24~48 小时内输注 2~4 个单位浓缩红细胞,一般不会出现并发症。为了减少抗次要红细胞抗原相关的同种异体免疫引起的延迟溶血性输血反应,所有输血应当匹配 Rh、C、E 及 Kell 抗原。

一些可能有前景的治疗措施尚未在 ACS 治疗中被证实有作用。尽管激素治疗已经被证实可降低疼痛的严重程度以及住院时间,但也具有较高的疼痛复发和再住院率[68,69]。一项研究评估缓慢递减激素剂量的方案来维持激素疗效,同时限制疼痛复发和再住院的发生,然而由于疼痛复发和再住院率缓慢增长而很早就被终止[70]。Gladwin 和同事[43] 的安慰剂对照研究,评估了吸入 NO 疗法对血管闭塞危象患者的作用,然而,在疼痛危象、麻醉剂使用、疼痛评分或发生 ACS 方面,NO 与安慰剂对比并没

有显示出疗效。在一项前瞻性、随机、开放、单中心研究中,67 位 ACS 患者使用非侵入性机械通气(noninvasive mechanical ventilation,NIV)改善了呼吸频率和气体交换,但没有减少第三天仍有低氧血症的患者数,且与患者不适感增加相关。此外,NIV 没有改变输血率,疼痛评分,麻醉剂量或住院时间,相反延长了二级病房(step-down unit)的住院时间[71]。

2. 肺动脉高压

肺动脉高压是镰状细胞病患者健康和长寿的主要威胁。从血流动力学上讲,PH 被定义为平均肺动脉压(mean pulmonary artery pressure,PAP)大于 25mmHg。镰状细胞病可能是 PH 最常见的病因之一。全球有 3 千万人患有镰状细胞病[74],其中 10% 至 30% 可能患 PH,因此可能有多达 3 百万至 9 百万患者存在此并发症。

(1) 流行病学:各种研究,包括回顾性和前瞻性研究,已证实 PH 在镰状细胞病患者中有较高的患病率。回顾性研究已经显示,采用多普勒超声探测三尖瓣反流射血速度(tricuspid regurgitant jet velocity,TRV)来无创性评估肺动脉收缩压,有 20% 至 30% 的患者肺动脉收缩压升高,高于正常平均值的 2 个标准差 (≥2.5m/s)[62,75]。尸检研究显示,高达 75% 的镰状细胞病患者在死亡时有 PH 的组织学证据(图 94-3)[77]。

现在这些数据被 3 个前瞻性研究所证实[29,78,79]。在美国国立卫生研究院 PH 超声心动图筛查研究中,23% 的镰状细胞病患者肺动脉收缩压处于临界值或轻度升高(定义为 TRV>2.5 ~ 2.9m/s,对应于肺动脉收缩压为 30 到 39mmHg),9% 的患者压力中度到重度升高(定义为 TRV>3.0m/s,对应于肺动脉收缩压约为 40 到 45mmHg)[29]。在另外两个超声心动图筛查研究中,也显示出相似的比例[78,79]。

检测储存血浆标本中 N-末端前脑性尿钠肽(NT-proBNP)水平,这一左、右心室心肌在压力应激下所释放的一个激素原,已经显示出其异常值的高发生率且可能与 PH 相关。1996 年纳入 MSH 研究的患者中,30% 检测值升高,提示可能有 PH。相似地,1978 年到 1988 年纳入 CSSCD 的患者中,27.6% 的成人 NT-proBNP 值升高[81]。在两个研究中,NT-proBNP 水平升高与死亡率增加独立相关。

随着病程的延长和年龄的增加,PH 发生率增加。两个中心分别独立地报道了研究起始时,超声心动图筛查 TRV 正常的成人镰状细胞病患者的随访结果。在随访的 2 ~ 3 年后,13% ~ 15% 的患者发展成高 TRV 值,提示 PH 的发病率每年增加 4% ~ 7%[72,82]。年龄增加与 TRV 升高的风险增加相关。例如,在 NIH PH 超声心动图筛查研究中,TRV 升高的患者年龄显著比 TRV 正常者大(TRV>3.0m/s 者 38±19 岁,TRV2.5 ~ 2.9m/s 者 39±12 岁,TVR< 2.5m/s 者 34±10 岁;P=0.02)[29]。越来越多的研究提示 PH 起病于镰状细胞病患者的儿童时期;然而,很少有儿童患者的 TRV 值大于 3.0m/s,但其对于功能潜力和相关死亡率的提示作用尚未明确[83-85]。

与 PH 相关的流行病学危险因素包括肾脏病史或心血管疾病并发症、体循环收缩压升高、溶血指标升高(LDH)、碱性磷酸酶升高和低转铁蛋白水平[29,80,87]。对于男性,阴茎异常勃起的病史也是 PH 相关的独立因素[29]。这些危险因素在新近发表的应用右心导管诊断 PH 的研究中也得到证实[88-90]。有趣的是,PH 的发展与血管闭塞性发作的次数、炎症指标、胎儿血红蛋白水平或血小板计数不相关[29,80,88-90]。尽管高肺动脉压水平也可能由慢性贫血相关的高心输出量导致,但这种高血流动力学状态似乎不是肺动脉压显著升高的主要原因,因为目前为止尚无 PH 与非溶血性贫血相关的报道。总的来说,PH 体现了镰状细胞病患者系统性血管病变的一个部分(以系统性高血压、肾衰竭及阴茎异常勃起为特征)。

最终,三项研究应用右心导管检查这一诊断金标准,为 PH 在镰状细胞病中流行的原因提供了新的视角。在 NIH 筛查研究中(2001—2010 年,中位随访时间 4.4 年),533 位研究对象有 86 人接受了右心导管检查,其中 56 人(10.5%)被诊断为 PH。相似地,来自巴西的 80 位患者的筛查研究中,32 人(40%)有 TRV 升高,接受右心导管检查的患者中,8 人(总研究人数的 10%)有 PH。来自法国的纳入 398 位镰状细胞病患者的第三大筛查研究中,利用右心导管检查[91],6% 的患者显示出有 PH。值得注意的是,法国研究排除了近 10% 的患者,这些患者有"严重"的肾脏、肝脏或肺疾病,其严重程度被定义为肌酐清除率小于 30ml/min,

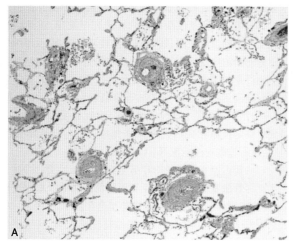
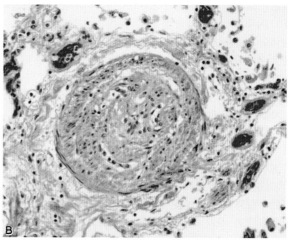

图 94-3 镰状细胞病相关肺动脉高压中的肺动脉病变。**A.** 低倍显微镜照片显示肺动脉平滑肌肥大(H&E 染色)。**B.** 其中之一动脉的高倍镜显微照片显示中心增厚的丛源性病变、内膜增厚、中间膜增生、血管再通及纤维化(H&E 染色)

异常的凝血酶原时间（国际标准化比值>1.7），以及慢性肺阻塞性疾病，定义为 TLC 小于预测值的 70%。目前不清楚为何这些患者在这项镰状细胞病相关的 PH 发病率研究中被排除，尤其是考虑到所有这些并发症都是由镰状细胞病的直接后果发展而来，所有三个并发症在已发表的研究中，均为镰状细胞病发生 PH 的显著危险因素。

（2）**死亡率**：肺动脉压升高增加了镰状细胞病患者的死亡风险。在 NIH 的研究中，与 TRV 小于 2.5m/s 相比较，TRV 为 2.5 ~ 2.9m/s 及大于 3.0m/s 的患者死亡率比分别为 4.4 和 10.6[29]。支持这些结论的研究有，De Castro 和同事[79]发现，在 2 年随访期内，42 位有 PH 的患者中有 6 人（14%），83 位无 PH 的患者中仅有 2 人（2%）死亡。相似地，在 Ataga 和同事的研究中[78]，2.5 年的随访期内，36 位有 PH 的患者中有 9 人死亡，而 57 位无 PH 的患者中仅有 1 人死亡（相对风险，9.3）。与这些数据相一致，在一个来自美国和英国，纳入 632 位 SCD 患者的队列中，11.2% 的患者 TRV≥3.0m/s，24.1% 的患者 NT-proBNP 水平 ≥160pg/ml。随访期间死亡的 22 人，有 50% TRV ≥3.0m/s。在 24 个月内，TRV≥3.0m/s 和 TRV<3.0m/s 的累积生存率分别为 83% 和 98%。TRV 3.0m/s 者死亡 hrs 为 11.1（95% CI 4.1 ~ 30.1；$P<0.0001$），NT-proBNP ≥ 160 pg/ml 者为 4.6（1.8 ~ 11.3；$P=0.001$），TRV ≥ 3.0m/s 且 NT-proBNP≥160pg/ml 者为 14.9（5.5 ~ 39.9；$P<0.0001$）[91a]。

当采用右心导管检查记录时，存在 PH 是镰状细胞病患者死亡的主要危险因素。Castro 和同事[92]报道了 PH 患者 2 年死亡率为 50%，PAP 每增加 10mm Hg，死亡率增加 1.7 倍。在 NIH 的研究中，PH 组的死亡率（20 例死亡，36%）显著高于右心导管检查无 PH 组（3 例死亡，10%）和多普勒超声心动图检查估计肺动脉收缩压正常的一般镰状细胞病组（50 例死亡，13%）[90]。同样的，在巴西[88]和法国[91]的两个队列中，PH 组的死亡率显著高于其他患者（分别为 38% 和 23%）。在 NIH 的研究中，特定的血流动力学变量独立且显著地与死亡率相关，如 PAP、舒张期 PAP、收缩期 PAP-肺动脉毛细血管楔压、跨肺压力梯度及肺血管阻力[89]。这些数据提示，成人镰状细胞病患者的死亡率以及 PH 与肺血管疾病的生理严重程度正相关。

（3）**发病机制**：流行病学研究提示，镰状细胞病患者发生 PH 的核心危险因素是溶血性贫血的严重程度（图 94-4）[29,78,79,93]。PH 的发展和溶血性贫血严重程度之间的关系，已经在三个前瞻性成人镰状细胞病筛查研究[29,78,79]，一个扩大患者数的儿童研究[83-85,94,95]，以及应用右心导管定义 PH 的研究中得到体现[88-90]。由此提示溶血与 PH 在发病机制上相关。两者之间的关联是合理的，且具有生理学上的重要性，因为游离的血红蛋白灭活了内源性血管扩张剂 NO[14,28]。溶血也释放精氨酸，它消耗了 L 精氨酸这一 NO 合成的底物[27]。这些综合的机制导致 NO 生物利用度下降，同时对 NO 依赖的血管舒张作用产生"抵抗"。

溶血和 NO 生物利用度下降也导致血小板激活[96]、血栓形成和组织因子激活[97]。溶血速度与镰状细胞细胞病患者血液中促凝因子水平也有关联[98-100]。溶血也与红细胞微粒形成相关，其表达的磷脂酰丝氨酸能激活组织因子[100,101]。这些因素均导致血栓风险增加。此外，功能性无脾的镰状细胞病患者和外科切脾的地中海贫血患者，细胞游离的血红蛋白和红细胞微粒

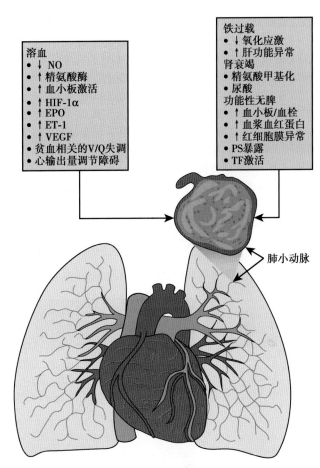

图 94-4　镰状细胞病肺动脉高压的多因素发病机制，集中于小肺动脉的改变。PH 被认为起源于溶血的多因素作用，也包括贫血导致心输出量增加以及铁过载引起的多器官损害、肾衰竭及无脾脏。EPO，促红细胞生成素；ET-1，内皮素-1；HIF，缺氧诱导因子；NO，一氧化氮；PS，磷脂酰丝氨酸；Q，心输出；TF，组织因子；VEGF，血管内皮细胞生长因子

水平增加，可能是这两种疾病相关高凝状态的潜在机制，且可能被无脾加重[100]。最后，从裂解红细胞中释放出的具有氧化还原活性的血红素和铁离子进一步累积，促进活性氧的形成，可加重缺血-再灌注损伤、血栓以及血管增生反应[102]。溶血性贫血的另一个下游效应包括内皮素-1 介导的血管收缩和增生反应增加。在镰状细胞病患者，无论在疾病稳定状态或在血管闭塞疼痛危象期间，血浆内皮素-1 的水平都是升高的[103]。在体外，镰状红细胞可使培养的人内皮细胞产生的内皮素-1 增加。总而言之，溶血通过多个机制阻断 NO-介导的血管舒张，激活促凝活性，损伤内皮细胞，加重血管收缩和增生。

功能性或外科手术无脾，都能促进镰状细胞病患者发生 PH[105-107]。据报道，脾切除术是发生 PH 的危险因素[104]，尤其对于溶血性疾病患者。脾功能缺失可能触发血小板活化，促进肺血管微血栓和红细胞对内皮的黏附[108]。脾脏对清除衰老和破坏的红细胞具有重要的功能[109,110]。此外，脾切术后，血管内溶血的速度加快[100]。

历史上，镰状细胞病患者发生 PH 被认为是因为反复发生肺血管闭塞危象和 ACS，引起肺纤维化、血管阻塞，以及慢性低氧

血症。然而,流行病学研究的结果并不支持这种关联,其中血管闭塞危象和 ACS 发作的次数与 PH 发生不相关[29,80]。

(4) 临床特征和评估:对疑诊镰状细胞病患者的诊断性评估,应该遵循针对其他原因引起的 PH 所制定的指南[111,112]。由于镰状细胞病患者 PH 的高发病率以及相关的高死亡率,我们推荐应用多普勒超声心动图或评估稳定状态下的血浆 NT-proBNP 水平,对所有镰状细胞病患者进行非侵入性筛查[112a]。如前所述,对镰状细胞贫血病患者,超声心动图估算的肺动脉收缩压值(肺动脉收缩压=4×TRV²+估算右心房收缩压值)与右心导管测定的肺动脉收缩压值有良好的相关性[29,113]。

虽然尚无关于儿童 PH 患病率和风险的前瞻性数据,我们目前推荐对合并有低氧血症、高溶血速率(血红蛋白<7g/dl 且 LDH 水平高)和(或)反复发生 ACS 的患儿进行筛查。很重要的是,这种筛查应该在疾病的稳定状态下进行,因为在血管闭塞疼痛危象期间,肺动脉压水平是升高的[114]。

镰状细胞病患者诊断 PH 可能是有挑战性的(图 94-5,视频 94-1 和视频 94-2)。劳力性呼吸困难,这一 PH 最典型的临床表现,也是慢性贫血的主要症状,因此,采用高的指标来疑诊 PH 是必要的。镰状细胞病患者的其他常见情况,如左心功能不全、肺纤维化、肝硬化,也可呈现出类似趋势并导致 PH。合并 PH 的患者往往年龄较大,循环动脉收缩压较高,血红蛋白水平较低,溶血参数(如高胆红素或 LDH 值)较高,血红蛋白氧饱和度较低,肾脏和肝脏功能异常较严重,终身输注红细胞的数量更多[29]。正因为如此,对这些患者的诊断评估,应该包括对其他可能引起 PH 的病因积极搜查,如铁过载、慢性肝脏疾病,人类免疫缺陷病毒(HIV),夜间低氧血症以及血栓栓塞。

诊断性右心导管检查对确定诊断,并排除舒张性心功能不全是很重要的[98]。6 分钟步行试验对于这类患者人群是一个有用的功能替代检查,尽管这类人群具有如缺血性股骨头坏死等混杂因素的高患病率。6 分钟步行试验与 PH 严重程度呈特异地负相关[102]。而 PH 特异的治疗能够改善步行距离[103]。

多普勒超声心动图是人群筛查和估算肺动脉压力的重要工

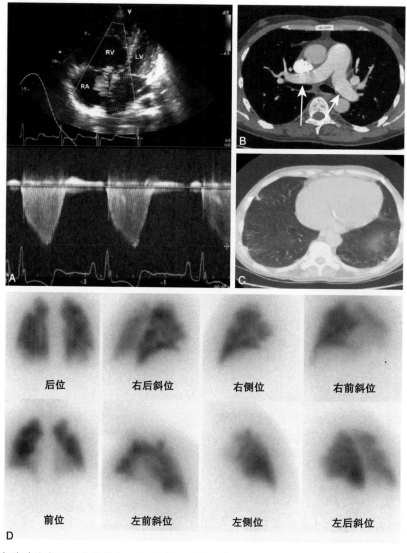

图 94-5 镰状细胞病和肺动脉高压影像学特点。A. 超声心动图四室心脏视角,显示了严重的右心室(RV)和右心房(RA)扩张和中度三尖瓣关闭不全(蓝色多普勒)。其下,多普勒跟踪的一个严重肺动脉高压患者提示射流速度超过 4m/秒。B. 轴位胸部 CT 扫描显示严重非动脉高压的肺动脉扩大(箭头)。C. 胸部 CT 显示典型的镰状细胞病和肺动脉高压患者轻度肺纤维化。D. 灌注扫描显示异常灌注的斑片状区域。通气扫描是正常的(未显示)

具,但它不能用作诊断或在个体患者确定 PH。对一个特定的患者,PH 的诊断是基于通过右心导管检查测定的平均肺动脉压力值。对于单个个体,应用 TRV≥2.5m/s 诊断 PH 特异性低,仅有25% TRV≥2.5m/s 的患者有 PH。TRV≥2.9m/s 具有较高的阳性预测值,为 64%,但其假阴性率高,为 42%。联合 TRV≥2.5m/s、高 NT-proBNP 水平(>164.5pg/mL)及 6 分钟步行距离低于 333 米这三个指标,PH 的阳性预测值为 62%,假阴性率为 7%。

大多数镰状细胞病患者都合并肺功能异常。肺功能异常以轻度的限制性肺疾病(平均肺总容量值为预测值的 79%)、弥散功能异常及轻度肺纤维化的影像学为依据[40,117-121],而在合并PH 的患者,这些异常的严重程度似乎较为严重[115]。然而,对于这些患者,肺功能异常的程度很少严重到成为 PH 病因的主要因素。

通气-灌注扫描是必不可少的评估指标,因为对于慢性溶血性疾病的患者来说,慢性血栓栓塞性 PH 如果可以行肺动脉内膜切除术,是一个潜在可治愈的引起 PH 的原因。在大多数情况下,血栓栓塞性疾病的核素闪烁成像的证据是不常见的,最常见的是异常灌注引起的斑片状区域,与其他形式的 PH 所见相似[115,122]。慢性血栓栓塞性 PH 见于 5% 的有严重 PH 的镰状细胞病患者,有两例患者已经通过外科手术治疗成功(图 94-6)[123]。正因为如此,患者应当进行影像学检查,而且如果发现慢性血栓栓塞性 PH 的证据,应当进行更积极的检查(如血管造影)来排除这些潜在的可通过外科手术治愈的情况。

对于镰状细胞病患者,检测 NT-proBNP 水平可被用于 PH 诊断和危险度分层[80]。在一个同期的队列研究中,镰状细胞病相关的 PH 患者 NT-proBNP 水平较高,且直接与 PH 的严重程度以及功能受损的程度相关。NT-proBNP 水平大于等于 160pg/ml 对于发现 TRV 升高的阳性预测值为 78%,而且是死亡率的独立预测因素。在 1996 年 MSH 随访研究一个患者亚组中,30% 的患者NT-proBNP 水平大于或者等于 160pg/ml。在 MSH 研究组中,NT-proBNP 水平大于或者等于 160pg/mL 与死亡率独立相关。与此相似,1978 年至 1988 年纳入 CSSCD 的患者中,NT-proBNP 水平升高与死亡率升高独立相关[81]。

与传统形式的 PH(如特发性肺动脉高压,硬皮病相关的 PAH)不同(见第 58 章和第 59 章),其 PAPs 在 50~60mmHg时有症状,在镰状细胞病患者,PAP 轻度到中度升高,范围在30~40mmHg 之间,伴随肺血管阻力轻度升高。这些患者也有同时存在的肺毛细血管楔压升高,提示左心功能衰竭(表 94-4)。来自这些多个研究的右心导管检查数据表明,镰状细胞病患者发生 PH 的血流动力学病因是多因素的:毛细血管前 PH(定义为 PAP≥25mmHg 且楔压≤15mmHg)发生于 50% 行导管检查的患者,而继发于左心室舒张功能障碍疾病的肺静脉高压(定义为 PAP≥25mmHg 且楔压>15mmHg)发生于 50%的患者。

表 94-4 镰状细胞病患者的血流动力学情况

	不伴 PH	伴 PH
PAP(mmHg)	19±0.7	36±1
PRA(mmHg)	6±0.4	10±1
PPW(mmHg)	11±0.5	17±1
CO(L/min)	10±0.5	9±0.3
PVR(dyn·sec⁻¹·cm⁻⁵)	59±6	197±14

CO,心输出量;PAP,平均肺动脉压;PPW 肺动脉楔压;PRA 右心房压;PVR,肺血管阻力。

数据来源于参考文献 76,115,220,PVR 来源于参考文献 115,220

此外,在一个纳入 141 位镰状细胞病患者的队列研究中,Sachdev 和同事[124]应用超声心动图检查发现,47% 的患者有 PH、舒张功能障碍或两者均有异常(29% 仅有 PH,11% 有舒张功能障碍和 PH,7% 仅有舒张功能障碍)。PH 和舒张性功能异常相关的死亡的相对风险分别是 5.1 和 4.8,合并两者的死亡的相对风险为 12.0[124]。

除去血流动力学病因,合并慢性贫血的镰状细胞病患者,需要维持高的代偿性静息心输出量来确保足够的氧供给,通常肺血管阻力是降低的,且似乎对于很小的肺血管阻力增加都耐受不良。与年龄、性别、血红蛋白水平相匹配的无 PH 的镰状细胞

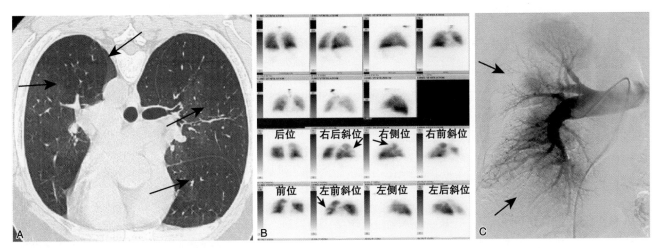

图 94-6 镰状细胞病患者慢性血栓栓塞性肺动脉高压。A. 高分辨 CT 扫描显示衰减的马赛克模式。多个高亮区域表示灌注下降(箭头)的区域。B. 通气-灌注扫描显示多发不匹配的灌注缺损(箭头)。通气扫描,顶部 7 幅图像;灌注扫描,底部 8 幅图像。C. 数字减影肺动脉造影,显示低灌注弥漫周边区域,代表多个外围小充盈缺损(箭头)

贫血患者相比较,合并 PH 的个体其 6 分钟步行距离更短(435±31 vs 320±m;$P=0.002$),心肺运动测试峰值氧耗量更低(50±3% vs 41±2% 预测值;$P=0.02$),缺氧阈值下心肺运动测试的 CO_2 通气当量更高(31.6±1.5% 和 39.2±1.6;$P=0.035$)[102]。镰状细胞病合并 PH 的患者比既往报道的其他病因所引起的 PH 者心肺功能更差[125]。此外,对于镰状细胞病患者,运动时肺动脉阻力急剧烈增加,提示在这些患者中,肺血管疾病参与了肺功能受限的发生[114]。总体来看,这些数据表明,镰状细胞病患者合并慢性贫血、轻度到重度的 PH,对心肺功能和有氧运动能力有严重的负面影响。

(5)**治疗**:对于镰状细胞病合并 PH 患者的针对性治疗数据是很有限的。大多数指南推荐以专家意见为基础,或由其他形式的 PH 数据推断而来[125a]。一般的治疗手段应该包括最大化的镰状细胞病针对性治疗(如治疗原发性血红蛋白病),长期氧疗治疗缺氧,相关并发症的治疗(如铁过载、慢性肝脏疾病、HIV 感染,夜间低氧血症以及血栓栓塞性疾病)。对于镰状细胞病合并 PH 的患者(PAP≥25mmHg,楔压<15mmHg,合并相对高的肺血管阻力,>160dyn·sec^{-1}·cm^{-5}),应该考虑应用肺血管舒张剂/抗重塑制剂的针对性治疗(图 94-7)。

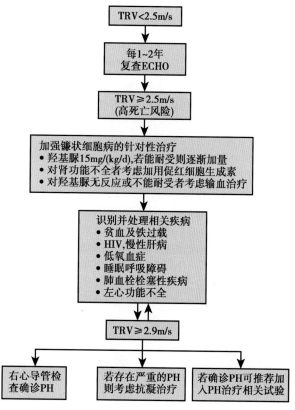

图 94-7　镰状细胞病肺动脉高压患者的治疗流程。取决于超声心动图评估 TRV 判定的 PAP,治疗加速。TRV,三尖瓣反流速度

由于慢性血管内溶血是 PH 发展的一个核心机制,通过改善涉及 PH 发病的主要机制,优化镰状细胞病的治疗,是有益处的。羟基脲已经被证实可以降低疼痛发作和 ACS 的发病率,降低输血需求,降低总体死亡率[41,64]。羟基脲治疗患者某些肺血管和心血管疾病死亡率的降低,很有可能与 PH 的改善相关。对肌酐

水平低于 1mg/dl 的患者,羟基脲的起始剂量为 15mg/(kg·d),逐步增加至最大剂量 35mg/(kg·d)。细化治疗的指南已发表[65,126]。肾功能不全的患者往往不能耐受羟基脲的骨髓抑制作用,对这些患者,我们推荐在治疗方案中增加促红细胞生成素。长期输血治疗降低了疾病的大部分并发症,包括肺血管事件和中枢神经系统血管病变的风险[127-129],且可能改善心肺功能,预防 PH 的进展。

在特发性肺动脉高压患者中所观察到的华法林治疗的潜在获益(1 组,见第 58 章),必须与成人镰状细胞病患者出血性卒中的风险或长期贫血个体出血的风险相权衡。我们认为,鉴于相对低的出血性卒中[0.21 起/(100 患者·年)][131]风险与严重 PH 患者的高死亡风险,支持对无特定禁忌证而又具有血流动力学 PH 证据或慢性血栓栓塞性 PH 的患者行抗凝治疗。

镰状细胞病 PH 患者的针对性治疗无长期的研究数据,药物的选择大部分是经验性的,基于药物的安全性和医生的偏好。然而,对于在溶血性疾病患者中应用这些药物仍有特定的治疗顾虑。应用前列腺素可造成全身血管舒张和心输出量增加,引发了对贫血患者发生高输出量心衰的顾虑。此外,慢性静脉内线相关并发症,如血栓和败血症的风险在镰状细胞病患者似乎更高。内皮素-1 受体拮抗剂的主要毒性是肝细胞损伤,这可能限制其用于有肝功能不全风险(如铁过载、丙型肝炎)的镰状细胞病患者。这种药物的另一类作用是剂量相关的血红蛋白水平下降,通常为约 1g/dl[125]。使用西地那非的主要顾虑是,男性镰状细胞病患者可能发生阴茎异常勃起。

西地那非通过抑制介导 NO 效应的第二信使——环鸟苷酸单磷酸的代谢而发挥作用。一个研究纳入 7 位地中海贫血或镰状细胞-地中贫血合并严重 PH 的患者,西地那非治疗 4 周～48 个月,改善了 TRV、纽约心脏协会功能评分以及 6 分钟步行距离[132]。在其他病例研究中,纳入的 12 位镰状细胞病患者应用西地那非平均治疗 6 个月,平均肺动脉收缩压下降 9mmHg,6 分钟步行距离增加 78m,平均 NT-proBNP 下降 448pg/ml[116]。

已经发表的内皮素拮抗剂治疗 PH 的临床经验有限。Minniti 和同事[133]报道了应用波生坦和安倍生坦治疗 14 位经右心导管检查证实合并 PH 的镰状细胞病患者。内皮素拮抗剂疗法单药或与西地那非联用耐受性良好,对 6 分钟步行距离有中度改善(基线 357±22 和治疗后 6 个月 398±18m)。目前尚无已发表的前列腺素疗法治疗这类患者的病例研究。

随机、多中心、安慰剂对照评估 PH 疗法在镰状细胞病患者中作用的研究尚未提供明确的指导。在波生坦与安慰剂比较的 AS-SET-1 和 ASSET-2 研究中,因纳入患者不足而导致研究提前结束。有限的患者样本提示,波生坦耐受性良好,在严重不良反应或实验室检查异常上与安慰剂对比无显著差异,但疗效终点尚不能正式评估[134]。Walk-PHaSST 研究(Pulmonary Hypertension and Sickle Cell Disease with Sildenafil Therapy,肺动脉高压和镰状细胞病与西地那非疗法)评估了口服西地那非治疗成人和儿童(大于 12 岁)镰状细胞病患者中多普勒定义的 PH(三尖瓣反流喷射速度≥2.7m/s)的安全性和有效性。纳入 74 位研究对象后(原计划纳入 132 人),由于西地那非组血管栓塞疼痛危象导致住院率显著升高(西地那非组 45%,安慰剂组 22%)致使研究终止。疼痛导致研究对象住院是造成这一差异的主要原因,对于 6 分钟步行距离或 NT-prBNP 的改善无明显的临床证据。在那个研究

中,患者不要求采用羟基脲或长期输血疗法治疗镰状细胞病。因此,不确定是否可通过在开始使用西地那非前强化镰状细胞病特异的疗法治疗来缓解这些不良反应。与肺静脉闭塞相关的严重肺动脉高压已经在一位有 SCD 的患者中被报道。这位患者对药物治疗无效,接受了成功的双侧肺移植[135a]。

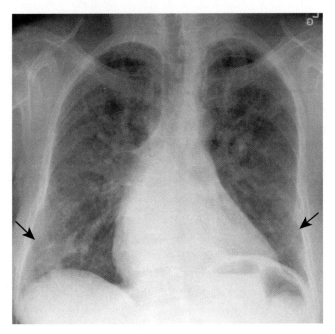

图 94-8　肺纤维化合并急性胸痛综合征反复发作。胸片上可见基底(右侧比左侧更大)网状斑片影(箭头)

3. 慢性肺疾病

镰状细胞慢性肺疾病已经被用作一个废纸篓术语,涵盖了因反复 ACS 和 PH 导致的肺纤维化[40]。目前我们对于镰状细胞慢性肺疾病的理解提示肺纤维化是很轻微的,而 PH 是慢性肺病更为重要的一个原因。出于这个原因,我们认为这一旧的定义应该被一个更特异的诊断性分类替代。

在镰状细胞病患者,与 ACS 相关的反复急性肺损伤(acute lung injury,ALI)发作可导致肺实质损害和典型的轻度限制性肺疾病(图 94-8)在一个纳入 310 位纯合子镰状细胞病患者的研究中,90% 的成人患者肺功能异常;最常见的异常包括轻度的生理功能限制和弥散功能下降[136]。这些异常随着年龄的增长恶化,且与肺动脉压增加相关[115,136]。与此相反,气道高反应性在儿童中更为常见[137]。与镰状细胞病儿童种族和年龄匹配的对照相比,是否具有更高的哮喘和气道高反应性的患病率,相关的数据是相互矛盾的。越来越明显的是患有哮喘的儿童似乎有更高的 ACS、脑血管意外、输血的必要,因此主张在儿童患者中更为积极地诊断和治疗哮喘[47,48,139]。

睡眠呼吸障碍已经在儿童和成人镰状细胞病中均有报道。在儿童,睡眠相关的上呼吸道梗阻和低氧血症是最常见的疾病。在一个无对照的研究中,扁桃体切除可导致症状改善和氧饱和度改善[140,141]。若干证据提示,夜间低氧血症与神经系统事件和血管闭塞危象相关,其机制可能涉及上调数个炎性内皮细胞黏膜分子的表达[142-144]。

(二)地中海贫血

地中海贫血是指一系列以一个或多个 α 或 β 珠蛋白链产生减少或缺失为特征的疾病。β 地中海贫血是由于 β 珠蛋白链产生障碍,导致 α 珠蛋白链相对过剩[145]。这些过剩的 α 珠蛋白链是不稳定的,不能形成可溶性四聚体,且在细胞内沉淀,导致无效的红细胞生成和溶血性贫血[145]。重型地中海贫血或纯合子 β 地中海贫血是一个严重的疾病,由两个遗传性 β 地贫等位基因引起。在出生后的第一年,患者发展为严重和持续终生的输血依赖性贫血,肝脾长大,由骨髓扩张导致的骨骼畸形;患者容易发生感染和骨骼骨折。

轻型地中海贫血,也称为 β 地贫特质,产生于遗传了一个单基因的杂合子,导致 β 珠蛋白链产生减少。这类患者是无症状的,可能仅轻度贫血,且通常由于因其他原因进行血细胞计数时被发现。中间型地中海贫血见于疾病严重程度中等的患者,例如混合了两个地贫变异体的杂合子。这类患者可能具有重型地中海贫血的骨骼异常和肝脾长大。然而,他们的血红蛋白浓度通常在 5 ~ 10g/dl,且他们常常仅在发生合并影响造血的事件,如感染时才需要输血。他们的临床症状可能直到出生的第一年以后才开始变明显。血红蛋白 E,具有 β 珠蛋白基因的点突变,是世界上最常见的血红蛋白变异体。在杂合子或纯合子状态,其大部分无症状或与轻度的小细胞性贫血相关。当血红蛋白 E 与 β 地中海贫血共同存在时,这种情况被称为血红蛋白 E-地中海贫血;约一半的这类患者表型与重型地中海贫血相似,需要规律输血治疗,另一半与中间型地中海贫血病程相似。

这些 β 地中海贫血患者可产生几种心肺异常,包括限制性和阻塞性缺陷、过度炎症、弥散功能障碍及有氧运动耐量下降[146-148]。然而,在大多数患者,这些肺功能异常与临床症状不相关。几个地中海贫血相关的并发症与治疗措施的并发症相关,如输血相关的铁过载、感染、血栓,可能发生的与铁螯合剂去铁胺相关的急性肺功能恶化,与脾切除术相关的 PH。在输血贫乏的患者,髓外造血很少造成肺实质包块、纵隔包块(见电子图 83-44 和电子图 83-45)和胸腔积液。

与镰状细胞病相似,PH 是地中海贫血的一个常见并发症。大约 40% ~ 50% 的中间型地中海贫血患者[149]和 10% ~ 75% 的重型地中海贫血患者有超声心动图证据的 PH[150-152]。在一个意大利多中心横断面研究中,纳入 1309 位 β 地中海贫血患者,经胸超声心动图三尖瓣反流注喷射速度 ≥3.2m/s(总研究对象的 3.6%)的患者接受右心导管检查来确定 PH 的诊断(定义为平均肺动脉压 ≥25mmHg,且肺毛细血管楔压 ≤15mmHg)。右心导管检查 PH 的患病率为 2.1%(4.8% 为中间型地中海贫血患者,1.1% 为重型地中海贫血患者)[152a]。据报道,在良好输血支持、祛铁治疗的重型地中海贫血患者,PH 可完全被预防,也支持这一观点[153]。已有报道重型和中间型地中海贫血的患者对西地那非有良好的临床反应[132,154]。在近期一个纳入 10 位 β 地中海贫血且多普勒超声心动图 TRV>2.5m/s 患者(没有患者接受确诊的右心导管检查)的开放性研究中,西地那非治疗可导致显著的 TRV 下降,以及左心室收缩和舒张末容量的改善,但不改善 6 分钟步行距离[155]。也有报道右心导管确诊的毛细血管前 PH 对波生坦[156]和依前列醇[157]反应良好。然而,迄今为止,没有研究评估与 PH 相关的特定血流动力学紊乱或 PH 对于这一类患者人群生存的影响。

（三）其他血红蛋白病

血红蛋白基因突变可导致珠蛋白链功能的异常，改变气体配体的亲和性，从而改变氧气的摄取和运输。具有中等程度高亲和性血红蛋白的患者通常表现为红细胞增多，且典型地不具有症状，但合并高氧气亲和度相关变异体的患者可表现为发绀或与血细胞压积升高有关的症状（真性红细胞增多）。此外，尽管具有低氧气亲和力血红蛋白变异体的患者通常是无症状的，但部分患者可有发绀的表现。疑诊影响氧气亲和性的血红蛋白病患者的初始评估步骤是评估红细胞氧平衡曲线，其中，直接测量 p50 时的血红蛋白氧合度和氧分压，即 50% 血红蛋白达到饱和时的氧分压。这种方法应当避免不必要的和具有潜在侵入性的诊断性操作。

高铁血红蛋白是一个没有功能的血红蛋白状态，其中，血红素的铁被氧化为氧化铁（Fe^{3+}），不能结合氧气。此外，在血红蛋白四聚体的任何亚铁血红素对氧的亲和力增加，使得氧解离曲线"左移"，氧气向组织输送发生障碍[159]。三种机制与高铁血红蛋白血症的发展相关：导致异常血红蛋白（血红蛋白 M）的基因突变、高铁血红蛋白还原酶的先天性缺陷（细胞色素 b5 或细胞色素-b5 还原酶缺陷），以及药物/毒物诱导的血红蛋白氧化。大多数先天性高铁血红蛋白血症的患者是无症状的，其主诉为"发绀"，表现为皮肤和黏膜为石板蓝色。

当高铁血红蛋白的绝对浓度超过 1.5g/dl 时（相当于约 10% 的高铁血红蛋白），临床上的发绀症状明显[160]。当与药物和毒物相关时，高铁血红蛋白血症的严重程度取决于相关物质的剂量和个体的易感性。当高铁血红蛋白水平大于 35% 时，患者可有头痛、乏力、呼吸困难的表现；大于 80% 时通常有生命危险[158]。有症状的患者应当静脉给予 1～2mg/kg 的亚甲蓝治疗。其作为酶 NADPH 高铁血红蛋白还原酶的一个辅因子，电子从 NADPH 以去氧血红蛋白形式向亚甲蓝传递，导致血红素铁减少[161]。亚甲蓝不能用于葡萄糖-6-磷酸脱氢酶缺陷的个体，因其可能引起溶血[162]。

一氧化碳（CO）与氧气结合，形成碳氧血红蛋白（carboxyhemoglobin，COHb）。CO 与血红蛋白的亲和力显著大于氧气。CO 与血红素结合造成一个结构的改变，降低了血红蛋白向周围组织释放氧的能力，造成氧的运输和利用障碍。因此，CO 中毒是发病和死亡的主要原因。CO 中毒的临床表现是非特异性的，容易与其他疾病混淆，如病毒性疾病、良性头痛，以及各种心血管、神经综合征[163]。随着暴露严重程度的增加，患者的症状发展更为显著，氧依赖性器官（大脑和心脏）最早表现出损伤症状。氧气治疗可改善组织缺氧，加快 CO 的清除。严重 CO 中毒的患者应考虑高氧治疗（如 COHb＞25%、组织缺血的证据和意识丧失），可降低与严重 CO 中毒相关的后期神经认知缺陷的发生率[164,165]。

氰化物与细胞色素还原酶 a3 的氧化铁（Fe^{3+}）结合，抑制这一线粒体细胞色素复合物内的终末酶，因此阻碍氧被组织利用。很少了量的氰化物也可结合血红蛋白还原铁（Fe^{2+}），形成氰化血红蛋白，其不能运输氧气，因此进一步加重组织缺氧[166]。

四、白细胞疾病

（一）白血病

尽管白血病患者临床上的肺部症状大部分与疾病本身不相关，尸检研究表明，胸部受累在所有白血病类型都是常见的。总的来说，最常见的发现是纵隔和淋巴结受累，但胸膜和肺浸润见于 20%～65% 的尸检患者[167-169]。纵隔是胸内最常受累的部位。通常表现为局部的肿块（电子图 94-4）或广泛的纵隔受累。肺门长大见于 15%～25% 的患者[170-171]。胸水，通常是双侧的，可见于 25% 的患者，在髓细胞白血病中更为常见[172]。大多数情况下，胸水与淋巴管梗阻、充血性心力衰竭或感染有关，仅有 5% 的病例是由白血病浸润引起的[172]。

白血病肺浸润在约 10% 的患者中具有明显的临床表现（图 94-9）[167]。肺受累的常见影像学表现是双侧网格状的分隔线，与间质水肿或癌性淋巴管炎类似（电子图 94-5）。最常见的高分辨 CT 发现是小叶间光滑或结节状的间隔增厚，其次是支气管血管束增厚。其他的临床表现包括支气管周围或随机的结节、可聚集成包块样的强化、局部区域含气性疾病及毛玻璃样斑块[172-175]。白血病浸润的诊断是排除性的，因为这部分患者中大部分肺实质异常与血液疾病之外的过程相关，如感染、出血和肺水肿。

肺白细胞瘀滞或高白细胞血症的特点是肺小血管被白血

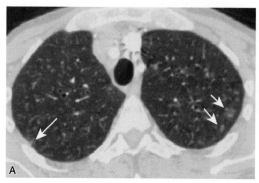
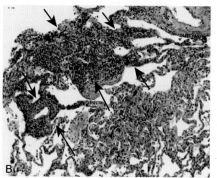

图 94-9　一例慢性淋巴细胞白血病患者白血病浸润。A. 弥漫结节斑片影（箭头）。B. 肺纤维化合并急性胸痛综合征反复发作。胸片上可见基底（右侧比左侧更大）网状斑片影（箭头）。经支气管活检标本显示白血病细胞弥漫性肺间质浸润（尤其在箭头之间）。（H&E 染色）

病原始细胞膨胀。最常见于急性白血病,白细胞计数大于100 000cells/μl,以原始细胞为主的情况[176]。临床和影像学发现包括呼吸困难,以及与双侧网状间隔线和含气实变影相关的低氧血症[176,177]。有症状的白细胞瘀滞是临床急症,且应当尽量快速降低白细胞计数。在大多数患者,可以通过化疗快速降细胞,但在重症患者或不能立即接受化疗的患者应当考虑白细胞分离术。最后,患者可表现为急性的假性低氧血症,由肿瘤细胞代谢增强,导致体外动脉 PO_2 降低;这一过程被称为"白细胞盗窃"。这种情况下,脉搏氧饱和度仪可准确评估动脉氧饱和度。

白血病细胞裂解性肺病见于高白细胞接受化疗的患者,是肿瘤溶解综合征范围的一部分。严重低氧血症和化疗 48 小时后产生的弥散性双侧斑片影,与 ARDS 的临床和病理生理学表现类似[178]。在发生肿瘤溶解综合征中危或高危的患者,推荐使用预防性措施,如在特定患者行积极的静脉水化、尿液碱化,以及使用降尿酸药物如别嘌醇或拉布立酶[179]。这些治疗措施对于已经发生肿瘤溶解综合征的患者也适用。

(二) 浆细胞疾病

多发性骨髓瘤胸部受累是常见的,见于 46% 的患者,大部分情况与肿瘤浸润骨骼相关[180]。恶性浸润引起的胸腔积液已经被报道,积液更容易累及左肺,原因不明[181]。肺实质和气道受累不常见,可见的形式有单个或多个肿块,弥散的实质斑片,或支气管病变[180]。肺淀粉样变性也可产生于系统性淀粉样蛋白沉积(电子图 94-6)[182]。

浆细胞瘤是浆细胞的限制性扩增,与系统性浆细胞病无关。绝大多数累及呼吸道的浆细胞瘤起源于咽喉、其次是气管,更不常见的是下呼吸道和肺实质[183,184]。肺实质浆细胞瘤可表现为结节或肿块,与支气管肿瘤明显区别,罕见情况下表现为胸壁(电子图 94-7 和电子图 94-8)或纵隔(电子图 94-9)包块。

五、血栓及凝血障碍

(一) 遗传性易栓症

遗传性易栓症包括各种与静脉血栓栓塞相关的突变。遗传性易栓症最常见的原因是因子 V Leiden 突变和凝血酶原基因(G20210A)突变,两者共占 50% ~ 60% 的病例。编码蛋白质 S、蛋白质 C,以及抗凝血酶的基因突变占剩余情况的大多数,而异常纤维蛋白原血症是高凝状态的少见原因(表 94-5)[185,186]。具有这些异常的患者通常从年轻时就表现出反复的血栓栓塞,年龄通常小于 50 岁(见第 57 章)。

表 94-5　遗传性易栓疾病

疾病	健康个体中的患病率	VTE 患者的发病率(%)	首次发作 DVT 的相对风险	复发的相对风险
因子 V Leiden 突变(杂合子)	0.05 ~ 4.8	18.8	7	1.4
因子 V Leiden 突变(纯合子)	0.02	1.5	80	n/a
凝血酶原 G20210A 位点突变	0.06 ~ 2.7	7.1	2.8	1.7
蛋白 C 缺乏症	0.2 ~ 0.4	3.7	6.5	1.8
蛋白 S 缺乏症	0.16 ~ 0.21	2.3	5.0	1.0
抗凝血酶 III 缺乏症	0.02	1.9	20	2.6
高同型半胱氨酸血症	5 ~ 7	10	3.0	0.9

DVT,深静脉血栓;VTE,静脉血栓栓塞

改编自 Whitlatch NL, Ortel TL: Thrombophilias: when should we test and how does it help? Semin Respir Crit Care Med 29: 25-39, 2008; and Dalen JE: Should patients with venous thromboembolism be screened for thrombophilia? Am J Med 121: 458-463, 2008.

这些疾病都与初始和反复发生血栓栓塞的风险增加相关(见表 94-5)。对于发生静脉血栓的患者,是否必要筛查这些遗传性缺陷尚有争论。专家认为,以下情况需要进一步评估遗传性易栓疾病:年龄小于 50 岁的特发性血栓栓塞;具有反复血栓病史,或非常见部位血栓的患者;一级亲属年轻时有血栓病史者;怀孕期间有血栓的女性或口服避孕药者[187-188]。这些推荐必须与流行病学研究所提示的在第一次血栓性事件后筛查易栓症似乎不能带来临床获益的结论相对比[190-192]。易栓症的存在并不影响血栓栓塞的紧急处理,但可能对长期抗凝治疗的持续时间有影响[193]。有抗凝血酶、蛋白 C、蛋白 S 缺陷的患者应当考虑终身抗凝治疗。杂合子因子 V Leiden 或凝血酶基因突变的患者通常不需要终身抗凝治疗,正如其他特发性血栓栓塞患者一样,但将可能在延长的抗凝治疗中减少复发的风险[194,195]。具有大于 1 个等位基因异常的患者应当考虑终身抗凝治疗。

(二) 凝血及血小板疾病

自发性肺出血似乎不是凝血功能障碍性疾病如血友病、von Willebrand 病或血小板减少症的常见并发症。已存在肺部病变,或呼吸系统物理或程序性创伤后,出血的风险似乎增加。然而,肺出血发作、纵隔积血、气管和胸膜血肿在血友病患者中已被报道[196]。影像学异常,如瘢痕、纤维化、胸膜增厚、肺血管异常,以及过度充气和 PH 的病例在血友病患者中也已经被报道[158]。

六、输血相关并发症

输血相关急性肺损伤

输血相关急性肺损伤(transfusion-related acute lung injury, TRALI)是由于输注含有血浆的血制品(最常见的是全血、新鲜冰冻血浆、血小板和浓缩红细胞)所引起的急性肺损伤综合征。TRALI 目前是输血相关并发症发病和死亡的首要原因。TRALI 定义为在无左心压力增加证据的情况下输注血制品 6 小时内急性起病的低氧血症(PO₂/FIO₂ < 300mmHg)以及出现新的肺影像学斑片影[198]。

1. 流行病学

TRALI 的发病率尚未确定,但似乎每 5000 次血制品输注有 1 次发作[199]。这可能低估了这一疾病的真实发病率。应用系统的方法确定 TRALI 病例提示,发病率可能高于之前所认为的 5 ~ 50 倍[200-203]。一个 2102 TRALI 研究组在两个学术性医疗中心,以病例对照设计的方式,通过前瞻性、动态监测确定 TRALI 的发病率[204]。TRALI 的年发病率从 2006 年的 2.6/10 000 单位输血降低至 2009 年 0.8/10 000 单位输血,很有可能与这些中心采用 TRALI 缓解措施有关。

TRALI 被报道于所有年龄组患者,男女发病率相当。一个单中心研究提示合并血液恶性肿瘤或心血管疾病需要行心肺旁路手术的患者这一并发症风险较高[200]。输注新鲜冰冻血浆、延长保存的血制品以及潜在的急性基础疾病如近期手术、大量输血、细胞因子疗法、败血症,以及血小板减少症也被认为是 TRALI 的危险因素[200,202,205-209]。多子妇女是最常见的与 TRALI 相关的人群,这可能反映了怀孕期间暴露于来自父亲的白细胞抗原而产生的抗体所起的作用[199,210,211]。

在 TRALI 研究组近期的报告中,多因素分析提示受血者的危险因素包括较高的 IL-8 水平、肝脏手术、慢性酗酒、休克、机械通气中较高的气道峰压、近期抽烟及液体正平衡。输血的危险因素包括血浆受者、来自于女性供者的全血输注、标准化抗体比例大于 27.5 的 HLA Ⅱ型抗体、粒细胞免疫荧光监测阳性的抗人白细胞抗原。风险较少或无风险的是更成熟的红细胞单位,非同源或弱同源Ⅱ类抗体,或Ⅰ类抗体[204]。

2. 发病机制

已经有 2 个主要的假说被提出来解释 TRALI 的发病机制。一种理论认为,输注的白细胞抗原与抗体相互作用,导致白细胞激活和肺损伤。另一种"二次打击"假说认为当血制品被储存时,激活的物质不断累积,然后输注给易患宿主,激活粒细胞,当机体因另外一个刺激如脓毒血症而处于系统性炎症的情况下继发性地引起肺损伤。

一些证据支持白细胞抗体假说。白细胞抗体被发现于临床上 TRALI 发作的供者和受者,此外,向动物输注抗白细胞抗体引起了相似的肺损伤[212,213]。在 3 个个案报告中,向健康志愿者输注白细胞抗体强阳性的血浆造成了 TRALI[214]。在 TRALI 患者中也发现了抗 HLA Ⅰ型和Ⅱ型抗原以及抗 HNA-3a 抗原的抗体[215]。

另一个"二次打击"假说也被几个研究支持。据报道,输注

血液的储存时间是创伤患者多器官功能衰竭的危险因素[216]。存在具有生物活性的脂质与肺损伤的机制有关,如溶血卵磷脂在被给予发生 TRALI 患者的血制品中含量更高[202,208]。CD40 配体可介导对活化微血管内皮细胞的损伤,其在储存血制品中累积,在被给予发生 TRALI 患者的血制品中水平明显更高[217]。

3. 临床特征和评估

患者典型的表现为输注血制品 1 ~ 2 小时后突然发生呼吸困难。临床表现包括发热、呼吸急促、心动过速,偶有低血压[206]。患者可出先咳粉红色泡沫痰,痰中白蛋白含量高,提示通透性增高的(非心源性)肺水肿。典型的胸片(见电子图 71-25 和电子图 71-26A)提示双侧肺泡斑片影,而心影正常,无胸腔积液。在供者或受者血清中发现白细胞、凝集白细胞或淋巴细胞毒性抗体支持 TRALI 的诊断,但这些异常并不是在所有患者中都能被发现。这些患者主要的鉴别诊断是输血相关的循环负荷过重。这两种情况可能很难鉴别。监测脑性尿钠肽水平被描述为是区分两者的有用工具[218]。

大约 70% 的患者在起病时需要机械通气[215]。病情趋向于在 48 小时内快速缓解,除了少数例外,典型的胸片通常在 4 天内恢复正常。据估计,TRALI 相关的死亡率为 5%。

4. 治疗

由于患者通常病情自行改善,TRALI 的处理主要是支持治疗。在需要机械通气的患者,方法应与 ARDS 一致。尚无令人信服的证据支持在 TRALI 患者中使用糖皮质激素。发生 TRALI 的个体不应再接受同一供者的血制品,但接受其他供者的血制品似乎未增加反复发作的风险[219]。最后,在 TRALI 研究组的病例对照研究中,在减少输注女性供者来源的血浆后 TRALI 的发生率降低。

关键点

■ 原发性真性红细胞增多症是由获得性或遗传性基因异常引起的。继发性真性红细胞增多症主要与缺氧引起的红细胞过度生成有关。

■ 急性胸痛综合征和肺动脉高压是引起镰状细胞贫血患者反复失能和过早死亡的原因。急性胸痛综合征被认为是由感染、骨髓脂肪栓塞和(或)直接红细胞血管扣留造成肺损伤和梗死。肺动脉高压目前认为是因溶血改变了一氧化氮的活性和内皮细胞的功能引起的。

■ 重型地中海贫血是一个严重的遗传性、终身的疾病。多系统疾病是由于合并两个 β 地中海等位基因;相反,轻型地中海贫血仅遗传了一个单基因,且可能无症状或仅有轻度贫血。

■ 白血病和浆细胞疾病累及肺实质并不常见,尽管纵隔受累、淋巴结长大和胸腔积液在活检中常见。

■ 在静脉血栓栓塞的患者中是否需要筛查遗传性易栓缺陷尚有争议;诊断标准已被提出,但流行病学研究提示临床获益甚微。遗传性易栓症患者最佳的长期管理措施尚未建立。

■ 输血相关的急性肺损伤是造成输血相关并发症患病和死亡的主要原因。一些危险因素已经被确定,多种原因可能发挥作用。总的临床发病率似乎在减少,临床治疗措施仍然是支持治疗。

(杨金荣 译,牛挺 校)

参考文献

以下是主要的文献,完整的文献请登录 *ExpertConsult* 查阅。

Fonseca GH, Souza R, Salemi VM, et al: Pulmonary hypertension diagnosed by right heart catheterisation in sickle cell disease. *Eur Respir J* 39:112–118, 2012.

Gladwin MT, Kanias T, Kim-Shapiro DB: Hemolysis and cell-free hemoglobin drive an intrinsic mechanism for human disease. *J Clin Invest* 122:1205–1208, 2012.

Gladwin MT, Kato GJ, Weiner D, et al: Nitric oxide for inhalation in the acute treatment of sickle cell pain crisis: a randomized controlled trial. *JAMA* 305:893–902, 2011.

Gladwin MT, Sachdev V, Jison ML, et al: Pulmonary hypertension as a risk factor for death in patients with sickle cell disease. *N Engl J Med* 350:886–895, 2004.

Goldman M, Webert KE, Arnold DM, et al: Proceedings of a consensus conference: towards an understanding of TRALI. *Transfus Med Rev* 19:2–31, 2005.

Ho WK, Hankey GJ, Quinlan DJ, et al: Risk of recurrent venous thromboembolism in patients with common thrombophilia: a systematic review. *Arch Intern Med* 166:729–736, 2006.

Kintzer JS Jr, Rosenow EC 3rd, Kyle RA: Thoracic and pulmonary abnormalities in multiple myeloma: a review of 958 cases. *Arch Intern Med* 138:727–730, 1978.

Machado RF, Barst RJ, Yovetich NA, et al: Hospitalization for pain in patients with sickle cell disease treated with sildenafil for elevated TRV and low exercise capacity. *Blood* 118:855–864, 2011.

Mateo J, Oliver A, Borrell M, et al: Laboratory evaluation and clinical characteristics of 2,132 consecutive unselected patients with venous thromboembolism—results of the Spanish Multicentric Study on Thrombophilia (EMET-Study). *Thromb Haemost* 77:444–451, 1997.

Mehari A, Alam S, Tan X, et al: Hemodynamic predictors of mortality in adults with sickle cell disease. *Am J Respir Crit Care Med* 18:840–847, 2013.

Mekontso Dessap A, Leon R, Habibi A, et al: Pulmonary hypertension and cor pulmonale during severe acute chest syndrome in sickle cell disease. *Am J Respir Crit Care Med* 177:646–653, 2008.

Parent F, Bachir D, Inamo J, et al: A hemodynamic study of pulmonary hypertension in sickle cell disease. *N Engl J Med* 365:44–53, 2011.

Perry SL, Ortel TL: Clinical and laboratory evaluation of thrombophilia. *Clin Chest Med* 24:153–170, 2003.

Platt OS, Brambilla DJ, Rosse WF, et al: Mortality in sickle cell disease: life expectancy and risk factors for early death. *N Engl J Med* 330:1639–1644, 1994.

Steinberg MH, Barton F, Castro O, et al: Effect of hydroxyurea on mortality and morbidity in adult sickle cell anemia: risks and benefits up to 9 years of treatment. *JAMA* 289:1645–1651, 2003.

Tanaka N, Matsumoto T, Miura G, et al: HRCT findings of chest complications in patients with leukemia. *Eur Radiol* 12:1512–1522, 2002.

Toy P, Gajic O, Bacchetti P, et al: Transfusion-related acute lung injury: incidence and risk factors. *Blood* 119:1757–1767, 2012.

Vichinsky EP, Neumayr LD, Earles AN, et al: Causes and outcomes of the acute chest syndrome in sickle cell disease. National Acute Chest Syndrome Study Group. *N Engl J Med* 342:1855–1865, 2000.

内分泌疾病的肺部并发症

LESLIE ZIMMERMAN,MD

一、引言

常见的内分泌疾病可通过多种方式影响呼吸系统,例如糖尿病可增加肺部特殊病原体感染的风险、甲状腺肿可压迫上呼吸道等。目前,有许多关于内分泌疾病患者肺部病理生理改变的研究。其中一些研究发现内分泌疾病患者有显著的器质性肺功能异常,而另一些研究发现患者的肺功能为生理性异常,其临床意义有限,但这些研究结果也有助于我们了解肺组织的生长、发育和老化,以及胸腔外各种因素的影响。本章将综述常见内分泌系统异常对呼吸系统的影响。

二、糖尿病

糖尿病的患病率正在持续飙升,2012 年美国将近 2980 万人患糖尿病,占全部人口的 9.3%[1]。最近几十年随着肥胖症的流行,最常见的 2 型糖尿病患病率明显增加,除了遗传、肥胖、饮食与炎症因子等因素外,主动吸烟也与胰岛素抵抗和 2 型糖尿病的发生有关[2-4]。其具体机制虽不完全清楚,但已有研究发现,胰岛细胞可表达尼古丁乙酰胆碱受体[5],暴露于尼古丁也与胰岛 β 细胞功能障碍有关,并增加胰岛 β 细胞的凋亡[6]。除了 2 型糖尿病的广泛流行,1 型糖尿病的发生率也在缓慢增长[7,8]。1 型糖尿病是由于遗传易感个体的胰岛 β 细胞受自身免疫性破坏所致,可经外界环境因素诱发。目前,自身免疫性 1 型糖尿病的遗传基础已基本确定,而部分基因与过敏性疾病有关[9]。

哮喘是常见的肺部过敏性疾病,但是哮喘与糖尿病之间的关系尚不明确。自 20 世纪 90 年代以来,哮喘、糖尿病和肥胖症在青少年中的患病率增加,成为青少年常见的并发疾病。一项大型的观察性研究[10]发现,20 岁以下患有 1 型糖尿病的青少年中,哮喘的发生率为 10%;患有 2 型糖尿病的青少年,哮喘的发生率为 16.1%。根据种族或民族差异,糖尿病患者哮喘的发生率也会有所不同。伴有哮喘的糖尿病尤其是 1 型青少年糖尿病患者的血糖控制更差、体质指数(body mass index,BMI)更高。而 90% 以上的 2 型糖尿病患者本来就表现为超重或肥胖,这也许可以解释为什么在 2 型糖尿病患者中,并未发现哮喘与 BMI 的相关性。

Framingham 心脏病研究的子代队列[11]并未发现糖尿病与 COPD 的相关性,糖尿病也不会增加吸烟者 COPD 急性加重的风险。然而,对于需住院治疗的 COPD 急性加重期患者,各种合并症的发生率非常高,其中就包括糖尿病。一项大型多中心研究结果显示,35.8% 的 COPD 住院治疗的患者合并有糖尿病[12]。另一项基于人群的大型队列研究[13]纳入了超过 35 万名患有 COPD 或哮喘的患者,随访 5 年后发现吸入糖皮质激素治疗增加糖尿病患者首次启动药物治疗的风险,也增加口服降糖药治疗的糖尿病患者使用胰岛素的风险。但需要注意的是,随着年龄增长糖尿病患病率本身也会增加。虽然吸入性糖皮质激素是控制哮喘发作最主要的药物,对于 COPD 的治疗,仅推荐给伴有严重疾病或 COPD 反复加重的患者,不应常规在所有 COPD 的患者中使用[14]。

糖尿病对肺功能有一定影响。一项荟萃分析[15]合并分析了 3000 多名既往无肺部疾病史的受试者数据,结果显示糖尿病与轻、中度肺功能损伤有关(表 95-1)。然而,该分析有一定局限性,例如其结果只提示一氧化碳弥散量(diffusing capacity,DL_{CO})有轻度降低,且未考虑 BMI、是否吸烟、糖尿病病程和糖化血红蛋白(HbA1c)水平等因素的影响。亚组分析结果显示,与 1 型糖尿病相比,2 型糖尿病与肺功能损伤的相关性似乎更加明显。轻度肺功能异常(通常指肺功能指标在预计值的 80% 以内[16])被认为是肺部提早衰老的表现,这种改变与糖尿病患者靶器官的非酶蛋白糖基化和微血管病变类似[17]。总之,不伴有囊性纤维化的糖尿病患者可有轻度的肺功能下降,但一般没有临床意义。因此,对糖尿病患者进行常规肺功能检测也是没有必要的。

表 95-1　糖尿病的肺部并发症

限制性通气功能障碍(轻度)
左心室功能不全
胸腔积液
阻塞性睡眠呼吸暂停
感染社区获得性肺炎后预后较差
感染
军团菌肺炎
吸入性肺炎风险增加
接合菌(毛霉菌病)
结核

囊性纤维化相关性糖尿病(cystic fibrosis-related diabetes,CFRD)是囊性纤维化的一个并发症。与没有糖尿病的囊性纤维

化患者相比,有囊性纤维化相关性糖尿病的患者肺部多重耐药铜绿假单胞菌感染[18]和治疗失败的发生率更高[19]。由于目前研究结果间有争议[20,21],因此,与不伴有糖尿病的囊性纤维化患者相比,并不能确定囊性纤维化相关性糖尿病是否与肺功能下降的发生率更高有关。

许多糖尿病患者由于慢性代谢紊乱导致心血管和其他终末器官功能障碍。心血管因素似乎比肺部因素对糖尿病患者身体活动能力的损害更大。糖尿病患者除了心血管事件的风险增加外,心衰的发生率也增加,并且这种情况不能归因于高血压和冠状动脉疾病[22]。与非糖尿病患者相比,胰岛素依赖性糖尿病患者似乎更容易出现运动相关性左心室收缩和舒张功能不全[23]。此外,相同程度的左心室功能障碍的患者中,糖尿病患者似乎更易表现为运动受限和胸腔积液[24]。

主动吸烟是2型糖尿病的危险因素[25]。戒烟对维持身体健康具有十分重要的意义,它可降低糖尿病的多种并发症的发生风险,其中就包括心血管事件。然而,研究发现戒烟通常伴随着体重的增加,戒烟后第1年体重一般可增加4～5kg[26,27]。一项多中心前瞻性队列研究纳入的所有受试者在基线时均没有糖尿病病史,近期戒烟的受试者体重、腰围、空腹血糖及2型糖尿病的发生风险比不吸烟组明显增加。老年男性重度吸烟者,这种代谢变化在戒烟后更常见,戒烟后第3年糖尿病的发生风险达到最高。然而,尽管戒烟后体重增加,但是患者的总体心血管事件是减少的[29]。总之,主动吸烟和戒烟后的最初一段时间内2型糖尿病的发生风险都会增加。因此,对2型糖尿病高危的患者,戒烟后需要立即制定更严格的体重管理方案,改变其生活方式。

急性呼吸窘迫综合征(ARDS)是糖尿病酮症酸中毒并发症之一[30]。但是与非糖尿病患者相比,除了在发生糖尿病酮症酸中毒时以外,糖尿病并不增加ARDS的发生风险,它甚至可能是ARDS的一个保护因素[31,32]。研究还发现,糖尿病与特发性肺部纤维化的发生风险增高有关[33,34]。

糖尿病母亲的新生儿发生早产和巨大儿风险增加[35,36],且自我血糖管理较差的糖尿病母亲这些风险将更高[36]。然而,孕期代谢控制较好并准确估计孕周的前提下,大多数糖尿病孕妇可以足月分娩,也不会增加新生儿ARDS的发生风险[37,38]。

肥胖是2型糖尿病和阻塞性睡眠呼吸暂停的共同危险因素(有关肥胖与阻塞性睡眠呼吸暂停的讨论详见第88章)。据报道,2型糖尿病患者阻塞性睡眠呼吸暂停的发生率为23%～36%,而BMI>35kg/m²的患者,其发生率高达70%[39,40]。糖尿病合并阻塞性睡眠呼吸暂停的患者呼吸暂停-低通气指数(apnea-hypopnea indexes,AHIs)更高,且与血糖控制差有关[41]。此外,阻塞性睡眠呼吸暂停可能通过兴奋交感神经系统,加重胰岛素抵抗[42]。严重肥胖的患者缺氧状态也和胰岛素抵抗相关[43]。阻塞性睡眠呼吸暂停还可增加糖尿病周围神经病变的风险,可能是由于氧化应激增加,导致微血管的自我调节功能受损所致[44]。对于糖尿病合并阻塞性睡眠呼吸暂停的患者,仅给予持续正压通气治疗短期内并不能改善其代谢状态,除非患者体重有减轻[45]。

糖尿病患者并发上、下呼吸道感染的风险增高,特别容易感染接合菌纲,包括毛霉菌属、根霉菌属和小克银汉霉属等真菌。毛霉菌感染的一个特征性表现就是侵犯血管。这些腐生真菌遍布自然界,在土壤和腐烂的植被中多见,人们因吸入其孢子而感染,因而好发于患有副鼻窦和肺部疾病的患者。真菌感染通常发生在糖尿病酮症酸中毒过程中或之后,也许是因为这些真菌含有酮还原酶,所以其偏好在酸性、高糖的环境中生长。大多数毛霉菌感染的患者存在一些潜在的易感因素,其中糖尿病就是最明显的因素之一[46]。感染的常见五种类型是鼻脑感染、肺部感染、胃肠道感染和皮肤感染,还可经血流播散到其他部位。在糖尿病患者中,鼻脑毛霉菌病是最常见的类型。其临床表现包括突发眶周或鼻侧肿胀与疼痛、鼻出血和鼻黏膜坏死等。虽然CT发现大多数真菌感染为非特征性的表现,但也能观察到一些特征性的表现,如空气新月征(肺内空洞或空腔内的坏死的球形病灶与洞壁之间形成的新月形透亮影)以及晕轮征(围绕在实性肿块周围的环形磨玻璃影)[47]。治疗上应先控制糖尿病,同时抗真菌治疗,另外常常需要外科清创术清除坏死组织等。预后上,毛霉菌感染后死亡率很高,特别是颅内感染的患者[48]。

肺部毛霉菌病与侵袭性曲霉菌病类似,主要好发于患有糖尿病、血液系统恶性肿瘤、器官移植后长期使用免疫抑制剂,以及使用糖皮质激素或去铁胺治疗的患者。霉菌孢子被吸入后可穿透细支气管壁,侵入小动脉,导致血栓形成和局部缺血(图95-1)。临床表现为非特异性咳嗽、发热、肋膜炎性胸痛。大约1/4的患者会出现咯血,甚至大咯血[49]。最常见的胸部影像学表现为肺实变,大约1/3的患者会表现为肺空洞[50],比较少见的是淋巴结肿大和胸腔积液。糖尿病患者似乎很容易并发支气管内的疾病;然而,痰培养用于诊断真菌感染的敏感性似乎非常低。通过支气管镜检查获取的活检标本进行组织病理学检查似乎比真菌培养更敏感。治疗上需要抗真菌治疗(见第38章),如果感染部位局限,可行手术切除。支气管狭窄是感染可能的后遗症。

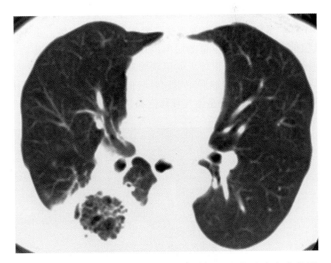

图95-1 毛霉菌病。一例合并肺毛霉菌病的糖尿病患者的影像学显示右肺下叶肺梗死

糖尿病是多重耐药性结核感染[38]与抗结核药物敏感性下降[51-55]的一个独立危险因素。一篇纳入了13个观察性研究的综述表明,糖尿病增加结核病的患病风险(相对危险度RR=3.11,95%可信区间为2.27～4.26)[53],此外,在南非的儿童糖尿病患者和巴西的成人糖尿病患者中的研究也支持上述结果[55]。与无糖尿病的结核病患者相比,糖尿病合并结核病的患者往往年龄更大,抗酸涂片阳性率更高,死亡率也更高[55]。不

同病例系列报道的糖尿病患者合并结核感染的肺部影像学定位（如好发于肺上叶或下叶）不同；其中肺空洞的发生率较高[52,56]。对于糖尿病合并潜伏性结核感染的患者，目前主张PPD皮试硬结10mm以上或者干扰素释放试验阳性即需要抗结核治疗。

目前尚不清楚糖尿病患者细菌性肺炎的患病率是否更高。一项研究纳入了同一个社区4000多名老年居民，结果显示糖尿病并不是社区获得性肺炎的独立危险因素[58]。糖尿病是否预示着肺炎患者的预后更差，目前的研究得出的结论不一致[59-61]。糖尿病似乎也不是卫生保健相关性肺炎或机械通气相关性肺炎的独立危险因素[62]。鉴于肺炎球菌疫苗被证实能够有效预防感染，以及青霉素耐药性肺炎球菌菌株的日益流行，因此推荐对所有糖尿病患者预防性接种肺炎球菌疫苗。糖尿病似乎是军团菌性肺炎的一个危险因素[63]，并且与感染者高死亡风险相关[64]。此外，糖尿病患者吞咽功能障碍与糖尿病性胃轻瘫更容易引起吸入性肺炎[65]。糖尿病也是龋齿和牙周炎等慢性口腔感染的危险因素，而慢性口腔感染也可能增加吸入性肺炎的发生风险[66]。季节性流感爆发将增加糖尿病患者细菌性肺炎的发生率，并增加与其相关的死亡率[67]。美国免疫接种咨询委员会（Advisory Committee on Immunization Practices）建议，6月龄以上的糖尿病患者都应接种流感疫苗[68]。在已确诊糖尿病患者的预防措施方面，将近60%的患者每年接种流感疫苗，然而仅有49%达到预防肺炎球菌感染的目的[69]。至于其他病原体感染，糖尿病将增加严重急性呼吸道综合征患者的死亡风险[70]。

三、甲状腺疾病

由于常规食用加碘盐，美国多结节性甲状腺肿的发病率逐年下降。尽管如此，仍能发现被患者忽视的甲状腺肿。由于甲状腺前方仅有皮肤、少量的肌肉以及结缔组织覆盖，使其易于向前扩张，即使是体积较大的甲状腺肿也难以轻易压迫气管。然而，仍有部分甲状腺肿可引起呼吸困难、喘鸣、气喘、声音嘶哑、咳嗽等症状，主要是由气管移位和气道受压所致，特别是当

甲状腺单侧肿大或双侧非对称性肿大时，可引起气管移位[71-73]（视频95-1）。气道受压或气管向心性变窄常常是由甲状腺肿向位于后方的气管生长所致（图95-2）。一般来说，甲状腺肿的进展缓慢，但也偶有患者出现急性呼吸窘迫，需要紧急呼吸道插管或半紧急手术的情况。

部分甲状腺肿位于胸骨后和（或）胸腔内。目前，对"胸腔内甲状腺肿"的定义有不同的观点，大多数专家认为，"胸腔内甲状腺肿"是指，即使当颈部向后仰时，仍有部分甲状腺组织始终位于胸骨后（胸骨切迹以下）[74]。巨大的甲状腺肿和（或）胸骨后甲状腺肿都可能造成仰卧位气流受限，继而引起端坐呼吸。对这些患者进行肺流量-容积曲线测定，斜卧位可表现为上呼吸道阻塞，而直立位却未见明显异常[73]。CT和MRI可以对气管受压狭窄的程度进行评估，是最有用的影像学诊断方法[75]。

特别值得注意的是，甲状腺肿患者应尽量避免使用碘化造影剂进行CT增强扫描，这是因为服用碘剂后将干扰甲状腺核素显像，且这种作用可以持续数周，并且可能引起甲状腺功能亢进症。对胸骨内甲状腺肿建议手术切除，术后通常可以缓解气管受压的症状[71,76]。术后气管软化是较少见的并发症之一[71]。对于患有其他合并症难以耐受手术治疗的巨大甲状腺肿和胸骨后甲状腺肿的患者，[131]I治疗是另外一种备选治疗方案[77,78]。伴有气道受压的甲状腺肿患者，常在[131]I治疗一周内发生由水肿所致的暂时性甲状腺肿增大，可进一步加重气道受压。虽然如此，预防性使用糖皮质激素能减轻大多数患者的症状，并且随后甲状腺肿会逐渐缩小[79]。此外，对于无法手术的良性或恶性甲状腺疾病所致的气道梗阻，可通过支气管镜插入气管支架以减轻大气道梗阻的症状[80]。向后方咽喉部生长的多结节巨型甲状腺肿也会引起阻塞性睡眠呼吸暂停，可在甲状腺全切后缓解。

甲状腺癌占所有新发恶性肿瘤的1%；最常见的类型是甲状腺乳头状癌。其中，10%～15%的甲状腺癌可发生转移，绝大多数向胸腔内转移。可以表现为粟粒状，也可以表现为结节状，甚至可以是肺部的局限性的不透明影（图95-3，视频95-2）。如果肺部肿瘤负荷过重，还可能导致呼吸困难。甲状腺癌可以直接

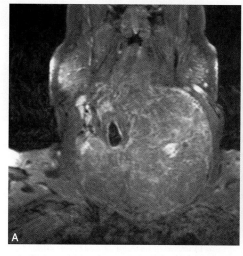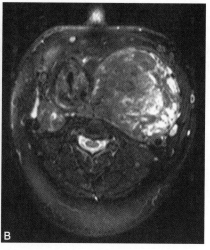

图95-2　甲状腺肿。一例55岁男性存在声音改变和逐渐加重的呼吸困难，MRI显示巨大的甲状腺肿。患者术前行气管插管时需纤维支气管镜辅助，手术中顺利切下约900g的多结节性甲状腺肿组织。术前颈部增强MRI的冠状面（A）和横断面（B）图像显示气管移位和气管受压

侵犯气管,因此适于手术治疗的患者,可以行手术切除后重建气管[84]。

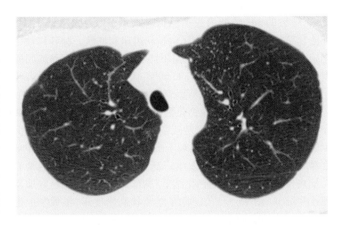

图 95-3　转移性甲状腺癌。一例转移性甲状腺癌患者的胸部 CT 结果显示肺部微小转移灶。(由 Michael B. Gotway,MD 提供)

吸烟是甲状腺功能亢进症(简称甲亢)和自身免疫性甲状腺功能减退症(桥本甲状腺炎)的危险因素,特别在女性患者当中。甲亢的病因包括 Graves 病、毒性结节性甲状腺肿等[85-87]。吸烟不仅是甲亢的危险因素,而且还增加 Graves 眼病的风险。

(一) 甲状腺功能亢进症

许多甲亢患者自诉有静息性和劳力性呼吸困难,其中有 6% 为新诊断甲亢的患者,充血性心力衰竭可以部分解释这个症状[88,89]。部分甲亢患者出现肺活量(vital capacity,VC) 降低[90],呼吸肌肌力下降[89-93],而每分钟静息通气量(resting minute ventilation,VE) 升高(也许是由于中枢性通气驱动增加所致),因而运动时通气量过多[92]。经抗甲亢治疗后,患者肺活量和呼吸肌肌力均能得到改善,但仍有部分患者存在持续性的呼吸困难[91]。

甲亢合并哮喘的患者,在使用 β 受体阻滞剂控制甲亢症状时,可能加重哮喘的发作。变态反应性疾病、哮喘及 Graves 病之间可能存在某种关联[94]。研究表明,约 30% 的 Graves 甲亢患者血清中免疫球蛋白 E(IgE) 水平升高,而血清 IgE 升高的患者更可能有个人或家族性变态反应性疾病的病史[95]。

多项研究发现,甲亢特别是 Graves 病,与肺动脉高压有关;甲亢患者经有效治疗后,肺动脉压能够改善甚至恢复到正常水平[96-98]。目前,这种现象的机制尚不清楚,可能的原因有全身性的自身免疫状态、甲状腺激素对肺血管的直接影响、肺血管舒张/收缩因子的代谢改变、肺部表面活性剂合成减少或功能下降,或是由于交感-肾上腺系统过度刺激心血管所致等。治疗甲亢可以减轻心血管系统的应激所致的肺血管的额外负担[97]。较少见的情况是,患有 Graves 甲亢的母亲体内的促甲状腺激素受体刺激性抗体,可通过胎盘传给胎儿继而发生新生儿甲亢。除了新生儿各种代谢和发育问题外,新生儿 Graves 病与持续肺动脉高压有关[99]。然而有趣的是,原发性肺动脉高压的患者,甲状腺功能减退症的患病率增加[100]。

此外,多项研究报道,Graves 甲亢患者经丙基硫氧嘧啶治疗后,体内抗核胞浆抗体增加,甚至出现多血管炎性肉芽肿病(Wegener 肉芽肿病)[101]。丙基硫氧嘧啶还可导致非特异性间质性肺炎[102]和肺泡出血[103]等。

(二) 甲状腺功能减退症

甲状腺功能减退症(简称甲减)与劳力性呼吸困难、肺泡通气不足、呼吸衰竭、阻塞性和中枢性睡眠呼吸暂停以及胸腔积液等有关。伴或不伴肥胖的甲减患者中,肺容量通常正常或者轻度下降[104,105]。虽然研究结果间并不一致,但一般而言,甲状腺激素替代治疗和(或)减轻体重可改善甲减患者的肺容量。部分非肥胖甲减患者的肺容量和动脉血气分析均正常,但肺泡一氧化碳弥散能力降低,这些患者经甲状腺激素替代治疗后,肺泡弥散能力可改善至接近正常的水平[105]。通过测量最大吸气压和呼气压评估呼吸肌疲劳,研究发现甲减与呼吸肌疲劳有关,并且呼吸肌疲劳的程度与治疗前甲减的严重程度呈线性相关[106]。伴或不伴肥胖的甲减患者均可存在膈肌疲劳,轻者仅为活动耐量下降,重者可存在严重的呼吸功能障碍,如显著的静息性呼吸困难和慢性高碳酸血症[104]。甲状腺激素替代治疗可以改善呼吸肌肌力。部分伴或不伴肥胖的甲减患者发生缺氧和高碳酸血症时,代偿性的通气反应明显减弱[105,107],但启用甲状腺激素替代数周内通常可得到改善,并且与肺活量或最大自主通气量(maximal voluntary ventilation,MVV) 的改变无关,提示甲减患者代偿性通气反应减弱是呼吸中枢异常所致。另外,甲减还可导致呼吸衰竭,并可能会需要长期的机械通气[107]。

尽管多达 25% 的甲减患者具有胸腔积液的影像学证据,但大部分患者也存在充血性心力衰竭的基础疾病(表 95-2)[108]。然而一小部分患者并不合并其他可产生胸腔积液的疾病。从这部分患者胸腔积液的检查结果来看,甲减相关性胸腔积液一般量较少,不超过胸膜腔的 1/3;发生于单侧或双侧;可为浆液性或浆液血性;可以是渗出液也可是漏出液,尽管主要是非炎症性积液[108]。甲减相关性胸腔积液通常可在甲减治疗后好转[108]。

表 95-2　甲状腺功能减退症患者产生胸腔积液的病因(n=28)

病因	例数(n)
非甲减相关的胸腔积液	22
肺炎	7
充血性心脏衰竭	7
恶性肿瘤	4
肺不张	2
胰腺炎	1
肝硬化伴腹水	1
甲减性胸腔积液	5
心包受累所致的甲减相关性胸腔积液	1

修改自 Gottehrer A,Roa J,Stanford GG,et al:Hypothyroidism and pleural effusions. *Chest* 98:1130-1132,1990.

甲减患者也容易合并睡眠呼吸暂停[109,110],可能是黏多糖和蛋白质沉积在舌和口咽[111],导致上呼吸道狭窄所致;也可能与肺通气调节异常,和(或)体重增加等原因有关。睡眠呼吸暂停的患者合并甲减时可引起神经认知功能受损[112]。一项病例系列研究发现,仅 3.1% 的阻塞性睡眠呼吸暂停患者合并甲减[110];相比之下,25% 的新诊断甲减患者合并阻塞性睡眠呼吸暂停。

年龄和体重是预测甲减相关阻塞性睡眠呼吸暂停发生的最佳指标[110]。合并阻塞性睡眠呼吸暂停的甲减患者对缺氧和高碳酸血症的代偿性的通气反应减弱。一些研究表明甲状腺激素替代治疗可以改善甲减患者睡眠呼吸紊乱指数（sleep respiratory disturbance index, RDI）和觉醒时对缺氧和高碳酸血症的代偿性通气反应能力[110,113]；然而，另外一些研究发现甲状腺激素替代治疗不能或不能完全改善患者的睡眠呼吸暂停[114,115]。甲减患者也可能发生中枢性睡眠呼吸暂停，甲状腺激素替代治疗可能改善缺氧时的代偿性通气反应[114]。

甲状腺激素在胎肺的生长和发育以及肺表面活性物质系统的成熟中发挥着重要的作用[116,117]。如同呼吸窘迫综合征一样，短暂性低甲状腺激素血症也常发生于早产儿。然而，一项大型多中心临床试验发现，产前给予孕妇促甲状腺激素释放激素以增加胎儿甲状腺激素水平，不能降低早产儿呼吸窘迫综合征的发生率和严重程度[118]。同样的，早产儿进行甲状腺素替代治疗也不能降低呼吸窘迫综合征的发生率和肺部表面活性剂的使用，或改善早产儿24个月时的总体发育水平[119]。

"脑-甲状腺-肺综合征"[120-122]是引起新生儿进行性呼吸衰竭的病因中很罕见的一种，表现为舞蹈症或大脑发育不全、先天性甲状腺功能减退症和呼吸系统疾病。"脑-甲状腺-肺综合征"与编码甲状腺转录因子-1的NKX2-1基因缺失有关，甲状腺转录因子-1对中枢神经系统、甲状腺和肺的发育和功能有重要作用。肺部甲状腺转录因子-1的缺失将干扰肺表面活性蛋白质A的合成，受累患儿可有不同表现，从较轻到进展期直至致死性呼吸衰竭。

四、甲状旁腺疾病

甲状旁腺功能亢进症（简称甲旁亢）可引起弥漫性肺部转移性钙化，其中典型的是终末期肾病引起的继发性甲旁亢。转移性钙化是指钙盐沉积在原本正常的组织中；与此相反，营养不良性钙化是指钙盐沉积在病变或异常组织中，如肉芽肿性病变。虽然限制了饮食中磷的摄入，并使用磷结合剂和进行血液透析等治疗，肾衰竭的患者仍有发生转移性钙化的风险，尤其是血钙磷的乘积升高至70mg²/dl²时。钙盐容易沉积于碱性环境。的

确，转移性钙化通常发生在肺尖（图95-4）、胃和肾脏，因为这些组织通过排出二氧化碳或分泌氢离子而呈相对碱性。由于通气/血流比（ventilation-perfusion ratio, V/Q）较高、二氧化碳浓度较低，肺尖的pH估计约为7.5，而肺底的pH约为7.3[123,124]。其他常见的钙盐沉积的部位还包括软组织和皮肤。肺转移性钙化结节主要沉积在肺间隔，并与不同程度的肺纤维化和肺间隔增厚有关。这一现象很常见，如60%~80%的长期透析患者经尸检或核素显像证实存在肺部转移性钙化[125]。

大多数合并肺转移性钙化的终末期肾病患者不伴有相关症状，并且胸片和肺功能也是正常的。肺部有大量钙化结节沉积的患者也可能有呼吸困难和干咳等症状，但很少进展为呼吸衰竭[126]。影像学上，肺部发生广泛钙化的患者其肺部通常有大量直径为3~10mm的钙化结节，胸部CT比平片能更好地发现这些结节（图95-5）[127]。除了结节状高密度影，影像学上也可看见片状的实变影和毛玻璃样阴影等改变。当钙盐沉着点较小时，平片甚至是CT也很难发现这些发生钙化的结节。但放射性核素骨扫描通常显示肺部和其他受累器官存在高摄取影（图95-6）[125]。肺部广泛转移性钙化的患者，肺功能检测可表现为合并低氧血症的通气功能受限和一氧化碳弥散功能下降[123]。甲状旁腺切除或维生素D类似物治疗可降低钙磷乘积、逆转异常的骨扫描影像和钙盐在器官中的沉积，并可能改善肺功能。

甲旁亢也与肺动脉和支气管壁的钙化相关。值得注意的是，长期通过动静脉瘘进行血液透析的终末期肾病患者中，约有1/3患有肺动脉高压[128,129]，但肺动脉高压与是否存在肺动脉钙化及其严重程度和甲状旁腺激素水平似乎无关[128,130]。

罕见的情况下，增大的纵隔甲状旁腺囊肿压迫气管可引起喘鸣，或侵犯声带引起声音嘶哑，也可同时累及两者。手术切除是这种情况下的治疗方案[131]。

甲旁亢常与肌肉无力和疲劳有关，呼吸肌功能也可能受影响。甲状旁腺切除后可以明显改善用力肺活量（forced vital capacity, FVC）和第1秒用力呼气容积（forced expiratory volume in 1 second, FEV₁），并与术前血钙和甲状旁腺激素水平有关[132]。

维生素D缺乏和多种原因引起的代谢性骨病，均可影响骨骼肌的肌力和骨骼完整性，并可能进一步损害肺功能。与骨骼

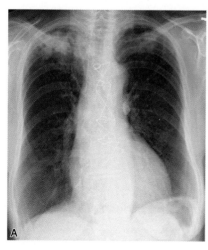
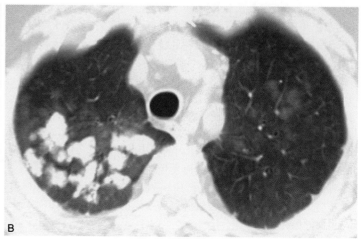

图95-4 转移性钙化。正位胸片（A）和对应的胸部CT横断面图像（B）显示，原发性甲状旁腺功能亢进症患者中转移性钙化好发于肺尖

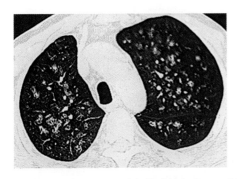

图 95-5　慢性肾衰竭引起的肺部转移性钙化。一例诊断终末期肾病 5 年的 59 岁男性出现慢性进展性气促。血钙水平为 9.9mg/dl（参考范围：8.5～10.5mg/dl）和血 PTH 水平 271pg/ml（参考范围：11～54pg/ml）。高分辨 CT 发现，支气管周围有大量的磨玻璃样结节影，肺上叶尤其明显。（由 Marcia McCowin, MD 提供）

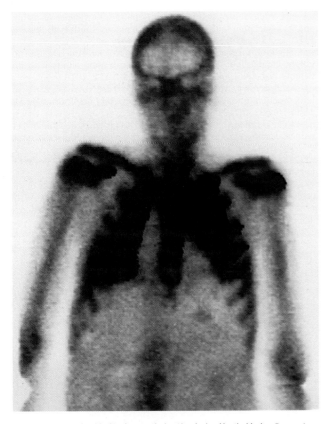

图 95-6　慢性肾衰竭引起的肺部转移性钙化。以锝-99m-二膦酸盐为显像剂的全身骨显像显示图 95-5 中的终末期肾病患者存在双肺弥漫性软组织高摄取影

受累无关的是，维生素 D 缺乏与儿童哮喘的严重程度和发作风险增加相关[133,134,135]。成人中，维生素 D 缺乏与肺功能受损相关[136,137]，并且吸烟个体中肺功能下降速度更快[138]。维生素 D 缺乏与 COPD 急性加重无关[139]，高剂量维生素 D 替代并不能降低 COPD 急性加重的发生风险[140]。低磷酸酯酶症是由非组织特异性碱性磷酸酶同工酶的基因突变所致，可引起佝偻病或骨软化。严重受累的患儿可由于进行性胸廓畸形导致致死性的呼吸衰竭。受累儿童经碱性磷酸酶替代治疗后，其骨骼影像学、肺功能和活动能力均可得到改善[141]。

五、肾上腺疾病

内源性库欣综合征（非外源性糖皮质激素所致）可能的病因有垂体来源的库欣病、肾上腺肿瘤和产生异位促肾上腺皮质激素的肿瘤，如小细胞肺癌或多种器官来源的类癌。分泌促肾上腺皮质激素的类癌常来源于肺部，包括肺类癌型微小瘤[142-144]。与库欣病相比，异位分泌促肾上腺皮质激素的疾病以及肾上腺肿瘤通常有更高的皮质醇水平，发生感染的风险也更高。皮质醇增多症患者尤其容易发生皮肤黏膜的真菌感染和机会性肺部感染。引起肺部感染最常见的病原体包括隐球菌、曲霉菌、诺卡氏菌、肺孢子菌、结核分枝杆菌等[145-148]。其中肺孢子菌性肺炎好发于清晨皮质醇很高的患者[103]。对于合并感染的皮质醇增多症患者，纠正皮质醇增多症是抗感染治疗外重要的辅助治疗。库欣综合征也与高凝状态相关，并增加有临床意义的血栓栓塞性事件的发生[149,150]。应激可导致既往无皮质醇增多症的患者血皮质醇水平升高，应激时明显升高的血皮质醇水平是社区获得性肺炎预后较差的独立预测因素[151,152]。

肾上腺皮质功能不全可分为原发性（Addison 病）和继发性肾上腺皮质功能不全。医源性因素，即长期使用外源性糖皮质激素后突然撤药，是继发性肾上腺皮质功能不全的最常见病因。下丘脑-垂体轴轴疾病也可能引起继发性肾上腺皮质功能不全。在发达国家，自身免疫性因素是 70%～80% 的 Addison 病的病因；但在不发达国家，结核仍然是 Addison 病最常见的病因[153,154]。由于结核和组织胞浆菌病可引起肾上腺钙化，因此 CT 扫描有助于明确 Addison 病的病因[155]。处于应激状态的极低出生体重儿可发生下丘脑-垂体轴功能异常所致的肾上腺皮质功能不全，这使他们更易出现支气管肺发育不良[156]。

六、肢端肥大症

肢端肥大症是一种发生于成人的生长激素（growth hormone, GH）分泌过多的疾病，最常见的病因是良性垂体腺瘤，极少数情况下存在分泌 GH 释放激素的支气管类癌或小细胞肺癌，并刺激 GH 过度分泌。肢端肥大症主要的临床表现为骨骼生长过度、软组织肥大和面容粗陋。这些临床表现是高水平的 GH 和其下游的胰岛素样生长因子-I（IGF-I）所致，过多的 GH 与 IGF-I 引起人体生长过度和代谢紊乱。心血管疾病是导致肢端肥大症患者死亡率增加的主要因素[157]，但肢端肥大症的治疗可显著降低冠心病的发生风险，尤其对于治疗后 IGF-I 恢复至正常水平的患者[158]。

肢端肥大症患者可出现舌肥大、鼻息肉、口咽气道狭窄、声带活动受限和声带水肿等。此外，肢端肥大症患者合并甲状腺肿也不少见，并可引起上呼吸道狭窄[157,159]。肢端肥大症的呼吸系统症状包括睡眠呼吸暂停、胸腔外气道梗阻、声带功能障碍和插管困难[157,159]。肢端肥大症患者睡眠呼吸暂停的发生率为 20%～60%[160-162]。阻塞性睡眠呼吸暂停发生率增加的原因可能是骨增厚、口咽软组织和舌肥大、及吸气性喉咽部塌陷等导致的上呼吸道狭窄。颈部和手指的周径可用于预测肢端肥大症患者发生睡眠呼吸暂停的风险，而不是 BMI[162]。垂体腺瘤切除或生长抑素类似物治疗可改善肢端肥大症患者的阻塞性睡眠呼吸

暂停症状,但不同患者对治疗的反应性差异较大[160,161,164,165]。肢端肥大症治疗后阻塞性睡眠呼吸暂停仍可能持续存在,可能与不可逆转的气道重塑有关。中枢性睡眠呼吸暂停也很常见。与合并阻塞性睡眠呼吸暂停综合征的肢端肥大症患者相比,合并中枢性睡眠呼吸暂停的患者有更高水平的 GH 和 IGF-I,与更高的二氧化碳通气反应[166]。因此中枢性睡眠呼吸暂停可能是呼吸调节出现异常所致。

肢端肥大症的患者总肺容量(total lung capacity,TLC)和肺活量(vital capacity,VC)均较正常对照组增高[167-172],并与肢端肥大症的病程和 IGF-I 的水平有关[169,173]。单个肺泡肥大或扩张,或肺泡的数量增加可能是这些患者肺容积增加的原因[167,170,171]。肺功能显示,肢端肥大症患者一氧化碳弥散能力在正常范围[167,170]甚至升高[168]。脊柱和肋骨形态的改变与肢端肥大症患者桶状胸的形成有关。此外,肢端肥大症患者的呼吸肌肌力下降,并可能导致劳力性呼吸困难与呼吸肌疲劳[172]。

30% ~50% 肢端肥大症患者的流量-容积曲线存在不同程度胸腔外呼吸道梗阻的证据[69]。值得注意的是,由于肢端肥大症患者存在声带固定、声带水肿、舌头肿大脱垂和口咽部软组织增厚等,行气管插管的难度明显增加[174]。术前使用生长抑素类似物可能减轻患者软组织水肿,有助于减少气管插管的困难[165]。

关键点

■ 糖尿病是迄今为止最常见的内分泌疾病。糖尿病与睡眠呼吸暂停和某些细菌、真菌、分枝杆菌等引起的呼吸道感染有关。吸烟是 2 型糖尿病的危险因素。糖尿病患者应接种肺炎球菌疫苗和流感疫苗。此外,由于进展为活动性肺结核的风险增加,当 PPD 皮试硬结大于 10mm 或干扰素释放试验阳性时,合并潜伏期肺结核的糖尿病患者应进行抗结核治疗。

■ 甲状腺肿大可能压迫上呼吸道,引起上呼吸道狭窄。甲状腺功能亢进症患者可能存在呼吸困难,并因肺活量和呼吸肌肌力的下降进一步恶化。更常见的是,甲状腺功能减退症患者出现呼吸困难、肺泡换气不足、胸腔积液,有时甚至是呼吸衰竭等表现。

■ 终末期肾病引起的继发性甲状旁腺功能亢进患者常引起肺部弥漫性转移性钙化,但通常无明显症状。

■ 内源性库欣综合征增加各种机会性感染的风险,而过量生长激素导致的肢端肥大症患者睡眠呼吸暂停发生率很高,并可能引起上呼吸道结构性异常。

（黄媛媛　王覃 译,陈德才 校）

参考文献

以下是主要的文献,完整的文献请登录 *ExpertConsult* 查阅。

Black MH, Anderson A, Bell RA, et al: Pediatrics. Prevalence of asthma and its association with glycemic control among youth with diabetes. *Pediatrics* 128:e839–e847, 2011.

Clair C, Rigotti NA, Porneala B, et al: Association of smoking cessation and weight change with cardiovascular disease among adults with and without diabetes. *J Am Med Assoc* 309:1014–1021, 2013.

Lange NE, Sparrow D, Vokonas P, et al: Vitamin D deficiency, smoking, and lung function in the Normative Aging Study. *Am J Respir Crit Care Med* 186:616–621, 2012.

Lehouck A, Mathieu C, Carremans C, et al: High doses of vitamin D to reduce exacerbations in chronic obstructive pulmonary disease: a randomized trial. *Ann Intern Med* 156:105–114, 2012.

Paul G, Brehm JM, Alcorn JF, et al: Vitamin D and asthma. *Am J Respir Crit Care Med* 185:124–132, 2012.

Suissa S, Kezouh A, Ernst P: Inhaled corticosteroids and the risks of diabetes onset and progression. *Am J Med* 123:1001–1006, 2010.

van den Borst B, Gosker HR, Zeegers MP, et al: Pulmonary function in diabetes: a metaanalysis. *Chest* 138:393–406, 2010.

Van Zaane B, Nur E, Squizzato A, et al: Hypercoagulable state in Cushing's syndrome: a systematic review. *J Clin Endocrinol Metab* 94:2743–2750, 2009.

第96章 产科和妇科疾病的肺部表现

STEPHEN E. LAPINSKY，MBBCh，MSc · CATHERINE NEL-SON-PIERCY，MBBA，MA

一、引言

呼吸生理和呼吸道的疾病易感性与妇科和产科疾病（包括正常妊娠）存在着相关性。本章总结了正常妊娠的生理改变，并讨论妊娠期内病理性疾病。我们将讨论呼吸道疾病、传染性疾病、肺血管栓塞性疾病和急性肺损伤。最后，我们还会探讨由于妇科原因引起的胸腔及胸腔内的器质性疾病。

二、正常妊娠期的生理变化

健康女性正常妊娠的过程中常伴随呼吸功能和心血管生理的深刻变化；而这些改变很可能是妊娠期多种肺部疾病的病因。孕妇在妊娠期内身体会出现一些适应性的变化，使得母体及胎儿均处于良好状态，以便适应胎儿的生长及分娩；但母体这些适应性的变化可能会加剧一些潜在的不稳定因素，并使一些影像学和实验室检查结果的准确性下降，而这些检查在正常人群中有较好的准确性。

（一）呼吸系统的生理变化

上呼吸道，尤其是鼻黏膜的水肿在正常妊娠中最为常见。约20%的妊娠女性会诉说有鼻炎类的症状，这些症状至少部分应归因于胎盘生长激素对黏膜充血的作用[1]。鼻炎的症状开始于妊娠早期并持续至妊娠结束。许多有妊娠期鼻炎症状的孕妇通常会合并有其他的鼻炎诱因[2]。妊娠期鼻黏膜水肿的影响在于引起鼻的出血倾向，包括在经鼻插管操作时，因而如果在分娩时需要插管，应选择经口腔插管。

由于妊娠期间平均肋角增加50%[3]以及胸廓下部胸壁周长增加，使得胸壁的形态也发生了改变。膈肌的位置升高了4~5cm，但其偏移并未减少。胸廓的肌力通常用最大跨膈压来衡量，最大跨膈压的平均值为95cmH₂O[4]，在妊娠期间最大跨膈压的值仍保持这一水平，进而为怀孕及分娩应激反应提供了大量的通气量储备。

肺功能和肺容量发生着重要的变化。胸壁直径的增加只能部分抵消横膈膜位置上升所引起的肺容量减少，这将导致肺功能残气量减少约18%（300~500ml）[5]。肺功能残气量减少的表现在于呼气储备量和残留量的共同减少[3,5]。在长时间平卧时，由于腹内压增加，横膈膜位置进一步升高，导致肺功能残气量减少更加明显。妊娠期肺血容量的增加也会引起肺功能残气量减少[6]。肺功能残气量的减少还与临床上吸入性麻醉药物的吸收和清除以及快速低通气相关，进而引起呼气末肺容积的氧储备功能下降[7]。因此，相对于未怀孕患者，妊娠女性长期气管插管的风险更大。

气道功能在怀孕期间基本保持不变[3]，但气道阻力可能略有下降。常规肺通气量指标如一秒用力呼气量、肺通气量（用力呼气流量25%~75%）等均可以用来评估妊娠期间的呼吸困难。

最值得关注的变化是呼吸驱动和分钟通气量的改变。通常用吸气后100毫秒的吸气压力作为衡量中枢驱动呼吸的标准，这项数值将在妊娠第13周开始增加并持续增长直到妊娠37周，并在分娩24周后恢复到正常水平[4]。上述一系列呼吸驱动的改变似乎与血清中孕酮水平的变化相关[4,8]。在晚孕期间，机体生成的二氧化碳将增加1/3~1/2，但由于肺通气量大量增加，常常会出现呼吸性碱中毒和肾碳酸氢盐减少[9]。动脉血气分析可发现pH在7.40~7.47，二氧化碳分压低至28~32mmHg。由于肺通气量的增加，氧分压明显增加。

每分钟通气量的增加主要是由于潮气量30%~35%的增加。呼吸频率在妊娠早期保持不变，而随后上升约10%。由于母亲和胎儿的代谢需求，妊娠期间耗氧量增加20%~33%。相关参数的变化可参见图96-1。

（二）心血管系统的生理变化

为满足母亲和胎儿循环系统的需求，心血管系统将适应性的进行调整和改变，但这些改变会增加孕妇心源性肺水肿的危险性。妊娠期心血管系统的紊乱通常表现为呼吸衰竭。在正常妊娠期间，母体血容量将增加约40%（2L）[10,11]。红细胞数量也相应增加，但增加幅度只有20%~30%，因而导致血液内细胞浓度较正常减少10%~12%[11,12]。血容量增加的同时，血浆渗透压下降，伴随血管内静水压降低，这些都将增加肺水肿的几率。在分娩后的24小时内，由于失血和血管外液体动员，使得血浆渗透压进一步降低。

妊娠期增加的血容量主要由静脉系统容纳。在中心静脉压与肺毛细血管楔压不变的情况下，左心室将反射性增加其顺应

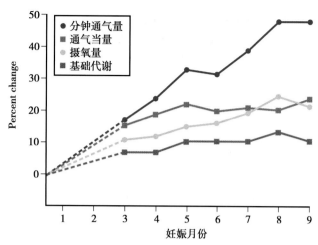

图96-1 妊娠生理。图示以妊娠月份为单位,整个妊娠期间分钟通气量、通气当量、摄氧量和基础代谢的预测值,(From Prowse CM, Gaensler EA: Respiratory and acid-base changes during pregnancy. *Anesthesiology* 26:381,1965.)

性以适应血容量的增加,因而在胸片可以观察到扩大的心脏轮廓。左心室舒张末期血容量的增加将引起心输出量的增加(射血分数的变化不大),而全身血管阻力降低[12,13]。这些变化在妊娠25～32周将导致心输出量增加30%～45%。妊娠5周以后心率也将开始增加[14],但其增幅低于心脏每搏输出量的增幅。上述改变及仰卧位与侧卧位的比较可参见图96-2。

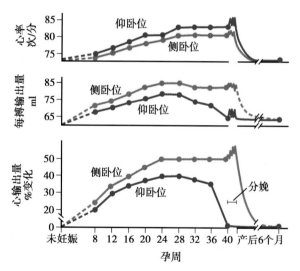

图96-2 仰卧位发生的生理学变化。妊娠期子宫将影响静脉回流,图示妊娠期女性仰卧位与侧卧位的心率、每搏输出量和心输出量。(From Yanagihara N, von Leden H, Werner-Kukuk E: The physical parameters of cough: the larynx in a normal single cough. *Acta Otolaryngology*(Stockholm) 61:495-510,1966.)

三、产科疾病的肺部表现

孕妇和产后不久的产妇可能患妊娠特有的疾病,也可能患与妊娠无关的疾病。正常状态与疾病有时受到妊娠的影响。即使孕妇患有与妊娠无明显联系的疾病,在处理时仍需要产科专业知识以确保治疗的安全性。在处理具体疾病的问题时,应将上述原则考虑在内。

(一) 气道阻塞性疾病

1. 哮喘

哮喘的患病率为4%～8%,它是妊娠最常见的肺部疾病。国际哮喘教育和预防组织(NAEPP)的哮喘与妊娠工作组估计孕妇的哮喘患病率为3.7%～8.4%[15]。对于患有哮喘的孕妇,其先兆子痫,早产,低出生体重儿,胎儿宫内生长受限或先天畸形和围产儿死亡的风险将增加[16]。

有关激素环境的研究发现孕酮可能会降低肺的平滑肌收缩力,正如其降低子宫和肠道平滑肌收缩力一样。Juniper 和同事们[17]对16名女性在孕前和孕期连续进行乙酰甲胆碱激发气道反应性的实验,她们发现气道高反应性降低。临床和流行病学并没有发现妊娠期间哮喘患病率变化的确切证据。Turner 和同事们[18]总结了9个有哮喘症状孕妇病例的报道。其中22%诉症状加重,29%诉症状改善,49%诉症状无明显变化。其他的研究也报道了类似的数据,大约有23%～42%症状加重,18%～36%症状改善,40%症状无明显变化[19,20]。各项研究之间患病率的差异可能与各研究纳入不同的研究人群,研究人群的吸烟史、种族及其他因素相关[21]。

自1980年以来,多项研究中评估了患哮喘孕妇的母儿结局。这些研究报道了多项哮喘相关的不良影响,包括增加早产的发生率、低出生体重、围产儿死亡率增加、先兆子痫、阴道出血、慢性高血压和难产[15,21]。瑞典的一个大型流行病学研究也证实了哮喘与围产儿死亡率及低出生体重的相关性[22]。但如果根据哮喘的严重程度给予适当的治疗,常常会有良好的预后[23]。正如国际哮喘教育和预防组织(NAEPP)所描述的那样,妊娠合并哮喘的治疗应个体化,根据疾病的严重程度及哮喘发作的频率制定具体的治疗方案[15]。客观测量的指标如肺活量和肺通气量可以作为评价哮喘严重程度的参考,所以应同时检测孕妇在医院及家中的肺活量。若孕妇在分娩过程中哮喘发作,应根据 NAEPP 的指南密切检测胎儿情况。

妊娠合并哮喘的治疗应该采用阶梯式疗法[15]。轻度间歇性哮喘应采用吸入性短效 β₂ 受体激动剂从而缓解症状。非偶发的哮喘应每日接受抗炎治疗,首选吸入性糖皮质激素治疗。布地奈德是被深入研究且广泛应用的抗哮喘药物,而氯地米松因为其治疗哮喘的安全性也得到认同。替代药物包括色甘酸、缓释茶碱或白三烯拮抗剂[15]。经常需要短效 β₂-受体激动剂的哮喘患者为避免病情进一步加重应添加抗炎治疗,而非使用面罩吸氧。长效 β-受体激动剂只能与长效吸入型糖皮质激素同时使用[21]。最后,当已在使用吸入性类固醇和 β-受体激动剂的患者突然需要添加口服类固醇类药物时,应考虑患者是否患有急性重型哮喘或哮喘急性发作。有时患者需要每日或隔日口服类固醇类药物(如强的松 40mg/d)[15]。NAEPP 的哮喘与妊娠工作组已制定出妊娠期哮喘患者药物用量的计算方法[15]。

大量文献研究了治疗妊娠期哮喘药物致畸性的相关问题。在一般情况下,缺乏控制的哮喘所引起的风险远大于哮喘治疗药物的风险。动物实验和临床研究表明吸入或全身使用 β₂ 受体激动剂对于胎儿均具有安全性。在哺乳期应用 β₂ 受体激动剂也是安全的。非选择性 β 受体激动剂如肾上腺素,在动物模型实验中发现其有促进子宫收缩的风险[25],因而在临床治疗哮喘时最好的避免使用。在妊娠期可使用的 β₂ 肾上腺素能受体激动剂包括奥西那林,沙丁胺醇,特布他林吡布特罗,比托特罗。由于长效 β 受体激动剂沙美特罗和福莫特罗的毒理学和药理学类似于短效 $β_2$ 受体激动剂，因而当短效 β 受体激动剂联合长效吸入性糖皮质激素难以控制哮喘病人症状时，可以考虑使用长效 β 受体激动剂[23,24]。目前的数据表明这些药物在妊娠期间应用是安全的[26]。

茶碱在妊娠期间用于治疗哮喘也有很长的历史，并且被认为是安全的。由于妊娠期蛋白结合率下降，茶碱在血浆中的治疗浓度应降低至 $5 \sim 12\mu g/ml$。茶碱可自由通过胎盘屏障传递给胎儿，因此偶尔新生儿可能出现茶碱中毒的现象，尤其在母亲的血液中茶碱水平较高时更容易发生。茶碱还可存在于母乳中，其与牛奶的血清比为 0.70。但一般来说，母体茶碱用量的 1% 或更少会传递至婴儿。动物研究表明白三烯抑制剂包括孟鲁司特和扎鲁司特在妊娠期间使用是安全的，如果这些药物在孕前对患者有效，妊娠期间可以继续使用[25,27,28]。由于动物实验已发现齐留通在妊娠期的应用存在安全性问题，因而应避免其在妊娠期间使用。

动物研究表明使用糖皮质激素将增加腭裂的发生率。目前有限的人类研究资料支持这一发现，早孕期间应用糖皮质激素将额外增加 $0.2\% \sim 0.3\%$ 腭裂风险[15]。全身性糖皮质激素的使用被指与胎儿宫内生长受限有关，但生长受限程度相对较低。卤化糖皮质激素不能轻易穿过胎盘屏障，因此，胎儿和新生儿的肾上腺皮质抑制与这类药物无明确联系[15]。总的来说，风险及收益评估的结果仍建议持续性严重哮喘的患者使用糖皮质激素，尤其当其他治疗措施疗效欠佳时。一项研究表明，高剂量的吸入性糖皮质激素（如丙酸倍氯米松>$1000\mu g/d$）可能轻微增加先天性畸形的风险，但妊娠期哮喘的严重程度可能是该研究中的一项混杂偏倚[29]。关于新的吸入性糖皮质激素药物的安全性，目前相关数据仍相当有限[26]。表 96-1 列出了美国食品药品管理局（FDA）关于妊娠期间哮喘治疗药物的安全级别。

由于常规药物的应用，对哮喘患者而言，妊娠和分娩可能是特别危险的。麻醉药物较芬太尼更容易引发组胺释放进而加重支气管痉挛。经腰部的硬膜外麻醉通常是首选，但如果选择全身麻醉，应使用阿托品或格隆溴铵预处理，以促进支气管扩张。由于卤化麻醉剂在低浓度可能促进支气管扩张，氯胺酮是首选的全身麻醉剂[15]。硝苯吡啶或硫酸镁是治疗早产的安全药物。催产素是人工宫缩的诱导剂，也适用于产后出血。但 15-甲基前列腺素、甲基麦角新碱和麦角新碱可引起支气管痉挛，并尽量避免使用。

2. 囊性纤维化

囊性纤维化（cystic fibrosis，CF）是一种常见的遗传病，目前白种人患病率在 1/1500 左右，而黑种人为 1/17 000。随着囊性纤维化治疗方法的进步，其中位生存期现在已提高到 37 岁[30]。尽管患囊性纤维化的女性可能因性发育延迟而导致不孕不育，但仍有 4% 的女性囊性纤维化患者可能在 17～37 岁内的任何时间怀孕[31]。通常囊性纤维化患者的妊娠可预见不良的母儿结局[32,33]，但最近个别患有囊性纤维化的孕妇出现了良好的母儿结局[34-36]。FEV_1 基线较差的孕妇更容易早产，且囊性纤维化孕妇更容易患妊娠期糖尿病。美国一项大型回顾性研究纳入了 680 名囊性纤维化孕妇，这些患者在 1985—1997 年间在美国囊性纤维化基金国家登记处注册。对照组为该在该机构登记注册的 3327 名非妊娠的囊性纤维化患者，相比之下妊娠组的生存率更高[37]。囊性纤维化患者怀孕后拥有更大的 FEV1 值和更高的体重。在对年龄、铜绿假单胞菌定植、胰腺

表 96-1　妊娠期药物治疗对胎儿的潜在风险，基于美国食品药品管理局（FDA）妊娠期药物安全性分级[*]

药物名称	FDA 分级[†]
哮喘的治疗	
吸入性支气管扩张剂	
沙丁胺醇	C
特布他林	C
异丙托溴铵	B
沙美特罗	C
福莫特罗	C
吸入糖皮质激素	
丙酸倍氯米松	C
布地奈德	B
氟替卡松	C
白三烯拮抗剂	
扎鲁司特	B
孟鲁斯特	B
齐留通	C
其他哮喘药物	
茶碱	C
色甘酸	B
全身性糖皮质激素	B
抗凝剂	
肝素	C
低分子肝素	B
华法林	X
抗生素	
青霉素类	B
头孢菌素类	B
大环内酯类	B/C
喹诺酮类药物	C
克林霉素	B
四环素类	D

[*] FDA 基于药品已知的效用提供了孕期药物对胎儿风险的概述。对于其中单个药物的详细信息可进一步探讨。某个药物的分级可能随着新的研究发现而改变。

[†] 等级 B：动物研究并未发现药物对胎儿有风险，但没有人的病例对照研究；或是动物研究发现药物对胎儿有风险，但孕妇的病例对照研究并未发现该药物对胎儿有风险。等级 C：动物研究发现药物有致畸或致死风险，但没有关于孕妇的研究；或目前没有动物研究证据也没有该药物关于孕妇的研究。D 级：有明确证据表明该药物的使用会增加胎儿的风险，但在某些情况下使用该药物利大于弊（例如，危及生命的情况或更安全的药物无效），尽管该使用药物存在风险，但在特殊情况下仍可以接受。X 级：动物实验或有关人的研究已经证明该药物对胎儿有致畸性，或根据常识使用该药有明确的胎儿风险，这种风险远大于其收益。这些药物应禁止在妊娠期间使用

功能和 FEV_1 进行分层分析后,研究发现,虽然病情严重的囊性纤维化患者妊娠常出现不良结局,但妊娠对病情稳定的囊性纤维化患者无明确影响[38]。正如可以预期的,大多数研究表明,囊性纤维化患者的风险应根据其病情严重程度分层[33,38]。囊性纤维化患者肺功能下降使得其较常人的可调整空间更小,需要明确指出的是,相对未怀孕的患者,患囊性纤维化的孕妇需要更多照顾,并需要更频繁地到医生处就诊[39]。对于患有严重疾病的女性,孕前咨询必不可少,因为其可以减少母亲和胎儿的风险。

（二）感染性疾病

1. 细菌性肺炎

肺炎是导致孕产妇和胎儿发病及死亡的主要原因[40-42]。自 1980 年到现在的数据表明:非免疫抑制的孕产妇肺炎死亡率为 0 ~ 4%[40-42],有关其发病率报告存在较大差异,为 0.4‰ ~ 2.7‰[43]。然而,一项研究表明有人类免疫缺陷病毒(HIV)感染和慢性病人群的肺炎患病率将增加[40]。产后肺炎多发生于产后 6 周内,且剖宫产术后的产后肺炎肺炎更为常见[44]。

妊娠增加肺炎出现并发症的风险。Madinger 与同事[42] 的研究,在 25 000 名分娩者中筛选出的 25 名肺炎患者中,40% 的患者有肺炎严重的并发症,包括 5 例患者需要气管插管,2 例患者脓胸、1 例气胸和 1 例心包填塞。类似的,Briggs 和同事[45] 报道在 34 名肺炎患者中 7 名需要机械通气支持,其中 2 名患者死亡。肺炎严重度指数(PSI)[46] 用于评估肺炎患者疾病的严重程度及是否需要入院治疗,但由于其常常低估产科病人的病情,因而用于评估产科患者时效果并不理想[47]。肺炎将增加 4% ~ 44% 的早产风险[40-42]。肺炎孕妇小胎龄儿的几率高达 12%[40],宫内死胎和新生儿死亡的几率在 1.9% ~ 12%[41,42]。在所有的报道中,母亲合并慢性疾病预示着母儿不良结局。

妊娠期肺炎多为社区获得性肺炎,而肺炎链球菌和流感嗜血杆菌是社区获得性肺炎最常见的致病菌[40-42]。除上述细菌外常见的肺炎致病微生物包括肺炎支原体和肺炎衣原体。其他社区获得性肺炎仅有一半的病例能明确病因。然而,由于妊娠期妇女多不愿意接受胸片检查,妊娠期肺炎的诊断往往会延迟。胸部前后位 X 线检查的峰值电压为 90 ~ 120kV,母亲的辐射暴露量为 5 ~ 30mrad,胎儿的暴露量是母亲的 1/100 甚至更少,约 300μrad[48]。侧位胸片产生更大的母体暴露量(150 ~ 250mrad),但通常侧位胸片是不需要的[48]。延误肺炎诊断对于母儿的风险远超过少量辐射的风险。肺炎的治疗类似于非妊娠患者的治疗,但四环素类、喹诺酮类、甲硝唑类药物应尽量避免使用[48]。红霉素、阿奇霉素和 β-内酰胺类抗生素由于其良好的安全性适用于妊娠期肺炎(见表 96-1)。

2. 病毒性肺炎

妊娠期病毒性肺炎仍然是一个较为棘手的问题。在 1918 年的流感大流行中,孕产妇病毒性肺炎的死亡率高达 50%。在 1957 年流感疫情肆虐,因肺炎死亡的人口中有 10% 为孕妇,而在育龄期死亡的妇女中高达一半是孕妇[49]。自那时以后,孕产妇甲型和乙型肺炎的死亡率相对降低,但仍远高于一般人口肺炎死亡率。正因为如此,美国疾病预防控制中心(CDC)推荐健康妇女在孕中期或孕晚期接种灭活流感疫苗[50]。虽然流感病毒可以穿过胎盘屏障,有个别研究报告流感病毒与胎儿神经管和其他畸形相关,但目前认为它使胎儿致畸的可能性不大。尽

管有病例报告早孕使用金刚烷胺后出现胎儿心血管缺陷,且目前已有多种流感病毒对金刚烷胺有耐药性,金刚烷胺已成功在妊娠期用于预防和治疗流感病毒。

在 2009 年春季,一个先前未被识别的流感病毒(甲型 H1N1)出现并迅速在世界各地传播。一个大型临床经验的报告纳入了澳大利亚、新西兰和美国各地因 H1N1 病毒感染住院的病人,并发现妊娠期妇女感染 H1N1 病毒将会出现更严重的症状和更高的死亡率[51,52]。早期使用奥塞米韦或扎那米韦治疗,妊娠或产后 2 周的女性将会有较好收益[53]。因此我们强烈建议孕妇注射灭活甲型 H1N1 流感病毒疫苗[54]。

水痘性肺炎由一种 DNA 疱疹病毒引起,常常引起孕妇的不良结局。Haake 和同事[55] 发现原本感染水痘的孕妇更容易罹患肺炎,正常人群中成人水痘合并肺炎的死亡率为 10%,而妊娠期死亡率达 35%(这些数据可以追溯到 1964 年)。然而有关水痘性肺炎的数据是矛盾的,并非所有前瞻性研究都报道妊娠期的患病率和死亡率增高[48]。阿昔洛韦对于妊娠期水痘性肺炎有不错的疗效,因而应在该疾病活动期及时使用[56]。怀疑暴露于水痘病毒的孕妇应在 96 小时内注射水痘-带状疱疹免疫球蛋白(VariZIG)。孕妇接受水痘-带状疱疹免疫球蛋白的治疗可以有效防治母体水痘的并发症,并能够降低胎儿感染水痘病毒的几率,但不能完全避免胎儿感染病毒和发展为先天性水痘综合征的风险。妊娠患者应同普通水痘患者一样,在评估其免疫系统状态、接触病毒类型和健康状况的基础上决定是否注射免疫球蛋白。目前官方许可的水痘减毒疫苗在妊娠期禁止使用。

严重急性呼吸道综合征(SARS)由一种新型冠状病毒引起,常见症状为肺炎和急性呼吸窘迫综合征(ARDS);有 15% 的患者发生呼吸衰竭,其死亡率为 8% 到 30%[57,58]。有限的数据显示,孕妇患者较非妊娠患者症状更加严重,7 位孕妇患者中有 4 位需要辅助通气支持治疗[59]。SARS 病毒感染对于妊娠的影响包括引起流产、胎儿宫内窘迫和胎死宫内,这可能与其引起的低氧血症有关。

3. 真菌性肺炎

妊娠期真菌性肺炎是很罕见的。虽然没有证据表明芽生菌病和组织胞浆菌病会在妊娠期加重,但球孢子菌病好像在妊娠期更容易传染[60]。在美国西南部,每 5000 名孕妇里有一名孕妇感染粗球孢子菌(见电子图 37-7)[61]。粗球孢子菌的感染很可能在孕晚期,感染原因是妊娠期细胞介导的免疫微调以及雌孕激素对真菌生长的刺激作用[62]。两性霉素 B 是公认的治疗播散型球孢子菌病的首选药物,但在在孕早期服用该药已确认与鳃裂有关,因而应在分娩后使用两性霉素 B。

4. 肺结核

肺结核在妊娠期并不会更加活跃或者加重。然而,妊娠期肺结核的症状常常不典型,且疾病出现在肺部以外[63]。由于妊娠女性不愿意进行 X 线等影像学检查,肺结核的诊断往往会延迟。妊娠不会改变结核菌素反应的结果,因此对于怀疑妊娠期结核的患者应进行结核菌反应测试。干扰素-γ 释放试验也是一种妊娠期可接受的结核检测方法(见第 35 章)。无症状但皮肤结核菌素实验阳性的患者,应该将做胸片检查的时间推迟到孕 16 周以后。皮肤结核菌素实验阳性且有明显症状的患者应尽早行胸片检查。异烟肼、利福平和乙胺丁醇在妊娠期用于治疗结核具良好的安全性,这三种药物同时也是美国疾病预防控制中

心与美国胸科协会推荐的标准抗结核药物[64]。目前全球有关吡嗪酰胺用于妊娠期治疗结核的资料较少,但世界卫生组织推荐该药在妊娠期使用[64]。吡嗪酰胺作为一种新的药物,其相关数据正在积累,该药还被认为可以用于治疗耐多药结核和 HIV 感染者。链霉素由于与先天性耳聋相关,因而在妊娠期间禁用。

(三) 肺水肿与肺血管疾病

妊娠期妇女在孕期更容易罹患肺水肿,这与妊娠期的高血容量、心脏高输出量相关,孕期有时会使用保胎药物,这些药物对血管内皮的将产生影响,因而也会增加肺水肿的风险。

在上述妊娠期变化中,值得注意的是,胶体渗透压将在妊娠期下降,其对毛细血管压力梯度的影响会被组织液胶体渗透压的降低部分抵消(见第 6 章)[65]。

1. 高压性(心源性)肺水肿

前文已阐述过心血管系统为妊娠而进行的适应性改变。而这些适应改变将使心脏获得潜在的病变风险。心脏瓣膜的狭窄性病变会使心脏的耐受性严重下降[66]。其中,二尖瓣狭窄是最常见的心脏瓣膜疾病;二尖瓣狭窄的孕妇在妊娠期间常合并肺水肿,在刚刚分娩后由于分娩期间循环系统大量物质交换也容易并发肺水肿。由于妊娠期和产褥期二尖瓣狭窄患者的血容量、心输出量和心率增高,使得二尖瓣跨瓣膜压力差增大。在主动脉狭窄的患者中,由于妊娠期所需心输出量增加,使得主动脉瓣的跨瓣膜压力差增大。作为一种代偿,左心室将增加舒张末期容积,但血管的低顺应性使冠状动脉在舒张期难以充分灌注并且可能进一步发展为沉淀缺血综合征。妊娠期血管的低顺应性可以减少二尖瓣和主动脉瓣返流,减轻心脏从左到右分流所引

发的心内膜垫缺损;但血管低顺性对法洛四联症无明显改善,且会加重艾森门格综合征。基于心脏的疾病,妊娠可以改变血管的分流比例,引起低氧血症甚至导致肺水肿。

围产期心肌病是一种特殊的妊娠期疾病,其发病率为 1/15 000 ~ 1/1300。围产期心肌病通常在妊娠的最后 1 个月至产后 5 个月期间内发病,其特异性表现为肺部和全身性栓塞并可以诱发心衰[67]。对于该病引起的心衰,常规治疗包括 β-受体阻滞剂、利尿剂、血管紧张素转换酶抑制剂通常都有效,但有时需要植入除颤器、左心室辅助装置甚至心脏移植[67,68]。

2. 保胎相关的肺水肿

虽然目前临床上很少会使用 β₂ 交感神经作用剂作为保胎药物,但在过去该药物曾用于延缓早产并引起 0% 到 4% 的孕妇肺水肿[69]。β₂ 交感神经作用剂引起呼吸系统紊乱的机制存在争议,目前认为可能与多个因素有关,包括其对心肌的影响,血管通透性障碍以及体液潴留。呼吸系统紊乱通常在 β-肾上腺素用药至少 24 小时以后出现,表现为亚急性的呼吸困难,胸片上可见肺水肿。单纯的停药可能导致病情快速加重,虽然是否应该使用利尿剂仍未有定论,但通常给予呋塞米利尿是可行的治疗方案。妊娠期使用钙通道阻滞剂保胎也可能引起肺水肿[70]。

3. 与先兆子痫相关的肺水肿

约有 2.9% 先兆子痫或子痫患者发展为肺水肿[71]。血流动力学发现这与妊娠高血压有关,正常情况下左心室前负荷正常或较低,后负荷较高;但先兆子痫患者左心室前负荷增高,导致心输出量正常或减少(图 96-3)。心脏的收缩和舒张功能受

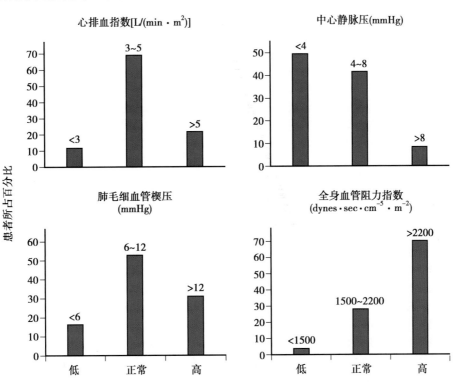

图 96-3　妊娠期高血压。图示为 45 例重度妊高征患者的血流动力学曲线图,其中某些异常与肺水肿相关。妊高征患者的肺水肿通常并不是简单的代表血容量过多(From Cotton DB, Lee W, Huhta JC, et al: Hemodynamic profile of severe pregnancy-induced hypertension. *Am J Obstet Gynecol* 158:523-529, 1988.)

损[72]。由于在分娩时液体大量进入母体,肺水肿通常出现在产后[71,72]。胶体渗透压的下降和血管渗透性的异常也可能引起肺水肿。如果患者少尿的原因不明,那么对该患者进行血流动力学监测是必要的。

4. 肺栓塞

肺栓塞是导致孕产妇死亡的主要疾病之一[73],美国一个大型医疗保健机构 2000—2006 年共有 95 名患者死于与妊娠相关的疾病,而死于肺栓塞的患者占 9%[73]。虽然妊娠女性静脉血栓栓塞风险是年龄和性别与之匹配的非妊娠个体的 5 倍,但静脉血栓栓塞仍然比较罕见。丹麦一项人口普查研究纳入了 1984—1994 年 10 年间分娩的 63 000 个产妇,发现一个肺栓塞的累积患病率为 0.85‰[74]。在这项研究中,当引入超声影像学检查后,静脉血栓栓塞的发病率增加到 1.23‰;因而其报道的发病率可能与采用的诊断程序和手段有关。其他研究报告肺栓塞的患病率为 0.6‰ ~ 2‰[75]。妊娠期间血栓形成的风险增加主要有两个原因,第一个原因是凝血因子的增加,尤其是 V、Ⅷ、X 因子和血管性血友病因子抗原的增加,第二个原因是 S 蛋白水平的明显降低[76]。由子宫压迫下腔静脉与左髂静脉,引起静脉血淤滞,这也将增加静脉血栓形成的风险。分娩时期骨盆的局部创伤将导致产后(尤其是剖宫产后)血栓栓塞的高发。血栓栓塞的风险因素还包括:既往妊娠血栓栓塞史,长期卧床休息,难产或剖宫产,高龄,血栓形成倾向,肥胖和吸烟。先天性抗凝血因子缺陷包括缺乏抗凝血酶、C 蛋白、S 蛋白、莱顿 V 因子和凝血酶原 G20210A[76]。抗磷脂综合征是一种获得性血栓形成倾向疾病。既往有妊娠血栓栓塞史或抗凝血酶缺乏的病人在妊娠期间应预防性接受肝素治疗。目前普通肝素和低分子量肝素(LM-WHs)的联合使用具有较好的安全性,且能降低肝素诱导的血小板减少症和骨量减少等副作用。

由于妊娠期外周组织的水肿以及妊娠子宫对左髂总静脉的压缩,妊娠期和产褥期深静脉血栓的临床诊断较非妊娠期更难。初次诊断的检查应采用双功能超声检查(结合实时 B 型超声多普勒和静脉超声检查)。临床高度怀疑为血栓栓塞,但超声检查结果阴性的患者,在 5 ~ 7 天后复查也许会发现有价值的结果。Chan 和同事报道 96 名下肢静脉血栓的患者中有 84 位患者(88%)为左下肢静脉血栓,因此下肢静脉血栓好发于左右肢[77]。

妊娠期肺栓塞的诊断则相对简单。通气灌注扫描和 CT 都可以在妊娠期间进行肺动脉造影检查。一次灌注扫描检查对胎儿的估计辐射暴露量约 0.011 ~ 0.022cGy(11 ~ 22mrad);妊娠期间通常将灌注量减少一半,且对检查结果的分辨率影响不大[78]。如果灌注是正常的,就不需要对通气部分进行研究了。计算机断层扫描肺动脉造影对胎儿的辐射量也较低,因而可在孕期使用(图 96-4)[78,79]。虽然检查期间防护罩可以降低辐射量,但仍有人提出放射性暴露可能增加母亲乳腺癌的风险(见图 96-4B)[78,80]。若经由臂路线行肺动脉造影,胎儿暴露量仅有 0.050cGy(50mrad)[81],但这一方法在妊娠期运用受限。上述水平的辐射量并不认为会导致畸形,而更大的辐射量如 5 ~ 10cGy(5 ~ 10rad)对胎儿具有致畸性。有报道称 1 ~ 5cGy(1 ~ 5rad)的辐射量即可增加儿童白血病的患病率。肺显像与 CT 肺动脉造影相比,前者在妊娠期肺栓塞的诊断中更为准确[82]。由于妊娠患者大多年轻且少有并发症,通气灌注通常有更高的几率显示正常扫描结果而较

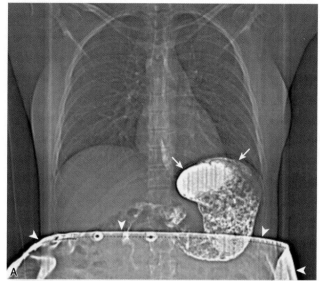
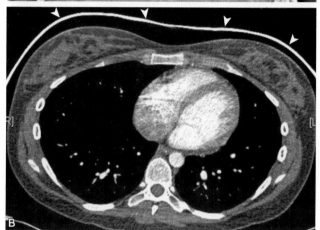

图 96-4 妊娠妇女胸部 CT 检查减少放射剂量的方法。A. 在 CT 扫描前几分钟让病人吞下钡和水的混合物,使得 CT 前的探查性图像上显示"内部钡盾"(图中箭头)。钡分布于胃和小肠近端,它能够减轻母体内部的辐射进而降低胎儿暴露的几率。铅围裙(图中箭头)也可减少胎儿的辐射暴露。B. 轴向胸部 CT 肺动脉造影在手动减少管电流和管电压以后仍能达到良好的血管显影,进而为诊断肺栓塞和其他胸部疾病提供高质量的依据。在检查中还可放置母体的乳房罩(图中箭头)来选择性过滤低能 X 射线光子,而这种 X 射线光子会优先在乳房组织内存积,显著增加母乳的辐射暴露量(Courtesy Michael Gotway, MD.)

低概率发现异常结果[83]。因为妊娠期间心输出量的增加,CT 血管造影的结果常常也不理想[84]。钆对比的 MRI 能扫描骨盆、下四肢静脉和肺动脉,因而有助于肺栓塞的诊断,且磁共振对胎儿和母亲的副作用很小。磁共振的广泛使用将增加其超快扫描仪的实用性,也可以让更多的研究来评价其准确性。

由于华法林能够穿过胎盘屏障并且导致胎儿鼻、眼和中枢神经系统畸形,妊娠期常使用肝素治疗静脉血栓栓塞。相对于普通肝素,LMWHs 的不良反应较少,因而在妊娠期应用是安全的[85,86]。LMWHs 是妊娠期治疗静脉血栓的首选药物,在临床中应根据患者体重调整给药方案[87]。妊娠期孕妇体重的增加使得剂量计算公式的结果不再准确,有的学者主张在静脉注射低

分子量肝素 4 小时后滴定抗-X 因子剂量达到 0.5 ~ 1.24U/
ml[85,86]。由于缺乏低分子量肝素剂量与疗效及并发症相关性的
数据,使得日常监控较为困难[87]。低分子肝素治疗通常在产后
1 周开始,持续至少 6 周(最短治疗时间为 3 个月)。低分子肝素
在诱导宫缩、剖宫产或椎管内麻醉前 24 小时内开始使用并维持
(每日两次给药);或者在分娩当日早晨给予每日低分子量肝素
用量的 50%[87]。华法林在产后和哺乳期使用是安全的。

溶栓治疗已成功在妊娠期间用于治疗危及生命的血栓栓
塞,其并发症的发生率与非妊娠妇女相似[88]。

5. 羊水栓塞

在正常妊娠过程中仅有少量羊水进入循环系统,且不会诱
发羊水栓塞[89]。由于诊断方法存在显著差异,研究报道的羊水
栓塞发生率为 2 ~ 6/10 万[90]。羊水栓塞通常是在分娩过程中或
对子宫进行操作后发病,临床表现为进行性的呼吸困难和低氧
血症,进而出现心衰或心脏骤停。即使羊水栓塞患者能够从上
述病变中存活,接下来常常会出现弥散性血管内凝血和急性呼
吸窘迫综合征[91]。羊水栓塞的高危因素包括:高龄产妇、引产、
多产、剖宫产、子宫下段裂伤和羊水粪染[89-91]。50% 羊水栓塞患
者并发胎盘早剥,胎儿死亡率为 40%[91]。通常认为羊水栓塞患
者的死亡率高达 86%[92],但最近有报道称其死亡率为 11% ~
43%[90]。总的来说,羊水栓塞占所有死亡孕妇的 14%[73]。

在美国在册羊水栓塞患者病例中,有 78% 的患者伴有胎膜
破裂,其中的几个患者是在刚刚实施了宫腔内的操作后发
病[93],明确提示发病与子宫血管受损开放有关。能够导致羊水
栓塞综合征发生所需进入母体的羊水量和成分目前并不清楚。
尸体的病理检查可以在母亲的肺循环中看到胎儿鳞状细胞(图
96-5),但在无症状的患者中,胎儿细胞由于其他原因也可能通
过肺动脉导管进入母亲肺循环[94]。羊水栓塞的血流动力学变
化通常是双相的,早期出现肺高血压,然后发展为左心室衰
竭[95,96]。这些变化可能是由白三烯和花生四烯酸的代谢产物引
起,尤其是前列腺素 F_{2a},这种前列腺素在妊娠期间持续存在于
羊水内。妊娠期母体基础免疫的变化似乎使得怀男性胎儿的孕

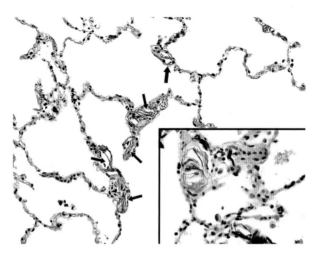

图 96-5　羊水栓塞。39 岁的羊水栓塞患者于 4 小时内急产,
肺部病理示:肺间质毛细血管由胎儿的嗜酸细胞鳞状细胞(图
中箭头)填充和扩展(H&E 染色,放大倍数 200 倍)。插图:高分
子量角蛋白染色,CK5/6 染色的血管内胎儿鳞状细胞(棕色)(放
大倍数 400 倍)(Courtesy Dr. Gerald Berry, Stanford University.)

妇更容易罹患羊水栓塞综合征[90]。Clark 和同事[93]发现了羊水
栓塞患者有相似的过敏性反应,并建议将其更名为妊娠过敏综
合征。另一个小样本的研究并未发现羊水栓塞患者肥大细胞脱
颗粒的证据,但报道补体系统激活可能与该病有关[97]。

在羊水栓塞患者的影像学检查中,通常可以发现双肺实质
混杂影合并肺水肿及高通透性肺损伤(图 96-6)。羊水栓塞的治
疗包括对弥散性血管内凝血、左心衰竭和呼吸衰竭的支持治疗。
诊断为羊水栓塞的患者应尽快 分娩出胎儿。若羊水栓塞的孕妇
已死亡,有必要立即行剖宫产术,这种处理方式也适用于在妊娠
期的心肺复苏的某些情况[98]。

6. 动静脉畸形

由于妊娠期激素的变化,血容量增加和静脉扩张,肺动静脉
畸形的影响可能增大[99]。约 1% 遗传性出血性毛细血管扩张症

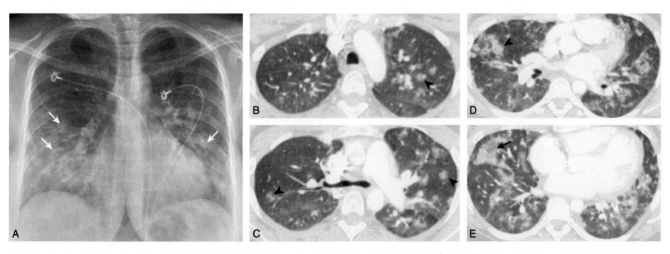

图 96-6　羊水栓塞。A. 在分娩过程中出现呼吸急促和心血管不稳定的病人行正面胸片发现多灶性、不明意义的阴影(图中箭头),
这些阴影沿支气管血管束和双侧中下肺分布。B ~ E. 为明确有无肺栓塞,对患者进行了轴向胸部 CT 肺动脉造影检查,在肺窗上发现
多灶性结节状毛玻璃影(B~D 中箭头),一些片状阴影在右肺中叶相互融合(E 中箭头)。检查未探及肺水肿加重的征象,如胸腔积
液或肺小叶间隔增厚,因而并不支持肺栓塞的诊断。CT 的结果显示该患者可能为急性肺损伤(Courtesy Michael Gotway, MD.)

的女性在妊娠时会发生出血倾向,甚至危及生命[100,100a]。针对此类疾病的栓塞术和手术治疗已成功在妊娠期应用。

7. 空气栓塞

偶尔,静脉空气栓塞会在怀孕期间发生,推测其可能来自胎盘下的静脉窦[101]。空气栓塞已被明确记录发生于妊娠或分娩期间,与剖宫产、流产、前置胎盘、妊娠期或早期产褥期口性行为有关。

(四) 妊娠期急性肺损伤

1. 吸入性肺炎

Mendelson[102]最早报道了在1932—1945年间分娩的44 016名产妇中,有66名胃吸入性肺炎的患者(发病率0.15%),从那以后,吸入性肺炎一直是构成产妇发病率和死亡率的一个重要因素。妊娠期子宫增大导致腹内压力增加,孕激素对食道括约肌的抑制作用以及分娩时采用的仰卧体位,这些因素都将增加孕妇患吸入性肺炎的风险。分娩期或临产前进食将增加呕吐的实物量[103]。胃内容物的pH为2.5或更低,吸入这些物质将引起化学性肺炎和高渗透性肺水肿。无论在Mendelson的研究或是现今的研究中,2/3的吸入性肺炎发生在分娩期。对于有产科危急情况的患者进行紧急气管插管是非常困难的[104],在分娩期气管插管的失败率是常规外科手术病人插管失败率的八倍[105]。为减少气管插管期间胃酸的吸入,在插管前口服H2受体阻断剂和抗酸剂[106],并进行气道评估是必要的。气管插管的危险因素包括:Mallampati类插管显示后咽能见度低、颈短、突出的上颌切牙和下颌后退[107]。

2. 急性呼吸窘迫综合征

相对于普通人群,急性呼吸窘迫综合征(ARDS)更多见于妊娠期女性,其发病率为1/6000[108]。在一个产科ICU,6年内孕产妇死亡最主要病因是ARDS[109]。肺炎、脓毒症和吸入性肺炎是三种常见的非产科因素ARDS诱因。由于2009年甲型H1N1流感流行的影响,该时期内妊娠期ARDS的发病率显著增加,进而出现了大量有关甲型H1N1流感流行病学和该疾病处理的出版物。澳大利亚研究人员报道了一系列ARDS孕妇接受体外膜肺氧合治疗并取得了较为理想的结果[110]。急性呼吸窘迫综合征常见的产科原因包括绒毛膜羊膜炎、羊水栓塞(见图96-6)和滋养细胞栓塞[111]。虽然妊娠存在于ARDS网络研究的排除标准中,但妊娠期呼吸机的使用原则不变;由于非妊娠ARDS患者使用低容量通气获益明显,该疗法也适用于妊娠期ARDS患者,低容量通气是指以患者的理想体重为基础设置潮气量(6ml/kg)[111,112]。尽管ARDS的结局与其病因相关,妊娠期患者的预后与非妊娠患者相似[113]。

(五) 妊娠期其他呼吸系统疾病

1. 阻塞性睡眠呼吸暂停

妊娠期女性可能会合并阻塞性睡眠呼吸暂停(OSA),OSA对母亲和胎儿均有潜在的不利影响[114]。虽然妊娠期上呼吸道水肿可能会增加呼吸道阻塞发生几率,但由于孕酮对呼吸的刺激作用,妊娠呼吸暂停和低通气是较为罕见的[115]。OSA通常发生于肥胖患者,这是由于肥胖患者气道黏膜水肿和妊娠期血管阻塞。OSA还与先兆子痫与妊娠糖尿病相关[115,116]。虽然打鼾症状对胎儿并无风险,但夜间低氧血症可能导致胎儿生长发育不良[117]。有关阻塞性睡眠呼吸暂停综合征妇女的记录显示,其发生先兆子痫和早产的风险增加[118]。对于有明显的OSA症状的孕妇,经鼻气道持续正压通气治疗是安全且有效的[115]。

2. 间质性肺病

间质性肺病患者多为年龄较大的人而非生育期年龄的女性[119]。当妊娠期妇女罹患间质性肺病时,肺弥散功能的降低使其难以满足妊娠期增加的耗氧量。如果合并肺动脉高压,无论肺动脉高压是由什么原因引起,都会引起心脏输出量增高,进而增加妊娠期间的风险。这类疾病患者治疗和结局的有关数据很少,但限制性肺疾病在妊娠期大多有较好的耐受性[120,120a]。妊娠会引起淋巴管平滑肌瘤病和系统性红斑狼疮加重[119]。某些治疗间质性肺病的药物(如强的松和硫唑嘌呤)在妊娠期是可以使用的,而其他的治疗药物(如环磷酰胺、利妥昔单抗和霉酯)在妊娠期应避免使用[119]。

3. 胸膜疾病

尽管妇产科疾病如先兆子痫和绒毛膜癌可引起胸腔积液,然而许多正常妊娠的妇女在孕晚期均会有少量、无症状的胸腔积液[121]。少量胸腔积液的原因包括妊娠期血容量的增加,胶体渗透压的降低,以及分娩期间反复Valsalva动作(强力闭呼动作)导致淋巴管受损。患者出现中等量的胸腔积液或胸腔积液的症状,临床上应及时进行全面的评估。分娩时的Valsalva动作也可能引起自发性气胸和纵隔气肿,尤其是有患病倾向如哮喘的患者。在分娩期间或刚分娩后出现胸部不适和呼吸困难,应考虑诊断该疾病。

四、妇科疾病的肺部表现

(一) 月经性气胸

在1972年,Lillington和同事[122]用月经性气胸定义在月经来临后24~72小时之内出现的自发性气胸。月经性气胸占女性气胸患者约2.8%~5.6%[123,124],常发生于30~40岁的女性。约30%~60%月经性气胸患者的病因是胸腔的子宫内膜异位症,该诊断常需要开胸检查来得到证实(图96-7)[125];而余下的女性气胸患者的病因目前并不十分清楚,因而有很多假说来解释其病因。第一个假说是月经期间,宫颈没有正常的粘液栓,因而经由子宫和输卵管,形成一个开放式的外界空气与腹腔之间的连接[124],空气能够通过右侧膈肌膈疝进入胸腔内,有时在腹腔镜手术期间也会发生类似情况[126]。第二个假说是由于月经期间前列腺素F2a水平增高引起支气管痉挛和空气滞留,进而发展为气胸;但哮鸣音并不是月经性气胸的主要症状。第三个假说是胸膜泡或肺大泡在月经期间由于激素的变化更容易破裂[124,125],但脏层胸膜漏是手术中很少在发现(见第81章)。

对于子宫内膜异位症合并气胸的患者,如果气胸的症状反复出现但并不危及生命,应进行促性腺激素释放激素试验。口服避孕药、其他孕激素制剂以及输卵管结扎术在治疗月经性气

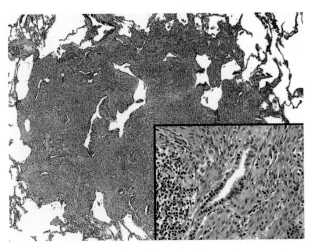

图 96-7　肺子宫内膜异位症。43 岁患者患盆腔子宫内膜异位症，且在月经期反复出现气胸；对该患者施行了右肺上叶胸膜下无包膜的病灶楔形切除术（H&E 染色，放大 40 倍）。插图：离散的结节是由子宫内膜间质细胞与子宫内膜腺体混合而形成（H&E 染色，放大 200 倍）（Courtesy Dr. Gerald Berry, Stanford University.）

胸方面也得到了一定的成功。对于未明确自发性气胸与子宫内膜异位症相关性的患者，应在月经期行胸腔镜检查来明确病因并可行胸膜固定术[126]。

（二）子宫内膜异位症

子宫内膜异位症的患病率约为 10%，在各种族之间无明确差异，患者多在 30 ~ 34 岁被诊断出子宫内膜异位症[127]。虽然盆腔痛、痛经、不孕是其主要的临床表现，病灶转移的位置可以不典型，如膈肌、胸膜、支气管部位都有内异症病灶转移的记录。如前所述，子宫内膜异位症可以引起月经性气胸反复发作，图96-7 显示了其常见的胸部表现。在一项对 110 例胸腔子宫内膜异位症患者的回顾研究中发现，其中有 73% 的患者出现月经性气胸，14% 的患者出现胸腔积血，7% 的患者出现咯血[127]。子宫内膜异位症还与右侧胸腔疼痛、胸膜积液和血气胸相关。开胸或胸腔镜检查通常在胸膜表面发现紫蓝色结节，呈枪击样分布[128]。由于这些患者中仅有 20% ~ 70% 患盆腔子宫内膜异位症，因而未出现子宫内膜异位症的患者并不能排除其胸腔内异症的可能。无论是 CT 还是内窥镜检查都无明确发现，因而内异症只是临床怀疑的诊断[129]。子宫内膜异位症如果侵犯肺实质会引起月经期咯血，但这很少发生。大多数胸膜和膈肌的内异症被认为是月经血倒流至横膈膜所致，因而即使是腹腔内的病变并不明显，胸腔依然可以出现内异症。子宫内膜异位症还可能与腹腔内大量积液有关，但在 110 例患者中仅有 27 例出现大量腹水[130]。气胸的病因可能由于肺部重要的表面组织（如脏层胸膜）周期性脱落[131]，或由于气道空气潴留和压缩[122]。肺实质疾病的病因最可能是栓塞，子宫内膜异位症只能通过异位病灶处活检发现子宫内膜腺体来确诊。子宫内膜异位症的治疗包括孕激素、促性腺激素释放剂激素和手术途径（切除、局部激光烧灼术或胸膜固定术）。

（三）淋巴管平滑肌瘤病

淋巴管平滑肌瘤病（lymphangioleiomyomatosis, LAM）是一种罕见的疾病，主要发生于绝经前的妇女[132,133]。淋巴管平滑肌瘤病患者最常见的临床表现为气胸，美国国家心脏、肺和血液研究所的数据显示 86.5% 的该病患者有气胸的症状[132]。从根本上说淋巴管平滑肌瘤病是一种平滑肌增殖紊乱的疾病，其结果将导致血管、淋巴管和气道的功能性阻塞（关于 LAM 的详细讨论见第 69 章）。咯血与肺血管结构的改变相关，而乳糜积液是由于淋巴管阻塞所致。纵隔和腹膜后淋巴结增生可能也是疾病的征兆。LAM 与肾血管平滑肌脂肪瘤（一种错构瘤性疾病）相关，另外还与结节性硬化症相关。常规治疗包括卵巢切除术或孕激素制剂（主要是醋酸甲羟孕酮）。60 例该疾病患者进行了肺移植，但一些人在术后出现复发。在一项针对血管平滑肌脂肪瘤和结节性硬化症或 LAM 患者的临床实验中，西罗莫司对肺功能有改善作用且能控制血管平滑肌脂肪瘤体积，推测其机制可能为抑制了缺陷基因的信号通路途径[134]。LAM 的病理学研究已经明确，它是血管周围上皮样细胞肿瘤，这为靶向治疗提供了可能[135]。

（四）滋养细胞栓塞

葡萄胎是指无胚胎活性的妊娠组织在宫腔内生长，而滋养细胞栓塞是葡萄胎的一种较为罕见的并发症。在一项关于滋养细胞栓塞的研究中，189 例葡萄胎患者中仅有 2.6% 发生滋养细胞栓塞，因而大部分葡萄胎患者呼吸窘迫的原因并不是不是滋养细胞栓塞，而是肺水肿、贫血或其他合并症[136]。滋养细胞栓塞常常发生在葡萄胎迁移和转移时。妊娠期绒毛膜肿瘤的患者应接受经阴道彩超检查，以便对病情进行评估，但其处理因孕周和子宫大小的不同仍存在较大争议[137]。

（五）卵巢过度刺激综合征

外源性促性腺激素可以刺激排卵，以供体外受精使用，但这也可能引起肺部疾病[138]。卵巢过度刺激综合征常表现为卵巢囊肿、双侧胸腔积液、腹水及循环系统血容量不足。卵巢过度刺激综合征可能进一步发展为低血容量性休克、肾衰竭和 ARDS。由于血管内血容量减少和雌激素的作用，使得血液处于高凝状态，进而容易出现肺栓塞、上肢血栓或下腔静脉血栓形成。卵巢过度刺激综合征引起胸腔积液的机制并不完全清楚，这可能是由于血管活性介质的释放增加，进而引起血管通透性增加，而血管内皮生长因子是其中最重要的血管活性介质[139]。在一些病例中，卵泡刺激素受体的基因突变是该病病因[140]。卵巢过度刺激综合征的治疗包括支持治疗，维持血管内容量，在胸腔呼吸困难时行胸腔穿刺术，以及预防血栓的治疗。

关键点

- 正常妊娠将伴随呼吸和心血管生理学的重大改变，这些改变是为了在孕期给母体和胎儿带来益处，但也增加了心肺潜在的负担并可能引起新的疾病。
- 正常妊娠中发现的主要生理变化包括：中枢性的加快呼吸频率，进而导致二氧化碳压力（28 ~ 32mmHg）和 pH（7.40 ~ 7.47）的改变。
- 妊娠最常见的肺部疾病是哮喘，但妊娠对哮喘的影响是可变的：在患哮喘的妊娠妇女中，哮喘症状恶化、改善或保持不变的约各占 1/3。

- 在妊娠期间,如果对哮喘控制不佳,其对母儿的风险远大于药物治疗哮喘的风险。妊娠期哮喘的治疗应尽量选择标准的治疗药物,这些标准药物的安全性较其他药物更高(见表96-1)。
- 囊性纤维化和感染性肺炎都与不良的胎儿和母体的结局有相关性,其中的风险在很大程度上取决于并发疾病的严重程度。对于此类患者强烈推荐孕前咨询和使用抗菌药物(见表96-1)。
- 有心脏疾病的孕妇,特别是心脏瓣膜狭窄、心肌病、先兆子痫的孕妇在怀孕期间可能会出现肺水肿,因为其致病机制各异,所以以具体的治疗方法也不尽相同。
- 肺栓塞是导致孕产妇死亡的主要原因。当妊娠期间发生肺栓塞时,低分子肝素是安全的治疗及预防方法,华法林在妊娠期间应禁用。肺通气灌注显像、CT肺动脉造影检查及MRI可用于帮助诊断肺栓塞。

（易棵　杨博文　译,郄明蓉　校）

参考文献

以下是主要的文献,完整的文献请登录 *ExpertConsult* 查阅。

ANZIC Influenza Investigators and Australasian Maternity Outcomes Surveillance System: Critical illness due to 2009 A/H1N1 influenza in pregnant and postpartum women: population based cohort study. *BMJ* 340:c1279, 2010.

Bates SM, Greer IA, Middeldorp S, et al: VTE, thrombophilia, antithrombotic therapy, and pregnancy: antithrombotic therapy and prevention of thrombosis, 9th ed: American College of Chest Physicians Evidence-Based Clinical Practice Guidelines. *Chest* 141(2 Suppl):e691S–e736S, 2012.

British Thoracic Society Scottish Intercollegiate Guidelines Network: British guideline on the management of asthma, October 2014. Available at: https://www.brit-thoracic.org.uk/document-library/clinical-information/asthma/btssign-asthma-guideline-2014/.

Brito V, Niederman MS: Pneumonia complicating pregnancy. *Clin Chest Med* 32(1):121–132, 2011.

Crapo RO: Normal cardiopulmonary physiology during pregnancy. *Clin Obstet Gynecol* 39:3–16, 1996.

Knight M, Berg C, Brocklehurst P, et al: Amniotic fluid embolism incidence, risk factors and outcomes: a review and recommendations. *BMC Pregnancy Childbirth* 12:7, 2012.

Knight M, Kurinczuk JJ, Nelson-Piercy C, et al: Tuberculosis in pregnancy in the UK. *BJOG* 116(4):584–588, 2009.

Lim A, Stewart K, König K, George J: Systematic review of the safety of regular preventive asthma medications during pregnancy. *Ann Pharmacother* 45:931–945, 2011.

Miller MA, Chalhoub M, Bourjeily G: Peripartum pulmonary embolism. *Clin Chest Med* 32(1):147–164, 2011.

NAEPP Working Group Report on Managing Asthma during Pregnancy: *Recommendations for pharmacologic treatment—update 2004 (NIH Publication No. 05–3279)*, Bethesda, MD, 2004, National Heart, Lung, and Blood Institute.

Thorpe-Beeston JG, Madge S, Gyi K, et al: The outcome of pregnancies in women with cystic fibrosis—single centre experience 1998-2011. *BJOG* 120:354–361, 2013.

第97章　呼吸系统和神经肌肉疾病

JOSHUA O. BENDITT, MD・F. DENNIS McCOOL, MD

一、引言

大气与人体的气体交换不仅依赖于肺，更取决于由位于大脑的呼吸控制中枢、骨性的胸腔、膈肌、肋间肌、辅助肌及腹肌组成"通气泵"。很多神经肌肉疾病能导致通气泵功能紊乱，反过来会导致呼吸衰竭、肺炎，甚至死亡。呼吸功能紊乱是神经肌肉疾病的主要死亡原因[1,2]；对于累及呼吸系统的神经肌肉疾病患者，合理的干预可以避免并发症和延长患者的生命[3]。胸壁疾病的讨论参见第 98 章。

二、呼吸系统的功能解剖

呼吸泵把氧气送入人体内用于产生热量，同时把二氧化碳作为细胞的代谢废物送出体内。这个系统（呼吸泵）是由控制随意呼吸的大脑皮质、参与自主呼吸的脑干、传导神经冲动的脊髓和运动神经元、作为效应器的呼吸肌以及一套复杂的调节通气的神经反馈系统组成（图 97-1）。这个系统十分灵活，能精确地维持二氧化碳和酸碱平衡，即使在日常生活活动所引起的代谢需求发生巨大变化的情况下也是如此。以下是关于这个复杂网络

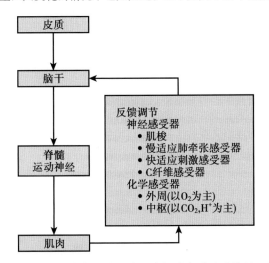

图 97-1　呼吸系统反馈调节。神经动力呼吸系统显示神经肌肉的传导通路和反馈调节

组成部分的讨论。

（一）中枢神经系统

1. 随意呼吸的控制

随意呼吸由来自于大脑皮层的信号控制。位于顶叶皮质内的呼吸中枢发出信号启动呼吸运动[4]。这些皮层区域通过皮质脊髓束控制位于脊髓的运动神经元。皮质脊髓传导通路与连接自主呼吸中枢与运动神经元的网状脊髓传导通路是分开走行的。

2. 自主呼吸控制

自主呼吸由一个复杂的系统所控制，这个系统包括位于脑桥和延髓的呼吸中枢、低位脑干的神经传导束、位于脊髓的网状脊髓传导通路以及包括化学及机械的反馈机制。有三个被认为是产生节律和驱动呼吸的中枢，一个位于脑桥，另外两个位于延髓。以下会有关于这个内容更详细的叙述[5,6]。

3. 脊髓

脊髓和运动神经将来自于大脑皮层及脑干的神经冲动传导至运动神经元的前角细胞控制呼吸肌。正如前文所提到的，负责随意呼吸（皮质脊髓束）和负责自主呼吸（网状脊髓束）的神经纤维传导束位于脊髓的不同部位[7]。这两个神经传导束的神经纤维穿过脊髓通过突触与低位运动神经元连接。

（二）周围神经系统

1. 下运动神经元

下运动神经元的胞体位于脊髓（前角细胞），出脊髓后变为脊髓神经根和神经支配呼吸肌。当神经到达肌肉时，分为神经丛，当抵达肌肉纤维时与肌膜上一个叫运动终板的特殊解剖结构控制肌肉。突触内包含作为化学递质的乙酰胆碱，可以引起肌肉收缩。当神经兴奋时，乙酰胆碱在运动终板释放进入位于神经与肌肉之间的突触间隙。乙酰胆碱与肌肉侧的运动终板上的受体结合，产生阈上兴奋的终板电位并且引起肌膜的去极化[8]。肌肉的动作电位接下来会引起肌肉纤维的收缩。

2. 肺总量

呼吸肌。呼吸肌是呼吸系统的机械效应器,通常分为三组:①吸气肌;②呼气肌;③辅助呼吸肌。在呼吸循环时维持上呼吸道通畅的肌肉有时也因为他们和其他呼吸肌有密切关系而被认为是呼吸肌。

膈肌被是主要的吸气肌,约占正常人吸气潮气量的70%[9](图97-2)。膈肌的收缩通过与肋骨对合的区域引起膈肌向下的活塞运动同时引起肋骨向外向上的运动。膈肌由起源于颈3~5的神经根组成的膈神经支配。

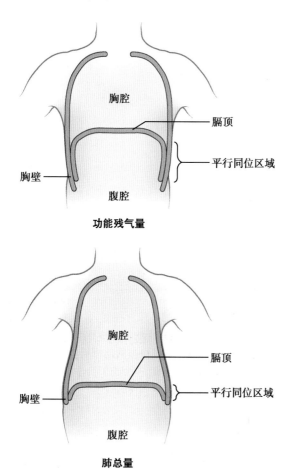

图97-2 膈肌舒张(上图)和完全收缩(下图)时的位置。功能残气量(上图),膈肌位于胸腔内和胸壁有一个同位的区域。肺总量(下图),收缩的膈肌通过挤压腹内容物增加腹压,同时使胸壁向外扩张

肋间肌是分布于肋间隙的肌纤维[10]。肋间肌分为肋间内肌及肋间外肌。肋间外肌在吸气时扩展胸腔。肋间内肌位于深面,在呼气时缩小胸腔。肋间内肌的作用机制见图97-3。肌纤维在肋骨上的起止方向决定了肌肉收缩时是引起胸腔体积增大还是缩小;当肌肉收缩时,离脊柱越远的肋骨上的点产生更大的力矩。以肋间外肌(吸气)为例,远处附着于低位肋骨,收缩时会上提低位肋骨,从而扩张胸腔;至于肋间内肌(呼气),远端附着于高位的肋骨,收缩时将高位的肋骨向下拉,因此缩小胸腔。肋间神经的分布是由起源于胸段脊髓神经根的肋间神经支配。

腹部肌肉(腹直肌、腹内斜肌、腹外斜肌及腹横肌)在呼吸运

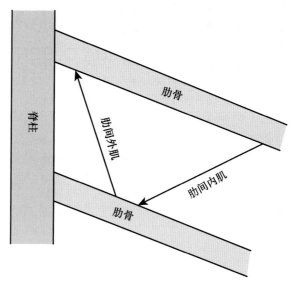

图97-3 肋间肌肉的运动。肋间外肌收缩导致吸气时肋骨向上、外运动。肋间内肌收缩导致呼气时肋骨向下、内运动

动中主要辅助呼气,也能作用于吸气。腹内、外斜肌和腹横肌作用于腹壁的内向运动引起膈肌的上移至胸腔并辅助呼气。腹直肌和腹内、外斜肌上拉低位肋骨的尾端并且因此升高胸腔压力同时呼气。腹部肌肉也在吸气中扮演次要地位[11],如果它们的收缩将肺容积减少至低于功能残气量,腹部肌肉能将弹性回缩能量储存于胸壁中以利于下次吸气时胸壁的扩张。这种"辅助吸气"可以在锻炼时出现,此时呼气运动是主动的。

当锻炼或者其他吸气肌受损如四肢麻痹或者慢性阻塞性肺病需要增加通气量时,呼吸运动的辅助肌肉(胸锁乳突肌、斜角肌、背阔肌、颈扩肌、胸大肌及胸小肌)能扩大胸腔辅助吸气。现在很明确,一些辅助肌肉在最小运动甚至在在安静的潮式呼吸时发挥作用[12]。

上呼吸道的肌肉也被认为是呼吸肌,因为他们能维持上呼吸道的开放,使空气在进出肺时避免被阻断[13]。一些肌肉也参与吞咽时对下呼吸道的保护,这是一种对呼吸系统很重要的保护功能。上呼吸道肌肉包括声带外展肌、腭肌、舌肌及鼻肌,这些肌肉由第5、7、9~12对脑神经支配。这些肌肉的中枢控制中心与之前叙述的那些更通常被认为是呼吸肌的中枢一样。

(三) 控制反馈调节

呼吸控制机制依赖于位于外周和中枢的神经和化学感受器。以下是有关这个话题的讨论[14]。脑干的自主呼吸中枢对这些来自于感受器的反馈信息作出反应,调节神经控制通气和上呼吸道肌肉以扩张胸腔和保持上呼吸道开放(见图97-1)。

神经感受器分布于上呼吸道、呼吸肌、肺和肺血管[14]。一旦受到刺激这些感受器便通过迷走神经发出信号到呼吸中枢。呼吸中枢会调节呼吸肌进而调节通气量和调节诸如咳嗽和喷嚏等反射。有几种不同类型的神经感受器,肌肉感受器及肺牵张反射对胸廓及肺容量变化作出反应。当胸壁和肺扩张时,牵拉这些感受器同时减弱来自于延髓的吸气中枢的信号。这些感受器参与了"黑-伯"反射,在这个反射中当肺的容量上升时吸气会被中止[15]。快速适应刺激性感受器对肺容量的变化,诸如组

胺、前列腺素等化学物质和毒物的刺激作出反应。位于气道和肺的 C 纤维主要感受周围环境中的化学物质的刺激。C 纤维主要调节含氧量正常的环境中由于哮喘、肺栓塞、肺炎以及肺水肿等造成的肺功能紊乱引起的过度换气。

化学感受器位于外周和中枢神经系统[14]。周围化学感受器包括颈动脉体和主动脉体是感受动脉氧分压的主要部位（动脉血氧分压），同时也在较低程度上对动脉二氧化碳分压（动脉血二氧化碳分压）和 pH 的改变作出反应。当氧分压低于 75mmHg 或者动脉二氧化碳分压增高或 pH 降低时，化学感受器会受到刺激。与此同时，两种感受器均感受低氧通气的刺激，主动脉化学感受器对于婴儿更重要，颈动脉感受器对成年人更重要[16]。当受到刺激时颈动脉体通过第 9 对脑神经向孤束核发出神经冲动，此时孤束核释放神经递质增加通气量[17]。尽管并没有完全阐明体育锻炼中通气量的控制，但增加通气量的主要刺激被认为来源于外周神经感受器。有一种假设认为存在尚未被发现的其他外周感受器，因为锻炼后的高通气反应并不能由颈动脉体完全解释[18]。中枢化学感受器在酸碱平衡紊乱和动脉二氧化碳的调节中十分重要。在脑干中有四组化学感受神经元：蓝斑核、孤束核、中缝核和延髓腹外侧核。中枢化学感受器主要是对二氧化碳作出反应。中枢化学感受器通过对脑脊液 pH 下降和二氧化碳分压上升的监测作出反应[3]，这是紧随于血清二氧化碳分压的增高。值得注意的是，副交感神经系统对脑脊液中 pH 变化的反应十分重要，因为抑制乙酰胆碱的传递能中止动物对中枢 pH 的反应[17]。

三、影响呼吸系统的疾病

神经呼吸系统疾病可以最为合理地通过功能解剖的框架进行分组。影响呼吸系统的中枢神经系统疾病见表 97-1，影响外周神经系统的疾病见表 97-2。

表 97-1 与呼吸障碍相关的中枢神经系统疾病

大脑皮层	脑干/基底节	脊髓
卒中	卒中	创伤
肿瘤	肿瘤	梗死或出血
大脑变性疾病	脊髓灰质炎	脱髓鞘疾病
癫痫	中枢性肺泡通气不足	椎间盘挤压
	进行性延髓麻痹	脊髓空洞症
	多系统萎缩	肿瘤
	缺氧性脑病	硬膜外脓肿
	脑炎	
	多发性硬化	
	帕金森病	
	舞蹈症	
	运动障碍疾病	

（一）中枢神经系统疾病

1. 皮层及脑干病变

（1）随意呼吸病：一系列疾病可以影响连接随意呼吸皮

表 97-2 与呼吸障碍相关的周围神经系统疾病

运动神经/前角细胞	神经肌肉接头	肌肉疾病
吉兰巴雷综合征	重症肌无力	肌肉萎缩
运动神经元病	Lambert-Eaton 肌无	强直性肌营养不
肌萎缩侧索硬化	力综合征	良
脊肌萎缩	中毒	多发性皮肌炎
原发性侧索硬化	肉毒杆菌中毒	糖原蓄积症
严重周围神经病	蛇毒	庞贝病
血管炎	蝎子叮咬	福布斯科里病
中毒（锂、砷、金等）	贝类	粗纤维肌病
代谢性疾病	蟹类	线粒体肌病
糖尿病	药物	杆状体肌病
卟啉症	抗生素	严重低钾血症
尿毒症	神经肌肉接头阻	低磷血症
白喉	断剂	
	胆碱脂酶抑制剂	
	皮质激素	
	利多卡因	
	奎尼丁	
	锂	
	抗风湿药物	

质中枢和脊髓运动神经元的传导通路（皮质脊髓束）。脑桥中部的卒中可以造成被称为"闭锁综合征"的疾病[19]，一种除了眼球运动以外全身瘫痪的疾病。因为网状脊髓束的损害可以造成意志的缺失而不影响自主呼吸，这种反应的自主呼吸是保留的[20]。这种综合征多是由于缺血性卒中导致，此外也可能是由于脑桥肿瘤、脑桥中部脱髓鞘，高颈段脱髓鞘，梅毒性血管炎以及头部损伤所致。锥体外系的病变如帕金森病也能影响随意呼吸运动[21]。在这些疾病中，患者有较少的能力去改变他们的呼吸模式。他们也可能表现为周期性呼吸或者潮式呼吸的呼吸模式。

（2）自主呼吸病：中枢性肺泡低通气患者中，自主呼吸而不是随意呼吸被打断是经典的表现，换句话说即"奥丁的诅咒"[22]，是由于位于脑干的自主呼吸中枢损伤所致。因为自主呼吸主要在睡眠时控制呼吸，伴有中枢性低通气的患者容易引起中枢性睡眠呼吸暂停。先天性的中枢性肺泡低通气是一种罕见的影响婴幼儿的遗传病，尽管现在一些成年人也被报道患有该病[23]。获得性的中央肺泡低通气可能是因单侧或者双侧延髓梗死、延髓性脊髓灰质炎、或切断双侧颈神经控制慢性疼痛所致。尽管神经呼吸系统疾病通常会导致低通气并且需要呼吸支持，位于脑干的自主呼吸疾病也能引起低通气。这可能是由中枢神经系统感染或肿瘤引起[24]，或是由于正常的自主呼吸受到了刺激，如发热、菌血症、疼痛、妊娠、药物如黄体酮、水杨酸或者高海拔等。很多不正常的呼吸模式也可能是合并了中枢神经系统疾病包括潮式呼吸和共济失调性呼吸[25]。

2. 脊髓疾病

（1）脊髓损伤：脊髓损伤最常见于诸如机动车事故、跌倒、体育运动事故以及枪击伤等创伤。在美国，估计有 25 万人遭受了严重的脊髓损伤。估计每年有 1 万 2 千起事故，其中 78% 为男性（National Spinal Cord Injury Statistical Center http://www. spinalcord. uab. edu）。呼吸系统的并发症包括肺不张、肺炎和呼吸衰竭，是脊髓损伤患者发病及死亡的主要原因[26,27]。急性脊髓损伤之后的一系列的生理学变化能影响呼吸系统同时容易诱发呼吸系统并发症。这些病变包括：①呼吸肌无力导致的无效咳嗽；②纤毛功能紊乱；③可能是由于外周自主神经系统损伤引起的黏液分泌增加；④声门功能紊乱或胃动力不足增加了误吸的风险；⑤由于交感神经切除术导致的支气管高反应；⑥意识丧失同时伴有损伤，增加误吸的风险[28,29]。

损伤后的急性呼吸衰竭可能是由于支配呼吸肌的神经直接损伤（颈髓损伤）所致，意识丧失、肺水肿，或其他头胸部创伤时发生误吸。很多脊髓损伤的患者在发生事故时或者在事故发生后不久便行气管插管。呼吸系统并发症的预防是十分重要的，预防措施包括鼓励深呼吸及咳嗽，经常性变换体位，体位引流，辅助咳嗽（手动或机械）以及其他方法失效时的纤维支气管镜。有脊髓损伤的患者在损伤后 3 天至 2 周时具有很高的静脉血栓风险。强烈推荐在住院的初期预防深静脉血栓。

脊髓损伤导致的呼吸肌损伤的程度取决于脊髓损伤的水平及严重程度，因为脊髓损伤平面以下的呼吸肌的神经功能丧失。呼吸肌的神经支配见表 97-3。肺功能异常总体上是一种限制[30]。脊髓损伤后最初的几个月到一年里，肺的容积、最大吸气和呼气压力会有明显的升高[31,32]，这可能是因为脊髓水肿的吸收和（或）吸气时膈肌和辅助呼吸肌运动的增强。

表 97-3 呼吸肌及神经支配

肌群	脊髓平面	神经
吸气肌		
膈肌	C3 ~ 5	膈神经
胸骨旁肋间肌	T1 ~ 7	肋间神经
外侧肋间内肌	T1 ~ 12	肋间神经
斜角肌	C4 ~ 8	颈神经（深支）
胸锁乳突肌	延髓	脊髓副神经
呼气肌		
外侧肋间内肌	T1 ~ 12	肋间神经
腹直肌	T7 ~ L1	腰神经
腹内外肌	T7 ~ L1	腰神经
腹横肌	T7 ~ L1	腰神经
上气道肌		
咀嚼肌	—	第 5、7 脑神经
喉及咽肌		
外展肌	—	第 9 ~ 12 脑神经
内收肌	—	第 9 ~ 12 脑神经

通常来讲，脊髓损伤的平面越高，就越需要辅助呼吸[32]。脊髓损伤后通气衰竭的治疗包括侵入性（切开）及非侵入性（面罩及接口器）等措施[33]。很多人在损伤后通过气管切开置管通气，然而即使那些需要随时通气支持的患者，使用非侵入性的方法也通常能完成。侵入性与非侵入性的选择取决于当地专家拥有的通气方式的程度以及患者的偏好。对于高颈髓（颈 1 ~ 2）损伤但膈神经功能完整的患者，膈肌运动调控可通过腹腔镜或

者胸腔的方法实现。应该注意植入膈肌运动起搏器仍然需要气管造瘘以避免睡眠时发生气道阻塞，这是由于吸气时膈肌收缩和上呼吸道扩张缺乏正常的神经协调运动。尽管创伤性脊髓损伤是脊髓病变的最主要原因，其他原因包括血管事件，脱髓鞘病（多发性硬化、横贯性脊髓炎）、脊髓空洞症、肿瘤和硬膜外脓肿（见表 97-1）。

脊髓损伤的患者呼吸机依赖更常见于高颈段脊髓损伤患者。因为膈肌是主要的吸气肌（颈 3 ~ 5 脊神经根），损伤位于颈 3 及以上者需要呼吸机支持并且有很高的发生呼吸系统并发症的风险[27,34]。损伤位于颈 3 ~ 5 之间的患者对呼吸机的需求则不同。即便他们开始时需要呼吸机，最终也可能不需要呼吸机支持[32,35]。损伤靠近颈 3 的患者和年龄大于 50 岁的患者依赖呼吸机的风险最高[32]。损伤平面位于颈 5 以下的患者几乎都能脱离持续呼吸机支持。相反于吸气肌的功能，所有层面颈髓损伤都能影响呼气肌功能导致呼气减弱及咳嗽无力。因为有效的咳嗽取决于腹肌及胸锁乳突肌功能（脊神经根胸 1 ~ 腰 1），颈、胸，甚至部分高位腰髓损害可以影响咳嗽的能力和分泌物的清除。因此，在这些患者中评估咳嗽功能是很有必要的。

（2）脊髓损伤的其他呼吸影响：脊髓损伤患者发生睡眠呼吸暂停是同龄正常人的 4 倍，原因尚不清楚[36,37]。当有夜间低通气的症状如晨起的头痛，白天过度嗜睡或者无法解释的夜间醒来或者白天时高碳酸血症、无法解释的肺心病或者用力肺活量低于预测值的 50% 时应当考虑睡眠检查[38]。支气管气道高反应性和支气管分泌物增多也常见于一些脊髓损伤的患者，可能是因为损伤后影响了气道的正常自主控制[39]。

（二）周围神经系统疾病

1. 运动神经及前角细胞疾病及神经肌肉接头疾病

运动神经疾病及神经肌肉接头疾病如吉兰巴雷综合征或者肉毒杆菌中毒可以急性起病，运动神经元疾病（如肌萎缩性侧索硬化）或者重症肌无力（见表 97-2）则可以缓慢起病。运动神经根受累的水平控制了病变对呼吸系统的影响。

2. 影响运动神经的急性疾病

（1）急性免疫介导的多神经病：急性免疫介导的多神经病，也被称作吉兰巴雷综合征，是一组多种异质性疾病的统称，现在被认为是由于神经节苷脂抗体引起[40]。急性自发性脱髓鞘性多神经病是最常见类型，占总病例数的 85% ~ 90%。这是急性进行性的病程，特点是在两周内对称性进行性加重的上升性肌无力，同时合并腱反射的消失。发病前的病毒感染诱导机体对病毒表位的免疫应答，继而对周围神经的脂质成分发生交叉反应[41]。这个过程通常开始于下肢，但也可能主要开始于上臂或面部、头和颈（Miller-Fisher 变异型）[42]。

急性自发性脱髓鞘性多神经病通过以下几点影响呼吸系统：①上呼吸道肌无力；②吸气与呼气肌无力；③继发的疾病如肺炎及肺栓塞[43]。大约 25% ~ 50% 患者无效呼吸会严重到必须插管并使用机械通气[44,45]。一些指标已经被用于预测即将面临的呼吸衰竭和是否需要机械通气支持，包括用力肺活量，最大吸气压（MIP）和夜间氧饱和度。广泛被接受的指南对于插管和机械通气的推荐包括用力肺活量低于 15ml/kg，用力肺活量低于

1L,用力肺活量和正常预测值比低于 50% 或者最大吸气压力低于 30cmH$_2$O[43]。应该频繁监测用力肺活量和最大吸气压力(一天监测的次数取决于病情变化的速度)。快速进展的疾病,重症监护室(ICU)是监护的最好场所。必须插管的指针包括意识丧失、呼吸或循环系统障碍、休克、心律失常、血气改变或者伴吸气困难的延髓病变[43]。对于这些患者非侵入通气不是通常的选择,因为这些患者延髓肌肉受累后有很高的误吸风险。一旦诸如类固醇激素、免疫球蛋白、血浆置换等治疗开始后,呼吸肌力恢复时则可成功拔管[46]。直到呼吸肌力恢复,需要审慎的 ICU 支持包括气管切开延长机械通气以避免诸如呼吸机相关肺炎及脓毒血症等并发症。

(2) 脊髓灰质炎: 脊髓灰质炎是一种累及脊髓前角细胞和运动神经的病毒感染性疾病,由人类肠病毒引起,在二十世纪的美国及西欧引起了合并呼吸系统并发症的大流行。由于环境的改善和疫苗的发展,脊髓灰质炎在发达国家不再是一个主要的公共健康问题。然而在发展中国家,急性感染仍有发生[47]。

在发达国家,当前源自脊髓灰质炎的主要健康问题是脊髓灰质炎后综合征,主要是 20 世纪中叶脊髓灰质炎流行后存活的患者新发无力[48,49]。脊髓灰质炎后综合征进展性神经系统恶化的原因尚不清楚。目前的病理机制理论包括:①恢复神经支配的运动单元的进行性退变;②神经组织内的脊髓灰质炎病毒持续感染;③自身免疫导致的继发神经结构破坏[50,51]。从首次感染到发病的平均时间是 35 年,但范围从 8 年到 71 年不等。脊髓灰质炎的幸存者中新发肌无力的比例高达 20% ~60%[51]。尽管脊髓灰质炎后综合征累及呼吸系统疾病的精准发病率并不清楚,但睡眠呼吸障碍非常常见,夜间非侵入性通气十分有效[52]。幸运的是,脊髓灰质炎后综合征相关的明显低通气是很少见的[53]。

3. 影响运动神经的慢性疾病

肌萎缩侧索硬化: 肌萎缩侧索硬化是进行性的神经退行性疾病,没有更好的治疗方法。通常临床表现为逐渐加重的不对称的无力合并由于上运动神经元受累引起的反射亢进和下运动神经元受累引起的束颤。如同大多数神经疾病一样,肌萎缩侧索硬化对肺不会有直接的后果,但会明显影响上呼吸道、胸壁和膈肌,因此损伤呼吸肌的功能。事实上,ALS 影响呼吸系统所有的主要肌群:①导致吞咽异常和咳嗽不足的上呼吸道肌肉;②导致咳嗽不足的呼气肌;③导致通气不足的吸气肌。因此,所有 ALS 的患者有呼吸系统并发症的高风险。呼吸衰竭是导致这部分患者死亡的主要原因,有报道呼吸衰竭是 ALS 的首发临床表现[54]。患者可能主诉呼吸困难,难以控制的分泌物,或者不能有效地咳嗽。在门诊患者中监测肺功能是非常重要的。用力肺活量是最常用的监测指标,有预测预后的意义[55,56]。也必须注意声门和咳嗽功能,因为误吸和肺炎是病情恶化和死亡的主要原因[57]。睡眠呼吸障碍在 ALS 患者中十分常见,非侵入性正压通气(NPPV)已被用于夜间和疾病进展阶段,白天可以提高生活质量和延长生命[58-60]。由于吞咽功能障碍,患者通常管理分泌物困难。抗胆碱能药物[61],低剂量照射唾液腺[62]或腺体内注射肉毒素[61,63]可以减少分泌物。当 ALS 进展时,NPPV 将会失效,应考虑气管切开的合理性和长期侵入性通气。尽管气管切开通常可以延长生命[64],但并不改变疾病的病程,患者最终将会完全瘫痪。因为文化不同,侵入性通气的使用在不同国家间差异很大[65]。

4. 神经肌肉接头疾病

(1) 重症肌无力: 重症肌无力是最常见的影响神经肌肉传导的疾病,是一种自身免疫性的神经肌肉疾病,以抗体介导的直接免疫攻击神经肌肉接头突触后膜的乙酰胆碱受体和(或)受体相关蛋白为特点。这会使一些包括呼吸肌在内的肌群发生无力。在严重的、潜在威胁生命的、急剧恶化的被称为重症肌无力危象时,呼吸肌尤其容易发生疲劳[66]。重症肌无力危象的临床诊断和之前提到的急性特发性脱髓鞘性多神经病十分相似,插管的指针也是相同的[43]。重症肌无力急性期的治疗着眼于包括静脉免疫球蛋白、血浆置换以及皮质类固醇等迅速的治疗[67,68]。密切关注呼吸为患者提供了支持,为重症肌无力患者的有效治疗提供了时间。

重症肌无力也可以以副肿瘤综合征起病,通常合并胸腺瘤。据估计,约15%的胸腺瘤患者会发生重症肌无力。胸腺瘤切除可能减轻重症肌无力症状。胸腺切除术后病情改善的预测因素包括年龄小于35岁,症状发生少于24个月以及围术期未使用类固醇治疗[69]。

Lambert-Eaton 肌无力综合征(LEMS)是重症肌无力综合征,与小细胞肺癌相关,类似于重症肌无力的方式而影响呼吸肌。约3%的小细胞肺癌患者表现为 LEMS[70]。然而,高达50% ~60% 的 LEMS 患者合并肿瘤,几乎全是小细胞肺癌。小细胞肺癌起病隐匿,最多有在诊断为 LEMS 后5年才被发现。LEMS 被认为是由于自身抗体直接攻击突触前膜电压门控钙离子通道[71],从而影响突触功能。这些(神经肌肉接头)电压门控钙离子通道或许和小细胞肺癌的神经内分泌细胞相同,由此可以解释两种疾病的关系。尽管呼吸系统受累经常在晚期出现,但呼吸衰竭是可以是 LEMS 的表现[72],当无法解释的神经肌肉无力时应该考虑这类疾病。尽管 LEMS 和重症肌无力有着共同的病理生理机制,但其临床表现是不同的:LEMS 的特点是:①重复神经电刺激时肌肉复合动作电位增加,重症肌无力无此现象;②大多表现为大腿近端肌无力,清晨更重;③自主神经功能障碍更严重;④通常与恶性肿瘤相关[73]。

(2) 肉毒杆菌中毒: 肉毒杆菌中毒是一种神经麻痹性的综合征,是由革兰氏阳性的肉毒杆菌产生的毒素作用于神经肌肉接头造成的。这种疾病由以下五种途径感染人类:①食物肉毒杆菌中毒,食用了预先被毒素污染的食物;②创伤性肉毒杆菌中毒,细菌在伤口上生长并在体内产生毒素;③婴儿肉毒杆菌中毒,吃入梭状芽孢杆菌的孢子在宿主的胃肠道内繁殖同时在体内产生毒素;④成年人的肠道肉毒杆菌中毒,与婴儿的感染相似;⑤吸入性肉毒杆菌中毒,在吸入生物恐怖袭击行动中释放到空气中的肉毒杆菌毒素后发病[74](见第40章)。

肉毒杆菌 C. 产生的毒素能通过结合突触结合蛋白 I 和 II 受体以介导毒素进入神经元细胞质引起瘫痪[75]。一旦进入细胞,毒素将不可逆地阻碍刺激诱导的乙酰胆碱的释放。肉毒杆菌毒素是目前已知的最强的毒素。损伤后恢复需要突触的重新生长,这需要6个月的时程。临床表现为进行性的瘫痪,早期伴有脑神经的受累包括复视、吞咽困难、构音障碍及面肌瘫痪。病程中肌力下降比较常见,累及上呼吸道,膈肌,骨间肌,通常导致插管及机械通气[76]。所有患者都应在 ICU 中监护,对于那些不能保护气道的患者或者潮气量低于预测值30%的患者应该插管。肉毒杆菌抗毒素(静脉肉毒杆菌免疫球蛋白)在美国是可以获得的并且能应用于 1 岁内的婴儿[77]。对于美国的成年人,实验性的马血清七价肉毒杆菌抗毒素可以从疾病控制与预防中心获得[78]。对于所有患者,支持性治疗是基石,必要时插管和机械通气对于提高生存尤为重要,住院日延长则是普遍的。

其他神经肌肉接头毒素。大量其他毒素可以影响神经肌肉接头。有机磷杀虫剂和氨基甲酸酯类农药是乙酰胆碱酶的阻断剂,引起高水平的乙酰胆碱聚集于神经肌肉接头并且导致副交感神经及交感神经的过度刺激,骨骼肌瘫痪以及呼吸衰竭[79]。部分种类的蜱可以产生毒素通过阻止钠离子的内流而阻断神经肌肉接头的传递(蜱麻痹),同时防止突触前终板轴突的去极化和乙酰胆碱在神经末端的释放[80]。大量蛇家族的蛇毒产生的神经毒素能造成瘫痪,呼吸衰竭以及基于神经递质传导受阻的死亡[81]。最后,很多药物也能导致神经肌肉接头被阻断,包括青霉胺、氨基糖苷类抗生素、氟喹诺酮类抗生素、苯妥英和其他抗惊厥药、锂、β 受体阻断剂、糖皮质类固醇和硫酸镁[82]。

5. 呼吸肌疾病

很多疾病包括急性与慢性疾病可以直接影响呼吸肌(见表 97-2)。慢性肌肉疾病的很多病因导致呼吸肌功能不良,包括遗传性肌营养不良、肌病、肌强直、炎症性肌肉疾病,以及与系统性疾病相关的病变。

(1) Duchenne 型和 Becker 型肌营养不良:Duchenne 型和 Becker 型肌营养不良都是进行性的肌营养不良,是由于 Xp21 染色体的肌萎缩蛋白基因的变异引起[83]。肌萎缩蛋白是糖蛋白由胞质膜、肌节和胞质肌肉蛋白组成。在 Duchenne 型肌营养不良中肌萎缩蛋白缺失,然而 Becker 型肌营养不良是一种较轻的变异的亚型,肌萎缩蛋白的质量和数量都减少。两种病变都是以 X 连锁隐性遗传以进行性肌肉萎缩和肌无力为特点[84]。肢体无力通常在 Duchenne 型肌营养不良中更严重。两种疾病均可累及呼吸肌,导致发病率和病死率的增加。然而因为基因转录模式不同,膈肌较肢体肌肉不易受累[85]。Duchenne 型可以累及心肌。

Duchenne 型肌营养不良近端肌群受累在 2~3 岁时较明显,但呼吸肌无力在接下来的儿童后期变得突出[86]。在 Becker 型肌营养不良中,肌无力会在儿童时期的晚期出现,通常直到成年患者也能走动。因为肢体肌肉相比呼吸肌更容易受累,体育锻炼受限始于肢体肌无力而不是由于呼吸肌无力所致的呼吸困难。然而随着时间推移,呼吸肌进行性无力即使是在轻微运动或安静休息时也会出现呼吸困难。吸气肌无力可以通过测量最大吸气的压力进行评估。儿童无法完成这项检查,最大吸气鼻内压(maximal sniff pressures)可以作为一个有用的替代指标[87]。当呼吸肌严重受累时(MIP 小于 50% 预测值),肺容积减少并且肺活量以每年 6% 至 11% 的速度减少。同时伴有脊柱侧弯、驼背以及肌肉挛缩时这种限制会更加恶化。糖皮质激素和艾地苯醌,一种苯醌样的药物,能增加线粒体产生能量同时有抗氧化作用,已经被用于减缓肺功能下降[88-93]。基于基因操纵的治疗方案如基因转染或者外显子跳跃以恢复特定的阅读框有希望但尚需进一步评价[94-96]。

血清肌酸激酶增高通常应该怀疑该诊断。然而该结果针对这些疾病并无特异性。通常肌肉活检可以鉴别肌营养不良和炎症性骨骼肌病变以及其他类型的肌营养不良。肌营养不良的肌纤维萎缩和再生,肌肉被脂肪和结缔组织所替代。肌萎缩蛋白的免疫印迹法有助于区分 Duchenne 型和 Becker 型肌营养不良。肌萎缩蛋白基因的删除可能有用,但该基因的点突变位点却很难找到[97]。Duchenne 型和 Becker 型肌营养不良患者的女性同胞应该检查是否是这种疾病基因的携带者。携带者通常伴有肌酸激酶水平的增高[98]。识别携带者十分重要,不仅是遗传咨询,而且携带者患心肌病的风险比普通人更高。

合并限制性肺功能缺损和呼气肌无力导致的咳嗽无力使这些患者容易发生呼吸系统并发症如肺不张和感染,这些将在下个章节中提到。

当吸气肌进一步无力,限制性肺功能障碍变得严重,肺总量和肺活量低于预测值的 60%,当患者肺活量低于预测值的 30% 即有很高的夜间低通气的风险。这些患者有夜间低通气的相关症状,如不解乏的睡眠以及容易疲劳。夜间通气通常在症状与夜间低通气、右心衰或者不论是夜间或白天动脉血二氧化碳分压升高(大于 45mmHg)等相关时开始使用。通常,白天测量呼吸肌的力量和肺容积预测夜间低通气和夜间血氧的效果不佳,在高危人群中应考虑睡眠检查。非侵入性通气是一种治疗性的干预措施,通常可以通过使用如鼻面罩,鼻口面罩或接口器等正压装置的连接实现(稍后讨论)。尽管没有肌营养不良患者的随机对照试验,非侵入的通气可能改善生存质量、体力活动、血流动力学以及使动脉血气正常化[99,100]。将非侵入通气延长至清醒的时候能减轻严重患者的呼吸困难症状。针对吸气肌耐力的训练,或许能减缓轻中度肌无力患者疾病的进展[101]。需要外科手术的 Duchenne 型和 Becker 型肌营养不良患者可能有较高的呼吸系统并发症的风险[102]。一个已经发表的共识强调了麻醉的呼吸系统和其他风险并且提出了避免过高的发病与死亡的方法[103]。

其他肌肉萎缩如肢带型肌营养不良,面肩肱型肌营养不良,肌强直性肌营养不良,能影响呼吸肌但通常直到疾病的终末期才影响呼吸。

(2) 慢性炎性肌肉疾病:皮肌炎(DM)、多发性肌炎(PM)和包涵体肌炎(IBM)是系统性的原因不明的炎症性疾病,可以造成严重的骨骼肌无力[104]。PM 和 DM,发病率大体约 1/100 000,女性多于男性[105]。DM 和 PM 均是以肌肉纤维炎性坏死为特点。DM 的炎症过程是由补体介导的微血管病变或者与 1 型干扰素相关。DM 炎症受累的部位是周围神经纤维和血管。PM 的炎症反应是细胞介导的受累肌束本身。IBM 是以血管周围炎,肌束膜、包绕骨骼肌纤维的结缔组织鞘膜的炎症以及特征性空泡的出现。Tau 蛋白和 β-淀粉样前驱蛋白可能会加重肌肉损伤[106,107]。

DM 和 PM 累及近端肌群,而 IBM 可累及近端和远端肌群。DM 可见于儿童和成人,然而 PM 和 IBM 通常只见于成人,IBM 累及 50 岁以上的人,其中男性多见。DM 与皮疹和癌症相关。

炎症性肌病,通常造成对称性的近端肌无力,由于肌无力进展缓慢,症状呈隐匿性发展。炎症性肌病可以累及膈肌、肋间肌和辅助呼吸肌,但其他周围肌群的受累通常比呼吸肌更严重[108]。除了起病时年龄通常大于 50 岁,IBM 和 PM 相似,男性比女性多见。主诉通常不是呼吸肌无力相关的症状。然而,呼吸肌无力发生在 5%~10% 的 DM 和 PM 患者[108],如果仔细评估呼吸肌功能,可能发现高达 75% 的患者有呼吸肌无力[109]。

高达 70% 的 DM 及 PM 患者可能发展为间质性肺病[110],抗核抗体阳性的间质性肺病可能会特别危重[111]。应该评估 DM 和 PM 的患者是否存在限制性肺病,这也可能是由于呼吸肌无力和隐含的间质性肺病。如果呼吸肌无力明显(MIP 小于 30% 的预测值),随之将会产生通气衰竭[108]。呼吸肌无力也能影响咳嗽,与食管功能障碍及淋巴细胞减少一致,使得这些患者易患肺炎。

诊断检查包括肌酶和自身抗体的测定、磁共振和肌肉活检检查。肌酶(肌酸激酶、醛缩酶和乳酸脱氢酶)在所有炎症性肌病中均有升高,但在 DM 和 PM 中比 IBM 增高更明显。DM 和 PM 特征性的血清学标志物包括自身抗体如抗 Jo-1,信号识别因子抗体(抗 SRP 抗体)和 Mi-2 抗体,一种核解螺旋酶[112,113]。在 PM 和 DM 患者的血液中能检出 1 型干扰素诱导的转录因子,或许扮演了致病原的角色[114]。磁共振提供了一个广泛的肌肉样本并且有助于鉴别 PM 和 IBM。IBM 患者的肌肉中能看到异常改变,然而 PM 患者只能沿着筋膜才能发现异常[115]。肌肉活检中检出典型的包涵体可以诊断 IBM。

6. 代谢性肌病

(1) **糖原贮积症**:一些酶的缺乏可以导致糖代谢紊乱,导致糖原在组织中包括骨骼肌和心肌中的聚集。最容易影响呼吸系统的糖原贮积症是酸性麦芽糖酶缺乏(Ⅱ型庞贝氏病),脱支酶(Ⅲ型福布斯肺病)。这些疾病通常发生于儿童,但是一些疾病,如庞贝氏病则有成人发作类型。麦卡德尔综合征(Ⅴ型)糖原磷酸化酶的缺乏可导致运动不耐受[116]。一般来说,糖原贮积症是遗传性的常染色体隐性遗传疾病。

(2) **酸性麦芽糖酵素缺乏症**:酸性麦芽糖酵素缺乏症,也被称为糖原贮积症 Ⅱ 型或庞贝病,是由于缺乏一种将糖原聚合物分解为葡萄糖的酸性 α-葡萄糖苷酶。这种酶的缺乏导致糖原聚集于心肌和骨骼肌的溶酶体,最终导致肌病。尽管典型表现为婴儿期起病,但这种疾病也可成年发病[117]。酶完全缺乏的患者通常在 1 岁以内即发生循环呼吸衰竭和死亡[118],1 岁以后出现无力者,病情相对较轻也不累及心脏。患者最初出现肌无力相关的症状,迟发症状的患者预后更好。膈肌受累的患者可能有限制性通气障碍,不能耐受仰卧位,大部分严重病例会出现呼吸衰竭[119]。重组酸性 α-葡萄糖苷酶的酶替代治疗的临床试验结果很有希望,显示有稳定肺功能[120,121]和提高生存的作用[122]。

(3) **其他代谢性肌病**:肌病可以因脂质代谢缺陷(肉碱脂酰转移酶缺乏)或线粒体疾病所致。脂质代谢的病变可能由于肉碱转移蛋白异常("原发的"肉碱缺乏)或者继发于其他代谢性疾病的肉碱缺乏[123]。这些疾病通常不会造成呼吸困难但是会累及其他骨骼肌群(臂和腿)并且可能累及心肌。

线粒体病变包括那些由于线粒体呼吸链复合体中的酶的缺乏和磷酸化呼吸偶联的欠缺。线粒体代谢病变包括复合体Ⅰ、Ⅱ、Ⅲ、Ⅳ和Ⅴ造成多个呼吸链的缺失[124]和改变运动中氧代谢的动力学[125]。线粒体肌病的主要表现是肌无力,肌肉消耗和运动不耐受。运动中呼吸困难是由于代谢需要而增大通气量[125]。患者可能表现为眼肌麻痹、上睑下垂和肥厚性或扩张性心肌病。线粒体肌病偶尔造成明显的呼吸无力,导致夜间通气降低并需要辅助通气。治疗集中在回避缺陷的线粒体包括补充诸如肌酸等三磷酸腺苷产物的饮食[126]。

四、特别专题

(一) 与重症相关的神经肌肉疾病

神经肌肉无力是 ICU 患者是十分常见的症状,多达 25% 的在 ICU 中住院超过 7 天的辅助通气的患者发生神经肌肉无力[127]。肌无力的潜在原因包括吉兰巴雷综合征、横纹肌溶解、恶病质的肌病、呼吸机相关的膈肌功能障碍,以及严重的神经疾病和肌肉疾病。

严重的神经和肌肉复合疾病通常是指"ICU 相关的肌无力"或者严重的多发性神经肌肉疾病。严重的多发性神经肌肉疾病的发病率很高,前瞻性的研究估计发生风险为 33% ~ 82%[128-130]。伴有菌血症、多器官衰竭、全身炎症反应综合征[131]和高血糖症[129]的患者有很高的发生这种并发症的风险[132]。其他危险因素包括糖皮质激素[127]或神经肌肉阻断剂治疗[133]、完全肠外营养、使用氨基糖苷类抗生素、儿茶酚胺、高渗状态、女性、长期多器官衰竭、进展性严重疾病和肾衰竭[134]。

导致严重疾病的多神经肌肉病变的病理生理机制尚不清楚。然而,肌病的病理改变已经十分明确,包括两种病变:①以粗肌丝(肌球蛋白)破坏的肌细胞萎缩[135];②以肌肉纤维细胞内空泡形成和吞噬作用的广泛的肌细胞坏死[136]。神经病变的改变包括神经传导的电生理检查提示运动和常常有感觉神经动作电位的降低以及提示去神经支配肌肉纤维化[137]。

严重的多发性神经肌肉病变应该与神经肌肉疾病相鉴别。与脱髓鞘病如吉兰巴雷综合征相比,严重的多发性神经肌肉病变神经传导速度正常,与横纹肌溶解相比,严重的多发性神经肌肉病变肌酸磷酸激酶正常,无肌肉疼痛,肌电图改变轻微;与恶病质肌病相比,严重的多发性神经肌肉病变很少合并严重的营养缺乏[138]。

目前为止唯一减少 ICU 获得性神经肌肉疾病的治疗方法是强化胰岛素治疗。在一个随机对照试验中,与常规的 180 ~ 200mg/dl 的范围相比,使用胰岛素将血浆葡萄糖控制在 80 ~ 110mg/dl,至少 1 周能减少 44% 的 ICU 患者发生严重的多发性神经肌肉病变[139]。

呼吸机诱导的膈肌功能障碍是 ICU 中另一个重要的呼吸肌无力的病因,伴有快慢肌纤维的萎缩。机械通气仅仅 24 ~ 36 小时后即可发生[140,141]。膈肌超声或许能为机械通气的患者提供一种非侵入性的方法以评估膈肌功能[142]。

(二) 影响膈肌功能的疾病

膈肌是主要的吸气肌,穹隆状的结构分隔胸腔和腹腔,由两个片叶状的肌肉附着在中心肌腱上(见图 97-2)。膈肌沿着低位 6 个肋骨的内表面,肋软骨的前外侧和上三个腰椎椎体的后部嵌入骨性肋膈。膈肌分隔腹腔和胸腔,当它收缩时扩大胸腔的容量并通过降低胸膜内压力吸气膨胀。膈肌通过两种方式增加胸腔的体积:以活塞样运动降低膈肌,以及通过增加腹部压力扩大胸腔。膈肌由颈 3 ~ 5 的周围神经支配。膈肌无力或者瘫痪可以累及一片膈肌(单侧)或两片膈肌(双侧)。

1. 单侧膈肌麻痹

单侧膈肌麻痹比双侧膈肌麻痹更常见,瘫痪的原因都是类似的(表97-4)。最常见的单侧瘫痪的原因包括与心脏或胸部手术相关的周围神经损害，带状疱疹，颈髓疾病或侵袭性或压迫性肿瘤[143]。当单侧膈肌麻痹时，患者可能在休息时无症状但在用力时有呼吸困难[144]，可能有端坐呼吸，但不如双侧膈肌麻痹常见或严重。在单侧膈肌麻痹患者中出现呼吸困难时，应该评估可能会合并诸如肥胖症和潜在的心脏病或者肺病，能导致肌无力的其他疾病。

表97-4　膈肌麻痹及无力的病因

神经疾病	肌肉疾病
创伤	肌营养不良
冷停搏心脏手术	肢带型
钝性外伤	杜兴氏型和贝克型
脊髓损伤	代谢性肌病
辐射损伤	甲亢及甲减
颈部推拿	酸性麦芽糖缺乏症
斜角肌和臂丛神经阻滞	风湿性疾病
肿瘤压迫	系统性红斑狼疮
肺癌	皮肌炎
转移性纵隔肿瘤	混合性结缔组织病
代谢	其他
糖尿病	淀粉样变性
维生素缺乏(维生素 B_6，维生素 B_{12}，	营养不良
叶酸)	特发性
甲状腺功能减退症	
炎症性神经病	
特发性(神经痛性肌萎缩，Parsonage-	
Tumer)	
多发单神经炎	
血管炎	
副肿瘤综合征	
其他	
颈椎病	
脊髓灰质炎	
肌萎缩侧索硬化症	

　　通常根据胸部影像上偏侧膈肌升高，荧光吸入检测或膈肌超声确诊[145]。在这个检测中，通过用力吸气、荧光镜或膈肌穹隆的超声图像可看到瘫痪的半侧膈肌向上运动或"矛盾运动"(见视频18-1)。矛盾运动是由于正常的半侧膈肌收缩引起腹内压增加(同时胸腔压力下降)，而半侧瘫痪膈肌的被动运动所产生的。因此单侧膈肌麻痹通过两侧膈肌的不同功能即能诊断。膈肌区域的超声图像显示薄的膈肌在吸气时不能增厚为诊断慢性膈肌麻痹提供了另一种方法(视频97-1)[146]。针对这种疾病没有特异性治疗，但偶尔从最初的损伤中可以恢复。当致残症状出现时，在影像上出现半侧膈肌明显抬高，半膈肌麻痹的手术治疗能减小矛盾运动，能改善潮气量和1秒用力呼气量，尤其是在仰卧位时和减轻呼吸困难上疗效明显[147,148]。

2. 双侧膈肌麻痹

　　双侧膈肌麻痹最常见于全身肌无力的疾病，最常见的是弥漫的肌肉疾病或诸如 ALS 的运动神经元病。然而，双侧瘫痪可能因为多种形式的疾病，包括累及颈髓，周围神经或者神经肌肉

接头的疾病。例如神经痛性肌萎缩(Parsonage-Turner 综合征)或者继发于心脏、胸腔或颈部手术的并发症[149]。

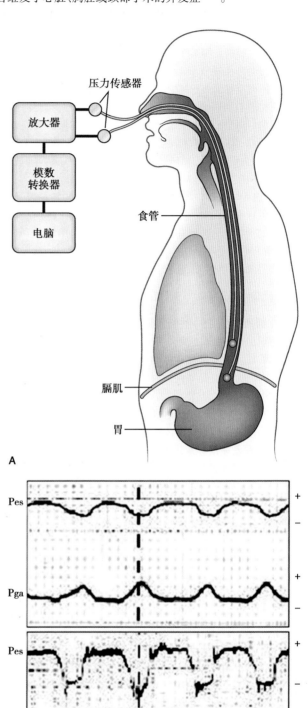

图97-4　跨膈肌压力测试膈肌功能。A. 用于测量跨膈压的仪器。将食管和胃气球通过鼻进入食管和胃，同时分别测量膈肌上下的压力。B. 上图，正常食管(Pes)和胃(Pga)压力曲线。可以看见在正常吸气时，由于膈肌的运动所以 Pes 压降低，而 Pga 压增高。下图，膈肌麻痹时 Pes 和 Pga 偏向同一方向，表明没有膈肌运动

双侧瘫痪的患者不论是休息、活动还是平卧时主要表现为呼吸困难[150]，端坐呼吸非常常见，患者需要在躺椅上斜躺睡眠[151]。此外，他们在进行需要弯腰或上举的运动中出现呼吸困难，浸在水中也出现呼吸困难[152]。这些症状和腹压增高相关，和膈肌在平卧位或弯腰时的移位相关。由于伴有低通气和低氧血症的睡眠呼吸障碍常见[153,154]，这些患者总体上对 NPPV 反应良好[155]。

双侧膈肌麻痹可能很难诊断，尤其是当观察到仰卧位的患者吸气时矛盾运动的肋腔和腹部运动时应该怀疑该诊断。肺功能监测可见中度受限，卧位时潮气量下降大于 30%。因为没有正常的半侧膈肌与不正常的作为对比，胸部影像和吸气监测可能产生假阴性和假阳性结果。膈肌穹隆运动的二维心脏超声图像和荧光镜检查有相同的局限性[156]。周围神经传导检查可以用于诊断引起膈肌麻痹的神经病变，但有技术局限性[157]。最大吸气量和呼气压的测量有所下降，但这些检查不是针对膈肌功能障碍的特异性检查。诊断的金标准是通过球囊导管经食管及胃测量经膈肌压力（图 97-4A），结果显示不能产生经膈肌压[158]（见图 97-4B）。膈肌的超声比经膈肌压力测定侵入性小，吸气时没有任意一侧出现膈肌增厚时可诊断双侧膈肌麻痹[159]。

除非原发病是可治疗的，双侧膈肌麻痹几乎不可逆。然而，超过 50% 的特发性一侧膈肌麻痹或者神经痛性肌萎缩（臂丛神经炎）的患者发生自发性恢复，从发病到恢复平均需要 15 个月[157]。超声已经被用于随访单侧和双侧瘫痪的恢复[160]。可以考虑使用周围神经起搏器，但前提是有完整的周围神经和正常的膈肌运动功能，因而在大多数膈肌麻痹中不能使用。周围神经起搏器已经被用于颈 3 脊髓以上损伤的治疗。直接作用于膈肌的起搏器在膈肌中植入电极，识别周围神经进入膈肌的位置是直接起搏的先决条件，因为需要把肌肉内的电极植入上述位置才能产生一致的膈肌运动。直接的起搏器已经被应用于高颈段脊髓病变和 ALS 的患者，能有限延长免于使用呼吸肌支持的时间[160]。正如前述，在单侧膈肌麻痹中，半侧膈肌折叠术已被用于缩短瘫痪的半侧膈肌，使未受累的膈肌更有效地收缩。该手术不适用于双侧膈肌麻痹，因为这些患者呼吸的补偿机制之一是需要将较低的膈肌下压力通过松弛的膈肌传递到胸腔。

五、呼吸评估的方法及神经肌肉疾病患者的管理

尽管每种神经肌肉疾病有不同的病因和自然病史，以及潜在的治疗方法，可以通过一个系统的方法评估神经肌肉疾病对呼吸系统的影响，可以应用于任何神经肌肉疾病的诊断。这个方法就是基于参与维持通气和保护气道和肺的三个主要肌群：①吸气肌主要负责通气；②呼气肌主要负责咳嗽；③上呼吸道肌负责咳嗽、吞咽和气道保护（图 97-5）。对于神经肌肉疾病的患者，咳嗽功能和源自完整吞咽机制的气道保护和维持通气功能一样重要[161,162]。对于 Duchenne 型肌营养不良的患者，一个美国胸科学会的共识[162]已经推荐临床应该通过询问准确的病史，体格检查和实验室检查评估上述三个方面的任一部分。

吸气功能可以通过测量 FVC、MIP 和二氧化碳水平进行监测。二氧化碳可以通过动脉血二氧化碳分压，传统的精确的通气测量或者当呼气时或终末潮气量的二氧化碳，经皮二氧化碳

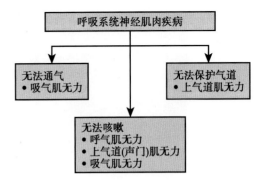

图 97-5　吸气肌、呼气肌和上气道肌无力或功能障碍的临床影响。神经肌肉疾病导致呼吸系统疾病的主要原因是不能通气、咳嗽或避免上呼吸道的误吸

或者毛细血管二氧化碳分压来进行测量。动脉血气样本是最准确的评估肺泡通气量但易引起患者不适。对于没有肺间质疾病的患者终末潮气量的二氧化碳的测量是简单且准确的评估动脉二氧化碳分压的方法[163]。经皮二氧化碳已经成功用于测量儿童，技术的改善或许能使其更为广泛地应用[164]。

低通气通常表现为睡眠中断的症状。与睡眠呼吸障碍一致的症状包括：更加频繁的夜间觉醒，夜尿症，生动的噩梦，夜间盗汗，白天过度嗜睡，晨间头痛，恶心，抑郁，注意力不集中，以及白天活动减少。多导睡眠描记法可以用于评估神经肌肉疾病患者的睡眠，但是整夜待在睡眠实验室可能对需要陪护，体位改变或需帮助如厕的患者尤其困难。因此在安排检查前确保较高的检查可能性是很重要的。清醒状态下动脉血二氧化碳分压的基线值大于 45 或者碱剩余大于 4mEq 或更高可能与睡眠低通气相关[165]。在家中进行无人陪伴的睡眠检查[166]或整夜血氧含量和终末潮气量二氧化碳监测[162]可能替代多睡眠导图检查；然而，这些便携式监测的敏感性与特异性仍需进一步研究[166]。这些研究可能有助于筛选那些能从完整睡眠多导图检查中获益的患者。

如果患者无法将分泌物从口中排出或者经常发生呼吸系统感染，应考虑咳嗽无力。测量咳嗽峰流速（PCF）是评价咳嗽功能的最好方法。这可以容易地通过连接于一个面罩或接口器的哮喘峰值流量计进行测定（图 97-6）。正常值范围为 360 ~ 960L/min[167]，当低于 160L/min 时，患者可能处于咳嗽无力和呼吸机依赖的高风险[161]。在呼吸道感染时 PCF 可能大幅下降，健康时期 PCF 低于 270L/min 的患者在感染时可降至 160L/min 以下。推荐对 PCF 低于 160L/min 的患者辅助咳嗽。

诸如 ALS 的神经肌肉疾病患者由于脑干的运动神经元受累常产生球部肌肉的功能障碍。唇、舌、咽喉部肌肉功能不良可增加误吸风险，声门闭合不全导致无效咳嗽。患者吞咽功能可能受损并且很难吸收足够的营养。窒息很常见甚至可以由唾液误吸而诱发。营养不良或体重快速下降提示医生应评估吞咽功能[168]。吞咽可通过钡餐或直接可视的内镜检查进行评估[169-171]。语言和吞咽门诊有助于诊断吞咽和气道保护问题，同时指导患者及其家属降低误吸风险的方法。

（一）通气支持

神经肌肉疾病的患者使用通气支持已有 60 多年的历史[172]（表 97-5）。一些最早的呼吸机被称作身体通气机，包括铁肺、振

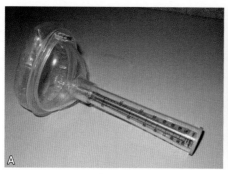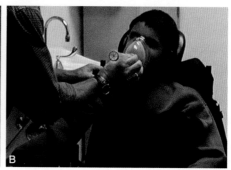

图 97-6　咳嗽功能的测试。A. 测量咳嗽峰值流速的装置由连接到面罩的哮喘峰流量计组成。B. 肌营养不良患者使用咳嗽峰值流速装置进行测量

动床和气带[173]。随着侵入性(气管切开)或非侵入性(面罩)呼吸机正压通气的出现,只有少数情况下才使用这些身体通气机,通常是那些已经使用了很多年的患者。

表 97-5　用于神经肌肉疾病治疗的通气方法

负压通气

通气箱(铁肺)

雨衣通气机(斗篷或肺罩衫)

胸甲通气机(肺壳)

带有紧身裤的肺制服

正压通气

侵入性(气管切开)

非侵入性

通过全面罩

通过鼻面罩

通过接口器

导致膈肌被动运动的通气机

肺腰带

摇床

膈神经起搏

膈肌起搏

神经肌肉疾病的患者已成功使用留置气管切开的侵入性正压呼吸机。这种类型的呼吸机支持的好处在于完全地由呼吸机控制潮气量,容易进入中心气道吸取分泌物。此外,如果发生急性的呼吸功能下降,可用相同的通气方法进行呼吸支持。即使在家中也能使用这种便携式的正压通气机[174]。在以下情形时应考虑使用侵入性正压呼吸机:①合并肺部疾病;②大量的分泌物;③口咽肌力较弱,清除感染性分泌物差;④未控制的能导致上呼吸道阻塞的痫性发作;⑤倾向于侵入性而不是非侵入的方法;⑥整形手术或其他干扰非侵入性设备放置的情形;⑦得到非侵入性技术专家的意见有限。

不幸的是,侵入性的经气管切开长期正压通气与诸如留置导管损伤气管从而导致气管坏死,气道狭窄,出血或气管食管瘘等并发症相关[175]。然而,高容量低压气囊的塑料气切导管已经降低了这类并发症的发生率。气切导管会影响正常的吞咽机制,患者容易发生吞咽困难和误吸;也可增加气管内细菌的繁殖

和下呼吸道感染的风险。另一个每天需要关注的呼吸道管理是气切导管的湿化。最后,患者的社会交流和心理健康可能因不能说话而被影响。然而,当患者气切开及机械通气时,已有大量的设备和技术允许语言和交流。这包括呼气时允许气体通过声带(Passy-Muir 阀门,Irvine,CA)的单向气阀或者直接压缩空气通过声带的通道("Trach Talk"气管导管),然而并不是所有的患者都能幸运地使用这些装置。

NPPV 已经成为神经肌肉呼吸系统疾病的倾向性治疗方法[176]。非侵入性的正压通气呼吸机在 20 世纪 50 年代的脊髓灰质炎流行时首次应用,摒弃了使用铁肺的时代。自从 20 世纪 80 年代,对于使用这种设备的标准有了相当程度的细化。现在有三种应用 NPPV 的方式:①经面罩;②经鼻罩;③经接口器封或不封唇(图 97-7)。同一患者偶尔可以采用一种以上的通气方式。例如白天使用接口器,晚上使用鼻罩。

接口器是最早使用的正压通气呼吸机装置。患者在牙齿之间咬住接口器通常在睡眠时也可使用,尤其是在使用封闭嘴唇时[177]。从 20 世纪 90 年代开始,经鼻罩通气得以发展并成功应用。鼻罩最初被设计用于持续正压通气治疗睡眠呼吸暂停的患者[178],当前也被用于神经肌肉疾病的患者进行间歇性正压通气。鼻罩周围无漏气时潮气量能有效地传递。漏气的患者可能产生不饱和的氧合血红蛋白,动脉血二氧化碳分压升高并出现相应症状,这种情况下使用全面罩吸氧可能更合适。使用专门定制的器械也能减少经口的泄漏,并且让患者可能更加舒适。压力循环而非容量循环装置更常用于面罩通气。通过这些机械,正压可以以两个水平传递,吸气时较高的水平和呼气时较低的水平(双水平支持,BiPAP)。吸气时的正压梯度将潮气量传递给患者。呼气是个被动的过程,当气道压力恢复到低水平时呼气中止。维持正压呼气压力非常重要,主要有两个原因。首先需要维持终末气道正压力的气流可以排出呼吸机管道内呼出的二氧化碳和防止被再次吸入[179]。其次,因为呼气压力是正压并高于大气压,呼气末肺容量增加,可以减少肺不张,比低呼气末肺容量有更少的低通气灌注区域或分流。

(二) 神经肌肉疾病非侵入性正压通气的数据

1. 夜间通气支持

伴有睡眠呼吸障碍的神经肌肉疾病患者夜间使用呼吸机有诸多获益,包括:①开启和关闭呼吸机时降低动脉血二氧化碳分

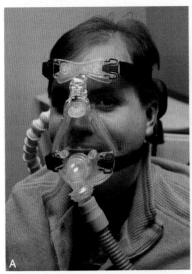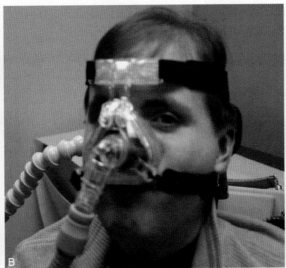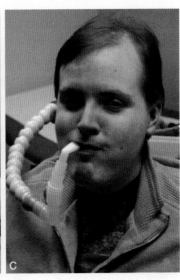

图 97-7　非侵入性正压通气的不同方法。A. 全面罩；B. 鼻面罩；C. 接口器

压，升高动脉氧分压；②减轻诸如晨起头痛、夜间觉醒、生动的噩梦以及夜间出汗等睡眠呼吸障碍的症状；③改善生活质量；④减少发病率，有效降低死亡率。夜间通气已被广泛接受，为患者睡眠时提供通气支持并让患者白天时自主呼吸。在一个较早开展的研究中，伴有通气衰竭症状的、动脉血二氧化碳分压为 60mmHg 或以上的晚期 Duchenne 型肌营养不良的患者，使用铁甲或箱式呼吸机的夜间负压通气可显著改善其白天的动脉血二氧化碳分压值（从治疗前的 60.8mmHg 到治疗后的 45.5mmHg）和动脉血氧分压值（从治疗前的 59.3mmHg 到治疗后的 74.6mmHg）[180]。自 1981 年的研究后，大量关于夜间通气的研究已经发表并支持这些发现。20 年后，可以获得关于这些资料的高质量的系统评价[181]。

夜间通气改善神经肌肉疾病患者白天的症状和动脉血气的机制并不完全清楚。一些解释包括：①使慢性疲劳的呼吸肌得以休息；②使诸如胸壁和肺顺应性降低等与神经肌肉疾病相关的机械问题得以逆转；③重新设置中枢呼吸控制中心，增加白天化学感受器对动脉血二氧化碳分压的敏感性，从而维持血气的动态平衡[182-184]。除了改善动脉血气，间断通气可改善其他生理功能指标的测量，如夜间通气可增加肺活量，改善右心功能，减少红细胞增多症[185]。

由于伦理的原因，在神经肌肉疾病患者中普遍没有关于机械通气对存活率的影响的随机对照研究。在大多数进展性神经肌肉疾病中，一旦出现动脉血二氧化碳分压增高以及氧分压下降，短期内将不可避免地出现肺心病和死亡，因此，大多数患者通常普遍接受在家中进行机械通气以提高生存率。

2. 全时通气支持

对于那些需要全时通气支持的患者，每天提供 24 小时的 NPPV 是可能的[186-188]。对于神经肌肉疾病的夜间 NPPV，没有关于持续通气的随机对照试验。在一个队列研究中，将 24 例使用 NPPV 的 Duchenne 型肌营养不良的患者与 22 例气管切开行正压通气的患者进行比较[189]，接受 NPPV 的患者每年的住院天数明显减少。在另一个相同群体的回顾性的研究中，Duchenne

型肌营养不良的患者使用包括接口器正压通气和呼吸堆栈（breath stacking）加机械充气排气以辅助咳嗽（参见咳嗽支持）有明显较低的病死率（34 人中死亡 3 人），而未采用该治疗方案既未气管切开也未使用 NPPV 病死率较高（31 人中死亡 27 人）[190]。需要进一步的研究评估持续 NPPV 是否真的优于气管切开后呼吸机辅助呼吸。美国胸科学会关于 Duchenne 型肌营养不良患者的呼吸管理共识声明建议当有专业人士制定初始治疗方案时，可以考虑采用 NPPV[191]。

（三）咳嗽支持

治疗干预措施旨在改善咳嗽和清除气道分泌物，即使其不是更重要的话也与呼吸支持同等重要，因为肺炎是神经肌肉呼吸疾病患者和死亡的主要原因之一[162,176]。通常，咳嗽反射是通过刺激位于气道的咳嗽感受器刺激脑干中枢启动吸气、声门闭合、呼气肌用力收缩，胸腔内的气体在高压下压缩[167]，接下来声门快速打开使得气体从气道通过声带爆破性释放。高速的气流通过将分泌物从气道壁带走并排出肺外。足够的咳嗽对于气道的卫生是必需的，幸运的是，有很多方法可以改善受损的咳嗽功能并且不需要气管切开就能维持肺的卫生。

手动辅助咳嗽是一种向腹部施加快速正压的方法。增加的腹压快速传递到胸腔并诱导呼气，气道清洁，增加咳嗽时呼气的气体流速。照料者可以借助大量技术迅速挤压腹部以有效地清除分泌物[192]。在辅助咳嗽前增加呼吸系统的容积以提高呼气的容积，优化呼气肌长度张力的关系以增加潜在的胸腔内压和呼吸系统内在的弹性回缩压能进一步提高呼气压力[193]。最大吸气容积标志着最大吸气量，肺的吸气容积可以增加通过使用呼吸堆栈或舌咽（蛙式呼吸）技术[194]或通过使用人工呼吸袋和接口器（图 97-8A）。呼吸堆栈包括多次呼吸以增加肺容积多于单次呼吸容积，声门关闭屏住呼吸。舌咽呼吸是一种使用舌肌和咽喉肌迫使气体进入气管的呼吸方式[194]。

把肺的容积尽可能增加到最大，被称为肺容积的重新装备，在进展性神经肌肉疾病患者中通过呼吸堆栈或者机械装置可能有益于咳嗽功能同时维持肺顺应性和 FVC[195,196]。一种十分有

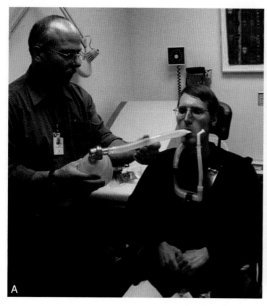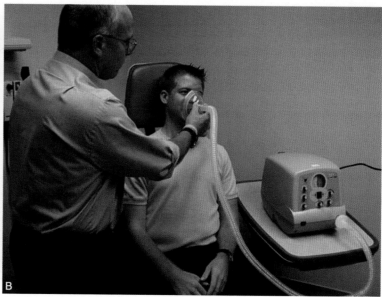

图 97-8　辅助咳嗽方法。**A.** 复苏球囊用于"呼吸累积"以增加肺容积从而增加咳嗽流量。**B.** 机械吸气-排气装置辅助排除分泌物

效地分泌物管理设备,已经面世 50 多年但最近才被使用的一种机械吸气-排气或咳嗽辅助装置(呼吸机,JH Emerson 公司)(图97-8B)。这个装置包括能产生最高 $50cmH_2O$ 的正压和负压以吸气并快速呼气。通过面罩或者接口器向患者气道加压;首先,$30\sim50cmH_2O$ 的正压在 $1\sim3$ 秒的时限进入患者的气道后,短时间内紧跟 $30\sim50cmH_2O$ 的负压。该技术通过刺激咳嗽,在没有破坏气道完整性的情况下把分泌物排出气道(视频 97-2)[197]。其他非侵入机械辅助包括直接振荡胸壁或气道的装置[198]。这些装置对没有气管切开的神经肌肉疾病患者以及支持分泌物管理的结果还需进一步研究。

使用咳嗽辅助的决策由 PCF 的测量而决定。正常 PCF 的范围是 $360\sim960L/min$,当患者 PCF 值低于 $270L/min$ 但一般情况尚好时推荐使用之前提到的一种或几种技术,因为该值低于 $160L/min$ 时患者产生呼吸道感染[161]。这种咳嗽功能下降的疾病可能是由于呼吸肌无力加重或者分泌物本身降低了呼气流量。

除了咳嗽问题以外,神经肌肉疾病患者通常有吞咽和气道保护障碍。然而,吞咽肌功能障碍的治疗很有限。ALS 患者发生误吸和肺炎的风险主要是由于上呼吸道功能和咳嗽问题所致。咽喉肌功能障碍可直接导致口内容物误吸进入肺。除了手术改道气道[199],没有直接治疗喉和声门功能障碍的方法。当患者发生严重的吞咽困难和误吸固体或液体时,很多专家推荐经皮内镜胃管置入[200,201]。

关键点

- 呼吸衰竭是神经肌肉疾病患者发病和死亡的主要原因。
- 脊髓损伤是全世界常见的外伤,影响呼吸功能取决于脊髓损伤的平面。
- 急性免疫介导的多发性神经病(急性特发性脱髓鞘性多发性神经病或格林巴利综合征)是上升性麻痹性疾病,目前认为由抗糖脂抗体所致。当 FVC 等于或低于 15ml/kg,FVC 等于或低于 1L,或 MIP 等于或低于 $30cmH_2O$,或缺乏上呼吸道

保护时,气管插管可以拯救生命。

- 膈肌麻痹可以是单侧或双侧;单侧麻痹最为常见,是由于周围神经损伤所致,双侧麻痹最常因弥漫性肌肉疾病或运动神经元病所致。
- 神经肌肉疾病患者的呼吸评定应包括吸气肌群,呼气肌群,咳嗽和气道保护的评价。
- 慢性神经肌肉呼吸疾病的患者无论夜间或全时非侵入性通气都最为常见,可能会延长生存。
- 神经肌肉无力通常发生在 ICU,导致病死率增加和住院时间延长。
- 可通过人工或机械等非侵入方式辅助咳嗽;当呼吸道感染的患者咳嗽峰流速低于 $270L/min$ 时应考虑咳嗽支持,低于 $270L/min$ 时更应如此。

（赵佳驹　译，吴波　校）

参考文献

以下是主要的文献,完整的文献请登录 *ExpertConsult* 查阅。

Benditt JO, Boitano LJ: Pulmonary issues in patients with chronic neuro-muscular disease. *Am J Respir Crit Care Med* 87:1046–1055, 2013.

Birnkrant DJ, Panitch HB, Benditt JO, et al: American College of Chest Physicians consensus statement on the respiratory and related management of patients with Duchenne muscular dystrophy undergoing anesthesia or sedation. *Chest* 132:1977–1986, 2007.

Brown R, DiMarco AF, Hoit JD, et al: Respiratory dysfunction and management in spinal cord injury. *Respir Care* 51:853–868, 2006.

Chawla J, Gruener G: Management of critical illness polyneuropathy and myopathy. *Neurol Clin* 28:961–977, 2010.

De Jonghe B, Lacherade JC, Durand MC, et al: Critical illness neuromuscular syndromes. *Neurol Clin* 26:507–520, 2008.

Dembek ZF, Smith LA, Rusnak JM: Botulism: cause, effects, diagnosis, clinical and laboratory identification, and treatment modalities. *Disaster Med Public Health Prep* 1:122–134, 2007.

Fathi M, Lundberg IE, Tornling G: Pulmonary complications of polymyositis and dermatomyositis. *Semin Respir Crit Care Med* 28:451–458, 2007.

Finder JD, Birnkrant D, Carl J, et al: Respiratory care of the patient with

Duchenne muscular dystrophy: ATS consensus statement. *Am J Respir Crit Care Med* 170:456–465, 2004.

Freeman RK, Van WJ, Vyverberg A, et al: Long-term follow-up of the functional and physiologic results of diaphragm plication in adults with unilateral diaphragm paralysis. *Ann Thorac Surg* 88:1112–1117, 2009.

Homnick DN: Mechanical insufflation-exsufflation for airway mucus clearance. *Respir Care* 52:1296–1305, 2007.

Jaber S, Petrof BJ, Jung B, et al: Rapidly progressive diaphragmatic weakness and injury during mechanical ventilation in humans. *Am J Respir Crit Care Med* 183:364–371, 2011.

McCool FD, Tzelepis GE: Dysfunction of the diaphragm. *N Engl J Med* 366:932–942, 2012.

McKim DA, Road J, Avendano M, et al: Canadian Thoracic Society Home Mechanical Ventilation Committee. Home mechanical ventilation: a Canadian Thoracic Society clinical practice guideline. *Can Respir J* 18:197–215, 2011.

Miller RG, Jackson CE, Kasarskis EJ, et al: Practice parameter update: the care of the patient with amyotrophic lateral sclerosis: drug, nutritional, and respiratory therapies (an evidence-based review): report of the Quality Standards Subcommittee of the American Academy of Neurology. *Neurology* 73:1218–1226, 2009.

Onders RP, Elmo M, Khansarinia S, et al: Complete worldwide operative experience in laparoscopic diaphragm pacing: results and differences in spinal cord injured patients and amyotrophic lateral sclerosis patients. *Surg Endosc* 23:1433–1440, 2009.

Trojan DA, Cashman TR: Post-poliomyelitis syndrome. *Muscle Nerve* 31:6–19, 2005.

Vucic S, Kiernan MC, Cornblath DR: Guillain-Barré syndrome. *J Clin Neurosci* 16:733–741, 2009.

第98章 呼吸系统和胸壁疾病

GEORGE E. TZELEPIS, MD · F. DENNIS McCOOL, MD

一、引言

　　胸廓软组织和骨性结构的异常可引起胸廓运动受限或不协调运动,产生限制性功能障碍。脊柱后侧凸及强直性脊柱炎涉及脊柱及其关节异常,漏斗胸涉及胸骨异常,连枷胸涉及肋骨异常,肥胖则涉及胸腹腔软组织。脊柱后侧凸对呼吸功能不良影响最大,漏斗胸则最小。上述疾病中呼吸力学的改变将和最新的诊疗进展一起进行讨论。影响胸廓的神经肌肉疾病则在第97章中讨论。

二、脊柱后侧凸

(一) 诊断和病因

　　脊柱后侧凸这一术语来源于希腊语"*kuphos*"和"*scolios*"(意为"驼背"和"弯曲的"),主要指一组脊柱在侧面和矢状面上过度弯曲、脊柱长轴发生旋转的疾病(图98-1)。脊柱侧凸,定义为脊柱侧向弯曲超过10°,一般与脊柱后凸及脊柱围绕长轴旋转有关[1]。希波克拉底首次对脊柱后侧凸进行了详细描述,它是最常见的脊柱畸形,在美国,每1000人中约有1例轻度畸形,每10 000人中约有1例严重畸形。

　　脊柱后侧凸可分为特发性(无明确病因)、继发性或麻痹性(与神经肌肉疾病相关)及先天性(出生即存在脊椎畸形)(表98-1)。特发性脊柱后侧凸最常见,常在童年后期、青春期早期出现,男女比例约1:4。该病家族内多成员发病常见,被认为系多基因背景相关,涉及常染色体或性染色体遗传中的不同基因表型。染色质重塑基因家族 CHD7 及其他几个基因位点的缺陷与特发性脊柱后侧凸易感密切相关[2,3]。进行性脊柱后侧凸的最重要的后果有背部疼痛、心理问题及呼吸衰竭。

　　脊柱后侧凸的诊断主要依靠胸廓检查。在严重病例中,典型的查体发现包括驼背(主要归因于肋骨成角和肩不对称)及臀部倾斜(主要与脊柱轴旋转有关)。在轻症病例中,阳性体征更细微。在儿童和青少年中,检查脊柱的对称性并行亚当前倾测试是极为重要的。亚当前倾测试令首检者腰部前倾至上身与地

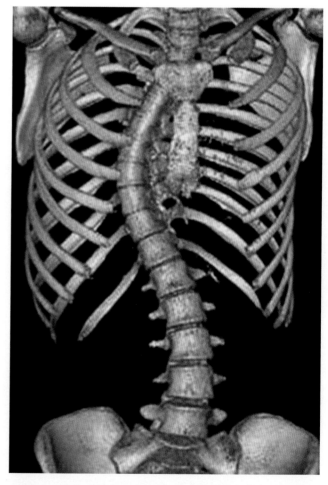

图98-1 脊柱后侧凸。胸部 CT 重建提示脊柱长轴及胸廓的旋转。(源自 Chun EM, Suh SW, Modi HN, et al. The change in ratio of convex and concave lung volume in adolescent idiopathic kyphoscoliosis. *Eur Spine J* 17:224-229,2008)

面平行,然后检查者观察其胸、腰是否对称,可用于特发性脊柱后侧凸的社区筛查。当脊柱后侧凸严重甚至合并右心衰时,查体可有发绀、颈静脉怒张、外周水肿和肝肿大。

表 98-1　脊柱后侧凸的病因
特发性
多基因异常，在童年期或青春期前形成
麻痹性或继发性
神经肌肉病变（如脊髓灰质炎、肌营养不良、脑瘫、弗里德赖 　　希共济失调、腓骨肌萎缩症）
结缔组织疾病（如马凡综合征、皮肤弹性过度综合征、黏多 　　糖贮积症Ⅳ型等）
脊椎疾病（如骨质疏松症、骨软化症、抗维生素 D 佝偻病、 　　结核性脊柱炎、脊柱裂等）
胸廓成形术后
先天性
由出生时脊柱/脊椎畸形导致

确诊脊柱后侧凸需要行胸部或脊柱 X 线片。脊柱畸形严重度可通过测量脊柱弯曲处的科布角来评估[4]。科布角是脊柱后侧凸弯曲处最顶部及最底部椎骨平行线间的夹角（图 98-2）。科布角越大，畸形越严重。科布角超过 100° 时患者常有呼吸道症状，如活动时呼吸困难；超过 120° 时可有呼吸衰竭[5,6]。

（二）病理生理

1. 肺功能和呼吸力学

脊柱后侧凸能产生胸廓疾病中最严重的限制性损害（表 98-2）[7-10]。许多因素与其限制性损害的严重程度密切相关。在特发性脊柱后侧凸中，科布角超过 90 度将产生恒常的限制性损害[8]，肺总量、肺活量可能降低至预计值的 30%。同时，残气量可能正常或轻度升高，导致残气量与肺总量之比升高[8,11]。在一些脊柱严重畸形的儿童中，肺发育不全可能导致肺容量的下降[12,13]。其他与限制性损害严重程度密切相关的因素包括畸形脊椎数目、畸形弯曲发生的位置、患者年龄、脊柱后凸的并存、脊柱轴旋转的程度及呼吸肌无力的出现[14,15]。

脊柱后侧凸的病因学也会影响同一科布角情况下呼吸功能损害的程度。比如，在特发性脊柱后侧凸，科布角小于 50° 时患者呼吸肌力一般正常，而科布角超过 50° 时则可能出现最大吸气压和最大呼气压的轻到中度下降，这主要是由于呼吸肌乏力或呼吸肌力学性能的改变[14,16-18]。与此相对比，继发性（麻痹性）脊柱后侧凸也会出现主要呼吸肌的乏力，因而即便科布角小于 50° 也会出现大幅度的限制性肺功损害[19]。总体来说，可能因为呼吸肌的累及，同样的脊柱畸形程度，麻痹性或先天性脊柱后侧凸的限制性肺功损害常比特发性脊柱后侧凸的更为严重[20]。总体来说，在科布角相似时，先天性脊柱后侧凸中肺活量的减少比特发性脊柱后侧凸多 15%，这很可能与肋骨畸形及潜在的肺部异常有关。

任何病因引起的脊柱后侧凸均有呼吸系统顺应性的降低，这主要是由于胸廓顺应性的降低，也与微型肺不张引起的肺顺应性下降有一定关系[1,9,21,22]。科布角不超过 50° 时会对呼吸系统顺应性造成极小的影响，而科布角大于 100° 时则会显著降低呼吸顺应性，甚至造成成人呼吸窘迫综合征[9,21,22]。僵硬的胸廓也减小了功能残气量。这些因素叠加使得吸气做功、氧耗增加，而潮气量却相对减小（图 98-3）。有时氧耗甚至可能增至健康人的 3～5 倍，这使得患者呼吸肌疲劳的风险大大增加[23]。

2. 运动耐量

那些轻度特发性脊柱后侧凸患者一般运动耐量正常[14,24]。如果运动受限，常是由于去适应作用，而非通气储备功能下降[17,24,25]。与此相对比，中度特发性脊柱后侧凸（科布角 25°～70°）、较重度特发性脊柱后侧凸（科布角 70°～100°）、重度特发性脊柱后侧凸（科布角超过 100°）患者可能有通气受限引起的运

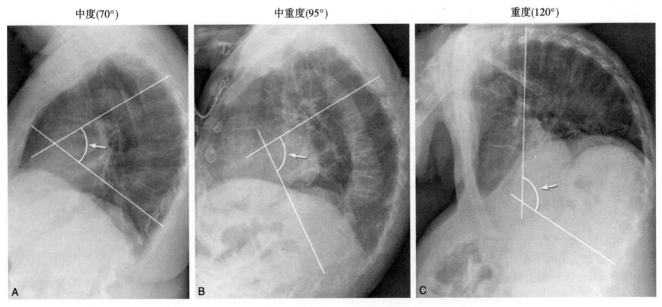

中度(70°)　　　　　　中重度(95°)　　　　　　重度(120°)

A　　　　　　　　　　　B　　　　　　　　　　　C

图 98-2　不同程度脊柱后侧凸侧位胸片中科布角的计算。沿脊柱后侧凸弯曲处最顶部椎体上缘及最底部椎体下缘画两条线，两线间的夹角即为科布角（箭头所指）。图示轻度（A，科布角 70°）、中度（B，科布角 95°）和重度（C，科布角 120°）脊柱后侧凸及其相应科布角。（Courtesy Michael Gotway, MD.）

表98-2　不同胸廓疾病患者肺功能及呼吸力学指标典型值

参数	脊柱后侧凸	胸廓成形术后	漏斗胸	强制性脊柱炎
肺总量（占预计值百分比）	45	65	90	85
肺活量（占预计值百分比）	30	50	90	80
残气量（占预计值百分比）	95	90	100	100
第1秒用力呼气量（占预计值百分比）	40	40	95	80
第1秒用力呼气量/用力肺活量	80	60	80	75
呼吸系统顺应性（占预计值百分比）	50	50	—	70
胸廓顺应性（占预计值百分比）	30	40	—	60
肺顺应性（占预计值百分比）	60	50	80	80
最大吸气压（cmH_2O）	40	50	90	80
最大通气量（L/min）	37	37	107	80

典型值源自 Bergofsky EH：Thoracic deformities. In Roussos C，editor：*The thorax*. New York，1995，Dekker，pp 1915-1949.

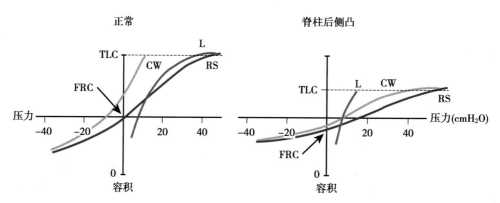

图98-3　脊柱后侧凸患者肺（L）、胸廓（CW）及呼吸系统（RS）的容积-压力关系变化的图解。脊柱后侧凸患者胸廓顺应性下降，引起功能残气量（FRC）减低，并使得每次呼吸发生于呼吸系统容积-压力关系曲线较平滑的部分。TLC，肺总量

动耐量下降[17,25,26]。重度畸形患者（科布角超过100°）中，心血管因素可能加重运动受限[25,27]。吸氧可以改善氧合状态，但通常对步行距离没有影响。

3. 呼吸控制和睡眠呼吸异常

脊柱后侧凸患者胸廓几何结构的异常造成了吸气肌的弹性负荷。为了代偿这一负荷，这些患者适应了一种快而浅的呼吸模式，潮气量降低、呼气时间缩短[8,28]。这种呼吸模式降低了吸气压，减少了每次呼吸的做功，因此降低了呼吸肌疲劳的风险。浅快呼吸的两项参数，潮气量及吸气时间，都随科布角的增加而降低。然而，浅快呼吸却会造成通气死腔增加并促进微型肺不张。弹性负荷增加的患者也会通过增加神经对呼吸肌的驱动来代偿，这一代偿机制的间接证据是平静呼吸时、运动时或高碳酸血症刺激的呼吸时0.1秒口腔阻断压（mouth occlusion pressure at 100ms，$P_{0.1}$）的升高[28,29]。随着脊柱后侧凸严重程度的增加，神经对呼吸肌的控制信号输出也增加，也就是说，在此类患者中，$P_{0.1}$与科布角成正相关[28]。然而，由于胸廓的僵硬，增高的神经

信号输出却未必能使每分通气量增加。

低通气是脊柱后侧凸患者最常见的睡眠相关呼吸异常（图98-4）。低通气导致高碳酸血症、低氧血症，在神经对呼吸肌支配下降的快速眼球运动睡眠期最严重[30,31]。夜间低氧血症通常先于呼吸衰竭出现，并影响患者的临床病程及生活质量[5,31]。夜间低氧血症和高碳酸血症的不良后果包括呼吸肌功能不全、持续性高碳酸血症及低氧血症、肺血管重塑、肺动脉高压，最终导致心衰、呼衰及死亡[31]。值得注意的是，科布角与夜间氧合血红蛋白去饱和并无相关关系，因此即使是中度脊柱畸形的患者，对其行整夜血氧测定检查低通气也是必要的[32]。该病患者患阻塞性睡眠呼吸暂停的概率与常人相仿，如出现阻塞性睡眠呼吸暂停，则可进一步加重其夜间低通气[33]。由于这种睡眠相关的异常和其对心肺功能的影响都是可以治疗的，因此在脊柱后侧凸患者中应该行早期评估，争取在发生日间高碳酸血症之前进行评估，并尽早行无创通气[31,33]。

（三）临床病程

脊柱后侧凸的病因是其临床病程的主要决定因素[6,34]。特

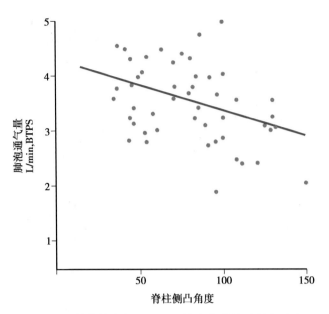

图 98-4　特发性脊柱后侧凸。特发性脊柱后侧凸患者中肺泡通气与脊柱侧凸角度的关系。(源自 Kafer ER: Idiopathic scoliosis. Gas exchange and the age dependence of arterial blood gases. *J Clin Invest* 58:825-833,1976.)

发性脊柱后侧凸预后最为良好。继发性脊柱后侧凸可进展迅速,取决于神经肌肉无力的基础以及脊柱畸形发生的年龄。开始快速进展的年龄越小,出现各种呼吸道并发症的风险越高[34,35]。先天性脊柱后侧凸也可能迅速进展。

轻度特发性脊柱后侧凸患者出现呼吸衰竭的风险与健康人群相仿,然而中、重度畸形患者出现呼衰的风险则高于常人。严重脊柱弯曲、胸廓骨骼不成熟、弯曲顶端在胸部是脊柱弯曲进展的危险因素[6],而呼吸肌的无力则会增加出现呼吸衰竭的可能[8]。一般来说,胸廓畸形超过 50°、骨骼成熟的患者,胸廓畸形将以每年 1° 的速度加重。

严重特发性脊柱后侧凸、科布角约 100° 的患者,应密切监测其呼吸道并发症可能,尤其是中老年患者更应如此。患者起初可只有活动后呼吸困难,但随着年龄增大、畸形加重,可出现静息时呼吸困难。不同患者心肺问题、心理社会问题出现的速度各不相同[6]。一旦出现肺心病,则预后不良,若不经治疗很快会恶化死亡。在特发性脊柱后侧凸患者中,除胸廓畸形外其他可能加重呼吸衰竭的因素还包括:吸气肌无力、睡眠呼吸障碍、肺实质及气道变形扭曲造成的气道缩窄。当一个脊柱后侧凸、科布角小于 100° 的患者出现呼吸衰竭时,应仔细搜寻可能引起呼吸衰竭的其他病因,特别是可治疗的病因,如睡眠呼吸障碍。

(四) 治疗

1. 药物治疗

一般的支持治疗措施包括抗流感及肺炎链球菌的免疫接种、戒烟、维持正常体重、氧疗及呼吸道感染的及时治疗,且应鼓励一定程度的体力活动以减小去适应作用。在一些特发性脊柱后侧凸、骨骼不成熟的患者中,整形支撑技术已被

应用于其脊柱畸形的矫正,并尤其推荐用于科布角 25° ~ 40° 的儿童患者[37,37a]。

严重脊柱后侧凸患者可予夜间无创通气,其指征包括:有夜间低通气症状或肺心病体征,日间动脉血二氧化碳分压升高或夜间连续 5 分钟氧饱和度低于 88%(表 98-3)[38]。可使用呼吸压力或呼吸气量预设的呼吸机行无创通气[39],且只要低氧血症持续,无创通气即可继续。对慢性呼衰患者,胸部理疗、支气管扩张剂、利尿剂、无创正压通气可联合使用。对那些不能耐受无创通气或支气管分泌物过多无法控制的患者,可行气管切开术[39]。

表 98-3	脊柱后侧凸(及其他胸廓疾病) 患者长期无创通气指征
有症状(如乏力、晨起头痛、呼吸困难等) 或肺心病体征,且有下述其中之一:	
日间动脉血 PCO_2 大于或等于 45mmHg	
夜间连续 5 分钟以上氧饱和度小于 88%	
进展性神经肌肉疾病,最大吸气压小于 60cmH$_2$O 或用力肺活量小于预计值的 50%	

源自会议共识:Clinical indications for noninvasive positive pressure ventilation in chronic respiratory failure due to restrictive lung disease,COPD,and nocturnal hypoventilation—a consensus conference report. *Chest* 116:521-534,1999.

无创通气的益处包括:改善患者气体交换、血流动力学参数、生活质量及生存等(表 98-4)[39,40]。虽目前仍没有经随机对照试验证实的证据,但长期无创通气可降低患者的住院次数和住院时间[5],甚至可能提高患者生存[42,43]。有趣的是,无创通气似乎不能提高呼吸肌力或呼吸肌持久性,但可通过提高中枢对

表 98-4	胸廓疾病患者夜间无创通气的益处
气体交换方面	
提高动脉血 PO_2	
降低动脉血 PCO_2	
血流动力学方面	
降低肺动脉压	
改善右心室功能	
呼吸力学方面	
降低呼吸做功	
提高最大吸气压	
睡眠健康方面	
使睡眠模式正常化	
降低睡眠呼吸暂停事件发生率	
结局方面	
减少住院次数	
提高生活质量	
缓解呼吸困难	
可能可提高生存率	

二氧化碳的敏感性而改善呼衰[41]。

2. 外科治疗

一般来说,手术治疗涉及受影响椎体的后侧路径融合,以及应用杆、线、钩、椎弓根钉等装置支撑脊柱。自20世纪60年代的可植入Harrington杆以来,手术治疗的方式已使多维纠正、更少脊柱融合下的稳定的固定以及术后不依赖铸模或支撑物的早期活动成为可能[6]。更新近的非融合技术使用诸如可膨胀脊柱棒、钛肋骨植入物之类不影响生长的脊柱棒[44,45]。目前,科布角大于45°且伴有骨骼不成熟的患者,推荐手术治疗。

脊柱手术对肺功能的好处尚不清楚[46,47]。刚完成手术后,肺功能可能因胸廓创伤、胸廓口径变化而受损[21];而从长期来看,相比成年人,儿童、青少年的肺功更可能有所改善。由于缺乏评估手术效能的RCT研究,外科手术在恢复肺功能、减少呼衰可能中的作用尚不清楚[6,48,49]。

三、胸廓成形术

在有效的抗结核药物出现前,胸廓成形术曾普遍用于减少肺容积以控制肺结核。它可通过多种方式减小肺容积:移除或折断肋骨(图98-5),切除膈神经,或者用异物填塞胸膜腔[如透明合成树脂球(图98-6)、油(图98-7)及乒乓球]。成形术后可能出现严重的限制性损害,最初几年可以无症状,之后可出现活动后、静息状态呼吸困难,并逐渐发展为慢性呼衰。严重限制性损害与脊柱后侧凸病例中的相类似(见表98-2),可能与呼吸系统顺应性的降低、纤维胸、肺切除、膈神经损害、脊柱侧凸以及潜在肉芽肿性疾病造成的肺纤维化有关[50,51]。

自从20世纪50年代抗结核药物发现以来,这种术式已遭弃

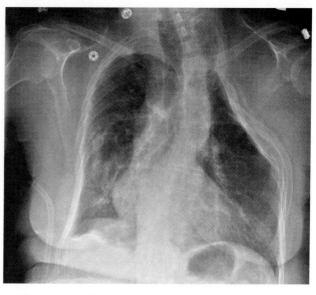

图98-5 胸廓成形术。图为一结核患者行胸廓成形术后的正位胸片,可见左侧半胸严重畸形。其胸椎侧凸很可能系继发于此胸廓畸形

用,目前仍健在的胸廓成形术后患者极少[50,51],然而关于胸廓成形术后遗症的知识却不只有历史意义。胸廓成形术目前仍偶尔用于皮质剥除术后瘘管未能关闭的支气管胸膜瘘,或皮质剥除术不适用或抗感染无效的持续性脓胸[52]。与胸廓成形术相类似的手术包括一些切除肿瘤的胸廓手术[53],这些手术可能使胸廓变得僵硬、呼吸做功增加、气体交换受损,最终导致肺心病。对于严重脊柱后侧凸患者,治疗包括吸氧、必要时抗生素及夜间机械通气。大面积胸廓手术患者应定期监测肺功能。

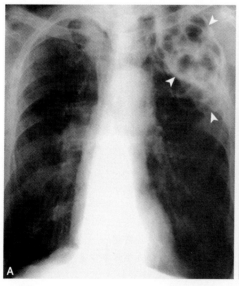
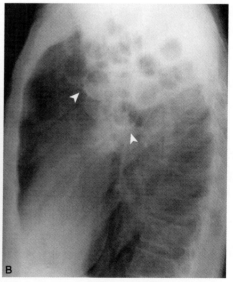

图98-6 透明合成树脂球充填术。图为一左肺上叶结核患者行透明合成树脂球充填术后的正(A)、侧(B)位胸片,箭头所指处即为透明合成树脂球。(Courtesy Michael Gotway, MD)

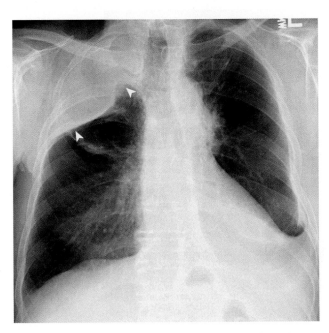

图 98-7 油胸。图为一结核患者通过向肺实质外注射油行肺萎陷疗法后的正位胸片,右上胸箭头所指的均质不透明区即为注射用油。(Courtesy Michael Gotway, MD)

四、漏斗胸

(一) 诊断和病因

漏斗胸(pectus excavatum)是一种常见的先天性胸廓畸形,以胸骨及其邻近肋软骨的过度凹陷为特征(图 98-8)[54]。它是最常见的胸廓畸形,约在 0.5% ~2% 的人群中可见,男女比例约 4:1[54,55]。一些病例中幼儿期即可能出现明显胸廓畸形,但在多数病例中,需在青春期时才可检查出。

漏斗胸的病因可能系软骨生长异常,导致胸骨内陷[55]。一项大型研究显示,43% 的患者有漏斗胸家族史,提示其存在遗传倾向[56]。约 6% 的患者有马凡氏综合征、皮肤弹性过度综合征等结缔组织疾病,约 40% ~60% 的患者有脊柱侧凸[57]。约 2% 的患者同时合并先天性心脏病[54,55]。

胸骨畸形的程度最好用胸部 CT 评估,主要测量胸骨内陷最深处的胸廓横径(Tr)及前后径(AP)。Tr/AP 的正常值为小于等于 2.5,即 Haller 指数(见图 98-8)。Haller 指数大于 3.25 提示严重胸廓畸形,可能需要手术矫正[58]。严重畸形的病例多数影响美观,且 30% ~70% 的病例可能有活动受限和呼吸困难,这些患者中部分存在心肺功能异常。

(二) 病理生理

呼吸力学和活动耐量

多数漏斗胸患者肺功、胸廓活动度正常[59,60]。少数患者可有轻度限制性损害,这种情况多发生于伴有脊柱侧凸的病例中[61]。心肺检查多正常,虽然一些严重畸形患者可能出现最大呼吸做功和氧耗的轻度下降[62,63]。虽然尚未被广泛接受,但右心室受内陷胸骨挤压(图 98-9 和视频 98-1)可能是一些患者活动耐量下降的原因[64]。 📹

(三) 治疗

手术矫正通常适用于 Haller 指数大于 3.5 并有心肺损害症状或证据的漏斗胸患者[55,65,65a]。改良 Ravitch 术式由肋软骨切除、胸骨截骨术、伴或不伴内部或外部支持的胸骨固定组成[58]。创伤性较小的 Nuss 术式通过胸廓两侧的小切口在胸骨下放置一根弯曲的金属棒,金属棒在胸骨下旋转,迫使胸骨向外回弹,2 ~4 年后,一旦胸骨稳定于合适位置,则移除金属棒[66]。这些术式的并发症发生率并无显著差异[67]。另一个仍在研究中的微创术式则是利用磁体拉出胸骨并逐渐矫正畸形,这与某些利用牙箍矫正牙齿位置的方法有类似之处[68]。涉及软骨切除的术式,其并发症包括胸骨坏死、感染和畸形复发。矫正手术对患者症状及心肺功能的改善很难预言,至今仍没有具有说服力的证据表明矫正手术可以改善患者的心肺功能和活动耐量[69-71]。

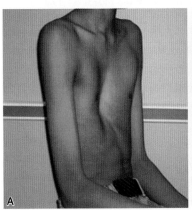
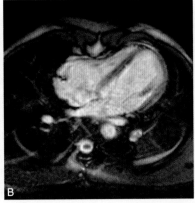
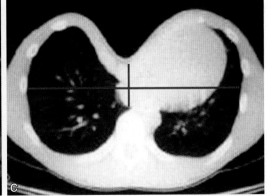

图 98-8 漏斗胸。**A.** 示一严重漏斗胸畸形患者。**B.** 示同一患者磁共振图像,提示有右心室受压。**C,** Haller 指数是指胸部 CT 上胸骨内陷最深处的胸廓横径(Tr)与胸廓前后径(AP)之比,该患者的为 4.8

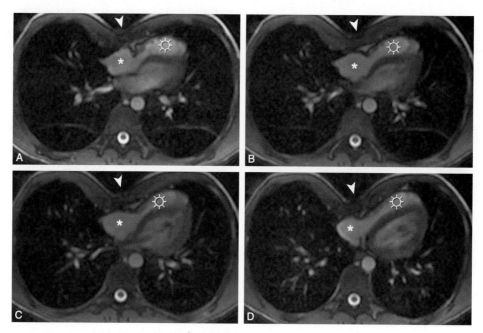

图98-9 合并右心室受压的漏斗胸。图为一漏斗胸患者的轴位磁共振图像,箭头所指处为压迫右心室的胸骨(＊ ,右心房;☼,右心室)。A～D为患者心动周期中不同时间所摄。(Courtesy Michael Gotway,MD)

五、连枷胸

(一) 诊断和病因

连枷胸(flail chest)的出现与吸气时胸廓某一节段向内而非向外运动有关(视频98-2)[72]。连枷胸的产生多与多肋骨骨折,尤其是三根或以上连续肋骨的骨折或胸骨骨折合并肋骨骨折的双骨折有关,因为这种骨折会使肋骨的一些节段与周围的胸廓分离。多个位于同一条直线上的单肋骨骨折也会造成类似情况,这时则称为非完整胸廓而非连枷胸[73]。

连枷胸的最常见病因为胸廓钝性外伤[72],最常见于车祸伤及高坠伤,有时也见于心肺复苏后及肋骨病理性骨折患者[74,75]。儿童由于胸廓更加顺应,故连枷胸不常见;若出现连枷胸,往往提示极重度外伤[76]。一些极为罕见的情况下,连枷胸可出现于肋骨矫正性切除术后或新生儿中,新生儿中出现的连枷胸多与先天性肋骨异常有关[77,78]。

连枷胸的诊断主要通过胸廓检查及观察其典型的胸廓节段反常运动(自主呼吸时某一胸廓节段吸气时内陷,呼气时外张,见图98-10及视频98-2)。在一些病例中,这种胸廓节段的反常运动可通过触诊感受到。胸片可确定多肋骨骨折,但胸部三维重建CT检测肋骨骨折及其他肺损伤更加敏感,如外伤相关的肺挫伤、血胸等[79]。在一些机械通气的外伤患者,连枷胸的诊断可能滞后数日甚至数周,因为只有当停用镇静药物并开始自主呼吸后才可能发现连枷胸[80]。

(二) 外伤与连枷胸

外伤后出现连枷胸预示着严重胸部外伤,是出现呼吸道并发症、呼吸衰竭及死亡的一个独立危险因素[76,81,82,82a]。出现连枷胸的患者可能合并肺挫伤、气胸、血胸等并发症[76,81,82]。连枷

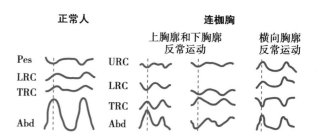

图98-10 连枷胸。图为磁力仪描记的正常人和两个连枷胸患者的胸廓运动图。两个连枷胸患者在最大吸气时(虚线处),部分胸廓有反常运动。在上胸廓(upper rib cage, URC)与下胸廓(lower rib cage, LRC)反向运动的患者,其腹部与横向胸廓(transverse rib cage, TRC)向外运动的时候其URC和LRC节段向里运动(描记线向下)。在横向胸廓反向运动的患者,其TRC是吸气时唯一向里运动的节段。(源自 Tzelepis GE, McCool FD, Hoppin FG Jr: Chest wall distortion in patients with flail chest. *Am Rev Respir Dis* 140:31-37,1989.)

胸及其疼痛也会导致肺不张、咳嗽减少、呼吸衰竭。与单纯肺挫伤相比,出现连枷胸的患者发生呼吸衰竭的概率约是其两倍,且需要机械通气[76,82]。

连枷胸的出现往往提示预后不良,且可能伴有其他器官的损伤。无论是在单纯胸廓外伤的患者还是在多发伤的患者,连枷胸的出现都是死亡率升高的一个标志:没有出现连枷胸的胸廓外伤患者死亡率约是7%～14%,出现连枷胸则死亡率明显升高[76,82];与之类似,多发伤患者的死亡率约为30%,而其中出现了连枷胸的患者死亡率则可高达68%[76,82]。连枷胸患者高死亡率的部分原因在于合并包括长骨或脊椎骨折、头部外伤、大血管破裂或腹部器官撕裂在内的其他损伤,尤其合并头部外伤及年龄大于65岁更是预后不良的重要因素[81,83]。在创伤急性期过后,连枷胸患者可能出现慢性胸闷、胸痛及活动时呼吸困难。这时,即便是在创伤数年后,手术固定连枷胸节段也可显著改善

上述症状[80,84]。

（三）病理生理

1. 呼吸力学

连枷胸破坏了胸廓的解剖及功能完整性,严重影响胸廓功能。连枷胸患者的某一个胸廓节段脱离了胸廓整体扩张的力量,只是被动地随着胸膜腔压力的变化而运动。吸气时,胸膜腔压力减小,连枷节段向内运动;呼气时则正好相反。如果同时合并挫伤和(或)肺不张,胸廓顺应性就会下降,胸膜腔压力的变化就会更加剧烈,从而导致连枷胸的反常呼吸运动更为严重。

连枷胸出现的位置取决于肋骨骨折的部位,最常见于胸廓侧面。任何连枷节段中均可能观察到其不同的运动模式,比如,既可能看到局限于胸廓内部的反常运动,也可能看到胸、腹腔之间的反常运动(见图98-10)[85]。反常运动的幅度也会因连枷胸出现位置的不同而异。后方肋骨骨折引起的连枷胸,由于脊柱旁肌群的固定作用,其反常运动幅度往往较小。剧烈的胸痛可通过影响肋间肌而使胸廓反常运动幅度增大或减小[86,87]。疼痛对呼吸肌的不同影响模式可能是连枷胸患者经过长期机械通气后病情仍不稳定以及外侧连枷胸节段手术固定后更易脱位的原因[88,89]。

2. 呼吸衰竭

连枷胸患者呼吸衰竭的发病机制是多因素共同作用的,与疼痛引起的低通气、连枷胸引起的呼吸肌功能损害以及合并的肺部损伤都有一定关系。之前那种单纯认为呼吸衰竭是由气流从伤侧到健侧来回往复运动(摆动呼吸)造成的理论已不再被接受。即使不合并肺挫伤,连枷胸也有其重要的生理学影响。首先,疼痛抑制了咳嗽、造成呼吸浅快,而这两者都可能引起肺不张。其次,连枷胸节段损害了呼吸肌功能[85-87]。在潮气量一定的条件下,胸廓的反常运动增加了呼吸肌收缩的幅度及每次呼吸的做功[85]。呼吸做功的增加及呼吸肌的低效率也增加了呼吸的氧耗。当这些因素再与肺挫伤和(或)伴低氧血症的肺不张所导致的弹性负荷增加共同作用时,就极易发生呼吸肌疲劳、呼吸衰竭或脱机困难(图98-11)[23,85]。

3. 肺功能检查

外伤造成连枷胸后,用力肺活量(FVC)和功能残气量(FRC)会立即下降,肺活量可能降低到预计值的50%。这些值的下降与疼痛、胸廓运动异常及肺挫伤有关。保守治疗的不合并肺挫伤的连枷胸患者,FVC 和 FRC 一般会在外伤后 6 个月内恢复到基线值。与此相对比,合并肺挫伤、同样接受保守治疗的连枷胸患者,肺功降低可持续到外伤后 4 年,这很可能是由于肺挫伤部位的纤维化。一些对照研究[90]及非对照研究[89]都表明,与保守治疗相比,手术固定连枷胸可更好保护肺功能。

（四）治疗

概况

恢复胸廓解剖及功能的完整性是避免连枷胸并发症发生的关键。可采用手术或非手术方法固定连枷胸节段(图98-12)。非手术治疗主要包括充分镇痛、支气管分泌物的清除以及必要时的机械通气支持[91]。镇痛治疗对防止肺不张、促进有效咳嗽很重要,因此应通过口服药物、患者自控镇痛泵、肋间神经阻滞或硬膜外麻醉充分缓解疼痛[91]。充分镇痛联合吸氧、气管支气管清洗、补液,常可成功治疗连枷胸、防止呼衰。必要时可加用机械通气,维持胸膜腔正压,来固定连枷胸节段。但是不推荐只为稳定连枷胸廓而行气管切开或气管内插管机械通气,因为这可能导致机械通气相关事件的发病率和死亡率升高。相反,对自主呼吸患者可采取经鼻导管、面罩无创正压通气,不仅可保护其上气道,也可稳定连枷胸廓,不失为另一种选择[91]。无创通气和患者自控镇痛,可改善气体交换,便于患者早期活动和疗效评估,且可降低机械通气带来的一些发病、死亡风险[92,93]。如果确实需要气管插管、机械通气,那么也应选择一种低阻抗模式以尽量避免产生胸膜腔负压,在稳定连枷

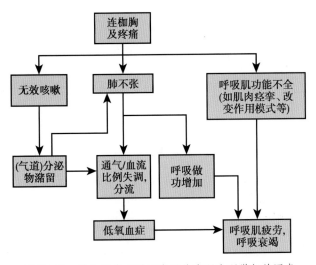

图98-11 连枷胸患者呼吸衰竭的病理生理学相关因素

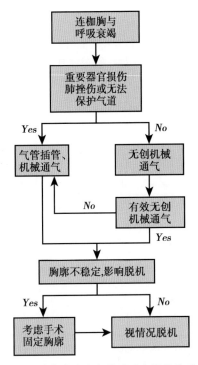

图98-12 连枷胸患者急性呼吸衰竭的处理方法

胸节段的同时也更易于脱机[85]。

手术治疗方式包括调用大块胸壁皮瓣或填入一些如髓质钉、钛板之类的器材来稳定连枷胸节段[72,94]。为数不多的几个对照研究表明，手术固定在减少通气支持、降低感染率、缩短ICU住院日方面优于保守疗法[95-98]。连枷胸手术固定的指征并未被完全确定，那些由于胸廓不稳定无法脱机、正在行外伤后胸廓切开术、持续疼痛、胸廓严重不稳定或肺功能进行性下降的患者都可以考虑手术固定[72,90,91,97,98]。这些手术指征还有待更多随机对照研究的证实[97,98a]。

六、强直性脊柱炎

（一）诊断和病因

强制性脊柱炎（ankylosing spondylitis, AS）是一种慢性进展性炎性疾病，主要累及脊柱韧带结构、骶髂关节和外周大关节[99]，多见于男性，好发年龄为15~25岁。年发病率在美国白人中约为每10万人中6.6人，在非裔美国人中则少3~4倍。该病有遗传易感性，近95%的白人患者HLA-B27抗原阳性[99]。慢性炎症最终导致脊柱及其邻近结构、肋椎关节、胸锁关节的纤维化、骨化。

（二）病理生理

1. 呼吸力学

强直性脊柱炎会限制胸廓运动并影响其功能（图98-13）[100]，这种限制作用主要是由肋椎关节、胸锁关节发生变硬、融合（图98-14），脊柱僵硬（图98-15）以及病情加重时可能存在的肋间肌萎缩造成的[101]。虽然AS患者胸廓活动度显著下降，但除了一些合并间质性肺疾病的病例（图98-16），其肺顺应性往往正常[101,102]。由于腹腔顺应而胸廓僵硬，肺就会更容易向膈肌及腹腔方向扩张，而非向外推挤胸廓扩张（即肺总是沿"阻力最小路径"扩张）[103,104]，这种方式可能可以使肺膨胀的做功和氧耗最小化[104]。因此，在平静呼吸、活动或说话时，肺容积主要向膈肌、腹腔方向变化[101,103,104]。在AS患者通气时，跨膈压增高

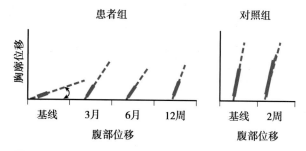

图98-13 示强直性脊柱炎患者坐位平静呼吸时的胸廓和腹腔位移，取自抗TNF-α治疗过程中的多个不同时间点。基线时，胸廓位移对潮气量的贡献下降；经治疗后，胸廓位移对潮气量的贡献升高并接近健康人群（对照组）。（源自 Tzelepis GE, Kalliakosta G, Tzioufas AG, et al: Thoracoabdominal motion in ankylosing spondylitis: association with standardized clinical measures and response to therapy. *Ann Rheum Dis* 68:966-971,2009.）

2.4倍；而健康人通气时，跨膈压增高1.4倍[101]。

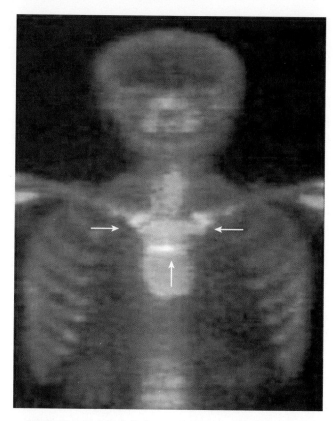

图98-14 强直性脊柱炎。一强直性脊柱炎患者骨扫描示胸锁关节及柄胸关节处（箭头所指）摄取增加。（源自 Ramonda R, Lorenzin M, Lo Nigro A, et al: Anterior chest wall involvement in early stages of spondyloarthritis: advanced diagnostic tools. *J Rheumatol* 39:1844-1849,2012.）

2. 肺和呼吸肌功能

AS患者主要出现限制性肺疾病，肺总量（TLC）和肺活量（VC）的轻度下降可能与疾病活动和持续时间、脊柱胸廓固定或驼背有关[100,105]。在久患AS的患者中，多达50%可能因疾病进展或骨质疏松症等原因出现驼背[106]，驼背和呼吸功能可能会因僵硬脊柱骨的骨折而进一步恶化（图98-17）[107]。如果AS患者出现颈椎骨折（典型的为C6或C7骨折）导致四肢瘫痪，则有呼吸衰竭的风险。

AS患者呼吸肌力量和持久性可能下降。吸气峰压和呼气峰压可能轻度下降，即使是在呼吸肌力正常的患者，呼吸肌持久性也可能下降[100,108,109]。呼吸肌力量和持久性的轻度下降可能与胸廓活动度下降后继发的肋间肌萎缩或呼吸肌群间的不协调有关[110]。

3. 气体交换和运动耐量

虽然AS患者胸廓扩张受限，但其局部通气通常是正常的[112]。尽管如此，部分患者还是会出现换气功能轻度损害、肺弥散功能下降（很可能与肺容积的轻度下降有关）[100]。一些出现纤维大疱性疾病（见图98-16）患者，气体交换功能可能会严重受损，并导致动脉血氧分压下降[101]。

AS患者可能出现运动耐量下降，这可能更多与去适应作用

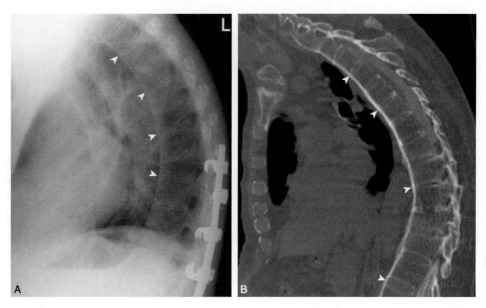

图98-15 强直性脊柱炎:融合的胸椎。一强直性脊柱炎患者的侧位胸片(**图A**)和另一 AS 患者的矢状位三维重建胸部 CT(**图B**),箭头处为纤维环骨化形成的韧带骨赘,它可将邻近椎体连为一体。当合并纵韧带骨化时,就会导致脊椎的融合和脊柱后凸的形成。(Courtesy Michael Gotway,MD.)

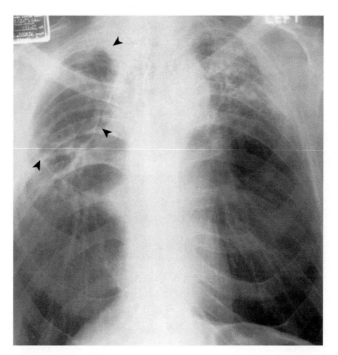

图98-16 强直性脊柱炎:肺上叶纤维大疱性疾病。一强直性脊柱炎患者的正位胸片,箭头处为右肺上叶一薄壁囊性结构,同时伴双肺上叶纤维化,其证据是双侧肺门移位及结构异常。(Courtesy Michael Gotway,MD.)

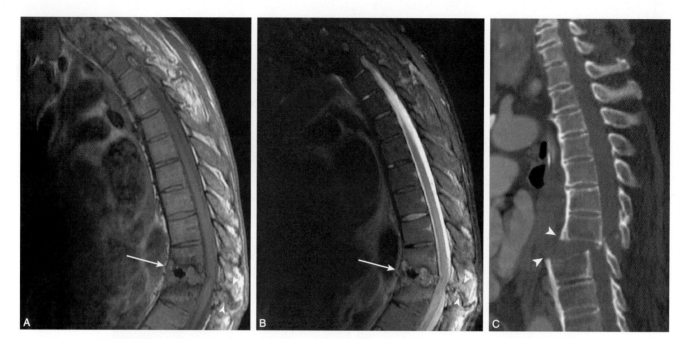

图 98-17　强直性脊柱炎：胸椎融合伴骨折。AS 患者的矢状位 T1 加权（**图 A**）及 T2 加权磁共振（**图 B**），箭头处为经椎间盘水平延伸的不规则低信号，合并该脊柱水平上的脊柱后凸，骨折损伤部分延伸进入了后方。这种骨折模式在 AS 患者中很常见。**图 B** 显示受累椎体呈高信号，提示存在脊髓受压。**图 C** 为另一 AS 患者的矢状位三维重建胸部 CT 图像，显示了一个类似但更为严重的"三柱骨折"模式，伴牵拉位移，椎间隙前段增宽（箭头）。（Courtesy Michael Gotway, MD.）

有关，而非由于通气受限，因为最大氧耗本就与胸廓扩张度没有关系[108]。

4. 间质性肺疾病

约有 1%～4% 的 AS 患者可出现肺上叶纤维大疱性疾病（见图 98-16）[111]，其病因不明，可能的原因包括：上叶通气减少、胸廓僵硬所致局部机械因素，以及咳嗽减少所致的反复肺部感染。纤维大疱性疾病可为单侧或双侧，男性多于女性。病变从上叶极小的间质阴影到显著的肺纤维化、蜂窝肺及空洞病变（易被误诊为结核）不等[111]。在少数病例中，组织学检查发现明显的间质纤维化病变，伴有胶原透明变性，无肉芽肿形成[111]。患者多无症状，但严重病例可有呼吸困难，且有发生自发性气胸、肺曲霉菌病（图 98-18）或结核感染的风险。糖皮质激素不能阻止该病的进展。由于 50%～60% 行肺切除的患者合并支气管胸膜瘘，故肺切除手

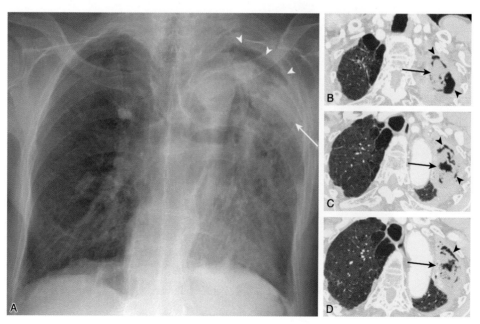

图 98-18　强直性脊柱炎：纤维大疱性疾病合并足分枝菌病。一合并肺上叶纤维大疱性疾病的 AS 患者的正位胸片（**A**）显示左肺尖有一不规则肿块样阴影，阴影边缘透光（箭头，**A**）。轴位胸部 CT 肺窗（**B～D**）中亦可看到上述病变（箭头，**B～D**），符合足分枝菌病。（Courtesy Michael Gotway, MD.）

术只推荐用于大咯血的治疗[111]。另有10%~20% AS患者有非上叶部位间质性肺疾病,胸部高分辨CT可检出[113]。

（三）治疗

生物制剂的应用已使AS的治疗取得了极大进展[114,115]。TNF-α拮抗剂(英夫利昔单抗、依那西普、阿达木单抗、戈利木单抗)可以缓解症状、减少脊柱炎症、改善患者生活质量[114-116]。抗TNF-α疗法可以改善胸廓活动度,增大胸廓容积,减小呼吸时肺向腹腔的扩张(见图98-13)[104]。除此之外,锻炼、理疗也是AS治疗的关键组成部分[117],有利于心肺适能、脊柱活动能力[99,118,118a]。患者应戒烟,并监测胸片、呼吸量测定。对于使用抗TNF-α药物治疗的患者,应密切注意潜伏性结核再激活可能[119]。如果计划插管,应小心操作,因为此类患者颈椎僵硬且过度伸展,容易骨折而导致脊髓损伤,极少数情况下,环杓关节固定可能导致上气道损伤。

七、肥胖

（一）诊断和病因

肥胖是一个全球性的重大健康问题[120]。据估计约2/3美国人超重或肥胖[121]。每年用于治疗肥胖及其相关伴发病的投入约有1680亿美元,占医疗总预算的16.5%[122]。健康男性的体脂率通常为15%~20%,健康女性为25%~30%。体脂含量在肥胖男性中可增加800%,女性可增加500%[123]。肥胖人群中非脂肪组织含量也增加,约占总体重增加量的15%~30%[124,125]。用于评估肥胖的参数很多,最常用的是体重指数(BMI),它由体重(kg)除以身高(m)的平方得到。BMI在18.5~24.9属正常,在25~29.9属于超重,在30及以上属于肥胖,超过40则为严重(病态的)肥胖[120]。

超重和肥胖人群的死亡风险高于BMI正常的健康人群[126,127],其中超重人群死亡风险可高20%~40%,肥胖人群则可高300%~400%[126]。BMI增高人群的疾病发病率也升高,主要是基于一些心血管及呼吸因素,腹腔内脂肪含量的增加也是心血管疾病的一个独立危险因素[128-130]。

肥胖人群最常见的呼吸系统症状是呼吸困难及运动不耐受[130]。这些症状可能与肺功能异常、呼吸控制异常、炎症介质水平升高有关,有学者认为肥胖与气道高反应性有关[130]。呼吸功能损害的严重程度可能与肥胖程度无关。

（二）病理生理

BMI相同的肥胖个体可以表现出不同的呼吸功能异常。特别是,有些肥胖个体动脉血PCO_2正常,另一些BMI相同的个体却可能升高。实际上,动脉血PCO_2水平的高低可用于肥胖个体的分类,动脉血PCO_2正常的为单纯型肥胖(simple obesity,SO),有CO_2潴留的则为肥胖低通气综合征(obesity hypoventilation syndrome,OHS)。在SO和OHS患者中,肺功能、呼吸力学、气体交换、呼吸控制及活动耐量可有显著不同。

1. 肺功能

肥胖人群中最常见的肺功异常为补呼气量(ERV)和功能残气量(FRC)的下降(图98-19)[131]。BMI从$20kg/m^2$到$30kg/m^2$每增加1,FRC和ERV就分别下降约3%和5%。其后,BMI每增加1,FRC和ERV就下降约1%[131]。因此,BMI约$30kg/m^2$的个体其FRC值可能约为75%预测值,ERV则可能只有预测值的约47%[131]。FRC的下降可能是由于脂肪组织挤压胸廓及腹腔,减少了胸廓弹性回弹,改变了肺和胸廓回弹的平衡从而降低了肺容积。由于残气量受的影响较功能残气量小,故ERV常下降[132-134]。在OHS患者,FRC和ERV可下降更多[135,136]。

单纯型肥胖患者肺总量(TLC)、肺活量(VC)、残气量(RV)可正常或仅轻度下降,而在肥胖低通气综合征或病理性肥胖患者中,上述几个参数可显著下降(TLC及VC可小于80%预计值)(表98-5)[135,136]。OHS患者肺功能损害较SO患者更严重,这与除BMI外的很多因素有关。OHS患者中TLC和VC的大幅下降可能是由于呼吸肌的无力[137]。另外,脂肪分布也可能导致

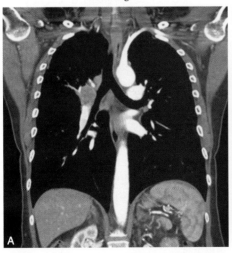
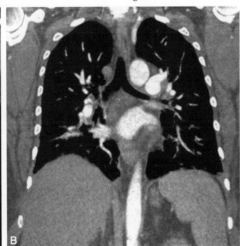

52岁妇女
BMI $24kg/m^2$

59岁妇女
BMI $59kg/m^2$

图98-19　身高、年龄及肺总量预计值相似的非肥胖个体(A)和肥胖个体(B)的冠状位CT图像。肥胖个体的肺容积显著小于非肥胖个体。这可能是由于过量的脂肪组织造成呼吸系统负荷增加所致,卧位时尤其明显。一般来说,肥胖对功能残气量、补呼气量的影响最为明显

肺容积的不同,比如,脂肪集中分布于上半身(向心性分布)比集中分布于下半身(髋关节以下)对肺功的损害更大[138-140]。男性腰围大于等于 40 英寸(102cm)、女性腰围大于等于 35 英寸(89cm)可表明脂肪主要于上半身分布[138-140]。相比女性,男性呼吸功能损害与上半身脂肪分布的关系更明显[138]。单次呼吸弥散量在 SO 患者中常正常或升高,在 OHS 患者中则常轻度下降[141]。其他肺功能参数如 FEV_1/FVC、最大随意通气量(MVV)、吸气峰流速、无效腔/潮气量(VD/VT)通常正常[135,136]。

表 98-5　单纯型肥胖(SO)患者和肥胖低通气综合征(OHS)患者的呼吸病理生理学典型值

参数	正常人群	单纯型肥胖患者	肥胖低通气综合征患者
体重(占理想体重百分比)	100	200	200
体重指数(kg/m^2)	24	45	45
肺总量(占预计值百分比)	100	95	80
呼吸系统顺应性(L/cmH_2O)	0.10	0.05	0.06
呼吸系统阻力[$cmH_2O/(L \cdot s)$]	1.2	4.0	7.8
通气做功(J/L)	0.43	0.74	1.64
最大通气量(L/min)	160	130	90
最大吸气压(cmH_2O)	100	95	60

源自 Rochester DF: Obesity and abdominal distention. In Roussos C, editor: *The thorax*. New York, 1995, Dekker, pp 1950-1973.

2. 呼吸力学

肥胖主要通过减小肺顺应性而减小呼吸系统顺应性(CRS)[133,142-145]。在 SO 患者,CRS 值约是正常值的 80% ~ 90%,且随着 BMI 增高或由立位转为卧位时可进一步下降[133,142-145]。在 OHS 患者中,CRS 值一般小于正常值的 45%[146]。顺应性下降主要是由于脂肪组织压迫了潮气呼吸时的肺容积[133,142,143],在接近 RV 时,肺组织会由于气道闭合而缺乏弹性。另外也与过多的胸廓脂肪组织使胸膜腔及肺泡负压减小,甚至产生呼气末正压有关[142]。这时,吸气肌在产生有效吸气气流之前,就必须先充分降低胸膜腔压力以克服呼气末正压,平卧位时,吸气阈负荷更大,这也能解释大多数肥胖患者胸廓呼吸力学的异常[132,142,147]。

肥胖患者气道和呼吸系统总阻力增高,其值约是非肥胖个体的 2 倍[145,148]。呼吸系统总阻力升高主要是由于肺容积下降相关的气道阻力增高[145,148],但即使肺容量正常后气道阻力依然维持在较高水平(例如气道传导率减少至正常值的 50% ~ 70%),这也与其他一些未知因素有关[148-150,150a]。FEV_1/FVC 常正常,提示气流阻力最大的部分可能在小气道,而非大气道。由站立位转为平卧位可进一步增加气道阻力[145]。在严重肥胖患者,平卧位时腹内压的升高也可进一步减低 FRC,导致潮气呼吸时呼气气流受限、端坐呼吸[147,151,152]。因此,在评价肥胖患者全身麻醉风险的时候,必须将平卧位对呼吸的不利影响考虑在内[153]。

SO 和 OHS 患者呼吸做功都增加[146,154,155]。导致呼吸做功增加的 3 个因素包括:弹性负荷增加(顺应性下降),阈负荷(启动吸气所需最小压力的增加)以及阻性负荷(气道压力增加)[143]。SO 患者呼吸功可增加 60%,OHS 患者可增加多达 250%[146,154,155]。呼吸做功的增加和呼吸效率的下降使得呼吸氧耗在 SO 患者增加了 5 倍,在 OHS 患者增加了 10 倍[141]。氧耗增加使得肥胖患者在诸如疾病期间等通气需求增加的情况下有了发生呼吸衰竭的风险[155]。为了减小吸气时的弹性负荷和呼吸氧耗,肥胖患者常采取一种浅快的呼吸模式,这在 OHS 患者中比在 SO 患者中表现得更明显[156-158]。SO 患者平静呼吸时的呼吸频率约比正常体重人群高 40%[158],其呼吸时肺容量的改变伴随着胸廓运动而不是腹部运动。而 OHS 患者呼吸频率约比 SO 患者高 25%、潮气量约比 SO 患者低 25%[157,159]。采取这种浅快呼吸模式的不利影响在于无效腔通气增加,可能导致二氧化碳潴留[155,159]。

3. 气体交换

SO 患者的动脉血 PO_2 通常正常或仅轻度下降[160],而 OHS 或病理性肥胖患者的低氧血症则更明显[135,136,160]。除了低通气,气道过早关闭导致的通气血流比例失调和分流也增大了肺泡-动脉氧张力梯度,加剧了低氧血症[160,161]。低氧血症在平卧位和男性中更为严重[145,161,162]。在活动时,氧合可能会因肺底通气增强而改善[162,163]。减重可以通过恢复 FRC 改善氧合,FRC 升高可以降低呼吸时气道关闭的程度,并提高动脉血 PO_2(每减重 5kg 动脉血 PO_2 约升高 1mmHg)[160]。肥胖人群低氧血症和代谢率提高的一个必然结果就是,在呼吸暂停时,其动脉血氧饱和度将以普通人 3 倍的速度下降[164]。

4. 呼吸控制和呼吸模式

在 BMI 相似的肥胖人群中,部分患者有高碳酸血症而另一些则没有,这可能与他们在呼吸控制上的不同有关。在无高碳酸血症的肥胖个体,中枢呼吸驱动是完好的。由于吸气肌弹性负荷和阈负荷的存在,呼吸驱动通常是正常甚至升高的,其可通过 P0.1、对低氧或高碳酸的通气或肌电反应来度量[141,147,165]。如果患者减重,则弹性负荷和阈负荷降低,呼吸驱动的代偿性升高可能会有所下降[166,167]。而在 OHS 患者,呼吸驱动则较迟钝,P0.1 对低氧或高碳酸的通气或肌电反应都降低[165,168],其确切机制不详。OHS 患者呼吸力学的缺陷并不能完全解释其高碳酸血症,因为大多数 OHS 患者都可以通过有意识的高通气来使动脉血 PCO_2 恢复正常[169]。OHS 患者一级亲属的通气驱动一般是完好的,故也不大可能存在遗传易感性[170]。实际上,在 OHS 患者中,中枢化学感受器可能已被"重设",其原因可能系慢性低氧血症或高碳酸血症所致,也可能与瘦素减少或瘦素抵抗有关。瘦素是一种由脂肪组织产生的蛋白质,可作用于下丘脑而减少食欲、提高代谢率并刺激呼吸,故瘦素抵抗或瘦素相对缺乏可能导致 OHS 患者通气反应下降、高碳酸血症[135,171]。由于在 SO 和 OHS 患者中,血清瘦素水平普遍升高,因此可能已经存在瘦素的中枢抵抗[171,172]。

单纯型肥胖患者感到呼吸困难可能与呼吸驱动升高有一定关系[163,167,173]。OHS 患者也常出现呼吸困难症状,可能与气道疾病、呼吸力学异常(顺应性下降、气道阻力增高或呼气气流受限)有关[154,163,173-176]。呼吸困难也可能与心脏疾病有关,而心脏疾病是常见的合并症。

5. 呼吸肌功能

SO 患者的呼吸肌力通常是正常的,这可能是由吸气肌上的慢性阈负荷和弹性负荷来维持的[145,147,176]。OHS 患者的呼吸肌力常有下降,可能与去适应作用或其他慢性病相关因素有关[135,176]。严重肥胖的患者,尤其是有呼吸困难或 OHS 的患者,其膈肌功能往往受损,且在平卧位时表现更明显[176,177],这可能与腹内压升高和膈肌的颅向移位有关[177]。

6. 运动耐量

活动耐量通常以不出现症状条件下的最大氧摄入量来衡量。SO 患者的活动耐量与体重正常个体基本相似。如果只计算非脂肪组织,肥胖人群的最大氧摄入量要比非肥胖人群低[163,178]。在做功速率一定的情况下,肥胖个体需要摄入更多氧气,每分通气量更大。同样的,在次级量负荷功率下,肥胖个体的呼吸困难评分要更高,表明肥胖个体通气量及代谢消耗更大[163,178]。肥胖个体在活动时可能会通过增加呼气末容积来减小呼气气流限制[163],这可以帮助他们适应自身的高代谢需要。通过这种机制,在任何给定的氧耗量和每分通气量下,肥胖个体的呼吸困难评分可与非肥胖个体相似,这表明呼吸力学因素可能与肥胖患者的呼吸道不适症状并无很大关系[163,174]。

(三)治疗

虽然减重是最好的治疗方法,但通常都难以实现,长期维持正常体重就更加困难了[179]。一般来说,无论患者肥胖程度如何,减重治疗均以节食、加强锻炼、行为疗法作为初始治疗。肥胖治疗手术不但可显著减重,还可长期维持减重效果[180],适用于 BMI 超过 40kg/m² 或 BMI 超过 35kg/m² 且伴有严重合并病的肥胖患者[179,181]。肥胖患者减重后,ERV 和 FRC 将改善[182],然而,减重幅度与肺容积改善的程度却并无相关关系。减重也会改善呼吸肌功能[137]、静息状态气体交换[183]、弥散功能[160]、呼吸困难评分[167,184]、睡眠呼吸暂停[184]、6 分钟步行测试[185]、气道反应性[186]和呼吸驱动[167]。总而言之,减重是 OHS 的最有效解决办法,而减肥治疗手术则是极度肥胖且合并多种伴发病(如高血压、高脂血症、心功能不全、2 型糖尿病等)患者的最佳选择[187,188]。

关键点

■ 影响胸廓的疾病,包括肥胖,主要通过降低胸廓顺应性来影响呼吸系统功能。胸廓僵硬的程度可随病程变化。脊柱后侧凸患者胸廓僵硬程度往往最大,而漏斗胸或强直性脊柱炎患者的胸廓顺应性则可能正常。

■ 一般来说,肺只是胸廓疾病的一个"无辜旁观者",通常并无明显病理改变。当限制性胸廓疾病影响肺的充分充气时,微型肺不张就会出现,并可导致肺顺应性的降低和气体交换受损。

■ 在胸廓疾病中,连枷胸最可能导致急性呼吸衰竭,而脊柱后侧凸和严重肥胖最可能导致慢性呼吸衰竭、肺动脉高压和肺心病。在这些胸廓疾病中,同时发生的吸气肌无力将进一步加重限制性病理生理学改变,而更易发生呼吸衰竭。

■ 急性呼吸衰竭可能使连枷胸恶化,可以通过正压通气来治疗。在一些连枷胸患者,手术固定连枷胸节段可缩短机械通气时间并改善远期肺功能。

■ 慢性呼吸衰竭可见于脊柱后侧凸或严重肥胖,可通过夜间无创正压通气有效治疗。这一措施已经显著改善了这些患者的发病率和死亡率。

(刘思彤　童翔 译,范红 校)

参考文献

以下是主要的文献,完整的文献请登录 *ExpertConsult* 查阅。

Banzett RB, Loring SH: Heavy breathing. *J Appl Physiol* 102:2090–2091, 2007.

Behazin N, Jones SB, Cohen RI, et al: Respiratory restriction and elevated pleural and esophageal pressures in morbid obesity. *J Appl Physiol* 108:212–218, 2010.

Bergofsky EH: Thoracic deformities. In Roussos C, Macklem PT, editors: *The thorax*, New York, 1985, Marcel Dekker, pp 941–978.

Kafer ER: Idiopathic scoliosis. Mechanical properties of the respiratory system and the ventilatory response to carbon dioxide. *J Clin Invest* 55:1153–1163, 1975.

Kanathur N, Lee-Chiong T: Pulmonary manifestations of ankylosing spondylitis. *Clin Chest Med* 31:547–554, 2010.

Kelly RE Jr: Pectus excavatum: historical background, clinical picture, preoperative evaluation and criteria for operation. *Semin Pediatr Surg* 17:181–193, 2008.

Marasco SF, Davies AR, Cooper J, et al: Prospective randomized controlled trial of operative rib fixation in traumatic flail chest. *J Am Coll Surg* 216:924–932, 2013.

Mokhlesi B: Obesity hypoventilation syndrome: a state-of-the-art review. *Respir Care* 55:1347–1362, 2010.

Ozsancak A, D'Ambrosio C, Hill NS: Nocturnal noninvasive ventilation. *Chest* 133:1275–1286, 2008.

Piper AJ, Grunstein RR: Big breathing: the complex interaction of obesity, hypoventilation, weight loss, and respiratory function. *J Appl Physiol* 108:199–205, 2010.

Salome CM, King GG, Berend N: Physiology of obesity and effects on lung function. *J Appl Physiol* 108:206–211, 2010.

Slobogean GP, MacPherson CA, Sun T, et al: Surgical fixation vs nonoperative management of flail chest: a meta-analysis. *J Am Coll Surg* 216:302–311, 2012.

Vanderschueren D, Decramer M, Van den Daele P, et al: Pulmonary function and maximal transrespiratory pressures in ankylosing spondylitis. *Ann Rheum Dis* 48:632–635, 1989.

第十八部分

呼吸衰竭的治疗

第99章　急性通气衰竭

NICHOLAS S. HILL, MD

一、引言

　　呼吸衰竭指当呼吸系统无法维持正常的气体交换,导致其他器官无法正常运作而威胁生命的状态。这个过程首先影响氧合,表现为低氧血症,或者影响通气,表现为高碳酸血症或呼吸性酸中毒。本章主要讨论第二种情况,通常称为通气衰竭。

　　动脉血二氧化碳(CO_2)分压由肺泡通气量($\dot{V}A$)和 CO_2 产生量($\dot{V}CO_2$)决定,有以下公式:

$$PaCO_2 = (\dot{V}CO_2 \times k) / \dot{V}A \qquad (1)$$

总分钟通气量是 $\dot{V}A$ 和无效腔通气量的总和。无论是总分钟通气量的下降抑或是无效腔通气量的上升,都会导致 $\dot{V}A$ 的下降。$\dot{V}A$ 下降或因 $\dot{V}A$ 的改变导致 $\dot{V}CO_2$ 的上升都会导致动脉血 PCO_2 的上升。因为肾脏对高碳酸血症进行调节时,碳酸氢根的浓度的变化是缓慢的,动脉血 PCO_2 突然改变时,碳酸氢根不会立刻产生缓冲作用,所以会使动脉血 pH 立刻降低。当动脉血 PCO_2 持续升高的时候,通气衰竭都是存在的。急性通气衰竭指患者偏离基线状态的改变过程过快时,以致产生了具有临床意义的动脉血 pH 下降。因为患有慢性阻塞性疾病(COPD)、慢性

神经肌肉疾病和其他疾病的患者的基线状态即存在高碳酸血症,急性通气衰竭(慢性衰竭急性发作)的判断并不取决于动脉血二氧化碳的值,而在于患者是否存在酸中毒,典型表现为动脉血 pH 小于 7.35。因此,急性通气衰竭不能依靠体格检查、脉搏氧饱和度,呼出气二氧化碳或其他无创的检查来确诊,而需要动脉血气分析[1]。

二、急性通气衰竭病理生理学

　　肺泡通气量的不足和 CO_2 产生量有关,也许因为患者的通气功能障碍(泵衰竭)或者因为通气驱动障碍(驱动衰竭)[2,3](图99-1)。这两个机制所对应的临床表现是截然不同的。急性泵衰竭的患者表现为呼吸困难,呼吸过速等呼吸窘迫症状,而呼吸驱动衰竭的患者没有气紧,且通常表现为呼吸过慢或者窒息。

　　尽管急性通气衰竭主要是肺泡通气量的异常,但通常也会表现出低氧血症。根据肺泡气公式,肺泡低通气会导致肺泡氧分压(PAO_2)的部分下降。

$$PAO_2 = PIO_2 - (PaCO_2 / R) \qquad (2)$$

　　在此公式中,假定动脉血中的 PCO_2 几乎等于肺泡气中的

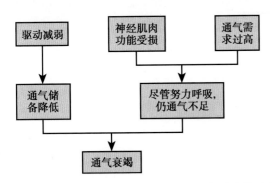

图 99-1　急性通气衰竭的生理学机制。两个导致急性通气衰竭的主要因素：通气储备降低或尽管努力呼吸，仍通气不足

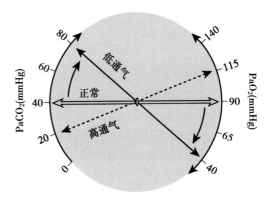

图 99-2　动脉血氧分压和动脉血二氧化碳分压之间的关系。图中显示了当通气量增加或者减少时动脉血氧分压（PaO_2）和动脉血二氧化碳分压（$PaCO_2$）之间的关系，假设动脉-肺泡氧分压差[（A-a）PO_2]不变，呼吸交换指数是 0.8。（摘自 Pierson DJ，Kacmarek RM，editors：Foundations of respiratory care. New York，1992，Churchill Livingstone，p 298.）

PCO_2，PIO_2 即为吸入气的 PO_2[例如，吸入氧气浓度乘以大气压减去 47（体温下的水蒸气压）的差]，R 是呼吸交换指数。这个关系解释了动脉血 PO_2 的下降合并肺泡低通气的情况，同时也解释了为什么肺泡低通气时会伴随着脉血氧分压的下降，如图 99-2 中所示。使用公式 2 对进行肺泡氧分压的计算可得出肺泡毛细血管氧分压差[A-a）PO_2]（通常称为肺泡毛细血管差，但这个叫法不精确，更精确的名称应是肺泡毛细血管氧分压差）。这个计算结果可以区分低氧血症是否单纯由低通气造成[这种情况下，（A-a）PO_2 正常]或者还混杂了其他因素，如通气血流比（V/Q）降低和右向左分流（在这种情况下，肺泡毛细血管分压差增加）。

最后，如果气体交换障碍足够严重的话，高碳酸血症可以是低氧性呼吸衰竭的一个特征。右向左分流和通气血流比降低都会在急性呼吸窘迫综合征（ARDS）中出现，由 Bohr[4] 公式计算出的无效腔通气比（VD/VT）也会上升，因此 CO_2 的排出会受损，也会导致高碳酸血症。

表 99-1 对经典的急性呼吸衰竭的临床表现根据部位、病变类型、生理机制和病因类型进行了分类。并不是每一个列出的病例都在本章节进行了分析。

在每个患者身上，可能合并了一个以上的机制，这样尽管患者只处于中度病变，但病情仍可危及到生命。例如，在失代偿性肥胖低通气综合征的患者中，如果存在潜在的呼吸驱动降低，且肥胖增加通气泵的弹性负荷，只要呼吸功由于限制性病变或者心包和胸腔积液有轻微的增加，就会导致慢性通气衰竭的急性加重。

表 99-1　按照部位进行分类的通气衰竭类型

病变部位	机制或类型	临床病例
通气驱动	先天性	初级肺泡通气（Ondine's Curse）
	获得性	药物过量（阿片类；镇静药物；酒精）；全身麻醉；脑血管意外；新生物；颈动脉体切除术
	两者兼有	肥胖低通气综合征；黏液腺瘤
神经传导		
脊髓	外伤	颈髓受损
	血管	血管意外
	肿瘤	原发性或转移性
	其他	脊髓灰质炎；肌萎缩性脊髓侧索硬化症
	脱髓鞘病变	急性特发性脱髓鞘性多神经病（格林巴利综合征）
周围神经	周围神经损伤	外伤；心脏手术；新生物；原发性
神经肌肉接头	药理作用	神经肌肉阻滞剂
	自身免疫性疾病	重症肌无力
	感染/中毒	肉毒杆菌，破伤风，蜱虫
呼吸肌	先天性	肌肉萎缩症
	自身免疫性疾病	多发性肌炎；皮肌炎
	获得性	低磷血症；低钾血症；低镁血症；黏液性水肿

表 99-1 按照部位进行分类的通气衰竭类型（续）

病变部位	机制或类型	临床病例
胸腔		
脊柱和胸廓	活动性下降	脊柱后侧突；包扎或绷带过紧；强直性脊柱炎；连枷胸
软组织	肺外限制性改变和活动性下降	严重肥胖
胸膜	肺外限制性改变	气胸；胸腔积液；胸膜增厚；恶性肿瘤
气道		
上气道	阻塞	会厌炎，异物，肿瘤，声带麻痹，气管软化
下气道	阻塞	COPD，急性严重哮喘
间质	无效腔量增加和 V/Q 增加	COPD
	$\dot{V}/\dot{Q}$ 降低；分流	严重 ARDS
肺循环	总体低灌注	低血容量性或心源性休克；CPR；肺过度充气（内源性 PEEP）；
	局部低灌注	肺血栓栓塞；静脉空气栓塞
其他	CO_2 产生量增加（炎症；高代谢状态；肌肉活动）	发热；败血症；烧伤；严重创伤；震颤；手足搐搦症；癫痫发作；恶性过高热
	外源性 CO_2 吸入	实验室或工业事故；治疗手段；重复呼吸

ARDS，急性呼吸窘迫综合征；CO_2，二氧化碳；COPD，慢性阻塞性肺疾病；CPR，心肺复苏；PEEP，呼气末气道正压；$\dot{V}/\dot{Q}$，通气血流比

三、呼吸驱动不足导致的急性通气衰竭

（一）先天性因素

先天性疾病可能与低氧性或高碳酸性呼吸驱动的降低有关，包括原发性肺泡换气不足（或 Ondine's Curse 综合征）[5]、普拉德-威利综合征[6,7]、外源性睾酮治疗导致的性腺功能减退[8]和 Arnold-Chiari 畸形[9]。这些疾病通过降低呼吸驱动来导致急性通气衰竭的发展，且往往与其他机制相结合（如急性感染），在儿科患者中最常见。

（二）获得性因素

通气驱动降低是慢性通气不足发展进程中的一个常见原因，尽管经典但往往不是急性呼吸衰竭的单一因素，除了部分由于药物因素产生呼吸抑制的患者。

（三）药物因素

呼吸驱动抑制所致的急性呼吸衰竭最常见是由药物导致。阿片类药物无论对低氧性还是高碳酸血症性通气驱动都有强大的抑制作用；如果剂量足够大，任何的镇静剂，催眠药或抗焦虑药都将导致呼吸抑制[10]。尤其是丙泊酚，是一种强大的呼吸抑制药物，被广泛地使用于常规镇静中或者机械通气患者中，在调节剂量时一定要关注患者的自主呼吸[11]。呼吸抑制会随着药物在体内的清除或者因为药物的拮抗作用而解除，标志是自主呼吸努力的恢复。因为一些药物对中枢神经系统的影响会由于肝肠循环、脂质储存或者其他机制，有一个浓度反复降低再升高的过程。故在撤机前，要密切观察患者，直至明确患者的自主呼吸已经恢复。在药物过量或者其他中毒情况下，要识别特定的药物或者混合了哪些药物，和可以使用哪些特殊的治疗方式，比如拮抗药或者透析这些都可以加快撤机这一过程。因为药物的抑制作用而呼吸驱动不足导致撤机失败的患者在快速撤机后会产生呼吸缓慢或吸气不足。在药物过量之后，更常见的困难撤机的原因往往是合并了其他的机制（例如：误吸、肺炎或者脓毒血症）。在这些情况下，患者的呼吸驱动恢复后，此时撤机，患者会表现出呼吸过缓或者呼吸抑制的征象[12]。

（四）其他因素

由于获得性呼吸抑制因素的存在，黏液水肿[13,14]会和高碳酸血症同时存在，当患者的高碳酸血症恶化时，甲状腺功能减退也可能是一个辅助因素。在新发或者恶化的高碳酸血症患者身上，甲状腺功能检查需要常规进行，特别是无法用一个简单的生理学机制对病情进行解释时。存在潜在的通气驱动不正常的患者若发生了呼吸系统感染，充血性心力衰竭，或者其他急性病时，和没有这些疾病的患者相比，更容易发生急性通气衰竭。

肥胖低通气综合征，详见第 89 章，被认为是对低氧血症和高碳酸血症的迟滞反应[15]，这个疾病可能是患者以急性通气衰竭为疾病中首个临床表现。通常，这种患者有最近的体重急剧增加史，而且液体明显过负荷，还有肺心病的相关特征。胸廓顺应性的降低、心脏肥大，通常伴有大量胸腔积液导致的呼吸功的增加和低氧血症的恶化，会造成呼吸肌疲劳和严重高碳酸血症、呼吸性酸中毒的进一步发展。与过去报道的资料相比，肥胖相关的低通气和急性通气衰竭在严重肥胖的住院患者中越来越常见[16,17]。随着肥胖人群的增加，由于肥胖低通气综合征失代偿引起的通气衰竭的发生更加频繁。

在急性中风时，通气驱动障碍也能导致急性通气衰竭，即使合并了其他导致通气衰竭的机制，尤其是下气道保护能力和清除呼吸道分泌物能力低下[18,19]。对于发生了缺血性和失血性休克需要插管和机械通气的这部分患者，其短期预后和长期预后都是比较差的，30 天存活率 50%，1 年存活率 30%[18,20,21]。基底动脉闭塞和脑干受损的预后尤其差，前者引起呼吸驱动抑制及吞咽功能受损，后者引起气道分泌物清除障碍[22]。

尽管数据统计结果不支持且死亡率较高,但美国心脏医师协会的指南仍推荐急性中风患者在需要时接受机械通气治疗(IC 级)[23]。当然,这种情况涉及伦理问题,需要和患者或其家属讨论决定是否对患者进行侵入性操作(见第 104 章)。

(五) 治疗原则

因为潜在的生理学缺陷是导致通气驱动不足的原因,假定呼吸泵是正常的情况下,治疗应集中于恢复患者的正常肺泡通气。尽管无创通气已经越来越多地被应用于临床中,来增加肺泡通气,但它的用途主要在于维持通气泵衰竭患者的呼吸,因此发生急性呼吸驱动障碍后的气管内插管是必要的。无创通气在治疗慢性原发性疾病或者院外获得性中枢低通气的患者中很有效,但在急性呼吸驱动降低的患者中,有创机械通气对于恢复肺泡通气更加快速且可靠,在气道保护和分泌物清理方面也比无创通气更有效。

因为患者的呼吸驱动受损,我们需要选择一个完全控制性的机械通气模式,比如容量控制通气。在急性肺损伤或者严重的气流受限患者中,我们应以控制动脉血 pH 和动脉血氧分压在正常范围内为目标对呼吸机进行设置,需要给氧[在需要时应设置呼气末气道正压(PEEP)]来维持正常的动脉氧分压。除非还合并有严重的肺部疾病,一旦有呼吸驱动恢复的证据,应立即撤机(见第 101 章)。若患者有自主咳嗽能力,不需要频繁的进行气道内吸痰,而且被判断为有足够的保护气道的能力,此时撤机应该是安全的,尽管警觉性仍然受损[24]。

四、神经传导障碍导致的急性通气衰竭

(一) 颈髓受损

颈髓上部受损会随着受损部位的不同而不同程度的干扰从脑干的呼吸中枢到膈肌包括其余呼吸肌的吸气冲动的传导。因为支配膈肌的周围神经根从 C3 和 C5 脊髓节段发出,这一平面及以上急性受损的患者通常需要呼吸机辅助。C1~C2 脊髓受损的患者会产生永久性呼吸机依赖,但那些 C3~C4 受损的患者最终能够部分撤机。若 C4 以下节段受损通常不需要呼吸机辅助通气,除非患者合并其他疾病如内源性肺部疾病或者精神状态的改变。

生理副作用会在受伤后的最初几天或者几个星期表现出来,包括肺容积的减少、不能进行深呼吸(肺不张的预表现)、不能正常咳嗽(发展为肺炎和治疗需要进一步完善的预表现)、受损的低氧性肺血管收缩(肺不张或者肺炎后严重的和难治性低氧血症的预表现)[25]。这些生理学反应都取决于损伤的部位,通常更常见于 C4 受损,对于受损的程度来说,完全受损和不完全受损相比更易发生这些副作用[26]。

脊髓受损的短期预后一般和受损的部位有关[25],即使一些回顾性研究表明,和受损的部位相比,死亡率[27,28]和 ICU 住院时长[25]都更容易受肺炎和其他呼吸系统疾病是否发生影响。

尽管有很多报道称高位颈髓受损(C3~C4 或者更高)的患者应最初使用无创通气[29],但需要专门的措施来预防误吸和其他并发症。是否使用无创通气要根据具体的临床情况进行决定[26],在大多数情况下,都更加倾向于使用有创通气,至少在最初阶段应使用。周围神经[30-32]或者膈肌起搏[33],允许性拔管或者气管切开导管的拔出(拔管),也在很多报道中被提到用于脊髓损伤后期的治疗。最终能否撤机拔管不仅是生存率的决定指标,也是颈髓受损患者生活质量的决定指标[25,27]。

(二) 运动神经元疾病

肌萎缩侧索硬化症(amyotrophic lateral sclerosis, ALS)和其他运动神经元疾病是一种多变但发展缓慢的延髓和呼吸肌无力。这个进程决定了通气衰竭的过程和肺部并发症,这两者是此类疾病患者死亡的最大原因[34,35]。通常来讲,呼吸肌虚弱会在确诊之后缓慢发展,因此院外患者的反复评估对监测呼吸肌受损的进程是非常有帮助的[34-38]。这使我们在急性通气衰竭发生前可以施加干预措施,比如无创通气或者更不常见的,进行气管切开[39]。

选择性进行初始无创通气已经成为了治疗因患运动神经元疾病致通气功能缓慢受损的患者的标准手段,因为它可显著提高不合并延髓受损患者的生活质量和生存率[37,38,40]。无创通气不仅在慢性、缓慢发展的疾病中能够成功,在急性通气衰竭并发 ALS 患者中也可以[41]。然而,延髓受损和高误吸风险使有创通气成为 ALS 并急性通气衰竭患者的一个更好的选择,至少是初始呼吸支持的更优选择。在进行了适当的生命终结计划咨询后,只有部分 ALS 患者接受了有创机械通气治疗,因为急性通气衰竭出现在急诊科的并不常见[42]。

(三) 外伤或疾病导致周围神经受累

因膈肌功能受损导致的通气功能衰竭通常包括脊髓损伤、免疫系统疾病(如格林-巴利综合征或多发性硬化症)或神经系统疾病(ALS,腓骨肌萎缩症)。单侧膈肌麻痹导致的通气衰竭可能与周围神经受损或疾病有关。它的临床表现从异常影像学发现但无临床症状到需要长时间机械通气的急性通气衰竭均有,尽管后者更不常见且由各种因素导致[31,43]。过去,周围受损所致的单侧膈肌麻痹最常由于心脏直视手术中冷停搏或乳房内动脉切割术的直接损伤导致[44]。自从心脏手术中常规进行周围神经隔离后,此类并发症少了很多,但单侧或者双侧周围神经麻痹仍很常见,由新生物浸润,感染性疾病(比如带状疱疹和莱姆病),代谢性周围神经疾病(糖尿病或者卟啉症),和放射疗法[45]。尽管急性通气衰竭作为双侧膈肌麻痹的后果并不常见,这些患者的症状比单侧麻痹的患者更多且通常有更严重的端坐呼吸。

(四) 免疫性神经系统病变

格林-巴利综合征,目前认为是一种急性特发性脱髓鞘性多神经病(acute idiopathic demyelinating polyneuropathy, AIDP),是一种自身免疫性多发神经系统疾病,同重症肌无力,是神经肌肉受损致通气衰竭入院的主要因素[46-51]。血浆置换和静脉内注射免疫球蛋白可改善 AIDP 的预后,尽管 2%~10% 的患者仍然会因此死亡,多达 20% 的患者虽存活但有严重的残疾[52]。理论上,在众多该病患者中,死亡是可避免的,因为死亡原因大多是潜在的可避免的呼吸系统并发症(见第 97 章的讨论)。这种情况下,在确诊单纯的通气衰竭之前,患者的机械通气需求能否预测仍不清楚[53]。

（五）神经肌肉接头受损

1. 免疫疾病

重症肌无力作为急性通气衰竭的一个原因,相对于 AIDP 要少见一些。尽管多达 15% ~ 20% 的重症肌无力患者会有一些病情危急的时刻。这些事件通常发生在建立了重症肌无力诊断的患者身上。在进行了充分的治疗(血浆置换和静脉内免疫球蛋白注射)和通过有创和无创机械通气进行呼吸支持后,死亡率多达 5% ~ 10%[54,55]。单独的呼吸肌虚弱需要进行机械通气被认为是此疾病的最初主要表现[46]。

2. 感染性疾病

肉毒素中毒并不常见,但它是全球重要的急性通气衰竭原因。在西方国家,因为经食物传染的疾病所致的通气衰竭的意外并不常见但是在近年有持续发生,在美国大约 23 例/年。另一方面,由于皮下注射海洛因,注射药品使用者的伤口肉毒症的发生率从 1990 年代开始增加[56-58]。大多数患者有肉毒素感染的呼吸系统症状,和多达 75% 的个体由于渐进的松弛性瘫痪,会发生严重的呼吸衰竭,在这类患者中,机械通气的时间往往很长[59-60]。痊愈时间往往也会很长,在症状首次出现的两年后,尚能发现呼吸肌虚弱[61]。

3. 肌病

由于肌肉萎缩或者先天性肌无力所致原发性肌病是急性通气衰竭的一个并不常见的原因,但在婴幼儿中比大多数医院要常见。这些患者通常缓慢发展为通气衰竭,在院外使用无创通气。当他们表现为急性通气衰竭,通常合并有肺炎或者支气管炎等因素导致痰液滞留等问题[62]。在这种情况下,他们需要被安置在重症监护室中,施以侵入性治疗措施以帮助痰液廓清。气管内插管来控制痰液的引流是十分有必要的,在急性期度过以后,可撤机序贯无创通气。皮肌炎也会导致严重的呼吸肌虚弱从而导致急性通气衰竭[63,64],尽管因为合并了其他经典的症状,并不是最初的临床表现。在这些已报道的疾病中,在使用免疫抑制疗法时,通气功能衰竭是可控制的。

4. 药物因素

神经肌肉阻滞剂有些时候被应用于机械通气患者,因和镇静剂联用有利于机械通气,可降低氧耗或者控制颅内压。这些药物的临床药物代谢动力学主要由短期麻醉的具体情况决定,他们对重症患者呼吸肌功能的影响更加多变。比如,大多数神经肌肉阻滞剂在肝肾功能不全时清除更缓慢。尤其对泮库溴铵和维库溴铵来说,肾衰竭时,这些药物的影响可以持续数天或甚至数周[65]。相反,阿曲库铵和顺阿曲库铵在血浆中的代谢和清除不依赖于肾或肝功能;因此,它们与药物清除延迟导致的长期肌肉无力无关[66]。

四串刺激法可用于监测神经肌肉阻滞的深度,避免过度瘫痪及减少药物的使用量,以及危重患者的神经肌肉功能的恢复时间[67]。虽然当使用阿曲库铵和顺阿曲库铵时这些优点并不明显[68],四串刺激法足够简单且便宜,故很多专家认为应常规使用[69]。在机械通气患者的管理中,神经肌肉阻滞药剂量的最小化和使用四串刺激法来监测肌肉松弛的程度,以及阻滞的每日中断,可能会降低长期瘫痪的发病率[70]。

（六）重症相关的获得性肌无力

重症相关性神经肌肉功能障碍通常导致撤机困难[66],通常包括以下几种形式。

1. ICU 获得性虚弱

意外的急性肌无力和长期通气衰竭在一个使用皮质类固醇激素和长期神经肌肉阻滞剂进行治疗的哮喘持续状态患者中第一次被报道[71,72]。随后,类似的综合征被在 ICU 中其他人群中发现,尤其是那些败血症和系统性疾病患者,即使没有给予皮质类固醇或治疗性瘫痪[66]。无论是肌肉或神经异常都有可能是主要问题,因此出现了一系列令人困惑的诊断术语,如"重症肌无力""重症多发性神经病""麻痹后肌无力""ICU 获得性瘫痪""急性四肢瘫痪肌无力",以及比较常用的术语"ICU 获得性虚弱"。

ICU 获得性肌无力的病理生理学并没有被很好地理解,但可能涉及失用性因素和系统性炎症反应导致的肌肉主动代谢分解。肌电图可显示降低肌肉复合物动作电位到运动神经电位的传导(与正常传导速度),增加动作电位时长,以及肌肉针记录的自发性电活动(例如,纤维性颤动,正锐波)[73]。活检发现可能合并初级轴突变性、Ⅱ 型肌肉萎缩、厚纤维(肌球蛋白)的缺失,以及(偶尔)坏死性肌病。

四分之一到一半的需要 7 天以上 ICU 住院时长的患者和大部分需要患有系统性免疫反应的患者都可以通过神经生理检查来检测有无 ICU 获得性虚弱[66]。在这些神经生理较早出现异常,在疾病的进程中积累,而且通常同时影响神经和肌肉[74]。前瞻性研究显示,大约三分之一的重症患者在临床评估中表现为无力[66,75]。典型的患者表现为近端对称下肢无力,近端功能比远端功能受损严重,连面部肌肉都不能幸免。在临床上,这种疾病可以产生严重的神经肌肉无力,经常会影响呼吸肌,并可能延长通气支持的时间[75,76]。这种综合征应该被怀疑是重症肌无力(医学研究理事会评分小于 48[75])有这种典型的临床检查,但没有更好的用来解释无力的原因即可确定。握力可作为一个简单的测试,以确定 ICU 获得性肌无力[77]。神经传导,肌电图,和肌肉活检通常是没有必要的,但其在诊断中的作用仍非常重要。力量的恢复是多变的,有很多患者可在几天到几个星期内迅速提高,而其他患者在过了几个月或更长的时间仍很虚弱。ICU 获得性肌无力的发病率可能通过强化胰岛素治疗而降低[76,78,79],避免神经肌肉阻滞药和皮质类固醇的使用,并且尽可能早期运动[80,80a]。由于 ICU 获得性虚弱和疾病的严重程度,ICU 住院时长,多器官系统障碍的发生相关,预防的重点是进行密切的 ICU 监护和避免脓毒症[66]。

2. 机械通气导致的膈肌功能障碍

很多重症患者发生肌无力阻碍肌功能恢复,与机械通气时间延长有关。虽然存在一些 ICU 获得性肌无力的因素[81],但是机械通气本身(除了全身性炎症反应)可以导致呼吸肌无力[82-84]。神经电位或者相关性肌肉收缩的缺乏在肌无力的发展中起到重要的作用,因为维持肌肉收缩的措施可以减轻肌无力。膈肌是最主要的呼吸肌,比其他骨骼肌更为敏感,更易受重症的影响。在动物模型中,在机械通气初始的 1～3 天内,膈肌即能发生肌无力。用周围神经电刺激时,一项研究发现连续接受机械通气的患者与正常受试者相比[85]最大跨膈压降低。在周围骨骼肌的研究中,刺激膈肌可以减弱膈肌力量的降低[86]。这说明机械通气时,使用辅助通气比控制通气对于维持膈肌肌力更有好处,有潜在的缩短机械通气时间的可能[86]。

(七) 肌无力患者的机械通气需求评估

当有明显的周围肌肉无力时,应考虑存在呼吸肌无力的可能,但是神经肌肉无力并不都表现得很明显。当呼吸困难程度与影像学改变不成比例或机械通气情况下呼吸力学不正常时,也应怀疑呼吸肌无力。端坐呼吸可能是由于膈肌无力或麻痹。此外,当最大吸气压降低时,或在某些情况下,超声检查出膈肌不正常时都应怀疑患者是否发生呼吸肌无力。

哪些临床指标可用来早期评估神经肌肉无力的患者的机械通气需求仍存在争议。除了医务人员主观评定的呼吸困难和呼吸窘迫,客观的症状包括肺活量和最大吸气和呼气压力已经被用于评估呼吸肌力。

在 AIDP 患者中,快速的疾病进程,延髓和双侧面部肌肉无力,和自主神经功能异常和插管率和机械通气需求有较高相关性。此外,降低的肺活量(<20ml/kg),最大吸气压力(<-30cmH₂O)和最大呼气压力(<40cmH₂O)与插管率有关[50]。但是,没有前瞻性随机对照试验评估这些变量的价值,预测是否需要气管插管的指标也可能仅仅包括在一些常用的标准里面用来判断患者何时需要插管。

一个在 AIDP 患者身上做的研究显示电生理学中脊髓脱髓鞘的表现与插管和机械通气需求之间存在关联[87]。另一个在44 名 AIDP 患者中的研究发现需要机械通气的患者的脑神经更大程度的受累且免疫球蛋白 G 的水平(IgG)的抗 GQ1b 抗体水平比另 87 名无需插管的 AIDP 患者要高[88]。这些也可以是疾病严重程度的标志物,从而解释了较高的插管率。

在 Gravis 肌无力(MG)患者中,预测插管需求的标准并不像预测 AIDP 那么可靠,可能是因为 MG 的病情反复不稳定[89]。然而,对肺活量进行系列评估和用与 AIDP 相同的预测指标在 MG 患者中仍被推荐,同时,患者在 ICU 中应被严密的监测,医务人员做好紧急插管的准备[90,91]。

在 ALS 患者中,如前所述,在院外需要进行全面的呼吸肌的评估,以便及时进行无创通气从而避免呼吸系统急症和紧急插管。对呼吸肌无力的临床征象的评估(比如辅助吸气肌的利用和胸腹矛盾运动或者腹部动度的减低)和膈肌无力的症状(比如端坐呼吸)是很重要的。我们推荐用全套肺功能检查,夜间血氧饱和度和经鼻吸气压作为评估膈肌力的指标。在 ALS 患者中的推荐意见不统一,从 FVC 小于预测值的 80%～50% 都是可以开始无创通气,前者可以减缓患者呼吸肌无力的恶化,后者是美国医疗保险报销的标准[92-94]。作者认为数据量不够大以致于不能确定 FVC 降低到哪个值时应该开始无创通气,但是,和肺功能障碍相关的,当患者出现需要无创通气支持的临床表现时,应该开始无创通气。例如,休息时发生呼吸困难或端坐呼吸应需要无创通气,这些症状也可以归因为睡眠不佳:如白天的疲劳,嗜睡或晨起头痛。

尽管监测呼吸肌功能的最佳方法还不确定,但是明确的是,一旦无创通气失败,应在发生呼吸性酸中毒和呼吸骤停前立即

进行插管和机械通气(若患者愿意)。因为这样,发生了急性神经肌肉无力的患者在表现出肺部合并症的时候应在 ICU 中被密切监测。尽管疾病的进程反复不定,对肺活量和最大吸气压进行系列测定还有针对延髓功能和咳嗽能力的体格检查应反复进行以避免紧急插管(图 99-3)[95]。

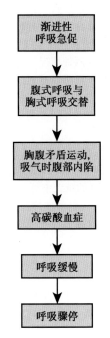

图 99-3　呼吸泵衰竭到呼吸骤停的一系列改变。每个患者可能以不同的速度经历这些过程,也有可能直接跳过一些步骤。但是,除了一些紧急事件影响中枢神经系统或者使用致肌肉麻痹的药物,呼吸骤停不会在没经历之前步骤的情况下突然发生。(摘自 Cohen CA, Zagelbaum G, Gross D, et al: Clinical manifestations of inspiratory muscle fatigue. *Am J Med* 73:308-316,1982.)

(八) 呼吸机支持的原则

因为神经肌肉疾病发生急性通气衰竭的患者通常有正常的肺组织。尽管在这些患者身上,无创通气也能成功,延髓受累程度较大和无创通气失败率有关,且有这些病变的患者应该接受气管插管如果患者的目标是延长生命的话。插管的患者通常使用容控模式,潮气量为 6～8ml/kg,呼吸频率稍微小于自主呼吸频率,PEEP 为 5～10cmH₂O 以防止肺不张。若使用压力控制通气,调节吸气压和呼气压(压力差通常为 8～10cmH₂O)以使潮气量达到相似的值也可以实现之前提到的相关指标的目标值以避免呼吸性酸中毒。在需要持续呼吸机支持的患者中,不应只以血气分析结果为设置参数的依据,舒适也很重要,考虑到没有令人信服的证据表明在神经肌肉疾病的患者进行呼吸肌锻炼可以加速康复。一些推荐预防性使用无创通气或者机械式辅助咳嗽来促进拔管和避免神经肌肉疾病的患者撤机后再插管[62,96]。

五、胸壁受损导致的急性通气衰竭(见第 98 章)

很多肺部或胸壁的限制性疾病会十分隐蔽的发展数月或数年。在疾病的自然进程中,会出现危重情况,也可能叠加一些急

性情况,潜在的可逆的急症如感染、气胸或血栓。

（一）胸部骨骼异常

由于脊柱后突导致的胸廓限制性改变或者呼吸肌障碍会导致通气的逐渐不足。这些患者会表现出急性通气衰竭或者慢性通气衰竭急性发作需要重症监护。生理学研究发现在因脊柱后突导致急性通气衰竭的患者中肺和胸廓的机械运动均受损[97]。胸部肿瘤,特别是因肋骨断裂导致连枷胸时,也会导致急性高碳酸血症性呼吸衰竭。在这两种情况下,因胸部畸形而无法维持呼吸致呼吸泵衰竭会损害呼吸功能,比如因脊柱后突使胸廓刚性增加和由于矛盾运动、连枷胸导致的疼痛而使呼吸效率降低。

（二）胸膜病变

胸膜的原发性病变,比如石棉相关性弥漫性胸膜增厚或者炎症后胸部纤维化,会和脊柱后突有相似的表现,但是呼吸困难和高通气在慢性胸膜疾病的患者中更常见。呼吸性酸中毒在该疾病的后期发生,除非通气驱动被抑制或者伴有肺部受累。胸腔积液或气胸同样可以导致急性呼吸衰竭,通常存在潜在性阻塞性或限制性肺实质病变。

（三）治疗原则

长期的机械通气对特定的患者如脊柱后突和其他胸壁疾病的患者[98]是有益的。而且报道称在慢性通气衰竭急性发作的患者身上也是成功的[99-102]。一些最近的研究报道无创通气可降低再插管需求并缩短胸壁肿瘤患者的住院时长[103,104]。

1. 肺实质病变

特发性肺纤维化和其他肺实质限制性疾病一般和高通气有关而不是低通气。然而,急性通气衰竭可以在这些疾病的后期发生,也可以是这些疾病的主要症状[105,106],或者和肺炎,手术或者其他并发疾病有关[107-109]。生理评估表明肺硬度和气道阻力在特发性肺纤维化后期需要机械通气的患者中显著增加[109],解释了高碳酸血症和急性通气衰竭。

一些病例记录了因肺间质纤维化致急性通气衰竭的患者的较差的预后[106,108,109]。在一个回顾报告中,所有14例患者为急性呼吸衰竭和特发性肺纤维化的患者,尽管进行了积极的通气支持,仍然死亡[107]。在另一份23例类似的报告中,22例死亡;唯一一名幸存者在入院后不久就接受了肺移植[108]。在另一个报道发现在19例特发性肺纤维化和急性肾衰竭患者中,死亡13例[109]。结果显示有创或无创通气,预后都比较差[110]。

2. 呼吸机支持的原则

因为肺的硬度增加,在限制性疾病的患者中若进行无创通气,往往需要比COPD患者更高的气道压力。因此,防止胃胀气和面罩周围漏气要更难一些。另外,考虑到一些合并的情况,如呼吸系统感染通常诱发呼吸衰竭,合并呼吸功增加,痰液滞留,有创通气常更有保障。对于急性呼吸衰竭患者并限制性胸廓和肺部疾病患者最好的呼吸支持方式还未被临床研究所确定。用气道高压所致的血流动力学改变,气压伤,呼吸机相关性肺炎和相关生理学改变和合并严重的肺纤维化的ARDS患者相似,因此使用肺保护性通气策略和治疗目标(见第101章)是很合理

的。应使用小潮气量(如6ml/kg理想体重)通气,尽可能将吸气末平台压控制在$30cmH_2O$以下。限制性肺部疾病的患者一般呼吸浅快,所以呼吸过速在撤机的过程中是无法避免的,所以在血气和其他评估指标能够接受的情况下,这不能被用作一个单一的理由来使患者延迟拔管。

六、气道阻塞导致的急性通气衰竭

（一）上呼吸道阻塞

上气道阻塞是急性通气衰竭的偶然因素。有时起病较急,常有误吸的异物通过声门(即"咖啡冠心病"),或由急性会厌炎导致肿胀和水肿会厌[111]。起病也可隐匿,因气管肿瘤导致的上气道阻塞可发展数月。气道狭窄的严重性和时长决定了气道阻力和由于阻塞而额外增加的呼吸功。缓慢发展的上气道狭窄有很好的耐受性,至少静息时呼吸没问题,直到气道直径下降到5~6mm才会达到临界极限。

狭窄的位置和可变性对确定患者产生哪种临床表现很重要。胸外的可变的上气道狭窄主要影响吸气流速,因为胸腔内负压使气道狭窄在吸气期更严重。在呼气期,胸腔内正压扩张胸腔外气道。声带麻痹是胸腔外上气道阻塞的一个很好的例子,在吸气时有喘鸣和严重的呼吸道梗阻,但在呼气时无显著阻碍。正好相反的是可变的胸内的阻塞物,在吸气期,阻塞程度减小因为压力梯度有利于呼吸道扩张。呼气期,气道狭窄和的阻塞的严重程度加剧。气管软化可引起变化的胸内气道阻塞。固定阻塞物同时影响吸气和呼气期,不论其位置。

上气道阻塞导致的通气衰竭指气道阻力增加致呼吸肌不能保持使CO_2处于动态平衡的每分钟通气量。负压性肺水肿也会导致气体交换损害[112]。在理想情况下,治疗目的是缓解梗阻。这可通过移除异物、气管肿瘤的激光治疗、在气管软化或狭窄或气管造口处安置支架来绕过阻塞的区域来实现。吸入氦气(降低气道阻力)、持续气道正压(continuous positive airway pressure,CPAP)或无创通气和PEEP进行压力支持可以帮助降低呼吸功和避免一些因可逆性因素致上气道阻塞的患者发展至气管插管,如拔管后喘鸣,或者等待气切或外科修复阻塞患者。然而,这些暂时性措施需要密切监测以便及时发现患者病情是否恶化。

（二）慢性阻塞性肺疾病

COPD是美国65~84岁成年人中排名第三的死因,因下呼吸道疾病死亡中的最主要原因,给美国医疗造成了巨大的经济负担,且主要由于住院患者过多[113]。大多数住院患者都是由于COPD急性加重,其他因素如肺炎、充血性心力衰竭、肺部血栓和气胸都会导致恶化。

（三）病理生理学

重度COPD致肺过度充气损害呼吸肌的机械运动(图99-4),弹性组织的缺失是肺部顺应性增高的原因,导致过度充气(肺总量和残气量增加),且小气道在吸气期的陷闭导致残气量增加,一般称为"气体陷闭"。下降的膈肌增加了曲率半径,根据Laplace法则,增加肌肉张力和血流阻力。另外,通气效率降低因

为缩短的膈肌在长度-张力曲线上处于不利地位,且扁平的膈肌的水平位置会导致下端肋骨在吸气期发生矛盾运动,向内运动而不是向外("Hoover"征)。

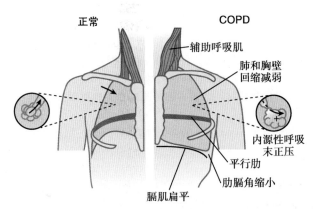

图 99-4　正常个体(左)和重度 COPD(右)功能残气位的胸壁结构模式图。慢阻肺患者的膈肌扁平,增加了它的曲率半径,对于给定压力的张力也增加。慢阻肺患者的肋骨处于水平位,膈肌和胸壁区域减少,极大地减少了膈肌扩大胸壁的效率。此外,内源性 PEEP(auto-PEEP)增加了吸气负荷,进一步增加吸气功。呼气由于气道塌陷和弹性回缩力的降低而变得更加缓慢。(摘自 Hill NS: Current concepts in mechanical ventilation for chronic obstructive pulmonary disease. *Semin Respir Crit Care Med* 20:375-395,1999.)

过度通气和膈肌功能障碍时必须要辅助肌的参与来保持呼吸以维持较高的肺容积,造成每次呼吸的氧耗增加。最后,小气道的塌陷诱发不完整的呼气和呼气末胸腔内正压(内源性或auto-PEEP)。内源性 PEEP 增加吸气负荷要求吸气肌降低升高的肺泡压力来形成负压而引发下一次呼吸的气流[114,115]。

在 COPD 的急性发作期,因为气道炎症造成的气道水肿,分泌物和支气管痉挛增加气道阻力,进一步加重呼气期气流受限并增加呼气末肺容积。正如图 99-5 所示,COPD 患者习惯于试图在高的肺容积下维持流速。另外,他们习惯于浅快呼吸模式,进一步限制了呼气时间,扩大了内源性 PEEP,增加了呼吸功。膈肌更加扁平,张力增加,进一步阻碍膈肌血流。分泌物导致的低通气和 $\dot{V}/\dot{Q}$ 比值失调,加重低氧血症,膈肌物质交换进一步受到限制。因此,随着呼吸需求的增加,维持呼吸功的能力降低。随着呼吸驱动增加以试图逆转不断加重的肺泡低通气,肌肉也逐渐无力,膈肌疲劳[116]。这样就形成了一个恶性循环,导致不断恶化的呼吸肌疲劳、通气衰竭和死亡,除非治疗措施打断这种恶性循环。

1. 临床评估

COPD 急性加重期的患者必须要进行仔细的评估,辨别出一些导致呼吸衰竭的因素,排除一些非导致呼吸衰竭的因素。病史和体格检查有较大的应用价值,尽管 Borg 评分或者视觉模拟评分法有助于在临床研究中衡量呼吸困难程度,在主观评估中若认为呼吸困难的程度比基线严重或至少更重一些就足够认为患者有发展为呼吸衰竭的危险因素。体格检查可发现重度急性加重的一些体征包括呼吸加速、辅助肌参与呼吸、胸腹矛盾运

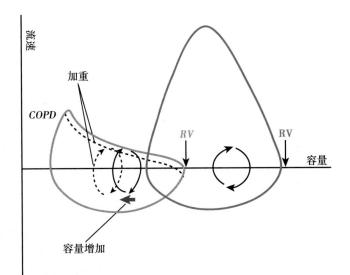

图 99-5　正常人(右侧实线)和 COPD 患者(左侧虚线)肺流速-容量曲线,伴潮气量曲线(内部带箭头黑色曲线)。注意 COPD 患者在潮式呼吸时呼气流速已达最大。在急性加重期(长虚线),呼气流速下降;因为潮式呼吸时已是最大流速,唯有通过吸气时增加肺容量方可维持原有气体流速(潮式呼吸曲线向左偏移,粗箭头所示)。然而,尽管维持了呼气流速,却增加了呼吸做工以及耗氧量,易使呼吸肌疲劳并最终导致呼吸衰竭。RV,残气量。(摘自 Hill NS: Current concepts in mechanical ventilation for chronic obstructive pulmonary disease. *Semin Respir Crit Care Med* 20:375-393,1999.)

动、Hoover 征(吸气时侧胸下份肋骨向内运动)、发绀和精神状态改变。

另外,应获得痰液中脓性细胞、白细胞计数、心电图、胸片和动脉血气等结果来评估急性发作的严重程度。脉搏血氧饱和度监测已被广泛连续使用,静脉血气体检查也有减少,但不能消除对动脉血气检查的需求。而静脉的 pH 基本与动脉的 pH 相同,静脉二氧化碳分压可大致上反映动脉二氧化碳分压值;尽管如此,正常的静脉二氧化碳分压可以在排除高碳酸血症方面是有用的[117]。动脉血气提供了一个快速评估动脉二氧化碳分压和pH,这些信息在决定是否将患者送进重症监护室或开始机械通气,并评估对治疗的反应时很关键。在严重的急性加重期,慢性二氧化碳潴留会发展为慢性高碳酸血症急性发作,表现为 pH 下降,提示二氧化碳潴留且不能被碳酸氢根所代偿,这是通气衰竭的一个重要提示,通过动脉血气即可看出。

2. 药物治疗

药物治疗包括支气管扩张剂、皮质类固醇和抗生素,应及时在患者病情加重应用。额外的治疗,其中包括利尿剂、硝酸盐或抗凝,应在怀疑合并如充血性心力衰竭或肺栓塞即开始应用。

需要常规给氧以改善低氧血症,但是在二氧化碳潴留的患者中以维持目标 SpO_2 的 88% ~ 92%。在这类患者中的过度氧疗目前认为会加重 CO_2 的潴留,不但会减弱低氧呼吸驱动,还会增加生理无效腔(可能是由于在灌注不良的肺部区域诱导支气管扩张),或两者都有。因为在 COPD 患者中低氧血症通常是

由于通气不足,很容易逆转,开始时以 2L/min 进行鼻导管供氧往往往是足够的[118]。重症患者病情加重,应重复地监测动脉血气,以评估氧疗对提供动脉氧分压的效果。

3. 无创通气

尽管单独的药物治疗在中度 COPD 急性加重的患者身上很有效,但在重度的患者中往往是不够的。在重度加重的患者中,呼吸急促、呼吸困难和 CO_2 潴留可能持续或恶化尽管最初已经接受了药物治疗。在 10 年前,患者在这种情况下通常会气管插管和机械通气。如果他们拒绝插管,他们会保持舒适,同时继续药物治疗,但他们通常的结局是死亡。在大多数情况下有创机械通气能够成功,但住院死亡率还是居高不下,在一些研究中平均为 30% 左右[119]。在有创机械通气过程中发生并发症是较常见的,包括上呼吸道损伤、气胸和院内感染,这些会促进患者死亡[120]。

1990 年 Brochard 和同事[121]研究表明,通过面罩非侵入性的传送加压空气进入肺中提供部分通气支持在 COPD 急性加重时是有效的。这些研究者使用他们设计的设备提供压力支持,通过增加吸气压的方式降低每次呼吸膈肌需要做的功。后来,Appendini 和同事[122]研究发现,结合内源性 PEEP(以抗衡内源性 PEEP 的压力的影响)支持比单独使用任何 CPAP 或压力支持更有效地减少 COPD 患者的呼吸功。通过降低呼吸功,NIV 恢复呼吸功的供需平衡,从而在 COPD 急性加重作为"拐杖",阻断呼吸肌疲劳的发展,而给药物治疗一定的起效时间。

自从 Brochard 石破天惊的研究,很多随机对照试验和 meta 分析都开始研究无创通气对 COPD 急性加重期治疗效果的影响[120],当和单独的传统治疗方式相比,无创通气能更快速的改善呼吸困难、呼吸频率和心率、动脉血二氧化碳分压和脑病分数[123-125]。另外,气管插管率和死亡率也急剧下降(对照组大约 75% 和 30%,无创通气组 25% 和 10%)[123,124,126]。NIV 也降低并发症发生率和住院时长[123-125]。一项研究报告发现 NIV 无法降低 COPD 急性加重患者的插管率或死亡率以及住院时间,但值得注意的是该研究中患者的血气指标仅有轻度不正常,并且对照组没有患者插管或死亡。这一结果提示在相对病情较轻的 COPD 急性加重患者中不能从无创通气中获益,无创通气应保留给那些有轻度到重度症状的患者[127,128]。

一些 meta[129,130]分析得出结论 NIV 在预防插管中有效(RR 0.42,AR 降低 28%),降低了死亡率(RR 0.41,AR 降低 10%),同时缩短住院时长(大约减少 4 天)。一个最近样本量(25 628)较大的队列研究发现,急性加重需要机械通气的 COPD 患者,若使用无创通气,和有创通气相比,可降低死亡率、住院时长和住院花费[130a]。基于这些证据,这些 meta 分析的作者、综述和指南[129-135]建议无创通气应该是机械通气的首选,应该在中到重度 COPD 急性加重患者中尽早使用。

氦气疗法合并无创通气。由于密度比氮气低,氦氧混合气体可以降低气道阻力,减少其因阻力过高导致的湍流。在氦氧混合器中氧浓度可以增加至约 40%,但不能高于 40%,因为会丧失其密度低的优势。氦氧混合气结合 NIV 治疗已被用于慢性 COPD 急性加重期患者,因为有降低气道阻力和快速改善气体交换功能等生理学优势[136]。但是随后的随机前瞻性研究发现在 COPD 并呼吸衰竭的患者中,氦氧混合气并 NIV 治疗并不比单独

的 NIV 在插管率,死亡率或住院时间方面有优势[137,138]。

4. COPD 合并肺炎

慢性阻塞性肺病患者可因为急性的肺炎发展为急性呼吸衰竭或慢性呼吸衰竭急性发作。当发现一个 COPD 患者的基础状态恶化,伴发肺炎应该被认为是一个原因。细胞和分子防御机制受损和吸入糖皮质激素使用的普遍性都与肺炎发生率增加相关联,所以慢性阻塞性肺病的患者存在肺炎风险[139]。另外,若住院患者的症状与社区获得性肺炎的相关性更明显,则不是死亡风险因素[140]。

肺炎与用 NIV 治疗的患者的不良结局有关[141]。但是,一个在重度社区获得性肺炎患者中的研究中,NIV 相比于标准氧疗可减少气管插管(21% vs 50%,$P=0.03$)和死亡率,并缩短 ICU 住院天数(1.8 vs 6.0 天,$P=0.04$)。对 COPD 前期患者,益处更大[142]。因此,虽然肺炎的存在是 NIV 预后较差的一个危险因素,慢性阻塞性肺病合并肺炎患者仍然可以从中收益。

5. 术后患者

术后肺部并发症是指肺部异常(如肺不张、肺栓塞、ALI/ARDS),在围术期经常发生,尤其在 COPD 患者身上。这些并发症都是由于麻醉、术后卧床或手术本身引起,会增加发病率、死亡率和住院时长。

无创通气被认为可降低插管率,ICU 住院时长和死亡率,还有肺叶切除术治疗急性呼吸衰竭[143,144]。虽然这些患者只有一部分有慢性阻塞性肺病,但越来越多的证据现在支持在部分术后患者中(包括 COPD)使用无创通气来保持改善气体交换,避免再插管和随之而来的并发症。无创通气技术用于预防或者减少分泌物的问题,肺不张和胸腹或腹部术后的低氧血症[145-147]。

6. COPD 患者中的拔管后治疗

10% ~ 15% 的患者在使用标准流程拔管后会发生呼吸道感染,增加机械通气时长和 ICU 住院时长,因此增加发生相关并发症,包括死亡的风险[148-150]。在这种情况下,可以通过以下方式使用无创通气:①允许较早拔除气管插管,在拔管后提供呼吸支持;②防止呼吸衰竭的发生和存在呼吸衰竭风险的拔管后患者再插管;③避免拔管后发生呼衰的患者再插管[151]。

使用无创通气允许早期拔除气管插管已被很多随机对照试验证明。一项试验表明插管 48 小时内拔管使用 NIV 相比较不拔管可增加 60 天内撤机成功率(88% vs 68%),缩短机械通气时间(10.2 vs 16.6 天),缩短在 ICU 住院时长(15 vs 24 天),和提高 60 天存活率(92% vs 72%)(所有的 $P<0.05$)[152]。第二个关于"反复撤机失败"(连续 3 天自主呼吸试验未通过)患者的随机对照试验表明,早期拔管到 NIV 显著降低 ICU 住院和住院时间、院内感染的发生率(59% ~ 24%,$P<0.05$)、并发症发生率、院内死亡率和 90 天死亡率(OR 3.5)[153]。

这些随机对照试验支持使用 NIV 以促进有创通气 COPD 患者早期拔管。然而,如果计划早期拔管,它应该在筛选过的患者身上实施[151]。患者应该从慢性阻塞性肺病加重期中缓解,$15cmH_2O$ 或更少的压力支持,能够维持 5 ~ 10 分钟的自主呼吸,有足够的咳嗽能力且无分泌物过多,易于插管,少有合并症。

在拔管后呼吸衰竭的患者中使用 NIV 避免再插管这一点较

少有文献支持。两项随机试验在有拔管后呼吸衰竭高风险的患者中使用 NIV 以预防再插管，但未能发现其优势。其中一个试验中[154]，NIV 未能减少气管插管率，机械通气时间，住院时长和死亡率。在另一个试验中，NIV 在这些变量中也未显示出优势和并增加了 ICU 死亡率[155]。在后一个研究中，与对照组相比，死亡率的增加被认为与再插管前有长于 10 小时的延迟有关。此外，在这两个研究中只有 10% 的患者有慢性阻塞性肺病，如果纳入更多的 COPD 患者，结果可能是阳性的。

这种猜测得到了两个连续的随机对照试验的证实，其中一个发现在高碳酸血症患者的亚组中呼吸衰竭发生率率，插管率和死亡率显著减少[156]，另一个研究发现拔管后发生高碳酸血症的患者中，如果使用 NIV 进行治疗，和标准氧疗流程相比，急性呼吸衰竭的发生率显著降低[157]。因此，当前最佳建议是在一些经过筛选的拔管失败的患者身上使用 NIV，主要是 COPD 和其他高碳酸血症的患者身上，以避免 NIV 失败时导致延迟插管。

7. 不插管患者

在一个调查中，用 NIV 来治疗不接受插管患者中的呼吸衰竭的大约占 10%。这个适应证一直存在争议，一些人认为，这项治疗措施没什么损失，因为它可能逆转病情急性恶化或至少缓解呼吸困难和争取一些额外时间来确定最后方案[159]。还有人认为，这只是延长了垂死过程，资源消耗不恰当，并可能会增加患者的不适感或降低患者使用延长生命的措施的意愿[160]。在两个分别研究了 113[158]、131[161] 名拒绝插管（DNI）使用 NIV 治疗患者的前瞻性观察研究中，COPD 患者和充血性心力衰竭的患者存活至出院的比例超过 50%，对那些诊断为低氧性呼吸衰竭（肺炎）或晚期癌症的患者来说，稍微低一些（14% ~ 25%）。因此，NIV 可用于治疗处于急性可逆期的 DNI 患者，如慢性阻塞性肺病急性发作。所以它可以用于 DNI 患者，通过减轻呼吸困难或提供暂时的支持。患者或家属应该被告知 NIV 只被用作支持生命的形式，可能会不舒服，并且可以在任何时候移除。

8. 无创通气的临床应用

全面的对无创通气适应证的讨论不在本章范围内，读者可以参考第 102 章或者其他参考文献来获得更全面的阐述[132,162]。以下章节着重于 COPD 并呼吸衰竭患者中 NIV 的应用。

（1）患者选择。合适的患者的选择是 NIV 的成功应用的关键。选择过程中应考虑到患者的临床特征和 NIV 失败的风险（表 99-2）。预测 NIV 成功的因素已被列举（表 99-3），包括良好的神经系统状态（能够更好的配合治疗）、气道保护能力和只有轻到重度的酸碱平衡失调或气体交换障碍。一些研究还发现，pH，动脉血二氧化碳分压和一到两小时内意识水平的改善是较强的预测 NIV 成功的标志[139,163]。这些研究表明，有一个"机会控制窗"，当患者需要通气辅助时即打开，当患者病情进展太严重有严重的酸中毒时即关闭。最终，应有一个考虑到患者导致呼吸衰竭因素，对通气辅助的需求和禁忌证（见表 99-2）的出现的临床诊断[164]。

（2）面罩的选择。面罩的耐受性是 NIV 成功的关键。因此，面罩一定要有良好的密闭性以控制漏气量，同时避免绑带过紧。在紧急应用时，一般常用标准全脸面罩，因为耐受性更好且防止通过嘴巴漏气，因为漏气，鼻面罩的疗效较低[165]。鼻面罩

表 99-2　无创正压通气在 COPD 急性加重患者中应用的选择标准

建立辅助通气的需求
　中到重度呼吸窘迫
　呼吸过速（呼吸频率 24 次/分）
　辅助呼吸肌参与呼吸或胸腹矛盾运动
　pH<7.35，动脉 PCO_2>45mmHg 或者动脉 PO_2/FIO_2<200

因有无创通气禁忌证而排除的患者
　呼吸骤停
　病情不稳定（感染性或心源性休克，未控制的上消化道出血，有干预计划的急性心肌梗死，未受控制的心律失常）
　无保护气道能力
　分泌物过多
　不合作或躁动
　无法耐受面罩
　近期的上呼吸道或消化道手术

FIO_2，吸入氧浓度；NIV，无创通气；PCO_2，二氧化碳分压；PO_2，氧分压；RR，呼吸频率

摘自 Liesching T, Kwok H, Hill NS: Acute applications of noninvasive positive pressure ventilation. *Chest* 124:699-713, 2003.

表 99-3　预测紧急情况下无创正压通气成功的因素

患者与呼吸机的同步性
　合作良好
　良好的精神状态
　年轻
　最少的漏气
　牙齿未脱落
　耐受*

气道保护能力
　分泌物量少
　低风险误吸

病情不重
　非肺炎
　低 APACHE II 评分（<34）
　初始动脉 PCO_2<92mmHg
　初始 pH>7.10

良好的初始反应（最初 1~2 个小时内）
　pH 改善
　呼吸频率减少
　动脉 PCO_2 减少
　意识水平改善

* "耐受"指医务人员评估的患者对该治疗措施的接受程度。
APACHE，急性生理与慢性健康评分；NIV，无创通气；PCO_2，二氧化碳分压。

摘自 Ambrosino N, Foglio K, Rubini F, et al: Non-invasive mechanical ventilation in acute respiratory failure due to chronic obstructive pulmonary disease: correlates for success. *Thorax* 50:755-757, 1995; and SooHoo GW, Santiago S, Williams AJ: Nasal mechanical ventilation for hypercapnic respiratory failure in chronic obstructive pulmonary disease: determinants of success and failure. *Crit Care Med* 22:1253-1261, 1994.

在长期应用中使更舒适的[166,167],所以在开始 NIV 后的几天内就应将全面罩换成鼻面罩。头罩,包括一个塑料罩可将脖子和肩膀也包围住,提供了另一种人机界面。其在使用 CPAP 时尤其有效。虽然报道称其在使用压力支持通气时很难实现人机同步,但增加 PEEP 水平来降低面罩的顺应性似乎是有效的[166]。在每种面罩分类中,有很多型号可以选用。医务人员应当知道有哪些面罩可以选用和各自的适应证来尽可能使无创通气成功。

(3) 呼吸机的选择。在急性期,"critical care"和"bilevel"呼吸机(便携式压力限制呼吸机,专门为无创通气设计)的应用成功率相近。一种双水平呼吸机被设计用于急性期,其中包括一个氧气混合器和波形显示器,已经得到普及。此外,许多呼吸机主要是为有创机械通气设计,现在无创通气模块来提高漏气补偿,静音由漏气触发的"扰民"报警,允许限制吸气时间来增加人机同步性[168]。这些模式的作用显然不同,但是,如果有漏气可能需要进一步的调整[169]。

(4) 启动 NIV。在 NIV 的开始阶段,适当的大小面罩被放置在患者的面部并连到呼吸机。如果患者能自己佩戴面罩,他们会感到更加舒适。压力控制模式可能比容积控制模式的耐受性更好[170]。最初呼吸机压力通常较低,以提高患者的舒适度,但压力需上调以提供充足的通气支持。典型的压力控制通气初始设置是吸气压力 8 ~ 12mmH$_2$O 和呼气压力 4 ~ 5mmH$_2$O(例如,PEEP),按照缓解呼吸窘迫,平衡内源性 PEEP 或治疗低氧血症的需要进行后续调整。吸气和呼气之间的差值即压力支持水平,应足够大以缓解吸气努力,同时避免过度不适。

一些呼吸机允许调整流速以增加同步性,如"上升时间",这决定了达到目标吸气压力的时间和可调的吸气时间。这些有助于需要高流速(短的上升时间,通常 0.1 秒)和较短吸气时间(通常为<1 秒)的 COPD 患者有更好的舒适性[171],以避免吸气时间延长至呼气期。

(5) 氧合和湿化。大部分 COPD 急性加重期的患者没有很严重的氧合障碍且压力控制双水平呼吸机的效果较好。在这些呼吸机中,氧气传输速率可通过面罩或呼吸机近端的 T 管高达 15 升/分钟,且可不断调整以保持氧合在所需的水平[通常是动脉血氧饱和度(SaO$_2$)>90% ~ 92%]。因为用这些机器,供氧浓度不能超过45% ~ 50%,必须要有空氧混合器的呼吸机来传送较高浓度的氧气,比如对于 COPD 并发肺炎患者。湿化器应被常规使用因为其可以减少呼吸功,提高舒适性和 NIV 的耐受性[166,172,173]。

(6) 适应和监测。训练和鼓励在最初几小时的适应中是很重要的。低剂量的镇静剂可以提高患者的接受度。关闭床头的监测仪直到患者的呼吸状态基本稳定。尽管 NIV 可以很容易地在一般内科病房进行管理,患者的病情剧烈波动时仍需要密切监测。重病患者应在 ICU 或过度医疗单元进行治疗,直到他们的病情稳定[125,174]。如表 99-4 所示,患者的舒适度和耐受度是关键的初始目标,还有呼吸功和呼吸窘迫程度的降低和的人机同步性的改善。动脉 SO$_2$ 应被连续监测,血气分析应在第一时间获得,基线采集一次,在最初的一到两小时内至少一次。

(7) 经常碰到的问题和可能的处理措施。无创通气是安全的且对大多数患者来说耐受性较好。最常见的在 COPD 患者中遇到的问题和其他疾病患者是一样的,都是面罩、气道压力或流速的问题(见表99-4)。漏气量最小化是一个重要的目标。

表 99-4　COPD 患者中应用无创通气的监测指标

急性期

患者舒适度

面罩密闭性和漏气

人机同步

胸锁乳突肌活动

生命体征(心脏和呼吸频率;血压)

连续血氧饱和度监测(直到稳定)

血气(初始和 30 ~ 120 分钟后,再根据临床需要)

慢性期

患者的舒适度

面膜密闭性和漏气

使用时间

适应性问题(例如,鼻塞,干燥,胃胀气,结膜刺激,无法入睡)

症状(如呼吸困难,乏力,晨起头痛,嗜睡)

气体交换(白天,夜间血氧饱和度,定期血气评估动脉 PCO$_2$)

多导睡眠图(如睡眠障碍的症状持续存在或夜间低饱和依旧没有明确的解释)

PCO$_2$,二氧化碳分压

9. 慢性阻塞性肺病患者 NIV 使用量的增加

在法国 ICU 中 NIV 的使用率在从呼吸机最开始使用的20%上升到 20 世纪 80 年代的80%。与此同时,ICU 获得性肺炎发生率下降,从 1994 年的约 20% 至 2001 年的 8%[175]。更近使用全国医院数据库的研究表明美国也有类似的趋势,NIV 使用率在 2000 年至 2010 年十年期间增加了约 2.5 ~ 4.5 倍,尤其是在 85 岁以上患者中的应用[175a],伴随着有创通气使用率的降低和死亡率逐渐下降。无创通气失败的 NIV 并需进行有创通气的患者的死亡率在同一时期也悄然升高,提高了我们的警惕:无创通气被过度应用于应插管的患者[176]。

10. 有创机械通气

(1) 适应证和患者的选择。尽管有创机械通气在急性加重患者身上用的已经相对较少,但其在希望进行有创支持和不适合进行无创通气或者无创通气失败的患者身上仍很重要。这些和其他有创通气的适应证在表 99-5 中被列出。

在慢性阻塞性肺病患者中进行有创机械通气,必须十分小心以减少发生并发症的风险。必须避免过高的潮气量和呼吸频率,并且不能追求正常的动脉二氧化碳分压,以尽量减少内源性 PEEP 和过度通气。过高呼吸频率降低呼吸周期,缩短呼气时间,无法完成呼气。大潮气量会加剧这个问题。潜在的不良反应是空气滞留和内源性 PEEP。有了内源性 PEEP,增加胸腔内压减少静脉回流和降低心输出量。有严重内源性 PEEP 的患者

表 99-5　COPD 患者中有创通气的适应证

严重呼吸困难的辅助呼吸肌参与呼吸和胸腹矛盾运动

呼吸频率>35 次/分

低氧血症危及生命（动脉 PO_2 <40mmHg 或动脉 PO_2/FIO_2 < 200）

严重酸中毒（pH<7.25）和高碳酸血症（动脉 PCO_2>60mmHg）

呼吸骤停

嗜睡；精神障碍

心血管并发症（低血压，休克，心力衰竭）

其他并发症（代谢异常，脓毒症，肺炎；肺栓塞；气压伤；大量胸腔积液）

无创正压通气失败

FIO_2，吸入氧浓度；PCO_2，二氧化碳分压；PO_2，氧分压。
摘自 Pauwels RA，Buist AS，Calverley PM，et al：Global strategy for the diagnosis，management，and prevention of chronic obstructive pulmonary disease：NHLBI/WHO Global Initiative for Chronic Obstructive Lung Disease（GOLD）workshop summary. *Am J Respir Crit Care Med* 163：1256-1276，2001.

有低血压因为心输出量低且肺动脉楔压升高，由于胸腔内压的传导作用。因此，其临床表现可和心源性休克相似。将呼吸机暂时断开能够区分由于血流动力学的障碍时真正由心源性休克导致还是因为内源性 PEEP，因为胸腔内压力的降低允许后者迅速恢复而非前者。内源性 PEEP 也可能会导致人机不同步，当患者因为吸气负荷而不能达到触发阈值从而不能触发呼吸机送气。

（2）**呼吸机设置的推荐意见**。容量控制或压力控制模式都可以使用，但容量控制模式是最常见的初始选择，可控制潮气量，这是很重要的，因为可以避免动态过度充气。应使用小潮气量（例如，5~7ml/kg 理想体重）通气。应注意避免过度通气和碱血症。对于接受有创机械通气的 COPD 患者，背景呼吸频率在 10~14 次/分钟。若给定 1 秒的吸气时间，如果呼吸频率在 20 次/分钟时，呼气时间仅 2 秒；在 15 次/分钟时，呼气时间增加为 3 秒。因此，呼吸频率较大的变化会引起呼气时间较大的改变。另一种增加呼气时间的方式是通过增加吸气流速而缩短吸气时间。然而，这种策略并不是特别有用因为大幅增加流速时，吸气时间只有轻微下降。例如，如果吸气时间为 1 秒，吸气流速为 60L/min，增加吸气流速到 100L/min 可降低吸气时间到 0.6 秒（如果潮气量保持恒定）；因此，呼气时间仅从 2 秒增加到 2.4 秒。此外，过高的吸气流速可能会提高自主呼吸频率[177]和导致呼吸窘迫。COPD 患者喜欢流速在 60L/min 左右，更快或更慢的速率往往会不舒服[171]。

（四）哮喘

哮喘患者如果长期遵医嘱，包括吸入糖皮质激素，监测他们的峰流速，并当峰流速下降时改变他们的医疗方案（加口服类固醇），由于急性哮喘发作所致的急性通气衰竭并不常见。不幸的是，一些患者并未接受最优治疗方案：一些不遵医嘱，一些即使使用最优治疗方案仍急性加重。虽然以前不太经常遇到，哮喘患者中的急性呼吸衰竭仍然是一个问题。关于濒死性哮喘患者的研究发现有几个危险因素，其中包括不能很好的获得医疗，药物滥用，不依从治疗，皮质激素的使用不足，和低估病情严重性[178]。

1. 哮喘急性发作患者的药物治疗

重度的哮喘患者必须马上接受全身或者吸入性皮质类固醇激素和支气管扩张剂治疗。短效 β₂ 受体激动剂使用气溶胶吸入疗法，尽管还未找到最优的给药方法。带垫片或者雾化器的定量吸入器也可以用，通常在第一个小时内每 20 分钟用一次。一些医疗中心对于重度哮喘急性发作使用连续的雾化。镁剂，无论是静脉使用或者雾化，都有证据证明可以扩大 β₂ 受体激动剂的疗效，特别是在严重的哮喘患者身上[179]。

自从 20 世纪 30 年代以来，氦氧混合气已经被用于降低哮喘患者中湍流相关的气道阻力，正如在慢性阻塞性肺病患者中一样。好几个关于氦氧混合气随机对照的试验在哮喘急性发作患者身上实施，但结果仍有未有定论。两个研究发现和单独使用氧气相比，氦氧混合气在缓解呼吸困难改善气流方面更加迅速[180,181]，但另一个研究显示，流速并没有得到改善（虽然呼吸困难程度减轻）[182]。研究显示，结果是少有改善或者没有改善的试验都纳入了较少的严重哮喘患者，但亚组分析发现在病情较重的患者身上，氦氧混合气也未显示出它的优势。一项 Cochrane 系统评价的结论是在治疗重症哮喘急性发作的患者中氦氧混合气没有作用[183]。

2. 呼吸机辅助通气

（1）**呼吸状况的评估**。在哮喘急性发作的患者身上，单纯的呼吸衰竭并不常见。在有重度呼吸窘迫的体征时，比如辅助呼吸肌参与呼吸，呼吸过速或者腹部矛盾运动，都应开始呼吸机辅助通气。在严重呼吸窘迫的患者中，即使动脉血气显示血碳酸正常也应该提高警惕，由于患者达到"交叉"点，不能维持过度通气，但呼吸肌还未疲劳到一定程度以致 CO_2 潴留。应严密监测这些患者，以便及时进行无创通气以避免有创通气及其并发症。

（2）**持续气道正压**。单独的 CPAP 或 NIV 可以通过气道正压的直接扩张支气管作用而改善哮喘患者的呼吸窘迫症状[184]，增强沙丁胺醇的吸入效果并抵消内源性 PEEP。然而，哮喘患者的气道阻力分配不均，与慢性阻塞性肺病的气道陷闭不同，导致各部位呼气时间不同。在这一情况下，CPAP 能促进一些肺区过度膨胀。因此，当在这些患者中应用 CPAP 时，应保持警觉，至少超过 5cmH_2O 的水平，如果在更高水平的压力下，呼吸窘迫没有进一步改善，CPAP 应降回 5cmH_2O 的水平。

（3）**无创通气**。在哮喘急性发作的患者中，NIV 的作用并不是很清楚。一个早期的队列观察性研究观察到在 17 例患者接受 NIV 的头两个小时时，血气有实质性的改善（PaCO₂ 约 65mmHg 下降至 52mmHg），其中只有 2 名患者需要插管[185]。最近的研究发现流速可以迅速得到改善[186]。或在使用较少的 β 受体激动剂的药物时达到同等程度的改善[187]。在一个评估双水平通气在哮喘患者流速中应用的试验证明，若第一个小时的治疗中不用支气管扩张剂，较高的双水平参数和单独的氧疗相比可更好的改善 FEV₁[188]。这些结果表明，气道正压可能发挥支气管扩张作用;然而,对于其他一些结局指标、插管率、死亡率、ICU 住院时长或者住院时长等,NIV 的好处并未被证实。

然而,一些队列研究表明一些重症哮喘患者使用 NIV 治疗可避免气管插管,当患者对支气管扩张剂治疗没有反应时,可尝试 NIV,尤其是患者表现出呼吸肌疲劳的征象,包括呼吸频率大于 30 次/分,辅助呼吸肌参与呼吸,胸腹矛盾运动,血碳酸正常患者表现出呼吸困难,高碳酸血症或低氧血症。此类患者应在重症监护病房被密切关注,如果症状未改善应及时插管。

(4) 有创机械通气。在因哮喘而急性呼吸衰竭的患者中,有创机械通气应作为最后的手段,但当患者昏迷、谵妄或血流动力学不稳定,必须立即进行。另一个明显的适应证是药物治疗失败,NIV 失败也是。在收入 ICU 中的重症哮喘急性发作的患者中,约有三分之一需要有创机械通气[178,189]。但是最好还是避免有创机械通气,因为潜在的并发症的发生频率和严重程度,但是,如果需要的话,它应当在呼吸骤停前进行。哮喘患者中机械通气的并发症包括气压伤,如气胸和纵隔气肿,在一个研究中报道大约 6.5% 的发生率[190],且需要镇静和肌松,其实我们应避免使用肌松剂,因为有发生肌松后肌无力,呼吸机相关性肺炎的的风险,死亡率大约在 5% 至 10% 的范围内[191]。

如果必须要进行有创机械通气,要非常谨慎地进行以减少并发症的风险,和用于 COPD 患者中的方法相似。应避免过高的呼吸频率和潮气量,保持平台压的目标在 30 ~ 35cmH$_2$O 之间。"允许性高碳酸血症"[192],最初在哮喘机械通气患者身上被提出[193],至今仍是严重气道阻塞患者中的有效疗法。使用允许性高碳酸血症,平台压应首先保持在一个相对安全的范围内(<30cmH$_2$O 的),同时允许 CO$_2$ 的上升,一些报道为 70 ~ 100mmHg。使用这种策略可使正压通气的风险最小化,使医疗措施生效。如果 pH 降得过低,可以使用碳酸氢钠或其他缓冲液,但这可能不是必需的,甚至可能无法有效提高 pH,这种情况下,在急性肺损伤的患者中曾被报道[194]。由于气道之间的阻力不同,其中一些可被完全阻塞,使用呼气暂停技术测量的内源性 PEEP 可能低估了局部区域的过度充气程度[195]。当即使使用肺保护性通气策略和允许性高碳酸血症通气还是很难的时候,向呼吸机管路中额外加入氦气可能会有帮助(尽管氦气会改变呼吸机的效能,并不是所有呼吸机都能使用氦气)。最后,可以使用一些极端治疗措施,如全身麻醉、支气管扩张麻醉剂(例如,氟烷)[196]或诱导低温可能会有所帮助。

七、血管病变导致的急性通气衰竭

由于疾病影响肺血管会降低肺泡通气相对于全部分钟通气量的比例,增加生理无效腔。虽然高碳酸血症可能在这样的情况下发生,它通常通过通气量的增加预防。因此,急性呼吸衰竭很少见于原发性肺血管疾病。例如在肺血栓栓塞症中,高碳酸血症是不常见的。肺栓塞中还是有存在高碳酸血症的比如在合并重度 COPD 或因药物抑制呼吸驱动导致通气泵功能受损。事实上,急性呼吸性酸中毒、伴或不伴氧合恶化,可能是机械通气肺血栓栓塞症、高位颈髓受损、药物抑制无法提高分钟通气量患

者的首发症状。

另一个极少发生的情况就是患者由于静脉血栓发生了肺循环障碍,导致急性通气衰竭,在这种情况下,会发生高碳酸血症,且动脉血-呼出气二氧化碳之间有一个巨大的差值[197]。高碳酸血症在镰状细胞病患者中也可能并发急性胸部综合征,一系列研究发现该综合征病人中 42% 有呼吸性酸中毒[198]。

致谢

特别鸣谢 Dr. Giulia Spoletini 在本章节修订中所作出的贡献。

关键点

- 呼吸衰竭是肺泡通气量不足的后果,一般是由于中枢驱动不足、神经肌肉疾病、较大的肺实质或胸壁力学改变,或这些因素的组合导致。除了由于药物导致的通气抑制,中枢驱动不足是最主要的因素。
- 呼吸肌无力,损伤的起源很多(例如,免疫性,运动神经元疾病,肌无力),可能在如 ICU 前发生或者 ICU 获得。
- 临床评估包括体格检查,最大吸气压和呼气压的测量,或床旁超声直接观察膈肌,都可以帮助诊断呼吸肌无力。
- COPD 急性加重是急诊中急性通气衰竭最常见的原因。COPD 患者可能发生急性通气衰竭或者慢性通气衰竭急性加重,不仅因为支气管炎症,还因为合并了肺炎、充血性心力衰竭、肺栓塞或者气胸。
- 无创正压通气通过使用外源性呼吸末正压对抗内源性 PEEP 和在吸气期提供压力支持而降低呼吸功,这在 COPD 急性加重的患者中尤为重要,在其余类型的 COPD 患者中也有一定作用,比如促进自主呼吸试验失败的患者拔管从而避免这些患者拔管失败。
- 有创机械通气一般使用小潮气量大约 6ml/kg,可以限制 COPD 患者中的内源性 PEEP,降低肺实质疾病患者呼吸机相关性肺损伤的发生风险,降低限制性胸廓疾病患者中的循环并发症。
- 当开始无创通气时,有一个"机会控制窗",当患者需要通气支持时,开始使用 NIV,当病情进展太快或者有严重的酸中毒时,停止使用。最初一到两小时内动脉 pH,动脉二氧化碳分压,意识水平的改善是无创通气成功的一个预测指标。

（倪越男 译,梁宗安 校）

参考文献

以下是主要的文献,完整的文献请登录 *ExpertConsult* 查阅。

Alshekhlee A, Miles JD, Katirji B, et al: Incidence and mortality rate of myasthenia gravis and myasthenic crisis in US hospitals. *Neurology* 72:1548–1555, 2009.

Bach JR, Gonçalves MR, Hamdani I, et al: Extubation of patients with neuromuscular weakness: a new management paradigm. *Chest* 137(5): 1033–1039, 2010.

Burns KE, Adhikari NK, Keenan SP, et al: Noninvasive positive pressure ventilation as a weaning strategy for intubated adults with respiratory failure. *Cochrane Database Syst Rev* (8):CD004127-CD004127, 2010.

Epstein SK, Singh N: Respiratory acidosis. *Respir Care* 46:366–383, 2001.

Ferrer M, Sellares J, Valencia M, et al: Non-invasive ventilation after extubation in hypercapnic patients with chronic respiratory disorders: randomized controlled trial. *Lancet* 374:1082–1088, 2009.

Lightowler JV, Wedjicha JA, Elliot MW, et al: Non-invasive positive pressure ventilation to treat respiratory failure resulting from exacerbations of chronic obstructive pulmonary disease: Cochrane systematic review and meta-analysis. *BMJ* 326:185–189, 2003.

Mutlu GM, Factor P, Schwartz DE, et al: Severe status asthmaticus: management with permissive hypercapnia and inhalation anesthesia. *Crit Care Med* 30:477–480, 2002.

Nava S, Hill NS: Noninvasive ventilation in acute respiratory failure. *Lancet* 374(9685):250–259, 2009.

Piper AJ, Grunstein RR: Obesity hypoventilation syndrome: mechanisms and management. *Am J Respir Crit Care Med* 183:292–298, 2011.

Roussos C, Koutsoukou A: Respiratory failure. *Eur Respir J Suppl* 47:3s–14s, 2003.

第100章 急性低氧呼吸衰竭和急性呼吸窘迫综合征

WARREN L. LEE, MD, PhD · ARTHUR S. SLUTSKY, MD

一、低氧性呼吸衰竭

低氧性呼吸衰竭的经典定义为 PaO_2 低于 60mmHg，这区别于高碳酸性呼吸衰竭（$PCO_2>45mmHg$）。虽然这两种情况常常一起出现，形成这一定义有着几个重要的原因。60mmHg 这一阈值从一定程度上看是主观的，但它反映了血红蛋白氧解离曲线的形状，在大多数人中，PaO_2 低于这一阈值时血氧饱和度会急剧下降。值得注意的是，区分低氧性呼吸衰竭是急性（几小时到几天）或慢性（超过几个星期或几个月）非常重要，这不仅影响诊断和治疗，也与机体对低氧血症的生理适应相关。例如，生活在高海拔地区的人因为吸入氧分压低，其 PaO_2 可能低于 50mmHg，因为对环境的适应也可以没有任何症状，因此即使他的 PaO_2 仅45mmHg，仍不考虑有低氧性呼吸衰竭。此外，认识到低氧性呼吸衰竭（$PaO_2<60mmHg$）这一定义包含了不同严重程度的疾病也很重要。例如，普通病房社区获得性肺炎患者及监护病房需吸入纯氧机械通气的患者均可符合此定义。

根据 PaO_2 定义的低氧性呼吸衰竭并没有完全反映组织水平氧合的重要性。组织供氧由心输出量和血氧含量共同决定。血氧含量有赖于血红蛋白浓度及其血氧饱和度；尽管血氧饱和度取决于 PaO_2（如氧解离曲线描述），在大多数情况下溶解氧对血液氧含量的直接贡献很低。换句话说，在贫血或心输出量很

低的患者，虽然 PaO_2 看似正常，但组织缺氧仍可能存在。最后，如前文所述，低氧性呼吸衰竭与高碳酸性呼吸衰竭可能并存。患者虽然病初仅表现为单纯的低氧血症，但可因呼吸肌疲劳而逐渐发展为高碳酸血症。同样的，通气不足可同时引起高碳酸血症及低氧血症。

本篇聚焦急性低氧性呼吸衰竭，重点讨论严重低氧血症的病因及治疗。这并不意味着轻度低氧血症不重要；在普通病房肺炎合并轻度低氧血症的患者同样可能出现病情恶化，需要气管插管及机械通气。

二、低氧血症的分类

传统方法将低氧血症的原因分为 5 个病理生理机制：吸入 PO_2 过低、通气不足、弥散功能障碍、通气血流比（$\dot{V}/\dot{Q}$）失调和右向左分流。通气血流比失调引起的低氧血症能通过补充供氧得到改善，但右向左分流导致的低氧血症却不能。这种生理学方法对了解某一特定疾病如何引起低氧血症可能是最有用的，但在明确诊断而不是解释严重高碳酸血症引起缺氧时，这个方法却并没有多大帮助。因为大多数住院患者会接受氧疗，吸入 PO_2 过低这一原因常可排除。如果患者没有高碳酸血症，通气不足这一原因也可迅速被排除。弥散功能障碍本身并不是引起急性低氧血症的重要原因，因为穿过肺泡毛细血管膜到血液中红

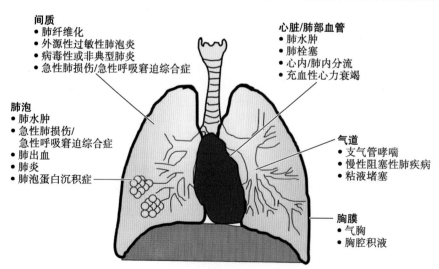

图 100-1 解剖结构方法诊断急性低氧性呼吸衰竭原理图

间质
- 肺纤维化
- 外源性过敏性肺泡炎
- 病毒性或非典型肺炎
- 急性肺损伤/急性呼吸窘迫综合症

肺泡
- 肺水肿
- 急性肺损伤/急性呼吸窘迫综合症
- 肺出血
- 肺炎
- 肺泡蛋白沉积症

心脏/肺部血管
- 肺水肿
- 肺栓塞
- 心内/肺内分流
- 充血性心力衰竭

气道
- 支气管哮喘
- 慢性阻塞性肺疾病
- 粘液堵塞

胸膜
- 气胸
- 胸腔积液

细胞的氧转移过程通常受血流灌注限制,而不受弥散功能限制。这意味着即使存在内在的肺部疾病,氧气弥散常常也有充足的时间。因此,在 ICU 大多数急性低氧性呼吸衰竭患者是通气血流比失调和右向左分流共同作用的结果。

急性低氧性呼吸衰竭的另一种分类是根据解剖结构划分的(图 100-1)。急性低氧血症的原因可根据原发病变部位是否位于肺泡、间质、心血管、气道或胸腔来分类。这种方法可迅速让人想到如肺水肿、肺炎、过敏性肺炎、肺栓塞、支气管痉挛、气胸等原因。虽然涉及如中枢神经系统和呼吸肌等其他结构的疾病可导致低氧血症,但这些原因往往也会引起高碳酸血症。

三、临床表现和诊断方法

急性低氧性呼吸衰竭的临床表现根据不同的原因而异。假设在有完整呼吸驱动且没有呼吸疲劳的患者,低氧通常会导致呼吸急促和心动过速。口唇发绀(即中心性发绀)提示还原(脱氧)血红蛋白的浓度大于 5g/100ml。

鉴于急性低氧性呼吸衰竭的鉴别诊断复杂、治疗需求迫切,这要求临床医生不仅实践经验丰富,而且临床思路缜密。基础疾病病史的获取能了解到如心功能不全、肺部感染或误吸、静脉血栓栓塞症或阻塞性肺疾病等危险因素。胸部创伤、气胸、血胸和肺挫伤等情况也应考虑。引起急性低氧性呼吸衰竭较不常见的原因可根据情况进一步了解。心脏和呼吸系统的体格检查可明确有无充血性心力衰竭、局部肺实变或胸腔积液。与后续胸部影像学检查相比,根据体格检查诊断气胸更令人满意且迅速。

治疗应与诊断同时进行。通常,治疗从气道、呼吸和循环"ABCs(airway, breathing, and circulation)"开始。一旦 ABCs 启动,应给予患者吸氧(如果合并高碳酸血症,应注意吸氧流量)并建立静脉通道,同时持续进行心电监护和脉搏血氧饱和度监测。

初步诊断取决于病史和体格检查。然而,所有患者都应完善胸片、心电图和包括血常规和血生化在内的血液常规检查。完善动脉血气检查,计算 $P(A-a)O_2$;低氧血症时,$P(A-a)O_2$ 正常提示通气不足是低氧血症的唯一原因。血气分析也可用于诊断其他酸碱平衡紊乱及血红蛋白病,如一氧化碳中毒。是否需要包括纤维支气管镜、胸部计算机断层血管造影和超声心动图在内的进一步检查,取决于初步评估的结果。低氧性呼吸衰竭时,完全正常的胸片能显著缩小鉴别诊断范围。在这种罕见情况下,临床医师应考虑肺栓塞和右至左分流(即心内或肺动静脉畸形)的可能。更常见的情况是由于伴随的血管内容量不足,肺炎患者的胸片可能正常(或只有小片状斑片影)。一旦血管内容量恢复,斑片影可变得明显[1,2]。

四、急性呼吸衰竭的病因

一项大型多中心前瞻性队列研究发现,对于需要机械通气的患者,最常见的急性呼吸衰竭原因是术后呼吸衰竭、肺炎、充血性心力衰竭、脓毒血症和创伤[3]。在一项纳入 41 例低氧性呼吸衰竭患者的小型前瞻性队列研究中,慢性阻塞性肺疾病和肺炎是最常见的原因[4]。无创机械通气相关的小型随机对照研究

数据显示,充血性心力衰竭、肺炎、创伤、急性呼吸窘迫综合征和黏液堵塞是呼吸衰竭最常见的原因[5,6]。然而,这些研究纳入了慢性阻塞性肺疾病[5,6]和哮喘[6]的患者,排除了特定的疾病,从而局限了这些研究结果的意义。事实上,在一项只纳入急性低氧性呼吸衰竭患者的随机研究中,仅胸片提示双肺斑片影的患者入组[6]。

引起急性低氧性呼吸衰竭的原因多样(例如,肺炎),其详细讨论将在这本书的相关章节中进行。本章接下来着重讨论急性低氧性呼吸衰竭的一种特殊类型,即急性呼吸窘迫综合征(acute respiratory distress syndrome, ARDS)。

五、急性呼吸窘迫综合征

(一) 诊断和流行病学

1. 诊断

ARDS 以非心源性肺水肿、肺部炎症、低氧血症和肺顺应性降低为特征。与一些疾病(如冠状动脉疾病)不同,ARDS,顾名思义,是一种综合征,反映了有共同病理基础的一系列临床和生理现象。对于冠状动脉疾病,冠状血管的狭窄和不稳定动脉粥样硬化斑块的破裂分别引起了心绞痛和不稳定型心绞痛的症状,其诊断的"金标准"即冠状动脉造影。与此相反,ARDS 的发病机制仍未完全清楚,没有金标准的诊断方法。ARDS 实际上包括了不同疾病,部分尚未确定,ARDS 临床情况的异质性(后续讨论)与此符合。这些问题必然会出现在任何关于 ARDS 的讨论或研究中,本章也不例外。

ARDS 于 1967 年在一个著名的病例系列研究中首次报道[7]。Ashbaugh 和他的同事描述了 12 例年龄在 11~48 岁,出现呼吸窘迫、低氧性呼吸衰竭和胸片(图 100-2)提示双肺斑片影(patchy bilateral opacities)的患者。多数患者由严重创伤或病毒感染发展而来,症状出现相对迅速,大多数患者在起病后 48~72 小时即出现呼吸窘迫。许多患者需要正压通气,表现出呼吸系统顺应性低,并且通过使用呼气末正压(positive end-expiratory

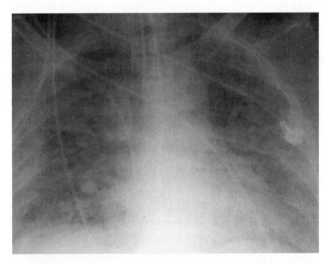

图 100-2　ARDS。一名 ARDS 患者的正位胸片,显示出双侧斑片影

pressure,PEEP)能经验性的改善氧合。此综合征最初命名为成人呼吸窘迫综合征(adult respiratory distress syndrome)以区分婴儿呼吸窘迫综合征。其后,随着认识到该综合征也可以在儿童出现,它被重命名为急性呼吸窘迫综合征。

Ashbaugh 和他的同事描述的病例激起了对 ARDS 的研究兴趣。然而,缺乏特异性诊断标准和对疾病发病机制的理解不足,使开展相关研究变得困难。在 1988 年,提出了正式且扩展的 ARDS 定义,由三个部分组成:①确定病情为急性或慢性;②确定是否有任何相关的危险因素或临床情况(例如,脓毒症)[8];③通过基于低氧血症程度、PEEP 水平、呼吸系统顺应性和影像异常程度的肺功能损害严重程度(肺损伤评分,the Lung Injury Score)来确定。计算平均分数,并将最终值大于 2.5 用来诊断 ARDS。该系统的优势之一是它描述的相关临床情况可能与 ARDS 的病因有关。因为不同病因引起的 ARDS 可能有不同的发病机制和治疗反应,所以了解 ARDS 的病因可能在开展研究时非常重要。但是,这个定义没有强调排除心源性肺水肿;而假定临床医生会自动排除。

1994 年,美国-欧洲共识会上提出的 ARDS 定义得到广泛认同[9]。为了简单起见,ARDS 被定义为一种急性起病的综合征,该综合征胸片表现为与肺水肿相似的双肺斑片影,肺动脉楔压≤18mmHg(或没有左心房高压的临床证据)以及动脉氧分压(PaO_2)与吸入氧分数(FiO_2)比值测量的低氧血症。认识到该疾病有不同的严重程度,共识专家组建议将氧合指数(PaO_2/FiO_2)≤300 定义为急性肺损伤(acute lung injury,ALI)。ARDS 是 ALI 最严重的形式,氧合指数≤200 时诊断。这个简单的定义被医生普遍接受,并在临床研究中广泛应用。同时,这样明确的定义可以不考虑疾病的异质性或临床实践的不确定性。

例如,对胸片双肺斑片影的要求是有争议的。在一项研究中,向来自全球的临床医学专家提供了需气管插管的低氧患者($PaO_2/FiO_2<300$)的随机系列胸片,这些专家大多数都从事 ARDS 的临床研究。临床医生需要阅读每一张胸片,并决定其是否符合美国-欧洲共识会(American-European Consensus Conference,AECC)提出的 ARDS 定义(即与肺水肿相似的双肺斑片影)。医生们对胸片分类的结果仅中度一致(Kappa 值为 0.55);当检查每个医生评估的符合 ARDS 胸片百分比时,比值分布从 36% 到 71% 不等[10]。另一项大型研究显示,两名医生在评估胸片是否有符合 ARDS 双肺弥漫性斑片影改变时,仅中度一致。但在练习和讨论之前,重症监护医师和放射科医师在评估胸片的结果上高度一致[11]。

AECC 定义因没有考虑 PEEP 水平受到争议。临床医生发现使用 PEEP 能够改善氧合,这个现象在 ARDS 的首次报道中已有描述。这提示氧合指数可通过改变 PEEP 水平而得到改变;事实上,符合 AECC 诊断标准的 ARDS 患者,一旦提高 PEEP 水平,则有可能不再满足诊断标准[12]。此外,符合 AECC 诊断标准的 ARDS 患者可根据对 24 小时标准通气后的反应而进行分层;24 小时后低氧血症程度较轻的患者,其死亡率明显降低[13]。因此,尽管 AECC 诊断标准使用简单,但其包括了不同亚组的患者。

2012 年,ARDS 柏林定义的提出正是为了解决这些局限(表100-1)[14,15]。根据氧合指数和 5cmH₂O 或更高的 PEEP 需要(无论是通过气管插管或病情较轻时通过无创通气实现),低氧血症分为轻度、中度和重度。ALI 一词已被淘汰(但在本章需要时使用是为了帮助读者理解之前的文献)。鉴于肺动脉导管的使用因没

有获益而大幅减少[16,17],测定肺动脉楔压的需求逐渐消失,在没有 ARDS 危险因素时,推荐客观评估检查(如超声心动图)以排除心源性肺水肿。"急性"被明确定义为 ARDS 在已知危险因素的 1 周内出现。尽管花了很大的努力去设计,与 AECC 的诊断标准相比,柏林定义仅在预测 ARDS 病死率上稍有优势[14]。

表 100-1　ARDS 柏林定义

标准	定义
时程	在已知临床发病或呼吸症状新发或加重后 1 周内
胸部影像学(胸片或 CT 扫描)	双肺斑片影——不能完全用渗出、小叶/肺塌陷或结节解释
水肿起源	无法用心力衰竭或体液超负荷完全解释的呼吸衰竭。如果不存在危险因素,则需要进行客观评估(例如超声心动图)以排除流体静力型水肿
氧合	
轻度	200mmHg < PaO_2/FiO_2 ≤ 300mmHg 伴 PEEP 或 CPAP≥5cmH₂O
中度	100mmHg < PaO_2/FiO_2 ≤ 200mmHg 伴 PEEP≥5cmH₂O
重度	PaO_2/FiO_2≤100mmHg 伴 PEEP≥5cmH₂O

CPAP,持续性气道正压;FiO_2,吸入氧浓度;PaO_2,动脉氧分压;PEEP,呼气末正压

Adapted from Ranieri VM, Rubenfeld GD, Thompson BT, et al: Acute respiratory distress syndrome: the Berlin Definition. *J Am Med Assoc* 307 (23):2526-2533,2012.

在诊断 ARDS 时还应考虑以下两点。首先,虽然医生都认为 ARDS 能和心源性肺水肿区分开,但认识到许多 ARDS 患者在病程中会出现左房高压十分重要[18]。其次,尽管 B 型钠尿肽作为急性充血性心力衰竭的诊断标志使用越来越多,然而其区分 ARDS 与心源性肺水肿的作用尚不清楚[19,20]。

2. 发病率

因为 ARDS 的定义众多、诊断困难,确定该病的发病率具有挑战性。在欧洲,ARDS 发病率从 75/100 000[21] 到低至 1.55/100 000[22],其发病人数基本不变[23]。许多既往研究没有使用 AECC 定义并且没有包括 ALI;柏林定义因太新而没有广泛使用。ALI 的发病率估计为每年 78.9/100 000[24]。通过统计一项大型前瞻性 ARDS 试验和美国医院协会的数据,得出 ALI 的发病率为 22/100 000[25]。这项研究的优势在于它包括了超过 3 年的 ALI 病例,减少了季节变化的影响。文献中发病率的估测值不同,这可能反映了不同研究方法的差异,但也可能反映了真实变化。遗传或环境因素的区域性差异以及进行如心肺转流或肺移植等特定手术的地区差异,可能是 ALI 发病率呈现区域性差异的原因。[26]

3. 危险因素

脓毒症、胃内容物误吸以及多次输血(>15U/24h)是 ARDS 的高危因素[27]。需要指出的是,大约 40% 的脓毒症患者会出现 ARDS。多个危险因素存在较单个危险因素 ARDS 发生率更

高[27]。超过三分之一的接受大量输血患者和四分之一的多处创伤患者(一个或多个肺挫伤,多处骨折,多次输血)均可发生ARDS[28]。慢性酒精中毒史是 ARDS 的诱因之一(RR 2.0;95% CI 1.3～2.9)[29]。这种关系在调整性别、风险评估和疾病严重程度后仍然存在。在 ARDS 患者中,有酒精中毒史的患者比没有酒精中毒史患者有较高的死亡率(RR 6.3;95% CI 2.2～20.4)[29]。但相关机制尚不清楚。

中性粒细胞被认为参与 ARDS 发病机制的中心环节(见病理机制章节),且高血糖可损害中性粒细胞的功能,基于这一背景,研究人员对糖尿病患者能否免于 ARDS 发生进行了研究。该研究纳入超过 100 名脓毒性休克入住重症监护室(intensive care unit, ICU)的患者,观察 ARDS 发生情况。在超过 2 年的观察期内,糖尿病与 ARDS 风险显著降低相关(RR 0.53;95% CI 0.28～0.98),在调整脓毒症来源和其他潜在混杂因素后结果不变。然而,ARDS 患者无论是否合并糖尿病,其死亡率并无差异[30]。

一项系统评价显示,与 ARDS 发生有明确因果关系的危险因素是脓毒症、创伤、多次输血、胃内容物误吸、肺挫伤、肺炎和烟雾吸入[31]。最近有研究显示,主动或被动吸烟与创伤后 ARDS 的发生有关[32]。

ARDS 的危险因素是多种多样的。AECC 研究人员将已知的危险因素按病因分为直接肺损伤(如肺炎)和间接肺损伤(如胰腺炎)两类(表 100-2)。这种分类方法虽然在概念上有吸引力,但不能反映两者间肺损伤机制、病情严重程度或预后的根本差异[33]。这一问题将在预后章节更详细地讨论。

表 100-2　ARDS 危险因素按可能损伤机制分类

直接损伤	间接损伤
肺炎	脓毒症
误吸	重大创伤
肺挫伤	多次输血
吸入有毒气体	胰腺炎
溺水	心肺转流
再灌注损伤(如肺移植后)	药物过量
	药物不良反应

(二) 病因和发病机制

1. 病理生理学概述

过去,ARDS 也被称为非心源性肺水肿,这一描述性术语反映了 ARDS 已知的发病机制。充血性心力衰竭是由左心压力升高引起的流体静力型肺水肿导致,ARDS 与此不同,其充填肺泡的水肿液本质上是渗出液。换言之,肺泡毛细血管屏障通透性增加,从而允许富蛋白质液体渗出至肺泡腔。肺泡充盈会导致呼吸系统顺应性降低,出现右向左分流和严重的低氧血症。尽管无效腔通气显著增加,但因分钟通气量升高,$PaCO_2$ 通常在正常范围内。肺动脉高压在 ARDS 常常能观察到,其机制包括缺氧性血管收缩、肺毛细血管内纤维蛋白沉积和正压通气治疗引起的血管受压。本节将介绍 ARDS 的病理学,讨论其发病机制新学说。大部分 ARDS 的研究都聚焦确定肺泡毛细血管通透性增加的原因。

2. 病理学

ARDS 的病理表现通常被描述为三个重叠又连续的阶段[34]。在第一或肺损伤渗出期,其病理表现被称为弥漫性肺泡损伤。肺泡壁有透明膜附着,肺泡腔有富蛋白质水肿液充填,上皮细胞破坏以及间质和肺泡腔有中性粒细胞浸润。肺泡内可发现出血灶和巨噬细胞。这一阶段持续约 5～7 天,随后一些患者进入增殖期。在这一阶段,透明膜重组,纤维化开始出现。肺毛细血管闭塞、间质和肺泡胶原沉积均可观察到,并伴有中性粒细胞数目减少、肺水肿程度减轻。增殖期之后为纤维化期,在部分持续的(如>2 周)ARDS 患者出现肺纤维化。近期研究发现,纤维化实际上可能比预期发展更快:Ⅲ型前胶原 N 末端肽(N-terminal procollagenpeptideⅢ)水平升高代表胶原合成,这一改变可早在 ARDS 病程 24 小时于患者的肺泡灌洗液中检测到。此外,这些患者的肺泡灌洗液能刺激体外成纤维细胞增殖[35]。这些观察结果使部分研究者推测,纤维增生与炎性肺损伤可能同时开始(而不是之后)[36]。

3. 肺泡-毛细血管膜

如果 ARDS 是一种肺泡毛细血管通透性增加的疾病,那么按理说,肺微血管内皮细胞或肺泡上皮细胞(或两者)应参与其病理生理过程,其中肺泡上皮细胞损伤是关键环节[37]。ARDS 一旦开始,肺泡上皮细胞的重要性十分明确:Ⅱ型肺泡上皮细胞分化成 Ⅰ型肺泡上皮细胞来覆盖裸露的上皮表面,而 Ⅰ型和Ⅱ型细胞均能表达 Na^+-K^+-ATP 酶,这种酶被认为在水肿液清除时十分重要(后续讨论)。Ⅱ型肺泡上皮细胞损伤会影响肺泡表面活性物质的产生和代谢。此外,肺泡上皮细胞受损、肺血管内皮细胞屏障完整性的缺失是 ARDS 发生的必要和充分条件[38,39]。虽然上皮细胞和内皮细胞凋亡及中性粒细胞释放的介质[40]可能起一定作用(见后面),但肺泡-毛细血管膜如何受损并不明确。

表面活性物质。 表面活性物质是磷脂和表面活性蛋白的混合物,能降低肺泡表面张力。许多研究者描述了 ARDS 患者表面活性物质的变化,包括表面活性物质相关蛋白含量降低以及磷脂酰胆碱和磷脂酰甘油减少。由于表面活性物质生成减少、聚合物(aggregates)从大到小的转化增加,从而导致表面活性物质的大(活性)聚合物与小(非活性)聚合物的比例减少。此外,通过肺泡毛细血管屏障漏出的血浆蛋白也可能会影响表面活性物质的功能[41]。例如,ARDS 患者可出现表面活性物质蛋白 A 的破坏[42]。理论上表面活性物质功能受损会导致肺泡塌陷。此外,表面活性物质蛋白 A 被发现具有抗菌能力[43,44]。尽管这些能力的缺失是否与 ARDS 的发病机制有关尚不清楚。事实上,尽管表面活性物质的异常已被反复报道[45],但这些变化对 ARDS 发病的影响仍存争议:表面活性物质缺乏构成了新生儿呼吸窘迫综合征的病理生理基础,ARDS 与此不同,其表面活性物质异常是结果而不是生理改变的原因。四项大型随机对照试验结果显示,ARDS 患者补充外源性表面活性物质未能降低死亡率或减少对机械通气的需要[41](见治疗章节)。仅有一项儿科 ARDS 患者使用 Calfactant(一种天然的表面活性物质,与以往试验使用的合成表面活性物质不同)的试验表现出获益[46];这是由于该研究使用的独特表面活性物质或是因为该研究与阴性结果的研究纳入患者不同并不清楚。

4. 中性粒细胞与其他炎症介质

组织学上,ARDS 的标志之一是肺微血管内中性粒细胞的聚集[47]。中性粒细胞在先天免疫中起关键作用,可以产生一系列细胞毒性物质,包括活性氧簇(reactive oxygen species)、阳离子肽(cationic peptides)(例如,防御素)、类花生酸类物质(eicosanoids)和蛋白水解酶(proteolytic enzymes)(如白细胞弹性蛋白酶)。此外,中性粒细胞一旦激活,会释放出可以增强炎症应答的生长因子和细胞因子(如肿瘤坏死因子 TNF-α 和白细胞介素 IL-1β)。鉴于这种潜在的破坏性,中性粒细胞一直被认为可能是 ARDS 发病机制的中心环节[48](图 100-3)。大量的临床和临床前数据支持这一假说。例如,在 ARDS 伴脓毒症患者,肺泡灌洗液中性粒细胞增多与不良预后相关[49]。中性粒细胞减少的小鼠由于高氧暴露导致的肺损伤比正常小鼠更少[50]。在吸入内毒素致 ARDS 的仓鼠模型中,中性粒细胞弹性蛋白酶抑制剂(即使在注射内毒素后数小时内)能阻止肺损伤的发生[51]。

如果中性粒细胞参与了 ARDS 的发病机制,一定会表现出一些调控缺陷。例如,单纯的细菌性肺炎,其肺部炎症应答因防

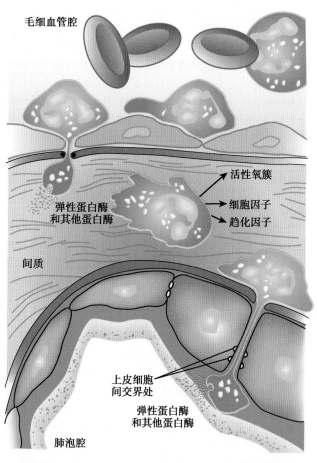

图 100-3 中性粒细胞在急性肺损伤发病机制中的作用。激活的中性粒细胞离开血流,穿过肺泡-毛细血管膜,释放细胞因子、蛋白酶、活性氧簇和其他化合物。由中性粒细胞分泌或释放的化合物虽然在病原体的宿主防御中至关重要,但也有破坏宿主组织的能力(Adapted from Lee WL, Downey GP: Leukocyte elastase: physiological functions and role in acute lung injury. A state of the art review. *Am J Respir Crit Care Med* 164:896-904,2001.)

止组织损伤的拮抗过程而受限。此调控是否在 ARDS 无效或不足是一个悬而未决的问题[52]。中性粒细胞迁移(sequestration)至肺微血管内引起的一过性白细胞减少是 ARDS 的最早表现之一,甚至出现在低氧血症之前[53]。肺毛细血管平均直径小于中性粒细胞,因此中性粒细胞不得不变形以通过微血管。激活的中性粒细胞"变硬"而不能通过狭窄的毛细血管[54]。肌动蛋白聚合抑制剂可通过改变肺内中性粒细胞的肌动蛋白细胞骨架而抑制"变硬"[55]。中性粒细胞迁移也涉及到其与肺毛细血管内皮细胞表面分子之间的相互作用。例如,在兔子中,阻断中性粒细胞表面黏附分子 L-选择素能使内毒素导致的肺泡毛细血管内中性粒细胞迁移得到抑制[56]。

最初迁移后,中性粒细胞必须(通过渗出)穿过肺泡毛细血管屏障到达肺泡腔。这看似简单的转移,其决定因素仍未完全了解。位于中性粒细胞表面的整合素被认为介导了部分炎症刺激,从而引起中性粒细胞从肺循环迁出[57]。肺泡上皮细胞分泌的蛋白酶,与局部细胞因子和上皮细胞表面黏多糖结合以形成趋化梯度,使中性粒细胞定向移动[58]。

许多研究都聚焦于中性粒细胞的活化机制,而另一些研究侧重于血小板与中性粒细胞之间的相互作用及如何相互活化导致 ARDS 或脓毒症[59-62]。还有部分研究致力于细胞内信号转导途径的多种成分,如激酶(磷酸化底物的酶)和转录因子。例如,p38 *丝裂原活化蛋白激酶*(the p38 mitogen-activated protein kinase),它在脂多糖(lipopolysaccharide, LPS)刺激细胞时活化[63]。这一激酶活化后能刺激 TNF-α 的产生和巨噬细胞炎症蛋白-2(macrophage inflammatoryprotein-2)(巨噬细胞趋化因子)的释放[64]。有趣的是,在小鼠中抑制 p38 *丝裂原活化蛋白激酶*能减少中性粒细胞的趋化和从肺微血管迁移至肺泡,即使是在小鼠吸入雾化 LPS 后数小时内[65]。另一个经常讨论的炎症激酶是磷脂酰肌醇 3 激酶(phosphatidylinositol 3-kinase, PI3K),它能使作为脂质第二信使的磷脂酰肌醇磷酸化,其磷酸化形式参与了多个细胞内信号事件。磷脂酰肌醇 3 激酶 γ 在中性粒细胞暴露于 IL-8 或 fMLP(一种细菌衍生肽)时被激活[66]。磷脂酰肌醇 3 激酶 γ 基因敲除的小鼠与对照组相比,暴露于腹腔内毒素时其中性粒细胞聚集、细胞因子产生和肺损伤均有所减少。基因敲除小鼠肺的中性粒细胞表现出激活的 NF-κB 减少,其中 NF-κB 是一种重要的转录因子,能上调多种细胞因子和促炎介质[67]。

还有许多潜在的机制通过激活中性粒细胞来介导 ALI。除了分泌可能刺激局部和全身炎症应答的细胞因子和生长因子,中性粒细胞通过释放防御素[68]、产生活性氧簇来介导组织损伤[69]。在动物研究中,使用夹竹桃麻素(apocynin)来抑制 NADPH 氧化酶(活性氧簇的主要来源)能减轻脓毒症所致肺损伤[70]。一氧化氮合酶(the nitric oxide synthase, NOS)通路也被认为参与了肺损伤;诱导型 NOS 基因敲除的小鼠注射 LPS 后发生肺损伤比野生型轻[71]。

此外,中性粒细胞含有的蛋白水解酶可能参与了 ALI 的发病机制。其中,中性粒细胞弹性蛋白酶和金属蛋白酶被广泛研究[52]。中性粒细胞弹性蛋白酶通过下调包括生长因子和细胞因子在内的多种底物,可能参与了炎症应答的调节。它能下调作为细胞黏附主要成分的上皮细胞和内皮细胞钙黏素。弹性蛋白酶介导的钙黏素破坏可能诱发肺泡型肺水肿。尽管可能造成不必要的组织损伤,中性粒细胞弹性蛋白酶(neutrophil elastase,

NE)对宿主防御起关键作用。NE 缺乏的小鼠在腹腔内肺炎克雷伯杆菌感染 48 小时内会出现 100% 的死亡率,而正常小鼠的死亡率仅为 50%[72]。但是,与此矛盾的是,NE 缺乏的小鼠对一般致死剂量的 LPS 耐受良好。此外,缺乏 NE 和另一个中性粒细胞蛋白酶(组织蛋白酶 G,cathepsin G)的小鼠能免受于内毒素休克所致肺泡损伤[73]。这些相互矛盾的结果表明,NE 虽然在免疫应答调控中非常重要,但在一定的情况下可能也会参与炎症损伤。在多个不同动物模型的研究中,NE 在 ALI 的发病机制中发挥了重要的作用。NE 是否对人 ARDS 的发展起重要作用仍不清楚。ARDS 患者白细胞弹性蛋白酶抑制剂的临床试验,因初步分析提示缺乏疗效而停止[74]。

金属蛋白酶也可能是白细胞介导肺损伤的重要介质。高浓度的基质金属蛋白酶明胶酶 A 和 B(the matrix metalloproteinases gelatinase A and B)已在 ARDS 患者上皮衬液中发现[75]。缺乏明胶酶 B 或基质溶解素 1(gelatinase B or stromelysin 1)基因的小鼠在 ALI 动物模型损伤较轻[76]。如前所述,基质溶解因子(matrilysin,基质金属蛋白酶 7)在小鼠 ALI 模型中能调控趋化梯度的形成和中性粒细胞跨肺泡上皮细胞的迁移[58]。此外,弹性蛋白酶和金属蛋白酶抑制剂(化学改良的四环素-3,tetracycline-3)的应用能减轻猪心肺转流术后的 ALI[77]。

尽管一直强调中性粒细胞是肺损伤的潜在病因,但值得注意的是,ARDS 在严重中性粒细胞减少的患者中也有发生[78,79]。事实上,在一些 ARDS 病例中,中性粒细胞浸润是适应性的(即原发性损伤的生理反应)而不是破坏性的。然而,目前人们普遍认为在大多数 ARDS 病例中中性粒细胞是诱发因素。我们对不依赖中性粒细胞的 ARDS 机制了解甚少,这也是未来研究的目标。

5. 炎症与凝血

ARDS 最常见的原因是脓毒症,因此期望通过治疗脓毒症能预防 ARDS 发生或改善其预后。目前脓毒症被认为是一种初始的炎症状态,伴有 TNF-α 和 IL-1β 等炎性细胞因子的上调和中性粒细胞等炎性细胞的聚集、活化。炎症早期阶段之后,患者的免疫力相对受到抑制,容易出现院内感染[80]。炎症应答失调被认为是导致脓毒症的重要原因,从而开始了针对能选择性阻断炎症通路的药物研究。调节炎症和凝血的分子级联反应之间有着重要联系;例如,TNF-α 能引起凝血酶增多、纤维蛋白形成,而纤维蛋白片段本身能趋化中性粒细胞[81]。TNF-α 能增加血管内皮细胞组织因子表达、抑制纤维蛋白溶解,有利于纤维蛋白的形成。活化蛋白 C(Activated protein C,APC),作为一种内源性抗凝剂,具有直接和间接抗炎作用,在脓毒症中能够降低 IL-6 水平、减少中性粒细胞活化[82,83]。因为脓毒症是 ARDS 最常见的原因,并且凝血功能异常在脓毒症十分常见,所以研究者怀疑凝血功能改变是否参与了 ARDS 的发生。尽管这一假说大部分是推测的,但 ARDS 患者的肺泡内、间质和血管内确实能观察到纤维蛋白的沉积。实际上,纤维蛋白是透明膜的主要成分。肺泡内纤维蛋白已被认为是成纤维细胞增殖的可能原因,以及 ALI 好转时形成肺纤维化的刺激物。ARDS 中可以观察到,纤维蛋白通过趋化特性造成持续的肺损伤和血管内纤维蛋白沉积,也可参与微血栓形成导致肺血管压力升高。

虽然人体试验结果令人失望,但在动物实验中抗凝治疗可减轻脓毒症所致肺损伤这一现象,促进了 ARDS 发病机制中凝血作用的研究[84]。事实上,一项 ALI 患者使用 APC 的小型随机对照试验由于无效而被中断[85],在另一项大型多中心试验表明 APC 不能减少脓毒性休克患者死亡率后,APC 被撤出市场[86]。

下面部分介绍炎症反应的其他重要分子。部分研究在 ALI 动物模型中关注了转化生长因子-β(transforming growth factor-β)[87]。有研究发现,转化生长因子-β 可通过减低细胞内谷胱甘肽水平引起肺泡上皮细胞通透性增加[88]。另有研究则试图提高内源性抗炎反应;一项试验将热休克蛋白 70(heat shock protein 70)基因与腺病毒启动子连接,并将此重组病毒注射到通过盲肠结扎穿孔术诱发的 ARDS 大鼠肺中。注射重组病毒后热休克蛋白 70 表达增加,在肺内增加更多;这样能显著减轻肺水肿和炎症反应,甚至降低死亡率[89]。事实上,在盲肠结扎穿孔术后,缺乏热休克蛋白 70 的小鼠死亡率更高且肺损伤更重[90]。这一作用的潜在机制还不清楚,可能与促炎转录因子 NF-κB 受抑或肺实质细胞凋亡减少有关[91]。

(1)Na⁺和水。位于肺泡上皮细胞顶面的 Na⁺ 通道介导了 Na⁺ 从肺泡腔吸收至细胞内,从而使肺泡液形成了渗透压梯度,以消除肺水肿。在上皮细胞基底膜的 Na⁺-K⁺-ATP 酶使细胞内 Na⁺ 与细胞外 K⁺ 相互交换,维持细胞内低浓度钠从而实现顶面 Na⁺ 持续重吸收。这个过程可使 Na⁺ 和液体从肺泡腔内净除,并通过儿茶酚实现加速(至少实验结果支持)。

顶面 Na⁺ 通道或基底面 Na⁺-K⁺-ATP 酶(或两者)的功能障碍被认为参与了 ARDS 的发病过程。例如,缺氧通过损害上皮细胞 Na⁺ 通道亚基的表达导致 Na⁺ 重吸收减少[92]。缺氧也会降低 Na⁺ 通道[93]和 Na⁺-K⁺-ATP 酶的活性[94]。在失血性休克引起的肺损伤动物模型中,未观察到儿茶酚胺引起肺泡液重吸收增加的正常反应。这可能是由 β-肾上腺素能受体信号改变增加了肺内一氧化氮(nitric oxide,NO)所致[95]。在 ARDS 患者中,可通过肺泡液蛋白浓度的变化计算出肺泡液清除情况。将患者按液体清除率进行分层时,清除率最高的患者机械通气时间最短、死亡率最低[96]。在呼吸机相关性肺损伤(ventilator-induced lung injury,VILI)大鼠模型中,Na⁺-K⁺-ATP 酶过表达增加了肺水清除[97]。然而,试图增加肺泡液清除的临床研究(例如,使用 β-肾上腺素能受体激动剂)结果到目前为止都是令人失望的[98];具体内容在新治疗方法一章有更详细的描述(见第 9 章)。

(2)血管生成素。血管生成素是一种多肽,参与胚胎血管的发育。在已确定的四种血管生成素中,血管生成素 1(angiopoietin 1)和血管生成素 2(angiopoietin 2)(分别是 ANGPT1 和 ANGPT2)报道最多。ANGPT1 在多种类型的细胞中表达,而 ANGPT2 则大多由内皮细胞表达。两者均作用于内皮细胞和造血干细胞上的酪氨酸激酶受体 Tie2[99]。多个研究发现这些蛋白可能参与了 ARDS 的病理生理过程。首先,ANGPT2 表达在脓毒症和 ARDS 患者中升高[100],将其注射至小鼠后会引起肺血管渗漏[101,102]。ANGPT2 破坏内皮细胞完整性的作用在体外能被 ANGPT1 拮抗。其次,ANGPT1 在小鼠中过表达对内毒素诱导的脓毒性休克和 ALI 起保护作用[103];使用 Tie2 受体合成肽激动剂能观察到类似的获益[38]。虽然这些作用的细胞机制仍不确定且正在研究中[104,105],但目前的结果强调了内皮细胞在 ARDS 发展和康复中的重要作用。

6. 呼吸机相关性肺损伤

尽管 ARDS 的机械通气可能挽救生命,但大量的临床前期和临床证据表明,它也可以是有害的[106,106a]。因为认识到过高的气道压力可能会导致气胸、纵隔及皮下气肿等气压伤(barotrauma)(图 100-4),因此机械通气相关肺损伤受到关注。机械通气可引起上皮细胞和内皮细胞通透性增加而导致肺水肿[106]。实际上,40 年前,Webb 和 Tierney 发现大鼠高气道峰压的机械通气可导致严重的肺水肿[107],20 年前,研究者指出机械通气可导致高渗透性肺水肿,与 ARDS 非常相似[108]。现在,越来越多证据表明特定的机械通气策略,即使没有引起 ARDS,也会导致患者病情加重[109]。

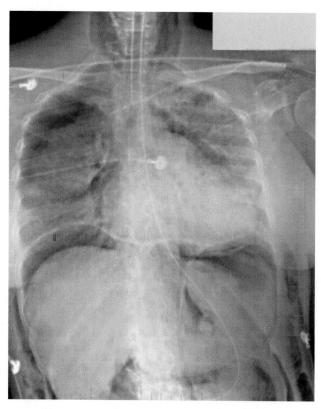

图 100-4 急性呼吸窘迫综合征的气压伤。接受正压通气的患者出现气胸、纵隔气肿、气腹和皮下气肿(Courtesy Thomas E. Stewart, MD, University of Toronto.)

导致 VILI 的主要机制是肺单位过度扩张,而不是气道压力本身。正常大鼠为达到高潮气量而使用高气道压力通气会导致渗透性增高,而小潮气量通气的大鼠,虽然有相同的吸气末压力(通过捆绑大鼠胸壁获得),渗透性却没有增高[106]。通过使用负吸气压力(应用于胸壁)实现对大鼠的低气道压力和高潮气量通气。研究结果表明,高潮气量通气的大鼠较其他大鼠肺水肿更明显,特别是负(低)吸气压力和高潮气量组肺水肿最严重。这些重要的观察结果在其他物种也得到证实[110],由此得出的结论是高潮气量,而不是高气道压力本身,是呼吸机引起肺水肿的重要决定因素。容积伤(volutrauma)这一术语的出现也是基于这个事实。

机械通气相关终末肺单位重复性的开放和关闭也被认为有害。这种被称为剪切伤(atelectrauma)[111]的损伤机制是陷闭的

气道再开放时,于陷闭和通气组织界面产生的高剪切应力导致[112]。从理论上讲,PEEP 可以通过保持肺开放和促进肺均一性使肺损伤最小化;但任何这样的优势都必须与高 PEEP 水平引起肺单位过度扩张而导致的潜在危害相平衡(视频 100-1)。

需要指出的是,因为肺实质损伤的不均一性,ARDS 患者可能特别容易出现 VILI。肺部 CT 上可以看到正常肺和高密度实变的肺;肺顺应性[113]有明显的区域差异(图 100-5)。能使整个肺膨胀的潮气量会优先将正常肺区域膨胀,可能导致过度膨胀和容积伤。ARDS 患者同样可能更容易出现剪切伤。虽然一些证据表明正常肺组织可以耐受短期的机械通气所致气道反复的开启和关闭[114],但损伤的肺,如 ARDS,可能会受到更高的剪切应力,并不会如预期那样好转[115]。

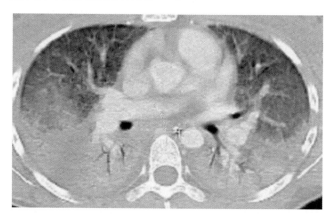

图 100-5 急性呼吸窘迫综合征患者轴位胸部 CT。背侧肺高密度实变影伴支气管气象,腹侧肺基本不受累(Courtesy Thomas E. Stewart, MD, University of Toronto.)

在过去的 15 年中,已经有越来越多的研究表明,VILI 不仅是一种机械性损伤,还反映了潜在复杂的细胞和分子应答。生物伤(biotrauma)这一术语正是强调了这种思维的变化[116]。在对 VILI 的了解中,最重要的进展是机械通气本身可以引起局部和全身的炎症反应。离体肺的动物研究发现,与适度潮气量和 PEEP 的控制通气策略相比,高潮气量或零 PEEP 的通气会引起肺泡灌洗液中炎症因子水平升高。同时高潮气量和零 PEEP 的肺通气会引起细胞因子水平协同升高[117]。这种有害通气策略引起的炎症应答范围可超出肺部。吸入酸所致肺损伤的大鼠模型研究发现,高潮气量和零 PEEP 的通气策略与血液中各种细胞因子水平的升高有关;在小潮气量通气组和高潮气量高 PEEP 通气组并未观察到类似现象[118]。

最重要的是,在 ARDS 患者中已观察到类似结果。一项研究将患者随机分至“肺保护性通气”组和对照组,“肺保护性通气”组潮气量设定为避免肺过度膨胀、PEEP 设定为高于压力-容积曲线低拐点[119],对照组则接受常规通气。“肺保护性通气”组肺泡灌洗液和血浆的细胞因子水平均下降,但对照组明显升高。试验后数据分析发现:肺保护组无机械通气天数比对照组明显增加,多系统器官衰竭的发生和血浆细胞因子水平有显著的正相关关系。呼吸机使用策略对生物伤的影响非常迅速。Stuber 和他的同事发现,改变 ARDS 患者保护性通气策略后 1 小时内,肺部和血浆促炎因子数量增加[120]。

7. 死亡率和并发症

如预后中讨论,ARDS 患者常死于全身炎症反应综合征和多

器官功能障碍。多项研究结果表明,机械通气不仅有引起肺部损伤的可能,也可导致炎症反应不再局限于肺部。炎症反应的全身播散可能与全身炎症反应综合征的发展和潜在的多系统器官衰竭相关(图100-6)[121]。一项研究发现,对大鼠进行有害的机械通气不仅引起血浆和肺部细胞因子水平升高,而且还导致肾小管上皮细胞凋亡和相关肾功能异常[122]。此外,使用IL-10(一种抗炎细胞因子)或IL-22(IL-10家族的成员,具有免疫调节和组织保护功能)预处理能降低VILI动物模型的肺损伤和死亡率[123]。

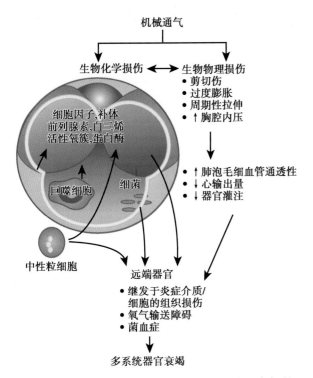

图100-6　机械通气导致多器官功能衰竭的潜在机制。机械通气诱发肺泡炎症损伤和机械损伤的多个机制,"溢出"影响到远端器官(Redrawn from Slutsky AS, Tremblay LN: Multiple system organ failure: is mechanical ventilation a comtributing factor? *Am J Respir Crit Care Med* 157: 1721-1725, 1998.)

最后,ARDS患者往往需要很高的吸氧浓度。高氧对肺的毒性已得到很好的认识[124],其组织学表现与ARDS患者相似。氧中毒是由活性氧和含氮物的混合物介导,通过多种机制造成组织损伤[69],并且高氧可加重VILI[125]。抗氧化剂被认为是预防和治疗ARDS的潜在策略,尽管其临床试验的结果一直令人失望(见治疗章节)。

8. 遗传决定因素

到目前为止,我们对可能影响ARDS发生发展及预后的基因了解相对较少。全基因组关联研究(genome-wide association studies, GWAS)已经提出了一些候选基因[126-129],包括编码血管生成素2和血管紧张素转换酶[130]的基因,它们可能影响ARDS的发病率和(或)预后。但后续的研究结果与此矛盾[131,132]。除了明确的患者亚群,ARDS患者的异质性可能使识别临床上重要的遗传相关信息变得困难。

(三) 死亡率和并发症

1. 死亡率

在过去10~15年,ARDS的死亡率有所下降,大量的研究报道自1993以来死亡率从大于60%下降到小于40%[133-135]。成人和儿童的ARDS死亡率相近[136]。生存时间改善的原因并不清楚,尽管有人认为是与ICU更好的支持治疗以及肺保护策略的应用有关。

2. 预后不良的预测因子

尽管ARDS的临床表现中低氧血症最为突出,早期的研究并没有发现低氧血症的严重程度在患病初期是一个良好的死亡预测因子[137]。肺损伤评分系统,如肺损伤评分(the Lung Injury Score)和ARDS评分,已被证明能预测长时间(>2周)插管和机械通气的需要[138],而评估疾病总体严重程度的评分系统,如简化急性生理评分(the Simplified Acute Physiology Score),则与生存率有更好的相关性[139]。经典教材提出ARDS患者通常不会死于顽固性低氧血症,这看似与低氧血症常是复苏治疗的重点相矛盾。事实上,大多数ARDS患者死于脓毒症和多器官衰竭[140,141]。这个自相矛盾的现象并没有得到很好的解释,虽然有推测认为是与ARDS过程中有害的机械通气有关[121]。如前讨论,高潮气量通气会导致肺部和全身细胞因子水平升高,并与动物模型中的肾小管上皮细胞凋亡和肾功能不全相关[122]。

ARDS的死亡率取决于病因。据报道脓毒症的死亡风险最高,而重大创伤引起的ARDS预后较好[142]。此外,慢性肝脏疾病[137]、高龄[143]、慢性酒精中毒[29]和肺外器官功能障碍[137]与ARDS的高死亡率相关。其他ARDS死亡预测因素包括器官移植病史及人类免疫缺陷病毒的感染[144],一项研究报道了男性和非裔美国人有较高的死亡率[145]。

如前所述,ARDS的危险因素被分为起源于肺内或肺外,从而以直接或间接的方式导致肺损伤。目前还不清楚这种分类对预后是否有意义。在一项ARDS患者前瞻性队列研究中,研究人员发现有肺内病因的患者死亡率相对较高,但差异无统计学意义[146]。相反的是,ARDS网络(ARDS Network)研究者回顾性分析了比较低潮气量通气与常规潮气量通气的大型随机试验数据,证实了ARDS死亡率脓毒症患者最高和创伤患者最低,但有肺内或肺外危险因素的患者,两组之间的死亡率、脱机天数和器官衰竭进展并无差异。此外,在亚组分析中没有证据表明低潮气量策略是效果较差的[142]。一项荟萃分析得出了类似的结论[33]。提出ARDS柏林定义的共识小组决定不将肺内与肺外ARDS作为不同类别。

由于低氧血症并不是ARDS死亡率可靠的预测因子,研究人员一直在寻找其他肺特异性的预后标记。在一项纳入了179例ARDS患者的前瞻性研究中,进行了多因素Logistic回归分析以明确能预测死亡率的临床和生理变量[147]。分析发现无效腔分数(dead space fraction,由玻尔方程计算)在ARDS中升高,是死亡率的独立预测因子。无效腔分数每增加0.05,ARDS患者的死亡风险增加45%。这种关联的机制还不清楚:这可能是因为ARDS患者肺血管损伤,导致无效腔增加,从而影响整体预后。肺纤维化的发展也意味着较差的预后。Ⅲ型前胶原蛋白(procollagen Ⅲ）水平升高,反映了胶原合成,在 ARDS 患者的肺水肿液中发现,并被认为与死亡率增高相关[148,149]。另一项研究对 25 例 ARDS 患者中的 22 例,于胸片提示明显异常的部位进行了经支气管镜活检。在这些活检标本中,有纤维化表现的患者死亡率显著高于无纤维化的患者[150]。值得指出的是,有证据表明在动物模型中,机械通气产生的应力可能通过上皮细胞-间充质转化而导致肺纤维化[151]。

最后,通过生物标志物来预测 ARDS 预后是研究热点。例如,IL-6、IL-8[152]等细胞因子和血管生成素 2[100]等生长因子与 ARDS 不良预后的相关性研究均有报道。然而,与单独运用临床预测因子相比,多个生物标志物与临床预测因子联合使用仅能略微提高其死亡率预测价值[153]。

3. 并发症

约 30% ~ 65% 的 ARDS 患者会并发呼吸机相关性肺炎(ventilator-associated pneumonia,VAP)(见第 34 章)。呼吸机相关性肺炎通常在机械通气开始后 5 至 7 天出现,常常是由下呼吸道定植的潜在病原菌引起[154]。可能的微生物包括非发酵革兰氏阴性杆菌、耐甲氧西林金黄色葡萄球菌和肠杆菌科细菌[155]。虽然 VAP 的发生使 ARDS 机械通气时间延长,但并没有增加死亡率[154,156,157]。在 ARDS 患者明确诊断 VAP 具有挑战性,因为 ARDS 患者已有影像学异常,以及常见的白细胞增多和发热。如果支气管肺泡灌洗液或保护标本刷等诊断技术得到运用,在双肺采样和患者未使用抗生素时则有较高的阳性率[157,158]。

ARDS 另一并发症是肺气压伤(气胸、纵隔气肿、皮下气肿),是因正压通气对低顺应性、不均一性的肺产生的。因为大多数 ARDS 患者为仰卧位(而不是直立位),诊断气胸需小心;气胸的 X 线表现因体位不同而不同,在仰卧位患者可能是很隐匿的(例如,空气在肋膈角时表现为“深沟征”)。来自前瞻性研究的数据表明,ARDS 气压伤的发生率大约为 10% 或更少[109,159,160]。

（四）治疗

1. 支持治疗

ARDS 首要治疗目标是去除病因,特别是脓毒症患者应控制感染源,包括应用抗生素及必要时手术清创引流。在 ARDS 和不明原因脓毒症患者,应该考虑腹部情况并排除局部感染[140,141]。其他治疗目标是预防并发症和提供支持治疗(例如,营养、机械通气),让身体有充足的时间来恢复。这些治疗通常还应包括预防胃肠道应激性溃疡和深静脉血栓形成。

2. 血流动力学管理

在比较不同管理策略的研究发表后,ARDS 血流动力学管理的最优方法已不那么有争议。在这些研究之前,临床医生一直不清楚是应该以可能导致低血容量和休克为代价的利尿为主以减轻肺水肿,还是开放补液以维持灌注。

在一项来自 ARDS 网络、由多家美国医院参与的多中心随机对照试验中讨论了这个问题。试验将 1000 例 ARDS 患者随机分配至两个高度标准化液体管理策略组:通过液体管理、利尿剂或血管活性药物,对高或低的血管内压(由肺动脉或中央静脉导

管测量)进行为期 7 天的观察。接受保守性液体管理策略(目标是低血管内压力)组患者的氧合、无需呼吸机支持天数和非 ICU 住院天数较开放性液体管理策略组患者有显著改善。重要的是,保守性液体管理策略组患者透析或休克的发生率并没有比开放性液体管理策略组患者高;此外,两组的死亡率相似。因此,该研究结果表明在 ARDS 患者保守性液体管理策略是安全且有益的。

首先,这一推荐似乎与早期目标导向治疗的原则不一致,脓毒症患者积极的液体复苏与 Rivers 和同事报道的随机对照试验一致[161]。然而,这些临床试验明显不同的结果并不难理解。需要注意的是,纳入 ARDS 网络研究的患者是在满足 ALI 诊断标准的平均 24 个小时后,比 Rivers 的研究晚了 6 小时。此外,ARDS 网络试验研究方案设计严格,以避免加重或诱发休克或肺水肿。

最后,用于 ARDS 网络研究的液体管理算法非常复杂,很难被广泛采用。简化方案虽已提出,但还没有得到验证[162]。在此期间,我们建议临床医生对没有休克的患者进行保守性液体管理,但注意避免过度利尿和低血容量。

以往,临床医生对肺水肿患者通过肺动脉导管检查以明确诊断和指导治疗。众多临床试验达成的共识是,对于大多数患者从肺动脉导管检查获得的信息并不能改善预后[16]。因此,我们不推荐在 ARDS 患者常规进行导管检查。

ARDS 患者应用何种液体仍然是一个悬而未决的问题。在严重脓毒症患者已不推荐使用淀粉类胶体,因为一项随机临床试验发现:严重脓毒症患者接受 10% 羟乙基淀粉治疗后肾衰竭发病率较接受乳酸林格液治疗患者升高[163]。羟乙基淀粉是否在无严重脓毒症 ARDS 患者会导致类似的不良影响并不清楚。理论上,白蛋白的应用是具吸引力的,因为它能增加血管内胶体渗透压、减轻肺水肿。一项 ARDS 小型安慰剂对照研究显示,白蛋白和速尿注射的方案使用超过 5 天,可以明显改善氧合和尿率。然而,该研究中大多数 ARDS 患者由创伤引起,少于 5% 患有脓毒症。虽然没有解决上述问题,但两组间重要的临床结果(例如,死亡率)并没有差异[164]。后续研究发现具有改善氧合作用的是白蛋白,而不是速尿[165]。一项针对 ICU 患者的大型临床试验认为白蛋白像晶体液一样安全[166],但该研究并没有专门纳入 ARDS 患者且只关注了短期结果。需要记住的是,白蛋白作为一种血液制品,与发生传染性疾病风险相关。因此,白蛋白在 ARDS 患者的治疗作用还不清楚,有待进一步研究。

3. 营养

合理饮食被认为能增强免疫系统功能,改善如脓毒症、ARDS 等炎症性疾病的预后。这些策略包括肠内补充喂养精氨酸、谷氨酰胺、ω-3 脂肪酸和抗氧化剂中的一种或多种。

一项小型随机研究观察了 ARDS 患者中含有二十碳五烯酸、γ-亚麻酸和各种抗氧化剂的改良肠内营养的效果[167]。研究者发现,与对照组比较,改良营养能改善氧合、降低肺泡灌洗液中中性粒细胞数量、减少住院时间并降低机械通气要求。最近一项研究也发现改良肠内营养(含二十碳五烯酸、γ-亚麻酸和各种抗氧化剂)尽管临床重要预后指标没有变化,但能改善氧合[168]。改良肠内营养(常被称为免疫营养)的许多其他研究已在危重患者中进行的,其结果相互矛盾。一项相关荟萃分析关

注了各研究的异质性，并指出免疫营养的不同效果取决于研究中纳入的患者不同[169]。在这一点上，免疫营养在 ARDS 治疗的作用尚不清楚。

另一个相关问题是应给予多少肠内营养。在最近的一项随机对照试验中，肠内喂养率（例如，正常的喂养率和仅提供三分之一热量的低喂养率比较）并没有影响 ALI 的预后[170]。

4. 药物治疗

ARDS 药物治疗发展一直是令人沮丧的，且基本都不成功；尽管有大量的药物随机对照研究，但没有药物能明确地降低 ARDS 死亡率[171]。虽然这些药物具有异质性，但可以概括为以下三点：

- 尽管在体外或动物研究中有效，大多数治疗方法在人体临床试验中都未能降低死亡率或改善其他重要的临床预后。
- 一些药物能改善氧合，但不影响 ARDS 的死亡率。
- 一些研究中亚组分析结果表明部分药物可能获益，但缺乏前瞻性研究数据。

以下部分回顾了 ARDS 各种药物治疗的生物学原理，并重点关注了临床试验的证据。

（1）**糖皮质激素**。因为炎症是 ARDS 的病理生理基础，许多大剂量糖皮质激素试验都已完成。一部分研究使用激素试图预防有危险因素的患者（如脓毒性休克）发生 ARDS，而另一部分研究则是在 ARDS 患者中给予激素治疗。一般治疗方案为甲泼尼松龙 30mg/kg，每 6 小时 1 次，连续使用 1 至 2 天。使用激素治疗的试验没有获益[172,173]，其中一项研究表明接受激素治疗的患者感染发生率更高[174]。最近，推荐激素在 ARDS 后期（即纤维增殖期）使用。血浆细胞因子水平持续升高被证明与 ARDS 生存率下降相关，由此有研究者提出 ARDS 患者后期（发病 7 天后）持续的炎症反应，可能对激素治疗有效。一个小型研究随机将 24 例 ARDS 后期患者分至甲泼尼松龙组（2mg/kg，32 天逐渐减停）或安慰剂组。激素组患者死亡率降低、氧合改善、器官功能障碍减少且气管导管拔除更早，但有较高的感染率（没有统计学意义）[175]。然而，因为样本量小且患者交叉接受了上述治疗，这些数据可能存有偏差。

ARDS 网络进行了一项随机对照试验，纳入了 180 例 ARDS 后期（至少持续 7 天）患者[176]。患者被随机分至安慰剂组或甲泼尼松龙组（单剂量 2mg/kg，随后 0.5mg/kg 每 6 小时 1 次连续 14 天，然后每 12 个小时 1 次连续 7 天，然后逐渐停药）。尽管激素组患者无需呼吸机支持天数和无休克天数（在第一个 28 天内）明显增加且氧合改善，但 60 天死亡率并无显著差异。亚组分析显示，ARDS 起病后超过 14 天接受激素治疗的患者 60 天和 180 天死亡率显著增加。因此，在 ARDS 后期是否使用激素仍存在争议[177]，起病后 7 到 14 天常规治疗仍无改善的患者考虑使用激素似乎是合理的，在亚组分析中有获益且未发现不良反应。

（2）**血管扩张剂**。前列腺素 E_1 是一种血管扩张剂，作为 ARDS 的可能治疗药物，主要基于其潜在抗炎特性。体外和临床前动物研究表明，前列腺素 E_1 胃肠外给药，尤其以脂质体形式给药时，可减少中性粒细胞激活。尽管前期结果乐观[178]，但一项大型随机双盲多中心试验显示前列腺素 E_1 脂质体虽然能提高氧合，但不能改善生存率或减少呼吸机依赖[179]。

前列环素是另一种血管扩张剂，雾化给药时能选择性地作用于肺血管。因为雾化液能到达肺通气较好区域，使该区域的肺动脉扩张，从而改善 $\dot{V}/\dot{Q}$ 及氧合。虽然前列环素已被用于难治性低氧血症的抢救治疗，且耐受性良好[180]，但没有 ARDS 患者使用此药的大型随机对照研究[181,182]。

NO 是一种高活性气体，由来自精氨酸的内源性一氧化氮合酶形成。它能刺激细胞的鸟苷酸环化酶，从而增加环磷酸鸟苷水平。作为一种有效的血管扩张剂，当吸入给药时，NO 能引起肺循环血管扩张。血液中的 NO 通过与血红蛋白结合形成高铁血红蛋白而被快速灭活，高铁血红蛋白通常代谢迅速，不会积累到有毒的水平（如高铁血红蛋白<5%）。由于快速失活，NO 是一种不影响循环系统的选择性血管扩张剂。与雾化吸入前列环素相似，NO 能使肺通气最好区域的血管扩张，从而改善 $\dot{V}/\dot{Q}$[183]。此外，NO 具有抗炎和促炎特性，虽然这些特性在临床的作用还不清楚[184]。虽然 NO 浓度小于 40ppm 时通常不会导致严重临床问题，但 NO 还能与氧和水反应形成有毒的代谢产物，如 NO_2、亚硝酸和硝酸。碱石灰吸收剂可以放置在 NO 装置的吸入端以便在吸入气体到达患者之前清除 NO_2。

在一项 NO 在 ARDS 应用的大型随机双盲对照研究中，超过 170 位患者被随机分配到不同剂量的 NO 组（1.25～80ppm）或安慰剂组。虽然约 60% 患者在使用 NO 4 小时内有显著的氧合改善，但 NO 组和安慰剂组两组之间在生存率和机械通气使用上并无差异[185]。此外，NO 组初始氧合改善在研究中没有持续。NO 基本没有不良反应，使用浓度小于 40ppm 的患者高铁血红蛋白和 NO_2 水平与安慰剂组相同。该研究结果证实了其他较小的非盲试验的发现[186,187]，并在一项系统回顾中得到印证[188]。另一项 NO 在 ARDS 应用大型随机非盲研究，NO 组患者较对照组需要肾脏替代治疗的比例升高[189]。荟萃分析发现，虽然 NO 能改善初始氧合，但不影响生存率且与肾功能损害的风险增加相关[190]。我们认为 NO 不应常规用于治疗 ARDS 患者，而是作为危及生命的低氧血症的"抢救"治疗。事实上，一项最近的荟萃分析得出，无论 PaO_2/FiO_2 是否低至 70，吸入 NO 均不能改善 ARDS 患者的死亡率[191]。

（3）**表面活性物质**。如发病机制中所讨论的，ARDS 中常有表面活性物质异常。这些异常包括渗入肺泡腔内蛋白所致表面活性物质的失活、Ⅱ型上皮细胞（产生表面活性物质）的受损和炎症过程导致表面活性物质成分的破坏[45]。随着新生儿呼吸窘迫综合征患者补充表面活性物质有效，研究者提出了补充表面活性物质在 ARDS 可能有效的假设。来自动物实验和小样本研究的数据是乐观的[192]。一项小型随机对照试验将牛的表面活性物质通过气管导管注入 ARDS 患者，结果显示亚组患者的氧合得到改善并有降低死亡率的趋势[193]。

然而，表面活性物质的使用因一项大型多中心随机双盲对照试验的阴性结果而减少。在这项研究中，研究者给脓毒症引起的新发（<48 小时）ARDS 患者连续 5 天雾化吸入合成（无蛋白）的表面活性物质或安慰剂生理盐水，表面活性物质组没有生理或临床获益。尽管研究设计严谨，但该研究因为认为仅有不到 5% 表面活性物质能作用于远端肺组织而受到质疑。此外，合成的表面活性物质因缺乏表面活性蛋白可能减弱其降低表面张力的作用[194]。因此，补充表面活性物质的意义需进一步研究。

在Ⅰ/Ⅱ期试验中，40 例新发 ARDS 患者随机分至表面活性蛋白 C 准备组（超过 24 小时四次给药）或对照组。表面活性物质通过放置在气管内的导管给药。研究发现药物对氧合或无需呼吸机天数没有影响,但用药组患者支气管肺泡灌洗液中 IL-6 水平显著下降,虽然并不清楚这是否是预设的终点[195]。

最后,两项基于表面活性蛋白 C 的混合制剂Ⅲ期临床试验已完成。研究表明,表面活性物质能改善氧合,但对死亡率或无呼吸机天数无影响。只有一项试验,在小儿 ARDS 患者使用 Calfactant(一种天然的表面活性物质,不同于以往的试验),能改善死亡率[46];这是否由于该研究使用的独特表面活性物质或是因为该研究与阴性结果研究的纳入患者(例如,成人与儿童)不同并不清楚。表面活性物质是否在 ARDS 亚组患者中有用仍是一个悬而未决的问题[41]。

(4)抗氧化剂和抗炎药(非甾体类)。氧化应激一直被认为参与了 ARDS 的发病[69]。事实上,高氧所致肺损伤模型常用于 ARDS 动物研究中。活性氧簇是中性粒细胞和巨噬细胞活化的产物;此外,许多 ARDS 患者对高吸氧浓度的需求可能诱发氧化应激。谷胱甘肽作为活性氧簇主要内源性清除剂,在 ARDS 患者的肺泡液中可以观察到其水平降低。N-乙酰半胱氨酸和丙磺司坦的小型临床试验结果乐观[196],但 ARDS 抗氧化剂更大规模的临床试验结果令人失望。抗氧化剂丙磺司坦在 ARDS 多中心试验中没有获益[47]。

多种具有抗炎作用的药物已在 ARDS 中进行试验,包括酮康唑、利索茶碱和非甾体抗炎药布洛芬(在有 ARDS 风险的脓毒症患者中)。在独立进行的 ARDS 随机双盲对照试验中,这些药物均未有获益[197-199]。一项前瞻性随机对照试验评估了重组血小板活化因子乙酰水解酶在重症脓毒症患者预防 ARDS 的作用。该试验中超过 100 名接受药物治疗的患者没有出现 ARDS 发生减少;但接受中等剂量药物治疗的患者死亡率低[200]。抗炎治疗的其他试验在脓毒症的表现令人失望[80,171]。

(5)新治疗方法。如前文发病机制部分所讨论,儿茶酚胺可增加肺泡液清除率。一个小型试验将 40 例 ARDS 患者随机接受静脉注射沙丁胺醇或安慰剂治疗 7 天[201]。接受沙丁胺醇的患者血管外肺水下降,但心律失常发生率较高。一项随访研究纳入了超过 300 例 ARDS 患者,在英国 50 个 ICU 进行。然而,因为接受静脉注射沙丁胺醇组死亡率增加,试验不得不提前终止[98]。在一项样本量类似的试验中,ARDS 患者接受沙丁胺醇雾化(每 4 小时给药 1 次,持续 10 天)没有获益[202]。因此,β_2 激动剂不推荐在 ARDS 常规使用。

ARDS 的干细胞治疗正在探索中[203]。在干细胞经气管和静脉给药的动物中观察到获益[204],并可通过 ANGPT1 转染干细胞使获益增加[205]。新的潜在治疗方法示意图见图 100-7。

(6)动物研究与人体研究差异。正如前面所讨论的,几乎所有的 ARDS 药物治疗大型临床试验结果是阴性的,尽管在动物研究中是有前景的、令人兴奋的。动物研究的结果在人体临床试验中没有被复制的原因有很多。第一,在动物研究中,研究药物往往在肺损伤同时或不久后给予(例如,盲肠结扎穿孔后的几小时内给药)。相反,人类肺损伤起病往往更难以确定,治疗在诊断后数小时后才给予。因此,可能有效预防或减轻 ARDS 的药物给药时间太晚。第二,大多数"证据原则"的动物研究持续时间相对较短,无法模仿人 ARDS 复杂的临床过程。第三,大多数研究的动物基本上是一个同质的群体;相反,患者有多种合并症,同时接受多种治疗。第四,即使是在精心挑选的患者群

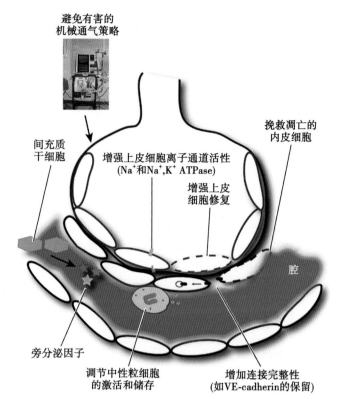

图 100-7　ARDS 潜在新治疗策略示意图。间充质干细胞因其旁分泌作用在动物模型中能减轻肺损伤。调控中性粒细胞聚集、激活(如脱颗粒)和凋亡一直被认为是预防或消除肺损伤的手段。上皮修复或增加肺泡液清除是另一种策略,例如上调上皮细胞表面钠通道。最近,通过内化(及功能缺失)结合蛋白如 VE-cadherin 和 claudin-5 或抑制内皮细胞凋亡从而增加肺内皮细胞屏障的完整性受到关注。最后(左上),临床试验表明特定的通气策略较其他对肺部损害更少

中,ARDS 的潜在病因在严重程度和持续时间上各异,这与动物中的均匀损伤不同。这种异质性使得可能只有中度临床益处的药物认证变得困难。最后,如前文所述,ARDS 现有定义是有疑问的,研究可能纳入许多有明显不同病理生理学/生物学特性的患者。

六、机械通气

机械通气能挽救生命,是 ARDS 的标准治疗。在过去的 20 年中,ARDS 通气治疗已发生了巨大变化,在很大程度上是由于肺部 CT 的使用增加和对呼吸机相关性肺损伤的了解深入。

压力及容量限制

手术麻醉患者的机械通气通常使用 10～15ml/kg 的大潮气量,以保证正常的动脉氧合和 pH。在过去 ARDS 患者使用了类似的通气方法。ARDS 患者强调达到正常生理参数是可以理解的:除了以严重低氧血症和低肺顺应性为特征,根据胸片 ARDS 被认为是肺弥漫性均匀受累的[7]。因此,大潮气量似乎是实现通气和保持氧合的唯一途径。随后,通过 CT 检查[206]发现 ARDS 患者的肺部受累其实是不均一的:常表现为斑片状阴影伴

有看似正常的肺组织,而不是弥漫性改变(见图100-5)。ARDS损伤的不均一分布意味着潮气量将优先送达顺应性较好(或正常)的肺。这些局部的肺,相对潮气量来说意味着整个肺,因此有出现过度膨胀和呼吸机相关性肺损伤的风险。如前面讨论,过高潮气量的机械通气可导致肺泡毛细血管高通透性肺水肿,与ARDS的组织学改变相似。

ARDS患者进行机械通气,尽管有明确的生理学原理和丰富的实验数据支持压力和容积限制,但直到20世纪90年代末人体随机临床试验数据才开始增加。1998年到2000年之间,5项ARDS通气策略的随机对照试验发表[109,160,207-209]。在所有试验中,患者被随机分配到适当潮气量、压力限制策略组,或高潮气量、压力限制常规通气策略组。

在这5项研究中,最大的研究是由ARDS网络进行的,有多家美国医院的研究者参与,并由美国国家心脏、肺和血液研究所(National Heart, Lung, and Blood Institute of the United States, NHLBI)的支持[109]。这项研究,其规模是其他四个的7倍以上,随机分配861名患者至低潮气量组或常规潮气量组。在常规组,气道平台压保持在50cmH₂O以下。在小潮气量组,潮气量按预测体重的6ml/kg设置,并可适当减少以保持平台压在25至30cm之间。呼吸性酸中毒治疗积极,通过设定通气次数每分钟在6~35次以实现pH在7.3至7.45范围。每分钟通气次数达到35次后酸中毒仍持续时,允许输注碳酸氢钠。当出现难治性酸血症、pH小于7.15时,可增加潮气量。两组中均只使用预设的PEEP和FIO₂以达到88%至95%的目标氧饱和度(表100-3)。必要时镇静以减少人机不同步。

表100-3　ARDS网络研究的通气方案

参数	方案
通气模式	容量辅助/控制通气
潮气量	≤6ml/kg预测体重*
平台压	≤30cmH₂O
呼吸频率	6~35次/min,以保持pH 7.3~7.45
吸呼比	1:1到1:3
氧合目标	动脉PO₂ 55~80mmHg,SpO₂ 88%~95%
允许的 FIO₂/PEEP (cmH₂O)组合	0.3/5, 0.4/5, 0.4/8, 0.5/8, 0.5/10, 0.6/10, 0.7/10, 0.7/12, 0.7/14, 0.8/14, 0.9/14, 0.9/16, 0.9/18, 1/18~24
脱机	当FIO₂/PEEP≤0.4/8时,仅压力支持

* 见文中公式来计算预测体重。SpO₂,脉搏血氧饱和度

该试验原本设定入组1000例患者,但因为中期分析发现小潮气量组获益就停止了。常规组死亡率为39.8%,而小潮气量组死亡率为31%(P=0.007)。小潮气量组在第28天时不需辅助的呼吸明显增多,无呼吸机天数明显增加。无器官衰竭的天数在小潮气量组也更高。

比较这些试验的一个关键因素是ARDS网络研究使用的预测体重设置潮气量,而其他研究使用的是理想体重或实际体重。

预测体重与实际体重相比,和肺大小的相关性更好,患者潮气量个体化的目标是为了潮气量与肺大小相匹配。这个区别很重要,因为从ARDS网络研究的数据表明,实际体重比预测体重高约20%。换句话说,在其他研究中所用的潮气量可能比期望的高。预测体重公斤数可以计算得出,男性患者为50+0.91(身高−152.4cm),女性患者为45.5+0.91(身高−152.4cm)[109]。

ARDS网络研究对高碳酸血症和酸血症采取了积极的措施,包括使用较高的呼吸频率,输注碳酸氢钠和放宽通气限制。因此,治疗组的高碳酸血症和继发的低pH与其他研究相比并不明显。这也可能是小潮气量组死亡率更低的原因。

一些研究者已经提出,患者机械通气参数的设置应基于呼吸系统静态吸气压力-容积曲线[209]。在ARDS,这种曲线通常呈现一个S形,在低肺容量处为低拐点,高肺容量处为高拐点。最初,人们认为低拐点代表了陷闭肺单位复张所需的压力,因肺顺应性不同而改变显著。高拐点被认为代表了肺泡过度膨胀所需的压力。在此基础上提出了PEEP应设为略高于低拐点,而平台压力应保持低于高拐点。虽然静态吸气压力-容积曲线在概念上有吸引力,但其解释可能是错误的。肺复张在高于低拐点时得以持续[210]。相反,潮气量通气时肺泡可以持续复张,通气循环发生在压力容积曲线的线性段而不是在拐点[211]。因此,基于吸气压力-容积曲线限制潮气量或平台压力并未广泛使用[212]。

1. 神经肌肉阻滞剂

ARDS机械通气患者常出现人机不同步,可能导致氧合和通气恶化。为解决这个问题,临床医生可使用镇静药和神经肌肉阻断剂。许多临床医生一直以来不愿使用神经肌肉阻断剂,因为该药可能导致肌病和延长机械通气时间。然而,一项多中心随机对照试验纳入了超过300名重度ARDS早期(<48小时)患者,将48小时输注阿曲库铵和安慰剂进行比较[213]。两组患者均接受前面提及的ARDS网络试验肺保护性通气。作者报告了治疗组90天死亡率明显降低(主要终点),气压伤和器官衰竭等次要终点结果类似,没有增加ICU相关不良反应。神经肌肉阻断剂获益的机制尚不清楚,可能是因为呼吸机相关性肺损伤减少[214]。这些结果虽然乐观,但在广泛应用之前尚需进一步证实。

2. PEEP的作用和肺复张手法

如前所述,ARDS的首次报道提出了应用PEEP能改善氧合。从理论上看,PEEP可以避免远端肺单位重复开放和关闭所致的肺损伤(剪切伤,见发病机制部分),并允许小潮气量(避免容积伤)。此外,PEEP通过改善氧合使FIO₂降低,从而减少氧中毒的风险。另一方面,PEEP过高本身可导致过大的吸气末肺容积和容积伤。许多临床医生对PEEP可能降低心输出量和血压的作用也十分熟悉。因此,ARDS患者最佳PEEP水平也成为争论的焦点[215-217]。

类似地,肺保护性通气提倡的低潮气量和低压力可导致肺进行性陷闭,可能加重低氧血症,并导致剪切伤。为了拮抗陷闭,肺复张手法被提出。这些手法包括在一定时间内使气道压力增高,虽然使用的压力和持续时间还没有标准化。例如,肺复张手法可能需要40cmH₂O的持续气道正压通气40秒。然而,与

设定 PEEP 水平的问题相似,很难预测哪些患者可能因肺复张手法获益,哪些可能因过度膨胀受损。灌注良好的肺单位过度膨胀可能导致肺泡血液灌注不良,从而加重至左分流和低氧血症[218]。

大量随机对照试验解决了 PEEP 和肺复张手法在 ARDS 的应用问题。

ARDS 网络研究人员随机将 549 名患者根据预先设定的 PEEP 和 FIO_2 分至低 PEEP 组或高 PEEP 组。低 PEEP 组患者接受的 PEEP/FIO_2 水平按 ARDS 网络肺保护性通气策略设置,高 PEEP 组比对照组平均高 $5cmH_2O$(在前 7 天平均 13 ~ $15cmH_2O$)。肺复张手法最初在高 PEEP 组中应用,但因为没有有效完成前 80 例而被停止[219]。由于研究提前终止,两组的死亡率均为 25% 左右,明显低于已报道的其他 ARDS 试验[220]。

第二个大型试验随机将近 1000 名 ALI 患者分至"肺开放"策略组与 ARDS 网络通气策略组[221]。"肺开放"策略包括平台压力(P_{plat})小于 40 的压力控制通气、肺复张手法和高 PEEP,小潮气量($6ml/kg$)通气在对照组应用。在研究的第 1 天,"肺开放"组 PEEP 为 $16cmH_2O$,对照组为 $10cmH_2O$。本试验发现虽然肺开放组的次要终点低氧血症有改善,但两组之间的死亡率(约 40%)并无差异。

最后,一项来自法国的大型随机试验将 767 名 ALI 患者分至 PEEP 为 5 ~ $9cmH_2O$ 一组或 PEEP 尽可能大只要平台压小于 28 ~ $30cmH_2O$ 一组[222]。在研究的第 1 天,对照组的平均 PEEP 水平约 $7cmH_2O$,或略低于在 ARDS 网络试验肺保护性通气的患者,而高 PEEP 组平均 PEEP 为 $15cmH_2O$。研究表明两组之间死亡率无差异,但高 PEEP 组肺顺应性和氧合均有改善,机械通气时间和器官衰竭减少[222]。

总之,这些试验表明,使用比 ARDS 网络试验高的 PEEP 是安全的,且可能改善氧合,但高 PEEP 可提高生存率的证据并不充分。高水平 PEEP 在动物试验明显获益,但临床研究常是阴性结果有些令人不解。一种可能是 PEEP 有两面性。一方面,PEEP 能复张肺单位,可能是有益的;但另一方面,它会导致肺单位过度膨胀,而可能是有害的。在目前的研究中,PEEP 已应用于所有患者,但没有关注他们的肺是否复张。因此,未来研究 PEEP 的合理方法是将有肺复张可能的患者随机分配至高/低 PEEP 策略组[217,223]。事实上,一项荟萃分析发现,患者 PaO_2/FIO_2<200mmHg(如 ARDS)时较高的 PEEP 与较低的死亡率相关,患者有较高的 PaO_2/FIO_2 和不太严重的肺损伤时获益较少且有增加肺损伤的趋势[224]。

还有数据指出,在 ARDS 的治疗中,肺复张手法只是辅助性,目前可提供的数据没有表明临床重要终点得到改善。肺复张手法的主要获益是减少呼吸机相关性肺损伤。研究报道了肺复张可不同程度的短暂改善氧合,并可通过较高水平的 PEEP 得到维持[219]。通过简单的提高 PEEP 水平实现同样程度的肺复张是可能的[225,226]。虽然肺复张手法通常是安全的,但必须密切监测对患者血流动力学或氧合的不良影响。

3. 允许性高碳酸血症和气管内吹气

低潮气量(以避免 VILI)常会导致呼吸性酸中毒,这种效应被称为容许性高碳酸血症。理论上,高碳酸血症会导致心肌抑制、肺血管阻力增加和肾血流量减少,还可能对肺泡上皮细胞的造成损伤[227]。其中,高碳酸血症最重要的临床不良反应是因脑血流量增加导致颅内压升高。然而,有数据表明高碳酸血症也具有保护作用,包括减轻自由基介导的肺损伤和肺部炎症[228,229]。

由于允许性高碳酸血症的不确定性,唯一一项大型随机对照试验结果值得关注,该试验显示积极治疗呼吸性酸中毒的 ARDS 患者死亡率降低(前文讨论过)[109]。在没有其他数据的情况下,该研究使用的治疗方案似乎是明智的。

一种用来降低高 $PaCO_2$ 的方法是气管内吹气,通过放置在气管导管内、尖端靠近隆突的小导管气流实现。由于吹入气体提高了解剖无效腔和通气管的 CO_2 清除率,气管内吹气已被提出作为允许性高碳酸血症的辅助手段。然而,气流有可能增加肺泡容积和压力,并增加 PEEP[230]。虽然有许多病例报告气管内吹气的使用[231],但没有 ARDS 随机研究。由于技术和监控问题,我们不推荐气管内吹气在 ARDS 常规使用。

4. 俯卧位机械通气

30 年前 ARDS 患者通过俯卧位来改善氧合。俯卧位改善氧合的机制复杂,但最重要的可能机制是俯卧位对胸壁和肺顺应性的影响[232]。仰卧位时,许多 ARDS 患者肺最低垂部分(沿脊椎和膈)受影响最严重。有些是由于重力因素,但心脏和腹部器官的重量对肺也有影响。当患者为俯卧位时,前胸壁固定(于床),顺应性变差,从而增加了背侧肺的通气比例。此外,心脏重力作用导致肺压缩的容积大大降低。净作用是肺通气更均匀、通气/血流比改善。一项狗的研究数据表明,俯卧位通气可减轻 VILI 的严重程度[233]。

大量多中心随机对照试验检测了 ARDS 患者俯卧位通气的疗效。一项研究纳入了超过 300 名 ALI 患者,并将其随机分为常规治疗组(仰卧位)和俯卧位治疗组,10 天内接受至少 6 小时治疗。研究发现,大约 70% 患者在俯卧位通气过程中氧合得到改善,且大多明显的氧合改善在俯卧位 1 小时内出现。然而,虽然俯卧位通气患者氧合改善明显,但组间死亡率并无显著差异。对氧合极差或病情极重(或潮气量极高)的患者回顾性分析显示俯卧位通气患者 10 天死亡更低,但这种差异并没有持续到出 ICU 后[234]。这项研究已经因治疗时间相对较短受到争议,事实上大多数患者大部分时间都是仰卧位[235]。

随后的一项研究将超过 700 例急性低氧性呼吸衰竭患者(包括但不限于 ARDS 患者)随机分为俯卧位和仰卧位通气组;俯卧位通气组患者插管后俯卧位通气平均 50 小时,中位数每天 8 小时,连续 4 天[236]。俯卧位通气组患者氧合改善,但没有降低死亡率或减少通气时间。该组患者并发症发生率也较高,如压疮、选择性插管和气管导管阻塞。

儿童 ARDS 患者俯卧位通气研究(中位年龄 2 岁)结果同样是阴性[237],两个来自西班牙的成人 ARDS 俯卧位通气试验尚无定论但提示有获益[238,239]。

在 2013 年,一项长时间(>16 小时)俯卧位通气的多中心随机临床试验纳入了超过 400 名早期(<36 小时)重度 ARDS 患者[240]。ARDS 按 AECC 标准诊断,重度 ARDS 指在 FIO_2 ≥0.6、PEEP ≥$5cmH_2O$ 且潮气量为 $6ml/kg$ 预测体重时,PaO_2/FIO_2 < 150mmHg。随机分组后的第一个小时内患者为俯卧位,并且保

持俯卧位至少 16 小时;俯卧位通气每天进行直到第 28 天。值得注意的是,俯卧位组 28 天的生存率为 16%,仰卧位组为 33%。

这些研究结果令人印象深刻,有可能使重症监护医师更多采用俯卧位通气。虽然试验中未出现任何并发症,但值得指出的是这些试验是在俯卧位通气经验丰富的中心进行。俯卧位通气需要注意很多细节,而其中并不包括旋转床的使用。俯卧位通气过程中线管很容易脱落,需要足够多的工作人员协助移动。工作人员应随时准备在气管导管移位时立即再插管。俯卧患者更容易出现压疮,必须有精心的护理以确保没有杂散物品(例如注射器、心电图导联)留在患者下方,因为这些会在身体上留下印记,甚至是疤痕。不稳定的脊髓损伤是俯卧位通气的绝对禁忌证。此外,如果心肺复苏时,患者必须立即回到仰卧位。最后,近期大量试验列出了一系列排除标准,包括颅内压增高、大咯血、近期气管或面部手术和低平均动脉压(<65mmHg)[240]。

5. 容量控制通气与压力控制通气

用于 ARDS 网络研究的容积和压力限制策略采用容量辅助控制通气模式。肺开放通气研究(The Lung Open Ventilation study)(前文描述)表明,压力控制通气与容量辅助控制通气预后相似[221]。其他相关研究也发现,这两种通气模式在生理参数或预后上并没有差异[241,242]。

6. 高频喷射通气与高频振荡通气

在高频喷射通气中,小型导管用来将高压气体引入气管导管内。高速的气体从系统的侧端口携带额外的氧气和湿化的空气。这种形式的机械通气潮气量为 2 ~ 5ml/kg、呼吸频率为每分钟 100 ~ 200 次[243]。呼气是被动的,需要肺和胸壁回缩。很少有证据表明 ARDS 中高频喷射通气优于常规机械通气。早期随机试验纳入超过 300 名 ARDS 肿瘤患者,对常规通气(使用定容通气)和高频喷射通气进行了比较。由于这项研究中两组患者的终点不同,所以很难解释这些数据的变化。然而,作者发现在任何临床重要结果上组间均没有显著差异[244]。

在高频振荡通气(high-frequency oscillatory ventilation,HFO)中,肺复张通过环路中吸气偏流和气体外流限制产生的恒定平均气道压力得以维持。通气是通过活塞或隔膜快速(如 5Hz)规律振荡实现。活塞的推拉作用引起气管导管和近端气道的压力振荡,在设定的平均气道压力下,产生峰值和低谷压力。通过 HFO 达到的潮气量小,大约 1 ~ 5ml/kg。理论上,HFO 可能能够避免 VILI。相对高的平均气道压力和小潮气量限制了肺复张,剪切伤因而变小,容积伤因为小潮气量限制吸气末膨胀而变小[245]。HFO 环路压力缺失会导致肺泡陷闭,因此肺复张手法(例如,应用持续气道正压大约 30 ~ 40 秒)应在断开呼吸机的患者中使用(如开放式吸痰)。

在成人早期 HFO 随机对照试验中,148 例 ARDS 患者随机分至采用压力控制模式的常规通气组或 HFO 组[246]。调整常规组和 HFO 组的具体通气参数以实现最低 FIO₂ 达到充足氧合(例如 FIO₂ ≤ 0.60 时血氧饱和度为 88%),且动脉血 pH 大于 7.15。因为在潮气量限制的 ARDS 网络试验公布之前该研究已开始,故其常规通气组目标潮气量为 6 ~ 10ml/kg。该研究没有发现 30 天或 90 天死亡率的差异,或任何其他结果均没有显著差异。作

者还进行了死亡率预测因子的回顾性分析,发现超过 5 天的常规通气与不良预后相关。

最近,两项大型随机试验发现 HFO 与常规肺保护性通气相比,HFO 在生存率[247,248]及机械通气时间上没有获益。事实上,一项研究表明 HFO 由于镇静要求或血流动力学改变而可能有害。因此尽管 HFO 作为"抢救"治疗的作用并不明确,不推荐 ARDS 常规使用。

7. 液体通气

液体通气依赖于氧气和具有携带有机液体如全氟化碳能力的二氧化碳。全氟化碳是改良的碳氢化合物,其氢原子被氟取代,形成无毒、呼吸道上皮细胞吸收最少的惰性液体。得到广泛研究的全氟化碳、全氟溴烷(全氟辛基溴化铵)溶解 O₂ 的能力是生理盐水的 17 倍,溶解 CO₂ 的能力几乎是其 4 倍[249]。全液体通气是一种肺内完全充满液体的技术,通过液体补充 O₂ 并排除 CO₂。部分液体通气,临床使用更容易,使部分肺填充液体,然后使用传统的呼吸机提供潮气量[250]。

液体通气理论获益主要源于肺复张改善,由于全氟化碳液体表面张力较低且液体往往分布到肺重力依赖区。低表面张力液体聚积于这些区域可增加肺泡舒张;此外,液体重量会引起肺血流分布至非重力依赖(更好通气)区域,改善 V̇/Q̇。分泌物的清除(由于液体替代)也可得到改善。全氟溴烷的抗炎作用已有报道,虽然其临床意义还不清楚。到目前为止,已有两项成人 ARDS 患者部分液体通气的随机对照试验发表[251]。第一项研究入选 90 例 ARDS 患者分至全氟溴烷部分液体通气组或常规机械通气组。不同于常规指南(如目标 SaO₂ >90%),这两个通气策略都没有标准流程。此外,在研究过程中,纳入和排除标准都进行了修改。无呼吸机天数(主要研究结果)或任何其他预设结果两组间均无显著差异。虽然不良事件发生率增加没有统计学意义,液体通气组大部分患者都出现了缺氧、心动过缓和呼吸性酸中毒。

2006 年,一项多中心随机试验比较了全氟化碳部分液体通气与常规机械通气(V_T 10ml/kg),纳入超过 300 例 ARDS 患者。研究发现,接受全氟化碳治疗组除了气压伤、缺氧和低血压发生率较高外,死亡率也有增高的趋势[252]。基于这些数据,部分液体通气不推荐给 ARDS 患者。

8. 体外膜肺氧合(见第 103 章)

体外膜肺氧合(extracorporeal membrane oxygenation,ECMO),也被称为体外生命支持或体外肺辅助,是指患者的血液循环至外部机器提供氧合和(或)排除二氧化碳的过程[253]。在理论上,ECMO 可用于改善 ARDS 患者氧合,同时最大限度地减少 VILI 和氧中毒,给予肺部恢复的时间。有 ECMO 用于 ARDS 的多个病例报道,也常规用于新生儿重度呼吸衰竭。一项 ECMO 在 ARDS 应用的随机对照试验在 30 年前完成,但没有获益[254]。值得指出的是,这项研究中 ECMO 组和对照组均的死亡率约为 90%。随后,能用于二氧化碳排除的 ECMO(体外 CO₂ 排除、或 EC_CO₂R)得到开发,并在病例系列研究中与对照组相比表现出治疗前景[255]。但一项 ARDS 患者采用压力控制反比通气(IRV)和 EC_CO₂R 的随机对照试验没有发现生存率改善[256]。这项研究说明在评估一种新的治疗时使用同步对照的重要性。

ECMO 并发症之一是出血;在早期随机对照试验中,随机接受 ECMO 治疗的患者平均每天需输血 1.7L。最近的数据表明,由于技术的改进,ECMO 可由专职中心相对安全地进行。2009年报道了一项急性呼吸衰竭患者使用常规通气或 ECMO 治疗的随机对照试验[257]。每组中绝大多数患者都有 ARDS;转诊到 ECMO 中心后有显著的生存获益(6 个月时死亡相对风险为0.69;CI:0.05 ~ 0.97)。然而,在多家医院接受常规通气的患者,没有标准化的通气策略,其死亡率为 53%。相反,转诊到 ECMO 中心的患者中 75% 接受了 ECMO 治疗,并且该组中接受肺保护通气的患者百分比明显较高。因此,生存率的改善是由于 ECMO 或专业医院更好的治疗并不清楚。同一作者的队列研究将 ECMO 应用于甲型 H1N1 流感所致 ALI 患者,发现治疗组死亡率较低[258]。

将体外生命支持作为辅助治疗以最大限度地提高肺保护性通气的获益,这一应用正在增加。即使推荐潮气量为 6ml/kg,ARDS 患者的肺都可能因过度膨胀和 VILI 受损。因此,ECMO 的前景是使小于 6ml/kg 预测体重的潮气量得以应用且使其导致的呼吸性酸中毒可通过体外 CO_2 排除得到控制[259]。因为技术的改进减少了抗凝治疗和有创设备的需求[260,261],ECMO 很可能是未来几年研究领域的热点。

9. 小结

ARDS 患者机械通气的现代方式基于两个事实:第一,ARDS 的弥漫性肺损伤引起肺不均一改变;第二,机械通气本身可以引起 ALI。因此,直到新的数据出现,ARDS 网络研究[109]采用的肺保护性通气策略是标准的治疗,并与短期和长期生存率的改善相关[262]。平台压应保持小于 30cmH$_2$O,潮气量应尽可能低于6ml/kg 预测体重。对 P/F(氧合指数)小于 150mmHg 的患者且中心的医务人员对俯卧位通气经验丰富时,俯卧位通气可慎重考虑。由于这种方法本身具有危险性,进行俯卧位通气时必须谨慎且严格按照公布的标准进行。

ARDS 患者 PEEP 的最佳水平尚不清楚,尽管随机试验数据表明,使用比 ARDS 网络研究高的 PEEP 是安全的,可改善氧合。我们赞成在严重低氧血症(例如 P/F<150mmHg)、血流动力学稳定的患者使用高水平 PEEP 以防止剪切伤,减低 FIO$_2$ 和防止高氧性肺损伤。我们采用保持氧饱和度在 90% 以上尽可能最低的FIO$_2$,经验性的采用目标 FIO$_2$ 小于 0.6。

神经肌肉阻断剂的应用可以使重度 ARDS 患者早期呼吸机相关性肺损伤减少从而改善预后。最后,尽管 HFO 通气理论有吸引力,但随机对照临床试验表明它并不能比常规肺保护性通气更好地提高生存率。

七、长期预后

虽然氧合和呼吸系统顺应性严重受损是 ARDS 的特征,但值得注意的是,存活下来的患者 6 ~ 12 个月后肺功能检查往往接近正常。肺容积和流量一般在 6 ~ 12 个月时略有减少或正常,而弥散功能可能会保持轻微降低[263,264]。随访的胸片通常是正常的,少数患者表现出胸膜增厚或小囊肿等轻微异常[264]。

尽管生理学和影像学明显好转,存活的 ARDS 患者至少 5 年

内都会持续有重要功能受限和健康相关生活质量下降[265,266]。生活质量的下降可能由 ARDS 或其治疗或并发症所致,在一个平行的队列研究中,ARDS 患者和与疾病严重程度相当匹配的脓毒症或创伤患者相比,ARDS 存活者健康相关的生活质量显著下降,特别是与生理功能和肺部症状相关的方面[267]。生活质量(反映生理功能方面)的下降与肺功能检查持续异常相关[263]。在其他患者,功能水平(如通过 6 分钟步行试验测量)持续下降,可能是因为持续的肌肉无力和废用[264]。该研究的多变量分析发现,较好的功能水平与没有全身糖皮质激素治疗、没有 ICU 获得的相关疾病以及肺损伤和多器官功能障碍迅速好转相关。然而,最终存活的 ARDS 患者与其他类似疾病的 ICU 存活者相比没有出现死亡率增加[268]。

包括抑郁症状[269]等心理问题在 ARDS 存活者中有报道。一项回顾性病例对照研究发现,ARDS 存活者与可进行择期颌面手术的患者相比,创伤后应激障碍的症状和体征更明显;他们也比曾长期在波斯尼亚服役的士兵有更多的症状和体征[270]。持续性认知功能障碍在出院后 1 年的 ARDS 存活者上可观察到[271]。该研究中大部分患者常表现为记忆、专注力、注意力或情绪加工进程障碍等。有趣的是,这些异常与患者低氧血症持续时间和严重程度相关。

顾名思义,ARDS 是由一组异质性病因引起的综合征,不是一个具体的诊断。特别指出地是,临床医生必须寻找潜在的原因以及时适当的治疗。然而,过去 20 年我们对 ARDS 的认识已有了改变,发现不适当的机械通气弊大于利。在所有异质性ARDS 中,医源性损伤也可能是其罕见诱因之一。

关键点

- 急性呼吸窘迫综合征(ARDS)是一种急性低氧血症、胸片表现为双肺斑片影且没有左房高压的综合征。
- ARDS 的发病机制尚不清楚,但肺内中性粒细胞浸润导致肺泡毛细血管膜通透性增高被认为是重要原因。
- ARDS 是一种综合征,不是一个具体的诊断;因此,临床医生必须寻找病因以制定恰当的治疗方案。
- ARDS 死亡率自 20 世纪 80 年代开始下降,现不到 40%。
- 机械通气可以救命,但应用不恰当可诱发或加重肺损伤。
- 大多数 ARDS 患者死于多器官功能衰竭而不是缺氧本身。
- 目前药物治疗不能提高 ARDS 生存率,因此治疗方案包括病因治疗、肺保护性通气、液体管理和良好护理。
- 许多 ARDS 存活者出现生活质量降低和认知功能障碍。

（张雯 译,钱桂生 校)

参考文献

以下是主要的文献,完整的文献请登录 *ExpertConsult* 查阅。

Anonymous: Ventilation with lower tidal volumes as compared with traditional tidal volumes for acute lung injury and the acute respiratory distress syndrome. The Acute Respiratory Distress Syndrome Network. *N Engl J Med* 342:1301–1308, 2000.

Ashbaugh DG, Bigelow DB, Petty TL, et al: Acute respiratory distress in adults. *Lancet* 2:319–323, 1967.

Briel M, Meade M, Mercat A, et al: Higher vs lower positive end-expiratory pressure in patients with acute lung injury and acute respiratory distress syndrome: systematic review and meta-analysis. *J Am Med Assoc* 303:865–873, 2010.

Ferguson ND, Cook DJ, Guyatt GH, et al: High-frequency oscillation in early acute respiratory distress syndrome. *N Engl J Med* 368:795–805, 2013.

Guerin C, Reignier J, Richard JC, et al: Prone positioning in severe acute respiratory distress syndrome. *N Engl J Med* 368:2159–2168, 2013.

Herridge MS, Tansey CM, Matte A, et al: Functional disability 5 years after acute respiratory distress syndrome. *N Engl J Med* 364:1293–1304, 2011.

Lee WL, Downey GP: Neutrophil activation and acute lung injury. *Curr Opin Crit Care* 7:1–7, 2001.

Papazian L, Forel JM, Gacouin A, et al: Neuromuscular blockers in early acute respiratory distress syndrome. *N Engl J Med* 363:1107–1116, 2010.

Ranieri VM, Rubenfeld GD, Thompson BT, et al: Acute respiratory distress syndrome: the Berlin Definition. *J Am Med Assoc* 307:2526–2533, 2012.

Ranieri VM, Suter PM, Tortorella C, et al: Effect of mechanical ventilation on inflammatory mediators in patients with acute respiratory distress syndrome: a randomized controlled trial (comment). *J Am Med Assoc* 282:54–61, 1999.

Slutsky AS, Ranieri VM: Ventilator-induced lung injury. *N Engl J Med* 370(10):980, 2014.

Young D, Lamb SE, Shah S, et al: High-frequency oscillation for acute respiratory distress syndrome. *N Engl J Med* 368:806–813, 2013.

第101章 机械通气

NEIL R. MACINTYRE, MD

一、引言

机械通气是使用设备(呼吸机)进行支持,输送人体所需部分或全部的气体进入肺部的过程。机械通气想要达到的效果是维持动脉血氧分压和二氧化碳分压在适当水平同时使吸气肌得到休息。虽然负压室或护胸甲可能符合这个定义,但本次讨论的重点是气道正压通气设备的使用。

正压通气已经被广泛使用。据估计,在美国,每年约1万~3万患者在手术室外接受机械通气支持[1]。传统意义上,这种支持在重症监护病房(ICU)中才提供,但目前有向其他场所发展的趋势,如亚急性护理场所、长期护理机构和家庭。由于老年人数量的增加和更加积极的手术指征和免疫疗法的发展,有必要在所有这些场所开展机械通气[1]。此外,由于对呼吸系统流行病爆发的普遍关注度增强,导致许多政府机构囤积了大量的呼吸机[2]。

二、正压通气设计特点

(一) 气体传输系统

1. 正压通气控制机

大多数现代正压呼吸机利用活塞/风箱系统、涡轮机或高

压氧源控制器来驱动气体流[3,4]。通过这种气流,就能产生潮式呼吸,呼吸还能完全被呼吸机控制或者合并有部分患者的自主呼吸。气动、电动或微处理器系统提供各种呼吸形式。在一般情况下,这些可以呼吸启动的类型(触发变量),呼吸调节类型(目标或限制变量),终止类型(切换变量)进行分类[5,6]。

呼吸既可以通过患者的努力造成的压力或气流改变触发(辅助/支持呼吸),也可以通过时间触发(控制呼吸)。在吸气期间,气流通过目标或限制参数调节,一般会设置一个流速或者吸气压力。然后吸气会根据切换参数终止,既可以设置一个目标容量也可以设置吸气时间甚至是流速。一个较高的压力切换参数一般可以限制肺的过度扩张。图101-1就用这种分类方式来描述当前呼吸机能够产生的最常见的5种呼吸形式:容量辅助(volume assist, VA)、容量控制(volume control, VC)、压力辅助(pressure assist, PA)、压力控制(pressure control, PC)和压力支持(pressure support, PS)。

2. 控制/反馈系统的模式

不同类型的呼吸形式的用途和气体传输逻辑被定义为机械通气支持的"模式"[3,5,6]。模式控制器是电子、气动或基于微处理器的系统,该系统被设计成根据设定的算法和反馈数据(条件变量)提供适当组合的呼吸形式(表101-1)。

表101-1　机械通气常见模式的呼吸形式

模式	可用的呼吸形式					
	VC	VA	PC	PA	PS	Sp
容量辅助-控制	X	X				
容量辅助-控制			X	X		
容量SIMV	X	X			X	X
压力SIMV			X	X	X	X
压力支持					X	

VC,容量控制;VA,容积辅助;PC,压力控制;PA,压力辅助;PS,压力支持;Sp,自发性无支持;SIMV,同步间歇指令通气

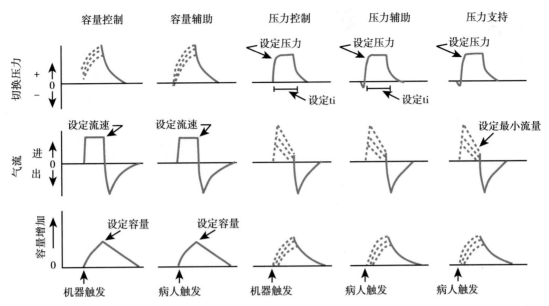

图 101-1　现代呼吸机中的五种基本模式下，随着时间的推移，回路压力、气流和容量的体积描记图。呼吸形式由触发参数决定（机器时间或者患者努力），目标/限制参数（ti，设定流速或设定压力），切换（设定容量，设定时间，或者设定流量）。实线表示设置或独立的反应，虚线代表依赖性反应。在所有的呼吸中，压力通常是"备用"切换变量，意为如果压力上升超过报警限值即终止气体的输送

最简单的方式是辅助控制通气（assist-control ventilation，ACV），它可以提供流量触发容积切换呼吸[容量辅助控制通气（volume assist-control ventilation，VACV）]或压力目标时间切换呼吸[压力辅助控制通气（pressure assist-control ventilation，PACV）]。ACV 中有一个简单的反馈系统，保证的一定数目的正压呼吸。如果患者的潜在呼吸速率超过设定值，则所有呼吸均是患者触发（VA 或 PA 吸）。如果患者的呼吸频率低于该设定值，呼吸机将"补差价"进行指令性（控制）呼吸（VC 或 PC）。

另一种相对简单的模式是同步间歇指令通气（synchronized intermittent mandatory ventilation，SIMV），它可以提供流量目标容积切换呼吸（容积 SIMV）或压力目标时间切换呼吸（压力 SIMV）。像 ACV 一样，SIMV 保证设定次数的正压通气。和 ACV 不同的是，如果患者的呼吸超过这个设定频率，呼吸机将首先提供设定次数的辅助呼吸，然后在此之后允许非辅助呼吸（简单 SIMV 模式）或流速切换压力支持呼吸（SIMV+PS 模式）。如果患者的呼吸速率低于设定频率，呼吸机将再次"补差价"进行指令性（控制）通气。注意，虽然压力支持（PS）呼吸往往在 SIMV 期间提供，PS 呼吸也可以作为单独的模式无需设定呼吸频率（压力支持通气）。重要的是，很多现在的系统还可以进行计算，当检测到患者发生窒息时，可以主动送气；这种特性使我们在设定非常低的呼吸频率或者未设置备用频率时，即使患者的呼吸努力突然降低或者消失也能被保障安全。

近年来，人们已经开发了更复杂的反馈系统用于这些基本模式，并且在许多现代的设备进行应用。包括压力调节容量控制（PRVC），容积支持（VS）和适应性支持通气（ASV）。

PRVC（也用其他名称，如著名的"VC+""Autoflow"等）是一种辅助控制 PACV 模式，可根据潮气量的反馈不断调整控制目标压力[7]。医务人员设定目标潮气量，然后呼吸机自动在之前医务人员所设置的范围内设置吸气压力，以达到潮气量目标。

VS 也使用了反馈设计，是患者触发，压力目标，流速切换的压力支持呼吸。如果患者的呼吸驱动超过医务人员设置的值，一些 PRVC 系统将提供额外的患者触发，时间切换 PRVC 呼吸，而其他一些将提供患者触发，流速切换呼吸 VS。值得注意的是，对于这两者来说，呼吸力学的改善会导致较低的吸气压力，而在呼吸力学恶化时，会导致较高的吸气压力。类似地，患者的呼吸努力增加，会导致较低的吸气压力，而患者的呼吸努力减少，会导致更高的吸气压力。

ASV 也是一种辅助/控制，压力目标，时间切换的 PACV 通气模式，利用呼吸系统力学设定潮气量-频率形式[8]。医务人员仅设置所期望的分钟通气量与患者体重（用以估计解剖无效腔）。使用控制呼吸，ASV 最初会计算阻力和顺应性，还有呼气持续时间（阻力×顺应性），然后计算和调整潮气量-频率形式来达到最小的呼吸做功（压力除以容量的积分），这样理论上可以使作用于肺部的力最小化。呼吸模式还通过呼气时间的不断调整，以避免气体陷闭。由于呼吸力学的变化，潮气量-频率模式会自动调整，以保持最低的呼吸功。相反，如果患者触发 ASV 模式，该模式的运行就如同 VS。

（二）呼吸机的子系统

1. 努力（需求）传感器

目前呼吸机有检测患者努力的传感器，从而允许一定数量的患者和呼吸机的相互作用[9-11]。例如包括患者触发呼吸后，呼吸机就会输出气流以满足患者的需求，在压力-目标/限制呼吸中，呼吸机会不断调整气流来满足患者的需求（见后文"人-机交互作用"）。这些传感器通常是回路中的压力或流速传感器，灵敏度决定其特性（是呼吸机装置响应所需的气流或者压力的改变）以及它们的反应期（提供这种反应所需要的时间）[12]。

2. 空氧混合器

空氧混合器混合空气和氧气,可以产生氧气浓度(FiO_2)从0.21~1.0的吸入气。对于较新的系统,空氧混合器也可用于混合其他气体如氦氧混合气,一氧化氮(NO),和麻醉剂。

3. 湿化器

因为上呼吸道被气管插管绕过,吸入气中必须添加足够的热量和水分以避免黏膜干燥。主动湿热交换器利用外部水源和电力,以调整吸入气接近身体条件(气管插管温度>35℃,水含量>40mg/L)[13]。加热导丝电路有助于达到这一条件,以防止呼吸机管路中有冷凝液和"冷凝水沉积"。被动湿热交换器使用简单的热/湿交换设备,利用回路中呼出气的热量和水分。这些一次性设备通常能为许多患者提供充足的热量和水分(即>30~33℃;>28~32mg/L),特别是那些接受机械通气的时间很短的患者[13]。

4. 呼气压力发生器

呼气末正压(PEEP),或呼气期气道正压,可以产生一定的压力以帮助维持肺泡开放,改善通气血流比($\dot{V}/\dot{Q}$)(见后文"正压通气的生理学影响")。PEEP通常是通过调节呼吸机回路中呼气阀的压力产生,也可以用于提供呼气相的连续气流。有些呼气阀即使在完全开放时也有可测量的阻力,这会导致意外的PEEP[14]。正如后文中讨论的一样,若呼气时间是不够使肺返回到它的"静息位"或者如果存在显著流速限制,则可能产生一个呼气末肺泡正压。此非随意的PEEP被称为作为内源性PEEP(PEEPi)、autoPEEP、隐匿PEEP或气体陷闭[15]。

5. 气体输送回路

呼吸机与患者之间的连接通常由可弯曲管路组成,通常包含压力或流量传感器,关闭抽吸系统,和呼气阀。重要的是,因为管道有一些顺应性(通常2~4ml/cmH_2O),高的回路压力可能导致大量的气体进入扩张的管路,而非进入患者的肺部。

6. 人-机交互界面

正压通气一般通过一个插入患者气道的管路传输气体(经口气管插管和经鼻气管插管或气切导管)。这些导管通常有气囊,气囊充气可保持气道的密闭性。气管导管的替代方法是面罩。全脸面罩和鼻面罩已经用于与各种通气支持系统和模式[16]。面罩的气体泄漏是一个很大的问题,因此使用面罩进行呼吸支持模式必须能够提供足够的容量和适当的吸气时间。最后,一些特殊的面罩通气模式,如压力目标或者时间切换或漏气补偿,流量切换也已经被常用[16]。

7. 气溶胶发生器(见第11章)

治疗性气溶胶(例如,支气管扩张剂,类固醇类,血管扩张剂,抗生素)可以通过呼吸机回路,雾化器或者为MDI设计的适配器进行传送。插管患者的气溶胶肺沉积率通常比未插管少,因为气管导管显著阻碍气溶胶的传送。因此推荐高剂量的气溶胶。

气溶胶发生器在呼吸机回路中的位置可以影响沉积率。最佳的位置是在吸气回路离"Y形"接头几厘米处[17]。这个位置允许雾化器或MDI产生的气溶胶在呼气期"充满"吸气回路。气溶胶粒子的流速很慢,成为下一个吸气相的引导部分,这两者都使气溶胶易于传送。

8. 监测仪和图形显示

虽然以电子和微处理器为基础的系统有相当多的电子内部监测仪和气动功能,临床上最长使用的三个变量是回路压力,流速和容量[18]。食管压力传感器可以用来来估计胸膜腔内压[19]。监视仪中可以使用报警[6,20]。重要的是,许多现代呼吸机的续航能力都达72小时或更长时间。大多数现代正压通气呼吸机在回路中有氧气传感器以确保能够传输所需浓度的氧气。另外,许多呼吸机有呼出气二氧化碳分析仪和吸入治疗气体如NO或氦气分析仪。

三、正压通气的生理学效应

(一) 通气和呼吸系统力学(见第5章)

1. 肺泡通气量和运动方程

肺泡通气量指输送的到肺部负责气体交换的区域新鲜气体的量。数学公式为:

$$\dot{V}A = f \times (VT - VD)$$

$\dot{V}A$=肺泡通气量,f=呼吸频率,VT=潮气量,VD=无效腔通气量或死腔量。机体需要足够多的$\dot{V}A$来减少二氧化碳产生量($\dot{V}CO_2$),这样才能根据以下公式保持理想的动脉血PCO_2(和pH):

$$PaCO_2 = (\dot{V}CO_2 / \dot{V}A) \times 800$$

机械通气时提供压力和气流到开放的气道,肺部充气。这些作用力足以克服呼吸系统顺应性(包括肺和胸壁部分件)、气道阻力、呼吸系统惯性和肺组织弹性阻力来产生气流[21,22]。为简单起见,因为惯性阻力和组织弹性阻力是比较小的,它们可以被忽略不计。较简单的运动方程为:

$$驱动压力 = 流速 \times 阻力 + 容积/系统顺应性$$

在机械通气患者中,这种关系表示为:

$$\Delta Pcir + \Delta Pmus = (\dot{V} \times R) + (VT/CRS)$$

其中$\Delta Pcir$是呼吸机回路中的气压相对于基线值的变化量(峰压值减去设定的呼气末压力:Ppeak-PEEP);$\Delta Pmus$是患者吸气肌肉产生的压力(如果存在);$\dot{V}$是流进患者肺部气流流速;R是回路的阻力,包括人工气道和生理气道;VT是潮气量;CRS是呼吸系统的顺应性。如果存在PEEPi,再必须在气流被送入肺内前通过肌肉克服内源性PEEP,因此PEEPi将增加驱动压力的需求。

在吸气期后的屏气期,患者没有呼吸努力(即,无流速的情况:$\dot{V}=0$,Pmus=0),呼吸机回路压"停滞"在一个压力值,通常被称为平台压(Pplat)。以这种方式,Pcir的组成部分可以被确定。在有流量情况下和没有流量时(下称"峰压平台压差值"),可以计算出总的吸气阻力:

$$R = (Ppeak - Pplat)/\dot{V}$$

当吸气末，$\dot{V} = 0$，$Pplat - PEEP$ 可以算出静态呼吸系统顺应性：

$$C_{RS} = VT/(Pplat - PEEP)$$

胸壁和肺分别的顺应性（Ccw 和 CL）计算需要食管压（ΔPes）的监测来估计胸腔内压[22a]。计算公式为：

$$CCW = VT/\Delta Pes$$
$$CL = VT/(Pplat - PEEP - \Delta Pes)$$

在临床实践中，因为 CCW 一般较高，ΔPes 较低，平台压常单独作为吸气末肺扩张压的近似值。然而，很多情况下，胸壁僵硬（如肥胖、急性呼吸窘迫综合征、腹水、外科包扎）时，此粗略近似值是不准确的。在这些情况下，用这些测量指标估计肺牵张效应时，应考虑僵硬的胸壁[19,23,24]。

2. 流速目标 VS 压力目标通气

有两种提供正压通气的基本方法：流速目标和压力目标（见图 101-1）[3,5]。在流速目标通气中（图 101-1 中的呼吸 1 和 2），医务人员设定吸气流速，回路压力为因变量。在压力目标通气中（图 101-1 的呼吸 3～5），医务人员设置一个吸气压力的目标（有时间或流速作为切换的标准）；流速和容积为因变量（即，随肺部力学和患者呼吸努力不同而改变）。在流速目标通气中，顺应性，阻力，或患者的呼吸努力的改变将改变 Pcir（但不改变流速）；与此相反，用压力目标通气中，类似顺应性，阻力，或呼吸努力的变将导致潮气量的变化（但不改变 Pcir）（见图 101-1 中的虚线）。

每个通气策略都具有优势[25]。对于流速目标通气，最小潮气量有保证。对于压力目标通气，最初较高的流速和随后根据压力目标调节的流速可以提高气体的混合和人机同步性（见后文讨论"气体的分布"与"人-机交互"）。

压力目标通气，也可以根据前面所述的 PRVC 和 VS 呼吸的容量反馈系统进行调节，使气体充分混合，人机同步性更好，以实现压力目标容积保证通气。然而，我们需要认识到提供容量保证意味着降低医务人员设置的压力限制标准，因为在 PRVC/VS 中，恶化的呼吸系统力学会使驱动压增高。另一个潜在的问题是，在患者的呼吸努力因疼痛或者焦虑而增加时，PRVC/VS 不能使患者得到充分的休息[26]。

3. 内源性 PEEP 和呼吸形式

内源性 PEEP 是呼气末肺泡正压，因为呼气时间不够或呼气期气道陷闭（或都有）造成呼气不足而升高。内源性 PEEP 增加分钟通气量，减低呼气时间比，并增加呼吸系统呼气时间常数（阻力和顺应性的增加）[27]。

内源性 PEEP 的发展对流量目标和压力目标通气有不同的影响。在流速目标通气，持续的气流和容积（即 Pcir）在升高的内源性 PEEP 的作用下使 Ppeak 和 Pplat 同时升高。与此相反，在压力目标通气，设置的 Pcir 合并上升的内源性 PEEP 会降低 ΔPcir 和潮气量（和分钟通气量）。更重要的是，这可能有助于限制 PEEPi 的累增。

在没有呼吸努力的患者身上，PEEPi 可通过两种方法识别。首先，当 PEEPi 由于呼气时间不足而产生，流速图形将显示呼气

流速还没有恢复到零即开始下一次呼吸。其次，肺泡内存在 PEEPi 时，通过呼吸机中的呼气暂停模式可以测量出 PEEPi 和 Pcir[27]。

在有主动呼吸努力的患者，可以假定下一次呼吸开始前本次呼气流速未达到零而产生 PEEPi。但是，呼气暂停不能在一个有主动呼吸努力的患者中进行。正如后面提到的，在一个有主动呼吸努力的患者中，PEEPi 可以作为一种吸气负荷。这最好用 Pes 估计胸腔内压来计算。利用这种技术，在 Pcir 改变之前 Pes 的改变值是 PEEPi 施加的阈值负荷的反应（见后文"人-机交互"）。

4. 通气量的分布

正压通气中，潮气量分配到数以百万计的肺泡单位[28,29]。这种分布的影响因素包括患者相关的因素：区域阻力，顺应性和功能残气量。在高顺应性，低阻力时，气体往往会分布至更多的单位，不会分布至阻塞区域或者僵硬的单位（图 101-2A，低的区域 C_L）。这有潜在的导致局部健康肺区过度扩张的风险，即使表面上看起来，潮气量是正常的（见后文"呼吸机相关性肺损伤"）。

设置的呼吸机流速形式也可能会影响通气分布。例如，当气道阻力存在显著的不均匀性，缓慢和恒定气流将趋于更均匀地分布（虽然随之而来的更短的呼气时间可能加重气体陷闭）[28]。此外，吸气末暂停也可允许摆动呼吸缓慢的充满肺泡（图 101-2B，高区域阻力）。与此相反，当存在肺实质损伤伴随少的不均匀性气道阻力时，流速最初快然后慢（通常见于压力目标通气）可以使气体更均匀地分布，并将迅速加压肺单位，通过给定的呼吸容量产生更高的平均肺泡吸气压[30]。

应当注意的是，更均匀的气体分布并不一定意味着更好 $\dot{V}/\dot{Q}$ 比（即，更均匀的气体分布实际上可能加重灌注不均的肺的 $\dot{V}/\dot{Q}$ 比失调）。因为考虑到这些，预测哪种模式将优化通气血流比是很难的，经常需要试验并可发生错误。

（二）肺泡复张和气体交换

因为肺泡浸润、炎性因子渗出和萎陷，肺实质损伤导致 $\dot{V}/\dot{Q}$ 失调和分流[31]。在许多（但不是所有）这些疾病过程，一定数量的塌陷肺泡可以在正压通气过程中复张[32-35]。额外的复张可通过正式的复张手法或者增加吸气时间实现[36,37]。PEEP 的应用是旨在防止在呼气期间去复张。

1. 肺复张手法

肺复张手法（recruitment maneuvers, RMs）可以通过持续的充气（例如，30～40cmH2O），维持 30～120 秒，PEEP，潮气量的暂时升高，并通过采取单个或多个"叹息样呼吸"使肺容量接近肺总量[36]。为了避免患者吸气呼气努力，额外的镇静或神经肌肉阻滞剂都可以使用。重要的是，RMs 会产生血流动力学的副作用；必须密切监测 RM 中的患者。RMs 只提供最初的肺泡复张，需要合理的设置 PEEP 以防止接下来的再萎陷[36]。

2. 吸气时间延长

正压呼吸产生的流速大小和流速形式，如前面提到的，可能会影响通气分布（然后是 $\dot{V}/\dot{Q}$）。延长吸气时间，通常通过增加屏气时间，和快速降低的气流结合（即压力目标通气），会产生

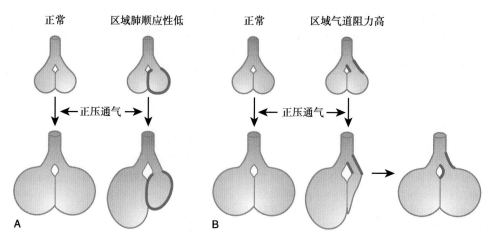

正常   区域肺顺应性低   正常   区域气道阻力高

←━━ 正压通气 ━━→   ←━━ 正压通气 ━━→

A   B

图101-2　机械力学的不同导致的通气量在不同肺模型中的分布。图中展示了不同机械力学的肺模型(正常):(A)顺应性分布异常[区域肺顺应性低(CL)]和(B)阻力分布异常[区域气道阻力高(RAW)]。需要注意的是在肺部力学不同的情况下,正压通气的气体优先分布到肺的"健康"的区域,可以产生区域过度扩张—即使只输送了相当于正常潮气量大小的气体。另外,在阻塞模型中(高的区域阻力),所述的过度膨胀可能是气体随时间从低阻力区域向高阻力区域移动(pendelluft)。(摘自 MacIntyre NR:Mechanical ventilatory support. In Dantzker D,MacIntyre NR,Bakow E,editors:*Comprehensive respiratory care.* Philadelphia,1995,WB Saunders,p 453.)

一些生理效应。首先,吸气时间越长可能复张更多的肺泡[38,39]。其次,是在肺实质损伤患者中,增加混合气时间可以改善 $\dot{V}/\dot{Q}$ 匹配(摆动呼吸)[38]。再次,因呼气时间更短导致的 PEEPi 可以有和施加 PEEP 一样的效应(见前文)[39]。然而,值得注意的是,PEEPi 的分布,在长呼气时间常数肺单元中最强调的,可以和外源性 PEEP 不同,对于 $\dot{V}/\dot{Q}$ 的影响也与外源性 PEEP 不同。之后,由于长吸气时间显著增加胸内压,心输出量可降低(见后文"正压通气和心功能")。最后,吸呼比超过 1:1(所谓反比通气)是不舒服的,患者常需要镇静/麻痹,除非一个简单的机制可以允许患者在吸气期进行自主呼吸(见后文"气道压力释放通气")。

3. 呼气末气道正压

呼气末气道正压(PEEP)被定义为在呼气末上升的气道压力[32]。如前所述,无论是通过回路中呼气阀(外源性 PEEP)或肺单位呼气时间不足而需要长呼气时间常数(内源性 PEEP)都可以产生 PEEP[21,22,38]。注意呼气肌收缩还可以在呼气末提高胸内压力,但是,这对肺没有相同的效果,因为跨肺压不增加。

PEEP 有助于开放或维持肺泡单位,有一些潜在的优点。首先,肺泡复张可改善呼吸周期中的 $\dot{V}/\dot{Q}$ 比和气体交换[32]。其次,如在后面更详细讨论的,肺泡整个呼吸周期都不暴露在反复开放和关闭的损伤和剪切力的风险中[40,41]。再次,开放有肺泡表面活性剂的肺泡可提高肺的顺应性[42]。这是 RM 过后使用 PEEP 的理由:复张的肺泡都在压力-容积关系的收缩阶段,维持复张需要的压力低于最初复张所需的压力。

但是 PEEP,也是有害的。由于潮式呼吸在 PEEP 基线上进行,吸气末压力一般由于 PEEP 而上升(尽管增加量可能小于实际增加的 PEEP,因为提高了顺应性)。如果部分肺区存在过度膨胀的风险,就必须考虑这部分增加量(见"呼吸机相关性肺损伤"更高版本)。此外,由于肺实质损伤往往是多样的,对于一个区域中适当的 PEEP 对另一个区域来说并不是,还可能是过量的[35,43,44]。

优化 PEEP 是复张病变区域可复张的肺泡与健康区域的已复张肺泡过度扩张之间的平衡。PEEP 潜在的不利效果是,它提高平均胸腔内压,从而损伤一些患者的心脏灌注(见后文"正压通气和心脏功能")。

(三)机械负荷

机械负荷是一个描述了呼吸生理需求的值,既可以表示为压力时间乘积(PTP,压力随着时间的推移的积分)也可以是功(W,压力容积积分)[21,22]。因为机械负荷与吸气肌氧需相关[45-47a],负荷的概念是在涉及自主呼吸时或呼吸机通气时吸气肌能量需求时较有用。此外,如在后面更详细描述的,负荷与肌肉强度和(或)耐久性等属性有关(例如,PTP 或 W 根据肌肉产生压力的能力来划分),即可用于划分通气支持水平和预测自主呼吸的能力[47]。

顺应性,阻力,流速和容量都对每次呼吸的负荷大小有影响。在自主呼吸中,Pcir 为零,Pes 随着时间或者容量累积(参考被动充气压力)描述为由吸气肌肉吸气承受的负荷。在控制呼吸,Pcir 随着时间或容积的累积定义为完全由呼吸机通气的负荷(肺和胸壁),Pes 随着时间或容积的累积仅定义为施加于胸壁的负荷。在互动呼吸中,患者和呼吸机都承载负荷[48]。

在高负荷条件下(例如,患者呼吸系统力学异常,因此压力需求较高),压力持续时间(即,PTP)与容量随压力的变化(即,W)相比和肌肉能量学和疲劳相关性更好[45,46]。事实上,需要高压力通气时,吸气时间比例乘以 PTP 和引用此为肌肉可以产生的最大吸气压力即为压力时间指数(PTI)。PTI 值预期超过 0.15,能造成肌肉疲劳[48,49]。接受部分通气支持的患者的高压力负荷是在每个自主呼吸时提供呼吸机压力支持的理由(即,压力辅助或支持呼吸),和只在某些呼吸时提供呼吸支持,如间歇指令通气的没有压力支持的部分(见"人-机交互"部分)[50]。

吸气肌过负荷是持续呼吸机依赖的主要决定因素之一,可由过度的机械负荷还有吸气肌肉功能障碍造成。过度的机械负荷可由疾病或不适当的辅助通气(见后文"人-机交互")引起。

在临床上,吸气肌过负荷的表现是浅快呼吸,胸腹矛盾运动和患者呼吸窘迫。吸气肌功能不全可以是一个全身炎症反应综合征,代谢紊乱,药物(例如类固醇,以前使用的神经肌肉阻滞剂),营养不良,或错位(例如由于肺过度充气导致的膈肌扁平)的结果[51]。最后,负荷不足也可能影响吸气肌。尤其在机械通气没有任何呼吸努力的患者中,或许最少 24 小时,就可能会产生类似于废用性萎缩的病变,即为呼吸机引起膈肌功能障碍(ventilator-induced diaphragmatic dysfunction,VIDD)[52-54]。

(四) 人-机交互作用

机械通气模式,允许自主呼吸的活动被称为"互动"模式。这些交互范围可以从简单触发呼吸到更复杂的影响流速形式和呼吸时间。交互模式可以使肌肉在不疲劳或生理水平得到"锻炼",可以预防 VIDD 和便于缓解疲劳[11,52-54]。此外,允许自主呼吸与"舒适"的互动,可以减少镇静剂和(或)神经肌肉阻滞剂的应用,防止人-机不同步[11,55]。人-机互动在呼吸的三个阶段发生:呼气触发、气体传输和呼吸循环。在后面"人-机不同步"中详细描述。

(五) 正压通气和心功能

除了影响通气和气体分布,正压通气也可影响心血管功能[56-58]。在一般情况下,随着平均胸内压力增大,右心室充盈下降和心输出量/肺灌注降低。这是使用容量充盈来在高胸腔内压下维持心输出量的原因。值得注意的是,心脏充盈降低对心输出的效果可以部分地抵消因胸腔内升高压力所致的左室功能改善,从而可降低左心室后负荷[59]。重要的是,在左心衰竭的患者中,心脏充盈的降低,减少左室后负荷对升高的胸内压的影响可改善心脏功能,去除胸内压力可能会恶化心脏功能,从而发生撤机失败[60]。

胸腔内压也有可能影响灌注的分布,在三维空间平面上,肺泡压力和灌注压的关系模型可以帮助解释这一点[61]。尤其是肺一般在 3 区(毛细血管扩张)的状态。然而,随着肺泡内压力上升,2 区和 1 区(毛细血管陷闭/无效腔)的区域会出现,导致高的 $\dot{V}/\dot{Q}$ 比。事实上,无效腔空间增大可以是高通气压力的一个后果,包括那些会生产 PEEPi 的模式。

正压通气可影响心血管功能其他各方面。尤其是呼吸困难,焦虑,通气支持不足导致的不适可导致压力相关的儿茶酚胺释放,随后增加心肌氧的需求和心律失常的风险[60]。此外,冠状血管氧的传输会被由肺损伤并因吸气肌氧耗过高所致低混合静脉血氧分压导致的气体交换不足影响。

四、正压通气的并发症

(一) 呼吸机相关性肺损伤

当肺被过度拉伸时肺部可能会受伤。最明显的损伤是气压伤:肺泡破裂气体溢出到纵隔表现为纵隔气肿、心包(心包积气)、皮下组织(皮下气肿)、胸膜腔(气胸)或血管(空气栓塞)[62]。产生肺泡外气体的风险随着功能大小和肺泡过度扩张的时间而增加。因此呼吸系统力学和机械通气模式相互作用(高区域 VT 和 PEEP-包括外源性和内源性导致部分肺泡过度扩

张处于破裂危险中。

即使没有产生肺泡外气体和破裂,机械通气可引起呼吸机相关性肺损伤(ventilator-induced lung injury,VILI)[62A,62B]。在实验动物中,急性肺损伤可因机械通气模式牵张肺超过最大容量(跨肺压 30~35cmH_2O)所致[63-65]。在工程术语中,这被称为机械"压力"[66]。多项临床试验清楚地表明若肺暴露在超过 30~35cmH_2O 的跨肺压下,会导致肺损伤[67-70]。重要的是,VILI 可能比简单地吸气末过度扩张的后果更严重。即使在肺的压力小于 30cmH_2O 时,潮气量大于 8 至 10ml/kg 理想体重反复牵拉肺部会导致 VILI[67,68]。有趣的是,VILI 风险通过肺静息位以上的潮气量值可以更好的衡量,可被称为"应变力"[66]。其他通气模式因素,比如牵张的频率或牵张的速度[72],也可能和 VILI 有关。VILI 可能由剪切力导致,当受损的肺泡在呼吸周期中反复开放和关闭时(例如循环肺不张)[40,73,74]。血管压力上升也会导致VILI[75]。

VILI 可能是区域性的,低阻力/高顺应性单位在设定的扩张压下接受到不成比例的高潮气量(见图 101-2)。这可以理解为当计算机断层扫描下,复张病变的肺不张区域所需的压力会导致另一些病变较轻已扩张的区域过度扩张(图 101-3)[76]。局部保护这些健康肺单元是使用"肺保护性通气"的原因,接受低于正常范围的 pH 值和动脉二氧化碳分压,使用低于正常值(更安全)压力(见前文"机械通气支持的应用")[77]。有趣的是,数据表明,允许行呼吸性酸中毒可能对 VILI 导致的肺泡损伤有治疗作用,虽然临床适用性尚不清楚[78]。

VILI 的最主要的病理表现为弥漫性肺泡损伤[40,63,64,79]。此外,VILI 与相关的细胞因子释放[79,80]和细菌易位[81]有关系,也与全身炎症反应与多器官功能障碍导致的 VILI 和相关死亡相关。

(二) 氧中毒

非常高的吸入氧浓度可导致气道和肺实质的损伤[82]。很多数据支持这一概念,然而,动物实验表明不同的动物对氧气的耐受程度与人不同。因此,什么浓度的氧气和多长时间的氧暴露对人类会发生损伤仍不清楚。大多数人认为,供氧浓度小于 0.4 对于长时间使用氧气是安全的,FiO_2 长时间大于 0.70 的值应尽量避免。有趣的是,一些观察试验表明,即使 FiO_2 小于 0.4,保持动脉 PO_2 大于 120~130mmHg 时,随着时间的推移仍可产生氧中毒[83,84]。

(三) 人-机交互界面并发症

患者必须通过呼吸机管路和人工气道与呼吸机相连。在这个交互界面发生的问题可能会引起并发症。最突出的问题在于与呼吸机连接断开(包括人工气道脱落)。据报道,连接断开在机械通气患者中发生率为 8%~13%[85],且如果不及时处理,可以说是致命的。即使是人机连接断开时,管路内的压力和流量仍然是可以保持的(如人工气道位于食管内或者断开的管路保持部分闭塞时),因此,仔细设置报警限(如压力、流量甚至呼出二氧化碳)是至关重要的[6]。其他关于人-机交互界面的并发症包括分泌物阻塞、管路漏气、温度或湿度不足所致气道损伤、人工气道所致气管损伤以及有伸缩性的管道的潮气量损失。

(四) 人-机不同步

人-机不同步是指呼吸机传送的呼吸与患者自主呼吸不匹

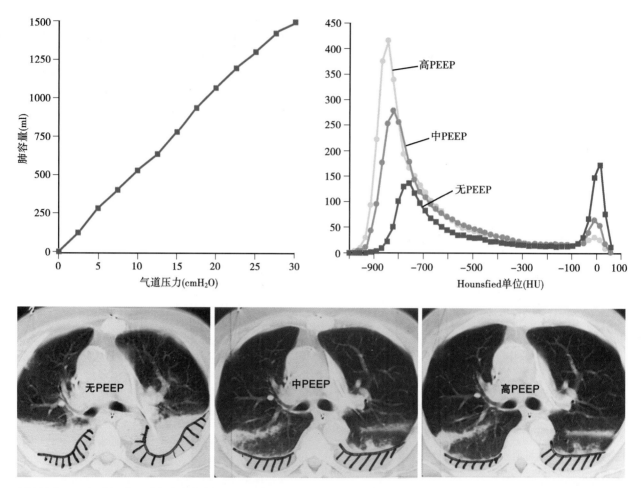

图 101-3 正压通气对不同的肺造成的损伤。左上图显示了当施加正压时的压力容积曲线。底部展示了在低、中、高气道压力下的肺部 CT。在低气道压力(无 PEEP,左下)的肺中,请注意单独的一片肺区中有实质性肺不张,随着气道压力上升而减小(中 PEEP 和高 PEEP,在右边的两个图像中)。右上图描绘了 CT 片中 Hounsfied 单位(HUS)在低压力(黑色)、中气道压力(深灰色)和最高气道压力(浅灰色)三种情况下的分布。需要注意的是,虽然增加的压力逐渐减小陷闭肺单元数目(CT 值接近零),相同值的压力同时增加肺部其他区域过度扩张的肺单元数量(CT 值<-900HU)。(摘自 Vieira SR,Puybasset L,Lu Q,et al:A scanographic assessment of pulmonary morphology in acute lung injury. *Am J Resp Crit Care Med* 159:1612-1623,1999.)

配。如前所述,这可以发生于触发环节、气流传送以及呼吸周期中。

1. 触发

呼吸机可以通过患者的气道压力变化或气道气流变化来感知患者的自主呼吸[9,10,86]。但即使是现代的传感器,在触发过程中仍有不可避免的人-机不同步。首先,一定水平的传感器不灵敏性必须被引入以避免呼吸机假触发(如因为心源性振荡所致"自动触发")。其次,即使患者的自主呼吸已经被感测到,阀门系统激活以获得目标气流量的过程(系统响应)仍存在一个固有延迟(≥100 毫秒)。上述两种因素均可导致触发过程中患者吸气肌有显著的"等长样"压力负荷。另外,在气体陷闭及 PEEPi 的设置中,呼气末肺泡压力的升高作为触发阈值负荷于吸气肌。在这些情况下,明智地运用 PEEP 可以平衡整个肺和呼吸机回路的呼气压力从而减少触发负荷[87,88]。

过度触发可能是由于如前所述的自动触发,或者是由于当患者自主呼吸终止前便触发第二次呼吸("呼吸堆叠")。"夹带",一个最近被描述的现象,也可以导致双重呼吸[89]。夹带可见于当传送气流诱发患者呼吸的机械触发呼吸过程中。有时,这个现象简单地延长呼吸,但如果自主呼吸存在且超过机械呼吸终止点,第二次呼吸可被触发。

2. 呼吸机流速设置

在交互式呼吸中,吸气肌是收缩的[90,91],呼吸机气流传送应足以提供合适能量以替代肌肉负荷。这并不意味着肌肉负荷被消除。相反,这意味着呼吸机气流输送与正常舒适呼吸时的肌肉负荷模式密切相关("同步"气流传送)[11]。

一般情况下,流速同步最好,可通过临床以及回路压力的代表性图形分析来评估[11,92]。流速同步临床上表现为患者放松且不出现呼吸困难。相反,流速不同步表现为呼吸急促、呼吸困难且出现"空气饥饿"[11]。同步气流传送支持下,管路的压力曲线应保持稳定基线(CPAP 呼吸)或提示流速与需求成正比的向上凸起的形状(辅助/支持呼吸)。不同步(强加负荷)是指当患者呼吸时过量气流传送使得管路压力曲线"向下凹",常常低于基

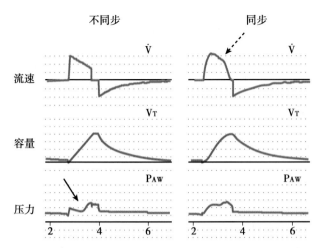

图 101-4　流速与压力曲线在患者不同步及同步呼吸中的差异。上、中、下分别为流速、容量及压力曲线,左图为流速靶向通气不同步呼吸,右图为一个更为同步的有匹配的平均流速、吸气时间和潮气量的压力目标通气。注意,在左图流速目标通气中,固定流速对强吸气力无应答,造成管路压力被"吸"下降(实线箭头)。相反,右图压力目标通气,流速适应并增加,更好地满足吸气努力(虚线箭头)。(摘自 Yang LY, Huang YC, MacIntyre NR: Patient-ventilator synchrony during pressure-targeted versus flow-targeted small tidal volume assisted ventilation. *J Crit Care* 22:252-257,2007.)

线[11,93](图 101-4)。

3. 呼吸切换

切换不同步可由下述两种方式之一产生。第一,如果机械呼吸持续长于患者自主呼吸持续时间,一个不充足的吸气时间(伴有气体陷闭)将会产生,可能需要患者的自主吸气来终止这次机械呼吸[11]。这在对气道阻塞性疾病患者使用压力支持模式(PS)时需要特别注意。PS 为这类患者提供的相对稳定的吸气流量和 PS 的流量切换算法可显著延缓呼吸终止[94]。第二,如果机械呼吸在患者自主呼吸结束前就终止,患者需要呼吸机没有输送的额外气流。如前所述,这显著增加了负荷,可能造成双重触发[11]。

4. 临床启示

人-机不同步的流行程度是很难确定的,因为相关研究的患者人群存在异质性,且对于不同步的定义、检测方法、观察的时间点和持续时间以及通气模式均有差异[11,95]。触发不同步是目前研究最充分的问题。基于患者群体、呼吸机设置以及测量技术,触发不同步在机械通气患者中的发生率为 26%～82%。毫不惊讶的是,触发不同步在 COPD 患者及那些有内源性 PEEP 风险的患者中更为常见[11,95]。双重触发是另一常被报道的触发不同步,但在相关研究中被描述的发生率通常<10%[11,95]。

其他形式的人-机不同步(气流不同步和切换不同步)的发生率尚无较好的描述。然而,国立卫生研究院 ARDS 研究网的小潮气量回顾性评估报道了与双重触发相关的呼吸切换不同步在分析的所有呼吸中的发生率为 9.7%[96]。事实上,如果在患者进行机械通气支持或辅助呼吸时观察足够长的时间,尤其是

使用更先进的监控设备(如 Pes 或膈肌肌电图)检测患者呼吸运动时,会发现人-机不同步可能普遍存在。虽然许多不同步是轻微且没有临床意义的,但显著的不同步可能被遗漏,从而导致呼吸肌超负荷和患者的不适感,这恰是镇静剂使用常被提及的适应证[11,95]。这可能会影响呼吸机带机时长,因为镇静剂的高使用率可能与带机时间延长有关。事实上,一些观察性研究发现触发不同步发生率超过 10% 的患者拥有更长的待机时间和更高的死亡率[95]。

5. 人-机不同步的处理

同步的呼吸机设置首先要求触发的灵敏性设置尽可能达到设备所能提供的最佳状态(不包括自动触发)。如果 PEEPi 产生触发负荷,那需要尽力减少 PEEPi 并巧用 PEEP 来平衡触发负荷,具体见后文。如果出现延迟触发,则应重新评估减轻镇静力度和控制呼吸频率的需要。

如前所示,流速同步在可变流速的压力控制呼吸模式下更容易达到。压力控制模式允许对压力上升速率进行调整且可以代偿气管内管道的阻力,可以作为进一步提高同步性的方法。(见后文"近期机械通气支持领域的革新")。如果想使用流量控制呼吸模式,可通过调整流量大小和形式来获得人机同步(正弦波、方波、减速模式)。重要的是,因为患者呼吸驱动受肺和胸廓的机械反馈调节,避免多种不同呼吸类型的通气模式(如避免 SIMV)更有利于获得流速同步[11]。最后,呼吸时间长短应通过调整各种呼吸周期的变量(如容量、时间和流速)尽可能的趋向舒适并消除双重呼吸。

近二十年来,有两种新的通气模式——比例辅助通气(proportional assist ventilation, PAV)和神经调节辅助通气(neurally adjusted ventilatory assistance, NAVA)被用于提高人机同步性。这将在后文"近期机械通气支持领域的革新"机械通气的观点革新中被详细描述。

(五)肺部感染并发症

机械通气患者可因许多原因造成肺部感染[97]。其一,天然的声门闭合保护机制被气管内插管所阻碍。这可导致口咽部的分泌物等不断地渗入气道。其二,气管内插管削弱了咳嗽反射,另外,气管插管是病原体进入肺部的一个潜在门户,如果呼吸机管路被污染,这将是尤为重要的原因。其三,无论是因为基础疾病或机械通气相关并发症所造成的气道和肺实质的损害,均可使肺部容易遭受感染。第四,ICU 环境本身,ICU 强力度抗生素的使用以及重症患者相近的临床表现,增加了患者遭受各种感染的风险。

呼吸机相关性肺炎(ventilator-associated pneumonia, VAP)的发生在很大程度上影响着患者的住院时长和死亡率,因此,预防 VAP 是至关重要的[97-100]。集束化治疗(care bundles)能更好地预防 VAP,包括洗手、抬高床头、使用洗必泰进行口腔护理以及针对其他感染谨慎选用抗生素治疗方案。避免破坏呼吸机管路完整性的管理对策(如:只在有可见污染的情况下更换管路)对 VAP 的预防也是有所成效的[98,99]。声门下分泌物的持续引流是另一个可以减少因口咽部物质造成肺部污染的方法[98,99]。而通过设备去清洁气管插管或使气管插管产生对生物膜形成的抵抗力在目前还有争议[101]。

在一些小型研究中,对有脓性分泌物的患者雾化吸入抗生素从而减缓气管支气管炎进展为呼吸机相关性肺炎这一想法进行了探究[102]。最后,当临床情况允许时,及时中止通气支持可缩短患者暴露于感染风险的时间。

五、实施机械通气支持

(一) 机械通气的利弊权衡

要达到提供足够支持的同时尽量减少 VILI 和其他并发症风险的目标,需要权衡利弊。尤其是,患者对潜在损害性的通气压力、容量和辅助性氧气的需求必须与其从支持性气体交换中所得获益进行权衡。为此,在过去的 20 年中,科学家们对气体交换目标进行了重新思考,研究表明为了对肺进行保护,pH 低至 7.15~7.20 且 PO_2 低至 55mmHg 普遍认为是可以被接受的[70,78,103]。呼吸机的设置因此可选择至少能够提供这个级别气体交换支持的参数,同时需满足下述 3 个机械通气目标:①提供足够的 PEEP 来扩张"可开放"的肺泡;②避免不必要地在吸气末过度扩张肺部的 PEEP-潮气量组合;③限制潮气量在生理范围内。上述这些目标体现了肺保护性通气策略。目前,这些原则指导着各种形式的呼吸衰竭的管理建议[104-107]。

(二) 针对不同形式的呼吸衰竭选择呼吸机设置时的注意事项

1. 肺实质损伤

肺实质损伤是指包括肺泡和肺间质的损害[31-35]。一般情况下,实质损害可是肺组织变硬和肺容积减少。认识到在机械通气异常程度中常有标志性的区域差异这一点是很重要的,这会与特定的通气策略相互影响。这是因为输送的气体会倾向于进入到更正常的区域,倾向于进入那些有高顺应性低阻力的部位(见图101-2)。因此,一个"正常大小"的潮气量可能更倾向分布于更健康的区域,从而导致区域性过度扩张损伤。肺实质损伤也可以影响气道,尤其是细支气管和肺泡管。这些狭窄可塌陷的小气道减少受损肺组织的区域性通气,从而造成区域性气体滞留,甚至可能在恢复阶段形成囊肿。

肺实质损伤的气体交换异常是肺泡实变、浸润和(或)塌陷所造成的通气分布不均和 $\dot{V}/\dot{Q}$ 不匹配与分流的结果[31-35]。由于 $\dot{V}/\dot{Q}$ 不匹配与分流是与肺实质病变的无效腔形成相比更严重的问题,低氧血症与二氧化碳升高相比也是更值得注意的临床问题。

肺实质损伤患者的频率-潮气量设置必须着重于限制肺的吸气末舒张程度。许多临床研究都表示减少肺组织吸气末舒张对患者病情改善是有利的[67-70,108],最具说服力的是美国国立卫生研究院(NIH)赞助的 ARDS 协作试验,试验将呼吸机设潮气量 6ml/kg PBW 组与潮气量 12ml/kg PBW 对比,发现前者能使死亡率显著下降 10%[70]。因此,初始的潮气量设定应该从 6ml/kg PBW 开始[68,109]。另外,如果吸气末平台压超过 30cmH$_2$O 时,应考虑到进一步减小潮气量[67-70]。如果患者有明显不适或气体交换欠佳,平台压未超过 30cmH$_2$O,可考虑增加潮气量。呼吸频率设置需根据 pH 进行调节,从而控制 pH。不同于阻塞性疾病,如

果呼吸频率小于 35 次/分,肺实质损伤气体滞留的潜在风险较低。甚至在呼吸频率超过 50 次/分的情况下,气体滞留也不一定会发生。

在肺实质损伤最初的 24~48 小时是否使用神经肌肉阻滞剂(neuromuscular blockade,NMB)和完全机械控制的机械通气目前还存在争议。NMB 使呼吸肌松弛从而减少全身氧耗并排除了潜在的人-机不同步。事实上,某个针对重度低氧血症患者(动脉 PO_2/FIO$_2$<120)的研究表明 NMB 使用 48 小时可改善死亡率[110]。但如前文所述,呼吸肌松弛即使只有 24 小时,患者仍存在 VIDD 和长期致残的风险[52-54]。另外,NMB 的使用通常需要使用大量镇静剂。因此,许多专家认为辅助/支持呼吸更倾向于病程早期进行机械通气支持。在肺实质损伤的患者中,吸气时间和 I:E 的设置需要考虑很多因素。常用的初始 I:E 设置是1:2到1:4,这是正常且最为舒适的设置。流速图形也应该进行评估以确保呼吸周期同步且有足够长的呼气时间来避免气体滞留。I:E 大于1:1被称为反比通气(inverse-ratio ventilation,IRV)。在严重的呼吸衰竭中,IRV 可作为增加 PEEP 来改善 $\dot{V}/\dot{Q}$ 的替代手段[38,39]。涉及的有益机制包括更长的混合时间、扩张充盈迟缓的肺泡和产生 PEEPi。气道压力释放通气(airway pressure release ventilation,APRV)是 IRV 的一个变异形式[111-115]。APRV 整合了在压力控制呼吸模式下长期膨胀阶段患者的自主呼吸能力,这一特征可改善肺扩张和气体混合。APRV 将在后文"近期机械通气支持领域的革新"中被详细描述。

PEEP/FIO$_2$ 设置是同时考虑气体交换和机械性来进行优化的。概念上,肺实质损伤患者的 PEEP 设置目标是提供介于压力容积曲线呼气支的高低位拐点之间的呼吸机参数[116]。最直接的机械方法使用静态压力容积曲线来设置 PEEP 和潮气量。这个方法传统上包括多个 VT/Pplat 测量和相当长的临床观察时间,且患者需要镇静甚至神经肌肉阻滞,因此现在这个方法的应用并不广泛。另一种机械性的方法使用 PEEP 阶梯式改变来达到能提供最好顺应性的 PEEP 水平[117]。一个更简单机械方法是分析恒定流速呼吸时的 Pcir 图形(压力指数)来检测过度充气(图形较晚升高)或塌陷/再开损伤(图形早期升高)[118]。通过上述所有方法,在设置 PEEP 前,一个肺复张的策略可被用于在扩张最大数量的可复张肺泡。FIO$_2$ 需设置到临床可以接受的最低水平。

PEEP 也可通过气体交换标准来指导设置,通常涉及根据特定目标值调整 PEEP 和 FIO$_2$ 的算法。需要注意的是构建一个 PEEP/FIO$_2$ 的算法通常是在平衡肺扩张压力、动脉血氧饱和度和 FIO$_2$ 的一个经验性演练,且依赖于临床医生对高胸腔压力、高 FIO$_2$ 和低动脉血氧饱和度的相对"毒性"的认知。尽管大部分已报道的 PEEP/FIO$_2$ 算法一般定位于中等水平的氧合(如动脉 PO_2 55~80mmHg 或 SO$_2$ 88%~95%),这些算法往往分离成针对高 PEEP 水平("高 PEEP"算法)或低 PEEP 水平("低 PEEP"算法)的方法(见图101-5)。许多研究对比了高低 PEEP 算法联合低潮气量/限制平台压策略在 ARDS 患者中的应用[119-121]。一个 Meta 分析分析了关于对比轻度 ARDS 患者(动脉 PO_2/FIO$_2$>200)和重度 ARDS 患者(动脉 PO_2/FIO$_2$<200)的研究,发现更高的 PEEP 对重症 ARDS 患者的死亡率改善有显著效果,而较低水平的 PEEP 在轻度 ARDS 患者中有潜在的有利趋势[122]。

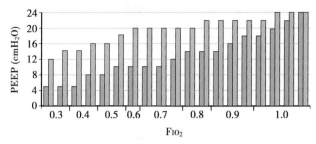

图 101-5　美国国立卫生研究院急性呼吸窘迫综合征网络临床试验中的 2 种 PEEP/FIO₂ 算法。图示 FIO₂ 为横轴，PEEP 为纵轴。2 种算法，氧气目标（PaO₂ 55 ~ 80mmHg，SPO₂ 88% ~ 95% ）和最大允许平台压（35cmH₂O）相同。根据这些目标，患者参数设置按照算法上下移动调整。图示的这 2 种算法专注于更高 PEEP 水平（"高 PEEP"算法-浅色条形图）或更低 PEEP 水平（"低 PEEP"算法-深色条形图）。（摘自 Art Wheeler，MD 以及参考文献 70）

在胸壁力学异常的患者中（如因肥胖、全身水肿、腹部间隔室综合征，甚至全身炎症所致胸壁僵硬），管路气道压力的依赖性将会忽视胸膜腔压力升高对降低跨肺压的效果，而跨肺压是 VILI 和肺泡复张的最终决定因素。在这些情况下，临床医生应考虑经验性的适度增加 PEEP 并考虑允许 Plat 升高超过前文所述限制。另外，食管导管测量 Pes 可直接测量跨肺压并通过测量结果进行调整[19,123]。事实上，有通过 Pes 指导 PEEP 设置的实验结果显示该方法可改善预后[123]。

2. 气道阻塞性疾病

气道阻力的增加导致气流受阻和并造成两个重要的病理生理改变从而导致呼吸衰竭。其一，需要更高的气流压力可能导致吸气肌超负荷，产生呼吸泵衰竭，从而自主分钟通气量不足以完成气体交换。其二，气道狭窄导致肺的某些区域不能正常的排空和回缩至正常的"残余容积"，从而产生 PEEPi[27]。这些过度充气的区域造成无效腔并是吸气肌处于显著的机械劣势，肌肉功能进一步恶化。过度充气区域同时会造成更多健康的肺区域被压缩，从而影响 V̇/Q̇。气体陷闭和产生 PEEPi 的区域可使阈值负荷升高，就是前文所述患者必须克服以触发机械呼吸的负荷。

气流阻塞恶化所致气体交换异常有几种情况。第一，尽管因呼吸困难可能一过性过度通气，阻塞性肺疾病的呼吸衰竭多以因气流阻塞、吸气肌疲劳所致分钟通气量下降为特征。结果导致高碳酸血症型呼吸衰竭。第二，如前文所述，部分肺组织被压缩且部分肺组织低通气使 V̇/Q̇ 不匹配，从而造成进行性低氧血症。肺泡炎症、浸润并非单纯性气流阻塞所致呼吸衰竭的特征性表现，因此血液分流与实质性肺损伤相比影响较小。第三，有些患者肺组织部分过度扩张的同时本身有肺气肿改变，这造成毛细血管损失并增加无效腔。这些损失的通气量进一步影响了吸气肌为肺泡气体交换提供足够通气量的能力。这些肺气肿部分回缩特性降低，加重了气体陷闭。第四，低氧性肺血管收缩加上某些疾病的慢性肺血管改变使右心室超负荷，进一步减少了肺血流量并造成无效腔增加。

阻塞性疾病的频率-潮气量设置应基于与肺实质损害相似的

许多因素来进行选择。具体来说，潮气量应在 6 ~ 8ml/kg（IBW），平台压目标<30cmH₂O[67-70]。在阻塞性疾病中，临床医生应了解即使 Pplat 在可接受的范围内，高气道峰压可一过性地造成部分肺区域出现肺过度充气损伤（见图 101-2）。最后，潮气量的设置也应将产生 PEEPi 的可能性及其后果纳入考虑范围内。

通气频率被用于控制 pH。不同于肺实质病变的情况，高气道阻力（和肺气肿的低反冲压力）很大程度上增加了产生 PEEPi 的可能，并因此限制了可调节的呼吸频率范围。事实上，通过同时减少潮气量和通气频率导致低通气和"允许性"（或甚至"治疗性"[78]）高碳酸血症，这个方法可作为限制 PEEPi 产生和过度充气的折中手段。

阻塞性肺疾病患者的 I：E 通常设置为尽可能减少气体陷闭产生的最低值。出于同样的原因，使用 IRV 策略几乎总是禁忌的。

与肺实质损伤相比，PEEP/FIO₂ 设置在阻塞性肺疾病患者中发挥着不同的作用。阻塞性肺损伤患者较肺实质损伤的患者更需重视肺泡过度扩张问题，图 101-5 中的 PEEP/FIO₂ 步骤应向用 FIO₂ 而非使用 PEEP 改善氧合的方向移动。当 PEEPi 成为患者尝试触发吸气时的一个附加的吸气阈值负荷时，PEEP 就有了具体的作用。这些情况下，巧用管路 PEEP（在 PEEPi 的 75% ~ 85% 水平）可在"平衡"整个呼吸机管路的 PEEPi 从而减少触发负荷并促进触发过程[87,88]。

在严重的气流阻塞时，使用低密度氦气可有利于通气。可获得的氦混合物的氦：氧为80：20、70：30 或 60：40 的呼吸气体混合物（氦氧混合气体），它可减少患者吸气做功并促进肺排空［驱动压力减少和（或）因气体密度减少使得流速增加］[124]。然而，迄今为止，没有研究表明使用氦氧混合气体可改善患者预后。使用氦氧混合气体时，因气体密度变化，需记得对许多流速感应器进行重新校准。

最后，无创呼吸机辅助通气是目前最具信服力的可改善阻塞性肺疾病患者预后的通气方式[125]。在设置无创呼吸机辅助通气时，前文描述的有创呼吸机辅助通气的相关原则也同样适用（见第 102 章）。

3. 神经肌肉相关呼吸衰竭

在神经肌肉衰竭的患者（如中枢神经系统损伤、药物过量、麻醉）中，VILI 的发生率往往较低，这是因为这些患者的肺常常是正常的，且局部过度扩张也比较少见。更大的潮气量（如高达 10ml/kg PBW）被认为可以用于改善患者舒适度、保持肺复张、防止肺不张和避免可能影响中枢神经功能的高碳酸血症。但是，这一观点最近受到了质疑，关于肺部正常的患者围术期的临床研究表明，当潮气量为 6 ~ 8ml/kg IBW 时，患者术后的肺顺应性降低。无论潮气量设置如何，最大扩张压力应该在与前文提及的其他目标相兼容的条件下保持最低值[67-70]。

神经肌肉疾病患者的通气模式选择常常由患者舒适度和呼吸驱动的可靠程度决定。患者常常为仰卧位且无法清除分泌物或叹气，在这个情况下，即使选用最低水平的 PEEP，对预防这些患者发生肺不张也是有益的。

4. 呼吸衰竭的恢复——"撤机"并中止过程

当呼吸衰竭稳定并开始恢复时，临床注意力将转移至呼吸机撤机的过程。不幸的是,许多大型临床研究清楚地表明目前的评估/管理策略并不是最佳的,导致了呼吸机撤机显著延迟[125,126]。这种延迟将导致 ICU 入住时间延长、费用增加、延长暴露于管路压力的时间且增加感染风险。试图尽早撤机须权衡撤机过早所带来的后果,包括失去气道的开放、误吸和呼吸肌疲劳。循证医学指南[125]推荐了两个步骤:

- 以下情况考虑患者可以撤机:(a)肺损伤稳定或吸收;(b)低 PEEP/FIO₂ 需求下能进行充足的气体交换;(c)不使用升压药也可保持血流动力学稳定;(d)患者存在自主呼吸能力。
- 上述这些患者进行 30 ~ 120 分钟的自主呼吸试验(用 T 管、CPAP 或 5cmH₂O 压力支持)。评估内容应包括通气图形、气体交换、血流动力学和舒适度。通过该试验的患者应考虑撤机。

需对通过自主呼吸试验(spontaneous breathing trial, SBT)的患者能否去除人工气道进行独立的评估。这包括咳嗽力度、吸痰次数和一定程度上遵循指令的能力[125]。气囊漏气试验是一个用于验证患者是否有气管插管周围气道水肿或缩窄的床旁试验,从而防止患者出现拔管后气道梗阻。对于本身存在上气道损伤的患者来说,该试验可能是拔管成功重要的预测指标。在所有拔管案例中拔管失败的比率为 10% ~ 20%。其中许多案例涉及气道保护问题并因而提示需要立即重新插管。但有些患者,尤其是那些患有慢性阻塞性肺疾病的患者,因呼吸肌过度负荷所致拔管失败也许可用无创呼吸机辅助通气来替代[127,128]。

对于未能通过 SBT 的患者,应提供稳定舒适的支持直至下次 SBT[125]。减少频繁支持(如每 2 ~ 12 小时)往往是不必要的,因为这并不能加快撤机进程,而只会资源消耗并且使患者暴露于肌肉超负荷的风险中。另外,应每天重复对患者进行 SBT 评估[125,126]。值得重视的是,积极的镇静剂减量可加速撤机进程[129]。事实上,有人提倡"自发觉醒试验"联合 SBT,但该方法是否优于针对性的镇静方案目前尚不清楚[130]。

在患者处于呼吸衰竭恢复过程中,但仍需要人工气道支持时,即使在低水平通气支持(如吸气压力水平为 5cmH₂O)的情况下患者出现大潮气量是一个较为常见的问题。在这种情况下,应寻找过度呼气驱动的原因,如:疼痛、代谢性酸中毒或焦虑等,并妥善解决。大多数人认为未找到可逆因素时,不应该简单地使用镇静剂来降低潮气量。

无论临床情况如何,只要开始使用呼吸机辅助支持呼吸,就必须注意确保人-机交互的同步性。如前文所述,这首先意味着要获得恰当的呼吸驱动,保证过度驱动呼吸的可逆因素(如疼痛、焦虑、酸中毒)被妥善处理并且提供的参数设置能够达到最大的触发灵敏度。这也保证了合适的流速和呼吸周期的同步性。

六、机械通气的观点革新

(一)创新策略"肺保护性"通气

近期提出的几个创新观点可能可以帮助临床医生减少呼吸机相关性肺损伤。其中最引人关注的是气道压力释放通气(airway pressure release ventilation, APRV)和高频通气(high-frequency ventilation, HFV)。此外,让患者处于俯卧位进行通气虽然并不新颖,但也可以被视为促进肺保护性通气的一项值得关注的策略。

1. 气道压力释放通气

APRV(也被称作双向通气、双水平通气和双水平气道正压通气)是一种时间转换型,压力控制型机械通气模式[111-115]。其实际上是压力控制型 SIMV 的改进模式,SIMV 在吸气相和呼气相均允许自主呼吸(有或无 PS)。

APRV 的优势一般被认为与使用长吸气时间的通气模式相似。确切地说,长吸气时相可以使肺泡扩张更加缓慢和提高平均气道压力而无需增加设定的 PEEP 值(尽管通过缩短呼气时间可以提高 PEEPi)。然而,不像旧式需要麻醉的 IRV 模式,相比其他支持控制模式,APRV 吸气相额外的自主呼吸可以促进肺复张和心脏充盈。尽管 IRV 模式限用于引起气道压力和 FIO₂ 达到潜在危险水平的重度呼吸衰竭,但 APRV 的舒缓和复张潜能可能会促进其在危险程度较低的肺损伤中的应用。

在许多小型临床观察性实验中,相比控制性通气,APRV 被证实通常可以用更低的最大气道压力实现良好的气体交换[111]。然而,APRV 模式下的吸气末肺扩张度不会比其他支持模式下的吸气末肺扩张度小(而且,实际上,可能显著地大于其他支持模式下的吸气末肺扩张度),因为自主潮气量可以使肺膨胀以致其体积大于 APRV 设定压力下的肺体积。在一些随机试验中发现,APRV 与真正的肺保护策略在其重要后果方面并无差异[113-115]。

2. 高频通气

HFV 运用高呼吸频率(成人 120 ~ 900 次/分)和小潮气量(通常<解剖无效腔和在肺泡水平<1ml/kg IBW)提供气体进行肺内交换[131]。在这些看似非生理状态下的气体交换可能涉及下列生理机制,如 Taylor 离散,同轴流和增强扩散[132]。

HFV 可以由喷射器和振荡器提供。喷射器向气道内喷入高频气流。振荡器震动新形成的偏流再通过气管内插管前段进行输送。因此,震荡性 HFV 也被称为"摆动的 CPAP"。

HFV 的优势一般被认为由两部分组成。第一,小的肺泡潮气压力波动使肺的过度膨胀和去复张达到最小化。第二,高水平的平均气道压力也可以防止肺去复张。引人注意的是,据称 HFV 所使用的平均压力常常高于传统通气运用的 30 ~ 35cmH₂O 的极限值。对 HFV 较高平均压力的耐受原因可能是缓慢施加(尽管震动)的持续压力相对周期性短暂潮气压力能够更好地维持肺泡结构[133]。

HFV 在新生儿和小儿年龄人群中的临床经验是最广泛的。有许多试验表明,在该年龄段人群急性呼吸衰竭者中应用 HFV 可以改善其远期肺功能[134,135]。虽然 HFV 在成人中的临床经验较少,但对在成人呼吸衰竭中应用 HFV 的一系列随机试验进行的 meta 分析表明成人呼吸衰竭预后可以得益于 HFV[136]。然而,接下来的两个大型试验使这个结论受到了质疑。在其中一个试验中,应用 HFV 和应用传统肺保护方案具有相同的死亡率[137];在另一个试验中,应用 HFV 的实验组由于死亡率上升而被早期终止了[138]。有意义的是,这两个试验都是在有很少或没有 HFV 应用经验的中心中实施的。但是,这两个试验都表明,若要应用 HFV,最好将其仅限于传统肺保护治疗方案失败的患者,并且要由具有 HFV 应用经验的临床医生来实施。

3. 俯卧位正压通气

患者进行俯卧位的机械通气有许多生理学好处[139]。其中最重要的是两个促进气体分布的机制。第一，心脏不再压迫下肺叶，使得该区域的气体分布得到改善。第二，胸骨向外移动的能力被限制。这就在功能上使胸壁变得强硬，并促进更加均匀的正压分布。

俯卧位通气也面临着许多挑战，主要来源于护理方面。将患者摆放在俯卧体位需要谨慎的团队合作（尽管有自动化俯卧位床的存在）。更重要的是，血管通道、饲管、人工气道、造瘘口等的管理需要小心谨慎，因为容易脱位。同时，避免面部压痛也需要谨慎的护理。

现在有许多关于在 ARDS 患者中应用俯卧位通气的随机对照试验，虽然俯卧位通气可以相应地改善 ARDS 患者的氧合，但目前为止，暂无试验表明其可相应地改善 ARDS 患者的预后[139]。然而，近期最大型的在动脉 PO_2/FIO_2 小于 150 的 ARDS 患者上实施的研究表明，每天超过 16 个小时的俯卧位通气可以显著降低该类患者的死亡率[140]。

（二）智能撤机程序

近些年来，人们尝试了许多方法以使撤机过程"自动化"[7]。较早的例子如每分钟最小通气量，其根据自主通气水平来调节间断性指令呼吸的频率。自动化撤机策略的初衷在于有效地节省临床医生时间，同时使通气支持可以根据简单的呼吸机测量数据实现自动化的、及时的降低。

容量控制（VS，也称为"自动化压力通气"）是一种更加新型的策略，具有自动化降低呼吸支持的能力[7]。如前所述，VS 是种压力控制模式，其用潮气量作为反馈控制以持续调整压力支持水平。VS 支持者称，在患者呼吸运动增强及呼吸系统机能好转时，该策略可通过降低压力支持水平使患者自动化撤机。反之，当患者呼吸运动减弱或呼吸系统机能恶化时，则会提升压力支持水平。同样地，据称对于因为药物或神经状况导致情况不断波动的患者，VS 可能是维持其更长久水平部分支持的有效方法。所有这些疗效都在对快速从呼吸衰竭中痊愈的患者实施的小型研究中得到了证实[7]。

可惜的是，VS 的简易也可能会带来问题[7,26]。例如，如果临床医生设定的通气容量超出了患者的需求，那么处于恢复期的患者就可能不会开始自主呼吸，因此，撤机进程将会停止。此外，对于有气道梗阻的患者，如果提高通气压力水平以维持不适宜的高设置 VT，则可能会导致 PEEPi。反之，如果临床医生设置的容量值不能满足患者的需求，患者就得不到充分的支持。在这种情况下，即便吸气压力被降低，患者也会用力呼吸来维持一定程度的通气量。在 VS 模式下，疼痛或者焦虑而导致的患者一过性通气需求增加也可以导致不合适的支持减少[26]。

如前所诉，适应性支持通气（ASV）在机械触发呼吸时调整通气模式有一套复杂的程序。但是，在患者触发呼吸时其运转与 VS 相似。有小型临床试验显示 ASV 能够自动化地、安全地使患者撤离通气支持[141]。然而，至今仍无比较 ASV 撤机方式和常规 SBT 策略的大型试验。

另一种商业上可行的、用于撤离压力控制型呼吸的反馈系统不但使用通气量还使用呼吸频率和呼气末二氧化碳分压来调节呼吸机的设置[142]。但是随机试验显示，这个回馈系统和常规 SBT 策略相比并未能提高呼吸机的撤机速度[143]。

以上这些自动化撤机系统的内在理念都是——在执行 SBT 策略时逐渐减少呼吸机支持以加快撤机速度，但这理念并未在处于急性呼吸衰竭恢复期患者上得到证据支持[144]。但这些智能系统在两种患者身上也许是可行的：第一种是麻醉状态快速苏醒中的患者，这些系统可以告知临床医生患者正在恢复强力的自主呼吸。第二种是尝试过各种 SBT 策略但失败，需要延长机械通气时间的患者。在这些情况下，能够自动降低呼吸支持的系统可以作为诊断工具可以提醒临床医生患者呼吸功能的恢复情况和重新执行 SBT 策略的可能性。

（三）在每次呼吸中优化同步性

交互式呼吸在机械通气支持中被广泛使用，其目的在于提高患者的舒适度（和缩短麻醉状态），特别是在患者处于呼吸衰竭恢复期时。如前所述，交互式呼吸应在机械通气的三个阶段都要与患者的自主呼吸相同步：触发、气体输送、切换。在此介绍和讨论了一部分近期的新策略。

虽然所有这些新策略在理论上都具有吸引力并进行了阶梯试验和小规模临床观测试验，但对于患者的结局包括麻醉需要、使用呼吸机的时间及患者舒适度评估仍未得到研究。尽管如此，由于这些新策略具有设计简单、操作容易及安全性高等优点，对接受交互式呼吸治疗的患者使用这些新策略是合适的。

1. 气管插管阻力补偿

无论是吸气还是呼气阶段，气管插管都会引起很大的阻力。这就意味着，在吸气相，气道压力的形成"滞后"于呼吸机环路中压力的形成。因此，压力控制型呼吸所致环路中的压力方波在气道中被扭曲成上升缓慢的压力曲线。这在用力吸气的患者身上可能导致明显的初始气流不同步。在呼气相，气道压力和设置的呼吸机环路 PEEP 之间也有类似的表现。

解决这个问题的一种方式是根据测量的终末支气管的压力来设定呼吸机压力。但可惜的是一直以来气道压力传感器的测量数据都是不可靠的。另一种方法是在设置呼吸机流量供给模式时将气管内导管的阻力计算考虑进去[145,146]。从其商品名（"自动化气道补偿""自动化导管补偿"等）可知，这种方法一开始提供比设定压力值更高的吸气压力。随着吸气相的进行，呼吸机的实际压力逐渐提升至设定压力。这种补偿机制在呼气相则表现为初始呼气压力低于设定的 PEEP 而后逐渐上升至设定的 PEEP。最终得到了更加平稳的吸气和呼气气管压力波形[145,146]。

应用气管内导管阻力补偿方法相对来说比较直接。临床医生需输入气管内导管的参数特征。然后，呼吸机为呼气相和吸气相提供合适的环路压力模型，以便在气道中形成理想的方波图形。虽然目前还没有使用这种补偿机制的实验结果，但此机制的魅力使其在几乎所有接受压力控制型辅助通气的患者身上均可作为考虑选项——对于那些能用力吸气的患者来说更是如此。

2. 调节器压力上升速度（斜率）

以压力控制型呼吸（压力支持和压力辅助控制）从开始就设计了一套程序性的流量供给法则，其目的是在不引起患者不适的前提下快速达到目标吸气压力值。但新一代的呼吸机是临床医生能够调节压力上升的速度(斜率调节器),临床研究也表明对很多患者来说斜率调节器能显著地提升呼吸的同步性[147]。具体来说,研究表明快速升高的压力曲线有利于需要高流量通气的患者,反之缓慢升高的压力曲线有利于需要低流量通气的患者。

设置斜率调节器有好几种方法。最直接的方法是使用环路压力图,调节压力曲线的斜率使环路压力的方波曲线更加“平稳”。研究还发现最理想的斜率设置和所设压力的最大通气量有密切联系[147]。临床上设定最佳斜率时必须将患者的舒适度考虑在内。

3. 压力控制环路调节器

压力控制呼吸机有一套气流循环机制来决定什么时候结束一轮通气。在以前,通常是由厂家来设定结束通气的标准(例如,25%~35%的峰值流量)。虽然厂家设定的流量值在大部分情况下是有效的,但有时对于需要较长吸气时间的患者来说它结束得过早,而有时对于有气道梗阻疾患的患者来说它又结束得过迟。在后一种情况下,由于吸气结束过迟所致的呼气时间过短会恶化气道梗阻。

有好几种方法可以提高压力支持系统与患者需要的协调性。一种方法是把压力支持呼吸模式调为压力辅助呼吸模式(患者触发,压力控制,周期循环模式通常都可以在大多数提供压力 ACV 的呼吸机上通过调低或者关闭通气速率而实现)。这种呼吸模式让临床医生能够直接控制吸气时间进而控制环路。另一种方法是调节前面所说的压力控制呼吸机的压力斜率。初始快速供给高气流量能够相应地得到高通气量(以及较短的通气时间),初始缓慢提高气流量则相应地得到低通气量(以及较长的通气时间)。

更加新颖的一种方法是允许临床医生改变压力支持环路的流量标准,以保证环路能够适应配合患者自主呼吸的结束[148]。和其他对交互式呼吸的调节方式一样,气道压力图和患者的舒适度应作为调节的参考指标。理想的交互式呼吸应有此特点:患者主观上无不适,客观上环路压力图没有一轮呼吸结束后患者仍继续自主吸气的表现(提前循环)或者在呼气阶段患者就开始呼气的表现(延迟循环)。尽管目前仍无有关使用这些环路调节器的试验结果,但它们的生理学魅力、简单好用及显而易见的安全性使得它们能够广泛应用于接受压力支持治疗的患者身上。

4. 成比例辅助通气

成比例辅助通气(proportional assist ventilation,PAV)是一种新兴的辅助通气方式,临床医师可将其设置为“获取”状态来感知患者呼吸产生的流量和容积[149-150]。因此,在成比例辅助通气下,没有压力,流量和容量的设置。相反,其可以根据临床医生所测得的一部分呼吸测量结果来放大被感知者的呼吸用力。比例辅助通气要求进行“测试呼吸”(具有固定流量和容量的控制性呼吸)。这就需要呼吸系统功能计算再配合通气测量以用来计算呼吸功(呼吸肌的阻力和弹性做功)。这些做功量的计算将按照一定的时间间隔重复进行以保证对 PAV 程序进行可靠的数据输入。

比例辅助通气是通过传统的呼吸环路压力和气流感应器,由患者初始呼吸触发的。此后,呼吸机将持续监测患者所需流量和容量,并对其进行“获取”,同时根据患者欲降低的呼吸用力

程度按照一定的比例增大流量和容量。当所感知的气流停止时,PAV 呼吸开始运转。

与压力控制型呼吸相似,PAV 的气流输送可依据患者呼吸用力情况的不同而有所变化。与其不同的是,PAV 的送气压力也会随患者呼吸用力情况的变化而变化。比例辅助通气的理论性优势是应该加强其气流和周期的同步性以优于传统流量或压力控制型呼吸。另一理论性优势是应该强化患者驱动性潮气量变异和理论性肺保护益处。但是,PAV 的劣势是,与传统压力控制型呼吸不同,其不提供最小压力和流量。因此,在因疾病或药物导致通气不稳定的患者中应用 PAV 时应该格外谨慎。实际上,对于所有实施 PAV 的患者都应该有严密的监测和备用支持模式。

大部分关于 PAV 的临床试验均表明其同步性优于传统通气模式[149-156]。但是,在不同的临床环境中的理想 PAV 获取还暂不清楚。同时,目前为止,暂无较好的随机试验表明相比传统辅助/支持通气 PAV 有重要有益后果(例如:呼吸机应用时长,镇静剂需要剂量,死亡率)。

5. 神经调节辅助通气

神经调节辅助通气(neurally adjusted ventilatory assistance,NAVA)利用膈肌肌电图信号诱发,调节流量和循环辅助呼吸[153,157]。NAVA 需要安置一个特殊的食道导管,其上有一排膈肌 EMG 传感器。这些传感器可以直接探测到吸气运动的起始,强度和终止。与 PAV 相似,临床医生可以将 NAVA 设置为获取状态并根据肌电图信号按一定的比例来决定传输的流量和压力。

NAVA 的理论性优势是应该加强其与呼吸传输三个阶段(触发、气体输送和切换)的同步性使其优于传统流量/压力控制型呼吸。与 PAV 相同,另一理论性优势是应该强化患者驱动性潮气量变异和理论性肺保护益处。同样与 PAV 相同,在因疾病或药物导致通气不稳定的患者中应用 PAV 时必须格外谨慎。同时,NAVA 还有一个需要关注的方面是食管内可移动导管发出的 EMG 信号的稳定性。因此所有实施 NAVA 的患者需要严密的监测和备用支持模式。

大部分关于 NAVA 的临床研究表明其同步性优于传统模式[158-161]。但是,与 PAV 一样,在不同临床环境下的最优 EMG 获取还暂不清楚。目前为止,暂无较好的随机试验表明相比传统辅助/支持通气 NAVA 有重要有益后果(例如:呼吸机应用时长,镇静剂需要剂量,死亡率)。

关键点

- 正压通气的特征在于三个变量:呼吸触发、气流输送目标(压力或流量)和切换标准。
- 正压通气和呼吸系统力学之间的相互关系可以用运动方程式来表示:压力=(流量×阻力)+(容积/系统顺应性)。
- 对于肺泡塌陷的肺脏,肺泡的复张是通过临时增加吸气正压来实现,并通过呼气末正压来维持。
- 造成呼吸机相关性肺损伤的机制有很多,包括肺泡过度膨胀和反复的肺泡塌陷/复张。
- 机械通气支持快速撤离需要调整常用镇静剂并进行自主呼吸功能评估。

(张润　李晓倩 译,梁宗安 校)

参考文献

以下是主要的文献，完整的文献请登录 *ExpertConsult* 查阅。

ACCP/AARC/SCCM Task Force: Evidence based guidelines for weaning and discontinuing mechanical ventilatory support. *Chest* 120(Suppl 6), 2001.

Brander L, Ranieri VM, Slutsky AS: Esophageal and transpulmonary pressure help optimize mechanical ventilation in patients with acute lung injury. *Crit Care Med* 34(5):1556–1558, 2006.

Briel M, Meade M, Mercat A, et al: Higher vs lower positive end-expiratory pressure in patients with acute lung injury and acute respiratory distress syndrome: systematic review and meta-analysis. *JAMA* 303(9): 865–873, 2010.

Brower RG, Hubmayr RD, Slutsky AS: Lung stress and strain in acute respiratory distress syndrome: good ideas for clinical management? *Am J Respir Crit Care Med* 178(4):323–324, 2008.

Chatburn RL, Branson RD: Classification of mechanical ventilators. In MacIntyre NR, Branson RD, editors: *Mechanical ventilation*, ed 2, St. Louis, 2009, Saunders Elsevier, pp 1–49.

Cooke CR, Kahn JM, Watkins TR, et al: Cost effectiveness of implementing low tidal volume ventilation in patients with acute lung injury. *Chest* 136:79–88, 2009.

Dodek P, Keenan S, Cook D, et al: Evidence-based clinical practice guideline for the prevention of ventilator-associated pneumonia. *Ann Intern Med* 141:305–313, 2004.

Ferrer M: Non-invasive ventilation in the weaning process. *Minerva Anestesiol* 74:311–314, 2008.

Gattinoni L, Caironi P, Cressoni M, et al: Lung recruitment in patients with the acute respiratory distress syndrome. *N Engl J Med* 354:1775–1786, 2006.

Gattinoni L, Pelosi P, Crotti S, et al: Effects of positive end expiratory pressure on regional distribution of tidal volume and recruitment in adult respiratory distress syndrome. *Am J Respir Crit Care Med* 151:1807–1814, 1995.

Gilstrap D, MacIntyre NR: Patient-ventilator interactions. *Am J Resp Crit Care Med* 188:1058–1068, 2013.

Guérin C, Reignier J, Richard JC, et al: PROSEVA Study Group. Prone positioning in severe acute respiratory distress syndrome. *N Engl J Med* 368(23):2159–2168, 2013.

Lellouche F, Brochard L: Advanced closed loops during mechanical ventilation (PAV, NAVA, ASV, SmartCare). *Clin Anaesthesiol* 23:81–93, 2009.

Mehta S, Burry L, Cook D, et al: SLEAP Investigators; Canadian Critical Care Trials Group. Daily sedation interruption in mechanically ventilated critically ill patients cared for with a sedation protocol: a randomized controlled trial. *JAMA* 308(19):1985–1992, 2012.

Slutsky AS, Ranieri VM: Ventilator-induced lung injury. *N Engl J Med* 369(22):2126–2136, 2013.

Tremblay LN, Slutsky AS: Ventilator-induced lung injury: from the bench to the bedside. *Intensive Care Med* 32(1):24–33, 2006.

Truwit JD, Marini JJ: Evaluation of thoracic mechanics in the ventilated patient. Part I: primary measurements. *J Crit Care* 3:133–150, 1988.

Truwit JD, Marini JJ: Evaluation of thoracic mechanics in the ventilated patient. Part II: applied mechanics. *J Crit Care* 3:192–213, 1988.

Yilmaz M, Keegan MT, Iscimen R, et al: Toward the prevention of acute lung injury: protocol-guided limitation of large tidal volume ventilation and inappropriate transfusion. *Crit Care Med* 35:1660–1666, 2007.

第102章　无创通气

LAURENT BROCHARD, MD · DAN ADLER, MD · RICARDO LUIZ CORDIOLI, MD, PhD · EVANGELIA AKOUMIANAKI, MD

一、引言

机械通气(mechanical ventilation, MV)是一种应用于急慢性呼吸衰竭的救生程序。自 20 世纪 50 年代末,机械通气在全身麻醉和手术过程中,通过气管插管和气管切开导管已经能够直接进入下呼吸道。

自 20 世纪 80 年代末,家庭机械通气通过非侵入性技术,已经越来越多的应用于慢性限制性或阻塞性呼吸障碍的患者,与气管切开相比,它的主要目标是改善患者的生活质量。为了改善家庭专用呼吸机的"漏"气及接口的舒适性和适应性,制造商已经投入了大量的科技技术能力。不得不承认,不同种类的家庭机械通气支持的广泛应用也有助于由呼吸异常所引起的大多数睡眠障碍。因此,无创通气(noninvasive ventilation, NIV)是家庭机械通气的标准治疗。

在家庭无创通气发展的 20 世纪 90 年代初,临床医生开始对这一技术表现出较大的兴趣,主要是为了避免在紧急情况下气管插管[1-3]。它的适应证已逐步从急性呼吸衰竭到临床上各种不同程度的呼吸衰竭,目前使用无创通气治疗的患者人数也大大增加[3a]。在急诊,技术改进和专用设备的滞后,并从家庭通气进行了改善使其获益。目前,无创通气有许多特定的适应证作为急性呼吸衰竭的治疗标准。然而,该技术仍存在很多有关于其作用或局限性的问题,只能以国际上使用范围种类较多来解释(表 102-1)。

表 102-1　根据疾病和临床状态对于急性呼吸衰竭患者的无创通气使用建议

疾病				临床状态	
推荐	中级推荐	低级推荐	不推荐或禁忌	是	否
COPD 急性发作	哮喘	轻中度急性呼吸窘迫综合征(ARDS)	重度 ARDS	意识和配合(除外 COPD 肺性脑病)	血流动力学不稳定
急性心源性肺水肿	低氧性呼吸衰竭(无免疫功能低下)	社区获得性肺炎(非 COPD 患者)	ARDS 伴多器官功能障碍	高碳酸血症	意识丧失、嗜睡
急性呼吸衰竭(免疫功能低下)	手术过程中预防性使用(上气道内镜、气管插管)	外伤	终末期肺纤维化	血流动力学稳定	腹胀、恶心或呕吐
简化 COPD 患者的撤机/拔管	COPD 患者中的社区获得性肺炎	拔管失败(非 COPD 患者)	面部外伤	无多器官功能障碍	不合作患者
术后低氧血症(腹部或肺部手术)	COPD 患者拔管失败	术后预防:食管或肺部手术(低压力)	简化非 COPD 患者的撤机/拔管	首次使用 2h 内气体交换、呼吸、心率改善	无经验的医务人员
急性呼吸衰竭(肥胖低通气患者)	手术后预防(心脏、上腹部减脂术)		不引流气胸		上气道梗阻
拒绝气管插管的患者	神经肌肉疾病		上消化道出血		

ARDS,急性呼吸窘迫综合征;COPD,慢性阻塞性肺疾病

在有创气管插管引进后不久,确定了很多正压通气的并发症[4-5]。这些并发症的产生与机械通气的有创性相关。气管内插管的过程及气管本身会引起大量的并发症。一些并发症直接与插管过程密切相关,例如气管插管相关性心脏骤停,以及喉或气管损伤所导致的长期后遗症。而其他并发症的发生均与气管跨过上气道屏障有关,这种设置带来了呼吸机相关性肺炎发病和死亡的风险。机械通气往往需要镇静,而这本身就是撤机和机械通气时间延长的原因。这些主要的安全考虑促进了无创正压通气方法的发展。因此,在急性呼吸衰竭的患者中,无创通气已经成为并会一直成为能够提供辅助通气并减少不良事件的方法,来减少有创通气的需要。更有说服力的证据表明,有随机对照实验和 meta 分析已经证明无创通气能减少感染并发症的风险,并且,已有大型队列研究和病例对照研究证实无创通气也减少了所有类别的医院感染[6-8]。无创通气较之有创通气相比患者的整体治疗少的原因是:镇静不是必需的,如果需要,也是低剂量使用;并且,相较于气管插管患者,中心静脉置管、导尿管等有创操作也减少了[9](图 102-1)。

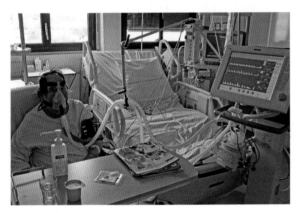

图 102-1　重症监护室无创通气。图片显示一位重症监护室(ICU)患者通过面罩覆盖口鼻进行无创通气,该 ICU 呼吸机拥有双回路。(已获该患者知情同意书)

表 102-2　在急性呼吸衰竭患者中使用无创通气的潜在获益及风险

获益	风险
减轻呼吸机负荷	接口相关性不适
增加气体交换	腹胀和胃食管反流
减少左心室后负荷(无预负荷依赖患者)	皮损
减少右室和左室前负荷	掩盖基础疾病恶化
减少对患者有创操作的管理	频繁无法识别的人-机不同步
减少 ICU 和住院天数	促进大潮气量及肺压力的高波动(潜在性通气相关性肺损伤)
减少医院感染的风险	
减少并发症	
降低死亡率	

ICU,重症监护室

支持无创通气使用的另外一个重要的因素是不接受气管插管或由于潜在的健康状况差不适应气管插管的患者数量增加[10-11]。在这些患者中,无创通气提供给了他们一个并发症风险低的恢复机会,并且能够考虑其作为一个风险可接受的治疗手段。对于推迟气管插管的患者,无创通气也能够为医生、家属和患者做出关于积极治疗与姑息治疗的明智决定,提供一个机会之窗[12]。这项技术潜在的益处和风险将在后面讨论,并在表 102-2 总结。

二、病理生理学、理论基础和预期获益

(一)慢性阻塞性肺疾病急性加重

慢性阻塞性肺疾病(COPD)的急性发作是患者入院及入重症监护病房(ICU)的一个普遍原因。呼吸困难和急性支气管炎症状恶化所并发的浅快呼吸,导致低氧血症和高碳酸血症,甚至可能发生右心衰、肺性脑病及心脏呼吸骤停。这些主要的病理生理机制是由于主要异常呼吸力学的存在,无法维持足够的肺泡通气。这些患者所产生的跨膈压力可以比正常高得多,并且显示其膈肌力量的比例很高,带有呼吸肌疲劳的危险情况[1]。由于酸中毒及低氧血症对呼吸中枢的强刺激,这些变化都伴随着呼吸的高驱动力。无创通气可以打破这种恶性循环,它允许患者用较小的努力获得更大的潮气量,因此,扭转了由于低氧血症、高碳酸血症及酸中毒所致的临床异常[1,13]。无创通气的主要作用是允许患者在一个较低的能量支出下增加潮气量。无创通气支持与患者呼吸运动同步做功,使患者较小的做功获得更有效的呼吸。由于增加了肺泡通气量,动脉局部二氧化碳压(动脉 PCO_2)和 pH 值改善,反过来减少了患者呼吸驱动力,因此减小了呼吸频率缓解了缺氧。

(二)心源性肺水肿

在心源性肺水肿(cardiogenic pulmonary edema, CPE)患者中,由于肺淤血所致肺顺应性降低,引起了低氧血症和呼吸做功增加,从而导致了呼吸困难。大多数 CPE 患者能够通过药物治疗迅速改善。然而,小部分患者发展为严重的呼吸窘迫或难治性低氧血症/高碳酸血症,需要机械通气支持直到药物治疗开始有效。这种情况的发生对于老年患者是比较普遍的,也有可能发生于慢性支气管炎的中年患者[14-15]。以防止气管插管的需要和(或)加速改善药物治疗为主要目标的几种无创通气模式已经被成功应用。胸腔内压力的负面波动可增加静脉回流,而同时胸内负压可以减小左心室射血分数。尤其是如果有潜在的肺部异常存在,呼吸窘迫和高碳酸血症即会发展。在 CPE 患者中,持续气道正压通气(CPAP)和无创通气的其他方式能够增加胸内压,减少胸膜腔负压,减少分流,改善动脉氧合和呼吸困难。有趣的是,无创通气可以显著减轻呼吸功,并在同一时间,在无预负荷依赖患者中通过减少左室后负荷改善心血管功能[16],并且降低右和左室前负荷[17]。在一项研究中,高剂量的硝酸类药物治疗比无创通气联合低剂量药物是更加有效的[18]。强调 CPE 患者的脆弱性是重要的,尤其是那些冠状动脉疾病的患者,还强调了无创通气不能取代合适的药物治疗[19-20]。

（三）急性低氧性呼吸衰竭

与 COPD 急性加重或 CPE 不同的是，低氧性急性呼吸衰竭（hypoxemic acute respiratory failure，ARF）是存在不同预后及治疗的一组异质性疾病。其主要特征在于缺氧，并且至少在初始阶段，通常不与呼吸窘迫相关联。在这方面缺乏有力的大型随机对照实验，并且指南和建议往往也没有直接说明[21-22]。这些患者的异质性解释了一些文献中的矛盾结果，暗示了结果可能随着研究人群而变化。因此，低氧性 ARF 的不同亚组可能需要分别研究。

低氧性 ARF 的特点是急性低氧血症（动脉氧分压/吸氧浓度≤300），其必需高浓度的氧气，并伴随呼吸窘迫的临床体征，反映了高呼吸驱动往往会造成过度通气和低碳酸血症。低碳酸血症的发展被认为是一个严重的发生较晚的并发症，一般来说暗示了呼吸机疲劳的发生。在低氧性 ARF 患者中使用 NIV 的理由是，以减轻作用于呼吸肌的高负荷（预防潜伏性泵衰竭）和"改善"缺氧（肺功能衰竭）。因此，应该提到 NIV 对于此适应证的两个具体问题：①NIV 不是为了治愈疾病，而是能够打断或传递患者立即回到 NIV 之前的状态。事实上，NIV 在气体交换和呼吸困难上的有益影响可能掩盖病情恶化。这可能导致中断 NIV 以后出现威胁生命的呼吸衰竭情况。②在初始阶段没有通气支持时，患者有时能够处理施加在呼吸肌上的负荷。然而，当他们变得完全不能够满足呼吸需求时，NIV 的使用可能是无效甚至是有害的。所以，给予 NIV 作为预防措施可能存在一个时间或安全窗，除此之外它的使用可能会是冒险的[23]（图 102-2）。

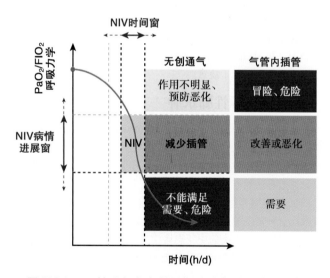

图 102-2　无创通气或有创通气的选择时间窗。根据 NIV 的最佳时间窗和受伤的严重程度考虑无创通气。随着时间的推移患者病情的恶化（见患者曲线），必须考虑疾病严重程度适合 NIV 或 ETI。在适当的疾病程度，NIV 可以提供所需的支持并可能防止并发症的发生。如果疾病进一步加重，NIV 可能是无效或有风险的，这是需要进行 ETI。如果条件简陋，NIV 和 ETI 均无法保证。遗憾的是，目前没有完全客观的标准来界定 NIV 病情进展窗和时间窗

再者，由于需要输送肺保护通气，许多患有急性呼吸窘迫综合征（ARDS）的患者可能不是 NIV 的合适使用者。在 NIV 期间，高跨肺压力波动可能产生高潮气量，这可能导致呼吸机相关性肺损伤（ventilation-induced lung injury，VILI）的发生及 NIV 失败导致插管的患者的不良预后。大多数低氧性 ARF 患者有高呼吸驱动力，并且有实验表明由一个严重的代谢性酸中毒所引起的驱动力增加可能引起肺损伤[24]。

在临床实践中，NIV 时由于面罩内高压导致了气体泄漏，限制了传输的总体压力。要确定压力支持和呼气末气道正压（PEEP）不同组合的影响，在接受 NIV 的患有急性肺损伤的 ARF 患者中测定呼吸功和气体交换[25]。研究证实高水平 PEEP（10cmH₂O）促使了氧合的最大改善，但 CPAP 不能够减轻呼吸肌的负荷。减小呼吸做功和呼吸困难需要压力支持。为了应对在 NIV 过程中的肺功能和泵衰竭，临床医师应该提供一个有效的 PEEP 水平来改善氧合，来确保减轻呼吸肌负荷的最佳压力支持。这两种累积的但有时冲突的压力产生了气道峰压，漏气和人-机不同步是其主要决定因素之一。因此，NIV 过程中，需要高气道压力又缺乏呼吸支持技术的患者是很难管理的。

三、实践和技术

（一）通气模式和参数设置

1. 持续气道正压通气和压力支持通气

持续气道正压通气（continuous positive airway pressure，CPAP）是在自主呼吸气道开放时气道正压的恒定水平，它在 ICU 被广泛使用，特别的是，它首次是应用于婴儿和新生儿上。在 CPE 患者中，为了改善呼吸困难，早在 18 世纪 30 年代便有了施加于口部的正压[26]。CPAP 不被认为是一个通气支持的真实模式，但是它往往就患者的呼吸做功和氧合方面提供辅助通气，并达到了通气支持的一般目的。在这一章节中，文献中虽然存在一些争论，但 CPAP 仍被认为是 NIV 的一种模式。CPAP 比更复杂机械通气支持模式的优点是它不需要患者-呼吸机的同步。CPAP 引起了一个比无辅助自主呼吸更高的平均胸内压，这对肺不张和氧合改善有益。减少呼吸功，肺顺应性能够增加并且内源性 PEEP（PEEPi）的存在能够与吸气的部分还原平衡。

在不合并 COPD 的患者中，CPAP 可以增加功能残气量，并且可以将通气曲线从较低平的一个呼吸系统体积-压力曲线转变成为更加具有线性关系的曲线。通过这一机制，CPAP 可以改善供氧和呼吸机制，并且潜在地减少呼吸做功[27]。L'Her 与同事们[25]在有急性肺损伤的患者身上并不能发现 CPAP 对于呼吸努力所产生的任何积极的作用，与此相反，在压力支持通气（PSV）模式下可以观测到明显的减少。Delclaux 与同事们[28]则在评估比较传统药物治疗与单纯氧疗，CPAP 是否可以减少急性肺损伤合并碳酸血症的患者对于 ETI 的需求。尽管就氧合方面可以观察到一个 CPAP 早期生理反应，但是仍无法证明结果获益。没能成功证明非侵入性 CPAP 的临床收益的原因，可能由于没涉及对于呼吸努力的影响。

这与 CPE 研究的结果有所不同。在 CPE 研究中，PSV 显著或者是轻微地减少呼吸努力方面优于单独的 CPAP。在有 CPE 的患者中，CPAP 提高胸内压，改善供氧及呼吸困难[29]，并

且减少呼吸做功[16]。另外,胸内压的增加可以减少左心室、主动脉的透壁压以及左心室的后负荷。Chadda 和同事发现 CPAP 和 PSV 通过降低左右心室前负荷的方式来产生心脏及血流动力学的影响相似,而对于左右心室前负荷的调整是通过变化的胸内压产生的类似的影响而产生的[17]。

一个早期临床研究发现当使用压力通气而不是 CPAP 时产生了更多的缺血性心脏病例,然而对这样的小样本研究来说,去区分随机偏倚以及真正的生理学影响是十分困难的[30]。虽然这些影响并没有在之后的研究中得到证明,但是它的对于缺血性心脏病的影响这一话题却被画上了一个有趣的问号[31]。

压力支持是 NIV 中最常用的一种通气模式[32]。在有严重低氧血症的患者,通气支持应当可以改善呼吸困难和氧合,并且减少患者的呼吸努力。PEEP 联合压力支持可以达到这些目的。正如之前所讨论的[25],在 NIV 过程中联合设置 PEEP 与压力支持可能会充满挑战。通常减少呼吸机所产生的总压力来避免引起过度漏气,过度漏气会妨碍 NIV 的管理并且打破患者-呼吸机同步性;然而,不充分的压力可能会导致不够充分的吸气肌舒张。

2. 无创压力支持通气中的人-机不同步

NIV 的成功应用很大程度上与好的临床耐受有关[32-33]。不耐受的问题可能和患者、接口、呼吸机、呼吸机的设置有关。在 NIV 中可能会出现的一个问题即是面罩周围的漏气,漏气可能会导致不适或者患者与呼吸机之间的不同步,进而使临床情况恶化。患者-呼吸机同步性定义为患者自主吸气时间与呼吸机吸气时间的不匹配[34]。NIV 的压力支持中可以出现 2 种不同步情况:长时间吸气出现漏气[35]和自动触发引起的呼吸泄漏。呼吸机参数设置的优化调整可以提高患者-呼吸机同步、呼吸功、舒适性和潜在的 NIV 成功。

一个观察性研究使用表面膈肌肌电活动来评估 60 位患者在 30 分钟内 NIV 中的患者-呼吸机不同步的发生率[36]。频繁的人-机不同步在 43% 的患者身上占据了超过 10% 的呼吸做功。这一研究中的大部分患者是使用没有具体的"NIV 功能"的 ICU 呼吸机进行通气,而这很有可能是造成高发生率的原因[37]。由于延迟的循环而导致的吸气时间延长是最为常见的不同步事件,这一事件的发生率在 25% 左右。在吸气的时候如果发生大的渗漏,因为之前吸入的气流还不能满足循环标准(也称为呼气触发值),呼吸机会持续送气,一直持续到时间限制循环才会停止。在这种情况下,患者尝试呼气以拮抗呼吸机,因为呼出的阀门是保持关闭的,从而在通气过程中产生无效的呼吸努力。呼吸延迟的程度以及无效的呼吸数直接与漏气的程度相关[38]。这一情况在无"NIV"模式的 ICU 呼吸机以及有 NIV 模式的 ICU 呼吸机上都可以观测到,甚至在后者更明显。通过减少压力支持或者降低 PEEP 级别以限制总压力可能有效。持续漏气说明需要通过增加呼吸触发和(或)降低最大呼气时间来限制送气时间[35,39]。大部分的新一代重症呼吸机以及许多有 NIV 模式的机器都支持调整呼气触发值及最大吸气时间。

呼气渗漏也可以导致低于外界 PEEP 水平的压力下降,或是呼气量的下降,以模仿患者的呼吸努力并触发呼吸机的送气。因为患者没有努力呼吸或拮抗呼吸机,自动触发可能会导致一个过短的循环或是一个"假"气流。NIV 呼吸机特别设计了算法,明显地限制了自动触发[40]。

3. 其他模式

容量控制通气模式。容量控制模式的呼吸机设置了气流、吸气时间以及每次呼吸的潮气量,吸气压随着患者不同的呼吸努力而变化。容量控制通气很少在 ARF 的情况下使用,因为它可能会引起较多的面罩漏气,从而导致不适、渗漏、胃扩张、压疮、皮肤坏死。然而改良后的模式可以运用在呼吸暂停及呼吸困难或者不稳定的通气驱动的患者身上(压力或容量控制模式),并且容量控制模式可以运用在呼吸力学不稳定或者是压力控制模式不适用的患者身上,以获得自主呼吸。

世界上少数几个中心能够提供负压通气。在 COPD 急性加重的患者中,较传统的有创 MV 来说这一方法有更好的预后,这与 NIV 面罩相似[41-43]。NIV 氦氧混合的使用引起了人们广泛的兴趣,是由于它降低了气体密度可以导致气体湍流的地方阻力降低。在关于 COPD 加重期患者的研究有一些早期可喜的成果[44-45]。遗憾的是,在 NIV 中,它与传统的气体混合物相比时,大型临床研究无法论述出显著的临床收益[46-47]。这些阴性结果的一个可能的原因是 NIV 的失败率已经由于引入了混合气体而得到了显著的下降,在此基础上想要证明氦氧混合气的额外优越性就变得格外困难。

部分辅助通气(proportional assist ventilation,PAV)是一种生理响应模式,旨在根据患者的需要提供通气支持[48-51]。少数几个研究比较了 NIV 过程中的 PAV 与 PSV,两种技术的有效性是类似的[49]。由 Fernandaz-Vivas 和他的助手完成的一项最大的前瞻性随机研究覆盖了 117 个由不同原因导致 ARF 的患者。他们被分别给予 NIV 的 PSV 和 PAV 模式,而他们的预后是没有区别的。PAV 是更加舒适的,而且不耐受的情况更加少见。PAV 需要对于阻力和弹性的无创性评估,而漏气使得在 NIV 中进行这一设置变得格外困难。

神经调节辅助通气(neurally adjusted ventilatory assist,NAVA)是通过建立食管旁电极来探测及量化膈肌的电活动性(EAdi)。NAVA 使用 EAdi 来控制时间及压力传送数值。呼吸机的触发、限制、关闭是直接由 EAdi 控制的。机械通气的自主控制有能力增强机械通气与呼吸肌之间的协同作用,从而增强患者的舒适度。NAVA 的另一个好处是不受漏气的影响。最近,Beck 和他的同事们研究发现,在兔子身上,NAVA 可以增强同步性,甚至当使用了一个"漏气"的无创接口时,与 EAdi 成比例相关[52]。这也在使用全覆盖头盔式面罩的低氧血症患者试验中得到了证明。Cammarota 和他的同事们[53]发现在 10 例拔管后的患者身上,与压力支持通气相比,通过头盔式面罩实施的 NAVA 改善了患者与呼吸机之间的接口与同步性。当然,更多的工作还有待完成以证明 NAVA 可以保持合适的呼吸机支持能力以及确保各种呼吸衰竭情况下患者与呼吸机良好的同步性。

(二) 呼吸机

1. CPAP 系统

许多系统可以用来实施 CPAP。其中最常见的一个是大流量呼吸机,它根据 Venturi 效应来产生空气/氧气的混合物,同时它也具有一个额外的氧气来源以及一个机械呼气阀门。一个吸气性水容器和一个 CPAP 水阀或一个 CPAP 模式下的标准机械式 ICU 呼吸机也可能会被用到。Boussignac CPAP 装置是一个小型圆柱体塑料接收器，它可以安置在一个改装的呼吸面罩里。这个系统使用氧气的流入来形成一个湍流，以在面罩开放的呼出端形成一个虚拟的压力阀门。气体经过加速之后然后进入圆柱体的开口，产生空气流动以及正压[54-55]。

2. ICU 或特殊 NIV 呼吸机

因为 ICU 的呼吸机在漏气存在的情况下会变得低效率[57,62]，大部分的制造商都特殊设计了一种"NIV 模式"。这个模式可以检测漏气并且自动调整呼吸触发来避免自动触发并调节呼吸循环条件来避免吸气延长[40]。这些新的 NIV 模式减少了 NIV 过程中人-机不同步的发生[37,40]。NIV 可以通过 ICU 呼吸机或者 NIV 专用设计呼吸机来完成。在北美的一个关于 NIV 使用的研究中[56]，NIV 呼吸机是最为常用的呼吸机，占总量的三分之二，然而 CPAP 呼吸机大概占 30% 以及 ICU 呼吸机的占据量小于 5%。相反的是，法国的 ICU 中进行的一项研究显示在几乎 80% 的病例中使用了 ICU 呼吸机，同时 NIV 和家用呼吸机占据病例中小于 20% 的比例[32]。

NIV 呼吸机在漏气存在的情况下表现是出色的[57]，但是 NIV 呼吸机之间却有着显著的差别[58-61]。ICU 呼吸机的优势在于有更好的监测能力，并在 ETI 情况下继续进行有创机械通气和全面通气支持的能力。目前没有证据能够证明 NIV 使用的成功或者失败与特定不同步性病例之间的关系，但是，如果有使用 ICU 呼吸机，使用专用的 NIV 算法就变得合理。适当的患者情况监测对于评估患者-呼吸机之间的接口、检测漏气、同步性的压力水平十分必要。一项临床随机试验表明气道压力和流量时间曲线的检测可以探明患者与呼吸机之间的不同步情况，并且加速动脉 PCO_2 恢复正常或患者的适应的水平[63]。而这是否可以提高 NIV 的成功率还有待考察。

气道气体状况调节（例如使吸入的气体温暖且湿润）是人体气道在正常呼吸中所会有的生理活动。当上呼吸道被跨过的时候，正如有创 MV 那样，在吸入之前的加热与加湿就变得尤为重要。在 NIV 过程中，气体通过鼻和嘴传送进肺泡，但正常的气体状况调节机制可能会不够充分，这是由于大量气流、高气道压力设置以及吸入气的高氧比例。人工加热加湿通常必要，主要是因为 NIV 过程中不够充分的加湿可对鼻黏膜造成损害并引起高鼻通气以及在 NIV 失败情况下的困难插管[64-65]。由于干燥气体的单独使用，与涡轮或活塞呼吸机相比，ICU 呼吸机的气体湿润度要低得多，所以使用 ICU 呼吸机，加湿是必要的。两种加湿系统可以有助于改进这个问题：加热加湿器以及润湿交换滤纸。这两种系统并没有优劣之分——后者的加湿能力在有漏气的情况下会减弱[65]，而他们的内容积可能会由于二氧化碳的再吸入而导致额外的工作负荷。在有呼吸衰竭合并高碳酸血症的患者中，这可以消除 NIV 的能力来减少血液中二氧化碳水平并纠正呼吸性酸中毒[66-67]。然而漏气可能会通过从面罩排出含二氧化碳高的气体来减弱这一作用。一项随机临床试验发现，在 ICU 呼吸机的使用过程中，使用这两种加热加湿方法并没有导致 NIV 成功率的区别[68]。当使用这些呼吸机（使用室内环境空气）以最小的 PEEP 水平进行单线程循环的时候，类似的二氧化碳再吸入的情况也可能会发生[69-70]。

（三）接口

接口是一个区分 NIV 与有创 MV 的一个重要参数。用来连接患者与呼吸机的接口通常是一个同时覆盖鼻部和口部的面罩。单线程循环的呼吸机、双线程无漏气呼吸机和单线程配一个呼气阀门的呼吸机的漏气状况是不同的。新式的面罩通常是由两个或两个以上的部分钩合或黏合在一起：由透明材料构成的框架以及软性材料制成的垫子封闭框架与患者面部的空隙[71-72]。用新式材料（如水凝胶）制成的垫子的改善可以使固定系统更加灵活，尤其是对于皮肤和眼部的保护，并且通过附着点的数目可以均匀地分散压力。

面罩可以用在鼻部或者口部。鼻接口也是可用的，但它们在 ICU 患者的使用中会经常发生从嘴部发生的严重漏气，进而影响 NIV 的有效性，并且导致不同步性和不适的发生[73-74]。现在有两种鼻部接口：鼻罩，覆盖全鼻部或仅覆盖鼻孔，以及"鼻枕"直接塞入鼻腔[75]。与口部接口相同，鼻部接口最常用于慢性 NIV[71,76]。在 ICU 的使用鼻罩会导致 70% 以上的失败率[77]。口部的接口经常会导致更多的漏气和不同步性，并且需要更好的患者配合度[78]。

全面部面罩可以是覆盖口鼻部，也可以是覆盖整个面部；两种方式有着近似的效果及患者耐受度[79]。较大的可以覆盖整个面部或头部的面罩已经研究发出来[80-81]。有趣的是，临床生理研究比较了这些较大的面具与标准的全面部面具，而它们在减轻呼吸肌负荷方面有着类似的效果，这可能意味着大的内容积与再次吸入相关的理论风险可能在临床实践中是很小或者是不存在的[78,82-91]。Fraticelli 及同事[78]研究了四种接口的影响——口部、全面部和两种口鼻部（分别为大小内容积），研究指标主要包括急性呼吸衰竭患者的每分钟通气量、气体交换及患者呼吸做功。尽管设备的内容积有较大的差别，作者在患者的呼吸努力，动脉血气以及呼吸情况上并没有发现区别。

覆盖全头部的头盔式面罩，也经过了测试。头盔的使用原本是为由急性低血氧性呼吸衰竭的患者的 CPAP 设计的[83-84]。一个特殊设计的头盔也被应用在了 NIV 中[85]。头盔相较于其他的面罩可能会导致更多的再次吸入并且可能对有高碳酸血症的呼吸衰竭患者来说更加不适合[86]。头盔与传统的面罩相比，为了产生相同的有效性需要更高的压力[87]。Fodil 与合作者[82]，研究了头盔与其他 NIV 接口（两种口鼻部面罩与全脸面罩）在再次吸入方面的区别；在这个体外实验中，作者观测到了在面罩内体积（头盔的指标大约是 10L）与动力学有效死腔的不同，而后者可能会由于气体的流动效应而变得非常小。

口鼻部面罩似乎是接口中的最好选择。鼻部面罩可能会较舒适，但由于一些患者主要依靠口腔呼吸，有呼吸窘迫患者的结果往往就不令人满意。全面部面罩在临床收益以及耐受性方面与口鼻部面罩相比并不能够显示出显著的优越性，但是可以考虑作为一个替代选择。头盔可以作为有经验的医务人员的首要选择接口之一或者是在某些指征下成为首要选择之一（比如肺水肿）。目前并没有对于各种患者各种情况都适用的万能接口，同时应当有几种接口作为床旁的可考虑选择。除极少数例外情况下（例如鼻部面罩与口部面罩），对于紧急医疗事件，接口的选择在很大程度上应当是可以自行调整的。

四、适应证

（一）慢性阻塞性肺病急性加重

2001 年的国际共识会议[88]建议 NIV 应视为 COPD 患者病情加重的一线治疗；现有不同国家的临床指南推荐这种做法[89]。一项队列研究表明，在这些患者中，NIV 的使用与死亡率的减少、插管需要、治疗无效、临床症状更快改善、治疗并发症的减少和住院时间的长短有关[90]。2013 年慢性阻塞性肺疾病的全球倡议依据较高的有效率（80% ~85%）强调了 COPD 急性加重期 NIV 治疗的重要性[91]。

NIV 减少气管插管的需要的一级证据来源于 1990 年一项病例对照系列报道[1]。后来，一些前瞻性实验研究证实，NIV 减少气管插管的需要和并发症的发生，并缩短了住院天数和提高了COPD 患者的存活率[92-98]。英国一项研究也证实，NIV 在非 ICU 患者中也是同样有效的[92,98]。在一项最大的 ICU 研究中，Brochard 及其同事[99]将 85 例 COPD 患者随机分配到有无面罩 PSV 模式两个组中。在接受同等药物治疗组的插管率为 74%，而 NIV 组的插管率为 26%。NIV 组的获益还包括在 ICU 期间并发症的减少和住院天数的缩短，更重要的是，死亡率的明显降低（从 29% ~9%）。由于气管插管的需求和各种 ICU 相关性并发症的减少，所以总体死亡率的下降。

在一项前瞻性多中心随机对照实验中，Plant 和他的同事[100]证实了在呼吸普通病房的 236 例 COPD 合并 ARF 患者，分别接受标准治疗（对照组）和 NIV。对照组（27%）比 NIV 组（15%）治疗失败（ARF 的标准定义）更加普遍，并且 NIV 组与更低的住院死亡率相关。这些研究使针对 COPD 急性加重患者防止其进一步恶化的一线治疗的重要性更加明确。

最近一项研究使用了大数据库[101]，分析了纳入的在美国从 1998—2008 超过 700 万 COPD 急性加重患者，他们中的 612 650 例（8.1%）需要呼吸支持。研究者表明，NIV 的使用者增加（占所有纳入者的 1% ~4.5%），并且其中使用有创机械通气患者减少了 42%（占所有纳入者的 6% ~3.5%）。在这期间，插管率和住院死亡率也有下降。到 2008 年，在 COPD 急性加重的患者中，NIV 比有创通气作为一线治疗使用更频繁。

对于 NIV 存在一个学习曲线。Carlucci 和他的同事进行了一个单中心研究[102]，在研究过程中，NIV 成功率趋于稳定，但是在研究的最后几年，NIV 治疗的患者存在更严重的疾病，更高的动脉 PCO_2 水平和更低的 pH 值。这直接反映了这些年 ICU 外使用 NIV 能够治疗更加严重的患者。在法国大学转诊医院一项长达 8 年的研究表明，NIV 使用的逐渐增加，与气管插管常规治疗的减少是同步的[6]。于此同时，院内感染和死亡率也显著降低。

在 ICU 外，对于 COPD 急性加重患者经验性进行 NIV 已经被承认，但是被最严重影响的患者，如那些动脉 pH 小于 7.30 的患者[100]，应该被收入 ICU 进行诊治。低 pH 值，在 NIV 初始状态的精神异常，合并症的存在和严重程度量表高评分都与更高的早期 NIV 的失败率相关[33]。一些患者在通气改善后经历了较晚或二次失败[103]。在最近的一项观察性研究中，现患肺炎和血清白蛋白作为患者营养状态的指标，被确定为作为 COPD 患者 NIV 结局的最重要决定因素[103a]。这些 NIV 失败（在 72 小时后需要气管插管或 NIV 持续依赖）发生较晚的患者可能有更加严重的疾病或失眠[103-104]。从 COPD 急性加重发病到使用 NIV 的时间较长，也有可能降低成功的概率。实施 NIV 早期应该尽一切努力，并且在后期当 NIV 的使用进行密切监护是必需的，但是在这种情况下它的使用往往作用不大[105]。在由于 COPD 急性加重到高碳酸血症性脑病的患者中的几个观察性研究和一项小型对照实验出现了积极的临床结果，并且暗示了在这个阶段，试着去"唤醒"患者甚至是有益的[106-107]。

一些实验说明了 NIV 的使用比 ICU 的标准治疗或有创通气，可能与 1 年甚至更长的生存率更加相关[105,108-110]。这些研究有一些方法的缺陷，但结果的一致性有趣地表明了 NIV 的长期获益。一些学者为在急性加重期后 NIV 家庭使用而争论。另外一项小型随机对照试验说明，这些益处之一是能减少再住院率[111-112]。

总的来说，NIV 在标准药物治疗和有创通气治疗 COPD 急性加重期患者上有很多优势，并且强有力的证据表明 NIV 具有成本效益，与单独标准治疗相比，既有更好的效果又更加经济[22,113]。

（二）哮喘

NIV 可以使用于对治疗反应不佳的哮喘患者，其在这方面越来越受到关注，并且还与气雾剂联合使用[114]。一项使用美国大型数据库的最近研究说明了，在过去几年，机械通气治疗急性哮喘的使用大大增加，并伴随了从有创机械通气到 NIV 的转变[115]。只有一些小的随机试验严格评价了它的益处。两项队列研究发现，尽管使用了药物治疗，但病情正在恶化，使用 NIV 的哮喘患者，获得了有利的短期效应[116-117]。在一项随机实验中[118]，所有哮喘急性发作的患者被随机分到了两个不同水平的压力支持组和 PEEP 组，及氧疗组。还观察到，NIV 组比对照组的呼吸困难患者有更多的减少。更高压力的 NIV 组比对照组在 1 秒用力呼气容积上有显著提高。两个其他研究还发现，使用 NIV 患者的肺功能有较快的改善，住院天数或住院的需要减少[119-120]。

（三）其他慢性肺疾病急性加重

所有慢性呼吸衰竭的急性发作，都有几个共同的病理生理途径。NIV 似乎是限制性肺疾病患者的一个有趣选择，特别是当呼吸系统顺应性仍然完好的时候[121]。最近一项大型对照研究比较了在 COPD（n=543）和由肥胖低通气综合征引起的急性呼吸衰竭（n=173）的患者中，NIV 的有效性[122]。肥胖低通气的患者很少有后期的 NIV 治疗失败，但是调整混杂因素的总生存期，住院天数和再次入院事件两组相似。在 COPD 患者中，肥胖与后期 NIV 失败和再住院事件的发生相关。这些数据强有力的说明了在急性发作期 NIV 治疗肥胖低通气综合征的患者有相似的疗效，并且比 COPD 患者有更好的治疗结局。

（四）心源性肺水肿

1. 临床结果

1985 年提出了急性 CPE 使用正压通气治疗效果的第一个证据[123]。Rasanen 和他的同事[123]随机抽取了 40 例使用常规面罩吸氧或 10cm 水柱加压面罩的急性 CPE 和呼吸衰竭的患者。实验组表现出气体交换的更大改善,呼吸功的减少及插管率的下降趋势。随后,其他随机性实验说明了,在急诊和 ICU 病房比较压力支持 CPAP 联用 PEEP(PSV+PEEP)与标准治疗,这两项技术均改善了动脉血气和呼吸速率,并显著降低了 ETI 的发生[19,124-126]。

最近发布的指南建议[127],在急性 CPE、呼吸困难和呼吸频率大于 20 次/分的患者中使用 NIV,能改善临床症状。尽管如此,气管插管往往是心源性休克、低血压(收缩压<85mmHg)或意识水平的改变患者的最佳选择。在新的欧洲指南中,推荐使用 NIV 治疗急性 CPE[127]的证据级别(B 级 Ⅱa)比以前更低。这一推荐级别的下降主要是由于 3CPO 研究的发布[128],这项最大的多中心研究持续至今。它是一项在急诊室评估在急性 CPE 患者中 NIV 可能获益的实验。呼吸频率超过 20 次/分及 pH 小于 7.35 的临床或影像学诊断的急性 CPE 入院患者,被随机分到常规药物治疗联合 NIV(CPAP 或 PSV+PEEP)或标准药疗两组。这项研究纳入了 1069 例患者,表明了 NIV 比标准药疗组在呼吸困难、心率的减少上更迅速,代谢异常的更早察觉。插管率两组之间没有差异均较低(3%),并且,对照组和 NIV 组分别在 7 和 30 天死亡率相似(9.8% vs 9.5% 和 16.4% vs 15.2%)。对照组的特点是在 PSV+PEEP 和 CPAP 组见高交叉的发生率(15%)。如果没有这种交叉,在氧疗组可能观察到更高的插管率。其他研究限制是:①病情严重的患者,即排除需要"急救或紧急干预"并有可能从 NIV 获益的患者;②轻度低氧血症患者;③观察到较低的插管率。

最新一项纳入 207 例急性 CPE 患者的多中心临床试验[129]分别比较了以 15L/min 的吸氧浓度和 CPAP 从 7.5 ~ 10cmH₂O 的氧疗,在院外和 ICU 连续住院的患者中。CPAP 干预组表现出临床症状更显著更快的缓解,及气管插管更低的发生率和更小的 7 天死亡率,虽然最后的数据没有统计学意义。

多项研究表明,CPAP 或 PSV+PEEP 的好处包括:高碳酸血症和酸中毒的患者平均说明了急性呼吸衰竭[19-20,124,126]。Nava 和他的同事[130]进行了一项比较大的对 130 例 CPE 患者的多中心研究,只在高碳酸血症的亚组发现 NIV 的主要益处,在总人群中,其中包括高碳酸血症和非高碳酸血症患者,在 ETI 发生率或结局方面没有显著的获益。尽管 NIV 在 CPE 中的长期使用和指南的发布,在各医院之间关于其临床应用存在大量的异质性。值得注意的是,似乎在 CPE 中使用 NIV 经验越丰富的医院,在避免患者气管插管方面获益也越大[130a]。

2. CPAP 和压力支持联合 PEEP 的选择

在临床实践中,往往认为 CPAP 比压力支持联合 PEEP 更易使用。在一些 CPE 患者的小型研究中,PSV+PEEP 比 CPAP 在关于生理参数的改进[17]或呼吸衰竭改善的速度更加有效[131],但是,在死亡率和气管插管率上没有差异。在 3CPO 研究中[128],NIV 模式(CPAP 或 PSV+PEEP)的临床结局相似。另一个比较 NIV 模式的临床研究也表明了相似的结果[132]。

总之,在 CPE 患者中使用 NIV 似乎是一种能够减少死亡率的有效方法,尤其是在高碳酸血症亚组中。传统的药物治疗仍然是基石,并且,NIV 无论是 CPAP 或 PSV+PEEP 模式,都应尽快与之联合使用。无论是在生理端点和临床结局,CPAP 和 PSV+

PEEP 似乎有相似的作用,并且 CPAP 可推荐作为一线治疗。PSV+PEEP 可以比 CPAP 优先使用于高碳酸血症的患者,其往往与 COPD 和肥胖等插管风险增加的合并症相关。

(五) 急性低氧性呼吸衰竭

1. NIV 防止再发呼吸衰竭患者插管

对比一些短期生理学研究和随机对照实验的结果,在观察性研究中存在高失败率和延缓插管的风险,所以在不同原因的缺氧性 ARF 患者中使用 NIV 仍值得商榷[133]。例如,在重症肺炎患者的一项研究表明,NIV 减少气管插管率(21% vs 50%)和 ICU 住院时间[97],但是这项研究经常被引述强调获益完全由 COPD 合并高碳酸血症患者亚组导致。在其他随机对照实验中,非高碳酸血症的患者并没有表现出任何获益的迹象[134]。与此相反,在减少 ETI 和改善结局上[139,141-143],明确地证明了在纳入的各种类型呼吸衰竭患者[9,97,135-140]中使用 NIV 是有益的。在这种背景下,PSV+PEEP 似乎比 CPAP 更加有效。

在一项大的纳入低氧性 ARF 患者的随机对照实验中,Delclaux 和他的同事[134]说明了 CPAP 的使用 1 小时促使了更大的主观反应和氧合改善,但是 CPAP 不能减少 ETI 的需要或者改善任何临床结局。另外,在 CPAP 组观察发现一些患者出现了具体的并发症,包括插管或移除面罩时的心脏骤停。Antonelli 和他的同事[144]发现,NIV 使用 PSV+PEEP 模式是非常有益的,并与低氧血症患者常规机械通气(动脉氧分压/吸氧浓度<200mmHg)相比具有更少的副作用。当达到 ETI 的预定标准时,这些不合并 COPD、不稳定血流动力学和神经功能受损的患者被随机分组。这两种方法改善氧合的结果相似。尽管失败率 30%,NIV 治疗的患者的持续通气时间和 ICU 住院天数较短,以及发生更少的并发症。

Ferrer 和其同事[140]在三个中心进行的一项研究还包括高碳酸血症患者合并持续低氧性 ARF 及使用 PSV+PEEP 与高浓度氧气的标准治疗比较。严格纳入患者,所以需要患者的临床合作,正常意识状态,没有器官功能障碍、大量分泌物、心律失常和缺血。患者可合并肺炎、CPE 或免疫功能低下。NIV 减少了 50% 的气管插管率,ICU 的死亡率从 39% 降低至 18%。这些影响在合并肺炎患者中都显著存在。在推断这些结果时,排除个别患者的禁忌证需要谨慎的选择。休克的发生,意识丧失和较多分泌物都应该被认为是禁忌证。

然而,描述 NIV 在肺炎患者中使用的观察性研究往往说明了较高的失败率[137,145-147]。患者的选择、技能和应用 NIV 经验,以及插管抉择可能导致了这些不同。因为这些可能的缺点,在低氧血症患者中应用 NIV 需要非常慎重[134-148]。在法国一个使用 NIV 的大型观察研究中,Demoule 和他的同事[148]比较了慢性心脏或呼吸衰竭急性发作和再发低氧性呼吸衰竭患者的总体结局。在"慢性急性发作"组,NIV 的使用与更好的结局显著相关(校正 OR 0.33)。在再发组,NIV 的使用与更好或更坏的结局的相关性无统计学意义。这说明了当失败风险高时 NIV 不应该被使用,并且当临床症状和体征暗示了 NIV 失败时,不应该拖延气管插管[149]。

总之,发现低氧血症患者亚组是否极有可能以最小的风险从 NIV 中获益仍是需要研究的领域。患者的以下类别被更仔细地研究。

2. ARDS 患者的 NIV 使用

观察性研究和随机对照实验的亚组分析认为 ARDS 是 NIV 失败的一个有力预测[147,150-153]。一项多中心调查[154]评估了 NIV 在早期 ARDS 患者中作为一线治疗,并发现开始 NPPV 1 小时后,更高的严重程度评分和动脉氧分压/吸氧浓度小于或等于 175mmHg 与 NIV 失败呈相关依赖性。这项研究表明,甚至在经验丰富的中心,使用 NIV 避免了不超过 50% 患者的 ETI。最近的一项小型前瞻性多中心随机对照实验[155]纳入了 40 例轻度 ARDS 患者。与对照组相比,在 NIV 组几乎没有插管的患者,并且 NIV 的使用不与器官功能衰竭相关。ARDS 的柏林定义表明,在轻度 ARDS 患者中应用 NIV,而不用于中-重度 ARDS 患者,但是也强调了 NIV 在 ARDS 中的价值需进行更多的评估[156]。NIV 的失败在 ARDS 合并休克、代谢性酸中毒、高疾病严重程度评分和更严重的低氧血症患者中,是高度可预测的[153]。

随着 H1N1 流感的广泛流行,在全世界许多严重呼吸衰竭的患者被送进 ICU 病房治疗。许多发展为 ARDS 的患者需要插管和机械通气甚至体外膜肺氧合[157],但是尽管有较高的失败率,无创通气伴随相对有利的结果仍被广泛地应用于这些患者中[158-161]。有趣的是,有了 SARS 的经验,关于插管和使用 NIV 通气病毒传播的风险被提出[162,163]。病毒传播似乎并没有成为 H1N1 的一个问题,但是为了完全解决这一问题需要更多的数据。

3. 免疫功能低下患者使用 NIV

在过去的 15 年,ARF 合并免疫功能低下的患者的预后有明显的改善。在这个人群中,有创 MV 被反复确立为一个独立的死亡预测因子,并且在免疫功能低下的患者中减少感染并发症的潜力是使用 NIV 的一个有力的理由[9,139,141,143]。在癌症合并呼吸衰竭的患者中,NIV 被证明是有益的,并且降低了死亡率[141]。第一个实体器官移植后的低氧性 ARF 的随机对照实验评估了 40 例患者的 NIV 作用[9]:NIV 分别减小了插管率从 70% 到 20%,存活者 ICU 住院时长和 ICU 死亡率(20% vs 50%),在住院死亡率大小无差异。另一项研究证实了在 52 例免疫功能低下合并呼吸衰竭和肺实变早期持续使用 NIV 的获益[139]。在 NIV 组插管率(46% vs 77%)和 ICU 死亡率(38% vs 69%)均减少。同样,早期预防性使用 CPAP 治疗中性粒细胞减少合并轻度呼吸功能障碍的患者阻止了单纯性呼吸衰竭、入住 ICU 和需要气管插管等事件的发生[164]。

来自于专家中心的结果概要和使用于现实生活的实践经常被讨论[22]。在意大利一项观察性研究中,21% 的恶性血液疾病需要呼吸支持的患者使用 NIV[150]。尽管有 46% 的高失败率,在使用倾向评分调整后,NIV 比有创通气有更低死亡率。从最开始插管的患者就有更高的严重程度评分,但比 NIV 治疗失败的患者死亡率更低(50% vs 61%)。一项在选择 NIV 作为免疫功能低下合并低氧性呼吸衰竭患者的一线干预治疗的研究出现,但是,最近一篇社论指出,大意是"不要太硬推"[165]!

综上所述,在低氧性呼吸衰竭患者中使用 NIV 有强有力的证据支持。文献有一些相互矛盾的结果可能反映了在这些患者上基础诊断的异质性和使用这项技术的实际困难。因此,对于

一项 NIV 实验选择合适的低氧血症患者将依赖于团队的经验、患者的合作和排除血流动力学不稳定、精神状态异常或分泌物丰富的患者。

(六) 术后并发症的预防

呼吸相关并发症是主要的术后并发症,而且死亡率常与再插管和机械通气的并发症相关。无创通气在预防或治疗术后呼吸相关并发症中使用越来越多[166-169]。

1. 术后呼吸相关并发症的病理生理

在胸部或上腹部手术后,患者的肺部情况可能由于残留麻醉作用或疼痛发生恶化。这与功能残气量明显下降和短暂的膈肌功能失常有关。围术期容量超负荷、输血相关急性肺损伤、炎症、败血症和误吸可能同时存在,并进一步使呼吸功能恶化。呼吸功能障碍在术后 1 小时最严重,通常在 1~2 周后恢复。因为可以使恢复肺容积,CPAP 常用于术后患者[169]。一些学者主张术后使用无创通气(CPAP 或 PSV 和 PEEP)来预防和治疗呼吸相关并发症[168,170]。

2. 胸部手术

在肺切除术后,肺部并发症是死亡的主要原因。术后机械通气增加了支气管残端破裂、支气管胸膜瘘、持续漏气和肺部感染的风险。无创通气可能可以预防胸部手术后再插管、肺不张和感染[171]。在肺切除术后有并发症高风险的 32 名患者中,术前和术后预防性使用无创通气,提示可以改善肺功能和氧合[172]。在心脏术后的患者中预防性使用无创通气有类似的结论:这项最大的研究随机分配 500 名择期行心脏手术的患者,分为鼻罩 CPAP 至少 6 小时组和标准治疗组[173]。CPAP 组的肺部并发症显著减少,但是再插管率在两组中均很低。在胸腹主动脉瘤修复术后患者中也有类似的结果[174]。

无创通气也可用于肺部手术后呼吸衰竭的治疗。Auriant 等[142]进行了一项对照试验,48 名肺切除术后发生急性呼吸衰竭的患者被随机分为无创通气组和标准治疗组。无创通气组气管插管率(50% vs 21%)和住院死亡率(13% vs 38%)显著降低,主要是因为防止了插管相关并发症。但是,最近的一项多中心试验显示,在因梗阻行肺切除术的患者中系统使用无创通气无获益[175]。同样的,在食管切除术后急性呼吸衰竭的患者中使用无创通气可使患者获益(更低的插管率);此外,无创通气不引起吻合口漏增加[176-177]。因为正压通气引起的手术并发症风险还不清楚,最好使气道压维持在最低有效水平[176]。

3. 腹部手术

麻醉和手术可以使腹部手术后低氧血症发生率较高,无创通气可以抵消一部分不良后果。不同的无创通气模式,包括 CPAP,可能可以恢复肺容积,防止肺不张,改善气体交换和减少呼吸功[167-169]。Squadron 研究[170]显示,在择期腹部手术 1 小时后 $PO_2/FIO_2 < 300$ 的 209 名患者中,使用头盔早期 CPAP 可以降低插管率(1% vs 10%,$P = 0.005$),同时减少了肺炎和败血症的发生率。ICU 和住院时长无明显差异。这项研究使用无创通气是为了防止明显恶化和更严重的并发症,也表明早期使用是可行的。

Jaber 等[167]报道指出,使用无创通气治疗腹部手术后急性呼吸衰竭可以使 48/72(67%)名患者避免气管插管。动脉 PO_2/FIO_2 升高和呼吸频率下降只发生于使用无创通气成功和没有气管插管的患者中。其他观察性研究也报道了类似的术后无创通气失败率[178]。

4. 创伤患者

创伤患者有呼吸障碍的高风险,可能引起低氧性呼吸衰竭。一项单中心随机对照试验显示,在胸部创伤后 48 小时内持续低氧血症的 50 名患者中,与高流量氧气面罩相比,使用无创通气可以减少插管率(12% vs 40%)和住院时长[179]。无创通气在处理胸部创伤低氧血症患者时可能有重要作用,但是这种情况下充分镇痛也至关重要。而且仍然需要大规模的试验去证实无创通气在创伤患者中的应用。

(七) 不插管患者

无创通气现在经常用于无希望插管的患者[180-186]。有报道指出,一些急性呼吸衰竭患者年龄较大、基础情况差或有"不抢救"的愿望,无创通气可以在这些情况下起到作用[10-11,180,185-186]。无创通气的使用简单可行,容易耐受,根据患者人群不同,总存活率为 50%~70%[180-181]。我们需要认识到无创通气作为终极治疗手段和姑息治疗的一部分的区别[180,184]。根据其主要适应证,无创通气改善了大量患者的病情。治疗 COPD 或肺水肿患者的效果优于单纯低氧血症患者[181,183,185]。在一项大型多中心观察性研究中,Azoulay 等[181]评估了 90 天时患者的死亡率,患者和家属的健康相关生命质量,焦虑、抑郁和创伤后应激。他们比较了接受无创通气为终极治疗的患者和没有治疗限制的患者。在不插管组死亡率为 46%,但是 90 天时健康相关生命质量没有下降,两组患者和家属的精神状况,焦虑,抑郁或创伤后应激障碍没有明显差异。对于无创通气用于姑息治疗,我们对其益处了解有限[182,184]。

(八) 撤机期间和拔管后

1. 撤机

许多 COPD 患者需要气管插管,因为他们无创通气失败,有无创通气禁忌证(如需要手术),或有立即气管插管的指征。当患者需要长时间的辅助通气时,为了减少气管插管的时间,可以使用序贯无创通气[187,188,188a]。已有多项试验检测了这种方法,但试验结果不一致[187-190]。拔管时间通常缩短,但这并不等同于 ICU 和住院时长、死亡率降低[190-191]。几项研究显示,早期无创通气撤机和标准撤机无明显差异[188,192]。使用该通气策略时,机械通气相关并发症,尤其是肺炎和败血症,减少或维持不变[190-192]。在最近的多中心试验中,拔管后序贯无创通气或拔管后标准氧疗在撤机成功和再插管方面是相同的[189]。在目前证据的基础上,无创通气不能替代标准撤机过程。

2. 拔管后

即使符合所有撤机标准,成功完成了撤机试验,将近 10%~20% 危重患者拔管失败,无创通气被提议作为一种减少再插管的通气方式[193-194]。Vitacca 等[195]论证了 COPD 患者使用这种方法的生理原理,指出使用与拔管前相同的通气支持和拔管后无创通气呼吸功价值相当。一些研究用明确的结果确立了无创通气在防止再插管中的地位[196-197]。Esteban 等[197-198]的一项多中心试验指出,当拔管后呼吸衰竭出现后在使用无创通气往往是徒劳的,事实上,也可能延迟插管的时机和增加死亡率。相比之下,拔管后早期应用无创通气以防止呼吸衰竭似乎是有效的[198a]。在拔管后有呼吸衰竭高风险的患者中,一些试验推荐使用无创通气防止拔管后呼吸衰竭和再插管。

在撤机试验中出现高碳酸血症的患者中,预防性使用无创通气可使患者生存获益[199-200]。在高风险患者(如大于 65 岁并有心脏或呼吸合并症)中插管率和死亡率下降[196,201]。Su 研究[202]将 406 名拔管后患者随机分配到无创通气组和补充氧气面罩组,研究显示如果所有拔管患者常规使用无创通气,不能观察到患者获益。另外,在再插管和死亡率方面也没有差异。总之,在拔管后期间,如果选择合适的患者,无创通气是有用的:再插管的危险因素包括潜在的心脏和呼吸疾病和(或)撤机试验期间高碳酸血症。无创通气应在拔管后呼吸衰竭发展之前立即应用。

(九) 操作期间预防性使用

1. 支气管镜检查

纤维支气管镜检查是相对的侵入性操作,危重患者检查时并发症风险增加[203]。自主呼吸患者在支气管镜检查时呼吸功增加,导致动脉 PO_2 下降 10~20mmHg,这种改变可能持续存在或者在操作后几小时内加剧。支气管肺泡灌洗和反复抽吸可导致呼吸末肺容积下降。一些可行性研究显示,不同接口无创通气在支气管镜检查过程中对于高危患者非常有用[204-207]。无创通气可以防止肺泡塌陷,补偿因操作引起的额外呼吸功。在一项包括 30 名低氧血症患者的随机试验中,CPAP 可以减少氧饱和度下降和需要通气支持的呼吸衰竭的发生(1 vs 7 名患者在氧疗组)[207]。在另外一项包括 26 名低氧血症患者的试验中,在支气管镜检查期间,无创通气组动脉 PO_2/FIO_2 增加 82%,常规氧疗组下降 10%[205]。无创通气可以帮助低氧血症患者在行支气管镜期间维持氧合。这也意味着减少了操作相关的插管,虽然仍然需要更多的研究证实这个问题。

2. 气管插管

低氧血症患者在插管期间出现严重缺氧很普遍,标准通气袋-面罩预吸氧往往无效。Baillard 研究[208]显著低氧血症(使用高浓度氧面罩时,动脉 PO_2 <100mmHg)评估了 ICU 中需要气管插管的 53 名患者。这些患者在气管插管前行 3 分钟预吸氧,预吸氧时使用无重复吸入袋阀面罩(对照组)或 PSV 和 PEEP(无创通气组)。无创通气组脉搏血氧饱和度和动脉 PO_2 显著改善,在气管插管过程中脉搏血氧饱和度小于 80% 发生率较低。没有出现因患者不耐受无创通气而需要中断。一项最近的研究[209]建议,无创通气应该用于那些高氧浓度下氧饱和度不能达到 93%~95% 的患者的预吸氧和通气。

（十）家庭无创通气

1. 流行病学

家庭无创通气是指通过使用鼻、口或口鼻接口，家庭长期（>3 个月）日常应用机械通气[210]。在过去几十年中，由于 COPD 和肥胖低通气综合征（OHS）的增多，家庭无创通气也明显增加，虽然 COPD 患者使用家庭无创通气仍有争论（表 102-3）。呼吸机和接口逐步改善，由容量控制转变至更便宜、轻便、舒适的压力控制，这

些都在促进无创通气广泛应用[210-211]。EuroVent 研究[210]调查了 16 个欧洲国家家庭呼吸机使用的模式。长期家庭通气的患者在不同国家间差异较大，从 1 到 17/100 000，平均为 6.6/100 000。同样，神经肌肉疾病，胸廓或肺/气道异常患者的比例也明显不同。在北欧，神经肌肉疾病和胸壁疾病是无创通气的主要原因，但是在南欧肺/气道疾病更常见。因为这些疾病的患病率没有显著变化，家庭无创通气的不同模式可大致反映国家政策和可用资源的分配差异。虽然在美国人群中没有类似的研究，但是推测目前在美国有超过 20 000 名患者在使用家庭无创通气[212]。

表 102-3　根据疾病类型，慢性呼吸衰竭家庭无创通气使用的推荐建议

疾病类型	举例	好处
限制性障碍	肥胖低通气综合征 脊柱后侧凸 结核后遗症 神经肌肉疾病 杜氏肌营养不良，脊髓灰质炎后遗症，ALS，颈脊髓损伤，膈神经麻痹 罕见：肌炎，酸性麦芽糖酶缺乏症	主要对生存、卫生保健服务、呼吸和睡眠症状、生活质量的影响
阻塞性障碍	COPD 重叠综合征 支气管扩张和囊性纤维化	对稳定高碳酸血症 COPD，没有足够的证据系统使用家庭无创通气。一项 RCT 显示在降低健康相关生活质量的前提下，改善生存时间。 在重叠综合征中使用正压通气证据充足 囊性纤维化移植时起过渡作用
其他类型	呼吸中枢抑制药物，神经相关（小脑扁桃体下疝畸形，肿瘤，感染，卒中或先天性中枢低通气）	

ALS，肌萎缩侧索硬化症；COPD，慢性阻塞性肺疾病；RCT，随机对照试验

这部分回顾了肺部疾病呼吸衰竭的病理生理，家庭无创通气的主要适应证，指出了三种主要适应证（神经肌肉疾病[NMDs]，肥胖低通气综合征和 COPD）的一些细节。同时也讨论了家庭无创通气的监测。

2. 病理生理

呼吸驱动和（或）呼吸泵衰竭（如神经肌肉疾病、胸壁疾病）时，就像 OHS 的患者一样，呼吸系统不足以代偿代谢产生的二氧化碳，慢性低通气将会进展。在胸壁疾病和神经肌肉疾病中，快眼动期间低通气和 HCO_3^- 潴留将会进入一个典型的恶性循环。当膈肌功能障碍恶化，非快眼动期会出现低通气并且逐步发展为日间高碳酸血症[213]。COPD 患者的临床进程通常与肺部感染相关的慢性呼吸衰竭急性发作有关。对于不同的疾病类型，家庭无创通气的目标可能不是完全相同。

3. 家庭无创通气的适应证

患有与肺泡低通气相关疾病的患者应该定期进行检查，确定是否适合使用家庭无创通气。应当特别询问患者是否有早期夜间低通气症状[214]，如白天过度嗜睡、疲劳、晨起头痛、认知功能障碍、抑郁和呼吸困难[215]。对于 COPD 患者，无创通气的适应证不仅要考虑慢性高碳酸血症的症状，还要考虑急性加重的

频率和严重程度[215]。患者应该进行详细的生理评估，以检测是否有夜间低通气。

美国睡眠医学科学院（AASM）近期将睡眠低通气定义为：①动脉二氧化碳分压（或经皮或呼气末 PCO_2）>55mmHg 大于 10 分钟；或②清醒时仰卧位 PCO_2 增加>10mmHg，超过 50mmHg 大于 10 分钟。经皮氧-二氧化碳图[217]在易用性和软件方面得到了改善。它在临床使用中是可靠的，并且可在无需动脉血样本的情况下早期发现和量化夜间低通气。除了早期症状的监测和睡眠低通气的检测，无创通气用于防止急性呼吸衰竭，尤其是神经肌肉疾病时，规律评估呼吸功能，吸气肌强度尤为重要。肺活量测量具有高度可重复性，肺活量小于 50% 预计值时需做进一步检查；对于潜在的神经肌肉疾病，阈值可能不同。仰卧位肺活量是膈肌功能障碍的一个敏感的指标[218]，当比较坐位与仰卧位时，下降超过 15% 表明与端坐呼吸相关[219]，超过 20% 提示膈肌功能障碍。吸气肌强度（鼻腔吸气压力和最大吸气口腔压力）可以用便宜的便携式设备很容易地评估。前者可能在神经肌肉疾病中更易获得，但是两者的测量是互补的。男性负压低于-70cmH_2O，女性低于-60cmH_2O 可以排除吸气肌无力[220]。

4. 神经肌肉疾病的特点

神经肌肉疾病的呼吸衰竭的临床进程是由潜在的疾病发展

历史决定的。一些患者病情可以稳定几十年，5年生存率超过90%[221-222]，而另外一些患者缓慢进展或迅速死亡。所以临床评估的时间和频率应该同时考虑神经疾病诊断。对于神经肌肉疾病患者，是否适应家庭机械通气取决于使用无创通气治疗时，患者低通气早期症状的可逆性和生命质量的改善[223]。单纯夜间低通气的患者可能有必要使用无创通气。一项随机对照试验[224]纳入了夜间低通气和日间正常血碳酸的神经肌肉疾病患者，对照组的多数患者在诊断睡眠低通气之后几个月内需要开始无创通气治疗。那些使用无创通气的患者改善了健康相关生命质量，然而其他人更可能出现慢性呼吸衰竭急性发作（也见第97章）。

肌萎缩侧索硬化症（amyotrophic lateral sclerosis，ALS）与其他神经肌肉疾病有许多相似之处，但是它发展迅速，所以需要更紧密的随访和更频繁的呼吸评估，通常是每3个月1次。在一项随机试验中，Bourke等指出在轻到中度延髓受累的肌萎缩侧索硬化的患者中，不论有日间高碳酸血症还是端坐呼吸，无创通气的使用可以延长患者将近7个月的生存时间，但是对那些严重延髓受累的患者没有改善[225]。但是，即便是后者，使用无创通气也可以改善生活质量的一些方面和睡眠相关症状，它也许可以作为晚期患者的姑息治疗的重要手段。

5. 肥胖-低通气综合征的特点

肥胖-低通气综合征（obesity-hypoventilation syndrome，OHS）是指排除低通气的其他原因后，肥胖患者（BMI>30kg/m²）清醒时出现高碳酸血症（动脉 PCO_2>45mmHg）[226]。在睡眠门诊就诊的患者中，肥胖低通气的发病率大约为10%~20%[227]，BMI>50kg/m²的住院患者中发病率达50%[228]。睡眠呼吸障碍不是OHS定义的一部分，但是在该类患者中阻塞性睡眠呼吸暂停（OSA）的发病率达90%。虽然全球范围内肥胖在不断增长，OHS往往没有被认识到，直到出现慢性呼吸衰竭急性加重，入住ICU[122]。病理生理机制包括呼吸功增加致呼吸力学失调，上气道梗阻致睡眠呼吸障碍，呼吸驱动力下降在引起明显的日间高碳酸血症前致睡眠低通气[226]。

初始治疗OHS时，CPAP或双水平通气支持（BVS，如CPAP加间歇正压）的选择仍是一个复杂的问题，尤其当患者除了高碳酸血症和明显的阻塞性睡眠呼吸暂停外，具有稳定的呼吸状态。Piper研究[229]排除了严重夜间氧饱和度下降或动脉 PCO_2 升高大于10mmHg的患者后，比较了CPAP和双水平通气。经过3个月的治疗后，两组日间血气都有改善。两组中睡眠改善相近，但是双水平通气可使患者有更好的睡眠质量和精神运动警觉性。相比之下，单独CPAP可能不能解决患者的低通气问题，不论患者是高体重指数，基线水平严重低氧血症还是严重限制性障碍。因此，大多数专家推荐在急性期使用双水平通气支持，使用双水平通气一段时间，低通气纠正后转换为CPAP。在这种情况下，每天密切监测 PCO_2 是必要的。

在无创通气期间，可以个体化调节呼气末气道正压（EPAP）和吸气末气道正压（IPAP）。逐渐增加EPAP可以纠正呼吸暂停和困难，IPAP纠正低通气。"自发"和具有后备频率的"自发/定时"模式的使用尚在讨论之中。2012AASM建议指出，除非记录到中枢睡眠呼吸暂停，默认设置都应该为"自发的"。最近的临床数据强调，即使在之前没有记录到中枢性睡眠呼吸暂停

OHS和OSA中使用无创通气时，后备呼吸频率很重要。长期使用"自发/定时"模式的OHS患者使用无后备频率的"自发"模式时，会导致额外的呼吸事件，主要是中枢性睡眠呼吸暂停和混合性呼吸事件[230]。控制通气，定义为患者触发周期少于50%，与每天动脉 PCO_2 的改善相关。一项随机交叉试验比较了标准无创通气和平均容量保证压力支持，在亚组分析时，证实了在3个月后控制通气可以更好地控制夜间低通气，改善健康相关生命质量[231]。

OHS也和代谢综合征相关的心血管合并症增多有关。关于无创通气在OHS方面的作用仍有争议。在严格选择的肥胖低通气患者中，家庭无创通气可以改善代谢综合征的一些方面[232]。相反的是，在一项关于未经选择的肥胖低通气患者的随机试验中，经过1个月的无创通气，炎性指标，内皮功能和动脉僵硬度未得到改善，而血气指标和睡眠质量得到了改善[233]。因此，正压通气治疗只是多个学科中降低肥胖低通气综合征风险的一部分[234]。

6. 慢性高碳酸血症COPD的家庭无创通气

与胸壁疾病或神经肌肉疾病相关的限制性肺疾病的家庭无创通气不同，稳定高碳酸血症COPD患者的无创通气证据尚不充分。两项随机对照试验未能证明家庭无创通气对COPD患者生存期的影响[235-236]，虽然在一项试验中早期住院（3个月内）有减少[235]。另外一项长期的随机对照研究表明，与单独长期氧疗相比，无创通气联合长期氧疗可能可延长患者生存期，但是以降低健康相关生命质量为代价[237]。最近的一篇meta分析指出，无创通气在减少高碳酸血症，呼吸困难，改善睡眠质量方面是有效的，对肺功能无改善，对生存期的影响不明确[238]。较高的正压与气体交换改善有关，而较低的吸气压力则没有。如果提高生存率是目标，一些专家提倡使用高强度，无创正压通气（Hi-NPPV，较高的吸气压力接近30cmH₂O和较高的后备呼吸频率），旨在最大程度的降低动脉 PCO_2[239]。尽管有大量的面罩漏气，一项随机交叉试验表明 Hi-NPPV 未影响睡眠质量[240]。但是对于肺动脉高压或有潜在的心脏疾病的患者，谨慎使用 Hi-NPPV 仍是有必要的，因为已经出现过危及心输出量的血流动力学异常[241]。总之，目前对于稳定高碳酸血症COPD患者系统使用无创通气的证据还不充分。

尽管缺乏明确证据，COPD是最快成为家庭无创通气适应证的疾病之一[210]。专家们仍然推荐家庭无创通气用于稳定COPD患者-不论是有症状的高碳酸血症（动脉 PCO_2>55mmHg）还是动脉 PCO_2 在50~54mmHg之间，和频繁需要住院和通气支持的呼吸衰竭，寄希望于可以减少健康保健费用[242]。一项初步随机对照试验显示，在ICU中严格选择在一次呼吸衰竭中存活下来的高碳酸血症COPD患者，持续家庭无创通气与反复高碳酸血症急性呼吸衰竭风险降低有关[112]。

最近的指南强调了治疗合并症的重要性，这些合并症加重了COPD的总体疾病负担。最新版本的GOLD认为OSA是这类合并症之一[91]。因为COPD在2020年预计成为全球第三大死亡原因，肥胖-OSA的主要危险因素-的发生率正在稳步增加，重叠综合征增加和COPD结局恶化不足为奇[244]。在一项中位随访时间为9.4年的大型前瞻性队列研究中，Marin等表明COPD和OSA共存与死亡风险增加和COPD急性加重住院增加有

关[245]。虽然没有随机对照研究的数据,大多数专家强烈鼓励使用夜间无创通气治疗重叠综合征。当 OSA 占主要地位,CPAP 治疗是最合适的方法。当夜间低通气占主要地位,夜间 PSV 和 PEEP 是第一选择。

7. 监测家庭无创通气的重要性

一些报告显示,接受家庭无创通气的患者可能出现人-机不同步,无效吸气,无意泄漏,周期性呼吸,阻塞性、中心性或混合来源的呼吸不良事件[246]。这些问题可能对患者睡眠质量和夜间低通气的控制产生不利影响。所以,制定一个逐步的策略来监测临床相关的呼吸事件,以便适应呼吸机设置和接口是很重要的。

虽然除显著的夜间呼吸事件外,病史大多数是非特异性的,有时甚至是不值得注意的,但是病史仍然很重要。疾病特异的健康相关生命质量(HRQoL)问卷可能有助于评估以患者为中心的终点指标,可以作为无创通气生理监测的补充[247]。严重呼吸功能不全问卷是专门为接受家庭无创通气的慢性呼吸衰竭患者设计的,目前有多种语言版本。

脉搏血氧仪仍是一种重要而简单的工具,可以确保有足够的氧供并且监测血氧饱和度变化,但是在无创通气时脉搏血氧仪特异性低仍是一个主要的缺点。在无创通气和长期氧疗的患者中,脉搏血氧仪的灵敏度显著降低。经皮二氧化碳图可以辨别无创通气下通气-灌注失调或者残留低通气相关的低氧血症。较新的设备是可靠的,提供了更准确的隔夜经皮 PCO_2 趋势,并且可以替代重复的动脉血样本[217]。家庭呼吸机的内置软件提供顺应性、无创通气的模式、面罩漏气、潮气量和被患者触发的吸气或呼气频率等数据。多通道呼吸模块将氧饱和度测量和漏气、分钟通气量估测结合,是可靠的[248]。但是,呼吸机估测分钟通气量和漏气量的精确性在不同的设备上有差异[249],对于目前市场上的呼吸机,仍需做进一步的独立验证研究。此外,医生应该知道家庭无创通气设备间漏气和潮气量估测值的差异。

最后,交感神经激活的非侵入性标记逐步可供临床使用。例如,脉波振幅减少是一个敏感的标记,用于检测无创通气期间呼吸事件相关的微觉醒,至少在肥胖低通气患者中,具有很高的阳性预计值[250]。如果这项技术在其他患者人群中使用,将对睡眠碎片的评估有很大作用,并且可以使用简化的工具评估微呼吸事件,如家庭记录法(即家庭为基础的睡眠研究,不需要在无创通气下进行完整的实验室睡眠研究)。整夜多导睡眠图耗时,昂贵,经常不是可行的。但是,直到其他的监测手段被证明是有效之前,在有经验的中心,多导睡眠图仍是监测无创通气的金标准。

五、急性疾病治疗中无创通气的流行病学

自从 20 世纪 90 年代第一次发表了小型案例系列报道后疾病,急性期无创通气的使用显著增加[75,251]。Esteban 等分别在 1998、2004 和 2010 年进行了三项关于 ICU 中机械通气使用的国际多中心观察性研究,研究中共纳入了 8000 名接受机械通气 1~2 个月的患者[252-254]。这些研究表明在所有入住 ICU 的患者中,无创通气的使用由不足 5% 增加至 15%,并且有稳定的成功率,使大量患者避免了气管插管。在 ICU 外,更多的 COPD 或心力衰竭患者也使用无创通气治疗成功。

1997、2002 和 2011 年法国进行了类似的观察性研究[32-33,181],表明对所有需要机械通气的 ICU 患者,无创通气作为一线通气支持明显增加(16%、24% 和 31%,$P<0.0001$)。重要的是,当比较这三个时期时,那些入住 ICU 前或入住时没有插管的患者,无创通气作为一线治疗显著增加(52% vs 35%,$P<0.0001$)。2006 年发表的法国研究[148]表明压力支持是无创通气期间(CPAP 8%,辅助控制通气 7%)最常用的通气模式(83%)。最近的一项法国观察性研究[181]表明无创通气的使用还在持续增加,但是,有趣的是,在低氧性呼吸衰竭时有轻微但是明显的下降。

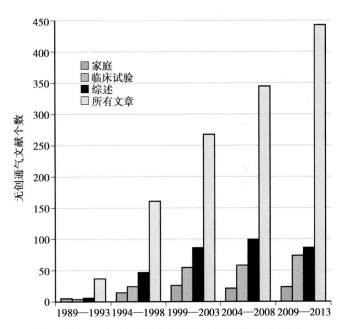

图 102-3 已发表无创通气文献。此图展示了 1989—2013 年期间在 Pubmed 中可检索有关无创通气文献数目增长趋势,相关文献主要涉及无创通气在急性呼吸衰竭治疗(临床试验)及家中氧疗(家庭)方面的应用。综述类文章及所有无创通气相关文章数目亦有统计

对无创通气使用的关注度逐步增加可以通过已经发表的文章数量得知。图 102-3 显示了从 1989—2013 年美国国立卫生研究院 PubMed 收录的,与急性呼吸衰竭无创通气或家庭无创通气相关的综述和各种类型文章的数量。

关键点

- 在过去几十年中,急性期无创通气的使用显著增加。国内外多中心研究显示,所有入住 ICU 的患者中,15% 使用无创通气,为 31%~50% 需要机械通气患者的一线通气策略。

- 无创通气可以改善生理参数(指标),减轻呼吸困难,减少患者管理中的侵入性,改善重要的临床结局,如 ICU 和住院时间、并发症和死亡率。有证据强烈表明,无创通气可以降低医院感染的风险。

- 无创通气的益处在 COPD 急性加重和肥胖低通气患者中有最好地体现。在这种情况下,无创通气被推荐用于一线治疗,以防止病情进一步恶化。另外,当联合传统药物治疗用于急性心源性肺水肿时,无创通气可以降低死亡率,尤其在高碳酸血症的患者。

- 在低氧性急性呼吸衰竭中,无创通气的使用是有争议的。我们必须充分评估患者,确定患者是否可以从无创通气中获益,或者会因为延迟插管对患者造成损害。此外,在拔管过程中或在行多种操作时,如纤维支气管镜检查,无创通气可以作为一种保护性工具。
- 无创通气的成功与较好的临床耐受性有很大关系。耐受性问题可能与患者、接口、呼吸机和(或)呼吸机设置相关。面罩漏气引起患者不适和人-机不同步,可由于吸气漏气引起吸气延长,由于呼气漏气引起自动触发。通气设置的最优化调整可改善人-机同步、呼吸功、舒适度和进一步无创通气的成功。
- 接口是无创通气的基本组成部分。口腔和鼻腔的接口主要用于长期无创通气。在急性护理设置时,口鼻罩是第一选择。全面罩尚未被证实优于口鼻罩。对于有经验的人,治疗肺水肿时头盔可以作为一线选择。没有对所有患者都理想的接口,所以在床旁应该准备多个接口以备使用。
- 无创通气是家庭机械通气的标准。患有会导致肺泡通气不足疾病的患者应定期评估,以确定他们是否适合家庭无创通气。

（余荷　梁宗安　译）

参考文献

以下是主要的文献,完整的文献请登录 *ExpertConsult* 查阅。

Antonelli M, Conti G, Esquinas A, et al: A multiple-center survey on the use in clinical practice of noninvasive ventilation as a first-line intervention for acute respiratory distress syndrome. *Crit Care Med* 35:18–25, 2007.

Antonelli M, Conti G, Rocco M, et al: A comparison of noninvasive positive-pressure ventilation and conventional mechanical ventilation in patients with acute respiratory failure. *N Engl J Med* 339:429–435, 1998.

Azoulay E, Kouatchet A, Jaber S, et al: Noninvasive mechanical ventilation in patients having declined tracheal intubation. *Intensive Care Med* 39:292–301, 2012.

Borel JC, Burel B, Tamisier R, et al: Comorbidities and mortality in hypercapnic obese under domiciliary noninvasive ventilation. *PLoS ONE* 8:e52006, 2013.

Brochard L, Mancebo J, Wysocki M, et al: Noninvasive ventilation for acute exacerbations of chronic obstructive pulmonary disease. *N Engl J Med* 333:817–822, 1995.

Carrillo A, Ferrer M, Gonzalez-Diaz G, et al: Noninvasive ventilation in acute hypercapnic respiratory failure caused by obesity hypoventilation syndrome and chronic obstructive pulmonary disease. *Am J Respir Crit Care Med* 186:1279–1285, 2012.

Chandra D, Stamm JA, Taylor B, et al: Outcomes of noninvasive ventilation for acute exacerbations of chronic obstructive pulmonary disease in the United States, 1998-2008. *Am J Respir Crit Care Med* 185:152–159, 2012.

Demoule A, Girou E, Richard JC, et al: Benefits and risks of success or failure of noninvasive ventilation. *Intensive Care Med* 32:1756–1765, 2006.

Ferrer M, Esquinas A, Leon M, et al: Noninvasive ventilation in severe hypoxemic respiratory failure: a randomized clinical trial. *Am J Respir Crit Care Med* 168:1438–1444, 2003.

Ferrer M, Sellares J, Valencia M, et al: Non-invasive ventilation after extubation in hypercapnic patients with chronic respiratory disorders: randomised controlled trial. *Lancet* 374:1082–1088, 2009.

Girault C, Bubenheim M, Abroug F, et al: Noninvasive ventilation and weaning in patients with chronic hypercapnic respiratory failure: a randomized multicenter trial. *Am J Respir Crit Care Med* 184:672–679, 2011.

Gray A, Goodacre S, Newby DE, et al: Noninvasive ventilation in acute cardiogenic pulmonary edema. *N Engl J Med* 359:142–151, 2008.

Nava S, Ferrer M, Esquinas A, et al: Palliative use of non-invasive ventilation in end-of-life patients with solid tumours: a randomised feasibility trial. *Lancet Oncol* 14:219–227, 2013.

Plant PK, Owen JL, Elliott MW: Early use of non-invasive ventilation for acute exacerbations of chronic obstructive pulmonary disease on general respiratory wards: a multicentre randomised controlled trial. *Lancet* 355:1931–1935, 2000.

Vignaux L, Vargas F, Roeseler J, et al: Patient-ventilator asynchrony during non-invasive ventilation for acute respiratory failure: a multicenter study. *Intensive Care Med* 35:840–846, 2009.

Vitacca M, Ambrosino N, Clini E, et al: Physiological response to pressure support ventilation delivered before and after extubation in patients not capable of totally spontaneous autonomous breathing. *Am J Respir Crit Care Med* 164:638–641, 2001.

第103章　气体交换的体外支持

NICOLÒ PATRONITI, MD · GIACOMO GRASSELLI, MD · ANTONIO PESENTI, MD

一、引言

体外膜肺氧合(extracorporeal membrane oxygenation,ECMO)是一种生命支持技术,包括分流一小部分患者的血流至人工肺以实现气体交换(氧合和 CO_2 清除),然后将其返回给患者。得益于技术和材料改进,对病理生理学更深入的了解,ECMO 的适应证、时间把控及管理每年都在发生重大变化。本章介绍 ECMO 的概念,探讨其对急性呼吸衰竭患者的呼吸支持。

二、ECMO 的原理

ECMO 是一个专业术语,是若干用于延长体外心脏循环或呼吸支持的技术。根据返回的血管类型(静脉或动脉),ECMO 可用于心脏[动静脉通路(VA-ECMO)]或呼吸支持。对于呼吸支持,血可以从静脉[静脉-静脉 ECMO(VV-ECMO)],或从动脉[动静脉 ECMO(AV-ECMO)]中引流出。在 VA-ECMO 和 VV-ECMO 中,血液从静脉中,通过泵的作用引流出,在 AV-ECMO 中,动脉压是驱动力。血流通过氧合器[膜肺(membrane lung,ML)],O_2 进入,CO_2 溢出。CO_2 溢出的速率显著高于氧合的速率。根据管路中的血流流速,该技术可以被主要用于 CO_2 去除(BF<2L/min),或 CO_2 去除和氧合(BF 高达 $5 \sim 6L/min$)兼有。因为有不同的用于呼吸支持的技术,从历史角度来看,它是有用的。

三、ECMO 适应证和技术:历史回顾

ECMO 的诞生可以追溯到 1939 年,John Gibbon 发明了第一个心-肺机,最终在 1953 年帮助完成第一个心脏直视手术[1]。在第一个成功应用的 ECMO 于 1972 年被希尔与其同事报道[2],用于 22 岁的急性呼吸窘迫综合征(ARDS)的患者。在接下来的 2 年,有其他成功的案例被报道。因为那时 ARDS 患者的死亡率极高,这第一个报道引起极大兴趣,并且推动了关于 ECMO 在 ARDS 成人身上应用效果的第一个多中心随机的长期临床试验[3]。这个由美国国立卫生研究院牵头的试验,未能显示出 ECMO 对生存率的有利影响。这个试验失败的原因不清楚,但该阴性结果使学者们停止了成人 ECMO 的相关实验和临床研究。幸运的是,许多坚定的研究者继续研究和改进了这项技术。目前,ECMO 激发了广大的研究兴趣和临床应用。

导致 ECMO 研究兴趣持续的重要因素是在新生儿呼吸衰竭中的阳性研究结果。1976 年 Bartlett 和他同事第一次报道成功应用于新生儿的案例[4],紧接着的几年,分别有一些研究团队报道了类似的结果[5-7]。然后做了两个前瞻性随机对照研究:第一个于 1985 年由 Bartlett 小组在密歇根州实行[8],第二个于 1989 年由 O'Rourke 和他的同事在波士顿实行[9],两项研究是阳性结果,在短短几年内,ECMO 成为新生儿呼吸衰竭的治疗标准。

在成人中,巨大的进展来自于 Kolobow 和 Gattinoni 的研究[10],他们着重于寻找 NIH-ECMO 试验失败的原因。当时,ECMO 的目的是提供合理的正常的血气,实质上为肺痊愈争取时间[11]。因此,高的 ECMO 血流对于改善氧合是必需的,静脉动脉形式是标准。1977 年,Gattinoni 和 Kolobow 认识到氧合和二氧化碳清除是不同的生理机制[12],通过该膜肺除去 CO_2,原肺(native lung,NL)的通气量可以几乎减少到零。他们发现,几乎所有的代谢产生的 CO_2 可以通过一个人工肺及比氧合所需的低的体外血流流速清除[13]。基于这些意见,在 1979 年,他们发明了体外 CO_2 清除(ECCO₂R)的概念,提出了使用 VV 通路模式代替传统 VA 模式,使用低频间歇正压通气(LFPPV),以允许肺休息[13]。1980 年 Gattinoni 和他的同事[14]报道的这项技术临床应用成功,并在 1986 年他们发表了 ECCO₂R-LFPPV 在重症 ARF 的第一个研究结果,包括 43 例患者[15]。不幸的是,这些结果并不与之后 Morris 和他的同事[16]进行的 40 例 ARDS 患者的单中心随机对照试验的结果一致。第二次的失败导致了成人 ECMO 完全停止发展,限制了其在新生儿中的应用。尽管如此,一些中心仍在成人患者中继续应用 ECMO,改进了一些重要的技术[17-21,21a]。

至少有 5 个原因都导致人们重新对 ECMO 感兴趣:

- 技术的发展。已经有一些方面的技术进步可减少与 ECMO 的早期应用相关并发症。氧合器,推动泵和套路都发生了实质性的改善。目前设备现在允许更容易,更安全,更长时间的

ECMO 应用。一个重要的因素是整个系统的小型化,实现了 ECMO 院内运输。

- 体外生命支持组织(extracorporeal Life Support Organization, ELSO)。ELSO 公司成立于 1989 年,包括世界各地大部分 EC-MO 中心。ELSO 的一个重要功能是对 ECMO 案件登记,并提供每年的报告,提供了 ECMO 的使用信息,生存率和并发症发生率等的信息。ELSO 还制定了指南,是全球最重要的 EC-MO 用户参考[22]。

- 呼吸机相关性肺损伤(ventilator-induced lung injury, VILI)的概念和 ARDS 治疗的改善[23]。意识到机械通气可保护生命,即使会加重肺损伤和增加死亡率,这可能是推进 ARDS 研究的最重要的因素。高的潮气量通气(tidal Volumes, VT)[24-30]和高扩张压[31,32]被认为是 VILI 的一个主要原因。在大型的 ARDS 网络随机对照试验中,以 6ml/kg 理想体重的潮气量进行通气的患者的死亡率显著降低。这些发现导致了"保护性通气策略"概念的提出,主要是低 VT,(6~8ml/kg 理想体重)和高气道平台压(Pplat<28~30cmH₂O)。要知道,VILI 的概念并没有早于 ECMO 的发明;因为这个原因,上述两个 ECMO 的随机试验,没有注意任一治疗组中的 VT 和气道压力。

- 常规通气或 ECMO 治疗重症成人呼吸衰竭(Conventional Ventilation or ECMO for Severe Adult Respiratory Failure, CESAR)的试验[32]。塞萨尔试验,在英国进行,并在 2009 年发表,是第一个显示出成人 ECMO 的生存优势的随机临床试验。存在严重但可逆的呼吸衰竭的成年患者(18~65 岁)(Murry 评分≥3 分或失代偿的高碳酸血症,pH<7.20)被纳入了该研究。患者被随机分配到接受 ECMO 组,被转移到莱斯特 EC-MO 中心,而对照组留在指定的治疗中心。2001 年至 2006 年间,180 例患者被纳入。生存或 6 个月内无残疾发生率在 EC-MO 组中为 63%,相比于对照组中的 47%;作者的结论是将严重的 ARDS 患者转诊至能够提供 ECMO 的专门的医疗中心能提高生存率。这项研究有两大限制。首先,不是所有的患者分配到 ECMO 组都接受了 ECMO 治疗,因为他们在转运之前或期间死亡(5 例)或他们(17 例)得益于转运到 ECMO 治疗中心后的传统治疗。第二,对照组机械通气没有标准化,从而使接受保护性通气策略的患者显著减少。因此,评论称随机分配到 ECMO 组的患者在单一专业中心接受治疗,可能受到更好的照顾。然而,尽管有这些限制,研究已引起增加全世界对 ECMO 的兴趣。

- H1N1 流行性感冒的爆发。在 2009 年,流行性感冒(H1N1)在澳大利亚和新西兰大流行,61 例甲型 H1N1 流感相关的 ARDS 患者接受 ECMO 治疗,对于顽固性低氧血症:生存率为 78%[33]。基于澳大利亚的经验,一些在北半球国家的流行病学以及一些案例报告存活率范围为 68%~83%[33-39]。英国 ECMO 小组最近发表了 H1N1 相关 ARDS 患者的队列研究,在英国的四个中的一个 ECMO 中心进行,患者与同期纵向研究中条件相似的相匹配。在所用的 3 个匹配方法中,ECMO 组患者的院内死亡率几乎是非 ECMO 组患者的一半[36]。

四、静脉-静脉和动静脉 ECMO 的适应证

VV-ECMO 最主要的适应证是低氧性呼吸衰竭且由较高死亡率的患者。根据 ELSO 准则,ECMO 适用于动脉 PO₂(PaO₂)/FiO₂ 小于 80mmHg 且 FiO₂ 大于 90%,Murry 评分为 3~4 的患者[22]。虽然这一证据的推荐级别较弱,类似的适应证在其他不同的人群中也有被推荐,例如,在 H1N1 的患者中[39a]。一个重要的发现是,一些研究者发现在实施 ECMO 前的机械通气时长与死亡率大小有关[39b]。再结合 LIVI,建议在肺损伤不可逆之前实施 ECMO。在过去的几年中,一些关于 VV-ECMO 在非 ARDS 中适应证,如严重创伤导致的呼吸衰竭[40]、肺栓塞[41]、严重的哮喘[42],作为肺移植的桥梁[43]的案例报告已经发表。

相对而言,AV-ECMO 的主要指征是高碳酸血症的呼吸衰竭患者和良好的心功能。因为流经膜肺的血流是动脉血,其氧合的能力低于静脉血;相反的,AV-ECMO 的主要价值是清除二氧化碳的能力。AV-ECMO 将在后面"低流量二氧化碳清除:适应证和技术",在"动静脉二氧化碳清除"章节下被讨论。

ECMO 的禁忌证包括高龄、严重的残疾和无法治愈的恶性肿瘤。不受控制的凝血功能障碍、大出血、长期机械通气被认为是相对禁忌证。决定是否要开始 ECMO 在一个又一个的案例中积累的临床经验。

五、实施静脉-静脉 ECMO 所需的材料

VV-ECMO 所必需的基本组件是血管通路插管,推动血液的泵,和一个气体交换单元(图 103-1)。心脏手术期间通常使用的系统相似,但 ECMO 系统相对简单。图 103-2 是一个最简单的 VV-ECMO 回路示意图。

(一)氧合器

中空纤维氧合器并聚甲基膜已成为长期治疗的标准[44-46]。它与原来的硅膜的中空纤维氧合器比较,具有较小灌注体积、更高的气体传输速率和更低的阻力[47]。使用聚甲基膜也可彻底解决血浆泄漏问题,这是聚丙烯中空纤维氧合器的主要限制[48]。气体和血液舱被隔离在中空纤维氧合器的内部和外部。第三个部分普遍为热交换舱。每个部分具有一个输入和一个输出端口。

(二)泵

类似于低阻力,中空纤维氧合器的广泛应用,离心泵已几乎完全被更换为滚筒泵以便于长期应用。现代离心泵在转子的中心有一个孔(门德勒设计)[49]并使用磁悬浮和驱动泵,消除血凝块,血栓和热量的形成,这是早期离心泵常见的并发症。

(三)插管

ECMO 血管插管壁较薄,一般由聚氨酯制成的,并经常有导丝增强以防止扭曲或塌陷。静脉插管在靠近尖端处有侧孔或在离尾部 15~20cm 处(多级套管),以促进血液到静脉系统引流。现代的插管的表面具有肝素涂层以提高生物相容性,减少凝血[50]。近日,一些双腔管可以使用。最流行的是 Wang 和 Zwischenberger 设计的[51]。在此插管中,血液从上腔和下腔中引流出来回到右心房。VV-ECMO 使用用单根双腔导管比传统两根导管要多。

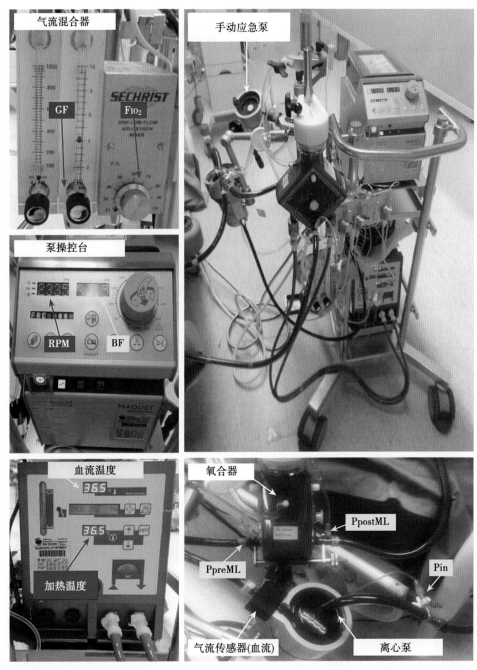

图 103-1　体外膜肺（ECMO）的主要硬件部件。黄色标签显示主要参数：血流（BF），从患者引流出的血液的温度（血液温度），引流压力（Pin），氧合器前压力（PpreML），和氧合器（PpostML）后的压力。红色标签显示主要 ECMO 设置的参数：离心泵（RPM）的速度，吹入气体速度（GF），吹入气流中的氧气浓度（FiO_2），加热温度

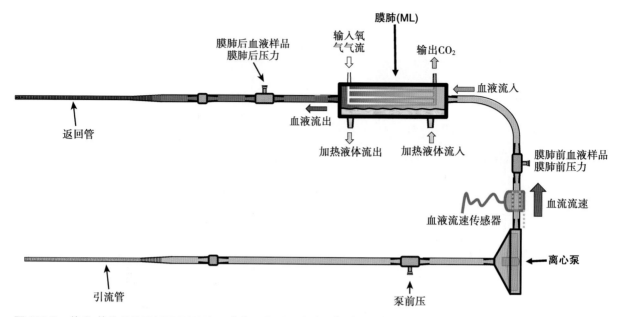

膜肺(ML)

输入氧气气流　　输出CO₂

膜肺后血液样品
膜肺后压力

血液流入

血液流出

加热液体流出　　加热液体流入

返回管

膜肺前血液样品
膜肺前压力

血液流速

血液流速传感器

离心泵

引流管

泵前压

图 103-2　　静脉-静脉 ECMO(VV-ECMO) 回路的示意图。从引流管到返回管路,VV-ECMO 的基本回路包括:与用于监测引流压力的带活塞的连接器(泵前压或引流压力);离心泵;血液流速传感器;与用于监测压力的和输入气体采样进行分析的带活塞的连接器(膜肺前压);该膜肺氧合器(血液输入口和输出口,吹入气体,热水);用于监测压力的和输出气体采样进行分析的带活塞的连接器(膜肺后压力)

(四) 导管

用于 ECMO 的管道是由聚氯乙烯,聚氨酯,或硅橡胶制成的。适当的连接器,与标准的旋塞侧端口,允许不同的回路元件之间的连接。所有管路和接头表面涂有肝素和生物相容性物质以减少血液和人工表面接触引起的血栓及炎性反应的风险和强度。

六、静脉-静脉 ECMO 插管

首选 VV-ECMO 插管的技术是经皮的方法[52,53]。该技术在 20 世纪 80 年代后期引入,基本上已经成为标准操作。其主要优点是减少了出血的危险性,缩短手术时间,以及更容易护理患者。

套管的尺寸和定位的选择是至关重要的。一般情况下,套管的尺寸应不超过血管直径的 2/3。引流管应足够大,以保证足够流速和相对较低吸入压力,孔和插管的尖端应被安置于高流速血管中。常见适用于成人引流插管的尺寸范围从 21～28F。位置是很重要的,使流速最大化并最小化再循环率。再循环是返回的分流的血液,氧合血回进了 ECMO。再循环将减少 ECMO 的效率,并增加流入血液的氧合,使它不再反映真正的混合静脉血氧饱度。

静脉-静脉通路可以通过三种不同的方式来完成:股-颈静脉,颈-股静脉,和股-股静脉。选择使用哪种方式时需要考虑引流性能,再循环的风险,患者的可移动性,和并发症。股-颈静脉使用较频繁;用 23～25F 的管道可正确定位,血流速度很容易达到 6～7L/min 并最小的再循环。颈-股静脉的血液直接从右心房引流,可能提供最佳的引流但有一个高的再循环率,这可以有效地抵消了引流的优势。股-股静脉比较安全,管路脱出的可能性最小;患者的头部可移动但是以减少下肢运动为代价。使用这种方法,最小化再循环需要仔细定位插管尖端的位置,一般比其他方式要难一些。股静脉引流管的导管箭头需要被放置在肾静脉之前的下腔静脉中,大约在 L1～L2 腰椎平面。

双腔导管一般放置在右颈内静脉。为了获得和传统两根导管一样的血流速度,插入的导管需要多达 31～35F。

导管的选择还要基于临床情况。对于更严重的低氧血症患者,应选择更大的导管尺寸和能够产生更大血流速度的方式。经常遇到根据患者的病情插入第二根引流导管,从单导管形式升级为双导管形式,或者从 VV-ECMO 换为 VAECMO 等情况[54]。

七、静脉-静脉 ECMO 中的人-机交互

VV-ECMO 对动脉血气的影响是不同因素之间复杂的相互作用的结果。单独对其对氧合和二氧化碳清除的影响进行讨论是有用的。

(一) 静脉-静脉 ECMO 对氧合的影响

在 VV-ECMO 中,膜肺和患者的肺是串联关系(图 103-3)。我们可以理解为 VV-ECMO 生理效应是将血液中的氧含量从腔静脉($CV CO_2$)水平升高到到动脉侧(CaO_2)的水平。$CV CO_2$ 的值是动静脉 CaO_2、心输出量(CO)和动静脉氧分压差(CaO_2-$CvCO_2$)的体现。静脉回流的一小部分血(BF/CO)被输送到膜肺中。膜肺的氧气输送公式为 $\dot{V}O_{2ML}=BF\times(CO_{2out}-CO_{2in})$,其中 $CO_{2out}-CO_{2in}$ 是膜肺输入端和输出端的血液中的氧含量。回到肺中血液的氧含量(混合静脉血,$C\bar{v}O_2$)是 CO_{2out} 和 $CVCO_2$ 流速加权平均值: $C\bar{v}O_2=[CO_{2out}\times BF+CVCO_2\times(CO-BF)]/CO$。在实践中,膜肺的最终效果是回到肺部的血流中的 O_2 含量从 $CVCO_2$ 水平增加到 $C\bar{v}O_2$ 水平。然后 $C\bar{v}O_2$ 通过患者肺剩余的氧合作用升高到 CaO_2

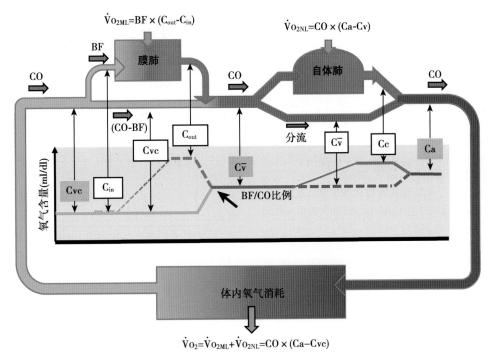

图 103-3 VV-ECMO 中氧气输送和消耗示意图。从静脉回流(下腔静脉中的含量[CVC])到动脉血氧含量(Ca)中血液氧含量的主要决定因素如图所示。进入自体肺中血液的氧含量(混合静脉血[Cv])由 ECMO 中的血液流速和心输出量(CO)决定。动脉血(Ca)氧含量由肺内分流(分流)相对于 CO 的比例决定。进入膜肺的血液的氧含量(Cin),离开膜肺的血氧含量(Cout),存在自体肺部分区域中的血(Cc)都在图中表示,包括膜肺中的氧气输送(ml/min)(Vo2ML),自体肺氧输送(Vo2NL),以及患者的总氧消耗(Vo2)。后文将有更详细的描述

水平。患者肺中的氧气输送公式为:$\dot{V}_{O_{2NL}} = CO \times (CaO_2 - C\bar{v}O_2)$,患者的总氧耗是膜肺和患者肺所传输的总和:$\dot{V}_{O_2} = \dot{V}_{O_{2ML}} + \dot{V}_{O_{2NL}}$。

除了膜肺和患者的肺的氧合能力,血液氧分压的主要决定因素是血红蛋白饱和度和血红蛋白浓度。一旦血红蛋白已经饱和,则增加氧气传送和运输的唯一方式是增加血红蛋白浓度(图103-4,左图)[54a]。

在 VV-ECMO 中,动脉氧合将取决于 $\dot{V}_{O_{2ML}}$,混合静脉 SO_2,$\dot{V}_{O_{2NL}}$ 的部分效应。

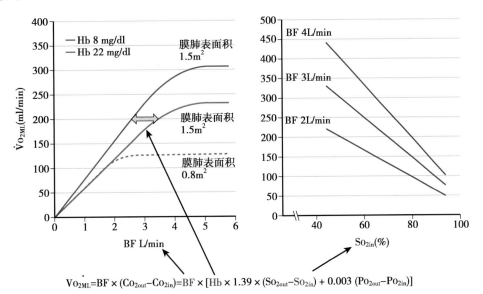

$$\dot{V}_{O_{2ML}} = BF \times (Co_{2out} - Co_{2in}) = BF \times [Hb \times 1.39 \times (So_{2out} - So_{2in}) + 0.003 (Po_{2out} - Po_{2in})]$$

图 103-4 左图:膜肺的作用之一:氧气传输($\dot{V}_{O_{2ML}}$,mL/min)。右图:进入膜肺血液的氧饱和(So_{2in}%)。血红蛋白(Hb)的浓度和膜肺表面面积(m^2)的影响在左图中表示。$\dot{V}_{O_{2ML}}$ 的计算公式如图所示。Co_{2in}、So_{2in} 和 Po_{2in} 是指氧含量(ml/dl)、饱和度(%)和进入膜肺(ML)的血液的分压(mmHg);Co_{2out}、So_{2out} 和 Po_{2out} 指氧含量、饱和度和离开 ML 血液的分压

1. 由膜肺传输的氧气($\dot{V}O_{2ML}$)

通过膜肺传输的氧气量主要取决于3个因素(见图103-4)。

- 膜肺的固有性能。氧合器的氧合能力主要取决于膜的扩散特性(厚度,材料)和膜表面积(见图103-4,左图)。
- 吹入气与血液中的氧分压梯度。在气体侧,氧分压取决于吹入气的FiO_2。需要明白,类似于人肺的生理,通过膜肺进行氧气的传送取决于通气血流比。然而,血液流出口的氧分压也较高,气流的增加不会导致任何氧气输送的增加。在血液方面,流入血液中的氧饱和度(SO_{2in})越高,能加进血流中的氧气越少(见图103-4,右图)。正如前面所描述的那样,这是一个重要的导致高SO_{2in}的因素是回流(例如,已氧合的血液从膜肺吸回ECMO回路)。
- ECMO血流。上至一个确定的血液流速,ECMO血流的增加会直接增加$\dot{V}O_{2ML}$。然而,根据不同的膜表面积和膜肺特征,氧合器的流速应有一定的限度("额定流速"),高于该流速则不能再增加血里的氧气(图103-4,左图)。

2. 混合静脉血的氧合($S\bar{v}O_2$)

在VV-ECMO中,混合静脉氧饱和度($S\bar{v}O_2$)的主要决定因素是离开器官的氧饱和度和体外BF与CO的比(图103-5)。在给定的CO,增加的血流导致氧合的增加从而使$S\bar{v}O_2$的和动脉氧合饱和度(SaO_2)增加。相反,当BF给定时,CO的变化,对$S\bar{v}O_2$和SaO_2的影响主要取决于血流、$CVCO_2$和再循环的水平。CO的降低和同等程度的$CVCO_2$降低有关:低于正常的$CVCO_2$值时,增加的BF/CO比值对氧合的积极作用可以通过$CVCO_2$的下降抵,造成$S\bar{v}O_2$的和SaO_2的净减少。临床实践中,常用的BF为3~5L/min,增加的CO通常与膜肺作用的氧合降低有关,导致$S\bar{v}O_2$的下降(见图103-5中4L/min的BF线)和SO_2(图103-6C)。相反,在较低的血流(1~3L/min)和极低的动脉氧合时,CO的增加和$S\bar{v}O_2$和SaO_2的增加(见图103-5中1L/min的BF线)有关。这些关系是VV-ECMO过程中调控BF和CO的基础。但是,BF/CO比可以提高的空间有一些限制。第一,发生了再循环的情况下,无论是BF增加或CO减少都会增加的再循环血流量,从而减低氧合的预期效果。第二,一个血流的增加是受导管大小和患者血液容量状态的影响。第三,氧气输送到外周器官

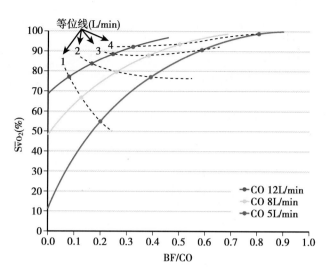

图103-5　进入患者的肺血液的氧饱和度($S\bar{v}O_2$,实线)是血液流速(BF)/心脏输出量(CO)指数,在不同的CO与恒定的氧消耗下的体现。CO不变时,通过增加BF使BF/CO增加会导致$S\bar{v}O_2$通过两种机制增加:第一个,因为更高比例的静脉回流血液在经过膜肺时被氧合;第二,因为动脉血氧饱和增加会导致下腔静脉血液氧饱和($SvCO_2$)和输入端的氧饱和(SO_{2in})的增加。BF恒定时,通过改变BF而改变BF/CO的效果(BF虚线)也如图所示。在BF恒定时,CO的增加对$S\bar{v}O_2$有相反的效果:CO的增加会增加$SvCO_2$和SO_{2in},但CO的增加也降低通过膜肺氧合的静脉回流血液的比例。前一种效果在较低的BF时较常见(BF虚线1L/min)和后者在较高的BF时常见(BF虚线4L/min)。注意,在较高的BF时,(BF虚线4L/min),CO的增加(从5~12L/min)会导致$S\bar{v}O_2$的下降(从98%~92%)

的依赖于CaO_2和CO;在低氧合水平下,需要更高的CO来保证足够的器官氧合。

3. 从自体肺中摄入的氧气($\dot{V}O_{2NL}$)

患者的肺也有助于动脉氧合,通过其残留的气体交换能力向$C\bar{v}O_2$加入氧气,这取决于肺疾病严重性(例如,肺内分流分

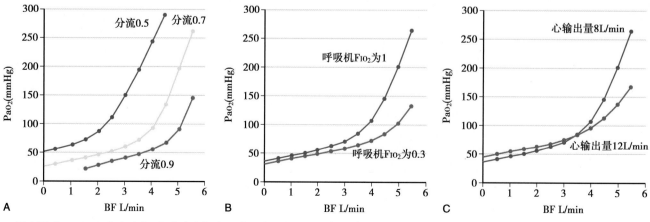

图103-6　ECMO的血流(BF)对动脉氧分压的影响。由于BF增加,氧分压升高,增加的程度依赖于患者肺功能(肺内分流,分流)(A)、呼吸机中氧浓度(B)和心输出量(C)

数)(见图 103-6A),并在很大程度上受呼吸机的管理(见图 103-6B)以及心输出量(见图 103-6C)的影响。VV-ECMO 的主要目的是减少和限制所有可能导致 VILI 的因素,即高通气量和压力与高 FiO₂。然而,供氧浓度的下降,正呼气末正压(PEEP)和(或)分钟通气量可能会导致患者肺的气体交换功能暂时的恶化,增加了患者氧合对 ECMO 的依赖性。因此,BF 的预计水平和 ECMO 设备的和插管尺寸的正确选择将受患者肺的管理和更重要的,临床上可以接受的氧合水平的强烈影响。

(二) VV-ECMO 清除 CO₂ 的效果

无论是哪种类型的膜肺,CO₂ 的清除总是比氧合的效果好(图 103-7)。虽然在完全饱和的动脉血中,O₂ 输送的量被限制,但从静脉中清除的 CO₂ 的量没有被限制。大部分的 CO₂ 在血液中以碳酸氢盐离子的形式被传输。血液中的二氧化碳运输被认为是低压(正常情况下 40～50mmHg)高容量。正常的静脉血每100ml 至少携带有 50ml 二氧化碳。这意味着,半升静脉血含有的二氧化碳数量大致相当于身体每分钟产生的二氧化碳总量(对于一个 70kg 正常体温的人约 250ml/min)。因此,患者产生的全部 CO₂ 理论上可以通过低 BF 高气体流量清除。在高吹入气体流速(8～15L/min)时,气腔的二氧化碳分压保持接近 0mmHg 且有高的 CO₂ 的压力梯度。例如,碳酸氢根离子浓度正常时,每升血液中能有高达 500ml 的二氧化碳。在目前的清除技术下(约 20%～40%),体外 BF 为 1L/min 时,每分钟清除的CO₂ 最高达 200ml。$\dot{V}$CO₂ML 和气流的紧密联系是有利的,因为它允许二氧化碳清除和氧气传输分离。换句话说,我们可以用 BF 控制二氧化碳清除,并可以使用体外 BF 来控制氧气的输送。

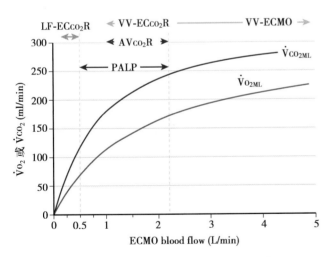

图 103-7　ECMO 血流(BF)的功能为氧输送($\dot{V}$O₂ML)和二氧化碳清除($\dot{V}$CO₂ML)。假定 CO₂ 清除率为 40% 和输入端血液二氧化碳分压 60mmHg 且气体腔和血液中的氧分压完全平衡时衍生出的曲线。CO₂ 清除技术所需的有效BF 范围如图表示。AVCO₂R,动脉 CO₂ 清除;LF-ECCO₂R,低流速清除 CO₂;PALP,泵协助肺保护;VV-ECCO₂R,VV-级VV-ECMO 不同氧合器大小和有效 BF

大量产生的 CO₂ 的清除允许医务人员降低呼吸机的分钟通气量。如果 50% 的 $\dot{V}$CO₂ 由膜肺清除,分钟通气量大致可以减

半。这是使用 ECMO 提供肺保护通气策略的生理基础,如后面讨论的。

八、人工肺的监测和管理

ECMO 的管理主要是以下 3 个变量:

- 传送的血流。正如我们知道的,体外血流是患者氧合的一个决定因素,应该被设置为能提供足够氧合的最低水平。所需的流速将是目标氧合水平和与患者肺连接的呼吸机的策略的共同体现。
- 气体流速。通过 ECMO 清除 CO₂ 的主要决定因素是吹入气流流速;然后,气体流速决定呼吸机所需的分钟通气量。
- 供氧浓度。它通常被设定为 1.0,并根据患者的临床状况的改善逐步下降。ECMO 回路每天应监测几次(每日至少一次由一个灌注师进行)。

仔细监测 ECMO 系统的目的是回答以下几个问题:

- 是否氧合效果良好? 如果吹入气体 FiO₂ 是 1,预期输出血中的 PO₂(PO₂out)应该很高(一般>300～400mmHg)。在血流速度更低时,PO₂out 通常高于 500mmHg,并当血流流速上升到该氧合器的额定流速时,氧分压开始减少。因此,PO₂out 的日常监测可以发现氧合性能是否降低,是否需要更换回路。另外,随着人工肺性能恶化,为了保持相同的二氧化碳分压,需要增加气体流速。
- 是否引流有效? 血液引流的效率是至关重要的。引流有效性可以通过监测离泵近端的管道的压力[引流压力(Pin)](见图 103-1 和图 103-2),以及 BF/每分钟转数(RPM)比:如果引流不够,BF 变得不稳定(突然下降)和引流压力过高可能会导致"打折"或引流线"摇摆"。Pin 是必须监测的人体变量。应选择合适的引流导管大小和设备的血流流速以避免负的Pin。Pin 值应该大于−100mmHg(如接近零)。当引流效率降低时,Pin 就会变得更负,BF 将降低,并且泵的分钟转速必须更高以保持相同的设备 BF。最常见的引流效率降低的原因为患者血容量的变化和/或靠近导管尖端的静脉 BF 下降。扩容和临时减少体外 BF 是最简单的解决方案。检查导管的位置,管路是否打折或堵塞自始至终很重要。
- 回路中是否有血栓形成? 氧合器是血栓形成的主要部位。氧合器是否有血凝块形成可通过日常检查氧合器表面来检测,通过监测跨膜压[膜后压(PpostML)和膜前压(PpreML)之间的压力差],或监测凝血参数(见下文)。

九、患者肺的通气管理

VV-ECMO 期间的主要目标是确保有足够的气体交换,同时尽量减少 VILI[24]。ECMO 期间在呼吸机的最佳设置仍然是一个有争议的问题,各个医疗中心采取的策略不同[54b]。ARDS 日常通气管理的一个 VV-ECMO 患者的例子如图 103-8 所示。当开始 ECMO 时,患者一般被镇静、肌松,呼吸机设置为相对高的吸气压和呼吸频率,且 FIO₂ 为 1。在开始 ECMO 后的第一步是降低呼吸频率(例如,降至 8～15 次/分钟),最后使分钟通气量降低至 3～6ml/kg 理想体重[32,37,39]。这种方法通过缓慢增加气体流速实现。呼吸机送出的气体的氧浓度降低以减少氧中毒和降

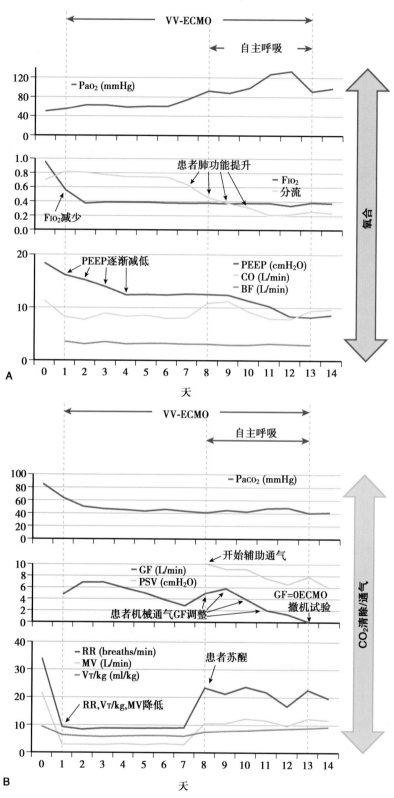

图 103-8   一个 ARDS 病史超过 2 周的患者的 ECMO 的管理例子。氧合参数
(A)和通气参数(B)如图所示,包括每天的呼吸机和 ECMO 的设置、气体交换及
血流动力学。ECMO 一旦开始,呼吸频率(RR)、潮气量(VT/kg)、和每分通气量
(MV)被降低。呼气末压力和 FIO2 正在逐渐减少。6 天后,肺内分流(分流)开始
下降,PaO2 好转。第 8 天,患者被唤醒。RR、VT 及机械通气(MV)根据ECMO吹
入气流流速(GF)调节,直到患者准备在 13 天撤机。在整个 ECMO 治疗中,
ECMO血液流速约 3L/min,而心输出量保持在 7~10L/min 范围内

低吸收性肺不张的风险。

所有的医疗中心都认为,平台压应被控制在 25~30cmH₂O 以下[29-32],但在 PEEP 如何设置中并未达成一致意见。一些中心建议将 PEEP 迅速降低为 10~15cmH₂O[32],而其他建议保持 PEEP 不变,甚至增加它[22]。这是存在争议的:让肺部塌陷还是尽量保持肺泡开放[55-59]。更加专业的中心往往根据不同患者使用不同的方法甚至在一个患者中根据其在临床状况的变化使用不同的方法。通气策略对体外 BF 和气流速度的水平有比较大的影响来维持必要的氧合。另外,如果患者肺残留的气体交换能力较差,较高的设备 BF 和更大的导管是必要的。只要患者的肺功能和临床状况改善,就可从控制通气切换至辅助通气。目前认为应提倡早起运动。在这个阶段中,氧合可能不是一个大问题了,可以调控气体流速来使患者的呼吸驱动和努力恢复。

患者肺功能监测在 VV-ECMO 期间是比较难的,并且缺乏相关文献的数据和指南说明如何实施。在很多医疗中心,城规使用肺动脉导管,允许持续监测 SvO₂,如前所述,客观的衡量膜肺对全身氧合的贡献。还可以计算肺内分流分数;在 VV-ECMO 期间,肺内分流分数可能是评估患者肺的气体交换能力最好的生理变量,尽管还是受 ECMO 的影响。最后,肺动脉导管可直接测量肺动脉压,这是重要的,因为在急性呼吸窘迫综合征需要 ECMO 治疗的患者中,肺动脉高压是常见的,预后较差。使肺得到休息的极端通气策略一般与肺动脉高压恶化有关,这可能需要特殊处理(吸入一氧化氮,西地拉非),以防止右心衰竭。患者由于右心衰竭必须从 VV-ECMO 转换到 VA-ECMO 并不常见[54]。

十、抗凝和血流监测

VV-ECMO 期间抗凝通常是由持续静脉滴注肝素实现,目标是部分凝血酶时间(partial thromboplastin time,aPTT)为 45~60 秒和(或)以 1.5~2 倍的正常活化凝血时间(activated clotting time,ACT)。ACT 的主要优势是其效果床旁可见。纤维蛋白原和凝血酶Ⅲ应保持在正常范围内。

开始 ECMO 后,血小板计数通常减小。在所有患者中,血小板计数都应高于 50 000/μl,但在活动性出血时推荐 100 000/μl。

凝血酶级联活化和随后管路中血凝块的形成伴随着血小板计数和纤维原水平的缓慢下降,消耗的凝血因子会随后导致一些类似于弥散性血管内凝血的症状。D-二聚体水平是管路内有血栓的较好指标[59a]。凝血级联反应的活化的标志是氧合的下降和膜两侧压力梯度的上升,此时应考虑更换管路。

若出现肝素诱导的血栓性血小板减少症,应立即停肝素并使用一种替代抗凝剂如阿加曲班[60-61]。

ECMO 期间红细胞输注的策略是可变的,因为没有关于血细胞比容水平的共识。一些指南推荐将血细胞比容维持在正常范围内的,以尽量减少对血液流速的需求和最大限度地发挥膜肺和患者肺的氧输送功能。

十一、ECMO 并发症

出血仍然是 ECMO 患者中最频繁和严重的并发症。最好的并发症的发生率的信息来源是 ELSO 注册报告[62]。局部出血,特别是导管插入位点或手术部位的出血是常见的,报告中分别

约为 17%~16% 的患者。简单的压迫或包扎往往足以治疗这些并发症。

报道中颅内出血的患者占 3.9%,并且与总体生存率相关性为 17%。有约 5%~8% 的患者被观察到肺和胃肠道出血。

若有全身和持续性出血,应减少或中断肝素的输入,并考虑输新鲜冰冻血浆和血小板。为了防止出血,可尽量减少肌肉或皮下注射,胸腔穿刺,胸腔引流管,鼻饲管或导尿管。

十二、静脉-静脉 ECMO 的撤离

随着患者的气体交换能力改善和临床状况的稳定(见图 103-8),ECMO 逐渐撤离导致其对氧合与清除除去 CO₂ 的贡献减少。撤离 ECMO 的决定是基于以下几个方面的综合评估:患者的呼吸功能(气体交换功能,呼吸力学)及血流动力学。根据 ELSO 指南,当总气体交换的 50%~80% 是由患者的肺部完成可以考虑撤离 ECMO[20,22]。

在使用 VV-ECMO 时,患者是否做好撤机准备可通过关闭吹入气体进行简单评估。在零流量时,没有氧气通过 ECMO 回路被加入血液也没有二氧化碳被清除;这时候,唯一的氧气交换系统就是患者的肺。在仍然行机械通气的患者中,试验性降低 ECMO 的呼吸速率时,VT 和 FiO₂ 应调整为在没有 ECMO 的辅助下也是可接受的状态。最常见的是,当患者正在接受自主呼吸模式的机械通气时撤除 ECMO。在气流停止后,患者通常需要增加呼吸努力和每分钟通气量,呼吸机应进行相应调整。当患者被认为是准备好了,体外循环可完全撤除,拔出导管。要拔出皮下安置的导管,缝合器应围绕插管位置插入,在拔管后立即收紧,局部压迫至少 30 分钟。

十三、低流量清除 CO₂:适应证和技术

在 Kolobow 和 Gattinoni 提出的概念的基础上[12,13],一些新的设备和技术方法已发明来帮助体外 CO₂ 清除。关键是,因为这些方法使用较低的血流流速,小套管,抗凝少,他们的副作用较少。通过这些设备清除 CO₂ 的直接后果可能是降低患者肺所需的分钟通气量。因此,任何的临床情况下,分钟通气量的减少会带来潜在优势的状况都是体外清除 CO₂ 的适应证。这些临床状况包括目标是:①ARDS 患者中降低 VT 和 RR 以实现"超保护性通气";②减少动态肺过度充气和促进患者慢性阻塞性肺疾病(COPD)急性加重或重度哮喘患者撤机;或③避免插管或加速免疫功能低下患者拔管。

根据有效血流的范围和通路类型,可用的技术可进行以下分类:

- 低流量 ECCO₂R(LF-ECCO₂R)。很多装置可以在从 250~500ml/min 的低体外 BF 下运行。取决于静脉血中的 CO₂ 容量,这些系统允许清除高达约 80~100ml/min 的 CO₂(见图 103-7)。大多数这些系统可以用直径较小(14~17French)的双腔导管,类似于用于连续性肾脏替代技术的导管。Livigni 和他的同事[63]于 2006 年第一个描述这些设备(Decap,Hemodec,Salerno,Italy),使用了非阻塞性滚压泵驱动血液,在 300ml/min 的流速下进行氧合;该装置还包括串联的血液滤器与氧合器,让血浆再循环以稀释进入氧合器的血液并防止

血液凝固。然后,许多类似的设备在文章中被描述。这些设备的主要限制是需要经常更换回路(每隔 24 ~ 48 小时)。最近,这个问题已经通过避免使用血滤器和使用聚甲基氧合器来代替更便宜聚丙烯氧合器而部分解决。另一个设备是 Hemolung(Hemolung,Alung Technologies),它的膜肺和离心泵被组合在一起,作为一个单元。泵转子(叶轮)传递旋转运动到血液以增加气体的交换效率[64,65]。与其他低流速系统相比,Hemolung 持续时间较长,且 CO_2 清除性能稍微好些[66]。

- 动静脉 CO_2 清除(AVCO$_2$R)。这 AV-ECMO 系统采用了简易的高科技膜肺(Novalung),其特点是极低的血流阻力,高的气体传输速率,没有热交换器。该 Novalung 设备适用于动静脉分流的情况,一般采用经皮插入股动脉和股静脉的双腔导管。根据平均体循环动脉压力和动脉导管的大小(15 或 17F),体外 BF 高达 2.5L/min[66]。这个系统的主要局限是对患者血流动力学状态的依赖和动脉插管部位到腿部远端之间缺血的危险。推荐密切监测脚的温度和脉搏血氧仪;如果有缺血迹象,迅速处理防止下肢的永久损坏。

- VV-ECCO$_2$R。Gattinoni 和 Kolobow 提出传统的 ECCO$_2$R 技术在使用标准的成人 ECMO 时血液流速应该 1.5 ~ 2.5L/min。通过安装低中型表面氧合器如小儿或小型成人氧合器,并小型的导管和套管,可以实现不同范围的流速(从 500ml/min 到 2 ~ 2.5L/min),从而允许清除所有代谢产生的 CO_2。例如,标准小儿 ECMO 系统的单或双腔插管可以在成人中使用,对大多数的 CO_2 清除都适用。最新上市的 CO_2 清除设备是泵辅助肺保护系统(PALP,MAQUET,德国)。它由小尺寸离心泵和小儿尺寸的聚甲基氧合器组成,没有热交换器。根据套管的尺寸,PALP 的 BF 范围为从 500ml/min 到 2.5L/min,允许广泛的 CO_2 清除。

十四、ARDS 患者中的二氧化碳清除是超级防护措施

超肺保护性通气的想法从起源于一个观察发现:尽管使用了"保护性通气"策略,一个肺[31]仍可过度充气,因此进一步减少 VT 有好处。此外,应用肺保护策略的直接后果往往不仅是更低水平的氧合,还有呼吸性酸中毒(允许性高碳酸血症)。因此,体外二氧化碳清除技术是一个确保保护性通气,防止 VILI 同时保证那些氧合不是主要问题的患者有足够的气体交换的强大技术。2006 年,Bein 和他的同事[67]发表了一篇关于 90 例严重的,对治疗无反应的 ARDS 患者 AVCO2R 临床应用的重要报告。AV-CO$_2$R 能够减少通气,降低伤害,同时保证氧合,力学得到了改善。在 22% 的报道案例中,观察到的主要并发症是动脉插管部位到腿部远端之间的缺血。AV-CO$_2$R 也已在重症甲型流感(H1N1)患者中使用。在这些患者中,无泵通路使二氧化碳分压的水平下降,改善 pH 值,更保护机械通气[68]。

在 AVCO$_2$R 最近的一些应用中,Bein 和他的同事[68]调查了超肺保护性通气对机械通气天数的影响。79 例患者被随机分配到超肺保护通气组使用 AVCO$_2$R 并接受 3ml/kg 的通气,而另外的患者接受传统的保护性通气,通气量 6ml/kg。这项研究是效力不足,未能展现出 3ml/kg 组的优势。然而,一个回顾性分析表明,在严重的低氧血症(PaO$_2$/FiO$_2$<150)的患者中,60 天内的未

机械通气时间这一指标明显改善[69]。

Terragni 和他的同事[70]是第一个在 ARDS 患者中使用 LF-ECCO$_2$R 设备的(Decap)。在一组有 VILI 风险的 ARDS 患者中,他们能够将 VT 从 6ml/kg 降至 4ml/kg,而且保持恒定的 CO_2 和 pH 水平(P$_{plat}$ 大于 28cmH$_2$O)。同时也减少循环中的炎症细胞因子并减少肺过度充气。

总之,现有的文献表明使用非常低的 VT,与某种形式的体外 CO_2 清除结合是可行的,没有大的副作用。然而,需要进一步的研究以证明使用超肺保护性通气在 ARDS 患者应用的潜在的优势。

十五、慢性阻塞性肺病患者中的二氧化碳清除

COPD 是西方国家的第四大死因,是全世界多发病的一个重要原因[71]。COPD 患者会反复经历高碳酸血症性呼吸衰竭(急性发作),这和预后差、死亡率高有关[72]。患者可用无创正压通气(NIPPV),它是慢性阻塞性肺病急性加重标准一线治疗[73]。然而,在 26% ~ 54% 的患者中,需要插管和有创机械通气[74,75]。在这些患者中,有创机械通气和高的并发症发生率(呼吸机相关性肺炎,气压伤,血流动力学不稳定和撤机失败),最终增加发病率和死亡率[19]。NIPPV 失败的主要原因是呼吸的能力下降时肌肉产生的压力和呼吸负荷不平衡,这是通气需求增高和呼气流速限制的结果。使用 CO_2 清除技术的理由是降低每分钟通气,因此限制气体流速和呼吸努力,同时减少 CaO$_2$,提高 pH。ECCO$_2$R 可能发挥在 COPD 急性加重期不同阶段的作用:避免在 NIPPV 期避免插管和减少有创机械通气时间和有助于撤机。

出人意料的是,在 COPD 急性发作患者中使用 ECCO$_2$R 使用效果直到最近都无人研究。Carderas 和同事[76]最近在困难撤机患者中采用低流速体外系统中;体外 CO_2 清除系统的允许分钟通气量减少 30% 合并肺过度通气的减少和气体交换的改善。Carderas 和他的同事[77]在 10 名 COPD 患者中应用 VV-ECCO$_2$R,在机械通气撤机过程中应用或作为肺移植的桥梁。血流流速的范围为从 1.6 ~ 4.9L/min,同时膜肺 $\dot{V}$CO$_2$ 的范围是 54 ~ 570ml/min。六例患者成功撤机或接受移植。

唯一的对使用 LF-ECCO$_2$R 技术的报告由 Burki 和他的同事发表[77],将 Hemolung 设备应用于混合类型的 COPD 患者:7 例接受无创正压通气的患者存在插管高风险(第 1 组),2 例患者未能有创机械通气撤机成功(第 2 组),以及 11 例曾经历过撤机失败的有创通气患者(第 3 组)。平均血流和膜肺 VCO$_2$ 分别为 430±74ml/min 和 83±16ml/min。平均 LF-ECCO$_2$R 治疗时间为 104±59 小时。在第 1 组和第 2 组的所有患者和 3 例第 3 组的治疗成功。

十六、二氧化碳清除是肺移植的桥梁(见第 106 章)

一些报告报道了使用 ECMO 作为肺移植手术桥梁[78-80]。ECMO 或 AVCO$_2$R 是最常被使用的。Fisher 和同事[79]发表了 12 例严重的通气相关性难治性高碳酸血症和呼吸酸中毒,需要紧

急肺移植患者中使用 AV CO₂R 的报告。该体外支持的时间为
15±8 天，10 名患者被成功过渡到肺移植期。唯一发表了使用
LF-ECCO₂R 作为肺移植桥梁的报告的是 Ricci 和他的同事[81]，
在 6 例患者中应用了 AVCO₂R，在另 6 例患者中应用了 LF-EC-
CO₂R。平均体外支持时长为 13.5±14.2 天，两个设备之间没有
差别。最后，一个新颖且有趣的 ECMO 的应用是作为清醒的，有
自主呼吸的肺移植患者的过渡桥梁。Fuehner 和他的同事[82] 回
顾性分析比较了 26 例未插管接受 ECMO 为桥梁的肺移植患者，
与接收传统机械通气的往期患者进行对照。两组患者的 ECMO
支持或 MV 的持续时间具有可比性。清醒的 ECMO 组患者都能
够吃、喝和讲话。26 例患者清醒的 ECMO 组患者中有十九例无
需插管治疗。

　　使用 ECMO 来治疗急性呼吸衰竭的患者若能避免插管，是
让所有人兴奋的。那组清醒的 ECMO 患者可能是血液系统疾病
或者免疫受损患者。

关键点

- 体外膜肺氧合（ECMO）是一项生命支持的技术，它包括传输
  部分患者血流，通过人工肺进行气体交换（氧合和二氧化碳
  清除），再回到患者体内。

- 静脉-静脉 ECMO（VVECMO）的主要适应证是低氧性呼吸衰
  竭并高死亡风险（PaO₂/FiO₂<80mmHg 和 FiO₂>90%，Murry
  评分为 3~4 分）的患者，以及减少存在呼吸机相关性肺损伤
  风险的 ARDS 患者的潮气量和平台压。ECMO 的禁忌证包括
  高龄、重度残疾和不可逆的恶性肿瘤。

- VV-ECMO 的死亡率与之前机械通气的天数有关。ECMO 治
  疗应建立在肺损伤已经不可逆转之前。

- 二氧化碳清除效率显著高于氧合效率。取决于血液流速，该
  技术可以主要被用于 CO₂ 的清除（ECMO 血流流速<2L/
  min），或兼有 CO₂ 清除和氧合（ECMO 血液流速可达 5~6L/
  min）功能。

- 在使用 ECMO 过程中，血流流速是患者氧合主要的决定因
  素。血液流速应当设置为能提供充足的氧气最低水平。EC-
  MO 吹入气体的流速是 CO₂ 清除速率的主要决定因素，因此
  确定了患者肺需要的分钟通气量。

- 在 VV-ECMO 中，需要设法防止患者肺发生 VILI。呼吸速率、
  潮气量、平台压和 FiO₂ 一般均有所下降，直到可以保持动脉
  氧合。

- VV-ECMO 期间的抗凝一般由持续静脉滴注肝素实现，目标
  是 45~60 秒的部分凝血酶时间和（或）1.5 倍正常活化凝血
  时间。出血是 ECMO 患者中最常见的并发症。据报道，颅内
  出血在 3.9% 的患者中发生，总存活率仅 17%。

- CO₂ 清除的主要适应证是降低 ARDS 患者的潮气量和呼吸速
  率以实现"超肺保护性通气"，以降低肺过度充气和促进慢性
  阻塞性肺病或严重的哮喘患者撤机，避免或加速免疫低下患
  者插管。

（余荷　译，梁宗安　校）

参考文献

以下是主要的文献，完整的文献请登录 *ExpertConsult* 查阅。

Annich GM, Lynch WR, MacLaren G, et al, editors: *ECMO extracorporeal cardiopulmonary support in critical care*, ed 4, Ann Arbor, MI, 2012, Extracorporeal Life Support Organization.

Bartlett RH, Roloff DW, Cornell RG, et al: Extracorporeal circulation in neonatal respiratory failure: a prospective randomized study. *Pediatrics* 176(4):479–487, 1985.

Bartlett RH, Roloff DW, Custer JR, et al: Extracorporeal life support: the University of Michigan experience. *JAMA* 283:904–908, 2000.

Bein T, Weber F, Philipp A, et al: A new pumpless extracorporeal interventional lung assist in critical hypoxemia/hypercapnia. *Crit Care Med* 34(5):1372–1377, 2006.

Bein T, Weber-Carstens S, Goldmann A, et al: Lower tidal volume strategy (≈3 mL/kg) combined with extracorporeal CO₂ removal versus "conventional" protective ventilation (6 mL/kg) in severe ARDS: the prospective randomized Xtravent-study. *Intensive Care Med* 39(5):847–856, 2013.

Burki NK, Mani RK, Herth FJ, et al: A novel extracorporeal CO₂ removal system: results of a pilot study of hypercapnic respiratory failure in patients with COPD. *Chest* 143(3):678–686, 2013.

Davies A, Jones D, Bailey M, et al: Extracorporeal membrane oxygenation for 2009 influenza A(H1N1) acute respiratory distress syndrome. *JAMA* 302(17):1888–1895, 2009.

ELSO guidelines. http://www.elso.med.umich.edu/guidelines.html.

Gattinoni L, Agostoni A, Pesenti A, et al: Treatment of acute respiratory failure with low-frequency positive-pressure ventilation and extracorporeal removal of CO₂. *Lancet* 2:292–294, 1980.

Lewandowski K: Extracorporeal membrane oxygenation for severe acute respiratory failure. *Crit Care* 4:156–168, 2000.

Mols G, Loop T, Geiger K, et al: Extracorporeal membrane oxygenation: a ten-year experience. *Am J Surg* 180:144–154, 2000.

Noah MA, Peek GJ, Finney SJ, et al: Referral to an extracorporeal membrane oxygenation center and mortality among patients with severe 2009 influenza A(H1N1). *JAMA* 306(15):1659–1668, 2011.

Paden ML, Conrad SA, Rycus PT, Thiagarajan RR: ELSO Registry. Extracorporeal Life Support Organization Registry Report 2012. *ASAIO J* 59(3):202–210, 2013.

Patroniti N, Zangrillo A, Pappalardo F, et al: The Italian ECMO network experience during the 2009 influenza A (H1N1) pandemic: preparation for severe respiratory emergency outbreaks. *Intensive Care Med* 37(9):1447–1457, 2011.

Peek G, Mugford M, Tiruvoipati R, et al: CESAR trial collaboration: efficacy and economic assessment of conventional ventilatory support versus extracorporeal membrane oxygenation for severe adult respiratory failure (CESAR): a multicentre randomised controlled trial. *Lancet* 374(9698):1351–1363, 2009.

Terragni PP, Del Sorbo L, Mascia L, et al: Tidal volume lower than 6 mL/kg enhances lung protection: role of extracorporeal carbon dioxide removal. *Anesthesiology* 111(4):826–835, 2009.

Terragni PP, Rosboch G, Tealdi A, et al: Tidal hyperinflation during low tidal volume ventilation in acute respiratory distress syndrome. *Am J Respir Crit Care Med* 175:160–166, 2007.

Ventilation with lower tidal volumes as compared with traditional tidal volumes for acute lung injury and the acute respiratory distress syndrome. The acute respiratory distress syndrome network. *N Engl J Med* 342:1301–1308, 2000.

Wang D, Zhou X, Liu X, et al: Wang-Zwische double lumen cannula–toward a percutaneous and ambulatory paracorporeal artificial lung. *ASAIO J* 54(6):606–611, 2008.

Zapol WM, Snider MT, Hill JD, et al: Extracorporeal membrane oxygenation in severe acute respiratory failure: a randomized prospective study. *JAMA* 242:2193–2196, 1979.

第104章 呼吸衰竭的临终关怀

DOUGLAS B. WHITE, MD, MAS

一、引言

急性、慢性或慢加急性呼吸衰竭患者通常都要忍受疼痛或呼吸困难等症状,并且有很高的死亡率。这些患者可能会被积极治疗,当他们的家庭和医生认为这样做合理并且符合患者治疗偏好。另外,如机械通气治疗(往往能够逆转呼吸衰竭急性失代偿期)可能会被拒绝治疗的患者和接受各种治疗而疗效不佳的患者放弃。在临床适当的时机,生命维持治疗的保留和撤除受到伦理和法律原则的支持。这些原则以及医疗决策过程和合适的临终关怀,将在这一章中详细讨论。

二、呼吸衰竭结局的预测

引起呼吸衰竭疾病的普遍性,以及这些疾病的发病率和死亡率,促使临床医生和研究人员开始寻求与这些疾病相关的预后信息。我们已经从单一或者多机构在特定条件的研究中获得了一些预后信息,如慢性阻塞性肺疾病(COPD)[1]、获得性免疫缺陷综合征(AIDS)患者中的卡氏肺孢子菌肺炎[2]和急性呼吸窘迫综合征(ARDS)[3]。其他信息来自于对特定年龄组患者的研究如老年人[4],或来自于干预性研究如机械通气[5]。这些研究的结果被用于建立工具来预测患者结局以及需要进入重症监护病房(ICU)的疾病,如肺炎[6]。

额外的信息可以通过预测评分系统的运用来获取,大多基于生理变量如入院时或其他时间点的动脉血二氧化碳分压(PCO_2)和血氧分压(PO_2)。虽然许多系统是专门为常规监测生理变量的ICU患者提供的,现在也应用到病房的患者。也许最著名的预后评分系统是急性生理和慢性健康评估(Acute Physiology and Chronic Health Evaluation, APACHE),经历了4次迭代[7-10]。类似于APACHE评分,另一个为了了解治疗效果和风险的预后评分系统(Study to Understand Prognosis and Preferences for Outcomes and Risks of Treatment, SUPPORT)是基于患者的诊断、年龄、进入研究前住院日数、是否患有癌症、神经功能和纳入研

究第3天的11项生理变量记录[11]。

基于个体医生或机构经验的预后预测是有限的,尽管广泛使用,这种预测从未受到严格的评估。虽然基于广泛研究的特定疾病的预测应该更准确,但是由于在卡氏肺孢子菌肺炎[12]、急性呼吸窘迫综合征[13]结局的变化性,以及其他随着时间推移的条件限制,这些研究除非经常被更新,对结局的预测存在局限性。此外,基于这些研究的工具可以被用来决定肺炎是否需要重症监护,在其他疾病上有限的预测价值大概是因为这些条件的结果随着时间的推移而改变。

基于生理的预后评分系统被认为是准确的——或者不准确的,如同医生和护士的临床评估[14]。他们在系统所预测的整体医院死亡率与研究实际观察到的结果中展现出良好的标准化。然而这些系统不能很好地区别个体的生存和死亡。例如推荐的预测标准在SUPPORT研究人群中不能有效识别6个月或更短的生存预后,限制了其在确定哪些患者可能满足临终关怀资格方面的应用[15]。此外,该系统在预测濒临死亡时的效果较差,当SUPPORT预后系统被用于获取患者实际死亡之前的生存可能性时,平均预测2个月的生存可能性是17%,实际死亡前1周时,预测的可能性是51%[16]。

总而言之,预后评分系统已经为我们了解呼吸衰竭和其他情况患者的普遍结局作出了巨大贡献。此外,该系统的校准和鉴别能力可能会逐渐提高,随着更多对于这些系统的研究开展和更多患者资料被输入到数据库中。然而目前该系统在个体患者的结局预测上仍不完善,对于可预见的未来,预后评分系统应该继续用于提供信息辅助医疗决策,但是不能由它们来决定在重症监护过程中哪些患者注定会去世。

三、终末期的治疗目标

预后的局限性是不幸的,因为患者及家属对于预后的预测很大程度上决定了他们的治疗选择,正如医生们会根据他们自己对预后的评估给患者及家属提供建议。例如许多由于潜在可逆原因导致的急性呼吸衰竭患者,他们的家庭通常把治疗目标

集中在抢救和延长生命,直到出现死亡的可能性非常大[17]。相比之下,对于终末期的慢性肺疾病患者如 COPD、肺癌,关怀的重点通常是保持身体舒适而不是延长生命[18]。这些倾向性的出现与患者对于他们基础状况的认知有关。例如那些认为自己至少可以活 6 个月的肺癌住院患者,相比于那些认为自己在未来 6 个月内有 10% 的几率死亡的患者,可能更倾向于选择维持生命治疗而不是舒适的护理[19]。当然,延长生命和保持舒适的治疗目标不是相互排斥的,生命支持和缓解症状往往同时被追求。

术语终末期护理是指的两个过程:一是生命支持的应用和撤除意味着生命维持的措施逐渐减少,例如门诊肺康复和 ICU 机械通气[20-23];二是姑息性治疗的应用,旨在通过镇静剂和镇痛剂的使用来提高患者舒适度。这两个过程的结合意味着终末期关怀不仅仅是移除某些东西——这种情况多数是挽救生命的治疗,同样意味着提供一些东西:适当的医疗决策、体贴的沟通、对患者、家庭、医生和其他照料者的感谢,采用适当的死亡环境,以及对疼痛、呼吸困难和其他症状的管理。这种综合性的富有同情心的措施就是对“终末期重症监护”的诠释[24]。

四、患者死亡的地点和方式

在不发达国家,多数呼吸衰竭患者在家中死亡的原因是接触医疗资源和其他机构的途径有限。相反,在美国和其他发达国家,多数患者不在家中去世。例如一项关于 SUPPORT 住院患者的大型队列研究显示,47% 的患者在登记研究的 6 个月内死亡并且这些人中有 55% 在住院期间死亡。对于在登记住院期间存活的患者,46% 在之后的一年间死于住院期间,只有很少一部分患者死于疗养院或临终关怀机构,死于家中的人数就更少了[25]。类似的在 1999 年一项美国 6 个州所有死亡记录的调查显示,38% 的患者在医院死亡并且有 22% 死于 ICU[26]。利用这些数据来预测全国的情况,研究人员得出结论,54 万患者——美国每年全部死亡人数的五分之一死于 ICU[27]。

许多原因可以解释美国的住院患者和 ICU 患者的高死亡率,可能也同样适用于其他发达国家。那些因素包括提供的设施和收治患者的医生,以及很少有老人与家人同住的现状。在美国只有预期生存时间少于 6 个月的患者才有资格进入临终关怀机构,然而准确判断患者的预期生存时间是一件很困难的事情。多数患者都想尽可能活得久一些,除非生活成为了自己和家人的负担,许多医生都尽量阻止死亡,除非高度肯定患者会留下令人难以接受的功能障碍。

当 ICU 在 20 世纪 50—60 年代在美国和欧洲首次被建立的时候,死于 ICU 的患者就这样接受了全方位的支持治疗,包括尝试心肺复苏术(CPR)。患者和他们代理人的意愿很少被征求,很少为患者书写拒绝尝试复苏的要求,因为大多数医院觉得有义务对所有人进行心肺复苏。事实上许多潜在的恢复性治疗是自动提供的,很少会关注到其有效性和可取性。这种方法是基于健康专业人士和公众的信念,即应该不惜人力和经济成本地用医学技术来保持生命[28]。

然而近年来这种“技术性命令”受到了挑战,因为 ICU 的花费被详细检查[29]。心肺复苏通常被证实对于特定的住院患者是没有效果的[30]。患者不是在所有情况下都会选择恢复性治疗,美国的法院已经声明患者有“死亡的权利”[31]。伦理、法律和经济上的共识导致这些发展已经通过一系列来自专业学会[32-37]关于在生命尽头放弃生命支持治疗恰当性的声明反映出来。其结果就是虽然曾经住院患者多在尽管尝试了恢复性治疗后死亡,现在他们更多死于保留和撤除生命支持后的姑息治疗,特别是在 ICU[22,23]。

五、伦理和法律对临终关怀的理由

(一)保留和撤除生命维持治疗的理由

生命维持治疗的保留和撤除有四条伦理原则[38](表 104-1):①有利,医生有义务为患者着想,缓解病痛折磨而不是不惜一切代价地维持生命可能在有些情况下更加适合;②不伤害,医生有义务避免伤害,生命维持治疗可能会很痛苦,不太可能会以一种患者认为有意义的方式来维持生命,前述的这些干预措施可能会减少伤害;③自主权,尊重患者自我选择的权利,患者有权利拒绝不想接受的生命维持治疗;④公平性,医疗资源的公平分配,当生命支持从一个预后不佳的患者撤出去帮助另一位预后更好的患者时,就需要体现出公平性的重要地位,例如在重大灾难事件或流感爆发的时候[39]。

表 104-1　伦理(全世界)和法律(美国)关于保留和撤除生命维持治疗的原则

伦理原则

有利

不伤害

自主权

公平性

法律原则:知情同意和拒绝的权利

通过患者的决策能力行使

通过家属为无行为能力患者行使

　　根据委托人的指令

　　使用替代决策标准(通过指令推进)

　　使用最佳利益标准

由法院任命的管理委员执行

　　使用替代决策标准(通过指令推进)

　　使用最佳利益标准

由医生执行,通常在伦理委员会审查之后

　　使用替代决策标准(通过指令推进)(少数州经过法律论证)

　　使用最佳利益标准(未经法律论证)

摘自:Beauchamp TL, Childress JF, editors: Principles of biomedical ethics, ed 4. Oxford, 1994, Oxford University Press; and Luce JM, Alpers A: End-of-life care: what do the American courts say? *Crit Care Med* 29: N40-N45, 2001.

在美国生命维持治疗的保留和撤除是合理合法的,知情同意和拒绝在普通法中有深厚的根源[40]。成年人能够自己做出同意或者拒绝治疗的医疗决定的权利,最早是 1914 年在 Schloendorff v. Society 纽约医院被提出来的[41]。在这种情况下,纽约上诉法院宣布:“每个精神健全的成年人都有权利决定自己的身体,外科医生不经患者允许进行手术的,将要为他带来的损害承担责任,除非在紧急情况下患者意识丧失或者是有必要在获取知情同意前完成的操作。"

有决策能力的成年人有拒绝治疗的权利,例如在 Bartling v. 高级法院[42]和加利福尼亚州 Bouvia v. 高级法院[43]的案件。在第一个案件中,上诉法院允许一位进展期的 COPD 患者移除机械通气设备,这种行为是与医生和医院的意愿相违背的。在第二个案件中,上诉法院要求医院停止违背患者意愿对四肢瘫痪的女子强行喂食,即使她可能在这个过程中死去。在许多州都处理过类似的案件,有决策能力的成年人可以拒绝不希望的治疗,这种观念现在已经被广泛接受。

美国国会通过了患者自我决定法案来支持尊重患者自主权的重要性,这项法律规定进入医疗机构的患者需要询问是否有预先指示,如果没有则需要协助他们完成指示[44]。预先指示分为两类:患者在特定情况下想要做什么(如生前遗嘱)和指定代理人为他们做出决定(如在卫生保健中的永久授权书)。虽然有证据充分的缺点[45],预先指示在力所能及范围之外有扩展患者自主权的潜力,即使这种潜力目前还没有得到充分认识[46]。

由于疾病或者镇静状态,许多重病患者无法参与到医疗决策过程,在这种情况下,如果有家庭成员和其他授权委托人,会替这些患者同意或者拒绝某些治疗措施。父母有长期的权利,或者说是义务,代表他们的子女,这种委托人为丧失能力的成人代理的合法权利起源于 In re Quinlan[47],新泽西最高法院允许植物人患者的父母通过替代决策机制为他们的女儿拒绝机械通气。通过这种机制,在加利福尼亚州的 Barber v. 高级法院[48],家庭成员同样被允许为他们的成年家属进行决定生命的选择。在这种情况下,法院可以决定机械通气、营养和水分——实际上任何获益不明的治疗措施,都可以被放弃。

美国高级法院曾受理了一个来自密苏里州卫生厅 Cruzan v. 诉讼主任关于委托人决定的案件[49],在这个案件中,一个家庭认为密苏里的慢性护理机构人员拒绝他们移除他们成年的植物人女儿的喂养管的要求违反宪法。机构人员认为女儿并没有在丧失能力之前提出她不愿意被人工喂养,Cruzan 决定,高级法院允许密苏里和其他州要求患者在放弃照料之前表明"明确且令人信服"的证据,然而在其他州并没有类似要求,接受有决策力的成年患者拒绝任何或所有治疗措施的权利受到宪法保护。

替代决策,委托人推论患者如果能够为自己做决定会选择怎样的治疗,这是委托人为无行为能力患者做出医疗决定的最高标准。然而委托人同样需要考虑患者的最佳利益,一项关于最佳利益标准的描述是在新泽西州的 In re Conroy 高级法院[50]。在这个案件中,侄子要求移除他年迈的姨妈的喂养管,其理由是放弃营养和水分是她的最佳利益,然而姨妈在成为痴呆症患者之前没有提出她的意愿。法庭在这个案件中允许最佳利益标准因为维持患者生命的负担超过其带来的好处,由于经常性的、不可避免的治疗痛苦,例如注射营养和水分是不人道的。这些要求被施加因为法院认为最佳利益标准比替代决策更容易被接受。

另一个关于替代决策的标准和最佳利益的法律观点是 Wendland v. Wendland 案件[51],这个案件涉及一位中年男性,在一场车祸后这位男子虽然清醒,但是偏瘫、无法交流并且无法自己进食。在他的喂养管反复移位后,他的妻子,也是他的监护人,拒绝授权再次插入喂养管。为了支撑她的决定,她举出了她

丈夫在车祸前的声明,即他不愿意在严重衰弱的情况下继续生活。在这个时候,患者的母亲到法庭去阻止不再重新安置喂养管的决定,然后喂养管被重新插入。随后 Wendland 先生去世,但是加利福尼亚州高级法院仔细研究这个问题,委托人是否可以替清醒但是无法表达自己意愿的患者做出保留或者撤出生命支持的决定。最终法院规定只有明确和令人信服的证据表明"患者希望拒绝维持生命治疗,或者维持目前治疗可以获得最佳利益"才可以终止喂养,这一点在 Wendland 先生的案件中并不符合,他的案件决定表明法院不大可能允许代理人在患者既不是绝症也不是永久昏迷的情况下限制治疗,除非患者已经详细说明在这种情况下他们想要做什么[52]。

法律规定在无行为能力的患者缺乏家庭成员或其他代理人时应该怎样做并不明确,一些州(如夏威夷、康涅狄格)允许医生在患者有决策能力的基础上,对医生的意愿作出决定。然而没有哪个州允许医生基于最佳利益标准作出决定,尽管如此,一项来自美国七家医疗中心的研究表明,一些医生的确在最佳利益的基础上,为无行为能力患者做出保留或者撤出生命支持治疗的决定,这通常都是在与同事或者医院伦理委员会协商后的结果[53]。其他医生要求遗嘱检验法庭为患者任命监护人或者律师,大概是为了保证一个公正、透明和深思熟虑的决定过程。

在离开维持和撤出生命支持的公正性这一话题之前,必须强调做出决定的这个过程在脑死亡患者和程度较轻的神经功能损害患者中是不一样的。在美国,死亡被定义为心肺功能或全脑功能不可逆的缺失[54],由全脑死亡标准决定的死亡需要证实昏迷,表明大脑半球功能的丧失并证明角膜反射消失,眼前庭反射和通气反射的消失证实脑干功能的丧失,通气反射的消失是由异常呼吸暂停试验来证明的,气管插管且非瘫痪患者从机械通气设备上脱离,提供氧气后尽管动脉 PCO_2 上升至 60mmHg 以上,仍然不能引发呼吸肌做功。

生命维持治疗通常在没有宣布脑死亡时就被终止,相反一些监护人检查认为治疗措施应该持续到患者去世,在这种情况下通过全脑标准来决定死亡可能更加符合。也就是说脑死亡必须被判断的情形适用于那些看上去像是死了的患者和那些生命支持治疗被保留或撤出后将进行器官移植的患者。至于后一种情形的患者,人们可能会认为从死亡患者上撤出生命支持是矛盾的,因为对于接受机械通气和其他干预治疗的脑死亡患者只会到他们的器官可以被收获为止,"生命支持"对于他们更像是"器官支持"。

伦理和法律上关于从脑死亡患者身上撤离治疗措施的理由不仅是这些措施在这种情况下通常不被患者和监护人需要,同样是因为患者已经死亡,无法从他们身上获益。因为患者已经死亡,医生没有义务治疗他们,在保留或撤出治疗时也不需要从监护人那里获取知情同意。然而对于取出器官进行移植的患者,需要获取知情同意。此外,脑死亡患者的家人通常不能理解脑死亡的概念,认为患者仍然活着,因为他们的胸廓随着呼吸机的周期起伏,床旁监护仍然显示着他们的心率。家人同样会因为宗教信仰的原因拒绝接受脑死亡的概念。

出于对这些家庭的考虑和对他们同意器官捐赠的渴望,许多医生在脑死亡问题上都表现为适当地非对抗。他们花时间去解释死亡的生物和法律意义,脑死亡如何确定,以及器官移植对受者、供者的家庭甚至供者本人的价值。这个方法对于家庭来

说通常是有效的，不管他们最终是否获批进行移植。这一点对于 ICU 患者在困难的时候保持情绪平衡也同样重要[55]。

（二）无效医疗

虽然对于自主的伦理原则以及知情同意和拒绝的法律原则是在生命支持保留和撤除中最引人注目的辩护，无效医疗的概念也同样成为理由，这个概念在比较罕见的场合被援用，当委托人要求干预措施（特别是昂贵的、稀少的措施或两者均有）医生反对因为他们认为患者无法从中获益。一些治疗措施如为脑死亡患者进行脑移植，在生理学上是无效的因为无法被实现，其他措施例如对于永久昏迷或脑死亡患者进行机械通气，可以获得生理学上的成功，然而一些医生认为这样做并不合适因为最终无法得到一个临床医生认为有价值的结果。

一组研究人员[56]试图将无效医疗定义为在一种干预措施在过去 100 例病例中无效或"仅仅保留了无意识和无法结束对重症医疗的依赖"。与此类似，美国胸科协会[33]认为"一项维持生命的干预措施如果被判断为是无用的，可以不经患者或委托人的同意在患者身上保留或撤出。如果推理和经验都表明这项措施非常不可能使患者获得有意义的生存，这里有意义的生存是指生存质量或持续时间对于患者个体有价值，以永久性缺失意识（如完全缺乏认知和情感）的状态生存通常被认为对患者没有价值。"

尽管被称为"徒劳的运动"，徒劳的广义概念从来没有在美国或其他地方的医学界达成共识，美国胸科协会的立场并没有得到广泛支持[57]。相反的立场已经由危重症医学学会提出[58]，认为"只有当治疗无法达到预期目标时才能被认为是徒劳的，那些极不可能有益、非常昂贵或者疗效不明的治疗方法可能是不恰当的，但不应被标记为徒劳的。无效医疗是医疗保健中很小一部分，因此在医疗决策中采用无效医疗的概念将不会有助于减少资源的使用。"

在某些方面，预后评分系统的发展可以看作是预测哪些患者不能从治疗中获益的尝试，尤其是那些昂贵，从而有理由拒绝的措施[59]。然而大多数患者和家属都愿意放弃这些治疗措施，即使是当医生还没有放弃的时候，正如 SUPPORT 的研究结果[60]。此外，一项超过 4000 名患者关于严格的无效医疗准则的研究表明，最小的成本节省只有在不治疗那些预期只有 1% 或少于 2 个月生存时间患者可以做到[61]。近 75% 住院天数的节省来源于 12 名患者停止治疗，其中有一半年龄小于 1 岁或治疗时间超过 10 个月。

上述研究强调节约成本是因为无效性通常都有经济学的色彩，似乎美国社会一度从"拯救规则"转型，大量的资金被用于只有很少获益的治疗中去，出于"合理规则"这些钱可以用于初级和预防保健[62]。关于无效性的争论似乎为停止治疗提供了理论基础，因为除去成本问题，这是不值得的。然而这些争论掩盖了充满价值的假设，掩盖了分配的根本问题[63]。

因此，医疗无效性的最大问题不是如何定义而是谁来定义[64]。在这方面，关于无效性的争论是由于医生们相信自己通过训练和经验知道哪些治疗方法真正有效和具有成本效益，而患者和家属则认为无论是否直接支付他们都有权享有这些治疗措施。医生当然有能力发现生理上的无效性，而他们没有法律或伦理需求去做他们认为没有好处和低于专业标准的事情。然

而在旁观者眼里往往会注意到获益，也就是说虽然医生认为仅仅是延长生命在某些情况下不可取，而患者和家属却认为这是有意义的，当他们出于不仅仅是生理学的考虑，希望得到在医生眼里无效的治疗方法，谁应该来做决定？

美国医学会伦理和司法事务部已经表明："既然无效医疗是有价值的，对于无效医疗不太可能得到普遍共识"[65]。同时，委员会还推荐一个基于过程的无效性决定，对于患者或家属坚持治疗而医生认为无效的情况，需要经历一个争端解决过程，这个过程的核心是医院伦理委员会的调解。如果调解无法达成决议，患者会被转移到其他机构，如果转运不成功该患者的治疗将会被终止。基于该模式建立的无效性策略，已经在得克萨斯州休斯敦等城市得到应用[66]。

根据休斯敦的经验，德克萨斯州通过了一项法律，提供解决医疗纠纷的庭外处理程序机制。一项德克萨斯州医院对这些法律的调查[67]显示很少有医院使用应有的程序机制，在很少数的情况下生命维持治疗会违背患者或委托人的意愿而被停止。此外，德克萨斯州法令的合宪性尚未上诉至美国最高法院层面，因此，德克萨斯州法令对本地区和美国其他州的影响尚不清楚。

到目前为止，例如在 Helen Wanglie[68]和婴儿 K[69]的法律案件表明，当医生要求拒绝或撤出生命支持而患者或家属反对时，法官不愿意允许医生这样做。在第一个案件中 Minneapolis 法庭拒绝替换丈夫为他的妻子寻找持续的生命支持，她的医生认为生命支持对于患者无法获益，另一个委托人可能会同意停止生命支持。在第二个案件中，弗吉尼亚州法院要求医生遵从患者母亲意愿反复抢救一个无脑新生儿，然而这违背了医生们的意愿，理由是如果不这样做会违反急诊医学治疗和劳动法。

相比之下，发生在马萨诸塞州的 Gilgunn v. 麻省总医院诉讼案[70]表明，当医生认为无效而拒绝提供治疗时，他们很可能获得与其喜好一致的结果，在法庭上辩护他们的决定与专业标准保持一致。在这种情况下，在波士顿的一个陪审团判决麻省总医院一位医生无罪，因为他无视患者女儿反对移除了一位患者的生命支持设备并写下了不进行复苏的要求。患者的丈夫和其他子女不反对这个医生的行为，陪审团显然相信医生是在医疗标准范围内行事。这个案件并没有开创法律先例，因为没有宣布判决书，然而 Gilgunn 案件中陪审团的决议表明了无效性医疗的观念受到了一些公众的支持。

关于无效性的争论最后会如何被解决我们不得而知，因为患者的自主权在美国被广泛接受，那里不存在国民健康保险，并且患者和家属对管理式医疗机构持怀疑态度，似乎美国医生不太可能在短期内被允许在无效性的基础上限制服务。在其他国家则不同，在资源有限、国民健康保险存在、医生明里暗里允许配给护理的情况下[71]，如果美国式患者的自主权在这些国家变得更加普遍，医生是否会继续这样做以及行使其他特权还有待观察。

（三）实施姑息治疗的理由

在华盛顿的 Glucksberg[72]和 Vacco v. Quill[73]案件中，美国最高法院提供了为终末期患者实施姑息治疗的伦理和法律正当性。这些案件涉及在华盛顿和纽约禁止医生协助自杀的合宪性。在 Glucksberg 案件中，法庭认为终末期患者不具备自杀或接

受医生的协助来自杀的自由,因为美国有禁止自杀的悠久传统,各个州为了维护合法权益将继续认定自杀是非法行为。在 Vacco 案中协助自杀与保留和撤除生命支持被区分。"每个人无论处于怎样的身体状况,都是有资格的,如果有能力拒绝拯救生命的治疗,没有人被允许协助自杀。"法庭写道,"当患者拒绝维持生命的治疗,他死于潜在的致命疾病或病理过程,但是如果患者服用由医生开具的致命药物,他是被药物杀死的。"

在 Glucksberg 和 Vacco 案件中,5 位法官认为华盛顿和纽约可以禁止协助自杀,因为在这些州禁止患者获取缓解疼痛和折磨的药物不会受到任何阻碍。然而,正如 Breyer 法官写道:"如果国家法律是用来阻止姑息治疗,包括终末期患者使用药物缓解疼痛,那法院可能就会呼吁反对这些违法行为。"通过这些话可以得知,大多数法官认为无痛苦的死亡是受宪法保护的自由权益[74]。

高级法院在 Glucksberg 和 Vacco 案件中通过双重伦理原则区别了协助自杀和姑息治疗,在这一原则下提供镇静和镇痛药物的行为是被许可的,因为可以导致道德上的好结果如缓解痛苦,即使他们会产生道德上的坏影响如加速死亡,在这种条件下只有好的结果是有意去达到的。道德上的坏结果可以被预见,因为医生能够意识到坏结果发生的可能性,但是他们不希望发生,坏结果可能不是好结果的手段,而好结果必须要大于坏结果,即冒死去姑息治疗终末期患者在没有风险更小的方式缓解痛苦时可以被接受[75]。

高级法院通过了姑息治疗包括批准使用终末镇静使患者在撤除包括营养和水分等维持生命的治疗措施时处于无意识状态。在 Vacco,终末镇静可以被允许如果是"基于知情同意和双重效益,正如国家可能禁止协助自杀却允许患者拒绝挽救生命的治疗,可能允许与拒绝治疗相关的姑息治疗,虽然可能会有预见的但并非有意的'双重效益'而加速患者死亡。"

一些人认为双重效益原则作为伦理指南有很多缺点,尤其是因为它忽略了人类意愿的复杂性[76,77]。这种复杂性在某机构的一项关于 2 个 ICU 在保留和撤除生命支持时使用镇静剂和镇痛剂的研究得到展现[78]。在这项研究中,医生表示这些药物原本是用来缓解疼痛、紧张和呼吸困难的,但是在 39% 的重症患者中同样加速其死亡。另一项研究表明 16% 的 ICU 护士报告他们曾经成功协助患者自杀或安乐死以缓解患者痛苦,通常是在不具备医生知识的情况下进行[79]。

正如一些医生和护士在照料临终患者时有多重动机,一些家属面对他们的亲属同样希望能够缓解痛苦和加速死亡。这种动机的普遍性可能源于很少有被怀疑参与协助自杀或安乐死的医生在美国的犯罪系统中受到惩罚[80]。总的来说,医生和其他照料者不太可能会被起诉或被批评,如果他们在取得知情同意后使用镇静镇痛药物治疗缓解临终患者的痛苦时表现出同情心。

在 Glucksberg 和 Vacco 案件中,高级法院没有判断在华盛顿和纽约法律禁止医生协助自杀的做法不符合宪法。然而同样没有禁止其他州允许医生协助自杀,如果他们选择这样做。1997 年在俄勒冈州因为尊严死亡法案,医生协助自杀被合法化。随后两年的经验表明少数患者要求致死性药物,医生同意了少数要求,而姑息治疗使一些但不是全部患者改变了协助自杀的想法[81]。总的来说,要求使用致死性药物的决定源于患者对自主

权和身体机能控制的缺失,而不是因为对顽固性疼痛或经济损失的畏惧[82]。

医生协助自杀(医生开具潜在致死性药物给患者服用)和安乐死(医生实施药物注射)在很多欧洲国家被实行[83]。虽然没有任何一个国家将其合法化,荷兰自 1991 年开始有协助自杀或安乐死的报道起,医生就不会因为这项举措受到惩罚[84]。反而荷兰医生被要求上报所有他们注射或提供有明确意图的促进死亡药物的病例。根据一项荷兰人的研究表明[85],要求协助自杀或安乐死的患者人数从 1990 年的 8900 人升至 1995 年的 9700 人,在 2003 年保持 9700 人不变。协助自杀作为死亡原因只占荷兰同年所有死亡人数的 0.2%。在 1990 年,64% 的荷兰医生认为患者有权利决定自己的生死,在 1995 年医生百分比没有变化,然而在 2001 年这个比例降到 56%。这些数据表明在荷兰如同俄勒冈州,协助自杀的要求没有增加,事实上随着时间的过去,荷兰医生似乎在这个问题的态度上变得不情愿。在其他欧洲国家,协助自杀同样变得普遍,而他们的法律将如何处理这些问题我们不得而知。

六、终末期医疗决策

(一) 医患关系的两种模式

医疗决定的产生可能是由医生、患者、患者家属或其他委托人独立或共同完成。医疗决策实际上是如何制定的很大程度上取决于运用的医患关系模式。

可能最古老的模式是家长模式:这种模式同样被称为父母模式或僧侣模式。在这种模式里,医生扮演监护人的角色来决定并提供适合患者的利益,几乎不征询患者的意见[86]。类似地对于儿科患者,家属的意见也不予考虑或不予理会。家长模式忽略了在社会规范中尊重患者的自主权,在这个多元社会中医生不可能完全可靠地辨别哪种治疗最符合他们不同患者的利益。在美国这种模式曾经在终末期患者的医疗决策中占主导地位,事实上早期的案件如 Bartling、Bouvia 和 Quinlan 都提到的医生和医院不愿意让患者或监护人拒绝治疗,这一点很讽刺——也许是关于家长模式医疗的警示故事,即一些医生要求患者和家属放弃那些其他医生一度坚持要他们接受的治疗。

另一种模式叫做协商模式或分享模式,医生和患者/监护人合作来帮助患者明确他们健康相关的价值、讨论治疗方案、共同决定最佳选择。这个过程不仅仅是提供信息,而是基于对医学事实和患者价值相互理解后的道德审议[87]。协商模式最适用于有足够时间仔细考虑而做出医疗决策的医生、患者和家属,当合理的治疗措施存在,而患者的价值和偏好可能会使最佳行为产生变化。ICU 家属提供的录音资料表明对于生命支持治疗的丧失能力的重症患者,通过协商来做决定可能不是最佳选择[88]。例如医生经常无法解释委托人做决定的原则,抽出患者价值和偏好来讨论最佳的治疗选择,包括纯粹的姑息治疗[89-92]。

医疗决策的制定和人们对此的态度在不同国家有很大区别。例如虽然协商模式在法国很受欢迎,家长模式对于 ICU 的终末期患者有时仍然在使用。ICU 医生拥有他们美国同行没有的法律决策权,而法国的家属没有法律权利代替不能自己做决定的患者做出选择[93]。在各个国家种族和文化构成的不同同样

会导致观念的差异,例如一项在美国的研究表明,韩裔美国人和墨西哥裔美国人相比于欧洲裔美国人和非洲裔美国人,明显不认同患者应该被告知癌症转移的诊断,或患者应该在维持生命治疗上做出决定[94]。另一项研究表明非洲裔美国人比欧洲裔美国人更希望通过生命支持治疗活下去[95]。采访中这些非洲裔美国人对医疗体系表现出极大的不信任,并且担心需要根据个人支付能力来获取医疗资源。

(二) 医生、患者和家属交流的重要性

当然,在美国 ICU 的患者家属不需要过于参与到医疗决策,如果当患者病情不太危重时,他们可以为自己做决定[96]。然而SUPPORT[97]和其他研究表明医生和患者很少在患者病情恶化之前甚至是居在护理院时,讨论终末期问题。一项纳入严重COPD 患者的肺康复研究表明几乎所有人都关注健康问题,最常见的是对呼吸困难增加的担心[98]。虽然很多患者考虑过气管插管,只有少数人完成了预先指示来描述他们的选择。此外虽然患者通常希望同他们的医生交流,只有 19% 的患者有这样的谈话,15% 的患者讨论过生命支持,14% 的患者认为医生理解了他们终末期治疗的意愿。

很多研究关注了为什么慢性终末期疾病患者不与医生讨论终末期治疗的话题,一项纳入肺康复治疗的 COPD 患者研究表明,没有讨论这个问题的最主要原因是自己的拖延和医生没有提出这个话题[98]。当这些患者参与到终末期教育作为康复治疗的一部分时,他们更可能与医生讨论这些问题并完成医疗保健的永久授权书。

另一项针对进展期艾滋病患者的研究表明,结构式访谈可以用于患者和医生来发现交流障碍[99]。没有与医生讨论过终末期治疗的患者多数同意这一点:"我不想讨论变得非常虚弱。"和"我宁愿关注如何活下去而不是讨论死亡。"没有发起讨论的医生大多同意这点:"我们只有非常少的时间来讨论每一件应该做的事情"和"我担心与患者讨论终末期治疗会让他的希望破灭"。在这项研究中很多医生承认他们在讨论终末期问题时感到不自在,意味着他们自己的不适与缺乏时间讨论在阻碍交流上同样重要。

医患之间有限的交流在 SUPPORT 研究中同样被报道[97]。此外,SUPPORT 还指出医生与重症患者家属之间大多缺乏交流。这一结果在一项来自法国 ICU 的研究中得到证实,有超过半数的重症患者家属认为缺乏交流是存在的[100]。

一项在法国 ICU 的随访研究表明家属对于患者治疗的满意度部分取决于他们的法国血统以及与 ICU 人员有相似的语言和文化价值观[101]。家属满意度同样与医院医生提供的信息有关,患护比在 3:1 或者更低,每个照料者在特定角色上的专业知识,来自患者私人医生的帮助,花费足够的时间来提供信息以及照料者提供信息时感知矛盾的缺乏。

一项来自美国某医院的研究,采访了 ICU 患者家属做出保留或撤除生命支持决定的经历[102]。研究报道了矛盾冲突的高发生率,大多数是在患者家属与医生之间的,冲突主要包括交流问题或感觉到不专业的行为,如不尊重主要照料者的治疗选择。这些家属认为精神关怀和先前讨论的治疗都是心理支持的来源,他们感激宽裕的探视时间和提供家庭会议房间,大多数家属挑选医生作为获取信息和安慰的途径。

七、增加交流和提高终末期护理质量

许多策略已被证明可以提高做选择和委托人心理结果的诸多方面,在 ICU 家庭信息传单的发放提高了属属对病房如何运作的理解,增加了他们对护理的满意度[103]。主治医生通过频繁的家庭会议来交流,增加了家属满意度和死亡患者在 ICU 的停留时间[104]。在法国 ICU 与将死患者家属简短的沟通可以改善其丧亲之痛[105]。

虽然干预措施减少了丧亲之痛的负面结局,但是没有包含提高临床决策质量的措施。一项关于伦理咨询的大型随机对照试验[106]和两项关于姑息治疗咨询的单中心非试验性研究[107,108]提出了这些问题:这些干预措施缩短了死亡患者在 ICU的停留时间,但是没有评估这些干预是否改善了以患者为中心的终末期决策或改善了家属结局。

八、医生、患者和家属终末期需求的理解

终末期护理可以被优化如果死亡过程中各方的需求能够被更好地理解,在这方面一项关于重症患者和近期去世者家属的调查显示,医生和其他照料者根据患者身体状况做出的治疗喜好决定以及对死亡的准备,在所有四组终末期患者中都很重要[109]。其他重要的需求包括与家属和朋友分享时光,保持清洁,缓解疼痛、焦虑和呼吸困难,作为一个"完整的人"被对待。患者认为重要的还有:保持精神上的清醒,平静地去见上帝,不成为家庭负担,能够帮助他人,祈祷,完成葬礼的计划安排,以及一种生命的完成感(表 104-2)。

表 104-2　终末期患者和家属的重要因素

生理需求
保持卫生
缓解呼吸困难
保持意识清醒直到生命终点
生理上独立直到生命终点

情感需求
医疗状况的定期更新
讨论恐惧与紧张的机会
向患者说出实情
让患者参与治疗和选择

精神需求
与上帝同在
祈祷
与牧师谈论死亡的意义

社会需求
有能力帮助他人

改编自 Natan MB,Garfinkel D,Shachar I:End-of-life needs as perceived by terminally ill older adult patients,family and staff. *Eur J Oncol Nurs* 14:299-303,2010.

很多研究通过一个名叫重症监护家庭需求清单的调查工具来评估患者家属的需求,在一项对 ICU 终末期护理建议的概述

中,重症医学伦理委员会[110]综合这些研究来确定这些需求是什么。总的来说,家庭需求包括陪伴和帮助临终患者,及时被告知临终患者的情况变化,理解对患者的处理措施及理由,确保患者舒适,被安慰,有机会表达情感,确保家属的决定是正确的,从患者的死亡中找寻意义,以及在死亡过程中的个人需求。

不幸的是,医生和临终患者其他照料者的需求并没有被解决,然而最低限度,所有照料者都需要在死亡过程中感到舒服,从中获取经验,从他们的同事和工作机构中获取支持,有机会丧失亲友。与医生一起工作的护士、呼吸治疗师、社工和牧师希望医生尊重他们、提供足够的信息、考虑他们的意见,并且能参与到终末期临床决策当中[111]。

九、为临终患者提供适合的环境

根据医患关系的协商模式,医生有义务帮助患者了解自己的情况,探索他们的治疗方案,并决定什么最适合他们。这种关系中必不可少的是在适当时候为患者做好死亡准备,这些准备工作应包括当死亡即将发生时医院和ICU是否为患者提供了最佳利益,假定即将到来的死亡可以被识别。许多患者尤其是COPD或者其他慢性疾病患者,在死亡来临前有时间提前计划,如果有机会去选择在临终关怀机构或家中去世。

临终患者可能会在医院选择临床试验来尝试恢复性治疗或者正在经历这些,因为他们的愿望不被知晓,如果试验失败,这些患者应该被允许在一个对他们和家人舒适的环境中死去,有足够大的私人空间来容纳访视者。访视时间应该宽松,如果有必要,允许家人和朋友根据他们意愿尽可能长地陪伴临终患者。出于此目的,一些医院有单独的临终关怀病房,其他的提供临终关怀团队或服务用于整个医院[112,113]。

十、情感和精神支持

关于在ICU和其他地方终末期护理的综述已经强调了为临终患者和家属提供情感和精神支持的重要性[114]。医生有助于这种支持,他们经常性的沟通和床旁的出现受到了极大的赞赏。护士、社工、牧师和医疗团队的其他成员,提供了这种支持的大部分。但是偶尔患者和家属要求他们的朋友、照料者和外界特定机构的宗教人员提供咨询或参与到床旁的仪式和活动中。这些应该被允许,即使不被鼓励,除非他们干扰到患者的护理。

终末期护理还可以延伸到患者去世之后,因为医生、护士和其他当患者还活着的时候帮助过患者家属的人,在这之后还可以提供很多东西,如尸体处置建议、尸检报告结果、协调墓葬和葬礼服务,参加葬礼是护理人员专业职责中最受患者家属感激的。这些责任可以被认为是单独的丧亲之痛的后续服务,这已经被一家医院描述过[115]。另外,在ICU和其他机构中与患者家属建立了私人关系的照料者,在患者去世后会继续维持关系。

医生、护士和其他照料者也有自己的情感和精神需求,当然,照料临终患者和他们的家属会为他们带来可观的收入。正因为如此,照料者自己也应该有机会来哀悼。患者去世后安排的会议为双方提供了寄托哀思的机会,也是一个机制来评价保留和撤除生命支持治疗并给予姑息治疗的过程,这种评价可能

导致这些过程在今后的患者中得到改进。

十一、症状管理

(一)为什么患者的症状未被很好地管理

临终患者疼痛等症状的管理是医学上永恒的主题和职责。但是,患者经常是伴随疼痛和其他痛苦的症状死去。在研究纳入的受访患者或委托人中,约50%表示患者在住院期间经历疼痛[116]。约15%在住院至少半数时间里经历中到重度疼痛,许多患者对疼痛控制不满意。对于生活不能自理的、并发疾病较多、焦虑、抑郁和生活治疗差的患者,难以控制的疼痛更常见[116]。

在一些患者中,疼痛等症状的管理不善大多是因为我们更注重疾病的诊断和治疗,而不是症状的缓解。姑息治疗则注重症状的缓解,合理地采用姑息治疗有助于减少临终患者的痛苦。然而,许多患者从根治到姑息治疗并没有很好地衔接起来。这一方面,患者及家属很难知道什么时候终止治疗,医护人员也很难抉择何时建议家属停止延长生存期的治疗。

疼痛等症状管理困难也可能是因为患者主观感受差异,从而难以被客观治疗控制。疼痛及镇静量表已被用于评估能自述患者的疼痛和焦虑水平。但是,那些不能找到合适词语,或者正在接受气管插管和镇静的患者,便不能合适地表达他们的感觉。要评估这些患者的疼痛程度,医护人员必须学会观察表情或疼痛其他不特异的表现,包括心动过速、血压升高等。即使脑电图分析已被用于评估ICU患者的镇静水平,但是这种技术与镇静量表和尤其是患者主观体验的关联尚不明确[117]。

管理困难的另一个原因是患者对缓解的期望不同。有些患者期望很高,他们不愿意体验疼痛、焦虑、呼吸困难,更希望被有效地实施镇痛镇静甚至混沌状态,尤其是那些临终患者。另外一些患者,他们宁愿忍受症状或仅接受轻度缓解,也要保持清醒。濒死患者难以调整镇静剂和止痛剂至他们理想的意识水平,即使他们应该被鼓励这样做。对于无主诉或不能管理药品的患者,医护人员更难实现合适地利用镇静剂和止痛剂。

最后一个原因,医护人员并不情愿使用高剂量镇痛镇静剂或其他心境转换剂。在一些临终病例,这种不情愿来源于与病情不相关的药物成瘾。另一种不情愿来源于这些药物会导致意识障碍,抑制呼吸和心血管功能,从而加速患者死亡。美国最高法庭曾判定镇静剂和镇痛剂管理必须遵循以下原则,比用药带来的不良效应相比,需双倍给护理工作减轻难度。尽管在一项研究中三分之一的内科医生给临终患者使用这些药物确实加速患者死亡[78],事实上,在另一项对比研究中[118],儿科ICU全部医生仅把加速死亡当成使用这些药物的"可接受的、非目的性的"副作用。

(二)疼痛的管理

间接的疼痛控制包括非药物途径。例如,把患者放在一个安静的亲朋好友可以探访的地方,也许能缓解疼痛,还能减轻焦虑和抑郁。药物或潜在疾病导致COPD患者的呼吸抑制,高碳酸血症和低氧血症会导致脑病,但是在临终患者中,这种不利情况因为能减轻患者疼痛而被默许。同样的,临终患者停止营养和补液导致内源性阿片类物质或酮的释放,从而产生和镇痛

效应。

直接的疼痛控制重点在于阿片类药物的应用,常用的如吗啡。除了镇痛,吗啡还产生镇静、呼吸抑制、便秘、尿潴留、恶心和欣快感。它还有扩张血管作用,可导致低血压,一部分是通过组胺释放所致。芬太尼,人工合成阿片类,镇痛效应比吗啡强几乎 100 倍,不会释放组胺,因此较少导致低血压。氢化吗啡酮,半合成吗啡衍生物,镇静作用强于吗啡且较少产生欣快感[119]。

吗啡、芬太尼、氢化吗啡酮可以口服、皮下注射、直肠内或静脉使用。ICU 包括临终患者通常静脉使用阿片药物。门诊或住院患者可以通过自控镇痛法来使用这类药物。

长效口服的吗啡或氢化吗啡酮适合门诊患者。芬太尼口服制剂可以做成棒棒糖。也可以静脉途径使用,尤其适用于难以口服给药的患者。

阿片类使用应该是既达到理想的镇痛效果又无后效应。该类药物镇痛的最适剂量还未研究出来,并且有个体差异。但是,阿片类通常从小剂量开始使用,再逐渐加量至镇痛效果,这样可以尽量避免呼吸抑制等副作用。在儿童或成人 ICU 病房的正在经历生命支持的保留和撤出的危重患者,使用足量的阿片来缓解患者疼痛是合适的[78]。

(三) 焦虑的管理

与疼痛的管理一样,焦虑及其躯体表现可以进行非药物管理。如果需要使用药物,苯二氮䓬类和异丙酚是优选的。苯二氮䓬类除了抗焦虑还会引起顺行性遗忘,而且它们发挥与阿片类药物的协同镇静效果一致。苯二氮䓬类也引起低血压及心血管抑制,尤其是快速、大剂量地使用。劳拉西泮,中效制剂,可以通过口服、肌注或静脉途径给予,静脉使用时,可以通过推注或持续静滴。咪达唑仑,短效制剂,通常是由持续静滴给药,起始应足量[120]。

异丙酚用于静脉全身麻醉,低于麻醉剂量使用,它具有镇静、遗忘和抗焦虑作用。在这样的剂量下,异丙酚类似于咪达唑仑,在足量注射后持续静滴。该药物也产生镇静作用,尽管异丙酚具有更大的倾向引起低血压[120]。异丙酚和咪达唑仑均不适合用于门诊患者焦虑治疗,住院部也可能限制其在 ICU 的持续使用。

(四) 谵妄的管理

谵妄可能会与焦虑混淆,因为它也能引起激越。两者区分在临床上十分重要,因为两者使用不同药物治疗,用于治疗焦虑的药物会加剧谵妄[113]。应帮助意识障碍的患者获得有规律的睡眠,舒适的环境,并应避免使用导致意识障碍的苯二氮䓬类药物。氟哌啶醇,丁酰苯类抗精神病药,被广泛用于治疗危重患者的谵妄。它可以口服、直肠给药、肌内或静脉注射。氟哌啶醇可能会使 QT 间期延长,应尽量避免与同效的其他药物同时使用。氟哌啶醇也能引起木僵、震颤和其他运动障碍。

(五) 呼吸困难的管理

尤其是在疾病的早期阶段,呼吸困难应根据其基本病理生理学[121,122](见第 29 章)来理解和管理。例如,中重度 COPD 患者受益于口服支气管扩张剂来减少气流阻力,吸入糖皮质激素可减少气道炎症,手术治疗可减轻肺过度膨胀。这些患者也可

通过运动训练,肺功能锻炼来减轻呼吸困难[123]。同样,通过胸腔积液引流或阻塞部位支架植入,能减轻肺癌患者的呼吸困难。

肺部疾病晚期患者,病理生理机制是次要的,治疗方面也更注重姑息治疗而不是根治。对这类患者支气管扩张剂效果不佳,糖皮质激素也导致更多的副作用而不是缓解症状,肺减容手术可能是致命的。在家里或临终关怀医院,终末期 COPD 患者并不能从运动训练中获益,患者会因为气短难以参加肺康复锻炼。应鼓励这些患者使用轮椅和多休息。在大多数晚期癌症患者中,恶性胸腔积液和呼吸道阻塞不应被诊断或治疗[121]。

氧疗被证实能提高生存率和减少呼吸困难,任何原因所致的慢性呼吸衰竭都应接受氧疗[124]。在美国,医保报销长期氧疗是根据生理学标准(例如,在室内气体条件下,测得动脉 $PO_2 <$ 55mmHg)而不是症状。尽管如此,许多患者依然愿意通过氧疗来缓解呼吸困难,且临终患者不必非得达到标准才能报销。氧疗通常以低流量开始(例如 1 ~ 3L/min),逐渐加量至起效。最适流量难以预测,因为流速和给氧途径均难以预估对呼吸困难的疗效[120]。此外,对于晚期恶性肿瘤的患者来说,空气能达到浓缩氧的治疗效果[125]。再者,经常在户外呼吸新鲜空气,或者乘车的时候打开车窗,能够减轻患者的呼吸困难症状。对于那些卧床的患者,可以采用风扇输送新鲜空气[121]。

阿片类药物,如吗啡,被证明对于 COPD 患者,可以明显提高运动耐量,缓解呼吸困难[126]。然而,研究证明,在治疗呼吸困难患者的过程中,长期使用吗啡缓释剂的疗效不优于安慰剂,并且据报道这些患者大多有恶心、便秘和其他副作用[127],即使长期服用之后很多患者可以耐受这些副作用,阿片类药物或许只能用于实验或者伴有顽固性呼吸困难的对氧气或者空气无反应的特殊需要的患者。然而,因为他们的止痛作用无可争议,这些药物或许对伴有疼痛的呼吸困难患者好处,如患有肺癌的患者[121]。虽然吗啡和其他阿片类药物广泛用于急性呼吸窘迫综合征或者其他原因引起的急性呼吸衰竭患者,并且这看起来是合理的,但是这样的做法并没有科学研究的支持。

苯二氮䓬类药物,如阿普唑仑,被证明可以减轻 COPD 患者的呼吸困难[128],这些药物还会引起困倦、共济失调和烦躁不安,而且这些药物应该只能用于吸氧和阿片类药物无法减轻的呼吸困难的门诊患者[121]。的确,阿片类、苯二氮䓬类药物、丙泊酚在减轻呼吸困难和焦虑中广泛使用,如伴有急性呼吸衰竭,特别是那些接受机械通气治疗的患者。再者,这些实践是合理的,尤其是在患者没有经历难忍的副作用的情况下。然而,对呼吸困难的 ICU 患者使用镇静催眠药物的好处并没有被科学地证实。

(六) 恶心和呕吐的处理

恶心和呕吐可能是由某些系统性疾病引起,如糖尿病、肾脏疾病、高血钙、肾上腺功能减退和病毒感染。这些症状还可能是由于中枢神经系统疾病,包括脑转移瘤等可引起高颅内压造成的;胃肠疾病如胃幽门梗阻;和其他各种药物,包括茶碱、苯妥英、阿片类、抗生素和化疗药物。恶心和呕吐可能会随着对症治疗或者停用引起这些症状的药物而缓解。因为进食会增加恶心,患者可能会通过肠外营养或者胃肠减压而获益。纯流食可能作为患者耐受性的管理。氧疗被证明能减轻术后患者恶心和呕吐症状[129]。

那些对保守治疗无反应的伴有恶心、呕吐的患者或许是预

防的候选人,或者应用一些口服、肌肉注射、静脉注射止吐药物,或者应用支持疗法。在止吐期间使用:地塞米松或者其他皮质激素类药物;丁酰苯类药物,如氟哌啶醇、氟哌利多;氯丙嗪、异丙嗪、普鲁氯嗪和其他吩噻嗪类药物;M受体阻滞药,如东莨菪碱,尤其对伴有前庭症状的患者有益。在这些药物中,地塞米松、氟哌利多和异丙嗪使用得最为广泛。

新的止吐药包括5羟色胺受体阻滞剂、昂丹司琼、多拉司琼、格拉司琼和托烷司琼,这些药物最早实验性用于术后患者和接受了化疗和放射性治疗的患者。因为他们昂贵的价格,他们可能只用于其他药物预防和减轻症状不理想的情况[130]。口服大麻和吸入大麻烟相对于传统止吐药,如氯丙嗪、普鲁氯嗪和胃复安,在减轻化疗导致的恶心和呕吐方面一样有效。然而,尽管一些患者喜欢在使用大麻时产生的镇静和欣快作用,但其他一些患者抱怨大麻能引起眩晕和烦躁不安[131]。

(七) 饥饿和口渴的处理

人们进食和饮水来减轻饥渴和维持新陈代谢,食物和水在住院患者是医生和护士管理患者的常规组成成分,以此满足设定的日常需要。在这样的假定下,有些人表示一个患者对营养和水的拒绝就相当于自杀,食物和水应该给予所有患者,除了那些因为无法耐受疼痛和濒临死亡的患者。其他人指出对于终末期患者主动忽略营养和水的给予只有在患者拒绝不需要的治疗时候在道德和法律上是合理的[133]。还有一些人认为强迫进食侵犯了患者的自主权,而对一些患者主动进行"临终期断水"相对于物理帮助自杀,在尊重患者的自我决定权、道路选择和专业型正直方面,提供物质的有利条件[134]。

当然,患者可能在生命结束之前想要进食和饮水,或者他们可能选择断绝食物和水的摄入。事实上,一项研究表明,在安乐死被允许的俄勒冈州,很多收容所患者停止进食和饮水,这可能是作为一种安乐死的手段[135]。作为这项研究的病例,另外一些提供舒适的临终照顾的研究表明,大多数癌症患者没有感受过饥渴或者仅在临终的时候感受过[136]。极少一部分有症状的患者,少量的食和水可以减轻他们的饥渴,冰块的使用或者在嘴唇上涂抹润滑剂就可以减轻他们嘴唇的干燥。类似的措施也可以在其他环境下使用,如ICU。

十二、保留和撤出生命延长治疗

(一) 什么样的治疗需要保留和撤出

生命支持治疗在很多科室被保留和撤出。然而,大多数这种过程是在ICU进行的。全球儿科及成人ICU研究表明,尽管所有的干预可能被保留或撤出,这些干预措施在数量和撤出的顺序上存在差异[21,22,137]。在美国成人ICU的一项调查中,每个患者平均会撤出5种措施[138]。心肺复苏、气管插管、机械通气和血液透析一般是首要施行的干预;接着,升压药、输液、静脉输液、肠外营养、抗生素和鼻饲被保留或撤出。保留治疗比撤出治疗更积极。在其他治疗措施撤出之后,没有上呼吸机的患者更易撤出插管,一旦患者使用呼吸机,撤出机械通气就要考虑再三。

医生调查的另一份研究表明,撤出治疗的顺序还取决于支持的形式[139]。从最易到难,顺序为血液制品、透析、升压药、肠外营养、抗生素、机械通气、鼻饲、静脉输液。撤出决策中有四个偏好。医生首选撤出:①对自然病理过程造成的衰竭器官的支持,而非医源性造成的;②近期采取的支持治疗;③有迅速危及生命的治疗而不是慢性损害的治疗;④诊断不明确且导致慢性损伤甚至死亡的治疗。

(二) 插管及机械通气的保留和撤出

插管和机械通气经常用于急性、慢性或者急性加重期呼吸衰竭的患者,并且也是最常见的被拒绝或撤出的治疗。正如前面提到的,一些晚期慢性阻塞性肺病和其他原因造成慢性呼吸衰竭患者,他们担心插管和机械通气所以决定在出现失代偿前终止这些疗法。尽管如此,其他患者有慢性呼吸衰竭要求插管和机械通气或已经气管插管及机械通气的患者,无论是在现场,在急诊室,还是ICU并不是按照他们自己的意愿或来得及与他们沟通。同样,急性呼吸衰竭的患者一般不使用呼吸机,因为通常认为他们的状况是可逆的。当他们慢性呼吸衰竭的症状没有改善时,气管插管、机械通气可能会被撤出。一项研究发现,决定危重患者的机械通气是否撤出的最强因素在于医生的看法,即患者最好不使用生命支持,医生预测ICU患者存活可能性低且出现认知障碍,并采用正性肌力药物或血管加压剂[140]。

不同医疗机构撤除插管和机械通气的方法不同。一种方法是快速拔管:给予患者止痛剂和镇静剂,同时气管插管(或气管切开)和呼吸机也可被撤离。然后给予患者充足的氧气,或更多时候让他们呼吸室内空气。快速拔管是简单直接的撤出方式,在儿科,这种方式有一个潜在的优势,即父母怀抱孩子时不受机器和管子影响。一个潜在的缺点是,患者可能会因撤管后上气道阻塞感到呼吸窘迫。

第二种方式,被叫作适应性撤机(terminal weaning),在机械通气移除前,包括降低吸入氧浓度、通气比率、呼气末压力水平,或这些变量的一些组合。在此过程中,会给予患者药物,而患者往往在拔管前死亡。此项技术首次提出是在1983年,是被用来避免治疗突然中断导致不良结果,这样的中断"可能被解释为意图杀害",并且可能使患者及其家属很不舒服[141]。在今天,讨论临终撤机的伦理问题已经没有意义,因为适应性撤机和安乐死之间的差别已经被美国最高法院清晰划定。尽管如此,与快速拔管相比,适应性撤机引起的上呼吸道阻塞不适感更少。

快速拔管和适应性撤机的优缺点有所争论。它们还没有得到科学对比,虽然所谓"快速终端撤回"的一项研究表明,低剂量阿片类和苯二氮䓬类药物的使用可以使患者相对舒适[142]。一项对重症监护医师的采访调查显示,15%的受访者几乎从来没有对垂死的患者撤回插管和机械通气[143]。行撤回的医生,13%首选迅速拔管,33%首选终端撤回,其余的医生两种方法都用。对于喜欢快速拔管的原因包括操作的直接,家庭观念和患者的舒适度。对于喜欢适应性撤机的原因包括患者的舒适度,家庭的看法,以及认为撤机不那么突然。

当插管和机械通气被撤回,多数呼吸衰竭患者死于他们的基础疾病。然而,一些生存者,他们的生存期不应被加速死亡的药物缩短。同时,即使是病情十分危重的患者也不应该接受此种药物,因其会掩盖需要及时缓解的症状如呼吸急促等。由于这些原因,当撤出插管和机械通气时,可以使用镇静剂和止痛剂来减轻痛苦,但神经肌肉阻断剂却不应该使用。此外,有一种情况在婴幼儿常见,即患者已经开始用药,只要有镇静和止痛两种需求就应该继续用药。首先,撤回插管或者呼吸机(或者两者一起)后必然会快速死亡。其次,对于患者和家属来说,相较提高患者的舒适感和与家人相处带来的益处,等待神经肌肉阻滞剂消退到可逆水平的负担更重。

关键点

- 临终关怀,是对急性、慢性和慢性呼衰急性发作的终末期患者进行姑息治疗或者保留和撤出生命支持治疗的结合。
- 临终关怀需要遵循慈善、无害、自治、公平的道德原则以及告知患者选择支持或放弃任何包括生命支持治疗的法律义务。
- 选择支持或放弃治疗的法律义务可由患者、家属或者通过最佳标准授权的法定委托人履行。
- 临终关怀的医疗方案由患者、家属及医护人员共同制定,以平衡三者各自的需求。
- 当患者或委托人要求采取医生认为不合适或无效的治疗,医生应该寻求一种渐进的方式来劝阻他们而不是擅自做主,包括密切与家属沟通,求助于专家咨询(例如伦理咨询),通过医院委员会审核,以及给家属提供另一种方案。
- 临终关怀的组成包括:提供合适的环境给临终患者;给予情感和精神支持;管理疼痛、焦虑、烦躁、呼吸困难、恶心、呕吐和饥渴;撤离不必要的治疗。

（王怡唯　陈佳怡 译,梁宗安 校）

参考文献

以下是主要的文献,完整的文献请登录 *ExpertConsult* 查阅。

Charles C, Whelan T, Gafni A: What do we mean by partnership in making decisions about treatment? *BMJ* 319(7212):780–782, 1999.

Consensus statement of the Society of Critical Care Medicine's Ethics Committee regarding futile and other possibly inadvisable treatments. *Crit Care Med* 25(5):887–891, 1997.

Curtis JR, White DB: Practical guidance for evidence-based ICU family conferences. *Chest* 134:835–843, 2008.

Emanuel EJ, Emanuel LL: Four models of the physician-patient relationship. *JAMA* 267:2221–2226, 1992.

Lanken PN, Terry PB, Delisser HM, et al: ATS End-of-Life Care Task Force: an official American Thoracic Society clinical policy statement: palliative care for patients with respiratory diseases and critical illnesses. *Am J Respir Crit Care Med* 177(8):912–927, 2008.

Lautrette A, Darmon M, Megarbane B, et al: A communication strategy and brochure for relatives of patients dying in the ICU. *N Engl J Med* 356(5):469–478, 2007.

Luce JM, Luce JA: Management of dyspnea in patients with far-advanced lung disease: "once I lose it, it's kinda hard to catch it …". *JAMA* 285:1331–1337, 2001.

Medical futility in end-of-life care: report of the Council on Ethical and Judicial Affairs. *JAMA* 281(10):937–941, 1999.

The SUPPORT Principal Investigators: A controlled trial to improve care for seriously ill hospitalized patients: The Study to Understand Prognoses and Preferences for Outcomes and Risks of Treatments (SUPPORT). *JAMA* 274:1591–1598, 1995.

Truog RD, Campbell ML, Curtis JR, et al: American Academy of Critical Care Medicine, Recommendations for end-of-life care in the intensive care unit: a consensus statement by the American College [corrected] of Critical Care Medicine. *Crit Care Med* 36(3):953–963, 2008.

White DB, Braddock CH 3rd, Bereknyei S, Curtis JR: Toward shared decision making at the end of life in intensive care units: opportunities for improvement. *Arch Intern Med* 167(5):461–467, 2007.

第105章 肺疾病的康复

BARTOLOME R. CELLI, MD · RICHARD L. ZUWALLACK, MD

一、引言

尽管接受了最优化的药物使用管理,患有进展性慢性呼吸系统疾病的患者依然常常遭受严重的症状、运动能力的受限、健康与功能状态的下降等问题的困扰。肺康复能够弥补标准药物治疗的缺陷并进一步改善呼吸困难、提升运动能力与各项功能的水平、改善健康状态,以及(可能)降低比预期过早出现的发病率与死亡率。肺康复现在正作为慢性阻塞性肺疾病(COPD)患者的标准管理程序,而且已被广泛接受,还被纳入到该疾病的治疗指南之中[1,2]。尽管肺康复是被设计首先应用于那些饱受COPD症状煎熬的患者身上的,然而,对于其他的慢性呼吸系统疾病,它的康复基本原则也同样适用。

二、定义与目标

美国胸科学会与欧洲呼吸学会将肺康复定义为"一种基于患者评估的、为患者量身定制的综合干预措施,其中包括但不限于运动训练、教育以及为提高COPD患者的躯体与社会心理状态和使其能够长期坚持提高自身健康水平所涉及的行为矫正"[3]。这个定义表明了现在有很强烈的证据基础证明肺康复的有效性,以及肺康复应当被考虑在慢性呼吸系统疾病患者的综合管理之中。

肺康复以及运动训练过去常常被错误地等同起来。尽管运动训练是肺康复中一个必不可少的部分,其他的干预措施同样是肺康复中不可或缺的组成部分。这些干预措施包括了对患者的评估、教育(尤其涉及合作下的自我管理策略)、营养干预、心理支持以及对于其他一些先行指令的讨论。人们逐渐意识到家庭与社区环境中的活动的改善是肺康复的一个核心组成部分。此外,戒烟、呼吸训练、胸部物理治疗、氧疗以及其他辅助治疗同样也对一些特定人群有很好的效果。

肺康复存在一个看似矛盾的问题:它往往无法对肺功能有一个显著而直接的改善。但比起其他治疗方法,它对于COPD患者的呼吸困难、运动耐量下降以及健康水平的改善往往有着最好的效果。有新的数据表明,它对其他慢性呼吸系统疾病同样有益。这个表面上的矛盾可以如此解释:COPD能够被认为是一种系统性的疾病[4,5],各种伴随疾病(例如步行肌肉的摄氧能力下降,对于造成呼吸困难的活动的恐惧,错误的步行)都对患者的症状与残障起到了促成的作用。因此,6分钟步行距离是可以反映出这个疾病的系统性本质的一个指标,相比传统的气道阻塞程度评估,例如一秒用力呼气量(FEV_1)[6,7],它更能够预测COPD患者的预后与生存率。相似的,大腿中部[8]与上臂中部[9]的横断面积也就是肌肉质量的评估比起肺功能评估也能更好的预测患者的生存率。

肺康复能够有效地降低这些并发疾病的负面影响。例如,COPD患者的运动耐量被一系列因素所限制,包括有阻力性的呼吸做功的增加(由气道狭窄导致),弹性呼吸做功的增加(由间歇性动态的过度通气导致),以及与运动相关的肌肉的畸形(导致乳酸的堆积以及低运动强度下便出现疲劳)。运动训练能够通过一个给定水平强度的运动部分改变下肢肌肉的生理学特性,进一步带来通气需求的减少。这个通气需求的减少能够使得患者可以在运动中以更低的频率呼吸,并进一步降低动态过度通气的影响。因此,肺康复运动训练能通过对大腿肌肉的直接作用降低对通气的需求,以及其对过度通气[10]和心输出量[11]的直接效果使得患者的运动能力有所改善-尽管对FEV_1的测量并未得到改变。

综合的肺康复需要多个不同健康专业人员的合作。内科医生,护士,护理师,物理治疗师,呼吸治疗师,营养师以及作业治疗师都可能会根据需要和可利用的资源参与到某个特定的项目中。在美国,一个项目中,一个内科医疗顾问和一个专业肺康复协调者是必不可少的。肺康复的目标便在于减轻症状、改善功能状态及降低健康护理费用。

三、历史

肺康复以及其组成部分至少从20世纪中叶以来就被临床工作者认为是一种有效的干预手段[12,13]。从20世纪90年代中期开始,其更是被升华到一门专业艺术的地步,它是一种被科学证明了的对于管理慢性肺疾病患者的干预手段。现在已经将它作为一种治疗选择的重要性通过以下事件被强调:

- 其在全国肺气肿治疗试验中，与肺减容手术同等地被认为是"最好的治疗"[14]。
- 一份 Cochrane 报告通过 META 分析指出了肺康复的有效性[15]。
- 它得到了阻塞性肺疾病全球倡议（the Global Initiative for Obstructive Lung Disease，GOLD）的认可，该倡议强调了肺康复在 COPD 治疗原则中的优先地位[16]。
- 自 2010 年 1 月起，在美国医疗保险和医疗补助服务中心（the Centers for Medicare and Medicaid Services，CMS），肺康复是被认可为一种有益的医疗措施[17]。

随着时间推移，曾经被认为是只针对障碍最严重的患者的治疗现在被推荐给所有有着限制其表现的症状的和严重程度中等的患者所使用。1991 年前，许多支持肺康复的讲座包括了一系列的对于综合肺康复描述和一些未控制的、干预前/干预后对比的研究，借此来证明其对于减少住院时间方面的首要作用[18,19]。然而在 1991 年，Casaburi 和其同事[20] 报告了一份包括 19 个 COPD 患者的研究，这些患者被随机分配到了高或低强度的功率自行车训练中。训练每周进行 5 天，一共进行 8 周，而接受低强度锻炼的患者的训练时间会更长些，这样两组总的运动量就严格的相同。两个运动训练组都产生了显著的生理水平上的改善，例如研究显示了在相同工作强度下的乳酸酸中毒和通气需求的减低。然而，那些接受了更高强度的锻炼的患者相比低强度锻炼组获得了更多的生理水平上的改善。在这项研究前，许多人认为严重 COPD 患者在运动中通常会出现通气受限的情况，因此他们无法从这样的运动中获得真正的生理水平上的改善。这份研究是第一个展示了运动训练——肺康复的基础——所能带来的训练成效的随机对照实验。

1994 年，Goldstein 与他的同伴[21] 报道了一个关于肺康复的、前瞻性的随机对照试验。其中，89 名 COPD 患者被随机分到了肺康复组与传统治疗的对照组，进入肺康复组的患者从入院时便接受肺康复治疗。肺康复组在 6 分钟步行距离、亚极量功率自行车耐力时间以及健康状态上与传统治疗的对照组相比都有着一个显著地巨大改善。这是第一个由数个关于肺康复的随机对照试验构成的研究，它确定了肺康复作为一种治疗选择对于慢性肺疾病的有效性。

就在同一年，Reardon 与其合作者[22] 报道了一项包括 20 名 COPD 患者被随机分为综合肺康复门诊组与等待期间接受传统医疗治疗对照组的研究。康复治疗使得接受治疗的患者在劳累性呼吸困难（通过渐进式功率自行车运动测试以及关于日常生活中的呼吸困难的问卷进行评估）上有着显著的改善。研究显示劳累性呼吸困难在日常生活活动的水平上有着显著改善，这越发彰显了其临床意义。这是第一个展示了肺康复对于呼吸困难（严重肺疾病最重要的症状）的有效性的研究。由 O'Donnell 和其同事[23,24] 所进行的后续研究表明了训练后呼吸困难的减少与通气需求的减少有关，这可能与大腿肌肉的生理改变相关。

1995 年，Ries 及其合作人[25] 报道了一个关于 119 名 COPD 患者的研究。其中，患者被随机分为接受综合性肺康复门诊组与仅接受教育组。与仅接受教育组相比，康复治疗对呼吸困难，最大运能力，运动耐量以及步行的自我效能都有着显著的改善。"自我效能"指的是患者对于成功完成与呼吸系统症状相关活动的信心。阳性结果随着时间推移逐渐衰减，在 18～24 个月内逐渐降低到与对照组水平相当的程度。这是第一个表明了肺康复对于门诊患者在各个不同方面的效果的大型随机对照试验。治疗效果随着时间递减这一现象还说明了提高长期坚持康复项目的策略的重要性。

1996 年，Maltais 和他的合作者[26] 报道了一个 11 名 COPD 患者参与的研究。研究中，患者将会在 36 个小节的高强度耐力训练前后接受评定。此外，除了预期的降低运动相关乳酸酸中毒的效果，运动训练还使得肌肉活检样本中的氧化酶水平有所提升。此外，还有一个重要的发现，即是生化标志物的水平提高与运动中乳酸生成的降低是存在联系的。与其他的研究一样，这项研究表明运动训练能够改善 COPD 患者的肌肉摄氧能力。这个研究结果有着临床上的价值。

2000 年，Griffiths 和他的同事[27] 发布了从 200 名慢性肺疾病患者获得的数据。这些患者被随机分到了两个组中，其中一个组接受 6 周的多学科肺康复项目，另一个组则接受标准医疗管理。此外，为了展示其在运动表现与健康相关的生活质量中气道的实质性作用，肺康复干预措施组的住院时间更短，以及在之后的一年随访内进行更少的一级健康管理家庭访问。因此这个大型随机对照试验表明，肺康复项目能够实质性地减少患者对于健康管理的使用，这个结果强化了之前那些非对照试验得出的结论。这个小组之后的另一个研究[28] 还提出了支持肺康复的高性价比的证据。

一个由 Bourbeau 和他的合作人[29] 所进行的研究表明，在家庭中进行的自我管理项目能够减少住院机会和其他的健康措施相关的数值，以及健康水平的提升。之前的许多研究之间缺乏一致性，但一份最近的包含 17 项研究的 META 分析支持这样的项目能够为提高生活质量、减少住院次数带来好处，但对急诊入院和存活率并没有影响[30]。

2005 年，Casaburi 和他的同事[31] 证明 COPD 患者的渐进性支气管扩张在接受肺康复后能有着更好的临床结局。经过肺功能优化的患者能够在更高的强度下运动，其运动能力也能得到更大的改善。因此，肺康复不仅仅为药物治疗带来了更多的正面效果，药物治疗也为肺康复带来了更多的益处。

2007 年，美国胸部内科医师学院（American College of Chest Physicians，ACCP）与美国心血管与肺康复协会（American Association of Cardiovascular and Pulmonary Rehabilitation，AACVPR）[32] 联合发表了一份指南，其中总结了对于肺康复的证据基础。这些记录引用了很强的支持肺康复对于呼吸困难和生活质量的提升的有效性的证据。此外，也有大量的证据支持肺康复对于减少健康管理依赖性以及改善心理状态的有效性。

肺康复是提升慢性呼吸系统疾病患者运动能力的治疗方法中最有效的一个。然而，直到最近，它对于在家庭与社区环境内进行增强的活动的有效性仍未得到证明。增强的身体活动是一种重要的活动，这是因为 COPD 患者长期都处于坐位[33] 的缘故，这种低身体活动水平与糟糕的长期预后有着密切的联系[34]。2008 年，Walker 及其同事[35] 证明，直接监控（经由运动监测器）下，患者在接受 8 周的肺康复之后其活动能力有较大改善。这项研究加强了另外两个得出类似结果的实验的可靠度[36,37]。因此，这些研究强烈地支持这样一个观点：从肺康复中获得的运动能力增强能够使得其他条件下的运动能力也增强。

四、基本原理

肺康复对于异常的肺功能或慢性肺疾病患者的呼吸生理的作用是微乎其微的。这个显而易见的悖论可以如此解释：慢性肺疾病患者的呼吸困难与健康状态受限往往是由这个疾病在肺部之外的效应所导致的，这些效应对治疗也有反应。慢性肺疾病相关的系统损害包括营养耗尽[38,39]、下肢肌肉质量的丢失，也许还包括肌肉无力和疲劳[40,41]、外围肌肉纤维类型的改变[42]，以及外围肌肉摄氧能力的下降[43]。此外，步行技巧的缺失、不正确的应对原则，以及对导致呼吸困难的活动的恐惧，这一系列因素导致了一个进一步加剧去适应作用和无力化的恶心循环。肺康复对于打破这个循环的效果非常好，这通常会在临床上表现为在患者不同的重要区域上出现意义重大的改善，包括劳力性呼吸困难和日常生活相关性呼吸困难的减轻、运动表现与健康水平的改善以及健康管理需求的下降。

五、适应证

肺康复针对的是患有慢性呼吸疾病的、在接受标准治疗后仍存在持续症状的患者。图105-1展现了肺功能受限的患者的发展进程及肺康复在其中的位置。患者往往被寻找是否存在一个或多个如下的症状或情况[44]：

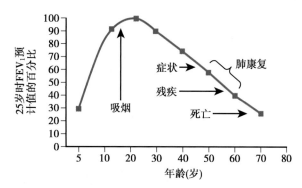

图105-1　一个受吸烟影响而发展成为COPD患者的第一秒用力呼气量（FEV₁）随着时间的变化。这个渐进的肺功能降低的过程，导致了功能受限、健康水平低下，甚至最后可能导致死亡。肺康复应从患者一旦症状出现或者进展为残疾开始，并且持续的越久患者得到的益处越多

- 严重的呼吸困难和（或）疲劳
- 运动能力下降
- 日常生活干扰
- 不良健康状况
- 职能表现降低
- 营养不良
- 医疗资源利用率增加

值得一提的是，在这些临床区域中的顽固的症状和（或）受限都有着对于干预措施的需求，而不仅仅是肺的生理学障碍（如低FEV₁或是血氧水平低下）。进一步说，症状、运动表现以及健康状况与肺功能的异常其实关系不大。正因为这样，肺康复对于肺功能阈值并没有什么特定的纳入标准的要求。

通常，人们在提及晚期肺疾病时才会说到肺康复。然而，尽管该类患者能够从这种干预方式中获益[45]，但是患者还可以将肺康复从更早的阶段开始，并作为一种预防策略（如戒烟）来进行介入以及从这个阶段进行更高强度的运动训练。

传统意义上，肺康复主要针对的是COPD，它对于其他肺部问题的有效性往往遭到了忽视[46]。尽管如此，慢性哮喘、气道重构、支气管扩张、囊性纤维化、胸壁疾病或是间质性肺疾病的患者同样也是合适的康复对象[47]。肺康复是肺移植手术或是肺减容术前/后的标准处理步骤。在这些公认的适应证的基础上，肺康复同样适用于其他的大型手术后机体恢复过程中的患者。

这里有两种最主要的肺康复排除的标准：

- 存在可能干扰康复进程的相关情况。包括致残的关节炎和严重的神经、认知和精神疾病。
- 存在可能由于运动训练使得患者出现不可控的风险的合并症，例如严重肺动脉高压或其他不稳定肺疾病。

值得一提的是，许多肺动脉高压患者常在等待肺移植的过程中安全（和成功）地参与了肺康复计划。在这种情况下，患者的运动训练内容需要严格地进行调整，并需要进行密切的监测。此外，动机缺乏是肺康复的相对禁忌证。然而，在治疗过程中，动机的水平可能会改变，特别是如果患者从治疗中明显受益的情况下。

六、戒烟

吸烟是90%以上慢性阻塞性肺疾病患者患病的原因。因此，戒烟毫无疑问是最重要的独立治疗措施，它可以延缓气流受限的进展并对生存率有着正面的影响。本书将在第46章中对如何帮助停止吸烟的各种药物和行为矫正技术加以阐释。虽然争议仍然存在，但那些重度吸烟者在与戒烟相关的肺康复中起到了一个十分重要的作用。事实上，在康复项目中，频繁地接触与加强可以使得患者主动转换到戒烟的角色中。

七、综合肺康复项目的组成部分

（一）运动训练

运动训练，包括上肢和下肢的耐力训练和力量训练，是综合性肺康复的重要组成部分。根据现有的知识，慢性肺部疾病患者的外周肌肉不仅出现了质量丢失，还出现了纤维类型分布的改变和代谢能力下降等问题[47a]。运动训练可以提高耐力，提高功能水平，帮助提高日常生活活动中的表现，有助于降低血压，改善血脂，还可以消除抑郁，减少对与引起呼吸困难的活动有关的焦虑，并有助于睡眠。

慢性肺疾病患者的运动训练与健康人群的运动训练类似，它们都是基于训练的一般原则——大强度（更高水平的训练产生更多的结果），特异性（只有受到训练的肌肉会有效果），以及可逆性（有规律运动训练停止后，训练效果会逐渐丢失）[48]。

通气和气体交换的受限在晚期肺疾病中十分常见，这种受限限制了运动训练的强度。然而，许多患者的运动能力同样也受到外周肌肉和心血管失调的限制，伴随着无氧代谢的提前开始以及运动中出现的乳酸酸中毒。运动训练能对外周肌肉功能

障碍起到一定作用。许多呼吸系统疾病患者都能在接近于其能力的水平上进行长时间的锻炼[49]，并且，更高水平的锻炼能够带来运动表现上更大的改善[38]。在高运动强度训练后进行的亚极量负荷训练下[21]，人们观察到患者的通气与乳酸水平都有所下降，这强烈表明对于晚期肺疾病患者训练的效果依然是可以达到的[43]。此外，人们还观察到乳酸产生的下降是与外周肌肉摄氧能力的提升有关系的。

大多数肺康复项目强调下肢的耐力训练，通常主张持续锻炼约 20～30 分钟，每周 2～5 次。这些训练可能包括一个固定的功率自行车或跑步机训练，爬楼梯训练或是在平坦的地面上行走，例如走廊或礼堂。训练通常是在 50% 或 60% 的最大做功能力或更高的水平上进行的。对于那些不能维持这种强度的患者则推荐进行间歇性大强度训练——由 2～3 分钟的高强度训练（60%～80% 最大运动能力）组成，期间穿插着相同时间的休息部分，以减少呼吸困难和其他类似的问题[51,52]。优化支气管扩张剂治疗是可行的——它会让患者能够在高运动强度下进行训练。类似的，对于缺氧患者，辅助的氧疗可以提高安全性，使得患者能够在更高的训练强度下训练。补充氧气会帮助非缺氧型 COPD 患者在高强度下进行运动训练[53]，但还需进一步研究证实这种方法是有效的。如果患者在运动训练中不能达到很高的训练负荷，降低负荷被证明也能产生积极的结果[54]。

在慢性阻塞性肺疾病患者中，与下肢肌肉相比，其上肢肌肉的强度相对较低[55]，而前者对许多日常生活活动都十分重要。上肢肌肉使用时往往伴随着巨大的呼吸困难，这可能是因为手臂肌肉也是呼吸辅助肌肉的原因。因此，上肢耐力训练是肺康复的重要组成部分。其有效性在一项最近的随机临床试验中已被证明[56]。训练可以以手臂支撑的运动形式进行，例如使用一个手臂测功仪；也可以在手臂未支撑的情况下进行，例如举重物、起钉子以及牵伸弹力带[57]。

由于外周肌肉的无力和（或）萎缩会加重肺部疾病患者的运动受限[58]，因此，在肺康复训练的运动训练中，力量训练是一个合理的组成部分[59]。通过自行车测力计，我们可以看到，在经过单独的、涉及上下肢的举重训练后，其肌肉力量和耐力在测力计上的表现都有所提升[60]。在目前的肺康复应用中，力量训练常常被加入到标准有氧训练中。这种组合可以提高肌肉力量与质量，但其对健康状况的额外作用尚未被证明[61]。

肺康复运动训练的总时间应该反映出患者患有的基础呼吸系统疾病，他或她的身体和心血管状态的水平，以及在训练过程中所取得的进展。GOLD 指南[16] 报告中提到，并没有随机对照试验来确定运动训练时间的最佳长度，但有证据表明，时间更长的训练项目能够带来更大的收益。理想的运动训练计划的最佳长度应取决于患者是否继续朝向目标的进展。理想情况下，运动训练的最佳时长应当取决于患者是否在持续地向目标进步。然而，在现实情况中，训练项目的长度受到资源、患者收到的补偿与支持以及患者动机的持续程度等因素的影响。更长的训练项目可能对预后有着更为长久的有益影响[62]。

运动训练通常在肺康复设备上进行，并应受到严格地监测。一般来说是对那些需要在家中或社区中进行额外的运动训练的患者，他们将会收到为他们量身定制的操作指南。在早期将家庭锻炼纳入日常生活可以促进患者对运动处方的长期坚持。更进一步，有一项随机对照试验表明，在接受了 4 周的标准化教育

后，在家中进行 8 周的运动训练与在肺康复中心进行 8 周的监督下的运动训练是同样有效的[63]。这项研究中的主要结果是通过康复训练一年后对患者进行的呼吸困难自评问卷所得出的。在运动能力方面也有着类似的改善，尽管在 6 分钟步行距离上的变化并没有达到 54m——临床上设定的具有显著意义的最低水平的差距。重要的是，在不良事件方面，两个组并没有显著的差异，治疗师与学习指导委员会也没有发现明确地由运动训练所引发的不良事件。家庭运动训练能否成为传统训练方法的一个切实可用的替代训练方法目前尚有待研究。

（二）教育

教育是肺康复项目的一个重要组成部分。它与运动训练的结合可以为改善对于优化疾病控制所必不可少的健康表现变化带来益处。教育需求被认为是对患者的初次评定的一部分，之后则在项目的整个过程中的反复多次评定中不断地进行。教育能够为患者及其家庭提供有关疾病进程、他的并发症以及治疗内容的有关信息。这种信息能够鼓励患者主动参与到健康管理的进程中，进而促进患者更好地坚持接受治疗以及学习各种重要的自我管理技巧[64,65]。教育还能够帮助患者及其家庭找到应对慢性疾病及其并发症的方法[66]。一些标准教育内容在表 105-1 中列出。在肺康复中，教育在小组治疗和一对一治疗中都有所应用。

表 105-1　综合性肺康复项目中的教育内容

正常的肺解剖与生理
肺疾病的病理生理机制
医学检查的描述与解释
合作性自我管理策略
呼吸再训练
支气管清洁
药物使用
运动原则
日常生活活动与能量节省
呼吸方式
自我评估与症状管理
营养
心理问题
伦理问题
进一步指导

改编自 Casaburi R，ZuWallack R：Pulmonary rehabilitation for management of chronic obstructive pulmonary disease. *N Engl J Med* 360：1329-1335，2009.

教育的内容包括对于健康生活习惯的提倡，将一些合适的技巧（例如自我步行）应用家庭环境的教导，以及推荐患者对一些康复训练后的建议长期地进行下去。关于自我管理的教育是肺康复的一个核心部分。该部分主要强调了"在实践中学习"这一理念来增加患者的信心，以及鼓励患者持有一个能够对疾病控制"把控全局"（与健康管理提供者一起）的态度[17]。某些关于合作下的自我管理的策略包括了涉及戒烟、对在家中进行定期运动的鼓励、在家居环境下进行物理活动，以及对于呼吸系统疾病发作的早期识别与治疗等几个方面。对于 COPD 发作的患

者,建立一个针对不同患者自身情况的、协作性的自我管理计划是肺康复的一个重要目标;这包括对于疾病发作的症状与指征的教育——以便能够早期发现问题并及时启动应对计划(包括使用已开好处方的短效全身性糖皮质激素和抗生素)。患者与医疗团队间持续性的合作是自我管理有效进行的关键。提前进行的指导性讨论同样也是肺康复项目的重要组成部分(见后面章节)[67-69]。

由于教育是几乎所有肺康复项目的组成部分,只有很少的研究对其在综合性项目中的单独作用进行了评估。然而,在家庭环境中应用自我管理策略已经被证明能够对健康状况的改善以及降低对医疗资源的使用有着实质性效果。

(三) 心理训练与支持

心理问题,如焦虑、抑郁、应对问题障碍及自我效能降低等,会导致晚期肺疾病带来的负担加重[70]。社会心理及行为干预在肺康复项目中分布得非常广泛,但往往与旨在解决问题应对障碍和压力管理技巧相关的教育项目和团队支持有关。渐进式肌肉放松、压力减轻以及恐慌控制的技巧不仅仅会减轻焦虑,还会改善呼吸困难[71]。教育的成效也能改善患者对问题应对的技巧。家庭成员和朋友在肺康复支持小组中的参与是受到鼓励的。关于常见症状和患者对慢性肺疾病的关注点的面谈会可以为患者及其家属提供情感上的支持。在这些干预措施的支持下,有一个随机临床试验表明综合性肺康复项目能够降低社会心理问题在严重 COPD 患者中的发病率(即使并没有采取什么特定的心理干预措施),这一点也就不足为奇了[72]。当然,有着实质性的精神疾病的患者应该接受恰当的专业性治疗。

(四) 营养支持

营养过度消耗,包括身体的组成成分的改变(如瘦体重减轻,这在稳定性 COPD 患者中大约有 20% ~ 35% 的发生率)等[73,74]。瘦体重的过度损耗毋庸置疑会导致慢性呼吸系统疾病患者的症状加重——机制包括呼吸肌力量[75]、握力[76]、运动耐量[77,78]及健康状况[79]的下降。身体中的营养的损耗与变化同样也是独立于 FEV_1[8,9,80]的重要的 COPD 患者死亡预测指标。因此,营养干预被推荐为综合性肺康复的组成部分。

然而,对于慢性肺疾病的患者,简单的针对体重不足的营养补充并没有实质性的效果。一个 META 分析指出,对于 COPD 患者的营养干预仅仅带来了 1.65kg 的体重增长[81]。通过这些单纯的卡路里补充干预的失败案例,我们开始考虑给予患者合成类固醇激素的激素补充[82]。这使得患者的体重、瘦体重、呼吸肌力量、手臂和大腿的围度均有所增加[83]。此外,一项研究表明,对于男性 COPD 患者,睾酮使用和负重训练的联合进行可以对肌肉质量和围度有着额外的合并效果——大于单独使用两项干预措施所带来的改变[84]。然而,在特定组中得到的这些初步结果能够被应用于更广大的人群仍然尚待研究。ACCPA 和 ACVPR 联合发表的康复指南中并没有建议在 COPD 患者的日常管理中使用合成类固醇激素。

(五) 呼吸、吸气肌训练及胸部物理治疗

这些内容作为肺康复的一部分已经有许多年了,但支持其在肺康复项目中有效性的结论性证据仍然是一大空白。呼吸训练旨在对于呼吸频率和呼吸模式的控制,并以降低气体阻塞为目标。缩唇呼吸会在患者试图通过鼻子吸气或通过嘴唇在4 ~ 6秒内快速呼气时发生。此时,患者的嘴唇会处在一个吹哨/接吻的姿势上。这个技巧可以促进呼气时的腹肌收缩,还可以对呼吸模式起到一个定改善作用,进而提高潮气量以及降低呼气末肺容量。这样做能够减少低氧血症与呼吸困难。在特定患者中,缩唇呼吸被证明还可以降低呼吸所需要的氧耗[85]。COPD患者通常能够比较轻易地学会缩唇呼吸。事实上,在呼吸困难时他们往往无意识地便在使用这种呼吸技巧。在身体前倾体位进行呼吸训练被证明对某些严重 COPD 患者而言,不论是在休息时还是在运动中,它都能够减少呼吸困难。类似的改善在仰卧位和特伦德伦伯卧位(Trendelenbur gpositions)中也能看到。对于这种减少呼吸困难的机制,最好的解释是:由于身体前倾导致的腹内压增高能够最大程度地牵伸膈肌,并使其处于一个更好的收缩位置,以改善其功能。膈式呼吸并没有被证明有什么益处;事实上,这个呼吸技巧甚至还可能降低呼吸效率。

对于 COPD 患者的吸气肌训练,其背后的机制在于:COPD患者的吸气肌往往十分虚弱,因此,吸气肌训练往往能改善预后。ACCPA 和 ACVPR 联合发表的康复指南评估了大量的关于吸气肌训练的相关研究后得出了如下结论:这种治疗改善了呼吸肌肌力,提升了运动表现,以及降低了呼吸困难。他们的建议主要涉及了在完善的药物治疗下,对于特定的存在吸气肌肌力下降和呼吸窘迫的 COPD 患者的应进行吸气肌肌力训练。

胸部物理治疗往往被用来移除气道分泌物。这些治疗包括体位引流、胸部扣拍与振动,以及指导下的咳嗽。体位引流利用重力来帮助患者针对不同肺段排出肺部的痰液。对于有骨质疏松或其他骨骼问题的患者,胸部扣拍应当极其小心地进行。咳嗽是移除大气道内过多的分泌物的有效方法。然而不幸的是,COPD 患者的咳嗽机制已经受损了(呼气最大峰流速明显下降,纤毛的摆动能力受损),并且分泌物的黏弹性也已经发生了改变。由于咳嗽带来的肌痉挛会导致呼吸困难、疲劳以及阻塞的加重,因此,进行指导下的咳嗽能够增强咳嗽的益处,同时防止这些有害问题。进行指导下的咳嗽时,患者被要求进行深呼吸,闭气数秒钟,然后进行两三次张开嘴的咳嗽。他们还会被要求按压上腹部来辅助咳嗽。这项技巧往往会推荐给那些对松动分泌物有困难的患者使用。

(六) 疫苗接种

人们对于 COPD 发作的原因的了解十分贫乏。通常认为,这是由多个因素共同导致的。流感病毒和链球菌可能在其中扮演了某种角色。毫无疑问的是,不管是哪种感染,慢性肺疾病的患者出现严重并发症的概率都会大大提高,包括死亡[86]。美国的一项国民健康项目将流感和链球菌疫苗对于这些严重并发症的高危人群和 65 岁以上的老人的接种率提高到了 60% 以上[87]。如上文所述,这部分人群包括不论年龄的所有 COPD 患者和其他形式的慢性肺疾病。由于流感疫苗的种属特异性特别高,而病毒的血清型则不断地在改变,因此,流感疫苗每年都要重复地进行,一般是在秋天之初进行。相比之下,链球菌疫苗则是多价的,它所带来的益处往往能持续终生[88]。康复项目的一个重要职责就是教育那些参与者关于对抗流感和链球菌的疫苗接种的重要性,以确保他们会进行接种,并且每年重复一次(对

于流感疫苗接种而言）。

（七）氧合的评估与治疗

1. 背景

尽管其本身不是肺康复的一个独特组成部分，但对于氧气需求的测试和（或）为了达到最大收益的氧疗调整是每个康复项目的一部分。有两个意义重大的研究清晰地表明了对于患有 COPD 和低氧血症（动脉血氧分压 PO_2 <55mmHg）的患者，在接受了夜间吸氧的辅助治疗后，相比未接收的患者而言其生存率有着明显的增加。甚至，即使是在急救转运的过程中，接受吸氧时间更长的患者其存活率也要略高一筹[89,90]。这一时间段涉及对于 COPD 患者家庭氧疗的、部分基于这些研究的指南在表 105-2 中展示。主要的评判标准就是严重的低氧血症，通常被定义为当患者的临床情况稳定（不再有支气管炎症的恶化、心力衰竭或是其他中途发生的并发症）后，其动脉血氧分压 ≤55mmHg 超过 3 周的情况。在北美多中心实验中，人们还额外地规定动脉血氧水平介于 55～59mmHg 的 COPD 患者需要进行登记[89]。这项研究包括了肺动脉高压的证据（通过影像学显示的肺脉增宽这一改变来确认）、右侧心内压升高的心电图表现（P 波在Ⅱ、Ⅲ导联及 aVF 上振幅大于 2mm）、肺心病联合心力衰竭的临床证据及慢性低氧血症导致的继发性红细胞增多症。在超声心动图上显示出右心室肥厚和（或）肺动脉高压 COPD 患者同样符合要求。

表 105-2　有关晚期 COPD 患者的家庭氧疗规定的指南

患者选择标准
接受的适应证
静息血氧分压持续不高于 55mmHg 的患者
静息血压分压持续保持在 55～59mmHg 的患者加上临床诊断肺心病和（或）红细胞压积>55% 的患者以及经过恰当治疗处于稳定期的患者
存在夜间低氧血症（在多种情况下 PaO_2 <55mmHg 或红细胞压积>55 或有肺动脉高压临床证据）的患者
可能的适应证
氧含量正常，但显示氧疗能降低呼吸困难或大幅提高运动能力的患者
运动训练重的辅助治疗
剂量
通过双孔或单孔鼻导管（见正文）持续给氧或通过供氧系统，并显示获得了最优化的氧饱和度
最低流量的吸氧使 PaO_2 增加到 60～65mmHg 或血氧饱和度到 90%～94%
当在运动和睡眠时，在基线上增加 1L/min 的流量。假如患者乘飞机旅行，可考虑增加流量

PaO_2，动脉血氧分压
改编自 Celli BR, MacNee W, ATS/ERS Task Force, et al：Standards for the diagnosis and treatment of patients with COPD：a summary of the ATS/ERS position paper. *Eur Respir J* 23；932-946，2004.

2. 剂量

辅助氧疗的目标是使 PaO_2 增加到 60～65mmHg 或血氧饱和度到 90%～94%，可两者选一。夜间氧疗实验（the Nocturnal Oxygen Therapy Trial, NOTT）[89]发现，对于很大一部分晚期 COPD 和低氧血症患者，达到这个目标只需要通过鼻导管为其进行 1～2L/min 的辅助氧疗。只有不到百分之十的患者在静息时需氧量超过 3L。另外，有另外的研究结果表明在运动和睡眠期间在原有基础上应增加 1L/min 的氧疗是很有必要的：这些额外的需要毋庸置疑是由运动导致的代谢增加以及睡眠期间的肺换气不足和（或）气体交换的恶化所带来的。

因此，如果患者在静息时的氧流量是 2L/min，当他们在运动或睡眠时则应该增加到 3L/min。对氧合水平的定期监测对于确定谁应该优先得到辅助氧疗是十分重要的；而且，对于那些已经接受治疗的患者，监测往往能够告诉治疗者治疗目标是否已被达到或超越。有两种方式：动脉穿刺来测定的氧分压和电子脉冲血氧监测仪。后者的使用正在被普遍化，因为其能够提高监测的方便性与即时性。

3. 输送系统

可供家庭使用的氧气输送系统如下：压缩气体高压钢瓶、轻质罐液化气和固定氧气浓缩机。大的压缩气体钢瓶是固定的，但患者短距离移动时可以使用长（15m）的鼻导管来连接到大型钢瓶上面；小罐还可以连接到轮椅或安装在汽车上进而允许患者进行家庭旅行。对于门诊患者，最好的选择是一种便携式的液体的供氧系统，这是唯一的一种能够将氧气提供给工作中、活动中的人的可行的方式。液态储气罐和便携制氧机都在不断地更新发展以达到重量更轻、使用时间更长的目标。因为肺康复的目标是将患者的功能能力恢复到其最优水平，并且锻炼是肺康复的一个重要组成部分，因此，我们必须努力为低氧的患者提供便携式设备，以帮助他们帮助实现这些目标。

4. 氧疗作为肺康复运动训练的补充

除了终身的康复，氧气补充疗法对于提升低氧血症[91]的 COPD 患者，甚至没有低氧血症[92]，都能提升起运动表现。这种好处有可能被呼吸驱动力的下降所部分抵消，进而导致更低的呼吸发病率，甚至，更少的动态过度通气。因为氧气补充疗法提高了 COPD 患者的运动表现，这有可能通过提高运动训练的强度来提高肺康复的效果。在美国，对于运动诱发的低氧血症患者，氧疗是标准护理程序的一部分，但氧疗对于无低氧血症患者的潜在运动改善效果仍然尚待研究。迄今为止，一部分临床研究表明，在肺康复运动训练的过程中，对无低氧血症 COPD 患者使用氧气补充疗法（或是氧气合并氦气）可以使其能够在更高的运动强度下进行训练，并在短期内带来更好的效果[93,94]。在这个领域内，更进一步的研究仍然是必不可少的。

（八）长期的坚持

尽管在多个方面，肺康复的短期作用已经非常确定了，但长期下的作用往往十分令人失望。在关于肺康复的随机研究中，运动表现和健康状态的提高往往在 6～8 周内保持，但在 18～24 个月后则出现明显的降低[25]。不过，指望一个仅仅进行 6～8 周的治疗项目可以改变一个疾病的自然病程，这显然是不合逻辑的。有两个因素很可能导致了这种治疗有效性的下降：①潜在肺疾病的急性发作，这可能会导致长期的症状和继发性的生活问题；②对于康复后的运动处方的坚持执行力不断下降。考虑

到这些因素,肺康复项目必须要包括一个帮助患者持续不断坚持的方法。方法之一是将肺康复的原则与家居环境相结合——包括运动训练。这一点被许多基于家庭的研究项目所支持。这些研究表明,在家居环境下进行训练其训练结果将会比在医院进行治疗持续更长的时间[95]。推荐进行定时的有规律的步行看起来在某些方面对于延长有效性有着一定的作用[96]。尽管定期规律进行肺康复并不会带来额外的、更长时的益处[97],但在疾病发作后进行一个肺康复的"追加强化"(例如让患者进行一些时长较短的监督下运动训练以让患者回归到基础的表现水平)在选定的案例中是十分合理的干预手段,更长时间的肺康复训练看起来能够带来更长时间的有效性[62]。

(九) 呼吸疾病患者的肺康复与综合管理

美国胸科学会/欧洲呼吸学会(ATS/ERS)的指南将肺康复定义为"对于慢性呼吸系统疾病以及相关的一系列问题的患者、家庭以及护理人员的范围极广的一系列终身干预策略"[1]。对于每个不同的患者的特殊需求,这项护理可能会包括但不限于:戒烟,咨询与治疗,鼓励与激励,健康的生活方式的教育,疫苗接种,针对其生活习惯设计的规律运动训练,药物调整优化,发作的预防策略,对于发作的早期识别与治疗的综合管理,以及对于进阶指导的讨论。这些干预措施是一种综合性的肺康复项目,它既可以对门诊患者使用也可以对住院患者使用,其由多学科交汇的专业人员来进行。然而,如果肺康复对某个特殊的患者无法实行,这名患者的综合管理的重任则落到了其健康护理人员的肩上。不幸的是,我们现有的急症护理模型在这方面的研究可谓少之又少。另一种解决办法即是所谓的综合管理,目前还没有被任何形式应用起来的[17]。综合管理,例如当其使用在呼吸系统疾病上时,被称为"一种系统层面上的、多学科共同协作的干预方式,以适合患者的特殊需求。这种方式着重加强了综合性评估、自我管理教育、个人定制护理计划的制订及与健康管理专业人员专业的重要性"[17,98]。综合管理项目在COPD患者的发作管理中有着尤其好的应用。当患者的状况急转直下、对于健康管理的需求直线上升时,正是这种策略发挥作用之时。一些数据表明,综合管理措施在这种情况下能有效降低健康管理的花费[99]。

(十) 加强慢性呼吸疾病患者的身体活动

日常活动能量消耗是对于健康的社区居住的老年人的发病率的一个重要预测指标[100]。而且,COPD患者的久坐时间相比老年人则是有过之而无不及[101]。低氧血症型COPD患者通常每天会保持坐姿非常长的时间,而且氧气辅助疗法对于逆转这种行为改表的效果并不明显[102]。由于COPD患者的躯体运动与健康管理需求水平的增加程度与发病率密切相关[103,104],肺康复的一项重要目标就是增加患者在家居与社区环境中的运动活动。尽管肺康复项目明确地增加了运动能力,但是运动能力的增加是否能转换成在肺康复环境之外的运动活动的增加仍尚不明确。结合了运动活动测试(使用系在腕部或腿部的运动检测器)的临床试验表明肺康复确实地增加了运动活动[35-37]。

八、计划的组织

肺康复项目需要一个组织者来将这些数目、种类繁多的组成部分组合成一个有效的功能单元。组织建立起一个综合性的项目,并监督其进行与功能相关联。项目中应当有足够的资源来教导与监督进行呼吸治疗(氧疗,吸入器的使用,喷雾器的使用等)、物理治疗(呼吸技巧,胸部物理治疗,体位引流)、运动训练(上下肢)及日常生活活动(工作简化,能量节省)。

此外,对于营养方面、社会心理方面以及职业方面的评估与建议也是十分有益的。对于住院项目还是门诊进行康复的选择,关键点在于患者的报销方式、可用的人力资源以及制度政策等。理想的系统可以为住院患者提供对从急性发作中逐渐恢复有益的部分,并在其出院之后提供相应的院外部分(包括家庭治疗)以完成其在医院内未完成的部分。这个举措能够保证有效的长期管理。

九、疗效评估

疗效评估可以被认为是对干预措施的"影响"的评估。正如之前所说,肺康复项目并没有在生理学角度上直接提高肺功能。然而,康复项目中的运动训练改善了受训的肌肉的氧化酶水平,这可以有效地推迟乳酸阈(肌肉表现的一个标志物)的到来。这个结果对于运动表现和改善呼吸困难的表现(应当是十分可靠的)至少部分地改善了功能水平。因此,即使肺康复并没有改善肺功能,但它改善了患者的残疾与功能障碍问题。

对于肺康复项目的疗效的评估包含了三个方面:①对于这个综合性肺康复项目及其成分的有效性的总体评估;②对于特殊患者对于这些干预措施的反映的评估;③对于肺康复对于社会方面的益处,例如对于健康管理的需求,或是其性价比的高低。一些常用的结果评估工具被列在了表105-3中。

表105-3　肺康复疗效评估的举例

评定内容	评定量表/测试
劳力性呼吸困难	运动测试中使用Borg评分量表或视觉模拟评分量表
日常生活相关性呼吸困难	改良医学研究委员会(MRC)问卷,基线/过渡期呼吸困难表格(BDI/TDI),圣地亚哥呼吸短促问卷(SOBQ)
功能性运动能力	6分钟步行试验　渐进性耐量往返步行试验
运动能力的实验室测试	渐进性心肺运动测试　稳定负荷的耐力测试
健康状态	慢性呼吸系统疾病问卷(CRQ),圣乔治呼吸系统问卷(SGRQ),SF-36量表
功能表现	肺功能状态量表(PFSS)　肺功能状态与呼吸困难问卷(PFSDQ)
营养状况/身体成分	身体质量指数(BMI)　基于生物电阻抗测定或双能X射线吸收的身体成分测试
心理变化	使用医院焦虑与抑郁(HAD)问卷的焦虑与抑郁评定

将其患者目标群体视为一个整体对持续评估肺康复项目有效性是十分重要的。评估由几个部分组成,尤其是对于呼吸困难、运动表现以及健康状况的评估。呼吸困难评估关键在于两点:通过标准运动测试对劳力性呼吸困难进行评估,以及对通过问卷对其气紧程度的评定。劳力性呼吸困难一般通过 Borg 评分量表[105]或是视觉模拟评分来进行。而对于日常生活相关性呼吸困难既可以用劳力性呼吸困难的评估方法,也可以用问卷的形式进行评估[106]。运动表现可以在实验室中使用诸如渐进式功率自行车或是固定自行车来进行运动测试。然而,诸如 6 分钟步行测试或是往返步行测试一类的平地测试往往更为广泛使用。6 分钟步行试验操作简便,与功能状况也联系紧密。此外,它对肺康复的反应也十分明显。正如前面所说,对于 COPD 患者,6 分钟步行测试更能预测其发病率。对于往返步行测试[107],患者被要求在 10m 的距离内来回往返步行,且步行速度不断增加。速度的提升由场地内设置的听觉信号的频率决定。当患者由于气紧而无法在一定的时间内完成实验要求的路程时,则实验终止。步行总距离是需要测定的变量之一。健康状态通常通过针对呼吸系统的特制问卷进行评估,如慢性呼吸系统疾病问卷(CRQ)[108],或是圣乔治呼吸系统问卷(SGRQ)[109]。某些肺康复项目还会使用一些泛用性工具,如医学结果研究短量表-36(SF-36)[110],以补足那些特质量表的不足之处。对营养/身体成分、教育性目标以及心理变化(如焦虑、抑郁、应对技巧等)的评估也是可能进行的。总的来说,肺康复项目改善患者功能状态的能力就是从这些方面来评估的。

对于特殊患者对治疗反应的评估,如限时步行、呼吸困难问卷评估,抑或是对于功能和健康状态的评估,都可以提供一系列有用的信息。然而,迄今为止,这些结果评估并没有延展到特殊患者的评估上去,可以说已经是项目评估的例行公事了。传统的一对一临床评估对于特殊患者仍然必不可少。

最后,肺康复项目的社会效用可以被评估,尤其是其对健康管理需求的改变和高性价比。对于健康管理需求和性价比的评估需要许多的中心加入一种多中心的研究项目,以逐渐积累这种研究所需的项目分析。

十、现在的辅助设备

几个其他的措施可能对由于慢性呼吸系统疾病带来的残疾有所帮助。无创正压通气(NPPV,详见第 102 章)通过帮助呼吸肌减轻负担,来改善 COPD 患者的呼吸窘迫和运动耐力[111-113]。当 NPPV 加入到对于高碳酸血症型 COPD 患者的家庭肺康复项目中后,相比一般的肺康复项目,患者的呼吸困难、健康状况评分、运动耐量、动脉血气分析以及肺功能都有所提升。然而,对于患者的发病率和死亡率,其并没有起到明显的改善作用[114]。使用一定比例的辅助通气在没有高碳酸血症的患者中并没有为严重 COPD 带来额外的显著益处[115]。然而,对于有着更为严重的肺疾患的患者,这种治疗方式使得患者能够进行更大强度的运动训练,这使得患者能够获得更大的最大运动能力[116]。ACCP/AAVVPR 联合循证临床实践指南表明,NPPV 在康复中的使其的确为气道严重受限的患者带来了益处[2]。类似的,对于接受机械通气的 COPD 患者或其他严重功

能障碍的患者,联合电刺激的下肢活动有效地改善了肌肉的力量,进而带来了许多以患者为中心的结果[117-120]。最后,吸入低密度、富氧的气体混合物可以改善严重 COPD 患者的运动表现,例如72% 氦气/28% 氧气[121]。这项技巧仍有大量的空间可待研究[122]。

家庭姑息治疗带来的潜在益处现在正在被不断研究,至少对于 COPD 患者。不过一个由一项小型随机实验得出的初步结果预测[123],对于严重的、衰弱无比的 COPD 患者,广泛推行这项干预措施可能会遇到大量的障碍。这方面的研究是非常重要的,因为人口老龄化和非感染、非传染性疾病已经成为全球发病和死亡最多的问题。

推进管理计划

参与肺康复计划提供了一个解决关于推进管理计划的讨论的良好的环境[68]。作为肺康复项目教育内容的一部分,我们还会提供关于健康管理代理的指定的信息(又称健康管理的永久代理权)。肺康复能够提供一个独特的机会,来为家庭成员提供一个对于每个给患者的治疗目标和关于生命维持治疗的选择,如机械通气、心肺复苏术、饲管及透析等。在肺康复计划的背景下,推进管理计划教育一般都能被很好地接受。

关键点

- 肺康复是一个针对慢性呼吸系统疾病患者的多学科的以患者为中心的综合治疗措施。
- 尽管肺康复对肺功能没有直接效果,但是其对呼吸困难、运动表现、生活质量和降低健康管理需求都有着巨大的改善。
- 虽然大部分接受肺康复的患者都是 COPD 患者,这项治疗也可以针对其他呼吸系统疾病患者。
- 肺康复的重要组成部分包括教育、运动训练、营养治疗、心理支持以及推进管理计划。
- 运动训练是肺康复的基石;对于上肢或下肢的高强度,低强度以及肌力训练都被包含在其中。
- 加强其在家庭和社区中的运动和活动是肺康复的重要目标。
- 对于药物治疗和氧气辅助治疗(适当的时候)允许患者能够在更高的强度下进行运动训练,因此,能够得到在运动表现方面更大的提高。

(谢薇　译,何成奇　校)

参考文献

以下是主要的文献,完整的文献请登录 *ExpertConsult* 查阅。

Costi S, Crisafulli E, Antoni FD, et al: Effects of unsupported upper extremity exercise training in patients with COPD. A randomized clinical trial. *Chest* 136:387–395, 2009.

Divo M, Cote C, de Torres JP, et al: Comorbidities and risk of mortality in patients with chronic obstructive pulmonary disease. *Am J Respir Crit Care Med* 186(2):155–161, 2012.

Global Initiative for Obstructive Lung Disease: Global strategy for the diagnosis, management, and prevention of chronic obstructive pulmonary disease (updated 2011). Available at www.GOLD-COPD.com. Accessed June 10, 2013.

Griffiths TL, Burr ML, Campbell IA, et al: Results at 1 year of outpatient multidisciplinary pulmonary rehabilitation: a randomised controlled trial. *Lancet* 355:362–368, 2000.

Lacasse Y, Brosseau L, Milne S, et al: Pulmonary rehabilitation for chronic obstructive pulmonary disease. *Cochrane Database Syst Rev* (3):CD003793, 2002, updated in *Cochrane Database Syst Rev* (4):CD003793, 2006.

Lemmens KM, Nieboer AP, Huijsman R: A systematic review of integrated use of disease-management interventions in asthma and COPD. *Respir Med* 103(5):670–691, 2009.

Maltais F, LeBlanc P, Simard C, et al: Skeletal muscle adaptation to endurance training in patients with chronic obstructive pulmonary disease. *Am J Respir Crit Care Med* 154:442–447, 1996.

Nici L, ZuWallack R: American Thoracic Society Subcommittee on Integrated Care of the CP: An official American Thoracic Society workshop report: the integrated care of the COPD patient. *Proc Am Thorac Soc* 9(1):9–18, 2012.

O'Donnell DE, McGuire M, Samis L, Webb KA: The impact of exercise reconditioning on breathlessness in severe airflow limitation. *Am J Respir Crit Care Med* 152:2005–2013, 1995.

Polkey MI, Spruit MA, Edwards LD, et al: Six-minute-walk test in chronic obstructive pulmonary disease: minimal clinically important difference for death or hospitalization. *Am J Respir Crit Care Med* 187(4):382–386, 2013.

Ries AL, Bauldoff GS, Carlin BW, et al: Pulmonary rehabilitation: joint ACCP/AACVPR evidence-based clinical practice guidelines. *Chest* 131:4–42, 2007.

Salhi B, Troosters T, Behaegel M, et al: Effects of pulmonary rehabilitation in patients with restrictive lung disease. *Chest* 137:273–279, 2010.

Spruit MA, Singh SJ, Chris G, et al, on behalf of the ATS/ERS Task Force on Pulmonary Rehabilitation: An official American Thoracic Society/European Respiratory Society statement: key concepts and advances in pulmonary rehabilitation. *Am J Respir Crit Care Med* 188:e13–e64, 2013.

Vivodtzev I, Pepin JL, Vottero G, et al: Improvement in quadriceps strength and dyspnea in daily tasks after 1 month of electrical stimulation in severely deconditioned and malnourished COPD. *Chest* 129:1540–1548, 2006.

第106章　肺移植

ROBERT M. KOTLOFF, MD · SHAF KESHAVJEE, MD, MSc

一、引言

　　肺移植被首次尝试于1963年,但是直到20多年后这项技术才取得了较好的生存效果。随着对患者选择、外科技术、免疫抑制治疗和术后处理的改进,才使得肺移植这项复杂的技术得以推广,但术后仍然存在气道、肺实质和肺血管等多方面的相关并发症。这一领域的技术正飞速发展,到目前全世界共实施了47 000多例肺移植手术,平均每年接近3700例[1]。但是,肺移植技术仍存在一系列的棘手问题待解决。供体群体的不足使得终末期肺病患者需要长期等待才能接受肺移植。免疫抑制治疗存在诸多并发症,感染和继发恶性肿瘤尤为突出。尽管使用了免疫抑制剂,但排斥反应也时刻威胁着移植器官的功能。虽然肺移植后患者可以提高肺功能,改善生活质量,但长期生存仍然具有不确定性,只有50%的患者生存时间超过5年。为了改善长期生存,正确的选择供体至关重要,而且需要有移植相关专业经验的医护人员在术后对患者进行无微不至的照顾。

二、适应证和受体筛选

　　肺移植被广泛地运用于因气道、肺实质和血管病变引起的慢性衰竭性肺疾病。主要适应证有:慢性阻塞性肺疾病(chronic obstructive pulmonary disease, COPD)占肺移植的25%,特发性肺纤维化(idiopathic pulmonary fibrosis, IPF)占29%,囊性纤维化(cystic fibrosis, CF)占15%。其他少见的适应证包括α1-胰蛋白酶缺乏症引起的肺气肿、结节病、非囊性纤维化支气管扩张和淋巴管肌瘤病。由于治疗手段的进步,曾经的肺移植适应证——特发性肺动脉高压(idiopathic pulmonary arterial hypertension, IPAH)患者目前已经明显减少(小于3%)。胶原血管病引起的肺部病变是肺移植的禁忌证,因为其系统性病变会影响肺移植后的康复。伴有食管蠕动功能障碍和返流的硬皮病患者行肺移植,会增加术后患者误吸的风险和加快移植功能丧失。但文献证明经过选择的硬皮病患者行肺移植可以达到跟其他患者同样的效果[2,3]。肺移植治疗局部广泛性细支气管肺泡癌(现在称作原位腺癌)因其高复发率已经被放弃[4]。

　　许多移植中心都把接受肺移植的年龄范围限定在65~70岁。基于此,高龄被认为是增加肺移植患者死亡率的一项危险因素[1]。然而,目前肺移植更倾向于注重改善患者的肺功能而更少考虑年龄的问题。在美国更是如此,超过65岁的老年患者接受肺移植的比例从2001年的3%上升到2011年的27%[5]。两个单中心病例序列研究分别纳入了50例和78例患者,研究表明超过65岁的患者肺移植术后1年和3年的生存率与较年轻的患者没有差异[6,7]。但是根据美国器官共享联合网络(United Network for Organ Sharing, UNOS)数据显示的肺移植术后10年生存率,65岁以上的患者只有13%,而50~64岁之间的患者有23%,50岁以下的患者为38%[8]。

　　肺移植的绝对禁忌证很少。公认的包括:①近期恶性肿瘤史(除了非黑色素细胞皮肤癌);②乙型或丙型肝炎,并有组织学活检证实的肝损害;③长期或近期吸烟史、药物滥用史、酗酒史;④严重的精神疾病;⑤反复的不遵从医嘱;⑥缺乏稳定、可靠的社会支持网络[9]。大部分中心把人免疫缺陷病毒(HIV)感染的患者作为肺移植禁忌证,但随着这类患者在肝移植、肾移植、心脏移植中取得的良好效果,和在肺移植后成功的一些病例报道,相信在不久的将来这条禁忌将被打破[10]。

　　合并其他器官功能障碍的患者是单纯肺移植的禁忌证,但是心肺联合移植或肺肝联合移植等多器官联合移植可以在部分患者中选择性的进行。严重肥胖或消瘦的患者将增加肺移植的死亡率,但在不同的中心患者的排除标准不尽相同[11]。糖尿病、骨质疏松、胃食管反流和冠心病等慢性基础疾病应该评估其严重程度,标准治疗是否易于控制病情,是否存在器官终末期损害。

　　曾经接受过胸膜固定术的患者行肺移植术中出血的风险会明显增加,特别是在体外转流过程中,但在有经验的中心这并不是绝对禁忌。曲霉菌病引起的胸膜增厚将增加手术难度,增加术后胸膜感染曲霉菌的风险。

在 CF 的患者中，有洋葱伯克霍尔德菌定植，在许多中心被认为是肺移植的禁忌证，因为实践显示这些致病菌可以造成致命的术后感染[12,13]。相反，对于体内有多重耐药的绿脓杆菌定植的患者，术后效果往往较好，不是手术禁忌[14]。

术前机械通气的肺移植患者是围术期死亡的高风险人群，但是并没有确切证据表明其会影响术后 1 年的生存结果[1]。虽然在以前这类患者不推荐行肺移植，但随着新的供体分配系统在美国的实施，这部分患者因为能在新系统中取得更高的分配分数而被重新考虑手术。许多努力都用于维持这部分需要机械通气的患者，以期待其能在分配系统中优先取得供体，但是这些患者随时可能出现并发症或不断走向衰竭。UNOS 的一项 586 例数据研究表明这类患者肺移植后短期效果较差，但并没有禁止这项尝试，因为其 1 年和 2 年生存率分别 62% 和 57%，相对于那些无需机械通气的患者（79% 和 70%）结果并不是不能接受[15]。在已经安装体外膜肺（extracorporeal membrane oxygenation，ECMO）的患者实施肺移植争议更大，因为根据 UNOS 的数据其 1 年和 2 年生存率分别是 50% 和 45%。最近的单中心文献报道了更好的结果[16,17]，在将来肺移植可能会使那些能下床活动的体外膜肺支持患者获益。

三、转诊时间和肺移植等待名单纳入指南

肺部疾病已经开始限制患者的日常活动或随时可能危及生命时，是等待移植名单的纳入条件。疾病特异性的肺移植等待名单纳入指南已经发布（表 106-1）[9]。这些标准存在有不严谨的地方，可能不适用于所有的患者，但是对于那些最严重的患者是有利的。患者对生活质量的要求应该作为其被纳入等待名单的考虑因素之一，但如果疾病没有进展到威胁患者生命的程度就不能单纯的考虑这个因素。

表 106-1　疾病特异性的肺移植等待名单纳入指南

慢性阻塞性肺疾病
- BODE 指数 7~10 或满足以下至少一项：
  - 急性高碳酸血症住院史（$PCO_2 > 50mmHg$）
  - 肺动脉高压或肺心病，或两者均有，无论是否吸氧
  - $FEV_1 < 20\%$ 和 $DL_{CO} < 20\%$ 或均匀分布的肺气肿中的任意一项

特发性肺纤维化
- UIP 的组织学或影像学证据以及以下任意一项：
  - $DL_{CO} <$ 预计值的 39%
  - 随访 6 个月 FVC 降低 >10%
  - 6MWT 过程中脉搏指氧饱和度下降到 <88%
  - HRCT 上肺出现蜂窝状改变（纤维化评分 >2）

囊性纤维化
- $FEV_1 <$ 预计值的 30% 或肺功能迅速下降即使 $FEV_1 > 30\%$（女性且年龄 <18 岁预后更差，应及早纳入等待名单）和（或）以下任意一项：
  - 吸氧流量进行性增加
  - 高碳酸血症
  - 肺动脉高压

特发性肺动脉高压
- 最大剂量的药物治疗后持续的 NYHA Ⅲ级或Ⅳ级
- 6MWT 低于 350m 或距离更短
- 静脉用前列环素或等效药物无效
- 心指数 $< 2L/(min \cdot m^2)$
- 右心房压力 >15mmHg

结节病
- NYHA Ⅲ级或Ⅳ级和以下任意一项：
  - 休息时低氧血症
  - 肺动脉高压
  - 右心房压力上升 >15mmHg

BODE，[B]体重指数、[O]气道梗阻、[D]呼吸困难和[E]运动耐量；DL_{CO}，二氧化碳弥散；FEV_1，第 1 秒用力呼气量；FVC，用力肺活量；HRCT，高分辨率 CT；6MWT，6 分钟步行试验；NYHA，纽约心脏病学会；PCO_2，二氧化碳分压；UIP，普通型间质性肺炎

改编自 Orens JB，Estenne M，Arcasoy S，et al：International guidelines for the selection of lung transplant candidates：2006 update. *J Heart Lung Transplant* 25：745-755，2006.

四、供体分配系统

不同的国家分配系统的标准不同，但一般都基于等待的时间和需要的迫切性这两点。从美国的分配系统变迁可以看出这两种分配标准的优缺点。从 1990 年到 2005 年，美国的分配系统只是注重患者在名单上等待的时间而没有考虑患者病情的严重性。这个系统简单易懂，但是其并没有考虑到那些病情进展迅速还来不及等到供体的患者[18]。对于这种基于等待时间所建立的系统存在不公平性，联邦政府在 2005 年强制实行了新系统。这个系统根据医学上病情的危重程度（没有移植造成的死亡风险）和净移植获益（移植后对患者生存时间延长的程度）来分配供体。这个系统使用的是预测模型，包括超过 12 项变量，通过整合来计算患者实施肺移植与否的 1 年生存率[19]。一个粗略的肺分配评分（lung allocation score，LAS）将根据这个预测模型被计算出来，并标准化为 0~100 这个分数段以方便使用。新系统中未实施肺移植患者的 1 年生存率被用于净移植获益和医学急迫性的评估，相对于只用移植后生存率来计算净移植获益的方法，其在新系统中会占有更高的权重。这个系统设计之初就是考虑将供体肺优先分配给病情更重的患者，但要避免分配给那些移植后根本不能获益的患者。

自从这个系统被实施以后，美国的肺移植分配运行变得更加顺利[20]。由于没有了故意把患者加入等待名单来积累时间的行为（许多患者最终被剔除），现在名单中的有效的患者已经下降到实施之前的一半。在原来的分配系统下，肺移植的平均等待时间为 2~3 年，现在减少到 6 个月，甚至有 1/4 的患者只等待了 35 天。更重要的是这减少了等待名单上患者的年死亡率，符合这个新系统的设计初衷。值得注意的是优先对重病的患者行肺移植并没有增加早期死亡率。新系统对肺移植术后患者长期生存率的影响还需要时间来评估。

五、移植前过渡：人工肺技术

前文提及体外膜肺技术可用于肺移植患者等待供体期间的过渡治疗，从已有研究来看，这类患者移植结果并不令人满意。随着人工肺技术的发展，更好的呼吸膜、更好的动力泵，甚至移动支持系统等的运用会使部分患者等到适合的供体，更重要的是移植后能获得更长的生存时间[21-24]。

对于只有高碳酸血症的患者可以运用无泵呼吸系统（如 Novalung 公司的 Interventional Lung Assist 装置，iLA），血液由动脉压力驱动，通过一个低阻力的网状中空纤维来进行最大程度的气体交换。患者需要氧合支持可以使用动力泵建立静脉-静脉回路连接。如果患者需要循环支持和气体交换则可以建立传统的静脉-动脉回路连接。了解患者的病理生理改变非常重要，因为这样才能进行正确的回路连接起到必要的支持作用（图 106-1）。iLA 技术用于肺动脉高压的患者可以使患者的肺动脉和左心房之间形成人工的短路通道，减少右心负荷，并辅助进行氧合。这项技术运用之后，大大降低了等待名单中这类患者的死亡率[22,25]。

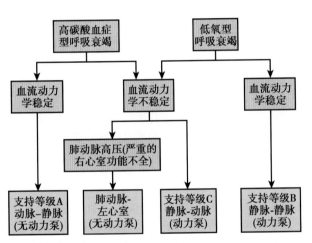

图 106-1　体外循环肺辅助装置的选择。辅助设备的选择主要是由呼吸衰竭的类型（高碳酸血症或低氧血症）和血流动力学状态决定（稳定或不稳定）。LA，左心房；PA，肺动脉；PH，肺动脉高压；RV，右心室。（摘自 Cypel M，Keshavjee S：Extracorporeal life support pre and post lung transplantation. ECMO Extracorporeal Cardiopulmonary Support in Critical Care（ELSO Red Book），ed 4. Ann Arbor, MI，2011，Extracorporeal Life Support Organization.）

六、供体选择和处理

供体捐献者要满足脑死亡的严格标准，尸体供肺还需要遵循供体的收集指南（表 106-2）[26]。在脑死亡的患者中，供肺是特别脆弱的器官，常常可能受到损害，影响因素有液体过量、挫伤、胃内容物误吸、肺部感染，以及既往吸烟等。这些因素导致大量的脑死亡患者不能达到肺供体的捐献标准，获取率只有其他供体器官的 15%。虽然患者安全是首要考虑，但如此严格的回收标准对供体造成了不必要的浪费。在一项研究中发现，根据该评价标准，29 对供肺因为肺间质含水量过多以及表现为肺

部感染或肺气肿而被排除[27]。但有 12 对（41%）供肺经过检查只有很少或没有缺陷，适合作为潜在的移植供体。其他的证据也表明可以使用"延伸标准"来扩大供体的选择范围[28-32]。运用修改后的供体回收标准，并通过严格的液体控制，使用纤维支气管镜治疗和优化的肺复张方法，可以最大程度的保护供肺功能，增加供体获取率[33,34]。另外一项多中心随机研究表明，在脑死亡的潜在器官捐献患者中，运用低潮气量肺保护性通气（6～8ml/kg；PEEP 8～10cmH$_2$O）相对于传统通气模式（10～12ml/kg；PEEP 3～5cmH$_2$O）可以使供肺获取率增加一倍（54% vs 27%）[35]。

表 106-2　肺移植供体采集标准
■ 年龄<55 岁
■ 胸部平片干净
■ 采用 FIO$_2$ 1.0，PEEP 5cmH$_2$O 时，PaO$_2$>300mmHg
■ 吸烟史<20 包·年
■ 无明显胸外伤史
■ 无明显误吸或败血症
■ 供肺侧无胸外科手术史
■ 痰液革兰氏染色无病原体
■ 纤维支气管镜检查未发现浓痰或胃内容物
■ HIV 抗体阴性，乙肝表面抗原阴性，丙肝抗体阴性
■ 无活动性或近期恶性肿瘤（除了局限性鳞状细胞或基底细胞癌，局限性子宫颈癌和原发性低转移性脑肿瘤且未侵袭性生长和侵犯颅骨）
■ 无慢性肺疾病史

FIO$_2$，吸入氧浓度；HIV，人免疫缺陷病毒；PaO$_2$，动脉血氧分压；PEEP，呼气末正压

尽管器官的获取率在不断增加，但仍然短缺，迫使大家寻找除了脑死亡患者之外更大的供体群——无心跳或心脏死亡的器官捐献（donation after cardiac death，DCD）。这些患者可能是在院外出现了心脏骤停或是在手术室有计划的撤除了生命支持系统。在美国只有 1% 的肺移植患者接受了 DCD 的器官[5]。而在澳大利亚这个比例达到 12%[36]。数据表明 DCD 供肺移植后，短期和中期结果与传统脑死亡供体相当或优于后者[36,37]。

一旦供体被确定，和潜在受体的配型就应该进行，包括肺的体积大小和 ABO 血型配型。人白细胞抗原（human leukocyte antigen，HLA）配型可以不做。但是，如果潜在的受体经检查发现体内有针对外源性的 HLA 抗原的抗体形成，则需要进行受体和供体的淋巴细胞毒交叉配型或避免供体含有不相容的抗原[38]。

七、供体保存

低温灌注保存是标准的供肺保存方法。最常用的是 Perfadex 液（Vitrolife，Sweden）。4℃ 的保存液可以把供肺的代谢率降低到正常的 5%，可以减缓供肺死亡的进程。虽然这个方法被广泛的运用于临床肺移植，但还是有以下的局限性：①供体所在的医院在信息有限的情况下必须快速决定是否使用；②一旦器官开始灌注后，只有在移植结束并松开阻断钳恢复灌注时才能再次评估器官的质量；③灌注主要是延缓供肺死亡，对于供肺的诊

断、治疗、修复和重生没有帮助。

离体肺灌注已经用于处理上述问题。离体肺灌注可以在常温下进行，并对供肺的功能进行评估，取得更确切的诊断，以及治疗供肺的损伤，提高移植后的肺功能[39-41]。这项技术可能在将来对供体器官进行基因治疗，细胞治疗和其他进一步处理，创造出超级器官来使移植后供肺长期保持良好的功能[42,43]。

离体肺灌注技术可以增加供体肺的利用率[40,44]。使用这种方法保存的供肺在移植后的短期结果是喜人的[40,41]。离体肺灌注技术已经成为多伦多肺移植项目[41]的标准方案，并且在向全世界推广[45]。最近美国食品药品监督管理局已经批准了离体肺灌注技术在美国使用。

八、外科技术

肺移植可使用的外科技术有四种：心肺联合移植（heart-lung transplantation，HLT）、单侧肺移植（single-lung transplantation，SLT）、双侧肺移植（bilateral-lung transplantation，BLT）和活体双叶肺移植。移植技术的选择根据以下不同的因素决定：基础疾病、患者年龄、对生存和功能恢复的益处、可使用的供体器官和移植中心的偏好。目前，SLT 和 BLT 的比例占所有肺移植手术的97%以上。

（一）心肺联合移植

HLT 是第一项成功的肺移植技术，但是由于技术的进步已经被单纯的肺移植所取代。目前，每年的 HLT 手术不超过100例。其手术适应证被局限于不能外科手术矫治的心脏病变并伴有艾森门格综合征的患者和肺部疾病伴有严重的左心功能不全或广泛的冠状动脉病变。在过去，严重的肺动脉高压伴有右心功能不全的患者是 HLT 的适应证。然而现在的经验表明单纯的肺移植后，一旦动脉的压力恢复正常，右心室的功能将得到明显改善。

（二）单侧肺移植

目前为止，单侧肺移植运用最广泛。一般 SLT 使用传统的后外侧开胸，现在也有外科医生有选择的行前外侧保留肌肉切口行肺移植手术。手术需要重建主支气管、肺动脉和左心房（包括上下肺静脉开口）三个吻合口。与 BLT 相比，SLT 可以充分的利用有限的供体资源，使身体状况不佳的患者更好的耐受手术，但不足之处在于患者耐受移植物功能不全的储备能力减弱。SLT 是肺纤维化和 COPD 患者可接受的选择。经过适当选择的严重肺动脉高压的患者也可以行 SLT。在这些病例中，移植肺在围术期发生肺水肿的风险明显增加，原因在于移植肺要承受几乎所有的心输出量。基于这点考虑，大多数的移植中心还是会选择 BLT。因为考虑到感染的因素，SLT 不推荐用于化脓性病变为主的 CF 患者。

（三）双侧肺移植

双侧肺移植指单侧肺移植在同期下序贯进行。外科技术包括横断胸骨切口（蛤壳状切口）、双侧前外侧切口（保留胸骨）和胸骨正中切口。如果没有肺动脉高压，序贯肺移植患者通常可以很好的耐受，并且可以避免体外循环。主要的适应证包括：

CF、支气管扩张症和严重的原发和继发性肺动脉高压。另外，BLT 在很多中心还用于治疗 COPD，其较 SLT 在功能和存活时间上的优势还有争议[46-49]。BLT 越来越多的用于治疗肺纤维化性疾病，但其必要性还需要论证[50,51]。延续这一趋势，BLT 已经占到全世界肺移植手术的 3/4[1]。

（四）活体双叶肺移植

活体双叶肺移植一般适用于患者病情危重或身体状况恶化不允许等待尸体供肺的患者。手术过程包括患者分别接受两个不同活体捐献者（血型匹配）的肺下叶。为了保证供体肺能适应患者的半侧胸腔，捐献者的身高应该大于受体。CF 的患者是最好的受体，因为即使是成年患者其身材一般都比较矮小。中期结果表明其肺功能指标和生存率和尸体肺移植相当[52,53]。目前为止还没有发现这一手术方式对供体的远期危害。以发表的2项研究共包含了315例这样的捐献者，无一例死亡病例和术后呼吸衰竭，只有9例（2.9%）患者发生了需要再次开胸探查的并发症[54,55]。捐献一叶肺会减少总肺容量的17%，这样程度的功能损失对于一个正常个体来说不是问题[56]。尽管对于捐献者的风险较低，活体肺移植仍然不被广泛接受。由于肺移植器官分配评分系统可以让重症患者优先接受肺移植，故活体肺移植的作用被大大削弱。在实施肺移植器官分配评分系统后全美国只完成了9例活体肺移植[5]。

九、肺移植后常规处理和预后

肺移植患者术后的处理包括密切的监测移植物的功能，确保免疫抑制治疗强度合适并且患者可以耐受，及时发现并发症并迅速处理。大部分中心要求患者在术后的 2~3 个月按时随访，包括检血液学检查和胸片，并让患者参加肺功能康复锻炼。类似于糖尿病患者的家庭血糖监测，肺移植术后患者的肺功能监测应该每天用手持的便携肺功能仪完成，如果 FEV_1 或 FVC 持续下降超过10%则需要联系移植中心并做记录。

许多移植中心对肺移植术后1年内的患者定期行纤维支气管镜检查和经支气管肺活检术来监测移植物的情况。这种方法可以证实低级别的排斥反应，以及在无症状和临床稳定的患者中检测出至少30%的巨细胞病毒肺炎[57]。然而，对于这些临床上病情静止的病例是否治疗，以及对移植物功能的长期影响尚不确定。

免疫抑制治疗与移植同时开始并延续终身。只有一半的中心在使用淋巴细胞/胸腺细胞清除球蛋白或白细胞介素-2（IL-2）受体抗体（巴利昔单抗或达利珠单抗）作术前准备，是否常规使用目前并没有达成共识。共识的缺乏说明使用这些药物来减少移植后急性排除反应和闭塞性细支气管炎综合征（bronchioliti-sobliterans syndrome，BOS）的证据并不充分。维持治疗包括：钙调磷酸酶抑制剂（环孢素或他克莫司）、嘌呤合成抑制剂（硫唑嘌呤或霉酚酸酯）和强的松。西罗莫司（雷帕霉素），IL-2 刺激 T 细胞增生的抑制剂，一种新的用于临床的免疫抑制剂。用它来代替嘌呤合成抑制剂不会减少急性排斥反应和 BOS 的发生率，而且会带来很多烦人的副作用，从而导致用药的中断[58]。西罗莫司没有内在的肾脏毒性，可以在肾功能不全的患者中替代钙调磷酸酶抑制剂，帮助患者肾功能的恢复，又不至于引起排斥反应[59,60]。术后立即使用西罗莫司可能引起切口不愈合和致命性的支气管吻合口裂开[61]。因此,在吻合口被证实愈合之前,不应该使用西罗莫司。

肺移植术后患者的医护人员需要熟悉药物及其副作用,以及这些免疫抑制剂之间在体内的相互作用(表106-3)。虽然钙调磷

酸酶抑制剂是免疫抑制治疗的基石,但其使用仍然是一项挑战。当药物口服时,其生物利用度很低,而且不可预测,必要的血药浓度监测必不可少。这些药物通过肝脏的细胞色素 P-450 系统代谢,而同时服用其他影响这一代谢途径的药物会干扰其血药浓度。这些药物的副作用众多,也和术后的死亡率密切相关。

表 106-3　常用的免疫抑制药物

药物(代表性)	剂量*	副作用	药物交叉作用
环孢霉素和他克莫司(钙调磷酸酶抑制剂)	环孢霉素:全血谷浓度 250 ~ 350ng/ml(第 1 年),以后 200 ~ 300ng/ml† 他克莫司:全血谷浓度 10 ~ 12ng/ml(第 1 年),以后 6 ~ 8ng/ml	肾毒性 高血压 神经毒性(震颤、抽搐、白质病变、头痛) 高钾血症 低镁血症 高尿酸血症/痛风 溶血性尿毒症综合征 胃瘫 高血糖 女性多毛症(环孢霉素) 牙龈增生(环孢霉素)	血药浓度升高 大环内酯抗生素(除阿奇霉素) 氮唑类抗真菌药 地尔硫草,维拉帕米,葡萄柚汁 血药浓度降低 苯巴比妥 苯妥英钠 利福平
西罗莫司(mTOR 抑制剂)	全血谷浓度 6 ~ 12ng/ml	血小板减少 贫血 高脂血症 周围性水肿 皮疹 影响切口愈合 间质性肺炎	与钙调磷酸酶抑制剂相同
硫唑嘌呤(嘌呤合成抑制剂)	2mg/(kg·d)	白细胞减少症 巨红细胞贫血症 血小板减少症 肝毒性 胰腺炎 超敏反应(发热、低血压、皮疹)	与别嘌呤醇合用产生骨髓抑制
霉酚酸酯(嘌呤合成抑制剂)	1000 ~ 1500mg bid	腹泻 白细胞减少症 贫血	与环孢霉素合用会通过抑制胆肠循环而降低霉酚酸酯的血药浓度
强的松(糖皮质激素)	开始 6 ~ 12 周,0.5mg/(kg·d),以后逐渐减量到 0.15mg/(kg·d)	高血糖 高血压 高血脂 体重增加 骨质疏松 股骨头坏死 肌肉病变 情绪改变 失眠 白内障	无
多克隆抗淋巴细胞或抗胸腺细胞球蛋白	用量个体化	白细胞减少症 血小板减少症 过敏反应 血清病 "细胞因子释放综合征"——发热、低血压	无
巴利昔单抗(单克隆 IL-2 受体抑制剂)	20mg Ⅳ 术后 1 ~ 4 天	超敏反应(罕见)	无

* 剂量按照宾夕法尼亚大学使用的指南给药;在不同的抑制中心可能有差异。
† 使用高效液相色谱法测定。
IL-2,白细胞介素-2

处理医源性合并症也是肺移植患者术后治疗的重要组成部分。常见的合并症包括:骨质疏松、高血压、肾功能不全、冠状动脉疾病、糖尿病和高脂血症[62]。治疗上和普通疾病患者相似。

（一）生存率

目前肺移植的 1、5 和 10 年生存率分别是 82%、55% 和 33%。随着时间的推移生存率在稳定上升,平均生存时间从 1990—1997 年的 3.9 年增长到 2005—2012 年的 6.1 年[1]。不同的原发疾病之间生存率不同,但也可能受到疾病的严重程度、合并疾病和患者的平均年龄等因素的影响。按降序排列,平均生存时间 CF 为 8.3 年,COPD 和 IPAH 为 5.5 年,IPF 为 4.7 年[1]。

肺移植后第 1 年的死亡率最高,原发性移植物功能障碍和感染是引起死亡的主要原因。预示术后早期死亡风险增加的因素包括:移植前呼吸机支持呼吸、术前肺动脉高压、胆红素升高和高龄患者[1]。超过 1 年后,死亡率下降到每年大概 5% ~ 8%。大部分患者后期死亡原因为 BOS,表现为进行性呼吸衰竭和对感染的抵抗力逐渐降低。

肺移植和上述原发疾病的自然病程相比是否能真正延长生存时间还存在争论。缺乏随机对照研究,这个问题只能在接受肺移植的患者和等待列表上的患者生存率之间比较,或是在接受和未接受肺移植的患者中运用统计学模型来模拟计算生存时间。这两种比较都存在方法学上的短板。对于 IPF 的患者,其短期预后非常差,有学者建议肺移植应该给那些有生存优势的患者[18,63]。在 COPD 患者中的比较更是如此,即使在老年患者中 COPD 也是迁延进展,现有的研究对比等待名单上的患者和肺移植术后患者的生存率,得出了许多有矛盾的结果[18,64,65]。一项运用生存预后模型的更加复杂的分析表明,45% 的 COPD 患者在接受 BLT 后,至少在 1 年内会获得生存获益,而这个比例在 SLT 患者中只占 22%[49]。移植前的 FEV_1 和其他一些功能、生理指标会明显的影响患者术后的生存获益。例如,如果患者 $FEV_1 < 16\%$,大约 80% 的这些患者接受 BLT 后至少获得 1 年生存获益,但如果患者 FEV_1 超过 25%,则只有 11% 的患者接受 BLT 后至少获得 1 年生存获益。研究显示成年的 CF 患者也能在肺移植后获得生存获益,虽然其中一项研究发现获益只出现在不接受肺移植也会有 5 年生存时间的这部分患者中,但获益的患者比例不超过 50% 且没有洋葱伯克氏菌感染和 CF 关节病变[66,67]。相反,在预测模型研究中建议,小于 18 岁的 CF 患者接受肺移植很少获益[66,68]。上述研究的结论因为存在潜在的方法学缺陷,正在受到越来越多学者的挑战[69,70]。

（二）肺功能

肺移植术后患者肺功能明显改善一般出现在术后 3 ~ 6 个月,因为在那时肺移植术后的疼痛、虚弱、胸廓力学的改变和肺缺血再灌注损伤等副作用已经好转。肺功能完全正常是 BLT 的预期目标。COPD 患者接受 SLT 术后 FEV_1 会增加好几倍,能达到预计值的 50% ~60%(视频 106-1)。肺纤维化行 SLT 后肺功能同样会改善,但是由于其长期处于限制性通气状态,肺容量的改善并不完全令人满意。

肺移植术后气体交换功能也会恢复正常。氧合的改善非常迅速,术后第一周患者就可以不需要吸氧。高碳酸血症需要更长的时间来纠正,因为这是机体耐受长期二氧化碳潴留的代偿反应[71]。

（三）运动能力

肺移植术后患者运动耐量显著提高,可以使其生活自理并保持积极的生活方式。肺移植术后患者的肺功能改善可以满足其日常活动的需要,但是在心肺功能运动测试中,其最大运动耐量会有下降。特别是在达到最大运动耐量时的氧耗只有预计值的 40% ~60%[72]。患者在移植术后 1 ~ 2 年内将持续不能达到最大运动耐量。尽管 BLT 可以最大限度地改善患者的肺功能,但跟 SLT 相比,其对最大运动耐量的改善并没有显著差异[73]。

肺移植术后,患者在运动过程中特征性的改变是呼吸储备、氧饱和度和心率储备正常,而无氧阈值下降,这一特点跟骨骼肌功能不全类似。造成这些改变的原因可能是长期的慢性退化、类固醇肌病和钙调磷酸酶抑制剂引起的肌肉线粒体呼吸功能受损[72,74]。

（四）血流动力学

无论是 SLT 还是 BLT 都能立即改善并逐渐使肺动脉压力恢复正常,增加心输出量[75]。由于后负荷的降低,右心室的几何构造和性能在大部分患者中都会逐渐恢复正常[76,77]。恢复的右心室功能也不会再次降低。

（五）生活质量

肺移植成功后生活质量改善非常明显,基本能达到正常人群水平[78-82]。然而也会有一些严重的缺陷。虽然患者的身体状态较移植前有明显改善,但是在精神状态方面,由于对自己身体状态的担忧,将持续的存在抑郁和焦虑情绪[78,79]。另外,免疫抑制剂的副作用也会影响到生活质量[79,82]。最后是 BOS 的持续进展会使生活质量逐渐恶化[81]。

尽管身体状态和生活质量都得到明显改善,但只有不到一半的肺移植患者能回到工作岗位[83,84]。肺移植患者认为使他们无法回到工作岗位的原因包括:雇主对雇佣慢性病患者存在偏见,可能会失去患病补贴或医疗福利,药物的副作用,以及患者术后把享受生活作为人生的第一目标。

十、并发症

（一）原发性移植物功能障碍

原发性移植物功能障碍(primary graft dysfunction,PGD)指在术后 72 小时内胸片显示移植肺透光度下降并伴有氧合下降,须排除容量过多、肺部感染、排斥、肺不张或肺静脉出口梗阻等原因引起的上述改变[85]。PGD 被认为是缺血再灌注损伤后的改变,可能的原因包括:脑死亡供体相关的炎症,外科损伤和淋巴引流障碍。PGD 的组织学活检表现为弥漫性的肺泡损伤,支持其为急性非免疫源性肺损伤[85]。最常用的 PGD 分级系统是用动脉血气分析的血氧分压和吸入氧浓度的比值(动脉 PO_2/FIO_2)来代表其严重程度(表 106-4)[86]。在大部分患者中,这一过程进展缓慢、隐匿,但是在大约 10% ~20% 的患者中,损伤足以让低氧血症达到致命的程度(PGD3 级),而且临床过程类似急性呼吸窘迫综合征。

分级	PaO₂/FIO₂	肺水肿的影像学证据
0	>300	无
1	>300	有
2	200~300	有
3	<200	有

表 106-4　原发性移植物功能不全分级

PaO₂/FIO₂，动脉血氧分压与吸入氧浓度比值

引自 Christie JD，Carby M，Bag R，et al：Report of the ISHLT Working Group on Primary Lung Graft Dysfunction Part II：Defi nition. A consensus statement of the International Society for Heart and Lung Transplantation. *J Heart Lung Transplant* 24：1454-1459，2005.

最近一项前瞻性的多中心队列研究表明一系列的危险因素可以造成严重的 PGD[87]。与治疗过程相关的因素包括：再灌注时 FIO₂ 上升明显、使用体外循环、SLT，以及大量的输入血液制品。受体的危险因素包括：术前诊断结节病、肺动脉高压，以及超重或肥胖体态。值得注意的是在这项研究中危险因素并不包括移植物缺血时间。在另一项研究中，供体支气管肺泡灌洗液（bronchoalveolar lavage，BAL）中的 IL-8 升高与严重 PGD 的发生密切相关，这印证了器官采集期间的炎症反应在 PGD 的发生中伴有重要角色[88]。

PGD 的处理主要是支持治疗，依靠低潮气量通气策略和单肺通气，在运用上述措施后仍然不能稳定的患者可以用体外循环辅助[89,90]。

一氧化氮吸入可以用于治疗移植物损伤引起的肺动脉高压和改善氧合[91]。然而，在所有患者中预防性使用一氧化氮防止再灌注损伤并不能降低 PGD 的发生率[92]。在这类患者中急诊行再次肺移植效果并不好[93,94]。

严重的 PGD 在围手术期的死亡率为 20%~40%，是肺移植患者早期死亡的主要原因[87,95,96]。在 1 年以后 PGD 的死亡风险仍然较高，这说明 PGD 度过急性期后仍具有迁延性损害。虽然从 PGD 康复后的患者可以恢复正常的肺功能和运动耐量，但 PGD 仍具有迁延不愈的特点[97]。出现 PGD 后似乎会增加 BOS 的风险，但是所有级别的 PGD 均会导致 BOS 风险增加，还是只出现在最严重的 PGD 患者中，不同研究的结果之间还存在争议[98,99]。

（二）气道并发症

在肺移植过程中，通常是不会刻意重建支气管血供的。支气管血供是来源于低压的肺静脉系统回流入支气管动脉系统，这会造成供体支气管存在潜在缺血损伤的可能。上述情况很少引起支气管吻合口不愈合，但是一旦发生则会造成纵隔感染、气胸、出血和死亡。以往处理这种吻合口裂开需要冒险行外科手术修补和包裹瘘口，但最近，一种新型无覆膜金属网状支架置入，可以让吻合口周围的肉芽组织沿支架生长来封闭瘘口[100]。轻度的吻合口瘘可以通过减少类固醇激素的用量和放置胸腔闭式引流管保守治疗，吻合口成功愈合的几率较高（图 106-2）。

缺血损伤在气道的表现通常是吻合口软骨环坏死和吻合口周围黏膜溃疡和假膜形成。这些失去活力的部分会增加患者反复感染真菌的风险（见后文）。

最常见的吻合口并发症是吻合口狭窄，目前报道其发生率在 10%~15% 之间[101,102]。狭窄可以是由多余的肉芽组织堵塞、纤维性缩窄（图 106-3），或是支气管软化造成（造成后两种情况的原因可能是吻合口缺血损伤的后遗症）。少数情况下，纤维缩窄可以向远端延伸，造成中间支气管或叶支气管的狭窄（电子图 106-1）。吻合口狭窄常发生在术后数周到数月。临床表现为手术侧位置局限的喘鸣，反复发作的肺炎或化脓性支气管炎，以及肺功能测试提示气道梗阻或呼吸-容量环截断。纤维支气管镜检查既可以诊断也可以治疗，治疗手段包括球囊扩张术、激光烧灼术、管腔内短距离放射治疗和支架置入术[103]。这些治疗手段短期效果均可接受，但吻合口狭窄常常会复发，导致反复治疗和肺功能损害，甚至造成死亡[104]。

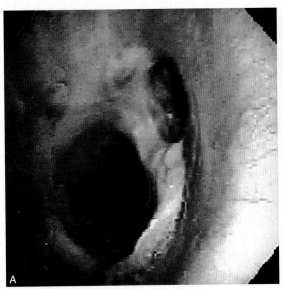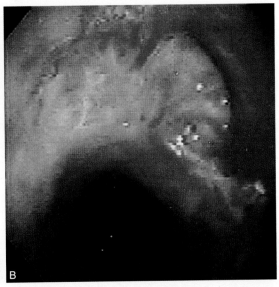

图 106-2　支气管吻合口裂开。A. 纤维支气管镜观察到隆突远端的主支气管 1 点钟方向吻合口裂开。B. 经过数周的保守治疗，再次纤维支气管镜检查发现吻合口开裂处基本完全愈合

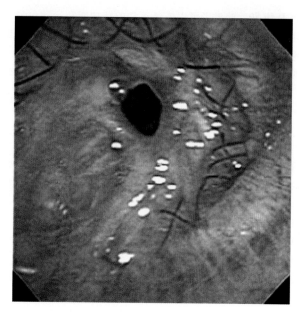

图106-3　支气管吻合口狭窄。纤维支气管镜查见左侧主支气管吻合口处纤维网状结构形成致管腔狭窄。吻合口边缘被缝线包绕

（三）膈神经损伤

膈神经损伤的原因包括术中牵拉,冰水混合物对移植物降温时引起的冻伤或分离胸腔或解剖困难肺门时直接离断了膈神经。报道的膈神经损伤几率在3%～30%之间,这取决于发现患者的临床表现后是否仔细排查和证实有关[105-108]。膈神经损伤重要的非特异性表现为无法撤除机械通气,持续的高碳酸血症,端坐呼吸以及胸片显示持续的膈肌升高并伴有下肺不张。膈神经损伤会导致呼吸机支持时间延长,增加气管切开几率和延长ICU治疗时间[106]。膈神经可逆性损伤的患者肺功能一般可以恢复,但部分患者病情会迁延不愈。对于膈神经严重损伤的患者,夜间使用无创通气和膈肌折叠术会取得不错的效果[109,110]。

（四）自体肺过度充气

肺气肿患者行SLT后立即出现的自体肺过度充气,并造成呼吸和血流动力学损害的发生率在15%～30%之间[111,112]。虽然导致这一现象的危险因素还不明确,但是正压通气和移植肺水肿造成的两侧肺顺应性不同,可能是导致自体肺过度充气的原因。急性过度充气的肺可以用单侧通气来缓解,降低呼吸频率,延长呼气时间可以尽可能排空肺组织中的气体。围术期后,部分潜在肺气肿的患者自体肺充气会逐渐加重,并影响移植肺的功能。在这些病例中,对自体肺行外科减容术可以改善整体肺功能[113]。

（五）感染

肺移植患者感染的几率是其他实体器官移植感染几率的数倍。原因可能是移植肺通过呼吸完全暴露在微生物中,还与肺移植患者使用较大量的免疫抑制剂有关。肺移植术后感染并发症非常多,本章节只讨论常见的病原体感染。

1. 细菌

细菌引起的下呼吸道感染最为常见,其具有双峰时间分布特点[114,115]。细菌性肺炎常常出现在肺移植术后第1个月。除了患者的免疫抑制状态,引起细菌感染的因素还包括:长时间的机械通气,因疼痛和虚弱导致的咳嗽效率减低,淋巴引流障碍,以及支气管缺血引起的黏膜清除功能下降。虽然存在供体隐匿感染导致肺移植后细菌性肺炎的可能性,但现有的证据表明,供体肺支气管冲洗液革兰氏染色的结果并不能预测术后的肺部感染[116]。细菌感染表现为化脓性支气管炎,支气管扩张和肺炎,可以表现为后期并发症并在BOS患者中反复发生。革兰氏阴性杆菌,特别是绿脓杆菌在移植后早期和晚期细菌感染中最常见[114,115]。

2. 巨细胞病毒

巨细胞病毒是肺移植术后最常见的病毒感染,随着有效预防措施的运用,其感染发生率已经明显下降[115]。巨细胞病毒感染可以是由移植物带来的或通过血液制品传播的,也可以通过受体身体其他部位潜伏的病毒激活后引起的。巨细胞病毒血清抗体阴性的受体接受了血清抗体阳性的供肺是感染的高危人群,而且初次感染往往是最严重的。虽然巨细胞病毒抗体供体阳性/受体阴性的错配在国际心肺移植注册协会[1]已经明确会增加死亡风险,但随着有效预防措施的广泛应用,这种情况已经不是移植禁忌[117]。

在缺乏预防措施的情况下,巨细胞病毒感染出现在移植后1～3个月;预防性抗病毒用药可以将这个过程延后,在停药后的最初几个月发生。感染常常是亚临床的,发现感染常常是因为检测到没有症状的病毒血症或取得病毒定植呼吸道的证据。临床表现与单核细胞增生症相似,出现发热、萎靡和白细胞减少("CMV综合征")或具有器官特异地累及肺、胃肠道、中枢神经系统或视网膜。用pp65抗原试剂盒或聚合酶链反应法在血中检测到病毒可以确诊CMV感染,但这些检测不能反映病毒在组织中的水平。CMV肺炎只能通过病理活检或支气管肺泡灌洗液中检测到细胞的病毒特异性改变才能确诊。病毒培养或细支气管肺泡灌洗液PCR阳性可以由病毒定植在呼吸道引起,并不能完全肯定病毒有组织入侵。

CMV综合征和组织入侵型病变的标准治疗包括更昔洛韦5mg/kg,每天2次,静脉给药,持续2～3周,如果有肾功能不全应调整用药剂量。每周检查病毒载量来评估治疗效果,在未检查到病毒载量后仍应该再用药巩固治疗一周[118]。一些专家建议在重症患者中使用CMV高效价免疫球蛋白治疗,但这项治疗策略还缺乏证据支持。抗病毒治疗效果虽然理想,但其复发率在首次感染后高达60%,并且还有20%的患者血清学阳性[119]。在标准治疗方案完成后加用口服缬更昔洛韦作为二线预防治疗被普遍采用,但是否能降低复发率还不清楚。

为了减少CMV对术后患者的危害,目前强调预防重于治疗。很多前瞻性随机研究已经肯定了抗病毒预防性给药可以延缓CMV感染的发生、降低CMV的感染率和减少重症CMV感染[120]。口服缬更昔洛韦具有很好的生物利用度,给药方便且有效,已经在很大程度上取代了静脉用更昔洛韦来作为CMV的预防治疗[121]。由于CMV感染的风险性增高,故有必要给予所有的供体血清阳性/受体血清阴性的患者预防性抗病毒治疗[118]。因为受体血清阳性的患者(无论供体的状态)感染 CMV 的风险较低,故在这类患者中预防性抗病毒的必要性还存在争议,有学者认为这样会过度治疗,增加花费,把患者暴露在药物的副作用下。在这类患者的治疗中,提倡仅仅在血液病毒载量进行性升高的情况下积极使用抗病毒治疗,但是许多中心仍然在延续普遍预防的策略[122]。达成共识的指南推荐对予供体阳性/受体阴性的患者,最少完成 6 个月的预防性抗病毒治疗;对于单纯受体阳性的患者,给予 3～6 个月的预防治疗[123]。最近一项随机对照研究显示,对于 CMV 感染高危的肺移植患者(供体或受体血清学阳性),使用缬更昔洛韦预防,并对比了 12 个月疗程和 3 个月疗程,发现前者的 CMV 感染率明显低于后者(4% vs 32%)[124]。未来的研究将明确 12 个月的预防疗程是否必要或是过度治疗,是否所有不同亚组的高危患者都需要这样的方案。

据报道,肺移植术后感染 CMV 的患者中,存在更昔洛韦耐药病毒株的几率约为 5%～15%[125,126]。危险因素包括供体阳性/受体阴性、使用有潜在免疫抑制作用的制剂(如抗淋巴细胞抗体和达利珠单抗)、CMV 病毒片段数量增加和长期使用更昔洛韦[127,128]。膦甲酸钠单用或与更昔洛韦联用可用于治疗更昔洛韦耐药病毒株[126]。抗病毒药物有潜在的肾脏毒性,密切监测肾功能至关重要。虽然抗病毒治疗成功率较高,但是耐药病毒株的出现会降低肺移植术后患者的生存率[128,129]。

3. 曲霉菌

曲霉菌是肺移植术后最常见的病原真菌。空气中无处不在的真菌会从呼吸道吸入,1/4 肺移植术后患者呼吸道有曲霉菌定植[130]。单纯的呼吸道曲霉菌定植不一定会引起侵袭性真菌病[130]。曲霉菌定植的原因还不清楚,可能是其本身的特点造成的,也有可能是普遍使用抗真菌药物预防感染引起的。

肺移植术后支气管系统曲霉菌感染的几率接近 5%[130]。在大部分病例中,感染出现在支气管吻合口,原因可能是失去活力的支气管软骨和缝线的异物反应为真菌提供了温床。少部分病例出现溃疡性支气管炎伴假膜形成,典型病例会从缺血损伤后的支气管黏膜开始出现病变。在肺移植术后的头 6 个月里,这些气道感染通常是没有症状的,只是在纤维支气管镜下看见病变。治疗这些支气管系统曲霉菌感染常常用口服唑类抗真菌药、吸入或静脉给药两性霉素,感染很少会发展成为肺真菌病或导致致命性的血管吻合口瘘[130,131]。虽然有报道称支气管曲霉菌感染会增加支气管狭窄和支气管软化的风险,但是支气管缺血引起的继发改变和曲霉菌感染的因果关系还不清楚[132,133]。

肺移植术后严重的侵袭性曲霉菌病的发生率约为 5%,一般出现在移植术后 1 年内[130]。常见的感染部位是肺,但在有的病例可以侵袭到脑部。一般症状不典型,包括发热、咳嗽、胸膜刺激性疼痛和咯血。胸片表现为肺部单发(电子图 91-7 和电子图 91-8B)或多发结节(电子图 91-8A),空洞或肺实变(图 106-4)。晕轮征——即结节中心密度较高伴有周围渐变的磨玻璃样影——在胸部 CT 扫描上出现对诊断有提示意义,但并不常见。

侵袭性肺曲霉菌病的诊断具有挑战性。前面的讨论中提到很多肺移植的患者会在细支气管肺泡灌洗液中检查到阳性菌株,如何将临床表现和这些阳性发现结合起来解释往往是难点所在。然而文献报道,在其他实质器官移植后的患者,细纤维支

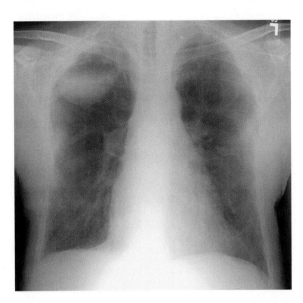

图 106-4　侵袭性曲霉菌病。双侧肺移植术后患者胸片提示右肺上叶空洞伴液平,经皮肺穿刺活检查见曲霉菌样真菌成分。患者对抗真菌治疗不敏感故行手术切除

气管镜检查诊断肺侵袭性真菌病的敏感性为 45%～62%[134]。血清和细支气管肺泡灌洗液中半乳甘露聚糖测定已经在特定的患者中用于诊断侵袭性真菌病;以前的经验是血清和细支气管肺泡灌洗液中半乳甘露聚糖测定敏感性很差,但是特异性高[135,136]。结合临床表现、影像学改变和(或)在呼吸道分泌物或细胞中曲霉菌检测的证据,临床医生必须决定对患者实行经验性抗真菌治疗或运用穿刺活检或外科手术活检来进一步确诊。

两性霉素 B 是治疗侵袭性真菌病的经典用药。最近研究表明,伏立康唑的疗效优于两性霉素 B 而且副作用较小,正逐渐被临床医师接受[137]。伏立康唑可以强效抑制肝细胞色素酶 P-450 系统,如果不调整剂量会导致同时服用的钙调磷酸酶酶抑制剂和西罗莫司的血药浓度异常升高。棘白菌素类(卡泊芬净)可以作为三线药物治疗侵袭性真菌病[138]。尽管有很多可用的抗曲霉菌治疗方案,但侵袭性真菌病的死亡率仍然达到 60%～80%[130,139]。外科治愈性切除病灶的疗效仍不确切,但是外科治疗可用于内科治疗后复发的局限性病灶[140,141]。

(六)排斥反应和慢性移植物功能不全

尽管目前有很强效的免疫抑制剂,但移植物排斥和慢性移植物功能不全仍然是影响长期生存的主要原因。根据体液和细胞免疫机制的不同,急性期损害被分为不同的等级,因此排斥反应可以很好的概括这些损害(如超急性期排斥反应、急性细胞免疫性排斥反应、抗体介导的排斥反应)。然而,慢性移植物功能不全的病理变化机制还不清楚,可能是免疫损害和非免疫损害共同作用的结果。然而"慢性排斥反应"的使用,把移植物缓慢损害的机制和表现定义的过于简单化。慢性移植物功能不全(chronic lung allograft dysfunction,CLAD)这一描述更加确切,可以很好的概括包括 BOS 和新出现的如限制性的同种异体移植物综合征等病变。下文将要详细描述各种不同的排斥反应和 CLAD。最常见的急性细胞免疫性排斥反应和 BOS 将会在表 106-5 中概括总结。

表 106-5　急性细胞免疫性排斥反应和闭塞性支气管炎综合征的特征

特征	急性细胞免疫性排斥反应	闭塞性细支气管炎综合征
移植后出现时间	数天到数月不等,手术第 1 年后少见	手术第 1 年后
危险因素	不确定	急性排斥反应,淋巴细胞支气管炎,社区获得性病毒感染,原发性移植物功能障碍,巨细胞病毒感性肺炎,气道曲霉菌或假单胞菌属定植
病史	血管周围淋巴细胞浸润	支气管黏膜下炎症和纤维化,管腔闭塞
症状和体征	低热、呼吸困难、咳嗽、氧合下降、白细胞增多	呼吸困难、慢性咳嗽、反复出现的脓性支气管炎
胸片	肺泡或间质透光度下降,胸膜渗出	肺野干净(可能出现肺过度充气)
高分辨 CT	毛玻璃影或肺泡透光度下降,胸膜渗出	树芽征,支气管扩张,气体潴留
肺功能	FEV_1 和 FVC 成比例下降	小气道严重闭塞的患者 FEV_1 不成比例下降
经支气管肺活检术的收益	高	低
治疗	大剂量糖皮质激素	不确定:阿奇霉素常用但机制不明
结果	治疗效果好	治疗效果差;许多病例进展为移植物功能障碍

1. 超急性排斥反应

超急性排斥反应发生率极低,但却是死亡率很高的并发症。其机制是受体体内预先形成了抗体,这些抗体可以与供体组织的 HLA 抗原结合,并对移植物造成损害。这些抗体的主要目标是微血管内膜细胞,导致补体和中性粒细胞介导的内膜损害以及广泛的血小板/纤维素型血栓形成[142]。超急性排斥反应出现在移植肺再灌注后的几分钟到数小时内。肉眼观移植肺表现为灰暗、花斑和严重的水肿,胸片表现为移植肺透光度严重下降。临床表现为严重的肺水肿和出现由移植物分泌的大量粉红色泡沫痰,往往需要频繁的从气管插管内吸出。紧接着会出现严重的移植物功能障碍和血流动力学不稳定。文献报道其死亡率高达 4/5[143]。有报道一例幸存的患者接受了血浆置换,抗胸腺球蛋白及环磷酰胺治疗[144]。所有肺移植术前患者需监测抗 HLA 抗体,以及避免供体接触目标抗原或移植前进行交叉配型,这些措施都可以有效地减少超急性排斥反应的发生。

2. 急性细胞性排斥反应

对肺移植患者定期行经支气管肺活检发现,在术后 1 年中大部分患者至少会经历一次急性细胞性排斥反应[57]。经过这个时期后,其发生率会显著下降。引起急性细胞性排斥反应的危险因素还不清楚。现有文献主要是争论 HLA 不匹配是否是引起这一现象的主要危险因素[57,145,146]。Toll 样受体-4 的多态性会下调受体的固有免疫应答,这可能与急性细胞性排斥反应发生率降低有关[145]。

大约有 40% 的患者经历急性细胞性排斥反应是没有临床症状的[57]。有症状的患者也不典型,临床表现包括萎靡、低热、呼吸困难、咳嗽和白细胞减少。胸片肺透光度下降,休息或运动时氧饱和度下降,以及突然的肺功能下降 10% 以上,这些症状是发生排斥反应的重要线索,但感染同样也可以出现相似的症状。

仅靠临床症状和影像学诊断指标有误诊的风险,而并不需要加大免疫抑制剂的用量。经支气管的肺活检术是诊断急性细胞性排斥反应的金标准。活检操作安全,而且可以反复取材,连续观察,敏感性和特异性都较高。组织学诊断标准是血管周围的淋巴细胞浸润,在严重的病例可以出现淋巴细胞浸润到临近的间质和肺泡腔。淋巴细胞性支气管炎可以伴随肺实质受累或独立出现。组织学分类系统已经被广泛地应用于急性细胞性排斥反应的分级(表 106-6)[147]。

表 106-6　急性细胞性排斥反应的组织学分级标准

等级	描述
0(无)	正常肺实质
1(轻微)	血管周围散在分布的少量单核细胞浸润
2(轻度)	小动静脉周围较多的单核细胞浸润;在低倍镜下容易分辨
3(中度)	小动静脉周围袖套样单核细胞浸润,炎症细胞扩展到血管周围和细支气管周围的肺泡间隔和肺泡腔内
4(重度)	血管周围、间质和肺泡腔内弥漫浸润的单核细胞合并肺泡上皮细胞破坏和血管内皮炎症

引自 Stewart S,Fishbein MC,Snell GI,et al:Revision of the 1996 working formulation for the standardization of nomenclature in the diagnosis of lung rejection. *J Heart Lung Transplant* 26:1229-1242,2007.

传统的治疗方法是甲强龙冲击治疗 3 天,每天静脉给药 15mg/kg。在大部分病例,临床症状迅速缓解,肺功能和影像学异常很快改善,但是治疗后的肺活检随访显示有持续的排斥反应存在,30% 的患者为轻度急性排除(A2),40% 的患者为中度急性排除（A3）[148]。轻微排斥（A1）无症状或功能稳定的患者只需要观察，不需要治疗，但有研究表明有 1/4 的患者会进展成为急性排斥反应，而且会有进展成为 BOS 的风险[149]。治疗难治性或复发性急性排斥反应的方法很多，包括抗淋巴细胞抗体制备和光分离置换法，这是一种免疫调节治疗，即收集患者的白细胞后用紫外线敏感剂处理，然后用紫外线照射细胞，最后回输入患者体内起到抑制 T 细胞功能的目的。

3. 急性抗体介导排斥反应

越来越多的证据显示有第二种急性排斥反应，这种急性排斥反应是由供体特异性的抗 HLA 自身抗体介导的，而这种自身抗体是移植后才出现的[150,151]。临床表现与急性细胞性排斥反应不能区别，会有呼吸困难、低氧血症和弥漫性肺透光度下降。出现咯血应该怀疑出现了这种排斥反应，但只有 25% 的患者出现咯血。急性抗体介导排斥反应推荐的诊断标准包括：①循环系统中出现供体特异性的抗 HLA 抗体；②组织学活检证实的毛细血管炎；③在内皮细胞中监测到 C4d 沉积。大宗病例报道只有不到一半的患者仅仅对类固醇激素治疗有反应；而绝大多数激素抵抗的患者对血浆置换敏感[150]。静脉用免疫球蛋白和抗 CD20 单克隆抗体也可用于联合治疗[151]。

4. 闭塞性细支气管炎综合征

闭塞性细支气管炎以前被认为是慢性排斥反应，并严重影响移植肺的长期存活和患者的生存时间。闭塞性细支气管炎是细支气管进行性纤维增生的过程，其特点是黏膜下的炎症和细支气管壁的纤维化，最后导致支气管管腔的闭塞。功能改变是进行性的、不可逆转的气流阻塞。因为很难通过经支气管的肺穿刺活检诊断闭塞性细支气管炎，故 FEV_1 这个简单的肺功能指标被采纳用于代替组织学诊断，而且用闭塞性细支气管炎综合征（bronchiolitis obliterans syndrome，BOS）来描述这种以功能改变为主的病变（表 106-7）[152]。大约 50% 的肺移植患者在 5 年后发展为 BOS，75% 的患者在 10 年后发展为 BOS[1]。最初认为，BOS 定义为在肺移植术后其他病变无法解释的 FEV_1 持续下降，超过术后基线的 20%。沿用上述标准可能会延迟诊断和治疗，因为最新的指南定义 BOS 0-潜在级（BOS 0-potential，BOS 0-p）为 FEV_1 下降到 10% ~ 19% 或平均用力呼气流量介于 25% ~ 75% 时的用力肺活量（$FEF_{25\%-75\%}$）下降至少 25%。用 FEV_1 作为 BOS 0-p 的判断标准，可以有效地预测患者进展为更严重 BOS 的风险。其阳性预测价值是 60% 的患者会在 1 年内进展，而 80% 的患者会在 4 年内进展[153,154]。FEV_1 作为诊断标准的阳性预测值在 SLT 的肺气肿患者中更低，可能是因为受体肺自身的过度充气对肺功能检测的混杂影响造成的[154]。值得注意的是，$FEF_{25\%-75\%}$ 标准的阳性预测值在所有肺移植患者中均较低，这影响了其在临床的应用[153,154]。

急性细胞性排斥反应和淋巴细胞型细支气管炎被认为是进展成为 BOS 的主要危险因素，支持了 BOS 是同种免疫性损伤这一观点[155,156]。然而 BOS 的风险似乎与免疫损伤的严重程度和频率有关，甚至是轻微急性排斥反应（A1）也会增加其风险[149,157]。其他有可能的免疫介导的危险因素包括：出现抗 HLA 抗体（特别是供体特异性的）和抗 V 型胶原抗体的升高[158,159]。非免疫因素可能

表 106-7　闭塞性细支气管炎综合征分级标准

分级	肺功能指标
0	FEV_1 > 基线的 90% 和 $FEF_{25\%-75\%}$ > 基线的 75%
0-潜在级	FEV_1 基线的 81% ~ 90% 和（或）$FEF_{25\%-75\%}$ < 基线的 75%
1	FEV_1 基线的 66% ~ 80%
2	FEV_1 基线的 51% ~ 65%
3	FEV_1 < 基线的 50%

$FEF_{25\%-75\%}$，平均用力呼气流量介于 25% ~ 75% 时的用力肺活量；FEV_1，第 1 秒用力呼气量
引自 Estenne M，Maurer JR，Boehler A，et al：Bronchiolitis obliterans syndrome 2001：an update of the diagnostic criteria. *J Heart Lung Transplant* 21：297-310，2002.

也对 BOS 的发生和发展起到推动作用，BOS 可能是各种损伤因子共同作用于气道上皮的结果。这些因素包括 CMV 肺炎，社区获得性呼吸道病毒感染，原发性移植物功能不全和胃食管反流引起的隐形误吸[98,156,160-164]。

虽然 BOS 被视作后期并发症，但在移植后的头 2 年会有 1/3 ~ 1/2 的患者出现 BOS（早期出现的 BOS）[165,166]。FEV_1 的减少预示 BOS 的开始，其发展可能是隐匿的，也可能会突然爆发。呼吸困难、体重下降、咳嗽和反复出现的由绿脓杆菌引起的化脓性气管支气管炎是其临床表现。虽然胸片表现常常是不明显的，但高分辨率 CT 可以显示肺内气体潴留（电子图 106-3；视频 106-2 和视频 106-3）、树芽征和（或）支气管扩张（图 106-5）。BOS 的自然病程长短强度变异；那些早期和爆发性 BOS 的患者肺功能下降快，死亡率更高[165,166]。早期和后期 BOS 的中位生存期分别为 1.5 年和 2.5 年[165]。

非常多的免疫抑制方案被用于 BOS 的治疗，其中包括传统药物（如糖皮质激素冲击疗法）、吸入环孢素、抗淋巴细胞抗体、光分离置换法和全身淋巴细胞辐照，但目前学术界对于最优方案的选择还没有达成共识[167,168]。目前的免疫抑制疗法可以延缓疾病的进程，但并不能阻止其发展和逆转已有的病理改变。最近，阿奇霉素被广泛地用于 BOS 的治疗，短期的回顾性分析显示阿奇霉素可以使 30% ~ 40% 的 BOS 患者 FEV_1 提高[169-172]。对于阿奇霉素治疗有效果的患者，其 BAL 中的中性粒细胞在治疗后明显减少，这让人注意到大环类脂类抗生素可以抑制呼吸道 IL-8 的产生和中性粒细胞的募集[170,171]。胃底折叠术用于治疗部分 BOS 患者的胃食管反流还存在争议，但有文献报道其可以提高患者的肺功能[173]。物理治疗措施包括拍背排痰，气道内震动理疗排痰，外加雾化吸入和全身应用抗生素，这些措施联合运用可以让合并支气管扩张的患者有效排出呼吸道分泌物，控制细菌感染。到目前为止，唯一有效的治疗 BOS 的方法是再次移植。

现在研究的重点是如何阻止 BOS 的进展，但目前为止还没有实质性的进展。鉴于急性排斥反应与 BOS 的关系，大部分移植中心常规行肺活检以监测和治疗无临床症状的急性排斥反应，但是这项策略是否有助于控制 BOS 发生的风险还不清

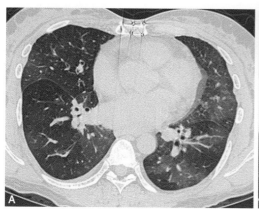
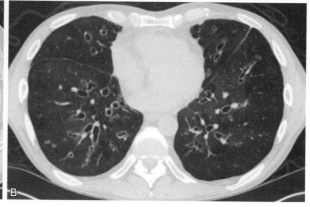

图106-5   闭塞性细支气管炎综合征的影像学特点。A. 高分辨率 CT 呼气相扫描显示双肺存在有空气潴留的马赛克衰减模式。B. 另一位闭塞性细支气管炎综合征的患者 CT 表现为广泛的支气管扩张

楚[174]。及时发现肺移植患者合并胃食管反流，并行胃底折叠术来延缓和阻止 BOS 的发生，但这仍然是一项有争议的策略[175]。一项小样本量的随机临床研究表明，吸入环孢素可以显著降低 BOS 的发生率，但随后的多中心研究并没有得出这一结果[176,177]。另一项小型的单中心随机对照研究证实预防性的使用阿奇霉素可以提高肺移植术后患者无 BOS 生存期，但是结果还需要多中心研究的证实[178]。最后，一些中心常规监测供体特异性抗体，一旦发现会静脉使用免疫球蛋白和利妥昔单抗，期望这样可以减少 BOS 发生的风险[179]。这也需要更多的研究来证明其有效性。

5. 其他类型的慢性移植物功能不全

目前还存在一些相互有重叠，但又与 BOS 有明显区别的 CLAD。例如"限制性的同种异体移植物综合征[180,181]"、"限制性 CLAD[182]"和"急性纤维素样机化性肺炎[183]"。这些病变共有的特点是限制性功能改变，以及 CT 扫描显示间质、肺泡改变或磨玻璃样改变。组织学改变显示这些病变有弥漫性肺泡破坏，间质纤维化和急性纤维素样机化性肺炎。所有报道一致的共识是这些病变相对于常见的 BOS 预后更差。

（七）移植后淋巴组织增生症

移植后淋巴组织增生症（posttransplant lymphoproliferative disorder，PTLD）描述了一系列淋巴组织异常增生反应，在大部分病例中表现为 B 细胞的多克隆增殖或发展成为恶性淋巴瘤。在 90% 的病例中，刺激 B 淋巴细胞增生的原因是感染了 EB 病毒（Epstein-Barr virus，EBV）。原因是由于患者处于免疫抑制状态，延缓了细胞毒 T 淋巴细胞对 B 淋巴细胞增生的抑制作用。EBV 阴性的肺移植患者首次感染 EB 病毒是引起 PTLD 最大的危险因素[184]。使用高强度的免疫抑制剂特别是联合使用了抗淋巴细胞抗体术前准备，也被认为是造成 PTLD 的危险因素。

肺移植术后出现的众多新生物中，PTLD 的发生率排名第二，大约是 5%，仅次于非黑色素瘤皮肤癌[185]。PTLD 在术后第 1 年发生率最高，这个时间段以后出现的病例会占到一半。大部分早期发生病例会累及移植肺，典型表现是肺单发或多发结节，可能伴有纵隔淋巴结增生（图106-6）。在第 1 年后，腹腔内和远处散发的病例占绝大多数[185]。

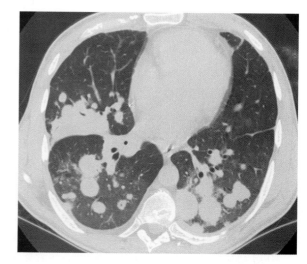

图106-6   肺移植术后淋巴增生性病变。CT 扫描显示双肺多发结节、肿块影，活检证实为高级别 B 细胞淋巴瘤。原位杂交显示存在 EB 病毒 RNA

PTLD 的诊断大部分是依靠组织活检，细针穿刺活检很少能取得足够的组织进行细胞学诊断。经支气管肺活检术的标本量相对较少，很难将其与以淋巴细胞聚集为特点的急性细胞免疫性排斥反应区别开。在诊断困难的病例中可以使用原位杂交和免疫组织化学染色来明确 EBV 感染的细胞。利用 DNA 扩增技术来监测血液中的 EBV 病毒载量已经成为一项辅助诊断技术。既往研究表明肺移植术后患者血液 EBV 病毒载量持续升高与 PTLD 的发生的关系具有高度的特异性（例如假阳性率低），但敏感性只有 39%[186,187]。其他研究通过使用统一检测手段和统一阳性结果的阈值来增加这项技术对临床诊断的帮助。

PTLD 的治疗包括降低免疫抑制治疗的强度，从而恢复部分自体的细胞免疫功能来对抗 EBV。在 2/3 的患者中可以使肿瘤消退，但降低免疫抑制治疗的强度伴随增加急性和慢性排斥反应的风险，故应该密切监测[188]。如果患者不能完全缓解或不能耐受免疫抑制剂减量，以及病情迅速进展，可以考虑使用抗 CD-20 单克隆抗体（利妥昔单抗）来进行免疫治疗。在实体器官移植患者中使用的耐受良好且完全缓解率达 60%[189]。标准的化疗方案效果并不理想，有 1/4 的患者不能耐受化疗的副作

用[189]。抗病毒治疗对于 PTLD 的效果没有得到证实,但有推断性的证据表明预防性使用抗病毒制剂可以减少进展为 PTLD 的风险[190]。

(八) 肺癌

在报道的病例中,肺移植术后并发肺癌几乎仅仅出现在原有 COPD 或肺纤维化的患者中,其中绝大部分的病例既往有吸烟史。发生率在 COPD 的患者中为 2% ~ 6%,在肺纤维化的患者中为 3% ~ 4%[191-194]。研究的争议表现在肺移植是否增加了患这类型肿瘤的发生率,以及与原本合并这些危险因素的正常人群相比,肺癌的发生率是否增加。肺癌常并发于 SLT 术后患者的自体肺。移植肺在移植手术探查时发现合并肿瘤,并在移植入患者胸腔前行手术切除,术后在移植肺中肿瘤可能复发和转移,但这种情况比较少见。已有文献证明,肺移植用于治疗潜在的支气管肺泡上皮细胞癌,复发率很高[4]。最后,还有很少的病例报道,供体的原发肺癌连同移植物一起被移植给了受体[195]。

在移植肺上发生的肺癌进展非常迅速,发病初期还有可能和感染混淆(图 106-7)[191]。肿瘤的这种侵袭性行为可能与机体失去了抗肿瘤免疫监控或环孢素特异性的促进肿瘤生长有关[196]。这种病例总体预后不良,但对于极少数的早期患者,根治性切除的尝试也不能放弃。

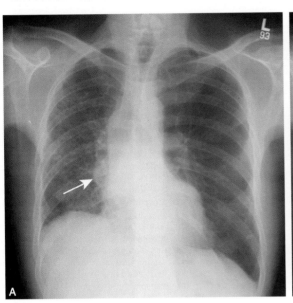
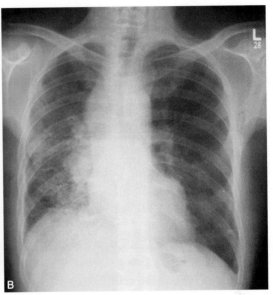

图 106-7　肺移植后自体肺支气管源性肿瘤。患者因特发性纤维化行左侧单肺移植。A. 胸片显示右侧肺门下方稍显饱满。B. 2 个月后复查胸片提示右侧肺门下方肿块长大,伴有邻近的肺间质透光度下降。最后证实为右肺下叶鳞状细胞癌伴淋巴系统扩散

(九) 原发病复发

据报道有很多种原发疾病可以在移植肺中复发[197]。虽然确切的机制并不清楚,但是结节病复发的几率最大。结节病复发往往没有症状,一般是偶然通过纤维支气管镜检查出非干酪样肉芽肿或在 CT 扫描中发现肺上叶结节而诊断。淋巴管肌瘤病复发也有报道。在肺移植物中发现来自于受体的异常平滑肌细胞,提示其复发机制可能是通过迁移或肺外途径转移到移植物中的[198]。其他报道的复发疾病还包括朗格汉斯细胞增生症,脱屑性间质性肺炎和弥漫性泛细支气管炎。

有报道 1 例 11 年前因 α1-抗胰蛋白酶缺乏的患者接受肺移植后,移植肺出现肺气肿复发[199]。患者术后持续吸烟可能是造成疾病复发的主要原因。在疾病复发后取得的 BAL 中检测出弹性蛋白酶活性,提示机体已经表现出过度的内源性抗蛋白酶防御作用。这个病例表明 α1-抗胰蛋白酶缺乏的患者接受肺移植后应该戒烟,但没有证据表明其需要常规使用酶替代治疗。

如前所述,试图通过肺移植来治疗细支气管肺泡上皮细胞癌导致了接近 50% 的复发率,故这一方法已经被绝大多数中心摒弃。

十一、再次移植

再次移植主要用于难治性移植物衰竭的抢救性治疗。早期再次移植治疗 PGD 的尝试效果非常差,后续研究也表明在这类患者中再移植方案并不推荐[94,200]。相反,再次移植用于治疗 BOS 引起的慢性移植物功能衰竭效果较好,其生存率与初次移植不相上下。美国新的移植分配系统给予了 BOS 患者较高的优先级别,等同于 IPF。这样使得再次移植等待时间缩短,每年再次移植手术量增加一倍[94]。虽然 BOS 再次移植技术可行,结果令人满意,但在目前供体器官严重缺乏的情况下,给予再次移植如此高级别的优先权仍然存在伦理学争论。

十二、未来方向

第一例肺移植完成于 1963 年,当时被认为是一种有冒险精神的外科手术,而随着技术的成熟,现在已经作为治疗终末肺疾病的常规手段。然而,还需要克服很多障碍才能使这项技术运用更广泛,以使患者更好的长期生存。因此,我们需要扩大器官

捐献来满足需求;使用更有效而副作用更少的免疫抑制方案来阻止慢性免疫损伤对移植物的破坏;需要进一步研究并阐明引起 BOS 和其他慢性移植物功能障碍的机制,并找出治疗这些并发症的特异性方案。

推广使用体外肺灌注技术可以部分解决供体不足的问题,通过评估和治疗供肺,可以增加供体肺的数量、质量和保存时间。最终解决目前主要问题的方法可能需要依靠基因治疗、干细胞治疗和组织工程的进步。通过免疫技术的进步,对供体和受体进行免疫处理,让供体器官被受体接受,达到充分的免疫耐受状态(如不需要使用免疫抑制剂而受体对移植物不产生排斥反应)。只有通过这些基础研究突破,才能使肺移植技术变得安全、有效和一劳永逸。

关键点

- 肺移植是多种进展性、非恶性气道、肺实质和肺血管病变的治疗选择。常见的适应证包括 COPD、IPF 和 CF。
- SLT 和 BLT 占肺移植手术总量的 75%;其余的包括 HLT 和活体双叶肺移植。
- 美国肺移植供体分配系统对于等待患者优先权的主要评价指标为"净移植获益"—即对比移植和不移植患者的 1 年存活率差异。
- 肺移植术后 1 年、5 年和 10 年生存率分别是 82%、55% 和 33%。
- 常见的早期并发症包括缺血再灌注损伤引起的 PGD,支气管吻合口狭窄和细菌性肺炎。
- 肺移植患者的术后感染几率是其他实质器官移植术后的数倍,其可能原因是移植肺持续与外界环境中的微生物接触以及肺移植术后需要使用高强度的免疫抑制治疗。
- 急性细胞性排斥反应是以小血管周围淋巴细胞浸润为特点,常常发生在术后第 1 年。大剂量的糖皮质激素治疗通常有效,急性细胞性排斥反应是引起 BOS 的高危因素。

- 肺移植患者获得长期生存的主要障碍是闭塞性细支气管炎,其组织学特点是小气道纤维增生闭塞,生理学特点是进行性通气阻力增加。
- 新技术包括:体外肺灌注来评估供体肺功能,也许将来可以在移植前对供肺进行预处理;通过体外人工肺(有/无动力泵)技术支持重症患者,使其能等到肺移植。

（马林　译,刘伦旭　校）

参考文献

以下是主要的文献,完整的文献请登录 ExpertConsult 查阅。

Cypel M, Yeung JC, Liu M, et al: Normothermic ex vivo lung perfusion in clinical lung transplantation. *N Engl J Med* 364:1431–1440, 2011.

Diamond JM, Lee JC, Kawut SM, et al: Clinical risk factors for primary graft dysfunction after lung transplantation. *Am J Respir Crit Care Med* 187:527–534, 2013.

Egan TM, Murray S, Bustami RT, et al: Development of the new lung allocation system in the United States. *Am J Transplant* 6:1212–1227, 2006.

Finlen Copeland CA, Snyder LD, et al: Survival after bronchiolitis obliterans syndrome among bilateral lung transplant recipients. *Am J Respir Crit Care Med* 182:784–789, 2010.

Kotloff RM: Does lung transplantation confer a survival advantage? *Curr Opin Organ Transplant* 14:499–503, 2009.

Kotloff RM, Ahya VN: Medical complications of lung transplantation. *Eur Respir J* 23:334–342, 2004.

Kreider ME, Hadjiliadis D, Kotloff RM: Candidate selection, timing of listing, and choice of procedure for lung transplantation. *Clin Chest Med* 32:199–211, 2011.

Palmer SM, Limaye AP, Banks M, et al: Extended valganciclovir prophylaxis to prevent cytomegalovirus after lung transplantation: a randomized, controlled trial. *Ann Intern Med* 152:761–769, 2010.

Yusen RD, Edwards LB, Kucheryavaya AY, et al: The Registry of the International Society for Heart and Lung Transplantation: thirty-first adult lung and heart-lung transplantation report—2014. *J Heart Lung Transplant* 33:1009–1024, 2014.

附录　术语表和标准符号

I．基本和限定符号

一般符号

P	压力(也包括混合气体中的气体分压和血液中的气体分压)
L	肺
W	胸壁
RS	系统
Pl	胸膜

通气

V	气体容积
$\dot{V}$	气体流量
I	吸入
E	呼出
A	肺泡的
T	潮气
ET	呼气末
D	无效腔
STPD	标准状况:标准温度(0℃),大气压(760mmHg),干燥状态。
BTPS	人体温度压力状态
ATPS	实际温度压力状态

气体交换-血流

Q	血容量
$\dot{Q}$	血流量
F	气体浓度(分量)
C	血液中浓度
S	血液中饱和度
b	血液,一般
a	动脉血
v	静脉血
$\bar{v}$	混合静脉血
c	毛细血管血液
c′	肺毛细血管末血液

II．通气和肺的力学

静态肺容积

VC	肺活量:一次最大吸气后再尽最大能力所呼出的气体量。
FRC	功能残气量:平静呼气后肺内残留的气量。
TLC	肺总量:最大吸气后,肺所能容纳的最大气体量。
RV	残气量:深呼气后肺内剩余的气量。
IC	深吸气量:平静呼气末吸气到肺总量时所能吸入的气体量。
ERV	补呼气量:平静呼气后所能呼出的最大气量。
IRV	补吸气量:在平静吸气后再作最大吸气动作所能增加的吸气量。

用力呼吸

FVC	用力肺活量:指尽力最大吸气后,尽力尽快呼气所能呼出的最大气量。
FEV_t	一定时间内用力呼气容积:在一定的时间内一次最大吸气后再尽快尽力呼气所能呼出的气体量。例如,FEV_1=第1秒用力呼气容积。
FEV_t/FVC	一定时间内用力呼气容积和用力肺活量的比。例如 EV_1/FVC,通常称为1秒率。
FEF_x	特定用力呼气流量:肺活量特定比例下的用力呼气流量率。例如:FEF 200～1200ml=200～1200ml肺活量的用力呼气流量率;$FEF_{25\%～75\%}$=25%～75%肺活量的用力呼气流量率。
$\dot{V}\,max_{x\%}$	特定最大呼气流量:呼出特定比例的用力肺活量时的最大呼气流量率。例如,$Vmax_{50\%}$=呼出50%用力肺活量时的最大呼气流量率。
MVV	最大自主通气量:一定时间内以最大努力呼吸的通气量。
VR	通气储备:最大运动时的每分钟最大通气量(估计为 MVV 或由 FEV_1 计算)与峰运动的分钟通气量差值;VR,也叫做呼吸储备,代表最大运动(或峰运动)是通气增加的潜力。
PI_{max}	最大吸气压力:在尝试吸气时由呼吸肌产生的最大吸气压力。最大吸气压力是指在功能残气

位(FRC),气道阻断时,用最大努力吸气时能产生的最大吸气口腔压。

PE$_{max}$ 最大呼气压力:在尝试呼气时由呼吸肌产生的最大呼气压力。最大呼气压是指在肺总量(LTC)位,气道阻断时,用最大努力呼气时能产生的最大呼气口腔压。

通气

f	呼吸频率:1分钟内呼吸次数。
V$_T$	潮气量:平静呼吸时每次吸入或呼出的气体总量
$\dot{V}_E$	呼气通气量:1分钟内呼出的气体总量(BTPS),通常在口部测量
$\dot{V}_I$	吸气通气量:测量或计算获得的1分钟内吸入的气量(BTPS)。
$\dot{V}_A$	飞跑通气量:1分钟内呼出肺的气体总量(BTPS),可进行气体交换;等于呼气通气量减无效腔通气量。
$\dot{V}_D$	无效腔通气量:1分钟内呼出肺的气体总量(BTPS),不参与气体交换;也叫做无效通气。计算公式:

$$\dot{V}_D = \dot{V}_E \frac{P_{aCO_2} - P_{ECO_2}}{P_{aCO_2} - P_{ICO_2}}$$

P$_{aCO_2}$、P$_{ECO_2}$和P$_{ICO_2}$分别是CO$_2$动脉血分压、混合呼气体分压和吸入气体分压。

V$_D$	无效腔容积:生理无效腔的容积;计算为 $\dot{V}_D/f$。
V$_D$/V$_T$	无效腔/潮气量:每一次呼吸时不参与CO$_2$排出的比例,通常为百分数。例如,每一次呼吸时无效通气的比例。
VE	通气当量:每升气体交换所需的每分钟通气量,无论O$_2$或CO$_2$,测量肺气体交换的效率。对于O$_2$:

$$VE_{O_2} = \frac{\dot{V}_E(BTPS)}{\dot{V}_{O_2}(STPD)}$$

容积压力关系

C	顺应性:顺应性的通用符号,单位压力改变时所引起的容积的改变。
CL	肺顺应性:肺容积的变化除以肺泡压力和胸腔压力之差(也称为跨肺压)。
CW	胸廓顺应性:胸廓容积的变化除以胸腔压力与体表压力之差(也称为跨胸腔压)。
Crs	呼吸系统顺应性:肺和胸廓容积的变化除以肺泡压力与体表压力之差(也称为跨胸腔压)。
Cdyn	动态顺应性:无干扰的呼吸周期,测得的顺应性值。
Cst	静态顺应性:气流阻断时,测得的顺应性值。
C/VL	比顺应性:顺应性值除以测量时的肺容积(常为功能残气量)。

气流压力关系

R	阻力:摩擦阻力的通用符号,单位流量产生的压

力差。

RAW	气道阻力:气道口腔压与肺泡压之差除以流量。
RL	全肺阻力:气道口腔压除以流量依赖的跨肺压。
GAW	气道传导率:气道阻力的倒数。
GAW/VL	比导率:气道传导率除以测量时的肺容积。

Ⅲ. 气体交换

血液

以O$_2$为例,其他气体(如CO$_2$、N$_2$、CO)和其他位置(如$\dot{V}$、C′)可以在适当时替换。

PO$_2$	O$_2$分压:统称(单位mmHg);来源特定(如动脉P$_{O_2}$或P$_{aO_2}$)。
SO$_2$	血氧饱和度:统称(单位%);来源特定(如动脉SO$_2$或S$_{aO_2}$)。
CO$_2$	血氧含量:统称(单位ml/dl);来源特定(如动脉CO$_2$)。
$\dot{V}_{O_2}$	耗氧量:STPD情况下,人体1分钟利用的氧量,通常用吸入气体消耗的氧量计算。
$\dot{V}_{O_{2max}}$	最大耗氧量:STPD情况下,最大可实现运动时人体1分钟利用的最大氧量。
$\dot{V}_{CO_2}$	二氧化碳排出量:STPD情况下,人体1分钟产生的二氧化碳量,通常计算为呼出气体中增加的二氧化碳量。
RQ	呼吸商:稳定代谢活动下,二氧化碳排出量与耗氧量的比值。
RER	呼吸交换率:二氧化碳排出量与耗氧量的比值,也作RQ,但也包括在体内储存的呼吸气体瞬间变化的影响。

血气

(A–a)PO$_2$ 肺泡-动脉氧分压差:平均肺泡气体和动脉血氧分压之差(单位mmHg)。

肺泡气体方程:通常用平均肺泡PO$_2$(PAO$_2$)计算:

$$PA_{O_2} = PI_{O_2} - \frac{PA_{CO_2}}{R}$$

PIO$_2$是吸入气体PO$_2$;PACO$_2$是肺泡PCO$_2$(通常假设是平均动脉PCO$_2$);R是呼吸交换。因为一些假设,这个方程是近似的。为了计算确切的PAO$_2$,需要引入一个额外的项目,FIO$_2$是吸入气体中的O$_2$浓度分数。

$$PA_{O_2} = PI_{O_2} - \frac{PA_{CO_2}}{R} + \left[PA_{CO_2} \times FI_{O_2} \times \frac{(1-R)}{R} \right]$$

DL 肺弥散量:表示为所用气体每分钟每单位肺泡毛细血管压差转移的气体体积,通常是特定的气体例如(DL$_{CO}$或DL$_{O_2}$)。

DM	肺泡毛细血管膜的弥散能力。
1/DL	弥散总阻力:实验气体穿过肺泡毛细血管膜的总的弥散阻力。测试气体和血红蛋白之间的化学反应所引起的红血细胞内扩散的阻力($1/\theta VC$)。该关系可用 Roughton-Forster 方程表示:

$$\frac{1}{DL}=\frac{1}{DM}+\frac{1}{\theta VC}$$

DL/VA	单位肺泡容积弥散:肺弥散量(STPD)除以肺泡容积(BTPS),同一呼吸模式下测量。

Ⅳ. 血流动力学

$\dot{Q}T$	心输出量:每分钟左心室射出的血液总量。
$\dot{Q}S$	肺内分流量:每分钟未经过通气气血交换单元直接回流入左心的血液总量。因此,血液没有与吸入气体接触,不参与摄氧。通常称为右向左分流,但是这个术语也包括心内分流。
$\dot{Q}S/\dot{Q}T$	肺内分流率:总的肺内分流(Qs),或静脉血掺杂,占总的心输出量的比例 根据公式:

$$\frac{\dot{Q}S}{\dot{Q}T}=\frac{Cc'O_2-CaO_2}{Cc'O_2-C\bar{v}O_2}\times100$$

$Cc'O_2$是毛细血管末端氧含量;CaO_2是动脉血氧含量,$C\bar{v}O_2$是混合静脉血氧含量。当吸入100% O_2时(采样为动脉血,非毛细血管末端血),$\dot{Q}S/\dot{Q}T$是测量右向左分流。

PPA	肺动脉压:肺动脉测量到的血压——收缩压、舒张压或平均动脉压。
PLA	左心房压:左心房测量到的压力,通常为平均动脉压。
Pcap	肺毛细血管压:肺毛细血管平均压力,可缩写为Pc,不能在人体直接测量,但是经常用公式估算。

$$Pcap=PLA+0.4(PPA-PLA)$$

PPW	肺楔压:用肺动脉阻断技术测得的平均压力,用来估计毛细血管后压力、肺静脉压力。
PVR	肺血管阻力:血流流经肺的阻力,公式计算:

$$PVR=\frac{PPA-PLA}{\dot{Q}T}$$

PPW	近似 PLA。

Ⅴ. 其他术语和公式

PEEP	呼气末正压:呼吸末期在呼吸道保持一定的正压(如高于大气压)。通常应用于呼吸机调整,当 PEEP 是由呼气末期不能完全呼出气体造成被称为固有呼气末正压(PEEPi)。
$P_{0.1}$	口腔闭合压:当气道阻断及尝试吸气开始后0.1秒时的口腔内产生的压力。预测是中央驱动呼吸。
TI/TT	工作周期:吸气时间占吸气与呼气时间的比例,反应呼吸的时程。

Henderson-Hasselbalch 方程:已知 pH,HCO_3^-,或H_2CO_3其中两个变量,计算第3个变量:

$$pH=pK+\log\frac{[HCO_3^-]}{[H_2CO_3]}$$

解离常数 pK,在37℃的血浆中是 6.1;$[HCO_3^-]$是碳酸氢盐在血浆中的浓度;$[H_2CO_3]$是碳酸在血浆中的浓度(单位都是 mol/L)。该方程可用 PCO_2(单位 mmHg)表示,它在血浆中可溶。

$$pH=pK+\log\frac{[HCO_3^-]}{[PCO_2\times0.0301]}$$

Starling 方程:肺内跨微血管屏障的净液体交换。

$$Jv=LpS[(Pc-Pi)-\sigma d(\pi c-\pi i)]$$

Lp 是渗透系数("渗透率"),S 是表面积,Pc 是微血管静水压,Pi 是微血管前静水压,σd 是渗透反射系数,πc 是微血管胶体渗透压,πi 是微血管前胶体渗透压。

(李镭 译,李为民 校)

索引